□明清名医全书大成

陈修园医学全书

主　　编　林慧光
副 主 编　俞宜年
编　　者　（以姓氏笔画为序）
　　　　　刘德荣　杨家茂　李奕祺　林明和
　　　　　林乾树　林慧光　郑家铿　俞宜年
　　　　　黄大理　傅瘦生　戴锦成

中国中医药出版社

·北 京·

图书在版编目（CIP）数据

陈修园医学全书/林慧光主编 . —2 版 . —北京：中国中医药出版社，2015. 2
（明清名医全书大成）
ISBN 978 – 7 – 5132 – 2342 – 3

Ⅰ. ①陈…　Ⅱ. ①林…　Ⅲ. ①中国医药学 – 古籍 – 中国 – 清代
Ⅳ. ①R2 – 52

中国版本图书馆 CIP 数据核字（2015）第 013698 号

中 国 中 医 药 出 版 社 出 版
北京市朝阳区北三环东路 28 号易亨大厦 16 层
邮政编码　100013
传真　010 64405750
北京市地泰德印刷有限责任公司印刷
各地新华书店经销

*

开本 787 × 1092　1/16　印张 71　字数 1634 千字
2015 年 2 月第 2 版　　2015 年 2 月第 1 次印刷
书　号　ISBN 978 – 7 – 5132 – 2342 – 3

*

定价　210. 00 元
网址　www. cptcm. com

明清名医全书大成丛书编委会

陆 拯	陆小左	陈 钢	陈 熠	邵金阶
林慧光	欧阳斌	招萼华	易 杰	罗根海
周玉萍	姜典华	郑 林	郑怀林	郑洪新
项长生	柳长华	胡思源	俞宜年	施仁潮
祝建华	姚昌绥	秦建国	袁红霞	徐 麟
徐又芳	徐春波	高 萍	高尔鑫	高传印
高新民	郭君双	黄英志	曹爱平	盛 良
盛维忠	盛增秀	韩学杰	焦振廉	傅沛藩
傅海燕	薛 军	戴忠俊	魏 平	

学术秘书　芮立新

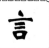

前　　言

　　《明清名医全书大成》系列丛书是集明清30位医学名家医学著作而成。中医药学是一个伟大的宝库，其学术源远流长，发展到明清时期，已日臻成熟，在继承前代成就的基础上，并有许多发展，是中医的鼎盛时期。突出表现在：名医辈出，学派林立，在基础学科和临床各科方面取得了很大成就，特别是本草学和临床学尤为突出。同时著书立说很活跃，医学著作大量面世，对继承发扬中医药学起到了巨大的推动作用。

　　本草学在明代的发展达到了空前的高峰，其著述之多，内容之丰，观点之新，思想之成熟，都是历代难以与之媲美的。尤其是明代李时珍的《本草纲目》被誉为"天下第一药典"。全书52卷、62目，载药1892种，附本草实物考察图谱1110幅，附方万余首。他"奋编摩之志，僭纂述之权"，"书考八百余家"，"剪繁去复，绳谬补遗，析族区类，振纲分目"，在药物分类、鉴定、生药、药性、方剂、炮制、编写体例等许多方面均有很大贡献，其刊行以来，受到国内外医药界的青睐，在中国药学史上起到了继往开来的作用，多种译本流传于世界诸多国家，其成就已远远超出医药学的范围，曾被英国生物学家达尔文誉为"中国的百科全书"。除时珍之卓越贡献之外，还有缪希雍的《神农本草经疏》，是对《神农本草经》的阐发和注释，与其一生药学经验的总结，详明药理及病忌、药忌，为明代本草注疏药理之先。更有清代张璐的《本经逢原》，其药物分类舍弃《神农本草经》三品窠臼，而遵《本草纲目》按自然属性划分，体例以药物性味为先，次以主治、发明，内容广泛，旁征博引，参以个人体会。全书以《神农本草经》为主，引申发明，凡性味效用，诸家治法以及药用真伪优劣的鉴别，都明确而扼要地作了叙述，使"学人左右逢源，不逾炎黄绳墨"而"足以为上工"也。另外，尚有薛己的《本草约言》，汪昂的《本草备要》，徐灵胎之《神农本草经百种录》，陈修园之《神农本草经读》，张志聪之《本草崇原》等，这些书也都各具特点，流传甚广。

　　明清时期基础理论的研究仍以《内经》以来所形成的自发唯物论和朴素辩

证法理论体系为基础，不断地总结医疗实践经验，有所发明，有所创造，从不同方面丰富和发展了中医学的理论。如明代的张景岳等十分强调命门在人体的重要作用，把命门看成是人体脏腑生理功能的动力，并受朱震亨相火论的影响，把命门、相火联系起来，在临床上对后世医学有相当影响。清代叶天士、吴鞠通、王孟英等对温热病发生、发展规律的探讨，以及对卫气营血辨证和三焦辨证的创立等。关于人体解剖生理的认识：有些医家对脑的功能有新的记述。如李时珍有"脑为元神之府"，汪昂记有"人之记性在脑"，喻嘉言有"脑之上为天门，身中万神集会之所"等记述，对于中医学理论体系的丰富和发展，都作出了很大的贡献。

临床各科在明清时期得到了很大发展，因此时医学十分注意临床观察，临床经验丰富。很多医家都非常重视辨证论治及四诊八纲，如李时珍的《濒湖脉学》，是这一时期重要的脉学著作，该书以歌诀形式叙述介绍了27种脉象，便于学习、理解、诵读和记忆，流传甚广。孙一奎在《赤水玄珠·凡例》中概括地指出："凡证不拘大小轻重，俱有寒热、虚实、表里、气血八个字。苟能于此八个字认得真切，岂必无古方可循？"张景岳在《景岳全书》中强调以阴阳为总纲，以表里、虚实、寒热为六变。他使中医基础理论和临床实践结合得更加紧密，形成了理、法、方、药的完整理论体系。

内科医著明清时期很多。薛立斋的《内科摘要》一书，首开中医"内科"书名之先河。也正式明确中医内科的概念，使内科病证的诊治有了很大提高。具有代表性的著作有王肯堂的《证治准绳》，张景岳的《景岳全书》等。从学术理论方面，以温补学派的出现和争论为其特点。其主要倡导者有薛立斋、孙一奎、张景岳、李中梓等，主要观点是重视脾肾。薛立斋注重脾肾虚损证，重视肾中水火和脾胃的关系，因而脾肾并举，注重温补。温补派的中坚张景岳的《类经附翼》《景岳全书》，原宗朱震亨说，后转而尊崇张元素和李杲，反对朱说，力倡"阳非有余，阴常不足"。极力主张温补肾阳在养生和临床上的重要性。李中梓则在薛立斋、张景岳的影响下，既重视脾胃，也重滋阴养阳。温补之说，成为明清时期临床医学发展上的一大特点。

温病学派的兴起是明清时期医学的突出成就之一。叶天士的《温热论》，创温病卫气营血由表入里的传变规律，开卫气营血辨证论治法则。吴鞠通的《温病条辨》，乃继承叶氏温病学说，但提出了温病的传变为"三焦由上及下，由浅入深"之说，成为温病三焦辨证的起始。其他如王孟英的《温热经纬》等著作都丰富了温病学说。

骨伤科、外科在明清时期也有了一定的发展。这一时期外科闻名的医家和医学专著空前增多。如薛立斋的《外科枢要》，汪石山的《外科理例》等，记述外科病证，论述外科证治，各有特点。骨伤科有王肯堂的《疡医证治准绳》，是继《普济方》之后对骨伤科方药诊治的进一步系统归纳。

妇产科在明清时期发展很快，成就比较显著。如万密斋的《广嗣纪要》对影响生育的男女生殖器畸形、损伤，以及妊娠等做了记述。薛立斋在《保婴撮要》中强调妇科疾病之养正，记述有烧灼断脐法，以预防脐风；王肯堂的《女科证治准绳》收录和综合前人对妇产科的论述。武之望的《济阴纲目》列述了经、带、胎、产等项，纲目分明，选方实用。

儿科在明清时期内容较前更加充实，专著明显增多。如万密斋的《全幼心鉴》《幼科发挥》《育婴秘诀》《广嗣纪要》《痘疹世医心法》等儿科专著，继承了钱乙之说，强调小儿肝常有余，脾常不足的特点，治疗重视调补脾胃，除药物外，还注意推拿等法。王肯堂的《幼科证治准绳》综合历代儿科知识，采集各家论述，对麻疹、热症等多种小儿疾病论述颇详，流传甚广。

眼、耳鼻咽喉及口腔科在这一时期也有一定的进展。如王肯堂的《证治准绳》论述眼疾171症，详述证治，是对眼病知识的较好汇集。薛立斋的《口齿类要》记述口、齿、舌、唇、喉部的疾患，注重辨证治疗，简明扼要，介绍医方604首，为现存以口齿科为名的最早专书之一。

气功及养生方面，在此期也较为重视，出现了不少有影响、有特色的养生学专著。如万密斋的《养生四要》。张景岳在《类经·摄生》中也阐发了《内经》的有关养生论述，对养神和养形做了精辟论述，富有唯物辩证精神。另如叶天士在《临证指南医案》中记述300例老年病的验案，强调颐养功夫，寒温调摄和戒烟酒等。

清朝末年，西方医学开始传入中国，因此，西医学术对中医学术产生很大影响，在临床上中西医病名相对照，并以此指导临床诊治，中西医汇通学派形成。如其代表人物唐容川，立足中西医汇通，发扬祖国医学，精研中医理论，遵古而不泥古，建立了治疗血证的完整体系。

综上所述，明清时期名医辈出，医学确有辉煌成就，在中医药学发展的长河中占有重要的位置，这就是我们编辑出版《明清名医全书大成》之目的所在。

全书共收录了30位医家，集成30册医学全书，其中明代13位，清代17

位。收录原则为成名于明清时期（1368～1911）的著名医家，其医学著作在两部以上（包括两部）；每位医家医学全书的收书原则：医家的全部医学著作；医家对中医经典著作（《内经》《难经》《神农本草经》《伤寒论》《金匮要略》）的注疏；其弟子或后人整理的医案。整理本着搞清版本源流、校注少而精，做到一文必求其确。整理重点在学术思想研究部分，力求通过学术思想研究达到继承发扬的目的。

本书为新闻出版署"九五"重点图书之一，在论证和编写过程中，得到了马继兴、张灿玾、李今庸、郭霭春、李经纬、余瀛鳌、史常永等审定委员的指导和帮助，在此表示衷心感谢。本书30位主编均为全国文献整理方面有名望的学科带头人，经过几年努力编撰而成。虽几经修改，但因种种原因，如此之宏篇巨著错误之处在所难免，敬请各位同仁指正。

编著者

1999 年 5 月于北京

内容提要

　　陈修园（1753—1823），原名念祖，号慎修。福建长乐人。清代著名医学家、教育学。本全书收录他现存世的 16 部医学著作，包括《灵素节要浅注》10 卷、《金匮要略浅注》10 卷、《金匮方歌括》6 卷、《伤寒论浅注》6 卷、《长沙方歌括》6 卷、《医学实在易》8 卷、《医学从众录》8 卷、《女科要旨》4 卷、《神农本草经读》4 卷、《医学三字经》4 卷、《时方妙用》4 卷、《时方歌括》2 卷、《景岳新方砭》4 卷、《伤寒真方歌括》6 卷、《伤寒医诀串解》6 卷、《十药神书》1 卷。

　　陈修园的著作大多流传甚广，主要由于其文字质朴洗炼，畅达优美，且多以歌诀形式，其内容亦深入浅出，切于实用，非常适合初学者作为入门参考书。因此陈修园的著作对于医学之普及有着深远影响。

　　本书全面汇集陈修园的医学著作，并在书末附"陈修园医学学术思想研究"论文一篇，对读者学习和研究陈修园的学术特点有很大启发。该书适合中医各科临床医师、中医院校师生及初学中医者参考阅读。

校 注 说 明

《灵素节要浅注》，以清同治四年乙丑（公元1865年）南雅堂刻本为底本，以清光绪二年丙子（公元1876年）仿南雅堂刊本为主校本，清光绪十四年戊子（公元1888年）江左书林藏板为参校本，并参考其他如《黄帝内经灵枢集注》、《黄帝内经素问集注》等有关各书进行校勘。

《金匮要略浅注》，以清道光十年庚寅（公元1830年）刻本为底本，以清道光十七年丁酉（公元1837年）南雅堂藏板为参校本，并参考其他有关各书校勘。

《金匮方歌括》，以清道光十六年丙申（公元1836年）南雅堂藏板为底本，以清道光十六年丙申（公元1836年）纬文堂藏板为主校本，以清光绪三十四年戊申（公元1908年）宝庆经元书局刊本为参校本。

《伤寒论浅注》以清光绪十五年乙丑（公元1889年）仲冬古吴光裕书屋署本（吴郡扫叶山房校刊重镂）为底本，以福州宏文阁刻本为主校本，南雅堂藏板为参校本。

《长沙方歌括》，以清光绪十八年（公元1892年）上海图书集成印书局本为底本，以清光绪戊申年仲夏（公元1908年）上海章福记石印本为主校本，并参考清嘉庆十三年戊辰（公元1808年）天禄阁刻本进行校勘。

《医学实在易》，以道光二十四年（公元1844年）南雅堂藏板为底本，以清光绪戊申年（公元1908年）上海章福记石印本为主校本，并参考其他有关各书进行校勘。

《医学从众录》，以清光绪十八年（公元1892年）上海图书集成印书局本为底本，以清光绪戊申年（公元1908年）上海章福记石印本为主校本，并参考其他有关各书进行校勘。

《女科要旨》，以清道光辛丑（公元1841年）本为底本，以光绪丙申（公元1896年）珍艺书局校订本为主校本，以光绪戊申（公元1908年）上海章福记石印本为参校本，并参考其他有关各书进行校勘。

《神农本草经读》，以清敦厚堂刻本为底本，以清宏文阁刻本（本衙藏板）为主校本，以光绪十八年（公元1892年）上海图书集成印书局本为参校本，并参考其他有关书籍进行校勘。

《医学三字经》，以清嘉庆九年甲子（公元1804年）南雅堂藏板为底本，以清光绪三十四年戊申（公元1908年）宝庆经元书局校刻本为主校本，并参考其他有关各书进行校勘。

《时方妙用》，以清宏文阁刻本（本衙藏板）为底本，清光绪十八年（公元1892年）上海图书集成印书局本为主校本，光绪三十一年（公元1905年）上海商务印书馆本为参校本。

《时方歌括》，以本衙藏板为底本，以光绪戊申（公元1908年）上海章福记石印本为主校本。

《景岳新方砭》，以清同治元年壬戌（公元1862年）务本书局刻本为底本，以清光绪十八年（公元1892年）上海图书集成印书局本为主校本，并以清咸丰八年（公元

1858 年）光霁堂刻本、清光绪三十一年（公元 1905 年）上海商务印书馆校正铸本、清光绪三十四年（公元 1908 年）上海章福记石印本为参校本，并参考其他各书进行校勘。

《伤寒真方歌括》，以清咸丰九年己未（公元 1859 年）三山林氏味根斋校刻本为底本，以清光绪十八年（公元 1892 年）上海图书集成印书局本为主校本。

《伤寒医诀串解》，以光绪十八年（公元 1892 年）上海图书集成印书局本为底本，光绪三十四年（公元 1908 年）上海章福记石印本为主校本，并参考其他有关书籍进行校勘。

《十药神书注解》，以清光绪十年（公元 1884 年）江西书局《鞸园医书六种》为底本，以清光绪十八年（公元 1892 年）上海图书集成书局本为主校本，并参考其他各书进行校勘。

《全书》的校注，编委会进行了分工。

《灵素节要浅注》由林慧光、傅瘦生、傅乃萍校注。《金匮要略浅注》由戴锦成校注。《金匮方歌括》由林明和校注。《伤寒论浅注》《医学从众录》由刘德荣校注。《长沙方歌括》由李奕祺校注。《医学实在易》由林乾树校注。《女科要旨》《医学三字经》《十药神书注解》由林慧光校注。《神农本草经读》《时方妙用》《伤寒医诀串解》由俞宜年校注。《时方歌括》由黄大理校注。《景岳新方砭》由郑家铿校注。《伤寒真方歌括》由杨家茂校注。陈修园学术思想研究由林慧光撰写，所附"论文题录"由林慧光收集。本书承蒙俞长荣教授审阅，特此致谢！

以上陈氏 16 种医籍，均予以全书总校，具体问题的处理，详见以下各点。

1. 底本中确系明显之错字、俗字，或笔划小误者，均予径改，不出校记。如系底本错讹脱衍，需辨明者，则据校本改正或增删，并出校注明。

2. 底本与校本不一，而文义均通者，不出校，悉从底本；难予肯定何者为是者，原文不动，出校注明。

3. 底本与校本有异，属底本讹误，均予以校补，出注说明。

4. 陈氏诠释经典著作，引用原文常系摘引，凡此情况，不增补，不出注；陈氏引录他书文句常有删节，或缩写改动，凡不失原意者，均置之不论，以保持原貌。

5. 底本目录与正文内容有异者，互相增补，出注说明。

6. 凡属生僻字、词，加注音及注释。

7. 凡属通假字，原文不动，首见出注说明。

8. 由于版式变更，原方位词，如"左"、"右"等一律改作"下"、"上"，不出注。

9. 凡属书名、篇名，一律加书名号，不出注。

10. 全书书目，均据清同治四年乙丑（公元 1865 年）文奎堂刻本《南雅堂医书全集》顺序排列。

在整理本书的进程中，发现书中有些内容不尽符合今人看法，我们本着古为今用、保持原貌的原则，未予改动，祈望读者自裁。另外，限于我们的整理水平，书中难免有误，敬请读者批评指正。

校注者

1998 年 12 月

总　目

灵素节要浅注

清·陈修园　撰

林慧光
傅瘦生　　校注
傅乃萍

序

  《汉书·艺文志》载《黄帝内经》十八篇，无《素问》《灵枢》之名。洎①晋·皇甫谧《甲乙经》序，始称为《针经》九卷、《素问》九卷。或云《黄帝九灵经》。至唐·王冰更名为《灵枢》、《九灵》，独详于针，故皇甫谧称为《针经》。然则《素问》之名，晋已有之；《灵枢》之名，唐始著录。其实不越《内经》一书，特后世称名或别耳。夫医家之于《内经》，犹儒家之四子书也。日月江河，万古不废。惟奥窔②之旨，不善解者，遂至贻误后来，此修园先生《节要浅注》之所由作。先生以名孝廉，为贤有司，活人以数十万计，每投刀圭③，无不立愈，天下望之若华扁④。然凡所刊《伤寒》《金匮》若干种，海内已不胫而走，奉为圭臬⑤，盖能依古法而参以时方，权衡悉中，非胶柱者所可同日语焉。是书阐明古训，语简而赅，沾益后学，畀以津梁⑥，犹初志也。古所云良医与良相同功，微斯人其谁与归？是为序。

同治乙丑六月侯官杨浚雪沧

---

① 洎（jì）：及；到。

② 窔（yào 耀）：深底。幽也。

③ 刀圭：古时量取药末的用具。后亦称医术为"刀圭"。

④ 华扁：指华佗与扁鹊。

⑤ 圭臬：指事物的准则。

⑥ 畀（bì 币）以津梁：畀：给予；付与。津梁：桥梁。比喻能起桥梁作用的事物。

序

《周礼·疾医》：中士八人隶于天官，秦·医和之言曰：夫有六气，淫生六疾，而阴淫寒疾实居其首。知医之道通于天，医之业属于士，而医之治可统于寒也。

修园以名孝廉宰燕①，素精于医。夫民之疾苦深知者，莫如宰刚柔、轻重、迟速，寻其脉络以治之，而疾苦可去，元气可复。修园精于医，其治民可知矣。

修园既解组②，自以治一邑之疾苦，其治犹小，因于方脉诸书悉心研穷，而呼吁之求，有投辄应，且将所著《公余医录四种》梓之，以醒庸俗。后汉张仲景《伤寒论》原文，拜其鱼鲁③，分其章节，期于解前人之惑，而不至贻误后学。

修园之心何其大而远也，余视学八闽，因署中听视获与。修园接一日出所作《伤寒论浅注》，属余弁语④。余不知医者也，然观《浅注》之提纲挈要，条分缕析，觉《伤寒》一书，无不一一了如指掌。仲景为郡守而作《论》，修园为邑宰而作注，其拯救斯民之心，先后一撤也。夫天气始于冬至，而一阳初动，寒于是乎始来，以此作《论》，而百病之权衡在焉，明天道之阴阳，治民生之疾苦，非读书深识之士，乌足与言仲景之书哉！

通奉大夫都察院左副都御史提督福建学政加三级纪录八次长寿韩鼎晋拜读

---

① 宰燕：宰，主管；主持。燕，周朝国名，在此指河北北部。
② 解组：辞去官职。解，解下。组，印绶。
③ 拜其鱼鲁：意为分辨错别字。
④ 弁（biàn变）语：弁，古代的一种帽子。引申为书籍的前言或序文。

目　录

灵素节要浅注卷一

闽长乐陈修园念祖　集　注
男　元　犀　灵　石　参　订
孙　男　心典徽庵
　　　　心兰芝亭　同校字
门再晚生绵九林福年

道　生

《上古通天论》① 曰：夫上古圣人之教下也，教民避害也。皆谓之虚邪不正之邪。贼风，虚乡之风。避之有时，恬安静也。澹朴素也。虚无，不为物欲所蔽也。真气从之，精神内守，病安从来？言上古之人，得圣人之教化，内修养生之道，外避贼害之邪，所以年皆能度百岁而动作不衰。是以志闲而少欲，恬淡无为。心安而不惧，形劳而不倦，精神内守。气从以顺，真气从之。各从其欲，皆得所愿。五方之民，衣食居处，各从其欲，是以皆得所愿也。故美其食，任其服，乐其俗，高下不相慕，其民故曰朴。按《异位方宜论》② 曰，东方之民，皆安其处，美其食。西方之民，依山陵而居，不衣而褐荐，华食而脂肥。北方之民，其地高陵居，风寒冰冽，其民乐野处而乳食。南方之民，其地下，水土弱，其民嗜酸而食胕。中央者，其地平以湿，其民食杂而不劳。此五方之民，随天地万物之所生，山川地土之高下，衣食居处，各从其欲，彼此不相爱慕，故其民曰朴。是以嗜欲不能

劳其目，淫邪不能惑其心，上古恬淡之世，民皆安居乐俗而无外慕之思，故虽有嗜欲淫邪，不能伤其内也。愚智贤不肖不惧于物，故合于道。上古之人，无贵贱贤愚，皆全德不危，故不外惧于物而合于养生之道焉。所以年皆能度百岁，而动作不衰者，以其德全不危也。德者，所得乎天之明德也。全而不危者，不为物欲所伤也。

帝曰：人年老而无子者，材力尽耶？将天数然也？阴阳者，万物之终始也。此复论男女阴阳气血有始有终，有盛有衰，各有自然之天数。材力，精力也。曰：女子七岁，肾气盛，齿更发长；七为少阳之数，女本阴体，而得阳数者，阴中有阳也。人之初生，先从肾始。女子七岁，肾气方盛。肾主骨，齿者骨之余，故齿更。血乃肾之液，发乃血之余，故发长也。按阴阳之道，孤阳不生，孤阴不长，阴中有阳，阳中有阴，是以天一生水，地二生火，离为女，坎为男，皆阴阳互换之道。

---

① 《上古通天论》：按《素问》当为《上古天真论》。此《内经》原文系摘引，有未摘字句，凡不失原意者，不增补，不出注。

② 《异位方宜论》：按《素问》应为《异法方宜论》。

故女得阳数，男得阴数也。二七而天癸至，任脉通，太冲脉盛，月事以时下，故有子；天癸，天一所生之癸水也。冲脉、任脉，奇经脉也。二脉并起于少腹之内胞中，循腹上行为经血之海，女子主育胞胎。夫月为阴，女为阴。月一月而一周天，有盈有亏，故女子亦一月而经水应时下泄也。亏即复盈，故于初生之时，男女构精，当为有子，虚则易受故也。三七肾气平均，故真牙生而长极；肾气者，肾脏所生之气也。气生于精，故先天癸至，而后肾气平；肾气足，故真牙生。真牙者，尽根牙也。四七筋骨坚，发长极，身体盛壮；肾主骨髓，髓生肝，肝生筋，母子之相生也。女子四七。精血盛极之时，是以筋骨坚，发长极也。血气盛，则充肤热肉，是以身体盛壮。五七阳明脉衰，面始焦，发始堕；阳明之脉，荣于面，循发际，故其衰也，面焦发堕。夫气为阳，血脉为阴，故女子先衰于脉，而男子先衰于气也。六七三阳脉衰于上，面皆焦，发始白；血脉华于色，血脉衰，故面焦发白也。七七任脉虚，太冲脉衰少，天癸竭，地道不通，故形坏而无子也。地道，下[①]部之脉道也。《三部九候论》曰：下部地，足少阴也。癸水存于肾，天癸竭，是足少阴下部之脉道不通。冲任虚，是以形衰而无子也。丈夫八岁肾气实，发长齿更；八为少阴之数，男本阳体，而得阴数者，阳中有阴也。二八肾气盛，天癸至，精气溢泻，阴阳和，故能有子；《灵枢经》曰：冲脉、任脉皆起胞中，上循腹里，为经络之海。其浮而外者，循腹右上行会于咽喉，别而络唇口。血气盛则充肤热肉，血独盛则淡泄皮肤生毫毛。今妇人之生，有余于气，不足于血，以其数脱血也。冲任之脉，不荣唇口，故须不生焉。是则男子之天癸，溢于冲任，充肤热肉而生髭须；

女子之天癸，溢于冲任，充肤热肉，为经水下行而妊子也。男子二八精气满溢，阴阳和合，泻泄其精，故能有子也。三八肾气平均，筋骨劲强，故真牙生而长极；平，足也；均，和也；极，止也。至真牙生而筋骨所长，以至于极也。四八筋骨隆盛，肌肉满壮；四居八数之半，是以隆盛之极。五八肾气衰，发堕齿槁；肾为生气之原，男子衰于气，故根气先衰，而发堕齿槁也。六八阳气衰竭于上，面焦，发鬓颁白；根气先衰，而标阳渐竭矣。《平脉篇》曰：寸口脉迟而缓，缓则阳气长，其色鲜，其颜光，其声商，毛发长。阳气衰，故颜色焦而鬓发白也。七八肝气衰，筋不能动，天癸竭，精少，肾脏衰，形体皆极；肝乃肾所生，肾气衰，故渐及于肝矣。肝主筋，肝气衰，故筋不能运动；肾主骨，筋骨皆衰，故形体疲极也。八八则齿发去。数终衰极，是以不惟颁白枯槁，而更脱落矣。肾者主水，受五脏六腑之精而藏之，故五脏盛乃能泻；今五脏皆衰，筋骨解堕，天癸尽矣，故发鬓白，身体重，行步不正而无子耳。经云：荣血之道，内谷为宝，谷入于胃，乃传之肺，流溢于中，布散于外，专精者，行于经隧，常荣无已。男子八八，女子七七，天地之数终，而天癸绝，然行于经隧之荣血未竭也。是以老年之人，能饮食而脾胃健者，尚能筋骨坚强，气血犹盛。此篇论天癸绝而筋骨衰，其后天水谷之精，又不可执一而论也。有其年老而有子者，何也？曰：此其天寿过度，先天所秉之精气盛也。气脉常通，后天之地道尚通也。而肾气有余也。此虽有子，男不过尽八八，女不过尽七七，而天地之精气皆竭矣。此复申明天地阴阳之数，止尽终于七七八八也。夫道

---

① 下：原作"子"，据江左书林藏板改。

者，年皆百数，能有子乎？曰：夫道者，能却老而全形，身年虽寿，能生子也。此承上文而言，惟修道者，能出于天地阴阳之数也。

上古有真人者，提挈天地，把握阴阳，呼吸精气，独立守神，肌肉若一，故能寿敝天地，无有终时，此其道生。上古真人者，言所生之来，自然合道而能全其天真之人也。天真完固，故能斡旋造化，燮理阴阳，吐纳精气，与道独存，守神全形，是以肌肤若冰雪，绰约如处子，寿过天地，无有终①极之时，此由道之所生，故无为而道自合。

中古之时，有至人者，淳德全道，和于阴阳，调于四时，去世离俗，积精全神，游行天地之间，视听八达之外，此盖益其寿命而谨者也，亦归于真人。中古至人者，谓有为以入道而能全所生之，天真者也。天真虽泄，复能修德全道，积精养神，故合神气，充塞于天地之间。耳目聪明于八达之外，此盖从修炼保固得来，亦能复完天真而同归大道。夫真人者，得先天之真者也；至人者，得后天之炁②者也。其趋则一，故亦归于真人矣。

其次有圣人者，处天地之和，从八风之理，适嗜欲于世俗之间，无恚音慧，恨也。嗔怒也。之心，行不欲离于世，被服章，举不欲观于俗，外不劳形于事，内无思想之患，以恬愉为务，以自得为功；形体不敝，精神不散，亦可以百数。至人、真人者，去世离俗，修道全真，无妻室之爱，无嗜欲之情，所谓游方之外，高出人类者也。处天地之内，顺八方之理，教以人伦，法于制度，黻冕于朝堂之上，不欲离于世俗，章服无为而治；不劳其形，随机而应；不役其神，此治世之圣人也。亦可以优游泮奂，而长享百年矣。

其次有贤人者，法则天地，象似日月，辨列星辰，逆从阴阳，分别四时，将从上古，合同于道，亦可使益寿而有极时。贤人者，处尘俗之内，鲜拘蔽之习取法于天，如日月之光明。推测象纬顺逆二气，序别四时，将与上古天真之圣同合于道，亦可使益寿而至于寿敝天地之极，此修道之贤人，而由人以合天，超凡以至圣者也。此帝勉人修为而不得以凡庸自弃，故《移精变气》③章曰："去故就新，乃得真人。"

《四气调神论》④曰：春三月，此为发陈；发，启也；陈，故也。春阳上升，发育万物，启故从新，故曰发陈。天地俱生，万物以荣。天地之气，俱主生发，而万物亦以生荣。夜卧早起，广步于庭，夜卧早起，发生气也。广，宽缓也，所以运动生阳之气。被发缓形，以使志生；东方风木之气，直上巅顶。被发者，疏达肝木之气也。缓，和缓也。举动舒徐，以应春和之气。志者，五脏之志也。志意者，所以御精神、收魂魄、适寒温、和喜怒者也。是以四时皆当顺其志焉。生而勿杀，予而勿夺，赏而勿罚，皆所以养生发之德也。故君子启蛰不杀，方长不折。此春气之应，养生之道也。四时之令，春生夏长，秋收冬藏，此春气以应养生之道。逆之则伤肝，夏为寒变，奉长者少。逆，谓逆其生发之气也。肝属木，主于春。春生之气，逆则伤肝，肝伤则至夏为寒变之病，因奉长者少故也。盖木伤而不能生火，故于夏月火令之时，反变而为寒病。

夏三月，此为蕃秀，蕃，茂也。阳气

---

① 终：原作"以"，据本衙藏板改。
② 炁（qì气）：同"气"，多见于道家的书。《关尹子·六化》："以神存炁，以气存形"。
③ 《移精变气》：按《素问》当为《移精变气论》。
④ 《四气调神论》：按《素问》当为《四气调神大论》。

浮长，故为茂盛而华秀也。天地气交，万物华实。夏至阴气微上，阳气微下，故为天地气交。阳气化施，阴气结成，成化相合，故万物华实也。夜卧早起，无厌于日；养长之气不宜惰也。使志无怒，使华英成秀，长夏火土用事，怒则肝气易逆，脾土易伤。华者，心之华也，言神气也。使气得泄，若所爱在外，夏气浮长，故欲其疏泄，气泄则肤腠宣通，时气疏畅，有若好乐之在外也。此夏气之应，养长之道也。逆之则伤心。秋为痎疟，奉收者少，冬至重病。心属火，主^①于夏。逆夏长之气，则伤心矣。心伤，至秋为痎疟，因奉收者少故也。盖夏之阳气，浮长于外，至秋而收敛于内。夏失其长，秋何以收？至秋时，阴气上升，下焦所出之阴，与上焦所逆之阳，阴阳相搏，而为寒热之阴疟也。夫阳气发原于下焦阴脏，春生于上，夏长于外，秋收于内，冬存于下。今夏逆于上，秋无以收，收机有碍，则冬无所存，阳不归原，是根气已损，至冬时，寒水当令，无阳热温配，故冬时为病，甚危险也。

秋三月，此为容平；容，盛也。万物皆盛实而平定也。天气以急，地气以明。寒气上升，地气下降。早卧早起，与鸡俱兴，鸡鸣早而出时晏^②，与春夏之早起少迟，所以养秋收之气也。使志安宁，以缓秋刑；阳和日退，阴寒日生，故使神志安宁，以避肃杀之气。收敛神气，使秋气平；无外其志，使肺气清，皆所以顺秋收之气，而使肺金清静也。此秋气之应，养收之道也。逆之则伤肺，冬为飧泄，奉藏者少。盖秋收而后冬藏。阳存于阴，而为釜底之燃，以腐水谷。秋失其收，则奉存者少，至冬寒水用事，阳气下虚，则水谷不化，而为飧泄矣。

冬三月，此为闭藏，万物收藏闭塞而

成冬令矣。水冰地坼，音折。无扰乎阳。坼，裂也。阳气收存，故不可烦扰，以泄阳气。早卧晚起，必待日光；顺养闭存之气。必待日光，避寒邪也。使志若伏若匿，若有私意，若已有得，夫肾存志，心存神，用"三若"字者，言冬令虽主闭存；而心肾之气，时相交合，故曰私者，心有所私得也，使志无外求，则神气内存也。去寒就温，无泄皮肤，使气亟夺，夫阳气根于至阴，发于肤表，外不固密，则里气亟起以外应，故无泄皮肤之阳，而使急夺其根气也。此冬气之应，养存^③之道也。逆之则伤肾，春为痿厥，奉生者少。盖肝木生于冬水，主春生之气而养筋，筋失其养则为痿，生气下逆则为厥。

天气清净，光明者也。上节论顺四时之气，而调养其神。然四时顺序，先由天气之和；如天地不和，则四时之气，亦不正矣。故以下复论天地之气焉。藏德不止，故不下也。上天之气，至清净光明，然明德惟存而健运不息者也。夫天气下降，地气上升，斯成地天之泰，惟其运用不止，故不必下；而后谓之下也，盖言天气布于六合九州，化生万物，而体位仍尊高也。天明则日月不明，邪害空窍，天地至光明者也。明德存隐，故昼明者日焉；夜明者月焉。若不存而彰著于外，是天明而日月不明矣。天德不存，则虚其清净高明之体，而邪乘虚以害之。故曰，天运当以日光明，阳因而上卫外者也。如人之阳，不固密于上，不卫护于外，则邪走空窍而为害矣。此言天包乎地，阳包乎阴，然当存隐固密，而不宜外张下泄者也。阳

———————

① 主：原作"至"，据江左书林藏板改。

② 晏：晚也。

③ 存：藏。《内经》中的"藏"，有脏腑的"脏"，储存、贮藏的"藏"二义，陈氏为了区别，常将后者改用"存"字。下同。

气者闭塞，地气者冒明，阳气者，天气也。此承上文而复言天德惟存而运用不息之机，则地气上乘，而昏冒其光明矣。上节言虚其存德之体，此节言失其不止之机也。云雾不精，则上应白露不下，地气升而为云为雾，天气降而为雨为露。云雾不精，是地气不升也；地气不升，则天气是以上应白露不下。上节言天地闭塞；此节言地气伏存，天地不交而为否矣。交通不表，万物命故不施，不施则名木多死。表，外也，阳也。言天地之气，虽上下交通，而不表彰于六合九州之外，则万物之命，不能受施化矣。不施，则名木多死。盖木为万物之始生也。上节言交通于上下，此节言不运用于四方也。恶气不发，风雨不节，白露不下，则苑藳不荣。苑，茂木也；藳，禾秆也。上节言天地之气不施，则名木多死。此复言四时之气不应，则草木不荣。盖天地之气不和，而四时之气亦不正矣。恶气，忿怒之气也。《脉要精微论》曰：彼秋之忿，成冬之怒。恶气不发，则失其劲肃严凛之令矣；风雨不节，则失其温和明曜之政矣。白露不下，则无溽蒸湿泽之濡矣。若四时失序，虽茂木嘉禾而亦不能荣秀也。贼风数至，暴雨数起，天地四时不相保，与道相失，则未央绝灭。此总结上文，而言天地四时，不相保其阴阳和平，而又失其修养之道，则未久而有绝灭之患矣。唯圣人从之，故身无奇病，万物不失，生气不竭。唯圣人能顺天地四时之不和。而修养其神气，故无奇暴之害。夫万物有自然之生气，虽遇不正之阴阳，而不至于绝灭。惟人为嗜欲所伤，更逆其时则死，圣人内修养生之道，外顺不正之时，与万物不失其自然，而生气不绝也。

《阴阳应象论》[①]曰：能知七损八益，则二者可调；不知用此，则早衰之节也。

女子以七为纪，男子以八为纪。七损八益者，言阳常有余而阴常不足也。然阳气生于阴精，知阴精之不足，而无使其亏损，则二者可调；不知阴阳相生之道，而用此调养之法，则年未半百而早衰矣。年四十而阴气自半也，起居衰矣；男子以八为期，故四十而居半。阴气，肾气、精气也。阴气渐虚，则起居自倦矣。年五十，体重，耳目不聪明矣；经曰：肾虚、肝虚、脾虚，皆令人体重烦冤。又曰：液脱者，骨肉屈伸不利。年五十而精液、血液皆虚，是以体重而不轻便也。精气虚而不能并于上，则耳目不聪明矣。年六十，阴痿，气大衰，九窍不利，下虚上实，涕泣俱出矣。人年六十，逾七八之期，天癸竭，肾气大衰，而阴事痿矣。九窍为水注之气，癸水竭而精气衰，则九窍为之不利矣。精竭于下，水泛于上，而涕泣俱出矣。《解精微论》曰：精神去目，涕泣出也。故曰：知之则强，不知则老，知七损八益，而能固守其精，则阴阳俱盛而筋骨壮强；不知阴阳所生之原。以欲竭其精，以耗散其真气，至半百而衰老矣。故同出而名异耳。神气生于阴精，故同出于天乙之真，而有精、气、神三者之异名耳。智者察同，愚者察异；愚者不足，智者有余。察，知也，省也。智者省其阴阳同出于天真，不妄作劳，则阳密[②]而阴亦固矣；精神内守，则阴盛而气亦外强；知阴阳之相生，同则精气常为有余。愚者止知名之有异，如烦劳则阳气外张，而不知精亦内绝；如逆之伤肾，则春阳之气，亦无所资生。不知阳为阴之固，阴为阳之根，而精气恒不足矣。有余则耳目聪明，身体

---

① 《阴阳应象论》：按《素问》当为《阴阳应象大论》。

② 密：原作"完"，据江左书林藏板改。

轻强，老者复壮，壮者益治。有余则阳气充而耳目聪明，精血足而身体强健，精神完固，能却老而全形，壮者益充满而平治也。是以圣人为无为之事，乐恬澹之能，从欲快志于虚无之守，故寿命无穷，与天地终，此圣人之治身也。此言治世之圣人与逸世之真人、至人不同，寿仅可以百数。然亦有修身之道，而寿命无穷，与天地终始。行所无事，则外不劳形；内无思想，恬澹虚无，则精神内守，真气从之。其知道者，自然亦归于真人矣。

脏　象

《灵兰秘典论》曰：心者，君主之官也，神明出焉。位居南面，灵应万机，故为君主之官。清静虚灵而主存神，故神明出焉。肺者，相傅之官，治节出焉。位高近君，犹之宰辅，主行荣卫阴阳，故治节出焉。肝者，将军之官，谋虑出焉。肝气急而志怒，故为将军之官。主春生之气，潜发未萌，故谋虑出焉。胆者，中正之官，决断出焉。胆秉刚果之气，故为中正之官。有胆量则有果断，故决断出焉。膻中者，臣使之官，喜乐出焉。膻中者，心主之宫城。心主包络，位居膻中，而代君行令，故为臣使之官。心志喜，心主代君宣布，故喜乐出焉。脾胃者，仓廪之官，五味出焉。脾胃运纳五谷，故为仓廪之官。五味入胃，脾为转输，以养五脏气，故五味出焉。大肠者，传道之官，变化出焉。大肠居小肠之下，小肠之受盛者，赖以传道，济泌别汁，变化糟粕，从是出焉。小肠者，受盛之官，化物出焉。小肠居胃之下，胃之运化者，赖以受盛，而凡物之所化者，从是出焉。肾者，作强之官，伎巧出焉。伎，多能也；巧，精巧也。肾存志，志立则强于作用。能作用于

内，则伎巧施于外矣。三焦者，决渎之官，水道出矣。决，通也；渎，水道也。三焦下俞，出于委阳，并太阳之正入络膀胱，约下焦，实则闭癃，虚则遗溺。三焦主气，气化则水行，故为决渎之官也。膀胱者，州都之官，津液存焉，气化则能出焉。膀胱为水府，乃水液都会之处，故为州都之官。水谷入胃，济泌别汁，循下焦而渗入膀胱，故为津液之所存，气化则水液运行而下出矣。凡此十二官者，不得相失也。十二官者，经脉相通，刚柔相应，失则灾害至矣。故主明则下安，以此养生则寿，殁世不殆，以为天下之大昌。五脏六腑，心为之主，君主神明，则十二官各安其职，以此养生，则寿终身而不致危殆。盖心[1]正则身修也，以此而及于治国平天下，未有不大昌者矣。主不明则十二官危，使道闭塞而不通，形乃大伤，以此养生则殃，以为天下者，其宗大危。心者，离也。离也者，明也。心为一身之主，即我之神明。心主不明，则十二官皆不安矣。心主包络，为臣使之官，代君行令而主脉。脉者，血脉也；血者，神气也。神明昏乱，则血脉凝泣，使道闭塞也。血气者，充肤、热肉、渗皮肤、生毫毛、濡筋骨、利关节者也。血脉不通，而形乃大伤矣。故以此养生则殃折不寿，在治天下，则其宗大危。正心明德之道，岂不重可戒哉？此言心为一身之主，主明即可以养生，推而大之，可以治国平天下；如心不明，即此身亦不可保矣。

《六节脏象论》曰：心者，生之本，神之变也；其华在面，其充在血脉，为阳中之太阳，通于夏气。心主血，中焦受气取汁，化赤而为血，以奉生身，莫贵于此，故为生身之本。心存神，而应变万

---

① 心：原作"身"，据江左书林藏板改。

事，故曰"神之变也"。十二经脉，三百六十五络，其气血皆上于面，心主血脉，故其华在面也；在体为脉，故其充在血脉。其类火，而位居尊高，故为阳中之太阳，而通于夏气，夏主火也。**肺者，气之本，魄之处也；其华在毛，其充在皮，为阳中之太阴，通于秋气。**肺主气而存魄，故为气之本，魄之处也。肺主皮毛，故华在毛，充在皮也。脏真居高而属阴，故为阳中之太阴，而通于秋气，秋主金也。**肾者，主蛰，封藏之本，精之处也；其华在发，其充在骨，为阴中之少阴，通于冬气。**冬令之时，阳气封闭，蛰虫深藏。肾主冬藏，故为蛰、封藏之本。盖蛰乃生阳之物，以比生阳之气，至春一阳初生，而蛰虫复振矣。肾为水脏，受五脏之精液而存之，故为精之处也。发乃血之余，血乃精之化，故其华在发。肾主骨，故其充在骨也。肾为阴脏，而有坎中之阳，故为阴中之少阴，而通于冬气，冬主水也。**肝者，罢极之本，魂之居也；其华在爪，其充在筋，以生血气，其味酸，其色苍。**此为阳中之少阳，通于春气。动作劳甚谓之罢。肝主筋，人之运动，皆出乎筋力，故为罢极之本。肝存魂，故为魂之居。爪者，筋之余，故其华在爪，其充在筋。肝属木，位居东方，为发生之始，故以生血气。酸者，木之味；苍者，木之色；木旺于春，阳气始生，故为阳中之少阳，以通春气。**脾、胃、大肠、小肠、三焦、膀胱者，仓廪之本，营之居也。名曰器，能化糟粕，转味而出入者也。其华在唇四白，其充在肌，其味甘，其色黄，此至阴之类，通于土气。**足太阴独受水谷之浊，为转输之官。肠胃主受传水谷，三焦主决渎水道，膀胱为水精之府，故皆为仓廪之本。脾存营，故为营之居。器者，生化之宇，具升降出入之气。脾能运化糟粕，转

味而入养五脏，输出腐秽于二阴，故名之曰器也。四白，唇之四际白肉也；口为脾窍而主肌，故其华在唇四白，其充在肌。甘者，土之味；黄者，土之色也；脾为阴中之至阴，通于土气。此节指脾而言，以肠、胃、三焦、膀胱并受传水谷之精粗，故总为仓廪之本。受浊者为阴，故曰至阴之类。**凡十一脏，取决于胆也。**五脏六腑共为十一脏。胆主甲子①，为五运六气之首。胆气升，则十一脏腑之气皆升，故取决于胆也。所谓求其至也，皆归始春。

《本输》曰：肺合大肠，大肠者，传道之府。心合小肠，小肠者，受盛之府。肝合胆，胆者，中精之府。脾合胃，胃者，五谷之腑。肾合膀胱，膀胱者，津液之府也。少阳属肾，肾上连肺，故将两脏。三焦者，中渎之府也，水道出焉，属膀胱，是孤之府也。是六腑之所与合者。此论六脏六腑，阴阳相合。存货物曰腑。六腑受水谷，传化糟粕，受盛精汁，故名曰腑。《水热穴论》曰：肾者，至阴也。至阴者，盛水也。肺者，太阴也。少阴者，冬脉也。故其本在肾，其脉②在肺，皆积水也。是一肾配少阳而主火，一肾上连肺而主水，故肾将两脏也。三焦之脉，出于中胃，入络膀胱，约下焦而主决渎，故为中渎之府，水道出焉，而下属膀胱。夫三焦者，少阳之气，水中之生阳也。手厥阴包络之相火，出于右肾，归于心下之包络，而为一脏，三焦为之府，是两肾以膀胱为府，三焦归于中胃，为包络之府，故为孤之府也。

《金匮真言论》曰：东方青色，入通于肝，开窍于目，存精于肝。天之五方气色，入通于脏，以养五脏之精。肝之精

---

① 胆主甲子：疑作"胆主甲木"。
② 其脉：疑作"其末"。

气，开窍于目，而复通乎天气。是天气通乎人，而人气通乎天也，其阴精存于本脏。《本神篇》曰：五脏主存精者也。其病发惊骇，春时阳气上升，故其病亦如气之震发，而为惊骇也。其味酸，其类草木，木曰曲直，曲直作酸。肝属木，与地之草木同类。其畜鸡，《易》曰：巽为鸡。东方木畜也。其谷麦，麦为五谷之长，故东方应之。其应四时，上为岁星，木之精气，上为岁星，十二年一周天。以地之草木、谷、畜，应天之四时，上而为岁星也。是以春气在头也，春气上升，春风在上，春病在头者，同气相感也。与别脏之因气虚而病者不同，故曰春气在头，而不言病。其音角，木音也，其应在春。其数八，木之成数也。是以知病之在筋也，肝主筋，故病在筋。夫五音五数，应天之气也；皮肉筋骨，应地之有形也。以天之应，而病有形之筋骨也，天之阳气，通乎五脏之阴也。其臭臊。臭气也，气因木变则为臊，月令作膻，膻与臊同。南方赤色，入通于心，开窍于耳，存精于心。心属火，受南方之赤色，入通于心，而养精于内也。《邪气脏腑篇》[①] 曰：十二经脉，三百六十五络，其气血皆上于面而走空窍，……其别气走于耳而为听。别气者，心主之气也。故病在五脏，五脏者，病五脏之气也。五脏六腑，心为之主，故心气病而及于五脏之气也。其味苦，其类火，炎上作苦，火之味也。其畜羊，《五常政论》[②] 曰：其畜马。盖以午未皆属火也。其谷黍，黍糯，小米也。性温而赤色，故为心之谷。其应四时，上为荧惑星，荧惑，火之精也，七百四十日一周天。是以知病之在脉也，心主脉，故病在脉。其音徵，火音也，其应在夏。其数七，火之成数也。其臭焦。气因火变则为焦。中央黄色，入通于脾，开窍于口，藏精于脾。土

旺四季，位居中央，脾为土脏，其气相通。黄者，土之色；口者，脾之窍。故病在舌本，《灵枢经》曰：脾者，主为卫，使之迎粮，视唇舌好恶，以知吉凶。是脾气之通于舌也。其味甘，其类土，土爱稼穑，稼穑作甘。脾属土，故与五行之土同类。其畜牛，牛色黄而属土。其谷稷，色黄而味甘。其应四时，上为镇星，土之精气，上为镇星，二十八年一周天。是以知病之在肉也，脾主肌肉，故病在肉。其音宫，土音也，五音以宫为主。其数五，五，土之生数也，土居五位之中，故独主于生数。其臭香。气因土变则为香。西方白色，入通于肺，开窍于鼻，藏精于肺。肺属金，故受西方之白色。鼻者，肺之窍。故病在肩，秋气者，病在肩背。其味辛，其类金，金曰从革，从革作辛。其畜马，乾为马，肺属乾金而主火。其谷稻，稻色白而秋成，故为肺之谷。其应四时，上为太白星，金之精气，上为太白，三百六十五日一周天。是以知病之在皮毛也，肺主皮毛，故病在皮毛。其音商，商主西方之音。其数九，金之成数也。其臭腥。气因金变则为腥。北方黑色，入通于肾，开窍于二阴，藏精于肾。肾属水，故受北方之黑色；肾在下，故开窍于二阴。故病在溪；肉之大会曰谷，肉之小会曰溪。经云：溪谷属骨，皆有所起。溪乃小分之肉，连于筋骨之间，是肾主骨，而溪乃骨气所生之分肉也。其味咸，其类水，水曰润下，润下作咸。其畜彘，彘，豕也，色黑而属亥。其谷豆，豆，黑色而性沉，故为水之谷。其应四时，上为辰星，水之精气，上为辰星，三百六十五日一周天。故

---

① 《邪气脏腑篇》：按《灵枢》当为《邪气脏腑病形篇》。
② 《五常政论》：按《素问》当为《五常政大论》。

以知病之在骨也，肾主骨，故病在骨。其音羽，水之音也。其数六，水之成数也。其臭腐。气因水变则为腐。

《阴阳应象论》①曰：东方生风，风乃东方春生之气。风生木，寅卯属木，春气之所生也。木生酸，地之五行，生阴之五味。酸生肝，阴之所生，本在五味。肝生筋，筋生心，肝之精气生筋，筋之精气生心。内之五脏，合五行之气，自相资生者也。肝主目。肝气通于目，肝和则目能辨五色矣。其在天为玄，玄，幽远也。在人为道，道者，阴阳五行不易之理也。在地为化；化生五味，物生谓之化，化生万物，而五味之美，不可胜极也。道生智，智者，五脏之神志魂魄，因思虑而处物，是以人之五脏生五神、化五志也。玄生神。神者，阴阳不测之谓。是以在天为六气，而在地为五行也。神在天为风，在地为木，在体为筋，在脏为肝，《天元纪论》②曰：阴阳不测谓之神。神在天为风，在地为木；在天为热，在地为火；在天为湿，在地为土；在天为燥，在地为金；在天为寒，在地为水。故在天为气，在地成形，形气相感，而化生万物矣。此阴阳不测之变化。是以在天则为风，为热，为湿，为燥，为寒；在地则为木，为火，为土，为金，为水；在体则为筋，为脉，为肉，为皮毛，为骨；在脏则为肝，为心，为脾，为肾，为肺；在声则为呼，为笑，为歌，为哭，为呻；在变动则为握，为忧，为哕，为咳，为栗；在窍则为目，为舌，为口，为鼻，为耳；在色则为苍、黄、赤、白、黑；在味则为酸、苦、甘、辛、咸；在音则为宫、商、角、徵、羽；在志则为喜、怒、忧、思、恐。此皆阴阳应象之神化也。在色为苍，薄青色，东方木色也。在音为角，角为木音，和而长也。在声为呼，呼，叫呼也。在志为怒，故发声为呼。在变动为握，变动，脏气变动于经俞也；握者，拘急之象，筋之证也。在窍为目，目者肝之官也。在味为酸，木之味也。在志为怒。肝者，将军之官，故其志在怒。怒伤肝，用志太过，则反伤其体矣。悲胜怒，悲为肺志，以情胜情也。风伤筋，能生我者亦能害我也。燥胜风，燥属西方之金气，四时五行之气，有相生而有相克也。酸伤筋，能养我者，亦能伤我也。辛胜酸。辛为金味，金胜木也。南方生热，南方主夏令，故生热。热生火，夫火生热，今以在天之热而生火，正阴阳不测之变化。火生苦，炎上作苦，火主苦味也。苦生心，苦，心之味也。味为阴，脏亦为阴，故味生脏。心生血，血乃中焦之汁，奉心神而化赤，故血者，神气也。血生脾，由本脏之所生，而生及相生之脏。心主舌。心气通于舌，则舌能知五味矣。其在天为热，在地为火，在体为脉，在脏为心，风、寒、暑、湿、燥、火，天之阴阳也；木、火、土、金、水、火，地之阴阳也。在天成象，在地成形，人贮参天两地者也。先言体而后言脏者，人秉天地之生气，自外而内也。在色为赤，南方之火色也。在音为徵，徵为火音，和而美也。在声为笑，心志喜，故发声为笑。在变动为忧，心独无俞，故变动在志，心气并于肺则忧。在窍为舌，舌者，心之官也。在味为苦，火之味也。在志为喜。心中和乐为喜。喜伤心，过于喜，则心志自伤。恐胜喜；恐为肾志，水胜火也。热伤气，热则气泄。寒胜热；有亢害则有承制，阴阳五行之自然也。苦伤气，苦乃火味，故亦伤气也。咸胜苦。咸

----

① 《阴阳应象论》：按《素问》当为《阴阳应象大论》。

② 《天元纪论》：按《素问》当为《天元纪大论》。

为水味，故胜苦。中央生湿，中央主土，而灌溉四旁，故生湿也。湿生土，以气而生形也。土生甘，甘生脾，地食人以五味，甘先入脾。脾生肉，脾之精气主生肌肉。肉生肺，五行之相生者，以所生之气而相生也。脾主口。脾气通于口，脾和则口能知谷味矣。其在天为湿，在地为土，在体为肉，在脏为脾，人之形身脏腑，由五行五气而生；五气五行又归于神化。在色为黄，中央土色。在音为宫，宫为土音，大而和也。在声为歌，脾志思，思而得之，则发声为歌。在变动为哕，胃之上，肺之下，脾之分也。气逆于肺胃之间，则为哕。在窍为口，脾者，主为卫，使之迎粮。在味为甘，土之味也。在志为思。脾主运用，故所志在思。思伤脾，用志太过。怒胜思；怒为肝志，故能胜思。湿伤肉，脾主肌肉而恶湿。风胜湿；风乃木气，故胜土湿。甘伤肉，味伤形也。酸胜甘。酸乃木味，故能胜甘。西方生燥，西方主秋，金之令，故其气主燥。燥生金，因气而生形。金生辛，因形而成味。辛生肺，因味而生脏。肺生皮毛，因脏而生形。皮毛生肾，金生水也。肺主鼻。肺气通于鼻，肺和则鼻能知香臭矣。其在天为燥，在地为金，在体为皮毛，在脏为肺。形气相感而化生万物，人为万物之灵，感天地之形气而化生也。在色为白，肺金之色也。在音为商，西方之音，轻而动也。在声为哭，肺志在悲，故发声为哭。在变动为咳，脏气变动则及于喉而为咳。在窍为鼻，鼻者，肺之窍也。在味为辛，金之味也，在志为忧。精气并于肺则忧。忧伤肺，过则损也。喜胜忧；喜则气散。热伤皮毛，秋令燥热，反伤皮毛。寒胜热；严肃之令复，则炎烁之气消。辛伤皮毛，辛散气。故伤皮毛。苦胜辛。火味胜金也。北方生寒，北方生水，故生寒。

寒生水，形生气而气生形也。水生咸，水味咸。咸生肾，味之咸者，主生养育。肾生骨髓，肾之精气所生长也。髓生肝，肾之精髓，复生肝木。肾主耳。肾气通于耳，肾和则耳能闻五音矣。其在天为寒，在地为水，在体为骨，在脏为肾，盖天地人之成象成形者，皆本于阴阳不测之变化。在色为黑，色有阴阳也。在音为羽，声有阴阳也。在声为呻，呻者，伸也，肾气在下，故声欲太息而伸出之。在变动为栗，栗，战栗貌。寒水之气变也。在窍为耳，肾开窍于耳。在味为咸，在志为恐。肾存志，而为作强之官，故虑事而时怀惕厉也。恐伤肾，《灵枢经》曰：恐惧而不解则伤精。明感肾也。思胜恐；思虑深则处事精详，故胜恐。寒伤血，寒甚则血凝。燥胜寒；燥主秋热之令，故能胜寒。咸伤血，过咸走血。甘胜咸。甘为土味，土胜水也。

《宣明五气篇》曰：心存神，两精相搏谓之神。是神乃阴精所生，而存于心脏。肺存魄，并精而出谓之魄，魄乃阴精所生，肺为阴脏，故主存魄。肝存魄，随神往来谓之魂，肝为阳脏，故主存魂。脾存意，所以任物谓之心，心之所忆谓之意。心主血脉，血生脾，故心所之之意，而存于脾也。肾存志，心之所之谓之志，神生于精，志生于心，亦心肾交济之义。是为五脏所存。为五脏所存之神。心恶热，心为火脏。肺恶寒，肺属清金。肝恶风，肝主风木。脾恶湿，脾为阴土。肾恶燥，肾为水脏。是谓五恶。五脏恶本气之胜，肺恶肾之寒，肾恶肺之燥，此亦阴阳变换之道，而肺肾子母之气，互为本末也。心为汗，心主血汗。肺为涕，出于肺窍之鼻而为涕。汗为泪，出于肝窍之目而为泪。脾为涎，出于脾窍之口而为涎。肾为唾，肾络上贯入肺系，系舌本，舌下廉泉、玉英，上液之道也，肾者所以灌精濡空窍者也。是谓五液。肾为水脏，受五脏之精而存之，肾之液而复生他脏之液，是以五液皆咸。

《本神》篇曰：天之在我者德也，地之在我者气也，德流气薄而生者也。故生之来谓之精，两精相搏谓之神。随神往来谓之魂，并精而出入者谓之魄，所以任物者谓之心，心之所忆谓之意，意之所存谓之志，因志而存变谓之思，因思而远慕谓之虑，因虑而处物谓之智。此言人之德气受天地之德气所生，以生精、气、魂、魄、志、意、智、虑。故智者，能全此神，智以顺天地之性，而得养生之道焉。德者所得乎天，虚灵不昧，具众理应万事者也。目之视，耳之听，鼻之臭，口之味，手之舞，足之蹈，在地所生之形气也。乾知大始，坤作成物，德流气薄而生者也。

心怵惕思虑则伤神，神伤则恐惧自失，破䐃脱肉，毛悴色夭，死于冬。心思虑伤神者，脾志并于心也。脾主土而主肌肉，肺主气而主皮毛。肉之膏肥曰䐃，色者气之华也，䐃肉者，地所生之形也；毛色者，天所生之气也。破䐃脱肉，毛悴色夭，天地所生之命绝矣。死于冬者，五行之气死于四时之胜克也。脾忧愁而不解则伤意，意伤则悗乱，四支不举，毛悴色夭，死于春。忧愁肺之情也，今以属脾者，子母相通也。忧则气滞而不运，故悗闷也。四肢禀受于胃而不得至经，必因于脾乃得禀也。故脾伤则四肢不举。肝悲哀动中则伤魂，魂伤则狂忘不精，不精则不正，当人阴缩而挛筋，两胁骨不举，毛悴色夭，死于秋。悲哀亦肺之情也，而伤肝者，金伐木也。肝存魂，魂伤则或为狂乱，或为健忘；不精则不能处事精详矣。胆附于肝，为中正之官，决断出焉。脏气

伤则腑志亦不正，亦无决断矣。肝主筋而脉络阴器，故阴缩筋急。两胁者，肝之分，肝败者则骨不举，情志伤而及于形。肺喜乐无极则伤魄，魄伤则狂，狂者意不存人，皮革焦，毛悴色夭，死于夏。喜乐心之情也，并于肺则克金矣。肺存魄，魄伤则不镇静而狂，意不存人者，旁若无人也。肺主皮毛，故皮革焦也。肾盛怒而不止则伤志，志伤则喜忘其前言，腰脊不可俯仰屈伸，毛悴色夭，死于季夏。怒者肝之情也，如盛怒不止，则伤肾脏之志，志伤则喜忘其前言。夫神志相合，喜忘者神志皆伤也。腰者肾之府，脊者肾之路，肾伤则不可以俯仰屈伸。夫脾志并于心，肺志并于脾，肝志并于肾，乃子气并于母也。肺志并于肝，心志并于肺，受所不胜之相乘也。《平脉篇》曰：水行乘火，金行乘木，名曰纵；水行乘金，火行乘木，名曰逆。盖母乘子者顺，子乘母者逆也，相生者顺，相克者逆，逆则伤矣。恐惧不解则伤精，精伤则骨酸痿厥，精时自下。是故五脏主存精者也，不可伤，伤则失守而阴虚，阴虚则无气，无气则死矣。恐伤肾，故恐惧不解，则伤肾脏之精。肾主骨，故精伤则骨酸痿厥，精时自下者，脏气伤而不能存也。火之精为神，水之精为志。上节论伤肾脏之志，此论伤肾脏之精也。

《决气》篇曰：两神相搏，合而成形，常先身生，是谓精。两神者，一本于天一之精，一本于水谷之精。两神相搏，合而成此形也。所生之来谓之精，故常先身生，谓夫成形而先生此精也。上焦开发，宣五谷味，熏肤、充身、泽毛，若雾露之溉，是谓气。上焦之气，宣发五谷之精微，充肤热肉润泽皮毛，若雾露之灌溉，是谓气也。腠理发泄，汗出溱溱，是谓津。腠理者，肌肉之文理也。谷入气满，

淖泽注于骨，骨属屈伸，泄泽补益脑髓，皮肤润泽，是谓液。中焦受气，取汁，变化而赤，是谓血。壅遏营气，令无所避，是谓脉。本经①曰：水谷入于口，其味有五，各注其海，津液各走其道，故三焦出气，以温肌肉，充皮肤，为其津；其流而不行者为液。中焦受水谷之精气，济泌别汁，奉心神变化而赤，是谓血。壅，培助也；遏，遮也；避，违避也。言经脉壅蔽营气行于脉中，昼夜环转，无所违逆，是谓脉也。

精脱者，耳聋；气脱者，目不明；津脱者，腠理开，汗大泄；液脱者，骨属屈伸不利，色夭，脑髓消，胫痠，耳数鸣；血脱者，色白，夭然不泽，其脉空虚，此其候也。营者，精气也。血者，神气也。精血津液皆本于气之生化，故谓之六气。清浊者，荣卫之气也。肾主存精，开窍于耳，故精脱者，耳聋。目之精明五色者，气之华也，故气脱者，目不明。津发于腠理，故津脱者，腠理开，汗大泄。液淖泽于骨，补益脑髓，故液脱者，骨属屈伸不利。不能润泽皮肤，故毛色夭焦也。肾主骨，而骨髓上通于脑，故髓消而胫痠、耳鸣。心主血，心之合脉也，其荣色也，是以血脱者，色白夭然不泽，其脉空虚，此其候也。

《刺禁论》曰：肝生于左，肺藏于右，肝主东方乙木，肺主西方辛金。圣人南面而立，前曰广明，后曰太冲，左东而右西。是以肝左而肺右也。曰生曰藏者，谓脏体存于内，脏气之从左右而出于外矣。心部于表，肾治于里，部，分也。心为阳脏而主火，火性炎散，故心气分部于表。肾为阴脏而主水，水性寒凝，故肾气主治于里。张兆璜曰：心部于表，故出于七节之旁，肾治于里，故止注于俞也。脾之为使，胃之为市，脾主为胃行其津液以灌四

旁，故为水谷之海，无物不容，故为之市。膈肓之上，中有父母，膈，膈膜也。内之膈肉，前连于胸之鸠尾，旁连于腹胁，后连于脊之十一椎。肓者，即募原之属，其原出于脐下，名曰脖胦。夫阴阳者，变化之父母；水火者，阴阳之兆征。中有父母者，谓心为阳脏，而居膈之上；肾为阴脏而居肓之上，膈肓之上，其间有阴阳，水火之神脏焉。七节之旁，中有小心。七节之旁，膈俞之间也。小，微也，细也。中有小心者，谓心气之出于其间，极微极细，不可逆刺，以伤其心也。盖背为阳，心为阳中之太阳，是以脏腑之气，皆从膈而出，唯心气之上出于俞也。

《经脉别论》曰：食气入胃，散精于肝，淫精于筋；肝者，土之胜，制则生化，故散精于肝。肝者，筋之应，故淫气于筋。经曰：谷入于胃，脉道乃通，血气乃行。是营卫气血皆水谷之所资生，而水谷入胃，各有淫散输转之道，故必先知经脉生始之原，而后知病脉也。食气入胃，浊气归心，淫精于脉，经曰：受谷者浊。胃之食气，故曰浊气，胃络上通于心，故入胃之食气归于心，子令母实也。心气通于脉，故淫精于脉。脉气流经，经气归于肺，肺朝百脉，输精于皮毛。脉气者，水谷之精气而行于经脉中也。经，大经也。言入胃之谷气，先淫气于脉，百脉之经气，总归于大经，经气归于肺，是以百脉之气，皆朝会于肺也。肺合皮毛，故复输精于皮毛也。毛脉合精，行气于府，经云：血独盛则淡渗皮肤生毫毛。夫皮肤主气，经脉主血，毛脉合精者，血气相合也。六腑为阳，故先受气。腑精神明，留于四脏，腑精神明者，六腑之津液相成，而神乃自生也。谷气入胃，淫精于脉，乃

---

① 本经：指《黄帝内经》。下同。

传之肺,肺气散精,行气于腑,腑精留于四脏,以养五脏之气,故曰谷入于胃,乃传之肺,五脏六腑皆以受气。气归于权衡,权衡以平,气口成寸,以决死生。脉之浮沉,出之阴阳和平,故曰权衡以平。气口,手太阴之两脉口;成寸者,分尺为寸也。言五脏六腑,受气于谷,淫精于脉,变见于气口以决其死生。

饮入于胃,游溢精气,上输于脾,脾气散精,上归于肺,通调水道,下输膀胱;水精四布,五经并行,入胃之饮,精气上输于脾,脾气散精,上归于肺。盖脾主为胃行其津液者也。肺应天而主气,故能通水道而下输膀胱,所谓天气降而为雨也。水精四布者,气化则水行,故四布于皮毛;五经并行者,通贯于五脏之经。《平脉》篇曰:谷入于胃,脉道乃行;水入于经,而血乃成。故先论食,而后论其饮焉。合于四时五脏阴阳,揆度以为常也。五脏,五行之气也;揆度,度数也。总结上文而言经脉之道,合于四时、五行之次序,阴阳出入之度数,以为经脉之经营。

《本脏》曰:人之血气精神者,所以奉生而周于性命者也。经脉者,所以行血气而营阴阳、濡筋骨、利关节者也。卫气者,所以温分肉、充皮肤、肥腠理、司开合者也。志意者,所以御精神、收魂魄、适寒温、和喜怒者也。是故血和则经脉流行,营复阴阳,筋骨劲强,关节清利矣。卫气和则分肉解利,皮肤润柔,腠理致密矣。志意和则精神专直,魂魄不散,悔怒不起,五脏不受邪矣。寒温和则六腑化谷,风痹不作,经脉通利,肢节得安矣。此人之常平也。五脏者,所以藏精、神、血、气、魂、魄者也。六腑者,所以化水谷而行津液者也。荣卫血气,脏腑之所生也,脉肉筋骨,脏腑之外合也。精神魂魄,五脏之所藏也。水谷津液,六腑之所化也。是以血气神志和调,则五脏不受邪而形体得安矣。

《五脏别论》曰:脑、髓、骨、脉、胆、女子胞,此六者,地气之所生也,皆存于阴而象于地,故存而不泻,名曰奇恒之腑。地主闭存而上升,天主化施而下降,言人之脏腑形骸,应象天地阴阳之气,此六者与传化之腑不同,故名奇恒之腑。夫胃、大肠、小肠、三焦、膀胱,此五者,天气之所生也,其气象天,故泻而不存,此受五脏浊气,名曰传化之府,此不能久留输泻者也。夫脏为阴,地为阴。地之浊气升于天,天受之而复降于下,故名曰传化之府,天主化施也。魄门亦为五脏使,水谷不得久存。魄门,肛门也。上合于肺,故名魄门。五脏之浊,从此而出,故亦为五脏之下使,肠胃之腐秽,从此而泻出,故曰水谷不得久存。所谓五脏者,存精气而不泻也,故满而不能实。精气为满,水谷为实,但存精气,故满而不能实。六腑者,传化物而不存,故实而不能满也。水谷充实于内,而不得久留,故实而不能满。所以然者,水谷入口,则胃实而肠虚;食入,则肠实而胃虚,故曰实而不满,满而不实也。此总结上文两节之义。

《胀论》曰:夫胸腹者,脏腑之郭也。膻中者,心主之宫城也。胃者,太仓也。咽喉小肠者,传送也。胃之五窍者,闾里门户也。廉泉、玉英者,津液之道也。故五脏六腑者,各有畔界。胃主受纳水谷,为太仓而居中焦。在上为咽喉,主传风而送水谷[①];在下口为小肠,主传送糟粕津液。胃之五窍,犹闾里之门户也。

---

① 主传风而送水谷:《黄帝内经灵枢集注》,原文为:"主传气而送水谷"。

《五色》篇曰：明堂者，鼻也。阙者，眉间也。庭者，颜也。蕃者，颊侧也。蔽者，耳门也。其间欲方大，去之十岁，皆见于外，如是者，寿必中百岁。此辨明五脏之气，见色于明堂，见脉于气口，察其色，辨其脉，以知病之间甚，人之寿夭也。《五阅》①章曰：五官已辨，阙庭必张，乃立明堂。明堂广大，蕃蔽见外，方壁高基，引垂居外，五色乃治，平博广大，寿中百岁。盖言面部之形色，应天地之形气，欲其清明而广厚也。夫五脏生于地之五行，地之五行上呈天之五色及三阴三阳之六气，故色见于明堂，脉出于气口，乃五脏之气，见于色而应于脉也。

《刺节真邪》篇曰：腰脊者，身之大关节也。肢胫者，人之管以趋翔也。茎垂者，身中之机，阴精之候，津液之道也。腰脊者，从大椎至尾骶，乃身之大关节也。手足肢胫之骨节，人之管以趋翔。盖淖泽于肢胫，则筋利而胫能趋步，肢能如翼之翔也。茎垂者，肾之前阴，乃宗筋之会，肾者胃之关，主受存津液。夫肾脏所存津液，从宗脉而上濡于空窍，故曰茎垂者，身中之机，阴精之候，津液之道也。

《海论》曰：人有髓海，有血海，有气海，有水谷之海，凡此四者，以应四海也。胃者水谷之海，其输上应在气冲，气在腹者，止之背俞。下至三里；是水谷之海，上通于天气，而下通于经水也。冲脉者，为十二经之海，其输上在于大杼，下出于上下廉。是冲脉之外通于天气，而内通于经水也。膻中者，为气之海，其输上在柱骨之上，下前在于人迎。气海在膺胸之内，宗气之所聚也。宗气流于海，其下者注于气街，其上者走于息道，故气在胸者，止之膺与背俞，故其输上在背之天柱，前在膺胸之人迎，是气海之上通于天，而下通于经水也。脑为髓之海，其输

上在于其盖②，下在风府。气在头者，止之于脑。故其输上在于其盖，下在督脉之风府，是髓海之上通于天，而下通于经水也。

《针解》篇曰：人皮应天，一者，天也；天者，阳也。五脏之应天者肺，肺者，五脏六腑之盖也。皮者，肺之合也，人之阳也。故人皮以应天。人肉应地，二者，地也；人之所以应土者，肉也。故人肉应地。人脉应人，三者，人也；人之所以成生者，血脉也。故人脉应人。按此三者，与《针经》之理论同。盖天地人三者，不易之道也。人筋应时，四时之气，皆归始春，筋乃春阳，甲木之所生，故人筋应时。人声应音，人之发声，以备五音。人阴阳合气应律，合气者，六脏六腑，阴阳相合而为六也。以六气之相合，而应于六律也。人齿面目应星，七者，星也，人面有七窍，以应七星。《灵枢经》曰：天有列星，人有牙齿。人出入气应风，人气之行于周身，犹风之偏于六合。人九窍三百六十五络应野。九野者，九州之分野也。人之三百六十五络，犹地之百川流注，通会于九州之间。

《阴阳应象论》曰：天气通于肺，肺脏属乎乾金，位乃至高而主周身之气，故与天气相通。地气通于嗌，嗌乃胃腑之门，主受湿浊之气以入胃，故与地气相通。风气通于肝，风生木，木生肝，外内之气相通也。雷气通于心，雷火之发声也，心为火脏，气相感召，故与心相通。谷气通于脾，脾为土脏，而主司转运谷气，山谷之通气也，故与脾气相通。雨气通于肾。肾为水脏，雨气，寒水之气也。六经为川，六经，手足三阴三阳之经脉

——————
① 《五阅》：按《灵枢》当为《五阅五使》。
② 盖：张志聪曰："盖，谓督脉之百会穴"。

也，外内环转如川流之不息。肠胃为海，肠胃受盛水谷，如海之无所不容。又胃水谷之海，而外合海水，肠为受盛之官也。九窍为水注之气。清气出上窍，水浊出下窍。

《大惑论》曰：五脏六腑之精气，皆上注于目而为之精。精之窠为眼，精，精明也；窠，存也；眼者，瞳子、黑白之总名也。骨之精为瞳子，肾之精也。筋之精为黑眼，肝之精也。血之精为络，心之精也。其窠气之精为白眼，肺之精也。肌肉之精为约束，脾之精也。裹撷筋骨血气之精，而与脉并为系，心主包络之精也。上属于脑，后出于项中。中是诸脉皆上系于目，会于脑，出于项，此脉系从下而上，从前而后也。目者，心使也；心者，神之舍也。夫心者，五脏之专精也。目者，其窍也，华色者，心之荣也。故神精乱而不转，卒然见非常处，精神魂魄，散不相得，故曰惑也。

《五脏生成》篇曰：诸脉者，皆属于目，五脏六腑之精，十二经脉皆上注于目，属于脑，后出于项，故曰诸脉皆属于目。诸髓者，皆属于脑，脑为精髓之海也。诸筋者，皆属于节，节，骨节也。筋主于骨，连络于骨节之间。诸血者，皆属于心。血者，神气也。中焦之汁，五脏之精，奉精神化赤而为血，故诸血皆属于心。诸气者，皆属于肺，五谷入于胃，淫精于脉，肺居上焦，朝百脉而输精于皮毛，故主周身之气也。此四肢八溪之朝夕也。四肢，五脏经俞之所出也。八溪，即四肢股肱之肉，五脏元真之所通会也。此言五脏之经血总属于心，五脏之气总属于肺。经气循行于四肢八溪，注于目，会于脑，濡筋骨，利关节，朝夕循行外内出入如环无端者也。故善察色者，当知五脏之气；善诊脉者，当以五脉为始也。故人

卧，血归于肝，夫血乃水谷之精，流溢于中，布散于外。专精者，行于经隧，是行于经隧者，经脉之荣血也。流溢于中者，流溢于冲任也。冲任起于胞中，上循背裹，为经络之海，其浮而外者，循腹右上行，布散于外，渗皮肤生毫毛，寝则随卫行于肤表，卧则随卫内入而归于肝，是冲任主发源，而肝主受纳，是以伤寒热入血室，而刺肝之期门。肝受血而能视，肝开窍于目，故肝受此血而能视。足受血而能步，掌受血而能握，指受血而能摄。血者，所以濡筋骨、利关节者也。此言冲任之血，亦循行于四支，渗于指掌，而无处不到也。卧出而风吹之，血凝于肤者为痹，《金匮要略》曰：血痹病，从何得之？师曰：汗出卧不时动摇，如被微风遂得之。汗出者，言卫风之虚于外也。卧则卫气归于阴，出则行于外，如被风吹，则血凝于皮肤而为痹矣。痹者，痹闭而不遂也。此言卫气之留于阴也，久不能为血之外卫故也。凝于脉者为泣，脉者，见于皮肤之络脉也。冲任之血，溢于皮肤，渗于络脉，故凝于皮肤则为痹，凝于络脉则泣涩而不能流行矣。凝于足者为厥，厥者，逆冷也，阴阳之气，不相顺接则为厥。下为阴，血为阴，如血凝于下，则上下阴阳不相顺接而为厥矣。此言血随卫行而阴阳之不相和者也。此三者，血行而不得，反其空故为痹厥也。空，骨空也，骨空者，节之交三百六十五穴会络脉之渗灌诸节者也。血行于皮肤，不得反循于穴会，故为痹厥也。人有大谷十二分，小溪三百五十四名，少十二俞，此皆卫气之所留止，邪气之所客也。溪谷者，分肉之交会处也。《气穴论》曰：肉之大会为谷，肉之小会为溪。分肉之间，溪谷之会，以行营卫，以会大气。溪谷三百六十五穴会，以应一岁。人有大谷十二分者，肉之大分处也。

小溪三百五十四名者，肉之小分处也。分者，肉分而有纹理也。名，穴名也。盖肉分之间而交会，交会之处而有穴名也。溪谷之数，以应一岁者，岁止三百六十日，内朔虚六日，止三百五十四日，以应小溪之数也。少十二俞者，言大谷十二分，而有十二俞穴也。气盈五日九百四十分，朔虚五日九百四十分，共计十二日，以应十二俞也，以岁之三百五十四日，合气盈朔虚之十二日，共三百六十五日有奇，以成一岁。故曰期三百有六旬有六日，以闰月定四时而成岁也。卫气者，行于脉外，温分肉，充皮肤，肥腠理，司开阖也。此腠理分肉之间，皆卫气之所留止，卧出而风吹之，则血凝而为痹厥矣。

心之合脉也，其荣色也，心主血脉，故合于脉。其主肾也。五脏合五行，各有相生相制，制则生化。心主火而受制于肾水，是肾乃心脏生化之主，故其主肾也。肺之合皮也，其荣毛也，其主心也。肺主气，气主表故合于皮，《伤寒论》曰：寸口脉缓而迟，缓则阳气长，其声商，毛发长。毛附于皮。气长则毛荣。肝之合筋也，其荣爪也，其主肺也。髓生肝，肝生筋，故所合在筋；爪乃筋之余，故其荣在爪。脾之合肉也，其荣唇也，其主肝也。脾主中央土，乃仓廪之官，主运化水谷之精，以生养肌肉，故合肉；脾开窍于口，故荣在唇。肾之合骨也，其荣发也，其主脾也。肾存精而主髓，故所合在骨，发乃精血之余，故其荣在发。

《忧恚无言》论曰：咽喉者，水谷之道也。喉咙者，气之所以上下者也。会厌者，音声之户也。口唇者，音声之扇也。舌者，音声之机也。悬雍垂者，音声之关也。颃颡者，分气之所泄也。横骨者，肺气所使，主发舌者也。胃之上脘为咽喉，主进水谷，在喉咙之后。肺之上管为喉咙，主气之呼吸出入，在咽喉之前。会厌者，在咽喉之上，乃咽喉交会之处，凡人饮食，则会厌掩其喉咙，而后可入于咽，此喉咙之上管，故为音声之户，谓声气之从此而外出也。脾开窍于口唇，口开合而后语句清明，故为音声之扇。心开窍于舌，足少阴之脉，上挟舌本，舌动而后能发言，故为音声之机。悬雍者，喉间之上腭，有如悬雍之下垂，声从此而出，故为音声之关。肝脉循喉咙，入颃颡，颃颡者，腭之上窍，口鼻之气及涕唾从此相通，故为分气之所泄，谓气之从此而分出于口鼻者也。横骨者，在舌本内，心存神而开窍于舌，骨节之交，神气之所游行出入，故为神气之所使，主发舌者也。盖言横骨若弩舌之发机，神气之所使也。故人之鼻洞涕出不收者，颃颡不开，分气失也。颃颡乃腭之上窍，口鼻之气及涕唾之从此而相通者也。是故厌小而薄，则发气疾，其开阖利，其出气易；其厌大而厚，则开阖难，其气出迟，故重言也。厌，会厌也。会厌者，为开为阖，主声气之出入。是以薄小则发声疾，厚大则发声难。重言者，口吃而期期也。人卒然无音者，寒气客于厌，则厌不能发，发不能下，至其开阖不致，故无音。寒气者，足少阴寒水之气也。盖少阴之脉上系于舌，络于横骨，终于会厌。其正气上行，而后音声乃发。如寒气客于厌，则厌不能发，谓不能开也，发不能下，谓不能阖也。是以至其开阖不致而无音声矣。

《邪客》论曰：天圆地方，人头圆足方以应之。天有日月，人有两目。地有九州，人有九窍。天有风雨，人有喜怒。天有雷电，人有音声。天有四时，人有四肢。天有五音，人有五脏。天有六律，人有六腑。天有冬夏，人有寒热。天有十日，人有手十指。辰有十二，人有足十指，茎、垂以应之；女子不足二节，以抱人形。天有阴阳，人有夫妻。岁有三百六十五日，人有三百六十五节。地有高山，人有肩膝。地有深谷，人有腋腘。地有十二经水，人有十二经脉。地有泉脉，人有卫气。地有草蓂，人有毫毛。天有昼夜，人有卧起。天有列星，人有牙齿。地有小山，人有小节。地有山石，人有肩骨。地有林木，人有膜筋。地有聚邑，人有腘肉。岁有十二月，人有十二节。地有四时不生草木，人有无子。此人与天地相应者也。此论人之形身、四体、脏腑、阴阳，应天地之日月、星辰、山川、草木，人与天地参也。

《邪气脏腑病形》论曰：首面与身形也，属骨连筋同血，合于气耳。天寒则裂地凌冰，其卒寒或手足懈惰，然而其面不衣何也？曰：十二经脉，三百六十五络，其血气皆上于面而走空窍，其精阳气上走于目而为睛，其别气走于耳而为听，其宗气上出于鼻而为臭，其浊气出于胃，走唇舌而为味。其气之津液皆上熏于面，面皮又厚其肉坚，故天热甚寒不能胜之也。此论脏腑经络之气血，渗于脉外而上注于空窍也。属骨连筋者，谓首面与形身之筋骨血气相同也，夫太阴为阴中之至阴，在地主土，在人属于四肢，天寒则裂地凌冰，其卒寒，或手足懈惰，此脾土之应地也，其血气皆上于面，天热甚，寒不能胜之，谓阴阳寒暑之气，皆从下而上，身半以上之应天也。《难经》曰：头者，诸阳之会也。诸阴脉皆至颈项中而还，独诸阳脉皆上至头耳，故令面耐寒也。

《阴阳应象大论》曰：天不足西北，而人右耳目不如左明也。地不满东南，而人左手足不如右强也。东方阳也。阳者其精并于上，并于上，则上明而下虚，故使耳目聪明，而手足不便也。西方阴也，阴者其精并于下，并于下，则下盛而上虚，故其耳目不聪明，而手足便也。故俱感于邪，其在上则右甚，在下则左甚，此天地阴阳所不能全也。天不足西北者，阳中之阴不足也；地不满东南者，阴中之阳不足也。此篇当作三节看。上节言天地阴阳之所不能全，惟其阴阳精气运行，故能生长收存，化生万物，其在人亦当配天地，以养头足也。中节言天有精，而精气上下交并，是阴精又生于天也。末节言形身上下之左右，照应上文，言天地左右之上下也。

灵素节要浅注卷二

闽长乐陈修园念祖　　集　注
男　　　元犀灵石　　参　订
孙　　　心典徽庵
　　　　　彩　　　　　　同校字
曾孙　文缟
　　　　　敏

经　　络

《经脉》篇曰：人始生，先成精，先天水火之精，而先生两肾。精成而脑髓生。脑为精髓之海，肾精上注于脑而脑髓生矣。骨为干，骨生于水脏，如木之干也。脉为营，营者，犹营舍之所以存血气也。筋为刚，筋之强劲也。肉为墙，肉生于土，犹城墙之外卫也。皮肤坚而毛发长。发为血余，血气充盛故长也。谷入于胃，脉道以通，血气乃行。营卫血气，先于后天水谷之精也。此篇论脏腑、十二经脉之生始出入。营血营行脉中，六气合于脉外，始于手太阴肺，终于足厥阴肝，周而复始，循度环转之无端也。经脉者，所以决死生，处百病，调虚实，不可不通。

肺手太阴之脉，起于中焦，胃脘。下络大肠，还循胃口，上膈属肺，膈者，胸内之膈肉，前连鸠尾，后连脊之十一椎。从肺系横出腋下，胸旁胁下谓之腋。下循臑内，膊内肱处谓之臑。行少阴心主之前，下肘中循臂内上骨下廉，臑尽处为肘，肘以下为臂。廉，侧也。入寸口，上

鱼循鱼际，寸口，两寸尺之动脉处；鱼际，掌中大指下高起之白肉，有如鱼腹，因以为名。出大指之端；其支者，从腕后直出次指内廉出其端。是动则病肺胀满膨膨而喘咳，缺盆中痛，甚则交两手而瞀，缺盆在结喉两旁之高骨，形圆而踝如缺盆。瞀，目垂貌。此为臂厥。甚则交两手而瞀，此为臂气厥逆之所致也。是主肺所生病者，咳，上气喘渴，烦心胸满，臑臂内前廉痛厥，掌中热。气盛有余，则肩背痛，风寒汗出中风，小便数而欠。气虚则肩背痛寒，少气不足以息，溺色变，为此诸病，盛则泻之，虚则补之，热则疾之，寒则留之，陷下则灸之，不盛不虚，以经取之。盛者，寸口大三倍于人迎；虚者则寸口反小于人迎也。曰肺、曰脉者，乃有形之脏腑经脉。曰太阴者，无形之六气也。血脉内生于脏腑，外合于六气。以脉气分而论之，病在六气者，见于人迎气口，病在气而不在脉也；病在脏腑者，病在内而外见于脏腑所主之尺寸也。合而论之，脏腑经脉，内合五行，外合六气，五六相得，而各有合也，故曰肺手太阴之脉，概脏腑阴阳之气而言也。此篇论营

血，营行脉中，始于手太阴肺，终于足厥阴肝，腹走手而手走头，头走足，而足走腹，环转无端，终而复始。六脏之脉属脏络腑，六腑之脉属腑络脏，脏腑相连，阴阳相贯。先为是动，后及所生。是动者，病在三阴三阳之气，而动见于人迎气口，病在气而不在经，故曰盛则泻之，虚则补之，不盛不虚，以经取之。谓阴阳之气偏盛，浅刺绝皮，益深绝皮，以泻阴阳之盛，致谷气以补阴阳之虚，此取皮腠之气分而不及于经也。如阴阳之气不盛不虚，而经脉不和者，则当取之于经也。所生者，谓十二经脉乃脏腑之所生，脏腑之病，外见于经证也。夫是动者，病因于外；所生者，病因于内。凡病有因于外者，有因于内者，有因于外而及于内者，有因于内而及于外者，有外内之兼病者。本篇统论脏腑经气，故曰肺手太阴之脉，曰是动，曰所生。治病者当随其所见之证，以别外内之因，又不必先为是动，后及所生而病证之毕具也。

附肺经诸穴歌

手太阴十一穴，中府云门次府列，侠白下尺泽，孔最见列缺，经渠太渊下鱼际，抵指少商如韭叶。

大肠手阳明之脉，起于大指次指之端，手大指之次指名食指也。循指上廉，出合谷两骨之间，合谷，穴名，俗呼虎口。上入两筋之间，循臂上廉，入肘外廉，上臑外前廉，上肩，出髃骨之前廉，肩端两骨间为髃，骨。髃，音求。上出于柱骨之会上，肩，臂上处为天柱骨。下入缺盆，络肺，下膈属大肠。其支者，从缺盆上颈，贯颊入下齿中，还出挟口，交人中，左之右，右之左，上挟鼻孔。是动则病齿痛颈肿，气伤痛，形伤肿，因气以

及形也。是主津液所生病者，目黄口干，鼽衄，喉痹，大肠传导水谷变化精微，故主所生津液病则津液竭而火热盛，故为目黄口干、鼽衄、喉痹诸证。肩前臑痛，大指次指痛不用。大肠经脉所过之部分。气有余则当脉所过者热肿，虚则寒栗不复。为此诸病，盛则泻之，虚则补之，热则疾之，寒则留之，陷下则灸之，不盛不虚，以经取之。盛者人迎大三倍于寸口，虚者[①]人迎反小于寸口也。

附大肠诸穴歌

手阳明廿穴名，循商阳二间三间而行，历合谷阳溪之俞，过偏历温溜之滨，下廉上廉三里而近，曲池肘髎五里之程，臂臑肩髃，上于巨骨，天鼎纤乎扶突，禾髎唇连，迎香鼻迫。

胃足阳明之脉，起于鼻之交頞中，旁约太阳之脉，下循鼻处，上入齿中，还出挟口环唇，下交承浆，却循颐后下廉，出大迎，循颊车，上耳前，过客主人，循发际，至额颅。鼻之两旁为頞，腮下为颔，颔下为颐，颐上为发际，发际前为额颅。其支者，从大迎前下人迎，循咽喉入缺盆，下膈属胃络脾；其直者，从缺盆下乳内廉，下挟脐，入气街中；其支者，起于胃口，下循腹里，下至气街中而合，以下髀关，抵伏兔，下膝膑中，下循胫外廉，下足跗，入中指内间；其支者，下廉三寸而别，下入中指外间；其支者，别跗上，入大指间，出其端。是动则病洒洒振寒，善呻数欠颜黑，病至则恶人与火，闻木声则惕然而惊，心欲动，独闭户塞牖而处，甚则欲上高而歌，弃衣而走，阳明之脉气厥逆于经，而为此诸症。贲响腹胀，是为

---

① 者：原作"右"，据文义改。

骭厥。本经曰：谷入于胃，脉道以通，血气乃行。《平脉篇》曰：水入于经，而血乃成。胃为水谷之海，主生此荣血，故云是主血所生病也。是主血所生病者，狂疟温淫汗出，鼽衄，口喎唇胗，颈肿喉痹，大腹水肿，膝膑肿痛，循膺、乳、气街、股、伏兔、骭外廉，足以上是阳明之经脉为病也。跗上皆痛，中指不用。气盛则身以前皆热，其有余于胃，则消谷善饥，溺色黄。气不足则身以前皆寒栗，胃中寒则胀满。为此诸病，盛则泻之，虚则补之，热则疾之，寒则留之，陷下则灸之，不盛不虚，以经取之。盛者人迎大三倍于寸口，虚者人迎反小于寸口也。股内为髀，髀前膝上起肉处为伏兔，伏兔后为髀关，挟膝筋中为膑，胫骨为骭，足面为跗。

附胃经诸穴歌

足阳明四十五，是承泣四白而数，巨髎有地仓之积，大迎乘颊车之伙，下关头维及人迎，水突气舍与缺盆，气户兮库房屋翳，膺窗兮乳中乳根，不容承满，梁门关门，太乙滑肉，天枢外陵，大巨从水道归来，气冲入髀关之境，伏兔至阴市梁丘，犊鼻自三里而行，上巨虚兮条口，下巨虚兮丰隆，解溪冲阳入陷谷，下内庭厉兑而终。

脾足太阴之脉，起于大指之端，循指内侧白肉际，过核骨后，上内踝前廉，上踹后，循胫骨后，交出厥阴之前，上膝股内前廉，入腹属脾络胃，上膈，挟咽，连舌本，散舌下；核骨，一作覈骨，俗云孤拐骨，足筋后两旁起骨为踝骨。腓腹为踹，髀肉为股，脐上为腹。咽以咽物，居喉之前，至胃长一尺六寸，为胃之系。舌本，舌根也。其支者，复从胃，别上膈，注心中。是动则病舌本强，食则呕，胃脘

痛，腹胀善噫，得后与气则快然如衰，身体皆重。是主脾所生病者，舌本痛，体不能动摇，食不下，烦心，心下急痛，溏，瘕泄，水闭，黄疸，不能卧，强立股膝内肿厥，足大指不用。为此诸病，盛则泻之，虚则补之，热则疾之，寒则留之，陷下则灸之，不盛不虚，以经取之。盛则寸口大三倍于人迎，虚者寸口反小于人迎也。

脾经诸穴歌

足太阴脾中州，二十一穴隐白游；赴大都兮瞻太白，访公孙兮至商邱；越三阴之交，而漏谷地机可接；步阴陵之泉，而血海箕门是求；入冲门兮府舍轩豁，解腹结兮大横优游；腹哀食窦兮，接天溪而同流；胸乡周[①]荣兮，缀大包而如钩。

心手少阴之脉，起于心中，出属心系，下膈络小肠；心系有二：一则上与肺相通，而入肺大叶间；一则由肺叶而下，曲折向后，并脊里细络相连贯。脊髓与肾相通，正当七节之间，盖五脏系皆通于心，而心通五脏系也，手少阴经于心循任脉之外属心系，下膈，当脐上二寸之分络小肠。其支者，从心系上挟咽，系目系；其直者，复从心系却上肺，下出腋下，下循臑内后廉，行手太阴心主之后，下肘内，循臂内后廉，抵掌后锐骨之端，入掌内后廉，循小指之内出其端。是动则病嗌干心痛，渴而欲饮，是为臂厥。是主心所生病者，目黄胁痛，臑臂内后廉痛厥，掌中热痛。为此诸病，盛则泻之，虚则补之，热则疾之，寒则留之，陷下则灸之，不盛不虚，以经取之。盛者寸口大再倍于人迎，虚者寸口反小于人迎也。

---

① 周：原作“间”，据本衙藏板改。

心经诸穴歌

手少阴九穴成，极泉清灵少海行，自灵道通里而达，过阴郄神门而迎，抵于少府少冲可寻。

小肠手太阳之脉，起于小指之端，循手外侧上腕，出踝下，直上循臂骨下廉，出肘内侧两筋之间，上循臑外后廉，出肩解，绕肩胛，交肩上，入缺盆络心，循咽下膈，抵胃属小肠；臂骨尽处为腕，腕下兑骨为踝，脊两旁为膂，膂上两角为肩解，肩解下成片骨为肩胛。目外眦为锐眦，目下为颐，目内角为内眦。其支者，从缺盆循颈上颊，至目锐眦，却入耳中；其支者，别颊上䐜抵鼻，至目内眦，斜络于颧。是动则病咽痛颔肿，不可以顾，肩似拔，臑似折。是主液所生病者，耳聋，目黄，颊肿，颈、颔、肩、臑、肘、臂外后廉痛。为此诸病，盛则泻之，虚则补之，热则疾之，寒则留之，陷下则灸之，不盛不虚，以经取之。盛者人迎大再倍于寸口，虚者人迎反小于寸口也。

小肠诸穴歌

小肠穴十九中，路从少泽，步前谷后溪之隆；道遵腕骨，观阳谷养老之崇；得支正于小海，遂肩贞以相从；值臑俞兮遇天宗，乘秉风兮曲垣中，肩外俞兮肩中俞，启天窗兮见天容；匪由颧髎，曷造听宫。

膀胱足太阳之脉，起于目内眦，上额交巅；其支者，从巅至耳上角；其直者，从巅入络脑，还出别下项，循肩膊内，挟脊抵腰中，入循膂，络肾属膀胱；其支者，从腰中下挟脊贯臀，入腘中；其支者，从膊内左右，别下贯胛，挟脊内，过髀枢，循髀外从后廉下合腘中，以下贯踹内，出外踝之后，循京骨，至小指外侧。目大角为内眦，发际前为额，头顶上为巅，脑后为项，肩后之下为肩膊，椎骨为脊，尻上横骨为腰，挟脊为膂，挟腰髋骨两旁为机，机后为臀，臀，尻也。腓肠上，膝后曲处为腘，膂内为胛，即挟脊肉也。股外为髀，捷骨之下为髀枢，腓肠为踹。是动则病冲头痛，目似脱，项如拔，脊痛腰似折，髀不可以曲，腘如结，踹如裂，是为踝厥。是主筋所生病者，痔、疟、狂癫疾，头囟项痛，目黄，泪出，鼽衄，项、背、腰、尻、腘、踹、脚皆痛，小指不用。为此诸病，盛则泻之，虚则补之，热则疾之，寒则留之，陷下则灸之，不盛不虚，以经取之。盛者人迎大再倍于寸口，虚者人迎反小于寸口也。

膀胱诸穴歌

足太阳三十六[①]。睛明攒竹，诣曲差五处之乡，承光通天，见络郄玉枕之行；天柱高兮大杼低，风门开兮肺俞当。厥阴心膈之俞。肝胆脾胃之脏，三焦肾兮大肠小肠，膀胱俞兮中膂白环。自从大杼至此，去脊中寸半之旁，又有上、次、中、下四髎，在腰四空以相将。会阳居尻尾之侧，始了背中二行，仍上肩胛而下，附分二椎之旁，三椎魄户，四椎膏肓。神堂噫嘻兮膈关，魂门兮阳纲，意舍兮胃仓，肓门志室，秩边胞肓，承扶浮郄与委阳，殷门委中而合阳，承筋承山到飞扬，辅阳昆仑至仆参，申脉金门，探京骨之场，束骨通谷，抵至阴小指之旁。

肾足少阴之脉，起于小指之下，邪趋足心，出于然谷之下，循内踝之后，别入

①　三十六：疑为"六十三"。

跟中，以上踹内，出腘外廉，上股内后廉，贯脊属肾络膀胱；其直者，从肾上贯肝膈，入肺中，循喉咙，挟舌本，其支者，出络心，注胸中。是动则病饥不欲食，面如漆柴，咳唾则有血，喝喝而喘，坐而欲起，目䀮䀮如无所见，心如悬若饥状，气不足则善恐，心惕惕如人将捕之，是为骨厥。是主肾所生病者，口热①，舌干咽肿上气，嗌干及痛，烦心心痛，黄疸肠澼，脊②股内后廉痛，痿厥嗜卧，足下热而痛。为此诸病，盛则泻之，虚则补之，热则疾之，寒则留之，陷下则灸之，不盛不虚，以经取之。灸则强食生肉，缓带披发，大杖重履而步。盛者寸口大再倍于人迎，虚者寸口反小于人迎也。

附肾经诸穴歌

足少阴兮二十七，涌泉流于然谷，太溪太冲兮水泉绿，照海复溜兮交信渎；从筑宾兮上阴谷，撩横骨兮大赫麓；气穴四满兮中注，肓俞上通于商曲，守石关兮阴都宁，闭通谷兮幽门肃，步廊神封而灵墟存，神藏或中而俞府足。

心主手厥阴心包络之脉，起于胸中，出属心包络，下膈，历三焦；其支者，循胸中出胁，下腋三寸，上抵腋下，循臑内，行太阴少阴之间，入肘中，下臂行两筋，入掌中，循中指出其端；其支者，别掌中，循小指次指出其端。胁上际为腋。小指次指乃小指之次指，无名指也。是动则病心中热，臂肘挛急，腋肿，甚则胸胁支满，心中澹澹大动，面赤目黄，喜笑不休。心主血而包络代君行令，故主脉所生病也。是主脉所生病者，烦心心痛，掌中热。为此诸病，盛则泻之，虚则补之，热则疾之，寒则留之，陷下则灸之，不盛不虚，以经取之。盛者寸口大一倍于人迎，

虚者寸口反小于人迎也。

附心包络诸穴歌

手厥阴心包之脉，计有九穴而终。自天池天泉为始，逐曲泽郄门而通；间使行于内关，大陵近乎劳宫；既由掌握，抵于中冲。

三焦手少阳之脉，起于小指次指之端，上出两指之间，循手表腕，出臂外两骨之间，上贯肘，循臑外上肩，而交出足少阳之后，入缺盆，布膻中，散络心包，下膈，循属三焦；臂骨尽处为腕，臑尽处为肘，膊下对腋处为臑，目下为颛。其支者，从膻中上出缺盆，上项，系耳后直上，出耳上角，以屈下颊至颛；其支者，从耳后入耳中，出走耳前，过客主人前，交颊，至目锐眦。是动则病耳聋浑浑焞焞，嗌肿喉痹。是主气所生病者，少阳乃一阳初生之气，故云主气所生病也。汗出，目锐眦痛，颊肿，耳前、肩、臑、肘、臂外皆痛，小指次指不用。为此诸病，盛则泻之，虚则补之，热则疾之，寒则留之，陷下则灸之，不盛不虚，以经取之。盛者人迎大一倍于寸口，虚者人迎反小于寸口也。

附三焦诸穴歌

手少阳三焦之脉，二十三穴之间，关冲液门中渚，阳池外关通连；支沟会宗三阳络，四渎天井清冷渊，消铄臑会，肩髎相联，天髎处天牖之下，翳风让瘈脉居先，颅囟定而角孙近耳，丝竹空而和髎接

① “口热”之下，原脱此“舌干……黄疸肠澼”十八字，据江左书林藏板补入。

② 脊：原作“否”，按《内经》原文改。

焉；耳门已毕，经穴已全。

胆足少阳之脉，起于目锐眦，上抵头角，下耳后，循颈行手少阳之前，至肩上，却交出手少阳之后，入缺盆；其支者，从耳后入耳中，出走耳前，至目锐眦后；其支者，别锐眦，下大迎，合于手少阳，抵于䪼，下加颊车，下颈合缺盆以下胸中，贯膈络肝属胆，循胁里，出气街，绕毛际，横入髀厌中；以下循髀阳，出膝外廉，下外辅骨之前，直下抵绝骨之端，下出外踝之前，循足跗上，入小指之间；其支者，别跗上，入大指之间，循大指岐骨内出其端，还贯爪甲，出三毛。腋下为胁，胁又名胠。曲骨之外为毛际，毛际两旁动脉为气冲，捷骨之下为髀厌，即髀枢也；胁骨之下为季胁，季胁名章门，属肝经穴也。骭骨为辅骨，外踝以上为绝骨。足面为跗，足大指本节后为岐骨；大指爪甲后为三毛。是动则病口苦，善太息，心胁痛不能转侧，甚则面微有尘，体无膏泽，足外反热，是为阳厥。是主骨所生病者，少阳属肾，故主骨。头痛颔痛，目锐眦痛，缺盆中肿痛，腋下肿，马刀侠瘿，汗出振寒，疟，胸、胁、肋、髀、膝外至胫、绝骨、外踝前及诸节皆痛，小指次指不用。为此诸病，盛则泻之，虚则补之，热则疾之，寒则留之，陷下则灸之，不盛不虚，以经取之。盛者人迎大一倍于寸口，虚者人迎反小于寸口也。

附胆经诸穴歌

足少阳兮四十三，瞳子髎近听会间，客主人在颔厌集，悬颅悬厘曲鬓前，率谷天冲见浮白，窍阴完骨本神连，阳白临泣目窗近，正荣承灵脑空焉，风池肩井兮渊液，辄筋日月京门联，带脉五枢胁下，维道居髎相沿，环跳风市抵中渎，阳关之下

阳陵泉，阳交外邱光明穴，阳辅悬钟穴可瞻，丘墟临泣地五会，侠溪窍阴胆经全。

肝足厥阴之脉，起于大指丛毛之际，上循足跗上廉，去内踝一寸，上踝八寸，交出太阴之后，上腘内廉，循阴股入毛中，过阴器，抵小腹，挟胃属肝络胆，上贯膈，布胁肋，循喉咙之后，上入颃颡，连目系，上出额，与督脉会于巅；三毛后横纹为丛毛，髀内为股，脐下为小腹，目内深处为系；颃颡，腭上窍也。其支者，从目系下颊里，环唇内；其支者，复从肝别贯膈，上注肺。是动则病腰痛不可以俯仰，丈夫㿉疝，妇人少腹肿，甚则嗌干，面尘脱色。是主肝所生病者，胸满，呕逆，飧泄，狐疝，遗溺、闭癃。为此诸病，盛则泻之，虚则补之，热则疾之，寒则留之，陷下则灸之，不盛不虚，以经取之。盛者寸口大一倍于人迎，虚者反小于人迎也。

附肝经诸穴歌

足厥阴一十三穴终，起大敦于行间，循太冲于中封，蠡沟中都之会，膝关曲泉之宫，袭阴包于五里，阴廉乃发，寻羊矢于章门，期门可攻。

附督脉诸穴歌

经脉之循于身以前以后者，凭任督二脉以分上下左右。

督脉在背之中行，二十七穴始长强，舞腰俞兮歌阳关，入命门兮悬枢当；脊中束筋造至阳，灵台神道身柱维，陶道大椎至哑门，风府脑户强间分，后项百会兮前顶，囟会上星兮神庭，素髎至水沟，于鼻下，兑端交龈交于内唇。

《骨空论》曰：督脉者起于少腹，小

腹居大腹之前，乃脐下为少腹也。小腹两旁名为少腹。小腹者，少阴水脏膀胱水府之属也；少腹者，厥阴肝脏、胞中血海之所居也。以下骨中央，毛际下横骨内之中央也。女子人系廷孔，溺户也。其孔溺孔之端也。阴内之产门也。其络循阴器合篡间，前后阴相交之处。别绕臀，尻也。至少阴，与巨阳中络者合少阴，上股内后廉，贯脊属肾，与太阳起于目内眦，上额交巅，上入络脑，还出别下项，循肩髆内，侠脊抵腰中，下循膂络肾；此言督脉之循于背者，乃从上而下也。夫背为阳，督脉总督一身之阳，故其脉之循于背者，复从上而下，若天气之下降也。其男子循茎下至篡，与女子等，其少腹直上者，贯齐①中央，上贯心入喉，上颐环唇，上系两目之下中央。此生病，从少腹上冲心而痛，不得前后，为冲疝；其女子不孕，癃、痔、遗溺、嗌干。督脉生病治督脉，治在骨上，甚者在齐下营。其上气有音者治其喉，中央在缺盆中者，其病上冲喉者治其渐，渐者上侠颐也。督脉之源，起于少腹内，分而两歧：一循阴茎下至篡而与女子等；一从少腹直上贯脐，入喉上颐，环唇入龂②交上齿缝中，上系于两目之下中央，会太阳于睛明穴。本论云：督脉为病，脊强反折。

任脉者，起于中极之下，以上毛际循腹里，上关元，至咽喉，上颐循面入目。

任脉为病，男子内结七疝，女子带下瘕聚。七疝者：一冲疝，二狐疝，三癫疝，四厥疝，五瘕疝，六㿗疝，七六㿗癃疝也，假血液而时下汁沫。聚者，气逆滞而为积聚也。

附任脉诸穴歌

任脉二十四，穴行腹与胸，会阴始兮

曲骨从，中极关元石门通，气海阴交会，神阙水分逢，下脘建里兮中脘上脘，巨阙鸠尾兮中庭膻中；玉堂上紫宫华盖，璇玑上天突之宫，饮彼廉泉，承浆味融。

冲脉者起于气街，并少阴之经脉，侠脐上行，至胸中而散。冲为病，逆气里急。冲脉之血气，散于脉外之气分，故病在逆气里急。

《五音五味》篇曰：冲脉、任脉，皆起于胞中，上循背里，为经络之海；其浮而外者，循腹右上行，会于咽喉，别而终唇口，血气盛则充肤热肉，血独盛则澹渗皮肤，生毫毛。

跷脉者，少阴之别，起于然骨之后，上内踝之上，直上循阴股入阴，上循胸里，入缺盆，上出人迎之前，入頄，属目内眦，合于太阳、阳跷而上行，气并相还则为濡目，气不荣则目不合。此节论流溢之精气，从阴跷脉而布散于脉外；脉外之血气，从阳跷脉而通贯于脉中，气并相还内外交通者也。《大惑论》曰：病有不卧者，卫气不得入于阴，常留于阳，留于阳则阳气满，阳气满则阳跷盛，不得入于阴则阴③气虚，故不瞑矣。病有不得视者，卫气留于阴，不得行于阳，留于阴则阴气盛，阴气盛则阴跷满，不得入于阳则阳气虚，故目闭也。

《营卫生会》篇曰：人焉受气？阴阳焉会？何气为营？何气为卫？营安从生？卫于焉会？老壮不同气，阴阳异位，愿闻其会。曰：人受气于谷，谷入于胃，以传于肺，五脏六腑，皆以受气，其清者为营，浊者为卫，营在脉中，卫在脉外，营周不休，五十而复大会。大会于手太阴。

---

① 齐：通"脐"。
② 龂：同"龈"。
③ 阴：原脱，据《大惑论》补。

阴阳相贯，如环无端。以营气之行于脉中，循度环转，以应漏下者也。卫气行于阴二十五度，行于阳二十五度，分为昼夜，故气至阳而起，至阴而止。故曰：日中而阳陇为重阳，夜半而阴陇为重阴。故太阴主内，太阳主外，各行二十五度，分为昼夜。夜半为阴陇，夜半后而为阴衰，平旦阴尽而阳受气矣。日中而阳陇，日西而阳衰，日入阳尽而阴受气矣。夜半①而大会，万民皆卧，命曰合阴，平旦阴尽而阳受气，如是无已，与天地同纪。

营出中焦，卫气出上焦。中焦受气取汁，化赤而为血，以奉生身，莫贵于此，故独行于经隧，命曰营气，此血之气，名营气。故曰营出中焦，与精气之少有别也。《五味》②篇曰：辛入于胃，其气走于上焦，上焦者，受气而荣诸阳者也。卫者，阳明水谷之悍气，从上焦而出，卫于表阳，故曰卫气出于上焦。

上焦出于胃上口，上焦所归之部署也。并咽以上，贯膈而布胸中，走腋循太阴之分而行，云门、中府二穴分行。还至阳明上至舌，由天鼎、扶突二穴而上。下足阳明常与荣俱行于阳二十五度，行于阴亦二十五度，一周也。故五十度而复大会于手太阴矣。

中焦亦并胃中，在胃中脘之分，中焦所归之部署也。出上焦之后，此所受气者，泌糟粕，蒸精液，化其精微，上注于肺脉，乃化而为血，以奉生身，莫贵于此，故独得行于经隧，命曰荣气。

下焦者，别回肠，注于膀胱而渗入焉。故水谷者，常并居于胃中，成糟粕而俱下于大肠，而成下焦，渗而俱下，济泌别汁，循下焦而渗入膀胱焉。下焦之部署在胃之下口。上焦如雾，中焦如沤，下焦如渎，此之谓也。

脾之大络名曰大包，出渊液下三寸，大包乃脾经之穴名，在足少阳胆经渊液之下三寸。布胸胁。实则身尽痛，虚则百节尽皆纵，此脉若罗络之血者，皆取③之脾之大络脉也。夫脾之有大络者，脾主为胃行其津液，灌溉于五脏四旁，从大络而布于周身，是以病则一身尽痛，百节皆纵，而血络之若罗纹纵横而络于周身，足太阴之大络者，上并经而行，散血气于本经之部分，是以足太阴脾脏之有二络也。

《平人气象论》曰：胃之大络，名曰虚里，贯膈络肺，出于左乳下，其动应衣，脉宗气也。此言五脏之脉，资生于胃，而胃气之通于五脏者，乃宗气也。宗气者，胃腑水谷之所生，积于胸中，上输喉咙，以司呼吸，行于十二经隧之中，为脏腑经脉之宗，故曰宗气。胃之大络，贯膈络肺，出于左乳下，而动应衣者，乃胃腑宗气之所出，此脉以候宗气者也。盛喘数绝者，则病在中；结而横，有积矣；绝不至曰死。乳之下，其动应衣，宗气泄也。前句之"其动应衣"，跟着"脉宗气"而言，言乳下之应衣而动者，此宗气所出之脉也；后句之"其动应衣"，跟着"宗气泄也"而言，言动而应衣此宗气外泄，盖动之甚者也。

《阴阳离合论》曰：圣人南面而立，前曰广明，后曰太冲，南面者，人君听治之位，故曰圣人。然人皆面南而背北，左东而右西，以圣人而推及万民也。南面为阳，故曰广明；背北为阴，而曰太冲，乃阴血之原，位处下焦，上循背里，是以三阴以太冲为主也。太冲之地，名曰少阴，太冲所起之地，为足少阴之处。少阴之上，名曰太阳，少阴与太阳合，阳出于

---

① 半：原作"合"，据《营卫生会》改。
② 《五味》：当为《灵枢·五味论》。
③ 取：原作"此"，据《灵枢·经脉》篇改。

阴，故在阴之上。太阳根起于至阴，结于命门，名曰阴中之阳；至阴，穴名，在足大指外侧，太阳经脉之根起于此也。结，交结也。身中而上，名曰广明，身半以上，天气主之；身半以下，地气主之。阳出于阴，从下而上，故中身而上，名曰广明。先以前面为阳，此复以中身而上为阳。广明之下，名曰太阴，太阴主中土，为阴中之至阴，故位居广明之下。太阴之前，名曰阳明，太阴与阳明合，并主中土，故位居太阴之前。阳明根起于厉兑，名曰阴中之阳；厉兑，穴名，在足大指、次指之端，乃足阳明经脉之所起。厥阴之表，名曰少阳，太阳之气在上，故曰少阴之上。两阳合明曰阳明，在二阳之间，而居中土，故曰太阴之前，厥阴处阴之极，阴极于里则生表出之阳，故曰厥阴之表，盖以前为阳，上为阳，表为阳也。曰上、曰前、曰表者，言三阳之气也。曰至阴、曰厉兑、曰窍阴者，言三阳之经脉也。手足十二经脉，主三阴三阳之气，在经脉则分为三阴三阳，在气相搏，命曰一阴一阳耳。少阳根起于窍阴，名曰阴中之少阳。窍阴，穴名，在足小指、次指之端。少阳主初生之气，故名阴中之少阳。三阳之气，皆出于阴，故曰阴中之阳。而止论足之三经也。是故三阳之离合也，太阳为开，阳明为阖，少阳为枢。阴阳之气，分而为三阴三阳，故有开、阖、枢也。太阳者，巨阳也。为盛阳之气，故主开；阳明合于二阳之间，故主阖；少阳乃初出之气，故主枢也。三经者，不得相失也，抟而勿浮，命曰一阳。开阖者，如户之扉；枢者，扉之转枢也。舍枢不能开阖，舍开阖不能转枢，是以三经者，不得相失也。开主外出，阖主内入，枢主外内之间，若抟于中而勿浮，则合而为一阳也。

外者为阳，内者为阴，阳气出而主

外，阴气升而主内。然则中为阴，其冲在下，名曰太阴，阴阳二气，皆出于下，阴气出而在内，是以中为阴，其所出之太冲在下，而冲之上，名曰太阴。冲脉为十二经脉之原，故三阴三阳，皆以太冲为主。太阴根起于隐白，名曰阴中之阴；隐白，穴名，在足大指端。太阴为阴中之至阴。太阴之后，名曰少阴，中为阴，故曰后、曰前，言阴气出于下，而并处于里之中也。少阴根起于涌泉，名曰阴中之少阴；涌泉，穴名。在足心下，踡指宛宛中。少阴乃一阴初生之气，故为阴中之少阴。少阴之前，名曰厥阴，少阴主水，厥阴主水生之木，故在少阴之前也。厥阴根起于大敦，阴之绝阳，名曰阴之绝阴。大敦，穴名。在足大指三毛中，足厥阴肝经所出之井穴。阴在下，故论足之三阴也，十一月，一阳初生，厥阴主十月，为阳之尽，故曰阴之绝阳；两阴交尽，名曰厥阴，故为阴之绝阴。是故三阴之离合也，太阴为开，厥阴为阖，少阴为枢。太阴者，三阴也，为阴之盛，故主开；厥阴为两阴交尽，故主阖；少阴为一阴之初生，故主枢。三经者，不得相失也，抟而勿沉，命曰一阴。阴气从下而出，在内之中，抟聚而勿沉，命为一阴也。阳气主浮，故曰勿浮；阴气主沉，故曰勿沉。盖三阳之气，开阖于形身之外内，三阴之气开阖于内之前后，故曰阳在外，阴之使也；阴在内，阳之守也。

阴阳𩅦𩅦，积传为一周，气里形表而为相成也。𩅦𩅦，气之往来也。阴气积于内，阳气传于外，日出而阳气始生，日中而阳气隆，日晡而阳气衰，日入而阳气内归于阴，一昼夜而为之一周。阴气开阖于里，阳气出入形表，而为阴阳离合之相成也。

《至真要大论》曰：阳明，两阳合明

也;《阴阳系日月论》曰:寅者,正月之生阳也,主左足之少阳;未者六月,主右足之少阳;卯者二月,主左足之太阳;午者五月,主右足之太阳;辰者三月,主左足之阳明;巳者四月,主右足之阳明,此两阳合于前,故曰阳明。夫阳明主阳盛之气,故多气而多血。厥阴,两阴交尽也。前论曰:申者七月之生阴也,主右足之少阴;丑者十二月,主左足之少阴;酉者八月,主右足之太阴;子者十一月,主左足之太阴;戌者九月,主右足之厥阴;亥者十月,主左足之厥阴。此两阴交尽,故曰厥阴。夫厥阴主于阴尽,而一阳始蒙气之微者也,故为阴中之少阳而少气,幽明何如?曰:两阴交尽,故曰幽;两阳合明,故曰明。幽明之配,寒暑之异也。幽明者,阴阳也。两阴交尽,阴之极也,故曰幽;两阳合明,阳之极也,故曰明。阴极则阳生,阳极则阴生;寒往则暑来,暑往则寒来,故幽明之配,寒暑之异也。

《阴阳类论》曰:三阳为父,太阳之为乾也,三阳为卫,阳明之气,主卫于外也。一阳为化;少阳为出入游部之纪纲。三阴为母,太阴之为离也。二阴为雌,少阴之为里也。一阴为独使。厥阴为外内阴阳之独使。

《营气》篇曰:营气之道,内谷为宝。谷入于胃,乃传于肺,流溢于中,布散于外,精专者行于经隧,常营无已,终而复始,是谓天地之纪。此篇论营血荣行于经隧之中,始于手太阴肺,终于足厥阴肝,常营无已,终而复始。营血者,中焦受气取汁,化赤而为血,以奉生身,莫贵于此,故独行于经隧,命曰营气。盖谓血之气为营气也。流溢于中,布散于外者,谓中焦所生之津液,有流溢于中而为精,奉心神化赤而为血,从冲脉、任脉布散于皮肤、肌肉之外,充肤、热肉,生毫毛;其

精之专赤者,行于经隧之中,常营无已,终而复始,是谓天地之纪。盖布散于皮肤之外者,应天地之运行于肤表;营于经脉之内者,应地之十二经水也。故气从太阴出,注手阳明,上行注足阳明,下行至跗上,注大指间,与太阴合,盖营气从手太阴肺脉出注于手大指之少商,其支者注于次指之端,以交手阳明,上行于鼻,交颃中而注于足阳明胃脉,下行至足跗上之冲阳,注足大指间,与足太阴脉合于隐白穴。上行抵髀。从髀注心中,循手少阴出腋,下臂,注小指合手太阳,循手少阴之脉,出腋下之极泉,循臂注小指之少冲,合手太阳于小指外侧之少泽。上行乘腋出颇内,注目内眦,上巅下项,合足太阳,交于足太阳之睛明穴。循脊下尻,下行注小指之端,注足小指之至阴穴。循足心,乃涌泉穴。注足少阴,上行注肾,从肾注心外,散于胸中。循心主之脉,交于心主包络之脉。出腋,下臂,出两筋之间,入掌中,出中指之端,出中指端之中冲穴。还注小指、次指之端,乃关冲穴。合手少阳,上行至膻中,散于三焦,从三焦注胆,出胁注足少阳,下行至跗上,复从跗至大指间,乃大敦穴。合足厥阴,上行至肝,从肝上注肺,上循喉咙,入颃颡之窍,究于畜门。颃颡,鼻之内窍;畜门,鼻之外窍;究,终也。其支别者,上额循巅下项中,循脊入骶,是督脉也。络阴器,上过毛中,入脐中,上循腹里,入缺盆,下注肺中,复出太阴。此营气之所行也,逆顺之常也。逆顺者,谓经脉内外之血气交相逆顺而行也。

脉行之逆顺奈何?曰:手之三阴,从脏走手;手之三阳,从手走头;足之三阳,从头走足;足之三阴,从足起腹。此言手足阴阳之脉,上下外内逆顺而行,应地之经水也。

少阴之脉独下行何也？曰：夫冲脉者，五脏六腑之海也，五脏六腑皆禀焉。其上者，出颃颡，渗诸阳，灌诸精；其下者，注入阴之大络，出于气街，循阴股内廉，入腘中，伏行骭骨内，下至内踝之后属而别；其下者，并于少阴之经，渗三阴；其前者，伏行出跗属，下循跗入大指间，渗诸络而温肌肉。故别络结则跗上不动，不动则厥，厥则寒矣。此言血气行于脉外，以应天之道也。夫司天在上，在泉在下，水天之气，上下相通，应人之血气，充肤，热肉，澹渗皮毛，而肌肉充满；若怯然少气者，则水道不行而形气消索矣。夫冲脉者，五脏六腑之海也。五脏六腑之气禀于冲脉而行，其上者，出于颃颡，渗诸阳贯诸阴；其下者，注少阴之大络，下出气街，此五脏六腑之血气皆从冲脉而渗灌于脉外皮肤之间，应水随气而运行于天表也。夫少阴主先天之水火，水火者，精气也。冲脉，少阴之经，渗三阴循跗入大指间，渗诸络而温肌肉，是少阴之精气，又从冲脉而运行，出入于经脉皮肤之外内者也。故别络结，则少阴之气不能行于跗上，而跗上不动矣。不动者，乃少阴之气厥于内，故厥则寒矣。此气血结于脉内而不能通于脉外也。

《邪客》篇曰：手少阴之脉独无腧，何也？曰：少阴，心脉也。心者，五脏六腑之大主也，精神之所舍也，其脏坚固，邪弗能客也。客之则心伤，心伤则神去，神去则死矣。故诸邪之在于心者，皆在于心之包络，包络者，心主之脉也，故独无腧焉。此申明宗气贯心脉而行呼吸之因。盖血脉者，心所主也，包络代行其血气者。君主无为而神明内存，包络之相，代君行其令也。精神内存，其脏坚固，故邪弗能伤，心伤则死矣。少阴，心脉也；包络者，心主之脉也；独无腧者，包络代腧

其血气也。

少阴独无腧者，不病乎？曰：其外经病而脏不病，故独取其经于掌后锐骨之端。其余脉出入屈折，其行之疾徐，皆如手少阴心主之脉行也。此节谓精神内存，不为各经传输其血气，而少阴之经脉亦从外而循于内也。故外感于邪，独取其掌后锐骨之神门穴，盖病在外经而脏不病也。其余手足之十二经出入屈折，行之疾徐，皆如手少阴心主之脉行，盖言十二经脉相同，非少阴之独无腧也。

《四时刺逆从论》曰：春气在经脉，夏气在孙络，长夏气在肌肉，秋气在皮肤，冬气在骨髓中。此言脉气之随四时生长收存，外出于皮肤，内通于五脏，环转之无端也。

《血气形志》篇曰：夫人之常数，太阳常多血少气，少阳常少血多气，阳明常多气多血，少阴常少血多气，厥阴常多血少气，太阴常多气少血，此天之常数。夫气为阳，血为阴；腑为阳，脏为阴。脏腑阴阳雌雄相合，而血气之多少，阳有余则阴不足，阴有余则阳不足，此天地盈虚之常数也。惟阳明则气血皆多，盖血气皆生于阳明也。

《卫气行》论曰：阳主昼，阴主夜。故卫气之行，一日一夜五十周于身，昼日行于阳二十五周，夜行于阴二十五周，周于五脏，是故平旦阴尽，阳气出于目，目张则气上行于头，循项下足太阳，循背下至小指之端。其散者，别于目锐眦，下手太阳，下至手小指之间外侧。其散者，别于目锐眦，下足少阳，注小指次指之间。以上循手少阳之分侧，下至小指之间。别者以上至耳前，合于颔脉，注足阳明，以下行至跗上，入五指之间。其散者，从耳下下手阳明，入大指之间，入掌中。其至于足也，入足心，出内踝下，行阴分，复

合于目，故为一周。阳尽于阴，阴受气矣。其始入于阴，常从足少阴注于肾，肾注于心，心注于肺，肺注于肝，肝注于脾，脾复注于肾为周。人气行于阴脏一周，亦如阳行之二十五周而复合于目。

《九针十二原》：五脏五腧，五脏者，肝、心、脾、肺、肾也。五腧者，井、荣、输、经、合也。五五二十五腧；六腑六腧，六腑者，胆、胃、大肠、小肠、三焦、膀胱也。六六三十六腧。经脉十二，六脏六腑之经脉也，六脏，肝、心、脾、肺、肾加心包络也。络脉十五，脏腑之十二大络及督脉之长强、任脉之尾翳、脾之大包也。凡二十七气，以上下，二十七脉之血气，出入于上下手足之间。所出为井，所溜为荣，所注为输，所行为经，所入为合，二十七气所行，皆在五腧也。节之交，三百六十五会。知其要者，一言而终；不知其要，流散无穷。所言节者，神气之所游① 出入也，非皮肉筋骨也。

《离合真邪论》曰：天有宿度，地有经水，人有经脉。宿谓二十八宿，度谓周天之度数；经水谓清水、渭水、海水、湖水、汝水、渑水、淮水、漯水、江水、汪水、济水、漳水以合人之十二经脉。天之二十八宿，房至毕为阳，昴至心为阴；地之十二经水，漳以南为阳，海以北为阴以相应也。天地温和，则经水安静；天寒地冻，则经水凝泣；天暑地热，则经水沸溢；卒风暴起，则经水波涌而陇起。此言人之经脉应地之经水。经水之动静，随天地之寒温。所谓地之九州，人之九脏，皆通乎天气。陇，隆同，涌起貌。夫邪之入于脉也，寒则血凝泣，暑则气淖泽，虚邪因而入客，亦如经水之得风也，经之动脉，其至也亦如经水之陇起。其行于脉中，循循然，循循，次序貌。言邪在于经，虽有时陇起，而次序循行无有常处。其至寸口中手也，时大时小，大则邪至，小则平，此以寸口之脉而候邪之起伏也。夫邪之入于脉也，如经水之得风，亦时陇起，故有时而脉大，有时而脉小，大则邪至而陇起，小则邪平而不起也。其行无常处，在阴与阳，不可为度。寸口者，左右之两脉口，概寸尺而言也。如邪在阳分，则两寸大而两尺平；邪在阴分，则两尺大而两寸平。然止可分其在阴与阳，而不可为度数，盖言以寸口分其阴阳，以九候而分其度数也。从而察之，三部九候，卒然逢之，早遏其路。即从其邪之在阴在阳而察之，则三部九候之中，卒然逢之矣。早遏其路者，知气之所在，而守其门户焉。

---

① 游字下原脱"行出入"，据《灵枢经》补入。

灵素节要浅注卷三

闽长乐陈修园念祖　集　注
男　元犀灵石　参　订
孙　男　　心典徽庵　心兰芝亭　同校字
门再晚生绵九林福年

十二经图形[①]

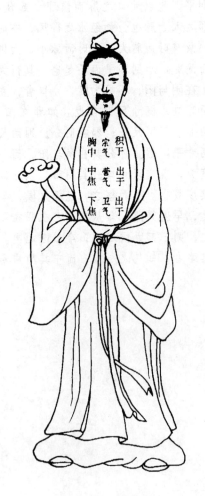

图 1-1　三气图

此图与萧氏五气图说不同，彼于五气之中，独重命门元气，重在先天之本也；此于三气之中，独重宗气，以水谷自中焦传化于脾，上归于肺，积于胸中，乃为宗气，重在后天之本也。二说虽似不同，其实有一贯之道焉。

肺形四垂，附着于脊之第三椎中，有二十四空，行列分布，以行诸脏之气，为脏之长，为心之盖。

是经常多气少血，其合皮也，其荣毛也，开窍于鼻。《难经》曰：肺重三斤三两，六叶两耳。

凡八叶，主存魄。

华元化曰：肺者，生气之源，乃五脏之华盖。

肺气白莹，谓为华盖，以覆诸脏，虚如蜂窠，下无透窍，吸之则满，呼之则虚，一呼一吸，消息自然，司清浊之运化，为人身之橐籥。

---

① 十二经图形：据原图参考针灸孔穴图加以校正。

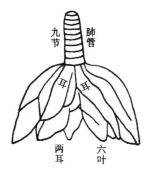

图 1-2　肺　图

分 寸 歌

太阴肺兮出中府，云门之下一寸许，

云门璇玑旁六寸，巨骨之下二骨数，天府腋下三寸求，侠白肘上五寸主，尺泽肘中约横纹，孔最腕上七寸取，列缺腕侧一寸半，经渠寸口陷中取，太渊掌后横纹头，鱼际节后散脉举，少商大指端内侧，相去爪甲韭叶许。云门，巨骨下、侠气户旁二寸陷中，去中行任脉六寸。气户，巨骨下，俞府两旁各二寸陷中，去中行任脉四寸，去膺窗四寸八分。俞府，巨骨下、璇玑旁一寸陷中。璇玑，天突下一寸。天突，结喉下四寸宛宛中。

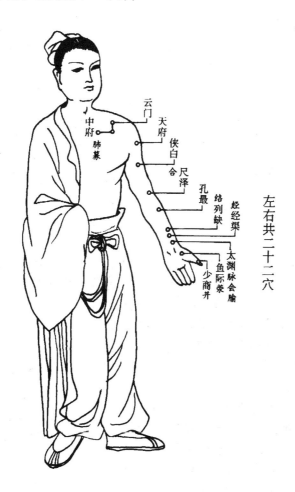

图 1-3　手太阴肺经图

脾形如刀镰，与胃同膜而附其上之左，俞当十一椎下，闻声则动，动则磨胃，而主运化。其合肉也，其荣唇也，开窍于口，是经常多气少血。

《难经》曰：脾重二斤三两，广扁三寸，长五寸，有散膏半斤。主裹血，温五脏，存意与智。

滑氏曰：掩乎太仓。

华元化曰：脾主消磨五谷，养于四旁。

《遗篇·刺法论》曰：脾为谏议之官，知周出焉。

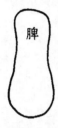

1-4　脾　图

足太阴脾经

分　寸　歌

大指内侧起隐白，节后陷中求大都，太白内侧核骨下，节后一寸公孙呼。商邱内踝陷中遭，踝上三寸三阴交，踝上六寸漏谷是，踝上五寸地机朝，膝下内侧阴陵泉，血海膝膑上内廉，箕门穴在鱼腹取，动脉应手越筋间，冲门期下尺五分。期门，肝经穴，巨阙旁四寸五分。巨阙，任脉穴，脐上六寸五分。府舍期下九寸判，腹结期下六寸八，大横期下五寸半，腹哀期下方二寸，期门肝经穴道现，巨阙之旁四寸五，却连脾穴休胡乱；自此以上食窦穴，天溪胸乡周荣贯，相去寸六无多寡；又上寸六中府换，肺经。大包腋下有六寸，渊液腋下三寸绊。

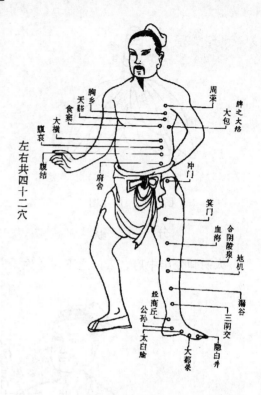

图1-5　足太阴脾经图

心居肺管之下，膈膜之上，附脊之第五椎，是经常少血多气。其合脉也，其荣色也，开窍于耳，又曰舌。

《难经》曰：心重十二两，中有七孔、三毛，盛精汁三合，主存神。心象尖圆，形如莲蕊，其中有窍，多寡不同。心导引天真之气，下无透窍，上通乎舌，只有四系，以通四脏头。外有赤黄裹脂，是为心包络。心下有膈膜，与脊胁周回相著，遮蔽浊气，使不得上薰心肺，所谓膻中也。

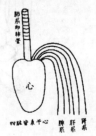

图1-6　心　图

手少阴心经

分　寸　歌

少阴心起极泉中，腋下筋间脉入胸，臂内腋下筋间动脉入胸。青灵肘上三寸取，少海肘后五分容。肘内廉节后大骨外，去肘端五分屈节向头得。灵道掌后一寸半，通里腕后一寸同，阴郄腕后方半寸，神门掌后兑骨隆，少府节后劳宫直，小指内侧取少冲。

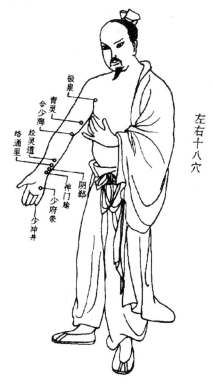

图1-7　手少阴心经图

肾居十四椎各开一寸半，重一斤二两，主存志，其脏独二枚，左属相火，右属真水[①]，于卦为坎，坎中满其间为命门真火。

《难经》曰：左为肾，右为命门。命门者，男子以藏精，女子以系胞。

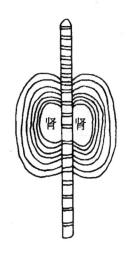

图1-8　肾　图

足少阴肾经

分　寸　歌

足掌心中是涌泉，然骨踝下一寸前，内踝前一寸。太溪踝后跟骨上，大钟跟后踵中边，足跟后踵中，大骨上两筋间也。水泉溪下一寸觅，照海踝下四寸安，复溜踝上前二寸，交信踝上二寸联，二穴只隔筋前后，太阳之后少阴前。前旁骨是复溜，后旁骨是交信，二穴只隔一条筋。筑宾内踝上腨分，阴谷膝下曲膝间，横骨大赫并气穴，四满中注亦相连；各开中行只寸半，上下相去一寸便，上膈肓俞亦一寸，肓俞脐旁寸半边。肓俞商曲石关来，阴都通谷幽门开，各开中行五分侠，六穴上下一寸裁，步廊神封灵墟存，神藏彧中俞府尊，各开中行计二寸，上下寸六六穴分；俞府璇玑旁二寸，取之得法自然真。

[①]　左属相火，右属真水：疑为"右属相火，左属真水"。

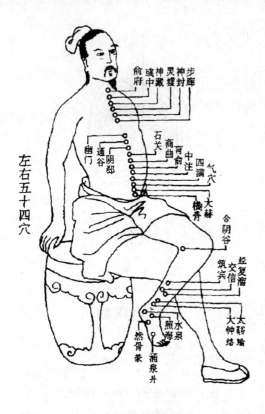

左右五十四穴

图1-9　足少阴肾经图

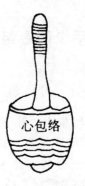

1-10　心包络图

分 寸 歌

心包起自天池间，乳后一寸腋下三，腋下三寸，乳后一寸。天泉曲腋下二寸，曲泽屈肘陷中央，郄门去腕方五寸，掌后去腕五寸。间使腕后三寸量，内关去腕只二寸，大陵掌后两筋间，劳宫屈中名指取，屈中指、无名指，两者之间取之。中指之末中冲良。

心 包 络

心包一脏，《难经》言其无形。滑伯仁曰：心包，一名手心主，以脏象校之，在心下横膜之上，竖膜之下，其与横膜相粘，而黄脂裹者，心也，脂漫之外有细筋膜如丝与心相连者，心包也。此说为是。凡言无形者非。

又按《灵兰秘典论》有十二官，独少心包一官，而多"膻中者，臣使之官，喜乐出焉"一节，今考心包腑居膈上，经始胸中，正值膻中之所，位居相火代君行令，实臣使也，此一官者其即此经之谓欤！

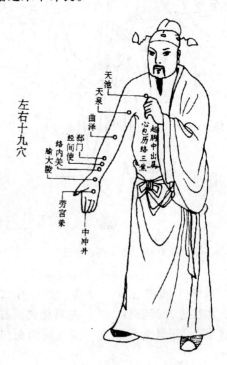

左右十九穴

图1-11　手厥阴心包络经图

肝居膈下，上著脊之九椎下。是经多
血少气。其合筋也。其荣爪也，主存魂，
开窍于目，其系上络心肺，下亦无窍。

《难经》曰：肝重四斤四两，左三叶，
右四叶，凡七叶。

滑氏曰：肝之为脏，其治在左，其脏
在右胁，右肾之前并胃著脊之第九
椎。

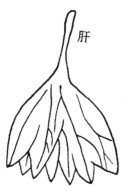

图 1－12　肝　图

足厥阴肝经

分　寸　歌

足大指端名大敦，内侧为隐白，外侧
为大敦。行间大指缝中存；太冲本节后二
寸，跟前一寸号中封。足内踝骨一寸筋里
宛宛中。蠡沟踝上五寸是，内踝骨前上五
寸，中都踝后七寸中，内踝上七寸骱骨
中。膝关犊鼻下二寸，曲泉曲膝尽横纹，
阴包膝上方四寸；股内廉两筋间，蹲足取
之，看膝内侧必有槽中。气冲三寸下五
里，气冲下三寸阴股中，动脉应手。阴廉
冲下有二寸，羊矢冲下一寸许，气冲却是
胃经穴，鼠鼷之上一寸主，鼠鼷横骨端尽
处，相去中行四寸止，章门下脘旁九寸，
肘尖尽处侧卧取；期门又在巨阙旁，四寸
五分无差矣。

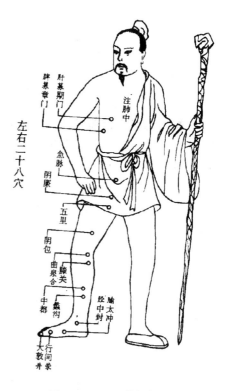

图 1－13　足厥阴肝经图

小肠后附于脊，前附于脐上。左回叠
积十六曲，大二寸半，径八分分之少半，
长三丈二尺，受谷二斗四升，水六升三合
合之大半。

小肠上口在脐上二寸近脊，水谷由此
入；腹下一寸外附于脐，为水分穴，当小
肠下口，至是而后泌别清浊，水液渗入膀
胱，滓秽流入大肠。

是经多血少气。

《难经》曰：小肠重二斤十四两。

小肠上口即胃之下口

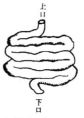

小肠下口即大肠上口，
名曰阑门。

图 1－14　小肠图

手太阳小肠经

分　寸　歌

　　小指端外为少泽，前谷外侧节前觅；节后捏拳取后溪，腕骨腕前骨陷侧，兑骨下陷阳谷讨，腕上一寸名养老，支正腕后量五寸，小海肘端五分好；肩贞胛下两骨解，曲胛下两骨解间，肩髎后陷中。臑俞大骨下陷保，大骨下胛上廉，举臂取之。天宗秉风后骨中，秉风髎外举有空；天髎，外肩上小髎后，举臂有空。曲垣肩中曲胛陷，外俞后一寸从，即外肩俞肩胛上廉，去脊三寸陷中。肩中二寸天杼旁，天窗扶突后陷详；颈大筋间前，曲颊下，扶突后动脉应手陷中。天容耳下曲颊后，颧髎面烦锐端量，听宫耳端大如菽，耳中珠子，大如赤小豆。此为小肠手太阳。

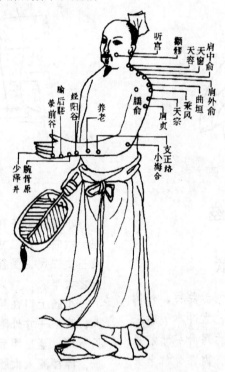

图 1-15　手太阳小肠经图

　　膀胱当十九椎，居肾之下，大肠之前，有下口，无上口。当脐上一寸水分穴处，为小肠下口，乃膀胱上际，水液由此别回肠，随气泌渗而入。其出其入，皆由气化。入气不化，则水归大肠，而为泄泻；出气不化，则闭塞下窍，而为癃肿。后世诸书有言其有上口无下口，有言上下俱有口者，皆非。

　　是经多血少气。

　　《难经》曰：膀胱重九两二铢，纵广九寸，盛溺九升九合，口广二寸半。

下联 前阴，溺之所出。

图 1-16　膀胱图

足太阳膀胱经

分　寸　歌

足太阳兮膀胱经，目内眦角始睛明；眉头陷中攒竹取，曲差发际上五分；五处发上一寸是，承光发上二寸半；通天络郄玉枕穴，相去寸五调匀看；玉枕夹脑一寸三，入发二寸枕骨现；天柱陷后发际中，大筋外廉陷中献；自此夹脊开寸五，第一大杼二风门；三椎肺俞厥阴俞，心俞五椎之下论；膈七肝九十胆俞，十一脾俞十二胃；十三三焦十四肾，大肠十六之下椎；小肠十八膀十九，中膂内俞二十椎；白环廿一椎下当，以上诸穴可排之；更有上次中下髎，一二三四腰空好；会阳阴尾尻骨旁，背部二行诸穴了，又从脊上开三寸，第二椎下为附分；三椎魄户四膏肓，第五椎下神堂尊；第六譩譆隔关七，第九魂门阳纲十；十一意舍之穴存，十二胃仓穴已分；十三肓门端正在，十四志室不须论；十九胞肓承秩边，背部三行诸穴匀；又从臀下阴文取，承扶居于陷中主；浮郄扶下方六分，委阳扶下寸六数；殷门扶下六寸长，关中外廉两筋乡；委中膝骨约纹里，此下三寸寻合阳；承筋脚跟上七寸，穴在腨肠之中央；承山腨下分肉间，外踝七寸上飞扬；辅阳外踝上三寸，昆仑后跟陷中央；仆参亦在踝骨下，申脉踝下五分张；金门申脉下一寸，京骨外侧骨际量；束骨本节后陷中，通谷节前陷中强；至阴却在小指侧，太阳之穴始周详。

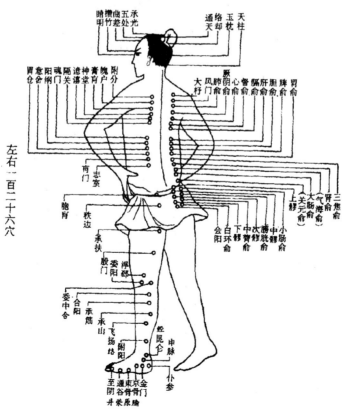

图 1-17　足太阳膀胱经图

手少阳三焦经

手少阳三焦府

分 寸 歌

　　无名之外端关冲，液门小次指陷中；中渚腋下去一寸，阳池腕上之陷中；外关腕后方二寸，腕后三寸支沟容；臂外三寸两骨间。腕后三寸内会宗，空中有穴用心攻；腕后四寸三阳络，四渎肘前五寸着；

天井肘外大骨后，骨罅中间一寸摸；肘后二寸清冷渊，消泺对腋臂外落；臑会肩前三寸量，肩前廉、去肩头三寸宛宛中。肩髎臑上陷中央；天髎缺盆陷处上，天牖天容之处旁；天牖，颈大筋外、缺盆上、天容后、天柱前、完骨下发际上。翳风耳后尖角陷，耳在尖角陷中，按之引耳中。瘈脉耳后青脉现，耳本后鸡足青络脉。颅囟亦在青络脉，角孙耳廓中间上，耳门耳前起肉中，耳前起肉，当耳缺陷中；禾髎耳前动脉张；欲知丝竹空何在？眉后陷中仔细量。

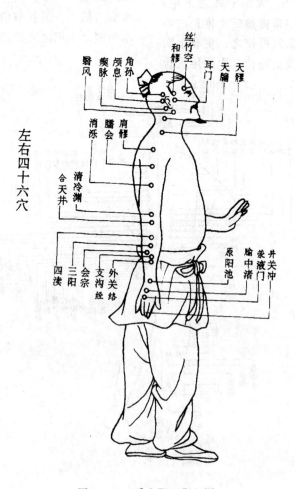

图 1-18　手少阳三焦经图

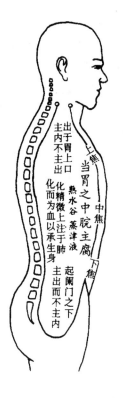

图 1-19　手少阳三焦府图

《难经》曰：胆在肝之短叶间，重三两三铢，长三寸，盛精汁三合。

是经多血少气。

华元化曰：胆者，中清之府，号曰将军。主存而不泻。

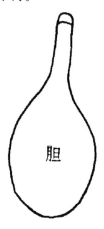

《六节脏象论》曰：凡十一脏，皆取决于胆也。

图 1-20　胆图

足少阳胆经

分　寸　歌

足少阳兮四十三，头上廿穴分三折，起自瞳子至风池，积数陈之次序说。瞳子髎近眦五分，耳前陷中听会穴；客主人名上官同，耳前起骨开口空；颔厌悬颅之二穴，脑空悬厘曲角中；脑空即颞颥，颔厌、悬颅二穴在曲颊之下，脑空之上。悬厘之穴异于兹，脑空下廉曲角上；曲鬓耳上发际隅，耳上发际曲隅陷中。率谷耳上寸半安；天冲耳后入发二，耳后入发际二寸。浮白入发一寸间；窍阴即是枕骨穴，完骨之上有空连；在完骨上、枕骨下，动摇有空。完骨耳后入发际，量得四分须用记；本神神庭旁二寸，入发一寸耳上系；阳白眉上方一寸，发上五分临泣是；目上直入发际五分陷中。发上一寸当阳穴，发上一寸目窗至；正营发上二寸半，承灵发上四寸谛；脑空发上五寸半，风池耳后发陷寄，在耳后颞颥后、脑空下，发际陷中。至此计二十穴，方作三折，向外而行。始自瞳子髎至完骨，是一折；又自完骨外折，上至阳白，会睛明上，是一折；又自睛明上行，循临泣，风池是一折。缘其穴曲折多，难以分别，故此作至二十，次第言之。歌曰：一瞳子髎二听会，三主人兮颔厌四，五悬颅兮六悬厘，第七数兮曲鬓随，八率谷兮九天冲，十浮白兮之穴从，十一窍阴来相继，十二完骨一折终；又自十三本神始，十四阳白二折随；十五临泣目下穴，十六目窗之穴宜，十七正营十八灵，十九脑户廿风池。依次细心量取之，胆经头上穴吾知。肩井肩上陷中求，大骨之前一寸半，肩上陷中，缺盆上，大骨前一寸半，以三指按取，当中指陷中。渊液腋下方三寸，辄筋期下五分判；期门却是肝经穴，相去巨阙四寸半；日月期门下五分，京门监骨下腰绊。监骨下腰下季胁，本夹脊，肾之募。带脉章门下寸八，五枢章下寸八贯，五枢去带脉三寸，季胁下四寸八分。维道章下五寸三；居髎章下八寸三，章门缘是肝经穴，下脘之旁九寸舍，环跳髀枢宛宛中；髀枢中，侧卧屈上足，伸下足，以右手摸穴，左摇撼取之。

屈上伸下取穴同；风市垂手中指尽，膝上五寸中渎逢；阳关阳陵上三寸，阳陵膝下一寸从；阳交外踝上七寸，外邱踝上六寸容；踝上五寸光明穴，踝上四寸阳辅通；踝上三寸悬钟在，坵墟踝前之陷中；此去侠溪四寸五，却是胆经原穴功；临泣侠溪后寸半，五会去溪一寸穷；侠溪在指歧骨内，窍阴四五二指中。

大肠者，回肠、广肠、直肠俱连其中也。

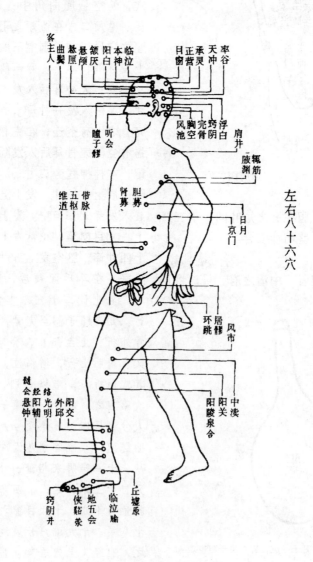

图 1-21   足少阳胆经图

回肠当脐①，左回十六曲，大四寸，径一寸二之小半，长二丈一尺，受谷一斗，水七升半。

广肠傅脊，以受回肠，乃出滓秽之路。大八寸，径二寸二之大半，长二尺八寸，受谷九升三合八分合之一。

《难经》曰："大肠重二②斤十二两，""肛门重十二两。"按回肠者，以其回叠也。广肠者，即回肠之更大也。直肠者，又广肠之末节也，下连肛门，是为谷道。后阴一名魄门，皆大肠也。

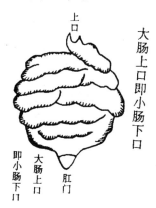

图 1－22　大肠图

手阳明大肠经

分　寸　歌

商阳食指内侧边，二间来寻本节前；三间节后陷中取，合谷虎口歧骨开；阳溪上侧腕中是，偏历腕后三寸安；温溜腕后去五寸，池前五寸下廉看；池前三寸上廉中，池前二寸三里逢；曲池屈骨纹头尽，肘髎大骨外廉近；大筋中央寻五里，肘上三寸行向里；臂臑肘上七寸量，肩髎肩端举臂取，巨骨肩尖端上行，天鼎喉旁四寸真，扶突天突旁五寸，禾髎水沟旁五分；迎香禾髎上一寸，大肠经穴是分明。

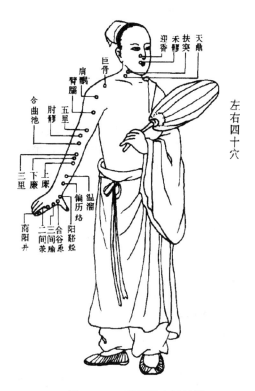

图 1－23　手阳明大肠经图

胃者，水谷气血之海也。大一尺五寸，径五寸，长二尺六寸，横屈受水谷应该三斗五升，其中之谷，常留二斗，水一斗五升而满。

是经多气多血。

《难经》曰：胃重二斤十四两。

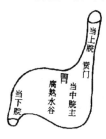

图 1－24　胃图

---

① 回肠当脐：按《难经·四十二难》原文为"回肠当脐"。

② 二：按《难经·四十二难》原文为"大肠重三斤十二两"。

足阳明胃经

分 寸 歌

胃之经兮足阳明，承泣目下七分寻；四白目下方一寸，巨髎鼻孔旁八分；地仓夹吻四分迎，人迎颔下寸三分；颊车耳下八分穴，下关耳前动脉行；头维神庭旁四五，神庭，督脉穴，在中行发际上五分，头维去神庭四寸五分。人迎喉旁寸五真；水突筋前迎下在，气舍突下穴相乘；气舍在水突下。缺盆颔下横骨内，各去中行寸半明；气户璇玑旁四寸，至乳六寸又四分；库房屋翳膺窗近，乳中正在乳头心；次有乳根出乳下，各一寸六不相侵；自气户至乳根六穴，上下相去各一寸六分，去中行任脉各四寸。却去中行须四寸，以前穴道与君陈。不容巨阙旁三寸，巨阙，任脉穴，有脐上六寸五分。却近幽门寸五新；幽门，肾经穴，巨阙旁一寸五分，在胃经、任脉二脉之中。其下承满与梁门，关门太乙滑肉门；上下一寸无多少，共去中行三寸寻；天枢脐旁二寸间，枢下一寸外陵安；枢下二寸大巨穴，枢下四寸水道全；枢下六寸归来好，共去中行二寸边；气冲鼠鼷上一寸，鼠鼷，横骨尽处。又去中行四寸专。髀关膝上有尺二，伏兔膝上六寸是；阴市膝上方三寸，梁邱膝上二寸记；膝膑陷中犊鼻存，膝下三寸三里至，膝下六寸上廉穴，膝下七寸条口位，膝下八寸下廉看，膝下九寸丰隆系；却是踝上八寸量，比那下廉外边缀；解溪去庭六寸半，庭，内庭也。冲阳庭后五寸换，陷谷庭后二寸间，内庭次指外间现；足大指、次指外间陷中。厉兑大指次指端，去爪如韭胃井判。

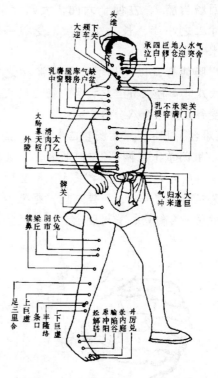

图 1－25　足阳明胃经图

督脉二十八穴

分 寸 歌

督脉龈交唇内乡，兑端正在唇端央；水沟鼻下沟中索，素髎宜向鼻端详；头形北高而南下，先以前后发际量；分为一尺有二寸，发上五分神庭当；发上一寸上星位，发上二寸囟会良；前顶发上三寸半，百会发上五寸央。在项中央旋毛中，两耳尖上可容爪甲。性理北溪陈氏曰：略近些北，犹天之极星居北也。会后寸半即后顶，会后三寸强间明；会后脑户四寸半，后发八寸风府行；项后发际入一寸，大筋内宛宛中，疾言其肉立起，言休立止，即百会后五寸半也。发上五分哑门在，后发际上五分，顶中央宛宛中，仰头取之，入系舌本。神庭至此十穴真，自此项骨下脊骶，分为二十有四椎；大椎上有项骨在，约有三椎莫算之，尾有长强亦不算，中间廿一可排椎；大椎大骨为第一，二椎节后陶道知；第三椎间身柱在，第五神道不须疑，第六灵台至阳七，第九身内筋缩思；十一脊中之穴在，十二悬枢之穴奇，十四命门肾俞并，十六阳关自可知；二十一椎即腰俞，脊尾骨端长强随。

《素问》曰：督脉实则脊强反折。《难经》云：督脉为病，脊强而厥。王海藏云：宜用羌活、独活、防风、荆芥、细辛、藁本、黄连、大黄、附子、乌头、苍耳之类。

中极脐下四寸取，关元脐下三寸连；脐下二寸石门穴，脐下寸半气海全；脐下一寸阴交穴，脐之中央号神阙。脐上一寸为水分，脐上二寸下脘列，脐上三寸名建里，中脘脐上四寸许；脐上五寸上脘在，巨阙脐上六寸五。鸠尾蔽骨下五分，中庭膻中寸六取，膻中却在两乳间；膻中寸六玉堂主，膻上紫宫三寸二，膻上华盖四八举；四寸八分。膻上璇玑五寸八，玑上一寸天突起；天突喉下约四寸，廉泉颔下骨尖已，承浆颐前唇棱下，任脉中央行腹里。行腹中央。

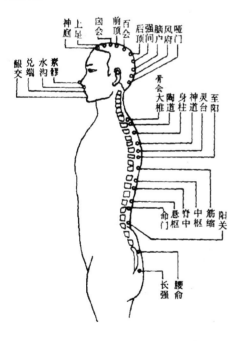

图 1-26　督脉二十八穴图

任脉二十四穴

分寸歌

任脉会阴两阴间，曲骨毛际陷中安；

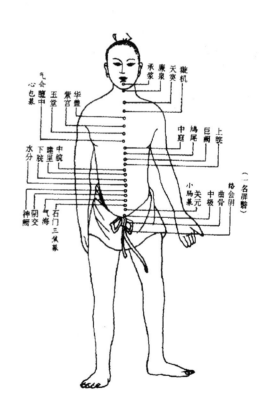

图 1-27　任脉二十四穴图

八　会　图

会，聚会也。腑，六腑也。胃气化以

养六腑，故腑会于太仓也。服凉药尚能食而热，可灸此穴。

气，诸经之气也。三焦，上、中、下三焦也。膻中穴在两乳间。

脉，诸经之脉也。太渊穴在掌后横纹后陷中，近寸口也。经云：寸口者，脉之大会。平人一息脉四至，可灸此穴。

脏，五脏也。季胁，章门也，乃足厥阴肝经之穴，带脉发于此也。章，乃脾之募，在季胁之端，脾受谷味，播敷各脏，故脏会于季胁也。不能食而热，可灸章门穴。

骨，一身之骨也。大杼一名大椎穴，在项后第一椎两旁各一寸五分，诸骨自此往下支生，故骨会于大杼也。前板齿干燥，可灸此穴。

《明堂》云：大杼禁灸，若非板齿干燥之症，毋得灸也。

筋，一身之筋也。阳陵泉，足少阳之穴也，在膝下一寸外廉陷中，众筋结聚之所也。又肝主筋，少阳乃肝之府，故众筋会于阳陵泉也。烦满囊缩，可灸此穴。

血，一身之血也。膈俞穴，在背第七椎骨下两旁各一寸五分，诸经之血皆从膈膜而上下，又心主血，肝存血，心位膈也，肝位膈下，交通于膈膜，故血会于膈俞也。身斑斑如锦纹，血热，可灸此穴。

髓，诸骨之髓也。绝骨亦少阳穴，在足外踝上三寸，以踝上小骨绝处为是。少阳主骨，万物绝则受气，骨绝于此，而少阳主之，故髓会于绝骨也。脑后为髓海，头热如火，足寒如水，可灸此穴。

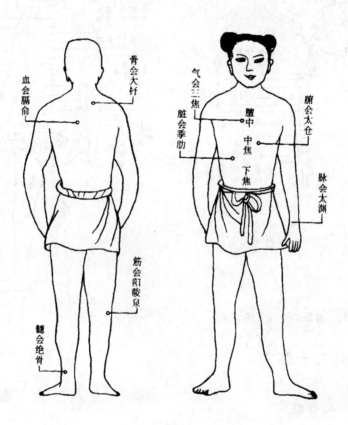

图 1－28　八会图

答曰：人头者，诸阳之会也。诸阴皆至颈胸中而还，独诸脉皆上至头耳，故令面耐寒也。

人面耐寒图

《难经》曰：人面独耐寒者，何也？

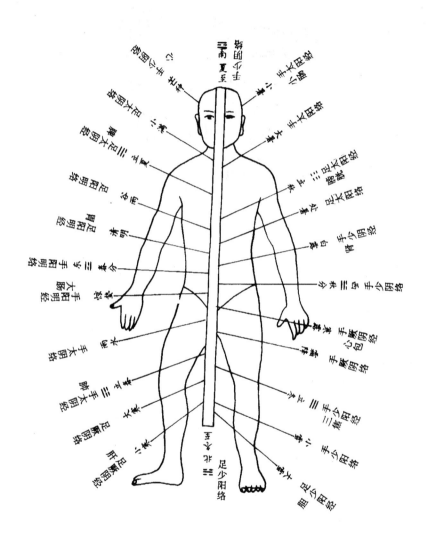

图 1-29　人面耐寒图

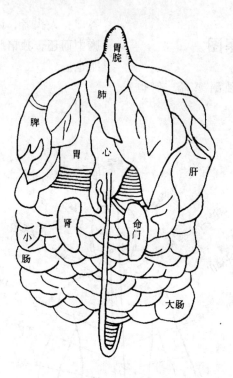

图 1-30　脏腑内景图①

① 底本原无此图名，据全书体例加。

灵素节要浅注卷四

闽长乐陈修园念祖　集　注
男　　元犀灵石　参　订
孙　　心典徽庵
　　　　彩　　　　　同校字
曾孙　文缟
　　　敏

运　气

《天元纪大论》曰：夫五运阴阳者，天地之道也，万物之纲纪，变化之父母，生杀之本始，神明之府也，可不通乎！天之十干，运化地之五行，地之五行，上呈三阴三阳之六气，故曰：五运阴阳者，天地之道也。王冰曰：道，谓化生之道也。纲纪，谓生、长、化、收、存之纲纪也。父母，谓万物形之先也。本始，谓生杀皆因而有之也。夫有形裹气，而不为五运阴阳之所摄者，未之有也。所以造化不极，为万物生化之元始者，何哉？以其是神明之府故也。然合散不测，生化无穷，非神明运为，无能尔也。故物生谓之化，物极谓之变，阴阳不测谓之神，神用无方谓之圣。《六微旨论》曰：物之生，从于化；物之极，由乎变，变化之相薄，成败之所由也。《五常政论》曰：气始而生化，气散而有形，气布而蕃育，气终而象变。阴阳者，天地之道也。阴中有阳，阳中有阴，莫可穷测，用施于四时，变化乎万物，无可矩量者也。孔子曰：知变化之道

者，其知神之所为乎。夫变化之为用也，用，功用也。言阴阳不测之变化，在天地之间，生成万物，功用最大也。在天为元，元，幽远也。天道幽远，变化无穷。在人为道，道，里路也。凡日用事物之间，莫不有天地自然之理。在地为化；化，生化也。化育万物皆由地之生成。化生五味，五味，五行之所生也。万物之有情有性者，莫不具五行之气味。《五运行论》曰：化生气。道生智，能循乎天理之自然，则是非邪正，自然分别，而用无不周也。元生神。元，远、幽深，故生神也。神在天为风，在地为木；在天为热，在地为火；在天为湿，在地为土；在天为燥，在地为金；在天为寒，在地为水。故在天为气，在地成形，形气相感，而化生万物矣。风、寒、热、燥、湿，天之阴阳也；木、火、土、金、水，地之阴阳也。故在天为气，在地成形，形气相感，而万物化生。然天地者，万物之上下也。天覆地载，万物化生于其间。左右者，阴阳之道路也，阴阳之气，左右旋转而不息。水火者，阴阳之征兆也。征，验也；兆，见也。天一生水，地二生火，火为阳，水为

阴。言阴阳不可见，而水火为阴阳之徵验。金木者，生成之终始也。木主春令，其气生长而生万物；金主秋令，其气收敛而成万物，故为生成之终始。气有多少，形有盛衰，上下相召，而损益彰矣。在天为气，而气有多少；在地成形，而形有盛衰。上下相感，而太过、不及之气昭然彰著矣。愿闻五运之主时也，何如？时，四时也，谓木运主春，火运主夏，土运主长夏，金运主秋，水运主冬。曰：五气运行，各终期日，非独主时也。言五运之气各终期年之三百六十五日，终而复始，非独主于时也。曰：请闻其所谓也。曰：臣积考《太始天元册》[①] 文曰：太虚寥廓，肇基化元，天元册乃太古之文，所以纪天真元气运行之运也。太虚，谓空元之境，大气之所充，神明之宫府也。寥廓，空大无际之谓。肇，始；基，立也。化原，造化之本原也。万物资始，五运终天，五运，木、火、土、金、水运也。终天者，日月行一度，五运各主一岁，终周天之三百六十五度四分度之一也。万物而始生五行，终天运而无已。《易》曰：大哉乾元，万物资始。布气真灵，总统坤元，真灵者，人与万物也。总统坤元者，地居天之中，天包乎地之外也。《易》曰：至哉坤元，万物资生。九星悬朗，七曜周旋，九星者，天蓬、天芮、天衡、天辅、天禽、天心、天柱、天英，九星悬朗于天，下应九州之分野。七曜者，日、月、五星、虞书谓之七政。周谓周天之度；旋谓左循天度而行。曰阴曰阳，曰柔曰刚。《易》曰：立天之道，曰阴与阳；立地之道，曰柔与刚。幽显既位，寒暑弛张，阳主昼，阴主夜，幽显既位，阴阳定位也；寒暑弛张，寒暑往来也。《易》曰：日月运行，一寒一暑。生生化化，品物咸章，《易》曰："云行雨施，品物[②] 流行。"又曰："天地

絪缊，万物化醇。"此所以生生不息，化化无穷而品物咸章[③] 矣。臣斯十世，此之谓也。十世言自祖传习至今于兹十世矣。所谓积考《太史天元册文》者，此之谓也。曰：善！何谓气有多少？形有盛衰，曰阴阳之气，各有多少，故曰三阴三阳也。形有盛衰，谓五行之治，各有太过不及也。太阳、少阳、少阴运行先天，而主有余；阳明、太阴厥阴运行后天，而主不足，此三阴三阳之气有多少也。形谓五行之形也，五形之治，各有太过、不及者，谓五运之主岁，如诸壬年之木运太过，则诸丁年之木运不及矣；诸甲年之土运太过，诸己年之土运不及矣；诸庚年之金运太过，诸乙年之金运不及矣；诸丙年之水运太过，诸辛年之水运不及矣。故其始也，有余而往，不及随之；不足而往，有余从之。知迎知随，气可与期。始者，谓天干始于甲，地支始于子。如甲年之土运太过，则乙年之金运不及随之；子年之少阴有余，则丑年之太阴不足随之，所谓有余而往，不足随之也。如乙年之金运不及，则丙年之水运有余从之；丑年之太阴不足，则寅年之少阳有余从之，所谓不足而往，有余从之也。迎者，往也；随者，来也。知其岁运之往来，则太过与不及之气，可与之相期而定矣。应天为天符，承岁为岁值，三合为治。此承上文而言，六十岁之中，又有天符、岁会、三合主岁，此为平气之年，无太过、不及者也。所谓天符者，土运之岁，上见太阴；火运之岁，上见少阳、少阴；金运之岁，上见阳阴；木运之岁，上见厥阴；水运之岁，上见太阳，

---

① 册：原作"删"，形近之误，张景岳曰："太始天元册，文盖太古之义，所以记天元者也。"《太始天元册》古书名。
② 品物：即万物。品，言其众多。
③ 章：彰明。

乃五运之气与司天之气相合，故为天符。值会也，谓木运临卯，火运临午，土运临四季，金运临酉，水运临子，乃地支之主岁与五运之主岁，五行之气正值会合，故曰岁合。三合者，谓司天之气、五运之气、主岁之气三者相合，又名太乙天符，此皆平气之年，无太过与不及者也。

《五运行大论》曰：夫变化之用，天垂象，地成形，七曜纬虚，五行丽地。地者，所以载生成之形类也；虚者，所以列应天之精气也。形精之动，犹根本之与枝叶也，仰观其象，虽远可知也。此言地居天之中，天包乎地之外，是以在上之天气右旋，在下地之气左转也。变化之用者，谓天地阴阳之运动也。在天无形而垂象，在地有形而成形。七曜，日、月、五星也。纬虚者，经纬于太虚之间，亦绕地而环转也。五行、五方五气之所生而成形者。丽，章著也。地者，所以载生成之物类也。精者，天乙所生之精水也。应天之精气者，在天为气，在下为水，水应天而天连水也。形为地之体，静而不动者也。形精之动者，谓地下在泉之气旋转，犹根本不动而枝叶动也。然根气又与枝叶相通者也。仰观其天象，见日月之绕地右旋，道虽深远，亦可得而知矣。曰：地之为下，否乎？曰：地为人之下，太虚之中者也。曰：冯乎？大气举之也。地为之下者，谓天居上而地居下也。太虚者，虚元之气也。言地居太虚之中，大气举之，无所冯依也。燥以干之，暑以蒸之，风以动之，湿以润之，寒以坚之，火以温之。故风寒在下，燥热在上，湿气在中，火游行其间，寒暑六入，故令虚而生化也。此言六气之游行于天地上下之间也。风、寒、暑、湿、燥、火，在天无形之气也；干、蒸、动、润、坚、温，在地有形之征也。天包乎地，是以在天之上，在泉之下，在

地之中，八极①之外，六合②之内，无所不至。盖言太虚之气，不惟包乎地之外，而通贯乎地之中也。寒水在下，而风从地水中生，故风寒在下；燥乃乾金之气，热乃太阳之火，故燥热在上；土位中央，故湿气在中；火乃太阳中之元阳，故游行于上下之间。《易》曰：日月运行，一寒一暑。寒暑往来，而六者之气，皆入于地中，故令有形之地，受无形之气而生化万物也。故燥胜则地干，暑胜则地热，风胜则地动，湿胜则地泥，寒胜则地裂，火胜则地固矣。此复结上文六入之义。

天地之气，何以候之？曰：天地之气，五运六气也。胜复之作，淫胜郁复也。不形于脉也。言气运之变，而为民病者，非诊候之可知也。《脉法》曰：天地之变，无以脉诊，此之谓也。盖每岁有司天之六气，有主岁之五运，有间气之加临，有四时之主气，人在天地气交之中，一气不和，即为民病，是天地四时之气而为民病者，不能以脉诊而别某之气不和也。曰：间气如何？间气者，加临之六气也。以上之左右，下之左右，兼于其间，共为六气，故曰间气。每一气加临于四时之中，各主六十日，故曰间气者纪步。步者，以六十日零八十七刻半为一步也。曰：随气所在，期之左右。《六微旨论》曰：天枢之上，天气主之；天枢之下，地气主之。又曰：加者③，地气也；中者，天气也。盖以在下之气左转，在上之气右旋，各主六十日，以终一岁，故曰随气所在。期于左右，谓随在上在下之气之所在，而期于左右之转也。如子年少阴在

①　八极：最边远的地方。《淮南子·坠形训》："天地之间，九州八极"。

②　六合：指天地四方。

③　加者：《六微旨大论》原文为"初者，地气也"。

上，则阳明在下矣；少阴在上则厥阴在左，太阴在右，阳明在下则太阳在左，少阳在右。盖以地之左转而主初气，故以太阳主正月朔日之寅初一刻为始，次厥阴、次少阴以司天之气，终三气而主岁半以上；次太阴、次少阳、次阳明以在泉之气，终六气而主岁半以下；各加临六十日，以终一岁也，六气环转相同。曰：期之奈何？曰：从其气则和，违其气则病，间气者，加临之客气也。而一岁之中，又有主时之六气，如主从其客则和，至违其客则病矣。如子午岁初之气系太阳寒水，加临主气系厥阴风木，如寒胜其风为从，风胜其寒则逆。不当其位者病，即上文所以下临上也。迭移其位者病，如初之气太阳寒水，加临而反热；三之气少阴君火，加临而反寒，本位之气，互相更迭，气之反也，故为民病，六气皆然。失守其位者危，失守其位，谓失守其所主之本位也。如丑未岁太阴司天，则初之客气，主气并主厥阴风木，而清肃之气，乘所不胜而侮之，是金气失守其位也；至五之气阳明秋金主气，而本位反虚，风木之子气复仇，火热灼金，则为病甚危，所言侮反受邪，此之谓也。尺寸反者死，南政北政之岁，有寸不应、尺不应之分。如应不应者反应之，是为尺寸相反。阴阳交者死，南政北政之岁，有左右尺寸之不应，盖左为阳，右为阴；寸为阳，尺为阴。如阴阳交相应者死。先立其年，以知其气；左右应见，然后乃可以言死生之逆顺。此总结六气之加临，先立其主气之年，以知其司天、在泉之气，则间气之应，见于左右，或从或违，然后乃可以言死生之逆顺。

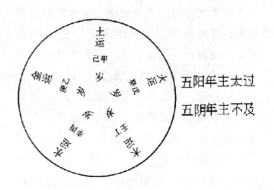

图 1-31 五运六气之图

五气更立，各有所先，非其位则邪，当其位则正。五气，五方之气也；更立，四时之更换也。各有所先者，如春之风，夏之热、秋之凉、冬之寒，各先应期而至也。各当其所主之位，四时之正气也。如冬时应寒而反热，夏时应热而反寒，非其所主之位则邪。邪者，为万物之贼害也。上节之不当其位，谓客气加临之位；此节之位，四时主气之位。曰：病生之变何如？曰：气相得则微，不相得则甚。此谓四时之气而变生民病也。如五气各得其位，其病则微；不相得而非其本位，则其病甚矣。曰：主岁何如？曰：气有余，则制己所胜，而侮所不胜；其不及，则己所不胜侮而乘之，己所胜轻而侮之；此复论五运主岁之有太过、不及也。如岁木太过，则制己所胜之土气而侮所不胜之金气；如不及，则己所不胜之金气，侮我而乘之；己所胜之土气来轻我侮之。五运皆同，周而复始若此。侮反受邪，侮而受邪，寡于畏也。此言乘侮而反受其复也。如岁不及，则所不胜之金气侮而乘之，而金反自虚其位矣，到秋令之时，金气虚而反受水之子气来复，则火热灼金，所谓侮反受邪也。侮而受邪，因木气不及而金气又能制木，所谓寡于畏之故也。

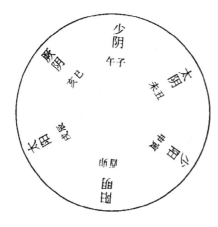

少阴司天则阳明在泉，少阴在上则左太阴，右厥阴；阳明在下，则左太阳，右少阳。上下主岁，左右主时，六期环转，周而复始。

图 1-32 六气主岁及间气加临之图

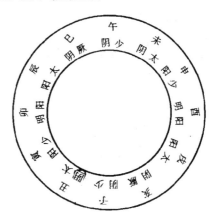

子、午、寅、申、辰、戌为阳，主太过；丑、未、卯、酉、巳、亥为阴，主不及。

图 1-33 六气主岁太过不及之图

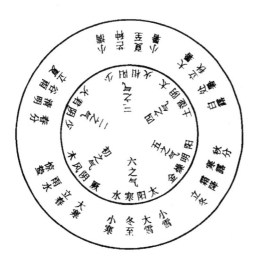

主时之气，谓之主气。加临之气，谓之客气。主气不移，静而守位；加临之气，随司天、在泉六气环转。

图 1-34 六气主时之图

子午之岁	初气主厥阴风木	客太阳寒水	二气主少阴君火	客厥阴风木	三气主少阳相火	客少阴君火
少阴司天 阳明在泉	四气主太阴湿土	客太阴湿土	五气主阳阴燥金	客少阳相火	六气主太阳寒水	客阳明燥金
丑未之岁	初气主厥阴风木	客厥阴风木	二气主少阴君火	客少阴君火	三气主少阳相火	客太阴湿土
太阴司天 太阳在泉	四气主太阴湿土	客少阳相火	五气主阳明燥金	客阳明燥金	六气主太阳寒水	客太阳寒水
寅申之岁	初气主厥阴风木	客少阴君火	二气主少阴君火	客太阴湿土	三气主少阳相火	客少阳相火
少阳司天 厥阴在泉	四气主太阴湿土	客阳明燥金	五气主阳明燥金	客太阳寒水	六气主太阳寒水	客厥阴风木
卯酉之岁	初气主厥阴风木	客太阴湿土	二气主少阴君火	客少阳相火	三气主少阳相火	客阳明燥金
阳明司天 少阴在泉	四气主太阴湿土	客太阳寒水	五气主阳明燥金	客厥阴风木	六气主太阳寒水	客少阴君火
辰戌之岁	初气主厥阴风木	客少阳相火	二气主少阴君火	客阳明燥金	三气主少阳相火	客太阳寒水
太阳司天 太阴在泉	四气主太阴湿土	客厥阴风木	五气主阳明燥金	客少阴君火	六气主太阳寒水	客太阴湿土
巳亥之岁	初气主厥阴风木	客阳明燥金	二气主少阴君火	客太阳寒水	三气主少阳相火	客厥阴风木
厥阴司天 少阳在泉	四气主太阴湿土	客少阴君火	五气主阳明燥金	客太阴湿土	六气主太阳寒水	客少阳相火

岁运总以前项图象推之，其五运六气、司天、在泉、间气加临、主时、主岁括于中矣。再以天时民病，合而推之，已了于目，不必多赘也。

图1-35 六气主岁、主时及间气加临之总图

加临为客气，六气为主气；客胜为从，主胜为逆。

《六微旨大论》曰：愿闻天道六六之节，盛衰何也？曰：上下有位，左右有纪。故少阳之右，阳明治之；阳明之右，太阳治之；太阳之右，厥阴治之；厥阴之右，少阴治之；少阴之右，太阴治之；太阴之右，少阳治之；此所谓气之标，盖南面而待也。故曰，因天之序，盛衰之时，移光定位，正立而待，此之谓也。六六者，谓司天之三阴三阳，上合天之六气也。上下有位者，言少阴在上，则阳明在下；太阴在上，则太阳在下；少阳在上，则厥阴在下；阳明①在上，则少阴在下；太阳在上，则太阴在下；厥阴在上，则少阳在下；六期环转，而各有上下之定位也。左右有纪者，如少阴在上，则厥阴在左，太阴在右；太阴在上，则少阴在左，少阳在右；少阳在上，则太阴在左，阳明在右；阳明在上，则少阳在左，太阳在右；太阳在上，则阳明在左，厥阴在右；厥阴在上，则太阳在左，少阴在右；各随气之在上而有左右之定纪也。故少阳之右，阳明治之；阳明之右，太阳治之。盖以右位之阴阳转迁于上主岁也。气之标者，标见于上也。夫天气右旋，故南面观之，而待其循序旋转也。移光者，日月运行也。以日月一周天，以定一气之位，正南面而立。少阳之上，火气治之，中见厥阴；阳明之上，燥气治之，中见太阴；太阳之上，寒气治之，中见少阴；厥阴之上，风气治之，中见少阳；少阴之上，热气治之，中见太阳；太阴之上，湿气治之，中见阳明，所谓本也。本之下，中之见也，见之下，气之标也，此言三阴三阳有六气之化，有上下之本标，有中见之标本也。风、寒、暑、湿、燥、火，天之阴阳也，三阴三阳上奉之，故以天气为本而在上，以三阴三阳之气标见于下也。本标不同，气应异象。此言三阴三阳之六气，虽上下相应而各有不同也。少阴标阴而本热，太阳标阳而本寒，是本标之不同也；少阴、太阳从本从标，太阴、少阳从本，阳明、厥阴不从标本，从乎中也。故有从本而得者，有从标而得者，有从标本而得者，有从中见而得者，是气应之异象也。曰：其有至而至，有至而不至，有至而太过，何也？曰：至而至者和，至而不至，来气不及也。未至而至，来气有余也。此论三阴三阳之主岁而各有太过、不及也。至而至者，此平气之年，无太过不及，四时之气，应期而至，气之和平也。如春应温而寒，夏应热而尚温，此应至而不至，来气之不及也。如未至春而先温，未至夏而先热，此应未至而先至，来气之有余也。曰：至而不至，未至而至，如何？曰：应则顺，否则逆，逆则变生，变则病。不及之岁，应至而不至，有余之岁，应未至而至，是为应则顺；如不及之岁，反未至而至，有余之岁，反至而不至，是为否则逆，逆则变生，变则为民之灾病也。曰：善，请言其应也。曰：物，生其应也；气，脉其应也。请言其应者，谓应太过、不及之气也。物生其应者，如厥阴司天，毛虫静，羽虫育；少阳司天，草木早荣；太阴司天，万物以荣；此生物以应司天之候也。气脉其应者，如太阳司天，寒临大虚，阳气不合；阳明司天，阳专其令，炎暑大行；太阴司天，阴专其政，阳气退避；又厥阴之至其脉弦；少阴之至其脉钩，太阴之至其脉沉，少阳之至大而浮，阳明之至短而涩，太阳之至大而长，此皆气脉其应也。曰：愿闻地理之应六节气位何如？曰：显明之右，君火之位也。少阴主二之气也。君火之右，少阳主三之气也。退行一步，相火治之；从右而退转

① 阳明：原作"厥阴"。据上海锦章书局本改。

一位也。复行一步，复行一位也。土气治之；太阴主四之气也。复行一步，金气治之；阳明主五之气也。复行一步，水气治之；太阳主六之气也。复行一步，木气治之；厥阴主初之气也。复行一步，君火治之。乃少阴君火之所主，周而复始也。此论六节应地而主时也。节，度也。气位，六气所主之步位也。显明者，寅正立春节候乃初之气也。相火之下，水气治之；水位之下，土气承之；土位之下，风气承之；风位之下，金气承之；金位之下，火气承之；君火之下，阴精承之；曰：何也？曰：亢则害，承乃制，制则生化，外列盛衰，害则败乱，生化大病。上节论六气相生以主时；此论六气承制而生化。盖五行之中，有生有化，有制有克，如无承制而亢极则为害，有制克则生化矣。治主也，谓六气定位而各有所主。承者，谓承奉其上而制之也。阴精者，太乙所生之精水也。如木位之下，乃阳明燥金、太阳寒水母子之气以承之，母气制之，则子气生化其木也；如金位之下，乃君、相二火，太阴湿土母子之气承之，母气克之，则子气生化其金矣；土位之下，乃厥阴风木，君、相二火母子之气以承之，木制其土，则火气生化矣。余三气相同，是为制则生化也。如火亢而无水以承之，则火炎灼金，而水之生源绝矣；无水以制火，则火愈亢矣；如水亢而无土以承之，则水溢火灭，而土之母气绝矣；无土以制水，则水愈亢矣。是以亢则为五行之贼害，害则生化、承制之气皆为败乱而生化大病矣。外列盛衰者，谓外列主岁之气有盛有衰，如主岁之气与主时之气交，相交极则为害更甚，故曰，害则败乱，故曰生化。曰：盛衰何如？曰：非其位则邪，当其位则正，邪则变甚，正则微。此承上文而言太过、不及之岁，而有盛衰之气也。非其位

者，谓气来有余，则制己所胜而侮所不胜，此岁之盛也；气来不及，则己所不胜侮而乘之，己所胜轻而侮之，此岁气之衰也；此皆不守本位而交相乘侮，则邪僻内生矣。当其位者，乃平气之年，无太过、不及之乘侮，而各当其本位，此气之正也。邪则变甚，正则变微。曰：何谓当位？曰：木运临卯，火运临午，土运临四季，金运临酉，水运临子。所谓岁会，气之平也。曰：非位何如？曰：岁不与会也。此言平气之岁，而无盛衰也。木运临卯，丁卯岁也；火运临午，戊午岁也；土运临四季，甲辰、甲戌、己丑、己未岁也；金运临酉，乙酉岁也；水运临子，丙子岁也。会，合也，以天干之化运与地支之主岁相合，故为岁会，此平气之年也。如非岁会之年，则有太过、不及之相承，是为不当其位矣。曰：土运之岁，上见太阴；己丑、己未岁也。火运之岁，上见少阳、少阴；少阳，戊寅、戊申岁也；少阴，戊子、戊午岁也。金运之岁，上见阳明；乙卯、乙酉岁也。木运之岁，上见厥阴；丁巳、丁亥岁也。水运之岁，上见太阳；丙辰、丙戌岁也。奈何？曰：天与之会也。故《天元册》曰天符。此言司天之气与五运之气相合，是为天符。上见者，谓司天之气见于岁运之上也。天符、岁会何如？曰：太乙天符之会也。如天符与岁会相合，是名太乙天符，乃戊午、己丑、己未、乙酉四岁，此乃司天之气、五运之气、主岁之气三者相合，故又名曰三合。曰：其贵贱何如？曰：天符为执法，岁会为行令，太乙天符为贵人。执法，犹相辅；行令，犹方伯；贵人，犹君主，曰：邪之中也，奈何？曰：中执法者，其病速而危；执法官，人之准绳，自为邪僻，故病速而危。中行令者，其病徐而持；方伯无执法之权，故无速害而病自能持。中贵

人者，其病暴而死。贵人义无凌犯，故病则暴而死。曰：位之易也，何如？曰：君位臣则顺，臣位君则逆。逆则其病近，其害速；顺则其病远，其害微；所谓二火也。地理之应六节，乃主时之六气不易之位也。然又有加临之六气，随司天，在泉六期环转，故曰位之易也。如少阴君火加临于少阳相火之上，是为君位臣则顺；如少阳相火加临于少阴君火之上，是为臣位君则逆。所谓二火之顺逆也。曰：善。愿闻其步何如？曰：所谓步者，六十度而有奇，故二十四步积盈百刻而成日也。此论加临之六气也。步，位也。以一气各主六十日零八十七刻半，故为六十度而有奇。四岁之中，共计二十四步，每步气盈八十七刻半，共积盈二千一百刻，以二千刻分为四，岁之气盈五日，尚积盈一百刻，而成有余之一日者也。曰：六气应五行之变何如？曰：位有终始，气有初中、上下不同，求之亦异也。此论加临之六气与主时之气相应，而各有不同也。五行者，谓厥阴风木主初气，君相二火主二气、三气，太阴湿土主四气，阳明燥金主五气，太阳寒水主六气，此主时之五行守定位而不移者也。如加临之六气，应主时之五行，则更变不同矣。位有终始者，谓主时之六位，始于厥阴，终于太阳，有一定之本位也。气有初中者，谓加临之六气，始于地之六气，而终于天之中气也。上下不同者，谓客气加于上，主气主于下，应各不同，是以求之亦异也。曰：求之奈何？曰：天气始于甲，地气始于子，子甲相合，命曰岁立。谨候其时，气可与期。天干之气始于甲，地支之气始于子，子甲相合，而岁立矣。先立其岁，以候其时，则加临之六气可与之相期而定矣。曰：愿闻其岁，六气始终，早晏何如？其岁者，谓一岁之中，有加临之六气也。始终者，始

于一刻，终于八十七刻半也。早晏者，如卯、子、辰岁，天气始于一刻，气之早也；如寅、未、亥岁，天气始于十七刻，为气之晏也。曰：甲子之岁，初之气，天数始于水下一刻，终于八十七刻半；二之气，始于八十七刻六分，终于七十五刻；三之气，始于七十六刻，终于六十二刻半；四之气，始于六十二刻六分，终于五十刻；五之气，始于五十一刻，终于三十七刻半；六之气，始于三十七刻六分，终于二十五刻；所谓初六，天之数也。天数者，以一岁之日数，应周天之三百六十五度四分度之一也。初之气，始于寅正朔日子初之水下一刻，终于六十日零八十七刻半；六气共计三百六十日零五百二十五刻，是三百六十五日零二十五刻。此应天之数也。乙丑岁，初之气，天数始于二十六刻，终于一十二刻半；二之气，始于一十二刻六分，终于水下百刻；三之气，始于一刻，终于八十七刻半；四之气，始于八十七刻六分，终于七十五刻；五之气，始于七十六刻，终于六十二刻半；六之气，始于六十二刻六分，终于五十刻；所谓六二，天之数也。乙丑岁，初之气，始于甲子岁二百六十六日之二十六刻，终于六十一日之一十二刻半，计六十日零八十一刻半，六气共计三百六十五日零二十五刻，所谓六气之二，以应天之数也。丙寅岁，初之气，天数始于五十一刻，终于三十七刻半；二之气，始于三十七刻六分，终于二十五刻；三之气，始于二十六刻，终于一十二刻半；四之气，始于一十二刻六分，终于水下百刻；五之气，始于一刻，终于八十七刻半；六之气，始于八十七刻六分，终于七十五刻；所谓六三天之数也。丙寅岁，初之气，始于前二岁七百三十一日之五十一刻，终之气终于一千九十六日之七十五刻，计三百六十五日零二

十五刻，所谓三岁之六气也。丁卯岁，初之气，天数始于七十六刻，终于六十二刻半；二之气，始于六十二刻六分，终于五十刻；三之气，始于五十一刻，终于三十七刻半；四之气，始于三十七刻六分，终于二十五刻；五之气，始于二十六刻，终于一十二刻半；六之气，始于一十二刻六分，终于水下百刻；所谓六气，天之数也。次戊辰岁，初之气，复始于一刻，常如是无已，周而复始。丁卯岁，初之气始于一千九十六日之七十五刻，终于一千四百六十一日之水下百刻，是每年各三百六十五日零二十五刻，四年共计一千四百六十日，又积盈百刻而成一日也。每年计朔虚六日，气盈五日零二十五刻，二十岁中之气盈朔虚共积余二百二十五日，是以三岁一闰，五岁再闰，十有九岁七闰而除三日之有奇也。曰：愿闻其岁候何如？曰：日行一周，天气始于一刻；日行再周，天气始于二十六刻；日行三周，天气始于五十一刻，日行四周，天气始于七十六刻；日行五周，天气复始于一刻，所谓一纪也。上节论六气之纪步，此复论一岁之气以应周天之数焉。周天三百六十五度四分度之一，日一日绕地一周，而过一度，每岁计三百六十五日零二十五刻，是日行一岁一周天，而复行于再周也，四岁共积盈百刻，而为一纪。是故寅、午、戌岁气会同，卯、未、亥岁气会同，辰、申、子岁气会同，巳、酉、丑岁气会同，终而复始。此言天数与地支会同，是以四岁而为一纪。寅、午、戌岁皆主日行三周，天气始于五十一刻；卯、未、亥岁，皆主日行四周，天气始于七十六刻；辰、申、子岁，皆主日行一周，天气始于一刻；巳、酉、丑岁，皆主日行一周，天数始于二十六刻；四会而地支已周，终而复始。曰：愿闻其用也。曰：言天者，求之本；言地者，求之位；言人者，求之气交。用者，阴阳升降之为用也。本者，天以风、寒、暑、湿、燥、火之六气为本。位者，三阴三阳之步位也。气交者，天地阴阳之气、上下出入之相交也。曰：何谓气交？曰：上下之位，气交之中，人之居也。故曰：天枢之上，天气主之；天枢之下，地气主之；气交之分，人气从之；万物由之，此之谓也。上下之位，天地定位也。天枢之上下者，言天包乎地，地居天之中也。人与万物生于天地气交之中，人气从之，而生、长、壮、老、已；万物由之，而生、长、化、收、藏。曰：何谓初中？曰初凡三十度而有奇，中气同法。曰：初中何也？曰：所以分天地也。曰：愿卒闻之。曰：初者，地气也；中者，天气也。此申明天地阴阳之气也。夫岁半之前，天气主之，而司天之初气，又始于地之左；岁半之后，地气主之，而在泉之初气，又始于天之右。是以上下之相交也。而一岁之内，又有初中之外有奇者，各主三十日零四十三刻七分五厘。地主初气，天主中气，是一气之中，而又有天地阴阳之交会，故曰：阴中有阳，阳中有阴。

曰：其升降何如？曰：气之升降，天地之更用也。曰：愿闻其用何如？曰：升已而降，降者谓天，降已而升，升者谓地。天气下降，气流于地，地气上升，气腾于天，故高下相召，升降相因，而变作矣。天气主降，然由升而降，是所降之气从地之升；地气主升，然由降而升，是所升之气从天之降，此天地更用之妙也。天气流于地，地气腾于天，高天下地之气交相感召，因升而降，因降而升，升降相因，而变化作矣。曰：善！寒湿相遘，燥热临，风火相值，其有闻乎？曰：气有胜复，胜复之作，有德有化，有用有变，变则邪气居之。遘，谓六气之遇合。临，谓六气之加临。值，谓六气之值岁。胜复，淫胜郁复也。德化者，气之详用者，体之动变者，复之化邪者，变易之气也。曰：何谓邪乎？曰：夫物之生，从于化；物之极，由乎变。变化之相薄，成败之所由也。《五常政大论》曰：气始而生化，气终而象变。是以生、长、收、存，物之成也。灾眚变易，物之败也。故人与万物生长于阴阳变化之内，而成败倚伏于其中。是故气有往复，用有迟速，四者之有，而化而变，风之来也。气有往复，谓天地之气有升有降也。用有迟速，谓阴阳出入有迟有速也。风者，天地之动气，能生长万物，而亦能害万物者也。玉师曰：至而不至，来气之迟也；未至而至，来气之速也。迟速者，谓阴阳六气有太过、不及之用，故下文曰：因盛衰之变耳。曰：迟速往复，风所由生，而化而变，故因盛衰之变耳。成败倚伏，游乎中，何也？曰：成败倚伏，生乎动，动而不已，则变作矣。动者，升降出入之不息也。万物之成败由阴阳之变化，是以成败之机，倚伏于变化之中。曰：有期乎？曰：不生不化，静之期也。如不生不化，静而复已，盖言天地之气动而不息者也。曰：不生化乎？曰：出入废，则神机化灭；升降息，则气立孤危。出入，阖辟也。机，枢机也。神机者，阴阳不测之变化。夫阖辟犹户扇也，枢即转枢，盖舍枢则不能阖辟；舍阖辟则无从转枢。是以出入废则神机之化灭矣。升降，寒暑之所往来也。夫阴阳升降，皆出乎地，天包乎地之外，是以升降息，在外之气孤危，孤则不生矣。故非出入，则无以生、长、壮、老、已；非升降，则无以生、长、化、收、存。是以升降出入，无器不有。已、死也。生、长、壮、老、已，指动物而言；生、长、化、收、存，指植物而言。凡有形者谓之器。言人生于

天地气交之中，有生、长、壮、老，皆由乎升降出入之气化，是以无器不化升降出入矣。故器者，生化之宇，器散则分之，生化息矣。无不出入，无不升降，凡有形之物，无不感此天地四方之气而生而化。故器者，乃生化之宇，器散则阳归于天，阴归于地，而生化息矣。故万物无不有此升降出入，亦由成败而后已。化有小大，期有远近，此言天地之气化动静，又有小大、远近之分焉。如朝菌不知晦朔，蟪蛄不知春秋，此化之小也；冀灵、大椿，以千百岁为春，千百岁为秋，此化之大也。夫天地之气，阳动阴静，昼动夜静，此期之近也；天开于子，地辟于丑，天地开辟，动而不息，至戌、亥而复，天地浑元，静而不动，此期之远也。四者之有，而贵常守，反常则灾害至矣。故曰：无形无患，此之谓也。人生于天地之间，有此升降出入之气，而贵常守此形，常怀忧患，如反常则灾害并至。故曰：无形无患，谓能出于天地之间，脱履形骸之外，而后能无患。曰：有不生化乎？曰：与道合同，惟真人也。言人生于天地之间，而不为造化之所围者，其惟真人也已。

《五常政大论》曰：平气何如而名？何如而纪也？平气乃岁会之纪，气之平者也，曰：木曰敷和，火曰升明，土曰备化，金曰审平，水曰静顺。五运之平气，而各有纪名也。东方生风，风生木，木得其平则敷布阳和之气，以生万物；火性炎上，其得显明；土主化物，而局备于四方；金主肃杀，得其和平不妄形也；水体清静，性柔而顺，曰：其不及奈何？曰：木曰委和，火曰伏明，土曰卑监，金曰从革，水曰涸流。五运不及，而亦各有纪名也。木气不及，则不能敷布阳明而委弱矣；火气不及，则光明之令不升而下伏矣；土气不及，则卑下坚守而不能周备于

四方矣；金性本刚不及，则从火化而变革矣；水气不及，则源流干涸矣。曰：太过何谓？木曰发生，火曰赫曦，土曰敦阜，金曰坚成，水曰流衍。五运太过，亦各有纪名也。木气有余，发生盛也。赫曦，光明显盛之象。敦，厚；阜，高也。金体坚刚，用能成物。衍，满而溢也。曰：三气之纪，愿闻其候。纪，年也，三气，谓平气之与太过、不及也。曰：敷和之纪，木之平运。木德周行，阳舒阴布，五化宣平，生、长、化、收、存之五气，先由生气之宣布，生气和则五气皆平矣。其气端，正直也，其性随，柔顺也。其用曲直，木之体用也。其化生荣，木之生化也。其类草木，类，物类也。其政发散，发生散蔓，木布之政也。其候温和，春之候也。其令风，木之号令也。其脏肝，肝其畏清，木畏金也。其主目，在窍为目，其谷麻，麻体象木，其色苍也。其果青，色青而味酸也。其实核，核内有仁，仁分两片，木之生原也。其应春，其虫毛，如草木之生丛而生于草木者也。其畜犬，犬性勇往直前，感春生怒发之气也。其色苍，其养筋，肝主筋。其病里急支满，肝之病也。其味酸，其音角，其物中坚，木生于水，其坚多心[1]，其数八。木之成数也。

升明之纪，正阳而治，德旋周普，火主阳气，位居南方，五化均衡，阳和之气敷布，五化之气，俱以均平。其气高，火性炎上，其性速，火性动急。其用燔灼，烧炙曰燔灼，火之用也。其化蕃茂，万物蕃茂，夏长之化也。其类火，凡在地之火，皆与之同类，其政明曜，火布之政也。其候炎暑，夏之候也。其令热，在天为热，火之令也。其脏心，心其畏寒，火畏水也。其主舌，心开窍于舌。其谷麦，乃夏成之谷也。其果杏。色赤而味苦。其

实络，果实之脉络也。其应夏，其虫羽，飞翔而上，感火气之生也。其畜马，午属火，其色赤，其养血，心主血脉。其病瞤瘈，动掣也。其味苦，火之味。其音徵，火之音也。其物脉，物之脉络也。其数七。火之成数。

备化之纪，气协天休，协，合也，天主生，地主平，土气和平，合天之休算而化生万物矣．德流四政，五化齐修。土德流于四方，而五化齐修矣。其气平，夷土之气也。其性顺，土之性也。其用高下，土之体或高或下，咸备其化，土之用也。其化丰满，丰厚满溢，湿土之化也。其类土，五方五土与之同类。其政安静，安静而化，土之政也。其候溽蒸，长夏之候也。其令湿，在天为湿，土之令也。其脏脾，脾其畏风，木乃土之胜也。其主口，脾开窍于口也。其谷稷，黅[2]谷也。其果枣，色黄而味甘。其实肉，果实之肉也。其应长夏，其虫倮，肉体之虫也。其畜牛，土之畜也。其色黄，其养肉，脾主肌肉。其病否，上下之气不交也。其味甘，土之味也。其音宫，中土之音。其物肤，物之肤肉也。其数五。土之生数。

审平之纪，收而不争，金气和平。杀而无犯，不残害于物也。天地之气，春生秋杀，五化宣明，金气清肃。其气洁，白也，金之气也。其性刚，金之性。其用散落，金之用。其化坚敛，秋气收存。其类金，其政劲肃，坚劲清肃，金之政也。其候清切，秋之候也。其令燥，在天为燥。其脏肺，肺其畏热，金畏火也。其主鼻，肺开窍于鼻。其谷稻，乃秋成之谷。其果桃，色白而有毛。其实壳，坚壳之实。其应秋，其虫介，介甲之虫。其畜鸡，鸡性

---

[1] 其坚多心：疑为"其心多坚"。

[2] 黅（jīn 今）谷：谷之色黄。黅，黄色。

善斗，感肃杀之气也。其色白，其养皮毛，肺主皮毛。其病咳，肺之病也。其味辛，乃金之味。其音商，西方之音。其物外坚，实壳、介甲之物。其数九。金之成数。

静顺之纪，存而勿害，水运和平，故虽主存而不害于物也。治而善下，五化咸整，平治而善下，故五气感之而咸整也。其气明，其性下，水性就下。其用沃衍，沃，灌溉也。衍，满溢也。其化凝坚，脏气之化也。其类水，其政流演，昼夜不竭，水之政也。其候凝肃，冬之候也。其令寒，在天为寒。其脏肾，肾其畏湿，水畏土也，其主二阴，肾开窍于前后二阴。其谷豆，乃水之谷，其果栗，色黑味咸。其实濡，实中之有津液者也。其应冬，其虫鳞，水中所生。其畜彘，豕也。其色黑，其养骨髓，肾所主也。其病厥，肾为生气之原，故病则手足厥冷也。其味咸，其音羽，属水。其物濡，其数六。水之成数，故生而勿杀，木运之岁，得生气而无金气之肃杀。长而勿罚，火运之岁，得长气而无水气之克罚。化而勿制，土运之岁，得化气而无木气之制胜。收而勿害，金运之岁，得收气而无火之贼害。存而勿抑，水运之岁，得存气而无土气之遏抑。是谓平气。

委和之纪，是谓胜生。木运不及，是谓委和，则所胜之气胜其生气矣。金气胜则木之生气不能章其政令矣。生气不政，化气乃扬，木政不章则土气无畏。长气自平，木衰则火气不盛。收令乃早，凉雨时降，金气盛，故收令早凉为金化。风云并兴，土化。草木晚荣，苍干凋落，物秀而实，肌肉内充。其气敛，以上皆化气与秋成之气专令。其用聚，其动缩、戾①、拘、缓，其发惊骇，动者，病机动于内；发者，证发于外也。缩，短缩也；戾，了

戾也；拘，拘急也；缓，不收也；皆筋之为病也。其脏肝，其果枣李，其实核壳，其味酸辛，其色白苍，其畜犬鸡，其虫毛介，其主雾露凄沧，其声角商，其病摇动注恐，从金化也。皆因木运不及，故兼从金土之化也。少角与叛商同，上角与正角同。上商与正商同。其病支废，痈肿疮疡，其甘虫，邪伤肝也。皆金气盛也。上宫与正宫同，萧飋肃杀，则炎赫沸腾，眚于三，所谓复也，其主飞蠹蛆雉，乃为雷霆。蠹生于木，飞乃火象，蛆乃蝇之子，蛆入灰中，脱化为蝇，蝇喜暖恶寒，昼飞夜伏，雉为离禽，皆火复之飞化也。雷之迅者曰霆，木郁极而火绕之，其气则为雷霆，故《易》曰：震为雷。

伏明之纪，是谓胜长，长气不宣，脏气反布，火运不及，则水气胜之。收气有政。金气无畏，化令乃衡，土气不盛。寒清数举，暑令乃薄，水胜火也。承化物生，生而不长，成实而稚，遇化已老，阳气屈伏，蛰虫早存，其气郁，水制火也。其用暴，火性欲发也。其动彰伏变易，而为寒也。其发痛，寒气胜。其脏心，其果栗桃，其实络濡，其谷豆稻，其味苦咸，其色玄丹，其畜马彘，其虫羽鳞，其主冰雪霜寒，其声徵羽，其病昏惑悲忘，心神不足。从水化也。皆因火运不及，故兼从金水之化也。少徵与少羽同，上商与正商同。邪伤心也，因从水化，而心火受亏也。凝惨凛冽，则暴雨霖霪，眚于九，其主骤注，雷霆震惊，沉霒淫雨。骤注淫雨，上之变也。

卑监之纪，是谓减化。化气不令，生政独彰，土运不及，化气乃减，则木气胜之。长气整，雨乃愆，收气平，上气不及。风寒并兴，木不专令。草木荣美，秀

---

① 戾：原作"炙"，据江左书林藏板改。

而不实，成而粃也。化气不令。其气散，木之气。其用静定，土之用也。其动疡涌，分溃痈肿，其发濡滞，水乘土病也。其脏脾，其果李栗，其实濡核，其谷豆麻，其味酸甘，其色苍黄，其畜牛犬，其虫倮毛，其主飘怒振发，其声宫角，其病留满塞否，脾气伤心。从木化也，皆因土运不及，故兼从木水之化也。少宫与少角同，上宫与正宫同，上角与正角同，其病飧泄，邪伤脾也。因从木化而土气受伤也。振拉飘扬，木淫甚也。则苍干散落，金复木也。其眚四维，其主败折金之用也。虎狼，西方之兽也。清气乃用，生政乃辱。辱，屈也，金气复而生政始辱。

从革之纪，是谓折收。收气乃后，生气乃扬，长化合德，火政乃宣，庶类以蕃。金运不及则火气胜之。其气扬，火之气也。其用躁切，金之用也。其动铿禁，声不出也。瞀厥，肺病气逆。其发咳喘，火刑肺也。其脏肺，其果李杏，其实壳络，其谷麻麦，其味苦辛，其色白丹，其畜鸡羊，其虫介羽，其主明曜炎烁，其声商征，其病嚏咳鼽衄，金之病也。从火化也。皆因金运不及，而兼木火之化也。少角与少征同，上商与正商同，上角与正角同。邪伤肺也。因从火化而金气受克也。炎光赫烈，火淫甚也。则冰雪霜雹，水来复也。眚于七，其主鳞伏彘鼠，水之虫兽也。脏气早至，乃生大寒。子来复仇。

涸流之纪，是谓反阳。脏令不举，化气乃昌，长气宣布，水寒不及，阳反胜之。蛰虫不存，土润，水泉减，土胜水也。草木条茂，荣秀满盈。其气滞，土气濡滞。其用渗泄，水之用也。其动坚止，土制水而成积也。其发燥槁，阴液虚也。其脏肾，其果枣杏，其实濡肉，其谷麦稷，其味甘咸，其色黅玄，其畜彘牛，其虫鳞倮，其主埃郁昏翳，其声羽商，其病

痿厥坚下，肾之病也。从土化也。皆因水运不及而兼从火土之化也。少羽与少商同，上宫与正宫同，其病癃闭，邪伤肾也。埃昏骤雨，土淫甚也。则振拉摧拔，木气复也。眚①于一，其主毛显狐狢，变化不存。毛乃丛聚之物，感春森之气而生，狐狢以毛，显而为裘，善御寒也。故乘危而行，不速而至，暴虐无德，灾反及之，微者复微，甚者复甚，气之常也。此言五运不及，则所胜之气，乘危而行，不速而至，唯淫胜而无和解之德，以致子来复仇，灾反及之，胜微则复微，胜甚则复甚，此胜复之常气也。

发生之纪，是谓启敕。岁木太过，是谓发生启开也，敕，布也。土疏泄，苍气达，木气茂达。阳和布化，阴气乃随，生气淳化，万物以荣。其化生，其气美，其政散，其令条舒，阳和之令，万物感之而荣茂芳美也。其动掉眩巅疾，风气淫于上也。其德鸣靡启坼，鸣，风木声。靡，散也。启坼，发陈之义也。其变振拉摧拔，风之变易也。其谷麻稻，其畜鸡犬，其果李桃，其色青黄白，其味酸甘辛，其象春，其经足厥阴、少阳，其脏肝脾，其虫毛介，其物中坚外坚，皆因木气太盛，彼此交相承制而生化也。其病怒。肝气盛也。太角与上商同，上徵则其气逆，其病吐利。逆于上则吐，逆于下则利。不务其德，则收气复，金气来复。秋气劲切，甚则肃杀，清气大至，草木凋零，邪乃伤肝。木淫太过而金气克之。

赫曦之纪，是谓蕃茂。岁火太过，是谓赫曦。长气盛，故草木蕃茂。阴气内化，阳气外荣，少阴之上，君火主之。炎暑施化，物得以昌。其化长，其气高，其

---

① 眚：原作"青"，形近之误，据《五常政大论》改。眚（shěng）：败，损坏。

政动，其令明显，其动炎灼妄扰，手足躁扰。其德暄暑郁蒸，气之和祥。其变炎烈沸腾，极则变易。其谷麦豆，其畜羊彘，其果杏栗，其色赤白玄，其味苦辛咸，其象夏，其经手少阴、太阳，手厥阴、少阳，其脏心肺，其虫羽鳞，其物脉濡，其病笑、疟、疮、疡、血流、狂妄、目赤。皆火热之为病。上羽与正徵同，其收齐，其病，火气平而金不受伤，故其收气，得与生、长化气之相平也。痊者，太阳之为病也。上征而收气后也。暴烈其政，脏气乃复，时见凝惨，甚则雨水霜雹切寒，邪伤心也。火淫太甚则水气复之。

敦阜之纪，是为广化。土气盛而化气布于四方，故谓广化。厚德清静，顺长以盈，火土合化。至阴内实，物化充盈，烟埃蒙郁，见于厚土，大雨时行，湿气乃用，燥政乃辟。其化圆，其气丰，其政静，其令周备，其动濡积并稸，湿气濡滞而成积聚也。其德柔润重淖，其变震惊飘聚、崩溃，气之变也。其谷稷麻，其畜牛犬，其果枣李，其色黄玄苍，其味甘咸酸，其象长夏，其经足太阴、阳明，其脏脾肾，其虫倮毛，其物肌核，其病腹满、四肢不举，水湿之为病也。大风迅至，邪伤脾也。土气太过，风木复之。

坚成之纪，是谓收引。岁金太过，名曰坚成。天气洁，地气明，阳气随，阴治化，燥行其政，阳明之上，燥气主之。物以司成，收气繁布，化洽不终。其化成，其气削，其政肃，其令锐切，其动暴折、筋受其伤。疡痤，皮肤之疾。其德雾露萧飔，其变肃杀凋零。气之变也。其谷稻黍，其畜鸡马，其果桃杏，其色白青丹，其味辛酸苦，其象秋，其经手太阴、阳明，其脏肺肝，其虫介羽，其物谷络，其病喘喝，胸凭仰息，金气太盛，肺气实也。上徵与正商同，其生齐，其病咳。火

伤肺也。政暴变则名木不荣，柔脆焦首，长气斯救，大火流，炎烁且至，蔓将槁，邪伤肺也。金气太盛，火反刑之。

流衍之纪，是谓封存。水运太过，是为流衍。寒司物化，天气严凝，存政以布，长令不扬。其化凛，凛烈，寒之化也。其气坚，坚凝，寒之气也。其政谧，安静也。其令流注，水之性也。其动漂泄沃涌，水注之为病也。其德凝惨寒雾，寒，气之和者也。其变冰雪霜雹，寒极而变异也。其谷豆稷，其畜彘牛，其果栗枣，其色黑丹黅，其味咸苦甘，皆交相承制而生化也。其象冬，其经足少阴、太阳，其脏肾心，其虫鳞倮，其物濡满，其病胀，水盛而乘上也。上羽而长气不化也。政过则化气大举，水政太过则土来复之。而埃昏气交，大雨时降，邪伤肾也。埃昏，湿气上蒸也。气交，湿气上升而为云，天气下降而为雨也。故曰：不恒其德，则所胜来复；政恒其德，则所胜同化，此之谓也。此总结五运之气，如恃强而不恒其德，则所胜之气来复，所谓侮反受邪，寡于畏也。如政令和平，各守其理，则所胜之气同化矣。同化者，即春有鸣条律畅之化，则秋有雾露清凉之政也。

曰：天不足西北，左寒而右凉；地不满东南，右热而左温；其故何也？夫天有阴阳，地有阴阳。故论天之五运，而复论地之四方，左寒右凉，左热右温者，从后天之卦象也。盖后天之卦，离南坎北，震东兑西，以天地开辟而后有四方也。曰：阴阳之气，谓四方有寒热之气。高下之理，谓地土有高下之形。太少之异也。太少者，四象[①]也。因四方之气象而各有异也。东南方，阳也。阳者，其精降于

①　四象：《易·系辞上》："两仪生四象"。两仪，即指阴阳。四象为太阴、太阳、少阴、少阳。

下，故右热而左温。西北方，阴也。阴者，其精奉于上，故左寒而右凉。是以地有高下，气有温凉，高者气寒，下者气热，精者，即太乙所生之精水也。天气包乎下，精气通乎天，故《阴阳应象论》曰：天有精，地有形。盖天为阳，而精为阴，阴阳上下之环转也。故精降于下则阳气升于上，是以右热而左温；阴精奉于上则阳气存于下，故左寒而右凉。西北势高，东南地陷，故高者气寒，下者气热。故适寒凉者胀，之温热者疮，下之则胀已，汗之则疮已，此腠理开闭之常，太少之异耳。此复论精气之从中而上下升降者也。适，从也；适生于寒凉之方，阴气上奉，阳气不存，故多胀，所谓脏寒生满病也。之，往也；往处于温热之方，阴气下降，阳气上升，故多疮，所谓痛痒疮疡，皆属于火也。故下之则阴精降而阳气上升，故胀已；汗乃阴液，汗之则阴液升而阳气自降，故疮愈。此精气出入于肌腠之间，上下升降，一阖一开，乃自然之常理。人生于天地气交之中，有四方寒热之异，当从其气而调之，自然病疾不起。

曰：其于寿夭，何如？曰：阴精所奉其人寿，阳精所降其人夭。阴精所奉之处，则元气固存，故人多寿；阳精所降之方，则元阳外泄，故人多夭。曰：其病也，治之奈何？曰：西北之气，散而寒之，东南之气，收而温之，所谓同病异治也。西北气寒，寒固于外则热郁于内，故宜散其外寒，凉其内热；东南气热则阳气外泄，里气虚寒，故宜收其元阳，温其中冷，所谓为病虽同而治法则异也。故曰：气寒气凉，治以寒凉，行水渍之；气温气热，治以温热，强其内守，必同其气，可使平也，假者反之。西北之气寒凉，则人之阳遏郁于内，故当治以寒凉，行水渍之者，用汤液渍浸以取汗，开其腠理，以使

阳气通畅；东南之气温热，则人之腠理开而阳气外弛，故当治以温热，强其元阳，固守于内，是闭者开之，开者闭之；气之升长者，收而存之；气之收存者，升而散之，必使其气之和同而始平也。如西北之人，病寒邪而假热者，又当治以温热；如东南之人，病寒邪而假寒者，又当治以寒凉，所谓假者反之。曰：一州之气，生化寿夭不同，其故何也？曰：高下之理，地势使然也。崇高则阴气治之，污下则阳气治之。阳胜者先天，阴胜者后天，此地理之常，生化之道也。此复论一方之气，而亦有阴阳寒热之不同也。如山陵高阜之地，则多阴寒；污下卑湿之地，则多阳热。阳胜者，四时之气先天时而至；阴胜者，四时之气后天时而至。盖寒暑往来，皆从地之出也，此地理高下厚薄之分，阴阳出入之常也。生化之道者，谓生、长、化、收、藏之气，阴气治之，气多收藏；阳气治之，气多生存。曰：其有寿夭乎？曰：高者其气寿，下者其气夭；地之小大异也，小者小异，大者大异。高者，其气收藏，故多寿；下者，其气发越，故多夭。一州之气，有大小之异也。高下之小者小异，大者大异。异，谓寿夭之异。故治病者，必明天道地理，阴阳更胜，气之先后，人之寿夭，生化之期，乃可以知人之形气矣。天道者，天之化运也；地理者，地之四方也。阴阳更胜者，五运六气之有太过、不及，有淫胜郁复也，气之先后也。太过者先天，不及者后天；污下者先天，高厚者后天。明人之寿夭，气之生化，乃可以知人之形气矣。曰：其岁有不病，而脏气不应不用者，何也？曰：天气制之，气有所从也。岁有不病者，不因天之五运、地之五方而为病也。脏气者，五脏之气应合五运五行。不应不用者，不应五运之用也。此因司天之气制之，而人之

脏气从之也。曰：少阳司天，火气下临，肺气上从，白起金用，草木眚，火见燔炳，革金且耗，大雨以行，咳、嚏、衄、衄、鼻窒、口疡、寒热、胕肿；按金平之纪，其脏肺，其色白，其类金，皆五运五行之用也。上从者，因司天之气下临，畏其胜制而从之也。盖五运之气根于中而运于外，司天之气位于上而临于下，肺气上从，白起金用皆上从司天之气，而不为五运之所用。金用于上，则草木眚于下；金从火化，则变革而且耗。咳、嚏、衄、衄、鼻窒，皆肺病也；口疡、寒热、胕肿，火热证也；此金之运气而反从火化者也。此论运气上从天化①，与天刑②岁运少有分别。风行于地，尘沙飞扬，心痛，胃脘痛，厥逆，膈不通，其主暴速。少阳司天，则厥阴在泉，故风行于地，风胜则动，故尘沙飞扬。《灵枢经》曰：厥阴心包络所生病者，心痛，烦心。胃脘痛者，木克也。土位中央，中膈不通，则上下厥逆也。风气迅速，故其主暴速。阳明司天，燥气下临，肝气上从，苍起木用而立，土乃眚，凄沧数至，木伐草萎，胁痛目赤，掉振鼓栗，筋萎不能久立。立者，木之体也。盖言五行之体在地，而其用上从于天，木从天化，故下为土眚，金气下临，故木伐草萎。胁痛、目赤、振掉筋痿，皆肝木之病。暴热至，土乃暑，阳气郁发，小便变，寒热如疟，甚则心痛。火行于槁，流水不冰，蛰虫乃见。阳明司天，则少阴君火在泉，故暴热至而土乃暑也。郁，长也。阳热甚，故小便变而寒热如疟，所谓夏伤于暑，秋必痎疟也。心痛者，火淫于内也。槁，草木枯槁也。谓火行于草木枯槁之时，故流水不冰，而蛰虫不存也。太阳司天，寒气下临，心气上从，而火且明，丹起，金乃眚，寒清时举，胜则水冰，火气高明，心热烦、嗌

干，善渴，鼽嚏，喜悲，数欠，热气妄行，寒乃复，霜不时降，善悲③，甚则心痛。火者，火之体也；明者，火之用也。寒气下临，脏气上从，火性炎上，水性润下，是以火性高明于上，而水寒冰凝于下也。夫在地为水，在天为寒，火气妄行于上，故霜寒以复之。心热烦、嗌干、善渴，火炎于上也。肺者，心之盖，鼽嚏、善悲，火热灼金也。火为阳，水为阴，数欠者，阳引而上，阴引而下也。善忘者，寒复而神气伤也。土乃润，水丰衍，寒客至，沉阴化，湿气变物，水饮内稸，中满不食，皮痛音群肉苛④，筋脉不利，甚则胕肿，身后痈。太阳司天则太阴湿土在泉，故土乃润，水丰衍者，土能制水也。按辰戌之岁，太阳司天则寒水之客气加临于三之气。湿土之气主于四之气，故曰寒客至，沉阴化，谓长夏之交，水湿相合，无火土之长化，是以湿气变物也。稸，积稸；痈，痹也。水饮中满，皮痹肉苛皆水湿之为病也。身后痈者，痈发于背也。本经曰：诸痈肿者，寒气之变也。太阳寒水主气，而经脉循于背，故为身后肿也。厥阴司天，风气下临，脾气上从，而土且隆，黄起，水乃眚，土用革，体重，肌肉萎，食减口爽，风行太虚，云物摇动，目转耳鸣。土平之纪，其类土，其脏脾，其色黄，土且隆者，土体丰厚于下也。黄起者，土用上从于天也。土从木化，则受其胜制，故土用变革，而为体重食减之脾病者也。目转耳鸣者，风淫于上也。火纵其暴，地乃暑，大暑消烁，赤沃下，蛰虫数见，流水不冰，其发机速。厥阴风木司

---

① 上从天化：天，指司天之气。即岁运与司天之气相同。

② 天刑：运气相临，气克运的为天刑。

③ 善悲：按《素问》原文为"善忘"。

④ 肉苛：张景岳："肉苛，不仁不用也"。

天，则少阳相火在泉，木火相生，故火纵其暴。地乃暑者，太阴湿土亦暑热也。赤沃下者，虽沃若之，木叶亦焦赤而下落矣。至冬令严存之时，而蛰虫不见，流水不冰。火性速，而少阳主枢，故其发机速。少阴司天，热气下临，肺气上从，白起金用，草木眚，喘、呕、寒热、嚏、鼽、衄、鼻窒，大暑流行，甚则疮疡燔灼，金铄石流，草木眚，大暑流行，热甚于春夏也。金铄石流者，暑热淫于秋冬也。地乃燥，凄沧数至，胁痛、善太息，肃杀行，草木变。少阴司天，则阳明燥金在泉，故地乃燥。凄沧数至，清肃之气也。胁痛、善太息，肝胆之病也。肃杀行则草木变。太阴司天，湿气下临，肾气上从，黑起水变，埃冒云雨，胸中不利，阴痿，气大衰，而不起不用，当其时，反腰䐴痛，动转不便也，厥逆。黑起水变，用行而体变也。埃冒云雨，湿土之气化也。胸中不利，水气上乘也。阴痿者，肾气衰于下也。夫阳气生于肾气，而运用于肤表，肾气大衰，故阳气不起不用。阳气不起，则手足为之厥逆。当其冬令之时，肾脏主气而反腰䐴痛，动转不便，因肾气上从而大衰于下也。地乃存阴，大寒且至，蛰虫早附，心下否痛，地裂冰坚，少腹痛，时害于食，乘金则止，水增，味乃咸，行水减也。太阴司天则太阳寒水在泉，故地乃存阴而蛰虫早附也。心下否者，上下水火之气不交也。地为冰坚者，寒水之变易，少腹痛者，肾病于下也。时害于食者，水上乘土也。夫肾为本，肺为末，皆积水也。乘金则止者，水气上乘于肺则止耳。夫心气通于舌，心和则知五味，水增，味乃咸者，水盛而上乘于心也。此水气太过之为病，故行水则病减也。以上论五运之气，因天气制之，而五脏五行之气反从之而上同天化也。故曰：不知年之所加，气之同

异，不足以言生化，此之谓也。盖天地五行之气，升降出入，动而不息，各有胜制，各有生成，万物由之，人气从之。故不知五运六气之临御，太过、不及之异同，不足以言生化矣。

《至真要大论》曰：六气分治，司天地者，其至何如？此论六气之司天在泉，其气至之何如也？曰：天地之大纪，人神之通应也。天地变化，人神运为，中外虽殊，其通变则一也。曰：愿闻上合昭昭，下合冥冥，奈何？昭昭，合天道之明显；冥冥，合在泉之幽深。曰：此道之所生，工之所疑也。道之所生，其生虽一，工不知其要，则流散无穷，故多疑也。曰：愿闻其道也。曰：厥阴司天，其化以风。少阴司天，其化以热。太阴司天，其化以湿。少阳司天，其化以火。阳明司天，其化以燥。太阳司天，其化以寒。其所临脏位，命其病者也。风、寒、暑、湿、燥、火，天之六气也。三阴三阳奉之，故六气为司天之化临脏位者，天气上临而下合人之脏位，随六气之所伤而命其病也。曰：地化奈何？曰：司天同候，间气皆然。曰：间气何谓？曰：司左右者，是谓间气也。曰：何以异之？曰：主岁者纪岁，间气者纪步也。六气司天而环绕于地下，故与司天同候，从左右而环转，是以间气皆然，但司天在泉之气纪岁，间气纪步之不同也。曰：岁主奈何？曰：厥阴司天为风化，在泉为酸化，司气为苍化，间气为动化；少阴司天为热化，在泉为苦化，不司气化，居气为灼化；太阴司天为湿化，在泉为甘化，司气为黅化，间气为柔化；少阳司天为火化，在泉为苦化，司气为丹化，间气为明化；阳明司天为燥化，在泉为辛化，司气为素化，间气为清化；太阳司天为寒化，在泉为咸化，司气为玄化，间气为脏化。故治病者，必明六化分治，

五味五色所生，五脏所宜，乃可以言盈虚病生之绪也。间气之为动，为灼，为柔，为明，为清，为脏者，六气之用也。此论六气之司天、在泉及化运间气之分治，皆有盛、有虚，而为民病。治病者，或从岁气，或随运气以备物，以所生之五味、五色，合五脏之所宜，乃可以言五运六化之盈虚，病生之端绪也。曰：厥阴在泉而酸化先，余知之者。风化之行也，何如？曰：风行于地，所谓本也，余气同法。本乎天者，天之气也；本乎地者，地之气也，天地合气，六节分而万物化生矣。故曰：谨候气宜，无失病机，此之谓也。此言司天在泉俱以六气为本，故谨候六气之所宜，无失五行之病机，斯得至真之要道。曰：其主病何如？谓主治病之药物。曰：司岁备物，则无遗主矣。谓从六气五运以备之。曰：先岁何如？谓先备司岁之物。曰：天地之专精也。曰：司岁者何如？曰：司气者主岁同，然有余不足也。司气谓五运之气，五运虽与主岁相同，然又有太过、不及之分。太过之岁，则物力厚，不及之岁，则物力浅薄矣。曰：非司岁物何谓也？曰：散也，故质同而异等也。气味有厚薄，性用有躁静。若非气运司岁之物，则气散而力薄，故形质虽同而气味有浅深、厚薄之异矣。治保有多少，力化有浅深，此之谓也。谓治病保真之药力，或宜多用，或宜少用也。曰：岁主脏害，何谓？曰：以所不胜命之，则其要也。此论五运之气之所不胜，而受司天在泉胜气之所胜制，故以所不胜命之，则岁主脏害之要可知矣。命，名也。曰：治之奈何？曰：上淫于下，所胜平之；谓司天之气淫胜，其在下之运气，当以所胜平之。如少商金运而火热上临，宜平以咸寒，佐以苦甘。外淫于内，所胜治之。谓在泉之气淫胜，其在内之五运，当以所胜

治之。如少宫土运，而风木下临，宜治以辛凉，佐以苦甘。曰：善。平气何如？曰：谨候阴阳所在而调之，以平为期。正者正治，反者反治。平气，谓无上下之胜制，运气之和平也。甲、丙、戊、庚、壬为阳运；乙、丁、己、辛、癸为阴运。阴阳二运有太过、不及之分。正者正治，有太过之岁，当抑其胜气，扶其不胜。反者反治，谓不及之运，为所不胜之气反胜，当反佐以取之。曰：天地之气，内淫而病，何如？曰：岁厥阴在泉，寅申岁也。风淫所胜，则地气不明，平野昧，风淫于下，则尘土飞扬。草乃早秀。草得生气，成早秀也。民病洒洒振寒，善伸数欠，脾气病也。心痛支满，两胁里急，厥阴肝脉，上贯膈，布胁肋。饮食不下，膈咽不通，食则呕，腹胀善噫，得后与气，则快然如衰。木淫而土病也。

岁少阴在泉，卯酉岁也。热淫所胜，则焰浮川泽，少阴君火，生于水中。阴处反明，少阴标阴而本火。民病腹中常鸣，火气夺动也。气上冲胸，火气炎上也。喘不能久立，寒热皮肤动①，火淫肺金也。目瞑，热甚阴虚，畏阳光也。齿痛、頔肿，热乘阳明也。恶寒发热如疟，少阴标本之气病也。少腹中痛，腹大，蛰虫不存。热在下焦，则少腹痛；热在中焦，则腹大也。

岁太阴在泉，辰戌岁也。草乃早荣，土为草木之所资生。湿淫所胜，则埃昏岩目②，黄反见黑，黄乃土色，黑乃水色，皆土胜水应之义。至阴之交，乃三气、四气之交，土司令也。民病饮积，心痛，寒湿上乘也。耳聋，浑浑焞焞，嗌肿喉痹，乃三焦经也。阴病见血，少腹痛肿，不得

————————

① 动：《素问》原文为"寒热皮肤痛"。
② 目：《素问》原文为"埃昏岩谷"。

小便，乃水湿下流，为肾脏受病。病冲头痛，目似脱，项似拔，腰脊痛，髀不可以回，腘如结，腨如别。乃膀胱之病，盖三焦决渎之官，膀胱乃水津之腑，土气淫之，而水脏、水腑皆受病也。

岁少阳在泉，巳亥岁也。火淫所胜，则焰明郊野，少阳之火，地二所生。寒热更至。民病注泄赤白，热伤血分则注赤，热伤气分则注白。少腹痛，溺赤，热在下焦。甚则血便。甚则血出于小便。少阴同候。少阴之火出自水，少阳之火生于地，皆有寒热之分，故与少阴同候也。

岁阳明在泉，子午岁也。燥淫所胜，则露雾清暝。金气淫于下则清雾暝于上矣。民病常呕，呕有苦，善太息，心胁痛不能反侧，乃足少阳病。甚则嗌干，面尘，体无膏泽，足外反热。乃足厥阴病，盖金胜而肝胆受病也。

岁太阳在泉，丑未岁也。寒淫所胜，则凝肃惨栗。民病少腹控睾，引腰脊，上冲心痛，寒淫于下则膀胱与肾受之，膀胱居于少腹，肾主阴器，脉络于心。太阳之脉挟脊抵腰中。血见，心主血而寒气逼之。嗌痛颔肿。乃小肠经病。小肠者，心之腑也。亦水邪上侮火脏火腑而然。

曰：治之奈何？曰：诸气在泉，风淫于内，治以辛凉，佐以甘苦，以甘缓之，以辛散之；热淫于内，治以咸寒，佐以甘苦，以酸收之，以苦发之；湿淫于内，治以苦热，佐以酸淡，以苦燥之，以淡泄之；火淫于内，治以咸冷，佐以苦辛，以酸收之，以苦发之；燥淫于内，治以苦温，佐以甘辛，以苦下之；寒淫于内，治以甘热，佐以苦辛，以咸泻之，以辛润之，以苦坚之。凡六气为病，当以所胜之味治之。

曰：天气之变何如？曰：厥阴司天，风淫所胜，则太虚埃昏，云物以扰，寒生春气，流水不冰。民病胃脘当心而痛，上支两胁，膈咽不通，饮食不下，舌本强，食则呕，冷泄腹胀，溏泄瘕水闭，蛰虫不去，病本于脾，冲阳绝，死不治。风木淫胜，故病本于脾，冲阳为足阳明胃脉，在足跗上，动脉应手，胃气已绝，故死不治。

少阴司天，热淫所胜，怫热至，火行其中，民病胸中烦热，嗌干，右胠满，皮肤痛，寒热咳喘，大雨且至，唾血血泄，鼽衄嚏呕，溺色变，甚则疮疡、胕肿，肩、背、臂、臑及缺盆中痛，心痛肺䐜，腹大满膨膨而喘咳，病本于肺，尺泽绝，死不治。火淫则金气受伤，故病本于肺，尺泽在肘内廉大纹中，动脉应手，肺之合穴脉也，肺气已绝，故死不治。

太阴司天，湿阴[①]所胜，则沉阴且布，雨变枯槁。胕肿骨痛阴痹，阴痹者，按之不得，腰脊头项痛时眩，大便难，阴气不用，饥不欲食，咳唾则有血，心如悬，病本于肾。太溪绝，死不治。土淫胜水，故病本于肾。太溪，肾之动脉，在足内踝外，踝骨上。太溪脉不至，则肾气已绝，故死不治。

少阳司天，火淫所胜，则温气流行，金政不平。民病头痛，发热恶寒而疟，热上皮肤痛，色变黄赤，传而为水，身面胕肿，腹满仰息，泄注赤白，疮疡，咳唾血，烦心，胸中热，甚则鼽衄，病本在肺。天府绝，死不治。火淫胜金，故病本于肺。天府，肺脉，在腋下三寸，动脉应手，肺气已绝，故死不治。

阳明司天，燥淫所胜，则木乃晚荣，草乃晚生，筋骨内变，民病左胠胁痛，寒清于中，感而疟，大凉革候，夏秋之交。咳，腹中鸣，注泄鹜溏，名木敛，生菀于

---

① 阴：应作"淫"。

下，草焦上首，心胁暴痛，不可反侧，嗌干面尘，腰痛，丈夫㿗疝，妇人少腹痛，目昧眦伤，疮、痤、痈，蛰虫来见，病本于肝。太冲绝，死不治。金淫于上，故病本于肝。太冲在足大指本节后二寸，动脉应手，肝经之俞穴脉也，肝气已绝，故死不治。

太阳司天，寒淫所胜，则寒气反至，水且冰，血变于中，发于痈疡，民病厥心痛，呕血，血泄，鼽衄，善悲，时眩仆，运火炎烈，雨暴乃雹。胸腹满，手热肘挛，腋肿，心澹澹大动，胸胁胃脘不安，面赤目黄，善噫，嗌干，甚则色炲，渴而欲饮，病本于心。神门绝，死不治。所谓动气知其脏也。火热上炎，水火寒热交争，而神门脉绝，心气灭矣。神门，心之俞穴，在手掌后锐骨端，动脉应手，故所谓候脉之动气，则知其五脏之存亡矣。

曰：治之奈何？曰：司天之气，风淫所胜，平以辛凉，佐以苦甘，以甘缓之，以酸泻之；热淫所胜，平以咸寒，佐以苦甘，以酸收之；湿淫所胜，平以苦热，佐以酸辛，以苦燥之，以淡泄之；湿上甚而热，治以苦温，佐以甘辛，以汗为故而止，火淫所胜，平以酸冷，佐以苦甘，以酸收之，以苦发之，以咸复之；热淫同；燥淫所胜，平以苦温，佐以酸辛，以苦下之；寒淫所胜，平以辛热，佐以甘苦，以咸泻之。在泉之气曰治，司天之气曰平，盖天在外而地气在内也。故曰治者，治其内而使之外者也；曰平者，平其上而使之下也。曰：善！邪气反胜，治之奈何？曰：风司于地，清反胜之，治以酸温，佐以苦甘，以辛平之；热司于地，寒反胜之，治以甘热，佐以苦辛，以咸平之；湿司于地，热反胜之，治以苦冷，佐以咸甘，以苦平之；火司于地，寒反胜之，治以甘热，佐以苦辛，以咸平之；燥司于

地，热反胜之，治以平寒，佐以苦甘，以辛平之，以和为利；寒司于地，热反胜之，治以咸冷，佐以甘辛，以苦平之。邪气反胜者，不正之气反胜在泉主岁之气，又当用胜邪之气味以平治之。

曰：其司天邪胜何如？曰：风化于天，清反胜之，治以酸温，佐以甘苦；热化于天，寒反胜之，治以甘温，佐以苦酸辛；湿化于天，热反胜之，治以苦寒，佐以苦酸；火化于天，寒反胜之，治以甘热，佐以苦辛；燥化于天，热反胜之，治以辛寒，佐以苦甘；寒化于天，热反胜之，治以咸冷，佐以苦辛。此论六气司天邪气反胜，宜以所胜之气味平之。

曰：六气相胜奈何？曰：厥阴之胜，耳鸣头眩，愦愦欲吐，胃鬲如寒，大风数举，倮虫不滋，胠胁气并，化而为热，小便黄赤，胃脘当心而痛，上支两胁，肠鸣飧泄，少腹痛，注下赤白，甚则呕吐，鬲咽不通。风木气胜，则脾胃受伤，淫于上下而为民病也。

少阴之胜，心下热善饥，齐下反动，气游三焦，炎暑至，木乃津，草乃萎,，呕逆躁烦，腹满溏泄，传为赤沃。君火淫胜而为民病也。

太阴之胜，火气内郁，疮疡于中，流散于外，病在胠，热甚则心痛热格，头痛，喉痹，项强。独胜则湿气内郁，寒迫下焦，痛留顶，互引眉间，胃满。两数至，燥化乃见，少腹满，腰椎重强，内不便，善注泄，足下温，头重，足胫胕肿，饮发于中，胕肿于上。此言土胜于四时，从中而外，外而上，上而中，中而下。同四时之气，外内出入，环转一身大有关，于病机学者，宜体认无忽。

少阳之胜，热客于胃，烦心心痛，目赤欲呕，呕酸善饥，耳痛溺赤，善惊谵妄，暴热消烁，草萎水涸，介虫乃屈，少

腹痛，下沃赤白。少阴与少阳，君相相合在少阴，反提出三焦二字。又曰炎暑至，在少阳止微露其端，皆经义微妙处。

阳明之胜，清发于中，左胠胁痛、溏泄，内为嗌塞，外发癫疝，大凉肃杀，华英改容，毛虫乃殃，胸中不便，嗌塞而咳。燥金气胜淫于上下，而为民病如此。

太阳之胜，凝溧且至，非时水冰，羽乃后化。痔疟发，寒厥入胃，则内生心痛，阴中乃疡，隐曲不利，互引阴股，筋肉拘苛，血脉凝泣，络满色变；或为血泄，皮肤痞肿，腹满食减，热反上行，头项自①顶、脑户中痛，目如脱，寒入下焦，传为濡泻。此寒水气胜淫于上下，而为民病如此。

曰：治之奈何？曰：厥阴之胜，治以甘清，佐以苦辛，以酸泻之；少阴之胜，治以辛寒，佐以苦咸，以甘泻之；太阴之胜，治以咸热，佐以辛甘，以苦泻之；少阳之胜，治以辛寒，佐以甘咸，以甘泻之；阳明之胜，治以酸温，佐以辛甘，以苦泄之；太阳之胜，治以甘热，佐以辛咸，以咸泻之。此论三阴三阳主岁之气淫胜而为民病者，宜以所胜之气味平之。

曰：六气之复何如？曰：厥阴之复，少腹坚满，里急暴痛，偃木飞沙，倮虫不荣。厥心痛，汗发呕吐，饮食不入，入而复出，筋骨掉眩清厥，甚则入脾，食痹而吐。冲阳绝，死不治。风木侮土，故冲阳绝。

少阴之复，燠热内作，烦躁鼽嚏，少腹绞痛。火见燔焫，嗌燥，分注时止，气动于左，上行于右，咳，皮肤痛，暴喑心痛，郁冒不知人，乃洒淅寒，振栗谵妄，寒已而热，渴而欲饮，少气骨痿，膈肠不便，外为浮肿，哕噫，赤气后化，流水不冰，热气大行，介虫不复，病痱胗，疮疡，痈疽，痤痔，甚则入肺，咳而鼻渊。天府绝，死不治。火热灼金，故天府绝。

太阴之复，湿变乃举，体重中满，饮食不化，阴气上厥，胸中不便，饮发于中，咳喘有声，大雨时行，鳞见于陆，头项痛重，而掉瘛尤甚，呕而密默，唾吐清液，甚则入肾，窍泻无度。太溪绝，死不治。湿土克水，故太溪绝。

少阳之复，大热乃至，枯燥燔热，介虫乃耗。惊瘈欬衄，心热烦躁，便数憎风，厥气上行，面如浮埃，目乃瞤瘛，火气内发，上为口糜，呕逆，血溢血泄，发而为疟，恶寒鼓栗，寒极反热，嗌络焦槁，渴饮水浆，色变黄赤，少气脉萎，化而为水，传为胕肿，甚则入肺，咳而血泄。尺泽绝，死不治。相火伤肺，故死不治。

阳明之复，清气大举，森木苍干，毛虫乃厉。病生胠胁，气归于左，善太息，甚则心痛痞满，腹胀而泄，呕苦咳哕，烦心，病在膈中，头痛，甚则入肝，惊骇筋挛。太冲绝，死不治。燥金克木，故太冲绝。

太阳之复，厥气上行，水凝雨冰，羽虫乃死。心胃生寒，胸膈不利，心痛痞满，头痛善悲，时眩仆，食减，腰脽反痛，屈伸不便，地裂冰坚，阳光不治，少腹控睾，引腰脊，上冲心，唾出清水，及为哕噫，甚则入心，善忘善悲。神门绝，死不治。寒水灭火，故神门绝。复者，谓三阴三阳之气，受所胜之气胜制，胜极而复发也。盖六气之胜复，无分太过、不及，有胜则有复，无胜则无复，胜甚则复甚，胜微则复微，而所复之气，非子复母仇也。

曰：治之奈何？曰：厥阴之复，治以

① 自：应作"囟"，形近之误。

酸寒，佐以甘辛，以酸泻之，以甘缓之；少阴之复，治以咸寒，佐以苦辛，以甘泻之，以酸收之，辛苦发之，以咸软之；太阴之复，治以苦热，佐以酸辛，以苦泻之，燥之泄之；少阳之复，治以咸冷，佐以苦辛，以咸软之，以酸收之，辛苦发之，发不远热①，无犯温凉，少阴同法；阳明之复，治以辛温，佐以苦甘，以苦泄之，以苦下之，以酸补之；太阳之复，治以咸热，佐以甘辛，以苦坚之；治诸胜复，寒者热之，热者寒之；温者清之，清者温之；散者收之，抑者散之；燥者润之，急者缓之，坚者软之，脆者坚之，衰者补之，强者泻之，各安其气，必清必静，则病气衰去，归其所宗，此治之大体也。五味六气之中，辛甘发散为阳，酸苦涌泄为阴，咸味润静为阴，淡味渗泄为阳，六者或收或散，或缓或急，或燥或润，或软或坚，有补有泻，有逆有从，各随五行、六气之盛虚，安其胜复之气，使之必清必静，则病气自然各归其所主之本位，此治之大体也。

《六元正纪大论》曰：天地之数，终始奈何？天谓司天，地谓在泉。曰：是明道也。谓天地阴阳之道。数之起，始于上，起于天一也。而终于下，终于地大也。岁半之前，天气主之；岁半之后，地气主之。天地之气，上下有位。上下交互，气交主之，岁纪毕矣。故曰：位明气月，可知乎？所谓气也。位谓司天在泉各左右间气之六位。

曰：不合其数何也？不合六气之数。曰：气用有多少，六气有有余不足。化洽有盛衰，五运之化有太过不及。衰盛多少，同其化也。曰：愿闻多少同其化也，何如？曰：风温春化同，热曛昏火夏化同，胜与复同，燥清烟露秋化同，云雨昏埃长夏化同，寒气霜雪冰冬化同，此天地

五运六气之化，更用盛衰之常也。此节论六气主岁主时之多少，又当审五运主岁主时之盛衰，合而推之，斯得气运之微妙，岂可忽哉！

曰：五运行同天化者，命曰天符，余知之矣，愿闻同地化者，何谓也？曰：太过而同天化者三，不及而同天化者亦三，太过而同地化者三，不及而同地化者亦三，此凡二十四岁也。曰：愿闻其所谓也。曰：甲辰、甲戌太宫下加太阴，壬寅、壬申太角下加厥阴，庚子、庚午太商下加阳明，如是者三；此太过而同地化者，三运合六气计六岁。癸巳、癸亥少徵下加少阳，辛丑、辛未少羽下加太阳，癸卯、癸酉少徵下加少阴，如是者三；此不及而同地化者，三运合六气计六年。戊子、戊午太徵上临少阴，戊寅、戊申太徵上临少阳，丙辰、丙戌太羽上临太阳，如是者三；此太过而同天化者，三运合六气计六年。除此二十四岁，则不加不临也。言此二十四岁，则上下加临，余三十六岁，则不加不临也。曰：加者何谓？曰：太过而加同天符，不及而加同岁会也。曰：临者何谓？曰：太过、不及，皆曰天符，而变行有多少，病形有微甚，生死有早晏耳。多少者，即太过不及之变耳。太过者暴，不及者徐。暴者为病甚，徐者为病微，故有微甚，生死之分焉。

曰：夫子言用寒远寒，用热远热，余未知其然也。愿闻何谓远？曰：热无犯热，寒无犯寒，从者和，逆者病，不可不敬畏而远之，所谓时兴六位也。兴，起也。此总言一岁之中，有应时而起之六位，各有寒热温凉之间气，皆宜远而无犯之矣。

曰：温凉何如？曰：司气以热，用热

———————
① 发不远热：《天元纪大论》："发表不远热"。

无犯，司气以寒，用寒无犯，司气以凉，用凉无犯，司气以温，用温无犯，间气同其主无犯，异其主则小犯之，是谓四畏，必谨察之。天气反时者，如司气以热，而天气反凉，是当依时而用温矣，如司气以热，而寒反胜之，又可用热而犯主气之热矣。然止以气平为期，不可过用，以伤司气之元真，是谓邪反胜者，则可犯也。

故曰无失天信，无逆气宜，无翼其胜，无赞其复，是谓至治。天信，谓气之应时而至者无差失，而妄犯之六气各有所宜，而不可逆，有胜气又宜折之，而无翼其胜；有复气又当抑之，而无赞其复，调之正味，使之上下合德，无相夺伦，五运和平，勿乖其政，是谓至治。

厥阴所至为里急，逆气上升。少阴所至为疡胗身热，太阴所至为积饮否隔，少阳所至为嚏呕、为疮疡，阳明所至为浮虚，太阳所至为屈伸不利，病之常也。此春病之常也。

厥阴所至为支痛，少阴所至为惊惑、恶寒战栗、谵妄，太阴所至为稸满，少阳所至为惊躁、瞀昧、暴病，阳明所至为鼽、尻、阴股、膝、髀、𬀩、胻、足病，太阳所至为腰痛，病之常也。此夏病之常也。

厥阴所至为缓戾，少阴所至为悲妄衄衊，太阴所至为中满霍乱吐下，少阳所至为喉痹，耳鸣，呕涌，阳明所至为胁痛皶音逐揭，太阳所至为寝汗，痉。病之常也。此秋病之常也。

厥阴所至为胁痛、呕泄，少阴所至为语笑，太阴所至为重胕肿，少阳所至为呕注、瞤瘛、暴死，阳明所至为鼽嚏；太阳所至为流泄、禁止，病之常也。此冬病之常也。

故风胜则动，火胜则肿，燥胜则干，寒胜则浮，湿胜则濡泄，甚则水闭胕肿，随气所在，以言其变耳。风、热、燥、寒，四时之气也。以湿土而列于四时之后者，谓土旺四季，先春夏而后秋冬也。随气所在者，随四时之气而言五运之胜耳。在者，言风气在春，热气在夏，燥气在秋，寒气在冬，湿气在于四季，各主七十二日有奇。

《宝命全形论》曰：人生有形，不离阴阳，天地合气，别为九野，分为四时，月有大小，日有长短，万物并至，不可胜量。虚实呿吟，敢问其方？人秉天地阴阳之气而生此形，是以与天地合气，而成阴阳也。别为九野者，以身形之应九野也。分为四时者，左足应立春，左胁应春分，左手应立夏，膺喉头首应夏至，右手应立秋，右胁应秋分，右足应立冬，腰尻下窍应冬至也。月有小大，日有长短者，言气候之有盈虚，人与天地万物之气皆然，而不可胜量也。虚实呿吟者，以呿吟之至微，而知其虚实也。曰：木得金则伐，火得水而灭，土得水而达，金得火而缺，水得土而绝，万物尽然，不可胜竭。盖五脏五行之气，有相胜更立，不可不知，如水①得金而伐，火得水而灭，金得火而缺，水得土而绝，此所胜之气而为贼害也。如土得水而达，此得所胜之气而为胜化也。万物之理皆然，而不可胜竭也。

---

① 水：疑作"木"，形近之误。

灵素节要浅注卷五

闽 长 乐 陈 修 园 念 祖　集　注
男　元　犀　灵　石　参　订
孙　男　　心典徽庵
　　　　　心兰芝亭　同校字
门再晚生绵九林福年

望　色

《脉要精微论》曰：夫精明五色者，气之华也。眉批：目下为精明穴。曰精明五色者，气之华也。是五脏之精华上见为五色，变化于精明之间，某色为善，某色为恶，可先知也。赤欲如帛裹朱，不欲如赭；白欲如鹅羽，不欲如盐；青欲如苍碧之泽，不欲如蓝；黄欲如罗裹雄黄，不欲如黄土；黑欲如重漆色，不欲如地苍。五色精微象见矣。其寿不久矣。此言色生于气，气生于脏，欲其气华于色，而不欲脏象见于外也。赤如帛裹朱，白如鹅羽，青如苍碧，黄如罗裹雄黄，黑如地苍，乃五脏之气章华于色也。赤如赭，白如盐，青如蓝，黄如土，黑如重漆，此五脏之精象见于外也。夫脏者，存也。如五脏之真色见而不存，其寿不久矣。夫精明者，所以视万物，别白黑，审短长；以长为短，以白为黑，如是则精衰矣。五脏主存精，皆上输于目者也。精有所存，而目能视万物、审短长。如精气象见于外，则精气因衰，视物昏瞆，而寿不久矣。

《五色》篇曰：明堂者，鼻也；阙者，眉间也；庭者，颜也；蕃者，颊侧也；蔽者，耳门也。其间欲方大，去之十步，皆见于外，如是者，寿必中百发。此言面部之形色，应于地之形气，欲其清明而广厚也。夫五脏生于地五行，上呈天之五色，及三阴三阳之六气。故察其色，切其脉，以知病之间甚，人之寿夭也。明堂骨高以起，平以直，五脏次于中央，六腑挟其两侧，首面上于阙庭，王宫在于下极。五脏安于胸中，真色以致，病色不见，明堂润泽以清，五官恶得无辨乎？五官者，五脏之外候也。明堂者，鼻也；鼻之准骨，贵高起而平直者也；阙庭之中，肺也；阙下者，心也；直下者，肝也；再下者，脾也。脏为阴而主中，故候次于中央也。肝左者，胆也；方上者，胃也；中央者，大肠也；面王① 以上者，小肠也；面王以下者，膀胱子处也。脐为阳而主外，故位次于两侧也。肾为水脏，故挟大肠而位于蕃蔽之外，应地居中，而海水之在外也。首面上于阙庭，王宫在于下极，应天阙在上，王宫在下，有天、地、人之三部也。阙庭者，肺也，肺主天而居上也。在下

---

① 面王：鼻准。

者，脾也，脾主地而居下也；王宫者，心之部也，心为君主而主中也。五脏之见也，各出其色部。谓五脏之病色，各见于本部也。部骨陷者，必不免于病矣。谓本部之色隐然陷于骨间。其色部乘袭者，虽病甚，不死矣。承袭者，谓子袭母气也。如心部见黄，肝部见赤，肺部见黑，肾部见青，此子之气色承袭于母部。虽病甚，不死，盖从子以泄其母病也。其色粗以明，沉夭者为甚；其色上行者，病益甚；其色下行如云彻散者，病方已。五色各有脏部，有外部，有内部也。色从外部走内部者，其病从外走内；其色从内走外者，其病从内走外。病生于内者，先治其阴，后治其阳；反者益甚。其病生于阳者，先治其外，后治其内；反者益甚。此察其色而知病之间甚、外内也。粗明主阳，沉夭主阴；阴阳交见，故为病甚。夫色互五脏，五行之气，从内而出，自下而上，以见于面；其色上行者，病气方殷，故为益甚。夫地气升为云，得天气降而彻散，故病方已也。脏部，脏腑之分部也。五脏次于中央为内部；六腑挟其两侧为外部。色从外部走内部者，外因之病从外走内也；其色从内走外者，内因之病从内走外也。盖腑为阳而主外，脏为阴而主内者也。常候阙中，薄泽为风，冲浊为痹，在地为厥，此其常也，各以其色言其病。风乃阳邪，故其色薄泽。寒湿乃阴邪，故其色冲浊。地者，面之下部名地阁也。风乃天气，故常候于阙庭。寒湿地气，故常候在地部。此言风寒湿邪可并于脉中，可入脏腑，而为卒死之不救。大气入于脏腑者，不病而卒死。大气者，外淫之邪也。不病者，无在外之形证也。赤色出两颧，大如母指者，病虽小愈，必卒死。黑色出于庭，大如母指，眉批：庭者，天庭也，水通于天，上下环转，黑色出于庭，乃水归

于天，而无旋转之机矣。在人则卒死，在天为混濛。必不病而卒死。赤者，火之色；黑者，水之色；小愈者，水济其火也；卒死者，水淫而火灭也。盖五行之气，制则生化，淫胜则绝灭矣。夫病在气者，其色散而不聚；乘于脉中者，其色聚而不散；大如母指者，血脉之聚色也。肾脉注胸中，上络心；赤脉出两颧者，肾上乘心而心火之气外出也。黑色出于庭者，肾乘①心而心先病，肾为应而亦随之外出，故色皆如母指也。盖脏者，存也。五色之见面者，五脏之气见于色也。聚色外见者，脏真之外泄也。庭者，首面也。阙上者，咽喉也。阙中者，肺也。下极者，心也。直下者，肝也。肝左者，胆也。下者，脾也。方上者，胃也。中央者，大肠也。挟大肠者，肾也。当肾者，脐也。面王以上者，小肠也。面王以下者，膀胱子处也。颧者，肩也。颧后，臂也。臂下者，手也。目内眦上者，膺乳也。挟绳而上者，背也。循牙车以下者，股也。中央者，膝也。膝以下者，胫也。当胫以下者，足也。巨分者，股里也。巨屈者，膝膑也。此五脏、六腑、肢节之部也，各有部分。有部分，用阴和阳，用阳和阴，当明部分，万举万当，能别左右，是谓大道；男女异位，故曰阴阳。此节论内因之色，有阴阳、左右、死生、逆顺之分。察五脏五行之色，以知所死死之时也。如赤色出两颧者，所死之期，其日壬癸，其时夜半也。黑色出于庭者，所死之期，其日戊己，其时辰戌丑未也。男从左，女从右，气之顺也，顺则散。如男从右，女从左，气之逆也；逆则聚，聚则有胜克绝灭之患。

　　审察泽夭，谓之良工。沉浊为内，浮

---

① 乘：原作"家"，据文义改。

泽为外，黄赤为风，青黑为痛，白为寒，黄而膏润为脓，赤甚为血，痛甚为挛，寒甚为皮不仁。五色各见其部，察其浮沉，以知浅深；察其泽夭，以观成败；察其散抟，以知远近；视色上下，以知病处；积神于心，以知往今。此言审察其色，以知外因之病也。色明不粗，沉夭为甚；不明不泽，其病不甚。若色明不粗而反见沉夭者，其病为甚；其色虽不明泽，而不沉夭者，其病不甚。盖外因之病，宜从外散，而不宜内入也。其色散，驹驹然，未有聚，其病散而气痛，聚未成也。此复申明内因之病，有聚散死生之别。夫脏病之散而不聚，则其色散，如驹驹然而病未有聚也。若抟聚于脏，血脉相乘，则见抟聚之色，而为卒死之病矣。驹驹然者，如驹之过隙，行而不留者，其色行散，故病未有聚也。肾乘心，心先病，肾为应，色皆如是。肾乘心者，则心先病，而抟聚之赤色出于两颧，大如母指矣；肾即为应，而黑色出于庭，亦大如母指矣。此脏邪乘于脏，从血脉相乘，故色如是之聚而不散也。《金匮要略》云：血气入脏即死，入腑即愈。非为一病，百病皆然。在外者，可治；入里者，即死。男子色在于面王，为小腹痛，下为卵痛；其环直为茎痛，高为本，下为首，狐疝癀阴之属也。此言外因之病，色见于腑部者，其病在腑。色虽抟聚，非死征也。面王以上者，小肠也；面王以下者，膀胱子处也；卵者，睾丸也；癀即癫也。阓，圆同。女子在于面王，为膀胱子处之病，散为痛，抟为聚，方圆左右，各如其色形。其随而下至胝为淫，有①润如膏状，为暴食不洁。左为左，右为右，其色有斜②，聚散而不端，面色所指者也。男女之病，散在③气分则为痛，抟于血分则为聚。夫狐疝、阴癀之属，乃有形之证，其形之，或方

或圆或左或右，各如其色形。盖病聚于内，则见聚色于外，形方则色方，形圆则色圆，此病形而不病脏，虽不聚色，非死色也。胝者，面王之下部也，其面王之色随而下至胝者，主有淫浊之证，其色润如膏状者，为暴食不洁之物。盖腑为阳而主外，主受纳水谷，传导糟粕；是以或外受风寒，或内伤饮食，皆为病腑，而色见于腑部也。色见于左，则为病在左；色见于右，则为病在右。其所见之色，或聚、或散，皆斜而不端；其抟聚之面色，所谓如指者也。色者，青、黑、赤、白、黄，皆端满有别乡。别乡赤者，其色亦大如榆荚，在面王为不日。此言色之抟聚而端满者，乃大气入脏，而为卒死矣。青黄赤白黑者，五脏五行之色也。别乡者，如小肠之部在面王，而面王者，乃心之别乡也。大如榆荚者，即如母指之状也。不日者，不终日而卒死也。其色上锐，首空上向，下锐下向，在左右如法。锐，尖也。空，虚也。其色上行者，上锐首虚浮而上行。其色下行者，下锐首虚浮而下行。盖病从内而外者，其本在下，其首在上；病从外而内者，其本在上，其首在下。是以本沉实而首虚浮，此端满之色状也。有斜而不端者④，其本在左，其首向右行；其本在右，其首向左行，皆如上锐首空、下锐首空之法。此病在腑，而抟为聚之聚色也。余仿此。以五色命脏，青为肝，赤为心，白为肺，黄为脾，黑为肾。肝合筋，心合脉，肺合皮，脾合肉，肾合骨也。五脏各有五者之色，至于肩、臂、背、膝、胫、手、足之部，俱各有五脏所合之皮、脉、

---

① 有：原作"行"，据江左书林藏板改。

② 其色有斜：《灵枢·五色》原文为："其色有邪"。

③ 在：原作"各"，据江左书林藏板改。

④ 有斜而不端者：《黄帝内经灵枢集注》，张志聪注："斜"通"邪"。

肉、筋、骨。视其五色，则知病在内之五脏，在外合之形属。此五脏内合五行，外见五色。若外因风、寒、暑、湿之邪而见于色者，六气之应于色者也。

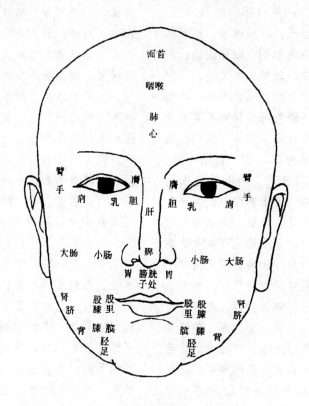

图 1-36 灵枢脏腑肢节应于面之图

《五脏生成》篇曰：五脏之气，五味存于肠胃，以养五脏之气，五脏内存五神，五气外见五色。此论五脏之经气，而见死生之色也。色见青如草兹者死，五脏之气受伤，则见五行之败色矣。兹，蓐席也；兹草者，死草之色，青而带白也。黄如枳实者死，黄而带青色也。黑如死，炲者死，死，炲，音台，烟尘也，色黑而带黄。赤如衃血者死，衃者，败恶凝聚之血，色赤黑也。白如枯骨者死，死白枯干也。此五色之见死也。五色干枯而兼有所胜之色，故死。青如翠羽者生，赤如鸡冠者生，黄如蟹腹者生，白如豕膏者生，黑如乌羽者生，此五色之见生也。五色正而华彩光润，故生。生于心，如以缟裹朱；生于肺，如以缟裹红；生于肝，如以缟裹绀；生于脾，如以缟裹瓜蒌实；生于肾，如以缟裹紫。此五脏所生之外荣也。此言脏生之荣，隐见于皮肤之间，有若缟裹者也。缟，素白也。朱，红之深也。红，淡白红也。绀，青扬赤也。瓜蒌实，红黄色也。紫，赤黑之间色也，此五行之色。而俱兼红者也。

凡相五色之奇脉，面黄目青，面黄目赤，面黄目白，面黄目黑者，皆不死也。奇脉，奇经冲任之脉色也。冲任为经血之海，五脏之血皆归于肝，故外荣于目也。面主气色，目主血色，目之五色，而但见面黄者，五脏之阴而俱得胃脘之阳[①] 也。

---

① 胃脘之阳：张景岳云："胃脘之阳，言胃中阳和之气"。谓脾胃之气。

面青目赤，面赤目白，面青目黑，面黑目白，面赤目青，皆死也。经云，人无胃气者死。面无黄色，无胃土之阳矣。面之青黑赤色，皆脏邪乘阳，纯阴无阳，故皆死也。

《皮部论》曰：色多青则痛，多黑则痹；黄赤则热，多白则寒，五色皆见，则寒热也。夫邪之中人，始于皮肤，次于络脉，留而不去，则传舍于经，故视其皮部之浮络，而见此青、黑、黄、赤、白之色。或在三阳之部分，则为三阳之病；在三阴之部分，则为三阴之病。

按察色之妙①，全在察神。血以养气，气以养神，病则交病。失②睡之神有饥色，丧亡之子，神有呆色，气索自神失所养耳。小儿布痘，壮火内动，两目先现水晶光者，不俟痘发，急用大剂壮水以制阳光，俾毒火一线而出，不致燎原，可免劫厄。

闻　　声

按《内经》闻声之法，编见脏象，其义精详，不过数语而已。喻昌"闻声论"合《金匮》而表明之义理更精，故附录于此。

按：喻昌曰：声者，气之从喉舌而宣于口者也。新病之人，声不变；小病之人，声不变，惟久病、苛病，其声乃变。迨声变，其病机显呈而莫逃，所可闻而知之者矣。经云：闻而知之谓之神。果何修而若是？古人闻隔垣之呻吟叫哀，未见其形，先得其情。若尽心体验，积久诚通，如瞽者之耳偏聪，岂非不分其心于目耶？然必问津于《内经》、《金匮》，以求生心变化，乃始称为神耳。《内经》以宫、商、角、徵、羽五音，呼、笑、歌、哭、呻五声，以参求五脏表里虚实之病、五气之

邪。其为肝木，在音为角，在声为呼，在变动为握。心火在音为徵，在声为笑，在变动为忧。脾土在音为宫，在声为歌，在变动为哕。肺金在音为商，在声为哭，在变动为欬。肾水在音为羽，在声为呻，在变动为栗。变动者，迁改其常志也。以一声之微，分别五脏，并及五脏变动，以求病之善恶，法非不详。然人之所以主持一身者，尤在气与神焉。经谓：中盛脏满，气胜伤恐者，声如从室中言，是中气之湿也。谓：言而微，终日乃复言者，此夺气也。谓：言语善恶，不避亲疏者，此神明之乱也。是听声中并可得其神气之变动，义更精矣。《金匮》复以病声内合病情，谓：病人语声寂寂然，喜惊呼者，骨节间病；语声喑喑然不彻者，心膈间病；语声啾啾然细而长者，头中病。只此三语，而上、中、下三焦受病，莫不有变动可徵，妙义天开，直可隔垣洞晰。语声寂寂然者，不欲语而欲嘿也。静、嘿统属三阴，此则专系厥阴所主。何以知之？厥阴在志为惊，在声为呼，病本缄默，而有时惊呼，故知之耳。惟在厥阴，病必深入下焦骨属筋间也。喑喑然声出不彻者，声出不扬。胸中大气不转，出入升降之机艰而且迟，是可知病在中焦胸膈间也。啾啾然细而长者，谓其声自下焦阴分而上，缘足太阳主气与足少阴为表里。所以肾邪不剂③颈而还，得从太阳部分达于巅顶。肾之声本为呻，今肾气从太阳经脉直攻于上，则肾之呻，并从太阳变动而啾唧细长，为头中病也。得仲师此段更张其说，而听声察病，愈推愈广，所以书不尽言，当自求无尽之藏矣。

---

① 妙：原作"分"，据上海锦章书局本改。

② 失：原作"起"，据上海锦章书局本改。

③ 剂：通"齐"。

问　察

《五过论》①曰：凡未诊病者，必问尝贵后贱，虽不中邪，病从内生，名曰脱营；尝富后贫，名曰失精；五气留连，病有所并。医工诊之，不在脏腑，不变躯形，诊之而疑，不知病名；身体日减，气虚无精，病深无气，洒洒然时惊，病深者，以其外耗于卫，内夺于荣。良工所失，不知病情，此亦治之一过也。此病生于志意，而不因于外邪也，夫尝贵后贱，尝富后贫，则伤其志意。故虽不中邪，而病从内生。夫脾存营，营舍意；肾存精，精舍志；是以志意失而精营失也。五气留连，谓五脏之神气留于内而不得疏达。并者，谓并病于五脏也。五脏之气，外合于皮肉筋骨，是以身体日减，气虚无精。病深无气，言气生于精，精生于气，精气之并伤也。洒洒，消索貌。盖以久尝之富贵，不意失之，故时惊也。此病不在脏腑，不在躯形，精气日虚，营卫日耗，即有良工不知因名，此治之一过也。

凡欲诊病者，必问饮食居处，暴乐暴苦，始乐后苦，皆伤精气，精气竭绝，形体毁沮。暴怒伤阴，暴喜伤阳，厥气上行，满脉去形。愚医治之，不知补泻，不知病情，精华日脱，邪气乃并，此治之二过也。此病生于饮食居处、阴阳喜怒，而不因于外邪也。夫味归形，气归精；味伤形，气伤精；热伤气，寒伤形；乐者必过于温饱，苦者必失于饥寒，是以饮食失节，寒温失宜，皆伤精气，精气竭绝，则形体毁沮矣。喜怒不中，则阴阳不和，而形气上行②，脉满去形，盖身半以上为阳，身半以下为阴；肌腠气分为阳，经脉血分为阴；阴阳和平，则营卫血气上下循环、外内出入。如暴喜伤阳，则气并于

阳，而为厥逆；暴怒伤阴，则血并于阴，而为脉满，盖肌腠之血气并于脉中，故为脉满去形也。夫虚者补之，实者泻之，愚医治之，不知补泻，不知病情，是以精华乃脱，阴阳寒热之邪气相并，此治之二过也。

善为脉者，必以比类奇恒，从容得之，为工而不知道，此诊之不足贵，此治之三过也。此病生于厥逆，而不因于邪也。行奇恒之脉，以太冲始，五脏相通，移皆有次，神转而不回者也。病则逆传其所胜，回则不转，乃失其相生之机，故善为脉者，必以比类奇恒从容得之，为工不知，治之过也。

诊有三常，必问贵贱，封君败伤，及欲侯王。故贵脱势，虽不中邪，精神内伤，身必败焉。始富后贫，虽不伤邪，皮焦筋屈，痿躄为挛。医不能严，不能动神，外为柔弱，乱至失常，病不能移，则医事不行，此治之四过也。此言善诊者，当先察其精气神，而后切其血脉也。封君败伤，故贵脱势，乃欲侯王而不可得，此忧患缘于内，是精神内伤。《灵枢经》曰：忧恐忿怒伤气。是三者皆不能守而失其常矣。始富后贫则伤其志意。志意者，所以御精神、收魂魄、适寒温、和喜怒者也。是故营卫调，志意和，则筋骨强健、腠理致密。故伤志意，则精神不能内守，外为筋骨痿躄之病。营卫不调，腠理不密，故外为柔弱，而三者亦失其常矣。严，穷究也。动神，谓运动其神。移者，移精变气也。

凡诊者必知终始，有知余绪，切脉问名，当合男女。此阴阳偏盛之为病，而不因于邪也。《灵枢·终始》篇曰：谨奉天

---

① 《五过论》：应为《素问·疏五过论》。
② 形气上行：疑为"厥气上行"。

道，请言终始。终始者，经脉为纪，持而脉口、人迎，以知阴阳有余不足，平与不平，天道毕矣。**离绝菀结，忧恐喜怒，五脏空虚，血气离守，工不能知，何术之语？**此言左右血气之各有类也。左为人迎而主血，右为气口而主气，离绝者，言阴阳血气各有左右之分别也。是以血气皆病，则气郁于右①而血结于左。盖病忧恐伤右部之肺肾，喜怒伤左部之心肝，以致五脏空虚血气各离其所在之本位。工不知人迎气口有阴阳气血之分，又何术之语哉？**尝富大伤，斩筋绝脉，身体复行，令泽不息，故伤败结，留薄归阳，脓积寒炅。粗工治之，亟刺阴阳，身体解散，四肢转筋，死日有期，医不能明，不问所发，唯言死日，亦为粗工，此治之五过也。凡此者，皆受术不通，人事不明也。**此言病在左而及于右，阴阳血气之相乘也。如病在阴者，久则阴病极而归于阳；病在阳者，久则阳病极而归于阴。故《终始》篇曰：病先起于阴者，先治其阴，而后治其阳；病先起于阳者，先治其阳，而后治其阴。此左右阴阳之相乘，而医之又不可不知也。如尝富而一日丧其资斧②，则大伤其神魂，是以心主之脉，肝主之筋，有若斩绝，此伤左之血脉也。然右关之脾脏未伤，故身体尚复能行令命也。泽，液也，谓肺肾所主之精气未伤，而尚生长之不息也。然病虽先起于阴，久则将及于阳，故伤败心肝之血，而结于左则留薄于气分，而复归于阳，左右血气皆伤，而脓积寒炅也。《灵枢经》曰：夫痈疽久生，脓血之成也，不从天下，不从地出，结微之所生也。又曰：寒气化为热，热胜则腐肉而为脓。此因伤阴而流薄归阳，是以脓积于阴阳寒热之间。夫阴阳血气俱伤，补阳则阴竭，泻阴则阳脱，如是者，只可饮以甘药，而不宜灸刺。粗工不知，

亟刺阴阳，以致身体解散，则脾气伤矣；四肢转筋，则胃气绝矣。夫脾胃者，五脏之生原，生气已绝，丧无日③矣。即有良医，不明阴阳相乘之道，不问受病所发之因，止知阴阳坏而与之死期，此为之粗工，盖不能审其因，而施救治之法也。凡此五者，皆发于五中④，而不因于外感。医者当知天地阴阳之气，日用事物之常，莫不各有当然之理。顺之则志意和调，逆之则苛疾暴起，此皆受术不通，人事不明，致有五者之责。

故曰：**圣人之治病也。必知天地阴阳，四时经纪；五脏六腑，雌雄表里；刺灸砭石，毒药所主；从容人事，以明经道，贵贱贫富，各异品理；问年少长，勇怯之理；审于分部，知病大始，八正九候，诊必副矣。**此总结诊脉之道，当外合天地阴阳四时经纪，内通五脏六腑雌雄表里；或宜于刺灸砭石，或当用药食所主；从容人事，以明经道，审贵贱贫富之情，察少长勇怯之理；脉各有分部，病发有原始，候四时八正之气，明三部九候之理，诊道始备，而必副矣。**治病之道，气内为实，循求其理，求之不得，过在表里。守数据治，无失俞理，能行此术，终身不殆。不知俞理，五脏菀结，痈发六府。**此论针刺之道，当以内气为实，循求其脉理，求之不得，其病在表里之气分矣。《针经》曰："在外者，皮肤为阳，筋骨为阴。"盖针刺之道，取皮脉筋骨之病而刺之，故求之俞理不得，其过在表里之皮肉筋骨矣。守数，谓血气之多少乃刺深浅之数也。**诊病不审，是谓失常，谨守此治，**

----

① 右：原作"有"，据江左书林藏板改。
② 资斧：旅费的旧称，引伸为财产。
③ 无日：不终日的意思。
④ 五中：五脏。王冰曰：五中者，谓五脏之气色也。

与经相明，《上经》、《下经》，揆度阴阳，奇恒五中，决以明堂，审于终始，可以横行。诊病不审，谓不审病者之情，故为失常。《上经》言：气之通于天。《下经》言：病之变化。揆者，方切求之，言切求其脉理也。度者，得其病处，以四时度之也。奇恒之病，发于五中，五脏之色，见于明堂，察其脏腑经脉之始，三阴三阳已绝之终，谨守此法，则无往而非道矣！

《三部九候论》曰：必审问其所始病，与今之所方病，而后各切循其脉，视其经络浮沉，以上下逆从循之。始病者，病久而深也。方病者，新受之邪也。

审　治

《至真要大论》曰：诸风掉眩，皆属于肝；诸寒收引，皆属于肾；诸气膹郁，皆属于肺；诸湿肿满，皆属于脾；诸热瞀瘛，皆属于火；诸痛痒疮，皆属于心。五脏内合五行，五行内生六气，是以五脏之气病于内，而六气之证见于外也。诸厥固泄，皆属于下；诸痿喘呕，皆属于上；夫在上之阳气下逆，则为厥逆；在下之阴气上乘，则为痿痹。在上之水液下行，则为固泄，在下之水液上行，则为喘呕。亦犹天地阴阳之气上下相乘，而水随气之上下者也。诸禁鼓栗，如丧神守，皆属于火；诸痉项强，皆属于湿；诸逆上冲，皆属于火；诸胀腹大，皆属于热；诸躁狂越，皆属于火；诸暴强直，皆属于风；诸病有声，鼓之如鼓，皆属于热；诸病胕肿，疼酸惊骇，皆属于火；诸转反戾，水液浑浊，皆属于热；诸病水液，澄彻清冷，皆属于寒；诸呕吐酸，暴注下迫，皆属于热。此五脏之气，而发见于形气也。火者，少阳包络之相火也。热者，君火之气

也。诸禁鼓栗，热极生寒也。诸丧神守，相火甚而心神不安也。风者，水火之气皆感生风。反戾，了戾也。故《大要》曰：谨守病机，各司其属。有者求之，无者求之，盛者责之，虚者责之。必先五胜，疏其血气，令其调达，而致和平，此之谓也。有者，谓五脏之病气有余。无者，谓五脏之精气不足。盛者，责其太甚。虚者，责其虚微。必先使五脏之精气皆胜，而后疏其血气，令其调达，致使五脏之气平和。此之谓神工也。

曰：善。五味阴阳之用何如？曰：辛甘发散为阳，酸苦涌泄为阴，咸味涌泄为阴，淡味渗泄为阳。六者，或收、或散、或缓、或急、或燥、或润、或软、或坚，以所利而行之，调其气，使其平也。如肝苦急而欲缓，心苦缓而欲软，脾苦急而欲缓，肺苦逆而欲收，肾苦燥而欲坚，各随其所利而行之，调其五脏之气而使之平也。

曰：非调气而得者，治之奈何？有毒无毒，何先何后？愿闻其道。曰：有毒无毒，所治为主，适大小为制也。曰：请言其制。曰：君一臣二，制之小也；又君一臣三佐五，制之中也；君一臣三佐九，制之大也。主病之谓君，佐君之谓臣，应臣之谓使。盖病甚制大其服，病微制小其服；能毒者，制大其服；不能毒者，制小其服。寒者热之，热者寒之，微者逆之，甚者从之，坚者削之，客者除之，劳者温之，结者散之，留者攻之，燥者濡之，急者缓之，散者收之，损者益之，逸者行之，惊者平之，上之，下之，摩之，浴之，薄之，劫之，开之，发之，适事为故。温者，补也。盖补药多属甘温，泻药多属苦寒。摩者，上古多用膏摩而取汗。浴者，用汤液浸渍也；薄，迫也；此皆治病之要法，各适其事而用之。

曰：何谓逆从？曰：逆者正治，从者反治，从少从多，观其事也。逆者，以寒治热，以热治寒，故为正治。从者，热病从热，寒病从寒，故为反治。气虚逆之，甚者从之，如病之过甚者从多，不太甚者从少，观其从事之何如耳。

曰：反治何谓？曰：热因寒用，寒因热用，塞因塞用，通因通用，必伏其所主，而先其所因，其始则同，其终则异，可使破积，可使溃坚，可使气和，可使必已。热因寒用，寒因热用者，治热以寒温而行之，治寒以热凉而行之，其始则同，其终则异也。如诸呕吐酸，乃热邪坚积于中，而壅塞于上，即从之而使之上涌，所谓塞因塞用，而可使破积也。如暴注下迫，乃热邪坚积于中，而通泄于下，即从之而使之下泄，所谓通因通用，而可使溃坚也。必伏其所主之病，而先其所因，则可使气和，而病可必已也。

曰：气调而得何如？曰：逆之，从之，逆而从之，从而逆之，疏气令调，则其道也。如气之从于上下者，宜逆之；逆于上下者，宜从之。盖阳气在上，阴气在下，气之从也；阳气下行，阴气上行，气之逆也。是气之不可不从，而又不可不逆者也。是以气之从者，逆而从之；气之逆者，从而逆之；令其阴阳之气，上下和平，此逆从调气之道也。

曰：病之中外，何如？曰：从内之外者，调其内；从外之内者，治其外；从内之外而盛于外者，先调其内，而后治其外；从外之内而盛于内者，先治其外，而后调其内；中外不相及，则治主病。夫病之有因于外邪者，有因于内伤者，有感于外邪而兼之内有病者，有内有病机而又重感于外邪者，此调治内因之要法也，内因之病，脏腑之气病，故当调之；外因之病，六淫之邪也，故曰治之。

曰：病之中外何如？曰：调气之方，必别阴阳，定其中外，各守其乡。内者内治，外者外治。微者调之，其次平之。盛者夺之，汗之下之，寒热温凉，衰之以属，随其攸利，谨道如法，万举万全，气血正平，长有天命。此总结外内之义。

《五常政大论》曰：补上下者从之，治上下者逆之，以所在寒热盛衰而调之。故曰：上取下取，内取外取，以求其过。能毒者以厚药，不胜毒者以薄药。此之谓也。上下，谓司天在泉之气。补，助也。从，顺也。如少阳在泉，则厥阴司天，当用苦酸之味以补之，盖助其上下之气也。治，平治也。逆，反也。如司天之气，风淫所胜，平以辛凉；热淫所胜，平以咸寒。如诸气在泉，寒淫于内，治以甘热；火淫于内，治以咸冷。谓淫胜之气，又当反逆以平之，故以所在之寒热盛衰而调之。谓盛则治之，衰则补之，则上下之气和调矣。夫司天在泉之气，升降上下，五运之气，出入于外内，各求其有过者，取而治之。能胜其毒者，治以厚药；不能胜毒者，治以薄药。此治岁运之法。气反者，病在上，取之下；病在下，取之上；病在中，傍取之。气反者，谓上下外内之病气相反也。如下胜而上反病者，当取之下；上胜而下反病者，当取之上；外胜而内反病者，当取之外傍也。治热以寒，温而行之；治寒以热，凉而行之；治温以清，冷而行之；治清以温，热而行之。故消之，削之，吐之，下之，补之，泻之，久新同法。治热以寒，温而行之者，盖寒性与热气不合，故当温而行之，所谓寒因热用，热因寒用，其始则同，其终则异，可使破积，可使溃坚，可使气和，可使必已，此反治之法也。治温以清，冷而行之，治清以温，热而行之，此正治之法也。消之，削之，内取外取也。吐之，下之,上取下取也。补之泻之,补上补下。治上治下也。久者,谓伏气之病;新者,感而即发也。

曰:病在中而不实不坚,且聚且散,奈何?曰:无积者,求其脏,虚则补之,药以祛之,食以随之,行水渍之,和其中外,可使毕已。此论五运之气为病,而有治之之法也。病在中者,根于中也。不实不坚、且聚且散者,神机之出入于外内也。如敷和之纪,其脏肝,其病里急、肢满;备化之纪,其脏脾,其病否。盖五运之气,内合五脏,故无积者,当求其脏也。脏气虚则补之,先用药以祛其邪,随用食以养其正,行水渍以取汗,和其中外,使邪从外出,可使毕已矣。

曰:有毒无毒,服有约乎?曰:病有久新,方有大小,有毒无毒,固宜常制矣。大毒治病,十去其六;常毒治病,十去其七;小毒治病,十去其八;无毒治病,十去其九;谷肉果菜,食养尽之,无使过之,伤其正也。不尽,行复如法,约,规则也。病有久新者,谓病之能胜毒、不能胜毒也。方有大小者,谓有可以厚药,止可以薄药也。毒者,有大寒大热及燥湿偏胜之毒气,故止可攻疾,中病即止,过则伤正矣。是以大毒治病,病去其六,即止后服。常毒治病,病去其七即止之。小毒治病,去其八即止之。即无毒之药,亦不可太过,所谓久而增气,物化之常也。气增而久,夭之由也。必先岁气,无伐天和,无盛盛,无虚虚,而遗人夭殃,无致邪,无失正,绝人长命。必先知岁运之盛衰,衰则补之,盛则泻之,补则从之,泻则逆之。无伐天运之中和,邪则祛之,正则养之,无绝人长命。

《六元正纪大论》曰:金郁之发,民病咳逆,心胁满引少腹,善暴痛,不可反侧,嗌干,面尘,色恶,山泽焦枯。咳逆

嗌干,肺之病也。《灵枢经》曰:足少阳是动病心胁痛,不能转侧,甚则面有微尘,体无膏泽。又曰:肝是动则病腰痛嗌干,面尘脱色。盖金气复而肝木病也。眉批:金郁则泄利之,谓渗泄、解表、利小便也。水郁之发,民病寒客心痛,腰脽痛,大关节不利,屈伸不便,善厥逆,痞坚腹满;阳光不治。腰脽,肾之府也。关节屈伸,乃筋骨之病,肾主骨,而筋属于骨也。厥逆痞坚满者,阳气下存,中气塞滞也。眉批:水郁则折流之,谓抑之,制其水胜而土伤也。木郁之发,民病胃脘当心而痛,上支两胁,膈咽不通,食饮不下,甚则耳鸣眩转,目不识人,善暴僵仆。胃脘膈咽,食饮不下,木胜而土伤也。上支两胁,耳鸣眩转,仆不识人,风气之为病也。眉批:木郁则舒达之,谓吐之,令其条达也。火郁之发,民病少气,疮疡痈肿,胁、腹、胸、背、面、首、四支,膜愤,胕胀,疡痱,呕逆,瘛疭,骨痛,节乃有动,注下,温疟,腹中暴痛,血溢流注,精液乃少,目赤,心热,甚则瞀闷,懊憹,善暴死。痈肿诸证,皆火热盛而精血伤也。少气者,火为气之贼也。瞀闷,肺气病也。火甚精伤,故善暴死。眉批:火郁则发散之,轻则凉之,重则下之。土郁之发,民病心腹胀,肠鸣而为数后,甚则心痛胁膜,呕吐霍乱,饮发注下,胕肿身重。诸证皆感土气而发。眉批:土郁则疏夺之,则下之,令无壅滞也。

厥阴所至为里急,少阴所至为疡胗,身热;太阴所至为积饮痞膈;少阳所至为嚏呕,为疮疡;阳明所至为浮虚;太阳所至为屈伸不利;此春病之常也。里急,逆气上升也。厥阴主春,春气始下而上,故为里急。阳明主秋,秋气始于上,故为浮虚。火生于木,风火相煽,故为身热疡

痛。土位中央而分旺于四季，故四时为痞稽中满之病。太阳主筋，为风气所伤，故緛短而屈伸不利。

厥阴所至为支痛；少阴所至为惊惑，恶寒战栗，谵妄；太阴所至为稸满；少阳所至为惊躁，瞀昧，暴病；阳明所至为鼽嚏，尻、阴、股、膝、髀、腨、骱、足病；太阳所至为腰痛；此夏病之常也。稸，积也。瞀昧，目不明也。

厥阴所至为緛戾；少阴所至为悲妄，衄衊；太阴所至为中满，霍乱吐下；少阳所至为喉痹，耳鸣，呕涌；阳明所至为胁痛，皴揭；太阳所至为寝汗，痉；此秋病之常也。緛，缩也。戾，了戾也，即小便之关戾。厥阴主利前阴，而脉络阴器，为燥金所伤，故戾緛不利。皴，皱也。所以燥而过[①]燥，故皮为皱揭。

厥阴所至为胁痛，呕泄；少阴所至为语笑；太阴所至为重，胕肿；少阳所至为骤注，瞤瘛，暴死；阳明所至为鼽嚔；太阳所至为流泄，禁止；此冬病之常也。心主言而喜为心志，君火为冬令之寒水所迫，则心气实而语笑不休。以上四时诸病，有因于六气者，有因于四时者，学者引而伸之，以意会之，其意自得。此论四时之五运六气，有德有化，有政有令，有变有病。

故风胜则动，火胜则肿，燥胜则干，寒胜则浮，湿胜则濡泄，甚则水闭胕肿，随气所在，以言其变耳。风、热、燥、寒，四时之气也。以湿土而列于四时之候[②]者，谓土旺四季，先春夏而后秋冬也。随气所在者，随四时之气。而言五运之胜耳。在者，言风气在春，热气在夏，燥气在秋，寒气在冬，湿气在于四季，各主七十二日有奇。

夫六气之用，各归不胜而为化，故太阴雨化，施于太阳；太阳寒化，施于少阴；少阴热化，施于阳明；阳明燥化，施于厥阴；厥阴风化，施于太阴；各命其所在而徵之也。此论五行胜化之为用也。命其所在而徵之者，太阴之气在于长夏，太阳之气在于冬，少阴之气在于夏，阳明之气在于秋，厥阴之气在于春；如冬有雨化，以徵太阴之胜；夏有寒化，以徵太阳之胜，此与春胜长夏，长夏胜冬之义相同。

曰：论言热无犯热，寒无犯寒，余欲不远寒，不远热，奈何？曰：发表不远热，攻里不远寒。曰：不发不攻而犯热犯寒何如？曰：寒热内贼，其病益甚。曰：无病何如？曰：无者生之，有者甚之。曰：生者何如？曰：不远热则热至，不远寒则寒至，寒至则坚否腹满，痛急下利之病生矣。热至则身热，吐下霍乱，痈疽疮疡，瞀郁，注下，瞤瘛，肿胀，呕，鼽衄，头痛，骨节变，肉痛，血溢，血泄，淋闷之病生矣。曰：治之奈何？曰：时必顺之，犯者治以胜也。此论主时之六气，亦有寒热温凉之分。辛甘发散为阳，故有病而应发散者，即当远热而不远热矣。酸苦涌泄为阴，如有病而应攻里者，即当远寒而不远寒矣。如虽病而不宜发表、攻里，若妄犯之则寒热内贼，其病益甚；若无病而不远热不远寒者，则坚痞、腹满、身热、吐下之病生矣。时，谓四时，治以胜者，如犯热则以所胜之寒治之，如犯寒则以所胜之热治之。

曰：妇人重身，毒之何如？曰：有故无殒，亦无殒也。愿闻其故何谓也。曰：大积大聚，其可犯也，衰其大半而止，过者死，重身，谓娠妊而身重。毒者，大寒大热之药也。娠妇始结胎之一二月，乃木气司养，三月四月主火，五月六月主土，

————————
① 过：《黄帝内经素问集注》："所以燥而迂燥"。
② 候：疑为"后"。

七月八月主金，九月十月主水，至太阳而五行已周，阴阳水火，分而成后天之形身矣。然未生之前，五行之气，各有盛有虚，有胜有郁，宜以寒热温凉顺逆而调之。设或有病，而欲不远寒，不远热，亦无伤于胎气，所谓有故无殒。然亦无过之而致殒也。即如大积大聚，乃属脏腑之五行，尚其可犯寒而犯热者也。若过犯之则死。

曰：郁之甚者，治之奈何？曰：木郁达之，火郁发之，土郁夺之，金郁泄之，水郁折之，然调其气，过者折之，以其畏也。所谓泻之。此言四时之郁，而有调之法也。

《标本病传论》曰：有其在标而求之于标，谓病三阴三阳之六气，即于六经中求之以治标。有其在本而求之于本，谓病风、寒、暑、湿、燥、火六淫之邪，即于六气中求之以治本。有其在本而求之标，如伤寒太阳，乃太阳之本病，而反得标阳之热化，即求之于标，而以凉药治其标热，有其在标而求之于本。如病在少阴之标阴，而反得君火之本热，即求之于本，以急泻其火。故治有取标而得者，有取本而得者，有逆取而得者，有从取而得者，故知逆与从，正行无间①；知标本者，万举万当，不知标本，是谓妄行。逆取而得者，谓寒者热之、热者寒之、结者散之、散者收之、留者攻之、燥者濡之。从取而得者，谓热因寒用、寒因而热用、塞因塞用、通因通用，必伏其所主，而先其所因。其始则同，其终则异，可使破积，可使溃坚，可使气和，可使必已②。

夫阴阳逆从，标本之为道也。小而大，言一而知百病之害；阴阳逆从者，谓三阴三阳之气，有胜有复也。少而多，浅而博，所以言一而知百也；言少可以贯多，举浅可以料大。博，大也。以浅而知深，察近而知远。言标与本，易而勿及。

虽事极深远，入非咫尺，略以浅近，而悉贯之。然标本之道，虽易可为言，而世人识见无能及者。

治反为逆，治得为从。相反而治为逆治，相得而治为从治。相得者，如热与热相得，寒与寒相得也。先病而后逆者治其本，先逆而后病者治其本，逆者，胜克之气也。先病而后逆者，如吾身中，先有脾土之病，而后复感其风邪；重伤脾土，则当先治其脾土，而后治其风邪。如先逆天之风邪，克伤中土，以致脾脏为病，是当先治其风邪，而后调其脾土也。先寒而后生病者，治其本，先病而后生寒者治其本，先寒者，寒淫所胜也。以吾身感之而生病者，是当治其寒邪；如先病而后生寒者，当治其身之本病，而寒气自解矣。先热而后生病者治其本，先热而后生中满者治其本③，先热者，热淫所胜，余解同前。先病而后泄者治其本，先泄而后生他病者治其本，必且调之，乃治其他病；泄者，湿土之病也。他病者，如湿邪所胜，民病心痛耳聋之类，故当先治其虚泄，必且调之脾土，而后治其他病。先病而后生中满者治其标；先中满而后烦心者治其本，人有客气，有同气。诸胀腹大，皆属于热。如先病热而后生中满者，是当治其中满。如先病中满，而温热之气上乘于心，以致心烦者，亦当治其中满，而烦心自解矣。小大不利治其标，小大利治其本；如中满而大小便不利者，当先利二便。如大小便利者，仍治其中满。盖邪气入于腹内，必从二便而出。病发而有余，本而标之，先治其本，后治其标；病发而

---

① 正行无间：《素问》原文为："正行无问"。马莳："乃正行之法，而不必问于人也。"
② 可使必已：疑为"可使毕已"
③ 本：《素问》原文为"标"

不足，标而本之，先治其标，后治其本。有余者，邪气之有余也。不足者，正气不足也。谨察间甚，以意调之，间者并行，甚者独行。先小大不利者而后生病者，治其本。此言标本之间，而又当以意调其间甚也。夫邪之所凑，其正必虚。间者，谓邪正之有余不足；二者兼于其间，故当并行其治。盖以散邪之中兼补其正，补正之内兼散其邪。如偏甚者，则当独行其法。谓邪气甚者，竟泻其邪，正气虚甚者，竟补其正，此为治之要道也。如先大小便不利，而后生病者，当专治其小大二便，又无论其邪正之间甚者矣。

《阴阳应象大论》曰：病之始起也，因其轻而扬之，因其重而减之，因其衰而彰之。病之始起则轻而浅，久则重而深，故因其轻而发扬之，因其重而少减之，因其病势少衰而彰逐之。盖病之盛者，不可急逆。形不足者，温之以气；精不足者，补之以味。形谓形体肌肉。精谓五脏之阴精。夫形归气，气生形，温热气胜者，主补阳气，故形不足者，当温之以气。五脏存精者，五味入口，各归所喜，津液各走其道，故五味以补五脏之精。其高者，因而越之；其下者，引而竭之；中满者，泻之于内；人有三部，在上为阳，在下为阴。病在胸膈之上者，因其上而发越之；其在胸腹之下者，因其下而引去之；其在中者，宜从内而泻泄之。此言病之有上下阴阳，而治之有法也。其有邪者，渍形以为汗；渍，浸也，古者用汤液浸渍，取汗以去其邪，此言有邪之在表也。其在皮者，汗而发之；邪在皮毛，取汗而发散之。其慓悍者，按而收之；气之悍利者，宜按摩①而收之。其实者，散而泻之。阳实者，宜散之，阴实者，宜泻之。审其阴阳，以别柔刚，阴阳，天之道也；刚柔者，地之道也；参合天地之气者，人之道也。阳病治阴，阴病治阳，治，平治也。如感天之阳邪，则当治人之阴气，阴气复而阳热之邪自解矣。此邪正阴阳之各有对待，而善治者之有法也。定其血气，各守其乡，如邪在气分，则当守其阴血，而勿使邪入于阴。如邪在血分，则当守其阳气，而勿使阴邪伤阳。定其血分、气分之邪，而各守其部署。盖阳邪伤气，阴邪伤血，气血内守，则邪不敢妄侵。此即上文对待之意也。血实宜决之，气虚宜掣引之。血实者决之使行，气虚者掣之使升。

《脏气法时论》曰：毒药攻邪，药，谓金、玉、土、石、草、木、菜、果、虫、鱼、鸟兽之类，皆可以祛邪养正者。然攻邪却病，惟毒乃能，故曰毒药攻邪也。五谷为养，黍、稷、稻、麦、菽以供养五脏之气。五果为助，桃、李、杏、枣、栗以助其养。五畜为益，牛、羊、鸡、犬、豕为补益五脏者也。五菜为充，葵、藿、葱、韭、薤充实于脏腑者也。气味合而服之，以补益正气。谷、肉、果、菜皆有五气五味，宜和合而食之，无使偏胜，以补精益气。此五者，有辛、酸、甘、苦、咸，各有所利，或散，或收，或缓，或急，或坚，或软，四时五脏，病随五味所宜也。五者，谓毒药、谷、畜、菜、果之类也。

肝欲散，急食辛以散之，用辛补之，酸泻之。肝气受邪，则木郁而欲散。心欲软，急食咸以软之，用咸补之，甘泻之。心为火脏，心病则刚燥矣，故宜食咸以软之。脾欲缓，急食甘以缓之，用苦泻之，甘补之。土德和厚，故欲缓。病，则失中和之气矣，故宜食甘以缓之。肺欲收，急食酸以收之，用酸补之，辛泻之。肺主秋

————

① 摹：通"摩"

收之令，病则反其常矣，故急食酸以收之。肾欲坚，急食苦以坚之，用苦补之，咸泻之。肾体沉石，德性坚凝，病则失其常矣，故宜食苦以坚之。

《宣明五气》篇曰：五味所禁：辛走气，气病无多食辛；肺主气，辛入肺，故走气。气病而多食之，反辛散而伤气。咸走血，血病无多食咸；心主血，润下作咸。咸走血者，水气上交于心也。血病而多食之，则水反胜火矣。苦走骨，骨病无多食苦；肾主骨，炎上作苦。苦走骨者，火气下交于肾也。骨病而多食之，则火气反胜矣。甘走肉，肉病无多食甘；脾主肌肉，甘为土味，脾病而多食之，则反伤其脾气矣。酸走筋，筋病无多食酸。肝主筋，酸走肝，筋病而多食之，则反伤其肝气。

《五脏生成》篇曰：多食咸，则脉凝泣而色变；多食苦，则皮槁而毛拔；多食辛，则筋急而爪枯；多食酸，则肉胝腸而唇揭；多食甘，则骨痛而发落，此五味之所伤也。夫五行有相生相制，不可偏废也。如制之太过，则又克贼之害矣。

《生气通天论》曰：阴之所生，本在五味；阴之五宫，伤在五味。盖精、神、气、血，皆由五味之所资生而资养者也。五官、五脏，神之所舍也。是故味过于酸，肝气以津，脾气乃绝。木旺则伤土味过于①。咸，大骨气劳，短肌，心气抑。大骨，腰高之骨，肾之府也。过食咸则伤肾，故骨气劳伤；水邪盛则泛土，故肌肉短缩；水上凌心，故心气抑郁也。味过于甘，心气喘满，色黑，肾②气不衡。土实则心气不能传之于子，故喘满也。肾主水，其色黑，土亢则伤肾，故色黑而肾气不平。味过于苦，脾气不濡，胃气乃厚。阳明络属于心，子母之气相通也。五味入胃，苦先入心，味过于苦，则母气盛而胃

气强，胃强则与脾阴相绝矣。脾不为胃转输其津液，而脾气不濡矣。脾不转输，故胃气乃厚。味过于辛，筋脉沮弛，精神乃央。沮，遏抑也；弛，懈弛也。金气偏盛则肝气受伤，故筋脉懈弛也。央，殃同。辛甚则燥，津液不能相成，而精神乃受其殃也。是故谨和五味，骨正筋柔，气血以流，腠理以密，如是则骨气以精，谨道如法，长有天命。无烦劳以伤其阳，节五味以养其阴，谨能调养如法，则阴阳和平，而长有天命矣。

《四气调神大论》曰：圣人不治已病治未病，不治已乱治未乱，此之谓也。夫病已成而后药之，乱已成而后治之，譬犹渴而穿井，斗而铸兵，不亦晚乎？治未病者，如见肝之病，知肝传脾，当先实脾，余脏仿此。

《五脏别论》曰：拘于鬼神者，不可与言至德；恶于针石者，不可与言至巧。病不许治者，病必不治，治之无功矣。不能存此精神以通鬼神，当以针石治其外，汤药治其内矣。若恶于针石，不许治以汤药，治之亦无功矣。

《五禁》篇曰：形肉已夺，是一夺也；大夺血之后，是二夺也；大汗出之后，是三夺也；大泄之后，是四夺也；新产及大血之后，是五夺也，此皆不可泻。形、肉、血、气已虚脱者，虽有实邪，皆不可泻。

《阴阳应象大论》曰：故善治者治皮毛，天之阳邪，始伤皮毛气分，故善治者，助阳气以宣邪，其邪不使内入于阴也。其次治肌肤，邪在皮毛，留而不去，则入于肌肤矣。肌肤尚属外之气分，亦可

---

① "味过于"字下原脱"咸，大骨气劳……故心气抑郁也"52字，据本衙藏书板、江左书林藏板补。

② 肾：原作"心"，据上海锦章书局本改。

使邪从外解，故其治之次也。其次治筋脉，邪在肌肤，留而不去，则入于经络矣。经脉内连脏腑，外络形身。善治者，知邪入于经，即从经而外解，不使内干脏腑，此为治之法，又其次也。其次治六腑，经络受邪，为内所因，邪入于经，留而勿治，则入于里矣，故止可从腑而解。其次治五脏。治五脏者，半生半死也。五脏之脉属脏络腑，六腑之脉属腑络脏，脏腑经络相通，邪入于内，而又不从腑解，则干及于脏矣。邪在五脏经气之间，尚可救治而生，如干脏则死矣。

生　　死

《玉机真脏论》曰：五脏受气于其所生，传之于其所胜，气舍于其所生，死于其所不胜。病之且死，必先传行至其所不胜，病乃死。此言气之逆行也，故死。此言五脏之气逆回①，失其旋转之机而死也。肝受气于心，传之于脾，气舍于肾，至肺而死。心受气于脾，传之于肺，气舍于肝，至肾而死。脾受气于肺，传之于肾，气舍于心，至肝而死。肺受气于肾，传之于肝，气舍于脾，至心而死。此皆逆死也。一日一夜五分之，此所以占死生之早暮也。此明五脏之气，逆传至其所不胜而死。

别于阳者，知病从来；别于阴者，知死生之期。言知至其所困而死。风寒之邪从皮毛阳分而入，故别于阳者，知病所从来。五脏为阴，知五脏逆传而死者，即肝病传脾，至肺而死。故别于阴者，知至所因②而死也。

大骨枯槁，大肉陷下，胸中气满，喘息不便，其气动形，期六月死；真脏脉见，坚而搏，如循薏苡子累累然。乃予之期日。当死于壬癸日之中夜也。大骨，两

臂、两腿之骨。大肉，两臂、两腿之肉也。此言心病，至肾而死。盖骨属肾，肌肉、四肢属脾胃也。夫胃气之资养于五脏者，宗气也。宗气积于胸中，从虚里之大络，贯于十二经脉。经脉逆行，是以胸中气满；阳明气厥，故喘息不便也。心病而传之于肺，肺主气，故气盛而呼吸动形也。今心始传之于肺，肺传之肝，肝传之脾，脾传之肾，而后死，故有六月之久也。大骨枯槁，大肉陷下，胸中气满，喘息不便，内痛引肩项，期一月死；真脏见，如循刀刃责责然③，如按琴瑟弦。乃予之期日。此言肝病至肺也。内痛者，肺受其伤，肺之俞在肩背，故痛引肩项也。肝病而已，传于所胜之脏，故期之以本月之内而死。当死于庚辛日之薄暮也。大骨枯槁，大肉陷下，胸中气满，喘息不便，内痛引肩项，身热脱肉破䐃，真脏见，脉大而虚，如羽毛中人肤。乃十日之内死。此言肺病至心而死，传及于心，故身热也。夫心主血，而生于肾脏之精，血气盛则充肤热肉，心肾伤而精血衰，故破䐃脱肉也。䐃，音窘，肉之标也。盖心不受邪，故死之速也。大骨枯槁，大肉陷下，肩髓内消，动作益衰，真脏来见，期一岁死，脉来如水之流，如鸟之喙。见其真脏，乃予之期日。此言脾病而终于一岁也。脾主为胃行其津液。脾病而津液不行，故肩髓先内消也。肩髓者，大椎之骨髓，上会于脑，是以项骨倾者，死不治也。脾主四肢，脾病则四肢懈惰，故动作益衰。乃予之期日。谓当死于甲、乙之昧旦也，谓乍数乍疏。大骨枯槁，大肉陷下，胸中气满，腹内痛，心中不便，肩项

---

① 逆回：疑为"逆行"。

② 因：疑为"困"，形近之误。

③ 责责然：《素问》原文为"如循刀刃责责然"。

身热，破䐃脱肉，目眶陷，真脏见，脉来搏而绝，如指弹石辟辟然。目不见人，立死；其见人者，至其所不胜之时则死。此肾病而死于脾也。肝传之脾，故目眶陷也。夫肾为生气之原，生气绝于下，故死之更速也。急虚身卒中至，五脏绝闭，脉道不通，气不往来，譬于堕溺，不可为期。此言风寒之邪，卒中于身，精气一时虚夺，不必治其传也。

曰：虚实以决死生，愿闻其情？曰：五实死，五虚死。实者邪气，虚者正气。脉盛、皮热、腹胀、前后不通、闷瞀，此谓五实。心主脉，脉盛，心气实也。肺至皮毛，皮热，肺气实也。脾主腹，腹胀，脾气实也。肾开窍于二阴，前后不通，肾气实也。瞀，目不明也。肝开窍于目，闷瞀者，肝气实也。脉细、皮寒、气少、泄利前后、饮食不入，此谓五虚。脉细，心气虚也。皮寒，肺气虚也。肝主春生之气，气少，肝气虚也。泄利前后，肾气虚也。饮食不下，胃气虚也。盖邪之所凑，其气必虚，是以邪气盛者死，正气虚者亦死也。曰：其时有生者何也？曰：浆粥入胃，泄注止，则虚者活；身汗得后利，则实者活，此其候也。五脏之气，皆由气之所资生，浆粥入胃泄注止，胃气复也。身汗，外实之邪从表散也；得后利，里实之邪从下出也。此言卒发之病，而有死、有生也。

《脉要精微论》曰：夫五脏者，身之强也，头者，精明之府，头倾视深，神将夺矣[1]。诸阳之神气上会于头，诸髓之精上聚于脑，故头为精髓、神明之府。髓海不足则头为之倾；神气衰微，则视深目陷矣。背者，胸中之府，背曲肩随，府将坏矣。肩背为阳，胸海为阴，阳为腑，阴为脏，心肺居于胸中而俞在肩背，故背为胸之府。腰者，肾之府，转摇不能，肾将惫

矣。两肾在于腰内，故腰为肾之府也。膝者，筋之腑，屈伸不能，行则偻附，筋将惫矣。筋会阳陵泉，膝乃筋之会府也。偻，曲其身也。附，依附而行也。筋乃肝之合，筋将惫者，肝脏之精气衰也。骨者，髓之府，不能久立，行则振掉，骨将惫矣。得强则生，失强则死。髓存于骨，故骨为髓之府。不能久立，髓竭于内也。髓竭则骨将惫矣。此言四体形骸、筋精骨髓，亦皆由脏精之所资也。

《诊要经终论》曰：太阳之脉，其终也，戴眼、目上视也。反折、背反张也，瘛疭，手足屈伸也。其色白，亡血也。绝汗乃出，津液外亡也。出乃死矣。津液外脱则血内亡，故死。少阳终者，耳聋，少阳经气绝。百节皆纵，纵即痛也。目睘绝系，睘目，惊貌。绝系一日半死；绝系，目系绝也。其死也，色先青，白乃死矣。青者，甲木之气外脱也。白者，三焦之荣内亡也。阳明终者，口目动作，牵引歪斜也，善惊，闻木音则惕然而惊。妄言，骂詈不避亲疏也。色黄，土气外脱也。其上下经盛，胃气绝而无柔和之象也，不仁。则终矣。肌肤不仁者，荣卫之气绝也。少阴终者，面黑，齿长而垢，心之华在面，面黑者，水气上乘，火气灭而水气脱矣。齿长而垢者，骨气泄也。腹胀闭，上下不通也。上下不通而终矣。心肾水火之气并绝而不能上下交通也。太阴终者，腹胀闭，升降难。不得息，气道滞。善噫善呕，呕则逆，逆则面赤，气逆于上。不逆则上下不通，不逆则痞塞于中，不通则面黑，脾气败。皮毛焦而终矣。肺气败则治节不行。厥阴终者，中热嗌干，木火之气绝也。善溺，肝气下泄也。心烦，包络之气上炎也。甚则舌卷，卵上缩而终矣。此

_____

[1]　神将夺矣：《素问》原文为"精神将夺之"。

十二经之所败也。肝者，筋之合，筋者，聚于阴器而脉络于舌本，故甚则舌卷，卵缩而终矣。

《经脉篇》曰：手太阴气绝则皮毛焦，太阴者，行气温于皮毛者也，故气不荣则皮毛焦，皮毛焦则津液去皮节，津液去皮节者则爪枯毛折，毛折者则毛先死，丙笃丁死，火胜金也。此言肺脏之气死于内也。手少阴气绝则脉不通，脉不通则血不流，血不流则髦色不泽，故其面黑如漆柴者，血先死，壬笃癸死，水胜火也。此言心脏之火气灭也。足太阴气绝者，则脉不荣肌肉，唇舌者，肌肉之本也，脉不荣则肌肤软，肌肤软则舌萎、人中满，人中满则唇反，唇反者肉先死，甲笃乙死，木胜土也。此言脾脏之气死于内也。足少阴气绝则骨枯，少阴者冬脉也，伏行而濡骨髓者也，故骨不濡则肉不能着也，骨肉不相亲则肉软却，肉软却故齿长而垢，发无泽，发无泽者骨先死，戊笃己死，土胜水也。此方肾脏气绝也。足厥阴气绝则筋绝，厥阴者肝脉也，肝者筋之合也，筋者聚于阴器，而脉络于舌本也，故脉弗荣则筋急，筋急则引舌与卵，故唇青、舌卷、卵缩则筋先死，庚笃辛死，金胜木也。此言肝脏之气绝也。五阴气俱绝则目系转，转则目运，目运者为志先死，志先死则一日半死矣。一二日之间，阴阳水火之气终于天地始生之数也。六阳气绝，则阴与阳相离，离则腠理发泄，绝汗乃出，故曰旦占夕死，夕占旦死。此言六腑三阳之气终也。

《平人气象论》曰：肝见庚辛死，心见壬癸死，脾见甲乙死，肺见丙丁死，肾见戊己死，是谓真脏见者死。此论真脏之脉见，而死于胜克之时日也。

《岁露论》曰：其有卒然暴死、暴病者何也？曰：三虚者，其死暴疾也；得三实者，邪不能伤人也。曰：愿闻三虚。曰：乘年之衰，逢月之空，失时之和，因为贼风所伤，是谓三虚。故论不知三虚，工反为粗。曰：愿闻三实。曰：逢年之盛，遇月之满，得时之和，虽有贼风邪气，不能危之也。命曰三实。逢年之虚者，六气司天在泉之不及也。逢月之空者，月郭空[①]之时也。失时之和者，四时不正之气也。夫卫气与天地相参，与日月相应，是年之虚、月之空、时之违和，皆主卫气失常。盖卫气者，卫外以为固也，卫气虚，则腠理疏而邪气直入于内，故为暴病卒死。

《标本病传论》曰：夫病传者，心病先心痛，一日而咳；肺病。三日胁支痛；肝病。五日闭塞不通，身痛体重；脾病。三日不已，死。冬夜半，水胜而火灭也。夏日中。亢极而自焚也。肺病喘咳，三日而胁支满痛；肝病。一日身重体痛；五日而胀；胃病。十日不已，死。冬日入，夏日出。冬气收存，夏气浮长；日出气始生，日入气收引；肺主气，故终于气出入。肝病头目眩，胁支满，三日体重身痛；五日而胀；三日腰脊少腹痛，肾病。胫酸；三日不已，死。冬日入，申酉之时，金气旺而木气绝也。夏早食。寅卯之时，木气终而不生也。脾病身痛体重，一日而胀；二日少腹、腰脊痛、胫酸；三日背胠[②]筋痛，小便闭，肾病。十日不已，死。冬人定，夏晏食。冬之人定在亥，土败而水胜也。夏之晏食在寅，木旺而土绝也。肾病少腹、腰脊痛，骱酸，三日背胠筋痛，小便闭；三日腹胀；三日两胁支痛，三日不已，死。冬大晨，夏晏晡。冬之人明在辰，土旺而水灭也。夏之晏晡在

---

① 月郭空：谓月轮缺而不圆之时。

② 背胠：马莳："胠，膂同。"

亥，水绝而不能生也。胃病胀满，五日少腹、腰脊痛，骱酸；三日背脂筋痛，小便闭；五日身体重；六日不已，死。冬夜半后，土绝而水胜之也。夏日昳。土绝而不能生也。膀胱病，小便闭，五日少腹胀，腰脊痛，骱酸；一日腹胀；一日身体重；二日不已，死。冬鸡鸣，夏下哺。冬鸡鸣在丑，乃少阳、太阳生气之时，气绝而不能生也。夏下哺，乃阳明生气之时，阳明之气亦绝矣。诸病以次相传，如是者皆有死期。以上诸病，如是相胜克而传者，皆有速死之期。

杂　论

《六节脏象论》曰：天食人以五气，地食人以五味，五气，臊、焦、香、腥、腐也，在天为气，在地为化生五味也。五气入鼻，存于心肺，上使五色修明，音声能彰；五味入口，存于肠胃，味有所存，以养五气，气和而生，津液相成，神乃自生。神气为阳，故曰生；津液为阴，故曰成。

《五音五味》篇曰：妇人无须者，无血气乎？曰：冲脉、任脉皆起于胞中，上循背里，为经络之海。其浮而外者，循腹右上行，会于咽喉，别而络唇口。血气盛则充肤热肉，血独盛则淡渗皮肤，生毫毛。今妇人之生，有余于气，不足于血，以其数脱血也，冲任之脉，不荣口，故须不生焉。妇人之生，因月事以时下也。

《营卫生会》篇曰：老人之不夜瞑者，何气使然？少壮之人不昼瞑者，何气使然？答曰：壮者之气血盛，其肌肉滑，气道通，营卫之行，不失其常，故昼精而夜瞑。老者之气血衰，其肌肉枯，气道涩，五脏之气相搏，其营气衰少而卫气内伐，故昼不精，夜不瞑。此论营与卫合，皆行

于皮肤肌腠之间，分为昼夜而外内出入者也。血气者，充肤、热肉，淡渗皮毛之血气。肌肉者，在外皮肤之肌肉，在内募原之肌肉。气道者，肌肉之文理、二焦[①]通会元真之处，营卫之所游行出入者也。故肌肉滑利，气道疏通，则营卫之行，不失其出入之常度，故昼精明而夜瞑合。如肌肉干枯、气道涩滞，则五脏之气相搏而不能通调于外内矣。夫营血者，五脏之精气也。五脏不和则营气衰少，荣气衰则不能外荣于肌肉，而卫气内伐矣。卫气内伐而不得循行五脏，故昼不精、夜不瞑也。

问曰：人有热，饮食入胃，其气未定，汗即出，或出于面，或出于背，或出于身半，其不循卫气之道而出何也？答曰：此伤于风，内开腠理，毛蒸理泄，卫气走之，故不得循其道，此气悍慓滑疾，见开而出，故不得从其道，命曰漏泄。此申明卫气出于上焦，从下焦之气而分布于周身者也。

问曰：夫血之与气，异名同类，何谓也？答曰：营卫者，精气也；血者，神气也；故血之与气异名同类焉。故夺血者无汗，夺汗者无血，故人生有两死而无两生。此言营卫生于水谷之精，皆由气之宣发。营卫者，水谷之精气也。血者，中焦之精汁奉心神化赤而为血；血与营卫皆生于精，故异名而同类焉。汗乃血之液，气化而为汁，故夺其血者则无汗，夺其汗者则无血，无血者死，无汗者亦死。故人有两死，而无两生。无两生者，谓营、卫、血、汗总属于水谷之精也。

问曰：人饮酒，酒亦入胃，谷未熟而小便独先下，何也？答曰：酒者，熟谷之液也，其气悍以清，故后谷而入，先谷而液出焉。饮酒者，先行皮肤，则水津四布

---

① 二焦：疑为"三焦"

而下输膀胱矣。三焦下俞出于委阳，并太
阳之正入络膀胱，约下焦气化而出，故小

便独先下也。

灵素节要浅注卷六

闽长乐陈修园念祖　集　注
男　元犀灵石　参　订
孙　男　　心典徽庵
　　　　　心兰芝亭　同校字
门再晚生绵九林福年

脉　诊

《脉要精微论》曰：诊法常以平旦，阴气未动，阳气未散，饮食未进，经脉未盛，络脉调匀，气血未乱，故乃可诊有过之脉。夫色脉之道，至精至微，然本于阴阳气血。阴静而阳动，有所动作，则静者动，而动者散乱矣，故诊法当以平旦。若饮食于胃，淫精于脉，脉气流经，经脉盛则络脉虚；是以饮食未进，则经络调匀，血气未乱，故可诊有过之脉。过，病也。

切脉动静，而视精明，察五色，观五脏有余不足，六腑强弱，形之盛衰，以此参伍，决死生之分。动静者，阴阳动静也。精明者，五脏之精神，见于声色也。切脉观色，以审脏腑之强弱虚实，兼观形体之盛衰，以此参伍错综而斟酌之，以决其死生之分焉。此论切脉察色，听音声，观脏腑，审形体，四诊咸备，斯成脉要之精微。

尺内两旁，则季胁也，尺内，尺中也。两旁，尺部之外旁也。季胁，两胁之下杪①也。尺外以候肾，尺里以候腹，尺以候肾，以左右两尺而候两肾也。两肾

附于季胁，是季胁之内，乃是两肾；两肾之内，乃是腹中。故以尺内候腹中，尺外以候肾，尺之两旁，以候季胁，是两旁更出于外也。中附上，左外以候肝，内以候膈，中附上者，附左尺而上，左手之关脉也。心肝居左，故左以候肝。膈者，胸胁内之膈也。肝居胁内，故以关候肝；膈气在中，故以内候膈也。右外以候胃，内以候脾。右外者，附右尺而上，右手之关脉也。脾主中央，故以关②内候脾；阴内而阳外，故以关外候胃也。上附上，右外以候肺，内以候胸中；上附上者，从右关而上，右寸口也。心肺居上为阳，故以两寸候气。胸中者，宗气之所居也。经曰：宗气"积于胸中，命曰气海，上出于肺，循喉咙"而行呼吸。左外以候心，内以候膻中。左外，左寸口也。膻中者，臣使之官，心主之相位也。前以候前，后以候后。前曰广明，后曰太冲。寸为阳，尺为阴，故以两手关前以候形身之前，关后以候形身之后。上竟上者，胸喉中事也；下竟下者，少腹、腰、股、膝、胫中事也。

————

① 杪（miǎo 渺）：末端，末尾。
② 关：原作"肝"，据上海锦章书局本改。

上竟上者，从尺关而直上于鱼也；下竟下者，从寸关而直下于尺也。夫身半以上为天，身半以下为地，此又以阴阳之气竟上竟下，而候形身之上下也。

粗大者，阴不足，阳有余，为热中也。上章以脉体而候形身脏腑之定位，此下以脉象而候阴阳邪正之盛虚。脉者，阴阳血气之荣行。粗大者，阳盛于阴也。阳在外，阴在内，阳乘于阴，故热中也。来疾去徐，上实下虚，为厥巅疾；来徐去疾，上虚下实，为恶风也。此以脉之来去上下，以候阴阳上下外内之虚实。来疾去徐者，来盛去悠也；上实下虚者，寸实尺虚也；此气惟上逆，阳盛阴虚，所谓一上不下，寒厥到膝，气上不下，头痛癫疾是也。来徐去疾者，来微去盛也。上虚下实者，寸虚尺实也。此阳虚阴盛，为恶风也。盖风为阳邪，伤人阳气，在于皮肤之间。风之恶疬者，从阳而直入于里阴，是以去疾下实也。此言内因之病，从内而外，自下而上；外因之邪，从外而内，自上而下者也。故中恶风者，阳气受也。此复申明外淫之邪，从阳而阴，自表而里也。阳气受阳则正气虚伤，故来徐上虚；邪气内陷，故去疾下实。有脉俱沉细数者，少阴厥也。沉细数散者，寒热也。浮而散者，为眴[1]仆。此论脉因度数出入之有顺逆。有脉者，言又有厥脉之因，厥脉之象。与上文之上盛下虚之厥脉、厥因不同也。夫脉始于足少阴肾，生于足阳明胃，输于足太阴脾，转而不回者也。如脉沉细而数者，此少阴厥也。少阴之气，不上合于阳明、转输于脏腑，故惟见少阴本脉之沉细也。阳明之热，反下入于阴中，故数也。若沉细数散者，此阴中所陷之阳散，而阴阳相乘，故为寒热也。如浮而散者，此复上逆于阳分，故为眴仆。经曰：清浊之气相干，乱于头，则为眴仆。

此言阴阳之气，不能上下和平，循度环转，如阳陷于阴中，则为沉细而数；如阴阳相乘，则为数散寒热；如阴反上逆于阳，则为浮散而眴仆矣。诸浮不躁者，皆在阳，则为热；其有躁者在手。诸细而沉者，皆在阴，则为骨痛；其有静者在足。此以浮沉躁静，而分手足之阴阳也。诸浮者，无论左右三部之浮，而皆在于阳分；其浮而躁者，在手之三阳也。《终始》篇曰：人迎一盛，在足少阳；一盛而躁，在手少阳。即此意也。无论左右三部之细而沉者，皆在于阴分，其沉细而有静者，在足之三阴也。《阴阳系日月论》曰：手之十指，以应天之十干；足之十二经脉，以应地之十二支。故其有静者，知在足也。太阳少阴，为水火阴阳之主，故为热，为骨痛也。数动一代者，病在阳之脉也，泄及便脓血。此申明浮沉之在气而不经也。所谓诸浮在阳、诸沉在阴者，在阴阳之气也，故为热，为骨痛也。如在阳之脉，则脉见数动，而为便脓血之经证矣，故脉数动；热伤血分，故便脓血；经血下泄，故一代也。

心脉搏坚而长，当病舌卷而不能言；其耎而散者，当消环自已。此言按其脉而知脏腑虚实之病。搏坚而长者，扑击应手有力而长，此为太过之脉，心火太过，故当病舌卷，心主言，故不能言也。其耎而散者，为不足之脉。《灵枢经》曰：心脉微小为消瘅。盖心液不足，则火郁而为消渴之病。心存神，得神机环转，而病自已也。肺脉搏坚而长，当病唾血；其耎而散者，当病灌汗，至令不复散发也。《灵枢经》云：肺脉微急为唾血。盖肺主气而主行营卫阴阳，而气盛太过，则血随而上逆

---

[1] 眴（xún 旬）：目眩。《集韵·谆韵》："眴，目眩也。"

矣。其不及，当病灌汗。灌者，脾土灌溉之汗。盖脾气散津，上归于肺，肺气通调，而后水津四布。今肺气虚，而①不能输布水液，脾气自灌于肌腠皮肤，至令肺气不复通调而散发也。肝脉搏坚而长，色不青，当病坠若搏，因血在胁下，令人喘逆；其耎而散，色泽者，当病益饮。益饮者，渴暴多饮，而易入肌皮，肠胃之外也。肝主血，而主色，脉盛而色不见者，血畜于下也。当病坠伤，或为手搏所伤，因血凝胁下，故令人喘逆。盖肝脉贯膈，上注肺，血积于下，则经气上逆而为喘也，其不及而色泽者，当病溢饮。《金匮要略》云：夫病水人，面目鲜泽。盖水溢于皮肤，故其色润泽也。肝主疏泄，故气虚而渴暴多饮，以致溢于皮肤肠胃之外而为饮也。胃脉搏坚而长，其色赤，当病折髀；其耎而散者，当病食痹。足阳明之脉，从气冲下髀，抵伏兔，下足跗，体伤，故脉盛而色赤也。饮食于胃，由中焦之腐化，胃气不足，故当病食痹。脾脉搏坚而长，其色黄，当病少气；其②④而散，色不泽者，当病足胻肿，若水状也。五脏元真之气，脾所主也。湿热太过，则色黄脉盛而少气矣。其不及，当病足胫肿，脾气虚，故足肿也。若水状而非水病，故其色不泽。肾脉搏坚而长，其色黄而赤者，当病折腰；其耎而散者，当病少血，至令不复也。腰者，肾之府。腰伤，故肾脉盛也。伤其骨者其色赤，黄则外应于肌肉间也；其不及，当病少血。盖肾为牝脏，受五脏之精而存之，肾之精液复上入心而为血，精虚，至令不复化赤而为血也。

曰：诊得心脉而急，此为何病？病形何如？曰：病名心疝，少腹当有形也。曰：何以言之？曰：心为牝脏②，小肠为之使，故曰少腹当有形也。此论诊得脏脉而病在于腑也。病形，病气见于形证也。

盖脏腑经络相连，阴阳相应，是以脉见于脏、形见于腑也。经曰：诸急为寒。心为阳脏而畏寒，故脉急。心为君主之官，而不受邪，故形见于少腹也。曰：诊得胃脉，病形何如：曰：胃脉实则胀，虚则泄。此论诊得腑脉而病在于脏也。经曰：脾气实则腹胀，不足则为溏泄。盖脾与胃以膜相连耳。胃为阳，脾为阴。阳病者，上行极而下，是以脉见于胃，而病见于脾也。此皆阴阳表里上下雌雄相输应也。

《平人气象论》曰：人一呼脉再动，一吸脉亦再动，呼吸定息脉五动，闰以太息，命曰平人。平人者，不病也。出气曰呼，入气曰吸，一呼一吸为一息，平人之脉。一呼再动，一吸亦再动，呼吸定息，脉计五动，盖闰以太息，故五动也。闰，余也。太息者，呼吸定息之时，有余不尽，而脉又一动，如岁余之有闰也。盖人之呼吸，乃阴阳之气，出入循环，有若寒暑往来而成岁，故宜闰以太息之有余。常以不病调病人，医不病，故为病人平息，以调之为法。不病者其息平，病者，其息乱；医者不病，故为病人平息以调之，是为候诊之法矣。人一呼脉一动，一吸脉一动，故曰少气。营气、宗气行于脉中，卫气行于脉外，营卫相将，脉随气转，人一呼一动，一吸一动，减于平人过半，故主气之衰微，人一呼脉三动，一吸脉三动而躁，尺热曰病温，尺不热脉滑曰病风，脉涩曰痹。一息之中，脉六动者，气之太过也，躁，急也。吸而躁者，有余之邪，从外而内也。温病者，冬伤于寒，至春发为温病；冬伤于温，至春发为风温，此皆伏

---

① "而"字下原衍"后水津四布，今肺气虚而"10字据上海锦章书局本删。

② 心为牝（pìn 聘）脏：按《素问》原文为"心为牡脏"。张景岳："牡，阳也。心居火，而居于膈上，故曰牡脏"。

匿之邪，由内而外，从阴而阳，故尺中热也。风为阳邪，伤人阳气，故尺不热。气分之邪，留而不去，则迫于经，故脉滑也。痹者，闭也。邪积而不行，故脉涩泣也。盖言从内而外者为温病，病从外而内者为风邪，留着于外内之间者为痹也。上节言不及者，缘正气衰少；此言太过者，乃邪气有余，而有余之邪，又有阴阳外内出入之别也。人一呼吸四动以上曰死，脉绝不至曰死，乍疏乍数曰死。四动以上，太过之极也，脉绝不至，不及之脉也。乍疏乍数，或太过，或不及，气之乱也。此皆不平之甚，故为死脉。以上论脉：平者，命曰平人，太过不及则病，剧者死矣。

平人之常气禀于胃，胃者，平人之常气也；人无胃气曰逆，逆者死。此论四时之脉，当以胃气为主也。平人之常，受气于谷，谷入于胃，五脏六腑皆以受气，故胃者，平人之常气也。人无胃气，是生机已绝，绝则死矣。**春胃微弦曰平，弦多胃少曰肝病，但弦无胃曰死；**胃气者，中土柔和之气也。弦乃东方春木之象，微乃胃气之和，故得胃气而脉微弦曰平；弦多而少柔和之气曰肝病，但弦无胃曰死。**胃而有毛曰秋病，毛甚曰今病。**毛为秋脉，属金。如春虽得微弦之平脉，而兼轻浮之毛，此金克木。至秋金令之时，则当病矣。如毛脉过甚，此木受金刑，当主即受，此复言四时之脉各有所主之气。如见克贼之脉，虽有胃气，而亦能为病也。**脏真散于肝，肝存筋膜之气也。**脏真者，真脏所存之神也。神在脏为肝，在体为筋，言真脏之神，散于肝，而主存筋膜之气。如春木微弦之脉，乃因胃气而至于手大阴，故曰脉不得胃气，肝不弦，肾不石。是弦、钩、毛、石之脉，亦皆胃气之所生。**夏胃微钩曰平，钩多胃少曰心病，但**

钩无胃曰死；钩乃南方夏火之象，微则柔和之胃气也。夏得胃气而脉微钩曰平，钩多而少微和之气曰心病，但钩无胃曰死。**胃而有石曰冬病，石甚曰今病。**石乃冬令之脉，微钩而带石，乃火中有水，至冬水气所主之时而为病矣。如水气太甚，此火受水克，当即病矣。**脏真通于心，心存血脉之气也。**夏脏之元真通于心，而主存血脉之气。**长夏胃微耎弱曰平，弱多胃少曰脾病，但代无胃曰死；**长夏湿土主气，微耎弱者，中土柔和之气也。代者，相离之脉。盖脾主四季，四季有交相更代之气，是以柔和相离，脾之平脉也。如但代而无微耎之和，此胃气已绝，故为死脉。盖脾之得以灌溉于四脏者，由胃气之所生，故但代无胃曰死。**耎弱有石曰冬病，弱甚曰今病。**耎弱而有石，是所不胜之水气反来侮土，至冬时水气反虚而为病矣。弱甚者，脾气太弱，当主即病。盖言乘侮太甚者即病，而本气虚者，亦即病也。**脏真濡于脾，脾存肌肉之气也。**土脏之元真濡于脾，而主存肌肉之气也。**秋胃微毛曰平，毛多胃少曰肺病，但毛无胃曰死；**毛乃秋金之脉，微乃柔和之胃气也。秋得胃气而脉微毛曰平，毛多而少柔和之气曰肺病，但毛无胃曰死。**毛而有弦曰春病，弦甚曰今病。**毛而有弦，是所不胜之木气反来侮金，则木虚其本位矣。至春当木旺之时，而木气反虚，是以为病，所谓侮反受邪，寡于畏也。弦甚者，乘侮太过，而金气当即病矣。《平脉篇》曰：脉有相乘，有纵有横，水行乘火，金行乘木，名曰纵；火行乘水，木行乘金，名曰横。是四时之中，皆有纵有横。纵者，虽得胃气而所不胜乘之，故曰：胃而有毛，胃而有石。横者，脏气不足，而所胜妄行，故曰毛而有弦，石而有钩。此脏气横行，是以本位虚而反招仇复也。眉批：按四季长夏之中，文义三换，当知四时之气，皆有纵有横，有客气甚而有本气虚者。**脏真高于肺，以行荣卫阴阳也。**金脏之元真，高居于肺，而主行荣卫阴阳，肺主周身之气而调百脉也。**冬胃微石曰平，石多胃少曰肾病，但石无胃曰死；**石乃冬脏之脉，微则柔和之胃气也。肾得胃气而脉微石曰平，石多而少柔和之气曰肾病，但石而无胃气曰死。**石而有钩曰夏病，钩甚曰今病。**石而有钩，火盛则水虚，夏火气反虚，而为病矣。若乘侮太甚，当主今病。**脏真下于肾，**眉批：肝主疏泄，故曰散；心主血脉，故曰通；脾主灌溉，故曰濡；肺脏居尊，故曰高；肾为水府，故曰下。**肾存骨髓之气也。**水脏之元真，下存于肾，而主存骨髓之气。《五运行论》曰：肾主骨髓，髓主肝。

胃之大络，名曰虚里，贯鬲络肺，出于左乳下，其动应衣，脉宗气也。此言五脏之脉资生于胃，而胃气之通于肺，肺者，乃宗气也。胃腑水谷之所生，积于胸中，上于喉咙，以司呼吸，行于十二经隧之中，为脏腑经脉之宗，故曰宗气。而动应衣者，乃胃腑宗气之所出，此脉以候宗气者也。**盛喘数绝者，则病在中；结而横，有积矣，绝不至，曰死。乳之下，其动应衣，宗气泄也。**此言·四时胃少曰病者，宗气之为病也。五脏无胃气曰死者，宗气或绝于内而或泄于外也。宗脉贯膈络肺，如喘盛而乳下之脉数绝者，宗气病于膻中也。如脉结而有止者，虚里之横络有积滞也。是胃气少而无五脏之病者，宗气之有虚有实。如虚里之脉绝不至者，胃腑之生气绝于内也。乳之下其动甚而应衣者，宗气欲泄于外也。此无胃气而为五脏之死脉也。

欲知寸口太过与不及，寸口之脉中手短者，曰头痛。寸口脉中手长者，曰足胫痛。寸口脉中手促上击者，曰肩背痛。寸口脉沉而坚者，曰病在中。寸口脉浮而盛者，曰病在外。寸口脉沉而弱，曰寒热及疝瘕，少腹痛。寸口脉沉而横，曰胁下有积，腹中有横积痛。寸口脉沉而喘，曰寒热。此以寸口而候外因之病也。夫寸为阳，尺为阴；外为阳，内为阴；皮肉筋骨为阳，腹中胁内为阴。盖天地四时之气，从外而内，由阳而阴，故以寸口之浮沉以候外因之外内也。寸口之脉中手短者，此惟在寸之阳部，故主头痛，诸阳气之在上也。寸口脉中手长者，寸脉直下于尺中，此阳邪直行于下部，故主足胫痛也。中手促上击者，浮而扑击应手，此阳邪不上不下，故主在肩背之中也。此以外邪在形身之外，而有上、中、下之分也。沉为在里，浮主在外。寸口脉沉而坚，主病邪坚积在里；若浮而盛，主病邪在外；此以寸口之浮沉，而别外邪之在形身之外内也。寸为阳，沉为阴。寸口脉沉而弱，此正气虚而阳邪直入于里阴，阴阳相乘，故主寒热。阳邪入里，故又主疝瘕而少腹痛也，此正气弱而阳邪直入里阴之下也。胁下主身半之中，腹中为形身之里。寸口脉沉而横，是外邪入于里阴之中，故主胁下腹中有横积也。邪气上逆则喘，寸口脉沉而喘，此外因之阳邪入于里阴而上逆，阴阳相搏，故为寒热。此又以寸口之沉，候外因之邪入于里阴，而亦有上、中、下之别也。**脉盛滑坚者，曰病在外。**此复以寸、关、尺之三部，而候病之外内、新故也。曰脉盛、脉小者，概左右三部而言也。夫以寸口之脉浮沉，以候外内上下者，候表里阴阳之气也。盖天地四时之邪，始伤气分，留而不去，则入于经，然亦有始终留于气分者，有即转入于经者。邪之中人，变幻不一，故当以脉甄之，是以气分之邪，止见寸口之浮沉长短。如入于经，则有滑、涩、紧、急之形象矣，夫脉乃阴血，气之阳邪入经[①]，阴阳相搏，其脉则滑，是以脉盛滑者病在外，有余之病，故坚而有力也。**脉小实而坚者，曰病在内。**夫经脉外络形身，内连脏腑，病在内者，故小实而坚。此以三部之盛、滑、小、实，而分别邪正在外在内也。**脉小弱以涩，谓之久病。脉滑浮而疾者，谓之新病。**始受之邪，邪正相持，故滑浮而疾。久则血脉已伤，故小弱以涩也。**脉急者，曰疝瘕少腹痛。脉滑曰风。**诸急为寒，故主疝瘕在内。滑主阳热，故主风邪在阳。此又以三部之急滑，以别邪病之在阳络阴络也。**脉涩曰痹。**痹者，闭也。风、寒、湿邪皆能为痹，或在于皮肉、筋骨之间，或内舍于五脏六腑，故痹病于外内之间者，其脉皆主涩象也。**缓而滑曰热中，盛而紧曰胀。**缓为脾脉，滑则热盛于中，紧则为寒，故主腹胀也。此外因之邪，入于腹中而有寒热之分也。**脉从阴阳，病易已；脉逆阴阳，病难已。脉得四时之顺，曰病无他；脉反四时及不间脏，曰难已。**所谓阴阳者，气血外内上下也。言脏腑之脉，阴阳并交，雌雄相应，内外循环，此为顺也。如阴阳反逆，其病为难愈。脉得四时之顺者，春脉微弦，夏脉微钩，此得四时生气之顺，而无其他变也。反四时者，春胃而有毛，夏胃而有石也。间脏者，相生而传也。不间脏者，相克而传也。如外淫之邪，始传皮毛，则内合于肺，肺欲传肝，而肾间之；肾欲传心，而肝间之；肝欲传脾，而心间之；心欲传肺，而脾间之；脾欲传肾，而肺间之，此节乃总结上文之义。**臂多青脉，曰脱血；**此论内因之病，自内而外，从尺而寸由血而经，经而气也。臂多青脉者，臂内浮见之络脉多青，盖因血脱而不华于色也。《灵枢经》曰：脉急者，尺之皮肤亦急；

脉缓者，尺之皮肤亦缓。故善调尺者，不待于寸；善调脉者，不待于色，能参合而行之，可谓上工。**尺脉缓涩，谓之解㑊安卧，**此以尺部而候五脏之病也。缓为脾脉，涩主脏气不足，解㑊，懒惰也。此脾脏之为病也。**脉盛，谓之脱血；**尺属阴而主血脉，宜安静。盛者，肝脏之火盛，而血不存也。**尺涩脉滑，谓之多汗。**《诊尺》篇曰：尺肤涩者，风痹也。夫邪迫于经，其脉则滑，以风之阳邪，闭于皮肤之间，而迫经脉，故主多汗。所谓阳加于阴谓之汗，汗乃心之液也。此以诊尺而知肺合之表汗也。**尺寒脉细，谓之后泄。**《诊尺》篇曰：尺肤寒，其脉小者，泄少气。夫阳气生于阴中，尺肤寒，生阳之气少矣。阳气衰于下，故主虚泄，泄则亡阴，故脉细也。此以诊尺而知肾脏之生阳、下焦之虚泄也。**脉尺粗常热者，谓之热中。**尺肤粗常热者，火热下行，故主热中，此诊尺而知心火之下行也，夫阴阳气血，由阴而阳，从下而上，是以诊尺而知病之外内上下。**肝见庚辛死，心见壬癸死，脾见甲乙死，肺见丙丁死，肾见戊己死，是谓真脏见者死。**此论真脏脉见而死于胜克之时日也。夫五脏之气，地之五行所生，地之五行，天之十干所化，是以生于五行，而死于十干也。眉批：按此节当在篇末"辟辟如弹石曰肾死"之下，误脱在此。

　　颈脉动喘疾咳，曰水。目内微肿，如卧蚕起之状，曰水。溺黄赤安卧者，黄疸。已食如饥者胃疸。面肿曰风。足胫肿曰水。目黄者曰黄疸。此节独调其尺，以言其病，从外知内也。是以见颈脉动疾、目内微肿、足胫肿者，如水病之在里也。溺赤安卧、已食如饥者，知为黄疸胃疸

―――――――――

①　气之阳邪入经：《黄帝内经素问集注》："气分之阳邪入经"。

也。面肿者，知为风水也。此又不待持脉，而知其病也。

妇人手少阴脉动甚者，妊子也。此复言诊尺之微妙，非惟治病，而妇人之妊子，亦可以分别也。子，男子也，以妇人之两手尺部候之，若左手之少阴肾脉动盛者，当妊子，以左男而右女也。脉有逆从四时，未有存形，春夏而脉沉涩，秋冬而脉浮大，命曰逆四时也。从，顺也。五脏之气，外合于四时，故其脉有春弦、夏钩、秋毛、冬石之存形，而阴阳出入之大概，不可逆也。风热而脉静，泄而脱血脉实，病在中脉虚，病在外脉涩坚者，皆难治，命曰反四时也。夫天地有四时之寒暑，而人之气血，有浮大沉瘦之阴阳，即受病之脉气，亦有外内虚实之相应，是以脉不应病者，命曰反四时也。如风热之病，气应浮动，而脉反静；泄脱之病者，气应虚浮，而脉反实；病在中者，气应沉实，而脉反虚；病在外者，气应升浮，而脉反坚涩，此脉证之不相应者，正气乱也。故为难治。

人以水谷为本，故人绝水谷则死，脉无胃气亦死。所谓无胃气者，但得真脏脉，不得胃气也。所谓脉不得胃气者，肝不弦，肾不石也。此言五脏元真之气，亦皆胃腑水谷之所生也。五脏者，皆禀气于胃，胃气，水谷之所资生，故人以水谷为本，胃绝水谷则死。脉无胃气亦死也。所谓无胃气者，真脏脉见，而不得微和之气也。又非惟微和之为胃气也，即真脏之脉，亦胃气之所资生也。太阳脉至，洪大以长；少阳脉至，乍数乍疏，乍短乍长；阳明脉至，浮大而短。此言阳明胃气，不独行于五脏，而亦行气于三阳也。夫脾与胃，以膜相连耳，是以胃气之行于五脏者，由脾气之转输。故太阴为之行气于三阴，阳明者，表也，五脏六腑之海也，亦

为之行气于三阳。是以脏腑各因其经，而受气于阳明焉。故太阳之洪大，阳气之盛也；少阳之乍忽，初生之象也；阳明之浮大而短者，两阳合明，阳盛而间于二阳之间也。此三阳之气，亦胃腑之所生也。

夫平心脉来，累累如连珠，如循琅玕，夏以胃气为本；此言脏真之脉，四时以胃气为本也。累累如连珠者，滑利如珠，连绵相贯。心脏和平之象也。琅玕，美玉之似珠者，取其温润而柔滑也。此脏真之脉，柔奕和平者，得四时之胃气也。前节以四时胃气，资于脏真，故曰：春胃微弦，夏胃微钩。此节以五脏之真，得四时胃气，故曰平心脉来，夏以胃气为本；平肺脉来，秋以胃气为本。是以脉象之少有不同也。盖弦、钩、毛、石者，脏真之气象也，如连珠、如榆荚者，脏真之体象也。病心脉来，喘喘连属，其中微曲，曰心病；死心脉来，前曲后居，如操带钩，曰心死。喘喘，急疾貌。喘喘连属，心气不安也。曲者，钩之象，其中微曲，心气虚也。故当主心病。居，不动也。曲而不动，如操带钩，无如珠生动之象矣。

平肺脉来，厌厌聂聂，如落榆荚，曰肺平；秋以胃气为本；厌厌，安静貌。聂聂，轻小也。落，降收也。如榆荚者，轻薄而中不虚。盖肺脉虽主收降轻虚之象，而资生于脾土，是以有如榆荚之轻而中不虚也。病肺脉来，不上不下，如循鸡羽，曰肺病；死肺脉来，如手之浮，如风吹毛，曰肺死。不上不下，往来涩滞也。如循鸡羽，较之榆荚，更属轻虚。其中又不得生我之土象，而反有贼我之木体，故曰肺病。如物之浮，虚无根也；如风吹毛，散乱剧也。

平肝脉来，软弱招招，如揭长竿末梢，曰肝平；春以胃气为本；软弱，初生柔毛之气也。以手相呼曰招，招招，乍起

乍伏之象，形容其初生脉象也。长竿梢末，长而软也。此皆本于胃气，故脏真之脉，得以柔和软平。病肝脉来，盈实而滑，如循长竿，曰肝病；死肝脉来，急益劲，如新张弓弦，曰肝死。盈实则非软弱招招之象矣。如循长竿，非若梢末之软弱矣。滑脉如珠，弦长带滑，如竿之有节矣。《辨脉篇》曰：累累如循长竿者，名阴结也，此肝气病而阻结也。急益劲，如新张弓弦，强劲之剧，胃气绝也。

平脾脉来，和柔相离，如鸡践地，曰脾平，长夏以胃气为本；和柔，中土柔和之气也。相离，时一代也。盖脾为孤脏，而中央土以贯四旁，故柔和之中，而有相离之代散也。鸡足有四爪，践地极和缓，形容脾土之灌溉四脏，有如鸡之践地，和缓而四散也。病脾脉来，实而盈数，如鸡举足，曰脾病；实而盈数，阜实而无柔和之气也。如鸡举足，拳而收敛，不能灌溉于四脏也。死脾脉来，锐坚如乌之喙，如鸟之距，如屋之漏，如水之流，曰脾死。如乌之喙，坚止而无柔和相离之象也。如鸟之距者，较鸡举足更拳急也。如屋之漏者，点滴稀疏而不能灌溉也。如水之流者，湿土之气四散也。盖言脾主中和之气，如太过不及之甚者，皆为死脉也。

平肾脉来，喘喘累累如钩，按之而坚，曰肾平；眉批：按：琅玕，石之美者。钩乃心之脉也。心脉如循琅玕，肾脉如钩者，心肾水火之气互相交济者也。冬以胃气为本；喘喘累累，沉石生动之象也。如钩者，浮而中空，水之体也。按之坚者，石之象也。病肾脉来，如引葛，按之益坚，曰肾病；死肾脉来，发如夺索，辟辟如弹石，曰肾死。如葛如索者，本象也。沉石者，肾之本体。如引葛而按之益坚，是肾气不存而外泄矣。如夺索者，如引葛而更益劲矣。辟辟如弹石者，无喘累

生动之气，肾之死象也。

《玉机真脏论》曰：春脉者肝也，东方木也，万物之所以始生也；故其气来，软弱轻虚而滑，端直以长，故曰弦。反此者病。春弦、夏钩、秋毛、冬石，脏真之神也。此篇言真脏之脉资生于胃，输裹于脾，合于四时，行于五脏，五脏相通，移皆有次，如璇玑玉衡，转而不回者也。如五脏有病，则各传其所胜，至其所不胜则死。有为风寒外乘，亦逆传所胜而死者；有为五志内①，交相乘传而死；有春得肺脉，夏得肾脉，真脏之神，为所不胜之气乘之者，皆奇恒之为病也。故曰奇恒者，言奇病也。所谓奇者，使奇病不得以四时死也。恒者，得以四时死也。是以春脉者肝也。言春时之脉，肝脏主气，而合于东方之木，如万物之始生，故其气来软弱轻虚而滑，端直以长。盖以脏真之气，而合于四时，非四时之气，而为五脏之顺逆也已。何如而反？曰：其气来实而强，此谓太过，病在外；其气来不实而微，此谓不及，病在中。实而强者，盈实而如循长竿也。不实而微，无端长之体也。言五脏之神气，由中而外，环转不息。如气盛强，乃外出之太过；如气不足，则衰微而在中。太过不及，皆脏真之气，不得其和平而为病也。春脉太过与不及，其病皆何如？曰：太过则令人善忘，忽忽眩冒而巅疾；其不及，则令人胸痛引背，下则两胁胠满。夫五脏之脉，行行气于其所生，受气于所生之母。肝行气于心，受气于肾，春脉太过，则气并于上，经曰：气并于上，乱而善忘。气上盛而与督脉会于巅，故眩冒而巅疾也。《金匮要略》曰：胸痛引背，阳虚而阴弦故也。盖春木之阳，生于肾水之阴，阴气虚寒，以致生阳不足，故胸痛

---

① "内"字下疑脱"伤"字。

引背也。胁肢乃肝之部分，生气虚寒而不能外达，故逆满于中。

夏脉如钩，何如而钩？曰：夏脉者心也，南方火也，万物之所以盛长也；故其气来盛去衰，故曰钩。反此者病。心脉通于夏气，如火之发焰，如物之盛长，其气外出者，故脉来盛而去悠。有如钩象，其本有力而肥，其环转则秘而微也①。何如而反？曰：其气来盛盛长之本气也。去亦盛，太过于外也。此谓太过，病在外；其气来盛盛长之气衰于内也。去反盛，根本虚而去反盛也。此谓不及，病在中。按：太过不及与至而不至，至而太过之义合参。夏脉太过与不及，其病皆何如？曰：太过则令人身热而肤痛，为浸淫；其不及，则令人烦心，上为咳唾，下为气泄。身热肤痛者，心火太过而淫气于外也。浸淫，肤受之疮，火热盛也。其不及则反逆于内，上熏肺而为咳唾，下走腹而为气泄矣。夫心气逆则为噫，虚逆之气不上出为噫，则下行而为气泄。气泄者，得后与气，快然如衰也。

秋脉者肺也，西方金也，万物之所以收成也；故其气来，轻虚以浮，来急去散，故曰浮。反此者病。秋气降收，外虚内实，内实故脉来急，外虚故浮而散也。按：诸急为寒，阴气渐来，故脉来急；阳气渐去，故去散也。何如而反？曰：其气来毛而中央坚，此为太过，病在外；其气来毛而微，此谓不及，病在中，如榆荚而两旁虚，中央实，此肺之平脉，坚则为太过矣。毛而微，是中央两旁皆虚，此所生之母气不足，而致肺气更衰微也。秋脉太过与不及，其病皆何如？曰：太过则令人逆气，而背痛愠愠然；其不及，则令人喘，呼吸少气而咳，上气见血，下闻病音。肺主周身之气，太过则反逆于外，而为背痛。肺之俞在肩背也。愠愠。忧郁不

舒之貌。经曰：气并于肺则忧。其不及则令人气虚而喘，呼吸少气而咳。虚气上逆，则血随而上行；虚气下逆，则闻呻吟之病音。盖肺主气而司呼吸开阖，其太过则盛逆于外，其不及则虚逆于内也。

冬脉者肾也，北方水也，万物之气以合藏也；故其气来，沉以搏，故曰营。反此者病。营，居也。言冬气之安居于内也，如万物之所以合存也。沉而搏者，沉而有石也。何如而反？曰：其气来如弹石者，此谓太过，病在外；其去如数者，此谓不及，病在中。如弹石者，石而强也。肾为生气之原，数则为虚，生气不足也。冬脉太过与不及，其病皆何如？曰：太过则令人解㑊，脊脉痛而少气，不欲言；其不及，则令人心悬如病饥，䏚中清，脊中痛，少腹满，小便变。肾为生气之原而主闭存，太过则气外泄，而根本反伤，故为懈惰少气；生阳之气不足，故脊中痛，心主言而发源于肾，根气伤故不欲言也。其不及则心肾水火之气不能交济，故令人心悬如病饥。䏚中，胁骨之䏚②，当两肾之处。肾之生阳不足，故䏚中冷也。肾合膀胱，肾虚而不能施化，故小便变而少腹满也。

四时之序，逆从之变异也，然脾脉独何主？总结上文，而言脏真之气，合于四时，有升降浮沉之序。如逆其顺序和平之气，则有变异之病矣。然四时之脉，只合四脏，而脾脏之脉，独何所主乎？曰：脾脉者，土也，孤脏以灌四傍者也。脾属土而位居中央，各王四季，月十八日，不得独主于时，故为孤脏。然则脾善恶，可得见乎？曰：善者不可得见，恶者可见。此

---

① 其环转则秘而微也：按《黄帝内经素问集注》："其环转则秒而微也"。
② 䏚：通"䏚"。

言脾灌四脏，四脏受脾之气，而各见其善，是脾之善在四脏，而不自见其善耳。恶者如何可见？曰：其来如水之流者，此为太过，病在外；如乌之喙者，此谓不及，病在中。如水之流者，灌溉太过也。如乌之喙者，黔喙之属，艮① 止而不行也。脾为中央土以灌四傍，其太过与不及，其病皆何如？曰：太过则令人四肢不举；其不及则令人九窍不通，名曰重强。经曰：四肢皆禀气于胃，而不得至经，必因于脾，乃得禀。脾为湿土主气，湿行太过故令人四肢不举。经曰：五脏不和，则九窍不通。脾气不足，则五脏之气皆不和矣。夫胃为阳土而气强，脾为阴土而气弱，脾弱而不禀水谷之气，则胃气益强，故名曰重强。盖言脾气虚而不能为胃行其津液者，胃强脾弱，脏腑之刚柔则不和也。

其脉绝不来，若人一息五六至，其形肉不脱，真脏虽不见，犹死也。此言仓卒之病，非但不可为期，并不得形肉脱而真脏见也。脉绝不来，生气绝于内也。一息五六至，邪气盛于外也。此邪气盛而正气绝，不必真脏见而犹死也。

真肝脉至，中外急，如循刀刃责责然，如按琴瑟弦，色青白不泽，毛折乃死；真心脉来，坚而搏，如循薏苡子累累然，色赤黑不泽，毛折乃死；真肺脉至，大而虚，如以羽毛中人肤，色白赤不泽，毛折乃死；真肾脉至，搏而绝，如指弹石辟辟然，色黑黄不泽，毛折乃死；真脾脉至，弱而乍数乍疏，色黄青不泽，毛折乃死。诸真脏脉见者，皆死不治也。此审别真脏之脉象，乃可予② 之期日也。如循刀刃，如按琴瑟弦，肝木之象也。如薏苡子，如弹石，心肾之象也，皆坚劲之极，而无柔和之气也。乍数乍疏，欲灌不能，脾气欲绝之象也。如羽毛中人肤，肺气虚

散之象也。盖坚劲虚散，皆不得胃气之中和，人无胃气则死矣。色青白不泽，赤黑不泽，皆兼克贼所胜之色，色生于血脉，气将绝故不泽也。夫脉气流经，经气归于肺，肺朝百脉，输精于皮毛，毛脉合精，而后行气于脏腑，是脏腑之气欲绝，而毛必折焦也。《灵枢经》曰：血独盛则淡惨皮肤③，生毫毛。又曰：经脉空虚，血气弱枯，肠胃聂辟，皮肤薄着。毛腠夭焦，予之死期。是皮毛夭折者，血气先绝也。

见真脏曰死，何也？曰：五脏者，皆禀气于胃，胃者五脏之本也；脏气者，不能自致于手太阴，必因于胃气，乃至于手太阴也。故五脏各以其时，自为而至于手太阴也。故邪气胜者，精气衰也；故病甚者，胃气不能与之俱至于手太阴，故真脏之气独见。独见者，病胜脏也，故曰死。五脏之气，皆胃腑水谷之所资生，故胃为五脏。手太阴者，两脉口也。脏气者，五脏之精气也。五脏之气，必因于胃气，乃至于手太阴也。又非微和之为胃气也，即五脏之弦、钩、毛、石，各以其时，自为其象。而至于手太阴者，皆胃气之所资生。故邪气胜者，五脏之精气已衰，而不能为弦、钩、毛、石之象矣。如令人有大病而病甚者，胃气绝而真脏见。真脏见者，病气胜而脏气绝也。

凡治病，察其形气色泽，脉之盛衰，病之新故，乃治之，无后其时。盖五脏乘传，有浅有深；而胃气不资，有虚有实。故当察其形气色脉。合病者，宜急治之。无后其时，而致于死不治也。形气相得，谓之可治；色泽以浮，谓之易已；脉从四

① 艮：（gèn）：坚韧。
② 予：通"预"。
③ 血独盛则淡惨皮肤：《灵枢·五音五味》："血独盛则澹渗皮肤。"

时，谓之可治；脉弱以滑，是有胃气，命曰易治，取之以时。形气相得，病之新也。色泽以浮，乘逆浅也。脉从四时者，五脏各以其时，自为而至于手太阴也。察此四易，当急治之。而无后其时。取之以时者，春刺散俞，夏刺络俞，秋刺皮肤，冬刺俞窍也。形气相失，谓之难治；色夭不泽，谓之难已；脉实以坚，谓之益甚；脉逆四时，为不可治。必察四难，而明告之。形气相失，病之久也。色夭不泽，乘传深也。脉实以坚，无胃气也。脉逆四时，克贼胜也。察此四难，而明告其病者焉。

所谓逆四时者，春得肺脉，夏得肾脉，秋得心脉，冬得脾脉，其至皆悬绝沉涩者，命曰逆四时。春得肺脉，夏得心①脉者，脏精衰而所不胜乘之也。其至皆悬绝沉涩者，无胃气之资生也。

病热脉静；泄而脉大；脱血而脉实；病在中，脉实坚；病在外，脉不实坚者，皆难治。脉病不相应者，病胜脏也，故皆为难治。

《阴阳别论》曰：脉有阴阳，知阳者知阴，知阴者知阳，十二经脉，乃脏腑阴阳配合，故知阳者可以知阴，知阴者可以知阳，能知阴阳，可别死生。凡阳有五，五五二十五阳。此节以胃气脏真而分别其阴阳也。胃脘之阳，资养五脏，五脏相生而各有五，是以五五二十五阳也。所谓阴者，真脏也，见则为败，败必死也。五脏为阴，脏者，存也，神存而不外见者也。如无阳和之胃气，而真脏之脉见，见则脏气为败，败必死也。所谓阳者，胃脘之阳也。所谓二十五阳者，乃胃脘所生之阳气也。胃脘者，中焦之分，主化水谷之精气，以资养五脏者也。夫四时之脉，春弦、夏洪、秋浮、冬沉、长夏和缓。五脏之脉，肝弦、心洪、脾缓、肺涩、肾沉。

如春时之肝脉微弦而长，心脉微弦而洪，脾脉微弦而缓，肺脉微弦而涩，肾脉微弦而沉；夏时之肝脉微洪而弦，心脉微洪而大，脾脉微洪而缓，肺脉微洪而涩，肾脉微洪而沉；四时五脏，皆得微和之胃气，故为二十五阳也。别于阳者，知病处也。别于阴者，知死生之期。能别阳和之胃气，则一有不和，便可知病处。能别真脏之阴脉，则知肝脉至者，期十八日死；心脉至者，九日死也。此论真脏为阴，胃气为阳，与上下二节论经脉之阴阳不同也。

凡持真脉之脏脉者，肝至悬绝急，十八日死；心至悬绝，九日死；肺至悬绝，十二日死；肾至悬绝，七日死；脾至悬绝，四日死。此审别真脏胃脘之阴阳也。悬绝者，真脏脉悬而绝，无胃气之阳和也。

《五脏生成篇》曰：诊病之始，五决为纪，欲知其始，先建其母。所谓五决者，五脉也。诊，视也。始者，言邪始在三阴三阳之气分也。五决者，审别五脏阴阳之经气，以决其病也。欲知其病之始在某经，先分立五脏为根本。审其邪病某经之气，某脏之经也。

赤，脉之至也，喘而坚，诊曰：有积气在中，时害于食，名曰心痹；得之外疾，思虑而心虚，故邪从之。赤当脉，脉合心，故曰赤脉之至也。喘，急疾也。坚，牢坚也。心脉之至，急而牢坚，主积气于中，当时害于食。盖食气入胃，浊气归心，淫精于脉，有积于中，故害于食也。名曰心痹，积气痹闭于心下也，此得之外淫之邪，因思虑而心虚，故邪气乘虚而留于内也。经曰：心怵惕思虑则伤神。神伤则心虚矣。白，脉之至也，喘而浮，上虚下实，惊，有积气在胸中，喘而虚，

———————

① 心：疑为"肾"。

名曰肺痹，寒热；得之醉而使内也。《辨脉篇》曰：呼吸者，脉之道也。盖呼吸急则脉亦急，故以呼吸之喘急，以形容脉之急疾也。肺主气而虚，故脉浮，病气而不病血，病上而不病下，故脉上虚而下实也。阳气虚，则善为惊骇矣。胸中为气之海，上注于肺，以司呼吸，邪积于上，则膻中之正气反虚，故为虚喘也。脏真高于肺，主行营卫阴阳，阴阳虚乘，则为往来之寒热矣。酒者，熟谷之液，其气慓悍，入于胃中则胃胀，气上逆则满于胸中，醉而使内则气上逆，故有积气在胸中也。入房太过则伤肾，肾为本，肺为末，本伤故肺虚也。青，脉之至也，长而左右弹，有积气在心下，支胠，名曰肝痹；得之寒湿，与疝同法，腰痛足清，头痛。脉长而弹，弦而急也。弦则为减，诸急为寒，此得之寒湿而阳气受伤，故弦急也。心下为膈，胠下为肢，内膈下连于两胠，邪在心下支胠间，故脉左右弹也。清湿地气之中人也，必从足始。足厥阴之脉，从足上腘，入毛中，过阴器，抵小腹，布胁肋，故病证与疝痛相同，而腰痛足冷也。厥阴与督脉会于巅，故头痛也。黄，脉之至也，大而虚，有积气在腹中，有厥气，名曰厥疝，女子同法；得之疾使四肢，汗出当风。腹中，脾土之郭郭[1]也。脾属四肢，土灌四末，四肢汗出当风，则风湿内乘于脾而为积气。盖风木之邪，内干脾土，湿与阴土同气相感，故留聚而为积也。脾气不能灌溉于四旁，则逆于中而为厥气矣。名曰厥疝者，气逆而痛也。夫男女气血相同，受病亦属同法，故于中央土脏，而曰女子同法者，亦类推于四脏也。黑，脉之至也，上坚而大，有积气在小腹与阴，名曰肾痹；得之沐浴清水而卧。尺以候肾，黑脉之至，上坚而大者，肾脏有积，而肾脉坚大也。上坚者，坚大在上而

不沉也。与阴者，小腹而兼于前阴也。清水，冷水也。肾脏寒水主气，亦同气相感也。

《三部九候论》曰：天地之至数，始于一，终于九焉。始于一，终于九者，天之数也。曰天地之至数者，言天包乎地，地气通于天也。一者天，二者地，三者人；因而三之，三三者九，以应九野。一者，奇也，阳也。二者，偶也，阴也。奇阳应天，偶阴应地。三者，参也，应人。因三才而三之则为九。九野者，九州分野，上应天之二十八宿也。按：朱永年曰：天以应皮，地以应肉，人以应血脉，一部之中，有皮、有肉、有血脉，有合于四时、五音、六律、七星、八风、九野，是为九九八十一也。故人有三部，部有三候，以决死生，以处百病，以调虚实，而除邪疾。人有三部，部有三候者，三而成天，三而成地，三而成人也。决死生者，观其形气，别其阴阳，调其血脉，察其脏腑，以知死生之期也。处百病者，表里、阴阳、寒热、虚实之为病也。调虚实者，实则泻之，虚则补之也。除邪疾者，去血脉除邪风也[2]。

何谓三部？曰：有下部，有中部，有上部；部各有三候，三候者；有天，有地，有人也。必指而导之，乃以为真。夫人生于地，悬命于天，天地合气，命之曰人，是以一身之中有三部，一部之中，而各有天、地、人。不知三部者，阴阳不别，天地不分，以实为虚，以邪为正，绝人长命，予人天殃。故必扪循三部九候之盛虚而调之，乃以为治法之真。上部天，两额之动脉；在额两分，上循于顶，足太

---

[1] 郭（fú）郭：郭，古代指城外面围着大城。郭：城墙。

[2] 去血脉除邪风也：疑作"除去血脉邪风也"。

阳膀胱脉也。太阳为诸阳主气，故主上部天。上部地，两额①之动脉；在鼻两旁，近于巨髎之分，足阳明胃脉也。二阳之气而主上，故为上部地。上部人，耳前之动脉；在耳前曲车下陷中，手太阳小肠脉也。夫心主血，而小肠为之使。人之所以生成者，血脉也，故主上部人。此阳气之在上也。中部天，手太阴也；两手气口之动脉，手太阴脉也。五脏之应天者肺，然脏为阴，故主中部天。中部地，手阳明也；在大指次指歧骨间，合骨之分，动应于手，手阳明大肠脉也。阳明居中土，故主中部地。中部人，手少阴也；在锐骨端之动脉，手少阴心脉也。三以应人，人主血脉，心主血脉之气，故主中部人。下部天，足厥阴也；在毛际外，气冲下，五里之分，动应于手，足厥阴肝脉也。厥阴为阴中之少阳，主春生之气，故主下部天。下部地，足少阴也；在足内踝后，太溪之分，动脉应手，足少阴肾脉也。肾为牝脏居下，故主下部地也。下部人，足太阴也。在鱼腹上，越筋间，箕门之分，动脉应手，足太阴脾脉也。脾为阴脏而居中，故主下部人。故下部之天以候肝，地以候肾，人以候脾胃之气。此以下部之三候，以候膈下之三神脏焉。

中部之天以候肺，地以候胸中之气，人以候心。肺属乾金而主气，故天以候肺。心主血脉，而居肺之下，故人以候心，胸中，膻中，宗气之所聚也。宗气者，阳明水谷之所资生，故地以候胸中之气。此以中部之二候，以候隔上之二神脏，中土之二形脏焉。上部之天以候头角之气，地以候口齿之气，人以候耳目之气。太阳为诸阳主气，其经脉上颊交巅，会于脑，出于项，故天以候头角之气。足阳明之气，胃腑之所生也，其经脉起于鼻交颏中，上入齿中，还出挟口环唇下，故

地以候口齿之气。手太阳者，少阴心脏之腑也，其经脉上目锐眦，入耳中，为听宫，故人以候耳目之气。此以肤、喉、头首，以候三形脏焉。盖阳脏之气在上也。三部者，各有天，各有地，各有人；三部之中而有九候。三而成天，三而成地，三而成人，九候之中而各有三焉。三而三之，合则为九。九分为九野，九野为九脏；兼三才而三之，合则为九，九分为九野。九野者，言身形之应九野也。左足应立春，左胁应春分，左手应立夏，鹰喉头首应夏至，右手应立秋，右胁应秋分，右足应立冬，腰足下窍应冬至，六腑膈下，三脏应中州。凡此九者，以候脏腑阴阳之气，故九野为九脏。故神脏五，形脏四，合为九脏。神脏者，心存神，肝存魂，肺存魄，脾存意，肾存志也。形脏者，胃与大肠、小肠、膀胱存有形之物也。夫五味入口，存于肠胃，味有所存，以养五气，气和而生，津液相成，神乃自生。是五脏之神，由肠胃津液之气生也。胃主化水谷之津液，大肠主津，小肠主液，膀胱者，津液之所存；故以四腑为形脏。而人之阴阳气血、肌肉经脉，皆由此九脏之所生也，**五脏已败，其色必夭，夭必死矣**。夭，死色也。言五脏之神气，由形脏之资生；五色之外荣，由五脏之所发，此以九脏九候之气，而复归重于五脏之神气焉。

决死生奈何？曰：形盛脉细，少气不足以息者危；夫形充而脉坚大者，顺也。形充而脉软弱者，气衰，衰则危矣。**形瘦脉大，胸中多气者死**。《针经》曰：病形而肉脱，气胜形者死，形胜气者危。盖形瘦者，正气衰也；脉大者，病气进也；胸中多气者，气胜形也；气胜形者，邪气盛而正气脱也。**参伍不调者病**；此即独大、

---
① 两额：《素问》原文为"两颊"。

独小、独疾、独徐之意，总言其不调者病也。三部九候皆相失者死；皆相失者，非止参伍不调矣。此脏腑阴阳之气皆病，故死。上下左右之脉相应如参舂者，病甚；夫脉之来去，随气降升，是以九候相应，上下如一。如参舂者，言脉之上至下去，左至右去，有如舂者之参差，彼上而此下也，此因邪病甚，而正为邪伤故也。上下左右相失不可数者死，如参舂者，止言其来去之参差，相失不可数者，并其至数之错乱。此病邪更甚，而正气将脱，故死。中部之候虽独调，与众脏相失者死；中部天主气，中部人主血，中部地主胸中之宗气。夫上下左右之脉，交相应者，血气之循环也。脏腑之脉，得胃气而至于手太阴者，宗气之所通也。如中部之候虽独调，与众脏相失者，不得中焦之血气以资养，故死也。中部之候相减者死，上节论失其旋转相生之微，此言中州之生气化薄。目内陷者死。目者，五脏六腑之精也。上节言中州之根本衰微，此复言脏腑之精气消灭也。

察九候独小者病，独大者病，独疾者病，独迟者病，独热者病，独寒者病，独陷下者病。夫九候之相应也，上下若一，不得相失。如一部独异，即知病之所在，而随证治之。大小者，脉之体象也。疾迟者，脉之气数也。寒热者，皮肤之寒热也。沉陷而不起。

以左手足上，上去踝五寸按之，庶右手当踝而弹之，此候生阳之气，以知病之所在也。诸阳气者，太阳之所主也。《根结篇》曰：太阳为开……，开折则肉节渎而暴病起矣，故暴病者，取之足太阳，视有余不足。渎者，皮肤宛焦而弱也。是以知病之所在，而又当候太阳之气焉。其应过五寸以上，蠕蠕然者不病；其应疾，中手浑浑然者病；中手徐徐然者病，蠕蠕，

微动貌，气之和也。其应疾而手中浑浑然者，急疾而太过也。徐徐然者，气之不及也，故皆主病。其应上不能至五寸，弹之不应者死。生气绝于下，故不能上应也。

是以脱肉、身不去者死。是以者，承上文而言。脱肉者，皮肉宛焦而弱也。身不去者，开折而暴病留于身也。言正气虚而肉脱，邪留于身而不去者死也。中部乍疏乍数者死。太阳之气者，论先天之生阳。营卫气血者，乃后天水谷之精气。中部乍数乍疏者，中焦之生气欲绝也。眉批：乍数乍疏脾绝之真脏脉也。其脉代而钩者，病在络脉。夫血脉生于心而输于脾，代乃脾脉，钩乃心脉。此复申明候足上中部者，候中焦下焦之生气。如病在络脉者，其脉代而钩也。九候之相应，上下若一，不得相失。一候后则病，二候后则病甚，三候后则病危。所谓后者，应不俱也。夫人生有形，不离阴阳；天地合气，别为九野；是以九候之相应也。上下若一，不得相失。一候不应，是天、地人之气，失其一矣，故主病。二候后不应，是三部之中，失其二矣，故主病甚。三候后不应，是三者皆失，故主病危也。察其脏腑，以知死生之期，腑为阳，脏为阴。知阳者，知病之所在；知阴者，知死生之期也。必先知经脉，然后知病脉。知经脉之死生出入，而后知病脉之所从来。真脏脉见者，胜死。真脏脉见者，至其所胜克之日时而死。足太阳气绝者，其足不可屈伸，死必戴眼。此复结上文其应上不能至五寸、弹之不应者，足太阳之气绝也。足太阳主筋，阳气者，柔则养筋，是以太阳气绝，筋挛急而足不可屈伸，太阳之脉起于目内眦为目上厥、筋系绝，故死必戴眼。

九候之脉，皆沉细悬绝者为阴，主冬，故以夜半死；盛躁喘数者为阳，主

夏，故以日中死；按《九针》篇曰：五者，音也；音者，冬夏之分，分于子午，阴与阳别，寒与热争，两气相搏也。盖言冬至之子，阴之极也；阴极而一阳初生，阴气始下。夏至之午，阳之极也；阳极而一阴初生，阳气始下。是阴阳之气，分于子午也。至春分之时，阳气直上，阴气直下；秋分之时，阴气直上，阳气直下；是阴阳离别也。寒热者，阴阳之气也，而阴阳分别，而复有交合，故寒与热争，两气相搏也。此言三部九候之中，有天地、阴阳、四时、五行之气，若九候之脉皆沉细，而绝无阳气之和，此为阴而主冬，故死于夜半之子。如盛躁喘数而无阴气之和，此为阳而主夏，故死于日中之午，皆阴阳偏绝之为害也。是故寒热病者，以平旦死；热中及热病者，以日中死；病风者，以日夕死；病水者，以夜半死；其脉乍疏乍数、乍迟乍疾者，日乘四季死。寒热病者，阴阳相乘，而为寒为热也。本经云：因于露风，乃生寒热。病风者，亦为寒热病也，平旦日夕，系阴阳两分之时，寒热者，乃阴阳两伤之病，是以应时而死。热中病热者，阳盛之极，故死于日中之午。病水者，阴寒之邪，故死于夜半之子。土位中央，王于四季，其脉乍疏乍数，乍迟乍疾，乃土气败，血不能灌溉四脏，故死于戌辰丑未之时也。形肉已脱，九候虽调，犹死；形归气，气生形，形气已败，血脉虽调。犹死意。言七诊之死，因气而见于脉，非血脉之为病也。七诊虽见，九候皆从者，不死。七诊者，谓沉细悬绝，盛躁喘数，寒热，热中，病风，病水，土绝于四季也。九候皆从者，谓上下若一，无独大独小也。所言不死者，风气之病及经月之病，似七诊之病而非也，故言不死；此言七诊者，乃阴阳之气自相分离，是以因时而死。若因邪病，而有似乎

七诊者，不死也。风气之病，病风也；病风而阴阳相离，期以日夕死。如病风而阴阳和平，九候若一，不死。经月之病，病水也。病水而沉细悬绝，以夜半死。病水而阴阳和平，九候皆从，不死也。盖言七诊之死，死于阴阳分离，不以邪病，而有应时之死也。若有七诊之病，其脉候亦病者，死矣，必发哕噫。哕者，言虚而气上逆也。

《宣明五气篇》曰：五邪所见：春得秋脉，夏得冬脉，长夏得春脉，秋得夏脉，冬得长夏脉，春弦、夏钩、秋毛、冬石，五脏阴阳之正气也。反得所胜之脉者，邪贼盛而见于脉也。名曰阴出之阳，病善怒，不治，夫内为阴，外为阳，在内五脏为阴，在外皮肉络脉为阳；在内所伤之脏气，而外见于脉，故名曰阴出之阳。邪出于脉，则血有余，故血有余则怒，此正气为邪所胜，故为不治也。是为五邪，皆同命，死不治。此言上文之所谓不治者，谓五脏皆为邪胜也。如五脏之气为邪所胜，见四时相克之脉，皆为死不治矣。

《至真要大论》曰：春不沉，夏不弦，冬不涩，秋不数，是谓四塞。春不沉，则冬气不交于春；夏不弦，则春气不交于夏；秋不数，则夏气不交于秋；冬不涩，则秋气不交于冬；是四时之气不相交通而闭塞矣。沉甚曰病，弦甚曰病，涩甚曰病，数甚曰病，参见曰病，复见曰病，未去而去曰病，去而不去曰病，反者死。四时之气，盛于主位之时，而微于始生，衰于教化，是以甚则病也。参见者，谓春初之沉弦并见，夏初之弦数并见也。复见者，已去而复见也。未去而去者，未及三十度而去也。去而不去者，已至三十日应去而不去也。反者，谓四时反见贼害之脉也。

灵素节要浅注卷七

闽长乐陈修园念祖 集 注
男 元犀灵石 参 订
孙 男 心典徽庵
　　　　心兰芝亭 同校字
门再晚生绵九林福年

脉 诊

《脉度》曰：经脉为里，支而横者为络，络之别者为孙。络脉，孙脉也。夫经脉内荣于脏腑，外络于形身，浮而见于皮部，皆络脉也。

《经脉篇》曰：经脉十二者，伏行分肉之间，深而不见；其常见者，足太阴过于外踝之上，无所隐故也。此申明十二经脉之血气与脉外皮肤之气血，皆生于胃腑水谷之精，而各走其道。经脉十二者，六脏六腑手足三阴三阳之脉，乃营血之荣行，伏行于分肉之内，深而不见者也。诸脉之浮而常见者，皆络脉也。支而横者为络，络之别者为孙。盖脏腑所生之血气精专者，独行于经隧，荣行于十二经脉之中，其出于孙络，皮肤者，别走于经别。经别者，脏腑之大络也。盖从大络而出于络脉皮肤下行者，从足太阴之络而出于足跗之街，故其常见者，足太阴过于外踝之上，无所隐故也。诸脉之浮而常见者，皆络脉也。六经络手阳明少阳之大络，起于五指间，上合肘中，上行者，从于阳明少阳之络，注于尺肤以上鱼而散于五指，故

曰：手阳明、少阳之大络，起于五指间。上合肘中，谓行于皮肤之气血，从手阳明、少阳之大络，散于五指间，复从五指之井，溜于脉中，而与脉中之血气，上合于肘中也。饮酒者，卫气先行皮肤，先充络脉，络脉先盛，故卫气已平，营气已满①，而经络大盛，脉之卒然盛者，皆邪气居之，留于本末；不动则热，不坚则陷且空，不与众同。《玉板》②篇曰：胃者，水谷血气之海也。海之所行云气者，天下也。胃之所出血气者，经隧也。经隧者，五脏六腑之大络也。《缪刺》篇曰：邪客于皮毛，入舍于孙络，留而不去，闭塞不通，不得入于经，流溢于大络，而生奇病也。是血气之行于脉外者，外内出入，各有其道，故复饮酒者，以证明之。夫酒者，水谷之悍液，卫者，水谷之悍气。故饮酒者，液随卫气而先行皮肤，是以面先赤，而小便独先下。盖先通调四布于外也，津液随卫气先行皮肤，先充络脉，络脉先盛，卫气已平，营气乃满，而经脉大盛。此血气之从皮肤而络，络而脉，脉而

① 营气已满：《灵枢》原文为："营气乃满"。
② 《玉板》：《灵枢·玉版》。

经，盖从外而内也。如十二经脉之卒然盛者，皆邪气居于脉中也。本末者，谓十二经脉之有本标也。如留于脉而不动，则热不留于脉，则脉不坚，而外陷于肤空矣。此十二经脉之留行，出入不与络脉大络之众同也。是以知何脉之动也。何以知经脉之与络脉异也？曰：经脉者，常不可见也，其虚实也，以气口知之。脉之见者，皆络脉也。是以知何脉之动也，以气口知之。气口者，手太阴之两脉口也。此言营血之行于十二经脉中者，乃伏行之经脉，以手太阴之气口知之。血气之行于皮肤而见于络脉者，候见于人迎气口也。此节凡四转，盖以申明十二经脉之血气，与皮肤之气血各有出入之道路。细子①无以明其然也。曰：诸络脉皆不能经大节之间，必行绝道而出，入复合于皮中，其会皆见于外。故诸刺络脉者，必刺其结上，甚血者虽无结，急刺之以泻其邪而出其血，留之发为痹也。此复申明上文之义。盖假病刺以证血气之生始出入，当先度其骨节大小、广狭，而脉度定矣。盖十二经脉皆循于骨节间，而为长短之度，其络脉皆不能经大节之间，必行绝道而出入。绝道者，别道也。盖胃腑所出之血气，行于经别者，从经别而出于络脉，复合于皮中。其血气色脉之会合，皆见于外，故刺诸络脉者，必刺其结上，甚血者虽无结，急取之以泻其邪，而出其血；留之发为痹也。经云：病在阴者名为痹。盖皮肤络脉之邪，留而不泻，则入于分肉、筋骨之间，而为痹；与邪居经脉之中，留于本末不动，则热之不同也。凡诊络脉，脉色青则寒且痛，赤则有热。胃中寒，手鱼之络多青矣；胃中有热，鱼际络赤；其暴黑者，留久痹也；其有赤、有黑、有青者，寒热气也。其青短者，少气也。凡刺寒热者皆多血络，心间日而一取之，血尽乃止，乃调

其虚实；其青而短者少气，甚者泻之则闷，闷甚则仆不得言，则急坐之也。诊，视也。凡诊络脉，脉色青则寒，赤则有热。盖浮络之血气，皆见于皮之部也。胃中寒，手鱼际之络多青；胃中热，鱼际络赤。盖皮络之气血，本于胃腑所生，从手阳明、少阳注于尺肤而上鱼也。气者，三阴三阳之气，胃腑之所生也。少气甚者，泻之则闷，气血虚则不能行于外也。闷甚则仆。不能言者，谓阴阳六气生于胃腑水谷之精，而本于先天之水火也。少阴之气厥于下，则仆不能言，故闷则急坐之，以启少阴之气也。

《五脏别论》曰：气口何以独为五脏主？气口，手太阴之两脉口也，五脏之气皆变见于气口，故为五脏主。此论水谷入胃，以养五脏，五脏之精气，复荣于脉，而见于气口也。盖水谷之清者，荣于五脏；水谷之浊者，出于六腑；清中之清者，荣于经脉；清中之浊者，复传化于肠、胃、膀胱。此节论饮食于胃，有气味清浊、上下、出入之分，当知奇恒之腑，亦受清中之清者也。曰：胃者，水谷之海，六腑之大源也，五味入口，存于胃，以养五脏气；气口亦太阴也，是以五脏六腑之气味，皆由于胃，变见于气口。水谷入胃，由足太阴脾脏转输，以灌溉四脏，然水入于胃，又由手太阴肺脏之通调四布。谷入于胃，淫精于脉，肺朝百脉，输精于皮毛，毛脉合精，行气归于腑。是五脏六腑之气味，皆出于胃，变见于气口，故曰气口亦太阴也。言足太阴转输水谷之精，而手太阴亦为胃以养五脏气，是以五脏之气，皆见于气口也。故五气入鼻，存于心肺；心肺有病，而鼻为之不利也。心肺居上为阳，肺乃心之盖而主气，开窍于

①　细子："我"的谦称。

鼻，故引《脏象论》，而言味归阴，而气归阳也。道书云：鼻为天门，口为地户。

《经脉别论》曰：食气入胃，散精于肝，淫气于筋。肝者土之胜，制则生化，故散精于肝；肝者筋其应，故淫气于筋。经曰：谷入于胃，脉道乃通，血气乃行。是荣卫气血，皆水谷所资生，而水谷入胃，名有淫散输转之道，故又必先知经脉生始之原，而后知病脉也。食气入胃，浊气归心，淫精于脉，经曰：受谷者浊。胃之食气，故曰浊气，胃络上通于心，故入胃之食气归于心，子令母实也。心气通于脉，故淫精于脉也。脉气流经，经气归于肺，肺朝百脉，输精于皮毛。脉气者，水谷之精气，而行于经脉中也。经，大经也。言入胃之谷气，先淫气于脉，百脉之经气，总归于大经。经气归于肺，是以百脉之气，皆朝会于肺也。肺合皮毛，故复输精于皮毛。毛脉合精，行气于腑，经云：血独盛则淡渗皮肤，生毫毛。夫皮肤主气，经脉主血，毛脉合精者，血气相合也。六腑为阳，故先受气。腑精神明，留于四脏，腑精神明者，六腑之津液相成，而神乃自生也。谷气入胃，淫精于脉，乃传之肺，肺气散精，行气于腑，腑精留于四脏，以养五脏之气。故曰：谷入于胃，乃传之肺，五脏六腑皆以受气。气归于权衡，权衡以平，气口成寸，以决死生。权衡，平也。言脉之浮沉出入，阴阳和平，故曰权衡以平。气口，手太阴之两脉口。成寸者，分尺为寸也。言五脏六腑受气于谷，淫精于脉，变见于气口，以决其死生。饮入于胃，游溢精气，上输于脾，脾气散精，上归于肺，通调水道，下输膀胱；水精四布，五经并行，入胃之饮，精气上输于脾，脾气散精，上归于肺，盖脾主为胃行其津液者也。肺应天而主气，故能通调水道而下输膀胱，所谓地气升而为

云，天气降而为雨也。水精四布者，气化则水行，故四布于皮毛。五经并行者，通灌于五脏之经脉也。《平脉篇》曰：谷入于胃，脉道乃行，水入于经，而血乃成。故先论食，而后论其饮焉。合于四时五脏阴阳，揆度以为常也。五脏，五行之气也。揆度，度数也。总结上文而言经脉之道，合于四时，五行之次序，阴阳出入之度数，以为经脉之经常。

《脉要精微论》曰：夫脉者，血之府也。长则气治；短则气病；数则烦心，大则病进，此言脉所以候阴阳气血也。血行脉中，故为血之腑。荣气、宗气行于脉中，卫气行于脉外，脉随气行，是以脉长则气平，脉短则气病矣。心主血脉，数乃热迫所生，则烦心；大则病进于脉内。上二句辨脉气，下二句审血脉。上盛则气高，下盛则气胀；代则气衰；细则气少；涩则心痛。上盛，谓寸口脉盛，主气上升而气高。下盛，谓尺中脉盛，主气下逆而为胀。代脉者，动而中止，不能自还，主气之衰败也。《辨脉篇》曰：荣荣如蜘蛛丝者，阳气衰也。言脉中之荣气、宗气不足，是以脉细如丝。涩主少血，则心虚则痛矣。

脉其四时动奈何？知病之所在奈何？知病之所变奈何？知病乍在内奈何？知病乍在外奈何？请问此五者，可得闻乎？此论脉合阴阳四时，诊脉而知病之所在，病成而变为他病，候尺寸以分脏腑之外内，上下、左右，曲尽其脉要精微之理，故复设此而问焉。曰：请言其与天运转大也。言人之阴阳出入，与天道运之大相合。万物之外，六合之内，天地之变，阴阳之应，彼春之暖，为夏之暑，彼秋之忿，为冬之怒。四变之动，脉与之上下，寒暑相推而岁成，一阴一阳之谓道，言四时之气，总属寒暑之往来，脉应四时之变，亦

与阴阳之上下耳。天气包乎万物之外，运①转于六合之内，其变动之应，彼春之明，为夏之暑，言阳气从生升而至于盛长也。彼秋之忿，为冬之怒，言阴气自清肃而至于凛冽也。此四时阴阳之变动，而脉亦与之上下浮沉。以春应中规，夏应中矩，秋应中衡，冬应中权。此论脉应四时之变也。规者，所以为圆之器。春时天气始生，其脉软弱轻虚而滑，如规之圆转而动也。矩者，所以为方之器。夏时天气方正，其脉洪大，如矩之方正而盛也。秋时天气始降，其脉浮平，有如衡之平准也。冬时天气闭存，其脉沉石，有如权之下垂也。是故冬至四十五日，阳气微上，阴气微下，夏至四十五日，阴气微上，阳气微下。阴阳有时，与脉为期，期而相失，知脉所分，分之有期，故知死时。此言四变之动，总属阴阳出入，而脉与之上下也。四十五日者，从冬至而至立春，从夏至而至立秋。冬至一阳初生，阳气微上，阴气微下，至春而阳气始升，至夏盛长，而阴气下藏矣。夏至一阴初生，阴气微上，阳气微下，至秋而阴气清凉，至冬凛冽，而阳伏藏矣。阴阳升降出入，离合有期，而脉亦与之相应，如期而脉气相失，则知脉之所分，分之有期，故知死时也。微妙在脉，不可不察，察之有纪，从阴阳始，始之有经，从五行生，生之有度，四时为宜。承上文而言脉应阴阳四时之微妙，不可不细察焉。纪，纲也。察脉之纲领，当从阴阳始，即冬至阳气微上，夏至阴气微下，阴阳上下，自有经常之理。然又从五行而生，如春木生夏火，火生长夏土，土生秋金，金生冬水，水生春木，生之有度，而四时合五行相生之宜。补泻勿失，与天地如一，得一之情，以知死生。夫四时有②未至而至，至而不至，至而太过，至而不及，而人亦应之，是以脉之不及则

补之，太过则泻之，与天地四时之太过不及，治之如一，与天地阴阳之道，合之如一焉。得一之情，可以知死生矣。如《脏象论》之所谓：谨候其时，气可与期，失时反候，五治不分，邪僻内生，工不能禁。此因天地四时之气，而为人之死生也。如《平脉篇》之所谓：寸脉下不至关为阳绝。尺脉上不至关为阴绝。此脉与天地四时之气，期而相失，而为死生也。是故声合五音，色合五行，脉合阴阳。声合天地之五音也，色合天地之五行，脉合天地之阴阳，而始能得一之情，以知死生也。

《通评虚实论》曰：何谓虚实？曰：邪气盛则实，精气夺则虚。邪气者，风寒暑湿之邪。精气者，荣卫之气也。盖邪气有微盛，故邪盛则实；正气有强弱，故精夺则虚。夺，失也，或为邪所夺也。曰：虚实何如？曰：气虚者，肺虚也。气逆者，足寒也。非其时则生，当其时则死。虚实者，皆从物类始。如肺主气，其类金，五行之气先虚于外，而后内伤五脏。盖邪从表入里，在外之气血骨肉，先为邪病所虚，是以骨肉滑利，则邪不内侵，而里亦实；表气虚则内伤五脏，而里亦虚，此表里之虚实也。如气逆于上，则下虚而足寒，此上下之虚实也。如值其生旺之时则生，当其胜克之时则死，此四时之虚实也。余脏皆如此。夫肝主筋，其类木；心主血，其类火；脾主肉，其类土；肺主气，其类金；肾主骨，其类水。盖五脏之气，外合于五行；五行之气，岁应于四时；故脏有生旺克胜之气，而各有死生之分。

何谓重实？曰：所谓重实者，言大热

① 运：原作"经"，据本衙藏板改。
② 有：原作"言"，据本衙藏板改。

病，气热，脉满，是谓重实。大热者，邪气盛也。气为阳，血脉为阴，邪盛而气血皆伤，故为重实。此论血气之阴阳虚实也。

曰：经络俱实何如？何以治之？此言经络之阴阳虚实也。夫肤腠气分为阳，经络血分为阴，然经络又有深浅阴阳之别，所谓阳中有阴，阴中有阳也。曰：经络皆实，是寸脉急而尺缓也，皆当治之。邪盛于络，则寸口脉急，缓为内热，热在于络，则尺脉缓也；皆当以针取之。此以寸尺而候血脉之阴阳也。

故曰：滑则从，涩则逆也。滑主气血皆盛，故为从。涩主血气皆少，故为逆。夫虚实者，皆从其物类始，故五脏骨肉滑利，可以长久也。五行者，天地之阴阳也。五脏者，人之阴阳也。易曰：方以类聚，物以群分。皮、肉、筋、骨，五脏之外合也。金、木、水、火、土，五脏之外类也。夫邪之中人，始于皮肤，次于肌肉，留而不去，则入于络脉，以入于经脉，以及于筋骨，故邪之中人，先从其物类始。是以壮者之血气盛，其肌肉滑，气道通，荣卫之行，不失其常，可以长久其天命。如五脏不坚，使道不长，空外以张，数中风寒，血气虚，脉不通，真邪相攻，乱而相引，故不寿而尽也。

络气不足，经气有余，何如？不足者，精气夺；有余者，邪气盛，此邪去络而入于经也。络气不足，经气不余者，脉口热而尺寒也。此论经络之气虚实也。寒热者，尺寸之肤寒热，以应于经络也。络脉外连皮肤为阳主外；经脉内连脏腑为阴主内。经云：荣出中焦，卫出下焦。卫气先行皮肤，先充络脉，络脉先盛，卫气已平，荣气乃洪，而经脉大盛，经脉之虚实也。以气口知之，故以尺肤候络，而以寸候经。秋冬为逆，春夏为从，治主病者。

夫邪气之从外而内，犹藉正气之从内而外以捍御，使邪仍从肤而出。秋冬之气降沉，不能使邪外散，故为逆。春夏之气主浮，故为从也。邪病在经，当从其经而取之。此论外因之虚实也。曰：经虚络满何如？此论内因之虚实也。曰：经虚络满者，尺热满，脉口寒涩也。尺脉热满，故主络满。脉口寒涩，故主经虚。此春夏死，秋冬生也。春夏之气，生长于外，气惟外驰，而根本虚脱，故死。秋冬之气，收存于内，故生。盖外因之病，宜神机外运，内因之病，宜根本实坚。治此者奈何？曰：络满经虚，灸阴刺阳；经满络虚，刺阴灸阳。络为阳，经为阴。刺者，泻其盛满之气。灸者，启其陷下之气，盖不足者病，而太过者亦为病也。

曰：何为重虚？此论脉气皆虚也。上节论经络之实，即可类推于虚。此节论气分之虚，亦可类推于实也。曰：脉气上虚尺虚，是谓重虚。血者，神气也。荣气、宗气行于脉中，卫气行于脉外，故曰脉气。盖以寸口之脉可以候血，而可以候气也。上虚者，寸口之脉气虚也；尺虚者，脉气虚于下也；上下皆虚，故曰重虚。何以治之？谓何以补其虚也。曰：所谓气虚者，言无常也，尺虚者，行步恇然；气者，谓阳明所生之荣、卫、宗气也。经曰：谷始入于胃，其精微者，先出于胃之两焦，以溉五脏，别出两行，荣卫之道，其大气之搏而不行者，积于胸中，命曰气海，出于肺，循喉咙以司呼吸，是阳气者，阳明之所生也。言无常者，宗气虚而语言无接续也。《针经》曰：尽泻三阳之气，令病人恇然。恇，虚怯也。谓阳明之气虚于上，则言语无常；阳明之气虚于下，则令人行步恇然。盖气从太阴，出注手阳明，上行注足阳明，下行至附上，故曰：身半以上，手太阴阳明皆主之；身半以下，足太阴阳明皆主之。盖知阳气生始之原，则知所以治矣。此论后天之主气也。**脉虚者，不象阴也。**气为阳，血脉为阴；阳明之生气为阳，少阴精气为阴。盖言以寸尺之脉，以候阳明之生气，而不效象其阴之虚也。**如此者，滑则生，涩则死也。**夫气生于阳明，而发原在肾，少阴之气，上与阳明相合，阴阳相搏，其脉则滑，搏则水谷之精微而气生矣，故主生。涩则少气，生原已绝，故死矣。

寒气暴上，脉满而实，何如？曰：实而滑则生，实而逆则死。上节论生气之原，此以下复论发原之始。夫肾脏主水，在气为寒，寒气暴上者，水寒之气暴上，而满于脉也。实而滑者，得阳明之气相合，故生。逆者，少阴之生气已绝，故死。盖寒气上乘，则真气反下逆矣。**脉实满，手足寒，头热何如？曰：春秋则生，冬夏则死。**肾主生气之原，膀胱为太阳之腑，脉实满者，少阴之寒气充于外也；手足寒者，少阴之生气虚于内也；头热者，太阳之气发越于上也；肾与膀胱，阴阳并交，咸主生气，若盛于外，则反虚于内矣。春时阳气微上，阴气微下；秋时阴气微上，阳气微下；阴阳二气，交相资生，故主生。冬时阴气尽虚于外，夏时阳气尽虚于内，故主死。言阴阳之根气，不可虚脱也。**脉浮而涩，涩而身反热者死**[①]。脉浮而涩，阴越于外而虚于内也。涩而身热，阳脱于内而弛于外也。此复言之阴阳精气脱者，皆为死症，非但冬夏死而春秋可生。**其形尽满何如？**肾为水脏，在气为寒。上节言寒气暴上，此复论其水体泛溢，故其形尽满也。形为皮肤肌腠，盖经脉之内，是有形之血，是以无形之气乘之；肌腠之间，主无形之气，是以有形之水乘之，而为肿胀也。**其形尽满者，脉急大坚，尺涩而不应也。**诸急为寒，寒水充

溢于形身，故脉急而坚大。水邪外溢，则少阴之正气不升，故尺涩而不应也。《灵枢经》曰：脉坚大以涩者，胀也。**如是者，故从则生，逆则死。**夫少阴之气，从下而上合于阳明，戊癸合而化火，火土之气。故有如是之证者，得少阴之气，乃从下而上者生，逆而下者死。**何谓从则生、逆则死？曰：所谓从者，手足温也；所谓逆者，手足寒也。**手足温者，少阴之生气复也，生气复，则水土之气渐旺，水寒之邪渐消。手足寒者，少阴之生气已绝，故死。以上论生阳之气，发原于下焦。如寒水之邪实，则真阴之气虚。

乳子而病热，脉悬小者何如？夫热病者，皆伤寒之类也。凡伤于寒，藉阳气以化热，热虽盛不死。然阳气生于精水之中，男子八岁，女子七岁，肾气始实。乳子天癸未至，肾气未盛。盖心主脉，而资生于肾，心肾主和之气，上下时交。肾气不能上资于心，则心悬如病饥。而寸口之脉悬绝小者，肾气未盛也。**曰：手足温则生，寒则死。**乳子之生阳，藉后天之气也，四肢皆禀气于胃，故阳受气于四末。是以手足温者，胃气尚盛，故生；寒则胃气已绝，故死。**乳子中风热，喘鸣肩息者，脉何如？曰：喘鸣肩息者，脉实大也；缓则生，急则死。**此论后天所生之宗气，而亦不可伤也。宗气者，五脏六腑十二经脉之宗始，故曰宗气，肩息者，呼吸摇肩也。风热之邪，始伤皮毛，喘鸣肩息，是风热盛而内干肺气宗气，故脉实大也。夫脉之所以和缓者，得阳明之胃气也；急则胃气已绝，故死。

肠澼便血，何如？曰：身热则死，寒则生。上节言气之虚实，此复论其血焉。

---

① 涩而身反热者死：《素问》原文"涩而身有热者死"。

肠澼者，邪澼积于肠间，而为便利也。经言：阳络伤则血外溢，血外溢则衄血；阴络伤则血内溢，血内溢则便血。肠胃之络伤，则血溢于肠外，肠外有寒汁沫与血相搏，则合并凝聚，而积成矣。是以肠澼便血者，阴络之血溢也。肠澼下白沫者，肠外之寒汁沫也。肠澼下脓血者，汁沫与血相搏并合而下者也。夫便血，阴泄于内也；发热，阳脱于外也。本经曰：阴阳虚，肠澼死。此阴阳血气相离也。**肠澼下白沫，何如？曰：脉沉则生，脉浮则死。**下白沫者，阴液下注，故脉沉者为顺；如脉浮是经气下泄，脉气上浮，此经脉相离，故为死证。**肠澼下脓血，何如？曰：脉悬绝则死，滑大则生。**夫血脉始于足少阴肾，生于足阴明胃，主于手少阴心，输于足太阴脾。悬绝者，足少阴之阴液绝也。滑大者，足少阴之生气盛也。**肠澼之属，身不热，脉不悬绝，何如？曰：滑大者曰生，悬涩者曰死，**身不热者，阳不外脱也。脉不悬绝，阴不下绝也。悬涩者，阳明之生气已脱，故死。《辨脉篇》曰：跌阳脉浮而涩，故知脾气不绝，胃气虚也。**悬则胃气绝矣。以脏期之。**胃气已绝，则真脏之脉见矣。故当以脏期之。肝至悬绝十八日死，心至悬绝九日死，肺至悬绝十一日死，肾至悬绝七日死，脾至悬绝四日死，悬绝者，绝无阳明之胃气，而真脏孤绝矣。

癫疾何如？曰：脉搏大滑，久自已；脉小坚急，死不治。此论五脏之外合为病，而有虚实也。《灵枢经》曰：肺脉急甚为癫疾，肾脉急甚为骨癫疾，骨癫疾者，顑[1]齿诸俞，分肉皆满而骨居[2]，汗出烦悗。呕多沃沫，气下泄，不治，筋癫疾者，身倦、挛急、呕沫、气下泄，不治。脉癫疾者，暴仆，四支之脉皆胀而纵，……呕多沃沫，气下泄，不治。是肺

合之形，肾合之骨，心合之脉，肝合之筋，为病于外，而有生死之分。脉搏大者，气盛于外，故生。小坚急者，气泄于下，故死。**癫疾之脉，虚实何如？曰：虚则可治，实则死。**经曰：重阴则癫。盖癫乃血实之证。故治癫疾者，泻出其血，置于壶瓠之中，是以脉坚实死，气大者生。上节之大小者，论气之虚实。此言血脉之实，盖癫乃阴盛之病，故宜气盛，而不宜血实也。

消瘅虚实何如？曰：脉实大，病久可治；脉悬小，病久不可治。此论五脏内因，而有虚实也。少俞曰：五脏皆柔弱者，善病消瘅。消瘅者，五脏之精气皆虚，转而为热，热则消肌肉，故为消瘅也。脉盛大者，精血尚盛，故为可治。脉悬小者，精气渐衰，故为难治。上节论五脏之外实，此论五脏之内虚。《灵枢·病形》篇曰：五脏之脉，微小为消瘅。

《玉版》曰：**诸病皆有逆顺，可得闻乎？曰：腹胀、身热、脉大，是一逆也；**逆伤于脾也。**腹鸣而满，四肢清、泄、其脉大，是二逆也；**逆伤于肾也。**衄而不止、脉大，是三逆也；**肝主存血，衄而不止，逆伤肝也。**咳且溲血脱形，其脉小劲，是四逆也；**肺朝百脉，输精于皮毛，咳而溲血形脱，其脉小劲，是逆伤于肺也。**咳、脱形、身热、脉小以疾，是五逆也。**心主血脉，肺者，心之盖，咳、形脱、身热、脉小以疾，逆伤心也。夫血脉者，五脏之所生也，血气逆则失其旋转之机，而反伤其脏真也。如是者，不过十五日而死矣。此言血气之逆于经脉者，不过半月而死也。夫血气留滞，而成痈脓者，积微之所生，其所由来者渐矣。若失其旋

---

[1]　顑（kǎn 坎）：腮。

[2]　骨居：张志聪曰："骨居者，骨肉不相亲也"。

转之机，又不待成痈，而有遄①死之害。诸病者，谓凡病多生于荣卫血气之不调，非独痈脓也。盖经脉应地之经水，水以应月，不过十五日而死者，随月之盈虚而死，不能终周天之数也。其腹大胀、四末清、形脱、呕甚，是一逆也；夫皮肤分肉之气血，从胃腑而注于脏腑之大络，从大络而出于孙络，从孙络而外渗于皮肤。如腹大胀、四肢清、形脱、泄甚，是逆于胃之大络，不得出皮肤充于四体也。清，治也。腹胀、便血、其脉大、时绝，是二逆也；逆于肾络也。咳、溲血、形肉脱、脉搏，是三逆；逆于肺络也。呕血、胸满引背、脉小而疾，是四逆也；逆于心络也。咳呕、腹胀且飧泄、其脉绝，是五逆也。逆于肝脾之络也。如是者，不过一时而死矣。夫胃者，水谷血气之海也。五脏之大络，海之所以行云气于天下之道路也。水火之气，上下相通，一昼一夜，绕地环转一周。如逆而不行，则开阖已息，是以不过一周而死矣。

《五禁》曰：何谓五逆？曰：热病脉静，汗已出，脉盛躁，是一逆也；热病脉静者，阳病见阴脉也。汗已出、脉盛躁者，阳热之邪不从汗解，阴液去而邪反盛也。病泄、脉洪大，是二逆也；病泄者，脉宜沉弱；反洪大者，阴泄于下，阳盛于上，阴阳上下之相离也。着痹不移、䐃肉破、身热、脉偏绝，是三逆也；着痹不移、䐃肉破、身热者，湿邪伤形，久而化热。脉偏绝者，脾胃之气败也。淫而夺形，身热，色夭白，及后下血衃，衃笃重，是谓四逆也；淫者，酷虐之邪，夺形者，邪伤形也。如但热不寒之虐，气内存于心，而外淫于分肉之间，令人消灼脱肉，夫心主血，而血脉荣于色，色夭然白，及后下血衃笃重者，形气消于外，血液脱于内，血气外内之相离也。寒热夺

形、脉坚搏，是谓五逆也。脉坚搏者，寒热之邪盛，而正气伤也。此为五逆皆不可刺也。

《邪气脏腑病形》篇曰：诸急者多寒；缓者多热；大者多气少血；小者血气皆少；滑者阳气盛，微有热；涩者多血少气，微有寒。诸小者，阴阳形气俱不足。此言变化之病形，有缓急、大小、滑涩之六脉，此缘阴阳血气寒热之不和，而变见于脉也。寒气收劲，故脉急。热气散弛。宗气荣气行于脉中，卫气行于脉外，故大主多气。如气血皆少，则脉小也。阳气盛而微有热，则脉行滑利；气少则脉行涩滞，血随气行者也。

《根结》篇曰：一日一夜五十营，以营五脏之精，不应数者，名曰狂生②。所谓五十营者，五脏皆受气。持其脉口，数其至也，五十动而不一代者，五脏皆受气也；四十动一代者，一脏无气；三十动一代者，二脏无气；二十动一代者，三脏无气；十动一代者，四脏无气；不满十动一代者，五脏无气。予之短期，要在终始。所谓五十动而不一代者，以为常也，以知五脏之期。予之短期者，乍数乍疏也。此言三阴三阳之气，外循于经脉，内荣于五脏。五脏，主存精者也。气荣五脏之精，五脏皆以受气，精气之相合也。夫五脏生于五行，五行之气，本于十干合化，是以五脏五十动而不一代者，以为常也。代者，止而不还也。乍数乍疏者，死脉见也。要在终始者，大要在《终始》篇之生于六气，而死于六经也。

《至真要大论》曰：脉从而病反者，其诊何如？曰：脉至而浮，按之不鼓，诸

---

① 遄（chuǎn）：急速。

② 狂生：犹云生病。《后汉书·张衡传》贤注："狂，疾也。"

阳皆然。曰：诸阴之反，其脉何如？曰：脉至而从，按之鼓甚而盛也。此论脉病之有标本也。脉从者，阳病而得阳脉，阴病而得阴脉也。如太阳阳明之病，其脉至而浮，是脉之从也。其病反阴寒者，太阳之病从本化，阳明之病从中见之阴化也，故脉虽浮而按之不鼓也。如少阴厥阴之病，其脉至而沉，是脉之从也，其病反阳热者，少阴之病从标化，厥阴之病从中见之火化也，故脉虽沉，而按之鼓甚也。是脉有阴阳之化，而病有标本之从也。

《六节脏象论》曰：人迎一盛病在少阳，二盛病在太阳，三盛病在阳明，四盛已上为格阳。眉批：阳脉盛极而阴无以通，故曰格阳；阴脉盛极而阳无以通，故曰关阴。此论脏腑之六气，以应天地之六气也。左为人迎，右为气口，盖阳气从左而行于右，阴气从右而行于左，故以人迎以候三阳之气也。而言人之脏腑，以应三阴三阳之六气也。一盛病在少阳，少阳主春升之气也，太阳主夏，阳明主秋。四盛以上者，言人之阴阳，惟阳太盛名曰格阳。盖阳主在外，阳格于外，不得三阴中见之化以和之，此三阳之太过也。寸口一盛病在厥阴，二盛病在少阴，三盛病在太阴，四盛已上为关阴。寸口，手太阴之两脉口也，以候三阴之气。厥阴主乙木春生之气，故寸口一盛，病在厥阴，二之气少阴，三之气太阴，四盛以上者，人之阴阳，惟阴太盛名曰关阴。盖阴气主内，关阴于内，不得三阳中见之化以和之，此三阴之太过也。人迎与寸口俱盛四倍已上为关格，关格之脉，阴阳嬴极于天地之精气，则死矣。俱四倍以上者，阴阳俱亢极也。嬴，盈同。极，至也。盖天有阴阳，地有阴阳，阳盛之下，阴精承之，阴盛之下，阳气承之；阴阳承制，而交相生化者也。人生于天地气交之中，阴阳和平，是

为无病。如阴阳俱盛而不和，是不能及于天地阴阳之承制，则死矣。此即《六微旨论》所谓：亢则害，承乃制，制则生化。外列盛衰，害则败乱，生化大病也。

《腹中论》曰：何以知怀子之且生也？曰：身有病而无邪脉也。此论腹中之血气和平，而有生成之造化也。夫气主生物，血主成物，怀子者，血气之相和也。且生者，谓血气之所以成胎者，虚系于腹中，而无经脉之牵带，故至十月之期，可虚脱而出。当知月事怀妊之血，在气分而不在经脉也。身有病者，月事不来也。无邪脉者，血气和平也。按：易曰：至哉坤元，资生万物。腹中之气，坤土之气也。是以白术补脾，为养胎之圣药。冲任之血，原于肾脏之精。阳主施化，阴主成形，是以芎、归、熟地，乃胎产之神方也。

《至真要大论》曰：论言人迎与寸口相应，若引绳大小齐等，命曰平，阴之所在，寸口何如？曰：视岁南北，可知之矣。五运之中，少阴不司气化，随六气之阴阳，而上下左右，故曰阴之所在何如？圣人南面而立，前曰广明，后曰太冲，太冲之地，名曰少阴，少阴之上，名曰太阳。盖太冲，坎位也；广明，离位也，少阴主天一之坎水，而上为太阳之离火，是以北政之岁，随三阴而在坎；南政之岁，从三阳而在离，故有应不应焉。所谓南北者，阴阳也。五运之中，戊癸化火，以戊癸年为南政，甲、乙、丙、丁、己、庚、辛、壬为北政。五运之政，有南有北；少阴之气，有阴有阳，是以随之而上下也。寸尺，血脉也。血乃中焦之汁，流溢于下而为精，奉心神化赤而为血，故脉始于足少阴肾，而主于手少阴心，是以诊寸尺之阴阳，以微少阴之上下。北政之岁，少阴在泉，随阴而居北。则寸口不应；厥阴在泉，少阴在左。则右不应；太阴在泉，少

阴在右。则左不应。南政之岁，少阴司天，对阴而居阳。则寸口不应；厥阴司天，少阴在左。则右不应；太阴司天，少阴在右。则左不应。诸不应者，反其诊则见矣。诸不应者，谓左右之不应也。反其诊者，以人面南而北面诊之也。风、寒、暑、湿、燥、火，天之阴阳也。三阴三阳上奉之，以司主岁之六气。木、火、土、金、水、火，地之阴阳也。以司五行之运化，化运五岁而右迁。而五行之中有二火，故君火不司气化。然虽不主运，而有所居之位焉。少阴之上，君火主之。是少阴本于阴而主于阳，是以南政之岁居阳，北政之岁居于阴也。司天在南，在泉在北，此天地之定位。人面南而诊之，寸为阳而在南，尺为阴而在北也。

尺候何如？曰：北政之岁，三阴在下，则寸不应；三阴在上，则尺不应。南政之岁，三阴在天，则寸不应；三阴在泉，则尺不应；左右同。故曰：知其要者，一言而终，不知其要，流散无穷，此之谓也。此总结上文之义，故问尺而兼论其寸焉。所谓有三阴者，以少阴居二阴之中。上下者，以天在上，而泉在下也。左右同者，谓尺之左右不应，与寸之左右不应同也。故知其要者，知少阴之不可司气，随阴阳而居上居下也。不知其要，流散无穷者，如疏注之论论纷纭，而茫无归着也。

《大奇论》曰：心脉满大，痫瘛筋挛。痫瘛，抽掣也。挛，拘挛也。心为火脏，火热太过，是以脉大而痫瘛拘挛，肝脉小急，痫瘛拘挛。肝主筋，而主血，小则为虚，急则为寒，此肝脏虚寒而不能荣养于筋，故为挛急之病。此论筋之为病，有因心气之有余，有因肝气之不足，与风伤筋脉，筋脉乃应之为病不同也。肝脉骛①暴，有所惊骇，骛，疾奔也，又乱驰也。

言肝脉之来疾而暴乱也，必有所惊骇故也。此言因惊骇而致肝脉暴乱，非东方肝木，其病发惊骇也。脉不至若暗，不治自已。脉络阻于下，则音不出于上，脉络疏通，其音自复，故脉不至而喑者，不须治之，其病自已。此系经脉所阻之病，与邪伤阴音，则为喑之不同也。肾脉小急，肝脉小急，心脉小急，不鼓皆为瘕。小急，虚寒之脉；瘕，聚也。脏气有所留聚，故脉见小急而不鼓。肾、肝并沉为石水，肝乃东方春生之木，主透发不令闭存之气②。如肝肾之脉并沉，是二脏之气皆遏，逆于下而为石水矣。石水者，肾水也，如石之沉，腹满而不喘。并浮为风水，并虚为死，肝主风木，肾主寒水。如肝肾之脉并浮，是二脏所主之气皆发于外，故名曰风水。如浮而并虚，是脉气不存而外脱，故死。此言脏肾之气过于闭存③，则沉而为水，过于发越，则浮而兼风，皆本脏所主之气，而自以为水为风。与本经之《热病论》、《水热穴论》、《灵枢·论疾诊尺》篇，《金匮要略》诸经所论石水、风水之不同也。并小弦欲惊，小者，血气皆少，弦则减为寒，肝脏之气生于肾，脉并小弦，是二脏之气皆虚，而欲发惊也。前论肝壅之惊病有余，今弦小欲惊病不足，皆本脏本气之为病也。上节言虚脱于外者死，此言本虚于内者惊也。眉批：肝壅之惊类病机。肾脉大急沉，肝脉大急沉，皆为疝。大则为虚，急则为寒，沉为在下在里，故皆为疝。心脉搏滑急为心疝，肺脉沉搏为肺疝。心疝之有形在少腹，其气上搏于心，故心脉搏而滑急也。

----

① 骛：通"骛"。
② 主透发不令闭存之气：《黄帝内经素问集注》："主透发冬令闭藏之气"。
③ 此言脏肾之气过于闭存：《黄帝内经素问集注》："此言肝肾之气过于闭存"。

肺脉当浮而反沉搏，是肺气逆聚于内而为肺疝也。三阳急为瘕，三阴急为疝，瘕者，假也。假物而成有形。疝字从山，有艮止高起之象，故病在三阳之气者为瘕，三阴之气者为疝。二阴急为痫厥，二阳急为惊。二阴，少阴也。痫厥者，昏迷仆扑，卒不知人，此水气乘心，是以二阴脉急。二阳，阳明也。阳明者，土也。土气虚寒，则阳明脉急，故发惊也。脾脉外鼓沉为肠澼，久自已。肠澼，下痢也。《著至教论》曰：并于阴则上下无常，薄为肠澼。此三阳并至于薄脏阴，乃奇恒之为病，与外受六淫之邪迫于经络，而为下痢脓血者不同也。脾为阴中之至阴，故虽受阳邪之气，其病久而自已。肝脉小缓，为肠澼，易治。经云：缓者多热，小者血气皆少。此阳热之邪上迫脏液，而所存之血气下泄而虚，故其脉小缓也。肝主存血，故虚受阳邪，而病为易治。血温身热者死。夫阴阳和则生，偏害则死，三阳为阳，三阴为阴，气为阳，血为阴。三阳之热薄于阴血。血受热伤，故血温也。身热者，三阳盛而三阴之气绝也。心肝澼亦下血，二脏同病者，可治。此承上文而言阴血盛者，虽受阳迫，尚为可治。盖重阴血以待阳也。夫心主生血，肝主存血，是以心肝二脏受阳盛之，而为肠澼者，亦下血也。如二脏同病，则阴血盛而可以对待邪阳，故尚为可治之证。其脉沉小涩为肠澼，其身热者死，热见七日死。上节分血气为阴阳，此复以三阴三阳之气论阴阳也。脉小沉涩者，三阴之气为阳薄所伤也。其身热者，阳盛而气绝也。七日死者，六脏之阴气绝也。胃脉沉鼓涩，胃外鼓大，心脉小坚急，皆膈偏枯。阳明气血皆多，其脉当浮大，今脉沉而鼓动带涩，《灵枢经》曰：涩为少气。《伤寒论》曰：涩则无血，是血气虚于内矣。推而外之，

胃外以候形身之中，其脉鼓大，大则为虚，此血气虚于外矣。是以成膈偏枯。膈者，裹之膈肉，前连于胸，旁连于胁，后连于脊之十一椎。盖荣卫血气，皆从此内膈而外达于形身。荣卫不足，则膈气虚矣。膈气虚，是以胸胁脊背之间，而成麻痹不仁之证，故名曰膈偏枯也。夫心主血脉之气，小则血气皆少，坚急为寒，心气虚寒则血脉不行，筋骨无所营养，而亦成膈外之偏枯。夫邪之偏中于身，及风之伤人而成偏枯者，乃外受之邪，当主半身不遂，此由在内所生之血气虚逆，故主于膈偏枯。膈偏枯者，止病在胸胁腰脊之间，而不及周身之上下也。男子发左，女子发右，左右者，阴阳之道路也。男子血气从左而转，女子气血从右而旋，是以男子之病发于左，而女子之病发于右也。不喑舌转，可治，三十日起。夫荣卫气血，虽生于阳明，主于心脏，然始于先天之肾中。少阴之脉，贯肾系舌本，不喑舌转，是先天之根气不伤，故为可治。偏枯而至三十日起者，言其愈之速也。其从者喑，三岁起。从，顺也。谓男子发左，女子发右，阴阳血气虽顺，而喑者，至三岁之久，而后能复也。按：不喑舌转，先天之气在也。其从者喑，后天之气血复也。年不二十者，三岁死。年不满二十者，脏腑正盛，血气方殷，而反有此衰败之证，比及三年，五脏胃腑之气渐次消灭而死矣。按：如外感风邪者，值此少壮之年，更易愈，此因于内损，故名之曰膈偏枯矣。脉至而搏，血衄身热者死。脉来悬钩浮为常脉。血衄，血出于鼻也。脉搏击而血衄者，经热盛而迫血妄行血脱，故身热也。脉来悬钩者，心之脉也。浮者，肺之脉也。心主血脉；肺主皮肤，而开窍在鼻，心脉来盛，上乘于肺而致衄者，此血衄之常脉也。夫因外感风寒，表阳盛而迫于经

络之衄者，自愈。若心脉盛而迫于皮肤之血以致衄者，为常脉。此表里阴阳，外内出入，而皆为衄病之常。若脏气不守，经血沸腾，脉至而搏击应手者，此热盛而血流妄行，一丝不续，则穿坏判矣。脉至如喘，名曰暴厥，暴厥者，不知与人言。如喘者，脉来滑急也。此痰水上壅，故脉来急滑，名曰暴厥。暴厥者，一时昏厥而不能与人言也。脉至如数，使人暴惊，三四日自己。夫有形之邪上乘，则脉至如喘；无形之气上逆，则脉至数疾。邪薄心下，故发惊也。盖心不受邪，至三四日，邪自下，而惊厥之病自已。非比外淫卒厥之难愈也。

　　脉至浮合，浮合如数，一息十至以上，是经气予不足也，微见九、十日死；此论脏腑经络之气不足，而各有死期也。浮合者，如浮波之合，来去之无根也。浮合如数，而一息十至以上，是经气予之不足也。微见此脉，至九日十日之交而死。若九日者阳之终，十日阴之尽，此三阴三阳、十二经脉之气终也。脉至如火薪然，是心精之予夺也，草干而死；如火薪然者，心气不足，虚炎之极也。心者，五脏主，存精，谓所与之精气者，曰夺、曰虚、曰不足者，谓夺其所与之精气以致虚，故不足也。草干，冬令之时，盖遇胜克之气而死也。脉至如散叶，是肝气予夺虚也，木叶落而死。散叶，飘零虚散之象，肝木之气虚，故主至秋令之时而死。脉至如省客，省客者，脉塞而鼓，是肾气予不足也，悬去枣花而死；脉塞而鼓，谓脉沉塞于指下，旋即鼓动而去，有如省问之客，方及门而即去也。悬，隔也。悬去枣华者，谓相去于枣之时而死也。脉至如丸泥，是胃精予不足也，榆荚落而死；丸泥者，如泥丸而不滑也。胃为阳土，位居中央，其性柔，其体圆，故曰脉弱以滑，

是有胃气。盖往来流利如珠曰滑，如丸泥者，无滑动之象，胃将死败之徵也。榆荚至春而落，木令之时也。脏腑之气，生于胃腑水谷之精，故曰精予不足。脉至如横格，是胆气予不足也，禾熟而死；胆属甲子，主一阳初生之气，胆气升则十一脏腑之气皆升。如横格者，有如横拒而不得上下，是胆气虚而不能升也。《灵枢经》曰：其胆乃横，是胆气横而脉亦见其横格也。禾熟，深秋之时也。脉至如弦缕，是胞精予不足也，病善言，下霜而死，不言可治；弦缕者，精血虚而如缕之细也。胞精，胞络之精气也。胞络者，系于肾少阴之脉，贯肾系舌本。善言者，胞气泄也。霜，九月之时也。九月万物尽衰，则气去阳而之阴，应收存之气而反泄于外，故死。胞主存精血，故曰精予不足。脉至如交漆，交漆者，左右齐至也，微见三十日死；此承上文而言冲任之脉绝也。冲任起于胞中，循腹上行，为畜血之海。胞精不足，冲任特绝矣。交，绞也。如绞漆之左右旁流，无中一贯之象，是循中之冲任绝矣。精血为阴，故至三十日而死。三十日者，月之终也。脉至如涌泉，浮鼓肌中，太阳气予不足也，少气，味韭英而死。至于涌泉，来盛而不返也。浮鼓肌中，无根外脱之象也。太阳，巨阳也，为诸阳主气，而生于膀胱之水中，是以标阳而本寒。夫水为阴，火为阳，阳为气，阴为味，少气味者，太阳之标本皆虚也。盖言太阳之气不足，而水府之气未虚，阳生于阴，尚有根可复。如标本皆少，不免于死亡矣。韭乃肝之菜，至春而英，韭英之时，更疏泄其本气而死矣。

　　脉至如颓土之状，按之不得，是肌气予不足也，五色先见黑，白蘽发死；颓土，倾颓之顽土也。脾主肌肉，如颓土而按之不得者，无来去上下之象，是肌气受

所予之不足也。土位中央，而分主于四季，当五色俱见而先主黄。若五色之中而先见黑，是土败而水气乘之矣。马氏曰：蘦者，葛之属也。葛色白，而发于春，白蘦发时，木气旺而颓土之气绝矣。脉至如悬雍，悬雍者，浮揣按之益大，是十二俞之予不足也，水凝而死；悬雍者，如悬雍也。揣，度也。先至浮而度之，再重按而切之，其本益大，言悬雍之头全而本益大，此脏腑十二俞气之不足也。夫经俞之气，昼夜环转，俞予之不足，是以脉雍滞而有如雍之象也。天寒地冻，则经水凝泣，悬雍之脉，再为凝泣，死无生动之机矣。脉至如偃刀，偃刀者，浮之小急，按之坚大急，五脏菀熟，寒热独并于肾也，如此其人不得坐，立春而死；偃，仰也。脉如仰起之刀口，利锐而背坚厚，是以浮之小急 而按之坚大也。夫五脏相通，精气各循序而传予之。肾为水脏，又独受五脏之精而存之，是以传与之外，而又有邪气独并于肾之奇病也。有如此之脉病者，其人当至立春而死。《灵枢经》曰：肾是动病"喝喝而喘，坐而欲起"。其人不得坐者，肾气伤也。冬令闭存，以奉春生之气，肾气已伤，再至春而泄之，肾气绝矣。脉至如丸滑不直手，不直手者按之不可得也，是大肠气予不足也，枣叶生而死；直，值同。如丸滑而不值手者，圆活流利，似于无形，故按之不可得也。大肠为肺之腑而属庚金，其脉宜软弱轻浮，气予不足，故脉至若此。枣叶生于夏，火旺则金铄矣。脉至如华者，令人善恐，不欲坐卧，行立常听，是小肠气予不足也，季秋而死。脉至如华者，如华之轻微也。小肠为心之腑，而属丙火，其脉当来盛。反如华者，气予不足也，腑气不足，则心脏之气亦虚，心存神，神虚则恐惧自失，神志不宁，故坐卧不欲也。小肠之脉入耳，中属听宫，常有所听者，如虫鸣人语，或如钟鼓声，皆虚证也。遇金水生旺之时而死。

《阴阳应象大论》曰：善诊者，察色按脉，先别阴阳；审清浊而知部分；夫色有清明，有浊暗，五色之见于面也，各有部分。审清浊则知病之所从来；知部分，则知病之所在也。视喘息、听音声而知所苦；此以望闻而知其病之所苦也。望色法详前，闻音之法详《金匮》类证内。观权衡规矩，而知病所主；观四时所应之脉，而知病之所主者何脏。按尺寸，观浮沉滑涩，而知病所生；以治审察脉之上下、表里、气血，而知病之生于阳、生于阴，而以法治之也。无过，以诊则不失矣。夫诊有五过。诊无差误，则治之不失矣。

《生气通天论》曰：善为脉者，谨察五脏六腑，一逆一从，阴阳、表里、雌雄之纪，存之心意，合心于精，非其人勿教，非其真勿授，是谓得道。此总结经脉之道，生于五脏，连于六腑，外合于五方、五行、阴阳、六气、表里、循环有顺、有逆。善为脉者，存之心意，合于精神，得之于心，应之于手，不可以言语相传，故曰非其真勿授，是谓得脉之道者也。

灵素节要浅注卷八

闽长乐陈修园念祖　集　注
男　元犀灵石　参　订
孙　男　心典徽庵
　　　　心兰芝亭　同校字
门再晚生绵九林福年

病　机

《六节脏象论》曰：五气更立，各有所胜，盛虚之变，此其常也。五运之气，五岁更立。太过之年，则胜己所胜，而侮所不胜；不及之年，则为己所不胜而胜之，己所胜而侮之，故各有所胜也。所胜之气，不务其德，则反虚其本，而复受其侮，此盛虚之变，乃理之常也。

曰：何谓所胜？春胜长夏，长夏胜冬，冬胜夏，夏胜秋，秋胜春，所谓得五行时之胜，各以气命其脏。春应木，木胜土；长夏应土，土胜水；冬应水，水胜火；夏应火，火胜金；秋应金，金胜木，所谓得五行之主时而为胜也。春木合肝，夏火合心，长夏土合脾，秋金合肺，冬水合肾，各以四时五行之气以名其脏焉。曰：何以知其胜？曰：求其至也，皆归始春，未至而至，此谓太过，则薄①所不胜，而乘所胜也，命曰气淫不分，邪僻内生，工不能禁；此二句，宜在气迫之下，以结全节，是翻刻之讹，倒移于此。气至谓之至，气分谓之分，至则气同，分则气异，所谓天地之正纪也。如所主岁运之

气，惟太过淫胜而不分，则民之邪僻内生，虽有良工，不能禁也。至而不至，此谓不及，则所胜妄行，而所生受病，所不胜薄也。命曰气迫。木火之气虚，则己所不胜之金气薄而侮之也，名曰气迫。谓主气不及，而所胜所不胜之气，交相迫也。

《阴阳应象大论》曰：阴阳者，天地之道也，万物之纲纪，总之曰纲，周之曰纪。变化之父母，物生谓之化，物极谓之变。生杀之本始，天以阳生阴长，地以阳杀阴存。神明之府也，阴阳不测之谓神；明者，阴阳合而灵显昭著也。治病必求于本。人之脏腑、气血、表里、上下皆本乎阴阳；而外淫之风、寒、暑、湿、四时、五行，亦总属阴阳之二气；致于治病之气味，用针之左右，诊别色脉，引越高下，皆不出乎阴阳之理也。故积阳为天，积阴为地。阴静阳躁，地之阴，主静而有常；天之阳，主动而不息。阳生阴长，阳杀阴存。阳化气，阴成形。寒极生热，热极生寒，寒热乃阴阳之正气。寒气生浊，热气生清；清气在下，则生飧泄；浊气在上，则生䐜胀。此阴阳反作，病之从逆也。寒

---

① 薄：通"迫"。

气下凝，故生浊阴；阳气上散，故生清阳。

故清阳为天，浊阴为地。地气上为云，天气下为雨；雨出地气，云出天气。此言阴阳之气上下相交，然后云行雨施，而化生万物矣。故清阳出上窍，浊阴出下窍；此言人之阴阳，犹云之升、雨之降，通乎天地之气也。清阳发腠理，浊阴走五脏；腠者，三焦通会元真之处；理者，皮肤脏腑之文①理。清阳实四肢，浊阴归六腑。此言饮食所生之清阳，充实于四肢，而浑浊者，归于六腑也。

水为阴，火为阳；阳为气，阴为味。此以水火而征兆气味之阴阳也。味归形，形归气，气归精，精归化；精食气，形食味，化生精，气生形；味伤形，气伤精，精化为气，气伤于味。此论饮食之阴阳、气味以生精气之阴阳，而养此形。

阴味出下窍，阳气出上窍。味有质，故下流于便泄之窍；气无形，故上出于呼吸之门。味厚者为阴，薄为阴之阳；气厚者为阳，薄为阳之阴。此阴阳之中而又分阴阳也。味厚则泄，薄则通；气薄则发泄，厚则发热。味厚为阴中之阴，降也，故主下泄。味薄为阴中之阳，升也，故主宣通。气薄为阳中之阴，降也，故主发泄。气厚为阳中之阳，升也，故主发热。此节论气味之阴阳、升降。壮火之气衰，少火之气壮，壮火食气，气食少火，壮火散气，少火生气。夫气为阳，火为阳，合而言之，气即火也。少阳三焦之气，生于命门，游行于外，内合于包络而为相火。然则少阳初生之气也，归于上焦而主纳，归于中焦而主化，纳化水谷之精微，而生此精，以养此形。如五味太过，则有伤于气，而阴火太过，亦有伤于气矣。盖气生于精，而精之所生，由气之所化。形食其味，而味之入胃，亦由气化以养此形，是

气不可伤也。故曰：壮火之气衰，少火之气壮。盖阳亢则火旺而生气反衰，阳和则火平而气壮盛矣。如火壮于内则食气，气盛于内则食火。食，犹入也。言火壮则气并于火，气盛则火归于气，气火之合一也。如火壮于外则散气，火平于外则生气，故曰相火为元气之贼。欲养此精、气、形者，又当平息其相火焉。气味辛甘发散为阳，酸苦涌泄为阴。阴胜则阳病，阳胜则阴病。阳胜则热，阴胜则寒。马注曰：用酸苦之味，至于太过，则阴胜矣。阴胜则吾人之阳分不能敌阴寒，而阳斯病也。用辛甘之味，至于太过，则阳胜矣。阳胜则吾人之阴分不能敌阳热，而阴斯病也。重寒则热，重热则寒。苦化火，酸化木，久服酸苦之味，则反有木火之热化矣。辛化金，甘化土，久服辛甘之味，则反有阴湿之寒化矣。寒伤形，热伤气；气伤痛，形伤肿。阳化气，阴成形。寒则阴甚，故伤形；热则阳盛，故伤气；气无形，故痛；阴有形，故肿。故先痛而后肿，气伤形也；先肿而后痛者，形伤气也。夫形归气而气生形，阴阳、形气之相合也。故气伤则转及于形，形伤则病及于气矣。以上论气味阴阳、寒热偏胜之为病也如此。

风胜则动，热胜则肿，燥胜则干，寒胜则浮，湿胜则濡泻。风热，天之阳气也。寒燥湿，天之阴气也。此以下天之四时五行，人之五脏五气，外感六淫之邪，内伤五志，亦有阴阳寒热之为病也。

天有四时五行，以生、长、收、存，以生寒、暑、燥、湿、风；此言天之四时、五行成象成形者，而应乎阴阳也。人有五脏化五气，以生喜、怒、忧、悲、恐。此言人之五脏，化生五气、五志有形

①　文：通"纹"。

无形者，而应乎阴阳也。故喜怒伤气，寒暑伤形。喜怒由内发，故伤阴阳之气；外淫之邪，由皮毛而入于肌络脏腑，故伤形。马注曰：举喜怒而忧、悲、恐可知矣；举寒暑而燥、湿、风可知也。暴怒伤阴，暴喜伤阳。厥气上行，满脉去形。此言寒暑伤在外形身之阴阳，喜怒伤于内脏气之阴阳也。喜怒不节，寒暑过度，生乃不固。故重阴必阳，重阳必阴。此言天有四时之寒暑，人有五气之阴阳，合而论之，在天阴阳之邪，又由吾身之阴阳气化也。是以受天之阴邪而必阳也，受阳邪而必阴也。故曰：冬伤于寒，春必温病；春伤于风，夏生飧泄；夏伤于暑，秋必痎疟；秋伤于湿，冬生咳嗽。秋冬，时之阴也。寒湿，气之阴也。冬伤寒，秋伤湿，谓之重阴。冬伤寒而春必温，秋伤湿而冬咳嗽，乃重阴而变阳病也。春夏，时之阳也；风暑，气之阳也。春伤风而夏伤暑，谓之重阳。春伤风而飧泄，夏伤暑而秋病痎疟，乃重阳而变阴病也。夫寒邪伏存，春时阳气外出，化寒而为温热也。暑气伏存，秋时阴气外出，化热而为阴疟也。此天之阴阳，又由吾身之阴阳而变化也。

曰：法阴阳奈何？曰：阳胜则身热，腠理闭，热在表，喘粗，热在里。为之俯仰。阴胜在腹，则为之俯；阳胜在背，则为之仰。齿干以烦冤，肾主精液，齿干则精液竭矣。心主血液，烦冤则血液枯矣。腹满死，中焦之生气绝矣。能冬不能夏；然能苟延于冬，而不能幸免于夏。阴胜则身寒，汗出，阳虚。身常清，阴寒在表。数栗而寒，阴寒在里。寒则厥，表里俱寒，四肢皆冷。厥则腹满死，能夏不能冬。此阴阳更胜之变，病之能形也[①]。乃阴寒偏胜之死症，得夏月之阳热，乃可救其阴寒。

《太阴阳明论》曰：阴阳异位，更虚更实，更逆更从，或从内，或从外，所从不同，故病异名也。阳者，天气也，主外；阴者，地气也，主内，天包乎地，故阳外而阴内。故阳道实，阴道虚。阳刚阴柔，故阳道常实，阴道常虚。故犯贼风虚邪者，阳受之；食饮不节，起居不时者，阴受之。贼风，贼害之风也。虚邪，不正之邪也。阳受之则入六腑，阴受之则入五脏；入六腑则身热，不时卧，上为喘呼。入六腑者，谓阳明之行气于三阳；阳明病则六腑之气皆为之病矣。阳明主肉，故身热不时卧也。胃者，六腑之海，其气亦下行；阳明逆不得从其故道，故不得以时卧也。经曰：胃不和则卧不安，此之谓也。阳明气厥，则上为喘呼。入五脏则䐜满闭塞，下为飧泄，久为肠澼。入五脏者，谓太阴为之行气于三阴。太阴病，则五脏之气皆为之病矣。总属太阴阳明之所主也。䐜，胀也。脾气逆则胀满，太阴为开，开折则仓廪无所输，而为飧泄，久则为肠澼矣。故喉主天气，咽主地气；喉乃太阴呼吸之门，主气而属天也。咽乃阳明水谷之道路，属胃而主地。故阳受风气，阴受湿气。手太阴主气，而主皮毛，故风气乘之。身半以下，足太阴阳明皆主之。故感地之湿气。故阴气从足上行至头，而下行循臂至指端；阳气从手上行至头，而下行至足。故曰：阳病者，上行极而下；阴病者，下行极而上。故伤于风者，上先受之；伤于湿者，下先受之。上先受之者，言邪气之中人也高，故阳气在上也。下先受之者，言清湿地气中人也，必从足始，故清气在下也。

《调经论》曰：经言阳虚则外寒，阴虚则内热，阳盛则外热，阴盛则内寒，余已闻之矣，不知其所由然也。此论表里阴

[①] 病之能形也：《素问》原文"病之形能也"。

阳，有寒热虚实之别。曰：阳受气于上焦①，以温皮肤分肉之间，今寒气在外，则上焦不通，上焦不通，则寒气独留于外，故寒栗。凡伤于寒则为病热，得阳气以化热也。寒栗而不能为热者，上焦之气不通也。阴虚生内热奈何？曰：有所劳倦，形气衰少，谷气不盛，上焦不行，下脘不通，胃气热，热气薰胸中，故内热。夫饮食劳倦则伤脾，脾主肌肉，故形气衰少也。水谷入胃，由脾气之转输，脾不运行，则谷气不盛矣。上焦不能宣五谷之味，下焦不能生水谷之精，胸为阳热之府，气留而不行，则热气薰于胸中而为内热矣。

曰：阳盛生外热奈何？曰：上焦不通利，则皮肤致密，腠理闭塞，玄府不通，卫气不得泄越，故外热。上焦为宗气之海，宗气积于胸中，上出于肺，以司呼吸，肺主气而上合于皮毛。是以上焦通利，则充肤泽毛，有若雾露之溉；上焦不通，则皮肤致密，腠理闭塞，元府②不通矣。元府，毛窍之汗空也。毫毛之腠理闭塞，则卫气不得泄越而为热矣。曰：阴盛生内寒奈何？曰：厥气上逆，寒气积于胸中而不泻，不泻则温气去，寒气独留则血凝泣，凝则脉不通，其脉盛大以涩，故中寒。厥，气上逆，下焦之阴气厥逆于上也。阴寒之气积于胸中而不泻，则中上二焦之阳气消，而寒气独留于上，寒则血凝泣，而脉不通矣。阴盛则脉大血凝泣，故脉涩也。阳热去而寒独留，故中寒也。

《生气通天论》曰：阳气者，若天与日，失其所，则折寿而不彰。故天运当以日光明，是故阳因而上，卫外者也。此言人之阳气，又当如天与日焉。若失其所居之位、所运之机，则短折其寿而不能彰著矣。夫天气，清静光明者也。然明德惟存，而健运不息，故天运当以日光明。天之存德不下，故人之阳气亦因而居上，天之交通，表彰于六合九州之外，故人之阳气，所以卫外者也。因于寒，欲如运枢，起居如惊，神气乃浮；夫阳气生于至阴，由枢转而外出，风寒之邪，皆始伤皮毛气分，是故因于寒，而吾身之阳气，当如运枢以外应，阳气司表，邪客在门，故起居如惊，而神气乃浮出以应之。神气，神脏之阳气也。因于暑，汗、烦则喘喝，静则多言，体若燔炭，汗出而散。天之阳邪，伤人阳气，气外驰，故汗出也。气分之邪热盛，则迫及所生。心主脉，故心烦；肺乃心之盖，故烦则喘喝也。如不烦则静，此烦仍在气分，而气伤神，气虚故多言也。《脉要精微论》曰：言而微，终日乃复言者，此夺气也。天之阳邪，伤吾人阳气，两阳相搏，故体若燔炭；阳热之邪，得吾身之阴液而解，汗出乃散也。因于湿，首如裹，湿热不攘，大筋缅短，小筋弛长，缅短为拘，弛长为痿。阴病者，下行极而下，阴湿之邪，上于阳气而冒明，故首如裹也。湿伤阳气，则因阳而化热矣。阳气者，柔则养筋，阳气伤而不能荣养于筋，故大筋缅短，小筋弛长。盖大筋连于节骨之内，故郁热而缅短；小筋络于骨肉之外，故因湿而弛长，短则为缩、急，而为拘挛；长则放纵而为痿弃。此言寒、暑、湿邪伤人阳气者如此。因于气，为肿，四维相代，阳气乃竭。此因外淫之邪，有伤于气，则为肿矣。《阴阳别论》曰：结阳，肿四肢。盖阳气伤而不能并行③，则荣血泣而为肿矣。四维，四肢

---

① 焦字下原脱"以温皮肤分肉之间，今寒气在外，则上焦"16字，据本衙藏板补。

② 元府：陈修园为了避康熙（玄烨）讳，常把"玄"写成"元"。

③ 盖阳气伤而不能并行：《黄帝内经素问集注》："盖阳气伤而不能运行"。

也。四肢为诸阳之本，气为邪伤，是以四肢之阳，交相代谢，而阳气乃竭也。

阳气者，烦劳则张，精绝，辟积于夏，使人煎厥；目盲不可以视。耳闭不可以听，溃溃乎若坏都，汩汩乎不可止。此言烦劳而伤其阳气也。按《金匮要略》曰：劳之为病，其脉大，手足烦，春夏剧，秋冬瘥，阴寒精自出，酸削不能行。盖阴阳之要，阳密乃固，烦劳则阳气外张，阴不得阳之温固，则精自出而绝于内也。秋冬之阳气，内而收存，夏则阳气张浮于外，故益虚而煎厥也。肾精上注于目，开窍于耳，精气虚，故目盲不可以视，耳闭不可以听也。膀胱者，州都之官，精液存焉，而又属太阳之府，太阳为诸阳主气，阳气伤，则坏其府矣。溃，漏也；言其州都之坏，而不能存精。汩，流貌；言其阴寒精出，而不可止也。阳气者，大怒则形气绝，而血菀于上，使人薄厥。有伤于筋，纵，其若不容。此因怒而伤其阳气也。大怒则阳气上逆，而形中之气，绝其旋转之机矣。菀，茂貌，血随气行而茂于上矣。薄，迫也，气血并逆而使人迫厥也。血逆则筋伤，筋伤而弛纵，则四体有若不容我所用也。汗出偏沮，使人偏枯。汗出见湿，乃生痤痱。高粱之变，足生大疔，受如持虚。劳汗当风，寒薄为皶，郁乃痤。眉批：沮，音疽。痤，坐平声。痱，音费。皶，音作。沮，湿也。痤，小节也。痱，如疹之类。皶，面鼻赤瘰也。如汗出而止半身沮湿者，是阳气虚而不能充身偏泽，必有偏枯之患矣。如汗出见湿，湿热郁于皮肤之间，则生痤、痱矣。高粱，厚味也。厚味伤形，气伤于味，形气伤则肌腠虚矣。高粱所变之热毒，逆于肉理，而多生大疔。盖肤腠虚而热毒乘之，有如持虚之器而受之也。劳汗当风，寒湿迫于皮肤之间，则为皶为痤

矣。

阳气者，精则养神，柔则养筋。开阖不得，寒气从之，乃生大偻；陷脉为瘘，留连肉腠。俞气化薄，传为善畏，及为惊骇；营气不从，逆于肉理，乃生痈肿；开者，一日而主外；阖者，暮而收引也。如失其开阖之机，则寒气从而内薄矣。背为阳，阳虚则寒邪痹闭于背而形体为之俯偻。《金匮》所谓"痹侠背行"是也。如阳虚不能为荣血之卫，邪陷于脉中而为瘘，留连于肉腠之间，《金匮》所谓"马刀侠瘿"是也。如经俞之气化虚薄，则传及于肉，而干及脏神矣。心主脉，神伤则恐惧自失。肝主血，故其病发惊骇也。如邪逆于肉理气分，而阴阳不和，则生痈肿。经曰：阳气有余，阴气不行，乃发为痈。阴阳不通，两热相搏，乃化为脓。**魄汗未尽，形弱而气烁，穴俞以闭，发为风疟。**魄汗未尽，表邪未去也。形弱，肌腠虚也。腠理空疏，则表阳邪气同陷于其间，寒邪在表，则随阳而热，故气灼也。邪虽陷于肌腠，而表气不入于经，是故穴俞以闭。风疟，但热不寒之疟也。此言表气与邪气并陷于肌腠之间而为疟也。

故风者，百病之始也；清静则肉腠闭拒，虽有大风苛毒，弗之能害，此因时之序也。人能顺苍天清净之气而调摄其元神，则肉腠固密，虽有大风苛毒，勿之能害也。

故病久则传化，上下不并，良医弗为。故阳畜积病死，而阳气当隔，隔者当泻，不亟正治，粗乃败之。病久者，邪留而不去也。传者，始伤皮毛；留而不去，则入于肌腠；留而不去，则入于经脉冲俞；留而不去，则入于募原脏腑。化者，或化而为寒，或化而为热，或化而为燥结，或化而为湿泻。盖天有六淫之邪，而吾身有六气之化也。久而传化，则上下阴

阳，不相交并，虽有良工，勿能为已。故病在阳分而畜积至死者，以其病久而传化也。故病在阳分，而良工当亟助阳气，以隔拒其邪，勿使其传化。隔者当泻却其邪，更勿使其留而不去也。若不急用此正治之法，皆粗工之败乃事也。故阳气者，一日而主外，平旦人气生，日中而阳气隆，日西而阳气已虚，气门乃闭。是故暮而收拒，无扰筋骨，无见雾露，反此三时，形乃困薄。盖阳气之有开有阖，然又重其卫外而为固也。《灵枢经》云：春生夏长，秋收冬存，是气之常也。人亦应之，以一日分为四时，朝则为春，日中为夏，日入为秋，夜半为冬。朝则人气始生，故旦慧；日中人气长，长则胜邪；夕则人气始衰，夜半人气入脏。是故暮而收敛其气，隔拒其邪，无扰筋骨，无烦劳也。无见雾露，宜清净也。若反此，而欲加三时之动作，则形体乃为邪所困薄矣。气门，玄府也。三时，平旦、日中、日西也。

　　阴者，存精而起亟也；阳者，卫外而为固也。生之本，本于阴阳，阳生于阴也。亟，数也。阴者主存精，而阴中之气，亟起而外应。阳者主卫外，而为阴之固。阴不胜其阳，则脉流薄疾，并乃狂；气为阳，血脉为阴，阳胜而阴不能胜之，则脉行急迫也。阳盛则狂，阳甚则自亦为病，故曰并乃狂。阳不胜其阴，则五脏气争，九窍不通。五脏为阴，九窍为水注之气，乃积气所注之门户，如阴甚而阳不能胜之，则五脏之气交争于内，而九窍为之不通。盖五脏之气，出而为阳，在内为阴也。夫脏为阴，精血为阴；气为阳，九窍为阳；内为阴，外为阳；五脏主存精者也。膀胱者，州都之官，精液存焉。表阳之气，生于膀胱之精水。肌腠之气，乃五脏之元真，是阳气生于阴精也。

　　风客淫气，精乃亡，邪伤肝也。风为阳邪，客于肤表，则淫伤于气矣。阳气伤，则阴寒精自出矣。风木之邪，内通肝气，肝主存血，肝气受邪，则伤其血矣。此言阳为阴存精血之固。因而饱食，筋脉横解，肠澼为痔；因而大饮，则气逆；因而强力，肾气乃伤，高骨乃坏。夫肝主血而主筋。食气入胃，散精于肝，淫气于筋；邪伤肝而复饱食，不能淫散其食气，而筋脉横解于下矣。食气留滞，则湿热之气，澼积于阳明大肠而为痔。盖肠胃相通，入胃之食，不能上淫，则反下泆①矣。夫饮入于胃，脾为转输，肺气通调，肺主周身之气，气为邪伤，而复大饮，则水津不能四布，而气反逆矣。夫精已亡，而复强用其力，是更伤其肾气矣。高骨，腰高之骨。腰者，肾之府。高骨坏而不能动摇，肾将惫矣。此言外淫之邪伤人阳气，复因饮食劳伤，而更伤其阴也。

　　凡阴阳之要，阳密乃固。盖阳密则邪不外淫，而精不内亡矣。无烦劳则阳不外张，而精不内绝矣。两者不和，若春无秋，若冬无夏；因而和之，是为圣度。阴阳和平，而后能升降出入。如两者不和，有若乎唯生升而无收降，惟闭存而无浮长矣。故阳强不能密，阴气乃绝；阳强，邪客于阳，而阳气盛也。阳病而不能为阴之固密，则阴气乃绝于内矣。阴平阳秘，精神乃治；阴阳离决，精气乃绝。调养精、气、神者，当先平秘其阴阳，惟圣人能敷陈②其阴阳之和平也。

　　《宣明五气篇》曰：五病所发：阴病发于骨，肾为阴脏，在体为骨，故肾阴之病而发于骨也。阳病发于血，心为阳中之太阳，在体为脉，故心阳之病发于血也。

——————

① 泆（yì）：通“溢”。
② 陈：张志聪曰：“陈，敷布也。”

阴病发于肉，脾为阴中之至阴，在体为肉，是以太阴之病而发于所主之肌肉也。阳病发于冬，肝为阴中之少阳，逆冬气则奉生者少，春为痿厥，故肝脏之阳病发于冬。阴病发于夏，肺为牝脏，逆夏气则奉收者少，秋为痎疟，故肺脏之阴病而发于夏也。是为五发。谓五脏皆有所发之处，各有所发之因。

五邪所乱：言正气为邪气乱。邪入于阳则狂，邪入于阳，则阳盛，阴不胜其阳，则脉流薄疾，并乃狂。又四肢诸阳之本，阳盛则四肢实，实则能登高也。热盛于外，则弃衣而走也。阳盛则使人骂詈，不避亲疏也。邪入阴则痹，痹者，闭也，痛也。邪入于阴，闭而不行，则留着而为痹痛之证。故曰：病在阳者名曰狂，病在阴者名曰痹。搏阳则为巅疾，气上不下，头痛巅疾。盖邪气与阳气搏击于上，则为头痛巅顶之疾也。搏阴则为喑，足之少阴，上系于舌，络于横骨，终于会厌。邪搏于阴，则厌不能发，发不能下至，其开阖不致，故为喑。阳入之阴则静，阳分之邪，而入之阴，则病者静，盖阴盛则静也。阴出之阳则怒，阴分之邪，而出之阳，则病者多怒，盖阳盛则怒。是为五乱。谓邪气乱于五脏之阴阳。

五气所病：五脏气逆为病。心为噫，噫，不平之气也。本经云：所谓上走心为噫者，阴气[1] 而上走于阳明，阳明络属心，故也走心为噫也[2]。肺为咳，肺变动为咳。肝为语，肝气欲达则为语。脾为吞，脾主为胃行其津液，脾气病而不能灌溉于四脏，则津液反溢于脾窍之口，故为吞咽之证。肾为欠、为嚏，少阴之气在下，病则反逆于上，而欲引于下，欲引于下则欠，反逆于上则嚏，盖肾络上通于肺也。胃为气逆、为哕、为恐，《口问》篇曰：人之哕者……谷入于胃，胃气上注于肺，今有故寒气与新谷气，俱还入于胃腑，故相乱，真邪相攻，气并相逆，复出于胃，故为哕也。哕，呃逆也。大肠、小肠为泄，大肠、小肠受盛之官，变化糟粕，病则不能化粕而为泄矣。下焦溢为水，下焦如渎，水道出焉，病则反溢而为水病。膀胱不利为癃，不约为遗溺，《灵枢经》曰：三焦下俞，出于委阳，入太阳之正，入络膀胱，约下焦，实则闭癃，虚则遗溺，遗溺则补之，闭癃则泻之也。胆为怒，胆为中正之官，性秉过大[3]，病则气郁为怒。是为五病。谓病五脏五行之气，而六腑亦配合于五行。

五精所并：谓五脏之精气相并，精气并于心则喜，多阳者多喜，心为阳脏，阴精并之，故喜。本经曰：神有余则笑不休。并于肺则悲，肝悲哀动中则伤魂，肺虚而肝气并于肺则悲。并于肝则忧，脾忧愁不解则伤意，肝虚而脾气并于肝则忧。并于脾则畏，恐惧不解则伤精，脾虚而肾气并于脾则畏，并于肾则恐，本经曰：所谓恐，如人将捕之者，……阴气少，阳气入于阴，阳阳相搏，故恐也。盖心肾为水火阴阳之主宰，是以心虚而阴精并之则喜，肾虚而阳气并之则恐。此水火二气上下交并，其余三脏，皆所胜之气相并，所谓气不及则所胜妄行。是为五并，虚而相并者也。此申明并者，因虚而相并也。

五劳所伤：劳，谓太过也。久视伤血，久视损神，故伤血。久卧伤气，久卧则气不行，故伤气。久坐伤肉，脾喜运动，故久坐伤肉。久立伤骨，久立则伤腰、肾、膝、胫，故伤骨。久行伤筋，行

---

[1]　阴气：《素问·脉解》原文为："阴盛"。
[2]　故也走心为噫也：《素问·脉解》原文为："故曰上走心为噫也"。
[3]　性秉过大：《黄帝内经素问集注》："性秉刚决"。

走罢极则伤筋。是为五劳所伤。是五劳而伤五脏所主之血气筋骨也。

《金匮真言论》曰：春善病鼽衄，所谓善病者，言五脏之经俞在外，风伤肌腠，则易入于经也。鼽衄，头面之经证也。仲夏善病胸胁。心之经俞在胸胁也。长夏善病洞泄、寒中，夏时阳气在外，里气虚寒，长夏湿土主气，风入于经俞，即内薄而为洞泄，风木乘虚而胜土也。脾为阳中之至阴，不能化热而为寒中也。秋善病风疟，秋时阳气内收阴气外出。《疟论》云：风气留其外，疟气随经络，风入于经，即欲内薄，经脉之阴气外出，邪正相持，故成风疟也。冬善病痹厥。四肢为诸阳之本，冬时阳气下存，经气外虚，风入于经，故手足痹厥也。《金匮要略》曰：但臂不遂者，名曰痹；手足逆冷者，名曰厥也。

《调经论》曰：神有余则笑不休，神不足则悲。神者，心之所存也，心存脉，脉合神，心在志为喜，在声为笑，故有余则笑不休，不足则金气反胜而为悲。

形有余则腹胀，泾溲不利；形不足则四肢不用。腹乃脾土之郭郭，故有余则胀，脾气实则泾溲不利，盖土气盛实，则克制其水而不流。脾主四肢，故虚则不用。

气有余则喘咳上气，不足则息利少气。肺主气而司呼吸，故有余则喘咳，上逆不足，则呼吸不利而少气也。

血有余则怒，不足则恐。肝志怒，肾志恐，故血有余，则肝气盛而主怒。不足，则母气衰而并于脾，故为恐也。

志有余则腹飧泄，不足则厥。肾者，胃之关也，关门不利，则聚水而为腹胀飧泄矣。肾为生气之原，故不足则厥逆而冷。

《百病始生论》曰：人百病之始生

也[1]，皆生于风雨、寒暑、清湿、喜怒。喜怒不节则伤脏，风雨则伤上，清湿则伤下。三部之气，所伤异类，愿闻其会。曰：三部之气各不同，或起于阴，或起于阳，请言其方。喜怒不节，则伤脏，脏伤则病起于阴也；清湿袭虚，则病起于下；风雨袭虚，则病起于上，是谓三部。至于其淫泆，不可胜数。按本经曰：风寒伤形，忧恐忿怒伤气。气伤脏，乃病脏；寒伤形，乃病形；风伤筋脉，筋脉乃应。此形气外内之相应也。又曰：邪气在上者，言邪气之中人也高，故邪气在上也。清气在下者，言清湿地气之中人也必从足始，故清气在下也。是风雨、清湿之邪病在外，而伤于形之上下。喜怒不节则伤脏，而病起于阴。夫形者，皮、脉、肉、筋、骨五脏之外合也。

曰：风雨寒热，不得虚，邪不能独伤人。卒然逢疾风暴雨而不病者，盖无虚，故邪不能独伤人。此必因虚邪之风，与其身形，两虚相得，乃客其形。两实相逢，众人肉坚。其中于虚邪也，因于天时，与其身形，参以虚实，大病乃成。气有定舍，因处为名，上下中外，分为三员。此言风雨之邪，客于形而不伤气者，传舍于内而成积也。《金匮要略》云：一者，经络受邪，入脏腑为风所因。此言邪伤六经之气而内入于脏腑者也。盖三阴三阳之气主于肤表，而合于六经，故邪气伤于气，则折毛发理，使正气横倾，淫邪泮衍[2]于肌腠络脉之间，而传溜于血脉经络，内连脏腑，是以大邪入脏，腹痛下淫，可以致死，而不可以致生也。是故虚邪之中人

---

① 人百病之始生也：《百病始生论》原文为："夫百病之始生也。"
② 泮（pàn）衍：分开漫延。泮，水化开，衍，漫延。

也，始于皮肤，皮肤缓则腠理开，开则邪从毛发入，入则抵深，深则毛发立，毛发立则淅然，故皮肤痛。留而不去，则传舍于络脉，在络之时，痛于肌肉，其痛之时息，大经乃代。留而不去，传舍于经，在经之时，洒淅喜惊。留而不去，传于腧①，在腧之时，六经不通，四肢则肢节痛，腰脊乃强。留而不去，传舍于伏冲之脉，在伏冲之时，体重身痛。留而不去，传舍于肠胃，在肠胃之时，贲响腹胀，多寒则肠鸣飧泄，食不化、多热则溏出糜。留而不去，传舍于肠胃之外，募原之间，留着于脉，稽留而不去，息而成积，或着孙脉，或著络脉，或着经脉，或着腧脉，或着于伏冲之脉，或着于膂筋，或著于肠胃之募原，上连于缓筋，邪气淫泆，不可胜论。此言风雨虚邪伤于形身之上，从形身传舍于内而成积也。

其着孙络之脉而成积者，其积往来上下，臂手孙络之居也，浮而缓，不能拘积而止之；故往来移行肠胃之间，水凑渗注灌，濯濯有音，有寒则䐜满雷引，故时切痛。其着于阳明之经，则挟脐而居，饱食则益大，饥则益小。其着于缓筋也，似阳明之积，饥食则痛，饱则安。其着于肠胃之募原也，痛而外连于膂筋，饱食则安，饥则痛。其着于伏冲之脉者，揣之应手而动，发手则热所下于两股，如汤沃之状。其着于膂筋在肠后者，饥则积见，饱则积不见，按之不得。其着于腧之脉者，闭塞不通，津液不下，孔窍干塞。此邪气之从外入内、从上下也。此申明留着而成积者，各有形证也。

积之始生，至其已成奈何？曰：积之始生，得寒乃生，厥乃成积也。此承上启下之文。风雨者，在天之邪而伤上；清湿者，在地之邪而伤下，在天曰生，在地曰成。故积之始生，得寒而生，厥逆于下而

成积也。其成积奈何？曰：厥气生足悗，悗生胫寒，胫寒则血脉凝涩，血脉凝涩则寒气上入于肠胃，入于肠胃则䐜胀，䐜胀则肠胃之汁沫迫聚不得散，日以成积。卒然多食饮则肠满，起居不节，用力过度，则络脉伤。阳络伤则血外溢，血外溢则衄血；阴络伤则血内溢，血内溢则后血；肠胃之络伤，则血溢于肠外，肠外有寒汁沫与血相搏，则并合凝聚不得散而积成矣。卒然外中于寒，若内伤于忧怒，则气上逆，气上逆则六腧不通，湿气不行，凝血蕴里则不散，津液涩渗，着而不去，而积皆成矣。此言清湿之邪，伤下之形而成积也。悗，闷也。

《玉机真脏论》曰：风者，百病之长也。风为阳邪，伤人阳气，为百病之长者，言四时八方之邪风，虽从阳分而入，而前②行数变，乃为他病也。今风寒客于人，使人毫毛毕直，皮肤闭而为热，当是之时，可汗而发也。气主皮毛，风寒之邪，始伤阳气，故使人毫毛毕直。太阳之气主表而主开，病则反闭而为热矣。言风寒之邪，始伤表阳之时，可发汗而愈也。或痹不仁肿痛，当是之时，可汤熨及火灸刺而去之。气伤痛，形伤肿，痹不仁而肿痛者，气伤而病及于形也。如在皮腠气分者，可用汤熨；在经络血分者，可灸刺而去之。弗治，病入舍于肺，名曰肺痹，发咳上风③。皮毛者，肺之合也，邪在皮毛，弗以汗解，则邪气乃从其合矣。夫皮毛气分为阳，五脏为阴。病在阳者，名为风；病在阴者，名曰痹。病舍于肺，名肺痹也。痹者，闭也。邪闭于肺，故咳而上

---

① 腧：《灵枢》原文为"输"。张志聪曰："输者，转输血气之经脉"。

② 前：疑作"善"。

③ 发咳上风：《素问》原文为"发咳上气"。

气。弗治，肺即传而行之肝，病名曰肝痹，一名曰厥，胁痛，出食，当是之时，可按若刺耳。失而弗治，肺即传其所胜而行之肝，病名曰肝痹。厥者，逆也。胁乃肝之分，逆于胁下而为痛，故一名厥胁痛。盖言痹乃厥逆之痛证也。食气入胃，散精于肝，肝气逆，故食反出也。按者，按摩导引也。木郁欲达，故可按而导之；肝主血，故若可刺耳。弗治，肝传之脾，病名痹风，发瘅，腹中热，烦心，出黄，当此之时，可按、可药、可浴。失而弗治，肝因传之脾，病名曰脾风。盖肝乃风木之邪，贼伤脾土，故名脾风。瘅，火瘅也。风淫湿土而成热，故湿热而成瘅也。湿热之气上蒸于心，则烦心，夹火下淫则溺黄，盖热在中土而变及于上下也。夫病在形身者，可按、可浴；病在内者，可药。发瘅，湿热发于外也。腹中热、烦心、出黄，热在内也；是以当此之时，可按、可药、可浴而治之。弗治，脾传之肾，病名曰疝瘕，少腹冤热而痛，出白，一名曰蛊，当此之时，可按、可药。在脾弗治，则土邪乘肾，病名疝瘕，邪乘下焦，故少腹冤热而痛，溲出淫浊也。蛊者，言此阴邪居下而坏事之极也。弗治，肾传之心，病筋脉相引而急，病名曰瘛，当此之时，可灸、可药。弗治满十日，法当死。《灵枢》曰：心脉急甚为瘛疭。盖心主血脉而属火，火热盛则筋脉燥缩而手足拘急也，当此危急之证，尚可灸、可药，言不可以其危笃而弃之也。失而弗治，满十日，法当死。五传已周，当尽十干而死矣。肾因传之心，心即复反传而行之肺，发寒热，法当三岁死，此病之次也。心主神明，而多不受邪，如肾传之心，心不受邪则反传之肺，是从肺而再传矣。邪复出于皮肤络脉之间，阴阳气血相乘，是以发往来寒热，法当至三岁而死。

盖心不受邪而复传，故又有三岁之久。此邪病复传之次第也。然其卒发者，不必治其传；卒发者，即《伤寒论》之中风伤寒，卒病三阴三阳之气，一时寒热交作，气脉不通，与病形脏之传邪而为瘕痹之证者不同，故不必以病传之法治之。或其传化有不以次，不以次入者，忧、恐、悲、喜、怒，令不得以其次，故令人有大病矣。风则伤卫，寒则伤荣，荣卫内陷，脏气逆传，而五脏相移亦皆有次。设不以次入者，此又因五志内伤，故令不得以次相传，致令人有大病矣。因而喜大虚则肾气乘矣，怒则肝气乘矣，悲则肝气乘矣，恐则脾气乘矣，忧则心气乘矣，此其道也。喜为心志，喜大则伤心。如外因于邪始伤皮毛，内舍于肺，肺因传之肝，肝传之脾，脾传之肾，其间因而喜大，则心喜虚①而肾气乘于心矣。怒则肝气伤而肺气乘于肝矣；思则脾气伤而肝气乘于脾；恐则肾气伤而脾气乘于肾矣，忧则肺伤而心气乘于肺矣。

《邪气脏腑病形》篇曰：邪气之中人也，奈何？曰：邪气之中人高也。曰：高下有度乎？曰：身半已上者，邪中之也；身半已下者，湿中之也。故曰：邪之中人，无有常，中于阴则溜于腑，中于阳则溜于经。此篇论脏腑、阴阳、色脉、气血、皮肤、经脉，外内相应，能参合而行之，可为上工。邪气者，风、雨、寒、暑，天之邪也。故中人也高；湿乃水土之气，故中于身半以下。此天地之邪中于人身，而有上下之分。然邪之中人，又无有恒常，或中于阴，或中于阳，或溜于经，或溜于腑，或入于脏之无常。曰：阴之阳也，异名同类，上下相会，经络之相贯，如环无端。邪之中人，或中于阴，或中于

---

① 心喜虚：《黄帝内经素问集注》原注为"心气虚"。

阳，上下左右，无有恒常，其故何也？曰：诸阳之会，皆在于面。中人也，方乘虚时，及新用力，若饮食汗出，腠理腹而中于邪[①]，中于面则下阳明，中于项则下太阳，中于颊则下少阳，其中于膺背、两胁亦中其经。曰：其中于阴奈何？曰：中于阴者，常从臂胻始。夫臂与胻，其阴皮薄，其肉淖泽，故俱受于风，独伤其阴。曰：此故伤其脏乎？曰：身之中于风也，不必动脏。故邪入于阴经，则其脏气实，邪气入而不能客，故还之于腑。故中阳则溜于经，中阴则溜于腑。此论皮肤之气血，与经络相通，而内连脏腑也。阴之与阳者，谓脏腑之血气，虽有阴阳之分，然总属一气血耳。曰：邪之中人脏奈何？曰：愁忧恐惧则伤心。形寒寒饮则伤肺，以其两寒相感，中外皆伤，故气逆而上行。有所堕坠，恶血留内；若有所大怒，气上而不下，积于胁下，则伤肝；有所击仆，若醉入房，汗出当风则伤脾；有所用力举重，若入房过度，汗出入水则伤肾。曰：五脏之中风奈何？曰：阴阳俱感，邪乃得往。帝曰：善哉！此论脏气伤而邪中于脏也。夫邪于阴而溜腑者，脏气实也。脏气者，神气也。神气内存，则血脉充盛。若脏气内伤，则邪乘虚而入矣。风为百病之长，善行而数变，阴阳俱感，外内皆伤也。

曰：邪之中人，其病形何如？曰：虚邪之中身也，洒淅动形。正邪之中人也微，先见于色，不知于身，若有若无，若亡若存，有形无形，莫知其情。此论人气与天气之相合也。风、寒、暑、湿、燥、火，天之六气也，而人亦有此六气。是以正邪之中人也，微见于色。色，气色也。中于气，故微见于色，不知于身，若有若无，若亡若存。夫天之六气，有正有邪，如虚邪之中于身也，洒淅动形。虚者，八

正之虚邪气。形者，皮肉筋脉之有形。此节论天地之气中于人也，有病在气而见于色者，有病在形而见于脉者，有病在气而见于尺肤者，有病在形而见于尺脉者，有病在气而应于形者，有病在形而应于气者，邪之变化，无有恒常，而此身之有形无形，亦莫知其情。故能参合而行之者，斯可为上工也。玉师曰：天之正气，而偏寒、偏热、偏湿、偏燥，故曰正邪。

曰：余闻之，见其色，知其病，命曰明；按其脉，知其病，命曰神；问其病，知其处，命曰工。余愿闻见而知之，按而得之，问而极之，为之奈何？曰：夫色脉与尺之相应也，如桴鼓影响之相应也，不得相失也，此亦本末根叶之出候也。故根死则叶枯矣。色脉形肉不得相失也，故知一则为工，知二则为神，知三则神且明矣。曰：愿卒闻之。曰：色青者，其脉弦也；赤者，其脉钩也；黄者，其脉代也；白者，其脉毛；黑者，其脉石也。见其色而不得其脉，反得其相胜之脉，则死矣；得其相生之脉，则病已矣。夫精明五色者，气之华也。乃五脏五行之神气而见于色也。脉者，荣血之所循行也。尺者，谓脉之气也，循手阳明之络而变见于尺肤。脉内之血气，从手太阴之经，而变见于尺寸。此皆胃腑五脏所生之气血，本末根叶之出候也。形肉，谓尺肤也。知色、脉与尺之三者，则神且明矣。青、黄、赤、白、黑，五脏五行之气色也。弦、钩、代、毛、石，五脏五行之脉象也。如影响之相应者也，故色青者其脉弦，色赤者其脉钩，见其色而得脉之相应，犹坤道之顺承天也。如色青而反见毛脉，色赤而反见石脉，此阴阳五行之反胜，故死。如色青

---

① 腠理腹而中于邪：《灵枢》原文："腠理开而中于邪。"

而得石脉，色赤而得代脉，此色生于脉，得阳生阴长之道，故其病已矣。曰：五脏之所生，变化之病形何如？曰：先定其五色五脉之应，其病乃可别也。曰：色脉已定，别之奈何？脉之缓、急、小、大、滑、涩，而病变定矣。曰：调之奈何？脉急者，尺之皮肤亦急；脉缓者，尺之皮肤亦缓；脉小者，尺之皮肤亦减而少气；脉大者，尺之皮肤亦贲而起；脉滑者，尺之皮肤亦滑；脉涩者，尺之皮肤亦涩。凡此变者，有微有甚。故善调尺者，不待于寸；善调脉者，不待于色。能参合而行之者，可以为上工，上工十全九；行二者，为中工，中工十全七；行一者，为下工，下工十全六。此论五脏所生之病，别其变化，先当调其五色、五脉，色脉已定，而后调其尺肤与尺寸之脉。夫尺肤之气血，出于胃腑水谷之精，荣行于脏腑经脉之中，变见于手太阴之两脉口，皆五脏之血气所注。故脉急者，尺之皮肤亦急，脉缓者，尺之皮肤亦缓，如桴鼓之相应也。故善调尺者，不待于寸口之脉；善调脉者，不待于五者之色，能参合而行之，斯可为上工矣。夫榖①始于一奇二偶，合而为三，三而两之成六，三而三之成九，此三才三极之道也。生于一而成于十，阴阳相得，而各有合，此河图之数也。知者，知天地阴阳变化始终之道，故能全九十之大数，水数成于六，火数成于七，水即是精血，火即是神气。中工仅知血气之诊，故能全水火之成。下工血气之诊亦不能全知矣。故曰能参合而行之者，可以为上工。行者，谓色脉应天地阴阳之理数也。

曰：愿闻六腑之病。曰：大肠病者，肠中切痛而鸣濯濯，冬日重感于寒即泄，当脐而痛，不能久立，与胃同候。大肠者，传道之官，故病则肠中切痛而鸣濯濯。阳明秉清金之气，故冬日重感于寒，

即泄，当脐而痛。大肠主津液，津液者，淖泽注于胃，故病而不能久立也。大肠属胃，故与胃同候。胃病者，腹䐜胀，胃脘当心而痛，上肢两胁，膈咽不通，饮食不下。腹者，肠胃之郛郭，胃脘在鸠尾内，正当心处，故病则腹䐜胀，胃脘当心而痛。上肢，心肺之分；两胁，肝之分也。食饮入胃，散积于肝②，浊气归心，输布于肺，胃病则气逆，而不能轮转，是以上肢两胁，膈咽不通，饮食不下也。小肠病者，小腹痛，腰脊控睾而痛，时窘之后，当耳前热；若寒甚者，独肩上热甚，及手小指、次指之间热，若脉陷者，此其候也，手太阳病也。小肠病者，谓病小肠之腑气也。小肠名赤肠，为受盛之府，上接于胃，下通大肠，从阑门济泌别汁而渗入膀胱，其气与膀胱相通，是以小腹痛，腰脊控睾而痛。时窘之后，当耳前热者，病腑气而痛窘之后，则入于手之经脉矣。手太阳之脉，起于小指之端，循臂出肩解，上颊入耳中。至目眦。脉陷者，此太阳之经脉病也。故首提曰：小肠病，末结曰：手太阳病，是腑气之从下而上，合于手太阳之经也。三焦病者，腹气满，小腹尤坚，不得小便，窘急，溢则水，留即为胀，候在足太阳之外大络，大络在太阳少阳之间，亦见于脉。三焦者，下约膀胱，为决渎之府。病则气不输化，是以腹气满而不得小便也。不得小便，则窘急而水溢于上，留于腹中而为胀。候在足太阳经外之大络，大络在太阳少阳经脉之间，其脉亦见于皮部也。膀胱者，小腹偏肿而痛，以手按之，即欲小便而不得，肩上热，若脉陷，及足小指外廉及胫踝后皆热。膀胱者，津液之府，气化则出。腑气病，故小

---

① 榖：疑作“数”。
② 散积于肝：疑作“散精于肝”。

腹肿痛不得小便也。肩上、足小指外廉及胫踝后，乃足太阳经脉之所循，若热而脉陷，此病腑而及于经。胆病者，善太息，口苦，呕宿汁，心下澹澹，恐人将捕之，嗌中吩吩然，数唾。胆病则胆气不升，故太息以伸出之。口苦呕宿汁者，胆汁也。心下澹澹恐人将捕之者，胆气虚也。嗌中吩吩然、数唾者，少阳之脉病也。足少阳经脉之本在下，其末在颈嗌之间也。

《脉度》曰：五脏常内阅于上七窍也，故肺气通于鼻，肺和则鼻能知臭香矣；心气通于舌，心和则舌能知五味矣；肝气通于目，肝和则目能辨五色矣；脾气通于口，脾和则口能知五谷矣；肾气通于耳，肾和则耳能闻五音矣；五脏不和则七窍不通，六腑不和则留为痈。故邪在腑则阳脉不和，阳脉不和则气留之，气留之则阳气盛矣。阳气太盛则阴脉不利，阴脉不利则血留之，血留之则阴气盛矣。阴气太盛，则阳气不能荣也，故曰关。阳气太盛，则阴气不能荣也，故曰格。阴阳俱盛，不得相荣，故曰关格。眉批：阳盛于上，则水谷不入故曰格，阴盛于下，则二便不通，故曰关格。关格者，不得尽期而死也。夫手足之六阳内通于六腑，六阴内通于六脏，十二经脉之血气由脏腑之所生，故虚者饮药以补之，是脏腑之气荣于脉内者也。此论脏腑之气通于脉外之皮肤、七窍，以应天地之纪。阅，历也。

灵素节要浅注卷九

闽长乐陈修园念祖　集　注
男　元犀　灵石　参　订
孙　男　心典徽庵　心兰芝亭　同校字
门再晚生绵九林福年

病　机

《刺志论》曰：愿闻虚实之要。曰：气实形实，气虚形虚，此其常也，反此者病；形归气，气生形，形气之宜相应也。反此者，谓气盛身寒，气虚身热，皆为寒暑之所病。谷盛气盛，谷虚气虚，眉批：虚实论形气。此其常也，反此者病；人受气于谷，谷入于胃，以传于肺，五脏六腑，皆以受气。清者为营，浊者为卫，是以谷之多少，与气之盛虚相应也。反此者，谓谷入多而气少，谷不入而气多，亦为邪病之所致。脉实血实，脉虚血虚，此其常也，反此者病。脉者，血之府，故虚实之宜相应也。反此者，或因饮中热，或风气留于脉中，亦因病之所致也。

曰：何如而反？曰：气虚身热，此谓反也；谷入多而气少，此谓反也；谷不入而气多，此谓反也；脉盛血少，此谓反也；脉少血多，此谓反也。盛者，实也；少者，虚也；脉盛者，脉大也；脉少者，脉小也。

脉盛身寒①，得之伤寒。气虚身热，得之伤暑。此申明形气虚实之相反者，为

邪气之所伤也。气盛身热者，邪气实也。气虚身寒者，形气虚也。寒伤形，故气盛身寒。暑伤气，故气虚身热。谷入多而气少者，得之有所脱血，湿居下也。谷入少而气多者，邪在胃及与肺也。夫肾为生气之原，胃为血气之海。盖脱血者，阴气下泄，湿居下则下焦受伤，以致生原亏损而气少，病不在下焦②，故谷入多也。夫上焦主纳，中焦主化，邪在肺胃，则不能纳化水谷，而谷少矣，谷入少而反气多者，生气之原不伤也。此言气之发于下焦也。脉小血多者，饮中热也。脉大血少者，脉有风气，水浆不入，此之谓也。经云：水入于经，而血乃成。又曰：中焦之汁，奉心化赤而为血。热者，心火之气也。饮中热，则饮食皆化赤而为血，故血多；脉中之气不盛，故脉小也。风气盛于脉中，故脉大，水浆不入，则血无所资生，故血少也。此言血之生于中焦也。夫实者，气入也；虚者，气出也。夫虚者须其实，气入则实矣。实者须其虚，气出则虚矣。此言气之开阖也。气实者热也，气虚者寒也。

---

① 脉盛身寒：《素问》原文为"气盛身寒。"
② 病不在下焦：《黄帝内经素问集注》为："病不在上。"

虚者补之，实者泻之。

《脏气法时论》曰：肝病者，两胁下痛引少腹，令人善怒；病者，邪气实也。肝脉布胁肋抵少腹，故两胁下痛引少腹。《灵枢经》曰：肝气实则怒。盖肝为将军之官而志意怒。肝气郁而不舒，故怒。眉批：五脏虚实。虚则目䀮䀮无所见，耳无所闻，善恐，如人将捕之。虚者，精气夺也。䀮，目不明也。肝存血而开窍于目，肝虚故。䀮䀮而无所见；少阳经脉入耳中，故无所闻。胆病者，心下澹澹如人将捕之也。气逆则头痛，耳聋不聪，颊肿。厥阴与督脉会于巅，肝气逆，故头痛；少阳之气逆，故耳不聪而颊肿也。

心病者，胸中痛，胁支满，胁下痛，膺背、肩胛间痛，两臂内痛；手少阴心脉起心中，上挟咽，出胁下，循臑内，下肘中，循臂内后廉。手太阳小肠脉，上手臂，循臑内，出肩解，绕肩胛。二经气实，故有是痛。胁支满者，少阴之支络满痛于胁下也。虚则胸腹大，胁下与腰相引而痛。心火气虚，则水浊上乘，故胸腹大。经云：浊气在上，则生䐜胀。心气不能交于阴，故胁下与阴相引而痛也。

脾病者，身重，善肌，肉痿，足不收，行善瘈，脚下痛；脾主肌肉，主通会元脏元真①之气。脾气伤，故身重而肌肉善痿。痿者，肌肉痿弃不仁也。足太阴经脉，循胫膝，邪在经络，故足不收；气伤，故善瘈而痛也。虚则腹满肠鸣，飧泄食不化。此因脾气虚而不能转输水谷故也。

肺病者，喘咳气逆，肩背痛，汗出，尻、阴、股、膝、髀、腨、胻、足皆痛；此言肺肾之经气相通也。夫肺主气而发原于肾，肾为本，肺为末，母子之经气相通。是以足少阴之脉，其直者，从肾上贯膈，入肺中，循喉咙，挟舌本，病则气逆，故喘咳也。肺俞在肩背，气逆于上，则肩背痛而汗出；逆于下，则尻阴胫膝皆痛也。按五经之论，各有不同，俱当着眼。虚则少气不能报息，耳聋嗌干。肾为生气之原，肺主周身之气，以司呼吸，生气衰于下，不能报息于上矣。肾气衰则耳聋，金水之气不足则嗌干也。

肾病者，腹大胫肿，喘咳身重，寝汗出，憎风；肾脉起于足而上胫腨，侠脐，循腹里上行而入肺，病在经络，故腹大胫肿，水邪逆于上则喘咳，生气衰于下则身重也。太阳之气司表，而下出于膀胱，经气逆则表气虚，故寝汗出而恶风也。虚则胸中痛，大腹小腹痛，清厥，意不乐。肾气虚而不能上交于心，故胸中痛。少阴之气上与阳明脉合，生气虚于下，故大腹小腹痛也。清厥，冷之轻者。肾气虚，故手足逆冷也。心有所忆谓之意。膻中者，臣使之官，代君行令，喜乐出焉。胸中之心气不足，故心意不乐也。

《五脏生成篇》曰：是以头痛巅疾，下虚上实，过在足少阴、巨阳，甚则入肾。眉批：下虚上实。少阴、太阳相为表里，阳气生于水脏水府之中，而上出于巅顶。实者，邪实；虚者，正虚；是以头痛巅疾，乃邪气实于上，而使正气虚于下也。盖邪之中人，始于皮毛气分，留而不去，则转入于经，是以过在太阳、少阴之经，而甚则入肾。盖经络之邪，则内干脏腑矣。

《阴阳别论》曰：二阳之病发心脾，有不得隐曲，女子不月；其传为风消，其传为息贲者，眉批：息贲者，喘而摇肩，气粗而息短也。死不治。此审别三阴三阳之发病也。二阳者，足阳明胃经也。夫人之精血，由胃腑水谷之所资生，脾主为胃

---

① 元脏元真：疑为"五脏元真。"

行其津液者也。二阳病则中焦之汁竭，无以奉心神而化赤，则血虚矣。水谷之精，脾无转输于五脏，则肾无所存而精虚矣，男子无精。有不得为隐曲之事，在女子阴血，则月事不得以时下矣。此病本于二阳，而发于心脾也。精血两虚，则热盛而生风，风热交炽，则津液愈消竭矣。火热灼金，而传为喘急息肩者，死不治。盖胃乃津液之生源，肺乃津液之化原也。

曰：三阳之病发寒热，眉批：三阴三阳传变。下为痈肿，及为痿厥腨痟；三阳者，太阳之为病也。太阳之气主表，邪之中人，始于皮毛，邪正相搏，发为寒热之病矣。太阳主开，病则开阖不得，邪气从之，逆于肉理，乃生痈肿。太阳为诸阳主气而主筋，筋伤则为痿，气伤则为厥也。腨，腘股也。痟，酸疼也。此皆太阳筋脉之为病也。太阳之气主表，而经脉发原于下，是以始病寒热之在上在表，而渐为痈肿、痿厥、癞疝之在内在下已。其传为索泽，其传为癞疝。太阳之经气生于膀胱。膀胱者，主存津液，气化则出。太阳之气，病热于表，传入于里，则水津枯索而泽竭矣。癞疝，小腹控卵肿痛，所谓膀胱疝也。盖始病标而及本，始病气而及经脉与筋络也。

曰：一阳发病，少气，善咳，善泄；一阳者，少阳之气病也。少阳主初生之气，病则生气少矣。足少阳相火主气，气少则火壮矣。火灼金，故善咳。木火之邪，贼伤中土，故善泄也。其传为心掣，其传为隔。饮食入胃，浊气归心，脾胃受伤而为泄，故心虚而掣痛矣。《灵枢经》云：脾脉微急为膈中。又曰：饮食不下，膈塞不通，邪在胃脘。此皆少阳之木邪干土，亦始病气而后及经与腑也。

二阳一阴发病，主惊骇，背痛，善噫，善欠，名曰风厥；二阳一阴者，阳明、厥阴之为病也。东方肝木，其病发惊骇。足阳明之病脉，闻木音则惕然而惊。背为阳，厥阴主春阳肝木，故引背痛也。邪气客于胃，故为噫也。欠者，气引而上也。胃是动病，善伸数欠。此厥阴风木厥逆之为病也。风木为病干及胃土，故名风厥。二阴一阳发病，善胀，心满善气；二阴一阳者，少阴少阳之为病也。少阳之气，生于肾脏水中。经云：肾气实则胀。三焦病者，腹气满，小腹尤坚。此肾气与生阳并逆，故善胀。心肾之气，不能相交，故心满善气也。善气者，太息也。心系急则气道约，故太息以伸出之。三焦，气也。此一阳之气病，故引论于三焦也。三阳三阴发病，为偏枯痿易，四肢不举。三阳三阴者，太阳太阴之为病也。偏枯者，半身不遂也。痿易者，委弃而不能如常之动作也。太阳为诸阳主气而主筋，阳气虚，则为偏枯，阳虚而不能养筋，则为痿，脾属四肢，故不举也。此水府为病，而逆乘脾土也。

阴争于内，阳扰于外，高士宗曰：此言阴阳之气不和，则为阳结、阴结之病也。魄汗未存，四逆而起，起则熏肺，使人喘鸣。此言阴和于阳，而阴液不宜外泄也。汗者，血之液也。魄汗，肺之汗也。夫经气归于肺，肺朝百脉，输精于皮毛，皮毛汗出，而精血仍存于阴，如魄汗未存，是夺汗而伤其精血矣。脏真高于肺，主行营卫阴阳。肺脏之阴液外泄，则四脏之阴并逆而起，起则上熏于肺，使人喘息喉鸣。

阴之所生，和本曰和，阴之所生之阳脉，与所本之阴脉相和，而始名曰和。是故刚与刚，阳气破散，阴气乃消亡；刚与刚，是阳不与阴和矣。阳不归阴，则阳气破散，阳气外散，而孤阴亦内亡矣。淖则刚柔不和，经气乃绝。淖，和也。此言柔与柔而生气绝也。阴与阴和，而刚柔不和，则阴气所生之阳绝矣。孤阴不生，则经气乃绝，不过三日、四日而死也。

死阴之属，不过三日而死；生阳之属，不过四日而死。五脏相克而传，谓之死阴；相生而传，谓之生阳。属，类也。如肝之心，心之脾，脾之肺，肺之肾，皆谓之生阳。如心之肺，肺之肝之类，皆谓之死阴也。以阳脏相生而传，故不过四日之偶数而死；以阴脏相克而传，故不过三日之奇数而死也。**所谓生阳、死阴者，肝之心，谓之生阳，心之肺，谓之死阴；**之，往也，传也。夫肝脉传肺，肺传大肠，大肠传胃，胃传脾，脾传心，心传小肠，小肠传膀胱，膀胱传肾，肾传心包络，包络传三焦，三焦传胆，胆传肝，一脏一腑，一雌一雄，阴阳相间，循环无端。如肝之心，心之肺，肺之肾，肾之脾，此皆经气绝而死不治者也。**肺之肾谓之重阴，肾之脾谓之辟阴，死不治。**肺之肾，亦生阳之属，因肺肾为牝脏，以阴传阴，故名重阴。辟，偏辟也。以水脏而反传所不胜之脾土，故谓之辟阴，此皆不治之死候也。

结阳者，眉批：《辨脉篇》曰：脉有阳结、阴结者何以别之？答曰：其脉浮而数，能食不大便者，名曰阳结也；其脉沉而迟，不能食、身体重、大便反鞕者，名曰阴结也。**肿四肢；**此言阴阳之气不和，自结而为病也。四肢为诸阳之本，气归形，气结故形肿也。此概三阳而言也。**结阴者，便血一升，再结二升，三结三升；**阴气结于内而不得流行，则血亦留聚而下泄矣。一阴结，便血一升，二阴并结，便血二升，三阴俱结，便血三升，此概三阴而言也。**阴阳结斜，多阴少阳曰石水，少腹肿；**结斜者，偏结于阴阳之间也。夫外为阳，内为阴，胃为阳，肾为阴，此结形

身之内，脏腑之外，胃肾空廓之间而为肿也。石水，肾水也。肾者，胃之关，关门不利，故聚水皆从其类也。此多偏于肾脏，故为多阴少阳，而少腹肿也。**二阳结谓之消；**二阳，阳明胃气也。消，消渴也。盖阳明气结，则水谷之津液不生，以致消渴而为病也。按《灵枢经》以五脏之脉微为消瘅，乃水谷之津液不资，则五脏之精气俱微弱矣。**三阳结谓之隔，**三阳，太阳也。太阳之气生于膀胱，从内膈而出于胸胁，从胸胁而达于肤表，表阳气结，则膈气不通，内膈之前，当胃脘贲门之处，膈气逆，则饮食亦膈塞而不下矣。**三阴结谓之水；**三阴，太阴脾土也。脾为转输之官，脾气结则入胃之水液不行，水液不行则为水逆之病矣。**一阴一阳结谓之喉痹。**一阴一阳者，厥阴少阳也。厥阴风木主气，而得少阳之火化，风火气结，则金气受伤，是以喉痛而为痹也。痹者，痛也，闭也。

阴搏阳别，谓之有子；阴搏者，尺脉滑利而搏击应手也。阳别者，与寸口之阳似乎别出而不相贯，此当主有妊。盖有诸内，而以尺脉滑利如珠也。**阴阳虚，肠澼死；**阴阳，指尺寸而言。肠澼，澼利也。夫荣卫气血，皆内[1]水谷之所资生，胃为受纳之腑，肠为传导之官，阴阳两虚，而又失其所生之本，故无望其生机矣。**阳加于阴谓之汗；**汗乃阴液，由阳气之宣发，而后能充身泽毛。若动数之阳脉，加于尺部，是谓之汗。当知汗乃阳气之加于阴液，而脉亦阳脉之加于阴部也，**阴虚阳搏谓之崩。**阴虚阳盛，则迫血妄行。

《师传》篇曰：夫中热消瘅则便寒，寒中之属则便热。胃中热则消谷，令人悬心善饥。脐已上皮热，肠中热，则出黄如

――――――――
① 内：疑作"由"。

糜。脐已下皮寒，胃中寒，则腹胀；肠中寒，则肠鸣飧泄。胃中寒，肠中热，则胀而且泄；胃中热，肠中寒，则疾饥，小腹痛胀。便者，所以更人之逆也。热者更之寒，寒者更之热也。热中寒中者，寒热之气皆由中而发，内而外也。脐已上皮热者，阳①中热；脐以下皮寒者，胃中寒；寒热外内之相应也。

《脉解》篇曰：太阳所谓腰脽②痛者，正月太阳寅，寅，太阳也。正月阳气出于上，而阴气盛，阳未得自次也，故肿腰脽痛也。太阳为诸阳主气，生于膀胱水中，故以太阳之气为岁首。正月阳气虽出于上，而阴寒之气尚盛，阳气未得次序而出，则阳气尚为阴寒所郁，故肿腰脽痛也。病偏虚为跛者，正月阳气冻解地气而出也，所谓偏虚者，冬寒颇有不足者，故偏虚为跛也。此言太阳之气生于冬令水中，寒水之气有所不足，以致太阳之气亦虚，而为偏枯跛足也。所谓强上引背者，阳气大上而争，故强上也。强上引背者，头项强而于背。所谓耳鸣者，阳气万物盛上而跃，故耳鸣也。春正月所谓发陈，天地俱生，万物以荣，天地万物之气，皆盛上而跃，而人之阳气，亦盛于上，是以经脉上壅，而耳所以鸣也。所谓狂巅疾者，阳尽在上，而阴气从下，下虚上实，故狂巅疾也。此言阳气之盛极于上，而阴气从之于下，不得与阳气相和也。所谓浮为聋者，皆在气也。狂巅疾者，病在太阳之经也。聋者，病在太阳之气也。所谓入中为喑者，阳盛已衰，故为喑也。阳盛已衰，入中之气不足，则阴虚而为喑矣。内夺而厥，则为喑痱，此肾虚也，内夺者，谓阳盛于外，内夺其所存之气，则肾虚矣。痱之为病，四肢不收。盖不能言而兼之四肢不收，此肾虚厥逆之所致也。少阴不至者，厥也。少阴之气，肾所主也。承

上文而言，肾虚以致少阴之气不至者，则手足厥冷也。

少阳所谓心胁痛者，言少阳盛也。盛者，心之所表也。眉批：少阳之气，当主七月，九月为首，九月少阴心脏主气，少阳为君火之相，故至九月而为心之表，其气更盛者也。九月阳气尽而阴气盛，故胁痛也。少阳之上，相火主之，心主无为，相火代君行令，君相之火，为时所遏，故心胁痛也，少阴主心痛，少阳主胁痛。所谓不可反侧者，阴气存物也。物存则不动，故不可反侧也。九月之时，万物之气，俱收存于阴，物藏则不动矣。是以少阳之气，亦不能转枢，故不可反侧也。所谓甚则跃者，九月万物尽虚，草木毕落而堕，则气去阳而之阴，气盛而阳之下长，故谓跃也。此言少阳之气正盛，不肯随时而存于阴，故病多跳跃也。

阳明所谓洒洒振寒者，阳明者午也，五月盛阳之阴也，阳盛而阴气加之，故洒洒振寒也。阳明乃盛阳之气，故主五月为首。五月阳盛而一阴始生，故为盛阳之阴。阳盛之气为阴气加之，故洒洒振寒也。所谓胫肿而股不收者，是五月盛阳之阴也。阳者，衰于五月，而一阴气上，与阳始争，故胫肿而股不收也。五月阳气始衰而下，一阴始生而上，阴与阳交争，以致经脉不和，而为胫肿不收也。所谓上喘而为水者，阴气下而复上，上则邪客于脏腑间，故为水也；阴气下而复上者，谓冬至一阳初生，阴气下降，至五月而阴气复上也。邪，水邪也，谓阴气下归于水脏，至阴气复上而渐盛，则水邪随气而上升，上客于脏腑之间，故喘而为水也。所谓胸痛少气者，水气在脏腑也，水者，阴气

① 阳：疑作“肠”。
② 脽（shuí）：臀肉。

也，阴气在中，故胸痛少气也。水火者，阴阳之兆征也，在天呈象，在地成形，诸病水者，阴气也。上节论有形水邪上客而为喘，此论无形之水邪上乘而为胸少气[1]。所谓甚则厥，恶人与火，闻木音则惕然而惊者，阳气与阴气相薄，水火相恶，故惕然而惊也；所谓甚者，谓阳气下之甚，阴气上之甚也。甚则阴阳相薄，水火相恶，而阳明之气厥矣。阳明气厥，则阳明之脉病矣。阳明脉病，则恶人与火，闻木音则惕然而惊也。所谓欲独闭户牖而处者，阴阳相薄也，阳尽则阴盛，故欲独闭户牖而居；此言阳气尽归于下，阴气独盛于上也。所谓病至则欲乘高而歌，弃衣而走者，阴阳复争，而外并于阳，故使之弃衣而走也；此申明阴阳之气，有上下而复有表里也。阴阳复争者，谓阴阳之气上下相薄，而复变争于外内也。阴阳之气外并于阳，则阳盛而为病矣。阳盛，故使之乘高而歌、弃衣而走也。所谓客孙脉则头痛、鼻衄、腹肿者，阳明并于上，上者则其孙络太阴也，故头痛、鼻衄、腹肿也。此承上章而复申明阴阳之气、上下升降、内外出入，行于脉外之气分。气分者，皮肤肌腠之间，上谓皮肤之上也。夫诸脉之浮而常见者，皆络脉也。足太阴之脉，亦见于皮肤之上，而无所隐，是以阳明之气并于上，则迫于阳明之孙络与太阴之经脉也。迫于阳明之孙络，则头痛、鼻衄；迫于太阴之经脉，则腹肿也。

太阴所谓病胀者，太阴子也，十一月万物气皆存于中，故曰病胀。太阴为阴中之至阴，故至阴尽之十一月也。十一月，万物之气皆存于中，故主病胀。胀，谓腹胀也。所谓上走心为噫者，阴盛而上走于阳明，阳明络属心，故曰上走心为噫也。阳明者，太阴之表也。太阴为阴中之至阴，阴极则复，故上走于阳明，阳明络属

心，故上走为噫。噫者，嗳噫也。所谓食则呕者，物盛满而上溢，故呕也。十一月万物气皆存于中，则盛满而上溢，故呕也。经云：足太阴独受其浊。太阴之清气上出则为噫，太阴之浊气上盛则为呕也。所谓得后与气则快然如衰者，十二月阴气下衰，阳气且出，故曰得后与气，则快然如衰也。得后者，得后便也。气者，转矢气也。

少阴所谓腰痛者，少阴者，肾也，十月万物阳气皆伤，故腰痛也。少阴之经主九月、十月为首，十月寒水用事，并主于足少阴肾。少阴之上，君火主之，故九月主手少阴心，然阴阳六气，止合六经，皆从下而生，故不及于手。惟少阴主水火阴阳之气，有标本寒热之气[2]，故九月主手少阴，而十月主足少阴也。其余皆有阴阳，止论足而不论手。所谓呕咳上气喘者，阴气在下，阳气在上，诸阳气浮，无所依从，故呕咳上气喘也。此言上下阴阳之气不相交合而为病也。少阴寒水在下，君火之气在上，上下水火不交，则诸阳之气上浮，而无所依从矣。是以阳气上逆，而为呕、咳、气喘之病矣。所谓色色不能，久立久坐，起则目䀮䀮无所见者，万物阴阳不定，未有主也。秋气始至，微霜始下，而方杀万物，阴阳内专，故目䀮䀮无所见也，此节论少阳主七八月为首，因上首论少阳为心之表，其气正盛在九月，故不复提少阳二字。七月之交，阴气上升，阳气下降，万物阴阳不定，而未有所主，是以色色不能，而亦未定也。秋气始至，则阳气始下，而未盛于内，阴气正出，而阳气内虚，则阴阳之气夺于内矣。阳阳内夺，故目䀮䀮无所见也。高士宗

---

[1] 胸少气：疑为"胸痛少气"。
[2] 气：疑为"化"。

曰：色色，犹种种也。色色不能，犹言种种不能自如也。久立久坐而起，则目眈眈无所见，非色色不能之谓欤！所谓少气善怒者，阳气不治，阳气不治，则阳气不得出，肝气当治而未得，故善怒。善怒者，名曰煎厥。秋时阳气下降而不治于外，则少阳之气亦不得出，故少气也。厥阴肝气与少阳标本相合，少阳之气不得出，则肝气当治而亦未得。肝气内郁，故善怒。煎厥者，焦烦颠倒也。所谓恐如人将捕之者，秋气万物未有毕去，阴气少，阳气入，阴阳相薄，故恐也。秋时阳气虽入，而阴气尚少，故万物虽衰，而未尽去，阴气少，则阴气正出矣。阳气入，则与所出之阴相薄矣。阴阳相薄，则少阳厥阴之气皆伤。肝气虚则恐。胆病者，心下澹澹如人将捕之。所谓恶闻食臭者，胃无气，故恶闻食臭也；秋深之时，阳尽而阴盛，是以胃无气而恶闻食臭也。论少阳而提胃气者，言奇恒所主之四时亦皆以胃气为本也。所谓面黑如地色者，秋气内夺，故变于血也①，秋时阴气正出，则内夺其所存之阴，阴气上乘，故面黑如生地色也。所谓咳则有血者，阳脉伤也，阳气未盛于上而脉满，满则咳，故脉见于鼻也②。阳气未盛于上者，言至九月而少阳始盛也。夫血随气行，气未盛而脉先满，则血留而上逆也。

厥阴所谓癫疝，妇人少腹肿者，厥阴者，辰也，三月阳中之阴，邪居中，故为癫疝，少腹肿也。厥阴木火主气，故主于三月四月之交。三月阳盛之时，而厥阴主气，故为阳中之阴，邪，谓阴气也。厥阴之气在内而未得尽出，故为癫疝腹肿也。按：有因阳气正出而为时气所遏抑者，有因时气正盛而又当阴气所主者，当知奇恒之阴阳与四时相逆而为病也。所谓腰脊痛、不可以俛仰者，三月一振，荣华万物，一俛而不仰也。三月阳气振发，万物荣华，草木繁茂，枝叶下垂，一惟俛而不仰，人为万物之灵，是以腰脊痛而亦不可以俛仰也。所谓癫癃疝肤胀者，曰阴亦盛而脉胀不通。故曰癫癃疝也。阴亦盛者，厥阴之气亦盛于外也。阴盛而脉胀不通，故癫癃而肤胀也。癫癃疝者，阴器肿而不得小便也。所谓甚则嗌干热中者，阴阳相薄而热，故嗌干也。所谓甚者，谓阳气甚盛也。厥阴之气与甚阳相薄，则阴亦为热矣。热盛，故嗌干而热中矣。

《阳明脉解》篇曰：足阳明之脉病，恶人与火，闻木音则惕然而惊，钟鼓不为动。闻木音而惊，何也？愿闻其故。此篇论阳明乃阳热之经，病则热盛而为狂也。《阴阳系日月论》曰：寅者，正月之生阳也，主左足之少阳；未者，六月，主右足之少阳；卯者，二月，主左足之太阳；午者，五月，主右足之太阳；辰者，三月，主左足之阳明；巳者，四月，主右足之阳明；此两阳合于前，故曰阳明。是阳明乃三阳合并，阳热独盛之矣。夫三部九候之道，总不外于脏腑阴阳血气虚实，是以《通评虚实论》曰癫疾，曰厥狂，曰痫惊。盖癫病者，三阴之实证也；厥狂者，三阳之热狂也；痫惊者，阴阳五行之实邪也，是以此篇独论阳盛之狂耳。曰：阳明者，胃脉也；胃者，土也；故闻木音而惊者，土恶木也。阳明之所以热盛者，乃脉病也，阳明之脉者，乃胃之悍气别走阳明。悍热之气盛，则胃腑之气虚。胃者，土也，故闻木音而惊者，土恶木也。其恶火者何也？曰：阳明主肉，其脉血气盛，邪客之则热，热甚则恶火。此言三阳之气，主于皮肤肌腠之间，邪客之而易于为热

---

① 故变于血也：《素问》原文："故变于色也"。
② 故脉见于鼻也：《素问》原文："故血见于鼻也"。

也。太阳之气主皮毛，阳明之气主肌肉，少阳之气主胸膈，言三阳之气，主于肤腠气分之间者也。其邪之中人，始于皮毛，次于肌肉，以及于经脉。邪在肌腠，则合于阳明气分之阳，入于经脉。而阳明又多气多血，是以邪客之则热，热甚则恶火矣。其恶人何也？曰：阳明厥则喘而惋，惋则恶人。此言胃络上通于心也。惋，惊恐貌。厥气上逆于肺则喘，逆于心则惊。经言：阳气入阴，阴阳相薄则恐，如人将捕之。盖阳明之热上逆于少阴，阴阳相薄，则恐而恶人也。或喘而死者，或喘而生者，何也？曰：厥逆连脏则死，连经则生。连，谓脏腑经络之相连也。盖手太阴还循胃阳明之络通于心。如热邪厥逆于上，干于心肺之经而为喘惋者生，干于心肺之脏则死矣。

病甚则弃衣而走，登高而歌，或至不食数日，逾垣上屋，所上之处，皆非其素所能也，病反能者何也？曰：四肢者，诸阳之本也，阳盛则四肢实，实则登高也。阴者主脏，阳者主腑，阳受气于四末，阴受气于五脏，故四肢为诸阳之本。阳盛四肢实，实则能登高矣。盖阳盛则升，四旁俱盛，故能升高。其弃衣而走者何也？曰：热盛于身，故弃衣欲走也。《伤寒论》曰：阳明病外证云何？答曰：身热汗自出，不恶寒反恶热也。其热在外，故不欲衣。其妄言骂詈，不避亲疏而歌者，何也？曰：阳盛则使人妄言骂詈，不避亲疏而不欲食；不欲食，故妄走也。胃络上通于心，阳盛则心神昏乱，故使人妄言骂詈，不避亲疏。如热盛于胃，则不欲食，不欲食，故妄走。盖四肢禀气于胃故也。

《太阴阳明论》曰：脾病而四肢不用何也？曰：四肢皆禀气于胃，而不得至经，必因于脾，乃得禀也。胃为阳土，脾属阴土，畅于四肢，坤之德也。今脾病不

能为胃行其津液，四肢不得水谷气，气日以衰，脉道不利，筋骨肌肉，皆无气以生，故不用也。四肢者，五脏六腑之经俞也。经云：人之所以受气者，谷也；谷之所注者，胃也；胃者，水谷之海也；海之所行云气者，天下也；胃之所出血气者，经隧也；经隧者，五脏六腑之大络也。盖四肢受水谷之气者，皆由脾脏之转输，脾之转输，各因其脏腑之经隧，而受气于阳明，是以脉道不利，则筋骨、肌肉皆无气以生养矣。

《水热穴论》曰：少阴何以主肾？肾何以主水？此言肾为阴，而阴主水也。曰：肾者，至阴也；至阴者，盛水也；肾者，冬脉也；肺者，太阴也；故其本在肾，其末在肺，皆积水也。此言水由地中生，上升于天，下归于泉，天气与水气上下相通，故在地为水，而在天为寒，夫天为阳，地为阴，泉在地之下，故为至阴而盛水。盛者，受盛而多也。夫肺主天，太阴之气主湿土，土气上于天而为云，天气下降而为水，是水由天降，云自地生。故曰：肺者，太阴也，谓天地之气相合也。少阴主水而司冬令，其脉贯膈入肺中，故其本在肾，其末在肺，上下皆积水也。盖肺主气而发原在肾，是气从下而生，水亦从下而上，下则为溲，上则为汗，留聚则溢于皮肤而为胕肿矣。曰：肾何以能聚水而生病？曰：肾者，胃之关也。关门不利，故聚水而从其类也。此言水由中焦入胃之饮而生，从下焦决渎而出，故关门不利，则聚水而从其类。盖肾者主水，水不通流，则水亦类聚矣。上下溢于皮肤，故为胕肿。胕肿者，聚水而生病也。胕肿，胀也。皮肤者，肺之合，水聚于下，则反溢于上，故肿胀于皮肤之间。盖因水聚而生病也。诸水皆生于肾乎？曰：肾者，牝脏也，地气上者属于肾，而生水液也，故

曰至阴。此复言水生于中焦之胃土，然由下焦之气上升以化合，夫胃为阳腑，肾为牝脏，肾气上交于阳土，戊癸合化，而后入胃之饮，从地土之气上输于肺，肺气通调而下输决渎，故曰：地气上者，属于肾而生水液也。夫水在地之下，地气上者，直从泉下之气而生，故曰至阴。是地气上通于天，而水气亦上通于天也。勇而劳甚，则肾汗出，肾汗出逢于风，内不得入于脏腑，外不得越于皮肤，客于元府，行越于皮肤，传为胕肿，本之于肾，名曰风水。所谓元府者，汗空也。上节论关门不利，水聚于下，溢于上而为胕肿。此言劳动肾液上出为汗，逢于风而闭，溢于皮肤之间为胕肿。当知胕肿之有三因也。元府者，乃汗所出之空孔，又名鬼门，盖幽元而难见者也。

水俞五十七处者，是何主也？曰：肾俞五十七穴，积阴之所聚也，水所从出入也。尻上五行五行者，此肾俞，故水病下为胕肿大腹，上为喘呼，不得卧者，标本俱病，故肺为喘呼，肾为水肿，肺为逆不得卧，分为相输俱受者，水气之所留也。此言水随经而上下也。尻，臀也。尻上五行，中行乃督脉所循，旁四行乃太阳之经脉。盖督脉起于至阴，循阴器，绕纂后，别绕臀，合少阴太阳，贯脊入肾，太阳为少阴之寒府，是此五行乃水阴之所注，故皆肾俞，是以病水，则下为胕肿大腹，上则为喘呼。不得卧者，此标本俱病。盖肾为本，肺为标，在肺则为喘呼，在肾则为水肿，肺为气逆，故不得卧也。

《厥气论》[①]曰：五脏六腑，寒热相移者何？曰：肾移寒于脾，痈肿，少气。脾主肌肉，寒气化热则腐肉而为痈脓；脾统摄元真之气，脾脏受邪，故少气也。眉批：五脏六腑，寒热相移。脾移寒于肝，痈肿，筋挛。肝主血，寒则血凝注。经曰：营气不行，乃发为痈。肝主筋，故筋挛也。肝移寒于心，狂，膈中。肝为阳脏，而木火主气，阳并于阳，故狂。心居膈上，肝处于膈下，膈下母子之气，上下相通，肝邪上移于心，留于心下，故为膈中。心移寒于肺，肺消。肺消者，饮一溲二，死不治。肺受心邪，则不能通调水液，而惟下泄矣。肺为金水之原，寒随心火，消灼肺精，是以饮一溲二者，肺液并消，故为不治之死证。肺移寒于肾，为涌水。涌水者，按腹不坚，水气客于大肠，疾行则鸣濯濯，如囊里浆水之病也。夫在地为水，在天为寒，肾为水脏，肺生原，是以肺之寒邪下移肾，而肾之水气反上涌于肺矣。大肠乃肺之腑，肺居膈上，故水气客于大肠，疾行则鸣濯濯有声。如以囊里水者，水不沾流，走于肠间也。脾移热于肝，则为惊衄。东方肝木，其病发惊骇；肝主血，故热甚则衄。肝移热于心则死。心主君火，而不受邪，邪热乘之，故死。心移热于肺，传为膈消。心肺居膈上，火热乘之，则金水之液涸矣。膈消者，膈上之津液耗竭，而为膈消矣。肺移热于肾，传为柔痓。肾者，水也，而生骨，肾脏燥热则髓精不生，是以筋骨痿弱而为柔痓。肾移热于脾，传为虚，肠澼死，不可治。太虚[②]湿土主气，不能制水，而反受湿热相乘，脾气虚伤。则不能磨运水谷，而为肠澼下利，谷气已绝，故为不治之死证也。胞移热于膀胱，则癃溺血。膀胱者，胞之室也，冲任起于胞中，为经血之海，胞移热于膀胱，是经血之邪移于膀胱，故溺血，热则水道燥涸，故癃闭也。膀胱移热于小肠，膈肠不便，上为口糜。小肠之脉，络心，循咽，下膈属小

---

① 《厥气论》：按《素问》为《气厥论》。
② 太虚：疑为"太阴"。

肠，小肠之下名曰阑门，济泌别汁，注渗入膀胱，膀胱反移热于小肠，是以膈肠不能下渗，湿热之气，反随经上逆，而口为之糜烂矣。**小肠移热于大肠，为伏瘕，为沉痔。**瘕者，假也，假津血而为聚汁也。盖小肠主液，大肠主津，小肠移热于大肠，则津液留聚而为伏瘕矣。小肠主火，大肠主金，火热淫金则为肠痔。经云：肾脉沉涩为沉痔。**大肠移热于胃，善食而瘦，又谓之食㑊。**胃主受纳水谷，大肠为传导之官，大肠热邪反逆乘于胃，是以胃热则消谷善食。阳明燥热则营卫津液不生，故虽能食而瘦。亦，解㑊也，谓虽能食，而身体懈惰，故又谓之食㑊也。**胃移热于胆，亦曰食㑊。**五脏六腑之气，皆取决于胆。胆气燥热则生阳不升，故身体懈惰。胃气热则消谷善饥，故亦曰食㑊。**胆移热于脑则辛頞，鼻渊，鼻渊者，浊涕下不止也，**胆气上升，则热随入脑。侠鼻两旁曰頞。辛頞者，鼻頞辛酸也。盖脑为精髓之海，髓者，骨之充也，脑者，阴也，故脑渗为涕也。**传为衄蔑瞑目。故得之气厥也。**此总释脏腑寒热相移皆在气而不在经。故曰得之气厥也。夫热上升迫于络脉，则为衄；淡渗皮毛之血，不能化液为汗，则为蔑；邪热伤气，而阳气虚，则目瞑矣。

《**厥论**》①曰：**真头痛，头痛甚，脑尽痛，手足寒至节，死不治。**真头痛者，非六气之厥逆，乃客邪犯脑，故头痛甚，而脑尽痛。头为诸阳之会，脑为精水之海，手足寒至节，此真气为邪所伤，故死不治。

厥心痛，与背相控，善瘛，如从后触其心，伛偻者，肾心痛也。此论五脏之经气厥逆，而为厥心痛也。脏真通于心，心存血脉之气也，是以四脏之气厥，皆从脉而上乘于心。背为阳，心为阳中之太阳，

故与背相控而痛，心与背相应也。心脉急甚为瘛疭，如从后触其心者，肾附于骨，肾气从背而上注于心也。心痛，故伛偻者而不能仰，此肾脏之气逆于心下而为痛也。**厥心痛，腹胀胸满，心尤痛甚，胃心痛也。**胃气上逆，故腹胀胸满；胃气上通于心，故心痛尤甚。**厥心痛，如以锥针刺其心，心痛甚者，脾心痛也。**脾脉上膈注心中，故痛如锥刺其心也。眉批：以上主术附汤之剂。**厥心痛，色苍苍如死状，终日不得太息，肝心痛也。**肝主血而属春生之气，肝气逆，故色苍苍如死状。肝病，则胆气亦逆，故终日不得太息。此肝气逆乘于心为肝心痛。**厥心痛，卧若徒居，心痛间，动作痛益甚，色不变，肺心痛也。**夫肺主周身之气，卧若徒然居于此者，气逆于内，而不运用于形身也。动作则逆气内动，故痛，或少间，而动则益甚也。夫心之合脉也，其营色也，肺者，心之盖，此从上而逆于下，故心气不上出于面，面色不变。**真心痛，手足青至节，心痛甚，旦发夕死，夕发旦死。**夫四脏厥逆而为心痛者，从经络而薄于心之分也。心为君主之官，神明出焉，故心不受邪。若伤其脏真而为真心痛，不竟日而死矣。眉批：喻嘉言主以大剂甘草人参少加姜、附、豆蔻温之，以补前哲所不逮。

《**平人气象论**》曰；**颈脉动喘疾咳，曰水。目内微肿，如卧蚕起之状，曰水。溺黄赤，安卧者，黄疸。已食如饥者，胃疸。面肿曰风。足胫肿曰水。目黄者曰黄疸。**此以视疾而知其病也。

《**逆调论**》曰：**人身非常温也，非常热也，为之热而烦满者，何也？**此论上下阴阳之不和也。非常温者，谓非常有温热之病在表也。非常热者，谓非常有五脏之

---
① 《厥论》：按《素问》为《厥病》。

热在里也。为之者，乃阳热之气为之也。曰：阴气少而阳气胜，故热而烦满也。火为阳而居上，水为阴而居下，阴气少而阳气胜，故热而烦满于上也。人身非衣寒也，中非有寒气也，寒从中生者何？身非衣寒，表无寒也；中非有寒气，里无寒也；寒从中生者，谓寒从阴中而生也。曰：是人多痹气也。阳气少，阴气多，故身寒如从水中出。痹气者，气闭也。阳气少而阴气多者，因是人多肺气故也。病在阴者名曰痹。寒湿之气闭于里阴，则火热不得下交于阴而阴气盛，阴气盛则阳气少也，阴寒之气过多，故身寒如从水中出。盖热出于阳火，故烦；寒出于阴也，故如从水中出，此上下水火阴阳之不和也。

人有四肢热，逢风寒如灸如火者，何也？此论表里阴阳之不和也。四肢为诸阳主气，四肢热者，阳热之气在表也。逢风寒如灸如火者，邪正相搏，因表阳之热，而热更盛极也。曰：是人者，阴气虚，阳气盛。四肢者，阳也。两阳相得，而阴气虚少，少水不能灭盛火，而阳独治。独治者，不能生长也，独胜而止耳。阴气虚者，里阴之气虚。阳气盛者，表阳之气盛也。阳受气于四末，阴受气于五脏，四肢者，阳明之所主也。两阳，阳明也，两阳合明，故曰阳明。相得者，自相得而为热也。阴气少者，少阴之气少也。少水者，津液少也，津液少而不能还入胃中，则火盛而不能灭矣。夫肾主存精，阳明之所生也，肾之精气复上与阳明相合，戊癸合而化火，火土之气，阴气虚少，则阳独治矣。然独阳不生，谓不能再生长其阳热，惟此独胜而止矣。逢风而如灸如火者，是人当肉烁也。此释明阳明之气主于四肢，而又所主肌肉也。二阳之气在于皮肉肌腠之间，而又逢风热之阳邪，邪正相搏，则火热炽，而消灼其肌肉矣。

人有身寒，汤火不能热，厚衣不能温，然不冻栗，是为何病？身寒而汤火不能热、厚衣不能温者，太阳气衰，而寒在表也；不冻栗者，二阳火热之在里也。曰：是人者，素肾气胜，以水为事，太阳气衰，肾脂枯不长，一水不能胜两火，肾者，水也，而生于骨，肾不生，则髓不能满，故寒甚至骨也。肾气胜者，肾水之气胜也。以水为事者，膀胱之水胜也，谓其人水寒之气偏胜。水寒偏胜，则太阳之气衰，太阳气衰，则孤阴不长矣。水，精水也，肾脏之精枯不长，而膀胱之一水，不能胜二火矣。夫肾生骨髓，水生肝，肾脂不生，则髓不能生满于骨，是以寒至骨也。以上兼论阴阳水火互相生长之道也。所以不能冻栗者，肝一阳也，心二阳也，肾孤脏也，一水不能胜二火，故不能冻栗，病名曰骨痹，是人当挛节也。肝者，一阳初生之木火也。心者，地二所生之君火也。肾为牝脏，孤脏也。孤脏之阴，藉太阳标本以合化，太阳气衰，则孤阴不长矣。膀胱之津液，不能胜二火，故其人不能冻栗者，二阳之火热在内也。病名曰骨痹，病骨髓枯而骨痛也。故其人当骨节拘挛。此论表里阴阳之不调也。

人之肉苛者，虽近衣絮，犹尚苛也，是谓何疾？苛，恶寒冷也。曰：荣气虚，卫气实也。虚实者，不和也，言荣气不得卫气之和，则荣气虚，卫气不得与荣气相和，则卫气实也。盖阳道常实，故曰实，然则过犹不及也。荣气虚则不仁，卫气虚则不用，荣卫俱虚，则不仁且不用；肉如故也。不仁者，不知痛痒也。不用者，痿而不胜也。人身与志不相有，曰死。人身者，荣卫之所循行也；志者，五脏之神志也。此言荣气当与卫气和调，荣卫之气又当与神志和调者也。此三者皆相失而不相有，则气血不行，魂魄离散而死矣。

人有逆气不得卧而息有音者，有不得卧而息无音者，有起居如故而息有音者，有得卧行而喘者，有不得卧不能行而喘者，有不得卧卧而喘者，皆何脏使然？愿闻其故。此论经气上下不调也。经气生于脏腑，故曰何脏使然。曰：不得卧而息有音者，是阳明之逆也，足三阳者下行，今逆而上行，故息有音也。一呼一吸曰息，息有音者，呼吸有声，气逆之所致也。足之三阳头走足，故三阳者下行，今反逆而上，以致呼吸之有音也。阳明者，胃脉也，胃者，六腑之海，其气亦下行，阳明逆，不得从其道，故不得卧也。《下经》曰：胃不和则卧不安。此之谓也。胃者，水谷血气之海也，胃之所出血气者，从大络而上注于肺，从胃脉而下注足少阴也。如阳明逆，不得从其道，则为不得卧而息有音；手太阴逆，则为起居如故而息有音；足少阴逆，则为不得卧而喘也。夫起居如故而息有音者，此肺之络脉逆也，络脉不得随经上下，故留经而不行，络脉之病人也微，故起居如故而息有音也。此言手太阴之经脉也，肺主呼吸，肺主①络脉逆，故呼吸不利而息有音也。夫脉之循于里曰经，浮而外者为络，外内上下经络相贯，循环无端，络脉逆则气留于经，而不行于络矣。络者，浮于皮肤之间，其病轻微，故止息有音，而起居如故也。夫不得卧，卧则喘者，是水气之客也。夫水者，循津液而流也。肾者水脏，主津液，主卧与喘也。此言足少阴之调逆也。夫津液者，水谷之所生，肾者，胃之关也，胃之水液从关而下，入于肾者顺也。如阳明逆，不得从其道而下入于肾，则肾之水气，反循津液之道路而上乘于胃矣，是以胃不和而卧不安也。故曰：肾者水脏，主存津液，又主卧与喘也。夫手太阴，足少阴、阳明，主血气生始之根源，经脉呼吸之道路。人之一身，总不外乎水火、阴阳、荣卫、气血。是以上章论水火、阴阳之寒热，后章论呼吸经脉之逆调。

---

① 主：疑作"之"。

灵素节要浅注卷十

闽长乐陈修园念祖　集　注
男　元　犀　灵　石　参　订
孙　男　心典徽庵
　　　　心兰芝亭　同校字
门再晚生绵九林福年

病　机

《邪客》篇曰：夫邪气之客人也，或令人目不明不卧出者①，何气使然？此篇论卫气行于形身之外，内宗气行于经脉之外，内行于脉内者，偕荣气而行，行于脉外者，随卫气而转，外内自相逆顺而行者也。曰：五谷入于胃也，其糟粕、津液、宗气分为三隧。故宗气积于胸中，出于喉咙，以贯心脉，而行呼吸焉。荣气者，泌其津液，注之于脉，化以为血，以荣四末，内注五脏六腑，以应刻数焉。卫气者，出其悍气之慓疾，而先行于四末分肉皮肤之间而不休者也。昼日行于阳，夜行于阴，常从足少阴之分间，行于五脏六腑。今厥气客于五脏六腑，则卫气独卫于外，行于阳，不得入于阴。行于阳则阳气盛，阳气盛则阳跷盛，不得入于阴，阴虚，故目不瞑。盖宗气随肺气行于皮肤，呼则气出，而八万四千毛窍皆阖；吸则气入，而八万四千毛窍皆开。呼吸定息，脉行六寸，昼夜一万三千五百息，脉行八百十丈，以终五十荣之一周。是宗气、荣气皆半荣于脉中，而半行于脉外者也。卫气

慓悍滑疾，独行于脉外，昼行于阳，夜行于阴，以司昼夜之开阖。行于阳则目张而起，行于阴则目瞑而卧。如厥逆之气客于五脏六腑，则卫气独卫于外，行于阳不得入于阴，故目不得瞑。曰：治之奈何？曰：补其不足，泻其有余，调其虚实，以通其道而除其邪，饮以半夏汤一剂，阴阳已通，其卧立至。此所谓决渎壅塞，阴阳和得者也。此论调足少阴阳明之气，以通卫气之行于内。盖卫气之行于阴，从手足阳明下行至足，而交于足少阴，从足少阴而注于五脏六腑，故当调此二经之气焉。补不足者，补卫气之不足；泻有余者，泻厥气之有余；调虚实者，调外内之虚实；以通其道路，而去其厥逆之邪。

半夏汤方：半夏五合，秫米一升，长流水千里以外者八升，扬之万遍，取其清五升煮之，炊以苇薪火，沸内二药徐煎，令竭为一升半，去其滓，饮汁一小杯，日三稍益，以知为度。故其病新发者，覆杯则卧，汗出则已矣。久者，三饮而已也。半夏，色白形圆，味甘气辛，阳明之品

---

① 目不明不卧出者：《灵枢》原文："目不瞑不卧出者"。

也，月令五月，半夏感一阴之气而生者也。胃属戊土，肾存天癸，饮以半夏汤一剂者，启一阴之气，上交于胃，戊癸合而化火，火土之气，则外内之阴阳已通，其卧立至。夫肾为水脏，而生气之原，气行则水涣。胃乃燥热之府，而主中土，欲得阴气以合化，不欲寒水之上乘，故用流水千里以外者，所谓劳水也，再扬之万遍，则水性无力，不能助寒水上行矣。八乃金之成数，五乃土之生数，阳明主秋金而位居中土，故用八升五升者，助阳明之胃气也。苇乃水草，炊以苇薪者，助水中之生气也。米乃土谷而秋成，置秫米一升者，助胃气也。上古以腹中和、小便利为知。覆杯则卧，汗出而已者，正气和而厥气散，卫气得从其道而出入者矣。

《评热病论》曰：有病温者，汗出辄复热，而脉躁疾，不为汗衰，狂言不能食，病名为何？曰：病名阴阳交，交者，死也。温病者，冬伤于寒，先夏至日发者，为温病也。阴阳交者，谓汗乃阴液，外出于阳，阳热不从汗解，复入之阴，名曰阴阳交。交者，乃正不胜邪，而邪复伤正气，故为死证。曰：愿闻其说？曰：人所以汗出者，皆生于谷，谷生于精。汗出于水谷之精，水谷之精，由精气之所化，故曰谷生于精。夫汗之发原有二，一出于水谷之精，一出于肾脏之精，而曰皆生于谷者，言肾脏之精亦水谷之所生也。今邪气交争于骨肉而得汗者，是邪却而精胜也。交争于骨肉者，邪气伏匿于骨肉之间，至春时与正气交争，而发为温病。得汗是精气胜，而邪当共并而出矣。精胜，则当能食而不复热。复热者，邪气也；汗者，精气也；今汗出而辄复热者，是邪胜也。不能食者，精无俾也。病而留者，其寿可立而倾也。且夫《热论》曰：汗出而脉尚躁盛者死。此复引《热论》以释明汗

生于谷，谷生于精，不能食而精无俾者之义也。今脉不与汗相应，此不胜其病也，其死明矣。狂言者是失志，失志者死。脉不与汗相应者，胃气虚而不胜其邪，正不胜邪，是胃气将绝，其死明矣。肾存志，狂言者，是精气伤而志先死，志先死者，不过一日半而死矣。今见三死，不见一生，虽愈必死也。病而留者，一死也；胃气绝者，一死也；肾气绝者，一死也。夫肾为生气之原，肾之精气，由水谷之所生，水谷之精，由肾气之所化。如汗不胜邪，而肾脏之精气尚在，一生也。如精气受伤，而阳明之生原未绝，一生也。愈者，谓邪病去也。邪虽去，而生气已绝，必死之道也。以上论邪正阴阳之道，而归重于正气之生原，不可伤也。

有病身热，汗出烦满，烦满不为汗解，此为何病？曰：汗出而身热者，风也；汗出而烦满不解者，厥也；病名曰风厥；风为阳邪，开发肌腠，腠理之汗，水谷之精也，津液外泄，风热留之，故身热也。风热不去，则动伤其肾气而上逆，逆于上则心烦，乘于脾土则中满，病名曰风厥，谓因风邪而使肾气之厥逆也。曰：愿卒闻之？曰：巨阳主气，故先受邪；少阴与其为表里也，得热则上从之，从之则厥也。巨阳者，太阳也，太阳之气主表。风为阳邪，邪伤人阳气，两阳相搏，则为病热。少阴与太阳相为表里，阳热在上，则阴气从之，从之则为厥逆矣。治之奈何？曰：表里刺之，饮之服汤。表里者，阴阳也，刺表以泻风热之阳邪，刺里以下少阴之逆气，饮之以汤，以助水津之汗。

曰：劳风为病何如？此论劳病当风，而伤其肾也。烦劳则阳气外张，精气内绝，阳虚于外则易于受风，精虚于内则反动其水气也。曰：劳风法在肺下，风动寒

水之气，法当在肺下。《水穴论》①曰：肾者，至阴也，至阴者，盛水也；肺者，太阴也；少阴者，冬脉也，故其本在肾，其末在肺，皆积水也。其为病也，使人强上冥视，强上者，头项也。阳气张而重感于风，则使人强于上。阴精竭而更受其伤，故目盲不可以视也。唾出若涕，恶风而振寒，此为劳风之病。肾之水液，入肺为涕，自入为唾，风动肾水，法在肺下，故唾出若涕。肺主皮毛，故恶风而振寒，此为勇而劳甚，则肾汗出，肾汗出而逢于风，肺受风寒也。曰：治之奈何？曰：以救俛仰。《金匮·水气篇》曰：气强则为水，难以俛仰。此水寒之气，厥逆于上，则有形之水，将欲随之，故当急救其水邪，勿使其上溢，以致不能俛仰也。巨阳引精者三日，中年者五日，不精者七日。此言救俛仰之法，当从小便而出也。巨阳引精者，谓太阳膀胱之腑津液存焉，气化则出，巨阳气盛，能引肾精之邪水从小便而出者，三日而愈；中年精气虚者五日；老年精气衰者七日。三、五、七者，阳之数也，谓得阳气之化，而阴水自出矣。咳出青黄涕，其状如脓，大如弹丸，从口中若鼻中出，不出则伤肺，伤肺则死也。此言水寒之邪，逆于肺下者，又当从上窍以出之，此上下分消之法也。夫肾为水脏，受五脏之精而存之，今肾脏之水气反逆于上，则四脏之津皆为之凝聚而不下矣。青黄涕者，肝脾之津也，脓乃赤白之间色，如脓状者，心肺之津也。四脏之津，不下归于肾，反凝聚于肺下，故当咳而出之。肺之上②，脾之上也，或从脾则出之口，或从肺而出之鼻，皆涕唾所出之外窍也。肺主气而至清虚，故肺浊伤之则死。

曰：有病肾风者，面胕庞然，壅害于言，可刺不？肾风者，因风而动肾脏之水，故又名风水。胕，足胕也，庞然，肿貌，言面足庞然而肿也。少阴之脉，贯肾系舌本，水邪上逆，故壅害不言。曰：虚不当刺。不当刺而刺，后五日，其气必至。肾为风邪所伤，则精气已虚，故不当刺，虚反刺之，后五日其逆气必至。曰：其至何如？曰：至必少气而时热，时热从胸背上至头，汗出手热，口干若渴，小便黄，目下肿，腹中鸣，身重难以行，月事不来，烦而不能食，不能正偃，正偃则咳，病名曰风水，论在刺法中。病名风水者，因风而动其水也。

愿闻其说。曰：邪之所凑，其气必虚。阴虚者，阳必凑之，故少气时热而汗出也。小便黄者，少腹中有热也。风邪伤肾，精气必虚，阴虚则阳往乘之，故时时发热。肾为生气之原，故少气也。阳加于阴则汗出，湿热上蒸，故从胸背而直上于头。热在下，故小便黄也。不能正偃者，胃中不和也。正偃则咳甚，上迫肺也。正偃，仰卧也，水上乘于胃，则胃中不和，故不得正偃。肺脉下络大肠，环循胃口，故上迫于肺也。诸有水气者，微肿先见于目下也。曰：何以言？曰：水者，阴也；目下，亦阴也，腹者，至阴之所居；故水在腹者，必使目下肿也。太阴者，至阴也，水邪上乘于腹，故伤胃而渐及于脾，故微肿先见于目下，脾主约束也。真气上逆，故口苦、舌干，真气者，脏真之心气也。心属火而恶水邪，水气上乘，则迫其心气上逆，是以口苦、舌干也。卧不得正偃，正偃则咳出清水也。此言水气上乘，始胃而脾，脾而心，心而肺也。肾为本，肺为末，金水子母之脏，皆积水也。是以水气上逆于肺，则咳出清水。诸水病者，故不得卧，卧则惊，惊则咳甚也。水邪乘

---

① 《水穴论》：疑为《水热穴论》。

② 上：疑作"下"。

胃，故不得卧；胃络上通于心，阳气入阴，阴阳相薄，故惊恐也。心气上乘于肺，金畏火热，故咳甚也。腹中鸣者，病本于胃也。薄脾则烦不能食，食不下者，胃脘膈也。身重难以行者，胃脉在足也。水病本于胃，而随经下泄，故腹作雷鸣，薄于脾则烦而不能食。盖脾络上隔注心中，故烦；上焦主纳，故不能食也；胃脘阻隔，故食不下；水气随经下流，故身重难以行也。月事不来者，胞脉闭也，胞脉者，属心而络于胞中，今气上迫肺，心气不得下通，故月事不来也。中焦之汁，流溢于肾而为精，奉心化赤而为血，血之液为汗。此节首论风伤肾脏之精，末结不能奉心化赤。盖此篇评论阳热之邪，惟藉阴精汗液以制胜。前章论谷精之汗，不能胜邪者死。此言肾脏之精，为风邪所伤，而又不得心气下通以化赤，是风邪不得从汗解矣。

《腹中论》曰：有病心腹满，旦食则不能暮食，此为何病？此篇论外不涉于形身，内不关乎脏腑，在于宫城空郭之中，或气或血，或风或热，以至于女子之妊娠，皆在于空腹之中，故篇名曰腹中论也。心腹满者，谓胸膈间乃心主之宫城，腹中乃脏腑之郭郭者也。曰：名为鼓胀。鼓胀者，如鼓革之空胀也。此因脾土气虚不能磨谷，故旦食而不能暮食，以致虚胀如鼓也。治之奈何？曰：治之以鸡矢醴，一剂和，二剂已。鸡矢，取鸡屎上之白色者，鸡之精也。鸡属阳明秋金，在卦配巽风木。此乃脾土艰于运化，以致胀满不食，风木制化土气，阳明燥合太阴。醴乃熟谷之精液，酿以稻米，炊之稻薪，主补益中土，而先行于荣卫者也，故一剂则腹中温和，二剂其病则已。法用鸡矢白一升，老酒二斤，炖热渍鸡矢，乘温以布囊绞取渍服。鸡鸣于寅卯之时，鸣则先鼓其

翼，风木之象也。盖木击金则鸣矣。又说者曰：羽虫无肺，故无前阴，屎中之白者，精也。

曰：有病胸胁支满者，妨于食，病至则先闻腥臊臭，出清液，先唾血，四支清，目眩，时时前后血，病名为何？何以得之？上节论腹中气虚，其病在脾，此论腹中血虚，所伤在肝也。夫血乃中焦水谷之汁，专精者行于经隧，为经脉之血；其流溢于中者，注于肾脏而为精，复奉心化赤而为血，从胞中而注于冲脉，循腹上行，至胸中而散，充肤热肉，淡渗于皮肤，而生毫毛，卧则归存于肝，寤则随卫气而复行于皮肤之气分，男子络唇口而生髭须，女子以时下为月事，此流溢于中，布散于外之血也，是以此血虚脱，则肝气大伤，有病胸胁支满者，肝虚而胀满也。食气入胃，散精于肝，肝气伤，故妨于食也。肝臭臊，肺臭腥，不能淡渗皮毛则肺虚，无所归存于肝则肝虚，肝肺两虚，是以病至则先闻腥臊臭也。肝气虚出清液；肝脏虚，先唾血也，不能充肤热肉，则四肢冷。肝开窍于目，故目眩也。肝主疏泄，时时前后血者，肝无所存而虚泄之也。曰：病名曰血枯。此得之年少时有所大脱血，若醉入房中，气竭肝伤，故月事衰少不来也。有所大脱血则伤肝，肝伤，在女子则月事衰少不来矣。醉以入房，在男子则伤精，精伤则无从化赤矣。气生于精血，精血虚脱则气竭矣。治之奈何？曰：以四乌鲗骨一藘茹二物并合之，丸以雀卵，大如小豆，以五丸为后饭，饮以鲍鱼汁，利肠中及伤肝也。

法用乌鲗骨，四两，一名海螵蛸。藘茹，一两，一名茜草，共研极末，以雀卵为丸，小豆大，每服五丸，饭后以鲍鱼汁一杯送下，早晚二服。乌鲗骨，乌贼鱼之骨也，贼鱼状若胞囊，腹中有墨，今俗呼

墨鱼，脊上止生一骨，轻脆如通草。盖乌者肾之色，骨乃肾所主，补益肾脏之精血者也。藘茹，又名地血，汁可染绛，其色紫赤，延蔓空通，乃生血通经之草也。夫鱼乃水中动物，属阴之阳，血中之气，故用乌鲗骨四者，以布散于四肢也。血乃中焦所生，用藘茹一者，主生聚于中焦也。夫飞者主气，潜者主血，卵白主气，卵黄主血，雀乃羽虫，潜入大水为蛤。丸以雀卵者，因气竭肝虚，补血而补气也。豆乃肾之谷，五者土之数，气血皆中焦所生，故宜饭后而服五豆许也。鲍鱼味咸气臭，主利下行，故饮鲍鱼汁以利肠中，而后补及于肝之伤也。

曰：有病膺肿、颈痛、胸满腹胀，此为何病？何以得之？曰：名厥逆。曰：治之奈何？曰：灸之则喑，石之则狂，须其气并，乃可治也。曰：何以然？曰：阳气重上，有余于上。灸之则阳气入阴，入则喑；石之则阳气虚，虚则狂；须其气并而治之，可使全也。夫诸阳之气，而腹气又厥逆于上，是阳气重上，而有余于上矣。夫阳气陷下则灸之，今阳盛于上，而反灸之，则阳热之气，反入于经脉之阴，则为喑；若以石砭之，则阳气外泄而虚，虚则狂矣。气并者，血气合并也，须其厥逆之气，合血相并，而后治，可使之全也。

曰：何以知怀子之且生也？曰：身有病而无邪脉也。此论腹中之血气和平，而有生成之造化也。夫气主生物，血主成物，怀子者，血气之相和也。且生者，谓血气之所以成胎者，虚系于腹中，而无经脉之牵带，故至十月之期，可虚脱而出。当知月事怀妊之血，在气分而不在经脉也。身有病者，月事不来也。无邪脉者，气血和平也。

曰：病热而有所痛者，何也？曰：病热者，阳脉也，以三阳之动也，人迎一盛少阳，二盛太阳，三盛阳明。入阴也，夫阳入于阴，故病在头与腹，乃䐜胀而头痛也。盖言表里阴阳之气，各有所主之部署，如阴气厥逆于上，则为膺肿、颈痛，阳气下入于阴中，则腹中䐜胀也。

《奇病论》曰：人有重身，九月而喑，此为何也？此论奇恒之府，而为奇恒之病也。曰：胞之络脉绝也。胞之络脉，胞络之脉也。绝，谓阻隔不通也。盖妊至九月，胞长已足，设有碍于胞络，即使阻绝而不通。曰：何以言之？曰：胞络者，系于肾，少阴之脉，贯肾系舌本，故不能言。声音之道，在心主言，在肺主声，然由肾间之动气，上出于舌，而后能发其音声，故曰：舌者，音声之机也。曰：治之奈何？曰：无治也，当十月复。十月胎出，则胞络通，而音声复矣。

曰：病胁下满，气逆，二三岁不已，是为何病？曰：病名曰息积，此不妨于食，不可灸刺。积为导引服药，药不能独治也。此肺积之为病也。肺主气而司呼吸定息，故肺之积曰息贲，在本经曰：息积，积者，渐积而成，是以二三岁不已。夫肝肺之积，皆主胁下满，积在肝则妨于食，此积在肺，故不妨于食也。此病腹中有形，不可灸刺。凡积当日用导引之功，调和之药，二者并行，斯病可愈。若止用药而不导引，则药不能以独治也。曰：人有身体髀、股、胻皆肿，环脐而痛，是为何病？曰：病名伏梁，此风根也。其风溢于大肠，而著于肓，肓之原在脐下，故环脐而病也。不可动之，动之为溺涩之病也。此其气积于大肠之外而为伏梁也。大肠为肺之腑，气逆不通，是以身体髀、股、胻皆肿，此根因于风邪伤气，流溢于大肠之间，而著于肓。肓者，即肠外之膏膜，其原出于脐胗，正在脐下，故环脐而痛也。不可动者，不可妄攻以动之，盖风气流溢于脐下，与水脏水腑相连，动之则风行水逆，而为水病也。水逆于上，则小便为之不利矣。

曰：人有病头痛，以数岁不已，此安得之？名为何病？曰：当有所犯大寒，内至骨髓，髓者以脑为主，脑逆，故令头痛，齿亦痛，病名曰厥逆。此论脑骨髓之为病也。夫在地为水，在天为寒，寒生水，水生咸，咸生肾，肾生骨髓，故所犯大寒之气，而内至骨髓也。诸髓皆属于脑，故以脑为主，髓邪上逆则入于脑，是以头痛数岁不已，齿乃骨之余，故齿亦痛也。此下受之寒，上逆于巅顶，故名曰厥逆。

曰：有病口甘者，病名为何？何以得之？曰：此五气之溢也，名曰脾瘅。五气者，土气也，土位中央，在数为五，在味为甘，在臭为香，在脏为脾，在窍为口，多食甘美，则臭味留于脾中，脾气溢而证见于外窍也。瘅，热也。夫五味入口存于胃，脾为胃行其津液，津液渗脾，故令人口甘也；此肥美之所得也，其人必常食甘美而多肥也。肥者令人多热，甘者令人中满，故脾气上溢，转为消渴。治之以兰，除陈气也。兰，香草。陈气，积物也。盖味有所积，以气行之。

曰：有病口苦者，病名为何？何以得之？曰：病名曰胆瘅。夫肝者，中正之将也，取决于胆，咽为之使。肝者，将军之官，谋虑出焉。胆者，中正之官，决断出焉。夫谋虑在肝，决断在胆，故肝为中正之将，而取决于胆也。肝脉挟胃贯膈，循喉咙，入颃颡，环唇内，故得为肝之外使，是以肝病而亦证见于口也。此人者，数谋虑不决，故胆虚，气上溢，而口为之苦。谋虑不决，则肝气郁而胆气虚矣。胆之虚气上溢，而口为之苦矣。治之以胆募、俞，治在阴阳十二官相使中。胸腹曰募，背脊曰俞。胆募在乳下十二肋之外、期门下、同身寸之五分；俞在脊第十四椎两旁，相去脊中各有一寸五分。

曰：有癃者，一日数十溲，此不足也；身热如炭，颈膺如格，人迎躁盛，喘息，气逆，此有余也；太阴脉微细如发者，此不足也。其病安在？名为何病？此论阴阳二气主于太阴、阳明，阴阳不和而为死证也。夫水谷入胃，肺主行其津液，太阴为之行气于三阴，阳明为之行气于三阳，太阴不足则阳明甚盛，太过不及则阴阳不和，阴阳不和，则表里之气皆绝矣。夫入胃之饮，上输于脾，脾气散精，上归于肺，通调水道，下输膀胱。今太阴病而不能转输于上，颇在肺而不能通调于下，则病癃矣。夫地气升而为云，天气降而为雨，今地气不能上升，而惟下泄，是以一日数十溲，此太阴之不足也。阳明者表也，身热如炭者，阳明盛也。阳明脉挟喉，其腧在膺中，项膺如格，胃气强也。阳明盛强，则人迎躁急，颇关在肺，故喘息气逆，此阳明之有余也。阳明盛强，则与脾阴相绝，太阴不得受水谷之精，是以脉微如发，此太阴之不足也。曰：病在太阴，其盛在胃，颇在肺，病名曰厥，死不治。此病在脾与胃肺也。夫阳明乃燥热之经，从中见太阴之湿化，太阴不足，则胃气热而人迎燥盛矣。胃气上逆，颇关在肺，而为喘息气逆矣。胃气强盛，不能游溢精气，而太阴不足矣。太阴不足则五脏六腑皆无所受气，而为阳明之厥证也。此所谓得五有余二不足也。曰：何谓五有余、二不足？曰：所谓五有余者，亦病气之有余也；二不足者，亦病气之不足也。今外得五有余，内得二不足，此其身不表不里，亦正死明矣。阳明者，表也，外得五有余，不能行气于三阳之表也；太阴主里，内得二不足，不能行气于三阴之里矣。此其身之表里阴阳皆为断绝，亦正死之证也明矣。

曰：人生而有病癫疾者，病名曰何？安所得之？曰：病名为胎病，此得之在母腹中时，其母有所大惊，气上而不下，精气并居，故令子为发癫疾也。此女子胞之为病也。有所大惊，则气暴上而不下。夫精以养胎，而精气并居者也。母受惊而气上，则子之精气亦逆，故令子为发癫疾也。曰：有病痝然如水状，切其脉大紧，身无痛者，形不瘦，不能食，食少，名为何病？痝然，浮肿貌。如有水状者，水气上乘，非有形之水也。足少阴寒水主气，大则为风，紧则为寒，故其脉大紧也，夫病风水者，外证骨节疼痛；此病在肾，非外受之风邪，故身无痛也；水气上乘，故形不瘦；风水邪乘侮土气，故不能食；即食亦不能多食也。曰：病生在肾，名曰肾风。肾风而不能食，善惊，惊已，心气痿者死。肾为水脏。水者，火之胜，不能食者，水邪直干于上焦也。善惊者，水气薄于心下也。夫心不受邪，惊已而心气痿者，心受邪伤也。

《病能论》曰：人病胃脘痈者，诊当何如？曰：诊此者，当候胃脉，其脉当沉细，沉细者气逆，逆者人迎甚盛，甚盛则热；胃脉者，手太阴之右关脉也。人迎者，右寸口之脉也。盖胃气逆，则不至于手太阴，而胃脉沉细矣。气逆于胃，则人迎甚盛，人迎甚盛，则热聚于胃矣。人迎者，胃脉也，逆而盛，则热聚于胃口而不行，故胃脘为痈也。胃气逆，则人迎脉盛，热聚于胃，则留滞而为痈也。

曰：人有卧而有所不安者，何也？曰：脏有所伤，及精有所之寄则安，故人不能悬其病也。此言胃不和则卧不安。盖五味入胃，津液各走其道，是胃腑所生之精，能分寄于五脏则安，逆留于胃，即为卧不安之病也。

曰：人有不得偃卧者，何也？曰：肺者，脏之盖也。肺气盛则脉大，脉大则不得偃卧。论在《奇恒阴阳》中。此言肺气逆而为病也。脏真高于肺。为五脏之华盖，朝百脉而输精于脏腑，肺气逆则气盛而脉大，脉大则不得偃卧矣。偃，仰也。奇恒阴阳中，谓《玉机诸论》①篇中，言：行奇恒之法，以太阴始也。

曰：有病厥者，诊右脉沉而紧，左脉浮而迟，不然，病主安在？此言肾气逆而为病也。夫左脉主血，当沉；右脉主气，当浮。今脉不然，其所主之病安在？曰：冬诊之，右脉固当沉紧，此应四时；左脉浮当迟，此逆四时。在左当主病在肾，颇关在肺，当腰痛也。脉合四时，故冬诊之，左右脉皆当沉紧。今左脉反浮而迟，是逆四时之气也。而又反浮在左，故当主病在肾，颇关在肺，当为腰痛之病也。曰：何以言之？曰：少阴脉贯肾络肺，肾为之病，故肾为腰痛之病也。行奇恒之法，以太阴始，二脏相通，移皆有次。

曰：有痈疽病者，以石治之，或针灸治之而皆已，其真安在？曰：此同名异等者也。夫痈气之息者，宜以针开除去之；夫气盛而血聚者，宜石而泻之，此所谓同病而异治也。肝脏之血，行于皮肤气分，如肾脏之寒邪，顺传于肝，肝气盛，而血聚于皮肤之间而为痈肿者，宜石而泻之。盖石者，砭其皮肤出血；针者，刺其经穴之中也，故其病在脉络者宜针，病在皮肤者宜砭，是以同病异治，而皆已也。

曰：有病怒狂者，此病安生？经曰：肝移热于心，狂，膈中。又肝病者善怒。此肝虽顺传于心，而不得相生之正气，反受肝之寒邪，寒凌心火，心君受寒气扰

---

① 《玉机诸论》：疑为《素问·玉版论要》篇。

乱，故为怒狂。曰：生于阳也。曰；阳何以使人狂？曰：阳气者，因暴折而难决，故善怒也，病名曰阳厥。折，屈逆也。决，流行也。此言肝气上逆，则阳气暴折而不得出，阳气难于流行，则肝气亦未得而治，故善怒也。曰：何以治之①？曰：阳明者常动，巨阳、少阳不动，不动而动大疾，此其候也。心为阳中之太阳，巨阳者，心之标阳也；少阳者，肝之表气也。夫阳明乃胃之悍气，故动而不休。巨阳、少阳不动者也。今不动之气，反动而大疾，故使人怒狂也。曰：治之奈何？曰：夺其食即已。夫食入于阴，长气于阳，故夺其食则已。使之服以生铁洛为饮。夫生铁洛者，下气疾也。夫所谓怒狂者，肝邪上乘于心，铁乃乌金，能伐肝木，故下肝气之疾速也。夺其食者，使阴气衰而阳动息矣。

曰：有病身热者解堕，汗出如浴，恶风少气，此为何病？曰：病名曰酒风。此言脾气逆而为病也。夫饮酒数醉，气聚于脾，热盛于中，故热遍于身，而四肢懈惰也。热盛则生风，风热相搏，是以汗出如浴，而恶风少气也。曰：治之奈何？曰：以泽泻、术各十分，麋衔草五分，合以三指撮，为后饭。易曰：山泽通气，泽泻服之，能行水上，如泽气之上升为云。而复下泻为雨也。术乃山之精，得山土之气，能通散脾气于四旁。麋衔草，有风不动，无风独摇，能去风除湿者也。合三指撮者，三乃木之三数，取制化土气之义。后饭者，复以谷气助脾者也。

生铁洛一两，水三杯，煮取一杯服。

泽泻十分，白术十分，麋衔草五分，共研为细末，以三指撮，百沸汤冲服，复以饭食。

《口问》篇曰：夫百病之始生也，皆生于风雨寒暑，阴阳喜怒，饮食居处，大惊卒恐。则血气分离，阴阳破散，经络厥绝，脉道不通，阴阳相逆，卫气稽留，经脉虚空，血气不次，乃失其常。论不在经者，请道其方。此言百病之生，不出外内二因，外因者，因于风雨寒暑；内因者，因于喜怒惊恐，饮食居处，皆伤荣卫、血气、阴阳、经脉。若不在经者，请言其所在之病。

曰：人之欠者，何气使然？曰：卫气昼日行于阳，夜半则行于阴。阴者主夜，夜者卧。阳者主上，阴者主下。故阴气积于下，阳气未尽，阴气盛，则目瞑；阴气尽而阳气盛，则寤矣。泻足少阴，补足太阳。此论阴阳之气，上下出入。阳者，天气也，主外主上；阴者，地气也，主内主下。然又有升降出入之机，而人亦应之。人之卫气日行于阳，夜行于阴。行于阴，则阳气在内，阴气在外，阳气在下，阴气在上，夜半一阳初生，至天明卫行于阳而寤。然在下之阳气未尽行于上，阳欲引而上，阴欲引而下，阴阳相引，故数欠。欠，呵欠也。此阴阳之上下也。日暮在外之阳气将尽，而阴气渐盛，则目瞑而卧；平旦在外之阴气将尽，而阳气渐盛，则寤矣。此阴阳之外内也。当补足太阳，以助阳引而上，泻足少阴，以引阴气而下，少阴、太阳，标本相合，为阴阳之主宰。

曰：人之哕者，何气使然？曰；谷入于胃，胃气上注于肺。今有故寒气与新谷气，俱还入于胃，新故相乱，真邪相攻，气并相逆，复出于胃，故为哕。补手太阴，泻足少阴。此言人之所受谷气，由胃海之布散于天下者也。哕者，呃逆也。夫肾者，至阴也，至阴者，盛水也；肺者，太阴也，少阴者，冬脉也，故其本在肾，其末在肺，皆积水也。是在下之寒水上通

---

① 何以治之：《素问》原文为："何以知之。"

于天者也，故当补手太阴，以助天之阳气；泻足少阴，以下肺之寒邪。肺之寒者，乃肾水之寒气也。此论人身之应天地阴阳。奇邪之走空窍，非外因之形寒，亦非饮冷之寒气也。曰：人之唏者，何气使然？曰：此阴气盛而阳气虚，阴气疾而阳气徐，阴气盛而阳气绝，故为唏。补足太阳，泻足少阴。此论阴阳之不和也。太阳少阴乃水火阴阳之本，阴阳不合，标本互交，故当补足太阳之阳，泻足少阴之阴，以和其阴阳焉。唏者，唏嘘悲咽也。盖阳气盛多喜笑，阴气盛则多悲衰也。曰：人之振寒者，何气使然？曰：寒气客于皮肤，阴气盛，阳气虚，故为振寒寒栗。补诸阳。此言阳气之在外也，诸阳之气主于肌表，故寒气客于皮肤，藉阳气以化热。若阴气盛而阳气虚，则为振寒战栗也。当补。诸阳者，三阳也。曰：人之噫者，何气使然？曰：寒气客于胃，厥逆从下上散，复出于胃，故为噫。补足太阴、阳明。眉批：肾为水脏，太阳之上，寒气主之，哕者寒气在于肺，噫者在胃中，一泻少阴之寒，一补太阳之阳，补泻虽别，其义则同。一曰补眉本也。此言土位中央，而气出于上下也。寒气客于胃者，乃太阳寒水之气也。补太阴阳明，以助其分散焉。眉本乃足太阳之经。一曰补太阳之阳气于上，而客中之寒气可散也。噫者，嗳气也。曰：人之嚏者，何气使然？曰：阳气和则满于心，出于鼻，故为嚏。补足太阳。此言太阳之气与心气之相和也。是以阳气和利，则上满于心，出于鼻，而为嚏，鼻乃肺之窍，肺乃心之盖。故当补足太阳，使气行于外，则不满于心也。曰：人之軃者，何气使然。曰：胃不实则诸脉虚，诸脉虚则筋脉懈惰，筋脉懈惰则行阴用力，气不能复，故为軃。因其所在，补分肉间。此言筋脉皆本于胃

府之所生也。軃者，垂首斜倾懈惰之态。夫阳明主润宗筋，阳明虚则宗脉纵，是以筋脉懈惰，则阳明之气行于宗筋，而用力于阴矣。行阴用力，则阳明之气不能复养于筋脉，故为軃，因其所在行阴，故补分肉间，以取阳明之气外出。曰：人之哀而泣涕出者，何气使然？曰：心者，五脏六腑之主也；目者，宗脉之所聚也，上液之道也；口鼻者，气之门户也。故悲哀愁忧则心动，心动则五脏六腑皆摇，摇则宗脉感，宗脉感则液道开，液道开故泣涕出焉。液者，所以灌精濡空窍者也。故上液之道开则泣，泣不止则液竭，液竭则精不灌，精不灌则目无所见矣，故命曰夺精。补天柱经侠头。此言五脏之液，内濡百脉，膀胱之津，外濡空窍。命曰夺精者，谓夺其外濡空窍之精也。当补膀胱经之天柱于挟颈间，以资津液上灌，盖液随气行者也。曰：人之太息者，何气使然？曰：忧思则心系急，心系急则气道约，约则不利，故太息以伸出之。补手少阴心主，足少阳留之也。此言上焦之宗气与下焦之生气相通，而行呼吸者也。夫宗气积于胸中，出于喉咙，以贯心脉，而行呼吸，气道敛约不利，故太息以伸出之。盖肾为生气之原，少阳属肾，乃肾中所生之初阳，上通于心主包络，故补手少阴心主，以通上焦之气；补足少阳留之，以候下焦之生气以上交也。曰：人之涎下者，何气使然？曰：饮食者皆入于胃，胃中有热则虫动，虫动则胃缓，胃缓则廉泉开，故涎下。补足少阴。此言足少阴之气上与阳明相合，而化生水谷者也。虫者，阴类也，阴类动则肾气不交于阳明，而胃气缓矣。气不上交，则水邪反从任脉而上出于廉泉，故涎下。当补足少阴，以助下焦之生气上升，而水邪自下矣。曰：人之耳中鸣者，何气使然？曰：耳者，宗脉之所聚

也。故胃中空则宗脉虚，虚则下溜，脉有所竭者，故耳鸣。补客主人。此言经脉之血气资生于胃，而资始于肾也。夫肺朝百脉，宗脉者，百脉一宗，肺所主也。脉中血气有竭，故耳中鸣也。客主人，乃足少阳之脉，当补客主人，以引下焦之脉气上行者也。曰：人之自啮舌者，何气使然？曰：此厥逆走上，脉气辈至也。少阴气至则啮舌，少阳气至则啮颊，阳明气至则啮唇矣。视主病则补之。此总结脉气主于中焦后天之水谷，本于下焦先天之阴阳。中天之气，相合而行者也。齿者，肾气之所生也。少阴之脉挟舌本，少阳之脉循于颊，阳明之脉挟口环唇下。如肾脏之生气厥逆走上，与中焦所生之脉气相辈而至，则舌在齿之内，而反向外矣。唇在齿之外，而反向内矣。颊在齿之旁，而反向中矣。此盖假啮舌啮唇，以明阳明之血脉，本于先天之生气相合而皆行者也。故当视其主病则补之。凡此十二邪者，皆奇邪之走空窍者也。故邪之所在，皆为不足。故上气不足，脑为之不满，耳为之苦鸣，头为之苦倾，目为之眩；中气不足，溲便为之变，肠为之苦鸣；下气不足，则乃为痿厥心悗。补足外踝下留之。此总结十二邪者，皆缘膀胱所存之津液不能灌精濡空窍故也。所谓奇邪者，外不因于风、雨、寒、暑，内不因于阴阳、喜怒、饮食、居处，皆缘津液不足而空窍虚无，故邪之所在，皆为之不足，盖因正气不足，而生奇邪之证也。

《大惑论》曰：人之善忘者，何气使然？曰：上气不足，下气有余，肠胃实而心肺虚，虚则营卫留于下，久之不以时上，故善忘也。肠胃，阳明也，先天之气逆于下，则后天之气亦逆于中，中下并逆，则上气大虚，故善忘也。曰：人之善饥而不嗜食者，何气使然？曰：精气并于脾，热气留于胃，胃热则消谷，谷消故善饥。胃气逆上，则胃脘寒，故不嗜食也。脾主为胃行其津液者也。精气并于脾，则脾家实而不能为胃转输，则热气留于胃而消谷善饥矣。胃气上逆者，胃之悍气上冲于头，而走空窍也。胃脘者，胃之上脘，大气不行，则上焦虚，胃脘寒，上焦虚寒，不能主纳，故不嗜食也。

《忧恚无言论》曰：人之卒然忧恚而言无音者，何道之塞？何气出行？使气不彰？愿闻其方。音声者，五音之声嘹亮，而有高下者也。语言者，分别清浊字面，发言而有语句也。在肺主声，心主言，肝主语，然由足少阴肾气之所发，又曰五者音也。音主长夏，是音声之道，本于五脏之气全备，而后能音声嘹亮，语句清明。故善治者，审其有音声而语言不清者，当责之心肝；能语言而无音声者，当责之脾肺；不能语言而无音声者，此肾气之逆也。夫忧则伤肺，肺伤则无声矣；恚怒伤肝，肝伤则语言不清矣。曰：人之卒然无音者，寒气客于厌，则厌不能发，发不能下，至其开阖不致，故无音也。盖少阴之脉，上系于舌，络于横骨，终于会厌，其正气上行，而后音声乃发。如寒气客于厌，则脉不能发，谓不能开也；发不能下，谓不能阖也，是以至其开阖不致而无音声矣。

灵素节要浅注卷十一

闽长乐陈修园念祖 集 注
男 元犀灵石 参 订
孙 男 心典徽庵
心兰芝亭 同校字
门再晚生绵九林福年

病 机

《脉要精微论》曰：中盛脏满，气胜伤恐者，声如从室中言，是中气之湿也；肾为水脏，受五脏之精而存之，如肾不受存，则中盛脏满矣。恐为肾志，如肾气不存，而反胜于中，则伤动其肾志矣。气胜伤恐则精亦外溢，故曰此中气之湿也。声如室中言者，音不响亮而声不外出也。言而微，终日乃复言者，此夺气也。此言五脏之精气虚，而发声之如是也。微者，声气衰微也。终日复言者，气不能接续也。衣被不敛，言语善恶、不避亲疏者，此神明之乱也。神明者，五脏之神气也。语言善恶不避亲疏者，神乱而谵语也。

曰：诊得心脉而急，此为何病？病形何如？曰：病名心疝，少腹当有形也。曰：何以言之？曰：心为牡脏，小肠为之使，故曰少腹当有形也。盖脏腑经络相连，阴阳相应，是以脉见于脏，而形见于腑也。经曰：诸急为寒。心为阳脏而畏寒，故脉急。心为君主之官，而不受邪，故形见于少腹也。曰：诊得胃脉，病形何如？曰：胃脉实则胀，虚则泄。此论诊得

腑脉，而病在于脏也。经曰：脾气实则胃胀，不足则为溏泄。盖脾与胃以膜相连耳。

曰：病而变何谓？变者，言病已成而又变为别病。曰：风成为寒热，风者，善行而数变，腠理开则洒然寒，闭则热而闷，此风病已成，而变为寒热也。痹成为消中，痹，湿热病也。湿热已成，则中土受伤，久则津液不生，变成中消之证。厥成为巅疾，厥者，气上逆而手足厥冷也；气惟上逆，则变为巅顶之疾。久风为飧泄，风乃木邪，久则内干脾土而成飧泄矣。脉风成为厉。厉者，麻瘰恶厉之疾；风乃阳热之邪，血乃阴湿之液，湿热生虫，是以风入于脉，久则变为虫癞之厉疡。病之变化，不可胜数。举此数者，以类推之。

曰：诸痈肿、筋挛、骨痛，此皆安生？曰：此寒气之肿，八风之变也。此言四时风寒之邪，变为痈肿挛痛之热病。曰：治之奈何？曰：此四时之病，以其胜治之愈也。以五行气味之胜，而治之可愈也。

《经筋论》曰：足之阳明，手之太阳，筋急则口目为僻，眦急不能卒视。此申明

手足阴阳之筋，皆分循于左右，故复以口目之㖞僻以证之。足阳明之筋，上挟口为目下纲；手太阳之筋，结于颌，属目外眦；故二经之左筋急，则口僻于左；右筋急，则口僻于右。如左目不能卒视，其病在左，右目不能卒视，其病在右，如两目皆急，则左右皆病也。

《终始》篇曰：手屈而不伸者，其病在筋，伸而不屈者，其病在骨。夫皮肉筋骨五脏之外合脉外之气分也，肝之气在筋，肾之气在骨，是五脏之气虚者，各随其所在而病之。

《寿夭刚柔论》曰：病在阳者名曰风，病在阴者命曰痹，阴阳俱病命曰风痹。病有形而不痛者，阳之类也；无形而痛者，阴之类也。无形而痛者，其阳完而阴伤之也，急治其阴，无攻其阳；有形而不痛者，其阴完而阳伤之也，急治其阳，无攻其阴。阴阳俱动，乍有形，乍无形，加以烦心，命曰阴胜其阳，此谓不表不里，其形不久。有形者，皮肉筋骨之有形；无形者，五脏六腑之气也。病有形而不痛者，病在外之阳也；病无形而痛者，气伤痛也。阴完阳完者，脏腑之气不伤也。阴胜其阳者，阴阳外内不交，水火上下相克，此天地阴阳之气不调，故其形不久。

曰：余闻形气病之先后，外内之应奈何？则曰：风寒伤形，忧恐忿怒伤气。气伤脏，乃病脏；寒伤形，乃病形；风伤筋脉，筋脉乃应，此形气外内之相应也。此论外因之病，从外而内，内因之病，从内而外，形气内外之相应也。

曰：营卫寒痹之为病奈何？曰：营之生病也，寒热少气，血上下行。卫之生病也，气痛时来时去，怫忾贲响，风寒客于肠胃之中。寒痹之为病也，留而不去，时痛而皮不仁。痹者，闭也，寒痹者，寒水之为病也。肾为水脏而主骨。在外者，皮肤为阳，筋骨为阴，病在阴者，名曰痹。留而不去，时痛而皮不仁者，谓肾脏寒水久痹。痛在于外合之骨，而及于皮之不仁，病从内而外也。曰：治寒痹内热奈何？曰：布衣者，以火焠之。大人者，以药熨之。曰：药熨奈何。曰：用淳酒二十斤，蜀椒一斤，干姜一斤，桂心一斤，凡四种皆㕮咀①，渍酒中。用绵絮一斤，细白布四丈，并内酒中。置酒马矢煴中，盖封涂，勿使泄。五日五夜，出布绵絮，曝干之，干复渍，以尽其渍。每渍必晬其日，乃出干。干，并用滓与绵絮，复布为复巾，长六七尺，为六七巾，则用之生桑炭炙巾，以熨寒痹所患之处，令热入至于病所，寒复炙巾以熨之，三十遍而止。汗出以巾拭身，亦三十遍而止。起步内中，无见风。每刺必熨，如此病已矣，此所谓内热也。

《邪客》篇曰：人有八虚，各何以候？曰：以候五脏。曰：候之奈何？曰：肺心有邪，其气留于两肘；肝有邪，其气留于两腋；脾有邪，其气留于两髀；肾有邪，其气留于两腘，凡此八虚者，皆机关之室，真气之所过，血络之所逆，邪气恶血，固不得住留，住留则伤筋络、骨节机关，不得屈伸，故病挛也。夫节之交，神气之所游行出入，两肘、两腋、两髀、两腘，乃关节交会之处，心脏之神气，从此而出，如五脏有邪，则气留于此，不得布散而病挛矣。

《脉要精微论》曰：阴盛则梦涉大水恐惧，阳盛则梦大火燔灼，阴阳俱盛则梦相杀毁伤，此言天地之阴阳五行，而合于人之阴阳脏腑也。梦者，魂魄神气之所游行。肝主血而存魂，肺主气而存魄，心主火而为阳，肾主水而为阴，是以阴盛则梦

---

① 㕮咀：疑为"㕮咀"。

大水，阳盛则梦大火，阴阳俱盛，两不相降，故梦相杀毁伤也。上盛则梦飞，下盛则梦堕；气上则梦上，故飞；气下则梦下，故堕。甚饱则梦予，甚饥则梦取，有余则梦予，不足则梦取，此言中焦脾胃之气，有虚有实，而形诸梦也。肝气盛则梦怒，肺气盛则梦哭，气并于肝则怒，并于肺则悲，故与梦相合。短虫多则梦聚众，长虫多则梦相击毁伤。此言脏气实而征之于梦也。长虫、短虫，肠胃之所生也。

《寒热论》曰：五脏，身有五部：伏兔一；腓二，腓者，腨也；背三；五脏之俞四；项五。此五部有痈疽者死。此言五脏各有五部，而一部之阴阳不和，即留滞而为痈也。伏兔，肾之街也；腨者，脾之部也；背者，肺之俞也；五脏俞者，谓五椎之心俞也；项者，肝之俞也。盖痈疽之发，不从天下，不从地生，乃五脏渐积之郁毒，外应于血气之不和而为痈疽，故五部有此者死。

《胀论》曰：夫气之令人胀也，在于血脉之中耶？脏腑之内也？曰：三者皆存焉。然非胀之舍也。曰：愿闻胀之舍。曰：夫胀者，皆在于脏腑之外，排藏府而郭胸胁、胀皮肤，故命曰胀。此病在气而及于脏腑血脉之有形，故三者皆存焉。然非胀之舍也，胀之舍在内皆在于脏腑之外、空郭之中；在外者，胀于皮肤腠理之间，谓胀在无形之气分也。曰：未解其意。曰：五脏六腑，各有畔界，其病各有形状。营气循脉，卫气逆为脉胀，卫气并脉循分为肤胀。逆则生长之机渐消，故久而未有不成虚者，审其传送阻塞者，泻之门户；液道不通者，通之；畔畔不清者，理之；正气不足者，补之；补泻疏理兼用，斯为治胀之良法。若新病而不大虚者，急宜攻之，一鼓可下。曰：愿闻胀形。曰：夫心胀者，烦心短气，卧不安。

肺胀者，虚满而喘咳。肝胀者，胁下满而痛引小腹。脾胀者，善哕，四肢烦悗，体重不能胜衣，卧不安。肾胀者，腹满引背央央然，腰髀痛。六腑胀：胃胀者，腹满，胃脘痛，鼻闻焦臭，妨于食，大便难。大肠胀者，肠鸣而痛濯濯，冬日重感于寒，则飧泄不化。小肠胀者，少腹膜胀，引腰而痛。膀胱胀者，少腹满而气癃。三焦胀者，气满于皮肤中，轻轻然而不坚。胆胀者，胁下胀痛，口中苦，善太息。此卫气逆于城郭之中，而为脏腑之胀也。愿闻胀形者，问五脏六腑之胀形，始在无形而及于有形也。

《热论》曰：今夫热病者，皆伤寒之类也。太阳之气主表，阳明之气主肌，凡外淫之邪，始伤表阳，皆得阳气以化热，故曰：凡病热者，皆伤寒之类也。或愈或死，其死皆以六、七日之间，其愈皆以十日以上者何也？不知其解，愿闻其故。六日气周，七日来复，死于六七日之间者，六经之气已终，而不能复也。愈于十日以上者，七日不作再经，十三日六气已复，故愈。曰：巨阳者，诸阳之属也，其脉连于风府，故为诸阳主气也。巨，大也。属，会也。谓太阳为诸阳之会。风府，穴名，在脑后发际内一寸，乃督脉阳维之会。督脉者，总督一身之阳，与太阳之脉，侠背下行。言太阳之气，生于膀胱，出于胸胁，升于头项，主于肤表；太阳之脉，起于睛明，会于风府，侠督脉循行于背，经气皆阳，故为诸阳主气也。人之伤于寒也，则为病热，热虽甚不死；为者，谓太阳之气为之也。太阳标阳而本寒，天之寒邪，始病太阳之气者，同气相感也。得太阳标阳之化，则为病热，所谓病反其本，得标之病；始反其本，得标之方。言本寒邪而反为热病，反以凉药治之，是病太阳之标热，而不病天之阴寒，是以热虽甚不死也。其两感于寒而病者，必不免于死。伤寒一日，太阳受之，二日阳明，三日少阳，是阴寒之邪得阳气以化热，虽传于三阴，而亦为热病，七日来复于太阳，不作再经，而其病自愈。若两感于寒者，阴阳交逆，荣卫不通，故不免于死矣。

曰：愿闻其状。状，形象也。曰：伤寒一日，太阳受之，故头项痛，腰脊强。太阳之气主皮毛，故伤寒一日，太阳受之，阳气在上，故头项痛；背为阳，故腰脊强。此言始病太阳之气，而不言太阳之经也。二日阳明受之，阳明主肉，其脉挟鼻，络于目，故身热、目疼而鼻干，不得卧也。阳明之气主肌肉，身热者，阳明之气也。病虽在气，而阳明之脉，挟鼻络目而属胃，故有目疼鼻干之形证，胃不和，故不得卧。三日少阳受之，少阳主胆，其脉循胁络于耳，故胸胁痛而耳聋。少阳之气，主枢主胆，胆气升则诸阳之气皆升，所谓因于寒，欲如运枢也。胸胁痛而耳聋者，病在气而见有形之经证也。三阳经络皆受其病，而未入于脏者，故可汗而已。脏者，里者，阴也。言三阳之经络，皆受三阳邪热之病，然在形身之外，而未入于里阴，可发汗而解也。四日太阴受之，太阴脉布胃中，络于嗌，故腹满而嗌干。六经之脉，皆外络形身，内连脏腑三阴之脉。言内而不言外者，谓伤寒之邪随阴气而循于内也。五日少阴受之，少阴脉贯肾络于肺，系舌本，故口燥、舌干而渴。六气相传，虽入于里阴，而皆为热证，故燥渴也。六日厥阴受之，厥阴脉循阴器而络于肝，故烦满而囊缩。厥阴木火主气，故烦满；脉循阴器，故囊缩也。三阴三阳、五脏六腑皆受病，荣卫不行，五脏不通，则死矣。夫经络受邪，则内于脏腑。此言六气相传，而经脉亦病，是以荣卫不行，脏腑皆伤，而为死证也。

其不两感于寒者，七日巨阳病衰，头痛少愈。八日阳明病衰，身热少愈。九日少阳病衰，耳聋微闻。十日太阴病衰，腹减如故，则思饮食。十一日少阴病衰，渴止不满，舌干已而嚏。十二日厥阴病衰，囊纵，少腹微下，大气皆去，病日衰已矣。伤寒之邪，为毒最厉，故曰大气。邪气渐衰，则正气渐复矣。

曰：治之奈何？曰：治之各通其脏脉，病日衰已矣。脏脉，谓手足三阴三阳之经脉，病传六气，故当调其六经，经气和调，则营卫和调，而不内于脏腑矣。其满三日者，可泄而已；其未满三日者，可汗而已。前三日在阳分，故当从汗解；后三日在阴分，故当从下解。

曰：热病已愈，时有所遗者，何也？曰：诸遗者，热甚而强食之，故有所遗也。眉批：《伤寒论》曰：大病差后劳复者，枳实栀子汤主之。若有宿食者，加大黄如搏棋子大五六枚。盖因伤寒热甚之时，而强食其食，故有宿食之所遗也。若此者，皆病已衰而热有所存，因其谷气相薄，两热相合，故有所遗也。谓其余热未尽，而强增谷食也。曰：治遗奈何？曰：视其虚实，调其逆从，可使必已矣。眉批：又曰：伤寒差已，后更发热者，小柴胡汤主之。夫邪之所凑，其正必虚。正气虚者，补其正气；余热未尽者，清其余邪。曰：病热当何禁之？曰：病热少愈，食肉则复，多食则遗，此其禁也。肉，谓豕肉，豕乃水畜，其性躁善奔，水畜之肉，其性寒冷，是以多食则遗。

曰：其病两感于寒者，其脉应与其病形何如？曰：两感于寒者，病一日，则巨阳与少阴俱病，则头痛，口干而烦满。此复论阴阳两盛之为病也。太阳少阴为表里，一日而阴阳俱受其邪，是以见太阳之头痛，少阴之烦满咽干。二日则阳明与太阴俱病，则腹满，身热，不饮食，谵言。阳明与太阴为表里，故见太阴之腹满，阳明之身热、不饮食、谵语。三日则少阳与厥阴俱病，则耳聋、囊缩而厥；水浆不入，不知人，六日死。少阳与厥阴为表里，故见少阳之耳聋，厥阴之囊缩而厥。水浆不入，谷气绝也。不知人者，神气伤也。此脏腑皆病，荣卫不行，故尽气终而死也。

曰：五脏已伤，六腑不通，荣卫不行，如是之后，三日乃死，何也？曰：阳明者，十二经脉之长也，其血气盛，故不知人；三日，其气乃尽，故死矣。此言荣卫、血气、脏腑、精神，皆阳明之所生。如胃气先绝者，不得六气之终，三日乃即死矣。

凡病伤寒而成温者，先夏至日为温病；后夏至日为暑病，暑当与汗皆出，勿止。此复论邪气留连之热病也。凡伤于寒则为病热者，此即病之伤寒也。如邪气留连而不即病者，至春时阳气外出，邪随正出，而发为温病。盖春温夏暑，随气而化，亦随时而命名也。伏匿之邪与汗共并而出，故不可止之。

《刺热》篇曰：肝热病者，小便先黄，腹痛多卧，身热。此论五脏之热病也。先者，谓先有此内因之热，而先见是证也。肝主疏泄，故小便赤黄；肝脉循阴器，抵少腹而上，故腹痛也；肝存魂，魂伤，故多卧；木火主气，故身热也。此言内因之病。始在气分，先上而下，内而外也。**热争则狂言及惊，胁满痛，手足躁，不得安卧**。热争者，寒与热争也。此言外淫之邪，内干五脏，与内因之热交争，而为重病也。魂伤则狂言。东方肝木，其病发惊骇；肝脉布胁肋，故胁满痛；风木之热甚，故淫于四末也；人卧则血归肝，肝气伤而不能纳血，故不得卧也。**其逆则头痛**

员员，脉引冲头也。员员，周转也。此言肝脏之热发于外，而与形热相应，热甚而上逆于头，故头痛而员转也。盖三阳之脉上循于头，肝热与少阳交争，因脉引而上冲于头也。当知病在气者关于脉，病在脉者关于气，脉气之道，大宜体会。

心热病者，先不乐，数日乃热。心志在喜，而恐胜之，先不乐者，为恐所伤也。**热争则卒心痛，烦闷善呕，头痛面赤，无汗**。外内交争，热干神脏，故卒然烦痛也。少阴病，欲吐不吐，故善呕；心为阳中之太阳，故先头痛；心之华在面，故面赤；心主血，故无汗也。

脾热病者，先头重，颊痛，烦心，颜青，欲呕，身热。阴气从足上行至头，故先头重；阳明之脉巡颊，故颊痛也；脾络注心中，故心烦而颜青；诸邪干胃，欲呕；脾主肌肉，故身热也。**热争则腰痛，不可用俛仰，腹满泄，两颌痛**。阳病者腰反折，不能俛；阴病者不能仰，腹者，脾土之郭郭，故腹满也。胃之悍气，上冲头者，循牙车，下人迎，故颌下痛也。

肺热病者，先淅然厥，起毫毛，恶风寒，舌上黄，身热。皮毛者，肺之合，脏气热于内，故淅然寒栗于外而恶风寒也。肺上连于喉嗌，故舌黄。脏真高于肺，主行荣卫阳，故身热也。**热争则喘咳，痛走胸膺背，不能太息，头痛不堪，汗出而寒**。热干脏腑，故喘咳不得太息；肺主胸中之气，气伤，故痛走胸背也。五脏之应天者肺，而手阳明之脉，上循于头，故头痛不堪，热争于内，故汗出而身热也。

肾热病者，先腰痛胻酸，苦渴数饮，身热。腰者，肾之府，故先腰痛；肾主骨，故胻酸；肾为水脏，津液不能上资，故苦渴数饮也。按五脏之热病，皆主身热，盖因内热从内而外之也。**热争则项痛而强，胻寒且酸，足下热，不欲言，外热**

在太阳，故头痛而强；内热在肾，故骱寒且酸；足下热者，热流阴股也；不欲言者，肾为生气之原也。其逆则项痛员员澹澹然。其争气上逆，则为项痛；员员澹澹，痛之微也。

《疟论》曰：夫痎疟皆生于风，其蓄作有时者何也。痎，亦疟也。夜病者为痎，昼病者为疟，方书言夜市谓之痎市，盖本乎此也。蓄，病息邪伏也。曰：疟之始发也，先起于毫毛，伸欠乃作，寒栗鼓颔，腰脊俱痛，寒去则内外皆热，头痛如破，渴欲冷饮。伸欠，引伸而呵欠也。卫气同邪气将入于里阴，表气虚，故先见毫毛①，伸欠。

曰：何气使然？愿闻其道。曰：阴阳上下交争，虚实更作，阴阳相移也。阳并于阴，则阴实而阳虚，阳明虚则寒栗鼓颔也；巨阳虚则腰背头项痛；邪与卫气内薄，则阴阳之气同并于阴矣，并于阴则阴实于内，而随②虚于外。阳明之气主肌肉，而经脉交于颔下，是以寒栗鼓颔。太阳之气主表而上升于头，其颔脉上会于脑，出于项，下循背脊，故腰背项俱痛。三阳俱虚，则阴气胜，阴胜则骨寒而痛，寒生于内。故中外皆寒。阳盛则外热，阴虚则内热，外内皆热，则喘而渴，故欲冷饮也。阳虚于外，则阴胜于里矣。按：不列少阳形证者，以太阳为开，阳明为阖，少阳为枢，而开之能开，阖之能阖，枢转之也。设舍枢，则无开阖矣，离开阖无觅枢矣，故开阖既陷，枢机岂能独留？倘中见枢象，即为开阖两持，所以持则俱持，陷俱陷也。此皆得之夏伤于暑，热气盛，存于皮肤之内，肠胃之外，此荣气之所舍也。夏气通于心，心主荣血之故也。经云：以奉生身者，莫贵于经隧。故不注之经而溜之舍也。舍即经隧所历之界分，每有界分，必有其舍，如行人之有传舍也。

此令人汗空疏，腠理开，因得秋气，汗出遇风，及得之以浴，水气舍于皮肤之内，与卫气并居；卫气者，昼日行于阳，夜行于阴，此气得阳而外出，得阴而内薄，内外相薄，是以日作。暑性暄发，致腠理但开不能旋阖矣。不即病者，时值夏出之从内而外，卫气伏此，犹可悍御，因遇秋气，机衡已转，自外而内矣。

曰：其间日而作者何也？曰：其气之舍深，内薄于阴，阳气独发，阴邪内着，阴与阳争不得出，是以间日而作也。言邪气含深，内薄于里阴之分，阳气独发于外，里阴之邪留着于内，阴邪与阳气交争，而不得皆出于外，是以间日而作也。

曰：其作日晏与日早者，何气使然？曰：邪气客于风府，循膂而下，卫气一日一夜大会于风府，其明日日下一节，故其作也晏，此先客于脊背也。此言邪从风府而客于脊背之间者，发作有早晏也。每至于风府，则腠理开，腠理开则邪气入，邪气入则病作，以此日作稍益晏也。其出于风府，日下一节，二十一日下至骶骨，此申明卫气日下一节，则上会于风府也亦晏，故病作日晏也。二十二日入于脊内，注于伏膂之脉，其气上行，九日出于缺盆之中；其气日高，故作日益早也。伏膂，伏冲脊筋也。卫气外循督脉而下，内循冲脉而上，其气上行九日出于缺盆。其气日高，则会于风府也早，故作日益早也。其间日发者，由邪气内薄于五脏，横连募原也，其道远，其气深，其行迟，不能与卫气俱行，不得皆出，故间日乃作也。募原者，横连脏腑之膏膜，即《金匮》所谓皮膂脏腑之文理，乃卫气游行之腠理也，不

---

① 故先见毫毛：《黄帝内经素问集注》"故先起于毫毛"。

② 随：疑作"阳"。

得与卫气皆出，故间日也。

曰：夫子言卫气每至于风府，腠理乃发，发则邪气入，入则病作。今卫气日下一节，其气之发也，不当风府，其日作者奈何？曰：此邪内客于头项，循膂而下者也。故虚实不同，邪中异所，则不得当其风府也。故邪中于头项者，气至头项而病；中于背者，气至背而病；中于腰脊者，气至腰脊而病；中于手足者，气至手足而病；卫气之所在，与邪气相合，则病作。故风无常府，卫气之所发，必开其腠理，邪气之所合，则其府也。卫气之所在者，谓卫气行至邪气所在之处，与邪相合而病作，故风邪或中于头项，或中于腰背、手足，无有常处，非定客于风府也。夫卫气之行，至于所在之处而发，必开其腠理，腠理开，然后邪正相合，邪与卫合之处即其府也。

曰：夫风之与疟也，相似同类，而风独常在，疟得有时而休者，何也？曰：风气留其处，故常在；疟气随经络沉以内薄，故卫气应乃作。夫痎疟皆生于风，然病风者，独在其处，病疟者，休作有时。风邪则伤卫，故病风者，留于肌腠筋骨之间而不移，疟气舍于荣，故随经络以内薄，与卫气所相应乃作也。

曰：疟先寒而后热者，何也？曰：夏伤于大暑，其汗大出，腠理开发，因遇夏气凄沧之水寒，存于腠理皮肤之中，秋伤于风，则病成矣。风寒曰凄，水寒曰沧。夫寒者，阴气也；风者，阳气也。先伤于寒，而后伤于风，故先寒而后热也，病以时作，名曰寒疟。天之阴邪感吾身之阴寒，天之阳邪感吾身之阳热，是以先受之寒，先从阴而病寒，后受之风，复从阳而病热。病以时作者，应时而作，无早晏也。

曰：先热而后寒者，何也？曰：此先

伤于风，而后伤于寒，故先热而后寒也，亦以时作，名曰温疟。以其先热，故谓之温。

其但热而不寒者，阴气先绝也，阳气独发，则少气烦冤，手足热而欲呕，名曰瘅疟。其但热不寒者，邪气存于骨髓之中，而肾阴之气，先与骨气相绝，是外邪不及于里阴，而独发于阳也。热伤气，故少气；心恶热，故烦冤；手足为诸阳之本，故手足热。经云：诸呕吐酸，皆属于热。此温疟之不复寒者，名曰瘅疟。瘅，单也。谓单发于阳而病热也。

曰：夫经言有余者泻之，不足者补之。今热为有余，寒为不足。夫疟者之寒，汤火不能温也。及其热，冰水不能寒也；此皆有余不足之类。当此之时，良工不能止，必须其自衰乃刺之，其故何也？愿闻其说。曰：经言：无刺熇熇之热，无刺浑浑之脉，无刺漉漉之汗。故其为病逆，未可刺也。阳热为有余，阴寒为不足。熇熇，热甚貌。浑浑，邪盛而脉乱也。漉漉，汗大出也。夫疟之始发也，阳气并于阴，当是之时，阳虚而阴盛，外无气，故先寒栗也；阴气逆极，则复出之阳，阳与阴复并于外，则阴虚而阳实，故先热而渴。此言热为阳实而有余，寒为无气而不足，所谓有余不足者，阳气、邪气也。夫疟气者，并于阳则阳盛，并于阴则阴盛，阴胜则寒，阳胜则热。上节论阳气虚实之寒热，此论阴阳胜并之寒热，皆属阴阳未和而邪气方盛故也。疟者，风寒之气不常也，病极则复，至病之发也，如火之热，如风雨不可当也。故经言曰，方其盛时必毁，因其衰也事必大昌，此之谓也。此复论在天阴阳之邪，而为寒热也。风者，阳邪也；寒者，阴邪也。风寒之邪，变幻不常，如病风而为热，极则阴邪之寒气复至，病寒而为寒，极则风邪之阳热复至，当知寒热虚实之有三因也。夫疟之未发也，阴未并阳，阳未并阴，因而调之，真气得安，邪气乃亡；故工不能治其已发，为其气逆也。邪气未发，则正气未乱，因而调之，真气得安，邪气乃去。所谓治未病也。兵法云：无迎逢逢之气，无击堂堂之阵，避其来锐，击其惰归。

曰：攻之奈何？早晏何如？曰：疟之且发也，阴阳之且移也，必从四末始也。阳已伤，阴从之，故先其时，坚束其处，令邪气不得入，阴气不得出，审侯见之，在孙络盛坚而血者，皆取之，此真往而未得并者也。早者，谓病之未发；晏者，谓病之已发；且者，未定之辞。此申明治未病之法也。

曰：疟不发，其应何如？曰：疟气者，必更盛更虚。当气之所在也，病在阳，则热而脉躁；在阴，则寒而脉静；极则阴阳俱衰，卫气相离，故病得休；卫气集，则复病也。但审证之寒热、脉之躁静，则知病之在阴在阳也。

曰：时有间二日或至数日发，或渴或不渴，其故何也？曰：其间日者，邪气与卫气客于六腑，而有时相失，不能相得，故休数日乃作也。疟者，阴阳更胜也，或甚或不甚，故或渴或不渴。脏之膜原而间日发者，乃胸中之膈膜，其道近。六腑之膜原，更下而远，故有间二日，或至数日也。

曰：论言夏伤于暑，秋必病疟，今疟不必应者，何也？曰：此应四时者也。其病异形者；反四时也：以其秋病者为寒甚，以冬病者寒不甚，以春病者恶风，以夏病者多汗。应四时者，随四时阴阳之气升降出入而为病也，反四时者，非留畜之邪，乃感四时之气而为病也。

曰：夫病温疟与寒疟，而皆安舍？舍于何脏？曰：温疟者，得之冬中于风，寒气存于骨髓之中，至春则阳气大发，邪气不能自出，因遇大暑，脑髓灼，肌肉消，腠理发泄，或有所用力，邪气与汗皆出。此病存于肾，其气先从内出之于外也。如是者，阴虚而阳盛，阳盛则热矣，衰则气复反而入，则阳虚，阳虚则寒矣，故先热而后寒，名曰温疟。脑髓灼者，暑气盛而精髓灼热也。肌肉消者，腠理开而肌肉消疏也。曰：瘅疟何如？曰：瘅疟者，肺素有热，气盛于中，厥逆上冲，中气实而不外泄，因有所用力，腠理开，风寒客于皮肤之内、分肉之间而发，发则阳气盛，阳气盛而不衰，则病矣；其气不反于阴，故但热而不寒，气内存于心，而外舍于分肉之间，令人消灼肌肉，故命曰瘅疟。此复论瘅疟之有因于内热者也。

《刺疟》篇曰：足太阳之疟，令人腰痛头重，寒从背起，先寒后热，熇熇暍暍然，热止汗出，难已。此论三阴三阳经气之为病也。熇熇，如火之焰。暍暍，暑热气也。足少阳之疟，令人身体解㑊，寒不甚，热不甚，恶见人，见人心惕惕然，热多，汗出甚。解㑊，懈惰也。足阳明之疟，令人先寒，洒淅洒淅，寒甚久乃热，热去汗出，喜见日月光火气，乃快然。日月光，明也；火气，阳热也。足太阴之疟，一令人不乐，好太息，不嗜食，多寒热；一汗出，病至则善呕，呕已乃衰。太阴居中土，间于阴阳之间，病疟则上及于心肺，下及于肝肾。足少阴之症，令人呕吐甚，多寒热，热多寒少，欲闭户牖而处，其病难已。少阴寒水主气，故病难已。足厥阴之疟，令人腰痛，少腹满，小便不利如癃状，非癃也，数便，意恐惧，气不足，腹中悒悒。悒悒。不舒之状。

肺疟者，令人心寒，寒甚热，热间善惊，如有所见者。肺者，为心之盖，故令人心寒热，心气虚则善惊，如有所见。心疟者，令人烦心甚，欲得清水，反寒多，不甚热。心为火脏，心气热，故烦甚而欲清水以自救；热极生寒，故反寒多；寒久则真火气衰，故不甚热也。肝疟者，令人色苍苍然，太息，其状若死者。苍乃东方之青色。主春生之气，生阳不升，故其状若死也。脾疟者，令人寒，腹中痛，热则肠中鸣，鸣已汗出。脾为阴中之至阴，故令人寒；腹乃脾土之郭郭，故腹中痛；湿热下行则肠鸣，上蒸则汗出也；鸣已汗出者，下行极而上也。肾疟者，令人洒洒寒，腰脊痛宛转，大便难，目眴眴状，手足寒。眴眴，目摇动而不明也。胃疟者，令人且病也，善饥而不能食，食而支满腹大。胃主受纳水谷，故胃疟者，令人病饥而不能食；中焦受邪，不能主化，故支满腹大也。

《咳论》曰：肺之令人咳，何也？曰：五脏六腑皆令人咳，非独肺也。肺主气，而位居尊高，受百脉之朝会，是咳虽肺证，而五脏六腑之邪，皆能上归于肺而为咳也。曰：愿闻其状。曰：皮毛者，肺之合也，皮毛先受邪气，邪气以从其合也。其寒饮食入胃，从肺脉上至于肺，则肺寒，肺寒则外内合邪，因而客之，则为肺咳。此首论咳属肺脏之本病，由形寒饮冷之所致也。五脏各以其时受病，非其时，各传以与之。

人与天地相参，故五脏各以治时，感于寒则受病，微则为咳，甚则为泄、为痛。乘秋则肺先受邪，乘春则肝先受邪，乘夏则心先受之，乘至阴则脾先受之，乘冬则肾先受之。次论五脏之邪，上归于肺而亦为咳也。曰先受之者，谓次即传及于肺而为咳也。咳乃肺之本病，故先言肺先受邪。

曰：何以异之？曰：肺咳之状，咳而喘息有音，甚则唾血。肺司呼吸，故咳则喘息有音；肺主气，甚则随气上逆而唾血也。心咳之状，咳则心痛，喉中介介如梗状，甚则咽肿喉痹。肝咳之状，咳则两胁下痛，甚则不可以转，转则胠下满。脾咳之状，咳则右胁下痛，阴阴引肩背，甚则不可以动，动则咳剧。肾咳之状，咳则肩背相引而痛，甚则咳涎。心脉上挟咽，肝脉上注肺，脾气上通于肺，肾脉贯膈入肺中，故五脏皆能令肺咳也。

曰：六腑之咳奈何？安所受病？曰：五脏之久咳，乃移于六腑。脾咳不已，则胃受之；胃咳之状，咳而呕，呕甚则长虫出。长虫，蛕虫也。肝咳不已，则胆受之；胆咳之状，咳呕胆汁。胆汁，苦汁也。肺咳不已，则大肠受之；大肠咳状，咳而遗矢。矢，屎也。心咳不已，则小肠受之，小肠咳状，咳而失气，气与咳俱失。失气，后气也。肾咳不已，则膀胱受之；膀胱咳状，咳而遗溺。肾合膀胱。久咳不已，则三焦受之；三焦咳状，咳而腹满，不欲食饮。肾咳不已，膀胱受之，久咳不已，三焦受之，是肾为两脏，而合于六腑也。此皆聚于胃，关于肺，使人多涕唾而面浮肿气逆也。此言膀胱、三焦之咳，皆邪聚于胃而上关于肺故也。咳则肺举，肺举则液上溢，故使人涕唾。水气上乘，故面浮肿而气逆也。曰：治之奈何？曰：治脏者，治其俞；治腑者，治其合；浮肿者，治其经。

《举痛论》曰：人之五脏卒痛，何气使然？曰：经脉流行不止，环周不休。寒气入经而稽迟，涩而不行，客于脉外则血少，客于脉中则气不通，故卒然而痛。气为阳，血为阴，气无形，血有形，气行脉外，血行脉中；寒气客于脉内，则血少；客于脉外，则气不通，故卒然而痛也。

曰：其痛或卒然而止者，或痛甚不休者，或痛甚不可按者，或按之而痛止者，或按之无益者，或喘动应手者，或心与背相引而痛者，或胁肋与少腹相引而痛者，或腹痛引阴股者，或痛宿昔而成积者，或卒然痛死不知人有少间复生者，或痛而呕者，或腹痛而后泄者，或痛而闭不通者，凡此诸痛，各不同形，别之奈何？形，证也。言痛证各有不同，将何以别之也。

曰：寒气客于脉外则脉寒，脉寒则缩蜷，缩蜷则脉绌急，则外引小络，故卒然而痛，得炅则痛立止。因重中于寒，则痛久矣。绌，犹屈也。寒则血凝涩，故脉蜷缩，缩蜷则屈急而外引小络。夫经脉为里，浮而外者为络，外内因急，故卒然而痛也。炅气，太阳之气也。脉寒而得阳热之气，则缩绌可舒，故其痛立止。若复感于寒，则阳气受伤，故痛久而不止也。寒气客于经脉之中，与炅气相薄则脉满，满则痛而不可按也。寒气稽留，炅气从上，则脉充大而血气乱，故痛甚不可按也。寒气客于肠胃之间、膜原之下，血不得散，小络急引，故痛；按之则血气散，故按之痛止。寒气客于挟脊之脉，则深按之不能及，故按之无益也。寒气客于冲脉，冲脉起于关元，随腹直上，寒气客则脉不通，脉不通则气因之，故喘动应手矣。寒气客于背俞之脉则脉涩，脉涩则血虚，血虚则痛，其俞注于心，故相引而痛。按之则热气至，热气至则痛止矣。寒气客于厥阴之脉，厥阴之脉者，络阴器，系于肝，寒气客于脉中，则血涩脉急，故胁肋与少腹相引矣。寒气客于阴股，寒气上及小腹，血涩在下相引，故腹痛引阴股。寒气客于小肠膜原之间、络血之中，血涩不得注于大经，血气稽留不得行，故宿昔而成积矣。大经，脏腑之大络也。寒气客于五脏，厥逆上泄，阴气竭，阳气未入，故卒然痛死不知人；气复反，则生矣。寒气客于肠胃，厥逆上出，故痛而呕也。寒气客于小肠，小肠不得成聚，故后泄腹痛矣。热气留于小肠，肠中痛，瘅热焦渴，则坚干不得出，故痛而闭不通也。本经云：气伤痛，盖痛在有形之形身，而伤于无形之气分，是病皆生于寒热七情，而证见于脏腑经脉。举痛而论百病皆然，难会通此道，庶明而不惑。此篇论寒气而未结热气一条者，谓寒邪稽留不去，得阳热之气而能化热者也。

曰：余知百病生于气也，怒则气上，喜则气缓，悲则气消，恐则气下，寒则气收，炅则气泄，惊则气乱，劳则气耗，思则气结，九气不同，何病之生？寒热、七情皆伤人气，而气有上下消耗之不同，是何病之所生也？曰：怒则气逆，甚则呕血及飧泄；故气上矣。怒为肝志，肝主存血，肝气上逆，故甚则呕血；木气乘脾，故及为飧泄；脾位中州，肝脏居下，故呕血、飧泄皆为气上。喜则气和志达，荣卫通利，故气缓矣。喜乃阳和之气，故志意和达，荣卫疏通，其气舒徐而和缓矣。悲则心系急，肺布叶举，而上焦不通，荣卫不散，热气在中，故气消矣。心气并于肺则悲，心悲气并则心系急，心系上连于肺，心系急则肺脏布大，而肺叶上举，是以上焦之气不通，而荣卫不能行散矣。气郁于中，则热中；气不运行，则潜消矣。恐则精却，却则上焦闭，闭则气还，还则下焦胀，故气不行矣。气者，水中之生阳也。肾为水脏，主存精而为生气之原，恐伤肾，是以精气退却而不能上升。膻中为气之海，上出于肺以司呼吸，然其原出于下焦，故精气却则上焦闭，闭则生升之气还归于下，而下焦胀矣。上下之气不相交通，故气不行矣。寒则腠理闭，气不行，故气收矣。腠理，肌肉之文理，乃三焦通会元真之处；寒气客之，则腠理闭而气不通，故气收于内矣。炅则腠理开，荣卫通，汗大泄，故气泄。卫行脉外之腠理，汗乃荣血之阴液，夫气为阴之固，阴为阳之守，炅则腠理开，汗大泄则阳气从外而泄矣。惊则心无所倚，神无所归，虑无所定，故气乱矣。惊则心气散而无所倚，神志越而无所归，思虑乱而无所定，故气乱矣。劳则喘息汗出，外内皆越，故气耗矣。劳则肾气伤而喘息于内，阳气张而汗出于外，外内皆越，故气耗散矣。思则心有所存，神有所归，正气留而不行，故气结矣。所以任物谓之心，心之所之谓之志，因志而变谓之思，故思则心神内存；正气留中而不行，故气结矣。

灵素节要浅注卷十二

闽长乐陈修园念祖　集　注
男　元　犀　灵　石　参　订
孙　男　　心典徽庵
　　　　　心兰芝亭　　同校字
门再晚生绵九林福年
侄孙男学恭敬亭

病　　机

《风论》曰：风之伤人也，或为寒热，或为热中，或为寒中，或为疠风，或为偏枯，或为风也；其病各异，其名不同，或内至五脏六腑，不知其解，愿闻其说。曰：风气存于皮肤之间，内不得通，外不得泄风者，善行而数变，腠理开则洒然寒，闭则热而闷，其寒也则衰饮食，其热也则消肌肉，故使人怢栗而不难食，名曰寒热。此论风邪客于肤腠，而为寒热也。怢栗，振寒貌。盖言邪之所凑，其正必虚，正气为邪所伤，故使人怢栗而不能食也。风气与阳明入胃，循脉而上至目内眦，其人肥则风气不得外泄，则为热中而目黄；人瘦则外泄而寒，则为寒中而泣出。此论风邪客于脉中，而为寒热也。夫血脉生于阳明胃腑，如风伤阳明，邪正之气并入于胃，则循脉而上至于目。盖诸脉皆系于目也。其人肥厚，则热留于脉中而目黄；其人瘦薄，则血脉之神气外泄而为寒，脉中寒则精去而涕泣出。风气与太阳俱入，行诸脉俞，散于分肉之间，与卫气

相干，其道不利，故使肌肉愤䐜而有疡，卫气有所凝而不利，故其肉有不仁也。此论风邪伤卫而为肿疡、不仁也。气道不利，则肌肉愤然高起而生痈疡；卫气凝滞，则肌肉麻痹而不知痛痒也。疠者，有荣气热胕，其气不清，故使其鼻柱坏而色败，皮肤疡溃。此论风伤荣气而为疠疡也。胕，肉也。夫荣卫皆精阳之气，浮气之不循于经者为卫，精气之荣于经者为荣。鼻者，肺之窍，脏真高于肺，主行荣卫阴阳；风邪与荣热搏于皮肤之外，则荣卫之气不清，故使其鼻柱陷坏，面色败恶而皮肤溃癞也。风寒客于脉而不去，名曰疠风，或名曰寒热。此承上文而言风寒之邪客于脉中而不去者，则荣气受伤，亦名曰疠风。夫荣之生病也。寒热少气，故或名曰寒热，盖亦或为寒中热中之病也。

以春甲乙伤于风者为肝风，以夏丙丁伤于风者为心风，以季夏戊己伤于风者为脾风，以秋庚辛中于邪者为肺风，以冬壬癸中于邪者为肾风。此论风伤五脏之气，而为五脏之风也。风者，虚乡不正之邪风，故曰风、曰邪、曰伤、曰中。盖言不正之风，或伤之轻，或中之重也。

风中五脏六腑之俞，亦为脏腑之风，夫五脏之气，外合四时，故以时受病者，病五脏之气也。如风中于经俞，则连脏腑，故亦为脏腑之风，病五脏之经也。各入其门户所中，则为偏风。

风气循风府而上，则为脑风。风入系头，则为目风、眼寒。饮酒中风，则为漏风。入房汗出中风，则为内风。新沐中风，则为首风。久风入中，则为肠风飧泄。外在腠理，则为泄风。故风者，百病之长也，至其变化，乃为他病也，无常方，然致有风气也。风乃东方之生气，为四时之首，能生长万物，亦能害万物，如水能浮舟，亦能覆舟，故为百病之长；至其变化无常，故为病不一。如春时之非东风，夏时之非南风，或从虚向来之刚风、谋风之类，皆其变化而为他病也。方，处也。

曰：五脏风之形状不同者何？愿闻其诊及其病能。曰：肺风之状，多汗恶风，色皏然白，时咳短气，昼日则差，暮则甚，诊在眉上，其色白。风为阳邪，开发腠理，故多汗；风气伤阳，邪正不合，故恶风也。皏然，浅白貌。肺属金，其色白。肺主气，在变动为咳，风邪迫之，故时咳短气也。昼则阳气盛，而能胜邪，故瘥；暮则气衰，故病甚也。眉上，乃阙庭之间，肺之候也。心风之状，多汗，恶风，焦绝，善怒赫，赤色，病甚则言不可快，诊在口，其色赤。心为火脏，风淫则火盛，故唇舌焦而津液绝也。风化木、木火交炽，故善为怒赫；心主舌，病甚则舌本强而言不可快，心和则舌能知五味，故诊论在口。口者，兼唇舌而言也。肝风之状，多汗恶风，善悲，色微苍，嗌干，善怒，时憎女子，诊在目下，其色青，肝开窍于目而主泣，故善悲。微苍，淡青色也。足厥阴之脉循喉咙之后，上入颃颡，

风木合邪，则火热盛而嗌干；肝气病，故善怒也；怒胜思，故时憎女子；目者，肝之官也，故诊在目下。脾风之状，多汗恶风，身体怠惰，四肢不欲动，色薄微黄，不欲食，诊在鼻上，其色黄。脾主肌肉四肢，身体怠惰，四肢不欲动，脾气病也。足太阴之脉，属脾络胃，上膈挟咽，连舌本。《经络》篇曰：是主脾所生病者⋯⋯食不下。土位中央，故所诊在鼻也。肾风之状，多汗恶风，面疕然浮肿，脊痛，不能正立，其色炲，隐曲不利，诊在肌上，其色黑。风邪干肾，则水气上升，故面疕然浮肿，风行则水涣也；肾主骨，故脊痛不能正立。炲，烟煤墨色也。肾主存精，少阴与阳明会于宗筋，风伤肾气，故隐曲不利；水气上升，故黑在肌上，水乘土也。胃风之状，颈多汗，恶风，食饮不下，膈塞不通，腹善满，失衣则䐜胀，食寒则泄，诊形瘦而腹大。颈有风池风府，乃经脉之要会，故颈多汗；胃腑受邪，故饮食不下；膈塞不通，腹善满也；胃气不足，则身以前皆寒，腹胀满，是以形寒则䐜胀。饮冷则泄者，胃气虚伤也。胃者肉其应，腹者胃之郭，故主形瘦而腹大。首风之状，头面多汗，恶风，当先风一日则病甚，头痛不可以出内，至其风日，则病少愈。头乃诸阳之会，因沐中风，则头首之皮腠疏而阳气弛，故多汗恶风也。风者，天之阳气，人之阳气，以应天之风气。诸阳之气，上出于头，故先一日则病甚，头痛不可以出户内。盖风将发而气先病也。至其风胜之日，气随风散，故其病少愈。漏风之状，或多汗，常不可单衣，食则汗出，甚则身汗，喘息恶风，衣常濡，口故善渴，不能劳事。饮酒者，胃气先行皮肤，先充络脉，或因胃气热而腠理疏，或络脉满而阴液泄，故常多汗也。酒性悍热，与风气相搏，故虽单衣而

亦不可以常服。酒入于胃，热聚于脾，脾胃内热，故食以则汗出；甚则上迫于肺而身汗、喘息、恶风，身常湿也，精液内竭，故口干善渴；阳气外张，故不能烦劳于事。泄风之状，多汗，汗出泄衣上，口中干，上渍，于风不能劳事，身体尽痛则寒。泄风之病，风久在腠理而伤气，故多汗；汗泄衣上，渐渍渗泄，元府之阳也，津液外泄，故口中干燥。上渍于风者，谓身半以上风湿相搏，则阳气受伤，故不能烦劳于事。若妄作劳，则身体尽痛而发寒矣。

《痹论》曰：痹之安生？曰：风、寒、湿三气杂至，合而为痹也。痹者，闭也，邪闭而为痛也。言风、寒、湿三气错杂而至，相合而为痹。其风气胜者为行痹；风者，善行而数变，故其痛流行而无定处。寒气胜者为痛痹；寒为阴邪，痛者阴也。湿气胜者为着痹也。湿流关节，故为流着之痹。按：《灵枢经》有风痹，《伤寒论》有湿痹，是感一气而为痹也；本篇论风、寒、湿三气杂至，合而为痹，是三邪合而为痹也。

曰：其有五者何也？问三气之外，而又有五痹也。上节论人之三邪，此下论人之五气。曰：以冬遇此者为骨痹，以春遇此者为筋痹，在夏遇此者为脉痹，以至阴遇此者为肌痹，以秋遇此者为皮痹。皮、肉、筋、骨、脉，五脏之外合也。五脏之气，合于四时五行，故各以其时而受病，同气相感也。

曰：内舍于五脏六腑，何气使然？曰：五脏皆有合，病久而不去者，内舍于其合也。肺合皮，心合脉，脾合肌，肝合筋，肾合骨，邪之中人，始伤皮肉、筋骨、久而不去，则内舍于所合之脏，而为脏腑之痹矣。故骨痹不已，复感于邪，内舍于肾；筋痹不已，复感于邪，内舍于肝；脉痹不已，复感于邪，内舍于心；肌痹不已，复感于邪，内舍于脾；皮痹不已；复感于邪，内舍于肺。所谓痹者，重感于风寒湿之气也。所谓五脏之痹者，各以其五脏所合之时，重感于风寒湿之气也。盖皮肉筋骨，内舍于五脏，五脏之气，外合于四时，始病在外之有形，复伤在内之五气，外内形气相合，而邪舍于内矣，舍者，有如馆舍，邪客留于其间者也。邪薄于五脏之间，于脏气而不伤其脏真，故曰舍，曰客。而上见其烦满、喘逆诸证，如其入脏者则死矣。

凡痹之客五脏者，肺痹者，烦满喘而呕。心痹者，脉不通，烦则心下鼓，暴上气而喘，嗌干，善噫，厥气上则恐。肝痹者，夜卧则惊，多饮，数小便，上为引如怀。肾痹者，善胀，尻以代踵，脊以代头，脾痹者，四肢懈堕，发咳呕汁，上为大塞。此论五脏之气，受邪而形于诸病也。肠痹者，数饮而出不得，中气喘争，时发飧泄，肠痹者，兼大小肠而言。小肠为心之腑而主小便，邪痹于小肠，则火热郁于上而为数饮，下为小便不得出也。大肠为肺之腑而主大便，邪痹于大便①，故上则为中气喘争，而下为飧泄也。胞痹者，少腹膀胱按之内痛，若沃以汤，涩于小便，上为清涕。胞者，膀胱之室，内居少腹，邪闭在胞，故少腹膀胱按之内痛。水闭不行，则畜而为热，故若沃以汤且涩于小便也。膀胱之脉，从巅入脑，脑渗则为涕。上为清涕者，太阳之气，痹闭于下，不能循经而上升也。愚按六腑之气，只言其三。盖荣气者，胃腑之精气也，卫气者，阳明之悍气也，营卫相将，出入外内；三焦之气，游行于上下；甲胆之气，先脏腑而升。夫痹者，闭也，正气运行，

---

① 大便：应为"大肠"。

邪不能留，三腑之不病痹者，意在斯与！

阴气者，静则神存，躁则消亡。此言脏气不存，而邪痹于脏也。阴气者，脏气也；神者，五脏所存之神也。五脏为阴，阴者主静，故静则神气存而邪不能侵，躁则神消亡而痹聚于脏矣。饮食自倍，肠胃乃伤。此言肠胃伤而邪闭于腑也。夫居处失宜，则风、寒、湿气中其俞矣，然当节其饮食，勿使邪气内入，如饮食应之，邪即循俞而入，各舍其府也。淫气喘息，痹聚在肺；淫气忧思，痹聚在心；淫气遗溺，痹聚在肾，淫气乏竭，痹聚在肝；淫气肌绝，痹聚在脾。诸痹不已，亦益内也。其风气胜者，其人易已也。此申明阴气躁主① 而痹聚于脏也。淫气者，阴气淫佚，不静存也。夫寒湿者，天之阴邪，伤人经俞筋骨；风者，天之阳邪，伤人皮肤气分。是以三邪中于脏腑之俞，而风气胜者，其性善行可从皮肤而散，故其人易已也。

曰：痹，其时有死者，或疼久者，或易已者，其故何也？曰：其入脏者死，其留连筋骨间者疼久，其留皮肤间者易已。此言五脏之痹，循俞而入脏者死也。夫风、寒、湿气中其俞，其脏气实，则邪不动脏；若神气消亡，则痹聚在脏而死矣。

其客于六腑者，何也？曰：此亦其食饮居人，为其病本也。此言六腑之痹，乃循俞而内入者也。夫居处失常，则邪气外客；饮食不节，则肠胃内伤，故食饮居处，为六腑之病本。六腑亦各有俞，风、寒、湿气中其俞，而食饮应之，循俞而入，各舍其腑也。饮食入胃，大、小肠济泌糟粕，膀胱决渎清浊，蒸化精液，营养经俞。如居处失常，而又饮食应之于内，则经脉虚伤，邪循俞而入舍其腑也。

曰：荣卫之气，亦令人痹乎？曰：痛者，寒气多也，有寒故痛也。寒气胜者为痛痹，故痛者寒气多也。上"寒"字言天之寒邪，下"寒"字言人之寒气。其不痛、不仁者，病久入深，荣之行涩，经络时疏，故不通，皮肤不荣，故为不仁。通，当作痛。病久入深者，久而不去，将内舍于其合也。邪病久，则荣卫之道伤而行涩；邪入深，则不痹闭于形身，而经络时疏，故不痛也。荣卫行涩，则不荣养于皮肤，故为不仁也。其寒也，阳气少，阴气多，与病相益，故寒也。此言寒热者，出人身之阴阳气化也。人之阳气少而阴气多，与病相益，其阴寒矣。邪正惟阴，故为寒也。其热者，阳气多，阴气少，病气胜，阳遭阴，故为痹热。人之阳气多而阴气少，邪得人之阳盛而病气胜矣；人之阳气盛而遇天之阴邪，则邪随气化而为痹热矣。其多汗而濡者，此其逢湿甚也，阳气少，阴气盛，两气相感，故汗出而濡也。湿者，天之阴邪也，感天地之阴寒，而吾身之阴气又盛，两气相感，故汗出而濡也。

曰：夫痹之为病，不痛何也？曰：痹在于骨则重，在于脉则血凝而不流，在于筋则屈不伸，在于肉则不仁，在于皮则寒，故具此五者，则不痛也。经云：气伤痛。此论邪痹经脉骨肉之有形，而不伤其气者，则不痛也。夫骨有骨气，脉有脉气，筋有筋气，肌有肌气，皮有皮气，皆五脏之气外合于形身。如病形而不伤其气，则止见骨痹之身重，脉痹之血凝不行，筋痹之屈而不伸，肉痹之肌肉不仁，皮痹之皮毛寒冷，故具此五者之形证，而不通也。凡痹之类，逢寒则虫，逢热则纵。此承上文而言。凡此五痹之类，如逢吾身之阴寒，则如虫行皮肤之中；逢吾身之阳热，则筋骨并皆放纵。

————

① 躁主：疑为"躁亡"。

《痿论》曰：五脏使人痿，何也？痿者，四支无力痿弱，举动不能，若痿弃不用之状。夫五脏各有所舍[①]，痹从外而合病于内，外所因也；痿从内而合病于外，内所因也。曰：肺主身之皮毛，心主身之血脉，肝主身之筋膜，脾主身之肌肉，肾主身之骨髓。夫形身之所以能举止动静者，由脏气之拘[②] 养筋脉骨肉也，是以脏病于内，则形痿于外也。故肺热叶焦，则皮毛虚弱急薄，着则生痿躄也。肺属金，肺热则金燥而叶焦矣。着者，皮毛燥着，而无生转之气，故曰着则生痿躄也。心气热，则下脉厥而上，上则下脉虚，虚而生脉痿，枢折挈，胫纵而不任地也。心为火脏，心气热则气惟上炎，心主脉，故脉气亦厥而上矣。上则心半以下之脉虚而成脉痿也。夫经脉者，所以行血气荣阴阳，濡筋骨以利关节，故经脉虚则枢折于下矣。枢折，即骨繇而不安于地，骨繇者，节缓而不收，故筋骨繇挈不收，足胫缓纵而不任于地也。肝气热，则胆泄口苦，筋膜干，筋膜干则筋急拘挛，发为筋痿。胆者，中精之府，其应在筋也。胃气热，则胃干而渴，肌肉不仁，发为肉痿。阳明热，则津液不生，太阴之气不化，故肌肉不仁而发为肉痿也。肾气热，则腰脊不举，骨枯而髓减，发为骨痿。肾主骨髓，在体为骨，肾气热而津液燥竭，发为骨痿。

曰：何以得之？曰：肺者，脏之长也，为心之盖也；有所失亡，所求不得，则发肺鸣，鸣则肺热叶焦，故曰：五脏因肺热叶焦，发为痿躄，此之谓也。此申明五脏之热，而成痿者，皆由肺热叶焦之所致也。悲哀太甚则胞络绝，胞络绝则阳气内动，发则心下崩，数溲血也。此以下复论心、肝、脾、肾，各有所因，而自成痿躄也。胞络者，胞之大络，即冲脉也。冲

脉起于胞中，为十二经脉之海。心主血脉，是以胞络绝则心气虚而内动矣。阳气，心气也，心为阳中之太阳，故曰阳气。夫水之精为志，火之精为神，悲哀太甚，则神志俱悲，而上下之气不交矣。是以胞络绝，绝而阳气内动，心气动则心下崩，而数溲血也。故《本病》曰：大经空虚，发为肌痹，传为脉痿。《本病》，即本经第七十三篇之《本病论》。大经，胞之大络也，胞乃血室。中焦之汁，奉心化赤，流溢于中，从冲脉而上循背里者，贯于脉中，循腹右上行者，至胸中而散于脉外，充肤，热肉，生毫毛，是胞络之血，半行于脉中，半行于皮腠。脉外之血少，则为肌痹；脉中之血少，则为脉痿。是溲崩之血，从大经而下，故曰大经空虚云云。思想无穷，所愿不得，意淫于外，入房太甚，宗筋弛纵，发为筋痿，及为白淫。此论肝气自伤而发筋痿矣。肝者，将军之官，谋虑出焉。思想无穷，所愿不得，则肝气伤矣。前阴者，宗筋之所聚，足厥阴之脉，循阴股，入毛中，过阴器，意淫于外，则欲火内动，入房太甚，则宗筋弛，是以发为阴痿，及为白淫。白淫者，欲火盛而阴精自出也。故《下经》曰：筋痿者，生于肝，使内也。《下经》，即以下七十三篇之《本病论》，今遗亡矣。言本篇所论筋痿者，又生于所愿不遂而伤肝，兼之使内入房之太甚也。有渐于湿，以水为事，若有所留，居处相湿，肌肉濡渍，痹而不仁，发为肉痿。故《下经》曰：肉痿者，得之湿地也。有渐于湿者，清湿地气之中于下也。以水为事者，好饮水浆，湿浊之留于中也。若有湿浊之所留，而居处又兼卑下，外内相湿，以致肌

————————

① 舍：疑作"合"。
② 拘：疑作"呴"。呴（xū）：温暖。

肉濡渍，痹而不仁，发为肉痿也。有所远行劳倦，逢大热而渴，渴则阳气内伐，内伐则热舍于肾，肾者水脏也，今水不胜火，则骨枯而髓虚，故足不任身，发为骨痿。故《下经》曰：骨痿者，生于大热也。此论劳倦热渴，而成骨痿也。远行劳倦则伤肾，逢大热则暑暍伤阴，渴则阴液内竭，是以阳热之气内伐其阴，而热舍于肾矣。肾者，水脏，水盛则能克火，今阳盛阴消，水不胜火，以致骨枯髓虚，足不任于身，而发为骨痿之证。

曰：何以别之？曰：肺热者，色白而毛败；心热者，色赤而络脉溢；肝热者，色苍而爪枯；脾热者，色黄而肉蠕动；肾热者，色黑而齿槁。

曰：论言治痿者独取阳明，何也？曰：阳明者，五脏六腑之海，主润宗筋，宗筋主束骨而利机关也。阳明者，水谷血气之海，五脏六腑皆受气于阳明，故为脏腑之海。宗筋者，前阴也，前阴者，宗筋之所聚，太阴阳明之所合也。诸筋皆属于节，主束骨而利机关，宗筋为诸筋之会，阳明所生之血气，为之润养，故诸痿独取于阳明。**冲脉者，经脉之海也，主渗灌溪谷**，与阳明合于宗筋，溪谷者，大小分肉腠理也。冲任起于胞中，上循背里，为经络之海，其浮而外者，渗灌于溪谷之间，与阳明合于宗筋。是以宦者去其宗筋，则伤冲任，血泻不复，而须不生。阴阳总宗**筋之会，会于气街，而阳明为之长**，少阴、太阴、阳明、冲任、督脉，总会于宗筋，循腹上行，而复会于气街。气街者，腹气之街，在冲脉于脐左右之动脉间，乃阳明之所长也。长，主也。**皆属于带脉，而络于督脉**。带脉起于季胁，围身一周，如束带然。三阴三阳十二经脉，与奇经之任、督、冲脉，总络于上下，皆属带脉之所约束。督脉起于会阴，分三歧为冲任，

而上行腹背，是以冲任、少阴、阳明与督脉皆为之络，故阳明虚则宗筋纵，带脉不引，故足痿不用也。

曰：治之奈何？曰：各补其荥，而通其俞，调其虚实，和其逆顺；筋脉骨肉，各以其时受月，则病已矣。治痿之法，虽取阳明，而当兼收其五脏之荥、俞也。各补其荥者，补五脏之真气也；通其俞者，通利五脏之热也；调其虚实者，气虚则补之，热实则泻之也；和其顺逆，和其气之往来也。筋、脉、骨、肉内合五脏，五脏之气外应四时，各以其四时受气之月，随其浅深而取之，其病已矣。

《厥论》曰：厥之寒热者，何也？厥，逆也，气逆则乱，扰乱为眩仆，卒不知人，其病为厥，与中风不同，有寒热者，有阴有阳也。曰：阳气衰于下，则为寒厥；阴气衰于下，则为热厥。阴阳二气皆从下而上，是以寒热厥之因，由阴阳之气衰于下也。

曰：热厥之为热也，必起于足下也，何也？足下，足心也。热为阳厥，而反起于阴分，故问之。曰：阳气起于足五指之表，阴脉者，集于足下而聚于足心，故阳气胜，则足下热也。足三阳之血气，出于足指之端。表者，外侧也；三阴之脉，集于足下，而聚于足心。若阳气胜，则阴气虚而阳往乘之，故热厥起于足下也。曰：寒厥之为寒也，必从五指而上于膝者，何也？上节论阳胜于阴，则为热厥，而寒厥起于阴之本位，故问之。曰：阴气起于五指，集膝下而聚于膝上，故阴气胜，则从五指至膝上寒。其寒也，不从外，皆从内也。足三阴之血气，起于五指内侧之端，里者，内侧也；集于膝下者，三阴交会于踝上也；聚于膝上者，三阴脉皆循内而上，故其寒也，不从外，皆从内也。

曰：寒厥何失而然也？此下一节论寒

厥热厥之因，寒厥因失其所存之阳，故曰失。曰：前阴者，宗筋之所聚，太阴、阳明之所合也。宗筋根起于胞中，内连于肾脏，阴阳二气，生于胃腑，输于太阴，存于肾脏。太阴阳明，合聚于宗筋者，中焦之太阴阳明，与下焦之少阴太阳，中下相合，而会合于前阴之间。春夏则阳气多而阴气少，秋冬则阴气盛而阳气衰，此人质壮，以秋冬夺于所用，下气上争不能复，精气溢下，邪气因从之而上也。此言寒厥之因，因虚其所存之阳，而致之也。夫秋冬之时，阳气收存，阴气外盛，此寒厥人者，因恃其质壮，过于作劳，则下气上争，不复存于下矣。阳气上出，则阴存之精气亦溢于下矣。所谓烦劳则张，精绝也。邪气者，谓阴脏水寒之邪。夫阳气存于阴脏，精阳外出，则阴寒之邪因从之而上矣。气因于中，阳气衰，不能渗营其经络，阳气日损，阴气独存，故手足为之寒也。此言气因于中焦水谷之所生，然藉下焦之气，阳明釜底之燃，如秋冬之时，过于作劳，夺其阳气，争扰于上，阴寒之邪，又因而从之，则中焦所生之阳亦衰，不能渗营于经络矣；中下之气，不能互相资生，阳气日损，阴气独在，故手足为之寒也。

曰：热厥何如而然也？曰：酒入于胃，则络脉满而经脉虚，脾主为胃行其津液者也，阴气虚则阳气入，阳气入则胃不和，胃不和则精气竭，精气竭则不荣于四肢也。此言热厥之因，因伤其中焦所生之阴气也。《灵枢经》云：饮酒者，卫气先行皮肤，先充络脉。夫卫气者，水谷之悍气也，酒亦水谷悍热之液，故从卫气先行皮肤，从皮肤而充于络脉；是不从脾气而行于经脉，故络脉满而经脉虚也。夫饮入于胃，其津液上输于脾，脾气散精于肺，通调于经脉，四布于皮毛，是从经脉而行

络脉，从络脉而散于皮肤，自内而外也。酒入于胃，先行于皮肤，先充于络脉，是从皮肤而入于络脉，反从外而内矣；不从脾气通调于经脉，则阴气虚矣。悍热之气，反从外而内，则阳气入矣。阳明乃燥热之府，藉太阴中见之阴化，阴气虚而阳热之气内入，则胃气不和矣。胃不和，则所生之精气竭，精气竭，则不能荣于四肢，而为热厥矣。此人必数醉，若饱以入房，气聚于脾中不得散，酒气与谷相薄，热盛于中，故热遍于身，内热而溺赤也。夫酒气盛而慓悍，肾气日衰，阳气独胜，故手足为之热也。夫饮酒数醉，则悍热之气反从外而内，而酒气聚于脾中矣。若饱以入房，则谷气留于胃中，脾脏不能转输其津液，而谷气聚于脾中矣。气聚于中而不得散，酒气与谷气交相侵薄，则热盛于中矣。中土之热灌于四旁，故热遍于身也。入胃之饮食，不能游溢精气，下输膀胱，故内热而溺赤也。夫肾为水脏，受水谷之精而存之，酒气热盛而慓悍，则肾脏之精气日衰；阴气衰于下，而阳气独胜于中，故手足为之热也。

曰：厥或令人腹满，或令人暴不知人，或至半日、远至一日乃知人者，何也？暴不知人，卒然昏瞆或仆扑也。半日气周之半，一日气行之周。曰：阴气盛于上则下虚，下虚则腹胀满；阳气盛于上，则下气重上而邪气逆，逆则阳气乱，阳气乱则不知人也。阴气盛于上者，谓阳气日衰，阴气反凌于上也。阳气，谓下焦之生阳。邪气，肾脏水寒之邪也。

曰：愿闻六经脉之厥状病能也。上节论阴阳二气之厥，此复问其经脉之厥状焉。病能者，能为奇恒之病也。曰：巨阳之厥，则肿首头重，足不能行，发为眴仆。巨阳，太阳也。足太阳脉起于目内眦，上额交巅，从巅入络脑，还出别下

项，循背侠脊，抵腰中，下贯臀，入腘中，循腨内，出外踝之后。是以厥逆于上，则为首肿头痛；厥逆于下，则为足不能行。神气昏乱，则为眴仆。太阳为诸阳主气也，此病在经，而转及于气分也。阳明之厥，则癫疾欲起呼，腹满不得卧，面赤而热，妄见而妄言。癫狂走呼，妄见妄言，阳明之脉病也。其脉循腹里，属胃络脾，经气厥逆；故腹满胃不和，不得卧也。阳明乃燥金之经，其经气上出于面，故面赤而热。少阳之厥，则暴聋，颊肿而热，胁痛，骱不可以运。足少阳之脉，起于目锐眦从耳后入耳中，下颊车，循胸贯胁里，出膝外廉，循足跗，故逆则暴聋，颊肿胁痛，足骱不可以运也。太阴之厥，则腹满䐜胀，后不利，不欲食，食则呕，不得卧。䐜，音嗔，引起也。足太阴之脉，入腹属脾络胃，故厥则腹满䐜胀，食饮入胃，脾为转输。逆气在脾，故后便不利，脾不转运，则胃亦不和，是以食则呕，而不得卧也。少阴之厥，则口干，溺赤，腹满，心痛。足少阴之脉，属肾络膀胱，贯肝膈入肺中，出络心，注胸中，循喉咙挟舌本。经脉厥逆，而阴液不能上资，是以口干，心痛；肺金不能通调于下，故溺赤；水火阴阳之气上下不交，故腹满也。厥阴之厥，则少腹肿痛，腹胀，泾溲不利，好卧，屈膝，阴缩肿，骱内热。足厥阴之脉，内抵少腹，挟胃属肝络脑，故厥则少腹肿痛而腹胀。其下循阴股入毛中，环阴器抵少腹，是以泾溲不利，阴缩而肿。肝主筋，膝者筋之会，经脉厥逆，无以濡养筋骨，故好卧而屈膝。其脉起于大指丛毛之际，上循足骱，厥阴木火主气，荣输厥逆，故骱内肿热也。阴阳二气皆起于足，故止论足之六经焉。盛则泻之，虚则补之，不盛不虚，以经取之。此厥经脉，故当随经以治之。

太阴厥逆，骱急挛，心痛引腹，治主病者。此复论三阴三阳之气厥也。夫手足三阴三阳之气，五脏六腑之所生也，脏腑之气逆于内，则阴阳之气厥于外焉，故复论十二经气之厥逆焉。中土之气，主溉四旁，足太阴气厥，故骱为之急挛，食气入胃，浊气归心，脾气逆而不能转输其精气，是以心气亦逆，痛引于腹也。此是脾主所生之病，法当治主病之经气焉。少阴厥逆，虚满呕逆，下泄清，治主病者，少阴之气，上与阳明相合，而热化水谷，少阴气厥，以致中焦虚满而变作呕逆，上下水火之气不交，故下泄清冷也。厥阴厥逆，挛腰痛，虚满前闭，谵言，治主病者。挛者，肝主筋也；腰者，肝之长也；虚满者，食气不能化精于肝也；前闭者，肝主疏泄也；肝主语，谵语，肝气郁也。三阴俱，不得前后，使人手足寒，三日死。三阴俱逆，是阴与阳别矣。不得前后者，阴阂于下也。诸阳之气，皆生于阴，三阴俱逆，则上气绝灭，是以手足寒而三日即死矣。太阳厥逆，僵仆，呕血善衄，治主病者。太阳主诸阳之气，阳气厥逆，故僵仆也，阳热上逆，则呕血衄血。此太阳之气所厥逆于上，以致迫血妄行。少阳厥逆，机关不利者，腰不可以行，项不可以顾。少阳主枢，是以少阳气厥，而机关为之不利也。颈项者，乃三阳阳维之会；腰脊者，身之大关节也，故机关不利者，腰不可以转行，项不可以回顾。发肠痈，不可治，惊者死。少阳相火主气，火逆于内，故发肠痈。不可治者，谓病在气分，而痈肿在内，非针刺之可能治也。若发惊者，其毒气干脏，故死。阳明厥逆，喘咳身热，善惊衄呕血。阳明气厥，则喘，上逆则咳也。阳明之气主肌肉，故厥身热。经云：二阳发病，主惊骇。衄血呕血者，阳明乃悍热之气，厥气上逆，则迫血妄行。此病在气而反于经血，故皆曰善。

手太阴厥逆，虚满而咳，善呕沫，治主病者，手太阴属肺，肺气逆，故虚满而咳，不能传化水津，故善呕沫。此是肺所生之病，故当治主病之以①气焉。手心主少阴厥逆，心痛引喉，身热，死不可治。手心主者，手厥阴胞络之气也；手少阴者，心脏之气也；胞络为君主之相火，二火并逆，将自焚矣，故为死不可治。手太阳厥逆，耳聋，泣出，项不可以顾，腰不可以俛仰，治主病者。手太阳所生病者，耳聋；小肠主液，故逆则泣出也。夫心主血脉，小肠主液而为心之表。小肠气逆则津液不能荣养于经脉，是以项不可以顾，腰不可以俛仰。盖腰项之间，乃脉络经俞之大会也。手阳明、少阳厥逆，发喉痹，嗌肿痓，治主病者。手阳明者，肺之腑也。手少阳者，手厥阴三焦也。阳明主嗌，肺主喉，兼三焦之火气并逆，是以发喉痹而嗌肿也。阳明乃燥热之经，三焦属龙雷之火，火热并逆，故发痓也。

《大奇论》曰：肝满、肾满、肺满皆实，即为肿。满，谓脏气充满也。夫五脏者，存精气而不泻，故满而不实。是为太过，当即为肿，然此论脏气实而为肿，与气伤痛、形伤肿之因证不同也。肺之壅，喘而两胠满；肝壅，两胠满，卧则惊，不得小便；肾壅，脚下至少腹满，胫有大小，髀胻大跛，易偏枯。壅者，谓脏气满而外壅于经络也。盖满在气，则肿在肌肉；壅在经，则随经络所循之处而为病也。肺主呼吸，其脉从肺系横出腋下，故喘而胠满。肝脉环阴器，抵少腹，属肝络胆，上贯膈，布胁肋，故两胠满而不得小便；脏气壅满，卧则神魂不安，故发惊也。肾脉起于足下，循内踝上腨内，属肾络膀胱，故自脚下至少腹满。肾主骨，而寒水主气，故足胫有大小，髀胻大而跛，

变易为偏枯也。此论脏气壅于经脉而为此诸病，与邪在三焦之不得小便，虚邪偏客于形身而发为偏枯之因证不同也。

《四时气》篇曰：腹中常鸣，气上冲胸，喘不能久立，邪在大肠也。大肠为传导之官，病则其气反逆，故腹鸣气喘不能立也。小腹控睾，引腰脊，上冲心。邪在小肠者，连睾系，属于脊，贯肝肺，络心系。气盛则厥逆，上冲肠胃，熏肝，散于肓，结于脐也。控睾引腰脊，上冲心者，小肠之疝气也。善呕，呕有苦，长太息，心中憺憺，恐人将捕之，邪在胆，逆在胃，胆液泄则口苦，胃气逆则呕苦，故曰呕胆。呕有苦，胆气逆在胃也。胆气欲升，故长太息以伸之，病则胆气虚。故心中憺憺，恐人将捕之。病在胆，逆在胃者，木邪乘土也。胆汁通于廉泉玉英，故胆液泄则口苦；胆邪在胃，故胃气逆则呕苦。饮食不下，膈塞不通，邪在胃脘，在上脘则刺抑而下之，在下脘则散而去之。此邪在胃脘而为病也。如邪在上脘，则不能受纳五谷，故当抑而下之；如邪在下脘，则不能传化糟粕，故当散而去之。小腹肿痛，不得小便，邪在三焦约也。此邪在膀胱而为病也。三焦下俞，出于委阳并太阳之正，入络膀胱，约下焦，实则闭癃，虚则遗溺，小腹肿痛，不得小便，邪在三焦约也。

《五邪》篇曰：邪在肺，则病皮肤痛，寒热，上气喘，汗出，咳动肩背。此论邪在五脏，而病于外也。夫六腑之应于皮肤筋骨者，脏腑雌雄之相合也。五脏之外应者，阴阳之气皆有出有入也。肺主皮毛，故邪在肺则病皮毛痛；寒热者，皮寒热也，盖脏为阴，皮肤为阳，表里之气，外内相乘，故为寒热也。上气喘者，肺气逆

---

① 以：疑作"肺"。

也；汗出者，毛窍疏也；咳动肩背者，咳急息肩，肺俞之在肩背也。

邪在肝，则两胁中痛，寒中，恶血在内，行善掣节，时脚肿。肝脉循于两胁，故邪在肝则胁中痛，两阴交尽，是为厥阴，病则不能生阳，故为寒中。盖邪在肝，胁中痛，乃病经脏之有形，寒中，病厥阴之气也。内，脉内也，行善掣节者，行则掣节而痛，此恶血留于脉内，脉度循于骨节也，时脚肿者，厥阴之经气下逆也。

邪在脾胃，则病肌肉痛。阳气有余，阴气不足，则热中善饥；阳气不足，阴气有余，则寒中肠鸣腹痛。阴阳俱有余，若俱不足，则有寒有热。脾胃主肌肉，脾乃阴中之至阴，胃为阳热之府，故阳明从中见太阴之化，则阴阳和平，雌雄相见。阴阳俱有余者，邪气之有余也，俱不足者，乃正气不足也。

邪在肾，则病骨痛阴痹。阴痹者，按之而不得，腹胀，腰痛，大便难，肩背颈项痛，时眩。病在阴者，名曰痹；阴痹者，病在骨也。按之而不得者，邪在骨髓也。腹胀者，脏寒生满病也。腰者，肾之府也。肾开窍于二阴，大便难者，肾气不化也。肩、背、颈、项痛时眩者，脏病而及于府也。

邪在心，则病心痛喜悲，时眩仆。邪在心，邪薄于心之分也。喜为心志，心气病则虚，故喜悲；神气伤，故时眩仆。心之分，心包络也。

《寒热病》篇曰：皮寒热者，不可附席，毛发焦，鼻槁腊，不得汗。此通论阴阳之经气为病，故篇名寒热。寒热者，阴阳之气也。病在皮，故不可附席。皮肤之血气以滋毛发，皮气伤，故毛发焦也。腊，干也。肺主皮毛，开窍在鼻，故鼻为之干槁也。不得汗，此邪在表，而病太

阴；太阳之气，当从汗解也。肌寒热者，肌痛，毛发焦而唇槁，不得汗。脾主肌肉，开窍于口，故唇口干槁。如不得汗，补足太阴以资水谷之汗。骨寒热者，病无所安，汗注不休，齿未槁。骨寒热者，病少阴之气也。无所安者，阴躁也。少阴为生气之原，汗注不休者，生气外脱也。齿未槁者，根气尚存也。

《癫狂论》曰：癫疾始生，先不乐，头重痛，视举目赤，甚作极已而烦心。无癫狂之疾，乃阴阳之气先厥于下，后上逆于巅而为病也。水之精为志，火之精为神，先不乐者，神志不舒也。举视目赤者，心气上逆也，癫甚作极已而烦心者，厥逆之气上乘于太阴阳明，而复乘于少阴之心主也。

骨癫疾者，顑齿诸腧分肉皆满，而骨居汗出烦悗。呕多沃沫，气下泄，不治。齿者，骨之余，分肉属骨，是以骨癫疾者，顑齿诸分肉皆满。骨居者，骨肉不相亲也。汗者，血之液，汗出烦悗者，病在少阴肾，而上及于手少阴心也。呕多沃沫，太阴阳明之气上脱也。肾为生气之原，气下泄，少阴之气下泄也。阴阳上下离脱，故为不治。筋癫疾者，身倦挛急大。呕多沃沫，气下泄，不治。病在筋，故身倦，足挛脉急大。太阳主周身之气，气下泄者，病有形之脏腑，而致阴阳之气脱也。脉癫疾者，暴仆，四肢之脉皆胀而纵。脉满。呕多沃沫，气下泄，不治。经脉者，所以濡筋骨而利关节，脉癫疾者，故暴仆也。十二经脉皆由于手足之升荣，是以四肢之脉，皆胀而纵。脉满者，病在脉也。

治癫疾者，常与之居，察其所当取之处。病至，视其有过者泻之，置其血于瓠壶之中，至其发时，血独动矣，不动，筋骨二十壮。穷骨，骶骨也。此言治癫疾

者，当分别天地水火之气而治之。太阳之火，日也，随天气而日绕地一周，动而不息者也。地水者，静而不动者也。常与之居者，得其病情也。察其所当取之处，视之有过者泻之，谓视疾之在于手足何经而取之也。匏壶，葫芦也。致其血于壶中，发时而血独动者，气相感召也。如厥气传于手太阴太阳，则血于壶中独动，感天气太阳之运动也；不动者，病入于地水之中，故当灸骶骨二十壮。经云：陷者灸之。此疾陷于足太阳太阴，故当灸足太阳之骶骨。二者阴之始，十乃阴之终，地为阴，而水为阴也。

狂始生，先自悲也，喜忘苦怒善恐者，得之忧饥。此以下论狂疾之所生，有虚有实也。先自悲者，先因于肾虚也。经云：水之精为志，精不上传于志，而志独悲，故泣出也。喜忘善恐者，神志皆虚也。若怒者，肝气虚逆也。盖肝木神志皆肾精之所生也。此得之忧饥，夫忧则伤肺，饥则谷精不生，肺伤则肾水生原有亏，谷精不生，则肾精不足矣。狂始发，少卧不饥，自高贤也，自辨志也，自尊贵也，善骂詈，日夜不休。此心气之实狂也。夫阴气盛则多卧，阳气盛则少卧。食气入胃，精气归心，心气实，故不饥。心乃君主之官，虚则自卑下，实则自尊贵，心火盛则胃主实，故骂詈不休。狂言、惊、善笑、好歌乐、妄行不休者，得之大恐。此肾病上传于心，而为心气之实狂也。得之大恐则伤肾，阴虚阳盛，故狂言而发惊也。经云：心气实则善笑，虚则善悲。实则心志郁结，故好歌乐以伸舒之；神志皆病，故妄行不休也。狂，目妄见，

耳妄闻，善呼者，少气之所生也。此因肾气少，而致心气虚狂也。心肾水火之气，上下相济，肾气少则心气亦虚矣。心肾气虚，是以妄见妄闻。盖肾精上注于目，肾开窍于耳故也。善呼者，虚气之所发也。狂者多食，善见鬼神，善笑而不发于外者，得之有所大喜。此喜伤心志而为虚狂也。心气虚，故欲多食；神气虚，故善见鬼神也。因得之大喜，故善笑；不发于外者，冷笑而无声也。当养心精以资神气。

《热病》篇曰：偏枯，身偏不用而痛，言不变，志不乱，病在分腠之间，巨针取之，益其不足，损其有余，乃可复也。此论外因之病。经曰：虚邪偏客于身半，其入深，内居荣卫，荣卫衰，真气去，邪气独留，故为偏枯。是风寒之邪偏中于形身，则身偏不用而痛。夫心主言，肾存志，言不变，志不乱，此病在于分腠之间，而不伤于内也。以巨针取之，益其正气之不足，损其邪气之有余，而偏伤之正气，乃可复也。痱之为病也，身无痛者，四肢不收，智乱不甚，其言微知，可治；甚则不能言，不可治也。病先起于阳，后入于阴者，先取其阳，后取其阴，浮而取之。痱者，风热之为病也。身无痛者，邪入于里也。风木之邪，贼伤中土，脾存智而外属四肢，智乱不甚者，邪虽内入，尚在于表里之间，脏真之气未伤也。其言微者，此伤于气，故知可治；甚则不能言者，邪入于脏，不可治也。夫外为阳，内为阴，病先起于分腠之间，而后入于里阴者，先取其阳，后取其阴；浮而取之者，使外受之邪，仍从表出也。

金匮要略浅注

清·陈修园　撰

戴锦成　校注

金匮要略浅注叙言

　　余奉讳里居①，每婴痁疾②，偶念方书，茫无津涘。因叹前贤如坡公沈存中辈，皆明于医理，用以济世利物，其不效者，特格物未至耳。吴航③ 陈修园先生，精岐黄术，以名孝廉宰畿辅④，晚归里中，与先大夫结真率会，余尝撰杖⑤侍坐，聆其谈医，洞然有一方见垣之眼。窃谓近世业医者，无能出其右也。今先生捐馆数年矣，令嗣灵石传其业，世咸推重焉。

　　先生前所刻医书若干种已传海内，今复读其《金匮要略浅注》一十卷，明显通达，如眡⑥ 诸掌，虽王叔和之阐《内经》不是过也。灵石又遵庭训，为《金匮歌括》六卷取韵语之便于记诵，附以行世，犹先生志也。昔范文正公有言：不为良相，则为良医。先生在官在乡，用其术活人，岁以千百计。况著书以阐前人之旨，为业医者之锬揆⑦，其功岂浅鲜哉！

　　灵石以序见委，余固不知医，然窃愿为医者讲明其理，庶有以济世利物而勿误人于生死之交也。是为序。

　　　　　　　　　　　　　　　道光十年岁次庚寅仲春望后愚侄⑧ 林则徐拜撰

---

① 奉讳里居：道光四年林则徐因母丧，辞职回乡居住，守孝。
② 每婴痁疾：每：经常。婴：患。痁疾：即疟疾。
③ 吴航：福建省长乐县别称。
④ 宰畿辅：宰：主管、掌管。畿辅：指京郊。
⑤ 撰杖：待奉长者之意。
⑥ 眡（shi）：《字汇·目部》："眡，与视同"。
⑦ 锬揆：即规矩、准绳。
⑧ 侄：林则徐约小陈修园30岁，故以侄自称。

金匮要略浅注凡例

一、金匮为仲景治杂病之书，其深文奥义与《伤寒论》同。近医崇其名而亡其实，能发明之者绝少。然圣人之道，千古常昭，自唐宋以来，医书汗牛充栋，庸庸者勿论，其中有可观者不下十余家。虽不可谓得仲景之真传，而间有善悟暗合者，亦有千虑一得者，散之各书，难以参考。今取各书之菁华，约为小注，即于《金匮》本文中另以小字条贯之。凡本文中所有之义，既无漏而弗详；本文所无之义，不敢妄添蛇足。又于各节之虚字，寻绎其微妙之旨而畅达言之，所谓读于无字处也。

一、予所刻各种，原以补前人所未备，非务博也，亦非有意求新也。而海内诸君子，许可者虽多，而畏其难而思阻者亦复不少。惟《伤寒论浅注》与此书，字字皆前贤所已言，语语为中人所共晓。盖二书本深深而深之旨反晦矣，故于"浅"之一字加之意焉。

一、《金匮要略》，赵以德、胡引年、程云来、沈目南、喻嘉言、徐忠可、魏念庭、尤在泾辈所著之书盛行于海内，凡业医者无有不备。余即于书中取其能发挥本文之旨者，重订而收录之，以为迎机之导。至于囿于气习处，惑于异说处，逞其臆见处，前后不相贯难通处，不得不为之改正。然改正处以《素问》、《灵枢》为主，以《难经》为辅，以《千金》、《外台》等书而推广之，以各家诸刻而互参之，必求其与仲师本章本节上下节有阐发无滞碍者，然后注之，是则予之苦心也夫。

一、予注是书将半，二儿元犀到直，余命其仿《伤寒论》各方歌括体例韵注续成六卷，余重加改正，歌解颇明，记诵颇便，命录附于卷后。

一、《金匮要略》自第一篇至第二十二篇皆仲景原本，二十三篇以后前贤谓为宋人所续，注家多删之。余向著《金匮读》四卷亦删之，严朱紫之辨也。兹刻仍宋本之旧录，其本文不加注解而分别之。

一、原文有附方，云出《千金》、《外台》诸书，似属后人赘入。然方引药味颇亦不凡，或原为仲景所制，因述彼习用之书名今悉如徐镕传本附列，但亦不加注解以分别之。

金匮要略浅注读法

一、《金匮要略》，仲景治杂病之书也，与《伤寒论》相表里。然学者必先读《伤寒论》，再读此书，方能理会。盖病变无常，不出六经之外。《伤寒论》之六经，乃百病之六经，非伤寒所独也。《金匮》以《伤寒论》既有明文，不复再赘，读者当随证按定六经为大主脑，而后认证处方，才得其真谛。

一、论中言脉，每以寸口与趺阳、少阴并举，又自序云：按寸不及尺，握手不及足，人迎、趺阳三部不参等语是遍求法，所谓撰用《素问》九卷是也。然论中言脉，不与趺阳、少阴并举者，尤多是独取寸口法，所谓撰用《八十一难》是也。然仲景一部书，全是活泼泼天机。凡寸口与趺阳、少阴对举者，其寸口是统寸关尺而言也；与关尺并举者，是单指关前之寸口而言也。然心荣肺卫应于两寸，即以论中所言之寸口，俱单指关前之寸口而言，未始不可也。且足太溪穴属肾，足趺阳穴属胃，仲景用少阴、趺阳字眼，犹云肾气胃气。少阴诊之于尺部，趺阳诊之于关部，不拘于穴道上取诊亦未始不可也。然而仲景不言关尺，止言少阴、趺阳，何也？盖两寸主乎上焦，荣卫之所司，不能偏轻偏重，故可以概言寸口也。两关主乎中焦，而脾胃之所司，左统于右，若剔出右关两字，执著又不该括，不如止言趺阳之为得也。两尺主乎下焦，两肾之所司，右统于左，若剔出左尺两字，执著又不该括，不如止言少阴之为得也。至于人迎穴，在结咽为阳明之动脉，诊于右关更不待言矣。而且序言指出三部二字，醒出论中大眼目，学者遵古而不泥于古，然后可以读活泼泼之仲景书。

一、《金匮》所载之证，人以为不全，而不知其无微弗到，何也？人人所共知者，不必言也，所言者，大抵皆以讹传讹之证。中工所能治者不必论也，所论者无一非起死回生之术。书之所以名为《要略》者，盖以握要之韬略在此也。谓为不全，将何异乎坐井观天也。

一、读《金匮》书，读其正面，必须想到反面，以及对面、旁面。寻其来头为上面，究其归根为底面，一字一句，不使顺口念去。一回读，方得个一番新见解，愈读愈妙。读《周易》及熟于宋儒说理各书者，更易发明。余治举子业，凡遇理致题，得邀逾分许可者，半由得力于此。

一、风寒暑湿燥火六气为病，《金匮》惟以风寒括之者，盖风本阳邪，寒本阴邪，病总不离阴阳二气，故举此二邪为主而触类引而伸之。而推究其表里、阴阳、虚实、标本，常变之道，如罗经既定子午，而凡各向之正针兼针，一目了然。

一、《金匮》合数证为一篇，当知其妙，如痉湿暍合为一篇者，皆为太阳病；百合狐惑阴阳毒合一篇者，皆为奇恒病；中风与历节合为一篇者，皆言风邪之变病；血痹虚劳合为一篇者，皆言气血之虚病。惟咳嗽证，一与肺痿肺痈上气合篇，多系燥火之病；

一与痰火合篇，多系寒饮之病，二咳流同而源则异。寒疝与腹满宿食各为一篇，皆为腹中之病；狐疝与跌蹶动肿转筋蛔虫合为一篇，皆为有形之病，二疝名同而实则异，其间无所因袭而自为一类者，不过疟瘅等症而已。凡合篇各症，其证可以互参，其方亦或可以互用，须知以六经钤百病，为不易之定法，以此病例彼病，为启悟之捷法。

一、标本之说，唐宋后医书多混用。此字眼今则更甚，大抵以五脏为本，六腑为标；以脏腑病为本，六气病为标；以温方、补方为治本之法，以汗吐下清等方为治标之法。此说一行，而医道晦矣。须知标本中气说本《内经》。经云：少阳之上，火气治之，中见厥阴；阳明之上，燥气治之，中见太阴；太阳之上，寒气治之，中见少阴；厥阴之上，风气治之，中见少阳；少阴之上，热气治之，中见太阳；太阴之上，湿气治之，中见阳明。所谓本也，言风寒湿热燥火为本。本之下，中之见也；言阴阳表里相通互为中气。见之下，气之标也，言三阴三阳为标。又云：少阳太阴从本，少阴太阳从标，阳明厥阴不从标本，从乎中也，其说详于《伤寒论浅注》首卷。学者当以《内经》为体，以仲景书为用，如流俗所言标本，切不可附和其说而为有识者笑。

目　录

金匮要略浅注卷一

汉张仲景原文　　闽　长乐陈念祖修园集注

蔚　古愚

男元犀　灵石　同校字

脏腑经络先后病脉证第一

问曰：上工治未病，何也？师曰：病不外邪正虚实，邪气盛则实，正气夺则虚，则邪正统于虚实中也。夫上工治未病者，见肝邪之为实病，知已病之肝必传未病之脾，当先实脾。若春之三月，夏之六月，秋之九月，冬之十二月。四季脾王不受邪，即勿补之；所以然者，脏病惟虚者受之，而实则不受，脏邪惟实则能传，而虚则不传也。中工不晓邪实则相传，见肝之病不解，先实未病之脾，惟治其肝，不防其传也。夫肝虚之病，补其本脏之体则用酸，经云：木生酸，酸生肝，遂其曲直之性也，补之犹恐不及，则用助，助其阳必用焦热之药，使心旺而气感于肝也，助其阴必以苦，用苦寒之药，养心液之不足，泄君火之有余，则木得其养矣。助之犹恐不足，以用益。益用甘味之药调之。盖稼穑作甘，则用培土升木之法，其法悉备于乌梅丸之中也。若中工不解，误以酸入肝，焦苦入心，甘入脾，三句为克制之治，然则肝虚正治之法，当从何处求之？以下十二句，是述中工之误，以为补脾能伤肾，肾气微弱则水不行，水不行则心火气盛，则伤肺；肺被伤，则金气不行，金

气不行则肝气盛，则肝自愈，以此治肝补脾之要妙也。然则上工治肝虚之病则用此酸甘焦苦之药，按调补助益之妙法，若治肝实之病则不在治肝虚之例可用之。经曰：无虚虚，无实实，补不足，损有余，是其义也。余脏准此。余脏，他脏也。实者，防其传，先治其未病之脏；虚者，补其虚，求本脏之体用。遵经旨而治之，则得矣。

此论五行之理，以次而传，别中上二工之治，学者当审其虚实，而分其治法焉。

按：肝阴脏，论标本，挟心包之火；论表里，含少阳之气，故恶燥而复喜暖。治之之法，补用酸者，肝属木，木生酸，酸生肝，补本脏之体，顺曲直之性也。助用焦苦者，焦药性温，入心，俾心气旺而感于肝也。如木得阳春之气，则欣欣向荣矣。过暖则为热，如盛夏溽暑熏蒸，枝垂叶萎，故必作以苦寒之药，入心以清其火，养液以维其阳，阴长阳潜，木得遂其条达之性矣。肝苦急，与甘味以缓之，为调肝补土之义也。以下脾能伤肾十二句，是述中工误认克制之说，以为治肝补脾之要妙，故复申之曰：肝虚则用此法，此字指调补助益而言。又曰：实则不在用之。言实者，当防其传，不在补虚之例，此仲

师虚实并举之旨，以明正治之法也。又引经而证曰：虚虚实实，补不足，损有余，是其义也。汉文古奥，注家往往多误。

男元犀按：肝与胆同居，体阴而用阳，藉胆火以为用，故《内经》不从标本，而从中见。《金匮》助用焦苦者，焦苦俱入心而亦主火为用，其义一也。实者降其火，用其用；虚者补其火，助其用，别其用之不同。知肝传脾者，肝属厥阴巽木，脾属太阴坤土，以阴传阴，侮其所胜之义也。本节先君小注中，实出乌梅丸一句，取厥阴全体之治，于群书无字中会出，是文家化境也。按《厥阴篇》：消渴，气上撞心，心中疼热，饥而不欲食；食则吐蚘，下之利不止，以及便血、吐脓、烦呕、厥热等证，立乌梅丸一方，降逆止利，顺接阴阳法，破阴行阳，为传转法，借以调肝实脾，以明体用之妙也。夫以体用言之，方用乌梅，酸平入肝，纳气补其体；当归苦温，入肝养血而通经，俾气血调而木得遂矣；人参甘寒，益脾中之阴；干姜苦温，补脾中之阳，令阴阳和则脾健，而邪不能侵矣；黄连、黄柏苦寒入心降火，降炎上之火，以温下寒，此为用其用也；蜀椒、桂枝焦辛入心，补阳气，散寒水，令心君旺，而下交于肾，此为助其用也；妙在细辛之辛香，交通上下，领诸药环转周身，调气血，通络脉，以运其枢；附子入肾，镇浮阳，暖水脏，以固其根。味备酸甘焦苦，性兼调补助益，统厥阴体用而并治之，则土木无忤矣。中工不晓此理，以补土制水，纵火刑金，则是治一脏而殃及四脏，恶在肝虚之治法哉！

夫人禀五常，日在五气之中，而实因风气而生长，风即气，气即风，所谓人在风中而不见风是也。风气虽能生万物，亦能害万物，如水能浮舟，亦能覆舟。若五脏得和风，则元真通畅，其呼吸出入间，

徐疾有度，上下得宜，人即安和。否则一失其和，则为客气邪风，中人多死。然风有轻重，病有浅深，虽千般疢难，总计不越三条：一者，中虚人经络受邪入脏腑，为内所因也；二者，中实人，脏腑不受，惟外体四肢九窍，血脉相传，壅塞不通，为外皮肤所中也；三者，房室金刃，虫兽所伤。非由中外虚实感召其邪，是为不内外因也。以此详之，病由此三条而都尽。若人能养慎，不令邪风干忤经络，适中经络，未流结脏腑，即以发汗和解之法医治之，则内因之病可免也。四肢才觉重滞，即导引吐纳，针灸膏摩，勿令九窍闭塞。则外因之病可解也。更能无犯王法，禽兽灾伤，房室勿令竭之。此不内外之因可免也。凡服食节其冷热苦酸辛甘，各适其宜，不遗形体有衰，病则无由入其腠理。腠者，是一身之空隙。三焦通会元真处；理者，是合皮肤脏腑内外井然不紊之义理也。

此以风气二字，提出全书之大主脑也。上论肝病，按虚实体用之治法，为开宗第一义，可知独重者在此。此节即畅发之，风气二字宜串讲，切不可泥旧注以八风六气板之也。六气之害人，在风尤为亲切，但五气有损无益，风则生长因之。《内经》云：风生木，木生肝。又云：神在天为风。又云：大气举之。佛经以风轮主持天地，人得风气以生，日在风中而不见风，鼻息出入，倾刻离风即死。可知人之所以生者，风也。推而言之，木无风，则无以遂其条达之情；火无风，则无以遂其炎上之性；金无风，则无以成其坚劲之体；水无风，则潮不上；土无风，则植不蕃。书中切切以风为训，意者，和风一布，到处皆春矣。所患者，风失其和，即为客气邪风，所以特立三因救治之法。考后贤陈无择《三因方》，以六淫邪气所触，

病从外来者为外因；五脏情志所感，病从内生者为内因；饮食房室，跌扑金刃所伤，不从邪气情志所生者，为不内外因。而不知仲景以客气邪风为主，故不以外感内伤为内外，而以经络脏腑为内外也。

问曰：病人有气色见于面部，愿闻其说。师曰：鼻者，明堂也。明堂光泽则无病；若鼻头色青，为木郁克土。故腹中疼，又苦冷者，为亡阳，主死；鼻头色微黑者，为脾负于肾气胜之，为有水气；色黄者，脾病而生饮，为胸上有寒；色白者，经云：白为寒。又云：血脱者色白，若非寒即为亡血也；设色见微赤，而非夏月火令，而见秋月金旺之时者死；再验之于目，目虽肝之开窍，而实五脏精华也。其目直视正圆不转者痉，属阴绝阳强，为不治；又目色青为血凝泣而不流，故主痛；目色黑为劳，劳则伤肾是也；色赤为风，风为阳邪也；目色黄者便难，脾病不运也；目色鲜明者，有留饮。经云：水病人，目下有卧蚕，面目鲜泽也。

此言医家之望法也。通面周身，俱有色可察，仲景独取之鼻与目者，示以简要也。

师曰：闻声之法，《内经》言之甚详，然握其大要，亦不过上中下三者而已。病人常则语声寂寂然，少阴主静之象也；猝则喜惊呼者，厥阴肝木，在志为惊，在声为呼，病在肝肾，为骨节间病；此闻声而知其为下焦病也。声虽有五脏之分，而皆振响于肺金，而转运于心苗，心苗者，舌也。今语声喑喑然不彻者，为心膈间病；《内经》谓：中脏盛满，气胜伤恐者，声如从室中言，是中气之湿也。此闻声而知其为中焦病。语声啾啾然，细而仍长者，为头中病。此闻声而知其为上焦病也。

此言医家闻法也。大要在此，学者由此一隅而三反可矣。

师曰：闻声辨及呼吸，微矣。然合呼吸而辨之，不如分辨其呼之若此又苦彼，吸之若此又若彼，微而又微矣。兹先就其呼之多而不与吸并言者，征其息。息出不顺，至于摇肩者，为心胸中邪气实坚；息出引胸中上气者，为肺气不降而作咳；息出时有痰沫阻遏，不容气返之势而张口短气者，为肺痿吐沫。

此节合下节言闻法之最细者，先于呼吸出入之气，而辨其病之在上在下，为实为虚也。徐忠可曰：此节三者，全于呼而认其病之在心肺也。然竟不言呼而曰息者，盖出气虽大，中无小还，不能大呼。故揭出"摇肩，息引，张口"六字，而病之在呼者宛然，然不得但言呼也。

师曰：再言其吸，若病人吸气不得下行而轻微急数，审其腹满便硬，阻之于中，其吸气止到中焦而即返，其病在中焦，实也，当下之，令实去气通则愈；若中焦实而无气虚者，不下之则无以泄其实，而生气①息，竟下之则益以伐其根，而生气亡，法为不治。且可由中焦推之上下，虚在上焦者，心肺之阳不能下交于阴，心肺道近，故其吸促；虚在下焦者，肝肾之阴不能上交于阳，肝肾道远，故其吸远，吸为收摄元气之主，促与远皆元气亏也。此虽与中焦实而元气虚之不治者有间，而究虚在真元，皆为难治。呼吸之间，周身筋脉动摇振振者，则为形气不能相保，无论上中下虚实，皆不治。

上节言息，息兼呼吸而言，偏重在呼也。此节不言呼，而专言吸，又于吸中而分上中下虚实之辨，徐忠可谓为闻法之最细，信哉！

师曰：两手寸关尺，统名寸口。寸口脉动者，弦洪毛石缓五脉，因其合于春夏

————————
① 生气：原作"机械"，今据南雅堂藏板改。

秋冬，四季之王时而动，其色亦应之，假令肝旺于春，其脉当弦，而色当青，推之四时各随其色。所谓春脉弦而色青，夏脉洪而色赤，秋脉毛而色白，冬脉石而色黑，四季脉缓而色黄是也。若肝旺于春，其色当青而反色白，脉当弦而反浮涩，非其时色脉，皆当病。

此言医道贵因时而察其脉色也。脉色应时为无病，若色反时，病也；脉反时，亦病也；色反脉，脉反色，亦病也。推而言之，症与脉相合者顺，相生者吉，相反者，治之无不费力也。

问曰：有时未至而气至，有时已至而气不至，有至而不去，有至而太过，何谓也？师曰：十一月冬至之后，值甲子日夜半为少阳所自起，至于正月中雨水为少阳方起而出地之时，少阳王而万物始生，天得温和，此天气之常也。今以未得甲子，而天气因先温和，此为时未至而气先至也。以已得甲子，而天气犹未温和，为时已至而气不至也。以已得甲子，而天大寒不解，此为时已至而应去而不去也。以已得甲子，而天温如盛夏五六月时，此为时已至而太过也。由此推之，冬至后值甲子日起，少阳六十日，阳明六十日，太阳六十日，太阴六十日，少阴六十日，厥阴王各六十日，六六三十六而岁功成。人在气交之中，有因时而顺应者，有反时而衰旺者，有即因非时异气而致病者，医者可不一一而知其由来乎？

此一节论天气而不及医，然随时制宜之道，在其中也。尤在泾云：上之至谓时至，下之至谓气至。盖时有常数而不移，气无定刻而或迁。冬至之后甲子，谓冬至后六十日也。盖古造历者，以十一月甲子朔夜半冬至为历元。依此推之，则冬至后六十日当复得甲子，而气盈朔虚，每岁递迁，于是至日不必皆值甲子，当以冬至

后六十日花甲一周，正为雨水之候为正。雨水者，冰雪解散而为雨水，天气温和之始也。云少阳起者，阳方起而出地，阳始生者，阳始盛而生物，非冬至一阳初生之谓也。窃尝论之矣。夏至一阴生，而后有小暑大暑；冬至一阳生，而后有小寒大寒。非阴生而反热，阳生而反寒也。天地之道，否不极则不泰，阴阳之气，剥不极则不复。夏至六阳尽于地上，而后一阴生于地下，是阴生之时，正阳极之时也。冬至六阴尽于地上，而后一阳生于地下，是阳生之时，正阴极之时也。阳极有大热，阴极而大寒，自然之道也。则所谓阳始生，天得温和者，其不得与冬至阳生同论也，审矣。至未得甲子，而天已温，或已得甲子，而天反未温，及已得甲子，而天大寒不解，或如盛夏五六月时，则气之有盈有缩，如候之或后或先，而人在气交之中者，往往因之而病，惟至人为能与时消息无忤耳。

师曰：病人脉浮者在关前，以关前为阳，其病在表；浮者在关后，以关后为阴，其病在里，然关后虽为里之部位，而浮却非里证之正脉，不过为表之里，而非里之里，故其病不在腹中少腹，而为腰痛背强，膝胫不能行，然形伤不去，穷必及气，此关后脉浮，可以必其短气而为此证之极也。

浮脉原主表，此于浮脉中分出表里，欲人知浮脉之变也。推之沉脉，原主里，亦可于沉脉中分为表里。迟脉原主寒，数脉原主热，更无不可于迟数中分出寒热也。是亦望乎一隅而三反之。

问曰：经云：厥阳独行，何谓也？师曰：阴阳皆行者，顺也。此为有阳无阴，故称厥阳。厥者，逆也。阴阳独行，逆而不顺之谓也。

此举厥阳为问答，以见阴阳之不可偏

也。《内经》云：阴平阳秘，精神乃治；阴阳离决，精神乃绝。阴阳之道大矣哉！尤在泾云：厥阳独行者，孤阳之气，厥而上行，阳失阴则贼，犹夫无妻则荡也。《千金方》云：阴脉上解，血散不通，正阳遂厥，阴不往从，此即厥阳独行之旨欤！

问曰：两手寸脉及心肺之部位不见其浮，但见沉大而且滑，沉则为实，谓血之实也。滑则为气，谓气之实也。实与气并，两实相搏，血气入脏即死，入腑即愈，此名以脏腑为卒厥，以脏腑分其生死，何谓也？师曰：脏如宝藏之藏，义取深藏，实邪一入而不出，故唇口青，身冷，为入脏，即死；腑为外府之府，本司出纳，实邪可入而可出，如身和，汗自出，为入腑，即愈。

此言邪气盛则实之生死也。尤在泾云：实谓血实，气谓气实，实气相搏者，血与气异而俱实也。五脏者，藏而不泻，血气入之，卒不及还，神去机息，则唇青身冷而死。六腑者，传而不藏，血气入之，乍满乍泻，气还血行，则身和汗出而愈。经云：血之与气，并走于上，则为大厥，厥则暴死，气复返则生，不返则死是也。

问曰：邪气盛则实，正气夺则虚。如脉大而滑，实邪之强有力，脏固不能当其猛矣。今卒厥，病脉不大而小，不滑而涩，尽脱去大且滑之象。因而别之曰：脉脱[1]，是脱换之脱，非脱散之脱，但脉既脱换，虚实悬殊，入脏入腑，吉凶亦宜更易，而仍守入脏即死，入腑即愈之说，何谓也？师曰：斯说也。大旨以出阳为浅，传阴为深。非为卒厥一病，凡百病入脏入腑皆然。譬如浸淫疮，从口起流向四肢者可治，从四肢流来入口者不可治；盖以口属阴，四肢属阳，阴阳分属脏腑，脏腑二

字，隐而难测，以里外二字该之，浅而易晓，吾将为丁宁曰：凡病在外者可治，入里者即死。

此言正气夺则虚之生死也。按此因卒厥而推言百病，脉脱二字，诸家俱误解。

李垿西云："病在外"二句，概指诸病而言，即上百病皆然之意。"入里者死"，如瘴气入腹，脚气冲心之类。

问曰：阳病十八，何谓也？师曰：三阳之气，主躯壳之外，如头痛、项、腰、脊、臂、脚掣痛。六者，虽兼上下，却以其在躯壳之外，故谓之阳病。病在外者，有营病、卫病、营卫兼病之殊，是一病而有三也。三而六之，故合为十八病也。又问曰：阴病十八，何谓也？师曰：三阴之气，主躯壳之里，如咳、上气、喘、哕、咽[2]、肠鸣、腹胀、心痛、拘急。九者，虽兼脏腑，以其在躯壳之里，故谓之阴病。病在里有或虚或实之异，是一病，而有二也。九而二之，故合为十八病也。然三阴三阳，六气之传变无形也。五脏六腑，脏腑之病证有形也。脏腑受风、寒、暑、湿、燥、火六淫之邪，又各有气分、血分、气血并受之二端，六而三之，则为十八。五脏病各有十八，合而计之共为九十病。人又有六腑之病，视脏稍微，微有十八病，合而计之共为一百八病，其数各井然而不紊，至于久视伤血，久卧伤气，久坐伤肉，久立伤骨，久行伤筋，名为五劳，大饱伤脾，大怒气逆伤肝，强力举重坐卧湿地伤肾，形寒饮冷伤肺，忧愁思虑伤心，风雨寒暑伤形，大怒恐惧不节伤志，名为七伤；气极、血极、筋极、骨极、肌极、精极名为六极；妇人十二瘕、

———
[1] 脉脱：指脉乍伏不见，多由邪气阻遏正气，血脉一时不通之故。
[2] 咽：同噎，为咽中梗塞。

九痛、七害、五伤、三因共计三十六病，非六气外淫所致，均不在其中。学者自当分别而论也。虽然以上所言，阴阳脏腑各证，皆就人身之受邪者，分其名目，犹未就邪气之分属，而究其所以然也。大抵轻清之邪居上，重浊之邪居下，从天得者，为大邪中表，从人得者，为小邪中里，槃饪之邪，从口入者，为宿食也。五邪中人，以类相从，各有法度。风为阳类而中于午前，寒为阴类而中于暮，湿重浊而伤于下，雾轻清而伤于上。再验之一身，风为阳邪，令脉缓而浮；寒为阴邪，令脉紧而急；雾邪轻清而伤皮腠；湿邪重浊而流关节；宿食止伤脾胃，而不及经络腠理，极寒之时，令阳内伏而不固外，病多伤经；热极之时，令阳浮于外，而暑热并之；汗出则络伤，病多伤络，合而言之，无非以类相从之理也。

此一节，由阴阳脏腑五邪之分合异同，经气时候原委，以及所当然者如彼，所以然者如此，欲学者体认于文字之外侧得矣。附寻《千金》妇人三十六病，以备参考。十二瘕者，谓所下之物，一如青泥，二如青血，三如紫汁，四如赤皮，五如脓痂，六如豆汁，七如葵羹，八如凝血，九如青血似水，十如米汁，十一如月浣，十二如经度不应期也。九痛者：一阴中痛伤，二阴中淋痛，三小便即痛，四寒冷痛，五月水来腹痛，六气满注痛，七汗出阴如虫啮痛，八胁下痛，九腰痛。七害者：一害食，二害气，三害冷，四害劳，五害房，六害娠，七害睡。五伤者：一孔痛，二中寒热痛，三小腹急牢痛，四脏不仁，五子门不正。三因者：一月水闭塞不通，二绝产乳，三羸瘦不生肌肉。

又《康熙字典》槃字注云：读与馨同。吴医唐立三云："饪为烹调生熟之节，则槃饪句为槃香可口过食之而停滞也。"

问曰：病有急当救里救表者，何谓也。师曰：病，为医者误下之，续得下利清谷不止，里证其急而身体疼痛者，表证亦不可缓，二者相权，急当先救其下利清谷之里；姑且后其表之身体疼痛，若服药后清便自调而身仍痛者，急当救表也。

此言证有表里之殊，治有缓急之异也。《伤寒论》中最详，不必多赘。

夫病者，有平时之痼疾，而加以一时之卒病，卒者易攻，痼者难拔，审其先后，当先治其卒病，后乃治其痼疾也。

前言病有表里之不同，治者权缓急而分其先后；此言病有新旧之不同，治者审难易而分其先后也。

师曰：五脏病，各有所得者愈，有得之情志相胜者，如怒伤肝，得悲而愈，悲胜怒之类。有得之时日者，如病在肝，愈于夏，喜得子气，制其胜我之类。有得之饮食者，肝色青，宜食甘；心色赤，宜食酸；肺色白，宜食苦；脾色黄，宜食酸；肾色黑，宜食辛是也。有得之自得其位者，肝病愈于丙丁，起于甲乙；心病愈于戊己，起于丙丁；脾病愈于庚辛，起于戊己；肺病愈于壬癸，起于庚辛；肾病愈于甲丁，起于壬癸是也。五脏病各有所恶，心恶热、肺恶寒、肝恶风、脾恶湿、肾恶燥是也。而且各随其所不喜者为病。何以谓之不喜？与其各有得者，相反皆是，不反以所恶为不喜也。姑即所不喜者，举一端而言之。病者素不应食，而反暴思之，是脏气为邪气所变，而食之转助病气，必发热也。若伤寒证渴欲饮水少与之法，不在此例也。

此一节，言病以脏气为本也。五脏病以有所得而愈者，谓得其所宜，足以安脏气而却病气也。各有所恶，各随其所不喜为病者，谓失其所宜，适以忤脏气而助病邪也。所及，所恶，所不喜，著一"所"

字，所包者广。

夫诸病在脏，法宜攻下，而阳明入腑则不传，脏犹脏治也。若呆实在肠胃，虽十日不更衣无所苦，谓不宜急下也。而惟阳明，少阴中，有急下之证，夫曰急下，似当直攻而无疑矣。然攻之一法，最为元妙，若欲攻之，当随其所同中得其所独而攻之，阳明中得其急下三证：一曰：六七日，目中不了了，睛不和。一曰：阳明病，发热汗多者。一曰：发汗不解，腹满痛者。此急防其悍气盛而阴绝也。少阴中得其急下三证：一曰：少阴病，得之二三日，口燥舌干者。一曰：少阴病，自利清水，色纯青，心下必痛，口干燥者。一曰：少阴病，六七日，腹胀不大便者。此急防其火不戢，将自焚也。如所得者不在可攻之例，第见其渴者，即论中所云：少阴病，下利六七日，咳而呕渴，心烦不得眠者是也。阳明病，脉浮发热，渴欲饮水，小便不利者是也。二证均与猪苓汤。寓育阴于利水之中，则热从小便去，而渴亦止，此与攻下法相表里也。余皆仿此。

此一节，言邪之在脏者，宜攻。而攻法之神妙者，在于"随其所得"四字。徐忠可顺文敷衍，绝无发明。尤在泾以水血痰食添出蛇足，二君皆未得言中之旨。

痉湿暍病脉证第二

痉之为言，强也。其证颈项强急，头热足寒，目赤头摇，口噤背反，详于下文。初起不外太阳。太阳病，病在标阳，则**发热**邪在肤表，则肤表实而无汗，既在标阳，不宜恶寒而反恶寒者，本亦病也。以其表实，名曰刚痉；太阳病，病在标阳，则**发热**邪中肌腠，则肌腠实；而肤表反虚，故汗出，标病而本不病，故但发热而不恶寒，以其表虚，名曰柔痉。

此言太阳病有刚柔二痉。推原痉之所自始，为辨痉之法，非痉家之本证也。刚痉脉宜紧弦，柔痉脉宜浮弦。仲景未言，可以悟出。

痓，充至切，读去声，恶也；痉，其颈切，音敬，风强病也。旧本以痉为痓，传写之误也。今改正之。其病皆由血精津少，不能养筋所致，燥之为病也。然《内经》谓：诸痉强直，皆属于湿，何其相反若是乎？而不知湿为六淫之一，若中于太阴，则从阴化为寒湿，其病流于关节而为痹；若中于阳明，则从阳化为湿热，热甚而阳明燥化之气愈烈，其病烁筋强直而为痉。是言湿者，言其未成痉之前；言燥者，言其将成痉之际也。经又云：赫曦[①]之纪，上羽[②]其病痉，言热为寒抑，无汗之痉也。又云：肺移热于肾，传为柔痉。言湿蒸为热，有汗之痉也。《千金》谓：湿病热入肾中刚为痉。小儿痫热盛亦为痉。圣经贤训可据，其为亡阴筋燥无疑。

然而太阳底面，即是少阴，入脏即死，入腑即愈，首篇言之详矣。兹太阳病发于标阳，无有不热，发热则脉不宜沉细矣。今反脉沉而细者，是证见太阳，脉见少阴，而背项强直等证并见。名之曰痉，为难治。

此一节言太阳之里少阴，痉病在少阴，最重之证也。故于辨其刚柔之后，特笔以提斯，欲人之知所重也。

病在太阳，未必遽成痉也。而太阳之接壤，即是阳明，太阳之里面，即是少阴，阳明少阴，两关津液，津液伤则筋失所养而成痉，此痉病之由也。今太阳病，发汗太多，津液非脱则少阴伤，阳明亦

---

① 赫曦：指火运太过。纪：规律。
② 上羽：代表水。

燥，筋失所养。因致痉。

夫风病，不知用桂枝汤解之，而以下药下之，下多则亡阴，阴亡阳无所制则灼筋而成痉，若下后复发其汗，汗多则亡阳。经云：阳气者。精则养神，柔则养筋。今下而复汗，身必拘急。

疮家，脓血出多，津液将涸，虽身疼痛，表证未净亦不可发汗，汗出则津液愈竭，筋失所养而成痉。

此推致痉之由，从太阳推到阳明，少阴。言汗、下、疮家，三者致痉，皆由脱液伤津，皆兼此二经而言也。妇人产后亡血过多，因而成痉，亦可以此说括之。

痉有本证，可以备言其形状，亦有误治之变证。变脉，可以略陈其大概，今请先言其本证。经云：因于风者，上先受之。故病痉者上而身热未及于下，故下而足寒；风伤太阳之经，故颈项强急；风伤太阳之气；故通身恶寒，阳气上行于头面，故时头热面赤；太阳之脉起于目内眦，风热伤于经脉，故目赤。颈项皆强急而不能动，独头虽风象而动摇，强急则筋不舒，而牙关紧闭，且风客会厌，而语言不出，所以卒然口噤，背反张者，风邪入经输也。此痉病本证之形状也。若不知其为痉，而误发其汗者，汗之沾濡衣被则为湿，湿之陆续不干则生寒，寒湿相得，其表因汗而益虚，虚甚即恶寒甚。盖痉之未成，太阳原有感寒之证，而痉之既成，阳邪用事，热甚灼筋，何致恶寒之甚，此为误治而一变也。发其汗已，不独证之一变，而其强直之脉亦变屈曲如蛇。

此论痉家之本证，而异及于误治之变证、变脉也。

脉如蛇，阴之象也。君子正有履霜坚冰至之忧，乃暴然见其腹胀大者，遂转忧而为喜，冀其为欲解；即首篇入脐即愈之义。况胀为有形之实证，大承气汤即对病

之良方矣。乃诊其脉如故，仍是如蛇之象而反加伏弦者，此为变而又变之痉。

此一节，承上节汗后变证变脉外，又变一脉证也。出不出方，余于《伤寒论》"发汗后腹胀"条，悟出厚朴生姜甘草人参半夏汤，俟其胀稍愈，再以法治之。

痉家之本证，既已备言，即变证变脉，亦复明示矣。痉家之本脉何如？夫痉为颈急强直之病，其脉亦颈急强直，按之紧如弦，谓其自寸至尺直上下行。与督病之脉相似，但督浮而此沉耳。

此一节，补出痉病之本脉也。自病者，身热足寒，至此三节，合作一大节读。

痉为太阳中风之病，风为阳邪，误用烧针则为逆，若见有灸疮，则风火相煽，其阴立亡，难治。

此一节言痉病误灸之难治也。师不出方《伤寒论》火逆诸方，亦恐其过温，余用风引汤减去桂枝，干姜一半研米煮服，往往获效。

太阳病，头项强痛，发热恶风，自汗，论所谓桂枝证也。其证备，但身体强，几几然，为风邪入于经输，《内经》云：邪入于输，腰脊乃强是也。然经输之病，脉应浮数，今按其脉反沉迟，盖沉为痉之本脉，迟为津液不足，营卫之行不利，是痉证尚未全备，而痉脉先已见端，此不为伤寒而为痉，以瓜蒌桂枝汤主之。

此一节为痉病之将成未成者出其方也。然细按方法，必是中风自汗之变证，柔痉用此，刚痉用葛根汤。

瓜蒌桂枝汤方

瓜蒌根三两　桂枝三两　芍药三两　甘草二两　生姜二两　大枣十二枚

上六味，以水九升，煮取三升，分温三服，取微汗，汗不出，食顷啜热粥发之。

太阳病，头项强痛，发热恶寒等证悉备，表实既已，无汗而邪气不得外达，小便反少，邪气又不得下行，正不胜邪，其气遂逆上而冲胸，口噤不得语，面赤头摇，项背强直，势所必至，此欲作刚痉，以葛根汤主之。

此一节为刚痉之将成未成者出其方也。究为太阳之治法，非痉证之正治法。

葛根汤方

葛根四两　麻黄三两，去节　桂枝二两　甘草二两，炙　芍药二两　生姜三两　大枣十二枚

上七味，以水一斗，先煮麻黄，葛根减二升，去沫，内诸药煮取三升，去滓，温服一升。覆取微似汗，不须啜粥。余如桂枝汤法将息及禁忌。

痉之为病，至于入里而胸满气闭而口噤，卧不著席，反能甚也。筋为热灼，下为脚挛急，上必牙关紧而龂齿①，此或为少阴火亢，或为阳明燥化，救焚在此顷刻，起死即在此须臾，可与大承气汤，以急下之，为下其热以救阴，非下其便以宽胀。

此一节为痉之既成，出一救治之正方，大旨在泻阳明之燥气而救其津液，清少阴之热气而复其元阴，大有起死回生之神妙。或问：凡曰"可与"，则犹有相酌之意，岂因大承气之过峻而云然乎？而不知此证，舍大承气并无他法，犹恐服大承气之后，重证犹未尽除，还当审其缓急，而商其再服与否，此际令凭医家之之定识定力也。或一下之后，病势已减，审系阳明，以白虎加人参汤滋阳明之燥；审系少阴，以黄连阿胶汤救少阴之阴。二汤可以频服，服后又以竹叶石膏汤收功。抑或以三汤用于大承气之前，全要心灵手敏，此仲师"可与"二字言外之意也。

男元犀禀按：竹叶石膏汤去粳米之逗留热气，并以竹沥半杯易竹叶，可从古法而变通之。

大承气汤方

大黄四两，酒洗　厚朴半斤，去皮　枳实五枚，炙　芒硝三合

上四味，以水一斗，先煮枳朴取五升，去滓；内大黄煮二升，去滓；内芒硝，更上火微一两沸，分温再服。得下，余勿服。

湿者，六淫之一也。亦为中风伤寒，自太阳始，但风寒之太阳病，病在肌表，湿之太阳病，病在关节。关者，机关之室，真气之所过也。节者，骨节之交，神气之所游行出入者也。今病湿，则神真之气为湿邪所伤，故关节疼痛而烦；湿为阴邪，故脉沉而细者；湿不在外而在内，此名中湿，亦名湿痹。痹之为言，闭也。湿痹之候，闭气不化则小便不利，闭湿于内则大便反快，治者但当利其小便，则湿从小便而去矣。

此言湿流关节之病也。然湿者，六气之一也。但一气中犹有分别，**雾露之气**，为湿中之清，伤人皆中于上；雨水之湿，为湿中之浊，伤人皆中于下；亦称太阳者，病由营卫而入，营卫皆属太阳也。此条论地气之湿，乃湿之浊者，故曰：但当利其小便。若雾露之邪，当以微似汗解之。

湿家之为病，湿盛于外者，阳必郁于内，湿盛于外，则一身尽疼；阳郁于内，则发热；湿热郁于肌肉之间，则**身色如烟**之熏黄而带黑也。

上节言湿邪痹于内，而不能化热。此节言湿邪郁于内而发于外，化热而为黄也。

---

① 龂齿：《说文·齿部》"龂齿，相切也"。形容牙齿切磋而声。

湿家，病在太阳之脉，上额交巅，夹脊背而行于两旁。雾露之湿，清邪中上，著太阳，阳气聚而不行，故其人他处无汗，但头汗出；湿邪滞碍而其经输不利，故背强；湿为阴邪，阴气盛于表，故欲得被覆而喜向火。病尚在表，若下之太早，则寒湿之邪陷于胃，而为哕；胃病则上下焦亦病，上焦之气不降，则气道壅塞而或胸满；下焦之气不升，则气化不行，而小便不利。舌上如胎者，乃湿滑而白，似胎而非胎也。总由寒湿之邪陷于胸膈，命门之阳郁于下焦，以丹田有热，胸上有寒八个字为不易勘语，丹田有热，故渴欲得饮，胸上有寒，故欲饮而不能饮，则其口燥以喜水而又恶水，其懊憹不可明言之意，则为烦也。

此言清邪中上，病在上而误下之，其变证有如此之多也。

湿家误下变证，既如此之多，若不明言其死证，恐医者犹执迷不悟也。湿家误下之，头汗已，后而额上汗出，以阳明之脉交额中，此阳明之气脱绝，而真液上泄也。且见微喘，以太阳之气与肺相合，而主皮毛，此太阳之气绝，而真气上脱也。且见小便不利者，以少阳三焦司决渎而出水道，此少阳之气绝，而津液下注也。三阳气绝，上下离脱，故死；若下利不止者，中土败而地气陷，不必三阳气绝而亦主死。

此承上"若下之"三字而备言误下之死证，而为医者大加警觉也。

湿又别其为风湿者，不可不知。风为阳，湿为阴，内有湿而外感于风，则为风湿不和而两相搏以致一身尽疼痛，若阴阳和则雨露降，法当微似汗自出而解，然阳之汗以天之雨名之，值天阴雨不止，医者不知所以然之理，竟云此可发其汗，汗之病犹不愈者，何也？盖汗者所以利阴阳

也。若发其汗，汗大出者，风为阳邪，但风气从大汗而去，大汗而阳衰，阳衰则阴转盛，而阴湿之邪气仍在，是故不愈也。若治风湿者，但微微似汗出者，则阴阳两不相负，而风湿俱去也。

此于湿证中别出风湿之病，明其治法，而不遽出其方者，即引而不发之妙也。"盖"字是答辞，周秦多用此笔法。

湿又别其为寒湿者，亦不可不知，雾露之湿为清邪，自上受之。湿家病，身虽疼而无一身皆疼，不过疼在身之上半而发热，止见面黄而身色不似熏黄，肺司气而主皮毛，湿袭于皮毛，故气不顺而喘，阴证无头痛，湿未入阴，故头痛；湿袭皮毛，内壅肺气，故鼻塞；湿气渐沦，扰乱心主，而发烦，湿邪止在上焦，未尝犯里，故其脉大，不犯胃气，自能饮食，能饮食则腹中尚和而无病，其病在头中寒湿，故鼻塞，病浅不必深求，止内辛香之药于鼻中宣泄头中之寒湿则愈。

此于湿证中又别出寒湿之病。寒湿不止雾露之清邪，而举一邪伤高表者以为隅，则邪伤通身者，包在言外。举一外法通其空窍者以为隅，则内服调其经络脏腑者，包在言外。下节诸方，按脉证而求，其丝丝入扣则得矣。

前言中湿，但当利其小便者，以湿之在内言之也。若湿家之表证其身烦疼，而不发黄，可知未郁于内而为热也。且无小便小利，可知未入于里而为痹也。表则宜汗，而不宜大汗，斟酌其适，可者，当与麻黄加术汤发其微似汗为宜，慎不可以火攻之。致火气逼汗，过多而变证也。况又有湿与热合，致衄增黄之虑乎！

此为湿之属表无汗者出一至当不易之方也。喻氏谓：麻黄得术，虽发汗而不至多汗；术得麻黄，行里湿而亦可行表湿。止此一味加入，所谓方外之神方，法中之

良法也

麻黄加术汤方

麻黄三两，去节　桂枝二两　甘草一两，炙　白术四两　杏仁七十个，去皮尖

上五味以水九升，先煮麻黄减二升，去上沫，内诸药，煮取二升半，去滓。温服八合，覆取微似汗。

风湿之证，前既详言，犹未言其致此风湿之因也。病者风湿相搏，一身尽疼，其发热，每在于申酉戌之日晡所剧者，以阳明旺于申酉戌，当其旺时，邪正相搏，则增也。此名风湿。然所以致此风湿之病乃伤于汗出当风，汗随风复入皮腠而为风湿也。或久伤取冷亦所以致此风湿也。致风湿者以此，而所以致寒湿，亦可类推矣。可与麻黄杏仁薏苡甘草汤。

此又为风湿无汗者而立其方也，寒湿亦可用之。上节麻黄加术汤为大剂，此方为小剂，亦随其证之微甚而择用之。亦随其证之上下，而取亲上亲下之理也。

麻黄杏仁薏苡甘草汤

麻黄半两　杏仁十个，去皮尖　薏苡半两　甘草一两，炙

上剉麻豆大，每服四钱匕，水一盏半煎八分，去滓，温服。有微汗，避风。

风湿之病，脉浮为风，身重为湿，若见此脉此证，汗不出而恶风者，为实邪。大剂有麻黄加术汤，小剂有麻黄杏仁薏苡甘草汤可用。若汗出恶风者，为虚邪，以防己黄芪汤主之。

此为风湿证汗自出者出其方也。合上二方，即《伤寒论》麻黄汤，大青龙汤，桂枝汤之意乎！钱天来云：病因汗出当风，夫汗出则腠理开，当风则风乘腠理矣。风邪既入，汗不得出，以离经之汗液，即不得外出皮毛，又不能内返经络，留于肌腠而为湿，此即人身汗液之湿也。其或暑汗当出之时，伤于纳凉太过，使欲出之汗不得外泄，留著肌腠而致病，与汗出当风无异也。按《金匮》以痓、湿、暍三证合篇，痓证兼温，暍证亦兼湿，湿证最重，必须如此活看方得。

防己黄芪汤方

防己一两　甘草半两，炙　白术七钱半　黄芪一两一分

上剉麻豆大，每抄五钱匕，生姜四片，大枣一枚，水盏半，煎八分，去滓温服。喘者，加麻黄半两；胃中不和者，加芍药三分；气上冲者，加桂枝三分；下有陈寒者，加细辛三分。服后当如虫行皮中，从腰下如冰，后坐被上，又以一被绕腰以下，温令微汗，差。

伤寒至于八九日，九日值少阳主气之期，宜从少阳之枢而外出矣。乃不解，而复感风湿合而相搏，寒邪拘束，故身体疼风邪扇火，故心烦，湿邪沉著，故不能自转侧，邪未入里，故不呕不渴，脉浮虚而涩者，浮虚则为风，涩则为湿也。此风多于湿之证，以桂枝附子汤主之；若脾受湿伤，不能为胃行其津液，则大便坚，大便愈坚，则小便愈觉其自利者，脾受伤，而津液不能还入胃中故也。即于前方去桂枝加白术汤主之。湿若去，则风无所恶而自解矣。

此又于伤寒不愈合风湿为病而出二方也。上方治风多于湿，下方治湿多于风。

桂枝附子汤方

桂枝四两　附子三枚，炮，去皮，破八片　生姜三两，切　甘草二两，炙　大枣十二枚，擘

上五味，以水六升，煮取二升，去滓，分温三服。

白术附子汤方

白术四两　附子三枚，炮，去皮　甘草二两，炙　生姜三两　大枣十二枚

上五味，以水三升，煮取一升，去滓，分温三服。一服觉身痹，半日许再

服，三服都尽，其人如冒①状，勿怪。即是术附并走皮中逐水气，未得除故耳。凡方中有如虫行状，如醉状，如冒状者，皆药势将行使然也。

　　伤寒合风湿而病，上既详言之矣，若其病较剧者，用药亦须较缓，今风湿相搏，业已深入，其骨节疼烦掣痛，不得屈伸，近之则痛剧，此风寒湿三气之邪，阻遏正气，不令宜通之象也。汗出短气，小便小利，恶风不欲去衣，或身微肿者，荣气卫气三焦之气俱病，总由于坎中元阳之气失职也。务使阳回气暖，而经脉柔和，阴气得煦，而水泉流动矣。以甘草附子汤主之。

　　此承上节，言风湿相搏，在外者，利在速去，深入者，妙在缓攻。师恐前方附子三枚过多，其性猛急，筋节未必骤开，风湿未必遽去，徒使大汗出而邪不尽耳，故减去一枚，并去姜枣，而以甘草为君者，欲其缓也。

甘草附子汤方

　　甘草二两，炙　附子二枚，炮，去皮　白术二两　桂枝四两

　　上四味，以水六升，煮取三升，去滓，温服一升，日三服。初服得微汗则解，能食，汗出，复烦者，服五合，恐一升多者，宜服六七合为妙。

　　喝者，暑也。暑亦六淫之一，故先伤太阳。太阳中喝，病标本之气，故发热恶寒，病所过之经，故身重而疼痛，热伤气，故其脉弦细芤迟。膀胱者，毫毛其应，故小便已，洒洒然毛耸，阳气虚，不荣于四肢，故手足逆冷，小有劳，身即热，气虚不能自支也。口开，前板齿燥。以劳而动阳热，阴液不能上滋也。此表里经脉俱虚，不可汗下温针。倘若误以为伤寒，而发其汗，则表虚而恶寒甚；若因其寒甚，而加温针，则经脉虚而发热甚；若

因其发热甚，而数下之，里虚而津液伤，则淋甚。

　　此言中暑之证，从经脉表里俱病处绘出虚证模样。恶者，寒则伤形，责其实；热则伤气，责其虚也。汗下火皆为所戒，而治法从可知矣。

　　太阳中热者，喝是也。暑于肌表，而气虚微，所以汗出太阳以寒为本，所以恶寒，暑热之邪，内合太阳之标热，所以身热而渴，以白虎加人参汤主之。

　　此言中暑而不兼湿之证治也。

白虎加人参汤方

　　知母六两　石膏一斤，碎，绵裹　甘草二两，炙　粳米六合　人参三两

　　上五味，以水一斗，煮米熟汤成，去滓，温服一升，日三服。

　　太阳中喝，身热疼重，而脉微弱，此以夏月因暑热而复伤冷水，水行皮中所致也，一物瓜蒂汤主之。推之夏月阳虚阴伏，凡畏热贪凉，皆可以伤冷水例之。病在阴经，即为阴证，岂可一以清凉治暑哉！

　　此言暑同湿邪为患而出其方治也。后人用五苓散、大顺散、小半夏加茯苓汤、十味香薷饮、白虎加苍术汤，皆推广其法而兼治湿也。

瓜蒂汤方

　　瓜蒂二十个

　　上剉，以水一升，煮取五合，去滓，顿服。

　　暑者，夏令炎热之气也。有伏病，有正病，有变病，何为伏病？经云：凡病伤寒而成热者，先夏至为病温，后夏至为病暑。是病伏于冬时，愈郁而愈热，与温病同例也；何为正病？经云：热气大来，火之胜也。又云：火热受邪，心病生焉。言

────────

① 冒：《说文·冃部》："冡而前也。"谓头目昏眩。

夏时酷暑炎热，人感之而为暑病，病在心也。白虎加人参汤，是其正治欤！何谓变病？元人谓，静而得之为中暑，处于高厦凉室，畏热贪凉而成病，其恶寒与伤寒同，而发热较重以别之，心烦以别之，脉虚以别之。此病在人事，不在天时，故谓之变也。然而更有深义焉。暑必挟湿，是暑阳而湿阴也。夏月伏阴在内，是暑热而阴寒也。读者当得其言外之旨。

金匮要略浅注卷二

汉张仲景原文　　闽　长乐陈念祖修园集注

蔚　古愚

男元犀　灵石　同校字

百合狐惑阴阳毒病证治第三

论曰：百合病者，分为百脉，合为一宗①，无经络可别，悉致其病也。第见其证，意欲食而复不能食，口欲言，而又不言，而常默默，欲卧而又躁，而不能卧，欲行而又懒，而不能行，欲饮食，或有美时，或有不欲闻食臭时，如寒无寒，如热无热，口苦，小便赤，诸药不能治。得药则剧吐利，如有神灵者。身形如和，以上诸证，全是恍惚去来不可为凭之象，惟凭之于脉与溺，确知其为热。其脉微数，数则主热也。溺出膀胱，膀胱为太阳之府，其脉上至巅顶，溺时头痛者，太阳乍虚，而热气乘之也。今每溺时而头每痛者，乃热气之甚者，必六十日之久，月再周而阴气复，阴气复而阳邪平，然后乃愈；若溺时头不痛，淅淅然者，则病稍浅矣，大约四十日可愈；若溺时快然，但头眩者，则更浅矣，不过二十日可愈。其百合证多于伤寒大病后见之，或未病而预见，热气先动也。或病四五日而出，或二十日或一月后见者，遗热不去也。各随证治之。

此详言百合病之证脉也。此证多见于伤寒大病前后，或为汗吐下失法而变，或平素多思不断，情志不遂，或偶触惊疑，猝临异遇，以致行住坐卧饮食等，皆若不能自主之势，此病最多，而医者不识耳。

程云来云：头者，诸阳之首。溺则阳气下施，头必为之摇动。曷不以老人小儿观之？小儿元气未足，脑髓不满，溺将出，头为之摇，此阳气不能充故耳；老人血气衰，肌肉涩，脑髓清，故溺出时，不能射远，将完必湿衣，而头亦为之动者，此阳气已衰，不能施射故耳。由此观之，溺出头之痛与不痛，可以观邪之浅与深矣。故百合病溺出头痛者，言邪舍深而阳气衰也。内衰则入于脏腑，上则牵连脑髓，是以六十日愈。若溺出头不痛淅淅然者，淅淅如水洒淅皮毛，外舍于皮肤肌肉，尚未入脏腑之内，但阳气微耳，是以四十日愈。若溺出快然，但头眩者，言邪犹浅，快则阴阳和畅，营卫通利，脏腑不受邪，外不淅淅然，则阳气尚是完固，但头眩者，是邪在阳分，阳实则不为邪所牵，故头不疼而眩，是以二十日愈也。其说亦通。

百合病，见于发汗之后②者，以其不应汗而汗之，以致津液衰少者，以百合知母汤主之。

----

① 宗：《广雅·释诂》："宗，聚也"，"本也"。

② 后：《说文》"迟也"，引申为不当，误用。

百合知母汤方

百合七枚　知母三两

上先以水洗百合渍一宿，当白沫出，去其水。更以泉水二升煎取一升，去滓，别以泉水二升，煎知母取一升，去滓，后合和，煎取一升五合，分温再服。

百合病，见于下之后者，以其不应下而下之，以致热入于下也。以百合滑石代赭汤主之。

百合滑石代赭汤方

百合七枚，擘　滑石三两，碎，绵裹　代赭石如弹丸大一枚，碎，绵裹

上先煎百合，如前法，别以泉水二升，煎滑石、代赭，取一升，后合和重煎，取一升五合，分温再服。

百合病见于吐之后者，以其不应吐而吐之，以致内伤脏阴也。以百合鸡子汤主之。

百合鸡子汤方

百合七枚，擘　鸡子黄一枚

上先煎百合如前法。了[1]，内鸡子黄，搅匀，煎五分。温服。

百合病不经吐下发汗、病形如初者，即所谓未病预见是也。此固热气先动，以百合地黄汤主之。然亦有太阳病久久不愈，始终在太阳经者，亦用此汤。

百合地黄汤方

百合七枚，擘　生地黄汁一升

上先煎百合如前法。了，内地黄汁，煎取一升五合。分温再服。中病勿更服，大便当如漆[2]。

百合病一月不解、变成渴者，热壅皮毛，皮毛为肺之合也。以百合洗方主之。

百合洗方

百合一升，以水一斗，渍之一宿，以洗身。洗已，食煮饼，勿以盐豉也。

百合病洗后而渴不差者，内热盛而津伤也。以瓜蒌牡蛎散主之。

瓜蒌牡蛎散方

瓜蒌根　牡蛎各等分

上为细末，饮服方寸匕，日三服。

百合病如寒无寒，如热无热，原病无热，今变发热者，其内热可知也。以百合滑石散主之。

百合滑石散方

百合一两，炙　滑石三两

上为散，饮服方寸匕，日三服。当微利者止服，热则除。

百合病见于阴者，以阳法救之，即《内经》用阳和阴之道也。见于阳者，以阴法救之。即《内经》用阴和阳之道也。若见阳之病而攻其阴，则并伤其阴矣。乃复发其汗，是重伤其阳也。此为逆；见阴之病，汉其阳，则并伤其阳矣。乃复下之，是重竭其阴也。此亦为逆。

程扶生云：前治皆用阴和阳法也。此复补以用阳和阴，故仲景用思，最为精密。

狐惑之为病，虫病也。状如伤寒，默默欲眠，目不得闭，卧起不安，何其如此之躁，实因虫扰之为害也。虫蚀于喉为惑，蚀于阴为狐，而且不欲饮食，恶闻食臭，虫闻食臭而动，动则令烦心有如此者，而且虫大动则交乱于胃中，胃主面目，其面目之乍赤、乍黑、乍白。亦随虫之聚散而变易，蚀于上部则喉伤而声自嘎，以甘草泻心汤主之。蚀于下部则邪伤厥阴，厥阴为阴之尽，其病自下而冲上，故咽干，以苦参汤主之。蚀于肛者，以雄黄熏之。熏洗二法，皆就其近治之也。

此言狐惑之病证治法也，《伤寒论》乌梅丸，亦可消息用之。

甘草泻心汤方

---

① 了：此处应作再字解。

② 大便如漆：指服药后表现，如漆，乃生地之本色。

甘草四两，炙　黄芩　干姜　人参各三两　半夏半斤　黄连一两　大枣二十枚

上七味，以水一斗，煮取六升，去滓，再煎取三升，温服一升，日三服。

苦参汤方

苦参一升，以水一斗，煎取七升，去滓，熏洗，日三。

雄黄熏法

雄黄一味为末，筒瓦二枚合之，烧，向肛熏之。

病者脉数，无热，微烦，默默但欲卧，汗出。初得之三四日，目赤如鸠眼，七、八日，目四眦黑，若能食者，脓已成也，赤小豆当归散主之。

尤在泾云：脉数微烦，默默但欲卧，热盛于里也。无热汗出，病不在表也。三四日目赤如鸠眼者，肝脏血中之热，随经上注于目也。经热如此，脏热可知，其为蓄热不去，将成痈肿无疑；至七、八日，目四眦黑，赤色极而变黑，则痛尤甚矣。夫肝与胃，互为胜负者也。肝方有热，势必以其热侵及于胃，而肝既成痈，胃即以其热并之于肝。故曰：若能食者，知脓已成也。且脓成则毒化，毒化则不特胃和，而肝亦和矣。赤豆、当归，乃排脓血、除湿热之良剂也。

又曰：此一条，注家有目为狐惑病者，有目为阴阳毒者，要之亦是湿热蕴毒之病。其不腐而为虫者，则积而为痈，不发于身面者，则发于肠脏，亦病机自然之势也。仲景意谓与狐惑阴阳毒同源而异流者，故特论例于此欤。

赤小豆当归散方

赤小豆三升，浸令芽出，晒干　当归十分

上二味，杵为散，浆水服方寸匕，日三服。

阴阳二毒，是感非常灾疠之气，从口鼻而下入咽喉，致死甚速，试以阳毒言之。阳毒之为病，为异气中人之阳也。面赤斑斑如锦纹，咽喉痛，吐脓血。五日经气未遍，故尚可救治，五日之外，五脏相传俱受邪，至七日阴阳经气已周而再行，则不可治，升麻鳖甲汤主之。

异气适中人之阴，则为阴毒。阴毒之为病，面目青，身痛如被杖，咽喉痛，五日经气未遍，故尚可救治，至七日阴阳经气已周而再行，则不可治，升麻鳖甲汤去雄黄蜀椒主之。

此方阴阳二毒，治之不可姑缓也。仲师所论阴毒阳毒，言天地之疠气，中人之阳气阴气，非阴寒极、阳热极之谓也。盖天地灾疠之气，便为毒气。人之血气，昼行于阳，夜行于阴，疠气之毒，值人身行阳之度而中人，则为阳毒。面者，诸阳之会，阳毒上于阳位，故面赤斑斑如锦纹。阳毒上逼胸膈，故吐脓血，以阳气法天，本乎天者亲上也。值人身行阴之度而中人，则为阴毒。邪入于阴，则血凝泣，血不上荣于面，而面目青；血不环周于一身，而身痛如被杖，以阴气主静，凝而不流之象也。夫阴阳二毒，皆从口鼻而下入咽喉。咽喉者，阴阳之要会也。感非时之疠气，则真气出入之道路，不无妨碍，故二毒俱有咽喉痛之证。要之异气中人，毒流最猛，五日经气未遍，尚可速治，若至七日，阴阳经气已周，而作再经，则不可治矣。方用升麻鳖甲汤以解之。升麻，《本经》云：气味甘平苦，微寒无毒。主解百毒，辟瘟疫邪气，入口皆吐出，中恶腹痛，时气毒疠，诸毒喉痛口疮云云。君以升麻者，以能排气分，解百毒，能吐能升，俾邪从口鼻入者，仍从口鼻而出。鳖甲气味酸平无毒，佐当归而入肝，肝藏血，血为邪气所凝，鳖甲禀坚刚之性，当归具辛香之气，直入厥阴，而通气血，使邪毒之侵于营卫者，得此二味而并解。甘

草气味甘平，解百毒，甘能入脾，使中土健旺，逐邪以外出。妙在使以蜀椒辛温，雄黄苦寒，禀纯阳之色，领诸药以解阳毒，其阴毒去雄黄，蜀椒者，以邪毒不在阳分，不若当归、鳖甲直入阴分之为得也。

升麻鳖甲汤方

升麻　当归　甘草各二两　蜀椒炒去汗①，一两，　鳖甲手指大一片，炙　雄黄半两，研

上六味，以水四升，煮取一升，顿服之。老小再服取汗，阴毒去雄黄、蜀椒。《肘后方》阳毒用升麻汤，无鳖甲，有桂。阴毒用甘草汤，无雄黄。

疟病脉证并治第四

师曰：疟者，寒热往来之有定候也。虽有三阳三阴之异，而其舍总不外乎半表半里之间，少阳主乎半表半里，脉必弦。今为之提其大纲曰：疟脉自弦。而弦中之兼见者，弦数者多热，弦迟者多寒，一隅可以三反也。至于因证施治，弦小紧者，及其小而知其在里，可下之而差，弦迟者，多寒无有疑义，即可温之，弦紧而不小者，知其在表而不在里，可以发汗针灸也；弦而浮大者，知其邪在高分，可以吐而越之，弦数者多热，治则宜清，而热极生风，当知其为风发也，若以上因脉施治诸法，治之而犹不止，更当以饮食消息止之。即《难经》所谓损其脾者，调其饮食，适其寒温之旨也。

此方疟证不离少阳，以弦脉为主，随其兼见者而施治也。末一句言治之不愈，求之脾胃，是为久疟虚疟者立一大法也。徐忠可、尤在泾诸家之解俱误。

男元犀按：《素问·疟论》言之甚详，大约邪气与卫气并居，合则病作，离则病休。一日发者，正气不虚，易愈。间日与三日，正气虚，内薄于阴，难愈。仲景以《内经》之旨深远、难与中人以下说法，另寻阴阳出入大冲要处，独取少阳为主，以补《内经》未言之旨，并示后人握要之图，开口即云疟脉自弦，看一自字，大有深意，见疟证虽各不同，而少阳脉之真面目，自不可掩。

病疟，以月计一日一发，当十五日愈，以五日为一候，三候为一气，一气十五日也。人受气于天，天气更则人身之气亦更，更气旺则不受邪而愈也。设不差，当月尽解；是又更一旺气也。如其更二气而不差，当云何？师曰：此疟邪不衰，与气血痰饮，结为癥瘕，名曰疟母，当急治之，宜鳖甲煎丸。

此言疟邪因人正气之衰旺，以为消长也。上节以饮食消息止之，为治久疟之正法。若有疟母，先急除其有形之癥瘕，再培其无形之元气，医者切不可托言小心，酿成姑息养奸之祸，如景岳方何人饮、休疟饮、追疟饮，皆调停两可，走江湖之套技。

鳖甲煎丸方

鳖甲十二分，炙　乌扇三分，烧即射干黄芩三分　柴胡六分　鼠妇三分　干姜　大黄　桂枝　石韦去毛　厚朴　紫葳即凌霄半夏　阿胶　芍药　牡丹　䗪虫各五分葶苈　人参各一分　瞿麦二分　蜂巢四分，炙赤硝十二分　蜣螂六分，熬　桃仁二分

上二十三味为末。取煅灶下灰一斗，清酒一斛五升，浸灰，俟酒尽一半，着鳖甲于中，煮令泛烂如胶漆，绞取汁，内诸药煎为丸，如梧子大，空心服七丸，日三服。《千金方》用鳖甲十二片，又有海藻

① 去汗：汗《说文·水部》"身液也"，此处指蜀椒经炒，去油，去水分。

三分，大戟一分，无鼠妇、赤硝二味。

师曰：阴气孤绝，阳气独发，阳独发，气为火蚀，火无水济，则热少而气烦冤[①]，阴孤绝，无以濡外，无以守中，则手足热而欲呕，名曰瘅疟。若欲知其但热不寒之所以然者，须知其邪气内藏于心，外舍分肉之内，令人消烁肌肉。肌肉为阴，阳极则消也。

按《内经》所论之瘅疟，撮其大略，以肺素有热，而偶受风寒，内藏于心，外舍分肉，表则寒而里则热，缘阴气内虚不能与阳相争，故但热而不作寒也。师不出方，余比例而用白虎加桂枝汤，以白虎清心救肺，以除里热，加桂枝调和营卫，以驱外邪，诚一方而两扼其要也。即先热后寒，名为热疟，亦以白虎清其先，桂枝却其后，极为对证，此法外之法也。然此节与《内经》稍异，师又略节经文，不言及外感风寒，以阴气孤绝，阳气独发二句为主，方内有桂枝，又未中的，师早已熟审矣。若明薛立斋、张景岳、赵养葵，用六味地黄汤及玉女煎之说，反致滞邪行热而增剧，俗传疟痢三方，为害更速，师于此等重症而不出方者，欲人寻绎而自得也。《伤寒论》自序云：若能寻余所集，思过半矣，此物此志也。

男元犀按：下节白虎加桂枝汤，是《内经》所言之瘅疟，非师所云云瘅疟之治也。师未出方，似可借用竹叶石膏汤之类，而梨汁、甘蔗汁，亦可以佐之。

又有温疟者，冬不藏精，则水亏而火盛，火盛于内，外为寒气所格而不出，则火内郁，日盛一日，至春令感温气而发，夏令感热气而发。是病在伏气，与乍感不同，故其脉如平，但此病当凭证而不凭脉。《难经》云：温病之脉，行在诸经。不知何经之病，即此意也。身无寒，但热，骨节烦疼，时呕，为热从肾出，外舍其合，而上并于阳明也。以白虎加桂枝汤主之。盖于大凉肺胃之中，加一辛温之品，因其势而利导之也。

此言温疟与《内经》不同，而其义则相表里也。然余谓仲师书，读其正面，须知其对面，须知其反面，须知其旁面，则顺逆分合，如织锦回文，字字扣得著。上节言瘅疟，单主阴绝阳发，以补经文之未尽，至于经文所云：肺热加以外感，为瘅疟之正证，亦包括在内，均一瘅疟，不无毫厘千里之判，此所以不率尔而出方也。至此节论温疟，又与《内经》不同，意者伏气外出之征，其始也。热为寒郁而内藏，其发也，寒因热盛而俯首。究竟酿此猖狂之热祸，皆缘寒邪之格外为祸端，以白虎清其热势，加桂枝追其所由来，可谓面面周到。且所云所寒但热疼呕之证，俱是《内经》瘅疟之正证，师于此补叙其正证，补出其正方，文法错综变化，非细心人不能体会。虽然，篇首有弦数者，风发一句，《伤寒论》有风温一证，于此可以悟开大觉路，即可以普济无量苍生矣。

白虎加桂枝汤方

知母六两　石膏一斤　甘草二两，炙
粳米二合　桂枝三两

上五味，以水一斗，煮米熟汤成，去滓，温服一升，日三服。

疟少热多寒者，非真寒也。缘无形之寒气，挟有形之痰饮，伏于心间，阳气不能外透于肌表，故多寒，甚则有寒无热，心为牝脏，因名之曰牝疟，以蜀漆散主之。驱其心胸结伏之痰饮。则内陷之邪，亦转旋而外出。

此言牝疟证也。方中云母无真，未能速效。且此方原是宣通心阳，使气行于肌表，则不至偏阴用事，却不专在于涌吐

---

① 烦冤：心烦懊侬，难以言状。

也。故不注明"吐"之一字，余借用桂枝去芍药，加蜀漆龙骨牡蛎救逆汤如神。

蜀漆散方

蜀漆烧去腥　云母烧二日夜　龙骨等分

上三味，杵为散，未发前，以浆水服半钱匕。

附：《外台秘要》三方

牡蛎汤　治牝疟

牡蛎　麻黄各四两　甘草二两　蜀漆三两

上四味，以水八升，先煮蜀漆、麻黄，去上沫，得六升，内诸药煮取二升，温服一升。若吐则勿更服。

尤在泾云：此系宋孙奇等所附，盖亦蜀漆散之意，而外攻之力较猛矣。赵氏云，牡蛎软坚消结，麻黄非独散寒，且可发越阳气，使通于外，结散阳通，其病自愈。

柴胡去半夏加瓜蒌根汤

治疟病发渴者，亦治劳疟。

柴胡八两　人参　黄芩　甘草各三两瓜蒌根四两　生姜三两　大枣十二枚

上七味，以水一斗二升，煮取六升，去滓，再煎取三升，温服一升，日三服。

徐忠可云：疟邪在半表半里之间，入与阴争则寒，出与阳争取热，此少阳之象也。是谓少阳而兼他经之证则有之，谓他经而全不涉少阳，则不成其为疟矣。所以小柴胡为少阳主方，渴易半夏加瓜蒌根，亦治少阳成法也。攻补兼施，故亦主劳疟。

柴胡桂姜汤

治疟寒多微有热，或但寒不热，服一剂如神。

柴胡半斤　桂枝三两　干姜二两　瓜蒌根四两　黄芩三两　甘草二两，炙　牡蛎二两

上七味，以水一斗，煮取六升，去滓，再煎取三升，温服一升，日三。初服微烦，复服汗出便愈。

赵氏曰：此与牝疟相类而实非。牝疟邪客心下，此风寒湿痹于肌表，肌表既痹，阳气不得通于外，遂郁伏于营血之中，阳气化热，血滞成瘀，著于其处，遇卫气行阳二十五度及之则病作；其邪之入营者，既无外出之势，而营之素痹者，亦不出而与阳争，故少热或无热也。是用柴胡为君，发其郁伏之阳；黄芩为佐，清其半里之热；桂枝干姜，所以通肌表之痹，瓜蒌根、牡蛎除留热，消瘀血；甘草和诸药，调阴阳也。得汗则痹邪散瘀热行，而病愈矣。

中风历节病脉证并治第五

中风之病，《内经》论之甚详，而读者每苦不得其要，且多与痹合论，同中之异，更不可以不辨。夫风之为病，中人彻于上下，故当半身不遂，或著于一处，但臂不遂者，此不为风而为痹，此风与痹之大分别也。然风从虚入，热从风发，故诊其脉虚为微而热为数，可以一言定之曰：中风既成之证使然。若未中之前，初中之顷，则不尽然也。

此一节，先辨风与痹之殊，后之脉微而数，中风使然八字，提出中风之大纲，如大海行舟，茫茫无际，中按罗经，以定子午，则所向自无差错。余注之曰：风从虚入，指阳虚而言也。阳字指太阳而言，太阳虚，则不能卫外而为固，故脉微。余又注之曰：热从风发，以其人素有内热，而风中之，风为阳邪，内热外风，风火交煽，故脉数。学者当知此八个字，是大慈大悲菩萨，立于云端指示，以下止有四方。首方则为初中时邪未侵心者，示一堵塞法；次方为既中后，邪已入心为瘫痫

者，示一下热法；三方为邪已入心，病如狂状者，示一表里兼治法；四方为风攻于头而不去，示一外治法。细绎方意无非着眼于少阴，少阴兼手足而言，寒从水化而归于下，以足少阴为主，风从火化而归于上，以手少阴为主。知其真证，便得真方，学者当于引而不发之中，得其跃如之妙。

虽然，风从虚入，虚则脉微，热从风发，热则脉数，此为风证之既成，从少阴而化热者言之也。若论其初，风不挟寒，则为和风，唯其挟寒，则伤人甚速，始伤皆由营卫，心营肺卫，必以寸口为凭，若中风而偏于寒者，寸口脉浮而紧，紧则为寒，浮则为虚；寒虚相搏，邪在皮肤；正不足而邪乘之也，气行脉外，血行脉中，浮而有余者，必沉而不足，故以浮者断为血虚，血虚则无以充皮肤而养络，故络脉空虚；又无以循常度以御邪，故贼邪不泻，或左或右；邪气所伤，则筋脉不用而反缓，无邪之处，则其正气独治而即急，正气引邪，其口目㖞僻不遂。左㖞者邪反在右，右㖞者邪反在左，不可不知也。虽然，或左或右，则有邪正缓急之殊，而为表为里，亦有经络脏腑之别。若邪在于络，络邪病表，故肌肤不仁；邪在于经，经邪病里，即筋骨重滞而不胜；邪入于腑，则胃腑燥热，其支脉络心，大妨神气之出入，即不识人；邪入于脏，心肾二脏，俱连舌本，脏气厥而不至舌下，故舌即难言，且廉泉亦开，口必吐涎。

此为初病中风之偏于寒者，而详其证之递深也。师未出方。徐忠可云：节下侯氏黑散即次之，疑系此证之方。然余谓四肢烦重，心中寒甚者为的剂，若风火交煽，喻嘉言取用驱风至宝膏甚妙。方用：防风二两半，白术一两半，芍药二两半，芒硝五钱，生石膏一两，滑石三两，当归

二两半，黄芩一两，甘草二两，大黄五钱，连翘五钱，川芎三两半，麻黄五钱，天麻一两，山栀子五钱，荆芥五钱，黄柏五钱，桔梗一两，薄荷五钱，熟地黄一两，羌活一两，人参一两，全蝎五钱，细辛五钱，黄连五钱，独活一两，共二十六味为末，炼蜜丸弹子大，每服一丸，细嚼，茶酒任下，临卧服。但此方医者病人，或疑其散，或疑其攻，或疑其杂，往往不肯服而死，盖有命焉，不可强也。吕纯阳大丸更效。又按，风中经络与腑者，可用驱风至宝膏。若入脏，最防[①]进入于心，宜用侯氏黑散，于驱补之中，行其堵截之法。至于风引汤，按法用之，无往不利。

侯氏黑散

治大风，四肢烦重，心中恶寒不足者。《外台》用治风癫。

菊花四十分　白术　防风各十分　桔梗八分　黄芩五分　细辛　干姜　人参　茯苓　当归　川芎　牡蛎　矾石　桂枝各三分

上十四味，杵为散，酒服方寸匕，日一服，初服二十日，温酒调服。禁一切鱼肉大蒜，常宜冷食，六十日止，即药积腹中不下也，热食即下矣，冷食自能助药力。

徐忠可云：此为中风家挟寒而未变热者，治法之准则也。谓风从外入，挟寒作势，此为大风，证见四肢烦重，岂非四肢为诸阳之本，为邪所痹而阳气不运乎？然但见于四肢，不犹愈体重不胜乎？证又见心中恶寒不足，岂非渐欲凌心乎？然燥热犹未乘心，不犹愈于不识人乎？故侯氏黑散用参苓归芎，补其气血为君；菊花、白术、牡蛎，养肝脾肾为臣；而加防风、桂

---

① 防：原作"阳"，据南雅堂藏板改。

枝，以行痹著之气；细辛、干姜以驱内伏之寒，兼桔梗、黄芩，以开提肺热为佐；矾石所至，除湿解毒，收涩心气，酒力运行周身为使。庶旧风尽出，新风不受，且必为散，酒服至六十日止，又常冷食，使药积腹中不下，盖邪渐侵心，不恶热而恶寒①，其由阴寒可知，若胸中之阳不治，风必不出，太阳之气，行于胸中，徐氏此注，精细之至，故先以药填塞胸中之空窍。壮其中气，而邪不内入，势必外消，此即《内经》所谓塞其空窍，是为良工之理，若专治其表里，风邪非不外出，而重门洞开，出而复入，势将莫御耳。

男元犀按，徐氏煞此九个字，真阅历有得之言，不可顺口读去。

喻嘉言云：方中取用矾石以固涩诸药，使之积留不散，以渐填空窍，必服之日久，风自以渐而息。所以初服二十日，不得不用酒调下，以开其痹著，以后则禁诸热食，惟宜冷食，如此再②四十日，则药积腹中不下，而空窍塞矣。空窍填则旧风尽出，新风不受矣。盖矾惟得冷即止，得热即行，故嘱云热食即下矣。冷食有能助药力，抑何用意之微耶？

愚按：风家挟寒，虽未变热，而风为阳邪，其变甚速，观此方除热之品，与祛寒之品并用，可见也。高明如尤在泾，尚有疑义甚矣，读书之难也！余每用此方，病人惑于人言而不敢服，辄致重证莫救，不得已遵喻嘉言法，用驱风至宝膏，或借用后卷妇人门竹叶汤，一日两服多效。然亦有不得不用此散者，亦必预制以送，不明告其方，以杜庸俗人之论说也。

又有中风而偏于风者，亦辨其脉于寸口，寸口脉迟而缓，迟者，行之不及，不及则为寒，缓者，至而无力，无力则为虚，营行脉中，沉而见缓，则为之血，卫行脉外，浮而见缓则为中风。然营卫俱在肤表与肌腠，尚未中经也。若邪所中经，营卫气弱，津血凝滞，则身痒而瘾；若心气不足，邪气入中，则邪混胸中，阻遏正气，为胸满而短气。

此为中风之偏于风者，而详其证之递深也。风为阳邪，其脉主缓，师未出方。徐忠可云：此节下即以风引汤攻之，疑系此证之方。余甚服其识，然与驱风至宝膏互服亦妙。此节以迟脉托出缓脉，言迟则为寒者，以扇动之气虽寒而自人受之，则为阳邪，故分疏营卫二句，单承缓而不言迟，则可知其所独重矣。

风引汤　除热瘫痫。

徐忠可云：风邪内进，则火热内生，五脏亢甚，进归入心，故以桂甘龙牡通阳气安心肾，为君；然厥阴风木与少阳相火同居，火发必风生，风生必挟木势侮其脾土，故脾气不行，聚液成痰，流注四末，因成瘫痪，故用大黄以荡涤风火湿热之邪，为臣；随用干姜之止而不行者以补之，为反佐；又取滑石、石膏、清金以伐其木，赤白石脂，厚土以除其湿，寒水石以助肾水之阴，紫石英以补心神之虚，为使。故大人小儿风引惊痫，皆主之。何后世以石药过多而不用，反用脑麝以散真气、花蛇以增恶毒耶？

愚按：用前方而尚恐其不及者，宜黄连阿胶汤，从少阴之本以救之；余热不除，虚羸少气，近于痿证者，以竹叶石膏汤清补之。二方如神。

风引汤方　此方主清热以除其风。

大黄　干姜愚按应减半用　龙骨各四两

桂枝　甘草　牡蛎各二两，愚按此品应加倍

寒水石　滑石　赤石脂　白石脂　紫石英

---

① 不恶热而恶寒：原作为"不恶寒"，据南雅堂藏板改。

② 再：原作"而"，据南雅堂藏板改。

石膏各六两

上十二味杵，粗筛，以苇囊盛之，取三指撮，井花水三升煮三沸，温服一升。治大人风引，小儿惊痫瘛疭，日数发，医所不疗，除热方。

巢氏云：脚气宜风引汤。按喻嘉言云：本文有正气引邪，喎僻不遂等语，故立方即以风引名之。

更有防己地黄汤，治风逆入心，风乘火势，火藉风威其病如狂状，妄行，独语不休，热逆于内而外反无热[①]，浮为风之本脉，而风火交扇，其脉益浮。

此亦风进入心之治法也。徐灵胎云：此方他药轻而生地独重，乃治血中之风也，此等法最宜细玩。愚按：《金匮》书寥寥数语，读者如疑其未备，然而所包者广也。中风以少阴为主，此节言风进于少阳之征，出其方治曰病如狂状妄行独语不休者，盖以手少阴心火也。阳邪进之，则风乘火势，火借风威，其见证无非动象。曰无热者，热归于内，外反无热，即《伤寒论》桂枝二越婢一汤证，外无大热之例也。曰其脉浮者，风火属阳之本象也。然有正面，即有对面，手足少阴，可一而二之，实二而一之者也。考之唐宋后各家之论中风，曰昏迷不醒等证，其不为狂状可知。曰猝倒口噤等证，其不为妄行狂语可知也。曰面为桩朱，可知寒盛于下，格阳于上，不能无热也。曰冷汗不止，可知其四肢厥逆不止，无热也。曰脉脱，曰无脉，又将何以言浮乎？盖以足少阴肾水也。阴邪进之，则寒水相遭，寒冰彻骨，其见证无非静象，方书用三生饮一两，薛立斋又加人参一两者，盖指此也。若痰涎如涌，三因白散可用；真阳上脱，气喘痰鸣，黑锡丹可用。凡此皆为四逆证之例，究非中风之本证，其证见于《伤寒论》中，《金匮》阐之于中风门外，所以示

法之纯也。

防己地黄汤方

防己　甘草各一分　桂枝　防风各三分

上四味，以酒一杯渍之，绞取汁，生地黄二斤，㕮咀蒸之，如斗米饭久，以铜器盛药汁，更绞地黄汁，和。分再服。按，此方表里兼治，后人驱风至宝膏方，从此方悟出。

头风摩散

此方偏头风之治法也。附子辛热以劫之，盐之咸寒以清之，内服恐助其火，火动而风愈乘其势矣。兹用外摩之法，法捷而无他弊，且躯壳之病，《内经》多用外法，如马膏桑钩及烫法皆是，今人不讲之矣。

头风摩散方

大附子一枚　盐等分

上二味为散，沐了，以方寸匕摩疾上，令药力行。

愚按：中风，大证也。《内经》与风痹、风懿等证并论，读者莫得其要。后世主火、主气、主血、主痰、主虚，纷纷不一，而且以真中、类中分门，张景岳又以非风另立一门，而中风究系何病？究用何方？茫然无据，每致患者十难救一。今读《金匮》此论，以风字专指八方之风，中字从外入内，如矢之射人一般。病从太阳而起，在外在腑者为浅，在内在脏者为深，进于少阴者为较重，何等明亮！何等直捷！何等精粹！间有言之未尽者，余不于小注、总注，遵先生之大旨而补之，庶无驳而不纯，编而不举之憾。其云邪在于络二句，言络邪病表，在六经之表也。其云邪在于经二句，言经邪病里，在六经之里也。其云邪入于腑，即不识人二句，腑指阳明之胃腑也。其云邪入于脏，舌即难

———————
① 无热：明·赵开美校刻本作"无寒热"三字。

言二句，脏指少阴之脏也。均以风引汤为主，余又以驱风至宝膏佐之。本卷附方，亦可消息而借用之，但不可令喧客夺主耳。而第一方侯氏黑散，为逐风填窍之神剂，凡中风证初患未经变热者宜之，病后尤赖以收功，免致再患，为终身之废疾。《金匮》论只七节，方只四首，其实论外有论，方外有方，所贵读者之善悟也。江西喻嘉言喜读仲景书，著《医门法律》全录《金匮》原文，而参以时说，以致夺朱乱雅。其中有彼善于此者，如资寿解语汤，治中风脾缓，舌强不语，半身不遂等证，方用防风、炮附子、天麻、酸枣仁各一钱，肉桂、羚羊角各八分，羌活、甘草各五分，水煎，入竹沥二匙，姜汁一滴服。又于此方去羌活，加熟地黄、枸杞子、菊花、胡麻仁、天门冬，治肾虚风入不语，以少阴脉萦舌本也。又补录地黄饮子方，治舌喑不能言，足废不能用，以肾虚气厥不至舌下，方用熟地黄、巴戟天、山茱萸、肉苁蓉、石斛、炮附子、五味子、白茯苓、石菖蒲、远志、肉桂、麦冬各五分，加生姜五片，枣二枚，薄荷五叶，水一杯半煎八分服。嘉言引此数方，大与《金匮》所论相反，后人遵其法而多误。《医学梯阶》讥其驳杂，信不诬也。余在直隶供职，著《金匮要略浅注》，此一证稿经三易，忽于防己地黄汤证，从对面反面处会悟，遂不禁拍案大呼曰：风为阳邪，烂熟语，大有精义！他若阴邪为病，如三生饮、三因白散、黑锡丹等法，当阖之于中风门外，即加味六君子汤。嘉言注云：治四肢不举，属于脾土虚者，须用此治其本，不可加入风药。方用人参、白术、茯苓、甘草、陈皮、半夏各一钱，麦门冬三钱，姜三片，枣二枚，水二杯煎六分，加竹沥一小盏，温服；口渴者，去半夏，加葳蕤、石膏；虚甚不热者，加附

子，此亦主虚而立论，或为善后调理之法则可。若中风时，藉此汤培元气以胜邪，亦何异于闭门而追寇哉！

病有递历关节而痛者，名曰历节。大抵由于肝肾先虚，而心阳复郁而起，诊其两手寸关尺之寸口脉沉而弱，沉即主骨，弱即主筋，沉即为肾，弱即为肝；脉象如此，肝肾之虚可知也，然人身之汗，由于心液所化，今汗出入浴水中，虽有形之水，不能直入，而无形之寒气，从汗孔而内侵，如水伤心，盖心火也，水火也，外水内火，郁为湿热，则病成历节痛而黄汗亦时出，然此非中风不遂者比，故但曰历节。

此言历节之病，明其病因，大抵寒郁其热，究其病源，大抵虚致邪聚也。然汗出入水四字，言寒热互搏，不过于最易见者示其端，惟善读《易》者，可以悟其理也。尤在泾云：此证若非肝肾先虚，则虽水气，未必便入筋骨，非水湿内侵，则肝肾虽虚，未必便成历节，仲景明其委而先溯其源，以为历节多从虚得之也。又云：后《水气篇》中云黄汗之病，以汗出入水中浴，水从汗孔入得之。合观二条，知历节黄汗，为同源异流之病，其瘀郁上焦者，则为黄汗，其并伤筋骨者，则为历节也。

亦有湿热在内，因风而成历节者，难以一言括其病由，惟以饮酒汗出当风所致八个字，浅浅言之，人可共晓。然致之则不三：一曰在胃，胃脉取之趺阳，若趺阳脉浮而滑，滑本主实，今诊其脉，滑则知其谷气之实，然则谷何以不行而实，岂非酒湿先伤之乎！浮为阳象，今诊其脉，浮则知其胃热而汗自出。然则胃何以致热，岂非风搏其湿而化热乎。一曰在肾，肾脉取之太溪，亦谓之少阴脉，若少阴脉浮而弱，弱则血不足，浮则为风，风血相搏，

即疼痛如掣，然则，风何以得至于少阴？岂非因酒湿挟风乘之乎？一曰：肥盛之人，若肥盛之人，其脉不滑而为涩小，便知因湿阻滞而短气，因风作使而汗自出，风湿相搏，则历节疼不可屈伸，然则，肥人多湿，其脉宜滑，今何以骤见涩小？岂非酒湿困之乎？且汗出之后，其痛宜从汗而解，今何以汗出而疼不可忍？岂非湿而挟风乎？三证不同，而因湿热而受风则一，可以一言断之曰，此皆饮酒汗出当风所致。

此节节中分三段，皆言饮酒汗出当风，而成历节也。饮酒主湿热而言，凡湿热内盛之人，皆以饮酒例之，与上节汗出入水，俱宜活看。上节拈出"水"字为例，以阴邪郁其内热者，视诸此也。此节拈出风字为例，以阳邪搏其湿热者，视诸此也。

上言脉沉而弱，沉即主骨，弱即主筋等，尚未出方，兹更申言其其虚极之证，而补其方。诸肢节疼痛，历节之证既成也。身体尪羸①其虚证一望便见，而且脚肿如脱，气绝于下，头眩短气，气虚于上，温温欲吐，气逆于中，此三焦气血两虚，以桂枝芍药知母汤主之。

此方肝肾俱虚，虚极而营卫三焦亦因之而俱病也。徐忠可云：桂枝行阳，知、芍养阴，方中药品颇多，独挈此三味以名方者，以此证阴阳俱痹也。又云：欲制其寒，则上之郁热已甚，欲治其热，则下之肝肾已痹，故桂芍知附，寒热辛苦并用而各当也。

桂枝芍药知母汤方

桂枝四两　芍药三两　甘草　麻黄　附子各二两　白术　知母　防风各四两　生姜五两

上九味，以水七升，煮取二升，温服七合，三日服。

上言因虚而病历节，既出其方治矣。而所以致虚之由，未言也。盖致虚由，不止一端，因虚而病，不止历节一证，兹请更详其病由，兼别其疑似，如饮食间味过酸则病肝而伤筋，筋伤则不收持而缓，名曰泄；过咸则病肾而伤骨，骨伤则不能立而痿，名曰枯；枯泄相搏，名曰断泄，断泄者，荣气涸流而不通，荣不通则卫不独行，荣卫俱微，盖荣卫者，水谷之气，三焦受气于水谷，而四肢秉气于三焦，故荣卫微则三焦气乏，而无所御，四属失养而断绝。由于精微不化于上，而身体羸瘦，阴浊全注于下，他处瘦小，而独足肿大，而且黄汗出，胫常冷，此肝肾虽虚，不由于湿当风所致，不成历节，绝无发热之证也。假令发热，便为历节也。

此承上节肝肾俱虚证，而究其致虚之由，而推广言之。又以因虚成病，不发热者为劳伤，而发热者为历节，虚同而证则不同也。徐忠可云：历节与黄汗最难辨，观仲景两言假令发热便为历节，似历节有热而黄汗无热，然仲景叙黄汗，又每曰身热，则知黄汗亦可有热，总无不热之历节耳。若黄汗由汗出入水中浴，历节亦有由汗出入水而水伤心，故黄汗汗黄，历节或亦汗黄，则知历节之汗亦有不黄，总无汗不黄之黄汗耳。若历节言肢节疼，言疼痛如掣，黄汗不言疼痛，则知肢节痛，历节所独也。若黄汗言渴，言四肢、头面肿，言上焦有寒，其口多涎，言胸中窒不能食，反聚痛，暮躁不得眠，而历节但有足肿黄汗，则知以上证，皆黄汗所独也。若是者何也？黄汗历节，皆是湿郁成热，逡巡不已，但历节之湿，邪流关节，黄汗之湿，邪聚膈间，故黄汗无肢节痛，而历节少上焦证也。

---

① 尪羸（wāng 汪 léi 雷）：指身体瘦弱。

病历节不可屈伸，疼痛，上既言其
症，今可补其方，以乌头汤主之。

尤在泾云：此治寒湿历节之正法也。
徐忠可云：病历节，括足肿发热言，承上
文也。按足肿而膝胫不冷，似可加黄柏、
知母。

乌头汤方　亦治脚气疼痛，不可屈
伸。

麻黄　芍药　黄芪　甘草各三两，炙

乌头五枚，咬咀，以蜜三升，煎服一升，即出乌头。
大附子亦可

上四味，以水三升，煮取一升，去
滓，内蜜煎中，更煎之，服七合。不知，
尽服之。

矾石汤　治脚气冲心。

矾石二两

上一味，以浆水一斗五升，煎三五
沸，浸脚良。此脚气外治之方也。前云疼
痛不可屈伸，以乌头汤主之。至于冲心重
证，似难以外法倖功。然冲心是肾水挟脚
气以凌心，而矾能却水，兼能护心，所以
为妙，想必以乌头汤内服后，又以此汤外
浸也。

附方

考岐伯谓中风有四，一曰偏枯，半身
不遂；二曰风痱，于身无所痛，四肢不
收；三曰风懿，奄忽不知人；四曰风
痹[①]，诸痹类风状。风懿，即该中风卒倒
内，《金匮》不重举。

古今录验续命汤

治中风痱，身体不能自收持，口不能
言，冒昧不知痛处，或拘急不得转侧。

麻黄　桂枝　甘草　干姜　石膏　当
归　人参各三两　杏仁四十粒　川芎一两五钱

上九味，以水一斗，煮取四升，温服
一升，当小汗，薄覆脊，凭几坐，汗出则
愈，不汗更服，无所禁，勿当风。并治但
伏不得卧，咳逆上气，面目浮肿。

徐忠可云：痱者，痹之别名也。因营
卫素虚，风入而痹之。故外之营卫痹，而
身体不能自收持，或拘急不得转侧；内之
营卫痹，而口不能言，冒昧不知痛处，因
从外感来，故以麻黄汤行其营卫，干姜、
石膏调其寒热，而加芎、归、参、草，以
养其虚。必得小汗者，使邪仍从表出也。
若但伏不得卧，咳逆上气，面目浮肿，此
风入而痹其胸膈之气，使肺气不得通行，
独逆而上攻面目，故亦主之。

千金三黄汤

治中风，手足拘急，百节疼痛，烦热
心乱，恶寒，经日不欲饮食。

麻黄五分　独活四分　细辛　黄芪各二
分　黄芩三分

上五味，以水六升，煮取二升，分温
三服，一服小汗出，二服大汗出。心热加
大黄二分，腹满加枳实一枚，气逆加人参
三分，悸加牡蛎三分，渴加瓜蒌根三分，
先有寒，加附子一枚。

徐忠可云：此风入营卫肢节之间，扰
乱既久，因而邪袭肾府，手足拘急，阳不
运也；百节疼痛，阴不通也；烦热心乱，
热收于心也；恶寒经日，不欲饮食，肾家
受邪，不能交心关胃也。故以麻黄通阳开
痹，而合黄芪以走肌肉，合黄芩以清邪
热，独活、细辛专攻肾邪为主，而心热腹
满，气逆悸渴，及先有寒，各立加法，为
邪入内者，治法之准绳也。

近效术附汤

治风虚头重眩，苦极，不知食味，暖
肌补中，益精气。

白术一两　附子一枚半，炮，去皮　甘草
一两，炙

上三味，锉，每五钱匕，姜五片，枣
一枚，水盏半煎七分，去滓，温服。

────────

① 风痹下原脱"诸痹"，据南雅堂藏板补。

按：喻嘉言云：经谓内夺而厥，则为风痱。仲景见成方中，有治外感风邪，兼治内伤不足者，有合经意，取三方，以示法程。一则曰古今录验续命汤，治营卫素虚而风入者，再则曰千金三黄汤，治虚热内炽而风入者，三则曰近效术附汤，治风已入脏，脾肾两虚，兼诸痹类风状者，学者当会仲景意，而于浅深寒热之间，以三隅反矣。

崔氏八味丸　治脚气上入少腹，不仁。

干地黄八两　山茱萸　山药各四两　泽泻　茯苓　牡丹皮各三两　附子一枚　桂枝一两

上八味末之，炼蜜丸，梧子大，酒下十五丸，日再服。按宜服三钱。

按：汉之一两，今之三钱零。此方附子用一枚，计今之法码，重应一两。此方地黄应用二两六钱六分，山药、山茱萸应用一两三钱三分，泽泻、茯苓、丹皮应用一两，桂枝应用三钱三分，附子一枚应用一两。今人分两多误，今特核正。如若多用，照此递加。

千金越婢加术汤

治肉极热，则身体津脱，腠理开，汗大泄，厉风气，下焦脚弱。

麻黄六两　石膏半斤　生姜二两　甘草二两　白术四两　大枣十五枚

上六味，以水六升，先煮麻黄，去上沫，内诸药，煮取三升，分三服。恶风加附子一枚，炮。

金匮要略浅注卷三

汉张仲景原文　　闽　长乐陈念祖修园集注

蔚　古愚

男元犀　灵石　　同校字

血痹虚劳病脉证并治第六

问曰：血痹之病，从何得之？师曰：夫尊荣之人，形乐而志苦，志苦故骨弱，形乐故肌肤盛，然骨弱则不能耐劳，肌肤盛则气不固，若重因疲劳则汗出，汗后愈疲而嗜卧，卧中不时动摇，加被微风，遂得而干之。风与血相搏，是为血痹。但以血痹人两手寸关尺六部脉本自微涩，一见脉微，则知其阳之不足，一见脉涩，则知其阴之多阻，而其邪入之处在于寸口，以左寸之心主营，右寸之肺主卫也。今诊其关上之寸口小紧，紧为邪征，又合各部之微涩，可知阳伤，而邪困以阻其阴，必得气通，而血方可循其度。宜针引阳气，令脉和紧去则愈。

此言血痹之症，由于质虚劳倦，列于虚劳之上，与他痹须当分别也。

血痹症脉之通体阴阳俱微，前言微涩，今言微而不言涩，以涩即在微中也。寸口脉在关上者亦微，尺中小紧，前言紧在关上之寸口，今言紧在尺中，非前后矛盾也？邪自营卫而入，故紧止见于寸口，即入之后，邪搏于阴而不去，故紧又见于尺中也。外证身体不仁，虽如风痹之状，其实非风，以黄芪桂枝五物汤主之。经

云：阴阳形气俱不足者，勿刺以针，而调以甘药。兹方和营之滞，助卫之行，甘药中亦寓针引阳气之义也。

此节与上节合看，其义始备。其方即桂枝汤，妙在以芪易草，倍用生姜也。

黄芪桂枝五物汤

黄芪三两　芍药三两　桂枝三两　生姜六两　大枣十二枚

上五味，以水六升，煮取二升，温服七合，日三服。

虚劳病，其机一见于脉，即当早治，夫男子平人，脉大为七情色欲过度，内损肾精，势将为劳，脉极虚，为饥饱劳役过度，内损脾气亦为劳。病者须当治之以早也。

此以大虚二脉，提出虚劳之大纲。意者肾经损则真水不能配火，故脉大；脾气损则谷气不能内充，故脉虚。二脉俱曰为者，言其势之将成也。《难经》云：损其脾者，益其饮食适其寒温；损其肾，益其精。未雨绸缪，其在斯乎！

虚劳病，见于脉者，尚隐而难窥，而征之于色，则显而易见，男子面色无华而浅薄者，主气不布精而口渴及失血过多而亡血，卒然之顷，或气不顺而喘，心不宁而悸，更诊其脉，若脉之浮于外者，便知其里之虚也。甚则为真阴失守，孤阳无

根，气散于外，精夺于内之急证，可不畏哉！

此言望色而得其虚，又当参之于脉，而定其真虚与否也。

男子劳而伤阳，阳气不足，其脉虚沉弦，不关外邪，其身无寒热，但病短气里急，小便不利，面色白，为阳伤之易见者，人可共知，而上虚则眩，当随时自见其目瞑阳虚阴必走，有时兼见为鼻衄，丹田、气海、关元等穴，俱在少腹，元阳伤则少腹满，此为劳而伤阳使之然。劳而伤阴之为病，阴病而虚，虚阳愈炽，其脉浮大，手足烦，春夏木火炎盛之际，气浮于外，则里愈虚而剧，秋冬金水相生之候，气敛于内，则不外扰而差，阴虚而阳必荡，故阴寒精自出，精枯而骨渐痿，故酸削不能行。此为劳而伤阴使之然，男子精气交亏，气亏而脉浮弱，精亏而脉涩，为得天之禀不足，当无子，盖其人之精气定是清冷。

此三节首言劳而伤阳，是承第一节脉极虚为劳句来；次言劳而伤阴，是承第一节脉大为劳句来；三言精气俱亏，本于赋禀，是承第二节脉浮里虚也二句来。然阴阳有互根之理，天定胜人，人定亦可胜天，此中调燮，补救之道，良医功同良相。若熟江湖经走富贵门者，恃有八仙长寿丸、六八味丸、左右归丸、人参养荣汤、补中益气汤、金水六君煎、百花膏、加味归脾汤、加味逍遥散等之捷径，不必言及此也。

以上各证，虽有阳明之殊，而总不外乎一虚，于虚中求一真面目，当知有精气神三宝，于精气神中求一真救治，则惟有桂枝龙骨牡蛎汤一方，谓为失精家之主方。而以上阴阳互见之证，亦在其中，亦且精气神之为病，千变万化，无不总括其中。夫肾主闭藏，肝主疏泄，失精家，过

于疏泄，故少腹弦急，前阴为宗筋之所聚，气随精而过泄，故阴头无气而自寒，肝开窍于目，黑水神光属肾，肝肾虚故目弦，肾之华在发，肝藏血，发者血之余，肝肾虚故发落，以上诸症，征之于脉，脉极虚芤迟，迟为清谷，芤为亡血，虚为失精。然失精家脉复不一，苟脉得诸芤动微紧，男子为阴虚不得阳之固摄而失精，女子为阴虚不得阳之刚正而梦交，桂枝龙骨牡蛎汤主之。是汤也伊圣阐阴阳造化之微，与小建中等方相表里，用得其法，则头头是道矣。

此为阴虚者出其方也。其方看似失精梦交之专方，而实为以上诸证之总方也。时医止知桂枝为表药，龙牡为涩药，妄测高深，皆不读《神农本草经》之过也。自夫失精家至桂枝加龙骨牡蛎汤止，隐承第一节脉大为劳意，言虚阳盛而真阴虚者，故以脉之浮大边为主，而间有沉弦微紧者，仍露出阳衰之象，盖以阴根于阳，阴病极则并伤其阳也。故其方以桂枝汤调阴阳，加龙骨牡蛎，以专滋其阴。可知阴虚中又有阴阳之分也；故小注中多以阴阳分析。又按《小品》云：虚弱浮热汗出者，此方除桂枝、加白薇、附子各三分，名曰二加龙骨汤。盖以桂性升发，非阴虚火亢者所宜，况此证之汗，因虚阳鼓之而外溢，必得白薇之苦寒泻火，即是养阴；附子之辛热导火，亦是养阴，功同肾气丸。但肾气丸《金匮》中五见，皆从利小便中而治各证，不若此方之泛应曲当也。究之偏于阴虚者宜此，否则原方及小建中等方，阴阳并理，面面周到，可谓入神。唐·王焘《外台秘要》多用仲师、《小品方》。

桂枝龙骨牡蛎汤方

桂枝　苟药　生姜各三两　甘草二两，炙　龙骨　牡蛎各三两　大枣十二枚

上七味，以水七升，煮取三升，分温

三服。

男元犀按：龙者，天地之神也。龙骨者，龙之所脱也。海者，水之所归也。牡蛎者海气之所结也。古圣人用此二味，绝大议论，今人以固涩止脱四字尽之，何其浅也！

天雄散方

天雄三两,炮　白术八两　桂枝六两

龙骨三两

上四味，杵为散，酒服半钱匕，日三服。不知，稍增之。按：天雄药铺无真，当以大附子代之。

尤在泾云：此疑亦后人所附，为补阳摄阴之用也。

男元犀按，尤注未确，先君移于八味肾气丸方之后，而详注之，可谓发前人所未发。

男子平人，脉虚弱细微者，元阳不足矣。阳不足则不能卫外而为固，且阳病而阴不能自长，阴亦不足，故不能自守，而喜盗汗也。人年五六十，阳气就衰，脉不宜大，而其病脉反大者，非真阳之有余，乃虚阳之上亢，痹侠脊背之左右两行，为太阳之径道，太阳为诸阳主气，阳气虚则痹而不行也。若阳气以劳而外张，外张则寒动于中，而为肠鸣，火热以劳而上逆，上逆则与痰相搏，而生于腋下为马刀、生于颈旁为侠瘿者，皆为劳得之。脉沉小迟，三者相并，是阳气全虚，故名脱气，气脱则躯乃空壳，其人疾行则气竭而喘喝，阳虚则寒，寒盛于外，则手足逆寒，寒盛于中，则为腹满，甚则溏泄，食不消化也。脉轻按弦而重按大，弦则为阳微而递减，大则为外盛而中芤，减则阳不自振为诸寒，芤则阴不守中为中虚，虚寒相搏，此名为革。革脉不易明，以弦减芤虚二脉形容之，则不易明者明矣。见此脉者，妇人则不能安胎而半产，不能调经而

漏下，男子不能统血则亡血，不能藏精则失精。

自男子平人脉虚弱微细起，至亡血失精止，隐承第一节脉极虚亦为劳意，分四小节。言虚阴盛而真阳衰者，故以脉之沉紧弦细边为主，而间有芤大者，仍现出阳虚之象，盖以阳根于阴，阳病极则并伤其阴也。小注中以阴阳分疏，即此故也。下一节约其大要以出方，再下一节，从前方而推进一步，再下一节以阴阳之总根在下，举一少腹一小便，以示一隅之举也。

阳虚之证，前论颇详，兹再约其大要，而出其方治。虚劳病如元阳之气不能内充精血，则营枯而虚，为里急，为悸，为衄，为腹中痛，为梦失精，如元阳之气不能外充四肢口咽，则气虚而燥，为四肢酸疼，为手足烦热，为咽干口燥，《内经》云：劳者温之，又云：调以甘味，小建中汤主之。

此为阳虚者，出其方也。然小建中汤调其阴阳，和其营卫，建其中气，其用甚广，附录尤注于后。

尤在泾云：此和阴阳、调营卫之法也。夫人生之道，曰阴曰阳，阴阳和平，百疾不生，若阳病不能与阴和，则阴以其寒独行，为里急，为腹中痛，而实非阴之盛也。阴病不能与阳和，则阳以其热独行，为手足烦热，为咽干口燥，而实非阳之炽也。昧者以寒攻热，以热攻寒，寒热内贼，其病益甚，惟以辛甘苦甘，和合成剂，调之使和，则阳就于阴，而寒以温；阴就于阳，而热以和，医之所以贵识其大要也。岂徒云寒可治热，热可治寒而已哉？或问和阴阳，调营卫是矣，而必以建中者，何也？曰：中者，脾胃也。营卫生成于水谷，而水谷转输于脾胃，故中气立，则营卫流行，而不失其和。又中者，四运之轴，而阴阳之机也。故中气立，则

阴阳相循，如环无端，而不极于偏。是方甘与辛合而生阳，酸得甘助而生阴，阴阳相生，中气自立，是故求阴阳之和，必于中气，求中气之立者，必以建中也。

徐忠可云：劳字从火，未有劳症而不发热者也。又劳字从力，以火能蚀气，未有劳症而力不疲者也。人身中不过阴阳血气四字，气热则阳盛，血热则阴盛，然非真盛也。真盛则为血气方刚，而壮健无病矣。惟阴不能与阳和，阳不能与阴和，故变生以上数节所列之证，阴阳中更有阴阳之分，寒热互见，医者当如堪舆家按罗经以定子午，则各向之宜忌，以及兼针之可否，无不可按法而行矣。至于亡血失精，阴虚阳虚皆有之者，阴极能生热也，故见脉在浮大边，即当知阴不能维阳，肾为阴之主，务交其心肾，而精血自足。见脉在细小边，即当知阳不能胜阴，脾为阳之主，即补其中气，而三阳自泰。故仲景特拈此二大扇，以为后人治虚劳之准，至阴虚热极而燥，此虚劳之坏证也。朱奉议创出滋阴一法，授庸医以耽延时日，依阿附和之术，大失治虚劳正法。后人见滋阴亦有愈者，乃用参不用参，聚讼不已，岂知仲景以行阳固阴为主，而补中安肾，分别用之，不专恃参，不专滋阴，为恢恢游刃[①]也哉？

按：阳虚阴虚，古人亦有是说，而朱紫之最混者，薛立斋倡之，张景岳和之，至于今止知多寒者，可施芪术姜附等为阳虚，多热者，可施地冬归芍等为阴虚，而斯文扫地尽矣。余于前注，亦以阴虚阳虚分析，然而里急腹中痛，四肢酸疼，手足烦热，脾虚也。悸，心虚也。衄，肝虚也。男元犀按：血从清道出为鼻衄，从浊道出为吐血，下溢为便血，统属于冲任督之脉为病，以冲任督之脉，皆属于肝也。失精，肾虚也；咽干口燥，肺虚也。

五脏皆属于阴，故谓阴虚之病。然《内经》云："脾为阴中之至阴。"又云："阴病治阳。"故先以温药建其脾土，而五脏皆循环而受益。谓为阳虚盖以阴之失阳而虚也。男元犀按：此注又从前注深一层立论，阴虚阳虚分解，犹是为中人以下说法。

小建中汤方

桂枝二两　甘草三两　芍药六两　生姜三两　饴糖一升　大枣十二枚

上六味，以水七升，煮取三升，去滓，内胶饴，更上微火消解，温服一升，日三服。

虚劳里急脉急，以及眩、悸、喘、渴、失精、亡血、腹痛诸证之不足，相因而至，以黄芪建中汤主之。

此一节，即前节之证。前节之方，而推广言之也。

尤在泾云：里急者，里虚脉急，腹中当引痛也。诸不足者。阴阳诸脉并俱不足，而眩悸喘渴失精亡血等证，相因而至也。急者，缓之必以甘。不足者，补之必以温，而充虚塞空，则黄芪尤有专长也。

黄芪建中汤方

即小建中汤内加黄芪一两半，余依上法。气短胸满者加生姜，腹满者去枣加茯苓一两半，及疗肺虚损不足补气加半夏二两。

按：气短何以不加人参？胸满何以不加橘皮？而俱加生姜乎？腹满加茯苓，以茯苓不根不苗得气化而生，以气化者气化，犹为思议可及；而去枣者，恐枣之甘能壅满，然何以饴糖，甘草之大甘而不去乎？又何以疗及肺虚损不足乎？补气加半夏，更为匪夷所思，今之医师，请各陈其

---

① 恢恢游刃：语出《庄子》。恢恢，形容非常广大；游刃，刀法熟练。

所见。

虚劳腰痛为肾气虚而不行，小腹拘急，小便不利者，为膀胱之气，虚而不化，以八味肾气丸主之。

此补言下焦之证治也。八味肾气丸为温肾气化之良方，若小便多者，大为禁剂，自王太仆著《元和经》极赞其功，然用者颇少。至薛立斋以之统治百病，赵养葵之《医贯》，奉为神丹，李士材、张景岳因之，以治本一说，文其模糊两可之术，误人不少。又按：《金匮》于桂枝龙骨牡蛎汤后，突出天雄散一方，与前后文不相连贯，论中并无一言及之，以致各注家疑为后人所附，而不知此方绝大议论，方中白术为补脾圣药，最得土旺生金，水源不竭，纳谷者昌，精生于谷之义，且又得桂枝化太阳之水腑；天雄温少阴之水脏。水哉，水哉！其体本静，而川流不息者，气之动，火之用也。更佐以龙骨者，盖以龙属阳，而宅于水，同气相求，可以敛纳散漫之火而归根，以成阴阳平秘之道。《金匮》于虚劳证，穷到阴阳之总根，而归之于肾，曰腰痛，曰小腹拘急，曰小便不利，略拈数证，以为一隅之举，恐八味肾气丸之力量不及，又立此方，诚为炼石补天手段。其证治方旨，俱未发明者，即《内经》禁方之意，重其道而不轻泄也钦！

八味肾气丸方　见妇人杂病

虚劳诸不足，风气百疾，山药丸主之。

此方虚劳，内外皆见不足，不止上节所谓里急诸不足也。不足者，补之。前有建中、黄芪建中等法，又合之桂枝加龙牡等法，似无剩义，然诸方补虚则有余，去风则不足。凡人初患伤风，往往不以为意，久则邪气渐微，亦或自愈，第恐既愈之后，余邪未净，与正气混为一家，或偶

有发热，偶有盗汗，偶有咳嗽等证，妇人经产之后，尤易招风，凡此皆为虚劳之根蒂，治者不可着意补虚，又不可着意去风，若补散兼用，亦驳杂而滋弊，惟此凡探其气味化合所以然之妙，故取效如神。

薯蓣丸方

　　山药三十分　　人参七分　　白术六分　　茯苓五分　　甘草二十分　　当归十分　　芍药六分　　白蔹二分　　川芎六分　　麦冬六分　　阿胶七分　　干姜三分　　大枣百枚为膏　　桔梗五分　　杏仁六分　　桂枝十分　　防风六分　　神曲十分　　柴胡五分　　豆黄卷十分　　干地黄十分

上二十一味，末之。炼蜜为丸如弹子大，空服酒服一丸。一百丸为剂。

又有一种心火炽盛，实由肝郁而成。木能生火，火盛则肝魂不安，此虚劳兼见之症，亦虚劳常有之症，故特为之分别曰虚劳，虚烦不得眠，以酸枣仁汤主之。

此以挟火不得眠者，另作一节。上承风气，下起瘀血，如制义之小过渡法，行文之变换如此。

酸枣仁汤方

　　酸枣仁二升　　甘草一两　　知母　　茯苓各二两　　川芎一两

上五味，以水八升，煮酸枣仁得六升，内诸药，煮取三升，分温三服。

气血肉骨筋劳伤，名为五劳，五劳虚极，一身羸瘦，腹满，不能饮食，伤在脾胃故也。原其受伤之因，或食伤、忧伤、饮伤、房室伤、饥伤、劳伤，以致经络营卫气伤，劳热煎熬，内有干血，肌肤不润，如鳞甲之交错，目得血而能视，血干则两目黯黑，凡里急由于干血者，以法缓其中，虚羸由于干血者，以法补其虚，其法维何？大黄䗪虫丸主之。

尤在泾云：虚劳证，有挟外邪者，如上所谓风气百疾是也。有挟瘀郁者，则此所谓五劳诸伤，内有干血者是也。夫风气

不去，则足以贼正气，而生长不荣，干血不去，则足以留新血，而渗灌不周，故去之不可不早也。此方润以濡其干，虫以动其瘀，通以去其闭，而仍以地黄芍药甘草和其虚。攻血而不专主于血，一如山药丸之去风，而不着意于风也。

喻氏曰：此世俗所称干血劳之良治也。血瘀于内，手足脉相失者宜之，兼入琼玉膏补润之剂尤妙。

大黄䗪虫丸方

大黄十分，蒸　黄芩二两　甘草三两　桃仁一升　杏仁一升　芍药四两　干地黄十两　干漆一两　虻虫一升　水蛭百枚　蛴螬百枚　䗪虫半升

上十二味，末之，炼蜜如丸，酒服五丸，日三服。按：䗪虫取其蠕动吸血，今药铺不备，阙之亦可。惟虻虫水蛭，必不可缺，医者必预蓄于平日，否则仓卒难觅矣。干漆炒至烟尽，或以川三七代之。

愚按：《金匮》治虚劳证，通篇分两截看。上半篇言病之自内而出，以阴阳二证之互见者，为阴阳互根之道，论中用笔神妙，须当细心体会，村学师谈制义，谓为罗纹体，而汉文早已备其法耳。下半篇言病之自外而来，以风气百疾，劳伤血瘀二证，分为两扇，盖以风气不去，则正气日衰，瘀血不去，则新血不生，久则致成劳证。风气固自外而来。而血瘀证，虽在于内，而久视伤血，久卧伤气，久坐伤肉，久立伤骨，久行伤筋，名为五劳。大饱伤脾；大怒气逆伤肝；强力举重，坐湿地，伤肾；形寒饮冷伤肺；忧愁思虑伤心；风雨寒暑伤形；大怒恐惧不节，伤志；名为七伤。《金匮》止云食伤、忧伤、饮伤、房室伤、饥饱伤、劳伤六者，详略稍异，而大旨则同。盖以劳与伤，皆由外及内，以致内有干血，外形甲错等证，此上下截四扇，为劳证之大纲也。中间以虚

烦不得眠证，另叙作一小顿，行文变换，非大作家不能领会。至于附方《千金翼》，补入先生炙甘草汤一方，为热极而燥者，指出救阴滋养之中，必用姜桂大辛以鼓其气，气之所至，水亦至焉。《肘后方》补入先生獭肝散一方，为冷极成劳者，指出阴邪依附之患，必得獭肝应月而增减，正阴得位，而阴邪化焉。此二证，时医一目为百日劳，一目为劳瘵病，万死中犹寻出一线生路，古圣贤济人无已之心，数千年来，无一人发挥得出，诚一大可恨事。

附　方

千金翼炙甘草汤

治虚劳不足，汗出而闷，脉结，悸，行动如常，不出百日。危急者，十一日死。

甘草四两，炙　桂枝　生姜各三两　麦冬半升　麻仁半升　人参　阿胶各二两　大枣三十枚　生地黄一斤

上九味，以酒七升，水八升，先煮八味取三升，去滓，内胶消尽，温服一升，日三服。

肘后獭肝散　治冷劳，又主鬼疰[①]一门相染。

獭肝一具，炙干末之，水服方寸匕，日三服。按：獭肉性寒，惟肝独温，所以治冷劳。

徐忠可云：劳无不热，而独言冷者，阴寒之气，与邪为类，故邪挟寒入肝，而搏其魂气，使少阳无权，生生气绝，故无不死。又邪气依正气而为病，药力不易及，故难愈。獭者，阴兽也。其肝独应月而增减，是得太阴之正，肝与肝为类，故以此治冷劳，邪遇正而化也。獭肉皆寒，惟肝性独温，故尤宜冷劳。又主鬼疰一门

---

① 鬼疰（zhù 注）：指有传染性的痨病。

相染，总属阴邪，须以正阳化之耳。

肺痿肺痈咳嗽上气病脉证治第七

问曰：热在上焦者，因热病咳，因咳而为肺痿。肺痿之病，从何得之？师曰：或从汗出，或从呕吐，或从消渴，小便利数，或从便难，又被快药下利，重亡津液，肺虚且热故得之。曰：寸口脉数，数则为热，热宜口干，乃其人咳，口中反有浊唾涎沫者何？师曰：肺病则津液不能布化，停贮胸中，得热煎熬，变为涎沫，侵肺作咳，唾之不已，故干者自干，唾者自唾，愈唾愈干，所以成为肺痿之病。若口中不吐浊唾涎沫，而火热之毒上攻，但辟辟作空响而发燥，咳声上下触动其痈即胸中隐隐作痛，脉反滑数，此为肺痈，咳唾脓血。肺痈之所以别乎肺痿如此，然二证皆属于热，故其脉皆数，须知脉数而虚者为肺痿，脉数而实者为肺痈。实即滑也，此肺痿肺痈之辨也。

此言肺痿肺痈，一由于热，但有虚实之分。痿者，萎也，如草木之萎而不荣，为津固而肺焦也。痈者，壅也。如土之壅而不通，为热聚而肺溃也。肺痿，口中反有浊唾涎沫，肺痈，则口中辟辟燥，二证似当以此分别，然此下肺痈条，亦云其人咳，咽燥不渴，多唾浊涎，则肺痿肺痈二证多同，惟胸中痛，脉数滑，唾脓血，则肺痈所独也。然又有可疑者，此言肺痈脉滑，滑者实也。下条又言脉微而数，何其相反乃尔乎？而不知滑数者，已成而邪盛，微数者，初起而火伏；二说相为表里也。

问曰：肺痈之病必咳逆，方其未见痈时而脉之，何以知此为肺痈；当有脓血，往往于既吐之后则死，其脉何类？师曰：肺痈既成则滑数，当其未成之初，第见寸

口脉微而数，盖风脉多浮，而此为热伏于肺，风一入则留恋于内，其形不显，微者显之对也。故微则为风，热为病根，其数脉则为见出本来之热，微为风，风性散误，则汗出，数为热，内热而外则反恶寒。风中于卫，呼气不入；气得风而浮，利出而难入也。热过于营，吸而不出。血得热而壅，气亦为之不伸也。是风伤卫尚属皮毛，从卫过营，则热伤血脉。夫皮毛者，肺之合也。风从卫入营，而舍[1]于肺，其人则咳，肺热而壅，故口干喘满，热在血中，故咽燥不渴，热逼肺中之津液而上行，故多唾浊沫，热盛于里，而反格寒于外，故时时振寒。由是热之所过，血为之凝滞，蓄结肺叶之间，而为痈脓，吐如米粥。始萌尚亦可救，至浸淫不已，肺腐脓成则死。

此原肺痈之由，为风热蓄结不解也。

上气证，有正气夺与邪气实之不同。如上气，面浮肿，摇肩出息，气但升而无降矣。又按其脉浮大，是元阳之根已拔，不治，又如下利则阳脱于上，阴脱于下，阴阳离决，其证尤甚。上气喘则躁者，其喘为风之扇，躁为风之烦，此为肺胀，其逆上之涎沫，将欲秉风势而作风水，但令发其汗，风从汗解，则水无风战，自然就下而愈。

此另提出上气，分二小节，因历[2]虚实以定生死也。前人谓肺痈由风，风性上行而上气，其实不必拘泥。肺痿、肺痈、咳嗽上气，师合为一篇，大有深意，合之可也，分之亦可也。

肺不用而痿其饮食游溢之精气，不能散布诸经，而但上溢于口，则时吐涎沫，且邪气之来顺而不咳者，痿则冥顽不灵

_____

① 舍：作留字解。

② 历：疑作"别"。

也。其人以涎沫多，而不觉其渴，未溺时，必自遗尿，溺时小便短而频数，所以然者，以上焦气虚不能制约下焦之阴水故也。此为肺中冷，盖肺痿皆由于热，何以忽言其冷？然冷与寒迥别，谓得气则热，不得气则冷，即时俗冷淡冷落之说也。肺为气主，气虚不能自持于上，则头必眩，气虚不能统摄于中，则口多涎唾，宜甘草干姜汤以温之。经云：肺喜温而恶寒。又云：肺喜润而恶燥。可知温则润，寒则燥之理也。且此方辛甘合而化阳，大补肺气，气之所至，津亦至焉。若草木之得雨露，而痿者挺矣。若服此汤，而反渴者，属消渴。又当按法而治之，不在此例也。

此申言肺痿证多由肺冷，而出其正治之方也。诸家于冷字错认为寒，故注解皆误。

甘草干姜汤方

甘草四两，炙　干姜三两，炮

上㕮咀，以水三升，煮取一升五合，去滓，分温再服。

上气有咳与不咳之分。不咳者止是风邪上逆，咳者内有水气，外有风邪也。若咳而上气，水与气相触，声在喉中连连不绝，作水鸡声，以射干麻黄汤主之。

此言咳而上气，而出一散邪下水方也。

徐忠可云：凡咳上气者，皆有邪也。其喉中水鸡声，乃痰为火所吸不得下，然火乃风所生，水从风战而作声耳。夫水为润下之物，何以逆上作声？余见近来拔火罐者，以火入瓶，罨入患处，立将内寒吸起甚力，始悟火性上行，火聚于上，气吸于下，势不容已，上气水声，亦是此理。此非泻肺邪，何以愈之？故治此以射干为上，白前次之，能开结下水也。

射干麻黄汤方

射干三两　麻黄　生姜各四两　细辛

紫菀　款冬花各三两　大枣七枚　半夏半升

五味半升

上九味，以水一斗二升，先煮麻黄两沸，去上沫，内诸药，煮取三升，分温再服。

咳逆上气，时时吐痰而胶浊，但坐不得眠，视水鸡声而更甚，急宜开其壅闭，涤其污垢，以皂荚丸主之。

此承上节而言咳而吐浊，坐而不眠之剧证，而出一权宜暂用之方也。

皂荚丸方

皂荚八两，刮去皮，酥炙

上一味末之，蜜丸梧子大，以枣膏和汤服三丸，日三，夜一服。

上气不咳，上既言之矣。咳而上气，亦言之而颇详矣。更有但咳而不上气，病虽未甚，而在表在里，不可以不辨。若咳而脉浮者，为风寒病之在外也。风寒宜表散，以厚朴麻黄汤主之。咳而脉沉者，为痰饮病之在里也。痰饮宜荡涤，以泽漆汤主之。

此言咳而不上气者，不详见证，但以脉之浮沉，而异其治也。

徐忠可曰：咳而脉浮，则表邪居多，但此非在经之表，乃邪在肺家气分之表也。故于小青龙去桂、芍、草三味，而加厚朴以下气；石膏以消热；小麦以辑心火而安胃。若咳而脉沉，则里邪居多，但此非在腹之里，乃邪在肺家营分之里也。故君泽漆降肺气，补肾气，以充腑气，且邪在营，泽漆兼能调营也。紫菀能保肺，白前能开结，桂枝能行阳散邪，故以为佐。若余药，即小柴胡去柴胡，大枣和解其膈气而已。按，泽漆壮肾阳充府气，非用之破血行水也。

厚朴麻黄汤方

厚朴五两　麻黄四两　石膏如鸡子大

杏仁半斤　半夏半升　干姜　细辛各二两

小麦—升　五味半升

上九味，以水一斗二升，先煮小麦熟，去滓，内诸药煮取三升，温服一升，日三服。

泽漆汤方

半夏半升　紫参本作紫菀　生姜　白前各五两　甘草　黄芩　人参　桂枝各三两　泽漆三升，以东流水五斗，煮取一斗五升

上九味，㕮咀，纳泽漆温中，煮取五升，温服五合，至夜尽。

上气不咳，上言正为邪夺者不治，邪盛而正不虚者，宜发汗矣；然此特为外邪而言也。更有虚火烁金，与风邪挟饮而上逆者，绝不相类，当另分其名曰火逆。火逆上气，无咳逆吐痰、水鸡声等证，但觉咽喉若有物相碍，而不爽利，法宜止逆下气，以麦门冬汤主之。

此言火逆证而出其方也。此证绝无外邪，亦无咳嗽，故用人参，否则人参必不可姑试也。

麦门冬汤方

麦门冬七升　半夏—升　人参　甘草各二两　粳米三合　大枣十二枚

上六味，以水一斗二升，煮取六升，温服一升，日三，夜一服。

肺痈，在将成未成之初，邪气尽壅于肺，喘不得卧，以葶苈大枣泻肺汤主之。

此言肺痈始萌，病势渐进，当以此方，乘其未集而击之也。

葶苈大枣泻肺汤方

葶苈熬令黄色，捣丸如弹子大　大枣十二枚

上先以水三升煮枣取二升，去枣、内葶苈煮取一升，顿服。

肺痈已成，上已详言其证矣，今且撮举其要，而出其方。咳而胸满，振寒，脉数，咽干不渴，时出浊唾腥臭，久久吐脓如米粥者，此如肺痈，但肺痈未成脓，实邪也，故以葶苈之逐邪主之。今既成脓，则为

虚邪，当以桔梗汤之解肺毒，排痈脓主之。

尤在泾云：此条见证，具如前二条所云，乃肺痈之证也。此病为风热所壅，故以桔梗开之，热聚则成毒，故以甘草解之。而甘倍于苦，其力似乎太缓，意者痈脓已成，正伤毒溃之时，有非峻剂所可排击者，故药不嫌轻耳。

桔梗汤方

桔梗—两　甘草—两

上以水三升，煮取一升，分温再服。则吐脓血也。

咳而上气，上既详其证矣。又有外邪内饮，填塞肺中而为胀者，自当另看。咳而上气，此病何以知其为肺胀。盖以其人大喘，目突如脱之状，诊其脉浮则知其风邪，若浮而且大者，则知其风火挟水饮而乘于肺，以越婢加半夏汤主之。

此详肺胀证，而出其正治之方也。

越婢加半夏汤方

麻黄六两　石膏半斤　生姜三两　大枣十二枚　甘草二两　半夏半升

上六味，以水六升，先煮麻黄，去上沫，内诸药煮取三升，分温三服。

肺胀，咳而上气，烦躁而喘，脉浮者，心下有水，小青龙加石膏汤主之。

心下有水，咳而上气，以小青龙汤为的剂，然烦躁则挟有热邪，故加石膏，参用大青龙之例，寒温并进，而不相碍。

小青龙加石膏汤方

麻黄　芍药　桂枝　细辛　干姜各三两　甘草三两　五味　半夏各半升　石膏二两按：宜生用，研末加倍，用之方效

上九味以水一升，先煮麻黄，去上沫，内诸药煮取三升，强人服一升，羸者减之，日三服。小儿服四合。

附　方

外台炙甘草汤　治肺痿涎唾多，心中

温温液液^①者。方见虚劳。

千金甘草汤

甘草一味，以水三升，煮减半，分温三服。

千金生姜甘草汤 治肺痿咳唾涎沫不止，咽燥而渴。

生姜五两　人参三两　甘草四两　大枣十五枚

上四味，以水七升，煮取三升，分温三服。

千金桂枝去芍药加皂荚汤 治肺痿吐涎沫。

桂枝　生姜各三两　甘草二两　大枣十二枚　皂荚一枚，去皮子，炙焦。

上五味，以水七升，微火煮取三升，分温三服。

尤在泾云：以上诸方，俱用辛甘温药，以肺既枯痿，非湿剂可滋者，必生气行气，以致其津，盖津生于气，气至则津亦至也。又方下俱云吐涎沫多不止，则非无津液也，乃有津液而不能收摄分布也。故非辛甘温药不可，加皂荚者，兼有浊痰也。

外台桔梗白散 治咳而胸满，振寒，脉数，咽干不渴，时出浊唾腥臭，久久吐脓如米粥者为肺痈。

桔梗　贝母各三两　巴豆一分，去皮，熬研如脂

上三味为散，强人饮服半钱匕，羸者减之。病在膈上者吐脓，在膈下者泻出。若下多不止，饮冷水一杯则定。

千金苇茎汤 治咳有微热烦满，胸中甲错，是为肺痈。

苇茎二升　薏苡仁半升　桃仁五十枚　瓜瓣半升

上四味，以水一升，先煮苇茎得五升，去滓，内诸药煮取二升，服一升，再服当吐如脓。

尤在泾云：此方具下热散结通瘀之力，而重不伤峻，缓不伤懈，可补桔梗汤、桔梗白散二方之偏，亦良法也。

葶苈大枣泻肺汤

治肺痈，胸满胀，一身面目浮肿，鼻塞清涕出，不闻香臭酸辛，咳逆上气，喘鸣迫塞。方见上。三日一剂，可至三小剂，先服小青龙汤一剂，乃进。

尤在泾云：此方原治肺痈喘不得卧，此兼面目浮肿，鼻塞清涕，则肺有表邪宜散，故先服小青龙一剂乃进。又云：肺痈诸方，其于治效各有专长，如葶苈大枣，用治痈之始萌而未成者，所谓乘其未集而击之也。其苇茎汤，则因其乱而逐之者耳。桔梗汤，剿抚兼行，而意在于抚，洵为王者之师。桔梗白散，则捣坚之锐师也。比而观之，审而行之，庶几各当而无误矣。

---

① 温温液液：即泛泛欲吐之意。

金匮要略浅注卷四

汉张仲景原文　　闽　长乐陈念祖修园集注
蔚　古愚
男元犀　灵石　同校字

奔豚气病证治第八

师曰：心者，君主之官也，神明出焉。心不可病，心病则非轻，有心病，而肾之水气凌之，则为**奔豚**，有心病，而胃之燥土，从少阴之火化，而生内痈，则为**吐脓**，有心病，而肝之风木，乘少阴之热气而煽动，则为**惊怖**，有心病，而肾之阴水，不交于离火而既济，则为**火邪**，此四部病，皆从惊发得之。盖以惊则伤心，凡心伤而致病者皆是，然心既伤矣，因惊而谓之惊，可也。非惊亦谓之惊，无不可也。

此一节为奔豚证之开端，类及吐脓等证，四部同出一源，概以惊字括之。盖言皆心病也。师不明言心病，而言惊发者，原为中人以上告语，后之注家，或附会其说，或阙疑以待，恐斯道日晦，吾不能不急起而明之。

师曰：上既以奔豚合四部，而指其所以得矣。今请专言奔豚之病。奔豚病，有物浑沦，其象如豚，从下焦少腹起，上冲咽喉，从肾发作上乘于心，而欲死；作已则气衰，复还于肾而止。皆从惊伤心，恐伤肾以得之。推之，凡有所伤于心者，皆可作惊观也。有所伤于肾者，皆可作恐观

也。盖以心肾之气，本自交通，一受伤则无复限制矣。

此言病发于心肾，为奔豚之本证也。

然肾处于下焦，与肝相通，所谓乙癸同源是也。然肝肾之气，并善上逆，今请言肝邪之发为奔豚其木气之逆则上而冲胸，木邪克土，其腹必痛，肝脏有邪，其气通于少阳，则为往来寒热，以奔豚汤主之。

此言奔豚之由肝邪而发者，当以奔豚汤畅肝气而去客邪也。第比为客邪立法，若肝脏本病发作，以乌梅丸为神剂，此即《金匮》之正面处，寻出底面也。

奔豚汤方

甘草　川芎　当归　黄芩　芍药各二两　半夏　生姜各四两　生葛五两　甘李根白皮一升

上九味，以水二斗煮取五升，温服一升，日三，夜一服。

奔豚证，有肾气乘外寒而冲心者，试约其证而出其方。发汗后，烧针令其再汗，针处被寒，寒袭腠理，火郁脉中，以致核起而赤者，必发奔豚，气从少腹上至心，灸其核上各一壮，与桂枝加桂汤主之。

此为既成奔豚而出其正治之方也。

尤在泾云：此肾气乘外寒而动，发为

奔豚者，发汗后烧针复汗，阳气重伤，于是外寒从针孔而入通于肾，肾气乘外寒而上冲于心，故须灸其核上，以杜再入之邪，而以桂枝外解寒邪，加肉桂泄肾气也。

桂枝加桂汤方

桂枝五两　芍药　生姜各三两　甘草二两，炙　大枣十二枚

上五味，以水七升，微火煮取三升，去滓，服一升。

奔豚证：有肾侮心虚而上逆者，试得其证而出其方，发汗后脐下悸者，以发汗伤其心液，心气虚而肾气亦动，欲作奔豚，以茯苓桂枝甘草大枣汤主之。

此为欲作奔豚而出其正治之方也。

程氏曰：汗后脐下悸者，阳气虚而肾邪上逆也。脐下为肾气发源之地，茯苓泄水以伐肾邪；桂枝行阳以散逆气；甘草、大枣助脾土制以肾水，煎用甘澜水者，扬之无力，全无水性，取其不助肾邪也。

茯苓桂枝甘草大枣汤方

茯苓半斤　甘草二两　大枣十五枚　桂枝四两

上四味，以甘澜水一斗，先煮茯苓，减二升，内诸药，煮取三升，去滓，温服一升，日三服。作甘澜水法，取水二斗，置大盆内，以杓扬之，上有珠子五六千颗相逐，取用之也。

胸痹心痛短气病脉证并治第九

师曰：病有最虚之处，即为客邪之处，当辨之于脉，夫欲知脉当先取其太过之与不及，如关前之阳脉微是阳气虚也。关后之阴脉弦，是阴邪实也。阴邪乘于阳位，即胸痹而心痛，所以然者，责其上焦阳气极虚也。极虚则无以胜邪之本矣。然单虚不为痛，今阳脉微则为虚，知其病

在上焦，究其所以胸痹、心痛者，以其阴中之弦乃阴中之寒邪，乘上焦之虚，而为痹为痛。是虚为致邪之因，而弦则露其衰虚之本象故也。

此言胸痹心痛之病，皆由虚处客邪，从其脉象而探其病源。

其间亦有不从虚得者，当分别观之。姑另备一审因察病之法，当无病之平人又无新邪而发寒热，乃忽然短气不足以息者，当是痰饮食积，碍其升降之气而然，此不责其虚，当责其实也。

此另出实证，与上节对勘而愈明也。

人之胸中，如天阳气用事，阳气一虚，诸阴寒得而乘之，则为胸痹之病，盖诸阳受气于胸，而转行于背，气痹不行，则阻其上下往来之路，则为喘息咳唾，塞其前后阴阳之位，则为胸背痛，且不特喘息咳唾，而呼吸之间，不相续而短气，更审其脉，寸口之阳脉沉而迟，即上所言阳微之意也。关上之阴脉小紧数，即上所言阴弦之意，由尺而上溢于关也。阳气失权，诸阴反得而占之，法当通其胸中之阳，以瓜蒌薤白白酒汤主之。

此详胸痹之证脉。凡言胸痹，皆当以概之，但微有参差不同，故首揭以为胸痹之主证主方耳。其云寸口脉沉而迟，即首节阳微之互辞，关上小紧数，即首节阴弦之互辞，但关居阴阳之界，缘阴邪盛于真阴之本位，由尺而上溢于关，故于关上见之，亦即首节太过不及，于阴阳分其上下之意，而不必拘于字句间也。

瓜蒌薤白白酒汤方

瓜蒌实一枚　薤白半斤　白酒七升

上三味，同煮取二升，分温再服。

胸痹证，上已详言，不复再赘，今又加气上不得卧，是有痰饮以为援也。此证与支饮证相类，而惟心痛彻背者，为胸痹证所独，以瓜蒌薤白半夏汤主之。

此承上而言不得卧及心痛彻背者，为痹甚于前，而前方亦宜加减也。

瓜蒌薤白半夏汤方

瓜蒌实一枚　薤白三两　半夏半升　白酒一斗

上四味，同煎取四升，温服一升，日三服。

更有病势之最急者，胸痹病更加心中痞，为羁留不去之客气结聚在胸，胸痹之外，又见胸满，胁下之气又逆而抢心，是胸既痹而且满，而又及于心中，牵及胁下，为留为结，为逆为抢，可谓阴邪之横行无忌矣。此际急兴问罪之师，以枳实薤白桂枝汤主之。抑或务为本源之计，人参汤亦主之。

此言胸痹已甚之证，出二方以听人之临时择用也。或先后相间用之，惟在临时之活泼。

尤在泾云：心中痞气，气痹而成痞也。胁下逆抢心，气逆不降，将为中之害也。是宜急通其痞结之气，否则速复其不振之阳，盖去邪之实，即以安正，养阳之虚，即以逐阴，是在审其病之久暂，与气之虚实而决之。

枳实薤白桂枝汤方

枳实四枚　薤白半斤　桂枝一两　厚朴四两　瓜蒌实一枚，捣

上五味，以水五升，先煮枳实、厚朴，取二升，去滓，纳诸药数沸，分温三服。

人参汤方

人参　干姜　白术各三两　桂枝　甘草各四两

上四味，以水九升，煮取五升，内桂枝更煮取三升，温服一升，日三服。

更有病势之稍缓者，胸痹，病胸中时觉气之阻塞，息之出入，亦觉不流利，而短气，此水气滞而为病，若水盛于气者，

则短气，以茯苓杏仁甘草汤主之；水利则气顺矣。若气盛于水者，则胸中气塞，橘枳生姜汤亦主之。气开则痹通矣。

尤在泾云：此亦气闭气逆之证，视前条为稍缓矣。二方皆下气散结之剂，而有甘淡甘辛之异，亦在酌其强弱而用之。

茯苓杏仁甘草汤方

茯苓三两　杏仁五十个　甘草一两

上三味，以水一斗，煮取五升，温服一升，日三服，不差，更服。

橘枳生姜汤方

橘皮一斤　枳实三两　生姜半斤

上三味，以水五升，煮取二升，分温再服。

又有本脏病，而殃及他脏者，不可不知。胸痹为手少阴之君火衰微，以致足少阴之阴气上泝，势盛而及于肝，肝主通身之筋，今筋时见缓急者，乙癸同病也。以薏苡附子散主之。

此方胸痹之兼证也。

薏苡附子散方

薏苡仁十五两　大附子十枚，炮

上两味，杵为散，服方寸匕，日三服。

若胸痹之外，病有同类者，不可不知。心中闷痞，或痰饮客气诸逆心悬而空，如空中悬物，动摇而痛，以桂枝生姜枳实汤主之。

此下不言胸痹，是不必有胸痹的证矣。

桂枝生姜枳实汤方

桂枝　生姜各三两　枳实五两

上三味，以水六升，煮取三升，分温三服。

上言心痛彻背，尚有休止之时，故以瓜蒌薤白白酒加半夏汤，平平之剂可治，今则心痛彻背，背痛彻心，连连痛而不休，则为阴寒邪甚，浸浸乎阳光欲熄，非

薤白之类所能治也。以乌头赤石脂丸主之。

此言心痛牵引前后，阴邪僭于阳位，必用大剂以急救也。

乌头赤石脂方

乌头一分，炮　蜀椒　干姜各一两　附子半两　赤石脂一两

上五味末之，蜜丸如桐子大，先食服一丸，日三服，不知，稍加服。

附　方

九痛丸　治九种心疼。

附子三两，炮　生狼牙　巴豆去皮熬，研如膏　干姜　吴茱萸　人参各一两

上六味末之，炼蜜丸如梧子大，酒下，强人初服三丸，日三服，弱者两丸。兼治卒中恶，腹胀，口不能言。又治连年积冷流注，心胸痛。并冷冲二气，落马坠车血疾等皆主之。忌口如常法。按：痛虽有九，而心痛不离于寒，故以姜附为主，而降浊去风逐滞补虚次之。

腹满寒疝宿食病脉证治第十

趺阳为胃脉，其脉微弦，微弦，为阴象也，阴加于阳，其法当腹满，若不满者，其阴邪下攻，必便难，或两胠疼痛，此虚寒不从外得，而从内生，其气欲从下而之上也。此症不可散表，当以温中之药服之。以散内结之阴寒也。

此言趺阳微弦，为中寒而腹满也。其实病根在下，所谓肾虚则寒动于中是也。与上一篇首节参看自得。胠音区，腋下胁也。

趺阳脉微弦，固为虚证，然腹满亦有实证，辨之奈何？病者腹满，按之不痛为虚；不可下也。痛者为实，可下之。胃实者，舌有黄胎，若舌黄而未经下者，下之

黄胎自去。

此言虚实之辨法而并及治法也。

虚而生寒证，不拒按之外，又有辨法，若腹满时减，复如故，为此虚寒，当与温药。

此承上节而申言虚寒之证治也。

尤在泾云：腹满不减者，实也。时减复如故者，腹中寒气，得阳而暂开，得阴而复合也。此亦寒从内生，故曰当与温药。

又虚有实象之危证，不可不知。病者面色痿黄，若燥而渴者，热实也。今燥而不渴，腹满连及胸中均作寒实，实证当不下利，若下利，则是虚寒之极，反有实象，而且下利不止者，是虚寒胃气下脱也，必死。

此言真虚反有实象，假实不可以直攻，真虚不能以遽挽也。

微弦脉见于趺阳，与见于寸口者不同，以趺阳主胃，病从内生，寸口主营卫，病从外至也，若寸口脉弦者，弦为寒而主痛，其人即胁下拘急而痛，与两胠疼痛不同，盖彼主乎内，而此主乎外也。主乎内者，其人痛而兼便难，主乎外者，其人痛而兼啬啬恶寒也。

此言寸口之弦，与趺阳之弦，同属阴邪，而有内外之别也。

寒有内外之别，上虽详之于脉，更当辨之于所见之证，曰喜欠，曰清涕，曰色和，曰善嚏，以此而泛求于偶然病寒之人，犹恐其不足凭也。夫唯取证于素寒之人，名曰中寒家，始得其不易之准，吾观人欲睡而喜欠者，阴引阳入也。睡觉喜欠者，阳引阴出也。今其人为中寒家而喜欠，其为阴盛引阳也奚疑。又尝观年老之人，清涕出者，阳虚所致也。遇寒之人，清涕出者，寒盛所致也。今其人为中寒家而清涕出，其为阳气虚寒也奚疑？若发热

色和者，非中寒也。乃为外寒所搏，虽有清涕出，亦因其善嚏。寒不能留而出矣。

此以中寒家立论，以明中寒证，而并及外寒之轻证也。

上言善嚏，果何取于口嚏乎？盖嚏者，雷气之义也。阴盛而阳伏，阳一得气而奋发，在天为雷，在人为嚏也。若中气素寒，其人下利，以里虚而阳气不振也。若欲嚏不能，是阳欲奋发，却被阴留而中止，阳气盛也。故知此人肚中寒。

此承上节善嚏二字，言中气虚寒之人，欲嚏不能嚏也。中寒之中，是平声。尤氏作去声读，误也。《伤寒》《金匮》无中寒二字，不可不知。宋元后注家，附会此二字，不知遮蔽多少聪明人耳目。

若夫瘦人形气虚弱，难御外邪，忽而绕脐痛，必有外入之风冷，风冷入内，则谷气留滞而不行，医者不晓以温药助脾之行，而反以寒药下之，虽下药推荡其谷气，而寒性反增其风冷，由于正乃益虚，邪乃无制，其气必犯上而为冲，即不上冲者，亦必窃据流连，心下则痞。

此言素虚人一伤风冷，其腹满虽为积滞，法宜温行，不宜寒下以致变也。

兹试言诸证之方治，病腹满，为里实，发热为表邪，表里之邪，相持至于十日，而脉尚浮而数，为日虽久，而表邪犹未已也。饮食如故，其表虽实，而胃气未伤也。法宜两解，以厚朴七物汤主之。

此言腹满发热，而出表里两解之方也。但发热疑是中风证，风能消谷，《伤寒》云：能食物为中风，可以参看。

厚朴七物汤方

厚朴半斤　甘草　大黄各三两　大枣十枚　枳实五枚　桂枝二两　生姜五两

上七味，以水一斗，煮取四升，温服八合，日三服。呕者加半夏五合，下利去大黄，寒多者加生姜至半斤。

虽然表里之辨犹易也。而虚寒欲下上之旨，最之妙而难言，何也？腹中为阴部，下也。阴部有寒气，气逆则为雷鸣，寒盛则为切痛，而且从下而上，其胸中两胁逆满，兼见呕吐，是阴邪不特自肆于阴部，而阳位亦任其横行而无忌，所谓肾虚而寒动于中，急以附子粳米汤主之。

此言寒气之自下而上僭，中上之阳必虚，惟恐胃阳随其呕吐而脱，故于温暖胃阳方中，而兼补肾阳也。

附子粳米汤方

附子一枚，炮　半夏　粳米各半升　甘草一两　大枣十枚

上七味，以水八升，煮米熟汤成，去滓，温服一升，日三服。

上用厚朴七物汤，以其发热，尚有表邪也。今腹痛而不发热，止是大便闭者，为内实气滞之的证也。通则不痛，以厚朴三物汤主之。

此节合下二节，皆言实则可下之证也。重在气滞一边。

厚朴三物汤方

厚朴八两　大黄四两　枳实五枚

上三味，以水一斗二升，先煮二味取五升，内大黄煮取三升，温服一升，以利为度。

以手按辨其虚实，既言不复再赘矣。若按之心下满痛者，虽云其结尚高，与腹中满痛不同，而既已拒按若此，此为有形之实邪也。实则当下之，宜大柴胡汤。

此亦言实则可下之证，但以邪在心下，故以大柴胡汤为的方。可见古人用方，斟酌尽善不差一黍。

大柴胡汤方

柴胡半斤　黄芩　芍药各三两　半夏半升　枳实四枚　大黄二两　大枣十二枚　生姜五两

上八味，以水一斗二升，煮取六升，

去滓再煎，温服一升，日三服。

前言腹满时减，当与温药矣。若腹常满而不减，当责其实，时减者，当防其虚，故曰不足言，即无余议之辞，然满而不减者，当下之，宜大承气汤。

此言满在腹部，与在心下者不同，故用大承气汤以急攻之。此三主均是下药，当分别于几微而用之。

大承气汤方　见痉病。

至若寒痛而救治，另有方法，心胸中本阳气用事，今有大寒与正气相阻而为痛，寒气上逆则为呕，胃阳为寒所痹，则不能饮食，且阴寒据于腹中而作满，寒气上冲于皮肤而突起，出见之形，似有头足，上下俱痛，而手不可触近者，此虚而有实象也。以大建中汤主之。

此言心胃受寒，引动下焦之阴气上逆而痛甚也。方中姜、参、饴糖，建立中气，而椒性下行者，温起下焦之阳，以胜上淼之阴也。

大建中汤方

蜀椒二合，炒去汗　干姜四两　人参一两

上三味，以水四升煮取二升，去滓，内胶饴一升，微火煎，取二升，分温再服。如一炊顷，可饮粥二升，后再服，当一日食糜粥，温覆之。

虚寒则温补之，实热则寒下之，固也。然有阴寒成聚之证，治之者当知法外有法，胁下偏痛发热，若脉数大，热邪实也。今按其脉紧弦，此阴寒成聚也，虽有发热，亦是阳气被郁所致，若非温药，不能去其寒，若非下药，不能去其结，所以当以温药下之，宜大黄附子汤。

此承上节而言阴寒中不无实证，温药中可杂以下药也。

大黄附子汤方

大黄三两　附子三两　细辛二两

上三味，以水五升取二升，分温三服。若强人煮取二升半，分温三服。服后如人行四五里，进一服。

寒气厥逆，赤丸主之。

此言厥逆，而未言腹满痛者，从所急而救治也。

徐忠可云：四肢乃阳气所起，寒气格之，故阳气不顺接而厥，阴气冲满而逆，故以乌头细辛伐内寒，苓半以下其逆上之痰气，真朱为色者，寒则气浮，故重以镇之，且以护其心也。真朱即朱砂也。

沈目南云：本经凡病仅言风寒，不言暑湿燥火，何也？盖以寒湿燥属阴同类，以湿燥统于寒下；风暑火属阳同类，以火暑统于风下，所以仅举风寒二大法门，不言燥湿火暑之繁也。

赤丸方

乌头二两,炮　茯苓四两　细辛一两

半夏四两

上四味末之，内真朱为色，炼蜜为丸如麻子大，先食饮酒下三丸，日再，夜一服。不知，稍增，以知为度。

寒结腹中，因病又叠聚如山，犯寒即发，谓之寒疝。其初亦止腹满而脉独弦而紧，弦紧，皆阴也。但弦之阴，从内生，紧之阴，从外得，弦则卫气不行，即恶寒，阴出而痹其外之阳。紧则不欲食，阴入而痹其胃之阳也。卫阳与胃阳并衰，而内寒与外寒交盛，由是阴反无畏而上冲，阳反不治而下伏，谓为邪正相搏，即为寒疝，绕脐痛。若发作之时，是阴寒内动，或则迫其汗而外出，或则迫其白津而下出，出则为阴阳离脱也，故手足厥冷，并见其脉沉紧者，沉为里，紧为寒，阴寒聚结，急宜以辛甘辛温之品，散结以救阳，大乌头煎主之。

此言寒疝之总证总脉，而出其救治也。

大乌头煎

乌头大者五枚，熬去皮不必咀

上以水三升，煮取一升，去滓，内蜜二升煎令水气尽，取二升，强人服七合，弱人服五合，不差，明日更服，不可一日更服。

然大乌头煎祛寒则有余，而补血则不足也。寒疝之为寒多而血虚者，其腹中痛，及胁痛里急者，以血虚则脉不荣，寒多则脉结急故也，以当归生姜羊肉汤主之。

此治寒多而血虚者之法，养正为本，散寒为次，治寒疝之和剂也。

当归生姜羊肉汤方

当归三两　生姜五两　羊肉一斤

上三味，以水八升，煮取三升，温取三升，温服七合，日三服。若寒多，加生姜成一斤；痛多而呕者，加橘皮二两，白术一两。加生姜者，亦加水五升，煮取三升，二合服之。

寒疝有里外俱病之证，其腹中痛，逆冷，阳绝于里也。手足不仁，若身疼痛，阳痹于外也。医者或攻其外，或攻其内，邪气牵制不服，所以灸刺诸药皆不能治，里外交迫，孰可抵当，惟有乌头桂枝汤之两顾，可以主之。

此言寒疝之表里兼剧，而出其并治之方也。

乌头桂枝汤方

乌头五枚

上一味，以蜜二斤，煎减半，去滓，以桂枝汤五合解之，合得一升，解之者，溶化也。合得一升，以乌头所煎之蜜五合，加桂枝汤五合，合得一升也。后，初服二合，不知，即服三合；又不知，复加至五合。其知者，知，效也。如醉状寒方解也。得吐者，内寒已伸也，为中病。

由此观之，寒疝之证，不外于寒，而寒中之虚实，固所当辨，寒疝之脉，不外弦紧，而弦紧之互见，更不可不知，寒疝病，按其脉数，为寒疝之病脉，而数中仍不离乎本脉之紧乃弦，紧脉之状易明，而弦脉状如弓弦，按之不移。此寒疝之本脉，不以数而掩其面目也，若脉数弦者，数虽阳脉，而见之于弦中，是阴在阳中，当下其寒，若脉紧大而迟者，必心下坚；迟为在脏，病应心下奚疑，而坚为阴象，与大为阳脉而相反，其义何居？而不知脉大为阳，而与紧脉并见，即为阴所窃附于此者，因以断之曰：阳中有阴，可下之。

此言脉紧为寒疝主脉，又有数而弦，大而紧，俱是阳中有阴，是寒疝之脉之变，其云当下其寒，想即大黄附子汤也。

尤在泾云：脉数为阳，紧弦为阴，阴阳参见，是寒热交至，然就寒疝言，则数反从弦，故其数为阴凝于阳之数，非阳气生热之数矣。如就风疟言，则弦反从数，故其弦为风从热发之弦，而非阴气生寒之弦者，与此适相发明也。故曰脉数弦者，当下其寒，紧而迟，大而紧亦然，大虽阳脉，不得为热，正以形其阴之实也。故曰阳中有阴，可下之。

附　　方

外台乌头汤

治寒疝腹中绞痛，贼风入攻五脏，拘急不得转侧，发作有时，令人阴缩，手足厥逆。即大乌头煎。

外台柴胡桂枝汤

治心腹卒中痛者

柴胡四两　黄芩　人参　芍药　桂枝各一两半　生姜三两　甘草三两　半夏二合半　大枣十二枚

上九味，以水六升，煮取三升，温服一升，日三服。

此证由风邪乘侮脾胃者多，然风气通于肝，此方提肝木之气，驱邪外出，而补中消痰化热，宜通营卫次之。沈目南谓：加减治胃脘痛如神。

外台走马汤 治中恶，心痛腹胀，大便不通。

巴豆一枚，去皮心，熬 杏仁二枚

上二味，以绵缠，槌令碎，热汤二合，捻取白汁饮之，当下。老小量之，通治飞尸鬼击病①。

沈目南云：中恶之证，俗谓绞肠乌痧，即臭秽恶毒之气，直从口鼻入于心胸，肠胃脏腑壅塞，正气不行，故心痛腹胀，大便不通，是为实证，似非六淫侵入，而有表里虚实清浊之分。故用巴豆极热大毒峻猛之剂，急攻其邪，佐杏仁以利肺与大肠之气，使邪从便出，一扫尽除，则病得愈。若缓须臾，正气不通，营卫阴阳机息则死，是取通则不痛之义也。

问曰：人病则食自少，若以食少，而误认为宿食，往往以楂曲枳朴消导之药，虚其中气，以致外邪乘虚入里者，不可胜计，然而果有宿食，何以别之？师曰：宿食脉似当于关部见其沉滑，而患之颇久，则不然，其谷气积而壅盛则寸口脉浮而大，饮食不节，则阴受之，阴受之而血先伤，故按之不滑而反涩，且中气阻滞，而水谷之精，不能下逮，其尺中亦微而涩，故于微涩中知其所以受伤者，由于有宿食，以大承气汤主之。

脉数而滑者，有余之象，为谷气之实也，此脉断其有宿食，所可疑者，上言微涩为宿食，兹何以又言数滑为宿食乎？而不知因宿食而受伤，则为微涩，若宿食之本脉，则为数滑，新旧虽殊，病源则一，下之则愈，宜大承气汤。久利而不欲食者，是脾伤不能食也，若下利之初即不欲食者，此有宿食，所谓伤食即恶食是也，当下之，宜大承气汤。

此三节，言宿食可下之证。

参各家说，脾胃者，所以化水谷而行津气，不可或止者也。谷止则化绝，气止则机息，化绝机息，人事不其颓乎？故必大承气速去其停谷，谷去则气行，气行则化续而生以全克矣。若徒用平胃散及谷芽、麦芽、山楂、神曲之类，消导克化，则宿食未得出路，而生气积日消磨，岂徒无益，而又害之，医者当知所返矣。

大承气汤方 见痉病。

胃有三脘，宿食在上脘者，膈间痛而吐，此可吐而不可下也。在中脘者，心中痛而吐，或痛而不吐，此可吐而亦可下也。在下脘者，脐上痛而不吐，此不可吐而可下也。今宿食在上脘，当吐之，宜瓜蒂散。

此言宿食可吐之证也。

瓜蒂散方

瓜蒂一分，熬黄 赤小豆三分，煮

上二味，杵为散，以香豉七合，煮取汁，和散一钱匕，温服之。不吐者，少加之，以快吐为度而止。

总之，治病以脉为凭，上言浮大、反涩、微涩数滑，皆于活泼泼中，以意会之，不可以言传之也。而于紧脉中定其宿食，此旨则微而尤微，脉紧如转索无常者，宿食也。

按：脉紧为外感之定脉，而所异者，在"无常"二字，言忽而紧，忽而不紧也。

脉紧头痛加风寒，腹中有宿食不化也。

按：脉紧头痛风寒，言脉紧头痛与风寒证无异，但风寒证有恶风恶寒，项强脉浮等证兼见，而此则但觉头痛也。此以脉紧论宿食，是诊脉之最元妙而难言也。尤注得旨。

———————

① 尸鬼击病：即现代所谓暴发性急性传染病。

尤在泾云：脉紧如转索无常者，紧中兼有滑象，不似风寒外感之紧，为紧而带弦也。故寒气所束者，紧而不移，食气所发者，乍紧乍滑，如以指索之状，故曰无常。脉紧头痛风寒者，非既有宿食，而又感风寒也。谓宿食不化，郁滞之气，上为头痛有如风寒之状，而实为食积类伤寒也。仲景恐人误以为外感而发其汗，故举以示人曰，腹中有宿食不化，意亦远矣。

五脏风寒积聚病脉证并治第十一

肺为主气之脏，其中风者，气不布津而口燥气不下行而喘，气伤不支，而身如坐舟车之上，而转运气伤力乏而身重，气伤则清阳不升而头冒气伤则水道不行而肿胀。五液在肺为涕，肺中寒，则寒气闭于肺窍，而蓄藏之郁热，则反从口中吐出浊涕，肺将死而脉见真脏，浮之虚，按之弱，如葱叶，下无根者，为天水不交①，故死。

此篇于《内经》不同，所以补《内经》之未及也。

此节言肺中风寒证脉也。

徐忠可云：按已上证，皆言肺本受病，则所伤在气，而凡身之藉气以为常者，作诸变证如此，乃详肺中风寒之内象也。若《内经》所云，肺风之状，多汗恶风，时咳，昼瘥暮甚，诊在眉上，其色白，此言肺感表邪之外象。

肝为风木之脏，若中风者，以风从风动而上行，则头目瞤，肝脉布胁肋，风胜而脉急，则两胁痛，而行常伛②，《内经》云："肝苦急，食甘以缓之。"此木胜而土负，乃求助于其味，故令人嗜甘。肝中寒者，大筋拘急，故两臂不举，肝脉循咽喉之后，肝寒而逼热于上，则舌本燥，胆主善太息，肝病则胆郁，郁则善太息，肝脉

上行者，挟胃贯膈，寒则胸中痛，痛甚则不得转侧，挟胃，则胃受木克，故得食则吐，贯膈，则心母临子，而为汗自出也。肝将死而脉见真脏，浮之弱，按之如索弦紧俱见，去而不来，或失阴阳往复之道，无胃气也。或出人勉强，有委而不前，屈曲难伸之状，脉形曲如蛇行者，主死。

此言肝中风寒证脉也。

徐忠可云：此上言风寒所感，肝之阴受伤，则木气不能敷荣，而凡身之藉阴以为养者，作诸变证如此，乃详肝中风寒之内象也。如《内经》所云：肝中于风，多汗恶风，善悲，色苍，嗌干善怒，时憎女子，诊在目下其色青，此言肝受表邪之外象也。

肝主疏泄，气血滞而不行，如物之粘着，为病名曰：肝着，其人常欲以手蹈其胸上，藉按摩以通其气也。盖血气之郁滞，遇热略散，苟至大苦时，则病气发而为热，又非饮热所能胜矣，故必先于未苦时，但欲求其散而思饮热，由此病证而得其病情以为据，以旋覆花汤主之。

此另言肝着之证治也。但胸者，肺之位也。肝病而气注于肺，所谓横也。纵横二字详《伤寒论》。

徐忠可云：前风寒皆不立方，此独立方，盖肝着为风寒所渐，独异之病，非中风家正病故也。

旋覆花汤方

旋覆花三两，即金沸草　葱十四茎　新绛少许

上三味，以水三升，煮取一升，顿服。

心为火脏，乃君主之官，若中风者，风为阳邪，并之则翕翕然风火并齐而发

---

① 天水不交：即金水相生之机已绝。
② 行常伛：走路时不能挺直，常曲背而行。

热，君主病，而百骸皆废，则不能起，火乱于中，则心中嘈而饥，热格于上，则食即呕吐。心中寒者，寒为阴邪，外束之则火内聚，其人苦病心中懊恼无奈，似痛非痛，其麻辣如啖蒜状；剧者心痛彻背，背痛彻心，譬如虫之往来交注，其脉浮者，寒有外出之机，强用吐法则不可，若得机欲向愈而自吐病乃愈。心伤者，不关于风寒，而气血不足，为内伤也。其人一有劳倦，即头面赤而下重，盖以血虚者，其阳易浮，上盛者，下必无气也，血虚不能养心，则心中痛，火亢而成未济，则自烦，发热，心虚于上，以致肾动于下，则当脐跳，子盗母气，其脉则弦，此为心脏伤所致也。心将死而脉见真脏，浮之实如麻豆，按之益躁疾者，为阴气已绝，主死。

此言心中风寒之证脉也。又心伤者，风寒之本病也。

以心为十二官之主，故特郑重言之也。

徐忠可云：生万物者火，杀万物者亦火。火之体在热，而火之用在温，故鼎烹则颐养，燎原则焦枯。已上证，乃正为邪使，而心火失阳之用，凡身之藉阳以暖者，其变证如此，乃详心中之内象也。若《内经》云：心中于风，多汗恶风，焦绝善怒吓，病甚则言不可快，诊其口，其色黑。《千金》曰："诊在唇，其色赤"，此言心中风之外象也。

至于心伤证，前言犹未尽也。请再申其义，人病如邪所凭，而为悲哭致使魂魄不安者，虽有六气七情痰火之异，而其源则为血气少也；然血气之所以少者，属于心。血从气生，言气即可以该血，心气虚者，其人则畏，合目欲眠，梦远行而精神离散，魂魄妄行。心主失其统御之权，为颠为狂。势所必至者，然颠狂亦有阴阳之分。阴气衰者为颠，阳气衰者为狂。其与经文重阴者颠，重阳者狂之旨，似若未合，然彼以寒热分阴阳，此以气血分阴阳，后之览者，当会通于言外。

此承上节心伤而申其说也。

脾中风，则周身翕翕发热，形如醉人，面红四肢俱软，腹中因风动火而烦，本气湿生而重，上下眼胞属脾胃，而名皮目风入而主动，则见瞤瞤，脾居肺肾之中界，一病则懒于承上接下，天水不交而短气，脾将死而脉见真脏，浮之大坚，金失柔和之胃气，按之如覆盆，覆杯何状？即空而无有之洁洁状且躁疾不宁如摇者，主死。

此言脾中风之证脉也。

按，宋本臣亿等，五脏各有中风中寒，今脾止载中风，肾中风中寒俱不载。古人简乱极多，去古既远，无文可补缀之。沈目南云：脾中寒，予拟《伤寒论》中太阴自利不渴而补之。肾中风，予拟少阴黄连阿胶汤证补之。肾中寒，予拟通脉四逆汤证补之，不识以为何如？

徐忠可云：《金匮》缺脾中寒，然不过如自利腹痛，腹胀不食，可类推也。若已上脾中风诸证，则凡形体之待中土以收冲和之益者，其变证如此，乃详脾中风之内象也。若《内经》云，脾中风状，多汗恶风，身体怠惰，四肢不欲动，色薄微黄，不嗜食，诊其鼻上，其色黄，此言脾中风之外象也。

今试诊之趺阳，趺阳为胃脉，今脉浮而涩，浮则为胃气强，涩则为脾阴虚，脾阴虚，不能为胃上输精气，水独下行，故小便数，浮涩相搏，大便则坚，其病因脾虚为胃所管约，以麻仁丸主之。

此言脾约之证治也。

麻仁丸方

麻仁一升　芍药半斤　大黄去皮，一斤

枳实半斤　厚朴一尺，去皮　杏仁一升，去皮

尖，熬别作脂

上六味末之，炼蜜和丸，桐子大，饮服十丸，日三服。渐加，以知为度。

肾受冷湿，着而不去，名为肾着，肾着之病，其人身体因湿而见重，腰中固寒而畏冷，如坐水中，着处形微肿如水肿之状，但湿邪能阻止津而口渴，今反不渴，知其上之无热小便自利，知其下之阳衰饮食如故，知其病不关中焦，而属下焦，然肾不劳则不虚，推其致病之由，由于身劳汗出，衣里冷湿，久久得而伤之，其证自腰以下冷痛，至腹皆重如带五千钱，以甘姜苓术汤主之。

此言肾着之病，由于冷湿，不在肾中之脏，而在肾之外腑，以辛温甘淡之药治之也。

徐忠可云：肾脏风寒皆缺，然观《千金》三黄汤，用独活细辛治中风及肾着者，而叙病状曰：烦热心乱恶寒，终日不欲饮食。又叙肾中风曰：踞坐腰痛，则知《金匮》所缺肾风内动之证，相去不远。至寒中肾，即是少阴标阴之寒证，当不越厥逆下利欲吐不吐诸条，若《内经》云，肾中风状，多汗恶风，面庞然如肿，脊痛不能正立，其色焰，隐曲不利，诊在肌上，其色黑。盖言风自表入，伤少阴经气，乃肾中风之外象也。

甘草干姜茯苓白术汤方　一名肾着汤

甘草　白术各二两　干姜　茯苓各四两

上四味，以水五升，煮取三升，分温三服。腰中即温。

肾将死而脉见真脏，浮之坚，则不沉而外散，阳已离于阴位。按之乱如转丸，是变石之体，而为躁动，真阳将搏跃而出。益下入尺中者，应伏而反动，反其封蛰之常，主死。

此言肾脏之死脉也。

问曰：三焦之气[①]虚竭而不各归其部，固也，但噫为脾病，今云上焦竭，善噫，何谓也？师曰：中气实统乎三焦上焦受中焦气，中焦未和，不能消谷，谷气郁而不宣故能噫耳。且中焦不和，而下焦亦因而虚竭，即见前则遗溺，后则失便，盖下焦听命于中焦其中焦之气不和，下焦无以受中之荫，则肾气日虚。经云：北方黑色，开窍于二阴。肾虚则前后不能自禁制，此下焦虽病，却不须治，止以补脾健胃，治其中焦。久则自愈。

此言三焦虚竭，统以中焦为主治也。

师曰：热在上焦者，心肺受之，心火盛，肺金愈伤，因咳为肺痿；热在中焦者，脾胃受之，胃热必实而鞭。脾热必燥而闭，因热而结，则为坚；热在下焦者，以下焦为肝、肾、膀胱、大上肠所居之处，或肝胃热盛则尿血，或膀胱热盛亦令淋闭不通。至若大肠有寒者，多鹜溏；即下利溏泻也。有热者，便肠垢，即下利脓血也。小肠有寒者，其人下重便血；即阴结便血也。有热者，流蓄肛门，必病痔。

此又分晰三焦各病也。

问曰：病有积，有聚，有馨气，何谓也？师曰：积者，脏病也。始终不移；聚者，腑病也，发作有时，展转痛移，为可治。馨气者，食气也，食积太阴，敦阜之气[②]，抑遏肝气，故胁下痛，以手按摩之则食化气而愈，若饮食稍一不节。则复发名为馨气。

此言腹中痛，病大概有三也。

徐忠可云：此积非癥瘕之类，亦未必有形停积，天下之物，皆从无中生有，乃气从阴结，阴则粘着也。观下文云：积在喉中，则结阴可知，不然，则喉中岂能容

---

① 气字下原脱"虚"字，据南雅堂藏板补。

② 敦阜之气：意指温煦刚悍之气。

有形之物耶？

　　积病坚久难治，必详之于脉。诸凡气血痰食等积大法，脉来沉细而附骨者，此乃为积也。所以然者，以积而不移之处，其气血营卫，不复上行而外达，则其脉亦沉，而作是象，兹试举其脉出之所以，决其受病之处。若此脉出寸口，积在胸中；微出寸口，积在喉中；出关上积在脐旁；上关上，积在心下；微下关，积在少腹；尺中，积在气冲；脉出左，积在左；脉出右，积在右；若沉细不起之脉两手俱出，是中央有积，其气不能分左右也。可断之曰：积在中央；凡此者各以其部处之。

　　此方积脉分上下左右而定之也。

金匮要略浅注卷五

汉张仲景原文　　　闽　长乐陈念祖修园集注
蔚　古愚
男元犀　灵石　　同校字

痰饮咳嗽病脉证并治第十二

问曰：夫饮有四，何谓也？师曰：有痰饮，有悬饮，有溢饮，有支饮。

此分别四饮之名目也，今人于四饮外，加留饮、伏饮，而不知四饮证之病因，多起于水留而不行，甚者伏而不出。亦何必另立病名乎？

问曰：四饮何以为异？师曰：其人素盛今瘦，其精津化为痰饮，不复外充形体，而第觉水走肠间，水顺流则无声；有所滞碍则沥沥有声，谓之痰饮。即稠痰，稀饮而俱见也。饮后，水流在胁下，不上不下，悬结不散，咳唾引痛，谓之悬饮。悬，即悬挂之义也。饮水流行，归于四肢，当汗出而不汗出，流壅经表，身体疼重，谓之溢饮。溢，即流溢之义也。咳逆倚息不得卧，肺气壅而不行，其形如肿，谓之支饮。如水之有派，木之有枝，附近于脏，而不正中也。

此分别四饮之病证也。

前言四饮，或膈间，或肠间，或胁下，或胸中，皆不能尽饮之为病也。凡五脏有偏虚之处，则饮乘之，可以历指其所在，水饮在心，心下悸动有力，状如坚筑①，火为水制，而气不伸，则短气，恶水不欲饮。水饮在肺，吐涎沫，吐过多，则渴欲饮水。水饮在脾，中气伤则少气，湿气盛则身重。水饮在肝，肝脉布胁肋，则胁下支满，嚏出于肺，而肝脉上注肺，故嚏而牵引作痛。水饮在肾，水盛则凌心，起于脐下，跳动甚，则为心下悸。

此承上四饮而推及五脏，而其义始备也。言脏而不及腑，以腑为阳，在腑则行矣。与水气篇不同。

然以五脏言之，则为在，以病因言之，则为留。夫心下有留饮，背为胸之府，水留心下，溢于胸中，而编著于背，其人背寒，冷如掌大。饮留之处，阳气所不入也。留饮者，胁下痛引缺盆，以饮留于肝，而应于肺也。咳嗽则撤已。以饮被气击，而欲移也。胸中有留饮，其人饮盛者，气不伸，则短气饮结者，津液不输而口渴，四肢历节痛，以痰饮横流于肢节也。然不与历节黄汗同者，以其脉沉者，责其有留饮。

此言饮之留而不去之为病也。

魏念庭云：背为太阳，在《易》为艮止之象，一身皆动，背独常静，静处阴邪常客之，所以阴寒自升入，多中于背，阴

---

① 坚筑：筑，《说文·木部》："捣也"，引伸为悸动，意即心下痞坚而悸动。

寒自内生，亦多踞于背也。

饮留而不去，谓之留饮；伏而难攻，谓之伏饮。膈上伏饮之病，时见痰满喘咳，病根已伏其中，一值外邪暴中，其内饮与外邪相援，一时吐露迅发，则以外邪之为寒热，背疼腰疼，激出内饮之痰满喘咳大作，以致目泣自出，其人振振身瞤诸剧，因以断之曰，必有伏饮。

此言饮之伏而骤发也。俗谓哮喘，即是此证。当表里并治，如小青龙汤，及木防己汤去石膏加芒硝、茯苓为主治，余著有《公余医录》及《医学实在易》，二书中论之颇详，兹不再赘。

饮病当求其所因，不必尽由于饮水，而即饮水可以例其余也。谓夫病人饮水多，水停胸膈，必暴喘满。此其易见而易知也。推而言之凡食少则脾虚不能制水，饮多则水邪又因而增益；水停心下，甚者助肾凌心则为悸，微者妨碍气道而短气；若脉双手俱弦者，寒气周体也，皆因大下后伤中气而善虚。若脉偏于一手，见弦者，饮气偏注也。医者求其病因，当于虚寒二字加意焉可。

此言饮病之因，指其大略，以为一隅之举也。

上言脉弦，弦为阴象，阴则为寒，弦则为减，减则为虚，不易之理也；然有不可以弦概之者，自当分别。肺饮则脉不弦，但若喘、短气；支饮上附于肺，即同肺饮，故亦喘而不能卧，加短气，其脉亦平而不弦也。余求其所以然之故。盖以弦者，借木之象也。肺属金而克木，故肺之自病不弦，肺之初病亦不弦，病势之未甚则然也。二者自当别论。

此言饮脉之不弦者，大抵饮之未甚也。举此二者，跌出下节温药之正治，此作撇笔看，不然与后第十四条矛盾。

请言其治法，病痰饮者，偏寒偏热，皆未中綮①，当以温药和之，此不烦之要语也，上节言病痰饮，犹未言痰饮之见出何证也，缘其心下有痰饮，阴邪冒阳于位，阳虚不运，则胸胁支满，阴气上干，则目眩，此痰饮病之的证也。上第言以温药和之，犹未言温药之当用何方也。温能化气，甘难健脾，燥能胜湿，淡能利水，以苓桂术甘汤主之。此痰饮病之的方也。

此为痰饮病而出其方也。

苓桂术甘汤方

茯苓　桂枝　白术各三两　甘草二两

上四味，以水六升，煮取三升，分温三服，小便则利。

和以温药，不独治痰饮然也，即微饮亦然，微者不显之谓也。饮而日微，非气非水，如阴霾四布，阻塞升降之路，则为短气，谓夫短气之由，皆由于有微饮，法当从小便而去之，盖以膀胱为水府，太阳之气通于天，以苓桂术甘汤主之，令膀胱气化，则天高日晶，阴霾自散，而升降之气顺矣。若肾气丸，是从脐而求之脏，二方相为表里，故亦主之。

此为短气有微饮，而出利小便二方也。俞氏谓微饮阻碍呼吸而短气，当辨之几微，若呼之气短，是心肺之阳有碍，宜苓桂术甘汤通其阳，阳气通则膀胱之窍利矣；若吸之气短，是肝肾之阴有碍，宜肾气丸通其阴，阴通则小便之关开矣。两方并重，与《金匮》原文意未甚深透，于此说，不可不姑存之，为中人以下说法。

苓桂术甘汤方　见上。

肾气丸方　见妇人杂病。

病者脉伏，可知其有留饮矣。其人欲自利，利后则所留之饮，从利而减，一时反见爽快；然虽利，而病根未除，心下续即坚满，是去者自去，续者自续。此为留

---

① 中綮（qǐ起）：即中肯之义。

饮欲去而不能尽去故也，治者，宜乘其欲去之势而导之，以甘遂半夏汤主之。

此言留饮有欲去之势，因出其乘势利导之方也。

甘遂半夏汤方

甘遂大者三枚　半夏十二枚，以水一升，煮取半升，去渣　芍药五枚　甘草如指大一枚，炙

上四味，以水二升，煮取半升，去渣，以蜜半升，和药汁煎取八合，顿服之。

脉浮本中虚也，浮中而见细滑，则为伤饮，谓饮水过多所伤，乃客饮而非内饮也。弦为阴主寒，数为阳主热，前寒疝篇言数弦者，当下其寒，正可触类而旁通，今按其脉则弦数，察其证有寒饮，是脉与脉相左，脉与证又相左，相左者势相持，至冬之大寒，夏之火热，偏寒偏热之药，不能两全，故为难治。脉沉而弦者，沉主里而弦主饮，其为悬饮内痛，无疑，病悬饮者，十枣汤主之。

此一节分三小节。首节言伤于客饮，以跌起内饮，次节以数弦跌起沉弦，盖悬饮原为骤得之证。若不用此猛剂，而喘急肿胀诸证随作，恐滋蔓难图也。《三因方》以三味为末，枣肉和丸，名十枣丸，颇善变通。

十枣汤方

芫花熬　甘遂　大戟各等分

上三味，捣筛，以水一升五合先煮肥大枣十枚，取八合，去滓，纳药末，强人服一钱匕，羸人服半钱匕，平旦温服之，不下者，明日更加半钱匕，得快利后，糜粥自养。

上言饮水流行，归于四肢，当汗出而不汗出，身体重痛，谓之溢饮。夫四肢，阳也。水在阴者宜利，在阳者宜汗。凡病溢饮者，当发其汗，然汗亦有寒热之别，热者以辛凉发其汗，大青龙汤主之；寒者，以辛温发其汗，小青龙汤亦主之。

此言溢饮之治法也。小青龙汤不专发汗，而利水之功居多，二方平列，用者当知所轻重焉。

大青龙汤方

麻黄六两　桂枝　甘草各二两　生姜三两　杏仁四十个　大枣十二枚　石膏如鸡子大一枚

上七味，以水九升，先煮麻黄减二升，去上沫，内诸药煮取三升，去滓，温服一升，取微似汗，汗多者，温粉扑之。

小青龙汤方

麻黄去节　芍药　干姜　甘草炙　细辛　桂枝各二两　五味子　半夏各半升

上八味，以水一斗，先煮麻黄减二升，去上沫，内诸药，煮取三升，去滓，温服一升。

膈在上，比心下稍高。膈间有支饮，迫近于肺，故其人喘，膈间清虚，如天之空，饮气乘之，故其人满，满极，则连及心下痞坚，胃之精华在面，阴邪夺其正气，故不荣于面而色鳌黑，其脉因水而沉，因寒而紧，得之数十日。医或疑其在上而吐之；或疑其在下而下之，俱不能愈，宜开三焦水结，通上中下之气，以木防己汤主之。方用人参，以吐下后水邪因脾虚而结者服之即愈。若胃中有实者，虽愈而三日复发，复与前方而病不愈者，宜木防己汤去石膏之寒，加茯苓以直输水道，加芒硝以峻开坚结，作汤主之。

此言支饮重证而两出其方也。

男元犀按：膈间支饮喘满者，支饮充满于膈间，似有可吐之义，然既曰支饮，则偏旁而不正中，岂一吐所能尽乎？云心下痞坚者，似有可下之义，然心下之旁，为脾之部，以病得数十日之久，虽成坚满，而中气已虚，下之恐蹈虚虚之弊，岂常法所可下乎？故曰：医吐下之不愈也。

面色鯗黑者，是黑而黯黄，主脾虚胃肠实也。胃肠实则不能敷布精华于上，此面色鯗黑之所由来也。脉沉紧者，沉为病在里，紧为寒为饮，饮邪充满，内阻三焦之气，喘满痞实之证作矣。主以木防己汤者，以防己纹如车辐，运上焦之气，使气行而水亦行；石膏色白体重，降天气以下行，天气降则喘满自平；得桂枝为助，化气而蒸动水源，使决渎无壅塞之患；妙在重用人参，补五脏，益中焦，脾输转有权，以成其攻坚破结之用，故曰虚者之愈，实者胃肠成聚，实而有物，故三日复发也。复与不愈者，宜前方去石膏之凝寒，加茯苓以行其水气，芒硝以攻其积聚，斯支饮顺流而下出矣。魏氏云：后方去石膏加芒硝者，以其既散复聚，则有坚定之物。留作包囊，故以坚投坚而不破者，以软投坚而即破也。加茯苓者，亦引饮下行之用耳。此解亦超。

木防己汤方

木防己　桂枝各三两　人参四两　石膏如鸡子大二枚，一本十二枚

上四味，以水六升，煮取二升，分温再服。

木防己去石膏加茯苓芒硝汤方

木防己　桂枝各三两　茯苓四两　人参四两　芒硝三合

五味，以水六升，煮取二升，去滓，内芒硝再微煎，分温再服，微利则愈。

心下有支饮，虽不正中，而迫近于心，是饮邪上乘清阳之位，故其人苦冒眩，泽泻汤主之。

泽泻汤方

泽泻五两　白术二两

上二味，以水二升，煮取一升，分温再服。

支饮胸满者，厚朴大黄汤主之。

上节言心下支饮，用补土镇水法，不使水气凌心，则眩冒自平。此节指支饮在胸，进一层立论，云胸满者，胸为阳位，饮停于下，下焦不通，逆行渐高，充满于胸故也。主以厚朴大黄汤者，是调其气分，开其下口，使上焦之饮顺流而下。厚朴性温味苦，苦主降，温主散；枳实形圆味香，香主舒，圆主转，二味皆气分之药，能调上焦之气，使气行而水亦行也；继以大黄之推荡，直通地道，领支饮以下行，有何胸满之足患哉？此方药品与小承气同，其分两主治不同，学者宜潜心体认，方知古人用药之妙。

厚朴大黄汤方

厚朴一尺　大黄六两　枳实四枚

上三味，以水五升，煮取二升，分温再服。

支饮不得息，肺满而气闭也，闭者宜开，以葶苈大枣泻肺汤主之。

此为支饮气闭者而出其方治也。

葶苈大枣泻肺汤方　见肺痈。

凡呕家必伤津液，本应口渴，渴者病从呕出为欲解，今反不渴，是胃中之客邪可尽，而边旁之水饮常存，饮气能制燥。心下有支饮故也，以小半夏汤主之。

此言支饮偏而不中，故不能与吐俱出也。小半夏汤散结蠲饮，且能降逆。

小半夏汤方

半夏一升，一本五钱　生姜半斤，一本四钱

上二味，以水七升，煮取一升半，分温再服。

中焦以下为腹，腹满，责在下焦，何以上焦见口舌干燥，此为肠间有水气，水尽趋于下，则不能复润于上矣，以己椒苈黄丸主之。前后分攻水结，水结开豁，则腹满可除，水化津生，则口燥可滋矣。

此下三节，俱言水病，水即饮也，饮之未聚为水，水之既聚为饮。师又统言之，以补上文所未备，此言肠间有水之治

法。

己椒苈黄丸方

防己　椒目　葶苈　大黄各一两

上四味末之，蜜丸如梧子大，先食饮服一丸，日三服。小服而频，示缓治之意，稍增，大抵可渐增至五丸及十丸。口中有津液渴者加芒硝半两。渴，不应有津液，今津液多而久渴，故知胃有实热也，加芒硝以下之，所以救胃也。

无物曰呕，有物曰吐，病人卒然呕吐，邪从上越，则心下宜空旷无碍，乃仍然心下痞，是膈间停蓄有水，水阻阳气不升，则眩水凌心主不安，则悸者，宜辛温以升上焦之痞，淡渗以通决渎之壅，以小半夏加茯苓汤方主之。

此言膈间有水之治法。

小半夏加茯苓汤方

半夏一升　生姜半斤　茯苓四两

上三味，以水七升，煮取一升五合，分温再服。

假令瘦人，则不应有水，今乃脐下有悸，是水动于下也。吐涎沫是水逆于中也，而且头目颠眩，是水犯于上也，形体虽瘦，而病实有水。此水之变机也，以五苓散主之。

此言水犯于上中下之法也。

五苓散方

泽泻一两六铢　猪苓　茯苓　白术各十八铢　桂枝半两

上五味为末，白饮服方寸匕，日三服，多服暖水，汗出愈。盖欲使表里分清其水，非挟有表邪而欲两解之谓。

附　方

外台茯苓饮　治心胸中有停痰宿水，自吐出水后，心胸间虚气满，不能食。消痰气，令能食。

茯苓　人参　白术各三两　枳实二两

橘皮二两半　生姜四两

上六味，以水六升，煮取一升八合，分温三服。如人行八九里，进之。

此痰饮善后最稳当之方。

咳嗽症，表里寒热虚实，七情劳伤俱致之，最为虚损大关头，然泛而求之，条绪纷繁，连篇累牍，不能尽也，切而求之，可以不烦言而喻，盖咳家，其脉弦，为有水，十枣汤主之。

此提出咳家之大源头，治咳之大手法，俨如云端指示也。后人畏其峻而不敢用，自二陈汤、六安煎、治嗽散以及于宁咳汤、八仙长寿丸、杏仁酪、燕窝粥之类，皆姑息养奸，引入虚损之门而死，余愿吾辈发天良而自问，其亦当知变计矣。

许仁则云：饮食咳者，由所饮之物，停滞在胸，水气上冲，肺得此气，便成咳嗽。经久不已，渐成水病。其状不限四时昼夜，遇诸动、嗽物即剧，乃至双眼突出，气如欲断，汗出，大小便不利，吐痰饮涎沫无限，上气喘急肩息，每旦眼肿，不得平眠，此即咳家有水之证也。自著有干枣三味丸方亦佳：大枣六十枚，葶苈一升，杏仁一升，合捣作丸，桑白皮饮下七、八丸，日再稍稍加之，以大便通利为度。

按许氏代方，一则胆识不及，一则趋时行道，轻证可以取用，若重证不如三因十枣丸，犹存古人遗轨。

十枣汤方　见上。

夫有支饮家，饮气扰乱清道，动肺则咳，动心则烦，搏击阳气则胸中痛者，已有死道，犹不卒死，延至一百日，或一岁，虽虚而元气未竭，医者不可逡巡畏缩，宜以十枣汤，单刀直入以救之。此不恒名，不避怨，自尽其道然也。若未至于一百日及一岁，更不必言矣。

此承上节而言，十枣汤虽峻，舍此并

无良法也。

喻嘉言云：咳嗽必因之痰饮，而五饮之中，独膈上支饮，最为咳嗽根底。外邪入而合之，因嗽，即无外邪，而支饮溃入肺中，自令人咳嗽不已，况支饮久蓄膈上，其下焦之气，逆冲而上者，尤易上下合邪也。以支饮之故，而令外邪可内，下邪可上，不去支饮，其咳终无宁宇矣。去支饮用十枣汤，不嫌其峻，岂但受病之初，即病蓄已久，亦不能舍此别求良法。其曰：咳家其脉弦为有水，十枣汤主之。正谓弦急之脉，必以治饮为急也。犹易治也。其曰：夫有支饮家，咳嗽烦，胸中痛，不卒死，至一百日，一岁，宜十枣汤。此则可以死而不死者，仍不外是方去其支饮，不几令人骇且疑乎！凡人胸膈孰无支饮，其害何以若此之大？其去害何必若此之力？盖膈上为阳气所治，心肺所居，支饮横据其中，动肺则咳，动心则烦，搏击阳气则痛，逼处其中，荣卫不行，神魄无依，则卒死耳。至一百日一年而不死，阳气未散，神魄未离可知，惟急去其邪，则可安其正，所以不嫌于峻攻也。扫除阴浊，俾清明在躬，较悠悠姑待其死，何得何失耶？

久咳数岁，缘支饮积肺而咳，饮久不已，则咳亦久而不已也。其脉弱者，知邪不进，为可治；实大数者，知邪日进，故死。其脉虚者，知正衰邪亦衰也。然邪虽衰，而正不能御之，亦足以上蔽清阳之气，故必苦冒，盖以其人本有支饮在胸中故也。十枣汤固为正法，而病家往往惑于时医之言而弃之，究竟当知其不易之治法，治属饮家。

此复申言治咳必先治饮，即未定十枣汤之方，总不外十枣汤之意，寓蠲饮于养之中也。

然十枣汤虽为攻饮之良方，但其专主内饮，而不主外寒也。若咳而气逆倚几而息能俯凭而不得仰卧，咳逆之甚，何以至此，大抵久病多属水饮，新病每兼形寒，以小青龙汤主之。内饮外寒，兼驱为得。

此节之上，以水饮为主，而出十枣汤一方；此节以下，以内饮外寒为主，而出小青龙汤一方，后从青龙而加减之，为咳证立两大法门。

小青龙汤方　见上。

青龙汤温散，惟有余之人宜之，若误施于下虚之人，其汤下咽已，即动其冲气，冲脉起于下焦，挟肾脉上行至喉咙，故多唾口燥，厥气上行，而阳气不治，故寸脉沉，尺脉微，手足厥逆，然多唾口燥，尚未显上冲之形也。甚者气从小腹上冲胸咽，手足厥逆，尚未至于痹也。甚者手足不用而痹，且其面色翕热如醉状，自腹而胸而咽而口而面，高之至也。然犹未至于脱，其上浮之阳，因腹下流阴股，而不归其源，以行气化以致小便甚难，然既已下流，而时复上冒者，其故何也？盖以肾邪挟冲大动，而龙雷之火无归，如电火之闪烁无定也。宜与茯苓桂枝五味甘草汤治其气冲。

此言误服青龙，动其冲气，特出救逆之方治也。

苓桂五味甘草汤方

桂枝　茯苓各四两　　五味半升　甘草三两，炙

上四味，以水八升，煮取三升，去滓，分温三服。

今借苓桂味甘之方，服后冲气即低，而反更咳，胸满者，是下焦冲逆之气既平，而肺中之寒饮续出也。用桂苓五味甘草汤去桂加干姜、细辛以治其咳满。

此为肺中伏匿之寒饮，而出其方治也。桂气胜而主气，姜味胜而主形，以冲气即降，而寒饮在胸，寒饮为有形之病，

重在形不重在气也。可知古人用药之严。

苓甘五味姜辛汤方

茯苓四两　甘草　干姜三两　细辛三两
五味子半升

上五味，以水八升，煮取三升，去
滓，温服半升，日三服。

服前方咳满即止，而更复作渴，冲气
复发者，以细辛、干姜为热药以逼之也。
服之当遂渴，若渴而不已，自当另筹甘润
咸寒降逆之剂，今者渴病甫增，未治其
渴。而渴反止者，火不胜水，为有支饮故
也。但有支饮者，必有的据，法当冒，冒
者必呕，呕者有水也，复用前汤，内半
夏，以去其水。

此言咳满得细辛、干姜而止，而冲气
又因细辛、干姜而发者，宜于渴与不渴辨
之。或渴不止者，另治其冲；若渴即止而
冒与呕者，惟治其水饮，半夏一味，去水
止呕降逆，俱在其中，审其不渴，则用无
不当矣。

苓甘五味姜辛半夏汤方

茯苓四两　甘草二两　细辛二两　干姜
二两　半夏半升　五味半升

上六味，以水八升，煮取三升，去
滓，温服半升，日三服。

水在胃者，为胃为呕；水在肺者，为
喘为肺，今水去呕止，其人形肿者，胃气
和而肺气未通也，用前方加杏仁主之。其
证应内麻黄，以其人遂痹，故不内之；若
逆而内之者，必厥，所以然者，以其人血
虚，阳气无偶，发之最易厥脱，此方以杏
仁代麻黄，因麻黄发其阳故也。

此为咳家形肿而出其方治也。

苓甘五味加姜辛半夏杏仁汤方

茯苓四两　甘草　干姜　细辛各三两
五味　半夏　杏仁各半升

上七味，以水一斗，煮取三升，去
滓，温服半升，日三服。

若兼见面热如醉，此为胃热上冲熏其
面，即于前方加大黄以利之。

此为前证面热如醉者，出其方治也。
面热如醉，篇中两见，而义各不同。前因
冲气，病发于下，此不过肺气不利，滞于
外而形肿，滞于内而胃热，但以杏仁利其
胸中之气，大黄利其胃中之热，则得耳。

尤在泾云：水饮有挟阴之寒者，亦有
挟阳之热者，若面热如醉，则为胃热随经
上冲之证，胃之脉上行于面故也。即于消
饮药中，加大黄以下其热，与冲气上逆，
其面翕热如醉者不同。冲气上行者，病属
下焦阴中之阳，故以酸温止之。此属中焦
阳明之阳，故以苦寒下之也。

愚按：咳嗽证，《金匮》两见，一在
肺痈肺痿之下，大抵以润燥为主；一在痰
饮之下，大抵以治饮为先。此仲师咳嗽各
证，以此二法，立经权常变之铃法也。然
其义蕴，过于深奥，难与中人以下语之，
时传方书，聚杂不可为训，而张隐庵、高
士宗二家，虽未精粹，尚不支离，姑录之
以备参考。

张隐庵云：咳者，肺病也。有邪在皮
毛而为肺咳者，有五脏受邪，各传之于肺
而为咳者，此外因之咳也。有寒饮食入
胃，从肺脉上至于肺，则肺寒而咳者；有
脏腑之邪热，上蒸于肺而为咳者，此内因
之咳也。盖肺者，五脏之长也，轻清而华
盖于上，是以脏腑之病，皆能相结于肺而
为咳，然其末见于肺，而其本在于脏腑之
间，故当以本末之法，兼而行之，治无不
应矣。《素问·咳论》曰：肺咳之状，咳而
喘息有音，甚则咯血。心咳之状，咳则心
痛，喉中介介如梗状，甚则咽肿喉痹。肝
咳之状，咳则两胁下痛，甚则不可以转，
转则两胁下满。脾咳之状，咳则右胁下
痛，阴阴引肩背，甚则不可以动，动则咳
剧。肾咳之状，咳则肩背相引而痛，甚则

咳涎。胃咳之状，咳而呕，呕甚则长虫出。胆咳之状，咳呕苦汁。大肠咳状，咳而遗矢。小肠咳状，咳而矢气，气与咳俱矢。膀胱咳状，咳而遗溺。三焦咳状，咳而腹满，不欲饮食。

高士宗云：语云：诸病易治，咳嗽难医。夫所以难医者，缘咳嗽根由甚多，不止于肺。今世遇有咳嗽，即曰肺病，随用发散、消痰、清凉、润肺之药，药日投而咳日甚，有病之经脉，未蒙其治，无病之经脉，徒受其殃。至一月不愈，则弱证将成；二月不愈，则弱证已成；延至百日，身命虽未告殂，而此人已归不治之证矣。余因推本而约言之《素问·咳论》云：五脏六腑皆令人咳，非独肺也。是以咳病初起，有起于肾者，有起于肝者，有起于脾者，有起于心包者，有起于胃者，有起于中上二焦者，有起于肺者，治当察其原，察原之法，在乎审证。若喉痒而咳，是火热之气上冲也，火欲发而烟先起，烟气冲喉，故痒而咳，又有伤风初起，喉中一点作痒，咽热饮则少苏，此寒凝上焦，咽喉不利而咳也。或寒或热，治当和其上焦，其有胸中作痒，痒则为咳，此中焦津血内虚，或寒或热而为咳，法当和其中焦，此喉痒之咳，而属于上中二焦。若气上冲而咳，是肝肾虚也。夫心肺居上，肝肾居下，肾为水脏，合膀胱水府，随太阳之气，出皮毛以合肺；肺者天也，水天一气，运行不息，今肾脏内虚，不能合水府而行皮毛，则肾气从中土以上冲，上冲则咳，此上冲之咳而属于肾也。又肝藏血，而冲任血海之血，肝所主也。其血则热肉充肤，澹渗皮毛，卧则内归于肝，今肝脏内虚，不合冲任之血，出于肤腠，则肝气从心包以上冲，上冲则咳，此上冲之咳而属于肝也。又有先吐血后咳嗽，吐血则是厥阴肝脏内伤，而手厥阴心包亦虚，致心

包之火，上克肺金，心包主血脉，血脉虚，夜则发热，日则咳嗽，甚则日夜皆热皆咳，此为虚劳咳嗽者，先伤其血，后伤其气，阴阳并竭，血气皆亏，服滋阴之药则相宜，服温补之药则不宜，如是之咳，百无一生，此咳之属于心包也。又手太阴属肺金，天也。足太阴属脾土，地也。在运气则土生金，在脏腑则地天交。今脾土内虚，土不胜水，致痰涎上涌，先脾病，而地气不升，因而肺病，为天气不降，咳必兼喘，此咳之属于脾与肺也。又胃为水谷之海，气属阳明，足阳明主胃，手阳明主大肠，阳明之上，燥气治之，其气下行，今阳明之气不从下行，或过于燥而火炎，或失其燥而停饮，咳出黄痰，胃燥热也；痰饮内积，胃虚寒也，此为肠胃之咳，咳虽不愈，不即殒躯，治宜消痰散饮，此咳之属于胃也。夫痰聚于胃，必从咳出，故《咳论》云：聚胃关肺，使不知咳嗽之原，而但以清肺清痰疏风利气为治，适害己也。外有伤风咳嗽初起，便服清散药，不能取效者，此为虚伤风也。最忌寒凉发散，投剂得宜，可以渐愈。又有冬时肾气不足，水不生木，致肝气内虚，泪涕不收，鼻窍不利，亦为虚伤风，亦忌发散，投剂得宜，至春天和冻解，泪涕始收，鼻窍始利。咳嗽大略，其义如是，得其意而引伸之，其庶几乎！又云：咳嗽俗名曰呛，连嗽不已，谓之顿呛。顿呛者，一气连呛二三十声，少则十数声，呛则头倾胸曲，甚则手足拘挛，痰从口出，涕泣相随，从膺胸而下，应于少腹。大人患此，如同哮喘，小儿患此，谓之时行顿呛，不服药至一个月亦愈。所以然者，周身八万四千毛窍，太阳膀胱之气应之，以合于肺，毛窍之内，即有络脉之血，胞中血海之血应之，以合于肝。若毛窍受寒，致胞血凝涩，其血不能澹渗于皮毛络脉之

间，气不煦血不濡，则患顿呛，至一月，则胞中之血一周环复，故一月可愈，若一月不愈，必至两月，不与之药，亦不伤身；若人过爱其子，频频服药，医者但治其气，不治其血，但理其肺，不理其肝，顿呛未已，又增他病，或寒凉过多，而呕吐不食；或攻下过多，而腹满洩泄；或表散过多，而浮肿喘急，不应死而死者，不可胜其计矣。

苓甘五味加姜辛夏杏大黄汤方

茯苓四两　甘草二两　干姜　细辛各三两　五味　半夏　杏仁各半升　大黄三两

上八味，以水一斗，煮取三升，去滓，温服一升，日三服。

水停心下，当知其先后之分。何以谓先渴？水能格火，火独行而上烁喉舌，则为渴，可于未呕之前，追溯其为水停心下。何以为后呕？渴必多饮，饮多上逆则必呕，可于既渴之后，实指其为水停心下，此属饮家，医者不管其已过之渴，只据其现在之呕而治之，以小半夏加茯苓汤主之。

此于咳嗽后，忽又言及水饮，以水饮为咳嗽之根，故言之不厌其复也。

小半夏加茯苓汤方　见上。

消渴小便不利淋病脉证治第十三

厥阴为风木之脏，中见少阳相火，若风郁火燔之为病，脏燥求救于水，则为消渴，消渴者，水入不足以制火，而反火所消也。又须旁参他证，方知其为真厥阴之病，其气上冲心，心中疼热，火生于木，肝气通于心也。胃受木克，而求救于食，则饥，然既受克而致虚，虚未回，则虽饥而仍不欲食，即强食之，则随肝气上冲而作吐，此厥阴消渴证外兼见之证也。虽《内经》有云：二阳结，谓之消。二阳，

阳明也。阳明之消，得下即止。而此属之厥阴，下之不肯止。

此节与《伤寒论》厥阴首条，末句二句之字不同，其义迥别。盖以消证后人有上消、中消、下消之分，而其病源总属厥阴。夫厥阴风木，中见少阳相火，风郁火燔，则病消渴。《内经》亦有风消二字，消必兼风言之，亦即此意，且上消系太阴者，心热移肺也；中消系阳明者，火燔土燥也；下消系少阴者，水虚不能制火实，火虚不能化水也。时医俱不言及厥阴，而不知风胜则干，火从木出，消证不外乎此，师故于开宗处，指出总纲，次节言寸口脉，即心营肺卫之部位也。厥阴横之为病，则太阴受之，言跌阳脉，阳明之部位也。厥阴纵之为病，则阳明受之。三节言男子消渴，男子两字，是指房劳伤肾而言，厥阴病，乘其所生，则足太阴受之，以厥阴为主。分看，合看，互看，头头是道，师未出方，然无不可于乌梅丸，及《伤寒》中各条悟出对证之方。

寸口脉浮而迟，浮不固表，即气不敛而为虚，迟不因寒，即营不充而为劳，气既不敛而虚则卫行脉外之气不足，营既不充而劳则营行脉中之气亦竭。心营肺卫，膈消之治法可悟也。然营者水谷之精气，卫者水谷之悍气，虚而且迟，水谷之气，不上充而内郁，则胃热矣。此上消，中消，可分而可合之旨，更诊其跌阳脉浮而数，浮即为气，经所谓热气蒸胸中是也，数即为气盛，气有余，便是火，火盛则消谷而大坚；坚则不能消水，如以水投石，水去而石自若也且夫。气之盛，即火之盛也，火热本足消水也，水入本足救渴也。今胃中坚燥，全不受水之浸润，转从火热之势，急奔膀胱。则溲数，溲数则坚，愈数愈坚，愈坚愈数。坚数相搏，即为消渴。

此以寸口诊营卫，而上消之证含于其中，趺阳诊阳明，而中消之证，详而不漏，然二证实相因而起也。师未出方，今补拟其略，大抵上消证，心火亢盛，移热于肺，为膈消者，用竹叶石膏汤去半夏加瓜蒌根之类，或不去半夏，喻嘉言最得其秘。心火不足，移寒于肺，为肺消者，用炙甘草汤，或柴胡桂姜汤加人参、五味子、麦门冬之类。中消证，责在二阳，以人参白虎汤送下脾约丸颇妙。然亦须随症变通，不可胶柱也。

饮水多而小便少者，水消于上，名上消，食谷多而大便坚者，食消于中，名中消。饮水少而反多者，水消于下，名下消。上中二消属热，惟下消寒热兼之，以肾为水火之脏也。男子消渴，小便反多，以饮一斗，小便亦一斗，中无火化可知，以肾气丸主之。从阴中温养其阳，使肾阴摄水，则不直趋下源，肾气上蒸，则能生化津液，何消渴之有耶？

此提出男子两字，是指房劳伤肾，为下消立法，而以肾气丸为主治也。尤在泾谓："水液属阴，外气不至，气虽属阳，中实含水，水与气未尝相离也。"肾气丸内有桂附，所以斡旋肾中颓坠之气，而使上行心肺之分，不然则滋阴润燥之品，同于饮水无济，但益下趋之势而已，驯至有降无升，饮一溲二，久而小便不臭，反作甘气，此肾败而土气下泄也。更有浮在溺面如脂者，此肾败而精不禁也，皆为不治。赵养葵谓："治消之法，无分上、中、下，惟以六八味，专主水火津液之源而救之，然亦在治之于早，而大剂以进，或全料，或半料，加人参两许，煮汁，一日夜服尽为妙。"此后人近理之言，亦可取以互参也。

肾气丸方 见妇人杂病。

更有似消渴而非真消渴者，姑附之以

备参考，若病发于表，为脉浮，水停于中，为小便不利，因表邪不去，而发微热，因停水不能化，而为消渴，此与真消渴悬殊，治者，宜利小便发汗，以五苓散主之。

此言外邪内水之渴，与其消渴不同也。

五苓散方 见痰饮。

热渴欲饮水，饮过多，热难消而水不行，以致水入则吐者，名曰水逆，此因渴而生出呕病，更与真消渴病无涉，亦以五苓散主之。

此言因渴而生呕，更与真消渴不同也。

太阳病应发汗，而以水潠①之，外寒制其内热，以致渴欲饮水不止者，非味咸质燥，不能渗散其水气，以文蛤散主之。此更与真消渴证相隔霄壤也。

此言外寒制其内热而为渴，又与真消渴不同也。

文蛤散方

文蛤五两

上一味，杵为散，以沸汤五合，和服方寸匕。

淋之为病，小便短而频数，尿出如粟米状，病在下焦，及肝则小腹弦急，及肾则痛引脐中。

此言淋证之病状也。后人有石淋、沙淋、血淋、气淋、膏淋之分，此则统言之也。

淋病为下焦之热，而下焦则本于中焦。趺阳者，胃也。趺阳脉数，胃中有热，即消谷引饮②，大便必坚，小便则数。数而无度，茎中不痛，是热气燔烁，消渴之渐也，频数而短，茎中作痛，是热

---

① 潠（xùn）：用水喷淋。

② 引饮：赵刻本作"引食"。

气下注，淋病之根也。

此言淋病由于胃热下注，与消渴异流而同源也。师篇中凡复言叠叙之证，皆有深意。

淋家热结在下，不可发汗，若发汗则阴液重伤，水府告匮，热逼于下，必小便出血。

此言淋家不可发汗也。

膀胱为通身之水道，今小便不利者，为膀胱之气不化，便知其有停而不行之水气，设令不渴，则病止在于膀胱也。其人若渴，是中焦土弱，津液不能布散于上，而转输于下，且上焦有热而干涸，其气化不达于州都也。以瓜蒌瞿麦丸主之。

此言小便不利，求之膀胱，然膀胱之所以能出者，气化也，气之所以化者，不在膀胱而在肾。故清上焦之热，补中焦之虚，行下焦之水，各药中加附子一味，振作肾气，以为诸药之先锋。方后自注"腹中温"三字，为大眼目，即方肾气丸之方也。

瓜蒌瞿麦丸方

山药三两　茯苓三两　瓜蒌根二两　附子一枚，炮　瞿麦一两

上五味末之，炼蜜丸如梧子大，饮服二丸，日三服。不知，增至七八丸，以小便利，腹中温为止。

若无水气而渴，止是小便不利，其证不杂，其方亦不必求深，审系湿热，蒲灰散主之。若系血分，即用滑石白鱼散，若欲驱除阴分之水湿，茯苓戎盐汤并主之。

此为小便不利并出三方，听人之随证择用也。

蒲灰散方

蒲灰半分　滑石二分

上二味，杵为散，饮服方寸匕，日三服。

滑石白鱼散方

滑石　乱发烧　白鱼各二分

上三味，杵为散，饮服方寸匕，日三服。

茯苓戎盐汤方

茯苓半斤　白术三两　戎盐弹丸大一枚

上三味，先将茯苓、白术煎成，入戎盐再煎，分温三服。

虽然，治病之道，循其所当然者，更当求其所以然。淋证小便不利，病在水也，然金为水母，肺热则涸其源，胃为燥土，胃热则塞其流。今渴欲饮水，口干燥者，肺胃热盛也，治求其本，以白虎加人参汤主之。

此肺胃热伤之方治也。

白虎加人参汤方　见暍病。

且胃热为脉浮，为热，为渴，为小便不利，与太阳五苓散证不同。阳明之脉大而浮，肌肉上蒸蒸发热，渴则欲饮冷水，小便因热甚液干而不利者，与太阳五苓散证，发汗利水，两解其表里者迥别，故不用五苓散，而以猪苓汤主之。

此因脉浮发热，小便不利二句，与五苓节文同，故又分别为猪苓汤之方治，并二证二汤，毫厘千里，学者不可不细心研究。

猪苓汤方

猪苓去皮　茯苓　阿胶　滑石　泽泻各一两

上五味，以水四升，先煮四味，取二升，去滓，内胶烊消，温服七合，日三服。

金匮要略浅注卷六

汉张仲景原文　　闽　长乐陈念祖修园集注
　　　　　　　蔚　古愚
　　　　　　　　　　　　　同校字
　　　　男元犀　灵石

水气病脉证并治第十四

师曰：病有风水，有皮水，有正水，有石水，有黄汗。

此言肤肿病。《内经》概言目窠上微肿，如新卧起之状，其颈脉动，时咳，阴股间寒，足颈肿，腹乃大，水已成矣。以手按其腹，随手而起，如裹水之状，而不分别为言。然而病因不同，则治法迥异。师故立五名以为大纲，而脉证标本变化之微，详悉于下。

风水之脉证奈何？其脉自浮，浮为风，故外证骨节疼痛，风尚在表，故恶风；皮水之脉证奈何？水行皮间，内合肺气，故其脉亦浮，外证胕肿，按之没指，其邪既去经而在皮间，既在经故不恶风，在皮间故其腹外实中空如鼓，肿在皮外，而未及肠脏，故不渴，当发其汗，俾皮间之水从汗解。正水之脉证奈何？三阴结，而非风结，故其脉沉，水属阴，故其脉迟，三阴结而下焦阴气不复与胸中之阳相调，水气格阳在上，故其外证自喘；喘为此证之眼目，至于目窠如蚕，两睑肿，腹大，与石水证相同者，不必言也。石水之脉证奈何？水聚于下而不行，故其脉自沉，水在下而未伤中气，中未虚冷，故但

沉而不迟，病专在下，而不及于上，故其外证少腹满而不喘；不喘为此证眼目，与正水所同等证，亦不必言也。黄汗之脉证奈何？水邪内郁，故其脉沉迟；心受邪郁，故身发热；热伤在上，故胸满；阳部之邪从阳，故四肢头面肿；久不愈，则邪气侵阴，荣气不通，必至痈脓。

此于五条分晰其脉证也。

试详风水之证，而别其相似之病，脉浮而洪，浮则为风，风者，天之气也。洪则为气，气者，人之气也，是皆失其和者也。风气相搏，若风强于气，则气从风而浸淫肌肤而为瘾疹，身体为痒，痒者藉搔而稍疏浅，为泄风，久则生虫为痂癞①；若气强于风，则风从气而鼓涌水液，而为水，水成则肿胀喘满，难以俛仰。若风气并强，两相维系，而水液从之，以致身体洪大而肿，盖风为虚邪，自汗恶风，乃其的证，今因汗出乃愈，恶风则邪之属虚。无有疑义，故直指之曰：此为风水；彼夫不恶风者，表无风也。小便通利，非风水之相搏也。上焦有寒，其口多涎，乃水入伤心，汗内返而为湿所致。此为黄汗。

此详风水之病源。且风水病最与黄汗相似，故节末又郑重以分别之。风水脉

———

① 痂癞：即化脓结痂有如癞疾之象。

浮，黄汗脉沉，试而易知，师故未言之。

风水中有变异者，不可不知也。风之脉，浮也；水之脉，滑也。今寸口脉沉滑者，不见风脉，但见水脉，中有水气，似属正水。然高巅之上，惟风可到，故面目肿大；风为阳邪，故身中有热；证既属风，其沉亦将变而为浮，而未变之初，无不可先正其名曰风水。视其人之目窠上微肿，如蚕新卧起状，其颈脉动，时时咳，此正水之征也。乃按其手足上陷而不起者，知非正水，而为气水矣。风气相系，亦可正其名曰风水。

此言风水证虽有变异，而真面目不可掩也。

太阳病，脉浮而紧，法当骨节疼痛，此阴邪表实证也。今反不疼，即与阴邪迥别，且身体不为疼而反为重，重则便知其为正水也。不为疼而为酸，酸则便知其为风也，风水误于外，未入于内，故其人不渴，病在外者，宜汗，故汗出即愈，此为风水。此外另有汗后反恶寒者，此为极虚之证，误因发汗得之。亦另有芍药甘草附子汤之治法，不在风水之例。若前证更有渴而不恶寒者，渴似风水，而于不恶寒处，得其机关，知非病风，而独病水，不在皮外，而在皮中，视风水较深一层，此为皮水。其证身肿而冷，状如周痹，盖以周痹为寒湿痹其阳，皮水为水气淫于肤，所以大略相似也。若前证更有胸中气窒，窒而作胀，则不能食，窒而不行，则反聚痛，至暮为阴分更躁而不得眠，明是有水伤心，寒郁其热，其证全在于胸，此为黄汗。若前证之脉浮紧而痛在骨节。脉证却不相反，且咳而喘，不渴者，乃水寒伤肺，此为肺胀，其状如肿，肺主皮毛，皮毛受邪，发汗则愈。然诸病此者，均宜发汗，惟渴而下利，小便数者，为邪已内入，恐非一汗所能愈，皆不可发汗。

此言风水中有类太阳脉，而不出太阳证者，又有相似而实为皮水者，有相似而实为黄汗者，有相似而并非皮水、黄汗，实为肺胀者，师分别其证，未出其方，后人补以越婢加术汤，亦未甚周到。节末以渴者，下利者，小便数者，戒其发汗，大有深意。或问前二条云，风水外证骨节疼，此言骨节反不疼，身体反重而酸。前条云皮水不渴，此云渴，何也？曰：风与水合而成病，其流注关节者，则为骨节疼痛，其侵淫肌肤者，则骨节不疼，而身体酸重，由所伤之处不同故也。前所云皮水不渴者，非言皮水本不渴也。谓腹如鼓而不渴者，病方外盛，而未入里，犹可发其汗也。此所谓渴而不恶寒者，所以别于风水之不渴而恶风也。程氏曰：水气外留于皮，内落于肺，故令人渴是也。

风水、皮水之外，又有湿热郁于里，为里水者，一身面目黄肿，其分别处在于黄，若黄而汗出亦黄，则为黄汗，身黄而无汗出，则为里水，水在里，故其脉不浮而沉，热久郁，故小便不利，积于内者，溢于外。故令病水。假令小便自利，不因此自利而除其黄肿，反因此自利而亡其津液，津液亡故令渴，以越婢加术汤主之。方见中风。

此又从风水、皮水外而言里水也。

尤在泾云：越婢加术，是治其水，非治其渴也。以其身面悉肿，故取麻黄之发表；以其肿而且黄，知其湿中有热，故取石膏之清热，与白术之除湿；不然，则渴而小便利者，而顾犯不可发汗之戒耶！或云此治小便利，黄肿未去者之法，越婢散肌表之水，白术止渴生津也，亦通。

又有兼宿疾而致水，不可不知也。趺阳系胃脉，脉本不伏，因水蓄于下，气伏脉亦当伏，今反紧，紧则为寒，此因其人，本自有寒，疝瘕腹中痛，医不温其寒，而反下之，阳气重伤，即胸满短气，而水病大作，所以然者，阳以下而伤，则决渎无权，水不行而泛滥矣；气以下而耗，则精凝血滞，变其常而化水矣。趺阳脉因水病而当伏，今反数，数则为热，此因其人本自有热，热则当消谷而小便数，今反不利，则水液日积，此欲作水。所以然者，阴虚无以配阳，则水为热蓄而不行也。

此言水病人别有宿疾，当从趺阳脉与其旧疾见证而兼顾之，不可以见肿治为能事。

水病有五，而正水之病居多，当于脉而体认其所由成，然脉之元妙，可以意会，而不可以言传也。寸口脉浮而迟，浮脉则热，迟脉则潜，热潜相搏，名曰沉。趺阳脉浮而数，浮脉即热，数脉即止，热止相搏，名曰伏；沉伏相搏，名曰水；沉则络脉虚，伏则小便难，虚难相搏，水走皮肤，即为水矣。

徐忠可云：此段论正水所成之由也。谓人身中建运不息，所以成云行雨施之用。故人之汗，以天地之雨名之；人之气，以天地之疾风名之。故寸口脉主上，犹之天道必下济而光明，故曰阴生于阳。趺阳脉主下，犹之地轴必上出而旋运，故曰：卫气起于下焦。今寸口脉浮而迟，浮主热，乃又见迟，迟者，元气潜于下也。既见热脉，又见潜脉，是热为虚热，而潜为真潜，故曰热潜相搏名曰沉，言其所下济之元气，沉而不复举，非沉脉之沉也。今趺阳脉浮而数，浮主热，乃又见数，数者，卫气止于下也。既见热脉，又见止脉，是客气为热，而真气为止，故曰热止相搏，名曰伏，言其宜上出之卫气，伏而不能升，非伏脉之伏也。从上而下者，不返而终沉，从下而上者，停止而久伏，则旋运之气，几乎息矣！息则阴水乘之，故

曰沉伏相搏名曰水，见非止客水也。恐人不明沉伏之义，故又曰络脉者，阴精阳气所往来也。寸口阳气沉而在下，则络脉虚，小便者，水道之所从出也。趺阳真气，止而在下，气有余即是火，火热甚则小便难，于是上不能运其水，下不能出其水，又焉能禁水之胡行而乱走耶？故曰：虚难相搏，水走皮肤，即为水矣。水者，即身中之阴气，合水饮而横溢也。沉伏二义，俱于浮脉见之，非真明天地升降阴阳之道者，其能道只字耶！此仲景所以为万世师也。

次男元犀按：仲景此节，深文奥旨，得徐忠可此注，如暗室张灯，大有功于斯道，但有论无方，读者每苦无下手功夫。先君从原本上下文搜讨，得其要紧，从经方中加出一味，名消水圣愈汤，授政有先叔，屡试屡验，奉为枕秘。厥后此方刻入《时方妙用》中，彼时一齐众楚，无一人能发其旨，以致无上名方，反为俗论所掩。己卯秋，先君以老归田，重订旧著，命余读之后，颇有所悟，遂于《时方妙用》中一节，录此方并方论，附于本节之后。第方中天雄难得，不妨以附子代之。菌桂绝无佳者，不妨以桂枝尖代之。方用天雄（炮）一钱，牡桂（去皮）二钱，细辛一钱，麻黄一钱五分，甘草（炙）一钱，生姜二钱，大枣两枚，知母（去皮）三钱，水三杯半，先煎麻黄至二杯，去上沫，次入诸药，煎八分服，日夜三服。当汗出，如虫行皮中，即愈。水盛者，加防己二钱。天雄补上焦之阳而下行入胃，犹天道下济而光明。而又恐下济之气潜而不返，故取细辛之一茎直上者以举之。牡桂暖下焦之水，而上通于心，犹地轴之上行而旋运，而又恐其上出之气止而不上，故取麻黄之勇往直前者以鼓之。人身小天地，惟建运不息，所以有云行雨施之用。

若潜而不返，则气不外濡而脉络虚；故用姜、枣、甘草化气生液，以补络脉。若止而不上，则气聚为火而小便难，故以知母滋阴化阴，以通小便。且知母治肿，出之《神农本草经》，而《金匮》治历节风脚肿如脱，与麻黄附子并用，可以比例而明也。此方即仲景桂甘姜枣麻辛附子汤加知母一味，主治迥殊。可知经方之变化如龙也。

正水病在将成未成之际，其脉如何？寸口脉弦而紧，紧则为寒，弦则卫气为寒所结而不行，卫气不行，则藩篱不固，而即恶寒，卫气不行，则水液不运，而不沾流，走于肠间。遂横流于肌肤肢体矣。

此言水病之初成，责在卫气，以寸口主乎卫气也。意者，寒从外得，阳气被抑，水之所由成也。

正水病既成之际，脉又如何？少阳脉紧而沉，紧则为痛，沉则为水，小便即难。

此言小便之既成，责在肾阳，以少阴主肾阳也。意者，寒自内生，而气化不速，水之所由盛也。

正水之脉，有恒有反，不可不知。盖以水阴也，阴盛则脉沉，水行皮肤，营卫被遏，则脉亦沉，今脉得诸沉，当责有水，然必合之，身体肿重，方可断其为水，此脉与证相符之恒也。若正水之病，其脉应沉而陡然暴出者，是真气离根，脱散于外，脉证相反，故主死。

此言正水之常脉则沉，若陡然而出，则为反也。尤氏云：出与浮迥异。浮者，盛于上而弱于下；出则上有而下绝无也。

正水之治，缓者筑以防堤，急则行其疏凿。夫水病人，脾胃为水气所犯，故目下有形如卧蚕，水明亮而光润，故面目鲜泽，正水脉沉，沉极则脉伏，其人胃中津液水饮，俱外溢于皮肤肌肉，无以上于喉

舌则为消渴，此皆水病先见之征也。及其病水之势既成，则腹大，小便不利，其脉沉甚而欲绝者，诊其脉则为无阳，审其势则为有水，可于扶阳中疏凿其水以下之，俾水去则阳回，则元自复矣。

此言正水病，腹大，小便不利，脉道被遏而不出，其势已甚。子和舟车、神祐等丸，虽为从权救急之计，然虚人不堪姑试。余借用真武汤温补肾中之阳，坐镇北方以制水，又加木通、防己、川椒目以导之，守服十余剂，气化水行，如江河之沛然莫御矣。此本论中方外之方也。

问曰，病下利后，阴液亡则渴欲饮水，饮水多而小便不利，水有入而无出，积于腹中，而为腹满，固事之常也。乃因而为肿者，其故何也？答曰：水必得气而行，此缘利后气伤，饮水过多，法当病水，若得小便自利，则水从下通，及汗自出者，则水从外泄，水虽聚而常行，自当愈。然其所以汗与利者，气内复而机自行也。而辛散渗淡之药，不足恃耳。

此言客水成肿，易成而亦易愈，调其中气，则气复，而水自从利从汗而行矣。有一张姓者，疟愈后，日饮水数升，小便不利，有用四苓加木通，服之三日，溺时茎痛，一日夜尿不及半小盏，尿盆底如朱砂，日更医，遍服利水之药，形肿日增。有一老医马姓，主以济生肾气丸，早吞五钱，暮服六君子汤一服，许以半月必愈，服至二十余日，不效。又增出不寐、气喘、呕逆之逆证，病家极恼前医之失，而求治于予。予诊其色，鼻准黄润，诊其脉，虽细小中而却有缓象。直告之曰：此证误在前医，救在后医，止守前此丸汤并进，再十日必效，予无别法也。病家埋怨已极，誓不再服，叩头求请另方。予不得已，以权辞告之曰：前方虽佳，但日服不改，病气与药气习以为常，所以不效，今

且用茯苓四钱，蛤蜊粉三钱，灯草十四寸，煎水服之。三日后再服前此药方，必另有一番好处。病家喜而服之，是夜小便如涌，其肿亦退去十分之七，皮肤中时见汗意，再一服，大汗如雨，肿全消，而神气亦复，喜告于予。予令其遵马先生丸汤之法，渠弗听，从此即不服药，半月病愈体康，到寓面谢时，还痛说前医之过。甚矣哉！医道之旨弗明也！详附于此，以为尤注："气内返而机自行"句之铁案，亦以见医术挟时命而行。

正水病，久则相搏而概病，而其初则有五脏之分：心火脏，心水者，水凌于心，阳气被郁，则其身重而少气，郁而不泄，致伤心气，则不得卧，烦而躁，阳虚不能下交于阴，阴气不化，则其人阴肿。肝木脏，肝水者，水气凌肝，必传于脾，脾部在腹，则其腹大，不能自转侧。肝气横，其痛在胁下，传则腹痛，厥阴之气，冲逆水邪，随之而上下，则时时津液微生，小便续通。肺金脏，为治节之官。肺水者，肺主气，虚则失其统御之权，故其身肿，治节不行，则水乱，故小便难，时时鸭溏。谓如鸭粪之清浊不贯也。脾土脏，主腹，而气行四肢。脾水者，水气凌脾，脾气不行，则其腹大，四肢苦重，津气生于谷，脾不能化谷，则津液不生，但苦少气，脾气不舒，则小便难。肾者，主水而藏精，其所赖以为锁钥之司也，其气上通于心，领心阳之气，下达水府。肾水者，肾气虚，不能上领心阳之气，而水凝矣。脐腹属少阴，少阴病，阳虚阴甚，则其腹大，脐肿腰痛，不得溺，阴下湿如牛鼻上汗，阳不得下，则其足逆冷，面者，诸阳之会也。肾虚不能上会，则其面反瘦。

此节分晰五脏之水，以补《内经》所未备，使人寻到病根，察其致病之脏而治之，不惑于脾肺肾通套成方以试病，则善矣。

师曰：诸有水者，分其内外表里而治之，不若分其上下，尤为确切。腰以下肿，阴为主用，当利小便；腰以上肿，阳为主用，当发汗乃愈。

沈目南云：此以腰之上下分阴阳，即风、皮、正水之两大法门也。腰以下主阴，水亦属阴，以阴从阴，故正水势必从于下部先肿，即腰以下肿，然阳衰气郁，决渎无权，水逆横流，疏凿难缓，利小便则愈，经谓"洁净府"是也。腰以上主阳，而风寒袭于皮毛，阳气被郁，风、皮二水，势必起于上部先肿，即腰以上肿，当开其腠理，取汗通阳则愈，经谓"开鬼门"是也。窃谓利水发汗，乃言其常，而未及其变。当审实者施其常，虚者施其变。但治变之法，欲汗者当兼补阳，即麻黄附子汤之类；欲利小便者，兼养其阴，即瓜蒌瞿麦丸之类。然开腠通阳而利小便，必兼变法，乃为第一义耳。

按：时医治水病，只守二方。一曰五皮饮，桑白皮、橘皮、生姜皮、茯苓皮、大腹皮各二钱，取其以皮入皮，不伤中气之义。上肿加紫苏、防风、杏仁各三钱以汗之；下肿加木通、防己、泽泻、赤小豆各二钱以利之；且气分加白术、黄芪、肉桂之类；血分加当归、川芎、桃仁、五灵脂之类；寒加附子、肉桂、小茴香、巴戟天、干姜之类；热加黄柏、知母、生蛤蜊之类；诸虚合四君子汤；诸实合三子养亲汤，轻者颇效，而重病则否矣。而济生肾气丸，熟地黄四两，山萸肉、山药、泽泻、丹皮、肉桂、车前子、牛膝各一两，茯苓三两，熟附子五钱，蜜丸，每服三、五钱，百沸汤送下，或作汤服，此方自薛立斋极赞其妙，而张景岳、李士材和之，至今奉为水肿气肿等证之神丹，而不知一派阴药中，杂以些少桂附，亦从阴化，久服必致阴霾四布，水势滔天，不可救援。谁制此方，大为《金匮》罪人。后医反以此方名为金匮肾气丸，荒经侮圣，大可浩叹！今因沈目南有瓜蒌瞿麦丸养阴一说，余亦谓瓜蒌瞿麦丸之用附子，与肾气丸之附子同义，恐后学错认章旨，而误用之，则余亦薛立斋、张景岳、李士材之流辈耳。孟夫子云：尔何曾比予于是。当知昔贤当时不得已之言也。

师曰：上焦主气，诊之寸口，若寸口脉沉而迟，沉则为水，迟则为寒，寒水相搏，则为水肿，可知水肿之必关营卫也。中焦主水谷，诊之趺阳，若趺阳脉不起而伏，则为水谷不化，第不化有二；若脾气衰而不化，则水杂于粪，为鹜溏；胃气衰而不化，则水溢于外而身肿，下焦主血，诊之两尺，右尺为阳中之少阳，若少阳之脉沉弱而卑①，为相火之衰；左尺为阴中之少阴，若少阴之脉微损而细，为真水之②虚。北方龟蛇，非一而亦非二，均在下焦而主血。男子病此，则水精不化，而小便不利；妇人病此，则血化为水，而经水不通。而其所以然者，则皆阳气不行，阴气乃结之故。经为血，而属于阴，阴血阻滞不利则渐成为水，名曰血分。男妇之病一体，惟妇则有经可征也。

此言正水之偏于下焦者为血分，而又合于上中二焦而言，为寸口、趺阳、少阳，上中下三诊之全法也。《伤寒论》《金匮》多用此笔法。

男元犀按：此节及下一节，字字金针，宜熟玩之。

师曰：血分病在下焦，亦与上中二焦相关，属于虚者，上言之详矣。而属于虚中③之实者，不可不知。寸口脉沉而数，数则为出，沉则为入；出则肺气壅于阳，为阳实；入则水气滞于阴，为阴结。趺阳脉微而弦，微则中土本伤，而无胃气，弦则胃受木克，而气不得息。少阴脉沉而滑，沉则为病在于里，滑则为里邪之实，沉滑相搏，血结胞门，其凝聚坚癥不泻经络不通，而肿病大作，名曰血分。

此承上节血分而言也。与第八节"沉则脉络虚，伏则小便难"等句互相发明，又合寸口趺阳、少阴，而见气壅于阳，胃病于中，血结于阴，分之则三，合之则一也。

男元犀按：胞为血海，男女皆有之。此云胞门，在关元、气海之间，指膀胱之位而言也。先君口传蔡明府名本谦患水肿垂死复生验案，用泽兰之法，本于此。

尤在泾云：上条之结，为血气虚少，而行之不利也。此条之结，为阴阳壅郁，而欲行不能也。仲景并列于此，以见血分之病，有全虚者，有虚中之实者，不同如此。

血分为男妇兼有之病，而亦有专为妇人而言者，以妇人之病，以经为主也。或有问于师曰：病有血分，水分何也？师曰：经水前断，后病水，名曰血分，此病难治。先病水，后经水断，名曰水分，此病易治。何以故？去水，其经自下。

尤在泾云：此复设问答，以明血分、水分之异，血分者，因血而病为水也。水分者，因水而病及血也。血病深而难通，故曰难治。水病浅而易行，故曰易治。

问曰：病者苦水，面目、身体、四肢皆肿，小便不利，医者脉之，病人竟不言苦水，反言胸中痛，气上冲咽，状如炙肉，当微咳喘，审如师言，其脉何类？师曰：水气中原不得有此证，其先寸口脉沉

---

① 脉卑：即脉沉弱，示营血不足。
② 之：原作"中"，据南雅堂藏板改。
③ 中：原作"者"，据南雅堂藏板改。

而紧，沉为微水，紧为积寒，沉肾相搏，则微水积寒结在关元，始时水与寒尚微，年盛邪不胜正而不觉，迨至阳衰之后，前此所结之邪，觉营卫中稍稍相干，阳日就损阴日加盛，而所结之寒微动，遂挟肾气上冲，咽喉塞噎，胁下急痛，此时若以温肾祛寒之药治之，法当渐愈，乃医以为留饮而大下之，未得病源，病气维系而不去，其病根不除，复重吐之，诛伐无过，一则大下以伤其胃，一则吐伤上焦之阳，而下焦之阴火乘之，以致胃家虚烦，咽燥欲饮水，火乘于上，阳虚于下，以致决渎失职，小便不利，釜底乏薪，水谷不化，水气日盛，而面目手足皆见浮肿；又与葶苈丸下其水，虽非治其病根，而肿势证既盛，当时如小差，此后或因食饮过度，肿复如前，又加胸胁苦痛，象若奔豚，且其水气扬溢，时则咳而喘逆。治者当先攻击，与桂苓五味甘草汤类，冲气令其即低而止，止后方乃治其咳，用苓甘五味姜辛汤等令其咳止，咳止，其喘不治而自差。所以然者，病根深固，不能骤除，当先治冲气咳喘之新病，而水气之病当在所后。虽然治病必溯其所由来，关元结寒，水病之所由来也。

徐忠可云：此言正水之成，有真元太虚，因误治成水，又误治而变生新病，当以治新病为急。按：第十二章痰饮咳喘病，有小青龙汤加减五方之法，一字一珠，宜参看。

兹试为各证补其言未及，而并出其方。风水，其脉必浮而其为本证之确据者，则在身重，又合之汗出恶风及前后论列诸证，或兼或不兼者，一见身重脉浮，汗出恶风，其为风水内挟湿气无疑矣，以防己黄芪汤主之。若胃中不和，兼见腹痛者加芍药。以泄之。

按：此节即太阳病，脉浮汗出恶风者，中风症也。盖以太阳为寒水之经，病则水不行，水不行，则必化湿，而生胀满矣，故名曰风水。其证身重脉浮者，内挟湿气无疑矣，故以防己黄芪汤治之。张隐庵云：防己生汉中，纹如车辐，主通气行水；芪术解肌散湿，助决渎之用；姜枣草和营卫补中央，交通上下之气，使气行而水亦行矣。腹痛者，胃不和也。加芍药以泄之。《湿气篇》云：胃不和者，加芍药三分，可知耳。徐注谓为补脾之虚，误矣。

防己黄芪汤　见湿病。

尤云：水与湿，非二也。

风水证，身重则为湿多，而此则恶风，一身悉肿，则为风多；脉浮不渴，病在表而不在里也；身原无汗，而续偶见其自汗出，身无大热，其微热不去，为表实也。以越婢汤主之。

徐忠可云：上节身重则湿多，此节一身悉肿则风多，风多气多热亦多，且属急风，故欲以猛剂铲之。恶寒为卫虚，加附子。古今录验加术，并驱湿矣。

越婢汤方

麻黄六两　石膏半斤　生姜三两　甘草二两　大枣十二枚

上五味，以水六升，先煮麻黄，去上沫，内诸药煮取三升，分温三服。恶风加附子一枚，风水加术四两。

皮水为病，四肢肿，水气在皮肤中，前论已详，不必再赘，惟四肢聂聂动者[①]，更为皮水之证，以防己茯苓汤主之。

此为皮水证出其方治也。

防己茯苓汤方

防己　黄芪　桂枝各三两　茯苓六两　甘草二两

----

① 聂（niè）聂动：跳动轻微之状。

上五味，以水六升，煮取二升，分温三服。

一身面目黄肿，谓之里水，乃风水深入肌肉，非脏腑之表里也，腠实无汗，胃热内向，欲迅除其热，越婢加术汤主之。欲迅发其汗，甘草麻黄汤亦主之。

此为里水证出其方治也。

越婢加术汤　见上。

甘草麻黄汤方

甘草二两　麻黄四两

上二味，以水五升先煮麻黄，去上沫，内甘草煮取三升，温服一升。重复汗出，不汗再服，慎风寒。

水之为病，其脉沉小，属少阴，即为石水，彼夫浮者为风，即是风水，其内无水，而为虚胀者，其病不为水而为气，气病不可发汗，水病发其汗即已。然而发汗之法，各有不同，若脉沉者，水在少阴，当温其经，宜麻黄附子汤；脉浮者，水在皮毛，当通其肺，宜杏子汤。

此为石水证出其方也。而并言及风水与气肿，从反面掉出正旨，时又有借宾定主之法，汉文已开之。

麻黄附子汤

麻黄三两　附子一枚　甘草二两

上三味，以水七升，先煮麻黄，去上沫，内诸药煮取二升半，温服八合，日三服。

杏子汤方　阙，恐是麻黄杏仁甘草石膏汤。

逆而不顺谓之厥，而皮水浸淫日久，腐溃而出水者，厥而不顺之证也。宜用外敷之法，以蒲灰散主之。

此言皮水溃烂谓之厥，出其外治之方也。诸家俱作水伤阳气而厥冷解，误矣。此照钱太医定之。

蒲灰散方　见消渴。

问曰：汗出黄色，而身不黄，与发黄之证异，别其名曰黄汗。黄汗之为病，身体肿，发热汗出而渴，状如风水，汗沾衣，色正黄，如柏汁，脉自沉。前此详其病状，而其病源，何从得之？请再申言，而出其方治。师曰：以汗出入水中浴，水从汗孔入得之，盖汗出则腠疏，客水之气从毛孔而伤其心，故水火相蒸而色黄，水气搏结而脉迟，然此证亦有从酒后汗出当风所致者，虽无外水，而所出之汗，因风内返，亦是水也。凡脾胃受湿，湿久生热，湿热交蒸而成黄者，皆可以汗出入水之气推之也。宜芪芍桂酒汤主之。

此为黄汗证出其方治也。

尤在泾云：黄汗之病，与风水相似，但风水脉浮而黄汗脉沉，风水恶风而黄汗不恶风为异。其汗沾衣色正黄如柏汁，则黄汗之所独也。风水为风气外合水气，黄汗为水气内热遏气，热被水遏，水与热得，交蒸互郁，汗液则黄，黄芪、桂枝、芍药行阳益阴，得苦酒则气益和而行愈周，盖欲使营卫通行，而邪气毕达耳。云苦酒阻者，欲行而未得遽行，久积药力，乃自行矣。故曰：服至六七日乃解。又云：前第二条云：小便通利，上焦有寒，其口多涎，此为黄汗。第四条云：身肿而冷，状如周痹，此云黄汗之病，身体肿，发热，汗出而渴。后又云：剧者不能食，身疼重，小便不利。何前后之不侔也。岂新久微甚之辨欤？夫病邪初受，其未郁为热者，则身冷小便利，口多涎，其郁久而热甚者，则身热而渴，小便不利，亦自然之道也。

黄芪芍药桂枝苦酒汤方

黄芪五两　芍药　桂枝各三两

上三味，以苦酒一升水七升相合，煮取三升，温服一升，当心烦，服至六七日乃解。若心烦不止者，以苦酒阻故也。

黄汗之病，阳被郁而不下通，则两胫

自冷；身热而胫冷，为黄汗之的证。假令一身中尽发热，此属历节。不为黄汗也。然黄汗郁证也。汗出则有外达之机，若食已汗出，乃荣中之热，因气之动而外浮。又身常于入暮盗汗出者，乃荣中之热，乘阳之间而潜出。此皆责之荣气之热也。若汗出已，反发热，是热与汗俱出于外也。久久其身必甲错；发热不止者，必生恶疮。所谓自内之外，而盛于外是也。若身重，汗出已，辄轻者，是湿与汗俱出也，然湿虽出，而阳亦伤。久久必身瞤，瞤即胸中痛，又若从腰以上汗出，腰以下无汗，是阳上通，而下不通也，故腰髋弛痛，如有物在皮中之状，不能便捷，更有病剧而未经得汗者，则窒于胸而不能食，壅于肉里而身疼重，郁于心而烦躁，闭于下而小便不利，此其进退微甚之机，不同如此，而要皆水气伤心之所致，可以指之曰：此为黄汗，以桂枝加黄芪汤主之。

此言黄汗变证不一，总缘发黄本为郁病，得汗不能透彻，则郁热不得外达，所以又出一桂枝加黄芪之方法也。

桂枝加黄芪汤方

桂枝　芍药各三两　甘草　黄芪各二两
生姜三两　大枣十二枚

上六味，以水三升煮取一升，温服一升。须臾，啜热稀粥一升余，以助药力。温覆取微汗，若不汗，更服。

师曰：心营肺卫，脉应寸口，今寸口脉迟而涩，迟者，其病在营，无以速卫气之行，则为寒；涩者，其病在卫，无以致营血之濡，为血不足。再诊之胃脉之趺阳，今趺阳脉微而迟，微则知其病为不足于气，迟则知其不足于气，即为寒。后寸口趺阳而诊之，则知其寒而气血不足，即手足逆冷；盖以阳气起于四肢，以贯一身，而调营卫故也。手足逆冷，则营卫不利；营卫不利，则腹满胁鸣，腔中纯是客

寒相遂，气转膀胱，营卫俱困乏而疲劳。盖以营卫受气于阳明，而太阳又为营卫之统司也。经云：巨阳主气，为诸阳所属，要知膀胱内主津液之灌注，则为阳中之阴，外主阳热之布护，则为阳中之阳，阳热之气不通即身冷，阴液之气不通即骨疼；此阴阳之各自为病也。阳前而阴不与俱通，则阴失阳而恶寒；阴前而阳不与俱通，则阳独治而痹不仁。此阴阳之互相为病也，总由阴阳相失，遂闭塞而成痹。治之者，当使阴阳相得，其气乃行，大气一转，其气乃散。若证之实者，得药则矢气，邪从大便喧吹而出；证之虚者，得药则遗溺，邪从小便涌溢而行。病之所以成，病之所以散，皆一气主之，故名曰气分。

此非黄病，因黄病之脉沉上下，营卫不通等证，触类引伸，而及于气分之专证。其实水与气，虽分有形与无形，而其源则作二也。肿与胀虽分在外在内，而其病则相因也。然每见病胀者，以治水之法施之，往往不效，至腹胀而四肢不肿，名曰单鼓胀，或因水病而攻破太过者有之；或因宿有癥瘕积块痞块重加外感内伤而发者有之；有日积月累，初时不觉，及觉而始治之，则已脱矣。若至腹大如箕，腹大如瓮，虽卢扁亦莫之何！《内经》明胀病之旨，而无其治。仲景微示其端，而未立其法。后人用大攻、大下、大补、大温等剂，愈速其危，而不知仲景于此节虽未明言胀病单鼓，而所以致此之由，所以治此之法，无不包括其中。下节两出其方，一主一宾，略露出鼓胀之机倪，令人寻绎其旨于言外。

按：沈目南以大气二字，指膻中之宗气而言，颇为得解。喻嘉言《寓意草》谓人身胸中空旷如太空，地气上则为云，必天气降而为雨，地气始收藏不动，诚会上

焦如雾、中焦如沤、下焦如渎之意，则云行雨施，而后沟渎皆盈，水道通决，乾坤有一番新景象矣。此义首重在膀胱一经。经云：膀胱者，州都之官，津液存焉，气化则能出矣。如人之饮酒无算而不醉者，皆从膀胱之气化而出也。膻中位于膈内，膀胱位于腹内，膀胱之气化，则空洞善容，而膻中之气得以下运，若膀胱不化，则腹先胀，而膻中之气安能下达耶？然欲膀胱之气化，其权尤在于葆肾，肾以膀胱为府者也。肾气动，必先注于膀胱，屡动不已，膀胱满胀，势必奔逆于胸膈，其窒塞之状，不可明言；肾气不动，则收藏愈固，膀胱得以清静无为，而膻中之气注之不盈矣。膻中之气下注，则胸中旷若太空矣。

徐忠可云：仲景于论正水后，结出一血分，于论黄汗后，结出一气分，何也？盖正水由肾受邪，发于下焦，下焦血为主用，故论证水而因及于经血不通。黄汗由心受邪，发于上焦，上焦气为主用，故因黄汗而推及于大气不转，惟上下之气血阴阳不同，此仲景治黄汗以桂枝为君，主取其化气；而治正水以麻黄为君，主取其入营也；石水以附子为主，取其破阴也。审其立言之次第，则立方之意，不晓然耶！

病在气分，大气下转，其心下坚，大如盘，边如旋盘，其势亦已甚矣。然不直攻其气，而止用辛甘温药行阳而化气，以桂甘姜枣麻辛附子汤主之。

此承上节气分之结病而出其方治也。

桂甘姜枣麻辛附子汤方

桂枝　生姜各三两　细辛　甘草　麻黄各二两　附子一枚，炮　大枣十二枚

上七味，以水七升，先煮麻黄，去上沫，内诸药煮取二升，分温三服。当汗出如虫行皮中，即愈。既结之阳，复散行于周身，乃有是象。

若夫病源不同，而病形相类者，不可不辨而药之。心下坚，大如盘，边如旋盘，当于所言之病因病证细辨，而知其系水饮所作，乃气分之大分别也。水有形，药宜苦泄，以枳术汤主之。

此言水饮以别乎气分，亦借宾以定主也。

枳术汤方

枳实七枚　白术二两

上二味，以水五升，煮取三升，分温三服。腹中软，即当散也。

附　方

外台防己黄芪汤

治风水脉浮，为在表，其人或头汗出，表无他病，病者当下重，从腰以上为和，腰以下当肿及阴，难以屈伸，方见风湿。

金匮要略浅注卷七

汉张仲景原文　　　闽　长乐陈念祖修园集注
　　　　　　　　　蔚　古愚
　　　　　　　　　　　　　　同校字
　　　　　　　　男元犀　灵石

黄疸病脉证并治第十五

寸口脉浮而缓，浮则为风，缓则为痹，痹者，风与湿合而不去，非若疼痛之中风，所以然者，风得湿而变热，湿应脾而内行，是以四肢不疼痛而苦烦，脾病者，色必黄，脾以其所瘀之热以外行，则肢体而目尽黄矣。

此以寸口脉而言黄疸初时之病因也。

趺阳脉紧而数，数则为热，胃热则消谷；紧则为寒，脾寒遇食即为满。满者必生湿，是胃热而脾湿，为黄疸之病源也。尺脉浮，为风伤于肾，趺阳脉紧为寒伤于脾。是肾得风生热，脾得寒生湿，为黄疸之病源也。凡风热与寒湿相搏，其气必归脾胃，脾胃者，仓廪之官也。食谷即助其热而为弦，谷气瘀而不消，则胃中苦浊，浊气自当下流，若小便通，则浊随溺而去，今小便不通，则浊虽下流，而不外出，于是阴脏被其寒，而客热流入膀胱，膀胱为太阳，统主①一身之肌表，故身体尽黄，名曰谷疸。以病虽始于风寒，而实成于谷气也。

此言趺阳脉以明胃热脾寒郁而成疸。又言肾脉浮，趺阳脉紧，为肾热脾寒，亦能郁而成疸。又归于膀胱之不化气，以膀

胱主一身之肌表，不化气，则湿热无去路，而亦成疸。其病虽有各经之不同，而总以脾胃为主，故以谷疸结之。

额上心之部也，肾邪重而水色见于火部，故黑，肾热上行，而通于心，则微汗出，手心名劳宫，属心；足心名涌泉，属肾；肾虚不能配火，水火未济，则手足中热，酉主肾，肾虚，则其热薄暮即发，膀胱为肾外府，肾病，则外府必急，肾虚不能摄水，则小便自利，此得之房劳过度，热从肾出，故名曰女劳疸，至腹满如水状，脾肾两败，不治。

此为女劳疸而另言其证也。

脾虽黄色，有因于酒者，酒多湿而性阳，故伤在上焦，心为酒所困，则心中懊侬而热，热内蓄，则不能食，热上冲，则时时欲吐，酒气熏心，而味归脾胃而作黄。名曰酒疸。

此言酒疸之证也。

疸病属实者多，而属虚亦复不少，阳明病实者脉必数，今竟脉迟，其胃弱可知，胃弱则化谷不速，食难用饱，饱则不运，火聚而发烦，胃中填塞，上下俱阻，清者阻于上升，则头眩，浊者阻于下降，则小便必难，此因谷气郁而生热，而非胃

――――――――――――――――
① 主字下原脱"一"，据南雅堂藏板补。

有实热，察其病势，欲作谷疸。虽下之，腹满如故；所以然者，以脉迟为虚故也。

此言胃虚欲作谷疸之证也。

上言心中懊侬等证，酒疸之证，犹未备也，今且历陈之。夫病酒黄疸，固属上焦之病，而实不止于上焦也，水出高原，上焦湿热既盛，其下必小便不利，然其有确切不可易之，候曰心中热，从心热来，其小便不利，自不等于谷疸之小便不通，其足下热，又不等于女劳疸之手足热也。是其为酒疸之的证也。

酒黄疸者，以心中热为正候，亦或有热去于心，而无热，无热则心靖，心靖则其言了了，然亦有心中无热，邪竟注于阳明，为腹满为欲吐，又验之鼻燥。则知其为阳明证无疑，夫腹满宜下，欲吐宜越，因势而利导之法也。今既腹满，而且欲吐，则可下而亦可吐，须审其脉浮者，为邪近上，而先吐之，沉弦者，为邪近下，而先下之。亦在乎临证而消息也。

上言无热，吐下尚未可定也。若酒疸，心中热，而且有欲吐之意者，乘机吐之则愈。

上言可下，为无热而腹满者言也。若酒疸而心中热，病在上而误下之，则伤其下，其阳明之邪乘下之虚，从支别入少阴，积渐而肾伤，故久久为黑疸，乙癸同源，肝病而目青，肾病而面黑，虽然曰黑疸，而其原则仍是酒家，故心中热气熏炼，如啖蒜齑状，此于变证中，露出酒疸真面目也。肾虚，则阴火熬血，而为瘀血，瘀于里，则大便正黑，血不荣于表，则皮肤爪之不仁，此绝类女劳疸，何以知其为酒疸也？然酒脉必浮，此虽因下而弱，要辨其脉浮中带弱，其色虽黑，黑中仍带微黄，故知之。

此四节，言酒疸之相因为病，以补二条懊侬等证所未备也。

师曰：病黄疸，湿热也，湿淫于内，则烦喘胸满，热淫于内，则发热口燥，今发热烦渴，胸满口燥者，以病发时，不用汗解之正法，而以火劫迫其汗，以热攻热，两热相搏所得。然使热不与湿合，必不作黄，凡黄家所得，从湿得之。原不可以一下尽其法也，须审其一身尽发热而黄，而肚热，视一身之热为尤甚，是因火劫，而令火热尽在于里，法当下之。

此概言黄疸有因误火而得之证，又辨其湿热相合者，为疸病之常，独热在里者，为疸病之变，使人分别论治也。

疸病将成未成，必先见有一二证，而可卜之，凡病在里，则脉沉，里热则渴欲饮水，饮水多而小便不利者，水无去路，则郁于里而为湿，湿与热合，交相蒸郁，皆可卜其发黄。

脾之部位在腹，脾之脉络连舌本散舌下。若腹满，舌痿黄，是脾有湿而不行矣。又胃不和，则卧不安，若躁不得睡，是胃有热而不和矣，湿热相合，为属黄家。

此二节，言黄之将成，欲人图之于早，不俟其既成而药之，意含言外。

黄者，土之色也。土无定位，寄王于四季之末各十八日，故黄疸之病，当以十八日为期，盖谓十八日脾气至，而虚者当复，即实者亦当通也。治之者，当使其十日以上即瘥，不逾乎十八日之外，乃妙也。若逾十八日，不瘥，而反剧为土气不能应期而至，难治。

此言黄疸之愈有定期，欲医者期前而速治也。

按：沈目南云：此取阳病阴和、阴病阳和为大纲也。十八乃三六，阴数之期也；十日二五，阳土之数也。黄疸乃湿热郁蒸，阳邪亢极，脾阴大衰，故治之须候一六、二六、三六、阴气来复制火之期，而为定期，若至十日以上，土阴气复则当瘥。而反剧者，乃脾阳亢极，阴气化灭，故为难治。此虽非正解，亦互相发明。

疸病是郁热外蒸之象。疸而渴者，内热更甚，内外交病，其疸难治；疸而不渴者，热从外宣，内之正气自运，其疸可治。发于阴部，里为阴，里气之逆，其人必呕；发于阳部，表为阳，表邪之盛，其人振寒而发热也。

此以渴不渴别疸之难治可治，以呕与寒热辨黄之在表在里也。

今试为黄疸病出其方谷疸之病，其初多病寒热，其寒热作时，则不食，寒热止时，即或时食，食即热上冲而头眩，内滞塞而心胸不安，湿瘀热郁不解，久久身面发黄，为谷疸，以茵陈蒿汤主之。

此为谷疸证而出其方也。

徐忠可云：前第一段论谷疸，不言寒热，而有小便不通。第二段论谷疸，不言心胸不安，而有小便必难。此独不言及小便，盖谷疸证亦有微甚不同，前所云小便不通，此势之甚急者也。所云阳明病脉迟者，小便必难，乃既见阳明证，而因脉迟挟虚，以致不运，此表病中之间有者也。若此云寒热，则非二三日之病矣。不食，食即头眩，则虽眩而食未尝断，可知矣。故曰久久发黄，见迟之又久，乃相因而为病，其势渐而缓，则小便亦未至不通耳。然观方下注云"一宿腹减"，此亦必小便不快，而腹微胀可知，但不必专责之耳。谷疸三证，止出一方，盖阳明一至发黄，则久暂皆宜开郁解热，故此方实为主方。若阴黄，则后人以附子合茵陈，乃此方之变也。按心胸不安，与酒疸之心中懊侬亦不同，彼因心中热，至有无可奈何之象，此言不安，反微烦也，即阳明脉迟证所谓发烦头眩耳。

茵陈蒿汤方

茵陈蒿六两　栀子十四枚　大黄二两

上三味，以水一斗，先煮茵陈，减六升，内二味煮取三升，去滓，分温三服。小便当利，尿如皂角汁状，色正赤，一宿腹减，黄从小便去也。

凡发热而不恶寒，为阳明病。若黄家，当申酉之时，名曰日晡所应其时发热，而反恶寒，此非阳明热证，为女劳得之；以女劳之病在肾，肾之腑为膀胱，申时气血注于膀胱，酉时气血注于肾也。肾为热迫，则膀胱必急，膀胱既急，则少腹亦满，其一身虽尽黄，而额上独黑，一身虽尽热，则足下尤热，因此病势浸淫，肾邪遍于周身，不独额上，而身上俱作黑疸，然其中犹有可疑者，腹胀便溏，证同脾湿，然究其腹胀非水，而如水状，大便必变黑，而时溏，此女劳之病，肾热而气内结，非脾湿而水不行之为病也。但证兼腹满者，为阳气并伤，较为难治，以硝石矾石散主之。

此为女劳疸出其方治也。立论独详，所以补前之未备也。

硝石矾石散方

硝石熬黄　矾石烧，等分

上二味为散，大麦粥汁和服方寸匕，日三服。病随大小便去，小便正黄，大便正黑，是其候也。

酒疸，前论已详，似可毋庸再赘矣。而心中懊侬，为此证第一的据。或热痛，为此证中之更甚者，以栀子大黄汤主之。

此为酒疸而出其方治也。

栀子大黄汤方

栀子十四枚　大黄二两　枳实五枚　豉一升

上四味，以水六升，煮取二升，分温三服。

诸凡病黄家，概属湿热交郁而成。小便为气化之主，但利其小便；下窍气通，则诸气自不能久郁。假令脉浮，则气病全滞于表分，徒利其小便，无益也。当以汗解之，宜桂枝加黄芪汤主之。

此以下皆治正黄疸方也。

徐忠可云：黄疸家，不独谷疸、酒疸、女劳疸有分别，即正黄疸，病邪乘虚，所著不同。予治一黄疸，百药不效而垂毙者，见其偏于上，令服鲜射干一味，斤许而愈。又见有偏于阴者，令服鲜益母草一味，数斤而愈。其凡有黄疸初起，非系谷疸，酒疸、女劳疸者，辄令将车前根、叶子合捣，取自然汁，酒服数碗而愈。甚有卧床不起者，令将车前一味，自然汁数盂，置床头，随意饮之而愈。然则汗下之说，亦设言以启悟，其可无变通耶？

桂枝加黄芪汤方　见水气。

诸黄，缘湿热经久，变为坚燥，譬如毡面，湿合热郁而成黄，热久则湿去而干也。以猪膏发煎主之。

此言黄疸中另有一种燥证，饮食不消，胃胀有燥屎者，而出其方治也。徐氏谓为谷气实所致，并述治友人骆天游黄疸，腹大如鼓，百药不效，服猪膏发灰各四两，一剂而愈。

按：此条师止言诸黄二字，而未详其证，余参各家之说而注之，实未惬意。沈目南注，浮浅又极附会，余素不喜，惟此条确有悟机，姑录而互参之。其云，此黄疸血分通治之方也。寒湿入于血分，久而生热，郁蒸气血不利，证显津枯血燥，皮肤黄而暗晦，即为阴黄，当以猪脂润燥，发灰入血和阴，俾脾胃之阴得其和，则气血不滞，而湿热自小便去矣。盖疸皆因湿热郁蒸，相延日久，阴血必耗，不论气血二分，皆宜兼滋其阴，故云诸黄主之。

猪膏发煎方

猪膏半斤　乱发如鸡子大三枚

上二味，和膏中煎之，发消药成，分再服。病从小便出。

黄疸病，审其当用表里两解法者，以茵陈五苓散主之。若夫脉沉腹满在里，则为大黄硝石汤证。脉浮无汗在表，则为桂枝加黄芪汤证矣。当知此方非治黄通用之方。

此为黄疸而出表里两解之方也。徐云，治黄疸不责补，存此以备虚证耳。

茵陈五苓散方

茵陈十分，末　五苓散五分

上二味和，先食饮服方寸匕，日三服。

黄疸，腹满，小便不利而赤，里实也。黄疸最难得汗，若自汗出，表和也。此为表和里实，实者，当下之，宜大黄硝石汤。

此为黄疸而出其里实之方也，视栀子、大黄及茵陈蒿汤较峻。

大黄硝石汤方

大黄　黄柏　硝石各四两　栀子十五枚

上四味，以水六升，煮取二升，去滓，内硝更煮取一升，顿服。

黄疸病，实热得，小便当赤短，若小便色不变，而且欲自利，其无内热，确凿有据，可知其腹满而喘，非里实气盛，乃为虚满虚喘也。虽有疸热，亦不可以寒下之药除其热，热除则胃必寒而作哕。哕者，宜先调其胃，降其逆，然后消息治之。以小半夏汤主之。

此为黄疸之虚证误治增病，而出其救治之方，非谓小半夏汤即能治黄疸也。后人以理中汤加茵陈蒿，颇有意义。

小半夏汤方　见痰饮。

诸黄腹痛而呕者，少阳之木邪克土也。宜柴胡汤。

此言黄疸有土受木克之证，以柴胡汤治其呕痛，亦非谓柴胡汤治诸黄也。止言柴胡汤，未分大小，意者随见证而临时择用也。

柴胡汤方　见呕吐。

男子黄，小便自利，知非湿热交郁之黄，而为土虚其色外现之黄，当与虚劳小建中汤。

此为虚黄证而出其方也。黄证不外于郁、虚得补则气畅而郁开，郁开则黄去矣。单言男子者，谓在妇人则血分有热，正未可知，又当另有消息也。

尤在泾云：黄疸之病，湿热所郁也。故在表者汗而发之，在里者攻而去之，此大法也。乃亦有不湿而燥者，则变清利为润导，如猪膏发煎之治也。不热而寒，不实而虚者，则变攻为补，变寒为温，如小建中之法也。其有兼证错出者，则先治兼证，而后治本证，如小半夏及小柴胡之治也。仲景论黄疸一证，而于正变虚实之法，详尽如此，其心可谓尽矣。

小建中汤方　见虚劳。

附　方

瓜蒂散

治诸黄。　方见暍病。　按《删繁方》云：服讫吐出黄汁，亦治脉浮欲吐者之法也。

千金麻黄醇酒汤

治黄疸。

麻黄三两

上一味，以美酒五升煮取二升半，顿服尽。冬月用酒，春月用水煮之。

惊悸吐衄下血
胸满瘀血病脉证第十六

寸口脉动而弱，为惊悸之主脉也。惊自外至，气乱则脉动，动即为惊，悸自内惕，气怯则脉弱，弱则为悸。外有所触，

内不自主，则脉动而弱，有惊与悸而并见者，有惊与悸而各见者。

此言惊属外一边，悸属内一边。惊悸并见，为内已虚而外复干之也。

师曰：衄为清道之血，从督脉由风府贯顶下鼻中。其所以上越而妄出者，由肝肾之郁热迫之也。若其人尺脉浮，则知肾有游火矣。目睛晕黄，则知肝有蓄热矣。肝肾之火上冲，则衄未止。若晕黄去，目睛慧了，肝肾之热俱除，故知衄今止。

此言血随火而升也。

又曰：衄既为阳经清道出血，总非阴经所主，彼手足少阳之脉，不能入鼻颈，所以不主衄也。主之者，惟手足太阳、手足阳明四经，太阳行身之表，为开，春生夏长，阳气在表，有开之义也。故从春至夏衄者，属太阳；阳明行身之里，为阖，秋收冬藏阳气在里，有阖之义。故从秋至冬衄者，属阳明。

此以四时合四经，而提衄血之大纲也。四时宜活看。

尤在泾云：血以阴经并冲任而出者，则为吐；从阳经并督脉而出者，则为衄。故衄病皆在阳经，但春夏阳气浮，则属太阳，秋冬阳气伏，则属阳明，为异耳。所以然者，就阴阳言，则阳主外，阴主内；就三阳言，则太阳为开，阳明为阖；少阳之脉，不入鼻颈，故不主衄也。

或问衄皆在阳是已，然所谓尺脉浮，目睛晕黄者，非阴中事乎？曰：前所谓尺脉浮，目睛晕黄者，言火自阴中出，非言衄自阴中来也。此所谓太阳阳明者，言衄所从出之路也。谁谓病之在阳者，不即为阴之所迫而然耶？

衄家为阴血已亡，不可再汗，以重竭其阴，若汗出必额上陷，中之脉为热所烁而紧急，目得血而能视，血亡则目直视不能眴，阳归于阴则卧，阳亢则不得眠。

此言衄家当以发汗为戒也。知所戒，则知所治矣。况泻心汤、黄土汤皆衄证之方乎！

高士宗云：欲辨衄之重轻，须察衄之冷热，衄出觉热者，乃阳明络脉之血，轻也，治宜凉血滋阴；衄出觉冷者，乃阳明经脉之血，重也，治宜温经助阳。要言不烦，特附录于此。

男元犀按：泻心汤，即凉血之剂；黄土汤，即温经之剂。但后人多用滋阴，究不若养阴引阳之为得矣。

病人面无色，便知其气血衰而不华于面也。身无寒热，便知其外无病，而内自亏也。然经云：察色按脉，当别阴阳。今按其脉，沉为肾，弦为肝，其脉沉弦并见者，是龙雷之火迅发，血随上溢而为衄。若察其面无色，按其脉浮弱，浮为阴虚，弱为阳虚，浮弱之极，手按之即绝者，阳不交于阴，则阴失阳而脱陷，所以下血；若察其面无色，按其脉浮弱，而竟见烦咳者，曷故？盖犹日月出矣，爝火无光，此为胸中之阳不宣，而阴火乘之，乘于心则烦，乘于肺则咳，咳则气逆于上，而血随之，可以必其吐血。

合参此条"面无色"三字是主，盖人身中阴阳相维，而阴实统于阳。血者阴也，故阳能统阴，则血无妄出。今面无色，知其阳和不足，阳和不足则阴火乘之，假令脉平，则如平人无事，尚可支持而度日也。今观其面，既已无色，察其证，又无表邪之寒热，而诊其脉，何以忽见此沉弦之象？当知沉为肾，弦为肝，沉弦并见，为肝肾之气不靖，龙雷之火肆逆于上，迫血奔于清道，则为衄矣。若面无色，其脉不为沉而为浮，不为弦而为弱。浮为阴虚，弱为阳弱，极其虚弱之象，以手按即绝，此为阴阳两虚。而阳为阴主，若虚在下焦之阴，无元阳以维之，而血下

漏矣。面无色，脉浮弱，按之绝者，忽见烦咳证，烦属心，咳属肺，心肺病，而胸中之阳，不能以御阴火，血随虚火涌于浊道，则从口出矣。以上三条，皆起于真阳不足，血无所统，故治血之良法，大概苦寒不如甘温，补肾必兼补脾，所以黄土汤原治先便后血之证。其方下小注云：亦主吐衄，此即金针之度也。余每用此方，以干姜易附子，以赤石脂一斤代黄土，取效更捷，甚者加干侧柏四两，鲜竹茹六斤。

夫人卒然吐血，血后不咳，其证顺而易愈，若咳逆上气，则阴虚而阳无附丽矣。若其脉数而身有热，夜间不得卧者，是既耗之阴，而从独胜之阳，有不尽不已之势，主死。

此言血后真阴亏而难复也。若用滋润之剂，恐阴云四合，龙雷之火愈升；若用辛温之方，又恐孤阳独胜，而燎原之势莫当，师所以定其死而不出方也。余于死证中觅一生路，用二加龙骨汤加阿胶，愈者颇众。

吐血，有不尽由于气虚不摄者，亦有不尽由于阴虚火盛者。夫不有酒客热积于胃，而上熏于肺者乎？熏于肺，则肺为热伤，未有不咳者，咳则击动络脉，必致吐血，此与上言吐血分途，以其因极过度所致也。

此言酒客吐血，专主湿热而言。凡湿热盛者，皆可作酒客观也。师未出方，余用泻心汤及猪苓汤，或五苓散去桂加知母、石膏、竹茹多效。

寸口脉轻按弦而重按大，弦则为阳气微而递减，大则为外盛而中芤，减则阳不自振为诸寒，芤则阴不守中，为中虚，虚寒相搏，此名为革，革脉不易明，以弦减芤虚二脉形容之，则不易明者，明矣。见此脉者，妇人则不能安胎而半产，不能调经而漏下，男子则亡血。

此因上二节一言阴虚，一言阳盛，恐人误走滋阴泻火一路，故于此节急提出虚寒失血之证，以见阳虚阴必走也。可见古人立言精密。

上言衄家不可汗，虑其亡阴，然而不止亡其阴也。凡亡血者，既亡其阴，不可发其表，更伤其阳，若服表药，令其汗出，阳不外固，即寒栗阴不内守，而动振。

此遥承上节衄后复汗为竭其阴，此则并亡其阳也。

试言瘀血之证。病人血瘀，则气为之不利而胸满，血瘀不荣于唇则唇痿，血瘀而色应于舌，则舌青，血瘀而气不化液，则口燥，但欲漱水，而不欲咽，上虽燥而中无热也，病非外感，则身无寒热，脉微大来迟，以血积经隧，则脉涩不利也。腹本不满，而其人竟自言我满，外无形而内有滞，知其血积在阴，而非气壅在阳也，此为有瘀血。

病者如有热状，烦满，口干燥而渴，既现如此之热状，应见数大之热脉，乃其脉反无热，此非阳之外扰，为阴之内伏，阴者何？是即瘀血也。瘀属有形，当下之。

此二节，辨瘀血之见证也。

徐忠可云：仲景论妇人有瘀血，以其证唇口干燥，故知之；则此所谓唇痿口燥，即口干燥，足证瘀血证无疑矣。然前一证言漱不欲咽，后一证又言渴，可知瘀血不甚，则但漱水，其则亦有渴者，盖瘀久而热郁也。

试为惊者出其方。火邪者，所包者广，不止以火迫劫亡阳惊狂一证，然举其方治，可以启其悟机，但认得火邪为主，即以桂枝去芍药加蜀漆牡蛎龙骨救逆汤主之。

此为惊证出其方也。以火邪二字为主，而其方不过举以示其概也。

徐忠可云：惊悸似属神明边病，然仲景以此冠于吐衄下血及瘀血之上，可知此方重在治其瘀结，以复其阳，而无取乎镇坠，故治惊全以宣阳散结宁心去逆为主。至于悸，则又专责之痰，而以半夏麻黄发其阳，化其痰为主，谓结邪不去，则惊无由安，而正阳不发，则悸邪不去也。

桂枝去芍药加蜀漆牡蛎龙骨救逆汤方

桂枝三两，去皮　甘草二两，炙　龙骨四两

牡蛎五两　生姜三两　大枣十二枚　蜀漆三两，洗去腥

上为末，以水一斗二升，先煮蜀漆二升，内诸药煮取三升，去滓，温服一升。

为悸者出其方。心下悸者，半夏麻黄丸主之。

此为悸证出其方也。但悸证有心包血虚火旺者，有肾水虚而不交于心者，有肾邪凌心者，有心脏自虚者，有痰饮所致者，此则别无虚证，惟饮气为之病软。

半夏麻黄丸方

半夏　麻黄各等分

上二味末之，炼蜜和丸小豆大，饮服三丸，日三服。

为吐血不止者出其方。凡吐血者，热伤阳络，当清其热，劳伤阴络，当理其损。今吐血服诸寒凉止血之药而不止者，是热伏阴分，必用温散之品宣发其热，则阴分之血，不为热所迫而自止，以柏叶汤主之。

此为吐血不止者出其方也。吐血无止法，强止之，则停瘀而变证百出，惟导其归经，是第一法，详于《时方妙用》、《三字经》、《实在易》三书，不赘。又徐氏谓此方有用柏叶一把，干姜三片，阿胶一挺合煮，入马通汁一升服。无马通以童便代之，存参。

柏叶汤方

柏叶　干姜各三两　艾三把

上三味，水五升，取马通汁一升，合煮，取一升，分温再服。《千金》加阿胶三两亦佳。

为先便后血者出其方。凡下血，先便后血，此远血也，以黄土汤主之。

尤在泾云：下血先便后血者，以脾虚气寒，失其统御之权，以致胞中血海之血，不从冲脉而上行，外达渗漏于下而失守也。脾去肛门远，故曰远血。

高士宗云：大便下血，或在粪前，或在粪后；但粪从肠内出，血从肠外出；肠外出者，从肛门之宗眼出也。此胞中血海之血，不从冲脉而上行外达，反渗漏于下，用力大便，血随便出矣。

徐忠可云：下血较吐血，势顺而不逆，此病不在气也，当从腹中求责，故以先便后血，知未便时，气分不动，直至便后努责，然后下血，是内寒不能温脾，脾元不足，不能统血，脾居中土，自下焦而言，则为远矣。故以附子温肾之阳，又恐过燥，阿胶、地黄壮阴为佐；白术健脾土之气，土得水气则生物，故以黄芩、甘草清热；而以经火之黄土与脾为类者，引之入脾，使脾得暖气，如冬时地中之阳气，而为发生之本，真神方也。脾肾为先后天之本，调则营卫相得，血无妄出，故又主吐衄。愚谓吐血自利者，尤宜之。愚每用此方，以赤石脂一斤，代黄土如神，或以干姜代附子，或加鲜竹茹、侧柏叶各四两。

黄土汤　亦主吐衄。

甘草　干地黄　白术　附子各三两，炮

阿胶三两　黄芩三两　灶中黄土半斤

上七味，以水八升，煮取三升，分温三服。

为先血后便者出其方。凡下血，先血后便，此近血也。以赤豆当归散主之。方见狐惑中。

尤在泾云：下血先血后便者，由大肠[①]伤于湿热，热气太盛，以致胞中血海之血，不能从冲脉而上行，渗漏于下而奔注也。大肠与肛门近，故曰近血。

为吐血、衄血、血妄行不止者出其方。病人心中之阴气不足，则阳独盛，迫其胞中血海之血，出于浊道，则为吐血；迫其胞中血海之血，出于清道，则为衄血。须以苦寒下瘀之药，降其火，火降则血无沸腾之患矣，宜泻心汤主之。

此为吐血衄血之神方也。妙在连芩之苦寒，泄心之邪热，即所以补心之不足；尤妙在大黄之通，止其血，而不使其稍停余瘀，致血愈后酿成咳嗽虚劳之根；且釜下抽薪，而釜中之水自无沸腾之患。此中秘旨，非李时珍、李士材、薛立斋、孙一奎、张景岳、张石顽、冯楚瞻辈所能窥及。《济生》用大黄、生地汁治衄血，是从此方套出。

泻心汤方

大黄二两　黄连　黄芩各一两

上三味，以水三升，煮取一升，顿服之。

按《金匮》所论血证，虽极精微，而血之原委，尚未明示，以致后人无从窥测。余阅高士宗、张隐庵书，视各家大有根据，但行文滞晦繁冗，读者靡靡欲卧，今节录而修饰之，以补《金匮》所未及。人身毛窍之内，则有孙络，孙络之内，则有横络，横络之内，则有经焉，经与络皆有血也。其孙络横络之血，起于胞中之血海，乃冲任之所主。经云：冲脉于脐左右之动脉是也，脐下为小腹，小腹两旁为少腹，少腹者厥阴肝脏，胞中血海之所居

———————

① 大肠字下原脱"伤"，据南雅堂藏板补。

也。以血海居膀胱之外，名曰胞中，居血海之内，故曰膀胱者，胞之室也。其血则热肉充肤，澹渗皮毛，皮毛而外，肺气主之，皮毛之内，肝血主之，盖以冲任之血，为肝所主，即所谓血海之血也。行于络脉，男子络唇口而生髭须，女子月事以是时下，此血或表邪迫其妄行，或肝火炽盛，或暴怒伤肝而吐者，以致胞中之血，不充于肤腠皮毛，反从气冲而上涌于胃脘，吐此血者，其吐必多，吐虽多而不死，盖以有余之散血也。其经脉之血，则手厥阴心包主之，乃中焦取汁以奉生身之血也。行于经隧，内养其筋，外荣于脉，莫贵于此，必不可吐，吐多必死也。经云：阳络伤则吐血，阴络伤则便血，此血海之血也。即上所言络血，一息不运，则机针窍，一丝不续，则霄壤判，此经脉之血也。营行脉中，如机针之转环，一丝不续，乃回则不转，而霄壤判矣。是以有吐数口而即死者，非有伤于血，乃神气不续也。然高士宗以络血经血。分此证之轻重死生，可谓简括。第有从血海而流溢于中，冲脉与少阴之大络，起于肾，上循背里，心下夹脊多血，虽不可与精专者，行于经隧，以奉生身之血并重，而视散于脉外，充于肤腠皮毛之血，贵贱不同。如留积于心下，胸中必胀，所吐亦多，而或有成块者，此因焦劳所致。若屡吐不止，或咳嗽成劳怯，或伤肾脏之原，而后成虚脱，所谓下厥上竭，为难治也。喻嘉言《寓意草》以阿胶煮汤，送下黑锡丹。其有身体不劳，内无所损，卒然咯血数口，或紫或红，一咯便出者，为脾络之血。脾

之大络，络于周身，络脉不与经脉和谐，则有此血，下不伤阴，内不伤经，此至轻至浅之血，不药亦愈。若不分轻重，概以吐血之法治之。如六味地黄汤，三才汤，加藕节、白及、阿胶、黑栀子之类。致络血寒凝，变生怯弱咳嗽等病，医之过也。总而言之，治络之血，当调其荣卫，和其三焦，使三焦之气和于荣卫，荣卫之气下合胞中，气归血附，即引血归经之法也。其经脉之血，心包主之，内包心，外通脉，下合肝。合肝者，肝与心包皆为厥阴，同一气也。若房劳过度，思虑伤脾，则吐心包之血。吐此血者，十无一生，惟药不妄投，大补心肾，重服人参。《十药神书》用人参一两，顿服。可于十中全其一二，若从血海流溢于心包而大吐，与心包之自伤而吐者有别，以由病络而涉于经，宜从治络血之法，引其归经可也。又五脏有血，六腑无血，试观剖诸兽腹中，心下夹脊包络中多血，肝内多血，心中有血，脾中有血，肺中有血，肾中有血，六腑无血。吐心脏之血者，一二口即死；吐肺脏之血者，形如血丝；若吐肾脏之血，形如赤豆，五七日必死，若吐肝脏之血，有生有死，贵乎病者能自养，医者善调治尔。脾脏之血，即前咯血是也。按：此脾络血，非脾脏血也，有因腹满而便血唾者，为脾虚不能统摄也。凡吐血多者，乃胞中血海之血，医者学不明经，指称胃家之血。夫胃为仓廪之官，受承水谷，并未有血，谓胞中血海之血，为六淫七情所迫，上冲于胃脘而出则可，若谓胃中有血则不可也。

金匮要略浅注卷八

汉张仲景原文　　闽　长乐陈念祖修园集注

蔚　古愚

男元犀　灵石　同校字

呕吐哕下利病脉证治第十七

夫呕吐，或谷或水或痰涎或冷沫，各不相同，今呕家因内有痈脓，与诸呕自当另看，切不可治呕，俟其痈已脓尽则呕自愈。

此以痈脓之呕撇开，以起下文诸呕也。

呕家必有停痰宿水，若先呕却渴者，痰水已去，而胃阳将复。此为欲解；先渴却呕者，因热而饮水过多，热虽去而饮仍留，此为水停心下，此属饮家。新水之致呕者其一，又呕家水从呕去，本当作渴，今反不渴者，心下著，有支饮，愈动而愈出故也，此属支饮。宿水之致呕者又其一。

此以呕后作渴为欲解，先渴后呕为停饮，呕而不渴为支饮也。

问曰：病人脉数，数为热，热则当消谷引饮，而反吐者，何也？师曰：数不尽为热也。而虚者亦见数脉，以过发其汗，令阳微，膈气虚其脉乃数，此数不为胃热而为客热，揆其所以不能消谷，皆胃中虚冷故也。又脉弦者，肝邪之象也。土虚而木乘之，虚则受克也。今胃气匮乏无余，朝食暮吐，变为胃反。推其致病之由，寒

本在于上，而医反下之，土气大伤，令脉反弦，故名曰虚。

此言误汗而脉数，误下而脉弦，当于二脉中认出虚寒为胃反之本也。

上言数为客热，今再推言及脉微而数乎？盖寸口脉微而数，微则卫虚而无气，无气则营气随卫气而俱虚，营气随之虚则血日见不足，血不足虽见阴火之数脉，而上焦之宗气大虚，则胸中必冷。

此承上节数为客热，而推言脉微而数者为无气，而非有热也。

尤在泾云：合上二条言之，客热固非真热，不可以寒治之；胸中冷亦非真冷，不可以热治之，是皆当以温养真气为主。真气，冲和纯粹之气，此气浮则生热，沉则生冷，温之则浮热自收，养之则虚冷自化，若热以寒治，寒以热治，则真气愈虚，寒热内贼，而其病愈甚矣。

上言胃气无余，变为胃反，今且由胃而推言及脾乎？盖胃者阳也。脾者阴也。跌阳脉浮而涩，浮则为胃之阳虚，涩则为阴虚而伤在脾，脾伤则胃中所纳之谷而不能消磨，化为糟粕而出朝食暮吐，暮食朝吐，宿谷不化，不下行而上出名曰胃反。若脉和缓，其土气尚未败也。倘若邪甚而紧，液竭而涩，其病难治。

此承上节胃气无余，变为胃反，而推

言其病之并在于脾也。

病人欲吐者，病势在上，不可强下之。

哕虽在上，而腹满，却不在上，是病在下而气溢于上也。当视其二阴之在前在后，知何部不利，以药利之而愈。

此二节，言病势之欲上欲下，宜顺其势而利导之也。哕病应归橘皮竹茹汤节中，此特举之，与上节为一上一下之对子，非错简也。

胸为阳位，呕为阴邪，使胸中阳气足以御邪，则不呕，即呕而胸亦不满，若呕而胸满者，是阳不治，而阴乘之也。以吴茱萸汤主之。

此言浊阴居阳位，呕而胸满也。

吴茱萸汤方

吴茱萸一升　人参三两　生姜六两　大枣十二枚

上四味，以水五升，煮取三升，温服七合，日三服。

有声无物谓之干呕，无物则所吐者尽是涎沫，更兼头痛者，是寒气从经气上攻于头也，以吴茱萸汤主之。温补以驱浊阴，又以折逆冲之势也。

此承上节而补出吐涎沫头痛，以明此证用此汤之的对也。

李氏云：太阴少阴从足至胸，俱不上头，二经并无头痛证，厥阴经上出额，与督脉会于巅，故呕吐涎沫者，里寒也；头痛，寒气从经脉上攻也。不用桂附用吴茱萸者，以其入厥阴经故耳。余皆温补散寒之药。

阳不下交而上逆，则呕阴不上交而独走则肠鸣，其升降失常无非由于心下痞所致者，以半夏泻心汤主之。

此为呕证中有痞而肠鸣者出其方也。此虽三焦俱病，而中气为上下之枢，但治其中。而上呕下鸣之证俱愈也。

半夏泻心汤方

半夏半升，洗　黄芩　干姜　人参　甘草各二两，炙　黄连一两　大枣十二枚

上七味，以水一斗，煮取六升，去滓，再煮取三升，温服一升，日三服。

干呕，胃气逆也。若下利清谷，乃肠中寒也。今干呕而下利浊粘者，是肠中热也。可知为热逆之呕，利为挟热之利，以黄芩加半夏生姜汤主之。

此言热邪入里作利，而复上行而为呕也。与《伤寒论》大同小异。

黄芩加半夏生姜汤方

黄芩　生姜各三两　甘草二两　芍药一两　半夏半升　大枣十二枚

上六味，以水一斗，煮取三升，去滓，温服一升，日再，夜一服。

有声有物为呕，有物无声为吐，诸呕吐，有寒有热，食入即吐，热也；朝食暮吐，寒也。而此则非寒非热，但觉痰凝于中，食谷不得下咽者，以小半夏汤主之。祛停饮，散气结，降逆安胃自效。

此为呕吐而谷不得下者，而出其总治之方也。

小半夏汤方　见痰饮。

呕吐而饮病在于膈上，饮亦随呕吐而去，故呕吐之后思水者，知其病已解，急以水少少与之。以滋其燥，若未曾呕吐，而先思水者，为宿有支饮，阻其正津而作渴，渴而多饮，则旧饮未去，新饮复生，法宜崇土以逐水，以猪苓散主之。

此遥承第二节之意而重申之，并出其方治也。

猪苓散方

猪苓　茯苓　白术各等分

上三味，杵为散，饮服方寸匕，日三服。

呕而心烦，心中懊憹，内热之呕也。今呕而脉弱，正气虚也。小便复利，中寒

盛也。身有微热，见厥者，正虚邪盛，而阻格其升降之机也，此为表里阴阳之气不相顺接，故为难治，以四逆汤主之。

此为虚寒而呕者出其方治也。阴邪逆则为呕，阳虚而不能摄阴，则小便利，真阴伤而真阳越，则身有微热，而虚阳又不能布护周身，而见厥脉弱者，此表里阴阳气血俱虚之危候也。此症虚实并见，治之当求其本矣。

四逆汤方

附子一枚，生用　干姜一两半　甘草二两，炙

上三味，以水三升，煮取一升二合，去滓，分温再服。强人可大附子一枚，干姜三两。

四逆汤，为少阴之专剂，所以救阴枢之折也。然少阴为阴枢，少阳为阳枢，病主呕，今呕而不厥发热不微者，是少阳相火之病也。以小柴胡汤主之。

此与上节，为一阴一阳之对子，少阴厥而微热，宜回其始绝之阳，少阳不厥而发热，宜清其游行之火。

小柴胡汤方

柴胡半斤　半夏半升　黄芩　人参　甘草　生姜各三两　大枣十二枚

上七味，以水一斗，煮取六升，去滓再煎，取三升，温服一升，日三服。

胃主纳谷，其脉本下行，今反挟冲脉之气而上逆，名曰胃反。胃反呕吐者，以大半夏汤主之。

此为胃反证出其正方也。《千金》治胃反不受食，食入而吐。《外台》治呕，心下痞硬者，可知此方泛应曲当之妙也。俗医但言半夏治痰，则失之远矣。

大半夏汤方

半夏二升　人参三两　白蜜一升

上三味，以水一斗二升，和蜜扬之二百四十遍，煮药，取二升半，温服一升，余分再服。

又有阳明有热，大便不通，得食则两热相冲。食已即吐者，以大黄甘草汤主之。

此为食入即吐者出其方治也。东垣谓幽门不通，上冲吸门①者，本诸此也。《外台》治水，可知大黄亦能开脾气之闭，而使散精于肺，通调水道，下输膀胱矣。

大黄甘草汤方

大黄二两　甘草一两

上二味，以水三升，煮取一升，分温再服。

胃反病为胃虚挟冲脉而上逆者，取大半夏汤之降逆，更取其柔和以养胃也，今有挟水饮而病胃反，若吐已而渴，则水饮从吐而俱出矣。若吐未已而渴，欲饮水者，是旧水不因其得吐而尽，而新水反因其渴饮而增，愈增愈吐，愈吐愈饮，愈渴愈吐，非从脾而求输转之法，其吐与渴，将何以宁，以茯苓泽泻汤主之。

此为胃反之因于水饮者而出其方治也。此方治水饮，人尽知之，而治胃反，则人未必知也，治渴，更未必知也。然参之本论猪苓散，《伤寒论》五苓散、猪苓汤，可以恍然悟矣。且《外台》用此汤治消渴脉绝胃反者，有小麦一升，更得其秘。

李氏云：五苓散治外有微热，故用桂枝，此证无表热而亦用之者，以桂枝非一于攻表之药也。乃彻上彻下，可外可内，为通行津液，和阳治水之剂也。

茯苓泽泻汤方

茯苓半斤　泽泻四两　甘草　桂枝各二两　白术三两　生姜四两

上六味，以水一升，煮取三升，内泽泻再煮，取二升半，温服八合，日三服。

————————

① 吸门：指会厌。

前言先吐却渴为欲解者，以其水与热随吐而俱去，今吐后渴欲得水，且以水不足以止其燥，而贪饮不休者，是水去而热存也。以文蛤汤主之。方中有麻杏生姜等，除热导水外，兼主微风，脉紧头痛。

此为吐后热渴而出其方也。

文蛤汤方

麻黄三两　杏仁五十枚　大枣十二枚　甘草　石膏　文蛤各三两

上七味，以水六升，煮取二升，温服一升，汗出即愈。

干呕吐逆，胃中气逆也。吐涎沫，上焦有寒，其口多涎也。以半夏干姜散主之。

此为胃寒干呕者而出其方也。

徐忠可云：此比前干呕吐涎沫头痛条，但少头痛，而增吐逆二字，彼用茱萸汤，此用半夏干姜散，何也？盖上焦有寒，其口多涎，一也。然前有头痛，是浊阴上逆，格邪在头为疼，与浊阴上逆，格邪在胸而满相同，故俱用人参姜枣助阳，而以茱萸之苦温，下其浊阴，此则吐逆，明是胃家寒重，以致吐逆不已，故不用参，专以干姜理中、半夏降逆。谓与前浊阴上逆者，寒邪虽同，有高下之殊，特未至格邪在头在胸，则虚亦未甚也。

半夏干姜散方

半夏　干姜各等分

上二味，杵为散，取方寸匕，浆水一升半煮取七合，顿服之。

病人寒邪搏饮，结于胸中，阻其呼吸往来出入升降之机，其证似喘不喘，似呕不呕，似哕不哕，寒饮与气，相搏互击，返处心脏，欲却不能，欲受不可，以致彻心中愦愦无可奈何之状，而不能明言者，以生姜半夏汤主之。

此为寒邪搏饮，似喘似呕似哕而实非者，出其方治也。

徐忠可云：喘呕哕，俱上出之象，今有其象，而非其实，是膈上受邪，未攻肺，亦不由胃，故曰胸中。又曰：彻心中愦愦无奈，彻者，通也。谓胸中之邪既重，因而下及于心，使其不安，其愦愦无可奈何也。生姜宣散之力，入口即行，故其治最高，而能清膈上之邪，合半夏并能降其浊涎，故主之。与茱萸之降浊阴，干姜之理中寒不同，盖彼乃虚寒上逆，此惟客邪搏饮于至高之分耳。然此即小半夏汤，彼加生姜煎，此用汁而多，药性生用则上行，惟其邪高，故用汁而略煎，因即变其汤名，示以生姜为君也。

生姜半夏汤方

半夏半升　生姜汁一升

上二味，以水三升煮半夏取二升，内生姜汁煮取一升半，小冷，分四服。日三夜一，呕止停后服。

彼夫初病，形气俱实，气逆胸膈间，以致干呕与哕，若手足厥者，气逆胸膈，不复行于四肢也。以橘皮汤主之。

此为哕之不虚者而出其方治也。古哕证即今之所谓呃也。要知此证之厥，非无阳，以胃不和，而气不至于四肢也。

橘皮汤方

橘皮四两　生姜半斤

上二味，以水七升煮取三升，温服一升，下咽即愈。

更有胃虚而热乘之，而作哕逆者，以橘皮竹茹汤主之。

此为哕逆之挟虚者出其方治也。

徐忠可云：此不并兼言，是为胃虚而冲逆为哕矣。然非真元衰败之比，故参甘培胃中元气，而以橘皮竹茹，一寒一温，下其上逆之气，亦由上焦阳气不足以御之，乃呃逆不止，故以姜枣宣其上焦，使胸中之阳，渐畅而下达，谓上焦固受气于中焦，而中焦亦禀受于上焦，上焦既宣，则中气自调也。

橘皮竹茹汤方

橘皮二斤　竹茹二升　大枣三十枚　生姜半斤　甘草五两　人参三两

上六味，以水一斗煮取三升，温服一升，日三服。

总而言之，病证不同，而挈要之道，在气则曰阴阳，在身则曰脏腑，夫六腑之气阳也，阳气虚绝不温于外者，手足无阳以运之，则时觉畏寒，胸中无阳以御下焦之阴，则呕吐哕之类，皆为阴逆上气，且脚下无阳气之运而生寒，寒主收引而为缩；五脏之气阴也，阴气虚绝不守于内者，则下利不禁，下利之甚者，阴脱不随阳气以运行，则手足不仁。

此提出脏腑以阳绝阴绝，为危笃证指出两大生路，总结上文呕吐哕等证，并起下文利证，此于上下交界处著神。

沈目南云：六腑为阳，气行于外，盖胃为众腑之原，而原气衰，阳不充于四肢，则众腑之阳亦弱，故手足寒，上气脚缩，即阳虚而现诸寒收引之象也。诸脏属阴，藏而不泻，然五脏之中，肾为众①阴之主，真阳所寄之地，但真阳衰微，则五脏气皆不足，胃关不阖，泻而不藏，则利不禁，而下甚，甚者阳气脱，而阴血痹著不行，故手足不仁。此仲景本意，欲人治病以胃肾为要也。

下利证，有重轻，当以脉别之，假如下利脉沉者，主里；弦者，主急，见是脉者，则知其里急下重，脉大者为邪盛，又为病进，见是脉者为未止，微弱者，正衰而邪亦衰也。数者，阳之象也。脉微弱中而见数者，则为阳气将复，故知其利欲自止，虽下利以发热为逆证，而既得微弱中见数之脉，邪去正复，发热必自已而不死。

此以脉而别下利之轻重也。《内经》

以"肠澼身热则死，寒则生"，此言虽发热不死者，以微弱数之脉，知其邪去而正将自复，热必不久而自退，正与《内经》之说相表里也。

下利手足厥冷，阳陷下，不能行于手足也。无脉者，阳陷下，不能充于经脉也。灸之，起陷下之阳，手足应温，而竟不温；然手足虽不温，而犹望其还为吉兆；若脉亦不还，反加微喘者，是下焦之生气，不能归元，而反上脱也，必死。所以然者，脉之元始于少阴，生于趺阳，少阴趺阳，为脉生始之根，少阴脉不至，则趺阳脉不出，故少阴在下，趺阳在上，故必少阴上合而负于趺阳者，戊癸相合，脉气有根，其证为顺也。其名负，奈何？如负载之负也。

此言下利阳陷之死证而并及于脉之本原也。

下利大热而渴、则偏于阳，无热不渴、则偏于阴，皆未能即愈，若有微热而渴，则知其阴阳和也。脉弱者，则知其邪气去也。见此脉证，今自愈。

下利脉数，为热利也。若身无大热，止有微热汗出，其热亦随汗而衰矣。今自愈；设脉紧者，为表邪未衰，故为未解。

下利以见阳为吉，若脉数而渴者，是阳能胜阴，今自愈；表和热退，而脉数与渴，设不差，必圊脓血，以里有热反动其血故也。下利，脾病也。弦，肝脉，脾病忌见肝脉，若下利脉反弦，似非美证，但弦中浮而不沉，兼见外证，发热，身汗者，其弦不作阴脉看，与脉数有微热汗出一例，当自愈。

下利而矢气不已者，是气滞而乱，又在寒热之外，但当利其小便，小便利，则气化而不乱矣。

———
① 众：原作"取"，据南雅堂藏板改。

下利属寒者，脉应沉迟，今寸脉反浮数，其阳强可知，尺[1]中自涩者，其阴弱可知，以强阳而加弱阴，必圊脓血。

前章既言下利脉微弱数，为欲自止，虽发热不死，此六节即承前意而言脉证虽或有参差，其内邪喜于外出，则一理也。但变热者，必见血耳。

下利清谷，为里虚气寒也。宜温其中。不可攻其表，若服表药，令其汗出，则阳虚者气不化，必胀满。

此言里气虚寒不可误汗以变胀也。

下利脉沉而迟，其为阴盛阳虚无疑矣。阳虚则气浮于上，故其人面少赤，虽身有微热，尚见阳气有根，其奈阳不敌阴，为下利清谷而不能遽止者，是阳热在上，阴寒在下，两不相接，惟以大药救之，令阴阳和，上下通，必郁冒汗出而解，然虽解而病人必微厥，所以然者，其面戴阳，阳在上而不行于下，下焦阳虚故也。

此言三阳之阳热在上，而在下阴寒之利，可以冀其得解。师于最危急之证，审其一线可回者，亦不以不治而弃之，其济人无已之心，可谓至矣。

下利后，中土虚也。中土虚，则不能从中焦而注于手太阴，故脉绝，土贯四旁，而主四肢，土虚则手足厥冷，脉以平旦为纪，一日一夜，终而复始，共五十度而大周于身，晬时[2]为循环一周，而脉得还。手足温者，中土之气将复，复能从中焦而注于太阴，故生，脉不还者，中土已败，生气已绝，故死。

此言生死之机，全凭于脉，而脉之根，又藉于中土也。其脉生于中焦，从中焦而注于手太阴，终于足厥阴，行阳二十五度，行阴二十五度，水下百刻一周，循环至五十度，而复会于手太阴。故还与不还，必视乎晬时也。

通脉四逆汤、白通汤或加胆尿，皆神剂也。

前皆言下利，此复言利后，须当分别。

下利后，腹胀满，里有寒也。身体疼痛者，表有寒也。一时并发，当以里为急。先温其里，乃攻其表。所以然者，恐里气不充，则外攻无力，阳气外泄，则里寒转增也。温里宜四逆汤，攻表宜桂枝汤。

此为寒而下利表里兼病之治法也。

四逆汤 见上。

桂枝汤方

桂枝　芍药　生姜各三两　甘草二两
大枣各十二枚

上五味，㕮咀，以水七升，微火煮取三升，去滓适寒温，服一升。服已须臾，啜热稀粥一升，以助药力；温覆令一时许，遍身漐漐，微似有汗者益佳；不可令如水淋漓，病必不除；若一服汗出，停后服。

然亦有实邪之利，所谓承气证者，何以别之？下利三部脉皆平，不应胸中有病，然按之心下坚者，此有形之实证也，其初未动气血，不形于脉，而杜渐即在此时，法当急下之，宜大承气汤。

下利脉迟者，寒也。而迟与滑俱见者，不为寒，而为实也，中实有物，能阻其脉行之期也，实不去，则利未欲止，急下之，宜大承气汤。

下利脉本不滑，而反滑者，为有宿食，当有所去，下乃愈，宜大承气汤。

下利已差，至其年月日时复发者，陈积在脾，脾主信而不愆期。以前此之积病去而不尽故也。当下之，宜大承气汤。

---

① 尺：底本为"民"，据南雅堂藏板改。
② 晬（zuì 最）时：即一昼夜。

此言下利有实邪者，不问虚实久暂皆当去之，不得迁延养患也。

大承气汤　见痉病。

然大承气外，又有小承气之证，不可不知。下利谵语者，火与阳明之燥气相合，中有燥屎也，燥屎坚结如羊屎，若得水气之浸灌不骤者，可以入其中，而润之使下，若荡涤过急，如以水投石，水去而石自若也。故不用大承气，而以小承气汤主之。

此言为下利谵语下不宜急者，出其方治也。

小承气汤方

大黄四两　枳实三枚　厚朴二两，炙

上三味，以水四升，煮取一升二合，去滓，分温二服。得利即止。

下利便脓血者，由寒郁转为温热，因而动血也。以桃花汤主之。

此为利伤中气，及于血分，即《内经》阴络伤则便血之旨也。桃花汤姜、米以安中益气；赤石脂入血分而利湿热。后人以过涩疑之，是未读《本草经》之过也。

桃花汤方

赤石脂一斤，一半全用，一半研末　干姜一两　粳米一升

上三味，以水七升，煮米熟，去滓，温服七合，内赤石脂末，方寸匕。若一服愈，余勿服。

热利下重者，热邪下入于大肠，火性急速，邪热甚，则气滞壅闭其恶浊之物，急出，而未得遽故也，以白头翁汤主之。

此为热痢之后重，出其方治也，辨证全在后重，而里急亦在其中。

白头翁汤方

白头翁二两　黄连　黄柏　榛皮各三两

上四味，以水七升，煮取三升，去滓，温服一升，不愈更服。

前既言下利后之厥冷矣，今更请言下利后之烦乎。下利后，水液下竭，火热上盛，不得相济，乃更端复起而作烦，然按之心下濡者，非上焦君火亢盛之烦，乃下焦水阴不得上济之烦，此为虚烦也，以栀子豉汤主之。

此为利后更烦者出其方治也。下利后二条，一以厥冷，一以虚烦，遥遥作对子，汉文之奥妙处，不可不细绎之。

栀子豉汤方

栀子十四枚，擘　香豉四合，绵裹

上二味，以水四升，先煮栀子得二升半，内豉煮取一升半，去滓，分二服，温进一服，得吐则愈。末八字，宜从张氏删之。

屎水杂出，而色不太黄，名为下利清谷，里寒而格其外热，阳气外散而汗出阳气虚微而厥，以通脉四逆汤主之。

此为下利阴内盛而阳外亡者出其方治也。里不通于外，而阴寒内拒，外不通于里，而孤阳外越，非急用大温之剂，必不能通阴阳之气于顷刻。上言里热下利而为下重，此言里寒下利而为清谷，隔一节，以寒热作对子。

通脉四逆汤方

附子一枚，生用　干姜二两。强人可四两　甘草二两，炙

上三味，以水三升，煮取一升二合，去滓，分温再服。

下利，肺痛，紫参汤主之。

赵氏曰：大肠与肺合，大抵肠中积聚，则肺气不行；肺有所积，大肠亦不固，二害互为病。大肠病而气塞于肺者痛，肺有积者亦痛，痛必通用，紫参通九窍，利大小肠，气通则痛愈，积去则利自止。

喻氏曰：后人有疑此非仲景之方者，夫讵知胃肠有病，其所关全在肺气耶。程

氏疑是腹痛。《本草》云：紫参治心腹积聚，寒热邪气。

余忆二十岁时，村中桥亭新到一方士，蓬头跣足，腊月冷食露卧。自言悬壶遍天下，每诊一人，只取铜钱八文，到十人外，一文不取。人疑不敢服其药，间有服之者，奇效。掀髯谈今古事，声出金石，观者绕于亭畔。时余在众人中，渠与余拱而立曰：我别老友二十年矣。我乐而汝当苦奈何？随口赠韵语百余言，皆不可解。良久又曰，士有书，农医无书，重在口传，汉人去古未远，得所传而笔之，归其名于古，即于本经中指出笔误十条，紫参其一也。南山有桔梗，似人参而松，花开白而带紫，又名紫参等语。余归而考之，与书不合，次早往问之，而其人去无踪迹矣。始知走江湖人，专好作不可解语以欺人，大概如此。渠妄言之，而予不能妄听之也。今因注是方，而忆及紫参即桔梗之说，颇亦近似，姑附之以广见闻。

紫参汤方

紫参半斤　甘草三两

上二味，以水五升，先煮紫参取二升，内甘草煮取一升半，分温三服。

气利，诃黎勒散主之。

沈目南云：此下利气之方也。前云当利小便，此以诃黎勒味涩性温，反固肺气大肠之气，何也？盖欲大肠之气不从后泄，则肺旺木平、气走膀胱，使小便自利，正为此通则彼塞，不用淡渗药，而小便自利之妙法也。

诃黎勒散方

诃黎勒十枚，煨

上一味，为散，粥饮和，顿服。

附　方

千金翼小承气汤

治大便不通，哕数谵语。方见上。

外台黄芩汤

治干呕下利。

尤在泾云：此与前黄芩加半夏生姜汤治同，而无芍药、甘草、生姜，有人参、桂枝、干姜，则温里益气之意居多。凡中寒气少者，可于此取法焉。其小承气汤，即前下利谵语有燥屎之法，虽不赘可也。

黄芩　人参　干姜各三两　桂枝一两

大枣十二枚　半夏半斤

上六味，以水七升，煮取三升，温分三服。

次男元犀按：《金匮》此篇，论证透发无遗。惟方书所谓隔食证，指胃脘干枯，汤水可下，谷气不入者，《金匮》呕吐哕证中尚未论及，虽《伤寒论·厥阴篇》有干姜黄芩黄连人参汤方，治食入即吐，本论有大黄甘草汤方，治食已即吐，略陈其概，而其详则不得而闻也。先君宗其大旨，于《时方妙用》、《医学实在易》二书中，引各家之说而发明之，学者当参考，而知其一本万殊、万殊一本之妙。其下利一证，本论已详，参之《伤寒论》厥阴篇，则更备矣。惟方书有里急后重，脓血赤白痢证，专指湿热而言。时医用芍药汤，调气则便脓自愈，行血则后重自除等句，颇有取义，即《内经》"肠澼"之证也。但下利证，以厥少热多为顺，肠澼证以身热则死，寒则生立训，冰炭相反。先君于《时方妙用》而续论之，更于《实在易》书中，参以时贤伏邪之说，张隐庵奇恒之论以补之；且于发热危证云非肌表邪，即经络不和，取用《活人》人参败毒散加苍术煎服，得汗则痢自松。又口授众门人云：痢证初起发热，宜按六经而治之。如头痛项强、恶寒恶风，为太阳证，自汗宜桂枝汤，无汗宜麻黄汤；如身热鼻干不眠，为阳明证，宜葛根汤；如目眩口苦咽干，喜呕胁痛，寒热往来，为少阳证，宜小柴胡汤；如见三阴之证，亦按三阴之法而治之。此发前人所未发也。其余详于本论，一字一珠，学者潜心而体认之，则头头是道矣。

又按：隔食证，后人以为火阻于上，其说本于论中黄芩加半夏生姜一汤，及伤寒干姜黄连黄芩人参汤，其甘蔗汁、芦根汗，及左归饮去茯苓加当归人参地黄之类，变苦为甘，变燥为润，取其滋养胃阴，俾胃阴上济，则贲门宽展而饮食纳，胃阴下济，则幽门、阑门滋润而二便通，此从本论大半夏汤中之人参白蜜二味汤得出也。其借用《伤寒论》代赭石旋覆花汤，是又从大半夏汤之多用半夏，及半夏泻心汤得出也。《人镜经》专主《内经》三阳结谓之隔一语，以三一承气汤节次下之，令陈物去，则新物纳，亦即本论大黄甘草汤之表里也。尚于古法不相刺谬，故先君于《时方妙用》、《实在易》二书中，亦始存其说，但不如《金匮》之确切耳。至于肠澼，先君又于《金匮》外，补出伏邪奇恒，更无遗义。时贤张心在云："痢疾，伏邪也。夏日受非时之小寒，或贪凉而多食瓜果，胃性恶寒，初不觉其病，久则郁而为热，从小肠以传大肠，大肠喜热，又不觉其为病，至于秋后，或因燥气，或感凉气，或因饮食失节，引动伏邪，以致暴泻，旋而里急后重，脓血赤白，小腹疼痛，甚则为噤口不食之危证。当知寒气在胃，热气在肠，寒热久伏而忽发之病，用芍药汤荡涤大肠之伏热，令邪气一行，正气自能上顾脾胃，如若未效，即用理中汤以治胃中之伏寒，加大黄以泄大肠之伏热，一方而两扼其要。"但予闻之前辈云：痢疾慎用参术，亦是有本之言，务在临证以变通也。张隐庵云：《内经》之论疾病者，不及二十余篇，论奇恒之章有八，有因奇恒之下利者，乃三阳并至，三阴莫当，积并则为惊，病起疾风，至如礔砺，九窍皆塞，阳气旁溢，干嗌喉塞。并于阴，则上下无常，薄为肠澼，其脉缓小迟涩，血温身热死，热见七日死。盖因阳气偏剧，阴气受伤，是以脉小沉涩，急宜大承气汤，泻阳养阴，缓则不救。医者不知奇恒之因，见脉气和缓，而用平易之剂，又何患于毒药乎？叶大观病此，误补而死。

疮痈肠痈浸淫病脉证并治第十八

两手诸部，俱见浮数之脉，浮主表，数主热，若表邪应当发热，今不发热，而反洒淅恶寒，必其气血凝滞，即经所谓营气不从，逆于肉理，乃生痈肿，阳气有余，营气不行，乃发为痈是也。若有痛处，更明明可验，然而痛者，壅也，欲通其壅，当以麻黄荆芥之类，透发其气凝滞之痛。师曰：诸痈肿，欲知有脓无脓，以手掩肿上，热者毒已聚，为有脓，不热者，毒不聚，为无脓。

此言痈之所由成，而并辨有脓无脓也。言外见痈之已成者，欲其溃，未成者，托之起也。

内外原分科，分之者，以针砭刀割熏洗等法，另有传习谙练之人士，君子置而弗道，然而大证断非外科之专门者所能治也。《薛氏医案》，论之最详；然以六味丸、八味丸、补中益气汤，十全大补汤、归脾汤、六君子汤、异功汤、逍遥散等剂，出入加减，若溃后虚证颇宜，其实是笼统套法，于大证难以成功。《金匮》谓浮数脉，当发热而反恶寒者，以卫气有所遏而不出，卫有所遏，责在荣之过实。止此数语寥寥，已寓痈肿之绝大治法。再参六经之见证，六经之部位，用六经之的方，无有不效。外科之专门，不足恃也。

肠痈之为病，气血为内痈所夺，不得外荣肌肤，故其身枯皱，如鳞甲之交错，腹皮虽急，而按之则濡，其外虽如肿状，而其腹则无积聚，其身虽无热，而其脉则似表邪之数，此为营郁成热，肠内有痈脓，以薏苡附子败酱散主之。此痈之在于小肠也。

此为小肠痈而出其方治也。败酱一名苦菜，多生土墙及屋瓦上，闽人误为蒲公英。

薏苡附子败酱散方

薏苡仁十分　附子二分　败酱五分

上三味，杵为散，取方寸匕，以水二升，煎减半，顿服；小便当下。

痈之在于大肠者，何如？大肠居于小肠之下，若肿高而痈甚者，迫处膀胱，致少腹肿痞，按之即痛如淋，而实非膀胱为害，故小便仍见自调，小肠为心之合，而气通于血脉，大肠为肺之合，而气通于皮毛，故彼脉数身无热，而此则时时发热，自汗出，复恶寒。再因其证而辨其脉，若其脉迟紧者，邪暴遏而营未变，为脓未成，可下之；令其消散，若其脉洪数者，毒已聚而营气腐，为脓已成，虽下之，亦不能消，故不可下也。若大黄牡丹皮汤不论痈之已成未成，皆可主之。

此为大肠痈而出其方治也。

大黄牡丹汤方

大黄四两　牡丹一两　桃仁五十个　冬瓜仁半升　芒硝三合

上五味，以水六升，煮取一升，去滓，内芒硝，再煎沸，顿服之。有脓当下，如无脓当下血。

问曰：寸口脉浮微而涩，法当亡血，若汗出，设不汗出者，云何？曰：血与汗，皆阴也。微为阳弱，涩为血少。若身有疮，被刀斧所伤，而亡血血亡而气亦无辅，此脉微而又涩之。故也。且夺血者无

汗，此脉浮而不汗出之故也。

此为金疮亡血辨其脉也。

凡一切病金疮，统以王不留行散主之。

此为金疮出其总治之方也。

徐忠可云：此非上文伤久无汗之金疮方，乃概治金疮方也。故曰：病金疮，王不留行散主之。盖王不留行，性苦平，能通利血脉，故反能止金疮血，逐痛。蒴藋亦通利气血，尤善开痹；周身肌肉肺主之，桑根白皮最利肺气；东南根向阳，生气尤全，以复肌肉之生气，故以此三物甚多为君；甘草解毒和营尤为臣；椒姜以养其胸中之阳，厚朴以疏其内结之气，芩芍以清其阴分之热为佐；若有风寒，此属经络客邪，桑皮止利肺气，不能逐外邪，故勿取。孙男心兰按：金疮亡血忌发汗。以阴伤故也。若偶感风邪，其人不省，仍宜以破伤风论治，勿泥于亡血之禁。

王不留行散方

王不留行十分，八月八日采　蒴藋[①]细叶十分，七月七日采　桑东南根白皮十分，三月三日采　甘草十八分　黄芩二分　川椒三分　厚朴二分　干姜二分　芍药二分

上九味，王不留行、蒴藋、桑皮三味，烧灰存性，各别杵筛，合治之为散，服方寸匕。小疮即粉之，大疮但服之，产后亦可服。

排脓散方

枳实十六枚　芍药六分　桔梗二分

上三味，杵为散，取鸡子黄一枚，以药散与鸡黄相等，揉和令相得，饮和服之，日一服。

枳实得阳明金气以制风，禀少阴水气以清热，又合芍药以通血，合桔梗以利

---

① 蒴藋（shuò diào 朔吊）：又名陆英，具有除风湿，活血散瘀之功。

气，而尤赖鸡子黄之养心和脾，取有情之物，助火土之脏阴，以为排脓化毒之本也。

排脓汤方

甘草二两　桔梗三两　生姜一两　大枣十枚

上四味，以水三升，煮取一升，温服五合，日再服。

此亦行气血和营卫之剂。

浸淫疮，留流不已，俗名棉花疮、杨梅疮、恶疮之类。从口起，流向四肢者，可治；以其从内走外。从四肢流来入口者，不可治。以其从外走内也。浸淫疮，以黄连粉主之。方未见。

此为浸淫疮出其方治也。方未见，疑即黄连一味为粉外敷之，甚者亦内服之。

诸疮痛痒，皆属心火。黄连苦寒泻心火，所以主之。余因悟一方，治杨梅疮、棉花等疮甚效。连翘、蒺藜、黄芪、金银花各三钱，当归、甘草、苦参、荆芥、防风各二钱、另用土茯苓二两，以水煮汤去滓，将此汤煮药，空心服之，十日可愈。若系房欲传染者，其毒乘肾气之虚，从精孔深入中肾，散于冲任督脉，难愈；宜加龟板入任，生鹿角末入督，黄柏入冲等药，并先用黑牵牛制末，作小丸，和烧裩散，以土茯苓汤送下，令黑粪大下后，再加前汤如神。

跌蹶手指臂肿转筋狐疝
蛔虫病脉证治第十九

师曰：得病因跌而至蹶[①]，其人但能前步而不能后却，当刺腨[②]肠入二寸，此太阳经伤也。

人身经络，阳明行身之前，·太阳行身之后，太阳伤，故不能却也。太阳之脉，下贯腨内，刺之所以和利其经脉也。腨，足肚也。然太阳经甚多，而必刺腨肠者，以此穴本属阳明，乃太阳经络所过之处，与阳明经气会合，阳承筋间，故刺之，使太阳阳明气血相贯通利，则前后如意矣。

病人常以手指臂肿动，盖以肿而知其为湿，动而知其为风，湿盛生痰，风从火发，不易之理也。若此人身体瞤瞤者，风痰在膈，迫处于心肺，以致心为君主，不行其所令，肺为相搏，不行其治节，泛泛无以制群动也。以藜芦甘草汤主之。

以为手臂肿动而出其方治也。手之五指，乃心、肺、包络、大小肠、三焦之所属，当依经治之。若臂外属三阳，臂内属三阴，须按其外内分治之。然亦有不必分者，取手足之太阴，以金能制木而风平，土能胜湿而痰去。又取之阳明，以调和其肌肉之气，是为握要之法。师用藜芦甘草，大抵为风疾之盛初起，出其涌剂也。

藜芦甘草汤　方未见。

转筋之为病，其人臂脚直，不能屈伸，是转筋之证也。脉长直而上下行，微中不和而弦，是转筋之脉也。转筋痛不能忍，甚而入腹者，牵连少腹，拘急而剧痛，为肝邪直攻脾脏，以鸡屎白散主之。是方也，取其捷于去风下气，消积安脾，先清其内，徐以治其余也。

此为转筋入腹而出其方治也。

鸡屎白散方

鸡屎白为末，取方寸匕以水六合和，温服。

凡痛连少腹，皆谓之疝。古有心疝、肝疝等名，上卷有寒疝，皆是也。而此独见之外肾睾丸肿大，因前阴之间，有狐臭

---

① 跌：赵刻本作"跌"，同跗，足背曰跗。蹶：《说文·足部》"僵也"。跌蹶，足背僵直，行走不便。

② 腨（zhuān专）：俗称小腿肚。

气，遂别其名为阴狐疝气者，其睾丸或偏左，或偏右，有小大，病发时，则坠而下，病息时，则收而上，因发时息时而上下，以蜘蛛散主之。

此言寒湿袭阴为阴狐疝气者出其方治也。后人分为七疝：曰寒疝、水疝、筋疝、血疝、气疝、癞疝、狐疝之不同。狐疝，似指七疝之一，而不知师言狐疝，以病气之腥臭，为狐之臊，所以别上卷寒疝也。方书于时时上下句误解，遂有许多附会也。

蜘蛛散方

蜘蛛十四枚，熬煎　桂枝半两

上二味为散，取八分一匕饮和服，日再服，蜜丸亦可。

问曰：病腹痛有虫，其脉何以别之？师曰：腹中痛，多由寒触其正，所谓邪正相搏，即为寒疝，寒属阴，其脉当沉，若病甚而卫气必结，脉更兼弦，兹反洪大，则非正气与外邪为病，乃蛔动而气厥也。故于此脉，而参其吐涎心痛证，而知其有蛔虫。

此言蛔虫腹痛之脉也。

蛔虫之为病，令人吐涎心痛，发作有时，毒药不止者，甘草粉蜜汤主之。

此为脏躁而为蛔痛者出其方治也。

尤在泾云：吐涎，吐出清水也。心痛，痛如咬啮，时时上下是也。发作有时者，蛔饱而静，而痛立止，蛔饥求食，则

痛复发也。毒药，即锡粉、雷丸等杀虫之药。毒药者，折之以其所恶也。甘草粉蜜汤者，诱之以其所喜也。白粉即铅白粉，能杀三虫，而杂于甘草白蜜之中，诱使虫食，甘味既尽，毒性旋发，而虫患乃除，此医药之巧也。

甘草粉蜜汤方

甘草二两　白粉二两　白蜜二两

上三味，以水三升先煮甘草取二升，去滓，内粉蜜，搅令和，煮如薄粥，温服一升，差即止。

蛔厥者，蛔动而手足厥冷，其人当吐蛔，今病者静，而复时烦，此为脏寒，蛔上入其膈，故烦，须臾复止，得食而呕，又烦者，蛔闻食臭出，其人当自吐蛔。蛔厥者，以乌梅丸主之。

此为脏寒之蛔厥而出其方治也。谨考御纂《医宗金鉴》注，此为脏寒之"此"字，当是"非"字。

乌梅丸方

乌梅三百个　细辛六两　干姜十两　黄连一斤　当归·川椒各四两　附子炮　桂枝　人参　黄柏各六两

上十味，异捣筛合治之。以苦酒渍乌梅一宿，去核，蒸之五升米下，饭熟捣成泥，和药令相得，内臼中，与蜜杵二千下，丸如梧子大。先食，饮服十丸，日三服，稍增至二十丸。禁生冷滑臭等食。

金匮要略浅注卷九

汉张仲景原文　　　闽　长乐陈念祖修园集注
　　　　　　　　　蔚　古愚
　　　　　　　　　　　　　　　　同校字
　　　　　　　　男元犀　灵石

妇人妊娠病脉证治第二十

师曰：妇人经断后，而得平和之脉，关后为阴，其阴脉视关前稍见小弱，是胎元蚀气也。其人渴，非上焦有热，乃阴火上壅。不能食，非胃家有病，乃恶心阻食也。无寒热，外无表邪也。名曰妊娠。凡一切温凉补泻之剂，皆未尽善，惟以桂枝汤主之。于法六十日，胎已成而气干上。当有此证，设有医者，不知为孕，而误药之为施治之逆者，却一月，先见此证，若加吐下者，当明告其一误不可再误，前为药苦，兹则绝之。《易》所谓勿药有喜是也。

尤在泾云：平脉，脉无病也。即《内经》身有病而无邪脉之意。阴脉小弱者，初时胎气未盛，而阴方受蚀，故阴脉比阳脉小弱，至三四月经血久蓄，阴脉始强，《内经》所谓手少阴脉动者妊子，《千金》所谓三月尺脉数是也。其人渴，妊子者，内多热也，一作呕，亦通。今妊妇二三月，往往恶阻有能食是已。无寒热者，无邪气也。夫脉无故而身有病，而又作寒热邪气，则无可施治；惟宜桂枝汤和调阴阳而已。徐氏云：桂枝汤，外证得之为解肌和营卫，内证得之，为化气调阴阳也。今

妊娠初得，上下本无病，因子室有凝，气溢上下，故但以芍药一味固其阴气，使不得上溢，以桂甘姜枣扶上焦之阳，而和其胃气，但令上之阳气充，能御相侵之阴气足矣。未尝治病，正所以治病也。否则以渴为热邪而解之，以不能食为脾不健而燥之，岂不谬哉？六十日当有此证者，谓妊娠两月，正当恶阻之时，设不知而妄治，则病气反增，正气反损，而呕泻有加矣。绝之，谓禁绝其医药也。楼全善云：尝治一妇人恶阻病吐，前医愈治愈吐，因思仲景绝之之旨，以炒糯米汤代茶，止药月余，渐安。又一本，绝之，谓当断绝其病根，不必泥于安胎之说，而狐疑致误也。亦通。

妇人行经时经未净，或遇冷气房事，六淫邪气，冲断其经，则余血停留，凝聚成块，结于胞中，名为癥病，如宿有癥病，或不在子宫，则仍行经而受孕，经断即是孕矣。乃经断未及三月，而得漏下不止，胎无血以养，则辄动，若动在脐下，则胎真欲落矣。今动脐上者，此为每月凑集之新血，因癥气痼坚，阻其不入于胞之为害。其血无所入而下漏，其实非胎病也。虽然，经断原有胎与瘀之异，欲知其的证，必由今之三月，上溯前之三月，统共以六月为准。若妊娠六月动者，间而知

其前三月经水顺利应时，而无前后参差，其经断，即可必其为胎也。若前之三月，其期经水迟早不完，便知今之下血者，乃后断三月所积之衃[1]而非胎也。然既有胎，何以又为漏下？而不知旧血未去，则新血不能入胞养胎，而下走不止。所以血水不止者，其癥不去故也。癥不去，则胎终不安，必当下其癥，以桂枝茯苓丸主之。

此为妊娠宿有癥病，而出其方治也。

桂枝茯苓丸方

桂枝　茯苓　丹皮　桃仁去皮尖，熬

芍药各等分

上五味末之，炼蜜丸如兔屎大，每日食前服一丸，不知，加至三丸。

妇人怀孕六七月，脉弦发热，有似表证，其胎愈胀，乃头与身不痛，而腹痛背不恶寒，而腹恶寒，甚至少腹阵阵作冷状如被扇，所以然者，子脏开，而不能阖，而风冷之气乘之之故也。夫脏开风入，其阴内胜，则其弦为阴气，而发热且为格阳矣。胎胀者，热则消，寒则开也。当以附子汤温其脏。

此为胎胀少腹如扇者出其方治也。

李氏云：子脏，即子宫也。脐下三寸为关元，左二寸为胞门，右二寸为子户，昔人谓命门为女子系胞之处，非谓命门即子脏也。《金匮》明明指出少腹，何荒经者之聚讼纷纷也？

师曰：妇人有漏下者，妊娠经来，俗谓之激经也。有四五月坠胎，谓之半产，半产后，伤其血海，因续下血，都不绝者，有妊娠下血者，如前之因癥者，固有之，假令妊娠，无癥而下血，惟见腹中痛者，则为胞阻，胞阻者，胞中气血不和、而阻其化育也。以胶艾汤主之。推而言之，凡妇人经水淋沥，及胎产前后下血不止者，皆冲任脉虚，阴气不守也，此方皆可补而固之。

此为胞阻者而出其方治也。然此方为经水不调、胎产前后之总方。

胶艾汤方

干地黄六两　川芎　阿胶　甘草各二两

艾叶　当归各三两　芍药四两

上七味，以水五升，清酒三升，合煎取三升，去渣，内胶，令消尽，温服一升，日三服；不差，更作。

妇人怀孕，腹中疠痛[2]，当归芍药散主之。

此为怀妊腹中疠痛者出其方治也。

徐忠可云：疠痛者，绵绵而痛，不若寒疝之绞痛、血气之刺痛也。乃正气不足，使阴得乘阳，而水气胜土，脾郁不伸，郁而求伸，土气不调，则痛绵绵矣。故以归芍养血，苓术扶脾，泽泻泻其有余之旧水，川芎畅其欲遂之血气，不用黄芩，疠痛因虚，则稍挟寒也。然不用热药，原非大寒，正气充则微寒自去耳。

当归芍药散方

当归　川芎各三两　芍药一斤　茯苓

白术各四两　泽泻半斤

上六味，杵为散，取方寸匕酒和，日二服。

妊娠胃中有寒饮，则呕吐。呕吐不止，则寒且虚矣，以干姜人参半夏丸主之。

此为妊娠之呕吐不止而出其方也。半夏得人参，不惟不碍胎，且能固胎。

干姜人参半夏丸方

干姜　人参各一两　半夏二两

上三味末之，以生姜汁糊为丸梧子

---

[1] 衃（pēi）：《说文·血部》："凝血也"，即紫黑色晦暗的瘀血；亦可作瘀疕的互辞。

[2] 疠（jiǎo绞）痛：《说文·广部》："疠，腹中急也。"疠即疠，疠痛，指腹中拘急绵绵而痛。

大，饮服十丸，日三服。

妊娠小便难，饮食如故，以当归贝母苦参丸主之。

尤在泾云：小便难而饮食如故，则病不由中焦出，而又无腹满身重等证，则更非水气不行，知其血虚热郁而津液涩少也。当归补血，苦参除热，贝母主淋沥邪气，以肺之治节行于膀胱，则邪热之气除而淋沥愈矣。此兼清水液之源也。

当归贝母苦参丸方

当归　贝母　苦参各四两

上三味末之，炼蜜丸如小豆大，饮服三丸，加至十丸。

妊娠有水气，谓未有肿胀，无其形，但有其气也。水气在内，则身重小便不利，水气在外，则洒淅恶寒，水能阻遏阳气上升，故起即头眩，以葵子茯苓散主之。是专以通窍利水为主也。葵能滑胎而不忌，有病则病当之也。

此为妊娠有水气者而出其方治也。

葵子茯苓散方

葵子一升　茯苓三两

上二味，杵为散，饮服方寸匕，日二服，小便利则愈。

妇人妊娠，无病不须服药，若其人瘦而有热，恐热气耗血伤胎，宜常服当归散主之。

徐忠可云：生物者，土也。而土之所以生物者，湿也。血为湿化，胎尤赖之。故以当归养血；芍药敛阴；肝主血，而以川芎通肝气，脾统血，而以白术健脾土；其用黄芩者，安胎之法，惟以凉血利气为主；白术佐之，则湿无热而不滞，故白术佐黄芩，有安胎之能，是立方之意，以黄芩为主也。胎产之难，皆由热郁而燥，机关不利，养血健脾，君以黄芩，自无燥热之患，故曰常服易产，胎无疾苦，并主产后百病也。

当归散方

当归　黄芩　芍药　川芎各一斤　白术半斤

上五味，杵为散，酒服方寸匕，日再服。妊娠常服即易产，胎无疾苦，产后百病，悉主之。

妊娠肥白有寒，当以温药养胎，白术散主之。

尤在泾云：妊娠伤胎，有因湿热者，亦有湿寒者，随人脏气之阴阳而各异也。当归散，正治湿热之剂；白术散，白术、牡蛎燥湿，川芎温血，蜀椒去寒，则正治湿寒之剂也。仲景并列于此，其所以诏示后人者深矣。

白术散方

白术　川芎　蜀椒去汗　牡蛎各三分

上四味，杵为散，酒服一钱匕，日三服，夜一服。但苦痛，加芍药；心下毒痛，倍加川芎；心烦吐痛，不能饮食，加细辛一两，半夏大者二十枚。服之后，更以醋浆水服之。若呕，以醋浆水服之；复不解者，小麦汁服之。已后渴者，大麦粥服之。病虽愈，服之勿置。

妇人伤胎，怀身腹满，不得小便，从腰以下重，如有水状，怀身七月，太阴当养不养，此心气实，当刺泻劳宫及关元，小便微利则愈。

尤在泾云：伤胎，胎伤而病也。腹满不得小便，从腰以下重，如有水气，而实非水也。所以然者，心气实故也。心，君火也，为肺所畏；而妊娠七月，肺当养胎，心气实，则肺不敢降，而胎失其养，所谓太阴当养不养也。夫肺主气化者也，肺不养胎，则胞中之气化阻，而水仍不行矣。腹满便难身重，职是故也。是不可治其肺，当刺劳宫以泻心气，刺关元以行肾气，使小便微利，则心气降，心降而肺自行矣。劳宫，心之穴；关元，肾之穴。

徐忠可云：按仲景妊娠篇凡十方，而丸散居七，汤居三。盖汤者，荡也。妊娠当以安胎为主，则攻补皆不宜骤。故缓以图之耳。若药品无大寒热，亦不取泥膈之药，盖安胎以养阴调气为急也。

妇人产后病脉证治第二十一

问曰：新产妇人有三病：一者病痉，二者病郁冒，三者大便难，何谓也？师曰：新产之妇，畏其无汗，若无汗，则营卫不和，而为发热无汗等证，似乎伤寒之表病，但舌无白胎，及无头痛项强，可辨也。然虽欲有汗，又恐其血虚，气热，热则腠理开而多汗出，汗出则腠理愈开，而喜中风，血不养筋，而风又动火，故令病痉。新产之妇，畏血不行，若不行，则血瘀于内，而为发热腹痛等证，似乎伤寒里病，但舌无黄胎，又无大烦躁、大狂渴之可辨也。然虽欲血下，又恐下过多而亡血，血亡，其气无耦而外泄，则复汗，气血两耗，则寒自内生，而寒多，血为阴，阴亡失守，气为阳，阳虚上厥。故令头眩目瞀，或不省人事而郁冒。新产之妇，虽欲其汗出血行，又恐汗与血过多，以致亡津液，胃干肠燥，故大便难。三者不同，其为亡血伤津则一也。

此为产后提出三病以为纲，非谓产后止此三病也。

上言新产之病其纲有三，然痉病有竹叶汤之治法，另详于后，试先言郁冒与大便难相兼之证。产妇郁冒，邪少而虚多，故其脉微弱，中虚，故呕而不能食，胃液干，故大便反坚，身无汗，但头汗出。此数证，皆郁冒中兼有之证也，究其郁冒之所以然者，血虚则阴虚，阴虚而阳气上厥，厥而必冒。冒家欲解，必大汗出。是阳气郁，得以外泄而解也，然其所以头汗

奈何？以血虚为下之阴气既厥，则阳为孤阳，孤阳上出，故头汗出。又或不解，其所以然者，请再申之，盖产妇头汗既出，又喜其通身汗出而解者，亡阴血虚，阳气独盛，故当损阳令其汗出，损阳就阴，则阴阳乃平而复。须知其大便坚，不为实热，而为津少也。其呕不为胃气寒，而为胆气逆也。其不能食，不为热不杀谷，而为胃气不和也。以小柴胡汤主之。此汤为邪少虚多之对症也。

此为郁冒与大便难之相兼者，详其病因，而出其方治也。

小柴胡汤方 见呕吐。

郁冒之病既解而能食，至七八日更发热者，然发热而不恶寒，便知其不在表，而在里矣。用能食而更发热，便知其非虚病，而为食复矣。此为胃实，宜大承气汤主之。

此言大虚之后有实证，即当以实治之也。若畏承气之峻而不敢用，恐因循致虚，病变百出，甚矣哉！庸庸者不堪以共事也。若畏承气之峻，而用谷芽、麦芽、山楂、神曲之类消耗胃气，亦为害事。

大承气汤方 见痉。

产后属虚，客寒阻滞气血，则腹中疞痛，以当归生姜羊肉汤主之；并治腹中寒疝，虚劳不足。

参各家说：疞痛者，缓缓痛也。概属客寒相阻，故以当归通血分之滞，生姜行气分之寒。然胎前责实，故当归芍药散内加茯苓、泽泻，泻其水湿。此属产后，大概责虚，故以当归养血而行血滞；生姜散寒而行气滞。又主以羊肉味厚气温，补气而生血，俾气血得温，则邪自散而痛止矣。此方攻补兼施，故并治寒疝虚损，或疑羊肉太补，而不知孙真人谓羊肉止痛利产妇。古训凿凿可据，又何疑哉？

当归生姜羊肉汤方 见寒疝。

然痛亦有不属于虚者，不可不知。产后腹痛，若不烦不满，为中虚而寒动也。今则火上逆而烦气壅滞而满，胃不和而不得卧，此热下郁而碍上也，以枳实芍药散主之。

此为腹痛而烦满不得卧者出其方治也。方意是调和气血之滞，所谓"通则不痛"之轻剂也。下以大麦粥者，兼和其肝气，而养心脾，故痈脓亦主之。

枳实芍药散方

枳实烧令黑，勿太过　芍药各等分

上二味，杵为散，服方寸匕，日三服；并主痈脓，大麦粥下之。

师曰：产妇腹痛，法当以枳实芍药散，假令不愈者，此为热灼血干，腹中有瘀血，其痛著于脐下，非枳实芍药所能治也。宜下瘀血汤主之；亦主经水不利。

此为痛着脐下出其方治也。意者病去则虚自回，不必疑其过峻。

下瘀血汤方

大黄三两　桃仁三十个　蟅虫二十枚，去足熬

上三味末之，炼蜜和为四丸，以酒一升煮丸，取八合，顿服之。新血下如豚肝。张石顽云：加蜜以缓大黄之急也。

然亦有不可专下其瘀者，不可不知。产后七八日，无头痛发热恶寒之太阳证，少腹坚痛，此恶露不尽；治者不外下其瘀血而已，然其不大便，烦躁发热，切脉微实，是胃家之实也。阳明旺于申酉戌，日晡是阳明向旺之时，其更倍发热，至日晡时烦躁者，又胃热之验也。食入于胃，长气于阳，若不食，则已而食入则助胃之热为谵语，又胃热之验也。然又有最确之辨。昼，阳也；夜，阴也。若病果在阴，宜昼轻而夜重，今至夜间应阳明气衰之时而即稍愈，其为胃家之实热，更无疑也。宜大承气汤主之。盖此汤热与结兼祛，以

阳明之热在里，少腹之结在膀胱也。

此言血虽结于少腹，若胃有实热，当以大承气汤为主；若但治其血而遗其胃，则血虽去而热不除，即血亦未必能去也。此条"至夜即愈"四字，为辨证大眼目，盖昼为阳而主气，暮为阴而主血，观下节"妇人伤寒发热，经水适来，昼日明了，暮则谵语，如见鬼状者，此为热入血室。"以此数句而对面寻绎之，便知至夜则愈，知其病不专在血也。

产后中风续之，数十日不解，似不应在桂枝证之例矣，然头微疼，恶寒，时时有热，皆桂枝本证中惟一证。心下闷，邪入胸膈，为太阳之里证，其余干呕，汗出，俱为桂枝证例中本有之证，是桂枝证更进一层，即为阳旦证，桂枝汤稍为加增，即为阳旦汤。病虽久，而阳旦证续在者，可与阳旦汤。

张石顽云：举此与上文承气汤为一表一里之对子，盖不以日数之多，而疑其无表证也。

愚按：此言产后阳旦证未罢，病虽久而仍用其方也。《伤寒论·太阳篇》有因加附子参其间，增桂令汗出之句，言因者，承上病证象桂枝，因取桂枝汤之原方也。言增桂者，即于桂枝汤原方外，更增桂枝二两，合共五两是也。言加附子参其间者，即于前方间，参以附子一枚也。孙真人于此数句，未能体认，反以桂枝汤加黄芩为阳旦汤，后人因之，至今相沿不解。甚哉！读书之难也。然此方《伤寒论》特笔用"令汗出"三字，大是眼目。其与桂枝加附子汤之治遂漏者，为同中之异，而亦异中之同。盖止汗漏者，匡正之功；令出汗者，驱邪之力；泛应曲当，方之所以入神也。上节里热或实，虽产七八日，与大承气汤而不伤于峻；此节表邪不解，虽数十日之久，与阳旦汤而不虑其散，此中

之奥妙，难与浅人道也。丹溪谓产后惟大补气血为主，其余以末治之。又云：芍药伐生生之气。此授庸医藏拙之术以误人，不得不直斥之。

头疼恶寒，时时有热，自汗干呕，俱是桂枝证，而不用桂枝汤者，以心下闷，当用桂枝去芍药汤之法。今因产后亡血，不可径去芍药，须当增桂以宣其阳，汗出至数十日之久，虽与发汗遂漏迥别，亦当借桂枝加附子汤之法，固少阴之根以止汗，且止汗即在发汗之中，此所以阳旦汤为丝丝入扣也。

阳旦汤方　坊本俱作桂枝汤加黄芩。今因《伤寒论》悟出，是桂枝汤增桂加附子。

前以痉病为产后三大纲之一，然痉病皆由起于中风，今以中风将变痉而言之。产后中风，发热，面正赤，喘而头痛，此病在太阳，连及阳明，而产后正气大虚，又不能以胜邪气，诚恐变为痉证，以竹叶汤主之。

此为产后中风，正虚邪盛者，而出其补正散邪之方也。方中以竹叶为君者，以风为阳邪，不解即变为热，热甚则灼筋而成痉。故于温散药中，先以此而折其势，即杜渐防微之道也。次男元犀按：太阳之脉，上行至头，阳明脉过膈上循于面，二经合病，多加葛根。

竹叶汤方

竹叶一把　葛根三两　防风　桔梗　桂枝　人参　甘草各一两　附子一枚,炮　生姜五两　大枣十五枚

上十味，以水一斗，煎取二升半，分温三服，温覆使汗出。颈项强，用大附子一枚，破之如豆大，一本作入前药扬去沫，呕者，加半夏半升洗。

张石顽云：附子恐是方后所加，治颈项强者，以邪在太阳，禁固其筋脉，不得

屈伸，故用附子温经散寒。扬去沫者，不使辛热上浮之气，助其虚阳之上逆也。

妇人乳中虚，烦乱呕逆，安中益气，竹皮大丸主之。

徐忠可云：乳者，乳子之妇也。言乳汁去多，则阴血不足，而胃中亦虚。《内经》云：阴者，中之守也。阴虚不能胜阳，而火上壅则烦，气上越则呕，烦而乱，则烦之甚也。呕而逆，则呕之甚也。病本全由中虚，然而药止用竹茹桂甘石膏白薇者，盖中虚而至为呕为烦，则胆腑受邪，烦呕为主病。故以竹茹之除烦止呕者为君；胸中阳气不用，故以桂甘扶阳，而化其逆气者为臣；以石膏凉上焦气分之虚热为佐；以白薇去表间之浮热为使。要知烦乱呕逆，而无腹痛下利等证，虽虚，无寒可疑也。妙在加桂于凉剂中，尤妙在甘草独多，意谓散蕴蓄之邪，复清阳之气，中即自安，气即自益。故无一补剂，而反注其立汤之本意曰"安中益气，竹皮大丸"。神哉！喘加柏实，柏每西向，得西方之气最清，故能益金，润肝木而养心，则肺不受烁，喘自平也。有热倍白薇，盖白薇能去浮热，故小品桂枝加龙骨牡蛎汤云："汗多热浮者，去桂加白薇、附子各三分，名曰二加龙骨汤。"则白薇之能去浮热可知矣。

竹皮大丸方

生竹茹　石膏各二分　桂枝　白薇各一分　甘草十分

上五味末之，枣肉和丸弹子大，饮服一丸，日三，夜二服。有热，倍白薇；烦喘者，加柏实一分。

凡下利病，多由湿热，白头翁之苦以胜湿，寒以除热，固其宣也。而产后下利虚极，似不可不商及补剂，但参术则恐其壅滞，苓泽则恐其伤液，惟以白头翁加甘草阿胶汤主之。诚为对证。方中甘草之甘

凉清中，即所以补中；阿胶之滋润去风，即所以和血，以此治利，即以此为大补，彼治利而好用参术者，当知其所返矣。

此为产后下利虚极者而出其方治也。

白头翁加甘草阿胶汤方

白头翁　甘草　阿胶各二两　秦皮　黄连　柏皮各三两

上六味，以水七升，煎取二升半，内胶，令消尽，分温三服。

附　方

千金三物黄芩汤

治妇人未离产所，尚在于草褥，自发去衣被露其身体而得微风，亡血之后，阳邪客入，则四肢苦烦热，然此证当辨其头之痛与不痛，若头痛者，是风未全变为热，与小柴胡汤以解之；若头不痛但烦者，则已全变为热矣。热盛则虫生，势所必至，以此汤主之。

按：附方者，《金匮》本书阙载，而《千金》、《外台》等书载之。其云出自《金匮》，后人别之曰附方。

黄芩一两　苦参二两　干地黄四两

上三味，以水六升煮取二升，温服一升。多吐下虫。

千金内补当归建中汤

治妇人产后虚羸不足，腹中刺痛不止，吸吸少气，或苦少腹中急，摩痛引腰背，不能食饮。产后一月日，得服四五剂为善，令人强壮宜。

当归四两　桂枝　生姜各三两　芍药六两　甘草二两　大枣十二枚

上六味，以水一斗煎取三升，分温三服，一日令尽。若大虚加饴糖六两，汤成内之，于火上暖令饴消。若去血过多，崩伤内衄不止，加地黄六两，阿胶二两，合八味。汤成内阿胶。若无当归，以川芎代之；若无生姜，以干姜代之。

徐忠可云：产后虚羸不足，先因阴虚，后并阳虚，补阴则寒凝，补阳则气壅，后天以中气为主，故治法亦出于建中，但加当归，即于内，故曰内补当归建中汤。谓腹中刺痛不止，血少也。吸吸少气，阳弱也。故用桂枝生姜当归之辛温，以行其营卫之气；甘草、白芍以养其脾阴之血；而以饴糖、大枣峻补中气，则元气自复，而羸者丰，痛者止也。然桂枝于阴阳内外，无所不通，尤妙得当归善入阴分，治带下之疾，故又主少腹急，摩痛引腰背不能饮食者，盖带下病去，而中气自强也。曰产后一月日得服四五剂为善，谓宜急于此调之，庶无后时之叹。然药味和平，可以治疾，可以调补，故又曰：令人强壮宜。其云，大虚加饴糖，以极虚无可支撑，惟大甘专以补脾，脾为五脏六腑之母，止此一条，可以得其生路也。其去血过多，崩伤内衄，加干地黄、阿胶，以其所伤原偏于阳，故特多加阴药，非产后必宜用地黄阿胶也。

妇人杂病脉证并治第二十二

妇人中风，七八日业已热除而身凉，而复续来寒热，发作有一定之时，因其病而问其经水已来而适断者，盖以经水断于内，而寒热发于外，虽与经水适来者不同，而此症亦名为热入血室，其血为邪所阻，则必结，结于冲任厥阴之经脉，内未入脏，外不在表，而在表里之间，乃属少阳，故使寒热往来如疟状，发作有时，以小柴胡汤主之。达经脉之结，仍藉少阳之枢以转之，俾气行而血亦不结矣。

此为中风热入血室经水适断者，出其方治也。盖以邪既流连于血室，而亦浸淫于经络，若但攻其血，血虽去，而邪必不尽，且恐血去而邪反得乘虚而入也。故小柴胡汤解其热邪，而乍结之血自行矣。

热入血室，不独中风有之，而伤寒亦然，妇人伤寒，寒郁而发热，当其时经水适来，过多不止，血室空虚，则热邪遂乘虚而入之也。昼为阳而主气，暮为阴而主血，今主气之阳无病，故昼日明了，主血之阴受邪，故暮则谵语，谵语皆非习见之事。如见鬼状者，医者可于其经之适来，而定其证曰：此为热入血室。非阳明胃实所致也。既非阳明胃实，则治之者无以下药犯其胃气以及上二焦，一曰胃脘之阳，不可以吐伤之；一曰胃中之汁，不可以汗伤之，惟俟其经水尽，则血室之血，复生于胃腑水谷之精，必自愈。

此为伤寒热入血室经水适来者详其证治也。师不出方，盖以热虽入而血未结，其邪必将自解，汗之不可，下之不可，无方之治，深于治也。郭白云谓其仍与小柴胡汤，或谓宜刺期门，犹是浅一层议论。

妇人中风，发热恶寒，当表邪方盛之际，而经水适来，盖经水乃冲任厥阴之所主，而冲任厥阴之血，又皆取资于阳明，今得病之期，过七日而至八日，正值阳明主气之期，病邪乘隙而入，邪入于里，则外热除其脉迟，身凉和，已离表证，惟冲任厥阴，俱循胸胁之间，故胸胁满，但病不痛，与大结胸不按自痛，小结胸按之始痛分别，究其满盛，亦如结胸之状，而且热与血搏，神明内乱，而作谵语者，此为热入血室也。治者握要而图，当刺肝募之期门，随其实而取之。何以谓之实，邪盛则实也。

此承本篇第一节，而言中风热入血室之证治也。但第一节言寒热已除而续来，此言寒热方盛而并发；前言经水已来而适断，此言方病经水之适来；前言血结而为疟，此言胸胁满如结胸；前无谵语，而此有谵语，以此为别。

然亦有不在经水适来与适断，而为热入血室者，不可不知。阳明病，下血谵语者，此为热入血室，其证通身无汗，但头上汗出，当刺期门，随其实而泻之。令通身濈然汗出者愈。

此言阳明病亦有热入血室者，不必拘于经水之来与断也。但其证下血头汗出之独异也。盖阳明之热，从气而亡血，袭入胞宫，即下血而谵语，不必乘经水之来，而后热邪得以入之，彼为血去而热乘其虚而后入，此为热入而血有所迫而自下也。然既入血室，则不以阳明为主，而以冲任厥阴之血海为主。冲任，奇脉也。又以厥阴为主，厥阴之气不通，故一身无汗，郁而求通，遂于其少阳之府而达之，故头上汗出，治法亦当刺期门，以泻其实。刺已，周身濈然汗出，则阴之闭者亦通，故愈。

妇人咽中帖帖如有炙脔，吐之不出，吞之不下，俗谓梅核气。病多得于七情郁气，痰凝气阻，以半夏厚朴汤主之。

此为痰气阻塞咽中者出其方治也。

徐忠可云："余治王小乙咽中每噎塞，嗽不出，余以半夏厚朴汤投之即愈。后每复发，细问之，云夜中灯下，每见晕如团五色，背脊内间酸，其人又壮盛，知其初因受寒，阴气不足，而肝反郁热，甚则结寒微动，挟肾气上冲，咽喉塞噎也。即于此方加大剂枸杞、菊花、丹皮、肉桂，晕乃渐除，而咽中亦愈。故曰男子间有之，信不诬也。

半夏厚朴汤方

半夏一升　厚朴三两　茯苓四两　生姜五两　苏叶二两

上五味，以水一斗，煎取四升，分温四服，日三，夜一服。

妇人脏躁，脏属阴，阴虚而火乘之，则为燥，不必拘于何脏，而既已成燥，则病证皆同，但见其悲伤欲哭，象如神灵所作，现出心病；又见其数欠喜伸，现出肾病；所以然者，五志生火，动必关心，阴脏既伤，穷必及肾是也。以甘麦大枣汤主之。

此为妇人脏躁而出其方治也。麦者，肝之谷也。其色赤，得火色而入心，其气寒，乘水气而入肾，其味甘，具土味而归脾胃；又合之甘草，大枣之甘，妙能联上下水火之气，而交会于中土也。

甘麦大枣汤方

甘草三两　小麦一升　大枣十枚

上三味，以水六升，煮取三升，分温三服。亦补脾气。

妇人吐涎沫，上焦有寒饮也。医者不与温散，而反下之，则寒内入，而心下即痞，当先治其吐涎沫，以小青龙汤主之；俾外寒内饮除，而涎沫可止，涎沫止后，乃治其痞，亦如伤寒表解乃可攻里之例也。以泻心汤主之。

此为吐涎沫与痞兼见而出先后之方治也。

小青龙汤方　方见肺痈。

泻心汤方　见惊悸。

妇人之病，所以异于男子者，以其有月经也。其因月经而致病，则有三大纲：曰因虚，曰积冷，曰结气，三者，或单病，或兼病，或新病，或相因而为病，或偏胜而为病，病则为诸经水断绝，此妇人之病根也。其曰诸者奈何？以经水有多少迟速，及逾期则病，与大崩漏难产之后不来等证，皆可以此例之，无论病之初发，以至病有历年，大抵气不足则生寒，气寒则血亦寒，由是冷侵不去而为积气著不行而为结，胞门为寒所伤，由外而入内，由内而达外，渐至经络凝坚，经水之源头受伤，则病变无穷矣。然又有上中下之分，其病在上，肺胃受之，若客寒而伤逆于胃口，则为呕吐涎唾，或寒久变热，热盛伤

肺，则成肺痈，其形体之受损则一，而为寒为热，俨若两人之分，病若在中，肝脾受之，邪气从中盘结，或为绕脐寒疝，或为两胁疼痛，与胞宫之脏相连，此寒之为病也。或邪气郁结为热中，热郁与水寒相搏，痛在关元，脉现出数热而身无溃烂与痛痒等疮，其肌肤干燥，状若鱼鳞，偶逢交合时着男子，非止女身。此热之为病也。所以然者何义？盖以中者，阴阳之交也。虽胞门为寒伤则一，而中气素寒者，以寒召寒，所谓邪从寒化是也。中气素热者，寒旋变热，所谓邪从热化是也。病若在下，肾脏受之也，穷而归肾，证却未多，经候不匀，令阴中掣痛，少腹恶寒，或上引腰脊，下根气街，气冲急痛，膝胫疼烦，盖以肾脏为阴之部，而冲脉与少阴之大络并起于肾故也。甚则奄忽弦冒，状如厥巅，所谓阴病者，下行极而上也。或有忧惨，悲伤多嗔，所谓病在阴，则多怒及悲愁不乐也。总而言之曰：此皆带下，非有鬼神，言病在带脉之下为阴，非后人以不可见之鬼神为阴也。久则肌肉削而羸瘦，气不足则脉应多寒。统计十二癥九痛七害五伤三痼之三十六病，千变万端，审脉阴阳，虚实紧弦，行其针药，治危得安；其虽同病，脉各异源。寻其所异之处，即为探源。子当辨记，勿谓不然。

此言妇人诸病所以异于男子者，全从经起也。病变不一，因人禀有阴阳，体有强弱，时有久暂而分，起处以三大纲总冒通节，中又分出上中下以尽病变，后以"此皆带下"四字，总结本节之义。至于言脉，百病皆不外"阴阳虚实"四个字，而又以弦紧为言者，盖经阻之始，大概属寒，气结则为弦，寒甚则为紧，示人以二脉为主，而参之兼脉则得耳。

问曰：妇人年五十所，七七之期已过，天癸当竭，地道不通，今病前阴血下

利数十日不止，暮即发热，少腹里急，腹满，手掌烦热，唇口干燥，何也？师曰：前言妇人三十六病，皆病在带脉之下，此病属带下。何以故？曾经半产，瘀血在少腹不去。何以知之？盖以瘀血不去，则新血不生，津液不布。其证唇口干燥，故知之。况暮热掌心热，俱属阴，任主胞胎，冲为血海，二脉皆起于胞宫，而出于会阴，正常少腹部分，冲脉挟脐上行，冲任脉虚，则少腹里急，有干血亦令腹满，其为宿瘀之证无疑。当以温经汤主之。

此承上节言历年血寒积结胞门之重证，而出其方治也。

尤在泾云：妇人年五十所，天癸已断，而病下利，似非因经所致矣。不知少腹旧有积血，欲行而未得遽行，欲止而不能竟止，于是下利窘急，至数十日不止，暮即发热者，血结在阴，阳气至暮，不得入于阴，而反浮于外也。少腹里急腹满者，血积不行，亦阴寒在下也。手掌烦热，病在阴，掌心亦阴也。唇口干燥，血内瘀者不外荣也。此为瘀血作利，不必治利，但去其瘀，而利自止。吴茱萸、桂枝、丹皮入血散寒而行其瘀，芎、归、芍药、麦冬、阿胶以生新血。人参、甘草、姜夏以正脾气，盖瘀久者荣必衰，下多者脾必伤也。

温经汤方

吴茱萸三两　当归　川芎　芍药　人参　桂枝　阿胶　丹皮　生姜　甘草各二两　半夏半升　麦冬一升

上十二味，以水一斗，煮取三升，分温二服。亦主妇人少腹寒，久不受胎，兼治崩中去血，或月水来过多，及至期不来。

李氏云：《内经》谓血气虚者，喜温而恶寒，寒则凝涩不流，温则消而去之。此汤名温经以瘀血得温则行也。方内皆补养血气之药，未尝以逐瘀为事，而瘀血自去者，此养正邪自消之法也。故妇人崩淋不孕，月事不调者并主之。

妇人因经致病，凡三十六种，皆谓之带下，经水因寒而瘀，不能如期而利，以致少腹满痛，然既瘀而不行，则前经未畅所行，不及待后月之正期而先至，故其经一月再见者，以土瓜根散主之。

此为带下而经候不匀一月再见者，出其方治也。土瓜，即王瓜也。主驱热行瘀，佐以䗪虫之蠕动逐血，桂芍之调和阴阳，为有制之师。

土瓜根散方

土瓜根　芍药　桂枝　䗪虫各三分

上四味，杵为散，酒服方寸匕，日三服。

寸口脉轻按弦而重按大，弦则为阳微而递减，大则为外盛而中芤，减则阳不自振，为诸寒，芤则阴不守中为中虚，寒虚相搏，此名曰革。革脉不易明，以弦减芤虚形容之，则不易明者明矣。凡妇人得革脉，气血虚也。内无以养脏腑，外无以充形体。则胎亦无以养矣。故半产，其气不能运转而漏下，用旋覆花汤运气行血以主之。

此为虚寒而半产漏下者出其方治也。但此方为调气行血之用，或者病源在肝，肝以阴脏而含少阳之气，以生化为事，以流行为用，是以虚不可补，解其郁聚，即所以补。寒不可温，行其气血，即所以温欤？钱氏谓必是错简，半产漏下，气已下陷，焉有用旋覆花下气之理？两说俱存，候商。

旋覆花汤方

旋覆花三两　葱十四茎　新绛少许

上三味，以水三升，煎取一升，顿服之。

妇人陷经，其血漏下不止，且血色黑

亦不解，是瘀血不去，新血不生，荣气腐败，然气喜温而恶寒，以胶姜汤主之。

此为陷经而色黑者，出其方治也。方未见。林亿云：想是胶艾汤，千金胶艾汤有干姜，似可取用。丹溪谓：经淡为水，紫为热，黑为热极，彼言其变，此言其常也。

妇人少腹满如敦状，盖少腹，胞之室也，胞为血海，有满大之象，是血蓄也。若小便微难而不渴，可知其水亦蓄也。若病作于生产之后者，此为水与血俱结在血室也，宜用水血并攻之法，以大黄甘遂汤主之。

此为水血并结在血室，而为少腹满、大小便难、口不渴者，出其方治也。

大黄甘遂汤方

大黄四两　甘遂　阿胶各二两

上三味，以水三升，煮取一升，顿服。其血当下。

妇人经水久闭不至者，有虚实寒热之可辨也。有行而不畅者，为一月再见之可征也。若小腹结痛，大便黑，小便利，明知血欲行而不肯利下，不得以寻常行血导气，调和营卫，补养冲任之法，迂阔不效，径以抵当汤主之。

此为经水不利之属实者，出其方治也。

抵当汤方

水蛭熬　虻虫熬，各三十个　桃仁三十个

大黄三两，酒浸

上四味为末，水五升，煮取三升，去滓，温服一升。

妇人经水闭而不利，其子脏因有凝滞而成坚癖，又因湿热腐变，而为下不止，其凝滞维何？以子脏中有干血，其下不止维何？即湿热腐变所下之白物，时俗所谓白带是也。宜用外治法。以矾石丸主之。

此为经水闭由于子脏有干血，得湿热而变成白物者，出其方治也。

矾石丸方

矾石三分，烧　杏仁一分

上二味末之，炼蜜丸枣核大，内脏中，剧者再内之。

妇人六十二种风，腹中血气刺痛，红蓝花酒主之。

此为妇人凡有挟风、腹中血气刺痛者，出其方治也。言血气者，所以别乎寒疝也。六十二种未详。

张隐庵云：红花色赤多汁，生血行血之品也。陶隐居主治胎产血晕，恶血不尽，绞痛，胎死腹中，金匮红蓝花酒治妇人六十二种风。又能主治痎疟，临川先生曰：治风先治血，血行风自灭，盖风乃阳邪，血为阴液，此对待之治也。红花枝茎叶，且多毛刺，具坚金之象，故能制胜风木。夫男女血气相同，仲祖单治妇人六十二种风者，良有以也。盖妇人有余于气，不足于血，所不足者，乃冲任之血散于皮肤肌腠之间，充肤热肉，生毫毛，男子上唇口而生髭须，女人月事以时下，故多不足也。花性上行，花开散蔓，主生皮肤间散血，能资妇人之不足，故主治妇人之风，盖血虚，则皮毛之腠理不密，而易于受风也。此血主冲任，故专治胎产恶血。《灵枢经》云：饮酒者，卫气先行皮肤。故用酒煎，以助药性，疟邪亦伏于膜原之腠理间，故能引其外出。夫血有行于经络中者，有散于皮肤外者，而所主之药，亦各不同，如当归、地黄、茜草之类，主养脉内之血者也，红蓝花，主生脉外之血也；川芎、芍药、丹皮、红曲之类，又内外之兼剂也。学者能体认先圣用药之深心，思过半矣。

红蓝花酒方

红蓝花二两

上一味，酒一大升，煎减半，顿服一

半，未止，再服。

妇人腹中诸疾痛，当归芍药散主之。

此为妇人腹中诸疾痛而出其方治也。寒热、虚实、气食等邪，皆令腹痛，谓可以就此方为加减，非其以此方而统治之也。

尤在泾云：妇人以血为主，而血以中气为主。中气者，土气也。土燥不能生物，土湿亦不能生物，芎芍滋其血，苓术泽泻治其湿，湿燥得宜，而土能生物，疾痛并蠲矣。

当归芍药散方　见妊娠。

妇人腹中痛，小建中汤主之。

此为妇人虚寒里急腹中痛者，出其方治也。

按：《伤寒论》云：阳脉涩，阴脉弦，法当腹中急痛，宜小建中汤主之；不差，更与小柴胡汤。

小建中汤方　见虚劳。

问曰：妇人病，饮食如故，烦热不得卧，而反倚息者，何也？师曰：饮食如故者，病不在胃也。烦热者，阳气不化也。倚息不得卧者，水不下行也。此名转胞，不得溺也。以胞系了戾，故致此病，既无兼证，但当利其小便，则胞中之气，使之下行气道，斯胞系不了戾而愈，以肾气丸主之。

此为转胞证，胞系了戾而不得溺者，出其方治也。了戾与缭戾同，言胞系缭戾而不顺，而胞为之转，胞转则不得溺也。治以此方，补肾则气化，气化则水行而愈矣。然转胞之病，亦不尽此。或中焦脾虚，不能散精归于胞，及上焦肺虚，不能下输布于胞；或胎重压其胞；或忍溺入房，皆能致此，当求其所因而治之。

肾气丸方

干地黄八两　山茱萸　山药各四两　泽泻　丹皮　茯苓各三两　桂枝一两　附子一枚，炮

上八味末之，炼蜜和丸梧子大，酒下十五丸，加至二十丸，日再服。

妇人阴中寒，宜温其阴中，不用内服，止以药内之，谓之坐药，蛇床子散主之。

此遥承上节，令阴掣痛，少腹恶寒证，而出其方治也。但寒从阴户所受，不从表出，当温其受邪之处，则愈。蛇床子温以去寒，合白粉燥以除湿，以寒则生湿也。

蛇床子散方

蛇床子

上一味，末之，以白粉少许，和合相得如枣大，绵裹内之，自然温。

少阴肾脉滑而数者，滑主湿，数主热，湿热相合，而结于阴分，故令前阴中即生疮。阴中蚀疮烂者，乃湿热之盛而生慝[1]也。以狼牙汤洗之。

此为湿热下流于前阴，阴中生疮蚀烂者出其方治也。狼牙草味酸苦，除邪热气，疥瘙恶疮，去白虫，故取治之。若无狼牙草，以狼毒代之。

狼牙汤方

狼牙三两

上一味，以水四升，煮取半升，以绵缠箸如茧浸汤沥阴中，日四遍。

附：妇人阴挺论[2]

阴挺证，坊刻外科论之颇详。大抵不外湿热下注为病，薛立斋以补中益气汤、加味逍遥散、六味地黄丸、知柏八味丸为主，以当归芦荟丸、龙胆泻肝汤之类为辅，可谓高人一著，而究治无一效，何

---

[1] 慝（tè）：邪恶。
[2] 妇人阴挺论：此论在本书中出现2次，第2次见于《女科要旨·卷四》。

也？盖为前人湿热二字误之也。予在籍时，医道颇许可于人，治疗三十七载，阅历不为不多，而阴挺证，从未一见，意者古人用心周到，不过得所闻而备其病名乎？迨辛酉以县令发直候补，公余之顷，时亦兼理斯道，方知直隶妇女，十中患此病者，约有三、四，甚者突出一二寸，及三四寸，大如指或大如拳，其形如蛇，如瓜，如香菌、如虾蟆不一。或出血水不断，或干枯不润，或痛痒，或麻木不一，以致经水渐闭，面黄食少，羸瘦、咳嗽吐血，寒热往来，自汗盗汗，病成劳伤而死。轻者但觉阴中滞碍，而无其形，或有形亦不甚显，无甚痛害，若经水匀适，尚能生育，时医名之曰瘙，又名吃血劳。所用之药，均无一效，或用刀割，一时稍愈，旋且更甚。余亦尝按前人之法而治之，亦未见效。未知何故？后读《内经》、《金匮》、《千金》等书，及各家秘藏等本，寻其言外之旨，而参以所见所闻，颇有所悟，因知此证南人不患，即偶见之，治亦易愈，北人常患，治皆罔效，自有其故。盖以南人之阴挺由于病变，书有其方，按法多效。北人之阴挺，由于气习，病象虽同，而病源则异，所以弗效。其云气习奈何？北俗日坐湿地，夜卧土炕，寒湿渐积，固不待言。男子劳动而散泄，妇人则静而常伏，至春夏以及长夏，湿得暑气之蒸，上腾有如蒸饭，妇女值经水之适来，血海空虚，虚则善受，且终日坐于湿地，而勤女红，土得人气而渐干，湿随人气以纳入，即《金匮》胞门寒伤之义。更有甚者，长夏干土，得雨之后，则土中之虫，无不蠕动，一闻血腥之气，虫头上仰，吁吸其气，虫为阴类，血为阴汗，以阴从阴，毒气并之，即为阴挺之病根。推而言之，即不坐湿地，凡妇女不用马桶，蹲于厕中而便溺，厕中为污秽幽隐之处，更多

湿虫之潜伏，其毒气皆能随血腥之气而上乘之也。余家山中，每见小儿坐于湿地，多患阴茎肿胀，或作痛痒，俗谓"蚯蚓吹"也。治者揭开鸭嘴含之，以鸭喜食蚓也。或以花椒、白矾汤洗之，以椒能胜寒，矾能除湿也。知此，而阴挺之病根，更了如指掌矣。医者不察其由，止按成方以施治，无怪病日增剧。更有一种渔利之徒，以下水消肿攻毒之峻药，为丸内服；又以蟾酥、硼砂、芒硝、麝香、雄黄、冰片、阿魏、白砒之类外敷，为害更烈。余所以不忍默然而坐视也。予于此证之初患者，以五苓散料，加蜀椒、黄柏、小茴、附子、沙参、川芎、红花之类蜜丸，每服四钱，一日两服。外以花椒、苦参、苍术、槐花煎汤，入芒硝熏洗。又以飞矾六两，铜绿四钱，五味子、雄黄各五钱，桃仁一两，共为细末，炼蜜为丸，每重四钱，雄黄为衣，纳入阴中，奇效。或久而成劳，经水不利，以温经汤、肾气丸主之。而龟板、鳖甲、蒺藜之类，随证出入加减，亦有愈者，笔楮难尽。惟于《金匮·妇人杂病》，及全部中属词此事，得其一言一字，以启悟机，断无不可治之证矣。

续　记[①]

傅廉访观察清河时，其弟南安，寄来慎修修园，又号慎修。医两卷，《东皋四书》文八卷，披阅不倦。题句云："东皋[②]制艺慎修医，万顷汪洋孰望涯。"辛酉，余到直候补，叨识于牡牝元黄[③]之外，此一时之盛事也，亦彼时之仅事也。日者，奉委赴热河，禀辞甫出，又传人

---

① 续记：此记在本书中出现 2 次，第 2 次见于《女科要旨·卷四》。

② 东皋：明末僧人，精通琴艺、书画艺术。

③ 叨识于牡牝元黄：稍懂治病的道理和书法。

署。曰：雅著数种，俱经抄录，详加评点，但集中阙妇人阴挺一证，此证北方最多，亦最险逆而难治，必不可阙。若到热河办公，公余当续补之。予答以近日医过两人效获之故，差次繁冗之中，尚恐立论弗详，不如即于寓中，走笔书之，书成呈阅，一阅一击节。又问曰：闻二十年前，患此者少，自此地种产甘薯，妇女食之，多生此疮，盖以疮形与甘薯相仿也。余曰：此亦想当然语，其实不然。甘薯始自闽省，俗名地瓜，性同山药，而甘味过之。闽自福清以南及漳泉二府滨海处，以此作饭，终身不生他病。《本草从新》谓其：补脾胃，驱湿热，养气血、长肌肉，海滨人多寿，皆食此物之故。《金薯谱》极赞其功，闽人治下痢，以白蜜同煮，食之甚效；妇女患赤白带，用此法亦效；可知其利湿热之功巨也。味甘属土，土能胜湿，可知其利湿之功尤巨也。鄙意以甘薯堪为阴挺证之专药。盖以阴挺之本，不离于湿，而此为探本之治；阴挺之形，突出如瓜，而此为象形之治。患此者，令其如法服药敷药之外，又以此物代饭，其效当必更速。观察曰：善。请附于前著之后，以补千古之阙，并析一时之疑，洵大方便之一事。

胃气下注，不从大便为矢气，而从前阴吹出而正喧，谓其连续不绝，喧然有声。此谷气之实，大便不通故也，以膏发煎主之。取其滋润以通大便，则气从大便而出，此通而彼塞矣。

膏发煎方

猪膏半斤　乱发如鸡子大，三枚

上二味，和膏中煎之，发消药成，分再服。病从小便出。《千金》云：太医尉史脱家婢黄病服此，胃中燥粪下，便差。

神验。

徐忠可云：下泄与下陷不同，下陷为虚，下泄者气从阴门而泄出，故曰阴吹。吹者，气出而不能止也。

尤在泾云：谷气实者，大便结而不通，是以阳明下行之气，不得从其故道，而乃别走旁窍也。猪膏发煎，润导大便。便通气自归矣。

小儿疳虫蚀齿方

雄黄　葶苈

上二味末之，取腊月猪脂，溶以槐枝，绵裹头四五枚，点药烙之。

附　引牛痘法

按婴儿之有痘患久矣。宋以来始有引痘一法，取痘苗吹入鼻孔，递入五脏，引毒以外出，可谓事捷而功巨矣。然犹不能操券而万全，则尽美而未尽善焉。粤东有种牛痘法，自岛夷传入。其法取牛痘为苗，此盖考诸《本草纲目》见稀痘方，用白牛虱而有悟也。至其引法，则取手少阳之经穴，一曰消烁，一曰清冷渊。按古针刺法，用尖刀拨开皮膜，将豆浆点入，满浆脱痂，无不按其常期，亦永无再出之患。所以然者，痘毒秉于先天，深藏于肾，手少阳三焦有气无形，与足少阴之肾气相通，《内经》云：少阳主肾所生病。又云：少阳属肾是也。痘浆一从少阳经点入，即能直入肾经，引肾脏深藏之毒，还按手少阳之经穴而出，故痘豆之数，适与拔点之数相符，而不别生枝节，且不用方药，而小儿之饮食嬉戏如常，真万不失一焉。此以视夫吹鼻之术，不更为尽美而尽善也哉！予莅任燕京，见是法而羡之，因又虑其术无由广，特笔之书，以附圣经之末，使传于天下后世，是亦区区保赤之婆心也夫！

金匮要略浅注卷十

汉张仲景原文　　闽　长乐陈念祖修园集注

蔚　古愚

男元犀　灵石　同校字

杂疗方第二十三

按《金匮》自二十三卷至二十五卷，前贤断为后人所续，删之不使朱紫之混，确有卓识。然竟删之，恐嗜古者，有阙而不全之憾，不如姑存其说，以备参考。兹刻录其原文，不加一字注解，以分别之。

退五脏虚热，四时加减柴胡饮子方

柴胡八分　白术八分　大腹槟榔四枚，并皮子用　陈皮五分　生姜五分　桔梗七分

以上冬三月柴胡稍多。

柴胡　陈皮　大腹槟榔　生姜　桔梗　枳实

以上春三月比冬减白术，增枳实。

柴胡　白术　大腹槟榔　陈皮　生姜　桔梗　枳实　甘草

以上夏三月比春多甘草，仍用白术。

柴胡　白术　大腹槟榔　陈皮　生姜　桔梗

以上秋三月同冬三月，惟陈皮稍多。

上各㕮咀，分为三帖，一帖以水三升，煎取二升，分温三服。如人行四五里进一服。如四体壅①，添甘草少许。每帖分作三小帖，每小帖以水一升煮取七合，温服。再合滓为一服，重煮，都成四服。

长服诃黎勒丸方

诃黎勒三两　陈皮三两　厚朴三两

上三味末之，炼蜜丸如梧子大，酒饮服二十丸，加至三十丸。

三物备急丸方

大黄一两　巴豆一两，去皮心，熬，外研如泥　干姜一两

上药各须精新，先捣大黄、干姜为末，研巴豆内中，合治一千杵，用为散，蜜和丸亦佳，密器贮之。莫令泄气。主心腹诸卒暴百病，若中恶②　客忤③，心腹胀满，卒痛如锥刺，气急口噤，停尸④卒死者，以暖水苦酒服大豆许三四丸，或不可下，捧头起灌令下咽，须臾当差。如未差，更与三丸，当腹中鸣，即吐下便差；若口噤，亦须折齿灌之。

治伤寒令愈不复，紫石寒食散方

紫石英十分　白石英十分　赤石脂十分　钟乳煅，十分　瓜蒌根十分　防风十分　桔梗十分　文蛤十分　鬼白十分　太乙余粮十分　干姜　附子　桂枝去皮，各四分

上十三味，杵为散，酒服方寸匕。

---

① 四体壅：四体即四肢。壅，《广雅·释诂》"壅，障也。"四体壅，当作四肢沉滞不舒的意思。
② 中恶：谓中邪恶鬼祟致病者。
③ 客忤：(wǔ 午)：谓卒犯邪客之气，使人突然昏厥窒息，如不急治，则气不返而死。
④ 停尸：即伏尸。

救卒死方

薤捣汁，灌鼻中。

又方

雄鸡冠割取血，管吹内鼻中。

猪脂如鸡子大，苦酒一升，煮沸灌喉中。

鸡肝及血涂面上，以灰围四旁，立起。

大豆二七粒，以鸡子白并酒和，尽以吞之。

救卒死而壮热者方

矾石半斤，以水一斗半，煎消以渍脚，令没踝。

救卒死而目闭者方

骑牛临面，捣薤汁灌耳中，吹皂角末鼻中，立效。

救卒死而张口反折者方

灸手足两爪后十四壮，饮以五毒诸膏散。有巴豆者。

救卒死而四肢不收失便者方

马屎一升，水三升，取二斗以洗之。又取牛洞稀粪也。一升，温酒灌口中，灸心下一寸、脐上三寸、脐下四寸，各一百壮，差。

救小儿卒死而吐利，不知是何病方

狗屎一丸，绞取汁以灌之。无湿者，水煮干者取汁。

尸厥脉动而无气，气闭不通，故静而死也。治方

菖蒲屑内鼻孔中，吹之。令人以桂屑着舌下。

又方

剔取左角发方寸，烧末酒和，灌令入喉，立起。

救卒死客忤死，还魂汤主之方

麻黄三两，去节用　杏仁去皮尖，十七个
甘草一两，炙

上三味，以水八升，煎取三升，去

滓，分令咽之，通治诸感忤。

又方

韭根一把　乌梅三七个　吴茱萸半升，炒

上三味，以水一斗煮之，以病人栉①内中三沸，栉浮者生，沉者死。煮取三升，去滓，分饮之。

救自缢死，旦至暮，虽已冷，必可治。暮至旦，小难也。恐此当言阴气盛故也。然夏时夜短于昼，又热，犹应可治。又云心下若微温者，一日以上，犹可治之方。

徐徐抱解，不得截绳，上下安被卧之，一人以脚踏其两肩，手少挽其发当弦，弦勿纵之。一人以手按揉胸上，数动之，一人摩捋臂胫，屈伸之，若已僵，但渐渐强屈之，并按其腹，如此一炊顷，气从口而出，呼吸眼开，而犹引按莫置，亦勿苦劳之。须臾可少与桂枝汤，及粥清含与之，令濡喉，渐渐能咽，及稍止，若向令两人以管吹其两耳朵好，此法最善，无不活者。

凡中暍死，不可使得冷，得冷便死，疗之方

屈草带，绕暍人脐，使三两人溺其中，令温。亦可用热泥和屈草，亦可扣瓦碗底及车缸以着暍人脐，令溺须得流去，此为道路穷，卒无汤，当令溺其中，欲使多人溺，取令温，若汤便，可与之，不可泥及车缸，恐此物冷，暍既在夏月，得热泥土，暖车缸，亦可用也。

救溺死方

取灶中灰两石余，以埋人，从头至足，水出七孔，即活。尝试蝇子落水而死者，因灶灰埋之自活。

治马坠及一切筋骨损方

---

① 栉（zhì）：《说文·木部》："梳比之总名也。"即梳头发用的梳子。

大黄一两，切，候汤成下　绯帛如手大，烧灰　乱发如鸡子大，烧灰　久用炊布单一尺，烧灰　败蒲一握三寸，即蒲席也　桃仁四十九个，去皮尖熬　甘草如中指节，炙剉

上七味，以童子小便量多少煮汤成，内酒一大盏，次下大黄，去滓，分温三服。先剉败蒲席半领，煎汤浴，衣被盖覆须臾，通利数行，痛楚立差，利及浴水赤，勿怪，即瘀血也。

禽兽虫鱼禁忌并治第二十四

凡饮食滋味，以养于身，食之有妨，反能有害，自非服药炼液，焉能不饮食乎？切见[1] 时人，不闲调摄，疾疢竞起，若字当作莫不因食而生，苟全其生，须知切忌者矣。所食之味，有与病相宜，有与身为害，若得宜则益体，害则成疾，以此致危，例皆难疗。凡煮药饮汁以解毒者，虽云救急，不可热饮，诸毒病得热更甚，宜冷饮之。肝病禁辛，心病禁咸，脾病禁酸，肺病禁苦，肾病禁甘。春不食肝，夏不食心，秋不食肺，冬不食肾，四季不食脾。辨曰：春不食肝者，为肝气王，脾气败，若食肝，则又补肝，脾气则尤甚，不可救；又肝王之时，不可以死气入肝，恐伤魂也；若非王时，即虚，以肝补之佳，余脏准此。

凡肝脏自不可轻啖，自死者弥甚。凡心皆为神识所舍，勿食之，使人来生复其对报矣，凡肉及肝落地不着尘土者，不可食之。猪肉落水浮者，不可食。猪肉及鱼，若狗不食，鸟不啄者，不可食。猪肉不干，火炙不动，见水自动者，不可食之。肉中有如朱点者，不可食之。六畜肉，热血不断者，不可食之。父母及身本命肉食之，令人神魂不安。食肥肉及热羹，不得饮冷水。诸五脏及鱼，投地尘土不污者，不可食之。秽饭馁肉[2]、臭鱼，食之皆伤人。自死肉，口闭者，不可食之。六畜自死皆疫死，则有毒，不可食之。兽自死北首[3] 及伏地者，食之杀人。食生肉饱饮乳，变成白虫。一作血虫。疫死牛肉，食之令病洞下，亦致坚积，宜利药下之。脯藏米瓮中有毒，及经夏食之，发肾病。

治自死六畜肉中毒方
黄柏屑捣服方寸匕。

治食郁肉食漏脯中毒方
郁肉，密器盖之隔宿者是也。漏脯，茅屋漏下沾着者是也。

烧犬屎酒服方寸匕，每服人乳亦食。饮生韭汁三升亦得。

治黍米中藏干脯食之中毒方
大豆浓煮汁，饮之数升，即解。亦治狸肉漏脯等毒。

治食生肉中毒方
掘地深三尺，取其下土三升，以水五升，煮数沸，澄清汁，饮一升，即愈。

治食六畜鸟兽肝中毒方
水浸豆豉，绞取汁，服数升，愈。

马脚无夜眼[4] 者，不可食之。食酸马肉，不饮酒，则杀人。酸当作骏。马肉不可热食，伤人心。马鞍下肉，食之杀人。白马黑头者，不可食之。白马青蹄者，不可食之。马肉犭肉共食，饱醉卧，大忌。驴马肉合猪肉食之，成霍乱。马肝及毛不可妄食，中毒害人。

治马肝中毒未死方
雄鼠屎二七粒，末之，水和服，日再

---

① 切见：殷切望见。
② 馁肉：馁（něi 哪），馁肉，即腐败的肉类。
③ 北首：《广韵·有四十四》：“首，头也”，北首，犹言头向北也。
④ 夜眼：《本草纲目》卷五十云“夜眼在足膝上，马有此能夜行故名。

服。屎尖者是。

又方

人垢①，取方寸匕服之佳。

治食马肉中毒欲死方

香豉二两　杏仁三两

上二味，蒸一食顷熟，杵之服，日再服。

又方

煎芦根饮之良。

疫死牛，或目赤，或黄，食之大忌。牛肉共猪肉食之，必作寸白虫。青牛肠，不可合犬肉食之。牛肺，从三月至五月，其中有虫如马尾，割去勿食，食则损之。牛、羊、猪肉，皆不得以楮木、桑木蒸炙，食之令人腹中生虫。唼蛇牛肉有毒，食之杀人。唼蛇牛何以认识？惟毛发向后顺者是也。

治唼蛇牛肉食之欲死方

饮人乳汁一升，立愈。

又方

以泔水洗头，饮一升，愈。

又牛肚细切，以水一斗，煎取一升，暖饮之，大汗出愈。

治食牛肉中毒方

甘草煮汁饮之，即解。

羊肉，其有宿热者，不可食。羊肉不可共生鱼酪食之，害人。羊蹄甲中有珠子白者，名悬筋，食之令人癫。白羊黑头，食其脑，作肠痈。羊肝共生椒食之，破人五脏。猪肉共羊肝和食之，令心闷。猪肉以生胡荽同食，烂人脐。猪脂不可合梅子食之。猪肉和葵食之，少气。鹿肉不可和蒲白作羹，食之发恶疮。麋脂及梅李子，若妊妇食之，令子青盲，男子伤精。麋肉不可合虾及生菜、梅、李果食之，伤人。瘤疾人不可食熊肉，令终身不愈。白犬自死，不出舌者，食之害人。食狗鼠余，令人发瘘疮。

治食犬肉不消，心下坚，或腹胀，口干大渴，心急发热，妄语如狂，或洞下方

杏仁一升，合皮熟，研用

以沸汤三升，和取汁，分三服，利下肉片，大验。

妇人妊娠，不可食兔肉、山羊肉及鳖、鸡、鸭，令子无声音。兔肉不可合白鸡肉食之，令人面发黄。兔肉着干姜食之，成霍乱。凡鸟自死，口不闭，翅不合者，不可食之。诸禽肉，肝青者，食之杀人。鸡有六翮②　四距③者，不可食之。乌鸡白首者，不可食之，鸡不可共胡蒜食之，滞气，一云鸡子。山鸡不可合鸟兽肉食之。雉肉久食之，令人瘦。鸡卵不合鳖肉食之。妇人妊娠，食雀肉饮酒，令子淫乱无耻。雀肉不可合李子食之。燕肉勿食，入水为蛟龙所嗷。

鸟兽有中毒箭死者，其肉有毒，解之方：

大豆煮汁，及盐汁，服之解。

鱼头正白，如连珠至脊上，食之杀人。鱼头中无腮者，不可食之，杀人。鱼无肠胆者，不可食之，三年阴不起，女子绝生。鱼头似有角者，不可食之。鱼目合者，不可食之。六甲日，勿食鳞甲之物。鱼不可合鸡肉食之。鱼不得合鸬鹚肉食之。鲤鱼鲊④，不可合小豆藿食之，其子不可合猪肝食之，害人。鲤鱼不可合犬肉食之。鲫鱼不可合猴雉肉食之。一云不可合猪肝食。鳀鱼合鹿肉生食，令人筋甲缩。青鱼鲊，不可合胡荽及生葵并麦中食之。鳝⑤　鳝不可合白犬血食之。龟肉不

---

① 人垢：《医宗金鉴》，"人垢，即人头垢也。"

② 翮（hé核）：本指羽毛中间的硬管，此处代指翅膀。

③ 距：鸡爪。

④ 鲊（zhǎ 碴）：腌制的鱼。

⑤ 鳝（qiū 蚯）：即泥鳅。

可合酒果子食之。鳖目凹陷者，及腹下有王字形者，不可食之。其肉不得合鸡、鸭子食之。龟、鳖肉不可合苋菜食之。虾无须，及腹下通黑，煮之反白者，不可食之。食脍① 饮乳酪，令人腹中生虫为瘕。

脍食之，在心胸间不化，吐复不出，速下除之，久成癥病。治之方

橘皮一两　　大黄二两　　朴硝二两

上三味，以水一大升，煮至小升，顿服即消。

食脍多不消，结为癥病，治之方

马鞭草

上一味，捣汁饮之。或以姜叶汁饮之一升，亦消。又可服吐药吐之。

食鱼后，食毒，两种烦乱，治之方

橘皮

浓煮汁服之，即解。

食鯸鮧② 鱼中毒方

芦根

煮汁服之，即解。

蟹目相向，足斑目赤者，不可食之。

食蟹中毒，治之方

紫苏

煮汁饮之三升。紫苏子捣汁饮之，亦良。

又方

冬瓜汁饮三升，食冬瓜亦可。

凡蟹未遇霜，多毒，其熟者，乃可食之。过白露节之后，名威熟，黄足有妙味，好食。

蜘蛛落食中，有毒，勿食之。凡蜂、蝇、虫、蚁等集食上，食之致瘘。

果实菜谷禁忌并治第二十五

果子生食，生疮。生者，言未及时令也。果子落地经宿，虫蚁食之者，人大忌食之。生果停宿多日，有损处，食之伤人。一本云生采桃子多食，令人热，仍不得入水浴，令人病寒热淋沥。杏酪不熟，伤人。梅多食，坏人齿。李不可多食，令人胪胀③。林禽不可多食，令人百脉弱。橘柚多食，令人口爽，不知五味。梨不可多食，令人寒中，金疮产妇，亦不宜食。樱桃告多食，伤筋骨。安石榴不可多食，损人肺。一本云损人腹。胡桃不可多食，令人动痰饮。生枣多食，令人热渴气胀。寒热羸瘦者，弥不可食，伤人。

食诸果中毒，治之方

猪骨烧过

上一味末之，水服方寸匕。亦治马肝漏脯等毒。

木耳，赤色及仰生者，勿食。菌，仰卷及赤色者，不可食。

食诸菌中毒，闷乱欲死，治之方

人粪汁饮一升，土浆饮二升，大豆煎汁饮之。服诸吐利药并解。

食枫树菌而笑不止，治之以前方。误食野芋，烦乱欲死，治之以前方。

蜀椒闭口有毒，误食之，戟人咽喉，气病欲绝，或吐下白沫，身体痹冷，急治之方

肉桂煎汁饮之。多饮冷水一二升。或食蒜。地浆，或浓者豉汁饮之，并解。正月，勿食生葱，令人面生游风④。二月，勿食蓼，伤人肾。三月，勿食小蒜，伤人志性。四月、八月，勿食胡荽，伤人神。五月，勿食韭，令人乏气力。五月五日，勿食一切生菜，发百病。六月、七月，勿食茱萸，伤神气。八月、九月，勿食姜，

---

① 脍（kuài 快）：切得很细的肉。

② 鯸鮧（hòu yí 候夷）：鯸鮧即河豚鱼，有毒。

③ 胪（lú 芦）：《广韵》云："腹前曰胪"，胪胀，《通雅》谓"腹膜胀也"。

④ 游风：一是指鼻疱，面奸，粉刺。二是指赤游风，突然发作，游走不定，皮肤灼热瘙痒等。

伤人神。十月，勿食椒，损人心，伤心脉。十一月、十二月，勿食薤，令人多唾涕。四季勿食生葵，令人饮食不化，发百病，非但食中，药中皆不可用，深宜慎之。时病差未健，食生菜，手足必肿。夜食生菜，不利人。十月勿食被霜生菜，令人面无光，目涩，心痛腰疼，或发心疟①，疟发时，手足十指爪皆青，困委。葱韭初生芽者，食之伤人心气。饮白酒，食生韭令人病增。生葱不可共蜜食之，杀人，独颗蒜弥忌。枣和生葱食之，令人病。生葱和雄鸡白犬肉食之，令人七窍经年流血。食糖蜜后，四日内食生葱韭，令人心痛。夜食诸姜葱蒜等，伤人心。芜菁根多食，令人气胀。薤不可共牛肉作羹食之，成瘕病，韭亦然。苜多食，动痔疾。野苣不可同蜜食之，作内痔。白苣不可共酪同食，作虫。黄瓜多食，发热病。葵心不可食，伤人。叶尤冷，黄背赤茎者，勿食之。胡荽久食之，令人多忘。病人不可食胡荽及黄花菜。芋不可多食，动病。妇娠食姜，令子余指②。蓼多食，发心痛。蓼和生鱼食之，令人夺气，阴咳③疼痛。芥菜不可共兔肉食之，成恶邪病。小蒜多食，伤人心力。

食燥式躁方

式字，当是或字，即今之食后时或恶心，欲吐不吐之病也。

豉浓煎汁饮之。

钩吻④与芹菜相似，误食之杀人，解之方

荠苨八两

上一味，水六升煎取二升，分温服之。

菜中有水莨菪⑤，叶圆而光，有毒，误食之，令人狂乱如中风，或吐血，治之方

甘草煮汁，服之即解。

春秋二时，龙带精入芹菜中，人偶食之为病，发时手青腹满，痛不可忍，名蛟龙病，治之方

硬糖二三升

上一味，日两度服。吐出如蜥蜴三五条，瘥。

食苦瓟⑥中毒，治之方

黎穰⑦煮取数服之，解。

扁豆，寒热者，不可食之。久食小豆，令人枯燥。食大豆屑，忌啖猪肉。大麦，久食令人作疥。白黍米不可同饴蜜食，亦不可合葵食之。菽麦面，多食之令人发落。盐，多食伤人肺。食冷物，冰人齿。食热物，勿饮冷水。饮酒食生苍耳，令人心痛。夏月大醉汗流，不得冷水洗着身，及使扇，即成病。饮酒大忌灸腹背，令人肠结。醉后勿饱食，发寒热。饮酒食猪肉，卧秫稻穰中，即发黄。食饴多，饮酒大忌。凡水及酒照见人影动者，不可饮之。醋合酪食之，令人血瘕。食白米粥，勿食生苍耳，成走疰。食甜粥已，食盐即吐。犀角箸⑧搅饮食，沫出及浇地愤起者，食之杀人。

饮食中毒烦满，治之方

苦参三两，苦酒一升半

上二味，煎三沸，三上三下，服之吐食出，即瘥。或以水煮亦得。又犀角汤亦佳。

---

① 心疟：寒多热少之疟疾，类似牝疟。
② 余指：即多生的第六指（趾）。
③ 阴咳：《千金方》作阴核，即睾丸也。
④ 钩吻：《本草·集注》卷五，陶弘景曰："钩吻是毛茛。"有毒。
⑤ 水莨菪（làng dàng 浪当）：《本草图经》称天仙子，含莨菪碱，阿托品。
⑥ 苦瓟：即苦壶芦，苦寒，有毒。
⑦ 黎穰（ráng 囊），黎字当是"黍"字。穰，黍穰即高粱茎子之去皮，其中软白部分。
⑧ 箸：(zhù) 即筷子。

贪食，食多不消，心腹坚满痛，治之方

盐一升，水二升

上二味，煎令盐消，分三服。当吐食出，即瘥。

矾石，生入腹，破人心肝，亦禁水。

商陆，以水服。杀人。葶苈子，傅头疮。药气入脑，杀人。水银入人耳，及六畜等，皆死。以金银着耳边，水银则出。苦楝，无子者杀人。

凡诸毒，多是假毒以损元，知时，宜煮甘荠苊汁饮之。通治诸毒药。

金匮方歌括

清·陈修园　撰

林明和　校注

金匮方歌括小引

　　辛未①　秋孟②，元犀趋保阳，承膝下欢。窃见家君公事稍暇，取《伤寒》、《金匮》等书业已三四注者，而又更易其稿。《伤寒论浅注》已竣，《金匮浅注》亦成其半，晦明间乐此不倦。元犀欲以高年节劳为请，然而不敢遽请也。一日，命元犀取《金匮方》，按分两并煮服等法韵注之，仿《伤寒一百一十三方歌括》体裁。元犀退而遵训，拟作六卷。家君见而乐之，遂即改正，命缮附于《金匮浅注》之后。

　　　　　　　　嘉庆十六年重九前一日次男元犀识于保阳旅寓

---

①　辛未：1811 年，即清嘉庆十六年。
②　秋孟：秋季的第一个月，即阴历七月。

金匮方歌括序

　　窃闻医之有仲景，犹儒之有孔子也。仲景治黄岐之学而综其要，犹孔子祖尧舜之道而集其成也。《金匮》《伤寒论》等书，注之者以王叔和、张隐庵、张令韶为最，余子皆不及之，以至今，窥其微者益少矣。

　　吾乡陈修园先生宰畿辅，退公之余，操是术以救世，岁活人甚多，而又恐其可以救一时而不可以济千古也，著《伤寒论》《金匮浅注》，及《伤寒救症》《经读》《时方》《三字经》等四种，明白简约，斟酌尽当，厥① 功伟矣！冢嗣② 古愚得其传，著《长沙歌括》六卷，所以便《伤寒论浅注》之读也。而《金匮浅注》未及梓行，故歌括未作。仲嗣③ 灵石先生世其业，益有声，真所谓能读父书者。余自京师旋乡里，盖已闻而慕之，继得微疾，医无一当者，迹其名往访之，一剂而愈，益以叹先生之神也。先生继父志，既为梓《金匮浅注》十卷，复踵成其未备者，成《金匮歌括》六卷，而《金匮浅注》亦自是以行，且自是易读矣。夫孝莫大于继志，而德莫大于救人。先生以继志之能，存救人之隐，是又与古愚先生同为可敬者，诚不可无以表其能而彰其隐也。于其成，谨作序以与之。

道光十六年岁次丙申春正月愚弟江鸿升拜撰

---

① 厥：其。
② 冢嗣：嫡长子。冢：长。嗣：后嗣，子孙。
③ 仲嗣：次子。仲：次。

金匮方歌括凡例

一、方中分两、煮法、服法，俱遵原本。但古今之权量不同，汉之一两，今止二钱零。予遵程氏活法，每方取古方三分之一，以作一剂；又从二剂中取三分之一为一服，每剂分为三服。如桂枝汤原方生姜、桂枝、芍药各三两，今一剂此数味用各九钱，分而三之，是每服此数味各三钱是也；甘草二两，今一剂用六钱，分而三之，是此味每服二钱是也；大枣全料用十二枚，今照数不减者，以秤则随时不同，而枣之分枚则一也，分而三之，是此味每服四枚是也；啜粥、温覆、禁忌，俱依古法。余仿此。

一、每方歌括之后，必加方解，间有治法方法；意义既详于歌中者，不复于方后再解。

一、前贤名言精论，千古不磨者，本集或于歌中，或于注中，采集不遗。间有未惬①于心者，取原文细绎其旨，求其合于《内经》，又与《难经》之言相为表里，参之《千金》、《外台》之说相发明者，而后补注之。尝阅《吴医汇讲》，以独开生面、不袭老生常谈为高，而予正与之相反。览斯集者，必以剿说病之，然而甘受而不辞也。

一、《伤寒》、《金匮》诸方，皆出伊圣《汤液经》，说见《艺文志》，其方通造化之微，不可以寻常寒温补泻之说以窥测之，且其用法，俱本《神农本草经》。若执宋元后之本草，及李时珍《纲目》，汪讱庵《备要》等，查对药性，失之远矣。家君刻有《神农本草经读》行世，凡读《伤寒》、《金匮》者，不可一日离之。

一、《金匮》附方，虽系后人赘入，而方引药味，却亦不凡，今低一字以别之。

---

① 惬（qiè怯）：恰当。

目　　录

卷五

金匮方歌括卷一

闽　长乐　陈念祖　修园　　著
男　　　蔚　　古　愚　参订
　　　元　犀　　灵　石　韵注
　　　心　典　　微　庵　同校字
孙男　心　兰　　芝　亭

痉湿暍病方

瓜蒌桂枝汤　治太阳病，其症备，身体强几几，然脉反沉迟，此为痉病，此汤主之。

瓜蒌根　桂枝　生姜切　芍药各三两
甘草二两，炙　大枣十二枚，擘

上六味㕮咀，以水九升，微火煮取三升，温分三服，微汗。汗不出，食顷，啜热粥发。

歌曰：太阳症备脉反沉迟，身体几几欲痉时；三两蒌根姜桂芍，二甘十二枣枚宜。

元犀按：痉是血虚筋燥为病，言湿者，是推其未成痉之前，湿气挟风，而郁成内热也。本条云：太阳症备，脉反沉迟者，此沉迟乃血虚所致，非脏寒症也。故以桂枝汤和营卫以祛风；加瓜蒌根则清气分之热，而大润太阳既耗之液，则经气流通，风邪自解，湿气自行，筋不燥而痉愈矣。

又按：方中姜、桂合甘、枣，为辛甘化阳；芍药合甘、枣，为苦甘化阴，阴阳和则得微汗而邪解矣。啜粥则又资阳明之谷气以胜邪，更深一层立法。但项背几几、脉浮数者，为风淫于外而内之津液未伤，故加葛根以宣外；脉沉迟者，为风淫于外而内之津液已伤，故加瓜蒌根以滋内，以瓜蒌根苦寒润燥之功大也。《内经》云：肺移热于肾，传为柔痉。庞安常谓：此方瓜蒌根不主项强几几，其意以肺热不令移于肾也。此解亦超。

葛根汤歌见《伤寒》　治太阳病，无汗而小便反少，气上冲胸，口噤不得语，欲作刚痉，此汤主之。

元犀按：无汗例用麻黄汤，然恶其太峻，故于桂枝汤加麻黄以发汗，君葛根以清经络之热，是发表中寓养阴之意也。又此方与前方皆是太阳中兼阳明之药，以阳明主宗筋也。

大承气汤　治痉病，胸满，口噤，卧不着席，脚挛急，必齘齿，可与此汤。

元犀按：胸满、口噤、脚挛急、齘齿等证，皆热甚灼筋，筋急而甚之象，以此汤急下而救阴。

齘牙药不能进，以此汤从鼻中灌之。三承气汤歌解见于《伤寒长沙方歌括》。

麻黄加术汤　治湿家身烦疼，发其汗为宜，慎不可以火攻之，宜此汤主之。

麻黄三两，去节　桂枝二两　甘草一两，炙　白术四两　杏仁七十个，去皮尖

上五味，以水九升，先煮麻黄，减二升，去上沫，内诸药，煮取二升半，去滓，温服八合，覆取微汗。

歌曰：烦疼湿气裹寒中，发汗为宜忌火攻；莫讶麻黄汤走表，术加四两里相融。

元犀按：身烦疼者，寒湿之邪着于肤表也。肤表实，故无汗；无汗，则邪无从出矣。方用麻黄汤发肤表之汗，以散表寒，又恐大汗伤阴，寒去而湿反不去，加白术补土生液，而助除湿气，此发汗中寓缓汗之法也。又白术补脾驱湿之功甚大，且能助脾之转输而利水。观仲祖用术各方可知。今人炒燥、炒黑、上蒸、水漂等制，皆失经旨。

麻黄杏仁薏苡甘草汤　治病者一身尽疼，发热日晡所剧者，此名风湿。此病伤于汗出当风，或久伤取冷所致也。

麻黄半两　杏仁十个，去皮尖　薏苡半两　甘草一两，炙

上锉麻豆大，每服四钱匕，水一盏半，煎八分，去滓，温服，有微汗，避风。

歌曰：风湿身疼日晡时，湿无去来，风有休息，与上节湿家分别在此。当风汗出当风取冷久伤取冷病之基；薏麻半两十枚杏，炙草扶中予其胜湿之权一两宜。

参：以上二方，为湿家立法也。又有风湿之证，其痛轻掣不可屈伸，非如湿家之痛，重着不能转侧，且湿家发热，且暮不殊，风湿发热，日晡增甚（晡，申时也。阳明旺于申酉戌，土恶湿，今为风湿所干，当其旺时，邪正相搏，则反剧也），湿无去来，风有休作，故名风湿。然言风，寒亦在其中。观原文云：汗出当风，或久伤取冷，意可知矣。盖痉病非风不

成，湿痹无寒不作，方中麻黄散寒；薏苡除湿；杏仁利气，助麻黄驱寒之力；甘草补中，予薏苡胜湿之权。制方之精密如此。

防己黄芪汤　治风湿，脉浮，身重，汗出恶风者主之。

防己一两　甘草半两，炙　白术七钱半　黄芪一两一分。一本用一两

上锉麻豆大，每服五钱匕，生姜四片，大枣一枚，水盏半，煎八分，去滓温服。喘者加麻黄半两；胃中不和者加芍药三分；气上冲加桂枝三分；下有陈寒者加细辛三分。服后当如虫行皮中，从腰下如冰，后坐被上，又以一被绕腰下，温令微汗，差。

歌曰：身重脉浮汗上节无汗，故用麻黄发之；此节汗出，止用防己驱之。恶风，七钱半术五钱甘草通，己芪一两磨分服，每服五钱匕。四片生姜一枣充。

附加减歌：喘者再入五钱麻，胃不和兮芍药加，三分分字去声读，七钱五分今不差，寒取细辛气冲桂，俱照三分效可夸，服后如虫行皮里，腰下如冰取被遮，遮绕腰温得微汗，伊岐秘法阐长沙。

合参：上方治实邪无汗，即桂枝、麻黄二汤例也。虚汗自出，故不用麻黄以散之。只用防己以驱之。服后如虫行，及腰下如冰云云，皆湿气下行之征也。然非芪、术、甘草，焉能使卫阳复振而驱湿下行哉？

元犀按：张隐庵《本草经注》云：防己生于汉中者，破之纹如车辐，茎藤空通，主通气行水，以防己土之药，故有防己之名。《金匮》治水、治痰诸方，盖取气运于上，而水能就下也。李东垣谓防己乃下焦血分之药，上焦气分者禁用等论，张隐庵历历指驳，使东垣闻之，当亦俯首无词。噫！不读《神农本经》而妄为臆

说，甘为伊岐之罪人，复何责焉？防己功
用，余先君注有《神农本草经》，议论甚
详，毋庸再赘。

桂枝附子汤

白术附子汤

甘草附子汤

以上三方歌解、证治俱见《伤寒》。

白虎人参汤歌见《伤寒》　太阳中热
者，暍是也。汗出恶寒、身热而渴者主
之。

元犀按：白虎，西方神名也。其令为
秋，其政清肃。凉风至，白露降，则溽
暑[①]潜消，以此汤有彻暑热之功，行清
肃之政，故以白虎名之。

瓜蒂散[②]　治太阳中暍，身热疼重
而脉微弱。此以夏月伤冷水，水行皮中所
致也。此汤主之。

瓜蒂二七个[③]

上锉，以水一升，煮取五合，去滓，
温服。

歌曰：暍病阴阳认要真，热疼身重得
其因；暑为湿恋名阴暑，二七甜瓜蒂可
珍。

元犀按：此物能去水气，水去则暑无
所依而自愈矣。

尤在泾云：暑虽阳邪，而气恒与湿相
合，阳求阴之义也；暑因湿入，而暑反居
湿之中，阴包阳之象也。

又云：暑之中人也，阴虚而多火者，
暑即寓于火之中，为汗出而烦渴；阳虚而
多湿者，暑即伏于湿之内，为身热而疼
重。故暑病恒以湿为病，而治湿即所以治
暑。瓜蒂苦寒，能吐能下，去身、面、四
肢水气，水去而暑解。此治中暑兼湿者之
法也。

百合狐惑阴阳毒方

总歌：百合尤云：百脉朝于肺，以肺
为主。病从百脉成，起居冒昧各难名；药
投吐利如神附，头痛参观溺更明。以溺时
头痛为辨，盖百脉之所重，在少阴、太
阳，以太阳统六经之气，其经上循巅顶，
下通水道，气化不行，乃下溺而上头痛；
少阴为生水之源，开合涩乃溺而淅然。

百合知母汤　百合病发汗后者，此方
主之。

百合十枚　　知母三两

上先以水洗百合，渍一宿，当白沫
出，去其水，别以泉水二升，煎取一升，
去滓；别以泉水二升煎知母，取一升，后
合，煎取一升五合，分温再服。

歌曰：病非应汗汗伤阴，知母当遵三
两箴；渍去沫涎七枚百合，别煎泉水是金
针。诸方煎法俱同。

元犀按：百脉俱朝于肺，百脉俱病，
病形错杂，不能悉治，只于肺治之。肺主
气，气之为病，非实而不顺，即虚而不
足。百合能治邪气之实，而补正气之虚；
知母入肺金，益其水源，下通膀胱，使天
水之气合，而所伤之阴，转则其邪从小便
出矣。若误汗伤阴者，汗为阴液，阴液
伤，故以此汤维其阳，维阳即所以救阴
也。

王晋三云：本文云百脉一宗，明言病
归于肺，君以百合，甘凉清肺，即此可疗
此疾，再佐以各经清解络热之药，治其病
所从来。当用先后煮法，使不悖于手足经
各行之理。若误汗伤太阳者，溺时头痛，

---

① 溽（rù入）暑：盛夏湿热的气候。溽：湿，闷热。

② 瓜蒂散：《金匮要略》作"一物瓜蒂散"。

③ 二七个：《金匮要略》作"二十个"。

以知母救肺之阴，使膀胱水府知有母气，救肺即所以救膀胱，是阳病救阴之法也。

百合滑石代赭石汤 百合病下之后者，此汤主之。

百合七枚，擘 滑石三两，碎，绵裹 代赭石如弹丸大一枚，碎，绵裹

上先煎百合如前法，别以泉水二升煎滑石、代赭石，取一升，去滓后合和重煎，取一升五合，分温服五合。

歌曰：不应议下下之差，既下还当竭旧邪；百合七枚赭弹大，滑须三两效堪夸。

元犀按：误下者，其热必陷，热陷必伤下焦之阴，故以百合清补肺金，引动水源；以代赭石镇离火①，而不使其上腾；以滑石导热气，而能通水府，则所陷之邪从小便而出，自无灼阴之患矣，此即见阳救阴法也。

王晋三云：误下伤少阴者，溺时渐然，以滑石上通肺，下通太阳之阳，恐滑石通府利窍，仍蹈出汗之弊，乃复代赭石重镇心经之气，使无汗泄之虞，是阴病救阳之法也。

百合鸡子黄汤 百合病吐之后者，此方主之。

百合七枚 鸡子黄一枚

上先煎百合如前法，取一斗，去滓，内鸡子黄搅匀，煎五分，温服。

歌曰：不应议吐吐伤中，中者，阴之守也。必伏②阴精上奉功；《内经》云：阴精上奉，其人寿。百合七枚洗去沫，鸡黄后入搅浑融。

元犀按：吐后伤中者，病在阴也。阴伤，故用鸡子黄养心胃之阴，百合滋肺气，下润其燥。胃为肺母，胃安则肺气和而令行，此亦用阴和阳，无犯攻阳之戒。

王晋三云：误吐伤阳明者，以鸡子黄救厥阴之阴，以安胃气，救厥阴，即所以奠阳明，救肺之母气，是亦阳病救阴之法也。

百合地黄汤 百合病，不经吐、下、发汗，病形如初者，此汤主之。

百合七枚 生地黄汁一升

上洗，煎百合如前法，取一升，去滓，内地黄汁，煎取一升五合，温分再服。中病勿更服，大便当如漆。

歌曰：不经汗下吐诸伤，形但如初守太阳；迁延日久，始终在太阳经不变者。地汁一升百合七，阴柔最是化阳刚。

元犀按：病久不经吐、下、发汗，病形如初者，是郁久生热，耗伤气血矣。主之百合地黄汤者，以百合苦寒清气分之热，地黄汁甘润泄血分之热，皆取阴柔之品以化阳刚，为泄热救阴法也。中病者，热邪下泄，由大便而出矣，故曰如漆色。

百合洗方 百合病一月不解，变成渴者，此方主之。

上以百合一升，以水一斗，渍之一宿，以洗身。洗已，食煮饼，勿以盐豉也。

歌曰：月周不解渴因成，邪热流连肺不清；百合一升水一斗，洗身食饼不和羹。勿以盐豉。

合参：皮毛为肺之合，洗其外，亦所以通其内也。又食煮饼者，假麦气、谷气以输津。勿以盐豉者，恐盐味耗水以增渴也。

瓜蒌牡蛎散 百合病渴不差者，此散主之。

瓜蒌根 牡蛎熬，等分

上为细末，饮服方寸匕，日三服。

歌曰：洗而仍渴属浮阳，牡蛎蒌根并等量；研末饮调方寸匕，寒兼咸苦苦寒、

---

① 离火：心火。离：八卦之一，象征火，心属火。

② 伏：通服，佩服。

咸寒效逾常。

元犀按：洗后而渴不差，是内之阴气未复。阴气未复，由于阳气之亢，故用牡蛎以潜其阳，瓜蒌根以生其津，津生阳降，而渴愈矣。

百合滑石散　百合病，变发热者，此散主之。

百合一两，炙　滑石三两

上为散，饮服方寸匕，日三服。当微利者止服，热则除。

歌曰：前此寒无热亦无，首章言如寒无寒，如热无热。变成发热热堪虞；清疏滑石宜三两，百合烘筛一两需。

元犀按：百合病原无偏热之证，变发热者，内热充满，淫于肌肤，非如热之比。主以百合滑石散者，百合清金泻火降逆气，从高源以导之；滑石退表里之热，利小便，二味合为散者，取散以散之之义，散调络脉于周身，引内外之热气，悉从小便出矣。

甘草泻心汤　治狐惑病，状如伤寒，默默欲眠，目不得闭，卧起不安，蚀于喉为惑，蚀于阴为狐，不欲饮食，恶闻食臭，其面目乍赤、乍黑、乍白。蚀于上部则声嗄，宜此汤；蚀于下部则咽干，宜苦参汤洗之；蚀于肛者，雄黄熏之。

甘草四两，炙　黄芩　干姜　人参各三两　半夏半升　黄连一两　大枣十二枚

上七味，以水一斗，煮取六升，去滓，再煎取三升，温服一升，日三服。

歌曰：伤寒论中甘草泻心汤，却妙增参三两匡；彼治痞成下利甚，此医狐惑探源方。

元犀按：虫有情识，故能乱有情识之心脏而生疑惑矣。虫为血化之物，故仍归于主血之心。方且类聚群分，若有妖妄，凭借而然，其实不外本身之血气以为祟耳。此方补虚而化湿热，杂以辛苦之味，

名曰泻心，意深哉！

苦参汤　庞安时《伤寒总病论》[1]用苦参半斤，槐白皮、狼牙根各四两，煎，熏洗之。　苦参一升，以水一斗，煎取七升，去滓，熏洗，日三。

雄黄熏法　雄黄一味为末，筒瓦二枚合之，烧，向肛熏之。

歌曰：苦参汤是洗前阴，下蚀从下而冲于上。咽干热最深；更有雄黄熏法在，肛门虫蚀亦良箴。蚀在肛者发痒，俗呼脏头风。

元犀按：蚀于喉为惑，蚀于阴为狐。狐惑病乃感风木湿热之气而生，寒极而化也。苦参苦寒，气清属阳，洗之以通阳道；雄黄苦寒，气浊属阴，熏之以通浊道，但雄黄禀纯阳之色，取其阳能胜阴之义也。熏洗二法，按阴阳分配前后二阴，此又别其阴中之阴阳也。二味俱苦寒而燥者，苦以泻火，寒以退热，燥以除湿，湿热退而虫不生矣。

赤小豆当归散　治脉数，无热，微烦，默默但欲卧，汗出，初得之三四日，目赤如鸠眼；七八日，目四眦黑。若能食者，脓已成也，此方主之；并治先便后血。

赤小豆三升，浸令芽出，曝干　当归十分

上二味，杵为散，浆水服方寸匕，日三服。

歌曰：眼眦赤黑变多般，小豆生芽曝令干；豆取三升归十分，杵调浆水日三餐。

元犀按：此治湿热侵阴之病，大抵湿变为热，则偏重于热。少阴主君火，厥阴主风木，中见少阳相火。病入少阴，故见微烦，默默但欲卧等证；病入厥阴，故目赤现出火色，目眦黑，现出火极似水之

————————
① 原作《伤寒总论》，据文义改。

色。主以赤豆去湿，清热解毒，治少阴之病；当归导热养血，治厥阴之病；下以浆水，以和胃气。胃气与少阴和，则为火土合德；胃气与厥阴和，则为土木无忤。微乎！微乎！

又按：或谓是狐惑病，或谓是阴阳毒病，然二者皆湿热蕴毒之病，《金匮》列于二证交界处，即是承上起下法。

升麻鳖甲汤　治阳毒病，面赤斑斑[①]如锦纹，咽喉痛，吐脓血，五日可治，七日不可治，此汤主之。

升麻二两　当归　甘草各一两　蜀椒炒去汗，一两　鳖甲手指大一片，炙　雄黄半两，研

上六味，以水四升，煮取一升，顿服之。老小再服，取汗。阴毒去蜀椒、雄黄。

歌曰：面赤斑纹咽痛毒为阳，鳖甲周围一指量，半两雄黄升二两，椒归一两草同行。

元犀按：非常灾疠之气，从口鼻而入咽喉，故阴阳二毒皆咽痛也。阴阳二证，不以寒热脏腑分之，但以面赤斑纹，吐脓血，其邪着于表者，谓之阳；面目青，身痛如被杖，其邪隐于表中之里者，为阴。

升麻鳖甲汤去雄黄蜀椒　治阴毒病，面目青，身痛如被杖，咽喉痛，五日可治，七日不可治，此汤主之。

歌曰：身疼咽痛面皮青，阴毒苛邪隶在经，阴毒以面不赤而青，身不斑纹而痛如被杖别之，二证俱咽痛，俱五日可治、七日不可治。即用前方如法服，四味照前法服。椒黄务去特丁宁。蜀椒、雄黄二物，阳毒用之者，以阳从阳，欲其速散也，阴毒去之者，恐阴邪不可劫，而阴气反受损也。

王晋三云：升麻入阳明、太阳二经，升清逐秽，辟百邪，解百毒，统治温疠阴阳二病。如阳毒为病，面赤斑如锦纹；阴毒为病，面青，身如被杖，咽喉痛，毋论阴阳二毒，皆已入营矣。但升麻仅走二经气分，故必佐当归通络中之血，甘草解络中之毒，微加鳖甲守护营神，俾椒、黄猛劣之品攻毒透表，不能乱其神明；阴毒去椒、黄者，太阳主内，不能透表，恐反动疠毒也。《肘后》《千金方》阳毒无鳖甲者，不欲其守，亦恐留恋疠毒也。

----

① 斑斑：原本和纬文堂藏板本皆作"班班"，据《金匮要略》改。

金匮方歌括卷二

闽　长乐　陈念祖　修园　　著
男　　蔚　　古愚　参订
　　元犀　　灵石　韵注
孙男　心典　　徽庵　同校字
　　心兰　　芝亭

疟　病　方

鳖甲煎丸　治疟病以月一日发，当十五日愈；设不差，当月尽解；如其不差，结为癥瘕，名曰疟母，急治之，宜此丸主之。

鳖甲十二分，炙　乌扇三分，烧。即射干
黄芩三分　柴胡六分　鼠妇三分，熬　干姜
大黄　桂枝　石韦去毛　厚朴　紫葳即
凌霄　半夏　阿胶　芍药　牡丹皮　䗪虫
各五分　葶苈　人参各一分　瞿麦二分　蜂
窠四分，炙　赤硝十二分　蜣螂六分，熬　桃
仁二分

上二十三味，为末，取煅灶下灰一斗，清酒一斛五升，浸灰，俟酒尽一半，着鳖甲于中，煮令泛烂如胶漆，绞取汁，内诸药，煎为丸，如梧子大，空心服七丸，日三服。附：《千金方》用鳖甲十二片，又有海藻三分，大戟一分，无鼠妇、赤硝二味。

歌曰：寒热虚实相来往，全凭阴阳为消长，天气半月而一更，人身之气亦相仿。否则天人气再更，邪行月尽差可想，疟病一月不能瘥，疟母结成癥瘕象。《金匮》急治特垂训，鳖甲赤硝十二分，方中三分请详言，姜芩扇妇朴韦问，葳胶桂黄亦相均，相均端令各相奋。君不见十二减半六分数，柴胡蜣螂表里部，一分参苈二瞿麦桃仁，牡夏芍䗪虫分各五，方中四分独蜂窠，体本经清质水土，另取灶下一斗灰，一斛半酒浸另服，纳鳖甲酒内煮如胶，绞汁煎药末丸遵古。空心七丸日服三，每服七丸，一日三服也。卢子繇痎疟疏方云，渐加一十一丸。老疟得此效桴鼓。

尤在泾云：天气十五日一更，人之气亦十五日一更，气更则邪当解也。否则，三十日天人之气再更，而邪自不能留矣。设更不愈，其邪必假血依痰，结为癥瘕，僻处胁下，将成负固不服之势，故宜急治。鳖甲煎丸行气逐血之药颇多，而不嫌其峻；一日三服，不嫌其急，所谓乘其未集而击之也。

王晋三云：鳖甲煎丸，都用异类灵动之物，若水陆，若飞潜，升者降者，走者伏者，咸备焉。但恐诸虫扰乱神明，取鳖甲为君守之，其泄厥阴破癥瘕之功，有非草木所能比者。阿胶达表熄风，鳖甲入里守神，蜣螂动而性升，蜂房毒可引下，䗪

虫破血，鼠妇走气，葶苈泄气闭，大黄泄血闭，赤硝软坚，桃仁破结，乌扇降厥阴相火，紫葳破厥阴血结，干姜和阳退寒，黄芩和阴退热，和表里则有柴胡、桂枝，调营卫则有人参、白芍，厚朴达原，劫去其邪，丹皮入阴，提出其热，石韦开上焦之水，瞿麦涤下焦之水，半夏和胃而通阴阳，灶灰性温走气，清酒性暖走血。统而言之，不越厥阴、阳明二经之药，故久疟邪去营卫而着脏腑者，即非疟母，亦可借以截之。按《金匮》惟此丸及薯蓣丸药品最多，皆治正虚邪着久而不去之病，非集血气之药，攻补兼施，未易奏功。

白虎加桂枝汤　治温疟者，其脉如平，身无寒但热，骨节烦疼，时呕，此汤主之。

知母六两　石膏一斤　甘草二两，炙
粳米六合　桂枝三两

上五味，以水一斗，煮米熟，汤成，去滓，温服一升，日三服。

歌曰：白虎原汤论已详，桂加三两另名方；无寒但热为温疟，骨节烦疼呕又妨。白虎汤歌见《伤寒歌括》。

王晋三云：《内经》论疟，以先热后寒、邪藏于骨髓者，为温、瘅二疟；仲景以但热不寒、邪藏于心者，为温、瘅二疟。《内经》所言，是邪之深者；仲景所言，是邪之浅者也，其殆补《内经》之未逮欤？治以白虎加桂枝汤，方义原在心营肺卫，白虎汤清营分热邪，加桂枝引领石膏、知母上行至肺，从卫分泄热，使邪之郁于表者，顷刻致和而疟已。至于《内经》温、瘅疟，虽未有方，然同是少阴之伏邪。在手经者为实邪，在足经者为虚邪。实邪尚不发表而用清降，何况虚邪有不顾虑其亡阴者耶？临证之生心化裁，是所望于用之者矣。

蜀漆散　治疟多寒者，名曰牝疟，此散主之。

蜀漆烧去腥　云母烧二日夜　龙骨等分

上三味杵为散，未发前，以浆水服半钱匕。

歌曰：阳为痰阻伏心间，牝疟阴邪自往还；蜀漆云龙平等杵，先时浆服不逾闲[1]。

王晋三云：邪气结伏于心下，心阳郁遏不舒，疟发寒多热少，不可谓其阴寒也。主之以蜀漆散，通心经之阳，开发伏气而使营卫调和。蜀漆，常山苗也，苗性轻扬，生用能吐；云母在土中，蒸地气上升而为云，故能入阴分，逐邪外出于表；然邪气久留心，主之宫城，恐逐邪涌吐，内乱神明，故佐以龙骨镇心宁神，则吐法转为和法矣。

附《外台秘要》三方

牡蛎汤　治牝疟。

牡蛎　麻黄各四两　甘草二两　蜀漆三两

上四味，以水八升，先煮蜀漆、麻黄，去上沫，得六升，内诸药，煮取二升，温服一升。若吐，则勿更服。

歌曰：先煎三两蜀漆四两麻黄，四两牡蛎二甘后煮良；邪郁胸中须吐越[2]，驱寒散结并通阳。

犀按：疟多寒者名牝疟，是痰饮填塞胸中，阻心阳之气不得外通故也。赵氏云：牡蛎软坚消结，麻黄非独散寒，且能发越阳气，使通于外，结散阳通，其病自愈。

柴胡去半夏加瓜蒌根汤　治疟病发渴者，亦治劳疟。

柴胡八两　人参　黄芩　甘草各三两

---

① 逾闲：逾，越过。闲，范围。
② 吐越：用吐法驱邪外出。

瓜蒌根四两　生姜三两　大枣十二枚

上七味，以水一斗二升，煮取六升，去滓，再煎，取三升，温服一升，日三服。

歌曰：柴胡去夏为伤阴，加入蒌根四两珍，疟病渴因邪灼液，蒌根润燥可生津。

王晋三云：正疟，寒热相间，邪发于少阳，与伤寒邪发于少阳者稍异。《内经》言：夏伤于大暑，秋伤于风，病以时作，名曰寒疟。《金匮》云：疟脉多弦，弦数者风发，正于凄怆之水寒，久伏于腠理皮肤之间，营气先伤，而后风伤卫，故仲景用柴胡去半夏，而加瓜蒌根，其义深且切矣。盖少阳疟病发渴者，由风火内淫，劫夺津液而然，奚堪半夏性滑利窍，重伤阴液，故去之。而加天花粉生津润燥，岂非与正伤寒半表半里之邪，当用半夏和胃而通阴阳者有别乎？

柴胡桂姜汤歌见《伤寒》　治疟寒多微有热，或但寒不热，服一剂如神。

柴胡半斤　桂枝三两　干姜二两　瓜蒌根四两　黄芩三两　甘草二两　牡蛎二两

上七味，以水一斗，煮取六升，去滓，再煎，取三升，温服一升，日三。初服微烦，复服汗出便愈。

王晋三云：夏月暑邪，先伤在内之伏阴，至秋复感凉风，更伤卫阳。其疟寒多微有热，显然阴阳无争，故疟邪从卫气行阴二十五度；内无捍格之状，是营卫俱病矣，故和其阳即当和其阴。用柴胡和少阳之阳，即用黄芩和里；用桂枝和太阳之阳，即用牡蛎和里；用干姜和阳明之阳，即用天花粉和里；使以甘草调和阴阳。其分两阳分独重柴胡者，以正疟不离乎少阳也；阴药独重于花粉者，阴亏之疟以救液为急务也。和之得其当，故一剂如神。

元犀按：先贤云：疟病不离少阳。少阳居半表半里之间，邪入与阴争则寒，出与阳争则热。争则病作，息则病止。止后其邪仍居于少阳之经。愚意外为阳，内为阴。先寒者，邪欲出，其气干于太阳，冲动寒水之气而作也。后热者，以胃为燥土，脾为湿土，湿从燥化，则木亦从其化，故为热为汗也。汗后木邪仍伏于阳明之中，应期而发者，土主信也，盖久疟胃虚，得补可愈，故先君用白术生姜汤多效。

中风历节方

侯氏黑散　治大风四肢烦重，心中恶寒不足者。

菊花四十分　白术　防风各十分　桔梗八分　黄芩五分　细辛　干姜　人参　茯苓　当归　川芎　牡蛎　矾石　桂枝各三分

上十四味，杵为散，酒服方寸匕，日一服，初服二十日，温酒调服，禁一切鱼肉大蒜等，常宜冷食，六十日止，即药积在腹中不下也。热食即下矣，冷食自能助药力。

歌曰：黑散辛芩归桂芎，参姜矾蛎各三同，菊宜四十术防十，桔八芩须五分通。

犀按：王晋三云：程云来谓金匮侯氏黑散，系宋人校正附入唐人之方，因逸之，其辨论颇详。而喻嘉言独赞其立方之妙，驱风补虚，行堵截之法，良非思议可到。方中取用矾石以固涩诸药，冷服四十日，使之留积不散，以渐填其空窍，则风自熄而不生矣。此段议论，独开千古之秘，诚为治中风之要旨。读方下云，初服二十日，用温酒调，是不欲其遽填也；后服六十日，并禁热食，则一任填空窍矣。

夫填窍本之《内经》"久塞其空"，是谓良工之语，煞有来历。

风引汤　除热瘫痫，主大人风引，少小惊痫瘛疭，日数发，医所不疗，除热方。巢氏云：脚气宜此汤。

大黄　干姜　龙骨各四两　桂枝三两甘草　牡蛎各二两　寒水石　滑石　赤石脂　白石脂　紫石英　石膏各六两

上十二味，杵，粗筛，以苇囊盛之，取三指撮，井花水三升，煮三沸，温服一升。按：方中干姜、桂枝宜减半用之。

歌曰：四两大黄二牡甘，龙姜四两桂枝三，滑寒赤白紫膏六，瘫痫诸风个里[①]探。

元犀按：大人中风牵引，小儿惊痫瘛疭，正火热生风，五脏亢盛，及其归迸入心，其治同也。此方用大黄为君，以荡涤风火热湿之邪，随用干姜之止，而不行者以补之；用桂枝、甘草以缓其势，又用石药之涩以堵其路；而石药之中又取滑石、石膏清金以平其木；赤白石脂厚土以除其湿；龙骨、牡蛎以敛其精神魂魄之纷驰；用寒水石以助肾之真阴，不为阳光所劫；更用紫石英以补心神之虚，恐心不明而十二经危也。明此以治入脏之风，游刃有余矣。后人以石药过多而弃之，昧孰甚焉！

防己地黄汤　治中风，病如狂状，妄行，独语不休，无热，其脉浮者。

防己　甘草各一分　桂枝　防风各三分

上四味，以酒一杯渍之，绞取汁，生地黄二斤，咬咀，蒸之如斗米饭久，以铜器盛药汁，更绞地黄汁，和，分再服。

歌曰：妄行独语病如狂，一分己甘三桂防，杯酒淋来取清汁，二斤蒸地绞和尝。

徐灵胎云：生渍取清汁归之于阳，以散邪热，蒸取浓汁归之于阴，以养血。此

皆治风邪归并于心，而为癫痫惊狂之病，与中风、风痹自当另看。

头风摩散　治头风。

大附子一枚　盐等分

上二味为散，沐了，以方寸匕摩头上，令药力行。

歌曰：头风偏痛治如何？附子和盐等分摩；躯壳病生须外治，马膏桑引亦同科。

《灵枢》：马膏，白酒和桂，桑钩钩之。醇酒入椒、姜，绵絮熨之，三十遍而止。皆外法也。特于此推论之。

桂枝芍药知母汤　治诸肢节疼痛，身体尪羸[②]，脚肿如脱，头眩短气，温温欲吐者。

桂枝四两　芍药三两　甘草　麻黄　附子各二两　白术　知母　防风各四两　生姜五两

上九味，以水七升，先煮麻黄减二升，去上沫，内诸药同煎取二升，温服七合，日三服。

歌曰：脚肿身羸欲吐形，芍三姜五是前型，知防术桂均须四，附子麻甘二两停。

元犀按：用桂枝汤去枣加麻黄，以助其通阳；加白术、防风，以伸其脾气；加附子、知母，以调其阴阳；多用生姜，以平其呕逆。

乌头汤　治历节病不可屈伸疼痛者，又主脚气疼痛不可屈伸。

麻黄　芍药　黄芪　甘草各三两，炙　乌头五枚

上将乌头咬咀，以蜜二升，煎取一升，即出乌头；另四味，以水三升，煮取一升，去滓，内蜜煎中，更煎之，服七

---

① 里：纬文堂藏板本和宝庆经元书局本作"中"。

② 尪（wāng 汪）羸：瘦弱。

合，不知，尽服之。

歌曰：历节疼来不屈伸，或加脚气痛维均；芍芪麻草皆三两，五粒乌头煮蜜匀。

尤在泾云：此治寒湿历节之正法也。寒湿之邪，非麻黄、乌头不能去；而病在筋节，又非皮毛之邪，可一汗而散者。故以黄芪之补，白芍之平，甘草之缓，牵制二物，俾得深入而去留邪，如卫瓘监钟、邓人蜀，使其成功而不及于乱，乃制方之要妙也。

矾石汤　治脚气冲心。

矾石二两

上一味，以浆水一斗五升，煎三五沸，浸脚良。

歌曰：脚气冲心矾石汤，煮须浆水浸之良；湿收毒解兼除热，补却《灵枢》外法彰。

尤在泾云：脚气之病，湿伤于下而气冲于上。矾石味酸涩性燥，能却水，收湿，解毒，毒解湿收，上冲自止。

附　方

古今录验续命汤　治中风痱，身体不能自收持，口不能言，冒昧不知痛处，或拘急不得转侧。

麻黄　桂枝　人参　甘草　干姜　石膏　当归各三两　川芎一两五钱　杏仁四十枚

上九味，以水一斗，煮取四升，温服一升，当小汗，薄覆脊，凭几坐，汗出则愈；不汗，更服；无所禁，勿当风。并治但伏不得卧，咳逆上气，面目浮肿。

歌曰：姜归参桂草膏麻，三两均匀切莫差，四十杏仁芎两半，《古今录验》主风邪。

元犀按：风，阳邪也。气通于肝。痱，闭也。风入闭塞其毛窍，阻滞荣卫不行也。盖风多挟寒，初中时由皮肤而入，

以渐而深入于内，郁久则化热，热则伤阴，阴伤内无以养其脏腑，外不能充于形骸，此即身体不能自收持，口不能言，冒昧不知痛处所由来也。主以古今录验续命汤者，取其祛风走表，安内攘外，旋转上下也。方中麻黄、桂枝、干姜、杏仁、石膏、甘草，以发其肌表之风邪，兼理其内蕴之热；又以人参、当归、川芎补血调气，领麻黄、石膏等药，穿筋骨，通经络，调荣卫，出肌表之邪。是则此方从内达外，圆转周身，驱邪开痱，无有不到。称曰古今录验续命汤，其命名岂浅哉？

千金三黄汤　治中风，手足拘急，百节疼痛，烦热心乱，恶寒，经日不欲饮食。

麻黄五分　独活四分　细辛二分　黄芪二分　黄芩三分

上五味，以水六升，煮取二升，分温三服，一服小汗，二服大汗。心热加大黄二分，腹满加枳实一枚，气逆加人参三分，悸加牡蛎三分，渴加瓜蒌根三分，先有寒加附子一枚。

歌曰：风乘火势乱心中，节痛肢拘络不通；二分芪辛四分独，黄芩三分五麻攻。

加减歌曰：二分黄加心热端，消除腹满枳枚单，虚而气逆宜参补，牡蛎潜阳悸可安，增入蒌根能止渴，各加三分效堪观，病前先有寒邪在，附子一枚仔细看。

元犀按：此附子治风中太少，通护阴阳，驱邪之方也。足少阴属脾，主四肢，手足拘急，恶寒。经日不欲饮食者，脾不运也。手少阴属心，主神，心病则神昏，故心乱而发烦热也。足少阴属肾，主筋骨，病则百节疼痛也。方用麻黄、黄芪入太阴，宣阳发表，净脾中之邪，以黄芩清其心热以止烦，又用细辛、独活入肾，穿筋骨，以散肾邪，此主治之大意也。方下

气逆加人参等六法，其意未会，不敢强解，留俟后之学者。

近效术附汤　治风虚头重眩，苦极，不知食味。暖肌补中，益精气。

白术二两　附子一枚半，炮去皮　甘草一两，炙

上三味，锉，每五钱匕，生姜五片，大枣一枚，水盏半，煎七分，去滓，温服。

歌曰：一剂分服五钱匕，五片生姜一枣饵，枚半附子镇风虚，二术一草君须记。

喻嘉言云：此方全不用风药，但以附子暖其水脏，术、草暖其土脏。水土一暖，则浊阴之气尽趋于下，而头重苦眩及食不知味之证除矣。

崔氏八味丸　治脚气上入少腹不仁。即肾气丸，见妇人科。

千金越婢加术汤歌见水气病　治内极热，则身体津脱，腠理开，汗大泄，厉风气，下焦脚弱。

麻黄六两　石膏半斤　甘草二两　生姜三两　白术四两　大枣十二枚

上六味，以水六升，先煮麻黄，去上沫，内诸药，煮取三升，分温三服。恶风加附子一枚。

元犀按：方中术、甘、姜、枣，所以维正气之根，不使阳随汗出，阴随热化也。恶风加附子者，所以预防其亡阳也。

血痹虚劳方

黄芪桂枝五物汤　治血痹，阴阳俱微，寸口关上微，尺中小紧，外证身体不仁，如风痹状。

黄芪　芍药　桂枝各三两　生姜六两　大枣十二枚

上五味，以水六升，煮取二升，温服七合，日三服。

歌曰：血痹如风体不仁，桂枝三两芍芪均，枣枚十二生姜六，须令阳通效自神。

元犀按：《内经》云：邪入于阴则为痹。然血中之邪，以阳气伤而得入，亦必以阳气通而后出。上节云：宜针引阳气，此节而出此方，此以药代针引之意也。

又按：此即桂枝汤去甘草之缓，加黄芪之强有力者，于气分中调其血，更妙倍用生姜以宣发其气，气行则血不滞而痹除，此夫倡妇随之理也。

桂枝龙骨牡蛎汤①　治失精家，少腹弦急，阴头寒，目眩，发落，脉极虚、芤、迟，为清谷、亡血、失精。脉得诸芤动微紧，男子失精，女子梦交，此汤主之。

桂枝　芍药　生姜各三两　甘草二两　大枣十二枚　龙骨　牡蛎各三两

上七味，以水七升，煮取三升，分温三服。

歌曰：男子失精女梦交，坎离救治在中爻②；桂枝汤内加龙牡，三两相匀要细敲。

小品云：虚弱浮热汗出者，除桂加白薇一两五钱，附子一两，名曰二加龙骨汤。

徐氏云：桂枝汤，外证得之能解肌去邪气，内证得之能补虚调阴阳，加龙骨、牡蛎者，以失精梦交为神精间病，非此不足以敛其浮越矣。

元犀按：徐忠可以龙骨、牡蛎敛其浮越四字括之，未免以二味为涩药，犹有人之见存也。吾于龙之飞潜，见阳之变化莫

---

① 《金匮要略》作"桂枝加龙骨牡蛎汤"。

② 坎离救治在中爻：救治阴阳偏亢，在于调整阴阳相对平衡。

测；于海之潮汐，见阴之运动不穷。龙骨乃龙之脱换所遗，牡蛎乃海之精英所结，分之为对待之阴阳，合之为各具之阴阳，亦为互根之阴阳，难以一言尽也。其治效无所不包，余亦恐举一而漏万，惟能读《本经》、《内经》、仲景书者，自知其妙。

天雄散

天雄三两，炮　白术八两　桂枝六两
龙骨三两

上四味，杵为散，酒服半钱匕，日三服，不知，稍增之。尤在泾云：此疑后人所附，为补阳摄阴之用也。

歌曰：阴精不固本之阳，龙骨天雄三两匡，六两桂枝八两术，酒调钱匕日三尝。

元犀按：此方虽系后人采取，然却认出春之脚，阳之家，而施以大温大补大镇纳之剂，可谓有胆有识。方中白术入脾以纳谷，以精生于谷也；桂枝入膀胱以化气，以精生于气也；龙骨具龙之性，龙能致水，以海为家，盖以精归于肾，犹水归于海而龙得其安宅也。深得《难经》所谓损其肾者，益其精之旨。然天雄不可得，可以附子代之，断不可泥于小家天雄主上、附子主下之分。

小建中汤见《伤寒长沙方歌括》

治虚劳里急，悸，衄，腹中痛，梦失精，四肢痠疼，手足烦热，咽干口燥者主之。

张心在云：肺损之病，多由五志生火，销铄金脏，咳嗽发热，渐至气喘，侧眠，消瘦羸瘠，虚证交集，咽痛失音而不起矣。壮水之主，以制阳光。王冰成法，于理则通，而多不效，其故何欤？窃尝观于炉中之火而得之，炊饭者始用武火，将熟则掩之以灰。饭徐透而不焦黑，则知以灰养火，得火之用而无火之害，断断如也。五志之火内燃，温脾之土以养之，而焰自息，方用小建中汤。虚甚加黄芪，火

得所养而不燃，金自清肃；又况饴糖为君，治嗽妙品，且能补土以生金，肺损虽难着手，不患其不可治也。然不独治肺损，凡五劳七伤，皆可以通治。

黄芪建中汤

治虚劳里急，诸不足者主之。

即小建中汤加黄芪一两五钱。气短胸满者，加生姜；腹中满者，去枣加茯苓一两半；及疗肺虚损不足，补气，加半夏三两。

歌曰：小建汤加两半芪，诸虚里急治无遗；急当甘缓虚当补，愈信长沙百世师。

加减歌曰：气短胸满生姜好，三两相加六两讨，如逢腹满胀难消，加茯两半除去枣。及疗肺虚损不足，补气还须开窍早，三两半夏法宜加，蠲除痰饮为至宝。

元犀按：虚劳里急者，里虚脉急也；诸不足者，五脏阴精阳气俱不足也。经云：阴阳俱不足，补阴则阳脱，泻阳则阴竭，如是者，当调以甘药。又云：针药所莫及，调以甘药，故用小建中汤。君以饴糖、甘草，本稼穑作甘之味，以建立中气，即《内经》所谓"精不足者，补之以味"是也；又有桂枝、姜、枣之辛甘，以宣上焦阳气，即《内经》所谓"辛甘发散为阳"是也。夫血气① 生于中焦，中土虚则木邪肆，故用芍药之苦泄，于土中泻木，使土木无忤，而精气以渐而复，虚劳诸不足者，可以应手而得耳。加黄芪者，以其补虚塞空，贯膝通络，尤有专长也。

八味肾气丸方见妇人科

治虚劳腰痛，少腹拘急，小便不利者，此丸主之。

薯蓣丸

治虚劳诸不足，风气百疾。

薯蓣三十分　人参七分　白术六分　茯苓五分　甘草二十分　当归十分　芍药六分

---

① 血气：纬文堂本和经元书局本作"气血"。

芎劳六分　干地黄十分　麦冬六分　阿胶七分　干姜三分　大枣百枚为膏　桔梗五分　杏仁六分　桂枝十分　防风六分　神曲十分　柴胡五分　白蔹二分　豆黄卷十分

上二十一味末之，炼蜜和丸如弹子大，空腹酒服一丸，一百丸为剂。

歌曰：三十薯蓣二十草，三姜二蔹百枚枣，桔茯柴胡五分匀，人参阿胶七分讨；更有六分不参差，芎芍杏防麦术好，豆卷地归曲桂枝，均宜十分和药捣；蜜丸弹大酒服之，尽一百丸功可造，风气百疾并诸虚，调剂阴阳为至宝。

魏念庭曰：人之元气在肺，人之元阳在肾，既剥削则难于遽复矣，全赖后天之谷气资益其生。是营卫非脾胃不能宣通，而气血非饮食无由平复也。仲景故为虚劳诸不足而兼风气百疾立此薯蓣丸之法。方中以薯蓣为主，专理脾胃，上损下损，至此可以撑持；以人参、白术、茯苓、干姜、豆黄卷、大枣、神曲、甘草助之，除湿益气，而中土之令得行矣；以当归、芎劳、芍药、地黄、麦冬、阿胶养血滋阴；以柴胡、桂枝、防风去邪散热；以杏仁、桔梗、白蔹下气开郁。惟恐虚而有热之人，滋补之药上拒不受，故为散其邪热，开其逆郁，而气血平顺，补益得纳，为至当不易之道也。

酸枣仁汤　治虚劳虚烦不得眠。

酸枣仁二升　甘草一两　知母二两　茯苓二两　芎劳一两

上五味，以水八升，煮酸枣仁得六升，内诸药煮取三升，分温三服。

歌曰：酸枣仁二升先煮汤，茯知二两佐之良，芎甘各一相调剂，服后恬然足睡乡。

尤在泾云：人寤则魂寓于目，寐则魂藏于肝。虚劳之人，肝气不荣，故以枣仁补敛之。然不眠由于虚烦，必有燥火痰气之扰，故以知母、甘草清热滋燥，茯苓、川芎行气除痰。皆所以求肝之治而宅其魂也。

大黄䗪虫丸　治五劳虚极羸瘦，腹满不能饮食，食伤、忧伤、饮伤、房室伤、饥伤、劳伤、经络营卫气伤，内有干血，肌肤甲错，两目黯黑，缓中补虚者，此丸主之。

大黄十分，蒸　黄芩二两　甘草三两　桃仁一升　杏仁一升　芍药四两　干漆一两　虻虫一升　干地黄十两　水蛭百枚　蛴螬百枚　䗪虫半升

上十二味末之，炼蜜和丸小豆大，酒服五丸，日三服。

歌曰：干血致劳穷源委，缓中补虚治大旨，蛴螬百个䗪半升，桃杏虻虫一升止，一两干漆十地黄，更用大黄十分已，三甘四芍二黄芩，五劳要证须用此。此方世医勿惊疑，起死回生大可恃。

尤在泾曰：风气不去，则足以贼正气而生长不荣，故薯蓣丸为要方。干血不去，则足以留新血而渗灌不周，此丸为上剂。

愚按：此丸从内经四乌鲗一蘆茹丸悟出，但不如四乌鲗一蘆茹丸之平易近人也。

王晋三云：《金匮》血痹虚劳脉证九条，首条是汗出而风吹之，血凝于肤而为痹，然痹未至于干血，后六条是诸虚不足而成劳，然劳亦不至于虚极，故治法皆以补虚、和营卫、去风气为主方。若五劳虚极，痹而内成干血者，悉皆由伤而血瘀，由血瘀而为干血也。假如阴之五宫[①]，伤在五味，饮食自倍，则食伤于脾。西方生燥，在脏为肺，在志为忧，忧患不止，则营涩卫除，故忧伤于肺。以酒为浆，以妄

------

① 五宫：指心、肝、脾、肺、肾。

为常，女子脱血，醉入房中，则饮伤于肝。嗜欲无穷，精气弛坏，则房劳伤于肾。谷气不盈，上焦不行，下脘不通，胃热阴亏，则饥伤于胃。尊荣人[①] 有所劳倦，喘息汗出，其伤在荣，若负重努力人[②]，亦伤于荣，荣气属心，故劳伤于心。诸伤而胃亦居其一者，以五脏皆禀气于胃，为四时之病变，死生之要会。胃热液涸，则五脏绝阴气之源，而络痹血干愈速，故饥伤亦列于脏伤之间。其第七句是总结诸伤皆伤其经络营卫之气也。细绎本文云：腹满不能食，肌肤甲错，面目黯黑。明是不能内谷以通流营卫，则营卫凝泣，瘀积之血牢不可破，即有新生之血，亦不得畅茂条达，惟有日渐羸瘦而成内伤干血劳，其有不死者几希矣。仲景乃出佛心仙手，治以大黄䗪虫丸。君以大黄，从胃络中宣瘀润燥，佐以黄芩清肺卫，杏仁润心营，桃仁补肝虚，生地滋肾燥，干漆性急飞窜，破脾胃关节之瘀血，虻虫性升，入阳分破血，水蛭性下，入阴分逐瘀，蛴螬去两肋下之坚血，䗪虫破坚通络行阳，却有神功，故方名标而出之，芍药、甘草扶脾胃，解药毒。缓中补虚者，缓，舒也，绰也，指方中宽舒润血之品而言也。故喻嘉言曰：可用琼玉膏补之，勿以芪、术补中，失却宽舒胃气之义。

附 方

千金翼炙甘草汤歌见《伤寒》 治虚劳不足，汗出而闷，脉结悸，行动如常，不出百日，危急者十一日死。

徐云：此虚劳中润燥复脉之神方，今人喜用胶、麦等而畏用姜、桂，岂知阴凝燥气，非阳不能化耶？

魏云：仲景用阴阳两补之法，较后人所制十全、八珍等汤，纯美多矣。

肘后獭肝散 治冷劳，又主鬼疰一门相染。

獭肝一具，炙干末之，水服方寸匕，日三服。

歌曰：獭肝变化少人知，一月能生一叶奇；鬼疰冷劳宜此物，传尸虫蛊是专司。

王晋三云：獭肝散，奇方也。葛稚川治尸疰、鬼疰，仲景治冷痨，皆取用之。按：獭肝性温，能驱阴邪而镇肝魂，不使魂游于上，而生变动之证。盖疰者，邪注于脏也。若注于肝，则肝为善变之脏，邪与魂相合，证变便有二十二种，其虫三日一食，五日一退，变见之证，无非阴象，而獭肝一月生一叶，又有一退叶，是其性亦能消长出入，以杀隐见变幻之虫。真神品也。

---

① 尊荣人：指养尊处优的人。

② 努力人：指体力劳动者。

金匮方歌括卷三

闽 长乐 陈念祖 修园 著

男 蔚 古愚 参订

元犀 灵石 韵注

心典 徽庵

孙男 心兰 芝亭 同校字

肺痿肺痈咳嗽上气方

甘草干姜汤 治肺痿吐涎沫而不咳者，其人不渴，必遗尿，小便数。所以然者，以上虚不能制下故也。此为肺中冷，必眩，多涎唾，以此方温之。若服汤已渴者，属消渴。

甘草四两，炙 干姜二两，炮

上㕮咀，以水三升，煮取一升五合，去滓，分温再服。

歌曰：二两干姜四炙甘，姜须炮透旨须探；《伤寒》《金匮》各方中，止此一方用炮。肺中津涸方成痿，气到津随得指南。

蔚按：肺痿皆为热证，然热有虚实之不同。实热宜用寒剂，而此则亡津液而致虚，以虚而生热。若投以苦寒之剂，非苦从火化而增热，则寒为热拒而不纳矣。此方妙在以甘草之大甘为主，佐以炮透之干姜，变其辛温之性而为苦温之用，于甘温除大热成法中，又参以活法。面面周到，神乎！神乎！

射干麻黄汤 治咳而上气，喉中水鸡声者，主之。

射干三两 麻黄 生姜各四两 细辛 紫菀 款冬花各三两 大枣七枚 半夏半升 五味半升

上九味，以水一斗二升，先煮麻黄两沸，去上沫，内诸药，煮取三升，分温三服。

歌曰：喉中咳逆水鸡声，三两干辛款菀行，夏味半升枣七粒，姜麻四两破坚城。

上方主温，此方主散[①]。

尤在泾云：咳而上气，肺有邪则气不降而反逆也。肺中寒饮，上入喉间，为呼吸之气所激，则作声如水鸡。射干、紫菀、款冬利肺气，麻黄、细辛、生姜发邪气，半夏降逆气，而以大枣安中，五味敛肺，恐劫散之药并伤及其正气也。

皂荚丸 治咳逆上气，时时吐浊，但坐不得眠者，此丸主之。

皂荚八两，刮去皮，酥炙

上一味末之，蜜丸梧子大，以枣膏和汤服三丸，日三夜一服。

歌曰：浊痰上气坐难眠，痈势将成壅又坚，皂荚蜜丸调枣下，绸缪须在雨之前。

蔚按：痰有固而不拔之势，故用皂荚开其壅闭，涤其污垢，又以枣膏安其胃气，祛邪中不离养正之法。

厚朴麻黄汤　治咳而脉浮者主之。

厚朴五两　麻黄四两　石膏如鸡子大　杏仁半升　半夏半升　干姜　细辛各二两　小麦一升　五味半升

上九味，以水一斗二升，先煮小麦熟，去滓，内诸药，煮取三升，温服一升，日三服。

歌曰：杏仁夏味半升量，升小麦四麻五朴良，二两姜辛膏鸡蛋大，脉浮咳喘此方当。一本半夏用至六升，此遵徐注，半夏止用半升。

元犀按：咳而脉浮者，内有饮而表有邪也。表邪激动内饮，饮气上凌，则心肺之阳为之蒙蔽，故用厚朴麻黄汤宣上焦之阳，降逆上之饮。方中厚朴宽胸开蔽，杏仁通泄肺气，助麻黄解表出邪，干姜、五味、半夏、细辛化痰涤饮，小麦保护心君，然表邪得辛温而可散，内饮非质重而难平，故用石膏之质重者，降天气而行治节，使水饮得就下之性，而无上逆之患也，尤妙先煮小麦，补心养液，领诸药上行下出，为攘外安内之良图。可知仲师之方无微不到，学者当细心体认，方得其旨焉。

泽漆汤　治咳而脉沉者，此汤主之。

半夏半升　泽漆三升，以东流水五斗，煮取一斗五升　紫参一本作紫菀　生姜　白前各五两　甘草　黄芩　人参　桂枝各三两

上九味，㕮咀，内泽漆汤中煮取五升，温服五合，至夜尽。

歌曰：五两紫参姜白前，三升泽漆法分煎，桂芩参草同三两，半夏半升涤饮专。

元犀按：咳而脉浮者，表有邪也。表邪不解，则干动内饮而为咳，用厚朴麻黄汤宽胸解表，一鼓而下，则外邪、内饮一并廓清矣。至于咳而脉沉者，里不和也。里气不和，由于天气不降，治节不行，而水道不通，致内饮上逆为咳矣。用泽漆汤者，君泽漆，壮肾阴，镇水逆；佐以紫菀、白前，开肺气，散结气，以达阳气；又以半夏、黄芩，分阴阳，安胃气，以降逆气，并和里气；生姜、桂枝，调营卫，运阳气，并行饮气；人参、甘草，奠中土，交阴阳以和之。犹治水者，先修堤岸，以杜其泛滥之患也。先煮泽漆者，取其气味浓厚，领诸药入肾，充肾气，使其吸引有权，则能通府以神其妙用焉。

受业林礼丰按：本方主太阳之里，太阳底面便是少阴，咳而脉沉者，病在太阳之里、少阴之表也。盖太阳主皮毛，邪伤皮毛，必干于肺，肺伤则不能生水，而少阴之枢逆于下，故立此方。君以泽漆者，以其气味苦寒，壮肾阴，利水而止咳也，复用白前宣肺气，黄芩泄肺热，人参补肺虚，甘草安脾气，紫菀开结气，桂枝化膀胱，半夏降逆，生姜涤饮，则肺邪可驱，肺虚可补，肾阴可壮，州都可达矣。煎法先煮泽漆汤，成而后入诸药者，取其领诸药以神其妙用也。

麦门冬汤　治火逆上气，咽喉不利，止逆下气者，此汤主之。

麦门冬七升　半夏一升　人参　甘草各二两　粳米三合　大枣十二枚

上六味，以水一斗二升，煮取六升，温服一升，日三夜一服。

歌曰：火逆原来气上冲，一升半夏七升冬，参甘二两粳三合，枣十二枚是正宗。

喻嘉言云：于大建中气、大生津液队中，增入半夏之辛温一味，其利咽下气，非半夏之功，善用半夏之功，擅古今未有

之奇矣！

葶苈大枣泻肺汤　治肺痈，喘不得卧者，主之。

葶苈熬令黄色，捣丸如鸡子大　大枣十二枚

上先以水三升煮枣，取二升，去枣，内葶苈，煮取一升，顿服。

歌曰：喘而不卧肺痈成，口燥口中辟辟干燥胸疼胸中隐隐痛数实呈肺痿脉数而虚，肺痈脉数而实；葶苈一丸十二枣，雄军直入夺初萌。

尤在泾云：葶苈苦寒，入肺泄气闭，加大枣甘温以和药力，与皂荚丸之饮以枣膏同法。

桔梗汤　治肺痈咳而胸满，振寒脉数，咽干不渴，时出浊唾腥臭，久久吐脓如米粥者，此汤主之。

桔梗一两　甘草二两

上以水三升，煮取一升，分温再服，则吐脓血也。

歌曰：脓如米粥肺须清，毒溃难支药要轻；甘草二兮桔一两，土金合化得生生。

元犀按：肺痈尚未成脓，用葶苈泻之，今已溃后，用此汤排脓解毒，宜缓治，不可峻攻也。余解见《伤寒长沙方歌括》。

越婢加半夏汤　治咳而上气，此为肺胀，其人喘，目如脱状，脉浮大者，此汤主之。

麻黄六两　石膏半斤　生姜三两　大枣十二枚　甘草二两　半夏半升

上六味，以水六升，先煮麻黄，去上沫，内诸药，煮取三升，分温三服。

歌曰：风水多兮气亦多，水风相搏浪滔滔；全凭越婢平风水，加夏半升莫巨波。

元犀按：此肺胀，原风水相搏，热气奔腾，上蒸华盖，走入空窍，故咳而上气，喘，目如脱状证。脉浮大者，风为阳邪，鼓荡于其间故也。方用麻黄、生姜直攻外邪，石膏以清内热，甘草、大枣可[1]补中气，加半夏以开其闭塞之路，俾肺窍中之痰涎净尽，终无肺痈之患也。

小青龙加石膏汤　治肺胀，咳而上气，烦躁而喘，脉浮者，心下有水，此汤主之。

小青龙方见《伤寒论》，再加石膏二两，即此方也。

歌曰：小龙分两照原方，二两膏加仔细详，水饮得温方可散，欲除烦躁藉辛凉。

尤在泾云：此亦内邪外饮相搏之证，但兼烦躁，则挟有热邪。特加石膏，即大青龙例也。然心下有水，非温药不得开而去之，故不用越婢加半夏，而用小青龙加石膏。寒温并进，水热俱捐，于法为尤密矣。

魏念庭云：师为肺冷而干燥将痿者，立甘草干姜汤一方；为肺热而枯焦将致痿者，立麦门冬汤一方，皆预治肺痿之法也。师为有表邪而肺郁，恐成痿与痈者，立射干汤一法；为无外邪而气上逆者，恐其成痈，立皂荚丸一法；为有外邪而预理其肺者，立厚朴麻黄汤一法；有外邪而复有内热者，立泽漆汤一法，皆预治肺气，不令成痿痈之意也。又为有外邪而肺胀急，立越婢加半夏汤一法；有外邪而复有内热，肺胀烦躁者，立小青龙加石膏一法，亦皆预治肺气，不令成痈痿之意也。主治者果能明此，选择比属而用之，又何大患之可成乎？及肺痈已成，用大枣葶苈泻肺汤；久久吐脓如米粥，用桔梗汤。不以病之不可为而弃之，益见济人无已之苦心也。

————

[1]　纬文堂藏板本和宝庆经元书局本皆作"以"。

附　方

外台炙甘草汤方歌见《伤寒》　治肺痿涎唾多，心中温温液液者。

元犀按：肺痿涎唾多，心中温温液液者，心阴不足也。心阴不足则心阳上炽，势必克金而成肺痿。方用炙甘草汤生津润燥，养阴维阳，使阴复而阳不浮，则清肃之令自行于肺矣。余义见《伤寒论》，不再赘。

千金甘草汤歌解见《伤寒长沙方歌括》　甘草一味，以水三斗，煮减半，温分三服。

千金生姜甘草汤　治肺痿咳唾涎沫不止，咽燥而渴。

生姜五两　人参三两　甘草四两①　大枣十五枚

上四味，以水七升，煮三升，分温三服。

歌曰：肺痿唾涎咽燥殃，甘须四两五生姜，枣枚十五②参三两，补土生津润肺肠。

犀按：中者，土也。土能生金，金之母，即资生之源也。夫肺痿咳唾涎沫不止，咽燥而渴者，是中土虚，水气逆，阻其正津不能上滋也。方用生姜甘草汤者，君生姜破阴行阳，蒸津液上滋；佐以人参，入太阴，振脾中之阳，育肺中之阴；又以枣、草助之，为资生之始，令土旺则生金制水矣。

千金桂枝去芍药加皂荚汤　治肺痿吐涎沫。

桂枝　生姜各三两　甘草二两　大枣十二枚　皂荚一枚，去皮子，炙焦

上五味，以水七升，微火煮取三升，分温三服。

歌曰：桂枝去芍本消阴，痰饮挟邪迫肺金；一个皂驱粘腻浊，桂枝运气是良箴。

元犀按：非辛温之品，不能行阳运气；非甘润之品，不能补土生津。君以姜、桂之辛温，行阳消阴；佐以大枣、甘草之甘润，补阴生液；若夫开壅塞，涤污垢，以净其涎沫者，则皂荚尤有专长耳。

外台桔梗白散歌解见《伤寒歌括》　治咳而胸满，振寒脉数，咽干不渴，时出浊唾腥臭。久久吐脓如米粥者，为肺痈。

桔梗　贝母各三分　巴豆一分，去皮，熬，研如霜

上三味为散，强人饮服半钱匕，羸者减之。病有膈上者吐脓，有膈下者泻出，若下多不止，饮冷水一杯则定。

千金苇茎汤　治咳有微热，烦满，胸中甲错，是为肺痈。

苇茎二升　薏苡仁半升　桃仁五十粒　瓜瓣半升

上四味，以水一斗，先煮苇茎得五升，去滓，内诸药煮取二升，服一升，再服，当吐如脓。

歌曰：胸中甲错肺痈成，烦满咳痰数实呈；苡瓣半升桃五十，方中先煮二升茎。

元犀按：此方以湿热为主。咳有微热、烦满、胸中甲错者，是湿热之邪结在肺也。肺既结，则阻其气血不行而为痈矣。方用苇茎解气分之热结；桃仁泄血分之热结；薏苡利湿，清结热之源；瓜瓣排瘀，开结热之路。方下注云：再服当吐如脓者，指药力行肺痈溃矣。

葶苈大枣泻肺汤　治肺痈胸满胀，一身面目浮肿，鼻塞清涕出，不闻香臭酸辛，咳逆上气，喘鸣迫塞，此汤主之。方见上。三日一剂，可至三四剂，此先服小

① 四两：原作"二两"，据《金匮要略》和方歌改。
② 十五：原作十二，据《金匮要略》和前文改。

青龙汤一剂乃进。

奔豚方

奔豚汤 治奔豚气上冲胸，腹痛，往来寒热者，主之。

甘草 当归 芎䓖 黄芩 芍药各二两 半夏 生姜各四两 生葛五两 甘李根白皮一升

上九味，以水二斗，煮取五升，温服一升，日三夜一服。

歌曰：气冲腹痛号奔豚，四两夏姜五两葛根，归芍芎芩甘二两，李皮须到一升论。

按：《伤寒论》云：厥阴之为病，气上冲心。今奔豚而见往来寒热，腹痛，是肝脏有邪，而气通于少阳也。

魏念庭云：上下升降，无论邪正之气，未有不由少阳，少阳为阴阳之道路也。阴阳相搏则腹痛，气升则热，气降则寒，随奔豚之气作患也。

徐忠可云：此方合桂枝、小柴胡二汤，去柴胡，去桂枝，去大枣，以太阳、少阳合病治法，解内外相合之客邪。肝气不调而加辛温之芎、归，热气上冲而加苦泄之生葛、李根，不治奔豚，正所以深于治也。

尤在泾云：苓、桂为奔豚主药，而不用者，病不由肾发也。

按：服此汤而未愈者，用乌梅丸神效。

桂枝加桂汤歌见《伤寒》 治发汗后烧针令其汗，针处被寒，核起而赤者，必发奔豚，气从少腹上至心，灸其核上各一壮，与此汤主之。

元犀按：汗后又迫其汗，重伤心气，心气伤不能下贯元阳，则肾气寒而水滞也。加以针处被寒，为两寒相搏，必挟肾邪而凌心，故气从少腹上至心，发为奔豚也。灸之者，杜其再入之患；用桂枝汤补心气以解外邪；加桂者，通肾气，暖水脏，而水邪化矣。

茯苓桂枝甘草大枣汤歌见《伤寒》 治发汗后，脐下悸者，欲作奔豚，此汤主之。

此发汗后心气不足，而后肾气乘之，脐下悸，即奔豚之兆也。

孙男心典禀按：因惊而得，似只宜以心为治。然自下而上，动于肾气，激乱于厥阴，而撤守在心，实三经同病也。仲景三方，亦微示其意，学者当隅反之。余读金匮茯苓桂枝甘草大枣汤治汗后肾气凌心，即悟桂枝甘草汤叉手冒心之治也，更悟桂枝去芍药加蜀漆牡蛎龙骨救逆汤火逆惊狂之治也。因奔豚汤治气上冲胸，即悟乌梅丸气上冲心之治，并四逆散加茯苓，心下悸之治也。因桂枝加桂汤治气从小腹上冲心，即悟理中汤去术加桂，脐下动气之治也。先祖云：仲景书一言一字，俱是活法，难与不读书者道，亦难与读书死于句下者道也。

胸痹心痛短气方

瓜蒌薤白白酒汤 治胸痹病，喘息咳唾，胸背痛，短气，寸口脉沉而迟，关上小紧数者，此汤主之。

瓜蒌实一枚，捣 薤白半升 白酒七升

上三味同煮，取二升，分温再服。

歌曰：胸为阳位似天空，阴气弥沦痹不通；薤白半升瓜蒌一个，七升白酒奏奇功。

孙男心典禀按：胸为气息之路，若阴邪占居其间，则阻其阳气不通，故生喘息、咳唾、胸背痛诸证。寸口者，脉之大会，阳之位也。《内经·诊脉篇》云：上竟上者，胸喉中事也。上附上，右外以候肺，内以候胸中，左外以候心，内以候膻中。此云：寸口脉沉而迟，关上小紧数。寸口，即《内经》所谓上竟上也。沉为在里，迟为虚寒。关上者，即《内经》所谓上附上也。紧为阴邪，数为阳气，显系胸中阳气被阴寒痹塞，阻其前后之气，不相贯通，故见以上种种诸证。方中用瓜蒌开胸结，薤白宣心阳，尤妙在白酒散痹通阳，引气血环转周身，使前后之气贯通无碍，则胸中旷若太空，有何胸痹之患哉？

瓜蒌薤白半夏汤　治胸痹不得卧，心痛彻背者主之。

瓜蒌实一枚，捣　薤白三两　半夏半升　白酒一斗

上四味同煮，取三升，温服一升，日三服。

歌曰：胸背牵疼不卧时，上言胸背痛，兹又加以不得卧，其痛甚矣。所以然者，有痰饮以为之援也。半升半夏一蒌施，薤因性湿惟三两，即前汤减薤白，只用三两，恶其湿也。增入半夏半升，取其燥也。斗酒同煎涤饮奇。

犀按：加半夏一味，不止涤饮，且能和胃而通阴阳。

枳实瓜蒌薤白桂枝汤　治胸痹，心中痞气留结在胸，胸满，胁下逆抢心者，此汤主之；人参汤亦主之。

枳实四枚　薤白半升　桂枝一两　厚朴四两　瓜蒌实一枚，捣

上五味，以水五升，先煮枳、朴，取二升，去滓，入诸药再煮数沸，分温再服。

歌曰：痞连胸胁逆攻心，尤云：心下痞气，是气痹而成痞也。按：胁下逆抢心者，气不由中上而从胁逆，是中痹而阻诸气之往来也。薤白半升四朴寻，一个瓜蒌一两桂，四枚枳实撤浮阴。尤云：宜急通其痞结之气。

元犀按：枳实、厚朴泄其痞满，行其留结，降其抢逆，得桂枝化太阳之气，而胸中之滞塞自开，以此三药与薤白、瓜蒌之专疗胸痹者而同用之，亦去疾莫如尽之旨也。

人参汤　即桂枝人参汤。方见《伤寒论》

歌曰：理中加桂人参汤，尤云：速复其不振之阳。阳复阴邪不散藏，休讶补攻分两道，道消小人道消道长君子道长细推详。

元犀按：此别胸痹证虚实之治。实者，邪气搏结，蔽塞心胸，故不用补虚之品，而专以开泄之剂，使痹气开则抢逆平矣。虚者，心阳不足，阴气上弥，故不以开泄之剂，而以温补为急，使心气旺则阴邪自散矣。

尤在泾云：去邪之实，即所以安正；补阳之虚，即所以逐阴。是在审其病之久暂，与气之虚实而决之。

茯苓杏仁甘草汤　治胸痹，胸中气塞，短气者，此汤主之；橘皮枳实生姜汤亦主之。

茯苓三两　杏仁五十个　甘草一两

上三味，以水一斗，煮取五升，温服一升，日三服。不差，更服。

歌曰：痹而短气孰堪医？甘一苓三淡泄之，更有杏仁五十粒，水行则气自顺不求奇。

橘皮枳实生姜汤　橘皮一斤　枳实三两　生姜半斤

上三味，以水五升，煮取二升，分温再服。

歌曰：痹而气塞又何施？枳实辛香三

---

① 《内经·诊脉篇》：当为《素问·脉要精微论》。

两宜，橘用一斤姜减半，气开则结自散勿迟疑。

受业林礼丰按：胸痹胸中气塞者，由外邪搏动内饮，充塞于至高之分，闭其气路，非辛温不能涤饮散邪，非苦泄不能破塞调气。故重用橘皮、生姜之大辛大温者，散胸中之饮邪；枳实之圆转苦辛者，泄胸中之闭塞，譬之寇邪充斥，非雄师不能迅扫也。至若胸痹短气，乃水邪射肺阻其出气，只用甘草奠安脾气，杏仁开泄肺气，重用茯苓清治节，使水顺趋于下，水行而气自治，譬之导流归海而横逆自平也。二方并列，一用辛开，一用淡渗。学者当临机而酌宜焉。

薏苡附子散　治胸痹缓急者，此散主之。

薏苡仁十五两　大附子十枚，炮

上二味，杵为散，服方寸匕，日三服。

歌曰：痹来缓急属阳微，经云：阳气者，精则养神，柔则养筋。附子十枚切莫违，更有薏仁十五两，筋资阴养得阳归。

元犀按：薏苡禀阳明金气，金能制风，肝为风脏而主筋，取治筋之缓急，人之所知也。合附子以大补阳气，其旨甚奥。经云：阳气者，精则养神，柔则养筋是也。伤寒论桂枝加附子汤与此相表里。

桂枝生姜枳实汤　治心中痞，诸逆心悬痛者，此汤主之。

桂枝　生姜各三两　枳实五两

上三味，以水六升，煮取三升，分温三服。

歌曰：心悬而痛痞相连，痰饮上弥客气填；三两桂姜五两枳，祛寒散逆并攻坚。

元犀按：心下痞者，心阳虚而不布，阴邪潜居心下而作痞也。尤云：诸逆，该痰饮、客气而言。心悬痛者，如空中悬物

摇动而痛也。此注亦超。主以桂枝生姜枳实汤者，桂枝色赤，补心壮阳；生姜味辛，散寒降逆；佐以枳实之味苦气香，苦主泄，香主散，为泄痞散逆之妙品，领姜、桂之辛温旋转上下，使阳气普照，阴邪迅扫而无余耳。

乌头赤石脂丸　治心痛彻背，背痛彻心者，此丸主之。

乌头一分，炮　蜀椒　干姜各一两　附子半两　赤石脂一两

上五味末之，蜜丸如桐子大，先食服一丸，日三服。不知，稍加服。

歌曰：彻背彻胸痛不休，前言心痛彻背，尚有止息之时，今则阴寒极而痛极矣。阳光欲熄实堪忧，非薤白之类所能治也。乌头一分五钱附，赤石椒姜一两求。

喻嘉言曰：前后牵连痛楚，气血疆界俱乱，若用气分诸药，转益其痛，势必危殆。仲景用蜀椒、乌头一派辛辣，以温散其阴邪，然恐胸背既乱之气难安，而即于温药队中，取用干姜之守，赤石脂之涩，以填塞厥气所横冲之新队，俾胸之气自行于胸，背之气自行于背，各不相犯，其患乃除，此炼石补天之精义也。今人知有温气、补气、行气、散气诸法，亦知有填塞邪气攻冲之诀，令胸背阴阳二气并行不悖也哉。

附　方

九痛丸　治九种心痛：一虫、二注、三风、四悸、五食、六饮、七冷、八热、九去来痛是也。而并以一方治之者，岂痛虽有九，其因于各冷结气者多耶？

附子三两，炮　生狼牙　巴豆去皮，熬研如膏　干姜　吴茱萸　人参各一两

上六味末之，炼蜜丸如梧桐子大，酒下。强人初服三丸，日三服。弱者二丸。

兼治卒中恶，腹胀，口不能言。又治

连年积冷，流注心胸痛，并冷冲上气，落马，坠车，血疾等证，皆主之。忌口如常法。

歌曰：九种心疼治不难，狼牙吴萸姜巴豆附参安，附须三两余皆一，攻补同行仔细看。

魏云：凡结聚太甚，有形之物参杂其间，暂用此丸，政刑所以济德礼之穷也。

腹满寒疝宿食方

附子粳米汤　治腹中寒气，雷鸣切痛，胸胁逆满，呕吐者，此汤主之。

附子一枚，炮　半夏　粳米各半升　甘草一两　大枣十枚

上五味，以水八升，煮米熟，汤成，去滓，温服一升，日三服。

歌曰：腹中切痛作雷鸣，胸胁皆膨呕吐成；附子一枚枣十个，半升粳夏一甘烹。

元犀按：腹中雷鸣，胸胁逆满呕吐，气也，半夏功能降气；腹中切痛，寒也，附子功能驱寒；又佐以甘草、粳米、大枣者，取其调和中土，以气逆为病进于上，寒生为病起于下，而交乎上下之间者，土也。如兵法击其中坚，而首尾自应也。

厚朴七物汤　治腹满发热十日，脉浮而数，饮食如故者，此汤主之。

厚朴半斤　甘草　大黄各三两　大枣十枚　枳实五枚　桂枝二两　生姜五两

上七味，以水一斗，煮取四升，温服八合，日三服。呕者加半夏五合，下利去大黄，寒多者加生姜至半斤。

歌曰：满而便闭脉兼浮，三两甘黄八朴投，二桂五姜十个枣，五枚枳实效优优①。

元犀按：病过十日，腹满发热，脉浮而数。夫脉浮而发热，邪盛于表也。腹满

而脉数，邪实于里也。表里俱病，故以两解之法治之。取桂枝汤去芍药之苦寒，以解表邪而和营卫；小承气汤荡胃肠以泄里实。故虽饮食如故，以病已十日之久，表里交病，邪不去则正不复，权宜之法，在所必用也。呕者，气逆于上也，故加半夏以降逆；下利去大黄者，以表邪未解，恐重伤胃气以陷邪也；寒多加生姜者，以太阳本寒之所盛，重用生姜以散寒也。

大柴胡汤歌见《伤寒》　按之心下满痛者，此为实也，当下之，宜此汤。

犀按：实者当下症，大承气汤尤恐不及，况大柴胡汤乎？按之心下满痛者，太阳之邪逆而内干少阳，枢机阻而不利也。用大柴胡汤宣外达内，使少阳之气从太阳之开而解矣。

厚朴三物汤　治痛而便闭者，此汤主之。

厚朴八两　大黄四两　枳实五枚

上三味，以水一斗二升，先煮二味，取五升，内大黄煮取三升，温服一升，以利为度。

歌曰：痛而便闭下无疑，四两大黄朴倍之，枳用五枚先后煮，小承变法更神奇。

尤在泾云：承气意在荡实，故君大黄；三物意在行气，故君厚朴。

元犀按：此方不减大黄者，以行气必先通便，便通则肠胃畅而脏腑气通，通则不痛也。

大承气汤歌见《伤寒》　治腹满不减，减不足言，当下之。

以上三方，虽缓急不同，而攻泄则一，所谓中满泻之于内也。《伤寒论浅注》已解，毋庸再赘。

大建中汤　治心胸中大寒痛，呕不能

————————

① 优优：和适，协调。

饮食，腹中满，上冲皮起，出见有头足，上下痛而不可触近者，此汤主之。

蜀椒二合，炒去汗　干姜四两　人参二两

上三味，以水四升，煮取二升，去滓，内胶饴一升，微火煎取二升，分温再服。如一炊顷，可饮粥一升，后更服，当一日食糜粥，温覆之。

歌曰：痛呕食艰属大寒，腹冲头足触之难；脏腑经络皆寒所痹，痛甚手不可近也。干姜四两椒二合，参二饴升食粥安。

受业林礼丰按：胸为阳气出入之位。师云：心胸中大寒者，胸中之阳不宣，阴寒之气从下而上也。痛者，阴寒结聚也。呕者，阴寒犯胃也。不能食腹中满者，阴寒犯脾也。上冲皮起，出见有头足者，阴寒横逆于中也。上下痛而不可触近者，是寒从下上，彻上彻下，充满于胸腹之间，无分界限，阳气几乎绝灭矣。扼要以图，其权在于奠安中土。中焦之阳四布，上下可以交泰无虞，故主以大建中汤。方中重用干姜温中土之寒，人参、饴糖建中焦之气，佐以椒性纯阳下达，镇阴邪之逆，助干姜以振中胃之阳。服后一饮顷饮粥者，亦温养中焦之气以行药力也。

大黄附子汤　治胁下偏痛，脉紧弦，此寒也，以温药下之，宜此汤。

大黄三两　附子三枚　细辛二两

上三味，以水五升，煮取二升，分温三服。若强人，煮取二升半，分温三服，服后如人行四五里，进一服。

歌曰：胁下偏疼脉紧弦，若非温下恐迁延；大黄三两三枚附，二两细辛可补天。

尤在泾云：阴寒成聚，非温不能已其寒，非下不能去其结。故曰阴寒聚结，宜急以温药下之。

赤丸方　治寒气厥逆者。

乌头二两，炮　茯苓四两　细辛一两

半夏四两

上四味末之，内真朱为色，炼蜜为丸，如麻子大，先食饮酒下三丸，日再服。一服不知，稍增，以知为度。

歌曰：寒而厥逆孰为珍？四两夏苓一两辛，中有乌头二两炮，蜜丸朱色妙通神。

元犀按：寒气而至厥逆，阴邪盛也，方中乌头、细辛以温散独盛之寒，茯苓、半夏以降泄其逆上之气，人所共知也。而以朱砂为色，其元妙不可明言，盖以此品具天地纯阳之正色，阳能胜阴，正能胜邪，且以镇寒气之浮，而保护心主，心主之令行，则逆者亦感化而效顺矣。

大乌头煎　治腹满脉弦而紧，弦则卫气不行，即恶寒；紧则不欲食，邪正相搏，即为寒疝；寒疝绕脐痛，若发则白津出，手足厥冷；其脉沉紧者，此主之。犀按：白津者，汗淡不咸，或未睡时泄精漏精，大便下如白痰，若猪脂状，俱名白津。

乌头大者五枚，熬，去皮，不必咀

上以水三升，煮取一升，去滓，内蜜二升，煎令水气尽，取二升，强人服七合，弱人服五合。不差，明日更服，不可一日更服。

歌曰：沉紧而弦痛绕脐，白津汗出淡而不咸之名厥逆四肢冷冷凄凄，一身恶寒之甚。乌头五个煮添蜜，顷刻颠危快挈提。

元犀按：上条与本条，俱阴寒内结之症。寒为厥，气为逆，是积久阴邪聚满于中也。阴邪动则气逆，当为喘呕不能食矣；阴邪结则阻其阳气不行，故肢厥肤冷，腹中痛，自汗出矣。曰寒气厥逆者，乃纯阴用事，阳气将亡，法宜温中壮阳，大破阴邪，非甘温辛热之品，焉能救其万一哉？

当归生姜羊肉汤 治寒疝腹中痛，及胁痛里急者主之。

当归三两　生姜五两　羊肉一斤

上三味，以水八升，煮取三升，温服七合，日三服。若寒多，加生姜成一斤；痛多而呕者，加橘皮二两，白术一两；加生姜者，亦加水五升，煮取三升二合服之。

歌曰：腹痛胁疼腹胁皆寒气作主，无复界限，里急不堪，是内之荣血不足，致阴气不能相营而急，羊斤姜五并归三；于今豆蔻香砂法，可笑依盲授指南。

加减歌曰：寒多增到一斤姜，痛呕宜加橘术商，术用一兮橘二两，祛痰止呕补中方。

元犀按：方中当归行血分之滞而定痛，生姜宣气分之滞而定痛，亦人所共晓也。妙在羊肉之多，羊肉为气血有情之物，气味腥羶浓厚，入咽之后即与浊阴混为一家，旋而得当归之活血而血中之滞通，生姜之利气而气中之滞通，通则不痛，而寒气无有潜藏之地，所谓先诱之而后攻之者也。苟病家以羊肉太补而疑之，是为流俗之说所囿，其中盖有命焉，知几者即当婉辞而去。

乌头桂枝汤 桂枝汤见《伤寒》 治寒疝腹中痛，逆冷，手足不仁。若身疼痛，灸刺诸药不能治者，抵当乌头桂枝汤主之。

乌头五枚

上一味，以蜜二斤煎减半，去滓，以桂枝汤五合解之，令得一升后，初服五合，不知，即服三合；又不知，复加至五合。其知者如醉状，得吐者为中病。

歌曰：腹痛内寒身疼外寒肢不仁，脾主四肢，不仁者，寒盛于中，无阳气以温之也。药攻刺灸治非真，或攻其内，或攻其外，邪气牵制不服，而可以抵当其病

者，惟有本方。桂枝汤照原方煮，蜜煮乌头合用神。

按：解之者，溶化也。知，效也。如醉状，外寒方解。得吐者，内寒已伸，故为中病也。

道光庚辰岁，予大小儿年二十六岁，初病时少腹满，两旁相去有六寸远结二痏，长三寸，阔二寸，不红不痛，其气似相通状，大便不通，发作寒热，食少。医者纷纭不一，或以托里发散，或用下法，药多不效。至二三日之后，少腹满，渐高胀及腹上，及胸胁，逆气冲及咽喉，药物饮食不能下咽，气喘，冷汗出，四肢厥，有一时许竟目直口开。予不得已，用大温回阳之剂灌之，其初不能下咽，后约进有四分之一，其气略平些，苏回。予查其病症，云夜夜泄精，或有梦，或无梦，泄时知觉，以手捏之，有二三刻久方止，夜夜如是，后惊不敢睡，至鸡鸣时亦泄，诊其脉弦细芤迟。余思良久，方觉阴寒精自出句，生二痏者，乃阴寒聚结也。治之非大温大毒之品，不能散阴寒之结；非大补元气，不能胜阴邪之毒也。后用四逆、白通、理中、建中等汤数服，病症渐渐而差。此足见长沙之法，运用无穷。愿后之学者，深思而自得焉可。

附　方

外台乌头汤 治寒疝，腹中绞痛，贼风入攻，五脏拘急，不得转侧，发作有时，令人阴缩，手足厥逆。即大乌头煎。方见上。

外台柴胡桂枝汤 歌见《伤寒》 治心腹卒中痛者。

柴胡四两　黄芩一两半　人参一两半　半夏二合半　大枣十二枚　生姜三两　甘草一两　桂枝一两半　芍药一两半

上九味，以水六升，煮取三升，温服

一升，日三服。

外台走马汤　治中恶心痛腹胀，大便不通。

巴豆二枚，去皮心，熬　杏仁二枚

上二味，以绵缠捶令碎，热汤二合，捻取白汁饮之，当下。老少量之，通治飞尸、鬼击病。

歌曰：外来异气伤人多，腹胀心疼走马搓；巴杏二枚同捣细，冲汤捻汁好驱邪。

受业门人林士率雍按：中恶心痛，大便不通，此实邪也。然邪气虽实，亦以体虚而受也，是故有虚实寒热之异，不得执一说而定之。仲师附走马汤者，以巴豆辛温大毒，除鬼注蛊毒，利水谷道；杏仁甘、苦、温，有小毒，入肺经，肺为天，主皮毛，中恶腹胀满者，以恶毒不离皮毛口鼻而入，故亦从皮毛高原之处而攻之，以毒攻毒，一鼓而下也。此附治寒实大毒之邪，气虚者则不可用矣。近世有痧疾病，疑即此也。昔闻之先业师曰：今所谓痧疾者，乃六淫邪毒猛恶厉气所伤，凡所过之处，血气为之凝滞不行，其症或见身痛，心腹胀满绞痛；或通身青紫，四肢厥冷，指甲色如靛青，口噤，牙关紧闭，不能言语；或心中忙乱，死在旦夕，是邪毒内入矣。宜泻其毒，或刺尺泽、委中、足十趾，必使络脉贯通，气血流行，毒邪自解矣。愚意：轻者用刮痧之法，随即服紫金锭，或吐或下或汗出，务使经气流通，毒邪亦解；或吐泻不止，腹痛肢厥，大汗出，脉微欲绝者，宜用白通汤、通脉四逆汤、四逆汤等，以回阳气，以化阴邪，庶毒厉之邪渐消。若口不能开者，当从鼻孔中灌之。

《集验良方》有云：行路之人，路中犯此痧疾者，不得不用刮痧之法。刮后或其人不省者，宜用人尿拌土，将此土环绕脐中，复使同行之人向脐中溺之，使中宫温，则气机转运，血脉流行矣。

大承气汤歌见《伤寒浅注》　寸口脉浮而大，按之反涩，尺中亦微而涩者，有宿食也。此汤主之。

数而滑者，实也，此有宿食，下之愈，宜此汤。

下利不欲食者，此有宿食，当下之，宜此汤。

瓜蒂散歌见《伤寒长沙方》　治宿食在上脘，当吐之，宜此散主之。

金匮方歌括卷四

闽　长乐　陈念祖　修园　著

男　　蔚　　古愚　参订

男　元　犀　　灵石　韵注

孙男　心　典　　徽庵　同校字

心　兰　　芝亭

五脏风寒积聚方

旋覆花汤　治肝着，其人常欲蹈其胸上，先未苦时，但欲饮热者主之。

旋覆花三两　葱十四茎　新绛少许

上三味，以水三升，煮取一升，顿服。

歌曰：肝着之人欲蹈胸，肝气着滞反行其气于肺，所谓横之病也。胸者肺之位，欲按摩之以通其气也。热汤一饮便轻松，欲饮热者，欲着之气得热则散。覆花三两葱十四，新绛通行少许从。旋覆花咸温下气，新绛和血，葱叶通阳。新绛，查本草无此名。按《说文》：绛，大赤也。《左都赋》注：绛，草也，可以染色。陶宏景曰：绛，茜草也。

麻仁丸歌见《伤寒》　治趺阳脉浮而涩，浮则胃气强，涩则小便数，浮涩相搏，大便则坚，其脾为约，此丸主之。

按：脉浮者阳盛，脉涩者阴伤，脾为胃行其津液，阴伤则脾无所运矣。又约者弱也。脾弱不运，胃中谷食不化，则为积聚症也。余义见《伤寒论》，不再赘。

甘姜苓术汤一名肾着汤　治肾着之病，其人身体重，腰中冷，如坐水中，形如水状，反不渴，小便自利，饮食如故，病属下焦，身劳汗出，衣里冷湿，久久得之，腰以下冷痛，腹重如带五千钱者，此主之。

甘草　白术各二两　干姜　茯苓各四两

上四味，以水五升，煮取三升，分温三服，腰即温。

歌曰：腰冷溶溶坐水泉，带脉束于腰间，肾着则腰带病，故溶溶如坐水中状。腹中如带五千钱，术甘二两姜苓四，寒湿同驱岂偶然？

尤在泾云：寒湿之邪，不在肾之中脏，而在肾之外府，故其治不在温肾以散寒，而在燠[1] 土以胜水。若用桂、附，则反伤肾之阴矣。

痰饮咳嗽方

苓桂术甘汤歌见《伤寒》　治心下有痰饮，胸胁支满，目眩者。

次孙男心兰禀按：心下者，脾之部位也。饮凌于脾，致脾弱不输，不能制水，

————————

① 燠（yù预）：暖，热。

则生痰矣，故曰心下有痰饮也。胸乃人身之太空，为阳气往来之道路，饮邪弥漫于胸，盈满于胁，蔽其君阳，溢于支络，故曰胸胁支满也。动则水气荡漾，其变态无常，或头旋转，目冒眩，心动悸诸症，皆随其所作也。主以苓桂术甘汤者，以茯苓为君，盖以苓者令也，使治节之令行，而水可从令而下耳；桂枝振心阳以退其群阴，如离照当空则阴霾全消，而天日复明也；白术补中土以修其堤岸，使水无泛滥之虞；更以甘草助脾气转输以交上下，庶治节行，心阳振，土气旺，转输速，而水有下行之势，无上凌之患矣。

肾气丸歌见妇人杂病　治短气有微饮，当从小便去之，苓桂术甘汤主之；此丸亦主之。

次孙男心兰禀按：微者，不显之谓也。饮，水也。微饮者，犹阴霾四布，细雨轻飞之状，阻于胸中，蔽其往来之气，故曰短气。有微饮者，谓微饮阻其气路也。经云：呼出心与肺，吸入肝与肾。若心肺之阳虚，则不能行水化气，用苓桂术甘汤振心阳崇土以防御之，使天日明而阴霾散，则气化行矣。若肾虚而水泛，则吸引无权，当用肾气丸补肾行水，使肾气足，则能通腑而化气，化气[1]则水道通矣。余解见妇人杂病，不再赘。

甘遂半夏汤　治脉伏，其人欲自利，利反快，虽利，心下续坚满，此为留饮欲去故也，此主之。

甘遂大者三枚　半夏十二枚，以水一升，煮取半升，去滓　芍药五枚　甘草如指大[2]一枚，炙

上四味，以水二升，煮取半升，去滓，以蜜半升和药汁，煎取八合，顿服之。

歌曰：满从利减续还来，去者自去，续者自续。甘遂三枚芍五枚，十二夏枚指

大草，水煎加蜜法双该。

尤在泾云：虽利，心下续坚满者，未尽之饮复注心下也。然虽未尽而有欲去之势，故以甘遂、半夏因其势而导之；甘遂与甘草相反而同用之者，盖欲其一战而留饮尽去，因相激而相成也；芍药、白蜜，不特安中，抑缓药毒耳。

十枣汤歌方见《伤寒》　脉沉而弦者，悬饮内痛，病悬饮者，此汤主之。

男元犀按：脉沉主里，弦主饮，饮水凝结，悬于胸膈之间，致咳引内痛也。悬饮既成，缓必滋蔓，急用十枣直达病所，不嫌其峻。意谓始成而即攻之，使水饮下趋而无结痛之患，所谓毒药去病者是也；若畏其猛而不敢用，必迁延而成痼疾矣。

大青龙汤歌见《伤寒》。

小青龙汤歌见《伤寒》　治病溢饮者，当发其汗，大青龙汤主之；小青龙汤亦主之。

男元犀按：师云：饮水流行归于四肢，当汗而不汗出，身体疼重，谓之溢饮，故病溢饮者，以得汗为出路。然饮既流溢，亦随人之脏气寒热而化。饮从热化，故立大青龙汤辛凉发汗以行水；饮从寒化，故立小青龙汤辛温发汗以利水。二方并列，用者当酌其宜焉。

木防己汤　治膈间支饮，其人喘满，心下痞坚，面色黧黑，其脉沉紧，得之数十日，医吐下之不愈，此汤主之。虚者即愈，实者三日复发。复与不愈者，宜此汤去石膏加茯苓芒硝汤主之。

木防己三两　石膏如鸡子大二枚　桂枝二两　人参四两

上四味，以水六升，煮取二升，分温再服。

---

① 化气：纬文堂藏板本作"气化"。
② 大字下原脱"一枚，炙"，据纬文堂藏板补。

歌曰：喘满痞坚面色黧，己三桂二四参施，膏枚二个如鸡子，辛苦寒温各适宜。

男元犀按：防己入手太阴肺，肺主气，气化而水自行矣；桂枝入足太阳膀胱，膀胱主水，水行而气自化矣。二药并用，辛苦相需，所以行其水气而散其结气也，水行结散，则心下痞坚可除矣。然病得数十日之久，又经吐下，可知胃阴伤而虚气逆。故用人参以生既伤之阴，石膏以镇虚逆之气，阴复逆平，则喘满面黧自愈矣。此方治其本来，救其失误，面面俱到。

木防己去石膏加茯苓芒硝汤

木防己三两　桂枝二两　茯苓　人参各四两　芒硝三合

上五味，以水六升，煮取二升，去滓，内芒硝，再微煎，分温再服，微利则愈。

歌曰：四两苓加不用膏，芒硝三合展奇韬；气行复聚知为实，以软磨坚自不劳。

魏念庭云：前方去石膏加芒硝者，以其邪既散而复聚，则有坚定之物留作包囊，故以坚投坚而不破者，即以软投坚而必破也。加茯苓者，亦引饮下行之用耳。

泽泻汤　治心下有支饮，其人苦冒眩者，主之。

泽泻五两　白术二两

上二味，以水二升，煮取一升，分温再服。

歌曰：清阳之位饮邪乘，眩冒频频苦不胜；泽五为君术二两，补脾制水有奇能。

受业林礼丰按：心者，阳中之阳。头者，诸阳之会。人之有阳气，犹天之有日也。天以日而光明，犹人之阳气会于头而目能明视也。夫心下有支饮，则饮邪上蒙于心，心阳被遏不能上会于巅，故有头冒目眩之病。仲师特下一"苦"字，是水阴之气荡漾于内，而冒眩之苦有莫可言传者，故主以泽泻汤。盖泽泻气味甘寒，生于水中，得水阴之气而能利水，一茎直上，能从下而上，同气相求，领水阴之气以下走，然犹恐水气下而复上，故用白术之甘温，崇土制水者以堵之，犹治水者之必筑堤防也。古圣用方之妙，有如此者；今人反以泽泻利水伐肾，多服伤目之说疑之。其说创于宋元诸医，而李时珍、张景岳、李士材、汪切庵辈和之，贻害至今弗熄。然天下人信李时珍之《本草》者，殆未读《神农本草经》耶？余先业师《神农本经小注》最详，愿业斯道者，三复之而后可。

厚朴大黄汤　治支饮胸满者，此汤主之。

厚朴一尺　大黄六两　枳实四枚

上三味，以水五升，煮取二升，分温再服。

歌曰：胸为阳位似天空，支饮填胸满不通；尺朴为君调气分，四枚枳实六黄攻。

元犀按：支饮者，有支派之别也。胸乃阳气之道路，饮为阴邪，言胸满者，乃阴占阳位，填塞胸中而作满也。君以厚朴者，味苦性温，为气分之药，苦降温开，使阳气通，则胸中之饮化矣；枳实形圆臭香，香以醒脾，圆主旋转，故用以为佐；继以大黄直决地道，地道通，则饮邪有不顺流而下出哉？

又按：小承气汤是气药为臣，此汤是气药为君，其意以气行而水亦行，意深矣。三物汤、小承气汤与此汤药品俱同，其分两、主治不同，学者宜细心研究。

葶苈大枣泻肺汤歌见肺痈　支饮不得息，此主之。

犀按：肺主气，为出入之路。师云：支饮不得息者，乃饮邪壅肺，填塞气路矣。方用葶苈泄肺气以开之，大枣补脾土以纳之，则气息得矣。

小半夏汤　治呕家本渴，渴者为欲解，今反不渴，心下有支饮故也，此汤主之。

半夏一升　生姜半斤

上二味，以水七升，煮取一升半，分温再服。

歌曰：呕家见渴饮当除，饮以呕去，故渴。不渴应知支饮居，饮能制燥，今以不渴，知心下有支饮。半夏一升姜八两，源头探得病根锄。

男元犀按：《神农本草经》载半夏之功治甚大，仲师各方，无不遵法用之。凡呕者，必加此味。元明后，误认为治痰专药，遂有用朴硝水浸者；有用皂角水及姜水浸者；有用白芥子和醋浸者；市中用乌梅、甘草、青盐等制造者，更不堪入药；近日通用水煮，乘热以白矾拌晒切片者，皆失其本性，不能安胃止呕。宜从古法，以汤泡七次，去涎用之，或畏其麻口，以姜汁、甘草水浸透心，洗净晒干，再以清水浸三日，每日换水，蒸熟晒干用之。支饮之症，呕而不渴者，旁支之饮未尽也。用小半夏汤者，重在生姜散旁支之饮，半夏降逆安胃，合之为涤饮下行之用。神哉！

己椒苈黄丸　治腹满，口舌干燥，此肠间有水气，此方主之。

防己　椒目　葶苈　大黄各一两

上四味末之，蜜丸如梧子大，先食饮服一丸，日三服，稍增，口中有津液。渴者，加芒硝半两。

歌曰：肠中有水口带干，水既聚于下，则无复润于上，后即水饮之入，皆趋于下，不能滋其燥，且以益其满矣。腹里

为肠按部观，腹里为大小二肠部位，大肠主津液，今作满，为水气所伤，则津液不能上达于口舌，故干燥。椒己苈黄皆一两，蜜丸饮服日三餐。

程氏曰：防己、椒目导饮于前，大黄、葶苈推饮于后，前后分消则腹满减而水饮行，脾气转而津液生矣。与上方互异处，当求其理。

小半夏加茯苓汤　治卒呕吐，心下痞，膈间有水，眩悸者，主之。

半夏一升　生姜半斤　茯苓四两

上三味，以水七升，煮取一升五合，分温再服。

歌曰：呕吐悸眩痞又呈，四苓升夏八姜烹；膈间有水金针度，澹渗而辛得病情。

男元犀按：水滞于心下则为痞，水凌于心则眩悸，水阻胸膈，则阴阳升降之机不利，为呕吐。方用半夏降逆，生姜利气，茯苓导水，合之为涤痰定呕之良方。

五苓散歌见《伤寒》　治瘦人脐下有悸，吐涎沫而颠眩，此水也，此方主之。

喻嘉言云：水饮下郁于阴中，挟其阴邪，鼓动于脐则为悸，上入于胃则吐涎沫，及其郁极乃发，直上头目，为颠为眩。五苓散利水以发汗，为分利表里阴阳之法。

男元犀按：脐下动气，去术加桂，仲师理中丸法也。兹何以脐下悸而用白术乎？不知吐涎沫是水气盛，必得苦燥之白术方能制水；颠眩是土中湿气化为阴霾上弥清窍，必得温燥之白术方能胜湿。证有兼见，法须变通。

附　方

外台茯苓饮　治心胸中有停痰宿水，自吐出水后，心胸间虚，气满不能食，消痰气，令能食。

茯苓　人参　白术各三两　枳实二两　橘皮二两半　生姜四两

上六味，以水六升，煮取一升八合，分温三服，如人行八九里，通作一服进之。

歌曰：中虚不运聚成痰，枳二两参苓术各三，姜四橘皮二两半，补虚消满此中探。

男元犀按：人参乃水饮症之大忌，此方反用之，盖因自吐出水后虚气作满，脾弱不运而设也。方中人参补脾气，白术健胃气，生姜温中散寒气，茯苓降水气，橘皮、枳实化痰运参术，徐徐斡旋于中，以成其补虚消食散满之妙用。此方施于病后调养则可，若痰饮未散者，切不可用。

十枣汤歌见《伤寒》　咳家其脉弦，为有水，此主之。

支饮家，咳烦，胸中痛者，不卒死，至一百日或一岁，宜此汤主之。

男蔚按：凡人将咳之顷，喉间似哽非哽，似痒非痒，若有若无者，皆饮气干之也。饮气一干，则咳嗽作矣。除痨伤、积损，脉极虚、极细者，别有治法。若咳而脉弦，皆为水饮，皆宜十枣汤攻之。若诊得弦脉，畏不敢用，其饮动肺则咳，动心则烦，搏击阳气则胸痛，即到一百日一岁之久，亦以此方为背城之借，然亦危矣。此言治法当如是也，非谓必用其方，以致败名取怨。

喻云：咳嗽必因于痰饮，而五饮之中，独膈上支饮最为咳嗽根底。外邪入而合之固嗽，即无外邪，而支饮渍入肺中，自令人咳嗽不已，况支饮久蓄膈上，其下焦之气逆冲而上者，尤易上下合邪也。夫以支饮之故，而令外邪可内，下邪可上，不去支饮，其咳终无愈期矣。去支饮，用十枣汤，不嫌其峻。岂但受病之初，即蓄病已久，亦不能舍此而别求良法。

小青龙汤歌见《伤寒》　咳逆倚息不得卧，此方主之。

元犀按：十枣汤专主内饮而不及外邪，此方散外邪，涤内饮，为内外合邪之的方也。以下五方，皆本此方为加减。

桂苓五味甘草汤　治青龙汤下已，多唾口燥，寸脉沉，尺脉微，手足厥逆，气从少腹上冲胸咽，手足痹，其面翕热如醉状，因复下流阴股，小便难，时复冒者，与此汤，治其气冲。按：脉沉微，支厥痹，面如醉，气冲时复冒，似少阴阴阳不交之症，学者可于临症时参辨之则可。

桂枝　茯苓各四两　五味半升　甘草三两，炙

上四味，以水八升，煮取三升，去滓，分温三服。

歌曰：青龙却碍肾元亏，肾元亏而误服之，则动冲任之火，致变为已下诸证。上逆下流又冒时；气从少腹上冲胸咽，或面热如醉，或热气流于两股，或小便难而昏冒，忽上忽下，在阳无主，如电光之闪烁无定。味用半升苓桂四，甘三扶土镇冲宜。

男元犀按：仲师五味子必与干姜同用，独此方不用者，以误服青龙之后冲气大动，取其静以制动，故暂停不用也。尤云：苓、桂能抑冲气使之下行，然逆气非敛不降，故以五味之酸敛其气，土厚则阴火自伏，故以甘草之甘补其中也。

桂苓五味甘草去桂加姜辛汤　治服前药冲气即低，而反更咳、胸满者，此汤主之。

茯苓四两　甘草　干姜　细辛各三两　五味子半升

上五味，以水八升，煮取三升，去滓，温服半升，日三服。

歌曰：冲气低时得桂苓之力而低。咳寒饮渍肺则咳满寒饮贮胸则满频，前方去

桂益姜辛；两次用桂而邪不服，以桂能去阳分凝滞之寒，不能驱脏腑沉匿之寒，必得干姜、细辛大辛大热，方能泄胸中之满而止咳也。姜辛三两依原法，原法通微便出新。

苓甘五味姜辛半夏汤　治服药前咳满即止，而更复渴，冲气复发者，以细辛、干姜为热药也。服之当遂渴，而渴反止者，为支饮也。支饮者，法当冒，冒者必呕，呕者复内半夏，以去其水。

茯苓四两　甘草　细辛　干姜各三两　半夏　五味各半升

上六味，以水八升，煮取三升，去滓，温服半升，日三服。

歌曰：咳满平时咳满之病，得姜辛而除。渴又加，旋而不渴饮余邪，渴者，以辛姜之热动之也；渴反止者，有余饮以制燥也。饮去则渴，饮来则不渴而冒呕。冒而必呕半升夏，增入前方效可夸。

男元犀按：前言气冲，是真阳上奔，必用桂、苓招纳之；此言气冲，是热药鼓之，只用半夏以降逆则愈。且冒而呕，半夏为止呕之神药也。一本去甘草，恐甘而助呕也。

苓甘五味姜辛半夏杏仁汤　治服药前水去呕止，其人形肿者，肺气不行也。加杏仁主之。其症应内麻黄，以其人遂痹，故不内之。若逆而内之者，必厥，所以然者，以其人血虚，麻黄发其阳故也。

茯苓四两　甘草　干姜　细辛各三两　五味　半夏　杏仁各半升

上七味，以水一斗，煮取三升，去滓，温服半升，日三服。

歌曰：咳轻呕止肿新增，面肿须知肺气凝；前剂杏加半升煮，可知一味亦规绳。

男元犀按：形气，肺也。肺主皮毛，为治节之官。形肿者，肺气不行，凝聚不通故也。加杏仁者，取其苦泄辛开，内通肺气，外散水气。麻黄亦肺家之药，何以不用？虑其发越阳气而重伤津液也。

苓甘五味姜辛夏杏大黄汤　治面热如醉，此为胃热上冲熏其面，以前方加大黄以利之。

茯苓四两　甘草　干姜　细辛各三两　五味　半夏　杏仁各半升　大黄三两

上八味，以水一斗，煮取三升，去滓，温服半升，日三服。

歌曰：面热如醉火邪狭，胃热上冲熏其面。前剂仍增三两黄，驱饮辛温药一派，别能攻热制阳光。

男元犀按：与冲气上逆、发热如醉者不同，彼因下焦阴中之阳虚，此不过肺气不利，滞于外而形肿，滞于内而胃热，但以杏仁利其胸中之气，大黄泄其胃中之热，则病愈矣。从咳逆倚息起至此，六方五变为结局，学者当留心细认。

徐忠可云：已上数方，俱不去姜、辛，即面热如醉亦不去，何也？盖以二味最能泄满止咳，凡饮邪未去，须以二味刻刻预防也。按：孙真人最得此秘，观麦门冬汤、五味子汤、补肺汤可见，余于此汤，凡桑白皮、阿胶、天冬、麦冬、茯苓、龙骨、牡蛎之类，随证加入，其效无比。

小半夏加茯苓汤　见上　先渴后呕，为水停心下，此属饮家，此汤主之。

犀在直趋庭闻训曰：此一节与上文似不相属，而不知先生治咳，着眼在"水饮"二字，故于完篇之后，随口逗出，此言外之提撕也。今试畅发其义。盖饮水邪也，其本起于足太阳、足少阴二经，以二经为水之专司也。然太阳之水为表水，肤腠不宜水气，以致壅塞而为饮，则以小青龙发之。发之不能尽者，当从太阳之里而疏瀹①之，十枣汤是也。少阴之水为里水，下焦有寒，不能制伏本水，以致逆行而为饮，则以真武汤镇之。镇之而不尽服者，当从少阴之表而化导之，苓桂术甘汤是也。更进一步，从中土以提防之，从高原而利导之。熟则生巧，不能以楮墨②传也。近时喜用滑套之方，以六安煎、金沸草汤居于青龙之上，济生肾气丸、七味地黄丸驾乎真武之前，大体不碍者，吾亦姑如其说，究竟不如先生之原方效如桴鼓也。

消渴小便不利淋病方

肾气丸歌见妇人杂病　治男子消渴，小便反多，以饮一斗，小便亦一斗，此丸主之。

尤在泾云：水液属阴，非气不至。气虽属阳，中实含水，水与气非一亦非二也。方中若无桂、附，何以振作肾中颓落之阳，游溢精气，上输脾肺邪？

五苓散歌见上　治脉浮，小便不利，微热消渴者，宜利小便发汗。

又治渴欲饮水，水入则吐者，名曰水逆。

尤在泾云：热渴饮水，水入不能已其热，热亦不能消其水，水与热结，热浮水外，故小便不利，微热消渴。此利其与热俱结之水，去其水外浮溢之热，热除水去，渴当自止。又热已消而水不行，则逆而成呕，乃消渴之变证，曰水逆亦主之。

文蛤散歌见《伤寒》　治渴欲饮水不止者，此散主之。

男元犀按：与伤寒论文蛤散症不同。《伤寒论》云：肉上粟起，反不渴者，水寒浸肺，涌于外，遏于上，其热被却不得出也。文蛤入肺降肺气，除湿热，利小便，取其以壳治壳之义也。本节云渴欲饮

水不止者，上无水湿遏郁，中有燥热上焚，脾干胃燥，不能生津滋渴，饮水不止者，燥甚也。水性轻和，不能生津润燥，文蛤则味咸寒，能育阴润燥，洒除热气，下出小便，燥热除，阴液长，而渴饮平矣。

瓜蒌瞿麦丸　治小便不利者，有水气，其人若渴者，宜之。

薯蓣　茯苓各三两　瓜蒌根二两　附子一枚，炮　瞿麦一两

上五味末之，炼蜜丸如梧子大，饮服二丸，日三服；不知，增至七八丸，以小便利，腹中温为和。

歌曰：小便不利渴斯成，水气留中液不生，下焦火衰，中焦土弱，水气存于中，阻其上下之津液不行。三两薯苓瞿一两，一枚附子二蒌行。

男元犀按：《内经》云：膀胱者，州都之官，津液存焉，气化则能出矣。余于气化能出之义，而借观之烧酒法，益恍然悟矣，酒由气化，端赖锅下之火力，方中附子补下焦之火，即其义也；酒酿成之水谷，收于锅内而蒸之，其器具亦须完固，方中茯苓、薯蓣补中焦之土，即其义也；锅下虽要加薪，而其上亦要频换凉水，取凉水之气，助其清肃以下行，则源源不竭，方中瓜蒌根清上焦之力，即其义也；至于出酒之窍道，虽云末所当后，亦须去其积垢而通达，方中瞿麦一味专通水道，清其源而并治其流也。方后自注"腹中温"三字，大有深义。

蒲灰散　小便不利者，此散主之；滑石白鱼散、茯苓戎盐汤并主之。

蒲灰半分　滑石三分

上三味杵为散，饮服方寸匕，日三

---

① 瀹（yuè跃）：疏导。
② 楮（chǔ础）墨：纸和墨。也指文字或书画。

服。

歌曰：小便不利用蒲灰，平淡无奇理备该；半分蒲灰三分滑，能除湿热莫疑猜。

滑石白鱼散　滑石　乱发烧　白鱼各二分

上三味杵为散，饮服方寸匕，日三服。

歌曰：滑石余灰乱发用火烧，名血余炭。与白鱼，专司血分莫踌躇，药皆平等揣调饮，水自长流不用疏。

茯苓戎盐汤　茯苓半斤　白术二两　戎盐弹子大一枚

上三味，先将茯苓、白术煎成，入戎盐再煎，分温三服。

歌曰：一枚弹大取戎盐，茯苓半斤火自潜，更有白术二两佐，源流不滞自濡沾。

尤在泾云：蒲，香蒲也。宁原云：香蒲去湿热，利小便，合滑石为清利小便之正法也。《别录》云：白鱼开胃下气，去水气，血余疗转胞，小便不通，合滑石为滋阴益气，以利其小便者也。《纲目》：戎盐即青盐，咸寒入肾，以润下之性而就渗利之职，为驱除阴分水湿之法也。仲师不详见证，而并出三方，以听人之随证审用，殆所谓引而不发者欤。

按：蒲灰散主湿热气分，滑石白鱼散主血分，茯苓戎盐汤入肾除阴火。二散可疗外疮，多效。

白虎加人参汤歌见《伤寒》　治渴欲饮水，口干燥者，主之。

男元犀按：小便不利者，水病也。天水一气，金为水母，金气不行，则水道不通。曰渴欲饮水，口干燥者，火甚烁金，水源将竭也。治求其本，故用白虎加人参汤润燥金，补水源，使天气降而水气行，则渴燥自止矣。

猪苓汤歌见《伤寒》　治脉浮，发热，渴欲饮水，小便不利者，宜之。

男元犀按：此与五苓散症迥别。五苓散主脾不转输而水停，故发汗利水，为两解表里法；此则胃热甚而津液干，故以清热而滋燥，用育阴利水法，二者只差一粟，学者自当细察焉。

水气病方

越婢加术汤即越婢汤加白术四两。方见下　治里水，一身面目黄肿，其脉沉，小便不利，故令病水。假令小便自利，此亡津液，故令渴，此汤主之。

歌曰：里水脉沉面目黄，水风相搏湿为殃；专需越婢平风水，四两术司去湿良。

男元犀按：水被热蓄，气为湿滞，致外不得通阳而作汗，内不能运气而利水，故令病水。云：假令小便自利三句，疑非里水病也。越婢汤发肌表之邪，以清内蓄之热，加白术运中土，除湿气，利其小便，此分消表里法也。或云：越婢散肌表之水，加白术止渴生津也。按：岂有小便自利亡津液而作渴者，仍用此汤，不顾虑其重伤津液乎？

防己黄芪汤歌见湿病中　治风水，脉浮身重，汗出恶风者，此汤主之。

男元犀按：恶风者，风伤肌腠也。身重者，湿伤经络也。脉浮者，病在表也。何以不用桂枝、麻黄以发表祛风，而用防己、黄芪以补虚行水乎？盖以汗出为腠理之虚，身重为土虚湿胜，故用黄芪以走表塞空；枣、草、白术以补土胜湿；生姜辛以去风，温以行水；重用防己之走而不守者，领诸药环转于周身，使上行下出，外通内达，迅扫而无余矣。

越婢汤　治风水恶风，一身悉肿，脉浮不渴，续自汗出，无大热，此汤主之。

麻黄六两　石膏半斤　生姜三两　甘草二两　大枣十二枚

上五味，以水六升，先煮麻黄，去上沫，内诸药，煮取三升，分温三服。恶风加附子一枚；风水加术四两。

歌曰：一身悉肿属风多，水为风翻涌巨波；二草三姜十二枣，石膏八两六麻和。

男元犀按：恶风者，风也。一身悉肿者，水也。脉浮者，风发也。风为阳邪，风动则水火战而浪涌矣，涌于上则不渴，涌于外则续自汗出。云无大热者，热被水蔽，不得外越，内已酝酿而成大热矣。前章云身重，为湿多；此章云一身悉肿，为风多。风多气多热亦多，系属猛风，故君以石膏重镇之品，能平息风浪以退热，引麻黄直越其至阴之邪，协生姜散肌表之水，一物而两握其要也。又以枣、草安中养正，不虑其过散伤液，所以图万全也。

防己茯苓汤　治皮水四肢肿，水气在皮肤中，四肢聂聂动者，此汤主之。

防己　黄芪　桂枝各三两　茯苓六两　甘草二两

上五味，以水六升，煮取二升，分温三服。

歌曰：四肢聂聂动无休，皮水情形以此求；己桂芪三草二两，茯苓六两砥中流。

徐忠可云：药亦同防己黄芪汤，但去术加桂、苓者，风水之湿在经络近内，皮水之湿在皮肤近外，故但以苓协桂，渗周身之湿，而不以术燥其中气也。不用姜、枣者，湿不在上焦之营卫，无取乎宣之也。

越婢加术汤歌见上

里水病，此汤主之；甘草麻黄汤亦主之。

男元犀按：风水，皮水之外，有正水而兼色黄，名里水。里水虽无发汗之法，而邪盛正不衰者，亦必藉麻黄之力深入其中，透出于外，以收捷效。今色黄是湿热相杂于内，宜此汤；如寒气凝结于内，宜甘草麻黄汤。

甘草麻黄汤　甘草二两　麻黄四两

上二味，水五升，先煮麻黄，去上沫，内甘草，煮取三升，温服一升，重覆汗出，不汗，再服。慎风寒。

歌曰：里水原来自内生，一身面目肿黄呈；甘须二两麻黄四，气到二药上宣肺气，中助土气，外行水气。因知水自行。

蔚按：麻黄发汗最捷。徐灵胎谓其无气无味，不专一经，而实无经不到。盖以出入于空虚之地，凡有形之气血，不得而御之也。

麻黄附子汤歌见《伤寒》

杏子汤阙　徐、尤云：疑是麻杏甘石汤　水之为病，其脉沉小，属少阴，浮者为风，无水虚胀者为气。水，发其汗即已。脉沉者，宜麻黄附子汤；浮者，宜杏子汤。

客问曰：《金匮》水气篇杏子汤方阙，诸家注说疑为麻杏甘石汤，不知是否？犀答曰：非也。麻杏甘石汤，《伤寒论》治发汗后汗出而喘，主阳盛于内也。本节云：水之为病，发其汗即已。未云热之为病自汗出也。盖麻杏甘石汤治内蕴化热自汗出之症，此水之为病，发其汗为宜，则麻杏甘石汤不可用矣。客又曰：何以知杏子汤，方用麻黄而不用石膏乎？余答曰：师云：水病发其汗即已。故知其必用麻黄，而不用石膏矣。夫以石膏质重，寒凉之性能除里热，清肺胃，同麻黄、杏仁降逆镇喘，外则旋转于皮毛，用之退热止汗则可，用之发表驱寒则不可耳。然则此篇师言脉沉小属少阴，用附子温经散寒，主石水之病，即可知脉浮属太阳，用杏子启太阴之气，主正水之病，为变其脉症言之也。恐石膏之凝寒，大有关于脾肾，故不可用焉。高明如徐忠可及二张二程，俱疑为麻杏甘石汤。甚矣！读书之难也。而余以为其即麻黄、杏仁、甘草三味，不知是否？以俟后之学者，各悦而去。

蒲灰散歌见消渴　治厥而为皮水者，此主之。

按：皮水久而致溃，为逆而不顺之证，以此散外敷之。此厥字言证之逆，非四肢厥逆之谓也。诸家多误解。

黄芪芍药桂枝苦酒汤　治黄汗病，身体肿，发热，汗出而渴，状如风水，汗沾衣，色正黄如柏汁，脉自沉，从何得之？以汗出入水中浴，水从汗孔入得之，此汤主之。

黄芪五两　芍药　桂枝各三两

上三味，以苦酒一升、水七升相合，煮取三升，温服一升，当心烦，服至六、七日乃解。若心烦不止者，以苦酒故也。

歌曰：黄汗脉沉出汗黄，水伤心火郁成殃；师云：汗出入水中浴，水气从汗孔入而伤其心，故水火相浸而色黄，水气搏结而脉沉也。黄芪五两推方主，桂芍均三苦酒勷。止汗太急，故心烦也，至六、七日乃解者，正复而邪自退也。

男元犀按：桂枝行阳，芍药益阴，黄芪气味轻清，外皮最厚，故其达于皮肤最捷，今煮以苦酒，则直协苦酒之酸以止汗，但汗出于心，止之太急，反见心烦，至六七日，正复邪退，烦必自止。而不止者，以苦酒阻其余邪未尽故也。

又按：凡看书宜活看，此证亦有从酒后汗出当风所致者，虽无外水，而所出之汗，是亦水也。凡脾胃受湿，湿久生热，湿热交蒸而成黄，皆可以汗出入水浴之意悟之也。

桂枝加黄芪汤　黄汗之病，两胫自冷；假令发热，此属历节。食已汗出，又身常暮盗汗出者，此荣气[①]也。若汗出已，反发热者，久久其身必甲错；发热不止者，必生恶疮。若身重，汗出已辄轻者，久久必身瞤，瞤即胸中痛，又从腰以上汗出，下无汗，腰髋弛痛，如有物在皮中状，剧者不能食，身疼痛，烦躁，小便不利，此为黄汗，桂枝加黄芪汤主之。

桂枝　芍药　生姜各三两　甘草　黄芪各二两　大枣十二枚

上六味，以水八升，煮取三升，温服一升，须臾啜热稀粥一升余以助药力，温覆，取微汗；若不汗，更服。

歌曰：黄汗都由郁热来，历详变态费心裁；桂枝原剂芪加二，啜粥重温令郁久郁变证，从汗而达。开。

男元犀按：黄本于郁热，得汗不能透彻，则郁热不能外达。桂枝汤虽调和营卫，啜粥可令作汗，然恐其力量不及，故又加黄芪以助之。黄芪善走皮肤，故前方得苦酒之酸而能收，此方得姜、桂之辛而能发也。

前方止汗，是治黄汗之正病法；此方令微汗，是治黄汗之变证法。

桂甘姜枣麻辛附子汤　治气分，心下坚，大如盘，边如旋盘[②]，此汤主之。

桂枝　生姜各三两　细辛　甘草　麻黄各二两　附子一枚, 炮　大枣十二枚

上七味，以水七升，先煮麻黄，去上沫，内诸药，煮取二升，分温三服，当汗出，如虫行皮中，即愈。

歌曰：心下如盘边若杯，如旋杯。辛甘麻二附全枚，姜桂三两枣十二，气分须从气转回。大气一转，结气乃散。

----

① 荣气：《金匮要略》原文作"劳气"。
② 旋盘：《金匮要略》原文作"旋杯"，下同。

参：此证是心肾交病，上不能降，下不能升，日积月累，如铁石难破。方中用麻黄、桂枝、生姜以攻其上，附子、细辛以攻其下，甘草、大枣补中焦以运其气。庶上下之气交通，而病可愈，所谓大气一转，其结乃散也。

枳术汤　治心下坚，大如盘，边如旋盘，水饮所作，此汤主之。

枳实七枚　白术二两

上二味，以水五升，煮取三升，分温三服，腹中软即当散也。

歌曰：心下如盘大又坚，邪之结聚散验其边，术宜二两枳枚七，苦泄转疗水饮愆。

蔚按：言水饮，所以别于气分也。气无形，以辛甘散之；水有形，以苦泄之。方中取白术之温以健运，枳实之寒以消导，意深哉。

此方与上方互服，亦是巧法。

附　方

外台防己黄芪汤方见风湿　治风水，脉浮为在表，其人或头汗出，表无他病，病者但下重，从腰以上为和，以下当肿及阴，难以屈伸。

金匮方歌括卷五

闽　长乐　陈念祖　修园　　著
男　　　蔚　　古愚　参订
　　元犀　　灵石　韵注
　　心典　　徽庵
孙男心兰　　芝亭　同校字

黄疸病方

茵陈蒿汤歌见《伤寒》　治谷疸，寒热不食，食即头眩，心胸不安，久久发黄，此汤主之。

男元犀按：太阴，湿土也；阳明，燥土也。经云：谷入于胃，游溢精气，其上输下转，藉脾气之能也。谷疸者，食谷入胃，脾气不输，湿与热并，久则熏蒸成黄，黄成则荣卫流行之机为之阻而不利，故有寒热不食之病。经云：食入于阴，长气于阳。食则头眩，心胸不安者，谷入于胃，挟浊气以上干也。主以茵陈蒿汤者，茵陈禀冬令寒水之气，寒能胜热；佐以栀子味苦泻火，色黄入胃；挟大黄以涤胃肠之郁热，使之屈曲下行，则谷疸之邪悉从二便而解矣。

硝石矾石散　治黄家日晡所发热，而反恶寒，此为女劳得之；膀胱急，少腹满，身尽黄，额上黑，足下热，因作黑疸，其腹胀如水状，大便必黑，时溏，此女劳之病，非水病也。腹满者难治，此散主之。

硝石熬黄　矾石烧，等分

上二味为散，大麦粥汁和，服方寸匕，日三服。病随大小便去，小便正黄，大便正黑，是其候也。

歌曰：身黄额黑渐及一身之黄俱黑足如烘，腹胀如水状，便溏便溏而色黑晡热丛，日晡热，以申属膀胱，酉属肾也。等分矾硝和麦汁，女劳疸病夺天工。

徐忠可云：硝能散虚郁之热，为体轻脱，而寒不伤脾；矾能却水，而所到之处邪不复侵，如纸既矾，即不受水渗也。以大麦粥调服，益土以胜水，合而用之，则散郁热，解肾毒。其与气血阴阳、汗下补泻等法，毫不相涉，所以为佳。

栀子大黄汤　治酒疸，心中懊憹，或热痛者，此汤主之。

栀子十四枚　大黄二两　枳实五枚　豉一升

上四味，以水六升，煮取二升，分温三服。

歌曰：酒疸懊憹郁热蒸，大黄二两豉盈升，栀子十四枳枚五，上下分消要顺承。

元犀按：栀子、豆豉彻热于上，枳实、大黄除实去满于下，此所谓上下分消，顺承热气也。

徐忠云：因酒徒阴分大伤，故不用燥药以耗其津，亦不用渗药以竭其液，谓热散则湿不能留也。凡治湿热而兼燥者，于此可悟。

桂枝加黄芪汤歌见水气病中　治黄疸病，但当利其小便。假令脉浮者，当以汗解之，宜此汤。

男元犀按：黄疸症多由湿热内郁而成，为病在内也。郁在内者，宜内解，故曰当利其小便，小便通则所郁皆去矣。假令脉浮者，病在肌表也，当外解，故曰当以汗解之。桂枝汤解肌发表，加黄芪助之，以黄芪有发汗退黄之专长也。

猪膏发煎　治诸黄疸病。

猪膏半斤　乱发如鸡子大三枚

上二味，和膏中煎之，发消药成，分再服，病从小便出。《千金》云：太医校尉史脱家婢黄病服此，胃中燥粪下便差，神验。

歌曰：诸黄腹鼓大便坚，古有猪膏八两传，乱发三枚鸡子大，发消药熟始停煎。

男元犀按：猪膏主润燥，发灰主通小便。故《神农本草经》有自还神化句最妙，谓发为血余，乃水精奉心化血所生。今取以炼服，仍能入至阴之脏，助水精以上奉心脏之神，以化其血也。沈自南谓寒湿入于血分，久而生热，郁蒸气血不利，证显津枯血燥，皮肤黄而暗晦，即为阴黄，当以此治之。且热郁既久，阴血无有不伤，治者皆宜兼滋其阴，故曰诸黄主之。又按：时医惑于以人补人之说，每遇虚证，辄以紫河车配药。余幼时随侍，闻家君与客常谈及紫河车一物。曰：某也服此，今反肌肉羸瘦，某也服此，病反增剧。吾行道数十年，见有用紫河车者，未尝一效。余默识之。今省中行道辈，遇病人家有余赀或病证虚弱火烁等证，即曰：

非紫河车不能成功也。呜呼！是医也而能活人乎？是药也而能活人乎？

茵陈五苓散　治黄疸病。

茵陈十分　五苓散五分

上二味和，先食饮服方寸匕，日三服。

歌曰：疸病传来两解方，表里两解。茵陈末入五苓尝，五苓五分专行水，茵陈十分却退黄。

男元犀按：五苓散功专发汗利水，助脾转输；茵陈蒿功专治湿退黄，合五苓散为解郁利湿之用也。盖黄疸病由湿热瘀郁，熏蒸成黄，非茵陈蒿推陈致新，不足以除热退黄；非五苓散转输利湿，不足以发汗行水。二者之用，取其表里两解，为治黄之良剂也。

大黄硝石散　治黄疸腹满，小便不利而赤，自汗出，此为表和里实，当下之，宜此汤。

大黄　黄柏　硝石各四两　栀子十五枚

上四味，以水六升，煮取二升，去滓，内硝更煮取一升，顿服。

歌曰：自汗表无邪也尿难大便难腹满时，表和里实贵随宜；硝黄四两柏同数，十五枚栀任指麾。

男元犀按：黄疸病湿热交郁，不得外通，今自汗出者，外已通也。腹满、小便不利而赤者，湿热仍实于里也。实者当下，故用大黄除满去实，硝石领热气下趋二便，又以黄柏除湿退黄，栀子散热解郁。湿热散，二便调，则里气亦和矣。

小半夏汤歌见痰饮　治黄疸病，小便色不变，欲自利，腹满而喘，不可除热，热除必哕。哕者，此汤主之。

元犀按：《伤寒论》云：瘀热在里，身必发黄。此云小便色不变，欲自利者，可知内无瘀热矣。盖喘满属中气虚弱，故曰不可除热。师恐后人误投寒剂伤中，故立小半夏汤以救误治也。用半夏和胃以镇逆，生姜温理中脏，中温则升降自如，而喘满呕逆自愈。

又按：若中虚发黄者，余每用理中汤、真武汤等加茵陈蒿，多效。

小柴胡汤歌见《伤寒》　治诸黄腹痛而呕者，宜此汤主之。

男元犀按：呕者，胃气不和也。腹痛者，木邪犯胃也。小柴胡汤达木郁，和胃气，使中枢运则呕痛止而黄退矣。非小柴胡汤可概治诸黄也。

小建中汤歌见《伤寒》　治男子黄，小便自利，当与虚劳小建中汤。

男蔚按：此言土虚而现出黄色也。虚极者，宜补土之母，四逆辈可与间服。然单言男子，谓妇人血瘀发黄，尚有桃仁承气汤法也。苟属虚黄，亦宜以此汤加当归、益母叶之类也。

附　方

瓜蒂散歌见《伤寒》　治诸黄。

男元犀按：瓜蒂散《伤寒论》三见，俱主胸中之病。《金匮》取之附治诸黄，何也？盖黄乃湿热相并，郁蒸不得外越，用瓜蒂散吐而越之，使上膈开而下窍达，湿热之邪自有出路矣，故曰治诸黄。

千金麻黄醇酒汤　治黄疸。

麻黄三两

上一味，以美酒五升，煮取二升半，顿服尽。冬月用酒，春日用水煮之。

歌曰：黄疸病由郁热成，驱邪解表仗雄兵；五升酒煮麻三两，春换水兮去酒烹。

男元犀按：麻黄轻清走表，乃气分之药，主无汗表实症。黄疸病不离湿热之邪，用麻黄醇酒汤者，以黄在肌表荣卫之间，非麻黄不能走肌表，非美酒不能通荣卫，故用酒煮以助麻黄发汗，汗出则荣卫

通，而内蕴之邪悉从外解耳。

惊悸吐衄下血方

桂枝去芍药加蜀漆牡蛎龙骨救逆汤歌见《伤寒》　治火邪者，此汤主之。

孙男心典禀按：举火邪冠于方首，示人治血先治火也，又恐治火专主寒滞之品，故拈出此方不寒不滞以立榜样，意深哉！《伤寒论》注解甚详，不必再释。

半夏麻黄丸　治心下悸者，此丸主之。

半夏　麻黄各等分

上二味末之，炼蜜为丸小豆大，饮服三丸，日三服。

歌曰：心下悸都缘饮气维，夏麻等分蜜丸医；一升一降存其意，神化原来不可知。

尤在泾云：半夏蠲饮气，麻黄发阳气，妙在作丸与服，缓以图之。则麻黄之辛甘，不能发越津气，而但能升引阳气；即半夏之苦辛，亦不特蠲除饮气，而并和养中气。非仲景神明善变者，其孰能与于此哉？

柏叶汤　治吐血不止者，此汤主之。

柏叶　干姜各三两　艾三把

上三味，以水五升，取马通汁一升合煮，取一升，分温再服。

《千金》加阿胶三两，亦佳。

歌曰：吐血频频不肯休，久吐不止，凡一切寒温补泻之药，服之殆尽矣。马通升许溯源流，热气伏藏于阴分，逼血妄行不止。马属火，取其通之同气以导之。干姜三两艾三把，二味温散，宣发其热使行阳分，则阴分之血无所逼而守其经矣。柏叶行阴三两求。柏叶抑之使降，合马通导之使下，则余烬之瘀一概蠲矣。

前方歌括之小注颇详，毋庸再释。但

愚每用前方，病家皆惊疑不能听。今拟加减法，用生侧柏五钱，干姜（炮透）一钱五分，生艾叶三钱，水一杯半，马通一杯，煎八分服。如无马通，以童便代之。

马粪用水化开，以布滤汁澄清，为马通水。

黄土汤　治下血，先便后血，此远血也；亦主吐衄。

甘草　干地黄　白术　附子炮　阿胶　黄芩各三两　灶中黄土半斤

上七味，水八升，煮取三升，分温二服

歌曰：远血先便血续来，半斤黄土莫徘徊；术胶附地芩甘草，三两同行血证该。不仅治下血，而吐血、衄血与妇人血崩等证俱该在内。

王晋三云：《金匮》以下血，先血后便为近血，明指脾络受伤，日渗肠间，瘀积于下，故大便未行而血先下，主之以赤小豆利水散瘀，当归和脾止血。若先便后血为远血，明指肝经别络之血，因脾虚阳陷生湿，血亦就湿而下行，主之以灶心黄土，温燥而去寒湿，佐以生地、阿胶、黄芩入肝以治血热，白术、甘草、附子扶阳补脾以治本虚。近血内瘀，专力清利；远血因虚，故兼温补。治出天渊，须明辨。

按：此方以灶心黄土易赤石脂一斤，附子易炮干姜二两，炮紫更妙；或加侧柏叶四两；络热，加鲜竹茹半斤。

赤小豆散① 歌见狐惑　治下血先血后便，此近血也，此主之。

男元犀按：肝为血海，气通胞中，主宣布之权，虚则失其权矣。曰先血后便者，肝失其统，不能下宣，致胞中之血渗入肛门也。近血者，胃接二肠，胞与肠前后，此之最近也。若胃肠受湿热，取伤其气，必通于胞中而迫血者也。赤小豆入心，清热解脏毒；当归入肝，补虚散郁，

能宣其血入于经隧也。

泻心汤　治心气不足，吐血衄血者，此汤主之。

大黄二两　黄连　黄芩各一两

上三味，以水三升。煮取一升，顿服之。

歌曰：火热上攻心气伤，即云心气不足。清浊二道血洋洋，火逼血从浊道出则为吐，血从清道出则为衄血。大黄二两芩连一，釜下抽薪请细详。

蔚按：火邪盛而迫血，则错经妄行。血为心液，血伤无以养心，致心阴之气不足也。故曰心气不足，非心阳之气不足也。用芩、连苦寒之品，入心清火以培心气；大黄去瘀生新，此一补一泻之法也。

呕吐哕下利方

吴茱萸汤歌见《伤寒》　治呕而胸满者。

又主干呕、吐涎沫、头痛者。

受业林礼丰按：胸为阳位，旷若太空。呕而胸满者，阴邪占据阳位也，故重用生姜、吴萸之大辛大温，以通胸中之阳，以破阴霾之气；佐以人参、大枣之一阴一阳，以建脾胃之气，以镇逆上之阴，使阳光普照，而阴翳自消，有何干呕、胸满、涎沫之患哉？

半夏泻心汤歌见《伤寒》　治呕而肠鸣，心下痞者，此汤主之。

长男蔚按：呕而肠鸣并无下利，以下痞不因误下，何以上下之阻隔若是？盖因饮停心下，上逆为呕，下干为肠鸣，饮不除则痞不消，欲蠲饮必资中气。方中参、枣、草以培中气，藉半夏之降逆，佐芩、连以消痞，复得干姜之温散，使痞者通，

_____

① 赤小豆散：《金匮要略》作"赤小豆当归散"。

逆者降矣。妙在去滓再煎，取其轻清上浮，以成化痞降逆之用耳。

黄芩加半夏生姜汤歌见《伤寒》　治干呕而利者，此汤主之。

男元犀按：太阳主开，少阳主枢。干呕者，少阳之邪欲从太阳之开而外出也。下利者，太阳之邪不能从枢外出而反从枢内陷也。用黄芩加半夏生姜汤者，转少阳之枢，达太阳之气，交上下，清里热，而姜、夏又能止呕降逆也。此即小柴胡汤去柴胡、人参加芍药，去之者，恐其助饮而增呕；加之者，取其和胃而降逆。伊圣之方，鬼神莫测也！

小半夏汤　治诸呕吐，谷不得下者，此汤主之。

犀按：胃主纳谷，谷不得下者，胃气虚寒也。呕吐者，饮随寒气上逆也。胃虚饮逆，非温不能散其寒，非新不能降其逆。用半夏涤饮降逆，生姜温中散寒，使胃气温和，而呕吐自平。

猪苓散　治呕吐而病在膈上，后思水者，解，急与之；思水者，此散主之。

猪苓　茯苓　白术各等分

上三味，杵为散，饮服方寸匕，日三服。

歌曰：呕余思水与之佳，少与之饮，以救其液。过与须防饮气乖，恐旧饮方去，新饮复来。猪术茯苓等分捣，崇土以逐水，不使支饮阻其正津，则不渴。饮调寸匕自和谐。

四逆汤歌见《伤寒》　治呕而脉弱，小便复利，身有微热，见厥者难治，此汤主之。

男元犀按：呕与热为阴邪所迫，小便利与见厥，证属无阳。脉弱者，真脏虚寒也。用四逆汤彻上下之阴邪，招欲散之残阳，引气血接回其厥，外温经，内温脏，面面俱到。

小柴胡汤歌见《伤寒》　治呕而发热者，此汤主之。

男蔚按：呕而发热者，少阳表症也。表未解则内不和，故作呕也。阳明主肌肉，木邪忤土，故作肌热而呕。用小柴胡汤转枢以出其邪，邪解则热退而呕止也。

大半夏汤　治胃反呕吐者，此汤主之。

半夏二升　人参三两　白蜜一升

上三味，水一斗二升，和蜜扬之二百四十遍，煮药，取二升半，温服一升，余分再服。

歌曰：从来胃反责之冲脉上乘，半夏二升蜜一升，三两人参劳水煮，水扬二百四十遍名劳水，又名甘澜水。纳冲养液有奇能。

元犀按：此方用水之多，取其多煮白蜜，去其寒而用其润，俾粘腻之性流连于胃，不速下行；而半夏、人参之力，可以徐徐斡旋于中。非参透造化之理者，不能悟及。余遇医辈偶谈及于此，不能再三问难，便知其庸陋欺人，则不复与谈矣。

膈咽之间，交通之气不得降者，皆冲脉上行，逆气所作也。师以半夏降冲脉之逆，即以白蜜润阳明之燥，加人参以生既亡之津液，用甘澜水以降逆上之水液。古圣之经方，惟师能用之。

大黄甘草汤　治食已即吐者，此汤主之。

大黄四两　甘草二两

上二味，以水三升，煮取一升，分温再服。

歌曰：食方未久吐相随，食已即吐。两热冲来自不支；胃素有热，食复入之，两热相冲，不停片刻而吐出。四两大黄二两草，上从下取法神奇。

蔚按：师云：欲吐者，不可下之。又云：食已即吐者，大黄甘草汤下之。二说相反，何也？曰：病在上而欲吐，宜因而越之；若逆之使下，则愦乱矣；若既吐矣，吐而不已，是有升无降，当逆折之。

尤在泾云：云雾出于地，而雨露降于天，地不承则天不降矣。可见天地阴阳同此气机，和则俱和，乖则并乖。人与天地相参，故肺气象天，病则多及二阴；脾、胃、大小肠象地，病则多及上窍。丹溪治小便不通，用吐法而升提肺气，使上窍通而下窍亦通，与大黄甘草汤之治呕吐，法虽异而理可通也。

茯苓泽泻汤　治胃反，吐而渴欲水者，此汤主之。

茯苓半斤　泽泻四两　甘草　桂枝各二两白术三两　生姜四两

上六味，以水一斗，煮取三升，内泽泻，再煮取二升半，温服八合，日三服。《外台》治消渴脉绝胃反者，有小麦一升。

歌曰：吐方未已渴频加，与吐后渴为欲愈者不同，亦与猪苓散症未吐而先渴者不同。苓八两生姜四两夸，二两桂甘三两术，泽须四两后煎嘉。后煮泽泻，取其性补阴而利水，不宜煮之太过也。

徐忠可云：此方于五苓散中去猪苓者，以胃反证，水从吐出，中无水气而渴也；加生姜、甘草者，合苓、术等药以解表里之虚邪，更能和中而止呕也。

文蛤汤　治吐后渴欲得水而贪饮者，此汤主之；兼主微风、脉紧、头痛。

文蛤　石膏各五两　麻黄　甘草　生姜各三两　杏仁五十粒　大枣十二枚

上七味，以水六升，煮取二升，温服一升，汗出即愈。

歌曰：吐而贪饮证宜详，文蛤石膏五两量，十二枣枚杏五十，麻甘三两等生姜。

元犀按：水虽随吐而去，而热不与水俱去，故贪饮不休，与思水者不同。方中麻黄与石膏并用，能深入伏热之中，顷刻透出于外，从汗而解，热解则渴亦解，故不用止渴之品。并主微风、脉紧、头痛者，以风为阳邪，得此凉散之剂而恰对也。

半夏干姜汤　治干呕吐逆，吐涎沫者，此散主之。

半夏　干姜各等分

上二味，杵为散，取方寸匕，浆水一升半，煮取七合，顿服之。

歌曰：吐而干呕沫涎多，惟不胸满，不头痛，与吴茱萸汤证不同。以虚有微甚，邪有高下之别也。胃腑不责于厥阴，专责于阳明。虚寒气不和，姜夏等分磨浆水煮，数方小半夏汤、生姜半夏汤。相类颇分科。浆水甘酸，能调中引气，止呕哕。

生姜半夏汤　治病人胸中似喘不喘，似呕不呕，似哕不哕，彻心中愦愦无奈者，此汤主之。

半夏半升　生姜汁，一升

上二味，以水三升，煮半夏，取二升，内生姜汁，煮取一升半，小冷，分四服，日三夜一，呕止，停后服。

歌曰：呕哕都非喘又非，似呕之状，不似呕之有物；似哕之有声，不似哕之连声；似喘之气逆，不似喘之气急。彻心愦愦莫从违；懊侬之甚，无可奈何，皆饮邪与寒邪搏结于胸。一升姜汁半升夏，分煮同煎妙入微。

参：与吴茱萸之降浊、干姜之温中不同。盖彼乃虚寒上逆，此乃客邪搏饮也。方即小半夏汤，不用姜而用汁者，以降逆之力少，散结之力多也。

橘皮汤　治干呕哕，若手足厥者，此汤主之。

橘皮四两　生姜半斤

上二味，以水七升，煮取三升，温服一升，下咽即愈。

歌曰：哕而干呕厥相随，气逆于胸阻四肢；干呕非胃反，厥非无阳，乃气逆于胸，不行于四末故也。初病未虚一服验，生姜八两四陈皮。

元犀按：《金匮》论哕，与方书不同，专指呃逆而言也。

橘皮竹茹汤　治哕逆者，此汤主之。

橘皮二斤　竹茹二斤　大枣三十枚　生姜半斤　甘草五两　人参一两

上六味，以水一斗，煮取三升，温服一升，日三服。

歌曰：哕逆因虚热气乘，一参五草八姜胜，枣枚三十二斤橘，生竹青皮即竹茹也。刮二升。

犀按：《浅注》已详方义，不再释。《金匮》以呃为哕，凡呃逆证，皆是寒热错乱，二气相搏使然。故方中用生姜、竹茹，一寒一热以祛之；人参、橘皮，一开一合以分之；甘草、大枣奠安中土，使中土有权，而哕逆自平矣。此伊圣经方，扁鹊丁香柿蒂散即从此方套出也。

四逆汤歌解见《伤寒》　治下利后，腹胀满，身体疼痛者，先温其里，乃攻其表。温里宜四逆汤，攻表宜桂枝汤。

桂枝汤歌解见《伤寒》

大承气汤歌解见《伤寒》　治下利，三部脉皆平，按之心下坚者，宜之。

治下利脉迟而滑者，实也；利未欲止，急下之，宜此汤。

治下利脉反滑者，当有所去，下乃愈，宜此汤。

治下利已差，至其年月日时复发者，以病不尽故也，宜此汤。

小承气汤歌解见《伤寒》　治下利谵语者，有燥屎也，宜此汤。

桃花汤歌解见《伤寒》　治下利便脓血者，宜此汤。

白头翁汤歌解见《伤寒》　治热利下重者，宜之。

栀子豉汤歌解见《伤寒》　治下利后更烦，按之心下濡者，为虚烦也，此主之。

通脉四逆汤歌解见《伤寒》　治下利清谷，里寒外热，汗出而厥，此主之。

紫参汤　治下利肺痛者，此汤主之。

紫参半斤　甘草三两

上二味，以水五升，先煮紫参，取二升，内甘草，煮取一升半，分温三服。

歌曰：利而肺痛是何伤？浊气上干责胃肠；肺与大肠相表里。八两紫参三两草，通因通用细推详。肠中积聚，是肺气不行于大肠。

男蔚按：肺为华盖，诸脏之气皆上熏之，惟胃肠之气下降而不上干于肺，故肺为清肃之脏而不受浊气者也。夫肺与肠相表里，肠胃相连，下利肺痛者，肠胃之浊气上干于肺也，故主以紫参汤。《本经》云：紫参主治心腹寒热积聚邪气；甘草解百毒，奠中土，使中土有权而肺金受益，肠胃通畅而肺气自安，肺气安则清肃之令行矣，何有肺痛下利之病哉？

诃梨勒散　治气利者，此散主之。

诃梨勒十枚

上一味为散，粥饮和，顿服。

歌曰：诃梨勒散涩肠便，气利还须固后天，十个诃梨煨研末，调和米饮不须煎。

男元犀按：气利者，肺气下脱，胃肠俱虚，气陷屎下。急用诃梨勒涩肠胃以固脱，又用粥饮扶中以转气，气转而泻自止耳。

附　方

千金翼小承气汤歌解见《伤寒》　治

大便不通，哕数谵语。

外台黄芩汤　治干呕下利者。

黄芩　人参　干姜各三两　桂枝一两

大枣十二枚　半夏半升

上六味，以水七升，煮取三升，温分三服。

歌曰：干呕利兮责二阳，太阳阳明递相传也。参芩三两等干姜，桂枝一两半升夏，枣十二枚转运良。

男元犀按：此即小柴胡汤变法。方中以桂枝易柴胡，以干姜易生姜，去甘草是也。太阳病不解，并入阳明，阴阳舛错①，而为呕吐下利也，方用黄芩、干姜，寒温并进，使之入胃以分阴阳，又以参、枣安胃，桂枝祛邪，半夏降逆，且半夏生当夏半，正阴阳交界之间，取之以和阴阳。阴阳和则中枢转，上下交而呕利止矣。

疮痈肠痈浸淫病方

薏苡附子败酱散　治肠痈之为病，其身甲错，腹皮急，按之濡，如肿状，腹无积聚，身无热，脉数，此为肠内有痈脓，此散主之。

薏苡仁十分　附子二分　败酱五分

上三味，杵为散，取方寸匕，以水二升，煎减半，顿服，小便当下。

歌曰：气血凝内痈阻外肤，气血为内痈所夺，不荣于外，其身甲错，言如鳞甲之交错也。腹皮虽急按之濡；附宜二分苡仁十，败酱还须五分驱。

王晋三云：心气抑郁不舒，则气结于小肠之头，阻传道之去路而为痈肿。即《内经》所谓脏不容邪，则还之于腑也。故仲景重用薏苡，开通心气，荣养心境；佐以败酱，化脓为水；使以附子，一开手太阳小肠之结，一化足太阳膀胱之气，务

令所化之毒，仍从水道而出。精微之奥，岂庸浅者所能推测耶？

大黄牡丹汤　治肠痈者，少腹肿痞，按之即痛如淋，小便自调，时时发热，自汗出，复恶寒；其脉迟紧者，脓未成，可下之；脉洪数者，脓已成，不可下之也，此汤主之。

大黄四两　牡丹一两　桃仁五十个　冬瓜仁半升　芒硝三合

上五味，以水六升，煮取一升，去滓，内芒硝，再煎数沸，顿服之。有脓当下，如无脓当下血。

歌曰：肿居少腹按之即痛如淋，小便自调，时时发热，自汗出，复恶寒。大肠痈，黄四牡丹一两从，冬瓜子仁半升桃五十，芒硝三合泄肠脓。

王晋三云：肺与大肠相表里，大肠痈者，肺气下结于大肠之头，其道远于上，其位近于下，治在下者因而夺之也。故重用大黄、芒硝开大肠之结，桃仁、丹皮下将败之血，至于清肺润肠，不过瓜子一味而已。服之当下血，下未化脓之血也。若脓已成形，肉已坏，又当先用排脓散及汤。故原文云脓已成，不可下也。

王不留行散　治金疮病。

王不留行十分，八月八日采　蒴藋细叶十分，七月七日采　甘草十八分　桑东南根白皮十分，三月三日采　黄芩二分　蜀椒三分　厚朴二分　干姜二分　芍药二分

上九味，王不留行、蒴藋、桑皮三味烧灰存性，各别杵筛，合治之为散，服方寸匕。小疮即粉之，大疮但服之。产后亦可服。

歌曰：金疮诹②吉日按春秋而采不留行，桑蒴同王不留行按时而取三物，各

---

① 舛（chuǎn 喘）错：错乱。

② 诹（zōu 邹）：选择。

十分明，芩朴芍姜均二分，三分之蜀椒十八分之甘草相成。

尤在泾云：金疮经脉斩绝，营卫阻弛。治之者，必使经脉复行，营卫相贯而后已。

除烧灰外，余药不可日曝，火炙方效。

元犀按：金刃伤处，封固不密，中于风则仓卒无汁，中于水则出青黄汁，风则发痉，水则湿烂成疮。王不留行疾行脉络之血灌溉周身，不使其湍激于伤处；桑根皮泄肌肉之风水；蒴藋叶释名接骨草，渗筋骨之风水，三者皆烧灰，欲其入血去邪止血也。川椒祛疮口之风，厚朴燥刀痕之湿，黄连退肌热，芍药散恶血，干姜和阳，甘草和阴。用以为君者，欲其入血退肿生肌也。风湿去，阴阳和，疮口收，肌肉生，此治金疮之大要。

排脓散

枳实十六枚　芍药六分　桔梗二分

上三味，杵为散，取鸡子黄一枚，以药散与鸡黄相等，揉和令相得，饮和服之，日一服。

歌曰：排脓散药本灵台，《内经》谓先师歃血而盟者是。枳实为君十六枚，六分芍兮桔二分，鸡黄一个简而该。

元犀按：枳、桔行气滞，芍药通血滞，从气血以排之，人所易知也。妙在揉入鸡子黄一枚，取有情之物以养心脾之阴，则排之之法，独得其本也。

排脓汤

甘草二两　桔梗三两　生姜一两　大枣十枚

上四味，以水三升，煮取一升，温服五合，日再服。

歌曰：排脓汤与散悬殊，一两生姜二草俱，大枣十枚桔三两，通行营卫是良图。

元犀按：方中取桔梗、生姜之辛，又取大枣、甘草之甘，辛甘发散为阳，令毒从阳化而出，排之之妙也。

黄连粉

方未见　治浸淫疮，从口起流向四肢者可治，从四肢流来入口者不可治。浸淫疮，此粉主之。

歌曰：浸淫疮药末黄连，从口流肢顺自然；若起四肢流入口，半生常苦毒牵缠。

元犀按：浸淫疮系传染之疾也。从口起流向四肢者，毒气外出也，故曰可治。从四肢起流来入口者，毒气由外入内，固结于脏腑之间，故曰不可治。黄连粉方未见，疑即黄连一味为末，或敷或服，随宜择用。

金匮方歌括卷六

闽　长乐　陈念祖　修园　　著
男　　　蔚　　　古　愚　参订
　　　元　犀　　　灵　石　韵注
孙男　心　典　　　徽　庵　同校字
　　　心　兰　　　芝　亭

跌蹶手指臂肿转筋狐疝蛔虫方

藜芦甘草汤 方未见　治病人常以手指、臂肿动，此人身体瞤瞤，此汤主之。

歌曰：体瞤臂肿主藜芦，痫痹风痰俱可驱；芦性升提草甘缓，症详方厥遍寻无。

男元犀按：痰涎为湿气所生，留滞胸膈之间，久则变生无定。云病人常以手指、臂肿动，身体瞤瞤者，是气被痰阻，湿无去路，或加邪风，风行气亦行，引动积痰毒气，此所以群动并发，扰乱心君不宁也。手足项背牵引钩痛，走易不定者，心君之令不行，肺无以传其治节也。藜芦性毒，以毒攻毒，吐久积风痰，杀虫，通支节，除痫痹也；助用甘草者，取甘润之意，以其能解百毒也。方虽未见，其意不过是耳。

鸡屎白散　治转筋病，其人臂脚直，脉上下行，微弦，转筋入腹者，此散主之。

鸡屎白为散，取方寸匕，以水六合，和，温服。

歌曰：转筋入腹脉微弦，肝气凌脾岂偶然？木畜为鸡其屎土，研来同类妙周旋。

尤在泾曰：《内经》曰：诸暴强直，皆属于风。转筋入腹者，脾土虚而肝木乘之也。鸡为木畜，其屎反利脾气，故治是病，且以类相求，则尤易入也。

蜘蛛散　治阴狐疝气，偏有小大，时时上下者，主之。

蜘蛛十四枚，熬焦　桂枝半两

上二味为散，取八分一匕，饮和服，日再。蜜丸亦可。

歌曰：阴狐疝气久难医，肾囊为阴，病则气之腥臭如狐之臊也。大小攸偏或偏于左，或偏于右，一大一小也。上下时，时时上下，人多误解，谓病发则坠而下，病息则收而上也。熬杵蜘蛛十四个，桂枝半两恰相宜。

按：此病用桂枝，不如用肉桂力更大。

王晋三云：蜘蛛性阴而历，隐见莫测，可定幽暗之风，其功在壳，能泄下焦结气；肉桂芳香入肝，专散沉阴结疝。《四时刺逆从论》曰：厥阴滑为狐疝风。推仲景之意，亦谓阴狐疝气，是阴邪挟肝风而上下无时也。治以蜘蛛，如披郤导蛲。

甘草粉蜜汤　治蛔虫病，令人吐涎，心痛发作有时，毒药不止者，主之。

甘草二两　白粉一两　白蜜四两

上三味，以水三升，先煮甘草，取二升，去滓，内粉蜜搅令和，煎如薄饼，温服一升，差即止。

歌曰：蛔虫心痛吐涎多，毒药频攻痛不瘥；一两白粉二两甘草四两蜜，煮分先后取融和。

按：铅粉性善杀虫，今杂于甘草、白蜜之中，以大甘掩其本性，所谓先诱之而后攻之也。

乌梅丸歌解见《伤寒》　治蛔厥者，其人当吐蛔，今病者静而复时烦，此为脏寒，蛔上入膈，故烦，须臾复止；得食而呕，又烦者，蛔闻食臭出，其人当自吐蛔；蛔厥者，此丸主之。

徐忠可云：黄连之苦，可以安蛔，则前甘草与蜜，何以亦能安蛔也？不知上条之蛔，因燥而上逆，致使心痛，故以白粉杀蛔为主，而加甘、蜜以润其燥。若蛔厥，未尝攻心，且蛔因脏寒而上，故以乌梅酸收，黄连苦降，以收伏降蛔为主，而加辛热追脏寒。所以一心痛而不吐蛔，一吐蛔而不心痛，此是二条大分别也。

妇人妊娠病方

桂枝汤歌见《伤寒》　治妇人得平脉，阴脉小弱，其人渴，不能食，无寒热，名妊娠，此主之。于法六十日，当有此证，设有医治逆者，却一月，加吐下，则绝之。

徐忠可云：桂枝汤表证得之，为解肌和营卫；内证得之，为化气调阴阳。时医以姜、桂碍胎戒用，汲汲以养血滋阴为事，皆不知仲景之法也。愚按：本章末三

句未明，愿后之学者补续之。

桂枝茯苓丸　治妇人宿有癥病，经断未及三月，而得漏下不止，胎动在脐上者，此为癥痼害。妊娠六月动者，前三月经水利时，胎也。下血者，后断三月癥也。所以血不止者，其癥不去故也，当下其癥，宜此方主之。

桂枝　茯苓　丹皮　桃仁去尖皮，熬　芍药各等分

上五味末之，炼蜜丸如兔屎大，每日食前服一丸。不知，加至三丸。

歌曰：癥痼未除恐害胎，胎动于脐下为欲落，动于脐上是每月凑集之血因癥痼之气妨害之而下漏也，胎安癥去悟新裁；桂苓丹芍桃同等，气血阴阳本末该。

受业林礼丰按：师云：妇人宿有癥病者，谓未受胎之前，本停瘀而有癥病也。经断者，谓经水净尽之后，交媾而得胎也。未及三月而得漏下不止者，谓每月凑集之血因宿昔之癥痼妨害之而下漏也。盖六月胎动者，胎之常，而三月胎动者，胎之变。然胎当居脐下，今动在脐上者，是本有癥痼在脐下逼动其胎，故胎不安而动于脐上也。因复申言之曰：前三月经水利时，胎也。下血者，后断三月癥也。癥者，谓每月凑集之血始凝而未痼也。所以血不止者，其癥不去，必害其胎。去其癥，即所以安其胎，故曰当下其癥。主以桂苓丸者，取桂枝通肝阳，芍药滋肝阴，茯苓补心气，丹皮运心血，妙在桃仁监督其间，领诸药抵于癥痼而攻之，使瘀结去而新血无伤。瘀既去，则新血自能养胎，虽不专事于安胎，而正所以安胎也。

附子汤方见《伤寒》　治妇人怀娠六七月，脉弦发热，其胎愈胀，腹痛恶寒，少腹如扇，所以然者，子脏开故也，以此汤温其脏。

男元犀按：太阳主表，少阴主里。脉

弦发热者，寒伤太阳之表也。腹痛恶寒者，寒侵少阴之里也。夫胎居脐下，与太少相连，寒侵太少，气并胞宫，迫动其胎，故胎愈胀也。腹痛恶寒，少腹如扇者，阴邪盛于内，寒气彻于外，故现出阵阵如扇之状也。然胎得暖则安，寒则动。寒气内胜，必致坠胎，故曰所以然者，子脏开故也。附子汤温其脏，使子脏温而胎固，自无陨坠之虞矣。附子汤方未见，疑是伤寒附子汤。

胶艾汤　治妇人有漏下者，有半产后因续下血都不绝者，有妊娠下血者，假令妊娠腹中痛，为胞阻，以此汤主之。

干地黄六两　川芎　阿胶　甘草各二两　艾叶　当归各三两　芍药四两

上七味，以水五升、清酒三升，合煮取三升，去滓，内胶令消尽，温服一升，日三服，不差更作。

歌曰：妊娠腹满阻胎胞，名曰胞阻，以胞中气血虚寒，而阻其化育也。二两芎劳草与胶，归艾各三芍四两，地黄六两去枝梢。

男元犀按：芎劳、芍、地，补血之药也；然血不自生，生于阳明水谷，故以甘草补之；阿胶滋血海，为胎产百病之要药；艾叶暖子宫，为调经安胎之专品，合之为厥阴、少阴、阳明及冲任兼治之神剂也。后人去甘草、阿胶、艾叶，名为四物汤，则板实而不灵矣。

当归芍药散　治妇人怀妊，腹中疠痛，此散主之。

当归　川芎各三两　芍药一斤　茯苓　白术各四两　泽泻半斤

上六味，杵为散，取方寸匕，酒和，日三服。

歌曰：妊娠疠痛势绵绵，不若寒疝之绞痛、血气之刺痛也。三两归芎润且宣，芍药一斤泽减半，术苓四两妙盘旋。

男元犀按：怀妊腹痛，多属血虚，而血生于中气。中者，土也。土过燥不生物，故以归、芎、芍药滋之；土过湿亦不生物，故以苓、术、泽泻渗之。燥湿得宜，则中气治而血自生，其痛自止。

干姜人参半夏丸　治妊娠呕吐不止，此丸主之。

干姜　人参各一两　半夏二两

上三味末之，以生姜汁糊为丸，桐子大，饮服十丸，日三服。

歌曰：呕吐迁延恶阻名，妊娠呕吐，名为恶阻。胃中寒饮苦相萦；参姜一两夏双两，生姜汁糊丸古法精。

尤在泾云：阳明之脉，顺而下行者也，有寒则逆，有热亦逆，逆则饮必从之。寒逆用此方，热逆用外台方：青竹茹、橘皮、半夏各五两，生姜、茯苓各四两，麦冬、人参各三两，为治胃热气逆呕吐之法，可补仲师之未备。

楼全善云：余治妊阻病，累用半夏，未尝动胎，亦有故无陨之义也。

当归贝母苦参丸　治妊娠小便难，饮食如故者，此丸主之。

当归　贝母　苦参各四两

上三味末之，炼蜜丸如小豆大，饮服三丸，加至十丸。

歌曰：饮食如常小便难，妊娠郁热液因干；苦参四两同归贝，饮服三丸至十丸。男子加滑石半两。

男元犀按：苦参、当归补心血清心火，贝母开肺郁而泻肺火。然心火不降，则小便短涩；肺气不行于膀胱，则水道不通。此方为下病上取之法也。况贝母主淋沥邪气，《神农本经》有明文哉。

葵子茯苓散　治妊娠有水气，身重，小便不利，洒淅恶寒，起即头眩，此散主之。

葵子一升　茯苓三两

上二味，杵为散，饮服方寸匕，日二服，小便利则愈。

歌曰：头眩恶寒水气干，胎前身重小便难；均是小便不利，前责之津干，此责之水气，水利则湿去身轻矣。不侵卫阳，则不恶寒矣；不犯清道，则亦不头眩矣。一升葵子苓三两，米饮调和病即安。

男元犀按：葵子俗人畏其滑胎，不必用之。中藏经五皮饮加紫苏，水煎服，甚效。

当归散　主治妇人妊娠，宜常服之。

当归　黄芩　芍药　川芎各一斤　白术半斤

上五味，杵为散，酒服方寸匕，日再服；妊娠常服即易产，胎无疾苦；产后百病悉主之。

歌曰：妊娠常服之剂，当以补脾阴为主。万物原来自土生，土中涵湿遂生生；不穷。一斤芎芍归滋血，血为湿化，胎尤赖之。八两术一斤芩术本脾药，今协血药而入脾土，土得湿气则生物。又有黄芩之苦寒清肺以主之，肺气利则血不滞，所以生物不息。大化成。

方义歌中颇详，不再释。

白术散　主妊娠养胎方。

白术　川芎　蜀椒各三分，去汗　牡蛎

上四味，杵为散，酒服一钱匕，日三服，夜一服。但苦痛，加芍药；心下毒痛，倍加芎䓖；心烦吐痛不能食饮，加细辛一两，半夏大者二十枚，服之后，更以醋浆水服之；若呕，以醋浆水服之复不解者，小麦汁服之；已后渴者，大麦粥服之；病虽愈，服之勿置。

歌曰：胎由土载术之功，养血相资妙有䓖，土以载之，血以养之。阴气上凌椒摄下，胎忌阴气上逆，蜀椒具纯阳之性，阳以阴为家，故能摄上焦之热而下降。蛎潜龙性得真诠。牡蛎水气所结，味咸性

寒，寒以制热燎原，咸以导龙入海。

此方旧本三物各三分，牡蛎阙[①]之。徐灵胎云：原本无分两。按方下云日三服、夜一服者，牡蛎用一分可也。

加减歌曰：苦痛芍药加最美，心下毒痛倚芎是，吐痛不食心又烦，加夏廿枚一细使，醋浆水须服后吞，若还不呕药可止，不解者以小麦煮汁尝，已后渴者大麦粥喜，既愈常服勿轻抛，壶中阴阳大燮理[②]。按：程云来云：以大麦粥调中补脾，故服之勿置，非指上药常服也。此解亦超。

方义已详歌中，不再释。

妇人产后方

小柴胡汤歌见《伤寒》　产妇郁冒，其脉微弱，呕不能食，大便反坚，但头汗出。所以然者，血虚而厥，厥而必冒。冒家欲解，必大汗出，以血虚下厥，孤阳上出，故头汗出。所以产妇喜汗出者，亡阴血虚，阳气独盛，故当汗出，阴阳乃复。大便坚，呕不能食，小柴胡汤主之。

孙男心兰按：产妇脉微弱者，血虚也。血虚而阴不维阳，则为孤阳；阳独行于上，则头汗出而冒；阳不及于下，则下厥；阳郁阴伤，无以养肠胃，故大便坚；阴阳不和，扰动于中，故作呕而不能食。盖血虚无以作汗，故郁冒不得从汗而解也。治之者，当审其病情，以冒家欲解，既不得从头汗而泄，必得大汗而解者，以小柴胡汤发之，使阳从汗泄，则郁开则阴阳和矣。此损阳就阴法也。

大承气汤见《伤寒论》　治病解能食，七八日更发热者，此为胃实，宜此汤

_____
① 阙：通"缺"。
② 燮理：协调治理

主之。

当归生姜羊肉汤 歌见寒疝　治产后腹中疞痛者。

枳实芍药散 主产后腹痛，烦满，不得卧者。

枳实烧令黑，勿太过　芍药等分

上二味，杵为散，服方寸匕，日三服；并主痈脓，大麦粥下之。

歌曰：满烦不卧腹疼频，枳实微烧芍等平，羊肉汤方应反看，彼治虚痛，此治实痛。散调大麦粥稳而新

男蔚按：枳实通气滞，芍药通血滞，通则不痛，人所共知也。妙在枳实烧黑，得火化而善攻停积；下以大麦粥，和肝气而兼养心脾，是行滞中而寓补养之意，故痈脓亦主之。

下瘀血汤 治产妇腹痛，法当以枳实芍药散，假令不愈者，此为腹中有瘀血着脐下，宜此汤；亦主经水不利。

大黄三两　桃仁二十个　蟅虫二十枚，去足，熬

上三味末之，炼蜜和为四丸，以酒一升煮一丸，取八合，顿服之。新血下如豚肝。各本略异。

歌曰：脐中着痛瘀为殃，廿粒桃仁三两黄，更有蟅虫二十个，酒煎大下亦何伤？

男元犀按：服枳实、芍药而不愈者，非积停不通，是瘀结不散，用此方攻之。方中大黄、桃仁能推陈下瘀；蟅虫之善攻干血，人尽知之；妙在桃仁一味，平平中大有功力。郁血已败而成瘀，非得生气不能流通。桃得三月春和之气，而花最鲜明似血，而其生气皆在于仁，而味苦又能开泄，故直入血中而和之散之，逐其旧而不伤其新也。

大承气汤 治产后七八日，无太阳症，少腹坚痛，此恶露不尽；不大便，烦躁发热，切脉微实，再倍发热，日晡时烦燥者，不食，食则谵语，至夜即愈，宜此汤主之。热在里，结在膀胱也。

孙男心典按：无太阳症者，外无病也。脉微实、烦躁发热、食则谵语者，胃热也。恶露不尽者，主太阳之气随经也。盖膀胱接胃，连于少腹，血结其所，热聚其中，宜此汤以下瘀除热。

阳旦汤 治产后中风续续数十日不解，头微疼，恶寒，时时有热，心下闷，干呕汗出，虽久阳旦症续在者，可与之。即桂枝汤增桂加附。坊本谓加黄芩者，未知《伤寒论》太阳篇中已明其方，孙真人及各家俱误。桂枝汤见《伤寒论》。

男元犀按：头痛发热、恶寒汗出，太阳表症也。心下闷者，太阳水邪弥漫心下而作闷也。阳旦汤即桂枝汤倍桂枝加附子。虽产后数十日不解，其邪仍在于太阳之经，故仍用桂枝汤解太阳之表邪，加桂以化膀胱之水气，加附子以温固水脏，使经脏气化，则内外之邪出矣。《伤寒论》桂枝加附子，治漏汗；加桂，治气从少腹上冲心；去芍，治胸满，俱有明文可据。孙真人以桂枝汤加黄芩为阳旦汤，其意以心下闷为热气，误矣。夫有热气，则当心烦，今曰心下闷，则非热可知矣。况微恶寒时时有热，干呕汗出，为太阳桂枝汤之的症。盖太阳底面便是少阴，续续至数十日不解，显系少阴之君火微，而水寒之气盛，寒气上凌阳位，是以为心下闷之苦。故取桂枝汤增桂以扶君主之阳，加附子以镇水阴之逆，使心阳振，水脏温，则上逆之阴邪，不攻而自散矣。

竹叶汤 治产后中风，发热，面正赤，喘而头痛者，此汤主之。

竹叶一把　葛根三两　防风　桔梗
桂枝　人参　甘草各一两　附子一枚，炮
生姜五两　大枣十五枚

上十味，以水一斗，煮取二升半，分温三服，温覆使汗出。

颈项强，用大附子一枚，破之如豆大，前药扬去沫。呕者，加半夏半升洗。

歌曰：喘热头疼面正红，势欲成痉。一两防桔桂草参同，同用一两。葛根三两生姜五两附枚一，枣十五枚竹叶一把充。

加减歌曰：颈项强用大附抵，以大易小不同体；呕为气逆更议加，半夏半升七次洗。

程云来云：证中未至背反张，而发热面赤头痛，亦风痉之渐。故用竹叶主风痉，防风治内痉，葛根疗刚痉，桂枝治柔痉，生姜散风邪，桔梗除风痹，辛以散之之剂也；又佐人参生液以养筋，附子补火以致水，合之甘草，以和诸药，大枣以助十二经。同诸风剂，则发中有补，为产后中风之大剂也。

竹皮大丸 治妇人乳中虚，烦乱呕逆，安中益气。

生竹茹 石膏各二分 桂枝 白薇各一分 甘草七分

上五味末之，枣肉和丸弹子大，饮服一丸，日三夜二服。有热，倍白薇；烦喘者，加柏实一分。

歌曰：呕而烦乱乳中虚，谓乳子之时，气虚火胜，内乱而上逆也。二分石膏与竹茹，薇桂一分兮草七分，枣丸饮服效徐徐。

加减歌曰：白薇退热绝神异，有热倍加君须记；柏得金气厚且深，叶叶西向归本位，实中之仁又宁心，烦喘可加一分饵。

男元犀按：血者，中之所生也；乳者，血之所变也。血虽生于中焦，尤藉厥少之气传变而为乳。乳中虚者，谓乳子去汁过多而致虚也。中虚无血奉心则烦，心神不安则乱，阳气上升则呕。逆者，呕之

甚也。用竹皮大丸者，以竹茹降逆止呕，白薇除热退烦，石膏通乳定乱，重用甘草、大枣定安中焦以生津液，血无阳气不运，妙以桂枝一味，运气血奉心通乳，则呕逆止而中即自安，烦乱退而气即自益矣。复申明其立方之本意曰安中益气。竹皮大丸，神哉！

白头翁加甘草阿胶汤 治产后下利虚极者，此汤主之。

白头翁 阿胶 甘草各二两 黄连黄柏 秦皮各三两

上五味，以水七升，煮取三升，去滓，入阿胶，更上微火煎胶烊消，取二升，温服一升，不愈，更服一升。

歌曰：白头方见伤寒歌，二两阿胶甘草和，产后利成虚已极，滋阿胶救其阴。而且缓甘草缓其急。莫轻过。

男元犀按：产后去血过多，又兼下利亡其津液，其为阴虚无疑，兹云虚极，理宜大补，然归、芎、芍、地则益其滑而下脱，参、术、桂、芪则动其阳而上逆，皆为禁剂。须知此"虚"字，指阴虚而言，与少阴证阴气欲绝同义。少阴证与大承气汤急下以救阴，与此证与白头翁大苦以救阴同义。此法非薛立斋、张景岳、李士材辈，以甘温为主、苦寒为戒者所可窥测。尤妙在加甘草之甘，合四味之苦，为苦甘化阴法；且久利膏脂尽脱，脉络空虚，得阿胶之滋润，合四味之苦以坚之，则源流俱清，而利自止。

附　方

千金三物三黄汤[①] 治妇人在草蓐，自发露得风，四肢苦烦热，头痛者，与小柴胡汤；头不痛但烦者，此汤主之。

---

① 千金三物三黄汤：《金匮要略》原文作"千金三物黄芩汤"。

黄芩—两　苦参二两　干地黄四两

上三味，以水六升，煮取二升，温服一升，多吐下虫。

歌曰：妇人发露得风伤，头不痛兮证可详，肢苦但烦芩一两，地黄四两二苦参良。

受业林礼丰按：《千金》云：妇人在草蓐，是新产时也。新产血虚，厥阴主血，血虚则厥阴之相火动，火动则毛窍开。因自发去衣被，露其身体，风邪遂乘虚而袭焉。夫风为阳邪，四肢为诸阳之本，两阳相搏，故四肢苦烦热也。头痛者，风邪从脏而干于腑，有欲外出之象，故与小柴胡汤达之，使其从枢以外出也。头不痛但烦者，风邪内郁，扰动心包之热，心包火炽，血液必伤，故主以三黄汤。取地黄之甘寒多液者，补阴血之虚；黄芩、苦参之苦寒者，泻心包之热，使火平而风熄，阴复则肝宁，何有四肢苦烦热之病哉？且心包有热，必挟风木而生虫，故方下云：服后多吐下虫。

千金内补当归建中汤　治产后虚羸不足，腹中刺痛不止，吸吸少气，或苦少腹急摩痛引腰背，不能饮食；产后一月，日得服四五剂为善，令人强壮宜。

当归四两　桂枝三两　芍药六两　生姜三两　甘草二两　大枣十二枚

上六味，以水一斗，煮取三升，分温三服，一日令尽。若大虚，加饴糖六两，汤成纳之，于火上暖令饴消。若去血过多，崩伤内衄不止，加地黄六两，阿胶二两，合八味，汤成纳阿胶。若无当归，以芎䓖代之。若无生姜，以干姜代之。

歌曰：补中方用建中汤，四两当归去瘀良；产后虚羸诸不足，调荣止痛补劳伤。

加减歌曰：服汤行瘀变崩伤，二两阿胶六地黄；若厥生姜宜变换，温中止血宜

干姜；当归未有川芎代，此法微茫请细详。

受业林礼丰按：产后吸吸少气，不能饮食者，病在太阳也。腹中刺痛不止，或苦少腹急摩痛引腹背者，病在厥阴也。病属虚羸不足，故用桂枝汤倍芍，以助脾气之输；而刺痛牵引，乃血瘀滞着，故用当归以通凝聚之瘀，使脾气有权而得上输下转之力。故产后一月，日得服四五剂为善也。令人强壮宜者，得补益之功也。加饴糖者，以中土大虚，故用稼穑之味，以补中焦之气血。若去血过多，崩伤内衄不止，则血海空虚，阴气失守，故加地黄、阿胶之重浊味厚者以养阴。名之曰内补者，以产后虚羸，病偏于内也。古圣之方，无微不到，神乎！神乎！

妇人杂病方

小柴胡汤歌解见《伤寒》　治妇人中风，七八日续来寒热，发作有时，经水适断者，此为热入血室，其血必结，故使如疟状，发作有时，此汤主之。

半夏厚朴汤　治妇人咽中如有炙脔者，此汤主之。

半夏—升　厚朴三两　茯苓四两　生姜五两　苏叶二两

上五味，以水一斗，煮取四升，分温四服，日三夜一服。

歌曰：状如炙脔贴咽中，却是痰凝气不通；半夏一升茯四两，五两生姜三两厚朴二两苏叶攻。

男元犀按：咽喉者，高之极；小腹者，下之极。炙脔贴于咽中者，病在上；奔豚起于小腹者，病在下，俱属于气，但其病有上下之分。盖妇人气郁居多，或偶感客邪，依痰凝结，窒塞咽中，如有炙脔状，即《千金》所谓咽中帖帖状。吞之不

下，吐之不出者，今人名曰梅核气是也。主以半夏厚朴汤者，方中以半夏降逆气，厚朴解结气，茯苓消痰，尤妙以生姜通神明，助正祛邪，以紫苏之辛香，散其郁气，郁散气调，而凝结焉有不化者哉？后人以此汤变其分两，治胸腹满闷呕逆等证，名七气汤，以治七情之病。

甘麦大枣汤 治妇人脏躁，悲伤欲哭，象如神灵所作，数欠伸，此汤主之。

甘草三两 小麦一升 大枣十枚

上三味，以水六升，煮取三升，分温三服。亦补脾气。

歌曰：妇人脏躁欲悲伤，如有神灵太息长；数欠伸。小麦一升三两草，十枚大枣力相当。

魏念庭云：世医竟言滋阴养血，抑知阴盛而津愈枯，阳衰而阴愈躁。此方治脏躁大法也。

小青龙汤

泻心汤 治妇人吐涎沫，医反之下，心下即痞。当先治其吐涎沫，小青龙汤主之；涎沫止，乃治痞，泻心汤主之。

按：二方解见《伤寒论浅注》，不再释。

温经汤 治妇人年五十所，病下利数十日不止，暮即发热，少腹里急，腹满，手掌烦热，唇口干燥，此属带下。何以故？曾经半产，瘀血在少腹不去。何以知之？其证唇口干燥，故知之，当以此汤主之。

吴茱萸三两 当归 芎䓖 芍药 人参 桂枝 阿胶 丹皮 甘草各二两 生姜三两。一本二两。 半夏半升。一本一升 麦冬一升

上十二味，以水一斗，煮取三升，分温三服。亦主妇人少腹寒，久不受胎；兼治崩中去血，或月水来多，及至期不来。

歌曰：温经芎芍草归人，胶桂丹皮二

两均，八物各二两。半夏半升麦冬倍用，生姜吴茱萸三两对君陈。

男元犀按：方中当归、芎䓖、芍药、阿胶，肝药也；丹皮、桂枝，心药也；吴茱萸，肝药亦胃药也；半夏，胃药亦冲药也；麦门冬、甘草，胃药也；人参补五脏，生姜利诸气也。病在经血，以血生于心，藏于肝也，冲为血海也。胃属阳明，厥阴冲脉丽[1]之也。然细绎方意：以阳明为主，用吴茱萸驱阳明中土之寒，即以麦门冬滋阳明中土之燥，一寒一热，不使偶偏，所以谓之温也；用半夏、生姜者，以姜能去秽而胃气安，夏能降逆而胃气顺也；其余皆相辅而成温之之用，绝无逐瘀之品。故过期不来者能通之，月来过多者能止之，少腹寒而不受胎者并能治之，统治带下三十六病，其神妙不可言矣。

土瓜根散 治带下经水不利，少腹满痛，经一月再见者，此散主之。

土瓜根 芍药 桂枝 䗪虫各三分

上四味，杵为散，酒服方寸匕，日三服。

歌曰：带下端由瘀血停，不能如期而至，以致少腹满痛。月间再见既瘀而不行，则前经未畅所行，不及待后月正期而至，故一见再见。不循经；经，常也。言不循常期也。䗪瓜桂芍均相等，调协阴阳病自宁。

男元犀按：此条单指经水不利之带下病也。经者，常也。妇人行经，必有常期。尤云：血满则行，血尽复生，如月之盈亏，海之潮汐，必定应期而至，谓之信。此云经水不利，一月再见者，乃蓄泄失常，则有停瘀之患也。然瘀既停，必着少腹之间作满而痛也。立土瓜根散者，为调协阴阳，主驱热通瘀之法。方中桂枝通

---

① 丽：系，此为相联系。

阳，芍药行阴，使阴阳和，则经之本正矣；土瓜根驱热行瘀，䗪虫蠕动逐血，去其旧而生新，使经脉流畅，常行不乱也。

旋覆花汤歌见积聚　治妇人得革脉，则半产漏下。

犀按：旋覆花汤，《金匮》中两见：一治积聚症，以通肝着之气；一治妇人杂病症，以化弦芤为革之脉。若革脉不化，则必半产漏下，但此方非谓漏下时始用耳。

胶姜汤方阙。或云：即是干姜、阿胶二味煎服。林云：即是胶艾汤。千金胶艾汤亦可取用。治妇人陷经、漏下黑不解者，主之。

歌曰：胶姜方阙症犹藏，漏下陷经黑色详；姜性温提胶养血，刚柔运化配阴阳。

道光四年，闽都阃①府宋公，其三媳妇产后三月余，夜半腹痛发热，经血暴下鲜红，次下黑块，继有血水，崩下不止，均有三四盆许，不省人事，牙关紧闭，挽余诊之。时将五鼓矣，其脉似有似无，身冷面青，气微肢厥。予曰：血脱当益阳气。用四逆汤加赤石脂一两，煎汤灌之，不差；又用阿胶、艾叶各四钱，干姜、附子各三钱，亦不差。沉思良久，方悟前方用干姜守而不走，不能导血归经也，乃用生姜一两，阿胶五钱，大枣四枚。服半时许，腹中微响，四肢头面有微汗，身渐温，须臾苏醒，自道身中疼痛。余令先与米汤一杯，又进前方，血崩立止，脉复厥回。大约胶姜汤，即生姜、阿胶二味也。盖阿胶养血平肝，去瘀生新，生姜散寒升气，亦陷者举之，郁者散之，伤者补之，育之义也。

大黄甘遂汤　治妇人少腹满如敦状，小便微难而不渴，此为水与血俱结在血室也，此汤主之。

大黄四两　甘遂　阿胶各二两

上三味，以水三升，煮取一升，顿服，其血当下。

歌曰：小腹敦形敦音对，古器也。《周礼》槃以乘血，敦以乘食，小腹高起之状相似也。小腹，胞之室也。胞为血海，其满大为蓄血也。小水难，小水难而不渴，亦蓄水也。水同瘀血两弥漫；结在血室。大黄四两遂胶二，顿服瘀行病自安。

男元犀按：方中大黄攻血蓄，甘遂攻水蓄，妙得阿胶本清济之水，伏行地中，历千里而发于古东阿县之井，此方取其以水行水之义也。《内经》谓：济水内合于心。用黑骡皮煎造成胶，以黑属于肾，水能济火，火熄而血自生，此方取其以补为通之义也。然甘遂似当减半用之。

抵当汤歌解见《伤寒》　治妇人经水不利下者，主之。

男元犀按：妇人经水不利下，脉证俱实者，宜此方，否则当养其冲任之源。不可攻下。

矾石丸　治妇人经水闭不利，脏坚癖不止，中有干血，下白物者，主之。

矾石三分，烧　杏仁一分

上二味末之，炼蜜为丸枣核大，内脏中，剧者再内之。

歌曰：经凝成癖闭而坚，白物时流岂偶然？蓄泄不时，胞宫生湿，湿复生热，所积之血，转为湿热所腐，而白物时时自下。矾石用三分杏一分，服时病去不迁延。

尤在泾云：脏坚癖不止者，子脏干血，坚凝成癖而不去也。干血不去，则新血不荣，而经闭不利矣。由是蓄泄不时，胞宫生湿，湿复生热；所积之血转为湿热

———
① 阃（kǔn捆）：城门。

所腐，而成白物，时时自下，是宜先去其脏之湿热。矾石却水除热，合杏仁破结润干血也。

红蓝花酒　治妇人六十二种风，腹中血气刺痛者，主之。

红蓝花一两

上一味，酒一大升，煎减半，顿服一半，未止，再服。

歌曰：六十二风义未详，腹中刺痛势徬徨；治风先要行其血，一两蓝花酒煮尝。

《浅注》引张隐庵《侣山堂类辩》甚妙，不再释。

当归芍药散方歌见妊娠　治妇人腹中诸疾痛者，此方主之。

犀按：妇人腹中诸疾痛者，不外气郁、血凝、带下等症。用当归芍药散者，以肝为血海，遂其性而畅达之也。方中归、劳入肝，解郁以伸木；芍、泽散瘀而行水；白术培土养木；妙在作散以散之，酒服以调之，协诸药能通气血，调荣卫，以顺其曲直之性，使气血和，郁滞散，何患乎腹中诸疾痛不除？

小建中汤歌解见《伤寒》　治妇人腹中痛，此主之。

元犀按：妇人腹中痛主以建中汤者，其意在于补中生血，非养血定痛也。盖血无气不生，无气不行，得建中之力，则中气健运，为之生生不息，即有瘀痛者，亦可平之。

肾气丸　治妇人病，饮食如故，烦热不得卧，而反倚息，名曰转胞，不得溺也。以胞系了戾，故致此病，此方主之。

干地黄八两　山药　山茱萸各四两　茯苓　丹皮　泽泻各三两　附子一枚，炮　桂枝一两

上八味末之，炼蜜和丸梧子大，酒下十五丸，加至二十丸，日再服。

歌曰：温经暖肾整胞宫，丹泽苓三地八融，四两萸薯桂附一，端教系正肾元充。

男元犀按：胞为血海，与膀胱并列于脐下，俱悬空之腑，其气相通，全赖肾气充溢于其间，其胞系乃正。若肾气不充，则胞系了戾，胞系了戾，必不得溺矣。是病虽在胞，其权则专在肾也，故以肾气丸主之。方中地黄、山药固肾脏之阴，山茱萸、附子补肾脏之阳，桂枝化膀气，茯苓行水道，妙在泽泻形圆善转，俾肾气旺，则能充于胞而系自正，系正则小便不利者而可利矣。又主虚劳腰痛、少腹拘急、小便不利者。以腰为肾之外腑，肾司开合，主骨髓，为作强之官，与膀胱相表里。若少阴精气虚，不能主骨，则腰痛；少阴阳气虚，不能通腑，则少腹拘急，小便不利。本方补益真阴，蒸动水气，使阴平阳秘，开合之枢自如，故能治虚劳之病，然小便自利者，不宜服之，以其渗泄而更劫阴也。

蛇床子散　治妇人阴寒，温阴中坐药，此散主之。

蛇床子

上一味末之，以白粉少许和合，相得如枣大，绵裹内之，自然温。

狼牙汤　治少阴脉滑而数者，阴中即生疮，阴中蚀疮烂者，此汤主之。

狼牙三两

上一味，以水四升，煮取半升，以绵缠箸如茧，浸汤沥阴中，日四遍。

歌曰：胞寒外候见阴寒，纳入蛇床佐粉安，此温胞益阳外治之善法，为肾气丸之佐也。更有阴中疮䘌[1]烂者，乃湿热不洁而生䘌也。狼牙三两洗何难？除湿热杀虫，如无狼牙草，以狼毒代之。

---

[1]　䘌（nì䘌）：虫食病。

膏发煎 歌见黄疸　治胃气下泄，阴吹而正喧，此谷气之实也，此主之。阴吹，阴中出声，如大便矢气之状。

小儿疳虫蚀齿方

雄黄　葶苈

上二味末之，取腊月猪脂，熔以槐枝，绵裹头四五枚，点药烙之。

歌曰：忽然出此小儿方，本治疳虫蚀齿良；葶苈雄黄猪脂点烙，阙疑留与后推详。

犀按：虫有大小之别，随生处而异其形，总不离于风火湿，挟厥阴之气化所生也。小儿疳虫病者，多由母氏乳少，多饲以火燥干粮助火之品，致小儿烦啼不已，动其心包之火，火动必熏灼于肝，蒸郁从风木化而为虫，夫虫乃有情之物，食有情之血，乱有情之心脏，起伏无定，妖妄作祟。故其证烦热多汗，面青腹胀，喜食辛燥之味。又有蚀虫（蚀者，食虫也），其形不一，小者名寸白虫，主风木之气郁于中土所生也；大者为蚀虫，乃宿食所化也。有下蚀者，本心包之火协三焦蕴热而成，着于前后二阴，名曰阴蚀，小如线，色白，抑或湿热下注，兼以房事相侵，致阴中蚀烂，名曰蚀疮。三者皆能使人咽干而阴中痛痒。有蚀齿者，生于齿缝齿龈，小如丝发，疼痛难忍，或名齿蛇，或名牙疳，能穿肉入骨。此症本于外感未解，邪火协心火薰灼而成。有小鱼虫者，如盆鱼子初生之小，有两目，有生足者，有无足者，吐出时如鱼子动游状，此乃胸气不布，痰饮协木气所生，故肝着症久而不愈，多生红蚀。亦有眼目多坏，有鼠妇虫者，形如小鼠妇，背有鳞甲，色微赤，有头足眼目，吐出能跳跃，此受恶浊异气、酒性郁怒合化而生。然虫症虽多，而仲师之方未有不备也。今举小儿疳病治法，意以补土清金，使天气降而热气消，则土润叶茂矣。近医知为疳病，不辨寒热实虚，多用毒药杀虫，而不知其愈杀愈生也，本方用雄黄、葶苈、猪脂、槐枝，主通气行血之品，点药烙之，如打摩之法，去积聚，调气血，点之亦即熏之之法也。后人有神照法，从内经马膏桑钩方及此方套出。

伤寒论浅注

清·陈修园　撰

刘德荣　校注

原　序

　　余每览越人入虢之诊，望齐侯之色，未尝不慨然叹其才秀也。怪当今居世之士，曾不留神医药，精究方术，上以疗君亲之疾，下以救贫贱之厄，中以保身长全，以养其生。但竞逐荣势，企踵权豪，孜孜汲汲，惟名利是务；崇饰其末，忽弃其本，华其外而悴其内，皮之不存，毛将安附焉？卒然遭邪风之气，婴非常之疾，患及祸至，而方震栗，降志屈节，钦望巫祝，告穷归天，束手受败。赍百年之寿命，持至贵之重器，委付凡医，恣其所措。咄嗟呜呼！厥身已毙，神明消灭，变为异物，幽潜重泉，徒为啼泣。痛夫！举世昏迷，莫能觉悟，不惜其命，若是轻生，彼何荣势之云哉？而进不能爱人知人，退不能爱身知己，遇灾值祸，身居厄地，蒙蒙昧昧，蠢若游魂。哀乎！趋世之士，驰竞浮华，不固根本，忘躯徇物，危若冰谷，至于是也！余宗族素多，向余二百。建安纪年以来，犹未十稔，其死亡者三分有二，伤寒十居其七。感往昔之沦丧，伤横夭之莫救，乃勤求古训，博采众方，撰用《素问》《九卷》《八十一难》《阴阳大论》《胎胪药录》，并平脉辨证，为《伤寒杂病论》合十六卷。虽未能尽愈诸病，庶可以见病知源。若能寻余所集，思过半矣。夫天布五行，以运万类；人禀五常，以有五脏。经络府俞，阴阳会通，元冥幽微，变化难极。自非才高识妙，岂能探其理致哉？上古有神农、黄帝、岐伯、伯高、雷公、少俞、少师、仲文，中世有长桑、扁鹊，汉有公乘阳庆及仓公。下此以往，未之闻也。观今之医，不念思求经旨，以演其所知，各承家技，终始顺旧。省疾问病，务在口给；相对斯须，便处汤药。按寸不及尺，握手不及足；人迎跗阳三部不参；动数发息不满五十。短期未知决诊，九候曾无仿佛；明堂阙庭，尽不见察，所谓窥管而已。夫欲视死别生，实为难矣！孔子云：生而知之者上，学则亚之，多闻博识知之次也。余宿尚方术，请事斯语。

汉长沙太守南阳张机仲景撰

　　程郊倩注曰：古人作书，大旨多从序中提出。孔子于《春秋》未尝有序，然其言曰：知我者其惟《春秋》乎，罪我者其惟《春秋》乎！又曰：其义则丘窃取之矣，即此是《春秋》孔子之自序。孟子则曰：孔子惧作《春秋》。又曰：孔子作《春秋》，而乱臣贼子惧，是即孟子之代《春秋》序也。迄今未读《春秋》者，亦能道及《春秋》，无非从此数句书读而得其大旨。余读《伤寒论》仲景之自序，竟是一篇悲天悯人文字，从此处作论，盖即孔子惧作《春秋》之微旨也。缘仲景之在当时，犹夫春秋之有孔子，道大莫容，一时惊怖其言而不信。是以目击宗族之死亡，徒伤之而莫能救，则知仲景之在当时宗族且东家丘之矣。况复举世昏迷，莫知觉悟，安得不赍百年之寿命，持至贵之重器，悉委凡医，恣其所措乎？"恣其所措"四字，于医家可称痛骂，然实是为病家深悼也。医家苦于不知病，病家苦于不知医。"知"之一字，两难言之。若欲爱人知人，先是爱身知己。凡勤求博采，从天之五行、人之五常，与夫经络腑脏、阴阳会通处，殚了多少体认工夫。此非医之事，而己之事也。医不谋之己而谋之人，则医者人也，而厥身已毙，神明消灭，变为异物，幽潜重泉，徒为啼泣者已也，非人也，医不为之代也。从此处语医，自是求之于己，不复求之于人。从己求医，求之于知；从人求医，求之于行。知行合一之学，道则皆然，医事独否。知则必不能行，行则未必能知。行者之精神力量都用在"行"上，何由去"知"？但能各承家技，终始顺旧，罔不行矣，终日杀人，亦只是行。知者之精神力量都用在"知"上，何暇去"行"？即使欲行，而思求经旨，以演其所知，较之相对斯须便处汤药者，钝不如敏，庶己见病知源；较之省疾问病务在口给者，藏不如炫，徒知活人孰与活口？所以群言莫正，高技常孤。在仲景之身，已是一钝秀才，持此诲及于医，又何利于医而屑其教诲者？故半夜晨钟，仅于序中为蒙蒙昧昧辈一唤，起此游魂，预掩其啼泣也。若是真正惜命，亟从己上作工夫，等医事于自家之身心性命，即君亲亦是己之君亲，贫贱亦是己之贫贱。至若"保身长全，以养其生"，盖是己之身与生，从爱身知己中广及爱人知人，无非自己求之者，于己处求知，不于己处求行，则寻师俱在吾论中，无他觅也。其间"见病知原"，是全论中丹头；若能"寻余所集，思过半矣"，是全论中鼎灶；"思求经旨，以演其所知"，是全论中火候。要此火候足时，须要晓得此论是知医的渊源，从艰难中得之，不是行医的方技，以简便法取之者也。故一篇之中，创凡医之害正，痛举世之昏迷，于忧谗畏讥之际，不啻三致意焉。盖深惧夫邪说惑民，将来不以吾论为知之次，反借吾论为行之首，从医道中生出乡愿来，以贼吾论，于千百世后恣其所措，将何底止？故预示读吾论者，亟以医惩艾[①]也。吾故曰：得仲景之《伤寒论》而读之，先须辟去叔和之序例始；敢向叔和之序例而辟之，先须读著仲景此处之自序始。按：程郊倩，名应旄，新安人也。喜读书，神悟过人。但变更仲景原文，以为注疏，未免聪明误用。而少阳、太阴等篇尤多葛藤，不可为法。若使全部中尽如此注之纯，则仲景必许为贤弟子，后学者可奉为大宗师矣。

---

① 惩艾：惩治也。

凡　例

一、仲景书本于《内经》，法于伊尹，汉《艺文志》及皇甫谧之言可据。盖《内经》详于针灸，汤液治病始自伊尹，扁鹊、仓公因之。至仲景专以方药为治，而集群圣之大成。医门之仲景，即儒门之孔子也。但其文义高古，往往意在文字之外，注家不得其解，疑为王叔和之变乱。而不知叔和生于晋代，与仲景相去未远，何至原书无存耶？若仲景另有原书，叔和何能尽没，以致今日之所存者，仅有叔和之编次耶？要知"平脉"、"辨脉"、"伤寒例"、诸"可与不可与"等篇，为王叔和所增，增之欲补其未详，非有意变乱也。然仲景即儒门之孔子也，为叔和者，亦游、夏① 不能赞一辞耳。兹故于其所增者削之。

一、叔和编次《伤寒论》，有功千古，增入诸篇，不书其名，王安道惜之。然自"辨太阳病脉证"至"劳复"止，皆仲景原文。其章节起止照应，王肯堂谓如神龙出没，首尾相顾，鳞甲森然。兹刻不敢增减一字，移换一节。

一、成无己注后，诸家皆有移易，若陶节庵、张景岳、程山龄② 辈无论矣。而方中行、喻嘉言、程郊倩、程扶生、魏念庭、柯韵伯皆有学问、有识见之人，而敢擅改圣经，皆由前人谓《伤寒论》非仲景原文，先入为主。遂于深奥不能解之处，不自咎其学问之浅，竟归咎于叔和编次之非。遂割章分句，挪前换后，以成一篇畅达文字。如诗家之集李集杜，虽皆李、杜句，究竟非李、杜诗也。余愿学者从仲景原文细心体认，方知诸家之互相诋驳者，终无一当也。

一、宣圣云：信而好古。成无己注《伤寒论》，不敢稍参意见而增删移易，盖好由于信也。后辈不得仲景之旨，遂疑王叔和之误，以致增出三大纲之说，传经为热、直中为寒之论，今古南北贵贱之分，三时正冬之异，种种谬妄，皆由不信故也。惟张隐庵、张令韶二家，俱从原文注解，虽间有矫枉过正处，而阐发五运六气、阴阳交会之理，恰与仲景自序撰用《素问》、《九卷》、"阴阳大论"之旨吻合，余最佩服。今照二家分其章节，原文中衬以小注，俱以二家之说为主。而间有未甚惬心者，另于方中行、喻嘉言各家中，严其采择以补之。盖以各家于仲景原文前者后之、后者前之，字句、药品任意增减改易，既非全璧，而分条注释，精思颖悟，不无碎金，总期于经旨明畅而后已。

一、仲景《伤寒论》，即《内经》所言三阴三阳各因其脏脉之理，二张会全部《内经》以为注解。余百读之后，神明与浃，几不知我即古人，古人即我。故每节总注，或注其名，或止注述字，不拘拘以形迹论也。至于各家有一得之处，必注其姓名，盖以作

---

① 游、夏：即子游、子夏，系孔子的学生。
② 程山龄：即程钟龄。

家苦心不容没也。

一、是书虽论伤寒，而百病皆在其中：内而脏腑，外而形身，以及气血之生始，经俞之会通，神机之出入，阴阳之变易，六气之循环，五运之生制，上下之交合，水火之相济，寒热虚实、温清补泻，无不悉备。且疾病千端，治法万变，统于六经之中，即吾道一以贯之之义。若读《灵》《素》《难经》，不于此求其实用，恐坠入张景岳一流，以阴阳二字说到《周易》，说到音律并及仙释，毫无下手工夫；止以人参、地黄，自数钱以及数两，为真阴、真阳之主药，贻害无所底止。急读此书，便知悔悟。

一、此书原文中衬以小注，只求经旨明畅，绝不敢骛及高远，致学者有涉海问津之叹。唯是汉文语短味长，往往于一二虚字中寓其实理，且于无字中运其全神。余衬以小注，采各家之精华，约之于一言一字，读者最宜于此处著眼。

一、余前刻数种，采集固多，而独出己见者亦复不少。惟此刻以二张为主，又博采各家独得之言，融会大旨，而为小注，去取则有之，杜撰则无也。

一、《伤寒论》及《金匮》方出自上古及伊尹汤液，明造化之机，探阴阳之本，所有分两、煮法、服法等，差之一黍，即大相径庭。余另有《长沙方歌括》六卷附后。

一、《伤寒论》晋太医令王叔和撰次，宋臣林亿等校正，金聊摄成无己注解，此为原本。如"辨脉"、"平脉"、"序例"，前贤谓其出于叔和之手。余细绎文义，与六经篇不同。至于诸"可与不可"篇，余即以叔和之说定之。叔和云：夫以疾病至急，仓卒寻按，要者难得，故重集可与不可方治列之篇后，其为叔和所作无疑。兹余于叔和所增入者悉去之，去之所以存其真也。

读　法

按：仲景《伤寒论》六经与《内经·热病论》六经，宜分别读。王叔和引《热病论》文为序例，冠于《伤寒论》之首，而论中之旨反因以晦。甚矣！著作之难也。

按：六气之本标中气不明，不可以读《伤寒论》。《内经》云：少阳之上，火气治之，中见厥阴；阳明之上，燥气治之，中见太阴；太阳之上，寒气治之，中见少阴；厥阴之上，风气治之，中见少阳；少阴之上，热气治之，中见太阳；太阴之上，湿气治之，中见阳明。所谓本也，本之下中之见也，见之下气之标也。本标不同，气应异象。《内经》此旨深邃难测，即王太仆所注亦不过随文敷衍，未见透彻。惟张景岳本张子和之说而发挥之，洵可谓千虑之一得也。（另图于后）

按：《至真要大论》曰：少阳、太阴从本；少阴、太阳从本从标；阳明、厥阴不从标本，从乎中也。何则？少阳、太阴从本者，以少阳本火而标阳，太阴本湿而标阴，标本同气，故当从本。然少阳、太阴亦有中气，而不言从中者，以少阳之中，厥阴木也，木火同气，木从火化矣，故不从中也。太阴之中，阳明金也，土金相生，燥从湿化矣，故不从中也。少阴、太阳从本从标者，以少阴本热而标阴，太阳本寒而标阳，标本异气，故或从本或从标，而治之有先后也。然少阴、太阳亦有中气，以少阴之中太阳水也，太阳之中少阴火也。同于本则异于标，同于标则异于本，故皆不从中气也。至若阳明、厥阴不从标本，从乎中者，以阳明之中，太阴湿土也，亦以燥从湿化矣。厥阴之中，少阳火也，亦以木从火化矣。故阳明、厥阴不从标本，而从中气也。要之，五行之气，以木遇火则从火化，以金遇土则从湿化，总不离于水流湿火就燥、同气相求之义耳。然六气从化，未必皆为有余。知有余之为病，亦当知其不及之难化也。夫六经之气，时有盛衰，气有余则化生太过，气不及则化生不前。从其化者化之常，得其常则化生不息；逆其化者化之变，值其变则强弱为灾。如木从火化也，火盛则木从其化，此化之太过也；阳衰则木失其化，此化之不前也。燥从湿化也，湿盛则燥从其化，此化之太过也；土衰则金失其化，亦化之不前也。五行之气正对俱然，此标本生化之理所必然者。化而过者宜抑，化而不及者不宜培耶？此说本之张景岳，诚觉颖悟，但彼时未得明师友以导之，致终身受高明之过，可惜也夫！

按：程郊倩云：经，犹言界也，经界既正，则彼此辄可分疆；经，犹言常也，经常既定，则徙更辄可穷变。六经署而表里分，阴阳划矣。凡虚实寒温之来虽不一其病，务使经署分明，则统辖在我，不难从经气浅而浅之，深而深之；亦不难从经气浅而深之，深而浅之可也。

按：六经之为病，仲景各有提纲。太阳以脉浮、头痛、项强、恶寒八字提纲；阳明以胃家实三字提纲；少阳以口苦、咽干、目眩六字提纲；太阴以腹满而吐、食不下、自利益甚、时腹自痛、若下之必胸下结鞕二十三字提纲；少阴以脉微细、但欲寐六字提纲；厥阴以消渴、气上撞心、心中疼热、饥而不欲食、食则吐蛔、下之利不止二十四字提纲。以提纲为主，参以论中兼见之证，斯无遁情矣。鞕音硬，坚也。蛔，食虫也。

按：程郊倩云：仲景六经条中，不但从脉证上认病，要人兼审及病情。故太阳曰恶寒，阳明曰恶热，少阳曰喜呕，太阴曰食不下，少阴曰但欲寐，厥阴曰不欲食，凡此皆病情也。

按：柯韵伯云：太阳为先天之巨阳，其热发于营卫，故一身手足壮热；阳明乃太少两阳相合之阳，其热发于肌肉，故蒸蒸发热；少阳为半表半里之阳，其热发于腠理，时开时合，故往来寒热。此三阳发热之差别也。太阴为至阴，无热可发，因为胃行津液以灌四旁，故得主四肢，而发热于手足，所以太阴伤寒手足自温，太阴中风四肢烦疼耳；少阴为封蛰之本，若少阴不藏，则坎阳无蔽，故有始受风寒而脉沉发热者，或始无表热，八九日来热入膀胱，致一身手足尽热者；厥阴当两阴交尽，一阳初生，其伤寒也，有从阴而先厥后热者，从阳而先热后厥者，或阳进而热多厥少，或阳退而热少厥多，或阴阳和而厥与热相应者。是三阴发热之差别也。

按：高士宗云：热，阳气也；寒，阴气也。恶寒者，周身毛窍不得阳气之卫外，故皮毛啬啬然洒淅也。人周身八万四千毛窍。太阳卫外之气也，若病太阳之气，则通体恶寒。从头项而至背脊，太阳循行之经也。若病太阳之经，则其背恶寒，恶寒之外，又有身寒。身寒者，著衣重复而身常寒，乃三焦火热之气不能温肌肉也。本论云：形冷恶寒者，此三焦伤也，即身寒之谓也。

按：《灵枢·本脏篇》云：三焦膀胱者，腠理毫毛其应。是太阳又主通体之毫毛，而为肤表之第一层，故必首伤太阳也。然亦有不从太阳，而竟至于阳明、少阳以及于三阴者，张令韶注云，此又值三阴三阳所主之部位而受之也。《灵枢·病形》篇云：中于面，则下阳明；中于项，则下太阳；中于颊，则下少阳。其中于膺背两胁，亦中其经。又曰：中于阴者，常从跗臂始。此皆不必拘于首伤太阳也。柯韵伯云：本论太阳受邪，有中项、中背之别，中项则头项强痛，中背则背强几几也；阳明有中面、中膺之别，中面则目痛鼻干，中膺则胸中痞鞕也；少阳有中颊、中胁之别，中颊则口苦咽干，中胁则胁下痞硬也。此岐伯"中阳溜经"之义。其云邪中于阴从跗臂始，奈何？谓自经及脏，脏气实而不能容，则邪还于腑？故本论三阴皆有自利证，是寒邪还腑也；三阳皆有可下证，是热邪还腑也。此岐伯"中阴溜腑"之义。

按：张令韶云：传经之法，一日太阳，二日阳明，三日少阳，四日太阴，五日少阴，六日厥阴。六气以次相传，周而复始，一定不移，此气传而非病传也。本太阳病不解，或入于阳，或入于阴，不拘时日，无分次第。如传于阳明，则见阳明证；传于少阳，则见少阳证；传于三阴，则见三阴证。论所谓阳明、少阳证不见者，为不传也。伤寒三日，三阳为尽，三阴当受邪；其人反能食而不呕者，此为三阴不受邪也。此病邪之传。须知正气之相传，自有定期。病邪之相传，随其证而治之，而不必拘于日数，此传经之大关目也。不然，岂有一日太阳则见头痛、发热等证，至六日厥阴不已，七日来复于太阳，复又见头痛、发热之证乎？此必无之理也。且三阴三阳，上奉天之六气，下应地之五行，中合人之脏腑，合而为一，分而为三，所该者广。今人言太阳止曰膀胱，言阳明止曰胃，言少阳止曰胆，三阴亦然，是以有传足不传手之说。不知脏腑有形者也，三阴三阳无形者也，无形可以该有形，而有形不可以概无形。故一言三阳，而手足三阳俱在其中；一言三阴，而手足三阴俱在其中。所以六经首节止提太阳之为病，而不言足太阳、足少阴之为病，其义可思矣。况论中厥阴心包、少阳三焦、太阴肺之证颇多；又阳明燥结，有不涉于大肠者乎？传足不传手之说非也。

按：《内经》云：太阳为开，阳明为阖，少阳为枢；太阴为开，厥阴为阖，少阴为枢。此数语为审证施治之大关键。至于病发何经，或始终只在一经，或转属他经，或与他经合病、并病，各经自有各经之的证可验，原不可以日数拘。而一日太阳至六日厥阴之数，周而复始，谓之经气，其日数一定不移。医者先审出确系那一经之病证，再按各经值日之主气定其微甚，卜其生死，乘其所值之经气而救治之，此论中之大旨也。其一二日、八九日、十余日等字，皆是眼目，不可只作间字读也。

按：或问张令韶曰：伤寒六气相传，正传而非邪传固已，不知无病之人正亦相传否？不然，正自正传，邪自邪传，两不相涉，正传可以不论，何以伤寒必计日数也？答曰：无病之人，由阴而阳，由一而三，始于厥阴，终于太阳，周而复始，运行不息，莫知其然。无病之人经气之传，无所凭验。病则由阳而阴，由三而一，始于太阳，终于厥阴。自得病之日，即从太阳逆传，一日一经。一逆则病，再逆则甚，三逆而死矣。所以伤寒传经，不过三传而止，安能久逆也？其有过十八日不愈者，虽病而经不传也，不传则势缓矣。

按：宋元以后医书，皆谓邪从三阳传入，俱是热证，惟有下之一法。论中四逆、白通、理中等方，俱为直中立法。何以谓之直中？谓不从三阳传入，径入三阴之脏，惟有温之一法。凡传经俱为热证，寒邪有直中而无传经，数百年来相沿之说也。余向亦深信其然，及临证之久，则以为不然。"直中"二字，《伤寒论》虽无明文，而直中之病则有之。有初病即见三阴寒证者，宜大温之；有初病即是三阴热证者，宜大凉之、大下之。是寒热俱有直中，世谓直中皆为寒证者，非也；有谓递次传入三阴尽无寒证者，亦非也。盖寒热二气，盛则从化，余揆其故则有二：一从病体而分，一从误药而变，何则？人之形有厚薄，气有盛衰，脏有寒热，所受之邪，每从其人之脏气而为热化、寒化。今试譬之于酒，酒取诸水泉，寒物也；酒酿以曲蘖，又热物也。阳脏之人过饮之，不觉其寒，第觉其热，热性迅发则吐血、面疮诸热证作矣；阴脏之人过饮之，不觉其热，但觉其寒，寒性凝滞则停饮、腹胀、泄泻诸寒邪作矣。知此愈知寒热之化，由病人之体而分也。何谓误药而变？凡汗下失宜，过之则伤正而虚其阳，不及则热炽而伤其阴。虚其阳，则从少阴阴化之证多，以太阳、少阴相表里也；伤其阴，则从阳明阳化之证多，以太阳、阳明递相传也。所谓寒化、热化，由误治而变者此也。至云寒邪不相传，更为不经之说。仲景云：下利、腹胀满、身体疼痛者，先温其里，乃攻其表，温里宜四逆汤，攻表宜桂枝汤，此三阳阳邪传入三阴，邪从阴化之寒证也。如少阴证下利，白通汤主之，此太阴寒邪传入少阴之寒证也；如下利清谷，表寒外热，汗出而厥者，通脉四逆汤主之，此少阴寒邪传入厥阴之寒证也。谁谓阴不相传，无阳从阴化之理乎？末段采吴氏说，与本注略有异同，然大体却不相悖。

按：论中言脉，每以寸口与趺阳、少阴并举。又自序云：按寸不及尺，握手不及足，人迎、趺阳三部不参等语，是遍求法，所谓撰用《素问》《九卷》是也。然论中言脉不与趺阳、少阴并举者，尤多是独取寸口法，所谓撰用《八十一难》是也。然仲景一部书，全是活泼泼天机，凡寸口与趺阳、少阴对举者，其寸口是统寸、关、尺而言也；与关、尺并举者，是单指关前之寸口而言也。然心营、肺卫应于两寸，即以论中所言之寸口，俱单指关前之寸口而言，未始不可也。曰足太溪穴属肾，足趺阳穴属胃，仲景用少阴、趺阳字眼，犹云肾气、胃气。少阴诊之于尺部，趺阳诊之于关部，不拘拘于穴道上取诊，亦未始不可也。然而仲景不言关、尺，止言少阴、趺阳，何也？盖两寸主乎上焦，营卫之所司，不能偏轻偏重，故可以概言寸口也。两关主乎中焦，而脾胃之所司，左统于右，若剔出右关二字，执著又不该括，不如止言趺阳之为得也。两尺主乎下焦，而肾之所司，右统于左，若剔出左尺二字，执著又不该括，不如止言少阴之为得也。至于人迎穴在结喉，为足阳明之动脉，诊于右关，更不待言矣。而且序文指出"三部"二字，醒出论中大眼目，学者遵古而不泥于古，然后可以读活泼泼之《伤寒论》。

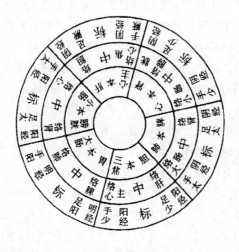

脏腑经络之标本：脏腑为本，居里；十二经为标，居表；表里相络者为中气，居中；所谓络者，乃表里互相维络，如足太阳膀胱经络于肾，足少阴肾经亦络于膀胱也。余仿此。

图 4-1　脏腑应天本标中气图

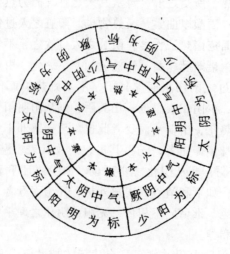

六经之气，以风、寒、热、湿、火、燥为本，三阴三阳为标，本标之中见者为中气。中气如少阳、厥阴为表里，阳明、太阴为表里，太阳、少阴为表里。表里相通，则彼此互为中气。义出《六微旨大论》。

图 4-2　上中下本标中气图

目　录

按：前人谓《伤寒论》三百九十七法、一百一十三方，柯氏非之，余向亦服柯氏之
灼见。然二十年来，诵读之余，偶得悟机，必注其旁。甲寅乙卯，又总录之，分为二
种：一曰《伤寒论读》，一曰《长沙心法》，尚未付梓。己巳岁保阳供职之余，又著《伤
寒论浅注》一十二卷，删去《伤寒序例》《平脉》《辨脉》及《可与不可与》等篇，断为
叔和所增，即《痉湿暍篇》亦是叔和从《金匮》移入。何以知之？即于前人所谓三百九
十七法、一百一十三方二句知之也。其一百一十三方之数，宋元旧本与近本俱同，无庸
赘论。而喻嘉言于各节后旁注，计共几法，未免强不知以为知。张宪公、王晋三以各方
后㕮咀为末、先后煮、啜粥不啜粥、饮暖水、日几服夜几服等为法，亦不过于人人俱略
中点个眼目，非于全论中明其体用。且三百九十七之数亦不相合，余不敢阿其所好。新
安程郊倩一翻前说，谓论中各自名篇，而不言法；其辨脉、平脉系之以法，而不名篇，
法止有二，多则不成法矣。而不知王叔和以脉法自许，著有《脉经》行世，其《辨脉》
《平脉》原为叔和所增。程郊倩《后条辨》一部，有心与叔和为难，而竟崇奉此二篇为
不易之法。是贬驳叔和者，反为叔和之功臣。叔和有知，当亦哑然笑矣。余考仲师原论
始于太阳篇，至《阴阳易差后劳复》篇止，共计三百九十七节。二张于阳明篇病人无表
里一节，误分为两节，今改正之。何以不言节而言法？盖节中字字是法，言法即可以该
节也。至于痉湿暍证，虽当与本论另看，而义实相通。叔和引《金匮》原文以附之，不
敢采入论中一方，微示区别之意也。其序例、辨脉、平脉诸篇，开手处先挈立论之大
端。其可与不可诸篇总结处，重申立论之法戒。编次之体裁如是，王安道谓其附入己意
不明，书其名而病之。岂知其附入处，用笔敷辞，不敢临摹一式，大有深意。天下后
世，若能体会于文字之外者，许读此书。否则，宁使千千万万门外汉讽我谤我，藉权力

而陷我穷途之哭。总不使未入我白眼中者，向人说曾读我书。曾读我所读之书则幸甚，叔和谅亦嵇、阮一辈人欤！

卷　一

闽　长乐　陈念祖　修园　集注
男　　蔚　　古愚　　同参校
　　元犀　灵石

辨太阳病脉证篇

太阳主人身最外一层，有经之为病，有气之为病，主于外则脉应之而浮，何以谓经？《内经》云：太阳之脉连风府，上头项，挟脊，抵腰，至足，循身之背，故其为病头项强痛。何以谓气？《内经》云：太阳之上，寒气主之。其病有因风而始恶寒者，有不因风而自恶寒者，虽有微甚，而总不离乎恶寒。盖人周身八万四千毛窍，太阳卫外之气也。若病太阳之气，则通体恶寒；若病太阳之经，则背恶寒。

此言太阳之为病总提大纲。

太阳脉浮，头项强痛之病，若得病而即见发热，风为阳邪，其性迅速也；且见汗出，风干肌腠而外不固也。恶寒之微，见风始恶而为恶风，风性散漫，于浮脉之中，而觉其急缓者，此病名为中风。其名为中奈何？盖以风者善行而数变，由毫毛直入肌腠，如矢石之中人也。

此论风中太阳之肌腠。受业薛步云按：风，阳邪也。太阳之标为阳，两阳相从之为病，重在"发热"二字。

太阳脉浮，头项强痛之病，中风外又有阴邪之证。其邪浅，其人阳气盛者，即时或已发热；其邪深，其人阳气弱者，其时或未发热，然已发未发，虽曰不同，而于其先见之时，可以断其必然者，一在恶寒，以伤寒必恶寒，无风时亦觉其寒，非若恶风者，有风时始觉其寒也；一在体痛，以寒邪外束，伤太阳通体之气也；一在呕逆，以寒邪内侵，里气不纳也。其为脉阴尺阳寸俱紧者，以太阳本寒，而加以外寒，两寒之气凝聚于中故也。此非太阳中风，而名之曰伤寒。其名为伤奈何？以肤表第一层而受损伤也。

此论寒伤太阳之肤表。受业薛步云按：寒，阴邪也。太阳之本为阴，两阴相合之为病，重在"恶寒"二字。

人之言伤寒者，动曰传经，其所以然之理难言也。有正传，有邪传，有阴阳表里之气相传，有六经连贯之气相传。请以阴阳表里之气相传者言之：伤寒一日，太阳之气受之，然太阳与少阴相表里，脉若安静而不数急者，为止在太阳，而不传于少阴也；颇欲吐者，即少阴欲吐不吐之见证。若兼见足少阴之躁、手少阴之烦，诊其脉数急而不安静者，乃病太阳之气，中见少阴之化为传也。伤寒如此，中风亦然。

又以六经之气相传言之：伤寒二日当阳明主气之期，三日当少阳主气之期。若阳明之身热，自汗，不恶寒，反恶热之外证不见，少阳之口苦，咽干，目眩之外证不见者，为气之相传，而病不与气俱传也。伤寒如此，中风可知矣。二经如此，他经可知矣。

此二节，一论阴阳表里相传，一论六经之气相传。

且夫太阳病之即发者，有中风、伤寒之异。至于不即发者，《内经》谓冬伤于寒，春必病温，为伏邪蕴酿成热，邪自内出。其证脉浮，头项强痛，故亦谓之太阳病。但初起即发热而渴，不恶寒者，须于中风、伤寒之外区别，为温病。治宜寒凉以解散，顺其性以导之，如麻杏甘石汤之类。若无头项强痛之太阳病，但见发热而渴、不恶寒之证，是太阳底面少阴为病。《内经》谓冬不藏精，春必病温是也。如心中烦不得卧者，黄连阿胶汤主之。稍轻者，阳盛阴虚之人，周身之经络浑是热气布护，治法只宜求之太阳暑之里，阳明暑之表。如所云心中懊恼、舌上苔者，栀子豉汤主之；渴欲饮水、口干舌燥者，白虎加人参汤主之；脉浮，发热，渴欲饮水，小便不利者，猪苓汤主之之类，切不可用辛温以发汗。若医者误用辛温之剂汗之，其内蕴之热得辛温而益盛。不特汗后身不凉静，而且发汗已，身反灼热者，是温病为风药所坏，遂变重证。名曰风温。风温之为病，若何？其脉阴尺阳寸俱浮，其证自汗出，犹为太阳中风之本象，而大可患者全显出少阴之危象。肾主骨，热在骨，故身重，热入阴分，故神昏而多眠睡，鼻息必鼾，为肾热而壅于肺；语言难出，为肾热而壅于心，以肾脉上连心、肺也。若被误下者，津液竭于下，而小便不利，津液竭于上，则目系紧急而直视，且既竭之余，肾气将绝，不能约太阳之气而失溲。危乎，危乎！若更被火灸或烧针者，以热攻热，肾败而现出克攻之象。微者皮肤发黄色，为土克水。剧则热亢攻心，如惊痛，热极生风，时瘛疭。其皮肤不止发黄，竟若火熏之，现出黄中带黑之色，是被下为一逆，被火再为逆。一逆尚可引日，再逆则促其命期。推而言之，凡服一切消导之药，皆犯被下之禁；凡服一切辛热之药，皆犯被火之禁，医者可不慎乎哉？

此言太阳病中有温病，误治即变风温也。

太阳底面，即是少阴。治太阳之病，即宜预顾少阴。二经标本寒热不同，医者必先了然于心，然后丝丝入扣。《内经》云：太阳之上，寒气主之，以寒为本，以热为标也。又云：少阴之上，君火主之。以热为本，以寒为标也。病有发热恶寒者，发于太阳之标阳也；无热恶寒者，发于少阴之标阴也。发于阳者七日愈，发于阴者六日愈，以阳数七、阴数六故也。

此一节，提阴阳寒热标本之大纲，并按阴阳之数，以定病愈之期，言手足标本之异。手之太阳其标热也，与手少阴为表里。发热恶寒，发于手太阳之标阳也。足之太阳其本寒也，与足少阴为表里。无热恶寒，发于足少阴之标阴也。

何以谓发于阳者七日愈？请言其所以愈之故。如太阳病，头痛等证至七日以上应奇数而自愈者，以太阳之病，自行其本经已尽七日之数故也。若未愈欲作再经者，阳明受之，宜针足阳明足三里穴以泄其邪，使经不传则愈。推之发于阴者六日愈之故，亦可以此例而得其旨矣。

此节承上文而言病愈之期，又提出"行其经"三字，谓自行其本经，与传经不同，曲尽伤寒之变幻。

六经皆有行有传，举太阳以为例。

察阴阳之数，既可推其病愈之日，而六经之病欲解，亦可于其所旺时推测而知之。太阳病欲解之时，大抵从巳至未上者，以巳午二时，日中而阳气降，太阳之所主也。邪欲退正欲复，得天气之助，值旺时而解矣。

此一节承上文而言病愈之时，以见天之六淫，能伤人之正气；而天之十二时，又能助人之正气也。

邪解后，未全畅快，曰病衰，曰少愈，皆可以"不了了"三字赅之。风，阳邪也，如太阳中风家，七日阳得奇数，邪气从表而解。然虽解而余邪不了了净尽者，俟过五日，五日为一候，五脏元气始充，合共十二日，精神慧爽而愈。推之寒为阴邪，如发于阴之病，六日阴得偶数而解。既解而不了了者，亦须复过一候，大抵十一日而愈矣。若误治又不在此例。

此一节承上文言既愈之后而定以全愈之期也。

医家辨证，开口一言太阳，瞩目即在少阴。须知太阳标热而本寒，少阴标寒而本热。太阳之标，即少阴之本；少阴之本，即太阳之标。上章以发热、无热言，犹未畅明其义。兹请再申之，为辨太阳之证者辨到太阳之根。病人身大热，为太阳之标热在外，而反欲得近衣者，为少阴之标寒在内，是热在太阳所主之皮肤，寒在少阴所主之骨髓也；身大寒，为太阳之本寒在外，而反不欲近衣者，为少阴之本热在内，是寒在太阳所主之皮肤，热在少阴所主之骨髓也。身之寒热不足凭，必以骨髓之寒热为主。阳根于阴，司命者不可不深明此理也。

此一章承前章阴阳寒热标本之旨，深一层立论。

上章言其所恶，此章言其所欲，皆探其病情。程郊倩云：阴阳顺逆之理，在天地征之于气者，在人身即协之于情，情则无假。合之前三章，彼为从外以审内法，

此则从内以审外法。

救治之法，须辨脉证以立方。先以太阳言：太阳中风，风为阳邪而中于肌腠，其脉阳寸浮而阴尺弱。阳浮者，风势迅发，不待闭郁而热自发；阴弱者，津液漏泄，不待覆盖而汗自出。而且啬啬欲闭之状而恶寒。淅淅欲开之状而恶风，翕翕难开难合之状而发热，阳邪上壅而鼻鸣，阳邪上逆而干呕者，中风脉证的确无疑。桂枝汤主之。

此一节言风中太阳之肌腠，立方以救治也。

桂枝汤方

桂枝三两，去皮　芍药三两　甘草二两，炙　生姜三两，切　大枣十二枚，擘

上五味㕮咀，以水七升，微火煮取三升，去滓。适寒温，服一升，服已须臾，啜热稀粥一升余，以助药力。温覆令一时许，遍身漐漐，微似有汗者益佳。不可令如水流漓，病必不除。若一服汗出病差，停后服，不必尽剂。若不汗，更服依前法。又不汗，后服小促其间，半日许，令三服尽。若病重者，一日一夜服，周时观之。服一剂尽，病证犹在者，更作服。若不汗出者，乃服至二三剂。禁生冷、粘滑、肉面、五辛、酒酪、臭恶等物。

桂枝汤调阴阳、和营卫，为太阳中风之主方，而其功用不止此也。凡中风、伤寒、杂病，审系太阳之为病，医者必于头痛发热等公同证中认出。汗出一证为大主脑。汗出则毛窍空虚，亦因而恶风者，桂枝汤主之。不必问其为中风、伤寒、杂病也。第审其汗出斯用之，无有不当矣。

此一节承上节而推广桂枝汤之用。

虽然病在太阳之肌腠，桂枝汤诚为切当。若太阳经输之病，专用桂枝汤原方，恐未能丝丝入扣。《内经》云：邪入于输，腰脊乃强。盖太阳之经输在背。太阳病，

项背不舒而强如短羽之鸟，欲飞而不能飞，其状几几，是邪入太阳之经输也。夫邪之中人，始于皮毛，次及肌络，次及经输。今者邪入经输，则经输实而皮毛虚，故反汗出而恶风。视桂枝证同而不同者，非得葛根入土最深，其藤延蔓似络，领桂枝直入肌络之内，而还出于肌肤之外者，不能捷效。必以桂枝加葛根汤主之。

此一节言太阳经输之证，亦承上节推广桂枝汤之用而不泥其方。

桂枝加葛根汤方

桂枝三两，去皮　芍药三两　甘草二两，炙　生姜三两，切　大枣十二枚，擘　葛根四两

上六味，以水七升，纳诸药，煮取三升，去滓，温服一升，不须啜粥。余如桂枝将息及禁忌法。

桂枝汤为肌腠之主方。邪在肌腠，既可于汗出等正面看出，亦可于误治后反面勘出。太阳病，误下之后，则太阳之气当从肌腠而下陷矣。若不下陷而其气竟上冲者，是不因下而内陷，仍在于肌腠之间，可与桂枝汤，方用前啜稀粥温覆微取汗法，从肌腠外出而愈矣。若不上冲者，邪已内陷，不在肌腠之中，桂枝不可与之。

此一节，承上节以起下文五节之意。

张令韶曰：经云太阳根于至阴．是太阳之气由至阴而上于胸膈，由胸膈而出于肌腠，由肌腠而达于皮毛，外行于三阳，内行于三阴。气从此而出入，邪亦从此而出入。师所谓其气者，指此而言也。读者知正气之出入如此，则邪气之出入亦如此，则于此道知过半矣。所以伤寒言邪即言正，而言正即可以识邪。

按：读熟此注，方知论中经气传行及一日、二日、三日、五六日等，皆是眼目。

然而不可与者，又不止此。太阳病三日，已三阳为尽，发汗，则肌表之寒自解。若吐，则中膈之邪当解；若下，则肠胃之邪当解；若温针，则经脉之邪当解。当解而仍不解者，此为医者误治坏病。坏病不关肌腠，故桂枝汤不中与也。观其脉证，知犯何逆，或随其发汗之逆，或随其吐、下、温针之逆，分各证而救治之可也。

此一节承上节言，病不关于肌腠者，桂枝汤用之而不当。

且更有必不可与者，不得不重为叮咛。桂枝汤本为解肌，与麻黄汤为肤表之剂迥别。盖邪之伤人，先伤肤表，次及肌腠。惟风性迅速，从肤表而直入肌腠，则肌腠实而肤表虚，所以脉浮缓、汗自出，不曰伤而曰中也。若其人脉浮紧，发热汗不出者，明明邪在肤表，不在肌腠，不可与也。甚矣哉！桂枝汤为不汗出之大禁。当须识此，勿令误也。

此一节承上节，分别桂枝本为解肌，大殊发表之剂，重为叮咛。

桂枝本为解肌，以汗自出为据，然亦有不可固执者。若酒客病，湿热蕴于内，其无病时，热气熏蒸，固多汗出，及其病也，脉缓汗出可知矣。然其病却不在肌腠之内，故不可与桂枝汤。若误与之，得此汤以助湿热，且甘能壅满。则为呕，盖以酒客喜苦而不喜甘故也。推之不必酒客，凡素患湿热之病者，皆可作酒客观也。

此一节承上节"桂枝本为解肌"句，言湿热之自汗不为肌腠之病，又当分别。

桂枝本为解肌，若喘则为邪拒于表，表气不通而作，宜麻黄而不宜桂枝矣。然亦有桂枝证悉具，惟喘之一证不同，当知是平日素有喘之人，名曰喘家，喘虽愈而得病又作。审系桂枝证，亦不可专用桂枝汤，宜加厚朴从脾而输其气。杏子从肺以利其气。佳。

此一节承上节"桂枝本为解肌"句，言喘不尽由于肌腠之病，不可专用桂枝汤。

得汤则呕，请申其义。凡不当服桂枝汤而服之，不但呕，而且吐者，以其人内有湿热，又以桂枝汤之辛热以助其热，而热相冲，反能涌越。热势所逼，致伤阳络，其后必吐脓血也。

此一节申明前二节得汤则呕之义。"序例"谓桂枝下咽，阳盛则毙者此也。

太阳病，固当汗之，若不取微似有汗，为发汗太过，遂漏不止。前云如水流漓，病必不除，故其人恶风犹然不去，汗涣于表，津竭于里，故小便难。四肢为诸阳之本，不得阳气以养之，故微急且至难以屈伸者，此因大汗以亡阳，因亡阳以脱液，必以桂枝加附子汤主之。方中取附子以固少阴之阳，固阳即所以止汗，止汗即所以救液，其理微矣！

此章凡九节，承上数章言太阳证之变动不居，桂枝汤之泛应不穷也。张令韶云：自此以下八节，论太阳之气可出可入，可内可外。外行于阳，内行于阴，出而皮肤，入而肌腠、经络，无非太阳之所操纵也。

桂枝加附子汤方 即桂枝汤原方加附子一枚，炮。

不但误汗而阳亡于外，设若误下亦致阳衰于内。太阳之气由胸而出入。若太阳病误下之后，阳衰不能出入于外内，以致外内之气不相交接，其脉数中一止，其名为促，气滞于胸而满者，桂枝去芍药汤主之。盖桂枝汤为太阳神方，调和其气，使出入于外内，又恐芍药之苦寒，以缓其出入之势。若脉不见促而见微，身复恶寒者，为阳虚已极，桂枝去芍药方中加附子汤主之。恐姜桂之力微，必助之附子而后可。

上节言误汗而阳亡于外，此节误下而阳衰于内。其方只一二味出入，主治判然。

按：阳亡于外，宜引其阳以内入，芍药在所必用；阳衰于内，宜振其阳以自立，芍药则大非所宜也。

桂枝去芍药加附子汤方 即桂枝去芍药加附子一枚，炮。

太阳头痛项强，发热恶寒之病，得之八日已过，至九日，正当少阳主气之期，藉其气以为枢转，故如疟状，亦见寒热往来。究竟发热恶寒，现出太阳本证，与真疟不同。所幸者，寒热并见之中，热较多而寒却少。太阳以阳为主，热多是主胜客负，露出吉兆。其人不呕，邪不转属少阳；清便欲自可，邪不转属阳明。其寒热一日二三度发，不似疟之有定候。太阳得少阳之枢转，邪气有不能自容之象。脉微者为邪衰，缓者为正复，皆为欲愈之证脉也。设脉但见其微，而不见其缓，是邪衰而正亦衰也。不见其发热，而但见其恶寒者，是客胜主负也。盖太阳底面即是少阴，今脉微，即露少阴脉沉细之机，恶寒即伏少阴厥逆及背寒之兆。此不独太阳虚，而少阴与太阳俱虚，不可更发汗、更下、更吐也。虽然证脉如此，宜其面色无热色矣；而面色反有热色者，以诸阳之会在于面。犹幸阳气未败，尚能鼓郁热之气而见于面；独恨阳气已虚，未能遂其所欲，自作小汗而解也。兹以其不能得小汗出，辨其面色有热色，而知郁热之气欲达于肌表；又察其肌表之气未知，而知周身必痒，邪欲出而不能出。宜桂枝麻黄各半汤以助之。

此一节，言病在太阳，值少阳主气之期而藉其枢转也。

桂枝麻黄各半汤方

桂枝一两十六铢，去皮　芍药　生姜切

甘草炙　麻黄去节。各一两　大枣四枚，擘
杏仁二十四个，汤浸，去皮尖及双仁者

上七味，以水五升，先煮麻黄一二
沸，去上沫；纳诸药，煮取一升八合，去
滓，温服六合。

太阳病，审其为桂枝证，用桂枝汤，
照法煮取三升，分三服。若初服桂枝汤一
升，反烦不解者，缘此汤只能治肌腠之
病，不能治经脉之病，治其半而遗其半故
也。宜先刺风池、风府，以泻经中之热，
却与留而未服之桂枝汤二升，照法服之，
则愈。

此一节，言太阳之病涉于肌腠而复干
于经脉也。风池二穴在头上三行；颞颥后
发际陷中，足少阳之经穴，针入三分，留
三呼。风府一穴上发际一寸筋内宛宛中，
督脉之经穴，针入四分，留三呼。二者皆
太阳经所过之处，故刺之以泻太阳之邪。

邪之在表与在肌，其治不可以或混。
而病之在表与在肌，其气未始不相通。如
审系太阳肌腠之病，服桂枝汤，取微似汗
者佳；若逼取大汗流漓而出，病反不除。
其脉势必变浮缓而为洪大者，察其桂枝证
未罢，当仍与桂枝汤，如前啜粥令微似汗
之法。是法也可以发汗，汗生于谷也；即
可以止汗，精胜而邪却也。凡系肌腠之
病，宜无不愈矣。若犹未能即愈，寒热往
来，其形似疟，但疟有定时，而此则作止
无常。日再发而与疟分别者，不独肌病，
兼见表病，表病汗出必解，宜桂枝二麻黄
一汤。此服桂枝后少加麻黄之一法。

此一节，言太阳之气在肌而复通于表
也。

桂枝二麻黄一汤方

桂枝一两十七铢，去皮　芍药一两六铢，麻
黄十六铢，去节　生姜一两六铢，切　杏仁十六
个，去皮尖　甘草一两二铢，炙　大枣五枚，擘

上七味，以水五升，先煮麻黄一二

沸，去上沫；纳诸药，煮取二升，去滓，
温服一升，日再服。

太阳之气由肌腠而通于阳明，服桂枝
汤，当取微似有汗者佳。今逼取太过，则
大汗出后，阳明之津液俱亡，胃络上通于
心，故大烦；阳明之上，燥气主之，故大
渴不解，阳气亢盛，诊其脉洪大无伦者，
白虎加人参汤主之。

此一节，言太阳之气由肌腠而通于阳
明也。

白虎为西方金神①，秋金得令，而炎
气自除。加人参者，以大汗之后，必救其
液以滋其燥也。

白虎加人参汤方

知母六两　石膏一斤，碎，绵裹　甘草二
两，炙　粳米六合　人参二两

上五味，以水一斗，煮米熟汤成，去
滓，温服一升，日三服。

太阳之气，外行于阳，内行于阴。太
阳与少阴为表里，其内行无论矣。而且有
陷入于脾，不能外达者，将何以辨之？辨
之于证与脉之相反。太阳为病，其证皆发
热恶寒，太阳以阳为主，若热多寒少，为
主胜客负，是将愈之吉兆。脉宜缓而不
弱，今脉微弱者，脉与证相反，是证为太
阳，其气内陷于至阴之中，全隐其太阳真
面目，不得不为之区别曰：此证为阳，而
脉则无阳也。阳主表，无阳则不可发其表
汗，从脉 不从证，断断然者，宜桂枝二
越婢一汤方，从至阴中以发越之。

此一节，言太阳之气陷于脾，而脾气
不能外达者，不发其表汗，宜越其脾气
也。

桂枝二越婢一汤方

桂枝去皮　芍药　甘草各十八铢　生姜

---

① 白虎为西方金神：《淮南子》："西方金也，其神为
太白，其兽白虎"。此借喻白虎汤。

一两二铢　大枣四枚，擘　麻黄十八铢，去节
石膏二十四铢，碎，绵裹

上七味，咬咀，以五升水，煮麻黄一
二沸，去上沫；纳诸药，煮取二升，去
滓，温服一升。本方当裁为越婢汤、桂枝
汤，合饮一升，今合为一方桂枝二越婢
一。

按：读方下所注，知仲景所用皆古
方，真述而不作之圣也。

不独陷于脾而不能外达，而且有陷于
脾而不能转输者。太阳病，服桂枝汤，服
后未愈。医者不审其所以未愈之故，或疑
桂枝汤之不当，而又下之，仍然表证不
解，而为头项强痛，翕翕发热，无汗，且
又兼见里证，而为心下满微痛，小便不利
者，然无汗则表邪无外出之路，小便不利
则里邪无下出之路。总由邪陷于脾，失其
转输之用，以致膀胱不得气化而外出，三
焦不行决渎而下出。《内经》云：三焦、
膀胱者，腠理毫毛其应，是言通体之太阳
也。此时须知利水法中，大有转旋之妙
用，而发汗亦在其中，以桂枝去桂加茯苓
白术汤主之。所以去桂者，不犯无汗之禁
也；所以加茯苓、白术者，助脾之转输。
令小便一利，则诸病霍然矣。

此一节，言陷脾不转输之治法也。

桂枝去桂加茯苓白术汤方

芍药三两　甘草二两，炙　生姜　茯苓
白术各三两　大枣十二枚

上六味，咬咀，以水八升，煮取三
升，去滓，温服一升。小便利则愈。

伤寒脉浮，自汗出，小便数，心烦，
微恶寒，脚挛急，此与桂枝证相似，但脚
挛急不似。考少阴之脉，斜走足心，上股
内后廉。凡辨证，当于所同处得其所独。
今据此挛急之一证，便知太阳之标热合少
阴之本热，为阴阳热化之病，热盛灼筋，
故脚挛急。并可悟脉浮、自汗、小便数皆

系热证，即有微恶寒一证，亦可知表之恶
寒渐微，则里之郁热渐盛。其与桂枝证，
貌虽相似而实悬殊。医者反与桂枝汤以攻
其表，此误也。病人阳盛于内，得此辛热
之药，《周易》谓亢龙有悔，阳亦外脱而
亡，便见厥证，水涸而咽中干，水火离而
烦躁，火逆而吐逆者，此时投以苦寒之剂
不受，惟以干姜炮黑，变辛为苦，同气以
招之，倍用甘草以缓之，二味合用，作甘
草干姜汤与之，以从治之法复其阳。若厥
愈足温者，更作芍药甘草汤与之，滋阴以
退热，热退其脚即伸；若胃气不和谵语
者，是前此辛热之毒留于阳明而不去，少
与调胃承气汤荡涤其遗热，取硝、黄以待
乎姜、桂也。他若太阳之本寒合少阴之标
寒为病，阴阳俱虚，重发其汗，则汗不止
而亡阳，复加烧针者，更逼其汗而亡阳，
必用四逆汤主之。均系亡阳，而彼此悬
隔。

此一节，言太阳标热合少阴本热之为
病，误治而变证不一也。

甘草干姜汤方

甘草四两，炙　干姜二两，炮

上咬咀，以水三升，煮取一升五合，
去滓，分温再服。

芍药甘草汤方

白芍药四两　甘草四两，炙

上二味，咬咀，以水三升，煮取一升
半，去滓，分温再服。

调胃承气汤方

大黄四两，去皮，清酒浸　甘草二两，炙
芒硝半升

上三味，咬咀，以水三升，煮取一
升，去滓，纳芒硝，更上火微煮令沸，少
少温服之。

四逆汤方

甘草二两，炙　干姜一两半　附子一枚，
生用去皮，破八片

上三味，㕮咀，以水三升，煮取一升二合，去滓，分温再服，强人可大附子一枚，干姜三两。

问曰：证象阳旦，按桂枝汤加附子增桂，名阳旦汤之法治之而增剧，厥逆，咽中干，两胫拘急而谵语。师曰曰字衍文：言夜半阴阳交接，手足当温，两脚当伸。后如师言。何以知此？答曰：两手六部皆名寸口，其脉下指即见为浮，而脉形宽阔为大。浮则为风，风为阳邪也；大则为虚，阴虚于内，不能为阳之守也。风则以阳加阳，故生微热；虚则阴液不足，故两胫挛。病证象桂枝，因取桂枝汤原方加附子一枚参其间，增桂枝三两，名阳旦汤。与服以令汗出，以附子温经，亡阳故也，盖附子为温经之药，阴寒用事，得之则温经以回阳，如桂枝加附子汤之治遂漏是也。阳热内盛，得之则温经以亡阳，如此汤之令汗出是也。审其厥逆，咽中干，烦躁，阳明内结，谵语烦乱，知其因服辛热之药所致，遂更易其治法，饮甘草干姜汤引外越之阳以返内。夜半天之阳生，而人之阳气亦还，两足当温，阴阳顺接而厥回。但阴津尚未全复，故胫尚微拘急，重与芍药甘草汤，苦甘生其阴液，尔乃胫伸。其谵语未止者，误服阳旦汤之热，视桂枝汤为倍烈，以致阳明内结烦乱，是胃中有燥屎。徒用调胃承气汤少与之，恐不足以济事，必以大承气汤令大便微溏，燥屎亦下，则止其谵语，故病可愈。

此一节设为问答，承上节而明误药之变证，更进一层立论。

肌腠实则肤表虚而自汗，入于经输，既有桂枝加葛根之法，而肤表实而无汗入于经输者，治法何如？太阳病，项背强几几，前已详其说矣，其无汗为邪拒于表，表气实也。其恶风者，现出太阳之本象也，葛根汤主之。

此一节，言邪从肤表而涉于经输，与邪在肌腠而涉于经输者之不同，另立葛根汤取微似汗法。

张令韶云：自此以下四节，俱论太阳之气循经而入，不在肌腠之中也。

葛根汤方

葛根四两　麻黄三两，去节　桂枝二两，去皮　芍药二两，切　甘草二两，炙　生姜三两，切　大枣十二枚，擘

上七味，㕮咀，以水一斗，先煮麻黄、葛根，减二升，去沫；纳诸药，煮取三升，去渣。温服一升，覆取微似汗，不须啜粥。余如桂枝汤法将息及禁忌。

太阳之恶寒发热、头项强痛等证，与阳明之热渴、目疼、鼻干等证，同时均发，无有先后，名曰合病。合病者，两经之热邪并盛，不待内陷，而胃中之津液为其所逼而不守，必自下利。然虽下利而邪犹在表，未可责之于里。既非误下邪陷之里虚，断不可以协热下利之法治之，仍当以两经之表证为急，故以葛根汤主之。

此一节，言太阳合于阳明而为下利证也。

太阳与阳明合病，其机关全在乎下利，而兹不下利，而但作呕者，当求其说。盖太阳主开，阳明主合，今阳明为太阳所逼，本合而反开。开于下则下利，开于上则为呕，即以葛根加半夏汤主之。盖以半夏除结气，以遂其开之之势而利导之也。

此一节承上节而言太阳合于阳明，不下利而但呕也。

二节言太阳与阳明合病，重在太阳之开一边，与下章合病用麻黄法不同。小注宜细玩而熟记之。

葛根加半夏汤方　即葛根汤原方加半夏半升洗。

太阳病，头项强痛，自汗，恶风，为

桂枝证，病在肌也。医反下之，致太阳之
邪由肌而内陷，利遂不止。然邪虽内陷而
气仍欲外出，其脉急数中时见一止而无定
数，其名为促。脉促者，表邪未能径出而
解也。邪欲出而未能迳出则喘，喘则皮毛
开发而汗出者，此桂枝证误治之变。既变
则宜从变以救之，不可再用桂枝汤，而以
葛根黄芩黄连汤主之。

　　此一节，言太阳证虽已陷邪，亦可以
乘机而施升发，使内者外之、陷者举之之
妙也。

　　张令韶云：下后发喘汗出，乃天气不
降、地气不升之危证，宜用人参四逆辈。
仲师用此方，专在"表未解"句。虽然，
仲师之书岂可以形迹求之耶？总以见太阳
之气出入于外内，由外而人者亦可由内而
出，此立证立方之意也。

葛根黄芩黄连汤方

葛根半斤　甘草二两，炙　黄芩三两
黄连三两

　　上四味，以水八升，先煮葛根减二
升，纳诸药，煮取二升，去滓，分温再
服。

　　太阳在肌之病，言之详矣。兹请专言
其在表：太阳病，头痛发热，固不待言，
而身疼，病在太阳之气也。经云：太阳主
周身之气是也。其腰痛者，病在太阳之经
也，经云：太阳之经，挟脊抵腰是也。经
气俱病，即骨节亦牵连而疼痛。病从风得
故恶风，邪伤肤表则肤表实而无汗，邪不
得汗而出，则内壅于肺而喘者，不可用解
肌之桂枝汤，必以发表之麻黄汤主之。

　　此一节，言太阳病在肤表之治法也。

　　张令韶云：自此以下三节，俱论太阳
之气在表为麻黄汤证也。

　　柯韵伯曰：麻黄八证，头痛、发热、
恶风，同桂枝证；无汗、身疼，同大青龙
证。本证重在发热身疼，无汗而喘。又

曰：本条不冠伤寒，又不言恶寒，而言恶
风，先辈言麻黄汤主治伤寒，不治中风，
似非确论。盖麻黄汤、大青龙汤，治中风
之重剂；桂枝汤、葛根汤，治中风之轻
剂，伤寒可通用之，非主治伤寒之剂也。

麻黄汤方

麻黄三两　桂枝三两，去皮　甘草一两，
炙　杏仁七十个，去皮尖

　　上四味，以水九升，先煮麻黄，减二
升，去上沫，纳诸药，煮取二升半，去
滓，温服八合。覆取微似汗，不须啜粥。
余如桂枝法将息。

　　前以葛根治太阳与阳明合病，重在太
阳之开一边也。然二阳合病，其阳明主合
之势过于太阳，则为内而不外之证，不可
不知。何则？太阳之气从胸而出，而阳明
亦主膺胸，若与阳明合病，二阳之气不能
外达于皮毛。不能外达，势必内壅作喘而
又见有胸满之的证者，切不可下，以致内
陷者终不能外出，宜麻黄汤之发汗以主
之。

　　此一节，言太阳与阳明合病之用麻黄
法也，重在阳明主合一边，与上章用葛根
法分别。

　　太阳病，头项强痛等证，五日少阴至
十日已去，为十一日，正值少阴主气之
期。其脉浮为太阳，细为少阴，而嗜卧
者，太阳、少阴之气两相和合，故知其外
已解也。设令胸满胁痛者，太阳之气欲从
胸胁而出，不得少阴之枢转也。盖少阴为
阴枢，少阳为阳枢，惟小柴胡汤能转其
枢。兹与以小柴胡汤，药证若对即立效。
若脉但浮而不细者，是太阳之气自不能外
出，非关枢也，与麻黄汤以达表。

　　此言太、少阴阳之气表里相通，而太
阳又得少阴之枢以为出入也。

　　张令韶云：此以上三节皆用麻黄汤，
而所主各有不同也。首节言太阳之气在

表，宜麻黄汤以散在表之邪；次节言太阳之气合阳明而在胸，宜麻黄汤以通在胸之气；此节言太阳之气自不能外出，不涉少阴之枢，亦宜麻黄汤导之外出也。

张隐庵《宗印》①云：此节言阳病遇阴、阴病遇阳，阴阳和而自愈，非表病变阴、阳病而得阴脉之谓。读论者，当知阴阳之道变通无穷，幸勿胶柱，庶为得之。

麻黄证、桂枝证外，又有大、小青龙之证，不可不知。请先言大青龙之证：太阳中风，脉浮，浮为邪在于肌而表虚，表虚本有欲汗之势。此则浮中兼紧，紧为邪在于表而表实，表实而仍不得汗，是肌与表兼病也。发热为太阳标病，恶寒为太阳本病，是标与本俱病也。太阳之气，主周身之毫毛。太阳之经，连风府，上头项，挟脊，抵腰，至足。今一身皆疼痛，是经与气并病也。而且不得汗出，则邪热无从外出，而内扰不安为烦躁者，是烦躁由不汗出所致，与少阴烦躁不同，以大青龙汤之发表清里主之。若脉微弱，微为水象，微而兼弱，病在坎中之阳，少阴证也。少阴证原但厥无汗，今汗出而恶风者，虽有烦躁证，乃少阴亡阳之象，全非汗不出而郁热内扰者比，断断其不可服。若误服之则阳亡于外而厥逆，阳亡于内而筋惕肉瞤，此为逆也。按：此句下，以真武汤救之，方、喻各本皆然。意者仲师当日，不能必用法者尽如其法，故更立真武一方救之，特为大青龙对峙。一则救不汗出之烦躁，兴云致雨，为阳亢者设；一则救汗不收之烦躁，燠土制水，为阴盛者设。烦躁一证，阴阳互关，不可不辨及毫厘。

此一节，言大青龙汤为中风不汗出而烦躁者之主方也。

张令韶云：合下四节论大、小青龙功用之不同。

大青龙汤方

麻黄六两，去节　桂枝二两，去皮　甘草二两，炙　杏仁五十个，去皮尖　生姜三两，切　大枣十二枚，擘　石膏如鸡子大，碎

上七味，以水九升，先煮麻黄，减二升，去上沫，纳诸药，煮取三升，去滓，温服一升，取微似汗。汗出多者，温粉扑之。一服汗者，停后服。汗多亡阳遂虚，恶风、烦躁、不得眠也。

大青龙汤为少阴证之大禁。苟无少阴证者，不特中风之重者用之，即伤寒之轻者亦可用。伤寒脉不浮紧而浮缓，身不觉其疼，而但觉其重，而且重不常重，亦乍有轻之时，似可以无用大青龙之大剂矣。然不汗出而烦躁，为大青龙之的证，苟非太发其汗，则内热无可宣泄，其烦躁亦何自而安乎？医者必审其不汗出非少阴之但厥无汗，烦躁非少阴水火之气相离。审证既确，亦可以自信而直断之曰此无少阴证者，以大青龙汤发之。

此一节，言伤寒之轻证亦有用大青龙法。点出"无少阴证者"五字，以补出上节之大主脑也。"者"字承上节"不汗出而烦躁"言。上节云"主之"，以外内之热交盛，此方主其中而分解之。此节云"发之"者，外邪虽闭，而内之烦躁未甚，但发其外，而内自解也。

柯韵伯曰：中风轻者微烦，重者烦躁。伤寒轻者烦躁，重者必呕逆矣。又曰：脉浮紧者身必疼，脉浮缓者身不疼。中风、伤寒皆然。又可谓之定脉定证矣。

又有伤寒表之寒邪不解，而动里之水气，遂觉心下有水气。盖太阳主寒水之气，运行于皮肤，出入于心胸，今不能运行出入，以致寒水之气泛溢而无所底止。水停于胃则干呕，水气与寒邪留恋而不解，故发热。肺主皮毛，水气合之则发热

---

① 指《伤寒论宗印》。

而咳。是发热而咳,为心下有水气之阴证。然水性之变动不居,不得不于未然之时,先作或然之想。或水蓄正津不行,则为渴;或水渍入肠间,则为利;或逆之于上,则为噎;或留而不行,则为小便不利、少腹满;或如麻黄证之喘,而兼证处显出水证,则为水气之喘者。以上诸证,不必悉具,但见一二证是也。以小青龙汤主之。

此一节言伤寒太阳之表,而动其里之水气也。本方散心下之水气,藉麻黄之大力,领诸药之气布于上,运于下,达于四旁。内行于州都,外行于元府,诚有左宜右有之妙。

小青龙汤方

麻黄三两,去节　芍药三两　五味子半升

干姜三两　甘草三两,炙　细辛三两　桂枝三两　半夏半升,汤洗

上八味,以水一斗,先煮麻黄减二升,去上沫;纳诸药,煮取三升,去滓,温服一升。

且夫寒水之气,太阳所专司,运行于肤表,出入于胸膈,有气而无形。苟人伤于寒,则不能运行出入,停于心下,病无形之寒水,化而为有形之水气,水寒伤肺,而气上逆,则为咳而微喘,病在太阳之标,则现出标阳而发热。然水寒已甚,标阳不能胜之,虽发热而仍不渴,审证既确,而以小青龙汤与服。服汤已而渴者,此寒去欲解,而水犹未解也,仍以小青龙汤主之。再散其水气而愈。

此一节承上节以重申水气之义。

卷 二

闽　长乐　陈念祖　修园　集注
男　蔚　古愚
　　元犀　灵石　同参校

辨太阳病脉证篇

在表在外，病各不同，麻黄桂枝汤亦各判，请汇集而参观之。太阳之病，皮肤为表，肌腠为外。外证未解，肌中之气为邪所伤，其脉因见浮弱者，当以甘温之药，资助肌腠之气血从汗而解，宜桂枝汤。

此一节，言桂枝汤为解外之剂也。

张令韶曰：自此以下十五节，言病有在表、在外之不同，汤有麻黄、桂枝之各异也。

柯韵伯曰：桂枝温能散寒，甘能益气生血，辛能发散外邪。故麻黄、青龙，凡发汗剂咸用之，惟桂枝汤不可用麻黄，而麻黄汤不可无桂枝也。何也？桂枝为汗药中冲和之品，若邪在皮毛，则皮毛实而无汗，故主麻黄以直达之，令无汗者有汗而解。若邪在肌肉，则肌肉实而皮毛反虚而自汗，故不主麻黄之径走于表，止佐以姜、枣、甘、芍调和气血，从肌肉而出皮毛，令有汗者复汗而解。二方之不同如此。今人不知二方之旨，以桂枝汤治中风，以麻黄汤治伤寒，失之远矣。

在表之邪未解，尚见太阳头项强痛等病，医者误下之，犹幸里气未夺，反上逆与表邪交错于胸中，而为微喘者，表未解故也。盖肌也表也，气原相通，邪从表而入肌，亦从肌而出表，故仍用桂枝加厚朴杏仁汤主之。盖杏仁降气，厚朴宽胸，方中加此二味，令表邪交错者，从肌腠出于皮毛而解矣。按时人往往于肌表二字认不清，所以终身愦愦。

此一节，言表邪未解者不可下，若误下之，仍宜用桂枝加味，令其从肌以出表。

桂枝加厚朴杏仁汤　即桂枝汤加杏仁五十枚　厚朴二两，炙，去皮

上七味，以水七升，微火煮，取三升，去滓，温服一升，覆取微似汗。

在外之邪未解，尚见太阳头项强痛等病，须知其为外证未解，不可下也，下之为治之逆。欲解外者，宜桂枝汤主之。

此一节，言误下后还用桂枝汤救外证之逆。次男元犀按：桂枝汤本为解肌，误下后邪未陷者，仍用此方。若已陷者，当审何逆，从其变而治之。然则外证未解，救误如此，而内证未除者，救[①]之当何如？师故举一隅以示人焉。

未汗而遽下之，既以桂枝汤为救误之法；先汗而复下之，亦藉桂枝汤为补救之

————

① 救：南雅堂本作"误"。

资。太阳病，先以麻黄汤发汗，既汗而犹不解，正宜以桂枝汤继之。而竟不用桂枝汤而复下之，此粗工泥守先汗后下之法，不知脉理故也。脉浮者不愈。浮为在外，而反下之，故令不愈。今脉浮，故知在外，当须解外则愈，宜桂枝汤主之。

此一节，言先汗后下，察其脉浮病不解者，仍宜用桂枝汤以解外也。言外见麻黄汤后继以桂枝汤为正法也。

请再以表病用麻黄汤之法而言：太阳病，脉浮紧，是麻黄证的脉；无汗，发热，身疼痛，是麻黄证的证。医者不知用麻黄汤，至八日当阳明主气之期，九日当少阳主气之期不解，表证仍在，此虽为日已久，还当发其汗，麻黄汤主之。若服前药已，只见表邪得汗出而微除，而三阳之阳热内盛，阳盛则阴虚，故其人阳盛而发烦，阴虚而目瞑，剧者必逼血上行而为衄，衄出而经络之热随衄乃解。所以然者，以太阳主巨阳之气，阳明主悍热之气，少阳主相火之气，三阳合并而为热，阳气重故也，麻黄汤主之。

此一节，言病在太阳得阳明、少阳之气化，合并为热之治法也。但言发热不言恶寒者，主太阳之标阳而言也。

三阳气盛，汗之而不解者，既可使其从衄而解矣。而太阳本经之热，亦有自衄而解之证。太阳病，脉浮紧，发热，身无汗，不因发汗而其热自能从衄而解者，其病比上条三阳合并稍轻而易愈。盖血之与汗，异名同类。不得汗，必得血；不从汗解，而从衄解。此与热结膀胱血自下者，同一局也。

此一节，言不因三阳之气盛，不用麻黄之发汗，而太阳标阳之热，若得衄则无不解矣。

男蔚按：发热无汗，则热郁于内，热极络伤。阴络伤，血并冲任而出，则为吐血；阳络伤，血并督脉而出，则为衄血。此督脉与太阳同起目内眦，循脊络肾，太阳之标热借督脉作衄为出路而解也。

二阳并病，缘太阳初得病时，当发其汗，汗先出不通彻，因转属阳明，故谓之并病。夫既属阳明，则水谷之汗相续不绝，肌表中时自见其微汗出，若果不恶寒，则太阳之证已罢，可以议下矣。若太阳恶寒之病证不罢者，不可下，下之为治之逆。必须发汗，为治之顺。如此当知有小发汗、更发汗二法。可小发汗为偏于阳明在经之证。设面色缘缘正赤者，即面色有热色之象，为阳明之气怫郁在表，当以小发汗之剂解之；解之而不尽者，仍以药气熏之，中病则已。若太阳经气俱病之重证发汗不彻，不足言，仅为阳气怫郁不得越。缘前此当发太阳之汗而不汗，热邪无从外出，其人内扰不安而烦躁，此烦躁由于不汗所致，与大青龙证之烦躁同例。邪无定位，不知痛处，腹中、四肢皆阳明之所主，太阳之病邪并之，或乍在腹中，或乍在四肢，按之不可得其定位，呼出为阳，呼入为阴，阴阳之气不相交，故其人短气，然其人所以短气者，但坐，以汗出不彻以致阴阳之气不交，出入不利故也，更发其汗则愈。何以知汗出不彻？以脉滞涩不流利，故知其汗液不通也。

此一节，言太阳之病并于阳明也。

庞安常拟补麻黄汤，喻嘉言拟桂枝加葛根汤。二方俱隔靴搔痒。

病出汗不彻，且有小发、更发之法，况其为应汗不汗乎？然亦有法虽当汗，而独取尺脉为凭，为法外之法。脉浮数者，必发热，法当汗出而愈，若误下之，虽幸其邪尚未陷，而无如气被伤而身重，血被伤而心悸者，盖卫气营血外循行于经络之间，而肺卫心营内取资乎水谷之气，今下后为阳明水谷之气不充，不可发汗，当听其自汗出乃解。所以然者，尺中脉微，尺为阴而主里，此里阴之虚，慎勿乱药，唯糜粥自养，渐复胃阴。又依《内经》之说，月廓满则气血实、肌肉内坚，预告病人勿幸速效。须俟谷气充，天时旺，则表里之气实，而津液自和，便自汗出而愈。此法外之法也。

此一节，言汗乃血液，血液少者不可汗也。

由此法而推之，脉浮数之外更有脉浮紧之证。脉浮紧者，法当身疼痛，宜以麻黄汤发汗解之。假令尺中迟者，不可发汗，何以知其然？以营者水谷之精气也，和调于五脏，洒陈于六腑，乃能入之于脉。今尺中迟，乃知中焦之营气不足，血液虚少，不能入于脉故也。前云脉浮数，因误治而虚其阴，尚可勿药而俟其自愈。今则浮紧之脉，不易出汗，阴气本虚，不因误治所致，又不能俟其自复而作汗。若云先补后散、补散兼用，更为妄语。吾观虚人于未病时，服人参、地黄等药无数，尚且未见大效，岂邪盛无汗之际，得之即能补虚而不助邪乎？是必无之理也。当于本原处而求其治则得矣。

此一节承上节而续言脉浮紧之证，以见血液少者不可发汗。言外见虽发之而亦不能作汗也。

二者，于尺中之脉，既知其不可，即便知其可矣。凡脉浮而紧，其尺中不迟者，病在表，而营不虚也，可以发汗，宜麻黄汤径发之，不必他虑也。脉浮而数，其尺中不微者，为里不虚也，可以发汗，宜麻黄汤径发之，又不必他虑也。

此一节，承上文两节之意而申言之。

上言营、言里而诊于尺中者，以营为阴也。营阴而卫阳和合而循行于肌表。今请再言卫气：病人常自汗出者，此为营气本和，然营气和者，而竟有常自汗之证奈

何？盖因卫外之卫气不谐，以卫气之虚，不能共营气和谐故尔。盖卫为阳，营为阴，阴阳贵乎和合。今营自和而卫不能与之和谐，以致营自行于脉中、卫自行于脉外，两不相合，如夫妇之不调治者。当乘其汗正出时，与桂枝汤啜粥，是阳不足者温之以气，食入于阴，气长于阳。既汗复发其汗，则阳气振作，营卫因之以和，则汗不复出而愈，宜桂枝汤。

此一节，因上文营气不足而复及于卫气也。

病人脏腑无他病，惟有定时发热，因有定时自汗出，每热则汗出，与无热而常自汗出者不同。而推其所以不愈者，即《内经》所谓阴虚者阳必凑之，故少气，时热而汗出，此卫气因阳热之凑而不和也。治者先于其未发热之时发其汗，欲从汗以泄其阳热，并以啜粥，遵《内经》精胜而邪却之旨则愈，宜桂枝汤主之。

上节言卫气不和，乃卫气不与营气相和；此节言卫气不和，乃卫气之自不和也。

张令韶云：此二节言桂枝汤能和营卫而发汗，亦能和营卫而止汗也。柯韵伯云：一属阳虚，一属阴虚，皆令自汗，但以无热、有热别之，以常汗出、时汗出辨之，总以桂枝汤啜热粥汗之。

前言邪从衄解，一在八九日三阳热盛，服麻黄汤之后而解也；一在太阳本经热盛，亦有不服麻黄汤可以自衄而解也。然二者皆于衄后而解，亦有衄后而不解者，不可不知。伤寒，脉浮紧，不发汗，因致衄者，其衄点滴不成流，虽衄而表邪未解，仍以麻黄汤主之。俾元府通，衄乃止。不得以衄家不可发汗为辞，谓汗后有额上陷，脉紧，目直视不能眴，不得眠之变也。然彼为虚脱，此为盛盈，彼此判然。且衄家是素衄之家，为内因致衄；此

是有因而致，为外因。

此一节。又补言衄后邪不解之症也，然邪解而脉微，邪不解而脉浮，以此为辨。

以上两言得衄而解，又言得衄而仍不解，大旨以汗之与血异名同类，不从汗解，必从衄解。既衄而不成衄者，又当从汗而解之，言之详矣，然衄证又当以头痛为提纲，以头为诸阳之会。督脉与太阳同起于目内眦，邪热盛则越于督脉而为衄也。然头痛病在上也，而察其病机则在于下：一曰大便，一曰小便。若伤寒不大便六日，六经之气已周，七日又值太阳主气之期，头痛有热者，热盛于里，而上乘于头，与承气汤，上承热气于下，以泄其里热。其头痛有热而小便清者，知热不在里，仍在表也，当须发汗，以麻黄汤泄其表热。此一表一里之证，俱见头痛。若头痛不已者，势必逼血上行而为衄，此可于未衄之前，以头痛而预定之也。然犹有言之未尽者，病在表者固宜麻黄汤，至于病在肌腠，其邪热从肌腠而入经络，头痛亦必作衄，宜以桂枝汤于未衄之前而解之。

此一节以"头痛者必衄"五字为主，而言在里、在表、在经之不同，欲学者一隅而三反也。

总而言之，桂枝与麻黄功用甚广，而桂枝汤更有泛应曲当之妙。伤寒服麻黄汤以发汗，服后汗出身凉为表邪已解，至半日许复发热而烦，是表邪解而肌邪未解也。又诊其脉不见桂枝之浮弱，仍见麻黄证之浮数者，知非麻黄证未罢，乃肌腠之邪不解，动君火之气而为烦所致。麻黄汤不可治烦，可更易麻黄汤之峻，而用啜粥调和之法以发其汗，宜桂枝汤主之，解肌以止烦。

此一节总结十五节。病有在表、在外之不同，汤有麻黄、桂桂之各异，而申言

桂枝之用更宏也。

柯韵伯云：桂枝汤本治烦，服后外热不解而内热更甚，故曰反烦；麻黄证本不烦，服汤汗出，外热初解，而内热又发，故曰复烦。凡曰麻黄汤主之、桂枝汤主之者，定法也。服桂枝汤不解，仍与桂枝汤；汗解后复发烦，更用桂枝汤者，活法也。服麻黄汤复烦，可更用桂枝；服桂枝汤复烦者，不得更用麻黄。且麻黄脉证，但可用桂枝汤更汗，不可先用桂枝汤发汗，此又活法中定法矣。

汗、吐、下三者，攻邪之法也。凡病，若发汗，若吐，若下，用之得当，则邪去而病已。若汗、吐、下用之太过，为亡津液，而且有亡阳之患。虽其汗、吐、下之证仍在，不可复行汗、吐、下之法，姑慢服药，俟其阴阳之气自和者，邪气亦退，必自愈。

此一节，言汗、吐、下三法不可误用。张令韶云：以下十三节皆所以发明首节之义，以见汗、吐、下之不可误施有如此也。

大下之后，复发汗，以致小便不利者，亡津液故也，勿用利小便之药治之。姑俟其津回，得小便利，则阴阳和，而表里之症必皆自愈。

此一节，言汗下逆施，重亡津液也。

下之后，复发汗，则气虚于外，不能熏肤充身，故必振寒，血虚于内，不能营行经脉，故脉微细。所以然者，以误施汗下，内外气血俱虚故也。

此一节，言汗下后不特亡津液，并亡其内外之阴阳气血也。

男元犀按：此言倒施下、汗之误。病在外当汗解，而反下之，伤阴液于内，故脉微细；复发汗，又虚阳气于外，故身振寒。此为内外俱虚，阴阳将竭，视上节病较重。

下之后，复发汗，亡其阳气。昼日为阳，阳虚欲援同气之救助而不可得，故烦躁不得眠；夜为阴，阴盛则相安于阴分而安静。其于不呕，不渴，知其非传里之热邪；其于无表证，知非表不解之烦躁也。脉沉微，气虚于里也；身无大热者，阳虚于表也。此际不急复其阳，则阳气先绝而不可救，以干姜附子汤主之。

此一节，言汗、下之后亡其阳气也。

干姜附子汤方

干姜一两　附子二枚，生用，去皮，劈破八片

上二味，以水三升，煮取一升，去滓，顿服。

发汗后，邪已净矣，而身犹疼痛，为血虚无以营身。且其脉沉迟者，沉则不浮，不浮则非表邪矣；迟则不数紧，不数紧则非表邪之疼痛矣。以桂枝加芍药生姜各一两人参三两新加汤主之，俾血运则痛愈。

此一节，言汗后亡其阴血也。

桂枝加芍药生姜人参新加汤

桂枝三两，去皮　芍药四两　甘草二两，炙　人参三两　生姜四两，切　大枣十二枚，擘

上六味，以水一斗二升，微火煮取三升，去滓，分温服。余依桂枝汤法。

且汗、吐、下不如法而误施之，既已增病，亦恐伤及五脏之气。先以热邪乘肺言之：盖太阳之气与肺金相合而主皮毛。若麻黄证标阳盛者，竟用桂枝汤啜粥以促其汗，发汗后，切不可更行桂枝汤，何也？桂枝之热虽能令其汗出，而不能除麻黄本证之喘，究竟汗为热汗，而麻黄本证之汗未尝出也。无大热者，热盛于内，上乘于肺，而外热反轻也，可与麻黄杏仁甘草石膏汤主之。取石膏止桂枝热逼之汗，仍用麻黄出本证未出之汗也。

此一节，言发汗不解，邪乘于肺而为肺热证也。张令韶云：自此以下五节，因误施汗、吐、下致伤五脏之气也。柯韵伯云：温病、风温，仲景无方，疑即此方也。按柯氏此说，虽非正解，亦姑存之，以备参考。

麻黄杏仁甘草石膏汤

麻黄四两，去节　杏仁五十个，去皮尖　甘草二两　石膏半斤，碎，绵裹

上四味，以水七升，先煮麻黄，减二升，去上沫；纳诸药煮取二升，去滓，温服一升。

以伤其心气言之，发汗过多，虚其心液，其人叉手自复冒于心，外有所卫而安也。心下悸，欲得按者，内有所依而愈安也，桂枝甘草汤主之。

此一节，言发汗而伤其心气也。

桂枝甘草汤

桂枝四两，去皮　甘草二两，炙

上二味，以水三升，煮取一升，去滓，顿服。

以伤其肾气言之，发汗过多之后，肾阳虚则水邪挟水气而上冲，故其人脐下悸者，欲作奔豚。然犹欲作而尚未作也，当先其时以茯苓桂枝甘草大枣汤主之。

此一节，言发汗后而伤其肾气也。

茯苓桂枝甘草大枣汤

茯苓半斤　甘草二两，炙　大枣十五枚，擘　桂枝四两，去皮

上四味，以甘澜水一斗，先煮茯苓减二升，纳诸药，煮取三升，去滓，温服一升，日三服。甘澜水法取水二斗，置大盆内，以杓扬之，水上有珠子五六千颗相逐，取用之。

以伤其脾气言之，发汗后，外邪已解，而腹胀满者，盖以汗虽出于营卫，实裹中焦水谷之气以成。今发汗伤其中气，致中虚不能运行升降，乃生胀满，以厚朴

生姜半夏甘草人参汤主之。

此一节，言发汗而伤其脾气也。

同学周镜园云：太阳发汗，所以外通阳气，内和阴气。发汗不如法，致太阳之寒内合太阴之湿，故腹胀满之病作矣。

厚朴生姜甘草半夏人参汤

厚朴半斤，去皮，炙　生姜半斤，切　半夏半升洗　人参一两　甘草二两，炙

上五味，以水一斗，煮取三升，去滓，温服一升，日三服。

以伤其肝气言之，伤寒，若吐、若下后，中气伤矣。心下为脾之部位，土虚而风木乘之，故逆满，气上冲胸，即厥阴之为病。气上撞心是也；起则头眩，即《内经》所谓诸风掉眩皆属于木是也。脉沉紧，肝之脉也。发汗则动经，身为振振摇者，经脉空虚而风木动摇之象也。《金匮》知肝之病，当先实脾，却是不易之法，以茯苓桂枝白术甘草汤主之。

此一节，言吐、下而伤其肝气也。

茯苓桂枝白术甘草汤

茯苓四两　桂枝三两，去皮　白术二两　甘草二两

上四味，以水六升，煮取三升，去滓，分温三服。

且也虚人不宜发汗，汗之则为虚虚。发汗后，病应解而不解，不应恶寒而反恶寒者，以其人本虚故也。虚则宜补，补正即所以祛邪，以芍药甘草附子汤主之。

此一节，言误发虚人之汗，另立一补救法也。

芍药甘草附子汤

芍药三两　甘草三两，炙　附子二枚，炮，去皮，破八片

上三味，以水五升，煮取一升五合，去滓，分温服。

虚人发汗且为虚虚，汗而又下，便入阴而危证矣。太阳病发汗，病不解，若下之，而病仍不解，忽增出烦躁之证者，以太阳底面即是少阴。汗伤心液，下伤肾液，少阴之阴阳水火离隔所致也。以茯苓四逆汤主之。

此一节，言虚人误施汗下，恐少阴水火之气因之离隔而难治。烦者阳不得遇阴，躁者阴不得遇阳也。

茯苓四逆汤

茯苓六两　人参一两　附子一枚，生用去皮，破八片　甘草二两，炙　干姜一两半

上五味，以水五升，煮取三升，去滓，温服七合，日三服。

要之病变虽多，不外虚实两证。凡发汗后恶寒者，虚故也，发汗后不惟不恶寒，而且但见其热者，实也。盖因发汗，以致胃燥而为实热之证。当和胃气，与调胃承气汤。甚矣！温补凉泻之不可泥也。

此一节总结上文数节之意。言虚证固多，而实证亦复不少。而又提出"胃气"二字，补出调胃承气汤一方，其旨微矣。

太阳病从微盛而转属：阳微则转属少阴为虚证，以太阳与少阴相表里也；阳盛则转属阳明为实证，以太阳与阳明递相传也。

存津液为治伤寒之要。太阳病，发汗后，大汗出，阳明水谷之津竭矣。故胃中干，土燥于中，心不交肾则烦；肾不能交心则躁不得眠，即《内经》所谓胃不和则卧不安者是也。欲得饮水者，人身津液为水之类，内水耗竭，欲得外水以自救，只宜少少与饮之，令胃得水而不干，斯气润而和则愈；切不可误与五苓散。若脉浮，小便不利，乃脾气不能转输，而胃之津液不行也。微热，乃在表之邪未解也；消渴者，饮入而消，热甚于里故也。以脉浮在表而微热，以脾不转输，故小便不利而消渴。与五苓散，能布散水气，可以主之。

此一节，言发汗后胃之津液有干竭与

不行之分别也。"太阳病"至"胃气和则愈",言津液干竭。"若脉浮"至末言"津液不行",当作两截看。

张令韶云：合下四节，皆论发汗后烦渴证也。

五苓散

猪苓十八铢，去皮　　泽泻一两六钱半　　茯苓十八铢　　桂半两，去皮　　白术十八铢

上五味为末，以白饮和服方寸匕，日三服。多饮暖水，汗出愈。钱天来云：汉之一两，即今之二钱七分也。汪苓友云：古云铢者，六铢为一分，即二钱半，二十四铢为一两也。

胃干之烦渴，当以五苓散为禁剂矣。而审系脾不转输之为渴，虽无微热与小便不利症，而治以五苓散则一也。发汗之后，表邪亦已，邪已则脉当缓。今脉不缓而浮数，以汗为中焦水谷之气所化，汗伤中气，则变其冲和之象。烦渴者，汗伤中气，脾不转输而水津不能布散也，以五苓散主之。盖五苓散降而能升，山泽通气之谓也。通即转输而布散之，不专在下行而渗泄也。

上节言汗后邪未解而烦渴，此节言邪既解而烦渴也。

何以言之？盖汗有血液之汗，有水津之汗，如伤寒，汗出而渴者，水津之汗也。汗出而脾虚，津液不能上输而致渴，以五苓散主之；若汗出而不渴者，血液之汗也，心主血脉，以茯苓甘草汤主之。方中茯苓、桂枝以保心气，甘草、生姜调和经脉。

此一节上二句申明上文两节之义，言水津之汗也；下二句补出血液之汗，另出方治。

茯苓甘草汤

茯苓二两　　桂枝二两，去皮　　生姜三两，切　　甘草一两，炙

上四味，以水四升，煮取二升，去滓，分温三服。

且五苓散不特自内输布其水津也，而亦治表里证之水逆。如中风发热六日，是六经已尽，七日而又来复于太阳，而其发热不解而烦，谓之表证。而何以又谓之有表里证？以渴欲饮水为里证，合而言之，名为表里证也。盖风为阳邪，阳热甚则渴，不关于发汗亡津液所致也。《内经》云：饮入于胃，游溢精气，上输于脾，脾气散精，上归于肺。今脾不能散精归肺，以致水入则吐者，名曰水逆，谓水逆于中土而不散也。以五苓散主之，助脾气以转输。

此一节，言五苓散之治水逆。

近注以太阳为表为标，膀胱为里为本，此证名为犯本，又名为表里传，反多歧节，与本论之旨不合。

至于血液之汗主于心，上言主以茯苓甘草汤，尚未尽其量。医师未持病人之脉时，只见病人叉手自复冒其心，其心下悸而喜按明矣。而医师因行教试之法，令病人作咳，而病人竟不咳者，此必两耳聋而无闻也。所以然者，以重发汗，阳气不充于胸中，故手叉自冒；精气不充于两耳，故耳聋无闻。阳气、精气非一亦非二也。汗后交虚病故如此，岂茯苓甘草汤所可胜任哉？

此一节，言血液之汗发之太过，致伤心肾之气，非茯苓甘草汤所能治也。

后学周宗超按：正气虚之耳聋，与少阳邪盛之耳聋，分别在"手自冒心"。

其与五苓证相似而不同者奈何？发汗后，肺气已虚。若饮水多，则饮冷伤肺必作喘；以水灌之，则形寒伤肺亦作喘。此岂五苓所能治哉？

此一节，言汗后伤肺，五苓散不可以混施。

更有与五苓证之水逆相似者，尤不可混。发大汗之后，水药不得入口，以汗本于阳明水谷之气而成。今以大汗伤之，则胃气大虚，不能司纳如此，此为治之之逆。若不知而更发其汗，则胃虚阳败，中气不守，上下俱脱，必令吐下不止。此与五苓证之水逆何涉哉？

此一节，言发汗的胃虚水药不入之证，与五苓散大不相涉。

自"未持脉"至此，共三节，以反掉笔为结尾，故不必出方。然读仲景书，须于无字中求字，无方处索方，方可谓之能读。

少阴君火居上，少阴肾水居下，而中土为之交通。若发汗、吐、下后，上中下三焦俱为之伤。是以上焦之君火不能下交于肾；下焦之肾水不能上交于心。火独居上，阳不遇阴，故心虚而烦，胃络不和，故不得眠，若剧者，不得眠之盛。必反复颠倒，烦之极，自见其心中不爽快而懊恼，以栀子豉汤主之。以栀子入心而下交于肾，豆豉入肾而上交于心，水火交而诸证自愈。若少气者，为中气虚而不能交运于上下，以栀子甘草豉汤主之。即《内经》所谓交阴阳者，必和其中也。若呕者，为热气搏结不散而上逆，以栀子生姜豉汤主之。取生姜之散以止呕也。

此一节，言汗、吐、下伤其三焦之气，以致少阴之水火不交也。张令韶云：自此以下六节，论栀子豉汤之证，有热，有寒，有虚，有实之不同。

栀子豉汤

栀子十四枚，擘　香豉四合，绵裹

上二味，以水四升，先煮栀子，得二升半；纳豉，煮取一升半；去滓，分为二服，温进一服。得吐者，止后服。

二张以吐下后虚烦，无复吐之理。此因瓜蒂散用香豉而误传之也。

栀子生姜豉汤　即前方加生姜五两，煎法同。

栀子甘草豉汤　即栀子豉汤加甘草二两，煎法同。

发汗，若下之，其热宜从汗下而解矣。而竟不解为烦热，且烦不解，留于胸中而窒塞不通者，以栀子豉汤主之。盖以胸中为太阳之里，阳明之表，其窒塞因烦热所致，必令烦热止而窒塞自通矣。

此一节，言栀子豉汤不特交通上下，而且能调和中气也。

按：此证最多，须当切记。

伤寒五日至六日，六经已周，大下之后，身热不去，心中结痛者，知太阳之里、阳明之表搏结，俱未欲解也，以栀子豉汤主之。

此一节，言栀子豉汤不特升降上下，而亦能和解表里也。

伤寒下后，多属虚寒，然亦有邪热留于心腹胃而为实热证者。热乘于心，则心恶热而烦；热陷于腹，则腹不通而满，热留于胃，则胃不和而卧起不安者，以栀子厚朴汤主之。取枳实之平胃，厚朴之运脾，合栀子之止烦以统治之也。

此一节，言栀子豉汤能清伤寒下后之余热也。

按：此证最多，又当切记。

栀子厚朴汤

栀子十四枚，擘　厚朴四两，炙　枳实四枚，水浸去瓤，炒

上三味，以水三升半，煮取一升半，去滓，分二服，温进一服。得吐者，止后服。

伤寒中有栀子证，医者不知用栀子汤，反以丸药大下之，则丸缓留于中而陷于脾矣。身热不去，此太阴脾土本脏之热发于形身也。微烦者，以脾为至阴，内居中土，上焦之阳不得内归于中土也。此热

在上而寒在中，以栀子干姜汤主之。

此一节，言下后脾气虚寒，栀子又宜配以干姜以温脾也。

男蔚按：栀子性寒，干姜性热，二者相反，何以同用之？而不知心病而烦，非栀子不能清之；脾病生寒，非干姜不能温之。有是病则用是药，有何不可？且豆豉合栀子，坎离交媾[①]之义也；干姜合栀子，火土相生之义也。

栀子干姜汤

栀子十四枚，擘　干姜二两

上二味，以水三升半，煮取一升半，去滓，分二服，温进一服。得吐者，止后服。

凡用栀子汤，若病人旧微溏者，为脾气虚寒之体，病则不能化热，必现出虚寒之证，不可与服之。

此一节，言栀子虽能止烦清热，然苦寒之性却与虚寒之体不宜，故结此叮咛。

男元犀按：栀子下禀寒水之精，上结君火之实，既能起水阴之气而滋于上，复能导火热之气而行于下，故以上诸证，仲师用之为君。然唯生用之，真性尚存。今人相沿炒黑，则反为死灰无用之物矣。

虚人不可发汗，汗后变证无常。兹先言太阳：太阳发汗，其热当解，今汗出不解，正气虚也。其人仍发热，徒虚正气，而热仍在也。汗为心液，心液亡则心下悸。夫津液者，和合而为膏，上补益于脑髓。今津液不足，则脑为之不满，而头为之眩。身者，脾之所主，今脾气因过汗而虚，不外行于肌肉，则身无所主持而瞤动。眩之极，动之甚，其振振动摇不能撑持而欲擗地之状者，以真武汤主之。

此一节，言太阳过汗之变，而立一救治方也。

张令韶云：此章凡八节，皆言虚者不可汗也。

真武汤方

茯苓三两　芍药三两　生姜三两　白术二两　附子一枚，炮

上五味，以水八升，煮取三升，去滓，温服七合，日三服。

汗之不可轻发，必于未发之先，审察辨别而预断其不可。咽喉为三阴经脉所循之处。考脾足太阴之脉，挟咽；肾足少阴之脉，循喉咙；肝足厥阴之脉，循喉咙之后。三阴精血虚少，不能上滋而干燥者，不可发汗。或误发之，命将难全，亦不必再论变证也。

自此以下，皆承上文而言不可发汗而发之之变证也。

素有淋病，名曰淋家，其津液久虚，不可发汗，更走其津液。若发汗，则津液竭于外而血动于内，干及于胞中，必患便血。何以言之？《内经》云：膀胱者，津液藏焉。又曰：膀胱者，胞之室。是胞为血海，居于膀胱之外，而包膀胱，虽藏血、藏津液有别，而气自相通。参看太阳热结膀胱血自下证，则恍然悟矣。淋家病，为膀胱气化不能行于皮毛，津液但从下走而为淋。膀胱已枯，若再发其汗，必动胞中之血，非谓便血自膀胱出也。

（节）

疮家久失脓血，则充肤热肉之血虚矣，虽身疼痛，患太阳之表病，亦不可以麻黄汤峻发其汗，发汗必更内伤其筋脉，血不荣筋，则强急而为痉矣。

（节）

血从阳经并督脉而出者为衄。汗为血液，凡素患衄血之人，名曰衄家，三阳之经血俱虚，故不可发汗，汗出则重亡其阴，必额上陷脉紧急，目直视不能眴，不得眠。所以然者，以太阳之脉，起于目内

---

① 媾（gòu）：遇也。《易·象》："柔遇刚也。"

眦，上额交巅；阳明之脉，起于鼻，交
頞①中，旁纳太阳之脉；少阳之脉，起
于目锐眦。三经互相贯通，俱在于额上、
鼻目之间。三阳之血不荣于脉，故额上
陷、脉紧急也；三阳之血不贯于目，故目
直视不能眴也；阴血虚少，则卫气不能行
于阴，故不得眠也。此三阳之危证也。

（节）

血从阴经并冲、任而出，为吐为下，
多则为脱。凡一切脱血之人，名曰亡血
家，血属阴，亡血即亡阴，故不可发汗，
若发其汗，是阴亡而阳无所附，阳从外
脱，其人则寒栗而振。《内经》云：涩则
无血，厥而且寒，是也。

（节）

平素患汗病之人，名曰汗家。心主
血，汗为心液，患此病之人，其心虚血少
可知。若重发其汗，则心主之神气无所
依，必恍惚心乱，且心主之神气虚不能下
交于肾，而肾气亦孤，故小便已，而前阴
溺管之中亦疼，与禹余粮丸。愚按：本方
失传，王日休补方用禹余粮、赤石脂、生
梓皮各三两，赤小豆半升，共为末，蜜丸弹
子大，以水二升，煮取一升，早暮各一
服。然亦不过利水之品，毫无深义。

（节）

不特亡血不可发汗，即素寒者亦不可
发汗。病人有素寒，复发其汗，汗乃中焦
之汁，发汗更虚其中焦之阳气，其胃中必
冷，且胃无阳热之化，则阴类之虫顿生，
故必吐蛔。他若胃热之吐蛔，又不在此例
矣。

张令韶云：本论逐节之后，必结胃气
一条，以见不特吐下伤其胃气，即汗亦伤
胃气也。治伤寒者，慎勿伤其胃焉，斯可
矣。

病气在外，本当发汗，从外而解，而
复从内以下之，此为治之逆也；若先发

汗，外邪未尽，复从内入，因而下之，治
不为逆。病气在内，本当先下之，从内而
解，而反从外以汗之，为治之逆；若先下
之，内邪未尽，势欲从外而出，因其势而
汗之，治亦不为逆。

张令韶云：此章凡六节，前四节言病
气随正气之出入以为出入，正气亦随病气
之内外而为内外也。或从内解，或从外
解，或救其里，或救其表，不可逆也。五
节言阴阳和，正气之出入复其常，病气亦
随之而解矣。末节言太阳之气随营卫之行
于脉外而行于脉中也。

太阳伤寒，医者误下之，因误下而正
气内陷，续得下利清谷不止，虽明知一身
疼痛，为属表者，而此时不暇兼顾，急当
救里；救里之后，审其身疼痛，知表证之
未解，兼审其清便自调者，知里证之全
瘳，于是复筹所急，曰急当救表。救里宜
四逆汤，以复其阳；救表宜桂枝汤，以解
其肌。生阳复，肌腠解，表里和矣。

此一节反应上文先下而后汗之意，以
见下之而表里俱虚，又当救里救表，不必
拘于先下而复汗之说也。

太阳病发热，头痛，病在表，则脉宜
浮而反沉，此正气内虚也。若既汗之不
差，其身体疼痛，仍然不罢，须知其表热
为外发之假阳，脉沉为内伏之里阴。当凭
脉以救其里，宜四逆汤。《内经》云：太
阳本寒而标热。此证见标证之发热，不见
本证之恶寒，以本寒之气沉于内，外无恶
寒而内有真寒也。

此一节，言病在表而得里脉，又当救
其里，不必如上文之身疼痛，而止救其表
也。

太阳之气外行于三阳而从表，内行于
三阴而从里。今表证而得里脉，恐沉必兼

———————
① 頞（è）：鼻梁也。

微，即《易》所谓履霜坚冰至之义也。

太阳病，当先发汗，今先下之而不愈，因复发汗，以此汗下失度，致表里俱虚，阴阳不相交接，其人因致首如有所覆戴之象，而为冒，此阴虚于下而戴阳于上也。冒家汗出自愈，所以然者，以阳加于阴，得阴气以和之，汗出表和故也。盖表里之气本相通，表和里亦和，不必复下，若审得里未和，然后复下之。

此一节，应上文先发汗而复下之之意也。

太阳病未解，诊其脉阴尺阳寸，不偏大偏微而俱见均停，阴阳之气旋转于中，自然变易一番，必先振栗汗出而解。若邪盛于表，其阳寸之脉，必大于阴尺，而不均停。但使阳寸脉转微者，始与阴尺之脉停，为阳之遇阴，先汗出而解。若邪实于里，其阴尺之脉，必大于阳寸，而不均停。但使阴尺之脉转微者，始与阳寸之脉停，为阴之遇阳，下之而解。若欲下之，不得太过，只宜调胃承气汤主之。

此一节，言汗下亦所以和阴阳也。

太阳之为病，无不发热而汗之自出者，当求之营卫。盖人身之汗，主之者脉中之营，固之者脉外之卫。此为营气被卫气之所并而弱，卫气受邪风之所客而强，弱则汗不能主，强则汗不能固，邪风为害，故使汗出。欲救邪风者，宜桂枝汤调和营卫气之气。

此一节，言太阳之气又从营卫之气出入于内外也。

伤寒五六日，经尽一周，气值厥阴，藉其中见之少阳而枢转。伤寒如此，中风亦如此，其症往来寒热，少阳之枢象也，胸为太阳之部，胁为少阳之部，太阳不得出，少阳不得枢，故为苦满，"默"字从火从黑，伏明之火郁而不伸，故其形默默。木火郁于中，致胃络不和，故不欲饮食，木火交亢，故为心烦；木喜条达而上升，故喜呕。此病气则在太阳，经气则值厥阴。厥阴之中见，则为主枢之少阳也。盖少阳之气游行三焦，在脏腑之外，十一脏皆取决之，故兼或然七症：或涉于心而不涉于胃，则胸中烦而不呕；或涉于阳明之燥气，则渴；或涉于太阴之脾气，则腹中痛；或涉于厥阴之肝气，则胁下痞硬；或涉于少阴之肾气，则心下悸而小便不利；或太阳藉少阳之枢转，已有向外之势则不渴，身有微热；或咳者，又涉于太阴之肺气矣。夫五脏之经输在背，主于太阳；而五脏之气由胸而出，亦司于太阳。今太阳之气逆于胸而不能外出，虽不干动在内有形之脏真，而亦干动在外无形之脏气，现出各脏之症。非得少阳枢转之力，不能使干犯之邪向外而解，必与以小柴胡汤助枢以主之。

此一节，言太阳之气不能从胸出入，逆于胸膈之间，内干动于脏气，当藉少阳之枢转而外出也。

张钱塘云：此章节凡十五节，皆论柴胡汤之证治。又云：小柴胡汤乃达太阳之气，从少阳之枢以外出，非解少阳也，是以有随证加减之法。李士材谓柴胡乃少阳引经之药，若病在太阳，用之若早，反引贼入门。后人不察经旨，俱宗是说谬矣。

小柴胡汤方

柴胡半斤　黄芩三两　人参三两　甘草三两　半夏半升，洗　生姜三两，切　大枣十二枚，擘

上七味，以水一斗二升，煮取六升，去滓，再煎取三升，温服一升，日三服。后加减法：若胸中烦而不呕，去半夏、人参，加瓜蒌实一枚；若渴者，去半夏，加人参合成前四两半，瓜蒌根四两；若腹中痛者，去黄芩，加芍药三两；若胁下痞硬，去大枣，加牡蛎四两；若心下悸、小

便不利者，去黄芩，加茯苓四两；若不渴、外有微热者，去人参，加桂三两，温服取微汗愈；若咳者，去人参、大枣、生姜，加五味子半升、干姜二两。

上言太阳之病而值厥阴之期，厥阴中见少阳。少阳主枢，太阳病值其主气之期而外出者，藉其枢之有力也。经云：少阳外主腠理，内主三焦。腠者，三焦通会，元真之处，血气所注。今血弱气尽，则腠理自开，太阳所受之邪气，因其气血虚而入，邪气与少阳中正之气两相击搏，俱结于少阳所部之胁下。正邪不两立则分争，正胜则热，邪胜则寒，分争则往来寒热，离合无定则休作有时，经云：少阳之上，相火主之。兹则阳明之火郁而不伸，故其象默默。默默之象为少阳专见之症。不欲饮食，为木气内郁而胃络不和也。胃病必及脾，脏腑之膜本自相连，脾病其痛必在于下，即前所谓腹中痛是也。然腹中原不可以言下，今以胃邪在胃脘之高，而此痛反居其下，邪高故使呕也，用小柴胡汤，转少阳之枢，达太阳之气以主之。若服柴胡汤已而反渴者，是太阳之气不能从枢解，而转属于阳明之燥化也，以白虎加人参汤按法治之。

上节言太阳之气逆于胸中而动五脏之气。此言太阳之气结于胁下而伤太阴、阳明之气，亦当藉少阳之枢转而出也。

太阳之邪不解，可以柴胡转其枢；太阳之气内陷，不可以柴胡虚其里。得病六日，六经之气已周，而又来复于太阳，正是七日，诊其脉迟，气虚也；浮弱，血虚也。气血俱虚，而见太阳证之恶风恶寒，当于寻常之太阳证外，另参脉息、日期而分别。且又有独见之症，曰手足温，系在太阴也。此气血俱虚，医者不知，反二三下之，虚其中气，以致不能食。而胁下为少阳之部位，其枢逆而不转，故无往来寒

热，惟满而且痛，面目及身黄，为太阴土气虚，而真色现也，虽颈项强，为太阳之经气不利，而脾不转输为小便难者，是中气虚之大关键。柴胡汤乃从内达外之品，里气虚者忌用，若与柴胡汤，里气虚陷，后必下重。夫呕渴乃柴胡汤之见证，而本渴而饮水呕者，中胃虚也。柴胡汤非中胃之药，不中与也；与之而中气愈虚，食谷者哕。此缘二三下之既误，不可以柴胡汤而再误也。

此一节，言太阳之气陷于太阴之地中，太阴、阳明气虚，不能从枢外出，又非柴胡汤之所主也。

前言服柴胡汤已而渴者，以法治之，不再用柴胡也；嗣言柴胡不中与者，戒用柴胡也。然有不可泥者。伤寒四五日，为阳虚入阴之期，身热恶风，颈项强，仍在太阳之分，而不入于里阴也。胁下满，得少阳之枢象也。手足温者，是系在太阴。今手足温而渴者，为不涉于太阴而涉于阳明也。上言服柴胡汤已而渴者，当以阳明之法治之。此不因服柴胡汤而渴，仍宜从枢而治，以小柴胡汤主之。至于项强、胁满、手足温等症，前言不中与，而兹特与之者，一以大下而里虚，一以未下而里不虚也。

此一节，承上文两节推言之。凡病气不随经气入里而为燥化，与未陷里阴、里气未虚者，无不可以小柴胡汤治之。

太阳伤寒，值厥阴主气之期，浮分之阳脉涩，是少阳之枢不能外转也；沉分之阴脉弦，是厥阴木邪下于太阴，则太阴之营气受伤。法当腹中急痛者，先与小建中汤，建立中焦之营气，令腹痛渐愈；若不差者，与小柴胡汤主之，以转其枢，枢转则邪气外达而痛愈矣。

此一节，言太阳病值厥阴主气之期，内干太阴而腹痛，当行补益于内，而后枢

转于外也。

按：原法腹痛，小柴胡汤去黄芩加白芍。

小建中汤方

桂枝三两，去皮　甘草二两，炙　大枣十二枚，擘　芍药六两　生姜三两，切　胶饴一升

上六味，以水七升，煮取三升，去滓，纳胶饴，更上微火消解，温服一升，日三服。呕家不可用建中汤，以甜故也。

伤寒中风，有柴胡证，但见一证便是，不必悉具。

此一节申明首节之义，以推广小柴胡汤之用也。余通家周宗超云：以伤寒言之，转少阳之枢外出太阳也；以中风言之，厥阴不从标本，从中见少阳之治也，此解极见明亮。

且夫柴胡汤之用甚广也，即误下之后而里气不虚者亦可用。凡柴胡汤如首节所言之病证，病涉于枢，原有欲出之机，一转即出，而医者竟下之，下之恐邪气乘下之虚，而入于里阴矣。若柴胡证不罢者，速宜复与柴胡汤，其气外转，必蒸蒸而振，热退而却复发热汗出而解。盖以下后伤其中焦之津液，欲作汗时，而为此一番之变动也。

此一节重申柴胡汤之妙，而所妙之在乎枢转也。

盖以枢者，内外之枢纽也，可从枢而外出，亦可从枢而内入。伤寒病，过服发表之剂，其恶风寒等症已解，而内虚之症渐形。至二日为阳明主气之期，三日为少阳主气之期，外邪既净，无庸从少阳之枢而外出。而发表后，虚弱不支之病，转入于所合之心包络。包络主血，血虚则心中悸，不独悸而且烦者，以烦涉于心主之血分，而不涉于枢胁之气分，故以小建中汤主之。

此一节，浅言之不过"虚""补"二字，而言外合一"枢"字之义见。少阳三焦内合厥阴心包而主血，故亦可随枢而入也。心包主血，血虚神无附丽而自悸，则悸为虚悸，而烦亦虚烦也。

陈平伯云：但云心中烦悸，不云无汗恶寒等症，可知服过麻黄汤后，表实已解，里虚渐著，故以此汤补之；否则，大青龙汤、栀子豉汤之证，误服害事。

少阳为阳枢，少阴为阴枢，其气相通。太阳病，过经十余日，十日为少阴主气之期，医反二三下之，逆其少阴之枢机。后四五日，乃十五六日之间，再作经，而又当少阳主气之期。太阳之气不因下陷，仍欲从枢而外出，故柴胡证仍在者，先与小柴胡汤以解外。若呕不止，是太阳之气不从枢外出，而从枢内入，干于君主之分，外有心下满急之病象，内有郁郁微烦之病情者，为未解也，与大柴胡汤下之，下其邪气，而不攻其大便则愈。

此言病在枢者，小柴胡汤达之于外，所以转之；大柴胡汤泄之于内，亦所以转之也。

大柴胡汤方

柴胡半斤　黄芩三两　芍药三两　半夏半升，洗　生姜五两　枳实四两，炙　大枣十二枚，擘

上七味，以水一斗二升，煮取六升，去滓，再煎，温服一升，日三服。一方用大黄二两（若不加大黄，恐不为大柴胡汤也）。

此方原有两法，长沙辨而均用之。

少阳之枢并于阳明之阖，故用大黄以调胃。

伤寒十三日，经尽一周而又来复于太阳，若不解，又交于阳明主气之期，病气亦随经气而涉于阳明。阳明司合而主胸，少阳司枢而主胁。既满而又呕，是阳明之

合不得少阳之枢而外出也。日晡所在申、酉、戌之间，阳明于其所旺时而发潮热，热才已而即微利，此本系大柴胡证，不知用大柴胡方法。下之而不得利，今反微利者，知医以丸药下之，丸缓留中，不得外出，非其治也。潮热者，阳明气实也，先宜小柴胡汤以解太阳之邪于外，后以柴胡加芒硝汤解阳明之邪于内而主之。盖胸胁满而呕，太少两阳之病；日晡所发潮热，阳明燥气之病也。

此一节，言太阳之气逆于阳明中土，亦当从枢而外出。其用柴胡加芒硝，亦从枢出之义，非若承气之上承热气也。

柴胡加芒硝汤

柴胡二两六铢　半夏二十铢　黄芩一两　甘草一两　生姜一两　人参一两　大枣四枚　芒硝二两

上八味，以水四升，煮取二升，去滓，纳芒硝，更煮微沸，分温再服。此药剂之最轻者，以今秤计之，约二两，分二服，则一服只一两耳。

伤寒十三日，再经已周，而又来复于太阳不解，则病气已过于阳明胃腑，名曰过经。过经谵语者，以胃腑有热也，当以汤药下之。若小便利者，津液偏渗，大便当硬，今不硬而反下利，诊其脉不与证相背，亦始谓之调和者，知医不以药下之，而以丸药下之，病仍不去，非其治也。若胃气虚寒而自下利者，脉当微而手足亦厥，必不可下。今脉与阳明胃腑证不相背，即可反谓之和者，以丸缓留中，留而不去，此为内实也，以调胃承气汤去其留中之秽，以和其胃气主之。

此一节，言病气随经气而过于阳明也。

太阳病不解，若从胸胁而入，涉于阳明、少阳之分，此小柴胡汤之证也。今从背经而入于本腑名为热结膀胱，膀胱在少腹之间，经曰：膀胱者胞之室也。胞为血海，居膀胱之外，热结膀胱，薰蒸胞中之血。血，阴也，阴不胜阳，故其人如狂，若血自下，则热亦随血而下者自愈，若其邪在外，犹是桂枝证，不解者，尚未可攻，当先解其外。外解已，但见少腹急结者，无形之热邪结而为有形之蓄血。乃可攻之，宜桃核承气汤方。

此一节，言太阳之邪循经而自入本腑也。

桃核承气汤方

桃仁五十个，去皮尖　桂枝二两　大黄四两　芒硝二两　甘草二两，炙

上五味，以水七升，煮取二升半，去滓；纳芒硝　更上火微沸，下火。先食温服五合，日三服，当微利，先食言服药在未食之前也。

伤寒八日，当阳明主气之期，九日当少阳主气之期。下之，伤其阳明之气，而为胸满；逆其少阳之气，而为烦惊；以少阳三焦内合心主包络故也。小便不利，为少阳三焦决渎之官失其职也。谵语，为阳明胃气不和也。一身尽重不可转侧者，少阳循身之侧，枢机不利故也，以柴胡加龙骨牡蛎汤主之。

此一节，言太阳之气因庸医误下，以致三阳同病，特立三阳并治之方，滋阳明之燥，助少阳之枢。而太阳不失其主开之职，其病仍从少阳之枢而外出矣。

柴胡加龙骨牡蛎汤方

半夏二合，洗　大枣六枚　柴胡四两　生姜一两半　人参一两半　龙骨一两半　铅丹一两半　桂枝一两半，去皮　茯苓一两半　大黄二两　牡蛎一两半

上十一味，以水八升，煮取四升；纳大黄切如棋子，更煮一二沸，去滓，温服一升。

伤寒腹满，为太阴证，谵语为阳明

证，其脉不宜浮紧矣。乃取之寸口，三部脉浮而紧，其名曰弦。弦为肝脉，此肝乘脾之病也。《内经》：诸腹胀大，皆属于热。又云：肝气盛则多言。是腹满谵语，乃肝旺所发也。旺则侮其所胜，直犯脾土，名之曰纵，谓纵势而往无所顾虑也，宜刺期门二穴，以制其纵。

此一节合下节，论病在有形之脏而不在无形之气也。在无形之气，则曰太阴、厥阴；在有形之脏，则曰脾、曰肝、曰肺也。

伤寒发热，病在表也。太阳主表，而肺亦主表。啬啬恶寒，皮毛虚也。太阳主皮毛，而肺亦主皮毛。金受火克，故大渴欲饮水，饮水过多，肺气不能通调水道，故其腹必满。若得自汗出，则发热恶寒之证便有出路。小便利，则腹满之证便有去路。此肺气有权，得以行其治节，则其病欲解。而不然者，发热恶寒如此，腹满又如此，此肝木乘肺金之虚而侮其所不胜也，名之曰横，谓横肆妄行，无复忌惮也。亦刺期门二穴，以平其横。

按：期门二穴，在乳下第二肋端，去乳头约四寸，肝募也，厥阴阴维之会，刺入四分。此穴刺法，能佐小柴胡汤所不及。

《活人》云：穴在乳直下肋骨近腹处是也，则是第二肋，当从下数起，恰在软肋之两端。是穴刺法，肥人一寸，瘦人半寸，不肥不瘦中取之。但下针令病人吸五吸，停针良久，徐徐出针，此平泻法也。

太阳病二日，正当阳明主气之期，以太阳之病而得阳明之气，阳极似阴，故扰动不安而反躁，医者误认为阴躁，而反以火熨其背，背为阳，阳得火热，而大汗出，汗乃胃中水谷之津，火热入胃，则胃中之水津竭，遂下伤水阴之气而躁，上动君火之气而烦，中亡胃中之津，必发谵语。十余日，又值少阴主气之期，得少阴水阴之气以济之，则阴气复而阳热除。先见振栗之象，旋而大便自下利者，此为阳明得少阴之气，阴阳和而欲解也。且夫阴阳之气，元妙难言也。而以一身之部位论，则身半以上为阳，身半以下为阴。若阳在上，而不得下交于阴，故其汗从腰以下不得汗，欲小便不得，反呕，阴在下，而不得上交于阳，故欲失溲，足下恶风，然上下所以不交者，责在胃实以隔之。前此止是胃中竭，后此则为大便硬。硬者必以法通之，不得拘于大便硬，小便当数而反不数及不多，印板套语，谓津液当还胃中，而不必遽通也。通之后，得大便已，则燥结去，火邪泄。于是阴气旋转而上升，其头卓然而痛；阳气不明而下济，其人足心必热，此谷气下流故也。

此章凡十一节，皆言火攻之误，以明太阳为诸阳主气，阳为火，不可以火攻之也。即不用火，而羌、独、荆、防、姜、附、桂、茱之类皆是也。

太阳病中风，以火劫发汗，邪风更被火热，逼其血气从外流溢，失其行阴阳之常度。风为阳，火亦为阳，两阳交相熏灼，其身发黄。设阳邪盛于阳位，则犹可乘其势之欲衄，使之从衄而解。至于阳邪盛，乘阴分之虚而深入之，津液干涸，则小便难。而阴气、阳气之流溢者，至此俱觉虚竭，细察其周身全体则无汗而枯燥，但头汗为火热上攻而出，其津液不能周遍，则剂颈而还，邪热内郁，则腹满微喘，邪热上薰，而口干咽烂。其初阳明燥结，或止见不大便，稍久则神乱而谵语，甚者气逆而至哕，其病更深矣。四肢者，诸阳之本，邪热亢盛，则手足躁扰，捻衣摸床，俱为真阴立亡之象，恐非药力所能胜者。必察其小便尚利者，为一线之真阴亡而未亡，其人犹为可治。

此一节言火攻之危证也。汪苓友云：诸家注皆言小便自利。夫上文既言小便难，岂有病剧而反有自利之理？必须用药以探之，其人小便利犹为可治之证；如其不利，治亦罔效矣。此说亦通。按：探法，猪苓汤可用，或茵陈蒿汤亦妙。

伤寒脉浮，为太阳之病，当以麻黄汤化膀胱津液，出诸皮毛而为汗则愈，太阳与君火相合而主神，心为阳中之太阳，医以火迫劫之，遂致亡其上焦君火之阳，神气浮越必惊狂，起卧不安者，以桂枝去芍药，再加蜀漆牡蛎龙骨救逆汤主之。

前条中风火劫其汗，证见亡阴，故小便利为可治。此条伤寒火劫其汗，证见亡阳，难俟阳之自复，故以此汤从手厥阴以复之。凡亡阴中之阳，必用附子以救之；此亡阳中之阳，因火迫劫，又非附子之所宜。

此一节为火逆出其方也。当知手厥阴证之专方，非火逆通用之方也。但汪苓友疑亡阳证恐不能胜蜀漆之暴悍，柯韵伯疑当时另有蜀漆，非常山苗也。愚每以茯苓代之，热盛者以白薇代之。

桂枝汤去芍药加蜀漆龙骨牡蛎救逆汤

桂枝三两，去皮　甘草二两，炙　生姜三两，切　牡蛎五两　龙骨四两　大枣十二枚，擘　蜀漆四两，洗去腥

上为末，以水一斗二升，先煮蜀漆减二升；纳诸药，煮取三升，去滓，温服一升。原本为末水煮，必有其故。

病形初作时，绝似伤寒，见恶寒、体痛、无汗等症，其脉似当弦紧。今诊其脉不弦紧而弱，弱者阴不足，阳气陷于阴分，伤其津液，其人口必渴。若被火攻者，津液愈亡，致胃中燥热，必发谵语。然脉弱者，虽不可汗，而见症既有发热，再审其脉弱中见浮，不妨服桂枝汤，啜热稀粥，从养阴法以解之，当汗出愈。

此一节，言脉弱者亦不可以火攻也。

按：仲景不出方，程郊倩拟用大青龙汤，未免太过。余注拟用桂枝汤，然于"必渴"二字亦扣不着。今拟小柴胡汤去半夏加瓜蒌根，仍与桂枝汤合半用，温服覆取微汗较妥。

太阳病，法在发汗。然太阳之汗从下焦血液而生，若以火熏之，则血液伤而不得汗，下焦血液生之于肾，肾伤其人必躁。如经气已周，七日之数复到于太阳之经而不汗解，其火邪下攻则必清血，《内经》云：阴络伤则便血。此因火所致，名为火邪。一本清作圊。

此一节，言火邪之逆于下也。

脉浮热甚，阳气实也，不宜灸而反灸之，此为病证之实。反以陷下法灸之，是实以虚治，因火而动，必上攻于咽而咽燥，内动其血而唾血。盖火气通于心，经云：手少阴之脉，上膈、夹咽是也。火气循经上出于阳络，经云：阳络伤则血外溢是也。

此一节，言邪火之逆于上也。愚按：大黄泻心汤可用，或加黄芩，即《金匮》之正法。

微为虚之脉，数为热之脉，虚热盛则真阴虚，慎不可灸。若误灸之，因致火盛，为邪上攻，则为烦逆。且阴本虚也，更追以火，使虚者愈虚；热本实也，更逐以火，使实者愈实。阴主营血，而行于脉中，当追逐之余，无有可聚之势，以致血散脉中，彼艾火之气虽微，而内攻实为有力，焦骨伤筋，大为可畏，所以然者，筋骨藉血以濡养之。今血被火而散于脉中，血一散则难复也。终身为残废之人，谁职其咎耶？

此一节，言火邪之逆中也。虚热之人，以火攻散其脉中之血，则难复也。愚按：速用芍药甘草汤，可救十中之一二。

脉浮病在表，宜以汗解。用火灸之，伤其阴血，不能作汗，邪无从出，反因火势而加盛。火性上炎，阳气俱火而上腾，不复下行，故病从腰以下必重而痹。《内经》云：真气不周命曰痹，此因火而累气，故不名气痹而名火逆也。然未灸之先，岂无自汗而解者？须知欲自解者，必待其自汗。《内经》云：在心为汗。心之血液欲化为汗，必当先烦，乃有汗而解，何以知之？诊其脉浮，为外出之机先见，故知汗出而解也。

此一节，言误灸后之病形，并及未灸前自愈之脉证也。

汗为心液，烧针令其汗，则心液虚矣。针处被寒，核起而赤者，心虚于内，寒薄于外，而心火之色现也，少阴上火而下水，火衰而水乘之，故必发奔豚，其气从少腹上冲心者，灸其核上各一壮，助其心火，并散其寒，再与桂枝加桂汤，其方即于原方更加桂二两，温少阴之水脏，而止其虚奔。

此一节，言外寒束其内火，用火郁发之之义也。汪苓友云：此太阳病未发热之时，误用烧针开发腠理，以引寒气入脏，故用此法。若内有郁热，必见烦躁等证，又不在此例矣。

桂枝加桂汤方

桂枝三两　芍药三两　生姜三两　甘草二两　大枣十二枚　牡桂二两

上六味，以水七升，煮取三升，去滓，温服一升。

按：桂即桂枝也。本方共五两，已经照数加入二两矣。今坊刻各本有加牡桂二两，相传已久，姑录存参。

火逆之证，颇类胃家病象。医者误认为里实证而下之，下之不愈，因复烧针，是下既夺其里阴，烧针复逼其虚阳，阴阳两相乖离而烦躁者，以桂枝甘草龙骨牡蛎汤主之。

此一节，为水逆烦躁者立交通心肾之方也。

桂枝甘草龙骨牡蛎汤方

桂枝一两　甘草二两　牡蛎二两　龙骨二两

上为末，以水五升，煮取二升半，去滓，温服八合，日三服。为末水煮，即此是法。

太阳伤寒者，若在经脉，当用针刺；若在表在肌，则宜发汗宜解肌，不宜针刺矣。若加温针，伤其经脉，则经脉之神气外浮，故必惊也。即《内经》所谓起居如惊，神气乃浮是也。

张令韶云：自此以上十一节，历言火攻之害。今人于伤寒病动辄便灸，草菅人命，可胜悼哉！

受业薛步云按：火劫发汗，今人少用此法，而荆、防、羌、独、姜、桂、芎、芷、苍、橘之类，服后温覆逼汗，皆犯火劫之禁。读仲景书，宜活看，不可死板。

卷 三

闽 长乐 陈念祖 修园 集注

男 蔚 古愚
元犀 灵石 同参校

辨太阳病脉证篇

太阳病，当恶寒发热，今吐伤中气，津液外泄而自汗出，汗出而外证微，不恶寒发热，脾胃之气不足，而关上之脉见微细虚数者，此非本病，以医者吐之之过也。一二日吐之者，以二日为阳明主气之期，吐之则胃伤而脾未伤，故脾能运而腹中饥，胃不能纳而口不能食；三四日吐之者，以四日为太阴主气之期，吐之则脾伤而胃未伤。脾伤则不胜谷，故不喜糜粥；胃未伤仍喜柔润，故欲食冷食。朝为阳，胃为阳土，胃阳未伤，故能朝食；暮为阴，脾为阴土，脾阴已虚，故至暮吐，所以然者，以医误吐之所致也。前伤胃而不伤脾，后伤脾而不伤胃，非脾胃两伤之剧证，此为小逆。

此一节，言病由误吐，一时气逆使然。后人拟用大小半夏汤，然却不仲师无方之妙。

〔述〕此章凡四节，皆言吐之失宜而变证有不同也。

太阳病不当吐而吐之，但太阳病原当恶寒，今吐后反不恶寒，不欲近衣者，此为吐之伤上焦心主之气，阳无所附而内烦也。

此一节，言吐之不特伤中焦脾胃之气，亦能伤上焦心主之气也。

病人脉一息六七至，其名曰数，数为热证，与虚冷之证不同，如数果为热，热当消谷而引食，而反见作吐者，此非热也。以过发其汗，令阳气外微，阳受气于胸中，故膈中之气亦虚，脉乃数也。数为外来之客热，非胃中之本热。无热不能消谷，以胃中虚冷，故吐也。

上二节之吐，言以吐致吐；此节之吐，言不以吐而致吐也。

病证在疑似不可定之际，必求诸病人之情。太阳病，既已过经不解，当辨其病留于何经之分，而不必泥于所值之气。约计十有余日，或留于阳明之分，则心下温温欲吐，而胸中痛，以心下与胸中为阳明之所主也；或留于太阴之分，则大便反溏，而腹微满，以大便与腹为太阴之所主也。胃络上通于心，脾脉又上膈注心，脾胃不和，故郁郁微烦。然以上诸证，或虚或实，不无疑议，必须审病人之情。先此十余日之时，自料其病若得极吐极下，而后适其意者，此胃实也，可与调胃承气汤微和胃气；若不尔者，为虚证，则不可与。若但欲呕，而无心下温温证；但胸中痛，而无郁郁微烦证；但微溏，而无腹满证者，此且非柴胡证，况敢遽认为承气证乎？然则承气证从何处而得其病情乎？以其呕即是温温欲吐之状，故知先此时自欲极吐下也。

此一节，言病证在疑似之间，而得其欲吐之情为主，兼参欲下以定治法，甚矣！问证之不可不讲也。

太阳病六日已过，而至七日，正当太阳主气之期。表证仍在，脉则宜浮，今脉微而沉，是邪不在表而在里矣。太阳之病，内传多在胸膈，今反不结胸，是病不在上而在下矣。其人发狂者，邪热内盛逼乱神明也。此证以热在下焦，小腹当硬满。然小便与血，皆居小腹，蓄而不行，皆作硬满。若小便自利者，知不关膀胱之气分，而在于冲任之血分，必用药以下其血乃愈。所以然者，以太阳之表热随经而瘀热在少腹之里故也，以抵当汤主之。

此与桃核承气证不同，彼轻而此重。彼为热结膀胱，乃太阳肌腠之邪从背脊而下结于膀胱；此为瘀热在里，乃太阳肤表之邪从胸中而下结于少腹也。

抵当汤方

水蛭三十个，熬　虻虫三十个[①]，熬，去翅
桃仁三十个，去皮尖　大黄三两，酒浸

上四味，锉如麻豆，以水五升，煮取三升，去滓，温服一升。不下再服。

血之与水，以小便之利与不利分之，请再申其说：太阳病，从胸而陷于中土，故身黄，脉沉结，少腹硬，小便不利者，乃脾气不能转输，水聚于少腹，为无血也；而小便自利，其人如狂者，非水聚，为血聚，血证谛也。必谛审其果是血证，方可以抵当汤主之。否则，不可姑试也。

此一节，申明上文"小便自利"之义也，喻嘉言云：此条乃法中之法也。见血证为重病，抵当为重药。后人辨证不清，不当用而误用，与夫当用而不用，成败在于反掌，故重申其义也。

《内经》云：今夫热病者，皆伤寒之类也。伤寒有热，至所有之热，皆归于少腹，故少腹满，应小便不利，今反利者，热归血海，为有血也。但血结阴位，卒难荡涤，投药过多，恐伤中气，故当缓缓下之；然又恐药力太微，病根深固难拔，故应用之药，宜尽数以与之，不可更留余药，宜抵当丸。

此一节，变汤为丸，分两极轻，连滓而服，又法外之法也。

抵当丸方

水蛭二十个，熬　虻虫二十五个，熬去翅
桃仁二十个，去皮尖　大黄三两，酒浸

上四味，杵，分为四丸。以水一升煮一丸，取七合服之。晬时当下血，若不下者，更服。晬时，周时也。

虽然辨蓄血者，既以小便利为断矣。然不详审其主证，而并辨其兼证，恐专执小便利之一说，概认为血证，亦非辨证之法。《内经》云：饮入于胃，游溢精气，上输于脾，脾气散精，上归于肺，通调水道，下输膀胱。故太阳病，小便利者，以其人饮水之多，夫饮水多而小便利，则水气下泄，应无心下悸之病矣；若不下泄而上凌，必心下悸，心恶水制也。是以小便少者，气不施化，必苦里急也。岂独血证然哉？

张钱塘云：上节以小便利不利，而辨其血之有无；此又以小便之多少，而验其水之有无，并以结前三节之意，以见不可概认为血证。其章法之精密如此。

问曰：吾闻太阳主开，病竟有不能出入内外，而固结于胸为结胸；少阴主枢，竟不能枢转出入，而固结于脏为脏结，其病状何如？答曰：结有正有邪，太阳之正气与邪气共结于胸膈有形之间，故按之则

————

① 三十个：南雅堂本作"二十个"。

痛。寸以候外，太阳主皮毛，故寸脉浮；关以候中，病气结于胸中，故关脉沉，此名曰结胸也。

张钱塘云：此章论结胸、脏结、痞气之证，直至病胁素有痞方止。其中有经气之分、阴阳之异、生死之殊，学者所当细心体会也。

何谓脏结？答曰：胸虽不结，阴邪逆于心下，其外如结胸之状，而内则发于少阴，不如结胸之发于太阳也。上不涉于胸胃，故饮食如故；下干于脏气，故时时下利。寸脉浮，为少阴之神气浮于外也；关脉小细，为少阴之脏气虚于内也；沉紧为少阴之脏气结于内也，若此者名曰脏结。舌为心之外候，其舌上白苔滑者，阴寒甚于下而君火衰于上也，病为难治。脏结之状既明，而脏结之证不可不讲。脏结发于少阴，少阴上火下水，本热标寒，必得君火阳热之化则无病。今不得其热化，则为脏结无阳证。少阴主枢，今病不见往来寒热，是少阴之阳气不能从枢以出也。阳动而阴静，故其人反静。舌上苔滑者，为君火衰微，而阴寒气盛，不得不切戒之曰：不可攻也。

此承上文而言脏结之证也。

少阴上火而下水，其气交会于阳明中土，故脉现于关。沉与结胸无异，而小细紧为脏阴虚寒结证所独也。

按：程郊倩云：浮为寒伤表脉，沉为邪入于里脉。上节单言沉，沉而有力也；此节兼沉小细紧而言，脉之分别如此。

今试言结胸之因，并详其状而及其治。病发于太阳，太阳主外，宜从汗解，而反下之，则热邪乘虚而入，结于胸膈有形之间，因作结胸；病发于少阴，少阴主里，当救其里，而反下之，邪若结于下，则为脏结矣。今不结于脏，而结于心下，因而作痞。痞证发于阴，原无下法，不以下之迟早论也，其证治另详于后。而阳证之所以成结胸者，以下之太早故也。试再由其因而更详其状。太阳之脉上循头项。今结胸者，气结于内，遂不外行于经脉，以致经输不利，其项亦拘紧而强，有如柔痉反张之状。下之，令内之结气一通，则外之经输自和，宜大陷胸丸方。

张钱塘云：此言结胸、脏结之所因，而于脏结之中，复又推言痞结，以见痞之同发于阴，而不与脏结同者，脏结结于下，而痞结结于上也。结于下者，感下焦阴寒之气；结于上者，感上焦君火化也。

大陷胸丸方

大黄半斤　葶苈半升，熬　芒硝半升
杏仁半升，去皮尖，熬黑

上四味，捣筛二味，纳杏仁、芒硝，合研如脂，和散，取如弹丸一枚；别捣甘遂末一钱匕，白蜜二合，水二升，煮取一升。温，顿服之。一宿乃下，如不下，更服，取下为效。禁如药法。

然亦有不可下者，当以脉为断。结胸证，寸脉当浮，关脉当沉。今诊其脉竟浮而大者，浮为在外，大为正虚，邪结于中，而正气反虚浮于外，定不可下；若误下之，里气一泄，正气无所依归，外离而内脱，则涣散而死。

此言结胸证乃太阳之正气合邪气而结于内。若脉见浮大，是邪实固结于内，正虚反格于外也。

张钱塘云：正者主也，客者邪也，正邪并结者，客留而主人仍在，故可下之；邪结于中，而正反格于外者，主人去而客留，故不可下也。

然又有不因误下而定其危者。结胸证，外则项强如柔痉状，内则按之痛，诸证悉具，而且病发于太阳，竟动少阴之气化而为烦躁者，阳病入阴，虽未误下，亦死。

此一节，从上节危脉之外而补言危证也。

太阳中风之病，诊其脉浮而动数。风性浮越，故浮则为风；风为阳邪，故数则为热；阴阳相搏，故动则为痛；邪盛则正虚，故数则为虚。病太阳之肌表，则头痛；得标阳之热化，则发热；凡伤风必自汗，汗少则恶风，汗出多亦必恶寒。原无盗汗之证，盗汗亦无恶寒之证，今微盗汗出，而反恶寒者，乃中风稽久之证。虽不若初中之重，而要其表邪未尝解也。医反下之，表邪乘虚内入，故动数之脉变迟，邪气与膈气在内相拒而痛，胃中被下而空虚，客气无所顾忌而动膈，膈上为心肺，主呼气之出；膈下为肝肾，主吸气之入。今为客气动膈，则呼吸之气不相接续，故短气；上下水火之气不交，故烦躁，烦躁之极，则心中懊侬，此皆太阳之气随邪气而内陷，心下因硬，则为结胸，以大陷胸汤主之。若不结胸，而陷于太阴湿土之分，则湿热相并，上蒸于头，但头汗出，津液不能旁达，余处无汗，剂颈而还，若小便不利，湿热因无去路，郁于内而熏于外，身必发黄也。

此一节，言中风误下而成结胸也。

大陷胸汤方

大黄六两，去皮　芒硝一升　甘遂一钱匕

上三味，以水六升，先煮大黄，取二升，去滓；纳芒硝，煮一两沸；纳甘遂末，温服一升。得快利，止后服。

结胸亦有不因下而成者。伤寒六日，为一经已周。至七日，又当来复于太阳，不从表解，而结于胸，则伤寒之邪郁而为热实，其证重矣。又诊其脉沉而且紧，沉为在里，紧则为痛为实。今心下痛，按之如石之硬者，非他药所可攻，必以大陷胸主之。

此一节，言伤寒不因下而亦成结胸也。

太阳伤寒十余日，热结在里，盖胸中为太阳之里也。若得少阳之枢转，复作往来寒热者，乃太阳藉枢转之机，仍欲外出，可与大柴胡汤，迎其机以导之。若不往来寒热，但结胸，而无大热者，此为太阳寒水之气不行于肤表，而内结在胸胁也。身上俱无汗，但头上微汗出者，水逆于胸而不能外泄也，以大陷胸汤主之。令水气泄于下而正气运于上，则枢转亦利矣。盖大柴胡汤为枢转之捷剂，而大陷胸汤为泄邪之峻药，虽不能转枢，然邪去而枢转亦何难之有？

张钱塘云：此言太阳不能从枢以外出，以致水逆于胸而成结胸也。太阳寒水之气，内出于胸膈，外达于皮肤，从枢以外出，则有往来寒热之象，不能从枢以出，而结于胸膈有形之间，则无形寒水之气，遂结而为有形之水矣。

太阳病，重发汗而复下之，亡其津液，津液亡于下，故不大便。自不大便起，计有五六日，又值阳明主气之期，津液亡于上，故舌上燥而渴，阳明旺于申酉，日晡所小有潮热，是兼见阳明之燥证。然从心下至少腹硬满而痛不可近者，则知阳明又不如此危恶，承气汤恐不能四面周到，以大陷胸汤主之。

此一节，言汗下亡其津液而成燥结胸之证也。张钱塘云：《内经》谓二阳为维，谓阳明统维于胸腹之前也。夫太阳由胸膈而出入，是胸膈为太阳出入之门户。心下至少腹，又阳明之所纲维，两经交相贯通，故病太阳兼有阳明潮热之证也。

然结胸证又有大小之分也。小结胸病止从胸而结于胃络，正在心下，不比大结胸之高在心间，且不在少腹也。邪在络脉，按之则痛，不比大陷胸之痛不可按也。脉浮而滑者，浮为在外，滑则为热，里虽结热，而经气仍欲外达之象，以小陷胸汤主之。

此从结胸证中而又分出小结胸证也。

小陷胸汤方

黄连一两　半夏半升，洗　瓜蒌实大者一个

上三味，以水六升，先煮瓜蒌，取三升，去滓，纳诸药，煮取二升，去滓，分温三服。

小结胸之病，虽曰止在于胸，而经气则上下而相通。太阳病过二日，而至三日，正当少阳主气之期，而不能得少阳枢转，无以自达，遂觉卧不安而不能卧，起不安而但欲起，病气不能外转，心下必至内结，诊其脉微弱者，此太阳之本有寒分也，何以言之？太阳本寒而标热，病反其本，治亦反其本。今病还是本寒，医者误认为标热而反下之。若利止，邪不下而即上，必作小结胸；利未止者，当四日太阳主气之期复下之，气随下陷，变本寒而为标热，则太阴脾家之腐秽遂从此发作，而协太阳之标热而下利也。

此一节，言小结胸而复推上下之经气相通也。

经气不独上下相通，而内外相通可因脉而知其证。太阳病外证未罢，必不可下，若误下之，其邪陷入，变证不一。若其脉促，为阳邪甚于内，欲出不能出，虽不作结胸者，胸中必有邪恋。言不结者，易于散越，此为欲解而未解也。若脉浮者，病干上焦，其脉道近此。太阳病下之太早，故必结胸也。脉紧者，伤寒脉紧，此因下而不下，迫于咽喉，故必咽痛；脉弦者，是邪陷于中，枢机不转，故必两胁拘急；脉细数者，细属阴，数主热，是阳邪陷入少阴，为两火相炎，故头痛未止；脉沉紧者，沉属里，紧主寒，太阳寒邪侵入阳明，故必欲呕；脉沉滑者，沉属里，

滑为水，太阳之邪陷于太阴，水流湿也，故协热利；脉浮滑者，浮主风，滑主热，风性浮动，干动厥阴，故必下血。

上节言上下经气之相通，此节言内外经气之相通也。

内因之水结而不散，则为结胸之证；而外因之水入于皮肤，亦有小结胸之患。病在太阳之表，应以汗解之。医者反以冷水潠之；若于病人通身浇灌之，其在表之阳热被冷水止却不得去，较未用水之前，弥更热而益烦；热因水阻，则汗孔闭而肉上结粒如粟起；热却于内，故意欲饮水。外寒制其内热，反不作渴者，宜服文蛤散渗散其水气。若不差者，与五苓散，助脾土以转输，仍从皮肤而散。如水寒实于外，阳热却于内，而为寒实结胸，无肌表之热证者，与三物小陷胸汤，若寒泄热，为反治之法；至若白散辛温散结，为从治之法，亦可服。

此一节，于小结胸外又补出寒实结胸证也。

文蛤散方

文蛤五两

上一味为散，以沸汤和一钱匕服，汤用五合。

白散方

桔梗三分　巴豆一分，去皮心，熬黑，研如脂　贝母三分

上三味为散，纳巴豆更于白中杵之，以白饮和服。强人半钱匕，羸者减之。病在膈上必吐，在膈下必利。不利，进热粥一杯；利过不止，进冷粥一杯。身冷皮粟不解，欲引衣自覆者，若水以噀之洗之，益令热却不得出，当汗而不汗则烦。假令汗出已，腹中痛，与芍药三两，如上法。

既有结胸之证，亦即有如结胸之证。太阳与少阳并病，二阳之经脉交会于头项，受邪则头项强痛，二阳之经脉皆起于

目而行于头，受邪则目或旋晕而眩，头如覆戴而冒。夫病在太阳则结胸，病在少阳则胁下痞硬。今两阳并病，原非结胸之证，而时如结胸，不为胁下痞硬，而为心下痞硬者，当刺大椎第一间以泄太少并病之邪。不已，更刺肺俞以通肺气，斯膀胱之气化行而邪自不留；复刺肝俞，以泻少阳之邪，盖以胆与肝相表里也。慎不可发汗，以竭其经脉之血津。倘若误发其汗，则经脉燥热而谵语，相火炽盛而脉弦。若五六日谵语不止，六日值厥阴主气之期，恐少阳之火与厥阴之风相合，火得风而愈炽矣，当刺肝之期门，迎其气以夺之。

此一节，言太阳少阳并病，涉于经脉而如结胸，宜刺以泻其气也。（并者，犹秦并六国，其势大也。）

按：《图经》云：大椎一穴在第一椎上陷中，手足三阳督脉之会，可刺入五分，留三呼泻五吸。肺俞二穴，在第三椎下，两旁相去二寸五分，中间脊骨一寸。连脊骨算，实两旁相去各二寸，下仿此。足太阳脉气所发，可刺入三分，留七呼，得气即泻，肥人可刺入五分。肝俞二穴，在第九椎下，两旁相去各一寸五分，宜照上实折，可刺入三分，留六呼。期门二穴见上章。

病在经脉而如结者，不独男子也。妇人中风，发热恶寒，当表邪方盛之际，而经水适来。盖经水乃冲任厥阴之所至，而冲任厥阴之血，又皆取资于阳明。今得病之期，过七日而至八日，正值阳明主气之期，病邪乘隙而入。邪入于里，则外热除而脉迟身凉，已离表证，惟冲任厥阴俱循胸胁之间，故胸胁下满如结胸之状，而且热与血搏，神明内乱而发谵语者，此为热入血室也。治者握要而图，只取肝募，当刺期门，随其实而泻之。何以谓之实？邪盛则实也。

此节合下一节，皆言妇人热入血室。病在经脉，状如结胸者，正可以互证而明也。

经水未来，因病而适来者，既明其义矣。而经水已来，因病而适断者何如？妇人中风七八日，业已热除身凉，而复续得寒热，发作有时；其经水已来而适断者，果何故哉？盖以经水断于内，则寒热发于外，虽与经水适来者不同，而此亦为热入血室。其血为邪所阻则必结，结于冲任厥阴之经脉，内未入脏，外不在表，而在表里之间，仍属少阳，故使如疟之状，发作时，以小柴胡汤主之。达经脉之结，仍藉少阳之枢以转之，俾气行而血亦不结矣。

此一节，承上文而言中风热入血室，其经水已来而适断，当知异中之同，同中之异，各施其针药之妙也。

热入血室，不独中风有之，而伤寒亦然。妇人伤寒，寒郁而发热，当其时经水适来，过多不止，则血室空虚，而热邪遂乘虚而入之也。昼为阳而主气，暮为阴而主血。今主气之阳无病，故昼日明了；主血之阴受邪，故暮则谵语如见鬼状者，医者当于其经水适来而定其证曰：此为热入血室，非阳明胃实所致也。既非阳明胃实，则无以下药犯其胃气及上二焦。一曰胃脘之阳不可以吐伤之，一曰胃中之汁不可以汗伤之。惟俟其经水尽，则血室之血复生于胃脐水谷之精，必自愈。慎不可妄治以生变端也。

此一节，言妇人伤寒之入于血室也。郭白云云：前证设不差，服小柴胡汤。柯韵伯云：仍刺期门。

再由此而推言乎诸结：伤寒六日已过，至于七日，又值太阳主气之期。发热，病在太阳之标气；微恶寒，病在太阳之本气。病气不能从胸而出入，结于经脉之支，骨节之交，故支节疼痛，经气郁而欲疏,故微呕;不结于经脉之正络,而结于支络,故心下支结。外证未去者,以其寒热犹在也,以柴胡桂枝汤主之。取其解外,又达太阳之气,而解支节之结。

此一节,言太阳之气化而结于经脉之别支也。

柴胡桂枝汤方

柴胡四两　桂枝　黄芩　人参各一两半　甘草一两,炙　半夏二合半,洗　芍药一两半　大枣六枚,擘　生姜一两半,切

上九味,以水七升,煮取三升,去滓,温服。

支结之外,又有微结。伤寒过五日而至六日,为厥阴主气之期。经云:厥阴之上,中见少阳。已发汗而复下之,则逆其少阳之枢不得外出,故胸胁满不似结胸证之大结,而为微结,气不得下行,故小便不利。经云:少阳之上,火气治之,故渴;无枢转外出之机,故渴而不呕;热结在上而不在下,故别处无汗而但头汗被蒸而出;少阳欲枢转而不能,故为往来寒热。心烦者,少阳与厥阴为表里,厥阴内属心包,而主脉络故也。总之,太阳之病,六日而涉厥阴之气,不能得少阳之枢以外出,若此,此为未解也,以柴胡桂枝干姜汤主之。此汤达表、转枢、解结、止渴、理中,各丝丝入扣。

此一节,言太阳病值厥阴主气之期而为微结也。

柴胡桂枝干姜汤方

柴胡半斤　桂枝三两　干姜二两　瓜蒌根四两　黄芩三两　牡蛎二两　甘草二两,炙

上七味,以水一斗二升,煮取六升,去滓再煎,取三升,温服一升,日三服。初服微烦,复服汗出便愈。

微结中,又有阳微结之不同于阴结者,不可不知。伤寒太阳证五日为少阴主气之期,而六日,为厥阴主气之期,气传

而病不传,仍在太阳之经。太阳之气上蒸,故头汗出;太阳之本气为寒,故微恶寒;太阳标阳之气不外行于四肢,故手足冷,此皆太阳在表之证也。心下满,口不欲食,大便硬,此皆太阳传里之证也。太阳之脉不宜细,今竟见脉细者,何也?细为少阴之脉,今以阳而见阴,则阳转微,此为阳微结,故见证必有表之头汗出、微恶寒、手足冷,复有里之心下满、不欲食、大便硬也。由此言之。随证以审脉则可,若舍证以言脉,则同类之可疑者不少。不独脉细为在里,即脉沉,亦为在里也。虽然随证审脉,既不可以板拘,而病证互见,又何以自诀?惟于切实处决之。今于头汗出一症,既可定其结为阳微。假令为少阴之纯阴结,不得复有外证,悉入在里,而见痛引少腹入阴筋之证矣。此证犹幸为半在里半在外也。脉虽沉紧,究不得为少阴脏结之病,所以然者,三阴之经络剂颈而还。少阴证不得有头汗,今头汗出,故知为太阳之枢滞,非少阴之脏结也,可与小柴胡汤以助枢转,而里外之邪散矣。设外解而里不了了者,胃气不和也,得屎而解。此阳微结之似阴而要不同于阴结者如此。此可变小柴胡汤之法为大柴胡汤。

此一节,言阳微结之似阴,虽见里脉,而究与少阴之纯阴结有辨也。

小柴胡证、大陷胸证既各不同,而痞证更须分别。太阳伤寒至五日,为少阴主气之期,六日,为厥阴主气之期。大抵五、六日之间,是少、厥、太三经之交也。太阳主开,呕而发热者,欲从枢外出之象,其余皆为柴胡证悉具,医者不用柴胡,而以他药下之,下之犹幸其不下陷,所具之柴胡证仍在者,可复与柴胡汤。此虽已下之,却不为逆。服药之后,正气与邪气相争,正气一胜,则邪气还表,必蒸

蒸而振，蒸蒸者，三焦出气之象；振者，雷击地奋之象；却发热汗出而解，少阳枢转气通于天也。若下之心下满而硬痛者，此为结胸也，宜大陷胸汤主之。但满而不痛者，乃病发于阴，误下之后而成，此为痞，痞证感少阴之热化，无少阳之枢象，柴胡不中与之，宜半夏泻心汤。

此一节，复以小柴胡证、大陷胸证，夹起痞证，言大陷胸不可与，即柴胡亦不可与也。特出半夏泻心汤一方，以引起下文诸泻心汤之义。

半夏泻心汤方

半夏半升，洗　黄芩　干姜　甘草炙　人参以上各三两　黄连一两　大枣十二枚，擘

上七味，以水一斗，煮取六升，去滓，再煮取三升，温服一升，日三服。

结胸、痞症，由于误下所致，可知下之不可不慎也。太阳少阳并病，宜从少阳之枢转。医者不知枢转之义，而反下之，逆其枢于内，则成小结胸，心下硬；枢逆于下，则下焦不合而下利不止；枢逆于上，则上焦不纳而水浆不下；枢逆于中，则中焦之胃络不和，故其人心烦。此并病误下之剧证也。

此一节，言太阳少阳并病误下之剧证也。

受业薛步云云：误下后太少标本，水火之气不能交会于中土。火气不归于中土，独亢于上，则水浆不下，其人心烦；水气不交于中土，独盛于下，则下利不止。此不可用陷胸汤，即小柴胡亦未甚妥，半夏泻心汤庶几近之。

知并病之不可以误下也，亦知阴证更不可以误下乎？伤寒病，在表则脉浮而在阴则为紧，浮中见紧者，可以定其为少阴之表证矣。何以言之？少阴篇云：少阴病，得之二三日，麻黄附子甘草汤微发其汗。以二三日无里证，故微发汗是也。医

者不知，微发其汗而复下之，其紧初见于浮分者，旋而反入于里，变为沉紧。病发于阴而误下之则作痞，痞之所由来也。但痞与结胸异，彼以按之自硬，此以按之自濡；彼为有形之结痛，此但无形之气痞耳。

此一节，申言痞证之因。

痞证间有风激水气而成者，自当分别而观。太阳中风，动其寒水之气，水气淫于下则下利，水气淫于上则呕逆。然风邪在表，须待表解者，乃可从里攻之。若其人内水渗溢，则漐漐汗出；水有潮汐，则汗出亦发作有时。水搏则过颡，水激则在山，故为头痛。水饮填塞于胸胁，则心下痞而硬满，又引胁下而作痛。水邪在中，阻其升降之气，上不能下，则干呕；下不能上，则短气，历历验之，知里证之未和。惟此汗出之，不恶寒之另一证者，即于不恶寒中知表证之已解，因从而断之曰：如表解里未知也，以十枣汤主之。

此一节，于痞证外论及太阳中风激动其寒水之气而为痞也。漐，音蛰，汗出如小雨不辍貌。

十枣汤方

芫花熬　甘遂　大戟　大枣十枚，擘

上前三味等分，各别捣为散。以水一升半，先煮大枣肥者十枚，取八合去滓，纳药末。强人服一钱匕，羸人服半钱，温服之，平旦服。若下后病不除者，明日更服加半钱。得快下利后，糜粥自养。

痞证间有汗下虚其阴阳而成者，亦当分别而观。太阳病，在肌腠者宜桂枝汤以解肌。医者误以麻黄汤发汗，徒伤太阳之经而虚其表，遂致发热恶寒，比前较甚。若再用桂枝汤，啜热稀粥法则愈矣。医者不知，因复下之，更伤太阴之脏而虚其里，心下作痞。责之表里俱虚，阴气与阳气并竭，并竭则不交而为痞矣。且夫阴阳

之为义大矣哉！自其浅言之，则气阳也，血阴也；自其深言之，阳有阳气，而阴亦有阴气。阴气为无形之气，随阳气循行于内外，不同于有形之阴血独行于经脉之中也。阴血止谓之阴，阴气谓之为阴亦可谓之为阳。此证无阳则阴独，其理虽奥，医者不可以不明。倘复加烧针，以强助其阳，火气因攻于胸而为烦。土败而呈木贼之色，其面色青黄，脾伤而失贞静之体，其肌肤眴动而不安者，难治；今面色不青而微黄，是土不失其本色也。手足温者，犹见土气灌溉于四旁也，病尚易愈。

此一节，言汗下伤阴阳之气而成痞者，不可更用烧针也。

今闽、粤、江、浙医辈，不敢用麻黄汤，而代以九味羌活汤，香苏饮加荆、防、芎、芷、炮姜之类，视麻黄汤更烈。

痞发于阴，实感少阴君火之气而成，故其病心下不通而痞，以手按之，却不硬而濡，此病在无形之气也。诊其脉却不同误下入里之紧。关脉之上浮者，以关上为寸，浮为上升。此少阴君火亢盛之象，以大黄黄连泻心汤主之，泻少阴亢盛之火而交于下，则痞结解矣。

此一节，言痞感少阴君火之气而成，出其正治之方也。此外各泻心法，皆因其兼证而为加减也。

大黄黄连泻心汤方

大黄二两　黄连一两

上二味，以麻沸汤二升渍之须臾，绞去滓，分温再服。

痞为少阴本热火亢，而有复呈太阳本寒为病者，亦须分别。心下痞，为少阴君火内结之证；而复恶寒，乃得太阳本寒之气；而且汗出者，为太阳本寒之甚而标阳又虚，难以自守之象，以附子泻心汤主之。盖以太阳、少阴，标本相合、水火相济，本气中自有阴阳水火，非深明阴阳互

换之理者，不可以语此。

附子泻心汤方

大黄二两　黄连　黄芩各一两　附子一枚，炮，去皮，破，别煮取汁

上四味，切三味，以麻沸汤二升渍之须臾，绞去滓，纳附子汁，分温再服。

水火不交，其作痞固也，而土气不能转运者，亦因而作痞。太阳之本寒也，伤寒中风，但见恶寒之本病，不见发热之标病，汗之宜慎，而下更非所宜。医者不知其病止在本，汗后复以承气之类下之，故心下痞，与泻心汤欲泄其阳痞，而痞竟不解。所以然者，汗伤中焦之汁，下伤中宫之气，脾虚故也。脾虚不能上升而布津液，则其人渴而口中燥，烦，脾虚不能下行而调水道，则其人小便或短赤或癃闭而不利者，以五苓散主之。

上节言水火不交而成痞，此言土不灌溉而亦成痞也。

脾不和者既因以成痞矣，而胃不和者亦然。伤寒汗出，外邪已解之后，惟是胃中不和，不和则气滞而内结，故为心下痞硬；不和则气逆而上冲，故为干噫。盖胃之所司者，水谷也，胃气和则谷消而水化矣。兹则谷不消而作腐，故为食臭；水不化而横流，故为胁下有水气。腹中雷鸣，下利者，水谷不消，糟粕未成而遽下。逆其势则不平，所谓物不得其平则鸣者是也。以生姜泻心汤主之。

上节言脾不转输而成痞，此节合下节皆言胃不和而亦成痞也。

生姜泻心汤方

生姜四两，切　甘草三两，炙　人参三两　干姜一两　黄芩三两　半夏半升，洗　黄连一两　大枣十二枚，擘

上八味，以水一斗，煮取六升，去滓，再煎取二升，温服一升，日三服。

然而胃不和中，又有误下之虚证。太

阳病，或伤寒或中风，不应下者，医反下之，虚其肠胃，则水寒在下而不得上交，故其人下利，日数十行，谷不化，腹中雷鸣；火热在上而不得下济，故其人心下痞硬而满，干呕，心烦不得安，此上下水火不交之理本来深奥，医者不知，只见其心下痞，谓邪热之病不尽，复误下之，则下者益下，上者益上，其痞益甚。此非热结，但误下以致胃中虚，客气乘虚上逆，故使心下硬也，以甘草泻心汤主之。此交上下者，调其中之法也。

此一节，承上节胃不和言胃中虚之证也。

甘草泻心汤方

甘草四两　黄芩三两　干姜三两　半夏半升，洗　大枣十二枚，擘　黄连一两

以上六味，以水一斗，煮取六升，去滓；再煎取三升，温服一升，日三服。

痞不特上中二焦之为病也，即下焦不和亦能致痞。伤寒，服攻下之汤药，下后则下焦之气下而不上，故下利不止；上焦之气上而不下，故心下痞硬。伊圣泻心汤所以导心下之火热而下交也。服泻心汤已，则心下之痞满既除，而上中之气亦和矣。复以他药下之，则下焦之气益下而不能上，故利不止。医又认为中焦虚寒，以理中汤与之，利益甚。盖理中者，温补脾胃，其效专理中焦，此利不在中焦，而在下焦，当以赤石脂禹余粮汤主之。复利不止者，法在分其水谷，当利其小便。

此一节，言下焦不和以致痞，发千古所未发。

赤石脂禹余粮汤方

赤石脂一斤，碎　禹余粮一斤，碎

上二味，以水六升，煮取二升，去滓，分三服。

下后致痞，言之详矣，而发汗在吐下之后而成痞者奈何？伤寒吐下后，又发其汗，则夺其经脉之血液而为汗矣。心主血故虚烦，心主脉，故脉甚微，八日值阳明主气之期而从合，九日值少阳生气之期而不能枢转，故心下痞硬，而胁下亦痛。甚至阴虚阳亢，虚气上冲于咽喉，血不上荣头目，时形其眩冒。经脉动惕者，以吐下之后而汗之，则经脉之血告竭，而筋遂无所养也。久而不愈，恐肢体不为我用而成痿。

此一节，虽吐下与汗并言，却重在误汗一边。

汗吐下后病已解，而尚有痞、噫之证未除者，不可不备其治法。伤寒发汗，若吐若下，解后，心下痞硬，噫气不除者，此中气伤而虚气上逆也，以旋覆代赭石汤主之。

此节言治病后之余邪，宜于补养中寓散满镇逆之法。

旋覆代赭石汤方

旋覆花三两　人参二两　生姜五两，切　代赭石一两　大枣十二枚，擘　甘草三两，炙　半夏半升，洗

上七味，以水一斗，煮取六升，去滓；再煎取三升，温服一升，日三服。

下之太早，为结胸，为痞，此证之常也。而证之变者，又当别论。太阳温病、风温证，热自内发，宜用凉散而托解之，不宜下之太早也。下后，虽不作结痞等证，而下之太早，其内热尚未归于胃腑，徒下其屎，不下其热，热愈久而愈甚矣。欲解其热，必不可更行桂枝汤，以热增热。须知温病风温证，为火势燎原而莫戢。若火逼于外，则蒸蒸而汗出；火逆于上，则鼾齁而作喘。内热已甚，而外反见其无大热者，可与麻黄杏子甘草石膏汤，顺其势而凉解之。此下后不干结痞而另有一证也。

此一节，因上下文皆言下后之证，亦

姑备此证以参观也。诸本皆疑其错简，或谓其传写之误，然汉季及晋，为时未久，不可与秦以前之书并论。余读书，凡遇有不能晓悟之处，皆自咎识见不到，不敢辄以错简等说自文。

下后表证未解而作痞，不无里寒、内热之分。试言其里寒，太阳病不用桂枝汤解肌，外证未除，医者卤莽而数下之，致虚胃气，虚极则寒。中气无权，既不能推托邪热以解肌，遂协同邪热而下利；利下不止，胃阳愈虚，而阴霾之气愈逆于上，弥漫不开，故心下痞硬。此为表里不解者，以桂枝人参汤主之。

此一节合下节，皆言太阳表里不解而成痞也。弟宾有按：此"协热"二字与别处不同。盖由肌热不从外解，故其方不离桂枝。

桂枝人参汤方

桂枝四两　甘草四两，炙　白术三两
人参三两　干姜三两

上五味，以水九升，先煮四味，取五升；纳桂，更煮取三升，温服一升。日再服，夜一服。

试言其内热，伤寒大下之后，复发其汗，则太阳之气逆于心胸，故心下痞，而恶寒之症仍在者，为表未解也。夫从外而内者，先治其外，后治其内，故不可攻痞，当先解表，必俟不恶寒之表证尽解，乃可以攻其痞。解表宜桂枝汤，攻痞宜大黄黄连泻心汤。

此一节，汪苓友谓其重出，而不知仲师继上节而复言之，以见表之邪热虽同，而里之变证各异。且表里同治，有用一方而为双解之法，双解中又有缓急之分；或用两方而审先后之宜，两方中又有合一之妙。一重复处，开出一新境，不可与读书死于句下者说也。

今试即痞证而总论之，可以从中而解，亦可以从外而解也。伤寒发热，汗出不解，邪结心中，而心下痞硬。然邪虽已结聚，而气机仍欲上腾，故呕吐。不得上出而复欲下行，故呕吐而又下利者，当因其势而达之。达之奈何？用大柴胡汤从中上而达太阳之气于外以主之。治痞者不可谓泻心汤之外无方也。

此一节，所以结痞证之义也。

按：此证宜用大柴胡汤之无大黄者。

又即结胸之证而总论之，以见大小陷胸汤外，又有吐法，以补其所未及也。病如桂枝证，但头不痛，项不强，知其病不在太阳之经脉矣。寸脉主上而微浮，设是风邪，当从胸以及于头而俱痛。今头项如故，惟胸中痞硬，何也？胸中乃太阳出入之地，本寒之气塞其道路故也。气上冲咽喉，喘促而不得自布其鼻息者，此为胸有寒也。经云：太阳之上，寒气主之。寒气结于胸，则太阳之气不能从胸以出，当吐以从高越之，宜瓜蒂散。此可见结胸之证不一。因下而成者固多，因汗而成者亦复不少，不因汗吐下而成者亦有之，因其欲吐不得吐而成者亦有之。其治法亦不专主于大小陷胸汤等方也。

此一节，找足结胸证，言无剩义矣。

瓜蒂散方

瓜蒂一分，熬黄　赤小豆一分

上二味，各别捣筛，为散已，合治之，取一钱匕。以香豉一合，用热汤七合，煮作稀糜，去滓。取汁，和散，温，顿服之。不吐者，少少加；得快吐乃止。诸亡血虚家，不可与瓜蒂散。

又即脏结之证而总论之，在少阴止为难治，止为不可攻，在厥阴则为不治。病入胁下，平素有痞，其痞连在脐旁，为天枢之位。此脾气大虚而肝气自旺，总为肾家真阳衰败，致胸中之气不布，肝木之荣失养，三阴部分皆虚矣。又值寒邪内入，则脏真之气结而不通。其痛从脐旁引及少腹以入阴筋者，以少腹阴筋皆厥阴之部。厥阴为阴中之阴，不得中见之化。此名脏结，必死。可知结在少阴，无名火之化者，止曰难治，曰不可攻。以少阴上有君火，犹可冀其生也。结在厥阴，两阴交尽，绝不见阳，必死无疑矣。

此一节，所以结脏结之义也。

病在络与在经者不同，《金匮》既有热极伤络之论矣。太阳之病气在络，即内合于阳明之燥化。伤寒病，若吐、若下后，中气受伤，至七日，又当太阳主气之期，八日又当阳明主气之期，其病不解，则太阳之标阳与阳明之燥气相结合而为热。热结在里，表里俱热，热伤表气，故时时恶风；热伤里气，故大渴；感燥热之化，故舌上干燥而烦；推其燥而与烦之情形，欲饮水数升而后快者，必以白虎加人参汤，清阳明之络热而主之。

张钱塘云：邪之中人，必先于皮毛，次入于肌，次入于络。肺主皮毛，脾主肌。阳明主络。太阳病气在于皮毛，即内合于肺，故麻黄汤所以利肺气；在于肌，即内合于脾，故桂枝汤、越婢汤所以助脾气；在于络，即内合于阳明，故白虎汤所以清阳明之气。然均谓之太阳病者，以太阳为诸阳主气，皮毛肌络皆统属于太阳也。合下共三节，言太阳病在于络，合于阳明，而为白虎之热证也。

此章三节，论燥热火之气；下章风湿相搏两节，论风寒湿之气。所谓《伤寒论》一书，六气为病之全书也。

伤寒病，太阳之标热合阳明之燥气，热盛于内，而外反无大热。阳明络于口，属于心，故口燥渴而心烦。太阳循身之背，阳明循身之面，热俱并于阳明，则阳明实而太阳虚矣。可即于其背之微恶寒者，以知为阳明之燥热益盛焉，白虎加人参汤所以主之。

虽然解络热者，白虎为其所长，而表热则不可以概用。伤寒脉浮，发热无汗，其表不解者，与络无也，不可与白虎汤；若渴欲饮水，为热极伤络，可以直断其无表证者，以白虎加人参汤主之。

此申明白虎汤能解络热，而不能解表热也。受业侄道著按：白虎证其脉必洪大，若浮而不大，或浮而兼数，是脾气不濡，水津不布，则为五苓散证。

魏子千曰：人于肌络者，宜桂枝汤；肌气之在里者，宜越婢汤；络气之入里者，宜白虎汤。

太阳少阳并病，心下硬，颈项强而眩者，是太阳之病归并于少阳。少阳证，汗下俱禁。今在经而不在气，经则当刺大椎、肺俞、肝俞，以泄在经之邪，慎勿下之。小结胸篇戒勿汗者，恐其谵语；此戒勿下者，恐其成真结胸也。

此三节，言太阳合并于少阳而为病也。

同学周镜园曰：此言太少并病证，在经脉不在气化，病经脉者当刺。少阳经脉下颈合缺盆，太阳经脉还出别下项，故颈项强。太阳起于目内眦，少阳起于目锐眦，故目眩。太阳之经隧在膀胱，其都会在胸肺；肺脉还循胃上口，上通心膈之间；胆脉由胸贯于膈，脉络不和则心下硬。故刺大椎，以通经隧之太阳；刺肺俞，以通都会之太阳；又刺肝俞，以通少阳之脉络。谆谆戒以勿下者，以病在经脉，宜刺不宜下也。

合病又与并病不同。并病者，彼并于此；合病者，合同为病也。太阳与少阳合病，太阳主开，少阳主枢。今太阳不能从枢以外出，而反从枢而内陷，其自下利者，内陷之故，与黄芩汤清陷里之热，而太阳之气达于外矣；若呕者，乃少阳之枢欲从太阳之开以上达，宜顺其势而利导之，用黄芩加半夏生姜汤，宣其逆气而助其开以主之。

黄芩汤方

黄芩三两　甘草二两，炙　芍药二两　大枣十二枚，擘

上四味，以水一斗，煮取三升，去滓，温服一升，日再、夜一服。若呕者，加半夏半升、生姜三两。

太阳之病既归并于少阳，则以少阳为主矣。然亦知少阳三焦之气游行于上中下者乎？上焦主胸，中焦主胃，下焦主腹。伤寒，胸中有热，逆于上焦也；胃中有寒邪之气，逆于中焦也；腹中痛，逆于下焦也；欲呕者，少阳三焦之气逆于上中下之间，欲从枢转而外出也。治宜取小柴胡转枢之意而加减之，俾于寒热宣补，内外上下，丝丝入扣则愈，以黄连汤主之。

黄连汤方

黄连　甘草炙　干姜　桂枝各三两　人参二两　半夏半升，洗　大枣十二枚，擘

上七味，以水一斗，煮取六升，去滓，温服一升。日一服，夜二服。

风湿相搏，有从伤寒所致者，其证奈何？伤寒八日，当阳明主气之期；九日，当少阳主气之期，宜从少阳之枢而外出矣。乃不解而复感风湿，合而相搏，寒邪拘束，故身体疼；风邪煽火，故心烦；湿邪沉著，故不能自转侧；邪未入里，故不呕、不渴。脉浮虚而涩者，以浮虚为风，涩则为湿也。此风多于湿，而相搏于外，以桂枝附子汤主之。若患前证，其人脾受湿伤，不能为胃行其津液，故大便硬，愈硬而小便愈觉其自利者，脾受伤而津液不能还入胃中故也。此为湿多于风，而相搏于内，即于前方去桂枝加白术汤主之。湿若去，则风无所恋而自解矣。

此节合下节，皆言风湿相搏之病也。

但此节宜分两截看："风湿相搏"至"桂枝附子汤主之"作一截，言风湿相搏于外也；"若其人"至"去桂枝加白术汤主之"又作一截。言风湿相搏于内也。要知此节桂枝附子汤是从外驱邪之表剂，去桂加白术汤是从内撤邪之里剂，下节甘草附子汤是通行内外之表里剂也。

桂枝附子汤

桂枝四两　附子三枚，去皮，炮，破八片　生姜三两，切　甘草二两，炙　大枣十二枚，擘

上五味，以水六升，煮取二升，去滓，分温三服。

桂枝去桂加白术汤方

白术四两　甘草二两，炙　附子三枚，炮　大枣十二枚，擘　生姜三两

上五味，以水七升，煮取三升，去滓，分温三服。初服其人身如痹，半日许复服之，三服尽，其人如冒状，勿怪。此以附子、术并走皮内，逐水气未得除，故使之尔。当加桂枝四两（此本一方二法也）。

风湿相搏之病，见证较剧者，用药又宜较缓。风湿相搏，业已深入，其骨节烦疼，掣痛不得屈伸，近之则痛剧，此风寒湿三气之邪阻遏正气，不令宣通之象也。汗出气短，小便不利，恶风不欲去衣，或身微肿者，卫气、营气、三焦之气俱病，总由于坎中元阳之气失职也。务使阳回气暖，而经脉柔和，阴气得煦，而水泉流动矣，以甘草附子汤主之。

此一节，承上节言风湿相搏病尚浅者，利在速去；深入者，妙在缓攻。恐前方附子三枚过多，其性猛急，筋节未必骤开，风湿未必遽去，徒使大汗出而邪不尽耳。故减去一枚，并去姜、枣，而以甘草为君者，欲其缓也。

此方甘草止用二两而名方，冠各药之上，大有深义。余尝与门人言，仲师不独

审病有法，处方有法，即方名中药品之先后，亦寓以法，所以读书当于无字处著神也。

受业门人答曰：此方中桂枝视他药而倍用之，取其入心也。盖此证原因心阳不振，以致外邪不撤，是以甘草为运筹之元帅，以桂枝为应敌之先锋也。彼时不禁有起予之叹，故附录之。

甘草附子汤方

甘草二两，炙　附子二枚，炮，去皮，破　白术二两　桂枝四两

上四味，以水六升，煮取三升，去滓，温服一升，日三服。初服，得微汗则解。能食，汗止复烦者，服五合。恐一升多者，宜服六七合为始（此言初服之始）。

是故不知证者，不可以言医；不知脉者，亦不可以言医，脉之不可不讲也。脉之紧要者，散见各证之中，不能悉举也，亦不必费举也。然太阳总诸经之气，而诸脉之同者异者、似同而实异者、似异而实同者，有同中之异、异中之同者，虽曰不可言传，而亦无不可以意会矣。今欲举一以为隅反，即以太阳伤寒言之：太阳本寒而标热，若诊其脉象浮滑，浮为热在表，滑为热在经，此为表有标热，便知其里有本寒，《内经》所谓凡伤于寒，则为热病是也。宜以白虎汤主之。凭脉辨证之一法也，从此而比例之，思过半矣。

张钱塘云：上八节以风寒湿热燥火之气，结通篇太阳之病，以见伤寒一论六淫之邪兼备，非止风寒也。此三节以浮滑结代之脉象，结通篇太阳之脉，以见太阳总统诸经之气，而诸脉之死生，亦俱备于太阳中也。

白虎汤方

知母六两　石膏一斤，碎　甘草二两　粳米六合

上四味，以水一斗，煮米熟汤成，去滓，温服一升，日三服。

浮滑恒脉之外，又有剧脉曰结，危脉曰代，不可不知。伤寒之脉，何以结代？非洞悉乎造化阴阳之本者，不可与言。盖脉始于足少阴肾，生于足阳明胃，主于手少阴心。少阴之气不与阳明相合，阳明之气不与少阴相合，上下不交，血液不生，经脉不通，是以心气虚常作动悸，以炙甘草汤主之。补养阳明，从中宫以分布上下。

陈师亮曰：代为难治之脉，而有治法者何？凡病气血骤脱者，可以骤复；若积久而虚脱者，不可复。盖久病渐损于内，脏气日亏，其脉代者，乃五脏元气之候。伤寒为暴病，死生之机在于反掌，亦有垂绝而亦可救者。此其代脉，乃一时气乏，然亦救于万死一生之途，而未可必其生也。

炙甘草汤方

甘草四两，炙　生姜三两，切　桂枝三两　人参二两　生地黄一斤　阿胶二两　麦门冬半升　麻子仁半升　大枣三十枚，擘

上九味，以清酒七升，水八升，先煮八味，取三升，去滓；纳胶烊消尽，温服一升，日三服。一名复脉汤。

其结代之脉状何如？结能还而代不能还也。脉按之来缓，不及四至，而时一止复来者，是阴气结，阳气不能相将，此名曰结。然不特缓而中止为结，又脉来动而中止，更来小数，中有还者反动，是阴气固结已甚，而阳气不得至，故小数而动也，亦名曰结，此为阴盛也。结脉之止，时或一止；其止却无常数。若脉来动而中止，止有常数，既止遂不能自还，阳不能自还而阴代之，因而复动者，俨如更代交代之象，名曰代。此独阴无阳也。得此脉者，必难治。此毫厘之分，学者于此判之，指下则可言脉矣，岂独太阳已哉！

此一节，复申明结代之脉状，毫厘千里，务分仿佛中也。

卷　四

闽　长乐　陈念祖　修园　集注
男　　蔚　古愚
　　　元犀　灵石　同参校

辨阳明病脉证篇

问曰：病有太阳阳明，有正阳阳明，有少阳阳明，何谓也？答曰：太阳阳明者，盖以阳明之上，燥气主之。本太阳不解，太阳之标热合阳明之燥热，并于太阴脾土之中。脾之津液为其所烁而穷约，所谓脾约是也。正阳阳明者，盖以燥气者，阳明之本也。天有此燥气，人亦有此燥气。燥气太过，无中见太阴湿土之化，所谓胃家实是也。少阳阳明者，盖以少阳之上，相火主之。若病在少阳，误发其汗，误利其小便，则水谷之津液耗竭，而少阳之相火炽盛，津竭则胃中燥，火炽则烦而实，实则大便难是也。

此一节，言阳明有太、少、正之分也。

何谓正阳阳明之为病？燥气为阳明之本气，燥气盛于上，则胃家实于内，一言以蔽之曰：胃家实也。

此复申明正阳阳明之为病也。按沈尧封云：此是阳明证之提纲。后称"阳明证"三字，俱有胃家实在内。"胃家实"言以手按胃中实硬也。如大陷胸证，按之石硬，即名实热；栀子豉证，按之心下濡，即名虚烦。夫心下俱以濡硬分虚实，

何独胃中不以濡硬分虚实乎？此说与柯韵伯之论相表里，虽非正解，亦可存参。

问曰：何缘得太阳阳明病？答曰：太阳之津液从胃腑水谷而生。患太阳病，若发汗，若下，若利小便，此皆亡胃中之津液。胃中无津液而干燥，其太阳未解之邪热，因转属于阳明。其不更衣，为肠内之实，肠内既实，其大便必难通而闭塞者，此名太阳转属之阳明也。

此一节，承上章太阳阳明病而言也。然重申胃家实之旨，是阳明病总纲。

问曰：有诸中者形于外，阳明病外证云何？答曰：胃热之外见者，肌肉之中蒸蒸然。热达于外，名曰身热，与太阳之表热不同也。热气内盛，濈濈然汗溢于外，名曰汗自出，与太阳之自汗不同也。表寒已解，故不恶寒，里热已盛，故反恶热也。只因有胃家实之病根，即见热盛汗出之病证，不恶寒反恶热之病情。内外俱备，方是阳明之的证。

此一节，补出阳明外证，合上节为一内一外之总纲。

问曰：身热不恶寒，既得闻命矣。今阳明病有始得之一日，不发热而恶寒者，何也？答曰：阳明主金气，金气微寒也，邪初入，故恶寒；及邪既入于肌肉之分，即从热化。虽得之一日，不待解散而恶寒

将自罢，燥气内出，即自汗出而恶热也。此阳明之的候也。

此承上文不恶寒反恶热而言也。但上文言阳明自内达外之表证，此言风寒外入之表证。

问曰：阳明病未经表散，其恶寒何故自罢？答曰：阳明与他经不同，以其居中土也。中土为万物所归，故凡表寒里热之邪，无所不归，无所不化，皆从燥化而为实，实则无所复传。一日表气通于太阳，其始虽颇恶寒，而二日为阳明主气之期，正传而邪亦传。正再传，而邪有所归而不再传，故恶寒自止，此胃家实所以为阳明病之根也。

此复设问答以明恶寒自罢之故，并指出胃家实之根也。

过汗亡津液而转属阳明者固多，而汗出不彻与不因发汗者，亦有转属之证。本太阳病，初得病时发其汗，汗先出不彻，其太阳标热之气不能随汗而泄，而即与燥气混为一家，因此而转属阳明也。此外更有伤寒发热无汗，其时即伏胃不和之病机。呕不能食，不因发汗而反汗出濈濈然者，水液外泄则阳明内干，是转属之外又有一转属阳明之证也。

上文历言阳明本经之自为病，此复申明太阳转属阳明之义，除过汗亡津液外，又有此汗出不彻而转属、不因发汗而转属，合常变而并言之也。

三日为少阳主气之期，病固宜乘其气而枢转外出矣。今伤寒三日，现阳明证而脉大。如为邪归中土，无所复传，是不能从少阳之枢而解也。

〔述〕 自此以上六节，论阳明之气主表而外合太阳，主里而内关津液之义也。按此即高士宗所谓读论者，因证而识正气之出入，因治而知经脉之循行，则取之有本，用之无穷矣。

阳明与太阴，正气相为表里，邪气亦交相为系。伤寒，阳明脉大，今浮而缓；阳明身热，今止手足自温，是为病不在阳明，而系在太阴。太阴者，湿土也。湿热相并，身当发黄，若小便自利者，湿热得以下泄，故不能发黄。至七日已过，为八日值阳明主气之期，遂移其所系，而系阳明。胃燥则肠干，其大便无有不硬者，此为阳明也。

此节合下节，明阳明与太阴相表里之义也。

伤寒由太阴而转系阳明者，其人不特大便硬，而且濈然微汗出也。

此承上节而补言阳明之汗出，即上章所云外证俱在其中矣。

阳明不特与太阴表里，而且与太阳、少阳相合。阳明中风，不涉于本气之燥化，而涉于少阳之热化，故口苦咽干；复涉于太阴之湿化，故腹满微喘；又涉于太阳之寒化，故发热恶寒。阳明脉本浮大，以阳明协于太阳，故脉象浮中不见大而见紧。浮紧之脉，宜从汗以解之，若误下之，阳邪内陷于中土，则中土不运而腹增满，少阳之三焦不能决渎，复增出小便难之新证也。

〔述〕 此言阳明之气不特与太阴为表里，抑且中合于少阳，外合于太阳也。

阳明本经自患之病，未曾久留太阳经而化热者，风自为风，寒自为寒，可于食辨之：若能食，名中风，以风能鼓动阳明之气也；不能食，名中寒，以寒能闭拒阳明之气也。然此特初病则然，久则为实满等证，虽能食者，亦归于不能食矣。

此一节，以食而辨风寒之气，即以食而验阳明之胃气。因正而辨邪，因邪而识正，善读者，能会心于文字之外则得矣。

试论中寒，阳明病，若中寒，阴寒过甚，不得本气燥热之化，则谷不消而不能食，水不化而小便不利。四肢为诸阳之本，胃阳虚而津液外泄，故手足濈然汗出。此欲作大便固而仍不固，欲作大瘕泄而仍不瘕，燥气用事必大便初硬，寒气用事而后半即溏。所以然者，以胃中冷，水谷不能泌别故也。

此言阳明中寒也。

试论中风，阳明中风之病，胃为阳土，风为阳邪，两阳相得，故初病时欲食，即此可以定其为中风矣。然病在阳明，小便当利，大便当硬，今小便反不利，大便反自调，是津液尚还入于胃中。但不得少阴之癸水以相合也。少阴主骨节，而不能上合于阳明，故其人骨节疼，且骨节合于肌肉之间，翕翕如有热状，似此阳不遇阴，病难自解。乃奄然烦躁而发狂，濈然汗出而解者，此少阴癸水之阴气不胜阳明谷神之阳气，两不相敌者忽而两相合，遂与作汗而共并，即战栗汗解之义也。脉若转迟而为紧则愈。盖以紧则为阴，阴气复而阳气平，戊癸合矣。

此言阳明中风也。

阳明病，欲解时，从申至戌上。盖阳明旺于申酉，病气得天时之助也。然此言阳明之表证，从微汗而解。若胃家实之证，值旺时更见发狂谵语矣。

此言阳明欲解之时，作一小结也。

阳明病，虽以胃家实为大纲，而治者当刻刻于虚寒上著眼。阳明病，胃气实则能食，今不能食，可以知其胃气之虚矣。医者反攻其热，则虚不受攻，寒复伤胃，其人必哕，所以然者，胃中虚冷故也。此胃气存亡之关头，不得不再为叮咛曰：以其人胃气本虚，故攻其热必哕。

此一节，言阳明中气虚寒之为病也。

胃气虚，则不能淫精于经脉。阳明病，脉宜大而反迟，是经脉不能禀气于胃也。《内经》云：食气入胃，浊气归心，

淫精于脉，脉气流经。可知食气散于各经之中，自不厌其饱；若不能散达，止留滞于胃，故食难用饱。饱则浊气归心，不淫于脉流于经，所以微烦。不但此也，且不能循经上行而头眩，不能循经下行必见小便难。上下不行，则留滞于中为腹满，此欲作谷疸，黄疸病也。虽已下之，而腹满如故，所以然者，以胃虚不能淫精于经脉，脉迟故也。

此一节，言食气入胃，胃虚不能淫精于经脉也。

胃气虚，则不能输精于皮毛。阳明病，法当多汗，今反无汗，其身痒如虫行皮中状者，此以胃气久虚，不能输精于皮毛故也。《内经》云：输精皮毛，毛脉合精，行气于腑。可知内而经脉，外而皮毛，皆禀气于胃，胃虚皮毛经脉俱无所禀矣。

此一节，言胃气虚不能输精于皮毛也。

阳明居中土，主灌溉于上下、内外、四旁也。兹先言中寒气逆于上。阳明病，法当多汗，而反觉无汗而小便利，寒气中于里而水液下行也。至二日主气之期，以及三日不拘日数，但觉呕而咳，即《内经》所谓邪中于膺，则下阳明是也。手足厥者，胃阳虚寒，其气不能敷布于四肢也。《内经》云：阳明之脉循发际至头颅。阳明寒气牵连正气而上逆，故必苦头痛；若不咳，不呕，手足不厥者，为寒气已除。而阳明正气既能四布，即不上逆，故头不痛。

此节言阳明之气合寒气而上逆于头，不能灌溉于四旁也。凡言邪即以言正，言正即以言邪，为读仲师书第一要法。余于数节，必重申之，不厌于复也。

〔述〕此章凡四节，论阳明居中土，主灌于上下、内外、四旁也。

再言中风气逆于上。阳明病，其证不一，然他证无论，但头旋目眩，此证不在阳明提纲之内，且有阳有阴有寒有热，从何处辨起？惟不恶寒，知病属阳明，而不属阴经矣。前云阳明病若能食名中风，故吾即于其能食，知为阳明胃热，而非阳明胃寒矣。由是热气上冲，肺受火烁而发咳，咳极其人必咽痛；若热不上干于肺而不咳者，咽亦不痛。

此一节，言阳明之气合风热而上逆于咽，不得流通于下也。

程扶生云：阴邪下利，故无汗而小便利；风邪上行，故不恶寒而头眩。寒而呕不能食，风则能食；寒则头痛，风则咽痛，是风寒入胃之辨也。

按：虽本章之意不重在此，而亦不可不知。

咳出于肺，当云喉咙痛，今胃热甚则咽痛，二者相连，气必相侵。

更有郁于中土之证。阳明病，其气不能外达于皮毛则无汗；不下输于膀胱则小便不利。心中懊忱者，中土郁而成热，热气为烦也。郁于中即现于外，身必发黄。

此节合下节，皆言阳明之气郁于中土，不得外达而下输也。

郁于中土，若误火更益其热，阳明病，医者不知所以无汗之故，以火强迫其汗，热邪被火，周身之气燥极，而热不外越，但上攻于额上而微汗出，又不得下泄而兼小便不利者，湿热相搏，亦必发黄。

此节即上节所言发黄之证，借被火以言其更甚也。凡误服羌、独、荆、防及姜、桂、乌、附之类，皆以被火概之。阳明之脉，起于鼻，行发际至额颅。

阳明原主里病，今诊其脉浮而紧者，仍见太阳表实无汗之脉。阳明被太阳之寒邪外束，则阳气不能宣发而为热，故必乘其所旺申酉时而潮热，如潮水之发作有定

时。若脉但浮而不紧者，是见太阳表虚自汗之脉。阳明被太阳之风邪外涣，则阳气尽浮于表，及卧而阴血归肝之顷两不相顾，必为浮阳盗去而汗出。

〔述〕此三节，言阳明主里，复外合于表气、内通于经脉、复还于胃中也。

阳明之脉，起于鼻，交额中，还出挟口。今阳明燥热之病，其口无不干燥，若热止在于经，其人但欲以口漱水，济其经热。漱毕吐去而不欲咽下者，热不在胃故也。阳明气血俱多，经中热甚则逼血妄行，因此必发其衄。

此言阳明之津液通于经脉而为衄也。

阳明病，本自汗出，医更重发汗，外热之病已差，而内尚微烦不了了者，此大便必硬故也。津液为胃所主，以发汗亡其津液，胃中干燥，故令大便硬。今姑不问其大便，当问其小便日几行。若汗出，本日小便日三四行，今于微烦之日止再行，故知大便不久自出，盖以大小便皆胃腑津液之所施也。今为小便数少，以津液当复还入胃中，故知不久必大便也。此胃腑实，大便硬，亦有不必下者，医人不可不知也。

此言阳明之津液复还于胃中也。

阳明证，既知有不必下者，更当知有不可下者。伤寒呕多，为阳明胃气之虚，胃气既虚，虽有阳明燥热之证，切不可攻之。

此一节，言胃气虚者不可下也。

〔述〕阳明有胃气，有悍气，有燥气。胃气者，柔和之气也；悍气者，慓悍滑利，别走阳明者也；燥气者，燥金之气也。病在悍气者可攻，病在燥气者可攻，病在胃气者不可攻，病在燥气而胃气虚者亦不可攻。故此三节，俱言不可攻也。

按：师言其不可，非坐视而不救也，必有所以可者，在正面、旁面、对面，皆

可以悟其治法。若常器之《补亡论》，必处处补出方治，无论其搔不着痒也。即有偶合之处，反令鸢飞鱼跃，水流花放，活泼文章，俱成糟粕。长洲汪苓友多宗其说，何其陋欤？

阳明病，外有身热，自汗出，不恶寒，反恶热之证，便知其内为胃家实之证。但胃家实，只指不下利而言，务宜活看，亦知其实处即是虚处。若心下硬满者，止在心下，尚未及腹；止是硬满，而不兼痛。此阳明水谷空虚，胃无所仰；虚硬虚满，不可攻之。若误攻之，则谷气尽而胃气败，利遂不止者死；若其利能自止者，是其人胃气尚在，秽腐去而邪亦不留，故愈。

此一节，言虚而假实者不可下也。

受业薛步云按：心下为阳明之膈，膈实者腹必虚。气从虚闭，是阳明假实证，攻之是为重虚。

《内经》云：中于面，则下阳明，以阳明之脉上循于面故也。阳明病，通面合见赤色，为阳气怫郁于表，不可攻之。若误攻之，胃气徒虚，津液大耗，热不得越，故必复发热，面色之赤者，亦变为色黄。《内经》云：三焦膀胱者，腠理毫毛其应。以三焦主腠理，膀胱应皮毛。今郁热在表，三焦失其决渎之官，膀胱失其气化之职，小便不利，为发黄之根也。

此一节，言外实内虚者不可下也。

不可攻者既明，而可攻者更不可以不讲。阳明病，不吐不下，可知其胃气不虚也。心烦者，以胃络上通于心，阳明之燥火与少阴之君火相合故也。胃气虽曰不虚，却是不和，可与调胃承气汤以和之。

此一节，言阳明胃腑不和，宜与调胃承气也。

〔述〕此三节皆言可攻之证，而又以明三承气之各有所主也。

阳明病，脉迟，为阳邪入于里阴。然止言脉，犹不足凭也，必以汗出，知阳热之内蒸。然止言汗，亦不足凭也。虽汗出，为阳热之内蒸，而表未罢者，亦恒多汗出之症，必以不恶寒者，定其表证之已罢。然表证已罢，尤当再验其里证。阳明主肌肉，邪在表阳，则身轻易以转侧；若入于里阴，则其身必重。邪结于中，必碍呼吸而短气，腹满难以下通，势必上逆而为喘，此已属大承气证矣。然犹必身热变为潮热，知其热邪尽入于胃，乃可以指其实在。曰：有潮热者，此外欲解，可攻里也。又必通身热蒸之汗，变为手足濈然之汗，热与汗俱敛，止露出胃所主之四肢，为本证真面目，乃可指其实在。曰手足濈然而汗出者，此大便已硬也，以大承气汤主之。若其人汗出虽多，微发热恶寒者，外未解也，不可攻里。即不恶寒，而其热不潮，为胃未全实，未可与大承气汤，若其人腹大满，大便不通者，凡不见潮热之证，止可与小承气汤微和胃气，勿令大泄下。

大承气汤方

大黄四两，酒洗　厚朴半斤，炙，去皮
枳实五枚，炙　芒硝三合

上四味，以水一斗，先煮二物，取五升，去滓，纳大黄，更煮取二升，去滓，纳芒硝，更上火微煮一两沸，分温再服。得下，余勿服。

武陵陈氏云：方名承气，殆即"亢则害，承乃制"之义乎？亢极反兼胜己之化，承者以下承上也。夫天地一理，万物一气，故寒极生热，热极生寒，物穷则变，未有亢极而不变者。伤寒邪热入胃，津液耗，真阴虚，阳盛阴病。所谓阳盛阴虚，汗之则死，下之则愈。急以苦寒胜热之剂，救将绝之阴，泻亢盛之阳，承气所以有挽回造化之功也。然不言承亢，而言承气，何哉？夫寒热流转，不过一气之变迁而已。用药制方，彼气机之不可变者，力难矫之。亦第就气机之必变者，而一承之耳。设其气有阳无阴，一亢而不可复，则为脉涩、直视、喘满者死。何则？以其气机已绝，更无可承之气也。由是言之，圣人虽尽人工之妙，止合乎天运之常耳，不云承气而云何？

按：陈氏此注，必须熟读。

小承气汤方

大黄四两　厚朴二两，炙，去皮　枳实三枚大者，炙

上三味，以水四升，煮取一升二合，去滓，分温二服。初服汤当更衣，不尔者尽饮之；若更衣者勿服之。

胃合海水，无病之人亦日日有潮，但不觉耳。病则气随潮而发现于外。故凡阳明病，必审其有潮热，又大便微硬者，方可与大承气汤，若大便不硬者，即不可与之，切勿概以潮热为可攻也。然而，大便又不可尽信也。若其人不大便已六七日，未敢必其果有燥屎与否？恐有燥屎，欲知之法，少与小承气汤，汤入腹中，下转而失气者，此有燥屎，乃可以大承气攻之；若不转失气者，为胃气之虚，此但初头硬，后必溏，不可攻之，攻之则胃气愈虚，必胀满不能食也。试观胃虚之人，渴欲饮水者，与水则哕。水且不宜于胃，而况攻下乎？据而言之，凡得攻而潮热已退，其后复发潮热者，必大便复硬，但溏者既去，则所留者虽硬而甚少也，止须复以小承气汤和之。然亦必须转失气者，乃可再投；若仍不转失气者，并小承气且难再投，慎不可径用大承气以妄攻也。

此言大承气便硬，小承气行燥屎，各有所主，而胃气虚者，慎不可攻也。

阳明谵语，其中有虚实之不同、生死之各异者，不可不知。夫阳明病，实则语皆狂乱，名曰谵语；虚则聆其所语，如郑国之声而不正，轻微重复，名曰郑声。郑声，即重语也。盖谵语原非死证，而邪气入脏，以致精气不荣于目，至直视而谵语则危矣。更加喘满者，脾肺不交，而气脱于上，主死，及下利者，脾肾不固而气脱于下，亦主死。

此章统论谵语各证之治法也。谵语之时，聆其声有不正之声，轻微重复之语即是郑声。注家分而为两，皆相沿之误也。故止首节提出郑声，而后无郑声之证。

有亡阳而谵语者。汗为心液，心为阳中之太阳，发汗多，则心液虚矣。若重发汗者，心液为阴，阴虚于内，则心主之阳无所附，而遂亡于外矣。亡其阳，则神气亦昏而谵语。脉乃血脉，脉短者，心液亡，心气绝，故死；若脉不短，而且自和者，病虽剧亦不死。

此言亡阳谵语也。

有亡阴谵语者。伤寒，若吐若下后不解，其阴液亡矣。阴液亡，故不大便，五六日上至于十余日。阳明旺于申酉之间，其时名为日晡所，邪气随旺时而发潮热，且全显出本来燥气之象而不恶寒，且热甚神昏，无问答而一人独语，无所见而如见鬼状。若剧者，神识不为我用，发则不识人。阳奔于外而躁扰，故循衣摸床；阴孤于内而无所依，故心惕而不安；阳脱于上，故微喘；精不荣于目，故直视。此阳热甚而阴液亡，其生死只在一瞬之间，须于脉候决之。弦为阴脉，若脉弦者，为阴气未绝，可生；涩则无血，若脉涩者，为阴血已竭，必死。而苟病势尚微者，无以上之剧证，但见发热谵语者，以大承气汤主之。若一服利，即止后服。盖以大承气用之得当可以养阴，不当亦所以亡阴也。可不慎欤！

此言亡阴谵语也。

按：柯氏云：吐下后不解，病有微剧之分。微者是邪气实，当以下解；剧者邪正交争，当以脉断其死生。弦者是气实，不失为下证，故生；涩者是正气虚，不可更下，故死。生死二字，从治病者看出，又是一解，却是正解。

有亡津液而谵语者。阳明燥热之气为病，其人多汗，以津液外出，以致胃中干燥，大便必硬，硬则胃气不和而谵语，以小承气汤主之。若一服谵语止，更莫复服。

此言亡津液而谵语也。

然其中虚实之辨，当专辨其脉。阳明病，其作谵语，有虚有实。若发潮热，脉滑而疾者，此阳明里实也，以小承气汤主之。然服之多寡，亦因其证为进退，先与承气汤一升，服后腹中转矢气者，更服一升；若不转矢气，勿更与之。设明日不大便，脉反变滑疾为微涩者，微则气衰，涩则血少，此里虚也。邪盛正衰，法为难治，热邪虽盛，亦不可更与承气汤也。

此以脉而辨谵语之虚实。前欲与大承气，以小承气为法；今欲与小承气，即以小承气先与为试法，可见古人之谨慎如此。

按：柯氏云：势若不得不通者，可用蜜导。虚甚者，与四逆汤，阴得阳则解矣。愚以救逆当临时审其所急，不可预有成见。

且有在胃在肠，亦须分别。《内经》云：胃病则肠虚，肠满则胃虚。阳明病，若谵语，有潮热，反不能食者，胃满也，胃满则胃中必有燥屎五六枚也。若谵语潮热而能食者，肠满也，肠满则胃无燥屎，故但大便硬尔，俱宜大承气汤下之。

〔述〕此以能食、不能食以验谵语，有燥屎、便硬之不同，而又以明肠胃更虚、更满之义也。

胃主纳谷，胃满则不能容谷，故不能食；肠主变化，肠满则难于变化，故但硬。然肠虽满而胃则虚，故又能食。

间有热入血室而谵语者，以冲任二脉为血室皆起于胞中，与阳明合故。阳明病，热逼于经，故必下血。血者神也，下血而即谵语者，血脱神昏也。此为热入血室。何以为血室？男女皆有之，在男络唇口而为髭须，在女月事以时下是也。但头汗出，而别处不到者，血下夺则无汗，热上扰则汗蒸也。肝统诸经之血，刺肝之期门，随其实而泻之，俾热从血室而外出于皮肤，濈然汗出则愈。

此言下血谵语也。

间有因风致燥而谵语者，奈何？夫汗多亡液，以致胃燥谵语固也。今汗出不见其多，而亦谵语者，以有燥屎有胃中，此为风也。谓风木之邪干于中土，风燥而非热燥也。燥实必须议下之，然亦俟其过经，俾有余不尽之风邪悉归胃中，并于燥屎，乃可下之。下之若早，风性浃动，善行数变，内伤神气，其语言必乱。以风邪尽入于里，邪盛则实，此为表虚里实故也。盖风燥症，俟过经宜下，下早以致里实证亦宜下。统其法曰下之则愈，统其方曰宜大承气汤。

此言风木之邪，燥其津液，而为谵语也。

攻里太早，致里实而谵语者，言之详矣。而攻表失法，致里实而谵语者，亦可并举而相参。伤寒四日，为太阴主气之期，五日为少阴主气之期，病邪随经气而内入则脉沉，太阴、少阴之气不相生而为喘满。沉为在里，而反发其表汗，则胃腑之津液越出，大便遂燥结为难。误发汗致其表虚，大便难，成为里实，其虚灵不昧之天君，因邪实而失其灵，实日增实，久则谵语。

此承上节表虚里实而补出寻常里实之因，以备互证也。

谵语亦有三阳合病者，太阳、阳明、少阳三阳合而为病。腹满，阳明经热合于前也；身重，太阳经热合于后也；难以转侧，少阳经热合于侧也。三证见，而一身之前后左右俱热气弥漫矣。口不仁而面垢，热合少阳之腑也；谵语，热合阳明之腑也；遗尿，热合太阳之腑也。三证见，而身内之上中下俱热气充塞矣。大抵三阳主外，三阴主内。阳实于外，阴虚于内，故不可发汗，以耗欲竭之阴，若发汗则谵语。阳浮于外，则阴孤于内，故不可下夺，以伤其欲脱之微阳。若下之则额上生汗，手足逆冷。医者审其未经汗下之误，兼治太阳、少阳，不如专顾阳明。若自汗出一证者，从阳明而得太阳、少阳之总归，白虎汤主之。苟非自汗出，恐表邪抑寒，亦不敢卤莽而轻用也。

此言三阳合病而为谵语也。

谵语亦有二阳并病者。太阳、阳明二阳并病，太阳病气俱已归并于阳明，无复有头痛、恶寒之表证，则为太阳证罢。但见有发潮热，手足漐漐汗出，大便难而谵语者，皆阳明结邪之里证也，下之则愈，宜大承气汤。

此言二阳并病而为谵语也。

阳明表证少而里证多，下法之外，发汗尚宜详慎，而温针更无论矣。然而病兼表里，又另有其法。阳明病在表，其脉则浮，而涉于里则又紧。咽连胃脘，脾开窍于口，阳明与太阴相表里，邪气相侵，故咽燥口苦；手太阴肺主天，足太阴脾主地，地气不升，天气不降，故腹满而喘，此病阳明之里也。发热汗出，不恶寒反恶热，已详本篇之首，此病阳明之表也。土气不和，则为身重，此阳明之表里俱病也，可转其机为两解之法。若误发其汗，

则伤肾液而躁，伤心液而愦愦，阴液既伤，则阳邪益炽，故病反增谵语。若误加烧针，则经脉受伤，必见怵惕，水火不交，则为烦躁不得眠。若下之，则胃中空虚，客气乘虚而动膈，又从膈而上乘于心，故心中懊憹。舌为心苗，舌上有苔者，热甚而为邪气所郁之象也。宜栀子豉汤，导火热以下降，引阴液以上升以主之。

此言阳明病兼表里，非汗、下、温针所能治也。

然栀子豉汤止热邪乘心之剂也，恐不能兼清阳明经气之燥热，若前证外更加渴欲饮水、口干舌燥者，为阳明经气之燥热也，又宜白虎加人参汤主之。

此承栀子豉汤而进一步言也。

白虎加人参汤止清阳明经气之燥热，若脉浮，发热，渴欲饮水，如前证外，更加小便不利一证者，为阳明累及太阴脾气，不能散精归肺，通调水道，下输膀胱所致也。第运脾调肺以导水，又必以清热滋阴为本，方不失为阳明之治法。以猪苓汤主之。

此承白虎加人参汤又进一步言也。

猪苓汤方

猪苓去皮　茯苓　阿胶　滑石碎　泽泻各一两

上五味，以水四升，先煮四味，取二升，去滓；纳下阿胶烊消，温服七合，日三服。

猪苓汤助脾气之转输、肺气之通调，利小便，甚为得法矣。若阳明病，汗出过多而渴者，为津液外越，以致中干作渴，非水津不布而渴也。即小便不利，不可与猪苓汤，以汗多胃中燥，恐猪苓汤复利其小便，更走其津液故也。

自阳明脉浮而紧至此，看似四节，实是一节。细玩其段段相承，上下联络，以

见伤寒不可执定一法，用药当如转环也。

且阳明中有寒冷、燥热之分，不可不辨。试先言下焦之虚寒。夫虚则脉浮，而寒则脉迟。今阳明戊土不能下合少阴癸水而独主乎外，则表热；少阴癸水不能上合阳明戊土而独主乎内，则里寒。戊癸不合而下焦生阳之气不升，故下利清谷而不能止者，以四逆汤主之。

〔述〕此节言阳明下焦虚寒也。本章凡三节，以上中下三焦，论阳明有寒冷、燥热之病也。

再言中焦之虚冷。若胃中虚冷，视下焦之生阳不启者，彼为火虚，此为土虚。其土虚亦本于火虚，虚极则寒，寒则失其消谷之用。每由食少而至于不能食者，若复令其饮水，则两寒相得而为哕。

此论阳明中焦虚冷也。

再言上焦经脉之燥热。热在经脉，故脉浮发热，热循经脉而乘于上焦，故口干鼻燥。其能食者，热在经脉，不伤中焦之胃气也。经脉热甚则发衄。

此言阳明上焦经脉燥热也。

阳明主合，若终合而无开机则死矣，所以言之不厌于复也。兹先以阳明之气不得交通于上下言之：阳明病，外证未解而遽下之，其外有热而手足温。热在于外，故不结胸。胃络不能上通于心，故心中懊憹。下后胃虚，故饥不能食。阳明之津液主灌溉于上下。今阳明气虚，其津液不能周流遍布，惟上蒸于头，故但头汗出，而余外无汗者，宜交通其上下，以栀子豉汤主之。受业薛步云按：栀豉汤能开阳明之合，须记之。

此言阳明之气，不得交通上下，而为栀子豉汤证也。

〔述〕合下五节，论阳明主合，贵得枢转以出，若合于心胸腹胃之间，无开转之机，则死矣。

其或合于胸胁之间者，阳明病，发潮热，则大便应硬小便应利矣。今大便溏而小便自可，知其气不涉于大小二便，止逆于胸胁之间也。至胸胁满而不能去者，宜从枢胁而达之于外，以小柴胡汤主之。

此言阳明之气合于胸胁之间，宜枢转而出也。

然而小柴胡之用不止此也。夫阳明之气由下而上，由内而外，出入于心胸，游行于腹胃，靡不藉少阳之枢。今阳明病，胁下硬满，不得由枢以出也。不得由枢以出，遂致三焦相混，内外不通矣。下焦不通，津液不下，而为不大便；中焦不治，胃气不和，而为呕；上焦不通，火郁于上，其舌上必现有白苔者，可与小柴胡汤调和三焦之气。俾上焦得通，而白苔去，津液得下而大便利，胃气因和而呕止，三焦通畅、气相旋转，身濈然汗出而解也。

此言小柴胡汤不特达阳明之气于外，更能调和上下之气，流通内外之津液也。

今从主合之理，藉枢开所以然者而深论之。阳明中风，少阳脉弦，太阳脉浮，阳明脉大。阳明兼见三脉，宜可以相藉而枢开矣。乃其气主合，又不能得枢开而短气。夫不能枢开而出，合于腹则腹部满，合于胁则胁下及心作痛。以手久按其心腹胁下之病处而气不通，以久按之，则合则复合也。阳明之脉起于鼻，其津液为汗。气合于内，津液不得外达，故鼻干，不得汗。阳明随卫气而行于阴，故嗜卧。土内郁而色外呈，故一身及面目悉黄。脾不能为胃行其津液，故小便难。阳明之气旺于申酉，邪热随旺时而发，故有潮热。阳明气逆于上，故时时哕。三阳之脉，循绕耳之前后，邪盛于经，故耳前后肿。医者取足阳明之经，随其实而刺之，虽刺之少差，然枢不外转而病不解。病过十日，又当三阴受邪。若脉续浮者，知其不涉于阴。仍欲从少阳之枢而出也，故与小柴胡汤以转其枢；若脉但浮，别无余证者，是病机欲从太阳之开而出也，故与麻黄汤以助其开；若不尿，腹满加哕者，是不从太阳之开、少阳之枢，逆于三阴也。夫不尿，则甚于十日前之小便难矣；腹满加哕，则甚于十日前之腹部满、时时哕矣。枢转不出，逆于三阴，谓非不治之证而何？

〔述〕此节言阳明主合，必藉少阳之枢、太阳之开。若合而不能开转，则一息不运，针机穷矣。故经曰：太阳为开，阳明为合，少阳为枢，三经者不得相失也。

以上各法，无非使气机之旋转也。至于下法之穷，又有导法以济之。阳明病，自汗出，不可再发其汗，若再发其汗，兼见小便自利者，此为津液内竭。津液既竭，则大便硬不待言矣。然大便虽硬不可攻之，当须自欲大便，宜蜜煎导而通之；若土瓜根与大猪胆汁皆可为导。

〔述〕此言阳明气机总要其旋转，津液内竭者不宜内攻而宜外取也。盖以外无潮热，内无谵语，与可攻之证不同须待也。

蜜煎导方

蜜七合

一味，纳铜器中，微火煎之，稍凝似饴状，搅之勿令焦著。欲可丸，并手捻作挺，令头锐，大如指，长二寸许，当热时急作，冷则硬。以纳谷道中，以手急抱，欲大便时乃去之。

猪胆汁方

大猪胆一枚，泻汁，和醋少许。以灌谷道中，如一食顷，当大便出。

阳明可汗之证，亦有在肌表之分，兹先言其在肌。盖太阳以皮毛为表，阳明以肌腠为表。阳明病，表气虚则脉迟，邪干肌腠则肌腠实而肤表虚，故汗出多，微恶寒者，表未解也，可发汗，宜桂枝汤。

此节合下节，言阳明病在肌表而可以汗解也。盖阳明以肌腠为表，在太阳则谓之解肌，在阳明则谓之发汗也。

阳明病，邪在表则脉浮，邪在表则表气拒闭而肺气不利。无汗而喘者，发汗则愈，宜麻黄汤。

〔述〕此阳明之表证、表脉也。二证俱是太阳，而属之阳明者，不头痛项强故也。要知二方全为表邪而设，不为太阳而设。见麻黄证即用麻黄汤，见桂枝证即用桂枝汤，不必问其为太阳、阳明也。若恶寒已罢，则二方所必禁矣。

热有郁于气分者，阳明居中土而色黄，阳明病，若发热汗出，此为热从汗越，不能发黄也。若热气上蒸于头，但头汗出，而身无汗，其汗剂颈而还。津液不能下行而小便不利，不能上行，而渴引水浆者，此为瘀热在里，土郁色现，身必发黄，以茵陈蒿汤主之。

〔述〕此言热郁气分而为茵陈蒿汤证也。合下节，言阳明为燥热之经，总统气血，故可病于气而亦可病于血也。

茵陈蒿汤方

茵陈蒿六两　栀子十四枚　大黄二两，去皮

上三味，以水一斗，先煮茵陈，减六升；纳二味，煮取三升，去滓，分温三服。小便当利，尿如皂角汁状，色正赤。一宿腹减，黄从小便去也。

热有郁于血分者。《内经》云：上气不足，下气有余，久之不以时上，则善忘。今阳明证，其人喜忘者，乃血随气行，俱并于下，故必有蓄血。所以然者，本有久瘀之血，停积于下。心主血，瘀血久停于下而不得上，则心气虚，故令善忘。阳明主燥，其屎虽硬，血又主濡，而大便反易。血久则黑，火极反见水化，故其色必黑，宜抵当汤下之。

〔述〕此言热郁血分而为抵当汤证也。

师辨太阳蓄血证，必验其小便利；辨阳明蓄血证，必验其大便易。亦各从其腑而言之。

大承气为阳明之攻药，然胃实可攻，胃虚不可攻。阳明病，既下之，而热邪乘虚而内陷，心中懊憹而烦，绝似虚烦之栀子豉汤证。而审其胃中有燥屎者，为邪不陷于心而陷于胃。如徒用栀子豉汤无济于事，不可不攻。若腹只微满，为中土内虚，初头硬后必溏，胃无燥屎，不可攻之。是则可攻不可攻，全凭燥屎之有无也。若有燥屎者，宜大承气汤。

〔述〕此章凡六节。五节俱论大承气汤可以攻胃实，不可以攻胃虚。末节又提虚寒一条以结之。

弟宾有按：少腹按之软而不拒按者，无燥屎也；小腹硬而拒按者，有燥屎也。此辨证之捷诀。

何以知胃中有燥屎也？然辨之有法：阳明病下之后，病人不大便五六日，邪入下脘及肠中，环绕于脐作痛，烦极而至于躁，随所旺日晡所发作有时者，此有燥屎，故使不大便也。

此承上文胃中有燥屎者可攻而言也。

然胃实之证，必以脉实为凭，否则又须分别。病人阳气盛而烦热，阳若得阴，汗出则解。若不解，又如疟状，日晡所发热者，属阳明也。然又有表里之分，须凭脉以断之。若脉实者，为病在里，宜下之；若脉浮虚者，为病在表，宜发汗。下之，与大承气汤；发汗，宜桂枝汤。盖以脉为凭，不必以日晡发热而遽认为里实也。

〔述〕此言凭脉之虚实，以辨表里，以施汗下，不可概与承气也。

脉实固宜下矣，然有大下后，六七日不大便，烦仍不解，腹仍满痛者，此有未尽之燥屎也。所以然者，以胃为水谷之海，能容水谷三斗五升，本有宿食未尽故也，宜大承气汤以推陈致新。是知大承气汤不独能下胃热，而亦能下宿食。

〔述〕此承上文下之而言也。此证着眼在六七日，以六七日不大便，则六七日所食之物又为宿食，所以用得大承气。

下后有燥屎，既详其验法矣。而未下有燥屎者，又有验之之变法。病人小便不利，若津液还入胃中，则大便下而愈矣。今邪热耗灼，清道涸竭，大便不得其灌溉，则结聚不下而乍难，结者自结于中，其未结者，旁流而乍易，又于日晡所之时有微热，气满不得下而喘冒，胃气不得和而不能卧者，皆为有燥屎之征也，宜大承气汤。

此又识燥屎之变法，医人不可以不知也。

虽然阳明实热之证固多，而虚寒者亦复不少。胃主容谷，今食谷欲呕者，属阳明胃气虚寒也，以吴茱萸汤主之；若得此汤而呕反剧者，人必疑此汤之误，而不知阳明与太阴相表里，其食谷欲呕者，是阳明虚甚，中见太阴，为中焦之胃气虚寒也。服吴茱萸汤之后反剧者，是太阴虚回，中见阳明，为上焦之胃口转热也。此为从阴出阳，寒去热生之吉兆，可以析其疑曰：太阴湿土，喜得阳明之燥气，其病机属上焦而向愈也。书曰：若药不瞑眩，厥疾不瘳，其斯之谓欤？

〔述〕上五节论阳明实热之证，此节又提虚寒一条，以结上文五节之意。

吴茱萸汤方

吴茱萸一升，酒洗　人参三两　生姜六两，切　大枣十二枚，擘

上四味，以水七升，煮取二升，去滓，温服七合，日三服。

前言太阳阳明，今试重申其转属之义。太阳病，寸缓为阳气虚；关浮为中气虚，尺弱为阴气虚。其人发热汗出，复恶寒，皆为桂枝证之未解。又于不呕，知其里气之和。里气既和，缘何心下又发痞？但心下痞，非本有之证者，此以医下之太早所致也。如其不因误下者，邪热入里则罢。太阳之本寒，从阳明之燥化，病人不恶寒而且口渴者，此太阳转属阳明也。其小便数者，津液下渗，大便必硬。是硬为津液不足，非胃家之有余，即不更衣十日，亦无所为痞满硬痛之苦也。若津液竭而渴欲饮水，宜少少与之，以润其燥。然此但因其渴而以通权之法救之。审其实系水津不布而渴者，又宜五苓散，助脾气之转输，而使水津之散布。夫曰十日无所苦，承气汤既不可用；饮水不至数升，白虎加人参汤又非所宜。惟助脾气以转输，多饮暖水以出汗，则内外俱松。须知病从太阳而入者，仍从太阳而出也。此散不能养液，但以阳明病与转属阳明者，或异或同，可分可合，亦视治者之活法耳。

〔述〕此章凡七节，皆论太阳阳明也。首节统论转属之意，次节甚言津液之不可亡，三节、四节申言亡津液遂成胃热脾弱之证，五节言发汗后转属阳明，六节言吐后转属阳明，七节总言发汗、吐、下皆能转属阳明，皆所以亡津液也。

津液根于身中之真阴，脉寸缓为阳微，而汗出少者，阴阳同等，为自和也；汗出多者，阴液亡而阳反独盛，故为太过，此皆自出之汗也。若阳脉不微而实，医因发其汗而出多者，亦为太过。太过为阳亢，与阴隔绝而不相和于里。何也？发汗亡其津液，而大便因硬也。

上节亡津液是本旨，而五苓散特为转属证之变治，非亡津液之主方，此节复足上文亡津液之意，而治法自在言外。汪苓

友云即用下麻仁丸。愚以为麻仁丸未尽其量。

阳绝于里其脉奈何？盖胃土为阳土，贵得阴气以和之。若病人脉浮而芤，浮为亡阳，芤为孤阴，浮芤相搏，则胃之阳气盛而生热，热则津液愈竭，无以维其阳。其阳亢则与阴相绝，所谓阳绝于里者如此。

此又承上文而申言阳绝之脉。

愚按：浮为阳之阳，言阳邪也。其阳之阳，言人身之阳气也。

阴虚不能以和阳，诊之于手之气口则芤，诊之于足之趺阳则涩。趺阳者，胃脉也。胃为阳，脾为阴。今趺阳脉浮而涩，浮则胃之阳气强，涩则脾之津液泄而小便数。浮涩相搏，其津液不能返入胃中，而大便则难。夫脾土为胃行其津液者也。津液鲜少，则其脾无可奈何为穷约，麻仁丸主之。泻胃之阳即扶脾之阴也。

此从上文阳绝之脉而补出阴虚之脉，出其方治也。

麻仁丸方

麻子仁二升　芍药半斤　枳实半斤，炙　大黄一斤，去皮　厚朴一尺，炙，去皮　杏仁一升，去皮尖，别作脂。

上六味，为末，炼蜜为丸，桐子大。每服十丸，日三服，渐加，以知为度。

有汗后而转属者。太阳病三日，发汗不解，热从内出，如甑釜之蒸蒸发热者，乃热邪内陷，与阳明水谷之气合并而为热，属于胃也。必也，釜底抽薪而热自愈，以调胃承气汤主之。

〔述〕此言热邪由汗后而入于胃腑也。阳明者，无形之气化也；胃者，有形之胃腑也。

有吐后而转属者。夫有形之邪，在于胃之上脘，宜吐而越之。今伤寒吐后，则上脘之邪已去，而腹仍胀满者，乃中下之

实邪未解也。宜与调胃承气汤。

此言吐后而热邪仍留而未解也。

总而言之，大凡太阳病若吐，若下，若发汗，则津液亡矣。津液亡于外，则燥热甚于内，故微烦；又走其津液而小便数。大便因小便之数而致硬者，与小承气汤和之愈。

此总论发汗、吐、下后皆可以转属于阳明也。

非关转属，其病为阳明自得之病。得病二日算起至三日，始满二日，值阳明主气之期，阳明为气血之主，邪伤则不能自振，故脉弱。自得之病不关转属，故无太阳柴胡证。胃热上乘于心则烦，烦极而卧不安则躁。胃居于心下，邪实于胃，故心下硬。胃气未虚则能食，今病至四五日，虽能食，亦不可遽以为能食而大下之，宜以小承气汤，不及升而少少与，微和之，令烦躁小安。至六日，仍不大便，仍与小承气汤，加至一升，使得大便而止。甚矣！小承气汤之不可多用也如此。若烦躁心下硬，其不大便至于六七日，似可以大下无疑矣，而只因其小便少一证者，津液尚还入胃中，虽不能食，而与谵语、潮热、有燥屎之不能食者不同。但初头硬，后必溏，未定成硬，攻之必溏。须待小便利，屎定成硬，乃可攻之，宜大承气汤。甚矣！大承气汤之不可骤用也如此。

〔述〕此章凡五节，论阳明自病非关转属。首节反复辩论，以示不可轻攻之意。后四节又于阳明中从《内经》悍气之旨，悟出悍热之气为病最急，又不可泥于不可轻攻之说，徐徐缓下，以成莫救之患也。

然亦不可拘于不轻下之说以误事也。阳明有悍热之气，为害最速，不可不知。《灵枢·动腧》篇云：胃气上注于肺，其悍气上冲头者，循咽上走空窍，循眼系，入络脑，出颅①，下客主人，循牙车，合阳明，并下人迎。此卫气别走于阳明，故阴阳上下，其动若一。伤寒六七日，为一经已周，其悍热之气上走空窍，而循目系，故目中不了了，睛不和。其悍热之气别走阳明，上循空窍，不在表而亦不在里，故无表里证。惟其无里证，故大便不硬，而只觉其难；惟其无表证，故身不大热而止微热者，此悍气之病而为实也。急下之，宜大承气汤。急下之以救其阴，稍缓则无及矣。

〔述〕此言阳明悍热为病是当急下，又不可拘于小便利而后下之也。不了了者，病人之目视物不明了也。睛不和者，医者视病人之睛光，或昏暗或散乱也。

按：此证初看似不甚重，至八九日必死。若遇读薛立斋、张景岳书及老秀才多阅八家书，惯走富贵门者从中作主，其死定矣。余所以不肯为无益之谈，止令拂衣而去矣！

又有宜急下者。阳明病，审其发热，系悍气之为热。其汗多者，为热势炎炎而津液尽出。亢阳无阴，缓则无及，急下之，宜大承气汤。

此言悍热之气内出，迫其津液外亡者之宜急下也。魏千子云：止发热汗出，无燥渴硬实之证，而亦急下者，病在悍气愈明矣。

更有宜急下者。悍热为病，阳气盛也。阳盛则阴虚，复发汗以伤阴液，其病不解，悍热之气反留于腹。其腹满痛者，与燥屎之可以缓下者不同，须急下之，宜大承气汤。

〔述〕此言悍热之气不上走于空窍，而下循于脐腹者，亦宜急下也。

以上为阳明三急下证。

———————
① 颅（kǎn）：头颊也。

三急下之外，又有不可以言急，而亦不可以姑缓者，医者不可不明。腹虽不痛，而常满不减，即偶减一二分亦不足言，虽不甚危，亦当下之。以其病在阳明，无形之悍气从肓膜而聚，有形之胸腹又与阳明之本气不同，必宜大承气汤，方足以济之也。

〔述〕承上文而言，腹满痛者固宜急下，若不痛而满云云，虽不甚急，而病在悍气，非下不足以济之也。

问曰：三急下证，本经并不说出悍气，兹何以知其为悍气也？答曰：阳明有胃气，有燥气，有悍气。悍气者，别走阳明，而下循于脐腹。《素问·痹论》云：卫气者，水谷之悍气也。其气慓疾滑利，不入于脉，循皮肤之中、分肉之间，熏于肓膜，散于胸膜。目中不了了、睛不和者，上走空窍也。发热汗多者，循皮肤、分肉之间也；腹满痛者，熏肓膜而散胸腹也。慓悍之气伤人甚捷，非若阳明燥实之证内归中土、无所复传，可以缓治也。故下一"急"字，有急不容待之意焉，所谓意不尽言也。学者得其意而通之，则缓急攸分，轻重立见，庶不临时舛错也。

按：仲师自序云撰用《素问》《九卷》，可知《伤寒论》全书皆《素问》《九卷》之菁华也。钱塘张氏注中补出"悍气"二字，可谓读书得间。然长沙何以不明提此二字乎？不知《伤寒论》字字皆经，却无一字引经，撰用之，所以入神也。

合病既审脉而知其顺与否，亦审脉而知其可下与否。阳明为金土，少阳为木火，二阳合病，则土受木克，金被火克，故必下利。若阳明脉大，与少阳脉弦相敌，其脉不负者，与病机为顺也。若只见少阳之脉弦，而不见阳明之脉大，为阳明负于少阳者，于正气为失也。然木火固能乘其所胜而克金土，金土却亦能乘其所不胜而侮木火，此胜彼屈，互相克贼，两败俱伤，名为负也。盖阳明负于少阳则下利，少阳负于阳明则有宿食。若脉滑而数者，乃内有宿食也。阳明戊土有余，少阳初生之甲木郁于土中，不能畅达，当下之，以平土中之敦阜，而助初生之甲木，宜大承气汤。

此言阳明少阳合病，审其应下者下之，中寓土郁夺之，木郁达之二义。

〔述〕经云：食入于胃，散精于肝。又土得木而疏，阳明土胜，少阳木屈，则为顽土。故木不可太胜，土亦不可太旺，平则治，偏则病也。

病有不在阳明之经腑，而在于阳明之络者，不可不知。然而络病下后，又有瘀血与便脓血之不同。病人外无头痛恶寒之表证，内无谵语硬满之里证，发热七八日，值阳明主气之期，阳热不退则阴液日亏，虽脉浮数者，宜汗而不宜下。然发热而不恶寒，汗之不可，欲为发热证筹一去路，亦可斟酌下之，以除络中之热。然谓之可者，几经详慎，若差之毫厘，则为大不可也。假令已下，其脉浮而已解而数不解，是络热不因下而除，反乘下后内虚，而合于胃而为热。胃热则消谷善饥，至六七日，再值阳明主气之期，若不大便者，热得燥气而横，血因燥热而凝，知其有瘀血也，宜抵当汤。夫抵当汤为攻瘀之的方，兹不直断之曰"主"之，而仅商之曰"宜"者，盖欲临证者，审其有身黄、小便自利、善忘，如狂等证，而后用此剂而得宜也。若脉浮已解而数不解，而且下利不止，是血不为热灼而为瘀，反为热逼而下奔，必又协肠胃之热，而便脓血也。此证温剂有桃花汤，寒剂有白头翁汤，浅而易知，不必特立方治也。

此论邪干阳阴之络，处方宜详慎而灵

活也。

阳明之里即是太阴，合其气则为黄，请先言寒湿。伤寒法应发汗，所以使热从汗越也。乃发汗已，而通身与目俱为黄，所以然者，暴感之寒邪，郁于表者已解，而以本有之寒湿病在里者不解故也。盖湿热之黄可下，而此以寒湿为黄不可下也，当于寒湿中求其法而治之。

此言寒湿发黄，不可误以湿热之法治之。五苓、真武皆正方也。时法加入茵陈蒿亦妙。

〔述〕此章凡四节，论阳明之热合太阴之湿，而为发黄证。

湿热之黄，治法何如？伤寒七八日，又当再经之期，湿热现于外，故身黄如橘子色；湿热郁于里，故小便不利。其腹微满者，因小便不利所致也，以茵陈蒿汤主之。

此言湿热郁于内外也。

伤寒，湿热已发于外，而不郁于里，故只身黄发热，而无别证者，以栀子柏皮汤主之。

此言湿热之发于外也。

栀子柏皮汤方

栀子一十五个，擘　甘草一两，炙　黄柏二两

上三味，以水四升，煮取一升半，去滓，分温再服。

伤寒，表证未解而瘀热在里，与太阴之湿气混合，身必发黄，以麻黄连翘赤小豆汤主之。

此言湿热之瘀于内也。

〔述〕太阳之发黄，乃太阳之标热下合太阴之湿气。阳明之发黄，亦阳明之燥热内合太阴之湿化。若止病本气而不合太阴，俱不发黄，故曰太阴者，身当发黄；若小便自利者，不能发黄也。

麻黄连翘赤小豆汤方

麻黄二两，去节　赤小豆一升　连翘二两　杏仁四十个，去皮尖　大枣十二枚，擘　生梓白皮一升　生姜二两　甘草二两，炙

上八味，以潦水一斗，先煮麻黄，再沸，去上沫，纳诸药，煮取三升，分温三服，半日服尽。按：无梓皮，以茵陈代之。

卷　五

闽　长乐　陈念祖　修园　集注

男　　蔚　古愚　　同参校
　　　元犀　灵石

辨少阳病脉证篇

少阳者一阳也。少阳之为病奈何？《内经》云：少阳之上，相火主之。苦从火化，火胜则干，故口苦，咽干。又云：少阳为甲木。风虚动眩，皆属于木，故目弦也。少阳气化之为病如此。

此节为少阳证之提纲，主少阳之气化而产也。

柯韵伯云：太阳主表，头痛项强为提纲。阳明主里，胃家实为提纲。少阳主半表半里之位，仲景特揭口苦、咽干、目眩为提纲，至当不易之理也。盖口、咽、目三者，不可谓之表，亦不可谓之里，是表之入里，里之出表处，所谓半表半里也。三者能开能合，恰合枢机之象。苦、干、眩者，皆相火上走空窍而为病也。此病自内之外，人所不知，惟病人自知。诊家所以不可无问法。

三证为少阳病机兼风寒杂病而言。

少阳之脉，从耳后入耳中，出走耳前。少阳中风，风扰其窍道，故两耳无所闻。少阳之脉起目锐眦，风火交攻，故目赤。少阳之枢机不运，故胸中满。少阳相火之气内合于君火，火盛而生烦者，为少阳自受之风邪，不可吐下，以伤上下二焦

之气。若吐下以伤之，则因吐而伤少阳三焦之气，上合厥阴之心包而悸。因下而伤少阳胆木之气，内合厥阴之肝而惊。

此言少阳自受之风邪，戒其不可吐下也。上节提其总纲，专就气化而言；此节补出经脉病治，就经脉而言也。

少阳伤寒，脉现出本象之弦，并现出寒伤经气之细，少阳之脉上头角，故头痛。少阳之上，相火主之，其发热者，露出相火之本象，此属少阳自受之寒邪也。少阳主枢，非主表，不可发汗，惟小柴胡汤加减为对证。若发汗，竭其津液，以致胃干，则发谵语。夫枢者，少阳也。而所以运此枢者，不属于少阳而属胃，胃之关系綦重也。胃和则能转枢而病愈；胃不和，则少阳三焦之气内合厥阴心包而烦，少阳胆气失其决断之职而悸。推而言之，胃为五脏六腑之本，皆可以少阳属胃之一说悟之也。

此言少阳自受之寒邪，戒其不可发汗也。合上节所谓少阳有汗、吐、下三禁是也。汉文辞短意长，读者当于互文见意。

少阳为病，何以谓之转属？本太阳标阳之病，不解，与少阳相火为一属。今因不解，而转入少阳者，少阳不得枢转，则胁下硬满，枢机逆而胃气不和，则干呕不能食，不能由枢而开合，故往来寒热。然

尚未吐下，中气犹未伤也。脉沉紧者，枢逆于内，不得外达也。与小柴胡汤，达太阳之气，使之从枢以外出。

此言太阳之转属少阳，非少阳之自为病也。

若已经吐、下、发汗，三禁之外，又加温针助火兼伤经脉，四者犯一，则发谵语，以谵语为此证关键。可知柴胡汤证不见而罢，此为少阳枢坏之病。审其或犯吐下而逆，或犯发汗而逆，或犯温针而逆，知犯何逆，随其所犯而以法救治之。

此言已犯吐、下、发汗之禁，当审其救治之法也。补出温针，见温针虽不常用，而其为祸更烈也。时医辄用火灸，更以人命为戏矣。

太阳主开，阳明主合，少阳主枢。三阳合病，则开、合、枢俱病矣。关上为少阳之部位，今脉见太阳之浮，阳明之大，二阳浮大之脉，俱上于少阳之关上，是二阳开合之机俱逆于少阳枢内而不能出也。入而不出，内而不外，则三阳之气俱行于阴，故但欲眠睡，开目为阳，合目为阴。今卫外之阳气乘目合之顷，内行于阴，则外失所卫而出汗。

此虽三阳合病，而以少阳为主也。庞安常云：脉不言弦者，隐于浮大也。

邪在少阳，入阴最近，此以循次而言也。然入阴原不必拘于次也。即如伤寒六七日，阴阳六气相传，一周已过，又当来复于太阳之期，若得少阳之枢转，正可以从太阳之开而出矣。今身无大热，其人烦躁者，此为太阳已去，故身无大热，邪入少阴故见烦躁也。是可见枢有权则转外，枢失职则内入，当于少阳一经三致意也。推而言之，太阳与少阴一表一里、雌雄相应之道也。若当太阳主气之期，不从表而出于阳，即从里而入于阴矣。而少阳直入于厥阴者亦然。今医者止守日传一经之

说，必以太阳传入阳明、阳明传入少阳、少阳传入太阴等经矣。岂知经气之传有定，至于病气，或随经气而传，或不随经气而传，变动不居有如是哉！

此从少阳而推广传经之义也。

然亦有以次相传者。伤寒三日，为少阳主气之期，亦阴阳交换之时也。若病气随经而行，则三阳为尽，三阴当以次受邪，邪入太阴，则不能食而呕矣，乃其人反能食而不呕，其病邪不随经而入于太阴。太阴为三阴之首，既不受邪若此，即此知其为三阴俱不受邪也。

此言少阳亦有以次而传，与上文互相发明。

〔述〕此当与太阳篇"至七日以上自愈者，以行其经尽"节合看，则传经了然。

伤寒三日，乃少阳主气之期，若脉弦大为病进。今少阳本弦之脉转而为小者，不惟不入于阴，即少阳之病亦欲已也。经曰：大为病进，小为病退者此也。

此承上文而言少阳之病欲自已也。

少阳病，欲解时，从寅至辰上。盖以少阳之气旺于寅卯，至辰上而其气已化，阳气大旺，正可胜邪故也。

此言少阳病之得旺时而愈也。

愚按：少阳病脉证并治法，仲师原论只十条。注家因寥寥数条，疑其散失不全，或疑为叔和散编入诸经，辩论不一，余向亦信从之。自甲寅至庚申，每日诊病后，即谢绝应酬，与《伤寒论》《金匮》二书为寝食，乃知前此之所信从者误也。今姑节录其说，而辨正于后，起今古而同堂，谅韵伯、平伯诸先生当亦许余为直友也。

柯韵伯云：六经各有提纲，则应用各有方法，如太阳之提纲主表，法当汗解，而表有虚实之不同，故立桂枝、麻黄二

法。阳明提纲主胃实，法当下解，而实亦有微甚，故分大、小承气。少阳提纲有口苦、咽干、目眩等症，法当清火。而火有虚实，若邪在半表，则制小柴胡以解虚火之游行、大柴胡以解相火之热结，此治少阳寒热往来之二法也；若邪入心腹之半里，则有半夏泻心、黄连、黄芩等剂。叔和搜采仲景旧论，于少阳、太阴二经不录一方，因不知少阳证，故不知少阳方耳。著《论翼》将小柴胡汤、大柴胡汤、柴胡桂枝干姜汤、柴胡桂枝汤、柴胡加龙骨牡蛎汤、黄连汤、黄芩汤皆移入内。陈平伯云：少阳一经居半表半里之界，凡伤寒在经之邪由阳入阴者，每从兹传入，名曰阳枢。不离半表，而仍不主乎表，故不可发汗；不离半里，而又不主乎里，故不可吐下；惟小柴胡和解一法，为本经的对之方。然病机有偏表偏里之殊，即治法有从阴从阳之异，所以麻、桂、承气无加减，而小柴胡汤不可无加减也。总之，往来寒热为本经所必有之证；故柴胡一味为本方所不减之药，其余则出入加减，随证而施。

愚按：柯韵伯以大、小柴胡二方为少阳半表之方，半夏泻心汤等为少阳半里之方。又云：少阳主寒热，属于半表，则寒热往来于外；属于半里，其寒热虽不往来于外，而亦相搏于中，故黄连汤、半夏泻心汤、黄芩汤、黄芩加半夏生姜汤，所治痞、痛、利、呕等证，皆是其说，却亦近道，然而浅矣。至陈平伯所言伤寒在经之邪由阳入阴，从兹传入，皆系门外话。至云"惟小柴胡和解一法为本经的对之方，病机有偏表偏里之殊，治法有从阴从阳之异"，其说亦为近道，然而泥矣。二家不知小柴胡是太阳病之转枢方，阳明及阴经当藉枢转而出者亦用之。少阳主枢，谓为少阳之方，无有不可，若谓为少阳之专

方，则断断乎其不可也。近时注家，凡论中有柴胡之方，俱汇入少阳，甚者四逆散亦附其内，反以仲师活泼泼之妙成为印板。论中露出"柴胡证"三字，俨如云端指示，究竟柴胡证何尝是少阳证耶？移易圣经，亦自贻荒经之诮耳！

辨太阴病脉证篇

太阴气之为病，太阴主地而主腹，故腹满为本证之提纲。然腹之所以满者，地气不升也。地气不升，则天气不降，不降故上者不能下而吐，食不下；不升则下者不能上，而自利益甚。太阴湿土主气，为阴中之至阴，阴寒在下，而湿气不化，故时腹自痛。若误以痛为实而下之，则脾土愈虚，不能转运，必于脾部之胸下结硬。此以气而言也。更以经言之，足太阴脉入腹，属脾，络胃；手太阴脉起于中焦，下络大肠，还循胃口，上膈，属肺，其义亦同。至以脏而言虽脾也，而肺亦属焉，该于经气之中，不复再赘。

此太阴证之提纲也。

太阴中风，风淫末疾，故四肢烦疼，其脉为浮可知矣。今轻手诊其阳分则微，知风邪之当去矣；重手按其阴分则涩，知气血之衰少矣。又统诊其部位，上过寸下过尺而长者，是脉络相通，故为欲愈。

此言太阴腹满之内证，转而为四肢烦疼之外证；微涩之阴脉，转而为长之阳脉。由内而外，从阴而阳，故为欲愈之候也。

按：是后言太阴中风，未言太阴伤寒，至第六节方言太阴伤寒，学者当知仲景书互文见意。

太阴病，欲解时，从亥至丑上。何也？太阴为阴中之至阴。阴极于亥，阳生于子，至丑而阳气已增，阴得生阳之气而

解也。

此言太阴病解之时也。

陈亮师云：此言太阴病解之时。太阴坤土，其象为纯阴。亥为阴之尽，与纯阴相类。阴极则复，至子则一阳生，而为来复之时。四季皆属土，而运气以丑未为太阴湿土。子丑乃阳生之时，阴得阳则解，故主乎丑，而不主乎未，以未为午后一阴主之时也。从亥言之者，阴极则阳生，故连类而及之也。

太阴内主脏气，而外主肌腠。太阴病，脉浮者，病在肌腠也，可轻发肌中之微汗，宜桂枝汤。

此言太阴病之在外也。

受业侄道著按：脉浮者，太阴之土气运行也。可发汗者，太阴之地气上而为云也。桂枝汤在太阳名为解肌，在太阴名为发汗，何以言之？盖太阳以皮毛为表，太阴以肌腠为表也。

王宇泰云：病在太阳，脉浮无汗，宜麻黄汤。此脉浮，当亦无汗。而不言者，谓阴不得有汗，不必言也。不用麻黄汤而用桂枝汤，盖以三阴兼表病者俱不当大发汗也。须识无汗亦有用桂枝汤也。

按：时说以桂枝汤为太阳专方，而不知亦阴经之通方也；又以为治自汗之定法，而不知亦治无汗之变法也。

太阴病在外者，既有桂枝之治法矣。若病在内，自利不渴者，无中见之燥化，此属太阴，以其脾脏有寒故也，当温之，宜服四逆辈。

此言太阴病之在内也。自利者，不因下而利也。凡利则津液下注，多见口渴，惟太阴湿土之为病不渴。

受业黄奕润按：以不渴一症认太阴，是辨寒、热利之金针。

程郊倩云：三阴同属脏寒。少阴、厥阴有渴症，太阴独无渴症者，以其寒布中焦，总与龙雷之火无涉。少阴中有龙火，水底寒甚则龙升，故自利而渴；厥阴中有雷火，故有消渴。太阳一照，雷雨收声，故发热则利止，见厥复利也。

愚按：脾不输津于上，亦有渴症，然却不在太阴提纲之内。郊倩立言欠圆，然亦不可少此一论，为中人以下开互证之法。

《内经》云：太阴之上，湿气主之，中见阳明。是以不得中见之化，则为脏寒之病。若中见太过，又为湿热相并之病。此太阴之所以有寒复有热也。伤寒脉浮而缓，手足自温者，系在太阴，而中见阳明之化也。阳明之热合于太阴之湿，即时当发身黄；若小便自利者，湿热得以下泄，不能发黄，至七八日，又值阳明主气之期，一得阳热之化，正气与邪气相争而暴烦，故虽暴烦下利日十余行，必当自止。所以然者，太阴中见热化，以脾家实，仓廪之腐秽当去故也。

此言太阴伤寒自利欲解之证也。

按成注云：下利烦躁者死，谓先利而后烦，是正气脱而邪气扰。兹则先烦后利，是脾家之正气实，故不受邪而与之争，因暴发烦热也。

又有太阳转属之证。本太阳病，医反下之，太阳之气陷于太阴之地中，因而腹满时痛时止者，乃太阳转属太阴也。宜启下陷之阳以和不通之络，以桂枝加芍药汤主之。若满甚而为大实，常痛不定以时者，此脾胃相连，不为太阴之开，便为阳明之合。以桂枝加大黄汤主之，权开阳明之捷径，以去脾家之腐秽。

此言太阳转属太阴之病也。

受业汪桂小山云：太阳标热误下之，不特转属于太阴，亦转属于阳明也。腹满时痛，脾气不濡也，宜桂枝汤加芍药，入太阴出太阳。大实痛者，转属阳明也。

桂枝汤加大黄者，入阳明出太阳也。

桂枝加芍药汤方

桂枝三两　芍药六两　甘草二两　生姜三两　大枣十二枚

上五味，以水七升，煮取三升，去滓，分温三服。

桂枝加大黄汤方　即前方加大黄二两。

大实痛，权借大黄、芍药之力，以行腐秽固已。然脾胃相连，而脾气又资藉于胃气也。胃之气贯于脉，胃之强弱，征于便之利不利。太阴为病，脉弱，其人陆续自便利，其胃弱可知矣。设或不得已而通因通用，当行大黄、芍药者，亦宜减少其分两而用之。以其人胃气弱，大便易动故也。胃气为生人之本，太阴然，即六经亦莫不然也。

此一节承上节而言，减用大黄、芍药者，以胃气之不可妄伤也。

附录：

沈尧封云：太阴、阳明俱属土，同主中州，病则先形诸腹。阳明为阳土，阳道实，故病则胃家实，而非满也；太阴为阴土，阴道虚，故病则腹满，而不能实也。凡风、燥、热三阳邪犯阳明，寒与湿二阴邪犯太阴。阳邪犯阳则能食而不呕，阴邪犯阴则不能食而吐；阳邪犯阳则不大便，阴邪犯阴则自利。证俱相反可认。若误下则胃中空虚，客气动膈，在阳邪则懊侬而烦，在阴邪则胸下结硬。倘再误攻，必致利不止而死。此太阴病之提纲也。凡称太阴，俱指腹满言。柯韵伯云：太阴脉布胃中络于嗌，故腹满嗌干。此热伤太阴，自阳部注经之证，非论中所云太阴自病也。仲景以太阴自病为提纲，因太阴主内，故不及中风四肢烦疼之表；又为阴中至阴，故不及热病嗌干之证。太阴为开，又阴道虚，太阴主脾所生病，脾主湿又主输，故

提纲主腹满时痛而吐利，皆是里虚不固，湿胜外溢之证也。脾虚则胃亦虚，食不下者，胃不主纳也。要知胃家不实便是太阴病。

愚按：仲师太阴病脉证只有八证，后人谓为散失不全及王叔和之变乱。而不知八条中有体、有用、有法、有方，真能读之，则取之无尽、用之不竭矣。所可疑者，中风证四肢烦疼，言其欲愈之脉，而不言未愈时何如施治。太阴病脉浮宜桂枝汤，而不言脉若不浮如何施治。惟于自利不渴脏寒证出其方曰四逆辈，凡理中汤、通脉四逆汤、吴茱萸汤之类皆在其中。又于太阳误下转属腹时痛证，出桂枝加芍药汤方，大实痛证出桂枝加大黄汤方；文以胃气弱减大黄、芍药为训，此外并无方治。以为少则诚少矣，而不知两节两出其方，大具经权之道，宜分两截看。仲景所谓太阴证，与《内经》人伤于寒为热病腹满嗌干证不同。提纲皆言寒湿为病，以四逆辈为治内正法，桂枝汤为治外正法。自第一节至第五节，一意浅深相承，不离此旨，所谓经也，此为上半截。第六节言太阴湿土不与寒合而与热合，若小便利则不发黄。若暴烦下利则腐秽当去，是常证之外略有变局，另作一小段，为承上起下处。第七节言太阳病误下转属太阴，腹满时痛，大实痛者，以桂枝加芍药、加大黄为主治，一以和太阴之经络，变四逆辈之温而为和法，变桂枝汤之解外而为通调内外法，是于有方处通其权也；一以脾胃相连，不为太阴之开便为阳明之合，既合而为大实痛，不得不借阳明之捷径以去脾家之腐秽。要知提纲戒下，原因腹时痛而言，此从正面审到对面以立法。又于暴烦下利十余行自止节言愈尚未言方，此从腐秽既下后，而想到不自下时之治法。是于无方处互明方意，以通权也，此为下半

截。总而言之，四逆辈、桂枝汤及桂枝加芍药、桂枝加大黄汤，皆太阴病之要剂。若不渴，则四逆辈必须；若脉弱，则芍、黄等慎用。脉浮有向外之势，桂枝汤之利导最宜；烦疼当未愈之时，桂枝加芍药汤亦可通用。

陈平伯谓：桂枝加芍药汤为太阴经之和剂。又谓三阴皆有经病，仲景各立主方，太阴经病主以桂枝加芍药汤，少阴经病主以麻黄附子细辛汤，厥阴经病主以当归四逆汤。原文虽止八条，而诸法无有不具。柯韵伯等增入厚朴生姜半夏甘草人参汤、白散、麻仁丸等方，欲广其用反废其活法。大抵未读圣经之前，先闻砭剥叔和之语，谓非经文无不可以任意增减移易，致有是举耳。

辨少阴病脉证篇

《内经》云：少阴之上，君火主之。又云：阴中之阴肾也。是少阴本热而标寒，上火而下水，其病不可摸捉。故欲知少阴之为病，必先知少阴之脉象，其脉薄而不厚为微，窄① 而不宽为细；又须知少阴之病情，其病似睡非睡、似醒非醒、神志昏愦，但见其欲寐。所以然者，少阴主枢转，出入于内外，今则入而不出，内而不外故也。

〔述〕此先论少阴标本水火阴阳之气，其见于脉证有如是也。手足之少阴俱在内。

按：柯注云：仲景以微细之病脉、欲寐之病情，提纲立法于象外，使人求法于象中。凡证之寒热与寒热之真假，仿此义以推之，真阴之虚实见矣。

蔚谨按：心病于神则脉微，肾病于精则脉细。欲寐，病于阴；不得寐，病于阳。今欲寐而不得寐，故曰但欲寐。

少阴上火而下水，水火济则阴阳交，而枢机转矣。少阴病，其脉从肺出络心，注胸中。胸中不爽，欲吐而不能吐，心中热烦，不能寐而但欲寐，此水火不济，阴阳不交，机枢不转之象也。五日正少阴主气之期，至六日其数已足。火不下交而自利，水不上交而作渴者，此属少阴之水火虚也。水虚无以沃焚，火虚无以致水，虚故引水自救，此少阴病寒热俱有之证也。若少阴热则小便必赤；若小便色白者，白为阴寒，少阴阴寒之病形悉具，此确切不移之诊法也。然吾又原其小便之所以白者，以下焦虚而有寒，全失上焦君火之热化，不能制水，故令色白也。

此言少阴上火下水之病也。

少阴阴阳不交之病，病人脉沉分之阴、浮分之阳俱紧，少阴原有寒，而复受外寒也。阴不得有汗，今反汗出者，阴盛于内而亡阳于外也，此属少阴，阴阳不交之故，不交则阳自阳而格绝于外，反有假热之象，法当咽痛；不交则阴自阴而独行于内，必有真寒之证，而复上吐下利。

此言少阴阴阳不交之病也。

少阴病，不可发汗，不可不知，何也？少阴病，金水不能相滋而为咳，少阴失闭藏之职而为下利，二者为少阴常有之证。若咳、利而复谵语者，知足少阴之精气妄泄，手少阴之神气浮越，必被火气劫故也。然不特谵语，且小便必难，以汗与小便皆身中之津液，以强责少阴汗，以竭其津液之源也。

此言少阴病不可发汗，以火劫汗之祸更烈也。少阴原有灸法，而少阴之热证又以火为仇。

次男元犀谨按：少阴咳下利，治有两法：寒剂猪苓汤，热剂真武汤之类，皆可

---

① 窄：原作"穿"，据宏文阁本改。

按脉证而神明之。

《内经》云：心部于表，肾治于里，是少阴有里亦有表也。少阴病，肾水之气少则脉细，君火之气不升则脉沉数。此病为在少阴之里，不可发汗以伤其里气。

此言少阴之里病不可多汗也。程扶生、汪苓友、郑重光注解俱以邪热传里而言，误矣！

少阴为气血之主，脉为气血之先。少阴病因反发热，权用麻黄、附子以微汗之。若脉微，则不可发汗以伤其阳，以脉微，汗而亡阳故也。因里热甚可权用下法，但误汗后，心阳已虚，而尺脉弱涩者，阴亦虚也，复不可下之以伤其阴。盖微为无阳，涩为少血，汗之亡阳，下之亡阴。此少阴阴阳两虚，既不可汗，复不可下如此。

此言少阴证之虚者，不可汗又不可下，不可误施而伤其根本也。

少阴欲愈而可治之证不可不知。少阴病，阴寒盛则脉紧。至七日外而八日，乃阳明主气之期，忽然自下利，脉变紧象而暴微，手足亦不厥而反温。盖脉紧反去者，为少阴得阳明之气，少阴病为欲解也。凡阳气暴回则烦，坚冰得暖则下。今虽发烦与下利，乃戊癸合化，生阳渐伏，必自愈。

此言少阴得阳热之气而解也。

余自行医以来，每遇将死证，必以大药救之。忽而发烦下利，病家怨而更医，医家亦诋前医之误，以搔不著痒之药居功，余反因热肠受谤。甚矣！名医之不可为也。附笔于此，以为知者道。

少阴病，水胜土虚则下利，若利自止，土气复也。虽见恶寒之甚，其身屈曲向前而踡卧，然身虽恶寒，而手足为诸阳之本，裹于胃气，若手足温者，中土之气和也。有胃气则生，故可治。

此言少阴得中土之气可治也。

少阴病，恶寒而踡，寒气甚矣。然时或自烦，而绝无躁象，烦时自觉其热，欲去衣被者，君火在上也。阴寒之气见火而消，故为可治。

此言少阴得君火之气为可治也。

少阴中风，风为阳邪，则寸口阳脉当浮，今脉阳寸已微，则知外邪不复入矣。病在少阴，则尺部阴脉当沉，今阴尺反浮者，则内邪尽从外出矣，为欲愈。

此言少阴中风欲愈之脉也。少阴伤寒之愈脉，自可类推。

少阴病欲解时，从子至寅上，盖谷经解于所王之时，而少阴独解于阳生之时，阳进则阴退，阳长则阴消，即所谓阴得阳则解也。

此言少阴得夜半之生阳而解也。

少阴而得太阳标阳之热化则生。少阴阴寒之病，上吐下利，而手足不逆冷，反发热者，此少阴而得太阳之标阳也。阴病得阳，故为不死。若不得太阳之标热，则少阴之气反陷于下，而脉不至者，当灸少阴之太溪二穴七壮，以启在下之阳。

此论少阴病而得太阳标阳之热化也。

太溪二穴在足内踝后五分跟骨上动脉陷中。

少阴热化太过而亦而病。少阴病八日，为阳明主气之期，九日为少阳主气之期，病气由阴而渐出于阳。身以外为阳，手足为诸阳之本，一身手足尽热者，阳气盛也。所以然者，以少阴之本热移在膀胱，膀胱为胞之室。膀胱热不得外发于肢体而为热，必内动其胞中之血而为便血也。

此言少阴热化太过，脏病于腑，而为便血也。

按：柯注下利便脓血，指大便言；热在膀胱而便血，是指小便言。汪注肾主二便，从前后便而出，皆是。

少阴热化太过，内行于里，热深者厥亦深，故少阴病但厥无汗，本无发汗之理。医者不知，而强发之，不但不能作汗，反增内热，必动其少阴之血，逆行上窍。然未知从何道之窍而出，少阴之脉循喉咙，挟舌本，系目系，或从口鼻，或从目出，是名下厥上竭。然其名亦何所取？考《内经·厥论》云：阳气衰于下则为寒厥，阴气衰于下则为热厥。其起必于足下者，以阳气起足五指之表，阴气起于足五指之里也。今以但厥无汗之少阴病，因发汗而鼓激少阴热化之邪自下而逆上，上因失血而竭。少阴原少血之脏，血竭故为难治。

此言少阴热化太过，误发少阴汗之变证难治也。

以上三节，皆言少阴热化证。

少阴病，标寒外呈，必定恶寒，恶寒之甚，其身必踡，以少阴之脉，从然谷至俞府，皆行身之前，脉起足心，足恶寒则引起而踡也。若少阴标寒内陷，不止恶寒，而且自利，此内外皆寒，不得君火之本热，病之至危者也。然犹幸其手足之温，验阳气未绝，若手足逆冷者，为真阳已败，不治。

〔述〕此章凡六节，皆言少阴阳气衰微，而为不治之死证也。

少阴阴寒为病，得太阳之标阳可治，得君火之本热可治，下焦之生气上升可治，中焦之土气自和可治，四者全无，故为难治。

少阴病，上吐下利，恐阴阳水火之气顷刻离决。然阴阳水火之气全藉中土交合，若中土气败，则阴不交于阳而躁，阳不交于阴而烦。且土气既败，不能旁达，而为四肢逆冷者，死。

此言少阴藉中土之气上下而达四旁。

若胃气绝，则阴阳离，故主死也。

少阴病，下利不止，则阴竭于下矣。若下利既止，其人似可得生。乃利虽止，而头竟眩，眩甚则昏冒，且时时自冒者，主死。何也？人身阴阳相为倚附者也。下利则阴竭于下，阴竭则孤阳无依，遂上脱而为眩冒之死证。可见阳回利止则生，阴尽利止则死矣。可见利止而眩冒为死证，利不止而眩冒更为死证矣。

此言少阴孤阳上脱者死也。"时时自冒"句下一"自"字，见病非外来，气脱时自呈之危象。

少阴病，阳气不行于四肢，故四逆；阳气不布于周身，故恶寒而身踡；阳气不通于经脉，故脉不至。且不见心烦，而惟见躁扰者，纯阴无阳之中，忽呈阴证似阳，为火将绝而暴张之状，主死。

此言少阴有阴无阳者死也。

少阴病六日已过，至七日，乃由阴而阳之候，一呼一吸为一息，呼出心与肺，吸入肾与肝。今息高者，少阴气绝于下，止呼出而不能吸入，生气上脱，有出无入，故死。

此言少阴生气脱于上者死也。

少阴病，脉微细沉，但欲卧，为阳虚不能外达，惟行于内也。汗出，为阳气不能外达，外失所卫而不固也。不烦，自欲吐，为不得上焦君火之化也，此少阴阴寒之本病，尚非必死之候，亦非必不死之候也。惟于五日为少阴主气之期，至六日而足其数，视其阴阳胜复何如耳。如五六日间，真阳自复，或因药力而复，阳复则寒解；否则阴胜而危，故少阴病以五六日为生死之关。如至五六日，其病不解，上言汗出为阳亡于表，今则自利，为阳绝于里，里寒甚于表寒也。上言不烦欲吐，为里本无热，今则复烦躁，为寒邪逼脏，真寒反为假热也。止言但欲卧，是阳气受困，今则不得卧寐者，是真阳被逼，无所归而飞越也，此皆阳气外脱，主死。

此言少阴阳气外脱者死也。

少阴标寒而本热，太阳标热而本寒。少阴病，始得之，当不发热，今反发热，是少阴而得太阳标热之化也。既得太阳之标热，其脉应浮。今诊其脉沉者，为虽得太阳之标，而仍陷少阴之里也。以麻黄附子细辛汤主之，使少阴、太阳交和于内外则愈。

此言少阴得太阳之标阳，而太阳之标阳又陷于少阴之里阴也。

麻黄附子细辛汤方

麻黄二两，去节　细辛二两　附子一枚，炮，去皮，破八片

上三味，以水一斗，先煮麻黄减二升，去上沫；纳诸药，煮取三升，去滓，温服一升，日三服。

〔述〕此章凡九节，论少阴自得之病，或得太阳之标，或得君火之化，或得水阴之气，或在于表，或在于里，或在于经，或归于中土，不可执一而治也。

少阴病反发热，自始得之以及二三日，值少阳主气之期，阴枢藉阳枢以转出，宜麻黄附子甘草汤微发其汗。夫太阳主表，而内合于少阴；少阴主里，而外合于太阳。今以二三日无少阴之里证，止是发热得太阳之表证，故微发汗也。

此言少阴得太阳之表证，二三日可微发汗。

麻黄附子甘草汤方

麻黄二两，去节　甘草二两，炙　附子一枚，炮，去皮

上三味，以水七升，先煮麻黄一二沸，去上沫；纳诸药，煮取三升，去滓，温服一升，日三服。

少阴病，得之二三日以上，自二日以及三日，各随三阳主气之期，以助上焦君

火之热化也。下焦水阴之气不能上交于君火，故心中烦；上焦君火之气不能下入于水阴，故不得卧。法宜壮水之主以制阳光，以黄连阿胶汤主之。

此言少阴上焦君火之热化也。

黄连阿胶汤方

黄连四两　黄芩一两　芍药二两　鸡子黄二枚　阿胶三两

上五味，以水五升，先煮三物，取二升，去滓；纳胶烊尽，小冷；纳鸡子黄，搅令相得，温取七合，日三服。

受业周易图按：鸡属酉金而黄象地，用二枚者，取地二之阴以补心也。

少阴病，君火不宣，而太阳寒水之气用事，得之一日，正当太阳主气之期，足其数至于二日，火用不宣，全无燥渴，故口中和。背为阳，阳中之阳心也，又太阳其行在背。其人背恶寒者，是心主阳衰、太阳寒盛之证，当灸之。灸崀、关二穴，以救太阳之寒，灸关元一穴，以助元阳之气。法宜益火之源，以消阴翳，以附子汤主之。

此节言少阴病上焦君火衰微，反得太阳之寒化。下节言下焦生阳不起，从阴而内注于骨也。

附子汤方

附子二枚，炮，破八片，去皮　茯苓二两　人参二两　白术四两　芍药三两

上五味，以水八升，煮取三升，去滓，温服一升，日三服。

少阴病，下焦生阳之气不周于一身，故身体痛，生阳之气不充于四肢，故手足寒；生阳之气不行于骨节，故骨节痛。脉沉者，生阳之气陷而不举也，亦以附子汤主之。

〔述〕君火者，上焦君主之心火。生阳者，下焦水中之生阳，即先天之真火也。少阴病，不得君火之热化者死，热化

太过者病；不得生阳之气者死，生阳渐复者生。

按：柯注此与麻黄附子甘草汤，皆是治少阴证，而有出入之不同。经曰：少阴之阴，其入于经也，从阳部注于经，其出者从阴内注于骨。发热脉沉，无里证者，从阳部注于经也；身体痛，骨节痛，脉沉者，从阴内注于骨也。从阳注经，是表热里寒，病从外来，故温而兼散；从阴注骨，是表寒里虚，病从内出，故温而兼补。

感君火之化，而病有形之经脉，奈何？少阴病，热化太过，则闭藏失职而下利；热化太过，则阴络受伤而便脓血。须知便脓血者，大肠郁化之腐脓与阴络之血相并而出，与下利清谷不同也，以桃花汤主之。

此合下二节，言少阴感君火之热化，不病无形之气化，而病有形之经脉也。

桃花汤方

赤石脂一斤，一半全用，一半筛末　干姜一两　粳米一升

上三味，以水七升，煮米令熟，去滓；温服七合，纳赤石脂末方寸匕，日三服。若一服愈，余勿服。

少阴病，君火之热化太过者，二日阳明主气之期，得燥气之助而更甚；过少阳之三日，阳经已遍。至四日太阴，以及五日，正为少阴主气之期，热气欲奔注而下利。其未利之前，必先腹痛。下利则水液全归于大肠，其未利之前，必先小便不利，旋而下利不止，其便非清谷而为脓血者，亦以桃花汤主之。

此即上节之义，而复详其病情也。

凡病在经脉者，宜刺之。少阴病，下利，便脓血者，经脉之病也，可刺。

受业黄奕润云：此亦申明上文之义。少阴内主水火，外主经脉。水火病于内，

不能循经脉出入，故标阴之水气干于脾而下利，本热之火气干于胃而便脓血。刺之则经脉通，水火运行内外矣。

按：常器之云：可刺幽门二穴在腹第二行，挟巨阙两旁各五分、交信二穴在内踝上二寸。郭白云云：刺当作灸。而不知经脉之病宜刺不宜灸也。柯韵伯云：便脓血亦是热入血室所致，刺期门以泻之。病在少阴而刺厥阴，实则泻其子也。

虽然，少阴先天水火之气皆赖后天中土以资生而资始也，医者必明乎此，方可与言少阴之证治。少阴病，上吐下利，则中土虚矣；中土虚不能灌溉四旁，故手足厥冷；不能交媾水火，故烦躁。其烦躁欲死者，水自水，火自火，阴阳欲合而不得也，以吴茱萸汤主之。

此一节，言少阴水火之气皆本阳明之水谷以资生，而复交会于中土，以总结上文数节之义。

少阴上火下水而主枢机。今少阴病，水在下而火不能下济，故下利；火在上而水不能上交，故咽痛；上下水火不交，则神机枢转不出，故胸满。且神机枢转不出，郁于内则心未有不烦者，以猪肤汤主之。

〔述〕此章凡四节，俱论少阴主枢，旋转内外，无有止息，逆则病也。

猪肤汤方

猪肤一斤

上一味，以水一斗，煮取五升，去滓；加白蜜一升，白粉五合，熬香，和令相得，温分六服。

少阴之脉，从心系上挟咽。今少阴病二三日，乃三阳主气之期。少阴君火，外合三阳，上循经脉而及咽。其咽痛者，可与甘草汤；服汤后不差者，与桔梗汤。

〔述〕此言少阴之气循经而上逆于咽也。

甘草汤方

甘草二两

上一味，以水三升，煮取一升，半，去滓，温服七合，日二服。

桔梗汤方

桔梗一两　甘草二两

上二味，以水三升，煮取一升，去滓，分温再服。

少阴病，咽中伤而溃烂生疮，不能语言，声不出者，奈何？盖少阴之脉，入肺循咽喉。肺属金主声，金空则鸣。肺受火气所烁，而喉咙为之窒塞故也。以苦酒汤主之。

〔述〕此言少阴水阴之气不能上济君火也。

或问：仲景言咽痛，咽以咽物，于喉何与，而云语声不出耶？答曰：喉与咽相附，仲景言少阴病热咽痛，而喉咙即在其中。

苦酒汤方

半夏洗，破如枣核大，十四枚　鸡子一枚，去黄，内上苦酒，著鸡子壳中

上二味，纳半夏著苦酒中，以鸡子壳置刀环中，安火上，令三沸，去滓，少少含咽之。不差，更作三剂。

少阴主枢。少阴病，热气不能从枢而出者，既有甘草汤、桔梗汤之治法矣。而寒气不能从枢而出，逆于经脉之中，而为咽中痛，非甘草、桔梗二汤所能治也，以半夏散及汤主之。

〔述〕此言少阴枢机逆于经脉，不能环转而四散也。

半夏散及汤方

半夏洗　桂枝去皮　甘草炙，以上各等分

上三味，各别捣筛已，合治之。白饮和服方寸匕，日三服。若不能散服者，以水一升，煎七沸，纳散两方寸匕，更煎三沸；下火令小冷，少少咽之。

少阴下利四逆，有寒热虚实之不同也。试先论虚寒：少阴脉微细、但欲寐之病，不见他证，只见下利，为阴寒在下，君火不得下交；大失闭藏之职，以白通汤主之。

〔述〕此节单论下利，以起下文五节之意。

此章凡六节，言少阴四逆有寒热、虚实之不同，不必尽属于阳虚也。

凡言少阴病，皆指脉微细、但欲寐而言。

白通汤方

葱白四茎　干姜一两　附子一枚，生用，去皮，破八片

上三味，以水三升，煮取一升，去滓，分温再服。

脉之生原始于肾，从下而上，由阴而阳，自内而外。少阴病，下利，脉微者，肾脏之生阳不升也，与白通汤，以启陷下之阳。而利竟不止，反见厥逆无脉，阴邪上逆而干呕，虚阳飞越而发烦者，此非药之误也。以阴寒极盛，骤投热药而拒格耳，必取热因寒用之法，与白通加猪胆汁汤主之，使药力与病气相安。服此汤，脉暴出者，灯光之焰，主死；脉微续者，为阳气渐复，主生。

此言少阴之生阳陷下，视前证而较重也。

白通加猪胆汁汤方

葱白四茎　干姜一两　附子一枚，生用，去皮，破八片　人尿五合　猪胆汁一合

上三味，以水三升，煮取一升，去滓；纳胆汁、人尿，和令相得，分温再服。若无胆，亦可用。

少阴病二三日，三阳主气，得阳热之化，病当自已矣；若不已，至四日又值太阴主气之期；交于五日，已满太阴之数。太阴主腹，故腹痛；脾主转输，故小便不

利；脾主四肢，故四肢沉重而疼痛。自下利者，少阴之水病，而中土之闸折也。益肾者水也，而主乎水者，生阳之火也。火衰不能生土，土虚不能制水，水寒用事，此为有水气，乃真武之正证。然水性无定，其人或咳，或小便利，或下利，或呕者，为真武之兼证。正证宜真武汤主之，兼证宜真武汤加减主之。

此言少阴之生阳虚，而中土因以受病也。

真武汤加减法

若咳者，加五味子半升，细辛、干姜各一两；若小便利者，去茯苓；若下利者，去芍药加干姜二两；若呕者，去附子加生姜，足前成半斤。

少阴病，下利清水完谷，寒在里也。里寒而外反热，阴盛格阳也。惟其阴盛，故手足厥逆，脉微欲绝；惟其格阳，故身反不恶寒，其人面赤色。或涉于太阴而腹痛，或涉于中胃而干呕，或循经挟咽而咽痛，或中焦谷神内虚，利止而脉不出者，俱以通脉四逆汤主之。

此言少阴内真寒而外假热也。

通脉四逆汤方

甘草二两，炙 附子一枚，生用，大者去皮，破八片 干姜三两

上三味，以水三升，煮取一升二合，去滓，分温再服。其脉即渐而出者愈，非若暴出者之自无而忽有、既有而仍无，如灯火之回焰也。面赤色者，加葱九茎；腹中痛者，去葱加芍药二两；呕者，加生姜二两；咽痛者，去芍药加桔梗一两；利止脉不出者，去桔梗加人参二两。

四肢为诸阳之本，四逆俱属阳气虚寒，然亦有阳气内郁者。少阴病，枢机不利，不能转阳气以达于手足，以致四肢厥逆，医者宜认定四逆谓主证，而枢机无主，随见或然之证，亦以互参。其人于四逆见证中，或病涉于肺而咳，或涉于心而悸，或涉于脐而小便不利，或标寒病于内而腹中痛，或本无郁于下而泄利下重者，统以四逆散主之。

此言少阴四逆亦有里热而致也。或咳，或利，或小便不利，同小青龙证；厥而心悸，同茯苓甘草证；或咳，或利，或小便不利，又同真武证，种种是水气为患。肾为水脏，水性无定，变证处实不离其本相。

愚按：少阳为阳枢，小柴胡汤为转阳枢之专方；少阴为阴枢，此散为转阴枢之专方。学者于二方细细体会，并于两方加减处细细寻绎，知其异并知其同，知其同中之异，并知其异中之同，则于本经治法思过半矣。

四逆散方

甘草炙 枳实破，水渍，炙 柴胡 芍药

上四味，各十分，捣筛，白饮和服方寸匕，日三服。后加减法：咳者，加五味子、干姜各五分，并主下利；悸者，加桂枝五分；小便不利者，加茯苓五分；腹中痛者，加附子一枚，炮令坼；泄利下重者，先以水五升，煮薤白三升，去滓，以散三方寸匕，纳汤中，煮取一升半，分温再服。

凡少阴下利，俱属下焦虚寒，然亦有脾不转输，水津不布而利者。少阴病下利，六日为六经已遍，又交太阳所主之七日，乃阴尽出阳之期也。而利竟未止，且见肺气不调而咳，胃气不和而呕，水津不上布而渴，君火不得下交而心烦。至此，变但欲寐之本证而为不得眠者，其为热甚而躁动明矣。兹亦不用寒凉之剂，惟助脾气之转输，水津四布而诸证俱愈，如云行雨施，乾坤自有一番新景象矣，以猪苓汤主之。

此言少阴下利，不属于里寒，而出一输脾利水之治法也。利水之中兼育真阴，是又法外之法。

少阴上火下水，其病有水与火之分，其治若焚与溺之救。请先论君火之亢：少阴病，得之二日，合阳明之燥化，又交于少阳主气之三日，不能合阴阳二枢以外转，反合君相二火以内焚。其证口燥咽干者，君火炽盛，水阴枯竭也。急下之，上承热气而下济水阴，缓则焦骨焚身，不可救矣，宜大承气汤。

〔述〕此章凡四节，论少阴上火下水而主枢机出入者也。病在上之火者宜下之，病在下之水者宜温之。或下或温，如救焚溺，宜急而不宜缓也。首节论君火亢于上，次节论木火煽于中，三节论少阴枢转不出逆于地中，末节论少阴阴寒在下不能上达。急下急温，各有攸宜。

《难经》云：从前来者为实邪，肾之前肝也。少阴病，自利清水，乃水阴不能上济而惟下泄。且所泄者止是清水，与清谷不同，其色纯青，乃肝木之色。火得木助，一水不能胜二火也。心下为土之位，土受木克必痛。少阴证以口中和、口干燥为辨寒热之金针。而此口干燥者，为火盛水竭无疑矣，亦当急下之，救垂竭之水而遏燎原之火，宜大承气汤。

此少阴之水阴为木火交煽而烁竭，虽既利之后亦宜再利，通因通用也。然自利止是清水，可知水愈去而谷愈结，仍是通因塞用。

少阴病六日，交于七日，又值太阳主气之期，其病当由阴出阳而愈矣。乃君火之气，不能从枢而出，竟陷于太阴地土之中，以致腹胀不大便者。《内经》云：暴腹胀大，皆属于热。又云：一息不运，则针机穷者此也。不可不急下之，以运少阴之枢，使之外出，宜大承气汤。

〔述〕此论少阴君火枢转不出逆于地中也。

少阴先天之气发原于下而达于上。少阴阴寒之病，脉沉者，生气衰微不能上达也。急温之，以启下焦之生阳，宜四逆汤。

〔述〕此言少阴之气不能由下而上也。脉沉而四逆、吐利、烦躁等证，已伏其机，脉沉即宜急温。所谓见微知著者，消患于未形也。

究之少阴水火寒热之气变幻无常，医者能于所以然处得其悟机，则头头是道矣。少阴病，饮食入口则吐，阴寒之气甚，拒格而不纳也。然何以遽定其为少阴乎？惟于不饮食之时，审其心中温温欲吐复不能吐，以此定其为少阴枢机之病也。然胸中痰实之病，当其始得之，亦有欲吐不吐及微厥而手足发寒，与少阴寒邪相似。但少阴之脉必微细，痰滞之脉必弦迟。若脉弦迟者，此为胸中痰实，不可温其下焦也。当吐以越之。夫惟以弦迟之脉，知其膈上有痰而可吐。若膈上有寒饮，系少阴之寒气上溢。气本无形，故为有声无物之干呕者，不可吐也，急温之，温之则寒散而饮亦去矣，宜四逆汤。

按：此言少阴阴寒之气上弥，得食则吐，未得食则欲吐不吐，时而干呕也。中段言痰实脉证，为借宾定主笔。

〔述〕此二节，言少阴水火寒热之气，以终少阴之义。

少阴阴寒之证宜温。然肾为坎而主水，不宜偏温，固不待言；而心属离卦，离得坤之中爻，亦不得过于偏温也。然而温之自有其道。少阴病，里寒下利，诊其脉得阳虚之微、阴虚之涩，阳虚不能胜阴，则阴寒上逆而作呕；阴虚不能内守，则津液外越而汗出。脉证如此，亦不过揣摩其大略，犹未敢定其必然也。然则，将何以必之乎？必之于数更衣而反少者。盖以阳虚则气下坠，阴弱则勤努责也。此时既欲救阳，又欲护阴，用药不可偏胜。再四思维，只当温药扶阳养阴外，其上取百会穴而灸之。既已用姜附辈之补阳而温中，更当助姜附辈之升阳而行上，则下利可止，此即下病上取法也。

〔述〕少阴上火下水而主神机出入。故少阴篇中俱论阴阳、水火、神机枢转、上下出入之至理。知正气之出入如是，即知邪气之出入亦如是。因邪以识正，由正以识邪，邪去则正自复，正复则邪自去。攻也、补也，一而二、二而一也。悟此可以入道矣。若徒泥章句，不能通其意于言外，虽曰读仲景书，日用仲景方，终属门外汉耳！

卷　六

闽　长乐　陈念祖　修园　集注
男　蔚　古愚
　　元犀　灵石　同参校

辨厥阴病脉证篇

《内经》云：厥阴之上，风气主之，中见少阳。是厥阴以风为本，以阴寒为标，而火热在中也。至厥阴而阴已极，故不从标本，从于中见。厥阴气之为病，中见少阳之热化，则消渴。厥阴肝木在下，厥阴心包在上，风木之气从下而上，合心包，风火相击，则气上撞心，心中疼热。火能消物，故饥；胃受木克，故虽饥而不欲食。蛔感风木之气而生，蛔闻食臭则上于膈，故食则吐蛔。厥阴之标阴在下，阴在下而反下之，在阴无阳，故利不止。

此言厥阴自得之病，乃厥阴病之提纲也。

厥阴风木主气，厥阴中风，同气相感也。风为阳病，浮为阳脉。今脉微浮，以阳病而得阳脉，故为欲愈；若不浮，不得阳脉也，故为未愈。

〔述〕此言厥阴中风有欲愈之脉，有未愈之脉也。三阳经中风有中风形证，伤寒有伤寒形证。三阳中惟太阴篇有太阴中风四肢烦疼、太阴伤寒手足自温二证；而少阴、厥阴，但有中风之脉，而无中风之证。盖二经受病，邪人已深，风寒形证，更无分别。但阴经之脉当沉细，今反浮者，以风为阳邪，元气复而邪将散，故脉见微浮也，浮则欲愈矣。若脉不浮，是邪深入不能外散，故为未愈。

厥阴病欲解时，从丑至卯上，何也？少阳旺于寅卯，从丑至卯，阴尽而阳生也。解于此时者，中见少阳之化也。

此言厥阴病愈之时也。

厥阴病，阴之极也。若渴欲饮水者，得中见之化也。得中之病，即从中治，宜少少与之愈。若多与，则入于太阴而变证矣。

此言木火亢盛，得水济之，则阴阳气和而病自愈。男元犀按：水为天一之真，以水济火，贵乎得当。此曰欲饮水者，与消渴引饮有重轻也。

〔述〕厥阴篇自提纲后止此三节提出厥阴病，其余则曰伤寒，曰病，曰厥，曰下利，而不明言厥阴病者，以厥阴从中治，而不从标本也。

手冷至肘、足冷至膝为四逆。手冷至腕、足冷至踝为厥。凡诸四逆厥者，多属阳气大虚，寒邪直入之证，而热深者，亦间有之。虚寒厥逆，其不可下固不待言，即热深致厥，热盛于内，内守之真阴被烁几亡，不堪再下以竭之。吾为之大申其戒曰：此皆不可下。推而言之，凡阴虚阳虚之家，即不厥逆，其不可下也亦然。

〔述〕此起下文诸节厥逆之意。

阴阳寒热原有互换之理。厥阴伤寒，先得厥阴之标阴则厥，后得少阳中见之热化则发热。即得热化，则向之厥时而利者，必于热时自止。医者治之得法，从此厥不再作，而利亦不再下矣。否则，复得标阴之气，仍如前之见厥复利，循环不已，而病势日加矣。

此言阴阳寒热互换之理也。

然而寒热胜复，视乎胃气。厥阴伤寒始得时，即得少阳中见之热化，故发热。既至于六日，一经已过，复作再经，不得少阳中见之化，其厥反至于九日之久。厥而即利，前详其义，兹不复赘。大凡厥利者，当不能食。今反能食者，恐为除中。何以谓之除中？以其除去中气，求救于食，如灯将灭而复明之象也。当以索饼试之，索饼为肝之谷，能胜胃土。今食以索饼，而不暴然发热者，知胃气尚在，故能任所胜之谷气而相安，此可以必其热来而厥回利愈。夫厥阴之厥，最喜热来，诚恐暴然之热一来，不久即出而复出也。后三日脉之，其热续在者，乃中见之热化犹存，即一阳之生气有主，期之旦日寅卯、夜半子丑而愈。所以然者，本发热六日，厥反九日，今复续补发热三日，并前六日，亦为九日，以热与厥期无太过，不及而相应，故期之旦日，夜半愈。若再后三日脉之而脉数，其热不罢者，此为中见太过，少阳热气有余，逆于肉里必发痈脓也。

此论寒热胜复之理，而归重于胃气也。

弟宾有按：索饼，素饼也。不入荤腥，故名素。夜半阳生，旦日阳长，阳进而阴退也。

〔述〕此节大意，谓发热则厥利止，热去则复厥利。故厥阴发热，非即愈候。

厥利转为发热，乃属愈期耳。是以厥转为热，夜半可愈。热久不罢，必发痈脓。可知仲景不是要其有热，要其发热而厥利止，厥利止而热亦随罢，方为顺候。何注家不达此旨，强为注释，以致厥阴篇中，无数圣训反成无数疑窦耶！

前言脉数为热，便知脉迟为寒。伤寒脉迟，六七日，正藉此阴尽出阳之期，得阳之气而要望其阳复也。医者不知，而反与黄芩汤彻其热，则惟阴无阳矣。盖厥阴为阴之尽，当以得阳为主，忌见迟脉，而反见之。脉迟为里寒，今与黄芩汤复除其外热，则内外皆寒。腹中应冷，当不能食，今反能食，此名除中，谓中气已除而外去，必死。由此观之，伤寒以胃气为本之旨愈明矣。

〔述〕此承上文脉数而推及脉迟，反复以明其义。

厥阴伤寒先病标阴之气而厥，后得中见之化而发热。既得热化，其下利必自止，而反汗出，咽中痛者，阴液泄于外，而火热炎于上也。《内经》云：一阴一阳结，谓之喉痹。一阴者，厥阴也；一阳者，少阳也。病厥阴而热化太过，其喉为痹。所以然者，以下利不当有汗，有汗则阳热反从汗而上升也。最妙是发热之时，阳守中而无汗，则热与厥应，而利必自止；若厥止而热与利不止，是阳热陷下，必便脓血。夫既下陷而为便脓血者，则阳热不复上升，而其喉不痹。上下经气之相通如此。

〔述〕此言热化太过，随其经气之上下而为病也。

厥阴伤寒，若一二日未愈，过于三日之少阳，则从阳而交于阴矣。至四五日未愈，过于六日之厥阴，则又从阴而复于阳矣。阴阳不可见，见之于厥热二证。在阴而厥者，在阳必发热，以此知其前与后之由。四五日之前，遇阳而热者，一二日之后，遇阴必厥，以此知其深与微之病。厥深者热亦深，厥微者热亦微，此阴阳往复之理也。厥之治法应下之，以和阴阳之气，而反发汗者，必火热上炎，口伤烂赤，以厥阴之脉循颊里、环唇内故也。

此一节遥承上节"诸四逆厥者不可下之"，恐人泥其说而执一不通也。注家谓单指厥而言，非是。

按：前云不可下者，指承气等方而言也；此云应下之，指热证轻有四逆散，重有白虎汤，寒证有乌梅丸是也。

沈尧封云：此正邪分争，一大往来寒热病也。厥深热亦深，厥微热亦微，犹言寒重则发热亦重，寒轻则发热亦轻，论其常理也。其有不然者，可以决病之进退矣。故下文即论厥少热多、厥多热少，不知注伤寒者，皆以"热"字作"伏热"解，遂令厥阴病有热无寒矣。不思乌梅丸是厥阴主方，如果有热无寒，何以方中任用姜、附、桂、辛、椒大辛热耶？盖厥阴为三阴之尽，病及此者，必阴阳错杂。况厥阴肝木于卦为震，一阳居二阴之下，是其本象。病则阳泛于上，阴伏于下，而下寒上热之证作矣。其病脏寒，蛔上入膈，是下寒之证据也；消渴，心中疼热，是上热之证据也。况厥者逆也，下气逆上，即是孤阳上泛，其病多升少降。凡吐蛔、气上撞心，皆是过升之病，治宜下降其逆上之阳，取《内经》高者抑之之义。其下之之法，非必硝、黄攻克实热方为下剂，即乌梅丸一方已具。方中无论黄连、乌梅、黄柏，苦、酸、咸纯阴为下降，即附子直达命门，亦莫非下降药也。下之而阳伏于下，则阴阳之气顺，而厥可愈矣。倘误认为外寒所束，而反发其汗，则心中疼热之阳尽升于上，而口伤烂赤矣。

阴阳偏则病，而平则愈。厥阴伤寒病，其标阴在下，故厥五日；热化在中，故热亦五日。盖以五日足一候之数也。设六日，过五日一候之数，当复厥，不厥者，中见之化胜，不复见标阴之象也，故自愈。然或至于六日而仍厥，而其厥之罢终不过于五日，而以发热五日较之，亦见其平，故知其不药而自愈。

〔述〕此言厥热相应，阴阳平，当自愈也。

手之三阴三阳相接于手十指，足之三阴三阳相接于足十指。凡厥者，阴阳气不相顺接便为厥。厥者，手足逆冷是也。

此申明上文致厥之由，并起下文诸厥之病，承上接下之词也。

按：陈平伯云：本条推原所以致厥之故，不专指寒厥言也。看用"凡"字冠首，则知不独言三阴之厥，并该寒热二厥在内矣。盖阳受气于四肢，阴受气于五脏，阴阳之气相贯，如环无端。若寒厥则阳不与阴相顺接，热厥则阴不与阳相顺接也。或曰：阴不与阳相顺接，当四肢烦热，何反逆冷也？而不知热邪深入，阳气壅遏于里，不能外达四肢，亦为厥冷，岂非阴与阳不相顺接之谓乎？仲景立言之妙如此。

受业周易图按：阴阳者，厥阴、少阳也。厥阴统诸阴之极，少阳总诸阳之始，一行阴道而接于阳，一行阳道而接于阴。阴阳相贯，如环无端，此顺接也；否则，阴阳之气不交，则为厥矣！

厥有相似者，必须细辨，吐蛔尤其显然者也。而躁而不烦与烦而不躁，为少阴、厥阴之真面目，亦生证、死证之大关头。伤寒病，脉微为少阴之本脉，而厥为少阴之阴证，至再复于太阳之七日、阳明之八日，不得阳热之化，不特手足厥冷，而周身之肤亦冷。其人躁动而无暂安时者，孤阳外脱，而阴亦不能为之守也。此为少阴之脏真将绝，而厥非为厥阴之蛔厥也。蛔厥者，其人当吐蛔。以吐蛔为厥阴主证之大眼目也。今病者不躁而静，静中而复有时发烦，与无暂安时者不同，此为脏寒，蛔不安而上入于膈，故因蛔之上膈而烦，又因蛔之下膈，须臾而烦复止，得食而呕，即所谓饥不能食是也。又烦者，即所谓气上撞心，心中热是也。蛔闻食臭出，其人当自吐蛔，即所谓食则吐蛔是也。厥阴为风木之脏，虫从风生，故凡厥阴之变证不一，无论见虫不见虫，辨其气化，不拘其形迹，皆可约其旨为蛔厥者，统以乌梅丸主之。又主久利方，何也？以厥阴证非厥见利，此方不特可以治厥，而并可以治利。凡阴阳不相顺接，厥而下利之证，亦不能舍此而求方。

此借少阴之脏厥，托出厥阴之蛔厥，是明托法。节末补出"又主久利"四字，言外见本经厥、利相因，取乌梅丸为主，分之为蛔厥一证之专方，合之为厥阴各证之总方。以"主久利"而托出厥阴之全体，是暗托法。作文有借宾定主之诀，余请与儒医说此腐话。

乌梅丸方

乌梅三百个　细辛六两　干姜十两　黄连一斤　当归四两　附子六两，炮　蜀椒四两，炒去汗　桂枝六两　人参六两　黄柏六两

上十味，异捣筛，合治之。以苦酒渍乌梅一宿，去核，蒸之五升米下，饭熟捣成泥；和药令相得，纳臼中，与蜜杵二千下，圆如梧桐子大。先食饮服十丸，日三服。稍加至二十丸。禁生冷、滑物、臭食等。

厥阴不特藉少阳之热化，而尤藉少阳、少阴之枢转。厥阴伤寒，微从少阳之热化则热少，微现厥阴之标阴则厥微。惟其热少厥微，故手足不厥冷，而止见指头带寒。少阳主阳之枢，少阴主阴之枢，阴

阳枢转不出，故默默不欲食。少阳主烦，厥阴主躁，阴阳不能以骤交，故俟数日，若小便利、色白者，枢转利，而三焦之决渎得气，此热从水道之下行而除也。然病以胃气为本，故必以食验之。其人欲得食，胃气和，其病为愈；若厥而呕，少阴枢转不出也，胸胁烦满者，少阳枢转不出也。阴阳并逆，不得外出，内伤阴络，其后必便血。《内经》云：阴络伤则便血是也。

以上俱言厥阴藉少阳之热化，而此言热化之外又藉其枢转，且又藉阳枢挟阴枢而俱转也。

热邪内陷，既为便血证矣。而寒邪内陷，其证若何？病者手足厥冷，厥阴乏中见之化，而标阴之为病重矣。胸在上而主阳，腹在下而主阴。今阴邪各从其类，不结于上，故言我不结胸，结于下故小腹满，以手按之而痛者，以厥阴之脉过阴器抵少腹，此冷结在小腹内之膀胱关元也。

〔述〕上节热邪枢转不出，逆于阴络而便脓血；此节寒邪枢转不出，逆于膀胱关元而为冷结也。

脐下四寸为中极，三寸为关元。少阳之气出于中极，循关元而上。

厥阴伤寒发热四日，厥反三日，复热四日，即厥与热之日数比较，厥少热多者，为阳气进而阴气退，其病势当易愈；若四日至七日，寒去而热不除者，阳气太过，阴血受伤，其后必便脓血。

此节言阴阳胜负可以日数之多寡验之也。

厥阴病多有便血者，以厥阴主包络而主血也。

〔述〕张注：《内经》云：人之伤于寒也，则为热病，热虽盛不死，是伤寒以热为贵也。然热不及者病，太过者亦病。故此二节论寒热之多少，以明不可太过与不

及也。

厥阴伤寒，厥四日，热反三日，复厥五日，其病势为进，即其厥与热之日数比较，寒之数多，而热之数少，阴气盛而阳气退，故其病势为进也。

上节言热胜于厥而伤阴，此节言厥胜于热而伤阳也。

陈平伯云：上条以热多而病愈，本条以厥多而病进。注家皆以热多正胜、厥多邪胜立论，大失仲景本旨。如果热多为正胜，当幸其热之常在，以见正之常胜，何至有过热便脓血之变？且两条所言之厥，皆因热深，非由寒胜。发热与厥总是邪热为祸，有何正胜、邪胜之可言？乃仲景以热多为病愈，厥多为病进者，是论病机之进退，以厥为热邪向内，热为热邪向外。凡外来客热，向外为退，向内为进也。故热多为病邪向愈之机，不是病邪便愈之候。所以纵有便脓血之患，而热逼营阴，与热深厥逆者，仍有轻重。若是厥多于热者，由热深壅闭，阳气不得外达四肢，而反退处于邪热之中。复申之曰：阳气退故为进。见厥多热少因阳气退伏，不因阳虚寂灭，于热深之病机为进也。此虽引而不发之旨，然仲景之意自是跃如，奈何注家不能推测，反将原文蒙晦耶！按：此说未免矫枉过正。

厥阴有不治之证，不可不知。伤寒六日，厥阴主气既至，七日，值太阳主气之期，竟不能得阳热之化。阳欲绝而不行于脉，故脉微，阳欲绝而不行于四肢，故手足厥冷。虚阳在上而不能下交于阴，故烦；真阴在下，而不能上交于阳，故躁。此阴阳水火不交之故，宜灸厥阴，以启阴中之生阳，而交会其水火。若灸之而厥不还者，阳气不复，阴气乖离，故死。

此言上下水火不交而死也。言厥阴之病俱见少阴之死证，以少阴为厥阴之母，

乙癸同源，穷则反本之义也。

张令韶云：灸厥阴，宜灸荥穴、会穴、关元、百会等处。荥者行间穴也，在足大指中缝间。会者章门穴也，在季胁之端，乃厥阴、少阳之会。关元在脐下三寸，足三阴经脉之会。百会在顶上中央，厥阴督脉之会。

沈丹彩云：可灸太冲二穴，在足大指下后二寸陷中，灸三壮。盖此穴系厥阴脉之所注也。

此章凡六节，皆论不治之死证。

厥不还者死，可知厥阴病发热为不死证矣。然发热亦有三者为死证：一者，厥阴伤寒，既见发热，则利当自止，而反下利；身虽发热，而手足反见厥逆，是孤阳外出，独阴不能为之守，而躁不得卧者，阴盛格阳，主死。

此言厥阴发热，以躁不得卧定为死证也。

二者，厥阴伤寒，以热多厥少为病退，病退则利渐止而厥渐回矣。今既见发热，热甚而下利至甚，热利不止而厥亦不止者，即《金匮》所云六腑气绝于外者手足寒，五脏气绝于内者利下不禁。脏腑气绝，故主死。

此言厥阴发热，以厥不止定为死证也。

三者，厥阴伤寒六日为厥阴主气之期，交七日又有太阳阳热之化，故不利，若热微而渴，汗濈濈而微利者，是阳复之证，不可认为虚脱。倘若骤然便见发热而下利，其人汗出不止者，热、汗、下一时并见，乃真阳之气虚脱于内而为利，浮散于外而为热为汗，主死。所以然者，表里之阳气皆去，阴气独存，有阴无阳故也。

此言厥阴发热，以汗出不止定其为死证也。

然以上皆亡阳之死证，而亡阴死证不

可不知。伤寒五六日，六经已周也，不伤于气而伤于血，故不结胸；既不结胸，则腹亦不硬而软濡。脉乃血脉，血虚则脉亦虚。阴血虚于内，不能与阳气相接于外，故手足复厥者，慎不可下。此厥不为热深，而为亡血，若误下之，则阴亡而阳亦亡矣，故死。

上节言亡阳而死，此节言亡阴而死也。

病既见少阳之热化而发热，而仍得厥阴之阴寒而厥。厥至于七日，六气已周，而又来复于太阳，而厥应止矣。今则不惟不止，反加下利者，此阴盛虽未至于死，而亦为难治。总之，厥阴为阴之尽，不得阳热之化，即为不可治矣。

〔述〕此言六气已周，病不解而主难治之证也。

阳盛则促，虽手足厥逆，亦是热厥，忌用火攻。然有阴盛之极，反假现数中一止之促脉。但阳盛者，重按之指下有力；阴盛者，重按之指下无力。伤寒脉促，知其阳盛之假；手足厥逆者，知其阴盛之真，可于厥阴之井、荥、经俞等穴灸之，以通其阳。盖以厥阴为阴之极，贵得生阳之气也。

此言厥证之寒也。

〔述〕此章凡八节，皆论厥证之有寒有热有虚有实也。

伤寒脉滑而厥者，阳气内郁，而不得外达，外虽厥而里有热也，白虎汤主之。

此言厥证之热也。脉滑为热，然必烦渴引饮，乃为白虎汤之对证。

受业何鹤龄按：白虎汤论中两见：一见于阳明篇，曰伤寒脉浮滑，表有热里有寒也；此篇曰伤寒脉滑而厥者，里有热也。盖以脉滑为热，彼滑脉从浮分而见，故主表热；而此为里热，其滑脉从沉分而见可知也。

经脉流行，常周不息。若经血虚少，则不能流通畅达，而手足为之厥寒，脉细按之欲绝者，以当归四逆汤主之。若其人内有久寒者，宜当归四逆加吴茱萸生姜汤主之。

此言经脉内虚，不能荣贯于手足，而为厥寒之证也。

内者中气也，姜、萸以温中气。

一说久寒即寒疝、癥瘕之属。

沈尧封云：叔和释脉云细极谓之微，则此之脉细欲绝，即与微脉混矣。不知微者薄也，属阳气虚；细者小也，属阴血虚。薄者未必小，小者未必薄也。盖营行脉中，阴血虚，则实其中者少，脉故小；卫行脉外，阳气虚，则约乎外者怯，脉故薄。况前人用"微"字多取"薄"字意，试问"微云淡河汉"薄乎细乎？故少阴论中，脉微欲绝用通脉四逆主治，回阳之剂也。此之脉细欲绝，用当归四逆汤主治，补血之剂也。两脉阴阳各异，岂堪混释？

受业何鹤龄按：此厥阴不能上合于心包也。心包主血亦主脉，横通四布。今心包之血不四布，则手足厥寒，又不能横通于经脉，则脉微欲绝，故以此汤养血通脉以主之。

当归四逆汤方

当归三两　桂枝三两　芍药三两　细辛三两　大枣二十五个　甘草二两，炙　通草二两。按：即今之木通是也。今之通草名通脱木，不堪用。

上七味，以水八升，煮取三升，去滓，温服一升，日三服。

当归四逆加吴茱萸生姜汤方

即前方加吴茱萸半升、生姜三两，以水六升、清酒六升和煮，取五升，去滓，分温五服。

陈平伯云：仲景治四逆，每用姜附。今当归四逆汤中，并无温中助阳之品，即遇内有久寒之人，但加吴茱萸、生姜，不用干姜、附子，何也？盖厥阴肝脏藏营血而应肝木，胆腑内寄，风火同源。苟非寒邪内犯，一阳生气欲寂者，不得用大辛大热之品以扰动风火。不比少阴为寒水之脏，其在经之邪可麻、辛与附子合用也。是以虽有久寒，不现阴寒内犯之候者，加生姜以宣泄，不取干姜之温中；加吴茱萸以苦降，不取附子之助火。分经投治，法律精严，学者所当则效也。

受业林士雍按：此证何以辨为真厥阴中风之病？盖风为阳邪一也，入于一经，则随一经之气变其面目。论中提六经之病，皆加一"为"字可味。中于厥阴，阳邪盛则其厥愈深，其脉愈细，所谓先厥后必发热也。大要从本篇提纲处细绎其旨，而得其真。今且于本节后半"若其人内有久寒者"八字对面寻绎出来，彼曰内，便知此之为外，太阳篇有外不解用桂枝汤之例。彼曰久，便知此为暴病，非十日已去过经不解之邪。彼曰寒，寒为阴邪，便知此为中风之阳邪，故君当归补厥阴之血，即取桂枝汤为解外之法，加细辛、木通，烈而且通，因病未久，而期速去之意。去生姜重加大枣，以风为阳邪，与厥阴合为一家，恐助辛、桂之热，当驯辛、桂之性。若内有久寒，方加吴萸、生姜、清酒之温。一为中风主治，一为伤寒主治。

经脉内虚而厥，既有当归四逆之治法矣，而阳虚而厥，治之奈何？大汗出为表阳虚，热不去为阳气外越，内拘急为阴气内盛；四肢疼为阳虚不能四达，又下利为下焦之生阳下泄。厥逆而恶寒者，表阳脱于外，生阳泄于下也，以四逆汤主之。回表阳之外脱，救生阳之下陷。

此阳虚而厥，反作假热之象也。

陈亮师云：大汗出，谓如水淋漓；热不去，谓热不为汗衰。盖言阳气外泄，寒邪独盛。表虚邪盛如此，势必经脉失和，

于是有内拘急、四肢疼之证也。再见下利、厥逆，阴寒内盛；恶寒，阳气大虚，故用四逆汤急急温经复阳以消阴翳。

陈平伯云：大汗、身热、四肢疼，皆是热邪为患。而仲景便用四逆汤者，以外有厥热、恶寒之证，内有拘急、下利之候。阴寒之象内外毕露，则知汗出为阳气外亡，身热由虚阳外越，肢疼为阳气内脱。不用姜附以急温，虚阳有随绝之患，其辨证处又只在恶寒下利也。总之，仲景辨阳经之病，以恶热、不便为里实；辨阴经之病，以恶寒、下利为里虚，不可不知。

愚按：上节言内有久寒而厥，只用生姜、吴茱萸；此节言热不去，厥逆而恶寒，重用干姜、生附子，学者务宜于此处讲究。

阳亡于外而大汗，若阳脱于内而大下利，外亡内脱而厥冷者，四逆汤主之。

此阳虚而厥，无假热之象也。上节有假热，此节无假热。

陈亮师云：汗而云大，则阳气亡于表；下利云大，则阳气亡于里矣。如是而又厥冷，何以不列于死证条中？玩本文不言五六日、六七日，而但云大汗大下，乃阴寒骤中之证。凡骤中者，邪气虽盛，而正气初伤，急急用温，正气犹能自复，未可即称死证。不比病久而忽大汗大下，阴阳即脱而死也，故用四逆汤，胜寒毒于方危，回阳气于将绝，服之而汗利止，厥逆回，犹可望生。

程扶生云：不因汗下而厥冷者，用当归四逆；因汗下而厥冷者，用四逆，此缓急之机权也。

喻氏曰：此证无外热相错，其为阴寒易明，然既云大汗大下，则阴津亦亡。但此际不得不以救阳为急，俟阳回，乃可徐救其阴也。

愚按：救阴非熟地之类，四逆汤加人参足矣。

亦有因痰水而致厥者，厥虽不同，究竟统属于厥阴证内，不可不知。试先言痰厥：病人无他证，忽然手足厥冷，以四肢受气于胸中，胸中为痰饮结聚，斯气不能通贯于四肢矣。脉乍紧者，以痰脉怪变无常，不紧而忽紧，忽紧而又不紧也，实指其病原之所在。曰邪结在胸中，胸者心主之宫城。心为邪碍，心下满而烦，烦则火能消物，故饥；满则痰火壅塞，虽饥而仍或不能食者，治法高者越之，此病在胸中，当须吐之。宜瓜蒂散。

此言痰之为厥也。

受业黄奕润按：此厥阴不病阴脏之虚寒，而病胸中之阳位。既在胸中，不必治其风木，惟吐去胸中之邪，则木欣欣而向荣矣。

再言水厥，伤寒手足厥，其证不一，而惟审其心下悸者，为水停于心之下、胃之上。心为阳脏而恶水，水气乘之，是以悸动。宜乘其未入胃之时，先治其水，当服茯苓甘草汤。虽曰治水，却治其厥，倘若不尔，则水从上脘渍入于胃，必作利也。夫厥证最忌下利，利则中气不守，邪愈内陷。故与其调治于既利之后，不若防患于未利之前，所以宜先治水。

此言水之为厥也。

茯苓甘草汤方见太阳篇二卷。

魏念庭云，此厥阴病预防下利之法。盖病至厥阴，以阳升为庭愈，邪陷为危机。若夫厥而下利，则病邪有陷无升，所以先治下利为第一义，无论其厥之为寒为热，而俱以下利为不可犯之证。如此条厥而心下悸者，为水邪乘心、心阳失御之故，见此则治厥为缓，而治水为急，何也？厥犹可从发热之多少，以审进退之机；水则必趋于下，而力能牵阳下坠者

也。法用茯苓甘草汤以治水，使水通而下利不作，此虽治末，实治本也。若不治水，则水渍入胃，随肠而下，必作下利。利作则阳气有降无升，厥、利何由而止？故治厥必先治水也。

厥证以作利为大忌，未利宜预防其自利。若误下而利不止，不可不立救治之法，以尽人事。伤寒六七日，乃由阴出阳之期，医者不知，误施大下之后，虚其阳气，故寸口之阳脉沉而迟，阳虚不与阴相接，故手足厥逆。且大下之后，虚其阴气，故下部之阴脉不至，阴虚亦不与阳接。阴阳两不相接，此手足厥逆之所由来也。厥阴之脉，贯膈，上注肺，循喉咙之后。大下后亡其津液，遂成肺痿，故咽喉不利，而唾脓血。泄利不止者，厥阴首节以下之利不止为示戒，今误下为生气内陷之剧证矣，此为难治。然亦不忍置之而不治，姑以麻黄升麻汤主之。

此承上节必作利而言大下后之剧证也。钱天来云：厥阴为含阳之体，阳气藏于至阴之中，乃阴之极处。所以本篇首条即有下之利不止之禁。在阳经尚有表证未解者，况阴经本不可下而妄下之，使未解之经邪陷入于至阴之中乎？寸脉者，气口也，经云：气口独为五脏主胃，阳衰而寸脉沉迟也。手足，四肢也，经云：四肢为诸阳之本，阳虚故手足厥逆也。下后阳虚于下，故下部脉不至；下寒则热迫于上，故咽喉不利而吐脓血也。即前所谓厥后热不除者，必便脓血；热气有余，必发痈脓及口伤烂赤之变证也。泄利不止，寒邪在下，所谓厥者必利，亦即下之利不止之义也。正虚邪实，阴盛阳衰，寒多热胜，表里舛错，治寒则遗其热，治热必害于寒，补虚必助其实，泻实必益其虚，诚为难治。仲景不得已，立麻黄升麻汤主之。

麻黄升麻汤方

麻黄一两半,去节 升麻一两一分 当归一两一分 知母 黄芩 萎蕤各十八铢 石膏碎,绵裹 白术 干姜 芍药 天门冬去心 桂枝 茯苓 甘草炙。各六铢

上十四味,以水一斗,先煮麻黄一两沸,去上沫,纳诸药,煮取三升,去滓,分温三服。相去如饮三斗米顷,令尽。汗出愈。

伤寒三日之后,阳入于阴,至四五日病未愈,则气值于厥阴。其人腹中痛,为太阴之部位,若转气下趋少腹者,由太阴而仍归厥阴之部位。是厥阴不得中见之化,反内合于太阴,寒气下趋,惟下不上,此欲自利也。

此言厥阴寒利也。

〔述〕自此以凡十八节,皆论厥阴下利有阴阳、寒热、虚实、生死之不同也。

伤寒,人平日本自虚寒利下,医复吐下之,则上热为下寒所格,盖以寒本在下,而更逆之以吐下,下因下而愈寒,上因上而愈热。若火之上炎,食入口即吐,不宜于橘、半、甘草,以干姜黄连黄芩人参汤主之。

此言厥阴因吐下而为格阳证也。若汤水不得入口,去干姜加生姜汁少许,徐徐呷之。此少变古法,屡验。

干姜黄连黄芩人参汤方

干姜 黄芩 人参 黄连各三两

上四味,以水六升,煮取二升,去滓,分温再服。

厥阴若得中见之化则自愈。下利为标阴在下之病,有微热而渴,则为火气在中矣。更得脉弱者,可以定其少阳微阳渐起,遂断之曰:今自愈。

此言得中见之化。

下利脉数,少阳火热胜也。有微热汗出,厥阴、少阳两相和合,亦可断之曰:今自愈。然紧与数相似而实不同,数为阳为热,紧为阴为寒。吾谓数脉自愈者,以其得少阳之化也。设今不数而复紧,是复得厥阴之气矣,故为未解。

此亦言得中见之化,又以数、紧二脉分言其解与未解也。

厥阴下利,手足厥冷,阳陷下不能横行于手足也。无脉者,阳陷下不能充达于经脉也。灸之,起陷下之阳,手足应温而竟不温,然手足虽不温,而犹望其脉还为吉兆;若脉亦不还,反加微喘者,是下焦之生气不能归元而反上脱也,必死。所以然者,脉之源始于少阴,生于跌阳。少阴、跌阳为脉生始之根,少阴脉不至,则跌阳脉不出。故少阴在下,跌阳在上,故必少阴上合,而负于跌阳者,戊癸相合,脉气有根,其证为顺也。其名负奈何?如负载之负也。

此言厥阴下利阳陷之死证,而并及于脉之本源也。

厥阴下利,脉当沉迟。若寸脉反见浮数,乃热邪上乘心包也。尺为阴部,涩则无血。尺中自涩者,阴血虚也。阳盛阴虚,迫血下行,必清脓血。

此言热伤包络而便脓血也。包络手厥阴而主血也。

上节言阴盛伤阳,此节言阳盛伤阴。

厥阴内合脏气而中见少阳,不在于里,即在于中,故无表证。下利清谷,脏气虚寒也。脏气虚寒,当温其里,不可攻表,攻表汗出,则表阳外虚,里阴内结,故必胀满。经云脏寒生满病是也。

此言厥阴脏气虚寒而下利,不可发汗也。

厥阴下利,喜得少阳中见之化,少阳之脉弦而不沉,若脉沉弦者,为少阳初阳之气下陷,故利而下重也;夫少阳为阴中初阳,不可不及,亦不可太过。若脉大者,则为太过,其利未止;若脉见微弱之

阴象，又见数之阳象者，乃阴中有阳，正合少阳之象，为欲自止。考之《内经》有身热则死之说，而此得中见之化，为阴出之阳，虽发热，不死。

此言厥阴下利而中见之气下陷也。下重是火邪下迫于肛门，见下白头翁汤证。然亦有木气不升，恐苦寒无以升达木气。喻嘉言借用小柴胡汤，亦是巧思暗合。即局方人参败毒散，亦颇有意义。

厥阴阴寒在下，则为下利，脉沉而迟，三阳之气上循头面，阳格于上，则其人面少赤，虽身有微热，喜其得少阳之热化，但得少阳之热化少，而得厥阴之标阴多。其下利清谷者，厥阴之标阴全陷于下可见也。阳热在上，阴寒在下，两不相接，危在顷刻。惟大具旋转乾坤之手者，取少阴篇大方救之，从阴出阳，俨有龙战于野之象，必郁冒汗出而解。然虽解而病人必微厥，所以然者，其面戴阳，阳在上而不行于下，下焦阳虚故也。

此言三阳阳热在上，而在下阴寒之利，犹冀其上下交通而得解也。师于最危之证，审其有一线可回者，亦不以不治而弃之，其济人无已之心，可谓至矣！但此证医家托别故而远去，病家听于命而不药，余每遇此，独肩其任，十中亦可愈其六七。持无如三四证之未愈者，受怨招谤，实徒自苦，至今而不能改者，区区此心，如是则安，不如是则不安也。

厥阴下利证，前言脉数，有微热汗出，今自愈；又言有微热而渴，脉弱者，今自愈。皆言得中见之化也。设不差，乃中化太过，上合厥阴心包，必随下迫而清脓血。盖少阳三焦属火，厥阴心包亦属火，两火相并，以有热故也。

此遥承第三、第四节而言也。

下利生死之证，论之详矣，而兹再言，申其利后。下利后中土虚也，中土虚

则不能从中焦而注于手太阴，故脉绝，上贯四旁，虚则手足不温而厥冷。脉以平旦为纪①，一日一夜终而复始，共五十度而大周于身。晬②时为环转一周。而脉得还，手足温者，中土之气将复，复能从中焦而注于太阴，故生；脉不还者，中土已败，生气已绝，虽手足不逆冷，亦主死。

〔述〕此言生死之机全凭于脉，而脉之根又藉于中土也。夫脉生于中焦，从中焦而注于手太阴，终于足厥阴，行阳二十五度，行阴二十五度，水下百刻一周。循环至五十度，而复大会于手太阴。故脉还与不还，必视乎晬时也。陈亮师云：此言下利后死证。诸节皆言下利，此节独言下利后，则与少阴下利止而头眩、时时自冒者同意也。利后似乎邪去，殊不知正气与邪气俱脱之故。晬时脉还手足温者，阳气尚存一线，犹可用四逆、白通等法，否则死期近矣，敢望生哉？

此证若是久利脉绝，断无复还之理。若一时为暴寒所中，致厥冷脉伏，投以通脉四逆、白通之类，尚可望其还期，然医家之肩此重任亦难矣！

伤寒下利，日十余行，则胃气与脏气俱虚矣。证虚而脉反实者，无胃气柔和之脉，而真脏之脉见矣，主死。

〔述〕此言证虚脉实者死也。

谷入于胃，藉中土之气变化而腐，以成糟粕，犹奉心化赤而为血之义也。若寒伤厥阴，厥阴之标阴气盛，谷虽入胃，不能变化其精微，蒸津液而泌糟粕。清浊不分，以致下利清谷，阴盛格阳，以致里寒外热，汗出而厥者，与少阴篇之通脉四逆汤证相似，亦宜以通脉四逆汤主之，启生阳之气，而通心主之脉。

————————

① 纪：基也。《诗·终南》："有纪有堂"。

② 晬：周时也。

此言里不通于外，而阴寒内拒；外不通于里，而孤阳外越。非急用大温之剂，必不能通阴阳之气于顷刻。

厥阴协中见之火热而利，谓之热利下重者，热郁于下，气机不得上达也，以白头翁汤主之。

〔述〕上节言里寒下利而为清谷，此节言里热下利而为下重也，即《内经》所谓暴注下逼，皆属于热之旨也。《条辨》云：下重者，厥阴经邪热下入于大肠之间，肝性急速，邪热甚则气滞壅塞，其恶浊之物急欲出而不得，故下重也。

白头翁汤方

白头翁二两　黄连　黄柏　秦皮各三两

上四味，以水七升，煮取二升，去滓，温服一升。不愈，更服一升。

厥阴病，下利腹胀满，为里寒；身体疼痛者，为表寒。夫脏寒生满病，厥阴之脉挟胃，寒甚则水谷之气下行，阴寒之气上逆，故不惟下利，而且胀满也。表里相权，以里为主，必也先温其里；里和而表不解，始乃专攻其表。温里宜四逆汤，攻表宜桂枝汤。

此节言寒在表里，治有缓急之分也。

〔述〕下利而腹胀满，其中即伏清谷之机。先温其里，不待其急而始救也。里和而表不解，可专治其表。朱注云：攻，专治也。此不曰救，而曰攻，义同。

下利欲饮水者，以有少阳火热在中，阴液下泄而不得上滋故也，以白头翁汤主之。

此节言热淫上下，方有一贯之道。

〔述〕此申明白头翁汤能清火热以下降，而引阴液以上升也。

厥阴下利，谵语者，中见火化，与阳明燥气相合，胃气不和，有燥屎也。厥阴忌下，有燥屎不得不下也，宜小承气汤微和胃气。

〔述〕此言中见火化、上合燥气，而为阳明燥实证也。

前既详下利后之死证，今试言下利后不死之证。下利后，水液下竭，火热上盛，不得相济，乃更端复起而作烦。然按之心下濡者，非上焦君火亢盛之烦，乃下焦水阴不得上济之烦，此为虚烦也，宜栀子豉汤以交水火。

此言下利后水液竭，不得上交于火而为虚烦也。

厥阴包络属火而主血，呕家有痈脓者，热伤包络，血化为脓也。此因内有痈脓腐秽，欲去而呕。若治其呕，反逆其机，热邪内壅，无所泄矣。必不可治呕，脓尽则热随脓去则自愈。

〔述〕此章凡四节，俱论厥阴之呕，有气血、寒热、虚实之不同也。

厥阴病，气机上逆而呕，里气大虚而脉弱，气机下泄而小便复利，身有微热，见厥者，阴阳之气不相顺接也。上者自上，下者自下，有出无入，故为难治。若欲治之，且以四逆汤主之。

〔述〕此言上下内外气机不相顺接，而为难治之证也。

有声无物而干呕，其所吐只是涎沫，兼见头痛者，厥阴之脉挟胃上巅故也，以吴茱萸汤主之。

此言厥阴阴寒极盛，津液为寒气绊逆而上，故所呕皆涎沫，而无饮食、痰饮，而且逆行巅顶而作头痛，非此大剂不能治此剧暴之证。方中无治头痛之药，以头痛因气逆上冲，止呕即所以治头痛也。

厥阴主合，不特藉中见之化，尤藉中见之枢。今呕而发热者，合而不能枢转也，以小柴胡汤主之。

此厥阴病从少阳之枢而治之也。"发热"二字，应是寒热往来。

〔述〕厥阴与少阳为表里，邪在厥阴，

惟恐其厥逆下利。若见呕而发热，是脏邪还腑，自阴出阳，无阴邪变逆之患矣，故当从少阳法治之。

伤寒以胃气为本，不独厥阴然也，而厥阴不治，取之阳明，尤为要法。伤寒大吐大下之，则内既极虚，复极汗出者，则外亦极虚。虚则气少，不得交通于内，徒怫郁于外，故以其人外气怫郁，恰如外来之邪怫郁于表。医人认为邪热不得汗，复与之水以发其汗，既虚且寒，因而得哕，所以然者，胃中寒冷故也。

〔述〕此言伤寒以胃气为本，故特结胃气一条，以终厥阴之义。盖汗吐下皆所以胃气，故于此总发明之。

仲景书"哕"即"呃"也。哕为重症，与方书呕吐哕作一类者不同。

哕既有虚寒之证，亦有实热之证。厥阴之经，抵少腹，挟胃，上入顽嗓。凡哕呃之气必从少腹而起，由胃而上升于咽嗓故也。伤寒哕而腹满，必其人前后便不利，水火之气不得通泄，反逆于上而作哕矣。视其前后，知何部不利，利之则哕愈。

〔述〕即一哕通结六经之证，以见凡病皆有虚实，不特一哕为然也。然即一哕，而凡病之虚实皆可类推矣。故于此单提哕证一条，不特结厥阴一篇，而六篇之义俱从此结，煞是伤寒全部之结穴处也。夫伤寒至哕，非中土败绝即胃中寒冷，然亦有里实不通，气不得下泄，反上逆而为哕者。《玉机真脏论》曰：脉盛、皮热、腹胀、前后不通、闷瞀，此谓五实。身汗得后利，则实者活。今哕而腹满，前后不利，五实中之二实也。实者泻之，前后大小便也。视其前后二部之中何部不利，利之则气得通，下泄而不上逆，哕即愈矣。夫以至虚至寒之哕证，而亦有实者存焉，则凡系实热之证，而亦有虚者在矣。医者

能审其寒热虚实，而为之温凉补泻于其间，则人无夭折^①之患矣。

辨霍乱病脉证并治法

问曰：病有霍乱者何？答曰：中土为万物之所归，邪伤中土，邪气与水谷之气一时交乱，故上呕吐而下利。邪正纷争，仓忙错乱，名曰霍乱。

此节言霍乱之邪在内也。

问曰：病发热，头痛，身疼，恶寒，尽同太阳伤寒，只是上吐下利一时并作，杂以太阴证在内者，此属何病？答曰：此名霍乱。霍乱之为名，自来定于吐下，又或吐利止而霍乱之内邪已解，而表邪未解，复更发热也。

此言霍乱之邪，内外俱病，内解而外未解，则霍乱复转为伤寒矣。夫曰"利止"，不曰"吐止"者，省文也。

伤寒，其脉因吐利后气虚而微，因吐利后血虚而涩者，其吐利本是霍乱，今更发热又是伤寒。却至四日太阴、五日少阴，至阴经主气之上，或转入于脏阴，则脏阴受邪，必复下利，何则？此证本由霍乱，呕吐下利而得者，今若下利，是为重虚，不可治也。若利止发热，至四五日，而病人欲似大便，而反矢气，仍不利者，为不入于阴，而仍属阳明也。属阳明则燥气在上，便必硬，十三日经气两周自愈，所以然者，以行其经尽故也。

此承上文而言。霍乱之邪若从内而外，即是伤寒，内而益内，转入于阴，即为不治之证。

霍乱下利止后，复更发热，而为伤寒，当便硬，硬则胃阳已复，寒邪已去，能食者愈。今反不能食，到后经中，复值

———
① 夭折：原作"壬扎"，据文义改。

阳明主气之期，胃和故颇能食；即复过一经，三传而至十三日，亦能食；又过十三日之一日，乃十四日，又当阳明主气之期，阳明气旺当愈。若不愈者，又当于别经中求之，不专属于阳明也。伤寒传经，当活泼泼看去，不可胶柱而鼓瑟也。

此再申上文之义。

霍乱利止后，恶寒脉微，阳气虚不能支而复利。夫中焦取汁，化而为血，下利则伤其中焦气，血之根源亏矣，利虽止而亡血也，用四逆加人参汤主之。四逆汤补阳气，加人参以滋中焦之汁。

此言虚寒利后，温药中须得补气以致水之妙也。

四逆加人参汤方　即于四逆汤方内加人参一两。

呕吐而利，一时并作，病名霍乱，头痛发热，身疼痛，内霍乱而外伤寒。得阳明之燥气而热多欲饮水者，以五苓散主之，助脾土以滋水精之四布。不得燥气而寒多不用水者，理中焦而温补其虚寒，以理中丸主之。然丸不及汤，丸缓而汤速也。

〔述〕此言霍乱内伤脾土，无论寒热，而皆以助脾为主也。

理中丸方

人参　甘草炙　白术　干姜各三两

上四味，捣筛为末，蜜丸如鸡子黄大。以沸汤数合和一丸，研碎，温服之，日三服，夜二服。腹中未热，益至三四丸，然不及汤。汤法：以四物依两数切，用水八升，煮取三升，去滓，温服一升，日三服。附加减法：

若脐上筑者，肾气动也，去术加桂四两；吐多者，去术加生姜三两；下多者，还用术；悸者，加茯苓二两。渴欲得水者，加术足前成四两半；腹中痛者，加人参足前成四两半；寒者，加干姜足前成四两半。腹满者，去术加附子一枚。服汤后如食顷，饮热粥一升许，微自温，勿发揭衣被。总结服汤后法。

吐利止，为内邪已解；而身痛不休者，则外之余邪尚未尽也，是当消息和解其外，宜桂枝汤小微和之。

此言里和而表未和也。"消息"二字最妙，不然四逆汤、桂枝新加汤证与此证只差一黍。

霍乱之为阴虚者。中焦之津液，内灌溉于脏腑，外濡养于筋脉。吐则津液亡于上矣，利则津液亡于下矣，汗出，则津液亡于外矣。亡于外则表虚而发热恶寒；亡于上下，无以荣筋而四肢拘急，无以顺接而手足厥冷者，以四逆汤主之。助阳气以生阴液，方中倍用炙甘草以味补阴。

〔述〕此言四逆汤能滋阴液也。此证尚可治者，在发热一证为阳未尽亡。

"滋阴"二字，不可令张景岳、薛立斋、李士材、冯楚瞻、叶天士一流人闻之，费了多少熟地黄、地黄炭、何首乌之类以误人也。

霍乱之为阳虚者。既吐且利，阳气亡于上下矣；小便复利而大汗出，阳气亡于表里矣。下利清谷，里寒甚也。寒甚于内，而格阳于外，故内寒外热，诊其脉微而欲绝者，惟阴无阳，生阳不升故也，宜急回阳，以四逆汤主之。

〔述〕此言四逆汤能助阳气也。

"阳虚"二字，不可令熟于张景岳、薛立斋杂说之人闻之，以人参、黄芪等药误人不少。

阴阳气血俱虚，水谷津液俱竭，无有可吐而吐自已，无有可下而下自断。亡阴亡阳之证仍在，故汗出而厥，四肢拘急不解，脉微欲绝者，再宜通脉四逆加猪胆汁汤主之。启下焦之生阳，助中焦之津液。

〔述〕此合上两节之证而言也。上节

以四逆汤滋阴液；次节以四逆汤助阳气；此节气血两虚，又宜通脉四逆加猪胆汁汤，生气而补血也。

然治此当以胃气为主也。吐利之病，在内若发汗，先从外以解之，恐伤胃气也。今按其脉平，外解而内亦和也。但尚有小烦者，食入于胃，浊气归心，一时不能淫精于脉也。盖吐利初愈，以其脏腑新虚，不能胜受胃中之谷气故也。谷气足，经脉充，胃气复，烦自止矣。今之治伤寒者，辄禁其食，贻害不少。然与之有时，不令太早；与之有节，不令太过，则愈。

此言人以胃气为本。经曰：得谷者昌，失谷者亡。霍乱吐利，胃气先伤，尤当顾之，故结此一条，以终霍乱之义。师每篇俱以顾胃气为总结，以人有胃气则生也，治病者当知所重矣。然今医亦耳食此二字，反以四君子汤、补中益气汤、归脾汤等为补中之剂；以栀子豉汤、竹叶石膏汤、调胃承气汤、泻心汤等为败胃之剂。江、浙、闽、粤四省尤甚，堪发一喟！

辨阴阳易差后劳复脉证

伤寒，男子病新差，而妇人与之交得病，名曰阳易；妇人病新差，而男子与之交得病，名曰阴易。言男女互相换易也。阴阳易之为病，其形相交，其气相感。形交则形伤，其人身体重；气交则气伤，其人少气。夫奇经冲、任、督三脉，皆行少腹、前阴之间。前阴受伤，故少腹里急，或引阴中拘挛，或热邪循三经而上冲于胸，髓海不足，而为头重不欲举，精不灌目，而为眼中生花，精不荣筋，而为膝胫拘急者，以烧裈散主之。

〔述〕此言伤寒余热未尽，男女交媾，毒从前阴而入，传奇经冲、任、督三脉，而为阴阳易之病也。

烧裈散方

上取妇人中裈近隐处，剪烧灰，以水和服方寸匕，日三服，小便即利，阴头微肿则愈。妇人病，取男子裈裆烧灰。

伤寒大病差后，营卫气血、阴阳水火始相调和而交会，若劳伤之而病复作者，以枳实栀子豉汤主之。胃气新复，运化不及，若有宿食者加大黄如博棋子大，五六枚。

此言新差后有劳复、食复之症也。劳复者，病后无大劳，如因言语思虑、梳澡迎送之类，复生余热也。食复者，《内经》所谓多食则复，食肉则遗是也。若犯房而复者，名女劳复，华元化谓为必死。愚随证以大剂调入烧裈散救之。

枳实栀子豉汤方

枳实三枚，炙　栀子十四枚，擘　豉一升，绵裹

上三味，以清浆水七升，空煮取四升；纳枳实、栀子，煮取二升，下豉，更煮五六沸，去滓，温分再服。复令微似汗。按：清浆水是淘米水，二三日外味微酸者，取其安胃兼清肝火。一说取新净黄土以水搅匀，澄之，取其水之清者，盖欲藉土气以入胃耳。余每用，俱遵前说。

伤寒差已后，不因劳食而更发热者，乃余邪未尽而留于半表半里之间，宜转其枢，以小柴胡汤主之。若脉浮者，热发在表也，以汗解之；若脉沉实者，热发在里也，以下解之。

〔述〕此五节，言伤寒差后余邪未尽，有虚实，有寒热，有水气，有在表者，有在里者，有在表里之间者，皆宜随证而施治之也。按《尚论篇》云：汗下之法，即互上条：汗用枳实栀子之微汗，下用枳实栀子加大黄之微下。存参。

太阳寒水之气从下而上运行于肤皮。今大病差后，太阳之气不能通行周遍于一

身，止逆于下焦，从腰以下有水气者，以牡蛎泽泻散主之。盖腰以上属阳，阳水当从外泄；腰以下属阴，阴水当从下泄也。

〔述〕大病后用诸药峻攻，何反不顾其虚耶？正因水势未犯半身以上，急排其水，所全甚大。设用缓药，则阴水必侵入阳界，治之无及矣！倘因大病后遽行温补，岂知其后且有大患哉？

牡蛎泽泻散方

牡蛎　泽泻　瓜蒌根　蜀漆_{洗去腥}葶苈_熬　商陆根_熬　海藻_{洗去咸}　以上各等分。

上七味，异捣，下筛为散，更入臼中治之，白饮和，服方寸匕。小便利，止后服。日三。

大病差后喜唾，是脾虚不能收摄津液，乃至久不了了者，胃上有寒，不能行其津液，以致涎沫涌出，当以圆药缓缓温之，宜理中丸。

〔述〕上节差后而得实证，此节差后得虚寒之证，无虚虚、实实立论之章法也。

伤寒解后，气血俱少。血少不能充肌肉，渗皮毛，故形体消瘦而虚羸；中气虚，故少气。上言胃土有寒则喜唾，此证胃中有热则气逆欲吐者，以竹叶石膏汤主之。

〔述〕上节言虚寒证，此节言虚热证也。

竹叶石膏汤方

竹叶_{二把}　石膏_{一斤}　半夏_{半升，洗}麦门冬_{一升}　人参_{三两}　甘草_{二两，炙}　粳米_{半升}

上七味，以水一斗，煮取六升，去滓；纳粳米，煮米熟汤成，去米，温服一升，日三服。

病人脉不浮，不沉实，为脉已解，脉解而病之解，为真解矣。而日暮乃阳明之

旺时，微烦，盖以大病新差之人，强与以谷，脾胃气尚弱，一时不能消谷，故令微烦。不必用药消之，只须减损其谷，则能消化而愈。何以谓之损？少少与之，非不与也。

〔述〕此又结谷气一条，以明病后尤当以胃气为本，而胃气又以谷气为本也。损谷即是纳谷之妙用，所谓以少许胜人之多许也。

凡病人起居坐卧；俱听其自然，不可勉强，强则非所欲，反逆其性而不安矣，不特一食也。

辨痉湿暍脉证

伤寒所致太阳痉、温、暍三种，宜应别论。以为与伤寒相似，故此见之。痉充至切，暍音谒。

言三种所因虽不同，而俱伤太阳之气，与伤寒相似，故于伤寒之后见之。

太阳中风之病，入于经俞，则强急反张，动摇口噤而为痉。风伤标阳故发热；阳邪伤阳，阴液不通，故无汗。标阳既已，外应即不当恶寒，今反恶寒者，标本俱病也。纯阳无阴，故名曰刚痉。

此言刚痉，《金匮》有方。

太阳病，同前证，惟发热汗出，风入经俞而表里虚也。不恶寒者，病标阳而无本寒之气也。阳之汗，以天地之雨名之。汗出，则刚强之气稍折而柔和，故名曰柔痉。

此言柔痉，《金匮》有方。

太阳病，底面即是少阴，今痉病发热，是太阳表证，脉沉而细者，是少阴里脉，与寻常痉脉按之紧如弦、直上下行者不同，名曰痉，为难治。按：此三字，宜从《金匮》补入。

余著《金匮读》论之甚详，而补其方

屡用屡效。

太阳病作痉者，血虚无以营养其经脉也。发汗太多，汗即血也。即一汗证可以例产后、金疮、一切血虚之证，皆因之而致痉。

此言所以致痉之由也。

经云：因于风者，上先受之，故痉病上而身热；未及于下，故下而足寒，风伤太阳之经，故颈项强急；风伤太阳之气，故恶寒；阳气上行于头面，故时头热，面赤；太阳之脉起于目内眦，风热伤于经脉，故目脉赤；颈项因强急而不能动，独头面呈风象而摇，强急则筋不舒而牙紧闭，故卒然口噤，况风邪客于会厌乎？背反张者，风邪入于经俞也，此刚柔二痉之见病也。

〔述〕此形容痉病之象，以明痉病不与伤寒中风同也。

按：前言刚柔二痉，《金匮》以刚者用葛根汤，柔者用桂枝加瓜蒌根汤，皆太阳之治法，非既成痉病之治法也。《金匮》用大承气汤，具旋转乾坤之手段。余著《金匮读》于仲师欲言未言处补出两方，皆是起死回生之剂。

关者，机关之室，真气之所过也。节者，周身三百六十五节，骨节之交，神气之所游行出入者也。湿伤太阳，流于关节而为病，则心所主神真之气为湿邪所伤，故关节疼痛而心烦；湿为阴邪，故脉沉而细者，此名湿痹。然风寒湿三气皆能为痹，不独湿也。欲辨其为真正湿痹之候，必其人水道不行而小便不利，湿淫于内，而大便反快，但当利其小便，则湿从小便而去矣。

此言湿流关节之病也。然湿者六气之一也。但一气中犹有分别：雾露之气，为湿中之清，伤人皆中于上；雨水之湿，为湿中之浊，伤人皆中于下。亦称太阳者，

病由营卫而入，营卫皆属太阳也。此条论地气之湿乃湿之浊者，故曰但当利其小便。若雾露之清邪，即当以微似汗解之。下条纳药鼻中以取嚏，亦外治之解法也。此证师未立方，而五苓散及甘草附子汤之类可悟。

湿家之为病，湿行于周身肌肉之间，故一身尽痛；湿与阳气合并而为热，故发热；湿热郁于肌肉之间，故身色如似熏黄。

〔述〕上节言湿邪凝著于内，不能化热而为湿。此节言湿邪发热于外，化而为热而为熏黄也。

按：熏黄如烟熏之状，黄而带黑也。黄家有阴阳之别：阳黄明亮，阴黄暗黑。师于《金匮》有五苓散加茵陈，与《论》中茵陈蒿汤等方，寒热不同，不可不辨。

湿病禁下者不可不知。湿家病在太阳，太阳之脉上额交巅，夹背脊而行于两旁。雾露之湿，清邪中上，邪著太阳，阳气聚而不行，故其人他处无汗，而但头汗出；湿邪滞碍，而其经输不利，故背强；湿为阴邪，阴气盛于表，故欲得被复而喜向火，此其病尚在于表也。若下之太早，则寒湿之邪陷入于胃而为哕，且胃居中焦，胃病则上下二焦亦病。上焦之气不降，则浊气郁塞而胸满；下焦之气不升，则气化不行而小便不利；舌上如苔者，乃湿滑而白似苔非苔也。总由寒湿之邪陷于胸膈，命门之阳郁在下焦，以丹田有热、胸中有寒八字为不易之勘语，丹田有热，故渴欲得水；胸中有寒，故虽欲得水而不能饮，则口燥似喜水又似恶水，其难过之状而为烦也。受业何鹤龄按：张氏拟补黄连汤，闽医相沿用五苓散。

〔述〕此湿邪误下之逆于胸，而为下热中寒之证也。此合下节俱言湿家不可下也。

湿家误下之，则额上汗出，以阳明之脉交额中，此阳明之气绝，而真液上泄也。且见微喘，以太阳之气与肺相合而主皮毛，此太阳之气绝，而真气上脱也；且见小便利者，以少阳三焦司决渎而出水道，此少阳之气绝，而阴津下注也。三阳气绝，上下离脱，故死。若下利不止者，中土败而地气陷，不必三阳气绝而亦主死。

〔述〕此言湿家下之而上脱下泄，而为不治之死证也。

问曰：风胜为行痹，湿胜为着痹，一属阳一属阴，风湿不和，而两相搏，以致一身尽疼痛。若阴阳和则雨露降，法当汗出而解。然阳之汗以天之雨名之，值天阴雨不止，医云此阴雨之时，天人之气相应，正可发其汗；今汗之，而其病犹有不愈者何也？答曰：汗者所以和阴阳也。若发其汗，汗大发者，风为阳邪，但风气去，即阳气衰。阳衰阴盛，而阴邪之湿气仍在，是故不愈也。若治风湿者，发其汗，但微微似欲汗出者，则阴阳两不相负而风湿俱去也。

〔述〕此节论风湿，次节论寒湿，末节论所以致风湿而寒湿亦在其中矣。

雾露之湿为清邪，自上受之。湿家病，关节不疼痛，止是半身以上疼痛，不发热似熏黄，而发热止是面黄。肺司气而主皮毛，湿袭于皮毛，故气不顺而喘；阴证无头痛，湿未入阴，故头痛；湿袭皮毛，内壅肺气，故鼻塞；湿气弥沦而不散，亦扰心主而生烦。此湿邪但在上焦，毫不犯里，故其脉现出阳之大。不犯胃气，自能饮食，脾气亦舒，而腹中和，因而断之曰脏腑无病。病在头中寒湿，故鼻塞。病浅不必深求，毋庸制剂，止纳辛香开发之药于鼻中，宣泄头中之寒湿则愈。

〔述〕此言寒湿伤于高，表里气自和，宣通其空窍而自愈也。

按：朱奉议用瓜蒂散纳之。

病者风湿相搏，一身尽疼，发热，每于日晡所剧者，以日晡所为阳明王时，太阴湿土郁而不伸也，此名风湿。然所以致此风湿之病，乃伤于汗出当风，汗随风复入皮腠而为风湿也；或久伤取冷，所以致风湿也。致风湿者以此，而其所以致寒湿者，亦可以类推矣。

〔述〕上节言治风湿之法，而未及致风湿之因，故特申明其故，以终湿痹之义。

钱天来云：病因汗出当风。夫汗出则腠理开，当风则风乘腠理矣。风邪既入，汗不得出，以离经之汗液既不得外出皮毛，又不能内返经络，留于肌腠而为湿，此即人身汗液之湿也。其或暑，汗当出之时，伤于纳凉太过，使欲出之汗不得外泄，留著肌腠而致病，与汗出当风无异也。《金匮》用麻黄杏仁薏苡甘草汤。

太阳中热者，暍是也。暍者暑也，暑干肌腠，而表气虚微，所以其人汗出；太阳以寒为本，故恶寒；暑热之邪内合太阳之标热，故身热而渴也。

〔述〕此三节论暍伤太阳。暍者暑也，《金匮》用白虎加人参汤。

太阳中暍者，其证身热疼重而脉微弱。此以夏月因受暑热而复伤冷水，水行皮肤中所致也。推之夏月阳浮阴伏，凡畏热贪凉，皆可以冷水例之。病在阴经，即为阴证，岂可一以清凉治暑哉？

此言暑热常合湿邪为患。《金匮》治以一物瓜蒂汤：方用瓜蒂二十七个[①]，水一升，煮取五合，去滓，顿服。后人推广其义，用五苓散、大顺散、小半夏茯苓汤、十味香薷饮、白虎加苍术汤皆兼治湿

_____

① 二十七个：《金匮要略》原文作："二十个"。

也。

无形之热伤其肺金，用白虎汤救之；有形之湿壅其肺气，用瓜蒂汤通之。

太阳中暍者，病标本之气，故发热恶寒；病所循之经，故身重而疼痛；热伤气，故其脉弦细芤迟；膀胱者，毫毛其应，故小便已洒洒然毛耸；阳气虚不能营于四肢，故手足逆冷；小有劳身即热，气虚不能自支也；口开，前板齿燥，以劳而动阳热，阴津不能上滋也。此表里经脉俱虚，不可汗、下、温针。倘若误认为伤寒而发汗，则表虚而恶寒甚，若因其寒甚而加温针，则经脉虚而发热甚；若因其发热甚而数下之，则里虚而津液伤，故淋甚。

此言中暍之阴证，发热恶寒至手足逆冷，皆阴寒之脉证。"小有劳"三句，是虚而有热之见证。火、汗、下皆为所戒，而治法从可推矣。

长沙方歌括

清·陈修园　撰

李奕祺　校注

小　引

　　汉《艺文志》云：《汤液经》出于商伊尹。皇甫谧谓：仲景论伊尹《汤液》为十数卷。可知《伤寒论》《金匮要略》诸方，除崔氏八味肾气丸、侯氏黑散外，皆伊尹之遗方也。伊尹因《内经》止有十二方，详于针灸而略于药，遂宗神农经旨，专以汤液治病，补《内经》所未及。长沙得其真传，可谓大而化，化而不可知矣。然余读《鲁论》"能近取譬"二句，想见长沙当日必非泛泛而求，大抵入手功夫，即以伊圣之方为据。有此病必用此方，用此方必用此药，其义精，其法严，毫厘千里之判，无一不了然于心，而后从心变化而不穷。论中桂枝证、麻黄证、柴胡证、承气证等，以方名证，明明提出大眼目，读者弗悟也。然而可以谓之方者，非圣人不能作，非明者不能述。其药品，察五运六气而取其专长；其分两，因生克制化而神其妙用。宜汤、宜散、宜丸，一剂分为三服、两服、顿服、停后服、温服、少冷服，少少咽之，服后啜粥、不啜粥、多饮水、暖水之类，而且久煮、微煮、分合煮、去滓再煮、溃取清汁，或用水、或用酒、及浆水、潦水、甘澜水、麻沸水之不同，宋元后诸书多略之，而不知古圣人之心法在此。余同周镜园饮中畅明其义，归而乘兴韵之。其诗为药证、分两、煮法、服法等所限，弗能工也。戊辰岁，余服阕，复到保阳供职，公余取《伤寒论》原文重加注疏。书成，附此六卷于后，命男蔚按方而细注之，俾读《伤寒论》者，于人略我详处，得一捷便之法云。

修园陈念祖并题

目　　录

禹余粮丸，实一百一十二道也。此上古相传之方，伊圣集为《汤液经》，以治百病，非为伤寒设也。仲景得其书而神其用。建安纪年以来，悯族亲之死于伤寒者，十居其七，遂迸去习俗伤寒方，而以此方为救治，遂以此名书，其实非伤寒专方也。今之病家，一闻议及，则曰：伤寒论各方，老医相戒不可用，况我非伤寒病乎！心甚疑之，疑而不服则可，服而又疑则多事矣。余故著《医病顺其自然说》于后。

卷　首

闽　长乐　陈念祖修园　著
长男　蔚　古愚　拟注
次男元犀　灵石　参订
孙　男　心典　同校字
　　　　心兰

医病顺其自然说

病人之吉凶祸福，寄之于医，医者之任重。然权不操诸医，而操诸用医之人，何也？人有大病，庸医束手无策，始求救于名医。名医入门诊毕，告以病从何来，当从何去；得那一类药而增剧者何故，得那一类药除去那一病，而此外未能尽除者何故；病势虽觉稍愈，逾一二日仍作，或逾一二日而更甚于前者又何故。一一为病家说明，定其如此救误，如此温清攻补，如此按法立方，服药后必见出何证，又见出何证则向愈，预断其愈于何日何时，病家能一一信其言而不疑。且架中不藏《本草备要》《医方集解》《万病回春》《本草纲目》《东医宝鉴》《冯氏锦囊》《赤水玄珠》《薛氏医案》《景岳全书》《石室秘录》《辨证奇闻》《临证指南》之类，又无强不知以为知之亲友与依阿两可素称果子药之先生，朱紫[1]不乱，则名医得以尽其所长。伤寒卒病，二三日可愈，最迟亦不出十八日之外；风痨臌膈，一月可愈，最迟亦不出三月之外。否则病家疑信参半，时医犹可勉强从事，俟其病气衰而自愈，若

以名医自命者，断不可肩此重任，反致取怨败名。余因热肠而备尝其苦，凡我同志，可以鉴此前车。今之方技家，恃在口给，见有同我者引之，互相标榜，逊我者亦不却之，临深为高。至于穷《本草经》，读《灵》、《素》，法仲景，其立论为耳所未闻，其治效又目所仅见，遂谦让曰：我不能如此之神，亦不能如此之偏以取胜也。若辈造此"偏"之一字，任令法高一丈，其奈魔高十丈。且谓古书不可以今用，即于多读书处谓其偏，起死证而生之，即以出入冒险目其偏，以致病家先入为主，广集不偏之医，历试罔效，不得已始延为破釜沉舟之计，究竟终疑其偏。麻、桂、硝、黄，则曰汗下之太过也；姜、附、芩、连，则曰寒热之太峻也；建中、理中、陷胸、十枣，则曰补泻之不留余地也；滋水之地黄，补元之人参，用应多而反少；日食之枣子，至贱之甘草，用应少而反多。此等似是而非之言，更甚于恣肆不伦于理之言。知几者正可以拂衣而去，乃犹曰病尚可为，不忍恝然而舍之。此虽活人无已之心，而疑事无功，未能活

---

① 朱紫：喻邪正真伪。朱为正色，紫为杂色。

人，且以误人。盖药之所以流行于经络脏腑，内外无有不到者，气为之也。气不自到，心气主之，胆气壮之也。彼既疑我为偏，一见我之用药，又出于意想之外，则心气乱。《内经》云：心者，君主之官也，神明出焉。又云：主不明，则十二官危是也。不独心气乱，而且胆气亦因之而怯。《内经》云：胆者中正之官，决断出焉。又云：十二经皆取决于胆是也。药乃草根树皮及一切金石之钝物，原藉人之真气以流行，今心气乱而妄行，胆气怯而不行。如芩、连入口，其寒性随其所想而行，旋而皮毛鼓粟，而寒状作矣；姜、附入口，其热性随其所想而行，旋而心烦面赤，而热状作矣。凡此之类，不过言其大略，不必淋漓痛切而再言之。其中之所以然者，命也，我亦顺其自然而已矣，又何必多事为。凡我同志者，能以余为前车之鉴，则道愈彰，而活人愈众。

征引三条

一

《伤寒论·平脉法》第十三节，问曰：脉有灾怪，何谓也？师曰：假令人病，脉得太阳，与形证相应，因为作汤，比还送汤如食顷，病人乃大吐，下利，腹中痛。师曰：我前来不见此证，今乃变异，是名灾怪。问曰：何缘得此吐利？答曰：或有旧时服药，今乃发作，故为灾怪耳。程郊倩注曰：望问固医家之事，亦须病家毫无隐讳，方能尽医家之长。因复出此条，为病家服药瞒医之戒，灾因自作，而反怪及医，故曰灾怪。然更有怪灾病，不可不知。得仲景法，处仲景方，病家大怪，以示诸医，益摇脑吐舌而大怪。乃从其不怪者治之，轻者剧，重者死，而灾及其身，

终不解其病谓何病。此病近日竟成疫，沿门渐染，仲景却未言及。想仲景时祇有灾怪病，尚无怪灾病耳。一噱！

按程郊倩谓怪灾病，孽不在庸医之好造谣言，而在病家之贵耳贱目。执俗本之本草，查对名医之处方，执俗本之套语，贬驳名医之治法，以致名医叹息而不与辩，决然而去，岂非灾由自取耶？忆戊辰春，李太守名符清，患气短病，余主以桂苓术甘汤与肾气丸间服，许以半月必效。旋有所闻，惊怪而阻。另延津门陶老医，服葶苈、杏仁、枇杷叶、木通之类，二十余剂，胀肿癃闭而逝。候补知县叶名钧，偶患咳嗽，微发热，小便不利，余曰小青龙汤一服可效。渠怪而不服，另延姑苏叶天士之族侄诊之。说水不制火，火气刑金，日以地黄两许，麦冬、阿胶、枇杷叶、贝母之类为佐。二十余日后，与余相遇于北关官廨，自言咳嗽已愈，惟早起气觉短促，余无他病。余察其面部皮里膜外伏青黯之色，环口尤甚，按其脉数而弦芤，重按之散而无神。遂直告之曰：此群阴用事，阳光欲熄之候，宜抛去前药，以白术、附子浓煎，调生姜自然汁半杯，六七服，尚可急救。叶公以余言太激而不答。是晚，自觉倦怠异常，前医仍用熟地一两，党参五钱，枸杞、麦冬、阿胶各三钱，杜仲、酒芍、当归各二钱，炙甘草一钱，服之，次早神昏不语，痰涎如涌。渠胞弟惊告，余曰：前言一线残阳，扶之尚恐不及，况以熟地等助其阴霾之气乎？今阴霾之气，上弥天际，痰涎涌盛，状如中风。盖以肝为风木之脏，人当东方生气将脱之顷，往往外呈此象，其实与中风无异也。诊其脉，弦数散乱，三五不调，余直辞不治，次日未刻果殁。庚午秋七月，前任天津尹丁名攀龙，过余旅寓，见其面上皮里黧黑，环唇更甚，卧蚕微肿，鼻上带

些青色。余直告之曰：君有水饮之病根，挟肝气而横行无忌。此时急疗可愈，若迟至二十日，病一发作，恐医日多，方日杂，总不外气血痰郁四字，定出搔不着痒之套方，即有谈及水饮，缓治以六君、二陈加减，峻治以滚痰、黑锡专方，此敷衍题面，而题理、题神则尽错矣。以药试病，试穷则变计，虽卢扁莫何！丁君心怪言之过激，弗听。至七月下旬病作，中秋后渐重。九月下旬邀诊，余告之曰：向者所陈之弊，今一一蹈之。前说明病发后毋庸用药，非自今推诿。然无中生有之治法，惟《金匮·咳嗽篇》用十枣汤。云：咳家其脉弦者，有水，此主之。又云：支饮家咳烦胸中痛者，不卒死，至一百日或一岁，亦宜用此汤。推病根成于旧岁冬初，未及一岁，且病发止六十余日，尚在百日之内，喻嘉言《医门法律·咳嗽续论篇》言之甚详，俟有识有胆者用之。而余则不能。坐中有一老医力争不可，余姑拟龙、牡、甘、苓行水化气等药而去，遂不复延。嗣余奉委到高阳办理赈务，闻渠延医满座，日以熟地、枇杷叶、炮姜、附子、肉桂、人参，服之不断，渐至大喘，肿胀吐血，大衄，耳目俱出血，小水全无而殁。此皆怪灾病之新案。

二

张隐庵曰：顺治辛卯岁，予年四十有二。八月中，生一胃脘痛，在鸠尾斜下右寸许，微肿不红，按之不痛，隐隐然如一鸡卵在内。姚继元先生视之曰：此胃脘痛也，一名捧心痛，速宜解散，否则有性命之忧。与一大张膏药，上加末药二三钱。午间烘贴，至暮手足苏软，渐至身不能转侧，仰卧于书斋，心烦意乱，屏去家人。至初更时，痛上起一毒气，从左乳下至胁下胁，入于左肾，入时如烧针刺入，眼中

一阵火光，大如车轮；神气昏晕，痛楚难言。火光渐摇漾而散，神昏始苏。过半时许，其气复起，其行如旧，痛楚如前。如此者三四次。予思之，此戊与癸合也。然腑邪入脏，自分必死，妄想此毒气不从胁下入肾，得从中而入于肠胃，则生矣。如此静而行之，初次不从，二次即随想而仍从于左乳下入于肠中，腹中大鸣，无从前之痛楚矣。随起随想，因悟修养之道，气随想而运用者也。运气法大能起鼓膈之证，劳怯咳嗽亦妙。至天明大泄数次，胸膈宽疏。继元先生复视之曰：毒已散解，无妨事矣。至次年中秋复发，仍用膏药、末药，毫无前番之状，而肿亦不消。予因想运气之妙，经行坐卧，以手按摩，意想此毒气仍归肠胃而出，如此十余日而散。

按读此案，知病家不能深信，断断不可勉强相从。且不必言及治当何法，应用何方，恐后到之医，矫吾言而走入错路，又恐其从吾言而还致生疑，不如三缄其口之为得。

三

喻嘉言《寓意草》云：王岵翁深知医理，投剂咸中肯綮，所以长年久世。然苦耳鸣，不乐对客。其左右侍从，谁能究心医药之事。前病获安，意以为人参之力，而卸祸者反得居功，谓其意中原欲用参，但不敢专主，姑进余商榷，以示详慎耳。于是善后之宜，一以诿之，曾不顾夫一误再误也。前所患虚风症，余用甘寒药二剂稍效，俄焉更医而致危，不得已又召余视之。虽用旋覆代赭二剂回天，然前此虚风本症，尚无暇于驱除。而主家及医，其时方竞夸人参之力，谓调理更宜倍用，无俟参酌。独不思虚风酝酿日深，他日再求良治，不能及矣。余向为岵翁视病，言无不听，独患此大病，竟不乐与交谈，且日来

喜食羊肉、河豚以召风，然亦不自由也。盖风煽胃中，如转丸之捷，食入易消，不得不借资于厚味，而不知胃中元气久从暗耗，设虚风止熄，即清薄之味尚不易化，况于肥甘乎？今之医家，全不究病前病后消息，明语以虚风之证，竟不知虚风为何物，奈何言医耶！奈何言调摄耶！彼时余适有浙游，旋日复得重恙，召诊时语余云：一病几危，今幸稍可，但彻夜撰改本章不辍，神乱奈何？余对曰：胃风久炽，津液干槁，真火内燔。宜用知母一两，人参、甘草各一钱，日进二剂自安。众议方中用参太少，且无补药佐之，全无取义，竟置不用。连进参、术大剂不效，越三日，剂中人参竟加一两，服后顷刻，气高不返而逝。

按读此案，以自知医理与平时心服之人，忽为时医蛊惑，侍从尼阻，竟至不能用而死。可知命之所定，非人力所能主也。嘉言既尽其道，可告无罪于王岵翁，而人言不足恤也。余因之有感焉。天下事，事后易为智，大病一愈，邀功者议补议温，纷纷不一，以致既愈之后，仍留遗患者有之，垂成忽败者有之。夫大病自我愈之，而善后之计不复一商者，其故有二：一以胜任有人也，一以酬谢可免也。偷薄之风，适以殒命。堪发一叹！

考 二 章

钱天来云：汉之一两，即今之二钱七分也；一升，即今之二合半也。汪苓友云：古云铢者，六铢为一分，即二钱半，二十四铢为一两也。云一升者，即今之大白盏也。古方全料谓之一剂，三分之一谓之一服。凡用古方，先照原剂，按今之码子折实若干重。古方载三服者，只取三分之一，遵法煎服；载两服者，宜分两次服之；顿服者，取一剂而尽服之。只要按今之码子折之。至大枣、乌梅之类，仍照古方枚数，以码子有古今之不同，而果枚古今无异也。

程扶生云：古以二十四铢为一两，一两分为四分去声，六铢为一分，计二钱五分。则所谓十八铢者，盖三分之重，古之七钱半也。然以古今量度及秬黍考之，以一千二百黍之重，实于黄钟之龠①，得古之半两，今之三钱也。合两龠为合，得古之一两，今之六钱也。十铢为一千黍之重，今之二钱半也。一铢为百黍之重，今之二分半也。或又谓古今量度，惟汉最小，汉之一两，惟有今之三钱半强。故《千金》《本草》以古三两为今一两，古三升为今一升。然世有古今，时有冬春，地有南北，人有强弱，大约古用一两，今用一钱足矣。宜活法通变，不必胶柱而鼓瑟，则为善法仲景者矣。

愚按诸说颇有异同。大抵古之一两，今折为三钱。不泥于古，而亦不离于古也。

劝读十则

一、凡积重难返之势，骤夺其所好，世必惊疑。今且浅而商之，明药性始于《神农本经》，论病情始于《灵枢》《素问》，以药治病始于伊尹《汤液》。迨汉仲师出，集伊圣及上古相传之经方，著《伤寒论》及《金匮玉函经》二书。《外台》谓：又有《小品》一书，今失传方。诸举业家与四子书无异，而犹有疑之者，岂四子之书亦不可读乎？则以读仲师书，为第一劝。

一、仲师书文义古奥难读，即刘、

————————

① 龠（yuè）：古量名，升的百分之一。

张、朱、李四家。明时以张长沙与刘河间、李东垣、朱丹溪为四家。此李士材之误也。张石顽云：张是张子和。当知相沿之误。虽尊仲圣之名，鲜有发挥。更有庸妄者，颠倒是非，谓仲师专工于伤寒。其桂枝、麻黄只行于西北，宜于冬月，以芎、苏、羌、独、荆、防等剂为感冒切用之品，以补中、归脾、八珍、六味等方杂病平稳之方。百病不究根由，只以多热为阴虚，多寒为阳虚，自夸为挈领提纲之道。究竟伪术相师，能愈一大病否？夜气犹存，举生平所治之证平心自问，当亦知所变计也。则以知过必改，为第二劝。

一、经方效如桴鼓，非若后世以地黄补阴，以人参补阳，以香、砂调气，以归、芎调血，笼统浮泛，待病气衰而自愈也。《内经》云：一剂知，二剂已。又云：覆杯而卧。《伤寒论》云：一服愈，不必尽剂。可知古人用药，除宿病痼病外，其效只在半剂、一二剂之间。后世如《薛立斋医案》云：服三十余剂及百剂效。李士材云：备参五斤，期于三月奏效。此岂果服药之效哉？乃病气衰而自愈，若辈贪天之功而为己力也。余阅其案，深悯病人之困于药甚于桎梏也。则以经方之疗效神速，为第三劝。

一、《伤寒论》一百一十三方，以存津液三字为主。试看桂枝汤和平解肌，无一非养液之品。即麻黄汤轻清走表，不加姜之辛热、枣之甘壅，从外治外，不伤营气，亦是养液之意。故统制一剂，分为三服，不必尽剂可愈，愈后亦无他病。近医芎、苏、羌、独、荆、防、苍、芷苦燥辛烈，大伤阴气。最陋是吾闽习气，谓二陈汤为发汗平稳之剂。方中如陈皮之耗气，半夏之耗液，性涩。如血出不止，以此药生捣敷之即止。止血即止汗之验。茯苓渗利太早，致邪陷入少阴。皆所以涸其汗

源。此二字，余切究十年方悟。留邪生热，以致变成烦躁大渴、谵语神昏等证，所谓庸医误人者此也。至于《金匮》一百四十三方，大旨是调以甘药四字。后世之四君子汤、补中益气汤及四物、八珍、十全、归脾、逍遥等剂，颇得甘调之义，而偏驳不驯，板实不灵，又不可不知。则明经方之有利无害，为第四劝。

一、仲师为医中之圣人，非至愚孰敢侮圣？所疑者其方也。方中无见证治证之品，且铢、两、升、斗，畏其大剂，不敢轻试。不知本草乱于宋元诸家，而极于明之李时珍。能读《本经》洞达药性者，自知其三四味中，备极神妙。况古人升斗权衡，三代至汉，较之今日，仅十之三。每剂分三服，一服亦不过七八钱与两零而已，较之时方重者乃更轻。今以古今之码子折算，又为之浅浅解释。俾知经方道本中庸，人与知能，为第五劝。

一、先入为主，人之通患也。桂枝汤、小柴胡汤，无论伤寒杂病，阳经阴经，凡营卫不和者，得桂枝而如神；邪气不能从枢而外转者，得柴胡而如神。今人惑于《活人》春夏忌桂之说，又惑于前医邪在太阳，误用柴胡反致引入少阳之说，及李时珍虚不可多用，张景岳制五柴饮列于《散阵》，遂致应用不用，误人无算。而不知二药，神农列之上品，久服可以却病延年。今之信各家而不信神农，诚可怪也。闽医习见余用桂枝汤，万无一失。此数年来，自三钱亦用至八九钱而效者，咸知颂予创始之德。至于柴胡，不过四钱而止，而浙省、江苏每用必以鳖血拌蒸，最多不过二钱，皆先入之说误之也。不知长沙方柴胡用至八两，取其性醇，不妨多服，功缓必须重用也。《本经崇原》云：柴胡出于银州者佳。今肆中另有一种银柴胡，不知何草之根，害人不浅！推之细

辛、五味，用不过一钱，大枣不过二枚，生姜不过二片，种种陋习，皆违经旨。吾愿同事者，先逆去市中狗人恶习，而以愈达愈上，为第六劝。

一、起死回生，医之道也。如医家束手，病家待毙，察其为杂法所误，先与病家说明，璧其方资，愈不受谢。照仲师法，四逆、白通以回阳，承气、白虎以存阴。助其枢转，运其针机；脏腑调和，统归胃气；危急拯救，不靠人参。此一句，为病家之脑后下一针也。经方无用参为救急法，惟霍乱有理中丸、汤方。然汗、厥、脉微欲绝，以通脉四逆加猪胆汤为主，又无取乎人参。第不可与读《薛氏》、《景岳》等书人说也。有其任，亦可救十中二三。余自临证三十余年，知经方之权夺造化，为第七劝。

一、经方愈读愈有味，愈用愈神奇。凡日间临证立方，至晚间一一于经方查对，必别有神悟。则以温故知新，为第八劝。

一、医门之仲师，即儒宗之宣圣。凡有阐扬圣训者则遵之，其悖者则贬之。障川东流，功在吾辈。如四家中，刘河间书虽偏苦寒，尚有见道之言；朱丹溪虽未究源头，却无支离之处；张子和瑕瑜参半；最下是李东垣，树论以脾胃为主，立方以补中为先，徇其名而亡其实，燥烈劫阴，毫无法度。尝考医论中载其人富而好名，巧行其术，邪说流传，至今不熄，正与仲师"养津液"及"调以甘药"之法相反，不可不知。至于李时珍、王宇泰之杂，李士材之浅，薛立斋之庸，赵养葵之妄，张景岳、陈远公、冯楚瞻之浮夸影响，不使一字寓目，方可入于精微之奥。坊刻汪切庵等本，虽云耳食，却有二三道得著处，但于仲师方末，杂引陶节庵诸辈臆说，不无朱紫之乱。入门时姑参其说，终为乡愿矣。则以专一不杂，为第九劝。

一、亚圣有云：予岂好辩哉！不得已也。今医学各成门户，所藉乎明先圣之功，溯委穷源，不绝于口，则陷溺未久及颖慧过人者，自必悔而就学，道不孤矣。若言之过激，则怨而生谤；位置过高，则畏而思避。踽踽独行，济人有几？凡我同人，务宜推诚相与。诚能动物，俾此道日益昌明。则以有言无隐，和气可亲，为第十劝。

卷 一

闽 长乐 陈念祖修园 著

长男 蔚 古愚 拟注
次男元犀 灵石 参订

孙男 心典 心兰 同校字

太 阳 方

桂枝汤 治自汗恶风，头疼体痛，发热，脉浮缓，名曰中风。方下所言证治，照仲景《内台》方原文。建安许宏《集议》与《伤寒论》详略不同，后仿此。

桂枝三两，去皮。桂枝止取梢尖嫩枝，内外如一。若有皮骨者去之，非去枝上之皮也。后仿此 芍药三两 甘草二两，炙 生姜三两，切 大枣十二枚，擘

上五味，㕮咀，以水七升，微火煮取三升，去滓。适寒温，服一升。服已须臾，啜热稀粥一升余，以助药力。温覆令一时许，遍身漐漐微似有汗者佳，不可令如水流漓，病必不除。若一服汗出病瘥，停后服，不必尽剂。若不汗，更服，依前法。又不汗，后服小促其间，半日许令三服尽。若病重者，一日一夜服，周时观之。服一剂尽，病症犹在者，更作服，若汗不出，乃服至二三剂。禁生冷、粘滑、肉、面、五辛、酒酪、臭恶等物。

歌曰 项强头痛汗憎风，桂芍生姜三两同，枣十二枚甘二两，解肌还藉粥之功。

蔚按：桂枝辛温阳也，芍药苦平阴也。桂枝又得生姜之辛，同气相求，可恃之以调周身之阳气；芍药而得大枣、甘草之甘，苦甘合化，可恃之以滋周身之阴液。师取大补阴阳之品，养其汗源，为胜邪之本。又啜粥以助之，取水谷之津以为汗，汗后毫不受伤。所谓立身于不败之地，以图万全也。

桂枝加葛根汤 治太阳病项背强几几，反汗出恶风者。

桂枝三两，去皮 芍药三两 甘草二两，炙 生姜三两，切 大枣十二枚，擘 葛根四两

上六味，㕮咀。以水一斗煮葛根，减二升，去上沫，纳诸药，煮取三升。温服一升，覆取微似汗。不须啜粥。余如桂枝将息及禁忌法。

歌曰 葛根四两走经输，太阳之经输在背。项背几几反汗濡，邪之中人，始于皮肤，次及肌络，次及经输。邪在经输，则经输实而皮毛虚。故反汗出而恶风。只取桂枝汤一料，加来此味妙相须。一本，芍药减去一两。

张令韶曰：桂枝汤解肌，加葛根以宣通经络之气。盖葛根入土最深，其藤延蔓似络，故能同桂枝直入肌络之内，而外达

于肤表也。

桂枝加附子汤　治太阳发汗，遂漏不止，其人恶风，小便难，四肢微急，难以屈伸者。

桂枝汤原方加附子一枚，炮去皮，破八片。

上六味，㕮咀。以水七升，煮取三升，去渣。温服一升。

歌曰　汗因过发漏漫漫，肢急常愁伸屈难，尚有尿难风又恶，桂枝加附一枚安。

男元犀按：太阳之脏即是少阴。太阳病本宜发汗，发之太过而为漏不止，必用附子以固之。重至肢厥，必用四逆辈以救之。若恶风、小便难，四肢微急，难以屈伸者，皆汗出过多脱液。尚喜肾中之真阳未亡，只用附子大补少阴之气，得桂枝汤为太阳之专药，令阴交于阳则漏止，漏止则液不外脱，而诸证俱除矣。

桂枝去芍药汤　治太阳病下之后，脉促胸满者。

桂枝汤原方去芍药。

上四味，以水七升，煮取三升。温服一升。

桂枝去芍药加附子汤　治同前。更加微寒者。

即前方加附子一枚，炮去皮，破八片。

上五味，㕮咀。以水七升，煮取三升，去滓。温服一升。恶寒止，停后服。

歌曰　桂枝去芍义何居？胸满阴弥要急除，若见恶寒阳不振，更加附子一枚具。

蔚按：《伤寒论》大旨，以得阳则生。上节言汗之遂漏，虑其亡阳，此节言下后脉促胸满，亦恐亡阳。盖太阳之气，由至阴而上于胸膈，今因下后而伤胸膈之阳，斯下焦浊阴之气僭居阳位而为满，脉亦数中一止而为促。治宜急散阴霾。于桂枝汤去芍药者，恐其留恋阴邪也。若见恶寒，

为阳虚已极，徒抑其阴无益，必加熟附以壮其阳，方能有济。喻嘉言、程扶生之解俱误。

桂枝麻黄各半汤　治太阳病得之八九日，过经如疟状，与往来寒热不同，故曰如疟。发热恶寒，现出太阳经真面目。热多寒少，太阳以阳为主，热多是主胜客负，为将解之兆。其人不呕，邪不转属少阴。清便自可，邪不转属阳明。一日二三度发。疟之寒热有定候，此则或二或三，无定候也。太阳之阳气有权，则邪气有不能自容之象。脉微缓者，微则邪衰，缓则正复。为欲愈也；自起句至此为一节，言邪轻欲自解不药可愈也。脉微上节以微与缓对举，此节但云微而不云缓者，以邪衰而正亦衰也。而恶寒者，上节以发热恶寒对举，此节但云恶寒不云发热，便是大眼目处。且热多寒少为主胜客负之兆，若寒多热少即为客胜主负之兆，况但寒无热之证乎？此阴阳俱虚，阴阳认作气血则误甚。要知太阳以阳为主，今脉微即露出少阴之沉细象，恶寒即露出少阴之厥冷及背恶寒象，不独太阳虚，即少阴亦虚也。阴阳指太少言最切。不可更发汗、更吐、更下也；自脉微至此句为一节。提出"虚"字，便可悟芍药甘草附子汤之法，又可悟四逆汤及附子汤之法矣。师不出方，即引而不发之道。面色反有热色者，"反"字是大眼目。言脉微恶寒，面色不宜有热色，今反见热色者，以其人阴阳虽曰俱虚，而阳气尚能鼓郁热之气而见于面色。未欲解也，"欲"字可味。太阳以阳为主，犹幸阳气未败，尚能鼓过经之邪见于面色，独恨阳气已虚，不能遂其所欲，合作小汗而解。以其不得小汗出，身必痒。申上未欲解意。辨面色之热，兼征之周身作痒。宜桂枝麻黄各半汤。邪欲出而不能自出，故藉此方以助之。自面有热色至此，

又是一节。通章以"太阳病得之八九日"一句为主，言过经之病也。下分三节，节节相承，一层剥起一层。自有注《伤寒论》以来，千百余年无有一人道及，今特详注之。

桂枝一两十六铢　芍药一两　生姜一两　甘草一两，炙　麻黄一两，去节　大枣四枚　杏仁二十四枚，汤浸，宜去皮尖及两仁者。后仿此

上七味，以水五升，先煮麻黄一二沸，去上沫。纳诸药，煮取一升八合，去渣。温服六合。

歌曰　桂枝一两十六铢，甘芍姜麻一两符，杏廿四枚枣四粒，面呈热色痒均驱。

蔚按：《内台》载此方即桂枝汤原方分两，加麻黄二两、杏仁七十个，白水煎服，取微汗。许宏《方议》云：桂枝汤治表虚，麻黄汤治表实，二者均曰解表，霄壤之异也。今此二方合而用之，乃解其表不虚不实者也。

桂枝二麻黄一汤　治太阳形如疟，日再发，汗出必解。

桂枝一两十七铢　芍药一两六铢　麻黄十六铢　生姜一两六铢　杏仁十六个　甘草一两二铢　大枣五枚

上七味，以水五升，先煮麻黄一二沸，去上沫。纳诸药，煮取二升，去滓。温服一升，日再。

歌曰　一两六铢芍与姜，麻铢十六杏同行，桂枝一两铢十七，草两二铢五枣匡。

蔚按：服桂枝汤，宜令微似汗。若大汗出、脉洪大，为汗之太骤，表解而肌未解也。仍宜与桂枝汤，以啜粥法助之。若形似疟，日再发者，是肌邪、表邪俱未净，宜桂枝二以解肌邪，麻黄一以解表邪。

卷　二

闽　长乐　陈念祖修园　著

长男　蔚　古愚　拟注
次男元犀　灵石　参订

孙男　　　心典　同校字
　　　　　心兰

太 阳 方

白虎加人参汤　治发汗后热不退，大烦渴饮水者。

知母六两　石膏一斤，碎，绵裹　甘草二两，炙　粳米六合　人参三两

上五味，以水一斗，煮米熟汤成，去滓。温服一升，日三服。

歌曰　服桂渴烦大汗倾，液亡肌腠涸阳明，膏斤知六参三两，二草六粳米熟成。

蔚按：上节言服桂枝大汗出而邪反不能净，宜仍服桂枝以发汗之，或桂枝二麻黄一汤合肌表而并汗，皆所以竭其余邪也。此节言大汗出外邪已解，而汗多亡阳明之津液。胃络上通于心故大烦，阳明为燥土故大渴，阳气盛故脉洪大。主以石膏之寒以清肺，知母之苦以滋水，甘草粳米之甘、人参之补，取气寒补水以制火，味甘补土而生金，金者水之源也。

桂枝二越婢一汤　治太阳病发热恶寒，热多寒少，脉微弱者，此无阳也，不可发汗，此汤主之。

桂枝十八铢　芍药十八铢　麻黄十八铢　甘草十八铢　大枣四枚　生姜一两二铢　石膏二十四铢

上七味，㕮咀。以水五升，煮麻黄一二沸，去上沫。纳诸药，煎取二升，去滓。温服一升。本方当裁为越婢汤、桂枝汤合饮一升。今合为一方，桂枝二越婢一。

歌曰　桂芍麻甘十八铢，生姜一两二铢俱，膏铢廿四四枚枣，要识无阳旨各殊。

论中"无阳"二字，言阳气陷于阴中，既无表阳之证，不可发其表汗，故用越婢汤。方中石膏质重而沉滞，同麻黄之勇，直入于里阴之中，还同桂枝汤复出于肌表而愈。

蔚按：本方分量甚轻，大抵为邪气轻浅者设也。太阳以阳为主，所云热多寒少，是阳气欲胜阴邪之兆；所云脉微弱，是指脉不紧盛；所云无阳不可发汗，是指此证此脉。无阳邪之太盛，不可用麻黄汤发其汗，只用此汤清疏营卫，令得似汗而解也。书中"阴阳"二字，有指气血而言，有指元阴元阳而言，有指脏腑而言，有指表里而言，有指寒热而言，有指邪正而言。非细心如发者，每致误解，即高明如程扶生辈，亦以"无阳"二字认为阳气虚少。甚矣！读书之难也。

桂枝去桂加茯苓白术汤 治服桂枝汤，或下之，仍头项强痛，翕翕发热无汗，心下满微痛，小便不利者。

芍药三两 甘草二两，炙 生姜三两，茯苓三两 白术三两 大枣十二枚

上六味，以水八升，煮取三升，去滓。温服一升。小便利则愈。

歌曰 术芍苓姜三两均，枣须十二效堪珍，炙甘二两中输化，水利邪除立法新。

蔚按：上节言太阳之气内陷于脾而不能外达，此节言太阳之气内陷于脾而不能转输也。用桂枝汤后，而头痛、项强、翕翕发热、无汗之证仍在，其病机在于"无汗"二字。知桂枝汤之不能丝丝入扣也，或者悔桂枝汤之误而下之，无如表证悉俱，转因误下而陷于脾，以致心下满微痛，小便不利，其病机在于"小便不利"四字。桂枝之长于解肌，不长于利水。服五苓散多饮暖水以出汗，师有明训。知桂枝之不可不去也。太阳之气陷于中土，心下为脾之部位，故满而微痛；脾不能转输其津液，故小便不利。今用桂枝汤去桂而加白术、茯苓，则转输灵而小便自利，小便利而太阳之气达于内外，而内外之邪俱净矣。

又按：经方分两轻重，变化难言。有方中以分两最重为君者，如小柴胡汤，柴胡八两，余药各三两之类是也；有方中数味平用者，如桂枝汤，芍、桂、生姜各三两，而以桂枝为君是也；有一方各味等分者，如猪苓汤，各味俱一两，而以猪苓为君是也；有方中分两甚少而得力者，如甘草附子汤中，为使之桂枝四两，而所君甘草只二两是也；又如炙甘草汤中，为使之地黄一斤，而所君之炙甘草只四两是也。然此虽轻重莫测，而方中有是药而后主是名，未有去其药而仍主其名，主其名即所以主其功。如此证头项强痛、翕翕发热，为太阳桂枝证仍在，因其误治，遂变其解肌之法而为利水，水利则满减热除，而头项强痛亦愈。主方在无药之处，神乎其神矣。

甘草干姜汤 治误汗，吐逆、烦躁而厥者主之。

甘草四两 干姜二两，炮

上㕮咀。以水三升，煮取一升五合，去渣。分温再服。

歌曰 心烦火盛脚急热盛灼筋理须明，攻表误行厥便成，二两炮姜甘草四，热因寒用奏功宏。

蔚按：误服桂枝汤而厥，其为热厥无疑。何以又用甘草、干姜乎？而不知此方以甘草为主，取大甘以化姜、桂之辛热，干姜为佐，妙在炮黑，变辛为苦，合甘草又能守中，以复阳也。论中干姜俱生用，而惟此一方用炮，须当切记。或问亡阳由于辛热，今干姜虽经炮带些苦味，毕竟热性尚存，其义何居？答曰：此所谓感以同气，则易入也。子能知以大辛回阳主姜、附而佐以胆、尿之妙，便知以大甘复阳主甘草而佐以干姜之神也。推之，僵蚕因风而死，取之以治中风；驴为火畜，大动风火，以伏流之阿水造胶，遂能降火而熄风，皆古圣人探造化之微也。仲景又以此汤治肺痿，更为神妙。后贤取治吐血，盖学古而大有所得也。

芍药甘草汤 治误汗伤血，厥逆脚挛急主之。

芍药四两 甘草四两，炙

上二味，㕮咀。以水三升，煮取一升半，去滓。分温再服之。

歌曰 芍甘四两各相均，两脚拘挛病在筋，阳旦误投热气烁，苦甘相济即时伸。

蔚按：芍药味苦，甘草味甘，苦甘合

用，有人参之气味，所以大补阴血。血得补则筋有所养而舒，安有拘挛之患哉？时医不知此理，谓为戊己汤，以治腹痛，有时生熟并用，且云中和之剂，可治百病。凡病人素溏与中虚者，服之无不增剧，诚可痛恨。

调胃承气汤 治汗后恶热谵语，心烦中满，脉浮者主之。

大黄四两，去皮，酒洗　甘草二两，炙芒硝半升

上三味，㕮咀。以水三升，煮取一升，去滓，纳芒硝，更上火微煮令沸，少少温服之。

歌曰　调和胃气炙甘功，硝用半升地道通，草二大黄四两足，法中之法妙无穷。

蔚按：此治病在太阳而得阳明之阳盛证也。经曰：热淫于内，治以咸寒；火淫于内，治以苦寒。君大黄之苦寒，臣芒硝之咸寒，而更佐以甘草之甘缓，硝、黄留中以泄热也。少少温服，亦取缓调之意。

次男元犀按：调胃承气汤此证用之，可救服桂枝遗热入胃之误；太阳之阳盛证用之，能泄肌热而作汗；阳明证用之，能调胃气以解微结。《内台》方自注云："脉浮者"三字，大有意义。

四逆汤 治下利清谷，三阴厥逆，恶寒，脉沉而微者，此方主之。此乃温经救阳之峻剂也。

甘草二两，炙　干姜一两半　附子一枚，生用，去皮，切八片

上三味，㕮咀，以水三升，煮取一升二合，去滓，分温再服。强人可大附子一枚，干姜三两。

歌曰　生附一枚两半姜，草须二两少阴方，建功姜附如良将，将将从容藉草匡。

蔚按：四逆汤为少阴正药。此证用之

以招纳欲散之阳，太阳用之以温经，与桂枝汤同用以救里，太阴用之以治寒湿，少阴用之以救元阳，厥阴用之以回薄厥。

次男元犀按：生附子、干姜，彻上彻下，开辟群阴，迎阳归舍，交接十二经，为斩旗夺关之良将。而以甘草主之者，从容筹划，自有将将之能也。

葛根汤 治太阳病项背几几，无汗恶风者。又治太阳与阳明合病，必自下利，此方主之。

葛根四两　麻黄三两，去节　甘草二两，炙　芍药二两　桂枝二两　生姜三两　大枣十二枚

上七味，㕮咀，以水一斗，先煮葛根、麻黄，减二升，去上沫，纳诸药，煮取三升，去滓。温服一升，覆取微似汗，不须啜粥。余如桂枝法将息及禁忌。

歌曰　四两葛根三两麻，枣枚十二效堪嘉，桂甘二芍三姜三两，无汗憎风项背几几太阳病下利太阳阳明合病夸。

蔚按：第二方桂枝加葛根汤与此汤，俱治太阳经输之病。太阳之经输在背。经云：邪入于输，腰脊乃强。师于二方皆云治项背几几，几几者，小鸟羽短，欲飞不能飞，而伸颈之象也。但前方治汗出，是邪从肌腠而入输，故主桂枝；此方治无汗，是邪从肤表而入输，故主麻黄。然邪既入输，肌腠亦病，方中取桂枝汤全方加葛根、麻黄，亦肌表两解之治，与桂枝二麻黄一汤同意，而用却不同，微乎其微乎！葛根性用解见第二方。

张令韶曰：太阳与阳明合病，必自下利者，太阳主开，阳明主合。今太阳合于阳明，不从太阳之开，而从阳明之合，病合反开，故必自下利。下利者，气下而不上也。葛根之性，延蔓上腾，气腾于上，利自止矣。

葛根加半夏汤 治太阳与阳明合病，

不下利，但呕者，此方主之。

葛根汤原方，加半夏半升，洗。煎服同前。

歌曰 二阳太阳与阳明合病下利葛根夸，不利旋看呕逆嗟，须取原方照分两，半夏半升洗来加。

张令韶曰：不下利但呕者，太阳之气仍欲上达而从开也。因其势而开之，故加半夏以宣通逆气。

葛根黄芩黄连汤 治太阳病桂枝证，医反下之，利遂不止。脉促者，表未解也。喘而汗出者，此汤主之。

葛根半斤 甘草二两 黄芩二两 黄连二两

上四味，以水八升，先煮葛根，减二升。纳诸药，煮取二升，去滓，分温再服。

歌曰 二两黄芩二两甘，葛根八两论中谈，喘而汗出脉兼促，误下风邪利不堪。一本黄连三两。

蔚按：太阳桂枝证而反下之，邪由肌腠而内陷于中土，故下利不止。脉促与喘汗者，内陷之邪欲从肌腠外出而不能出。涌于脉道，如疾行而蹶为脉促；涌于华盖，肺主气而上喘，肺主皮毛而汗出。方主葛根，从里以达于表，从下以腾于上。辅以芩、连之苦，苦以坚之，坚毛窍而止汗，坚肠胃以止泻。又辅以甘草之甘，妙得甘苦相合，与人参同味而同功，所以辅中土而调脉道。真神方也。许宏《方议》云：此方亦能治阳明大热下利者，又能治嗜酒之人热喘者，取用不穷也。蔚按：金桂峰之女患痢，身热如焚，法在不治。余断其身热为表邪，用人参败毒散，继服此方，全愈。益信长沙方之取用不穷也。

麻黄汤 治太阳病头疼发热，身疼腰痛，骨节疼痛，恶寒无汗而喘者，此方主之。

麻黄三两，去节 桂枝二两，去皮 杏仁七十个，去皮尖 甘草一两，炙

上四味，以水九升，先煮麻黄减二升，去上沫，纳诸药，煮取二升半，去滓。温服八合，覆取微似汗，不须啜粥。余如桂枝法将息。

按：今医不读《神农本草经》，耳食庸医唾余，谓麻黄难用，而不知气味轻清，视羌、独、荆、防、姜、葱，较见纯粹。学者不可信俗方而疑经方也。

歌曰 七十杏仁三两麻，一甘二桂效堪夸，喘而无汗头身痛，温覆休教粥到牙。

蔚按：以上俱言桂枝证，至此方言麻黄证也。方下所列各证，皆兼经气而言。何谓"经"？《内经》云：太阳之脉，上连风府，上头项，挟脊，抵腰，至足，循身之背是也。何谓"气"？《内经》云：太阳之上，寒气主之。又云：三焦膀胱者，腠理毫毛其应。是太阳之气主周身之表而主外也。桂枝证病在肌腠，肌腠实则肤表虚，故以自汗为提纲；此证病在肤表，邪在肤表则肤表实，故以无汗为提纲。无汗则表气不通，故喘；痛而曰疼，痛之甚也。此经与气并伤，视桂枝证较重，故以麻黄大开皮毛为君，以杏仁利气，甘草和中，桂枝从肌以达表为辅佐。覆取似汗而不啜粥，恐其逗留麻黄之性，发汗太过也。

大青龙汤 治太阳中风，脉浮紧，发热恶寒，身疼痛，不汗出而烦躁者，此方主之。

麻黄六两，去节 桂枝二两，去皮 甘草二两，炙 杏仁五十枚，一本，四十枚 石膏如鸡子大，碎 生姜一两 大枣十二枚

上七味，以水九升，先煮麻黄减二升，去上沫。纳诸药，煮取三升，去滓。温服一升，取微似汗。汗出多者，温粉扑

之。一服汗者，停后服。从张氏，节去三句。

歌曰　二两桂甘三两姜，膏如鸡子六麻黄，枣枚十二五十杏，无汗烦而且躁方。一本杏仁四十枚，甘草三两。许宏《方议》云：温粉者，只用白术、藁本、川芎、白芷各一两，米粉三两，为细末，扑其身则汗止。

蔚按：太阳底面便是少阴。少阴证本无汗，而烦躁证少阴与太阳俱有之。若太阳中风脉浮，为肌病有欲汗之势，紧为表实，仍不得有汗，是肌与表兼病也。发热为太阳之标病，恶寒为太阳之本病，是标与本俱病也。太阳之气主周身之毫毛，太阳之经挟脊抵腰，身疼痛是经与气并病也。风为阳邪，病甚而汗不出，阳邪内扰，不可认为少阴之烦躁，以致议温有四逆汤，议寒有黄连阿胶汤之误。只用麻黄汤以发表，桂枝汤以解肌，而标本经气之治法俱在其中。去芍药者，恶其苦降，恐引邪陷入少阴也。加石膏者，取其质重性寒，纹理似肌，辛甘发散，能使汗为热隔之症，透达而解，如龙能行云而致雨也。更妙在倍用麻黄，挟石膏之寒尽行于外而发汗，不留于内而寒中。方之所以入神也。下节言脉即不紧而缓，身即不疼而但重且有轻时，虽不若上节之甚，而无汗与烦躁，审非少阴证，亦可以此汤发之。论云：无少阴证者，此"者"字，承上节不汗出而烦躁言也。

小青龙汤　治伤寒表不解，心下有水气，干呕发热而渴，或咳，或利，或噎，或小便不利、少腹满，或喘，此方主之。

麻黄三两　芍药三两　细辛三两　干姜三两　甘草三两　桂枝三两　半夏半升　五味子半升

上八味，以水一斗，先煮麻黄减二升，去上沫。纳诸药；煮取三升，去渣。

温服一升。若微利者，去麻黄，加荛花如鸡子大，熬令赤色；若渴者，去半夏，加栝楼根三两；若噎者，去麻黄，加附子一枚炮；若小便不利、小腹满，去麻黄，加茯苓四两；若喘者，去麻黄，加杏仁半升。

歌曰　桂麻姜芍草辛三，夏味半升记要谙，表不解兮心下水，咳而发热句中探。柯韵伯云：心下为火位，水火相射，则水气之变幻不可拘。如上而不下，则或噎或喘；下而不上，则或渴或利，留于肠胃，则小便不利而小腹因满矣。惟发热而咳是为水证。

加减歌曰　若渴去夏取蒌根，三两加来功亦壮，微利去麻加荛花，吴云：此味不常用，以茯苓代之。熬赤取如鸡子样。若噎去麻炮附加，只用一枚功莫上；麻去再加四两苓，能除尿短小腹胀；若喘除麻加杏仁，须去皮尖半升量。

蔚按：此寒伤太阳之表不解，而动其里水也。麻、桂从太阳以祛表邪，细辛入少阴而行里水，干姜散胸前之满，半夏降上逆之气，合五味之酸、芍药之苦，取酸苦涌泄而下行。既欲下行，而仍用甘草以缓之者，令药性不暴，则药力周到，能入邪气水饮互结之处而攻之。凡无形之邪气从肌表出，有形之水饮从水道出，而邪气、水饮一并廓清矣。喻嘉言云：方名小青龙者，取其翻波逐浪以归江海，不欲其兴云升天而为淫雨之意。若泥麻黄过散减去不用，则不成其为龙，将何恃以翻波逐浪乎？

桂枝加厚朴杏仁汤　治太阳病下之微喘者，表未解也。

桂枝三两　甘草二两　芍药三两　大枣十二枚　杏仁五十枚　厚朴二两，炙，去皮　生姜三两，切

上七味，以水七升，微火煮取三升，

去滓，温服一升，覆取微似汗。

歌曰　下后喘生桂枝证下之微喘及喘家，素有喘，名喘家。桂枝汤外更须加，朴加二两五十杏，此法微茫未有涯。

参太阳病，有在表在外之不同，以皮肤为表，肌腠为外也。太阳表病未解而下之，气不因下而内陷仍在于表，不能宣发而微喘。用桂枝汤从肌而托之于表，加厚朴以宽之，杏仁以降之，表解而喘平矣。与太阳病下之后，其气上冲者，可与桂枝汤参看。

干姜附子汤　治下之后复发汗，昼日烦躁不得眠，夜安静，不渴不呕，无表证，脉沉微，身无大热者，此方主之。

干姜一两　附子一枚，生用，去皮，切八片

上二味，以水五升，煮取一升，去滓。顿服。

歌曰　生附一枚一两姜，昼间烦躁夜安常，脉微无表身无热，幸藉残阳未尽亡。

蔚按：太阳底面便是少阴。太阳证误下之，则少阴之阳既虚，又发其汗，则一线之阳难以自主。阳主于昼，阳虚欲援同气之救助而不可得，故烦躁不得眠；阴主于夜，阳虚必俯首不敢争，故夜则安静。又申之曰：不呕不渴，脉沉微，无表证，身无大热，辨其烦躁绝非外邪，而为少阴阳虚之的证也。证既的，则以回阳之姜、附顿服。何疑？

桂枝加芍药生姜人参新加汤　治发汗后，身疼痛，脉沉迟者。

桂枝三两　芍药四两　甘草二两，炙
人参三两　大枣十二枚　生姜四两

上六味，治水一斗二升，微火煮取三升，去滓。分温服一升。余如桂枝汤法。按《内台》云：白水煎，通口服，不必取汗。此说可存。

歌曰　汗后身疼脉反沉，新加方法轶医林，方中姜芍还增一，三两人能义蕴深。

蔚按：此言太阳证发汗后，邪已净而营虚也。身疼痛证虽似外邪，而血虚不能养营者必痛也。师恐人之误认为邪，故复申之曰脉沉迟，以脉沉者病不在表，迟者血虚无以营脉也。方用桂枝汤取其专行营分，加人参以滋补血液生始之源，加生姜以通血脉循行之滞，加芍药之苦平，欲领姜、桂之辛，不走于肌腠而作汗，潜行于经脉而定痛也。曰新加者，言邪盛忌用人参，今因邪净而新加之。注家谓有余邪者，误也。

麻黄杏仁甘草石膏汤　治发汗后，不可更行桂枝汤，若汗出而喘，无大热者，此汤主之。下后同。

麻黄四两，去节　杏仁五十枚　甘草二两，炙　石膏半斤

上四味，以水七升，先煮麻黄，去上沫。纳诸药，煮取二升，去滓。温服一升。

歌曰　四两麻黄八两膏，二甘五十杏同熬，须知禁桂为阳盛，喘汗全凭热势操。

男元犀按：此借治风温之病。论曰：太阳病发热而渴、不恶寒者为温病，若发汗已，身灼热者名风温一节，未出其方，此处补之。其文略异，其实互相发明。不然，汗后病不解，正宜桂枝汤，曰不可更行者，知阳盛于内也。汗出而喘者，阳盛于内，火气外越而汗出，火气上越而喘也。其云无大热，奈何？前论温病曰发热而渴不恶寒者，邪从内出，得太阳之标热，无太阳之本寒也。今曰无大热，邪已蕴酿成热，热盛于内，以外热较之而转轻也。读书要得间，不可死于句下，至于方解，柯韵伯最妙，宜熟读之。

柯韵伯曰：此方为温病之主剂。凡冬

不藏精之人，热邪伏于脏腑，至春风解冻，伏邪自内而出。法当乘其势而汗之，热随汗解矣。此证头项强痛与伤寒尽同，惟不恶寒而渴以别之。证系有热无寒，故于麻黄汤去桂易石膏，以解表里俱热之证。岐伯所云，未满三日可汗而已者，此法是也。此病得于寒时，而发于风令，故又名曰风温。其脉阴阳俱浮，其证自汗身重。盖阳浮则强于卫外而闭气，故身重，当用麻黄开表以逐邪；阴浮不能藏精而汗出，当用石膏镇阴以清火；表里俱热，则中气不运，升降不得自如，故多眠鼻鼾，语言难出，当用杏仁、甘草以调气。此方备升降轻重之性，足以当之，若攻下、火熏等法，此粗工促病之术也。盖内蕴之火邪与外感之余热，治不同法。是方温病初起，可用以解表清里，汗后可复用以平内热之猖狂，下后可复用以彻伏邪之留恋，与风寒不解用桂枝汤同法。例云：桂枝下咽，阳盛则毙。特开此凉解一法，为大青龙汤之变局、白虎汤之先著也。然此证但热无寒，用青龙则不宜姜、桂，恐脉流薄疾，斑黄狂乱作矣；此证但热不虚，用白虎则不宜参、米，恐食入于阴则长气于阳，谵语腹胀矣。此为解表之剂，若无喘、鼾、语言难出等证，则又白虎之证治矣。凡治温病表里之实，用此汤；治温病表里之虚，用白虎加参、米，相须相济者也。若葛根黄芩黄连汤，则治痢而不治喘，要知温病下后，无利不止证，葛根黄连之燥，非治温药。且麻黄专于外达，与葛根之和中发表不同；石膏甘润，与黄连之苦燥悬殊。同是凉解表里，同是汗出而喘，而用药有毫厘之辨矣。

桂枝甘草汤　治发汗过多，其人叉手自冒心，心下悸，欲得按者，此方主之。

桂枝四两　甘草二两，炙

上二味，以水三升，煮取一升，去滓。顿服。

歌曰　桂枝炙草取甘温，四桂二甘药不烦，叉手冒心虚已极，汗多亡液究根源。

张令韶曰：此发汗多而伤其心气也。汗为心液，汗出过多，则心液空而喜按，故用桂枝以保心气，甘草助中土以防水逆，不令肾气乘心。

茯苓桂枝甘草大枣汤　治发汗后，其人脐下悸者，欲作奔豚，此方主之。

茯苓半斤　桂枝四两　甘草四两，炙　大枣十五枚

上四味，以甘澜水一斗，先煮茯苓减二升。纳诸药，煮取三升，去滓。温服一升。日三服。

作甘澜水法：取水一斗，置在盆内，以杓扬之，水上有珠子五六千颗相逐，取用之。

歌曰　八两茯苓四桂枝，炙甘四两悸堪治，枣推十五扶中土，煮取甘澜两度施。程知本，甘草二两。

蔚按：此治发汗而伤其肾气也。桂枝保心气于上，茯苓安肾气于下，二物皆能化太阳之水气。甘草、大枣补中土而制水邪之溢，甘澜水速诸药下行。此心悸欲作奔豚，图于未事之神方也。

厚朴生姜甘草半夏人参汤　治发汗后，腹胀满，此方主之。

厚朴半斤，炙，去皮　生姜半斤　半夏半升，洗　甘草二两　人参一两

上五味，以水一斗，煮取三升，去滓。温服一升。日三服。

歌曰　厚朴半斤姜半斤，一参二草亦须分，半升夏最除虚满，汗后调和法出群。

张令韶曰：此治发汗而伤脾气也。汗乃中焦水谷之津，汗后亡津液而脾气虚，脾虚则不能转输而胀满矣。夫天气不降，地

气不升，则为胀满。厚朴色赤性温而味苦泄，助天气之下降也；半夏感一阴而生，能启达阴气，助地气之上升也；生姜宣通滞气，甘草、人参所以补中而滋生津液者也。津液足而上下交，则胀满自消矣。

茯苓桂枝白术甘草汤　治伤寒若吐若下后，心下逆满，气上冲胸，起则头眩，脉沉紧，发汗则动经，身为振摇者，此方主之。

茯苓四两　桂枝三两　白术二两　甘草二两，炙

上四味，以水六升，煮取三升，去滓。分温三服。

歌曰　病因吐下气冲胸，起则头眩身振从，茯四桂三术草二，温中降逆效从容。

张令韶曰：此治吐下后而伤肝气也。心下逆满者，心下为脾之部位。脾主中焦水谷之津，吐下以伤其津，遂致脾虚而为满，脾虚而肝气乘之，故逆满也。气上冲胸等句，皆言肝病之本脉本证。方中只用桂枝一味以治肝，其余白术、茯苓、甘草，皆补脾之药，最为得法。即《金匮》所谓"知肝之病，当先实脾"是也。

芍药甘草附子汤　治发汗病不解，反恶寒者，虚故也，此汤主之。

芍药三两　甘草三两，炙　附子一枚，炮，去皮，切八片

以上三味，以水五升，煮取一升五合，去滓，温服。

歌曰　一枚附子胜灵丹，甘芍平行三两看，汗后恶寒虚故也，经方秘旨孰能攒。

男元犀按：各家以此证为发汗虚其表阳之气，似是而非。于"病不解"三字说不去，且"虚故也"三字亦无来历。盖太阳之邪，法从汗解，汗而不解，余邪未净，或复烦发热，或如疟状。亦有大汗亡阳明之阳，用白虎加人参法，亡少阴之阳，用真武四逆法，论有明训也。今但云不解，可知病未退而亦未加也。恶寒而曰"反"者，奈何？谓前此无恶寒证，因发汗而反增此一证也。恶寒若系阳虚，四逆辈犹恐不及，竟以三两之芍药为主，并无姜、桂以佐之，岂不虑恋阴以扑灭残阳乎？师恐人因其病不解而再行发汗，又恐因其恶寒而径用姜、附，故特切示曰"虚故也"。言其所以不解，所以恶寒，皆阴阳素虚之故，补虚自足以胜邪，不必他顾也。方中芍药、甘草，苦甘以补阴；附子、甘草，辛甘以补阳；附子性猛，得甘草而缓；芍药性寒，得附子而和；且芍、草多而附子少，皆调剂之妙。此阴阳双补之良方也。论中言虚者，间于节中偶露一二语，单言虚而出补虚之方者只一节。学者当从此隅反[①]之。

茯苓四逆汤　治发汗，若下之，病仍不解，烦躁者，此方主之。

茯苓四两，一本，六两　人参一两　附子一枚，生用　甘草二两，炙　干姜一两半

上五味，以水五升，煮取三升，去滓。温服七合。日三服。

歌曰　生附一枚两半姜，二甘六茯一参尝，汗伤心液下伤肾，肾躁心烦得媾水，火交媾则烦躁定矣。昌。

张令韶曰：此汗、下而虚其少阴水火之气也。汗下之后，心肾之精液两虚，以致病仍不解，阴阳水火离隔而烦躁也。烦者，阳不得通阴也；躁者，阴不得遇阳也。茯苓、人参，助心主以止阳烦，四逆补肾脏以定阴躁。

五苓散　治发汗后，烦渴欲饮水者主之。

猪苓十八铢　泽泻一两六铢　白术十八铢

―――――――――

① 隅反：举隅反三的缩语。

茯苓十八铢　桂枝半两，去皮

上五味，捣为末。以白饮和服方寸
匕。日三服。多饮暖水。汗出愈。《内
台》：茯苓、猪苓、白术各一两，泽泻二
两，桂枝半两，为末。

歌曰　猪术茯苓十八铢，泽宜一两六
铢符，桂枝半两磨调服，暖水频吞汗出
苏。魏念庭云：设非用散而用煎，则内外
迎拒，药且不下，又何能多服暖水不吐
乎？

次男元犀按：苓者，令也。化气而通
行津液，号令之主也。猪苓、茯苓、泽
泻，皆化气之品，有白术从脾以转输之，
则气化而水行矣。然表里之邪，不能因水
利而两解，故必加桂枝以解之，作散以散
之，多服暖水以助之，使水精四布，上滋
心肺，外达皮毛，微汗一出，而表里之烦
热两蠲矣。白饮①和服，亦即桂枝汤啜
粥之义也。

茯苓甘草汤　治伤寒，汗出而渴者，

五苓散主之；不渴者，此方主之。

茯苓一两　桂枝一两　甘草一两　生姜
三两上四味，以水四升，煮取三升，去滓。
分温三服。

歌曰　汗多不渴此方求，又治伤寒厥
悸优。二桂一甘三姜茯，须知水汗共源
流。

蔚按：此承上，服五苓散，多饮暖水
以出汗。人知五苓之用在汗，而不知五苓
之证在渴也。五苓证之渴，为脾不转输，
非关胃燥。推而言之，不输于上为渴，不
输于中为水逆，不输于下为小便不利。虽
有烦热之病，责在水津不能四布，故白
术、桂枝之辛温不避也。论曰汗出而渴，
可知中焦水谷之津发泄而伤脾，脾伤则不
能输津而作渴，故取五苓散布散其水津。
若不渴者，中焦之液未伤，只用茯苓甘草
汤，取茯苓之利水，俾肾水不沸腾而为
汗。

---

① 白饮：即米汤。

卷 三

闽 长乐 陈念祖修园 著

长男 蔚 古愚 拟注
次男元犀 灵石 参订

孙男 心典 心兰 同校字

太 阳 方

栀子豉汤 治发汗吐下后，虚烦不得眠，反复颠倒，心中懊恼者。

栀子十四枚，生用，擘 香豉四合，绵裹，

上二味，以水四升，先煮栀子，得二升半。纳豉，绵裹分为二服，温进一服。得吐者，止后服。从张本，删此二句。

歌曰 山栀香豉治何为，烦恼难眠胸窒宜。十四枚栀四合豉，先栀后豉法煎奇。

男元犀按：此汤旧本有得吐止后服等字，故相传为涌吐之方。高明如柯韵伯，亦因其说。惟张隐庵、张令韶极辨其讹曰：瓜蒂散二条，本经必曰吐之；栀子汤六节，并不言一"吐"字。且吐下后虚烦，岂有复吐之理乎？此因瓜蒂散内用香豉二合，而误传之也。愚每用此方，服之不吐者多，亦或有时而吐。要之，吐与不吐，皆药力胜病之效也。其不吐者，所过者化，即雨露之用也；一服即吐者，战则必胜，即雷霆之用也。方非吐剂，而病间有因吐而愈者，所以为方之神妙。栀子色赤象心，味苦属火，性寒导火热之下行；豆形象肾，色黑入肾，制造为豉，轻浮引

水液之上升。阴阳和，水火济，而烦热、懊恼、结痛等证俱解矣。原本列于"太阳"，主解烦，非吐剂，而有时亦能涌吐也。韵伯移入"阳明"，只知为吐剂，泄阳明之烦热。即此，为仁者见仁，知者见知也。

栀子甘草豉汤 治栀子汤证中，若少气者主之。

栀子十四枚 甘草二两，《内台》只用半两
香豉四合

上三味，以水四升，先煮栀子、甘草，取二升半。纳豉，煮取升半，去滓。分温二服。从张氏重订，下同。

栀子生姜豉汤 治栀子豉汤证中，若加呕者，此方主之。

栀子十四枚 生姜五两，《内台》只用一两
香豉四合

上三味，以水四升，先煮栀子、生姜，取二升半。纳豉，煮取升半，去滓。分温二服。

歌曰 栀豉原方效可夸，气羸二两炙甘加，若加五两生姜入，专取生姜治呕家。

蔚按：栀豉解见上。汗吐下后，中气虚不能交通上下，故加甘草以补中；呕者，汗吐下后，胃阳已伤，中气不和而上

逆，故加生姜暖胃、解秽而止逆也。

栀子厚朴汤　治伤寒下后，心烦腹满，卧起不安者，此方主之。

栀子十四枚　厚朴四两　枳实四枚，水浸，去瓤，炒

以上三味，以水三升，煮取一升半，去滓。分温二服。本张氏重订。

歌曰　朴须四两枳四枚，十四山栀亦妙哉，下后心烦还腹满，止烦泄满效兼该。

柯韵伯曰：心烦则难卧，腹满则难起。起卧不安是心移热于胃，与反复颠倒之虚烦不同。栀子治烦，枳、朴泄满，此两解心腹之妙剂也。

栀子干姜汤　治伤寒，医以丸药大下之，身热不去，微烦者主之。

栀子十四枚　干姜二两

上二味，以水三升半，煮取一升半，去滓。分二服，温进一服。从张氏，删去二句。

歌曰　十四山栀二两姜，以丸误下救偏方，微烦身热君须记，辛苦相须尽所长。

张令韶曰：栀子导阳热以下行，干姜温中土以上达，上下交而烦热止矣。

附录家严新案

嘉庆戊辰，吏部谢芝田先生令亲，患头项强痛，身疼，心下满，小便不利。服表药，无汗反烦，六脉洪数。初诊疑为太阳阳明合病，谛思良久曰：前病在无形之太阳，今病在有形之太阳也。但使有形之太阳小便一利，则所有病气，俱随无形之经气而汗解矣。用桂枝去桂加茯苓白术汤，一服遂瘥，惟夜间不寐。特告曰，此名虚烦，因辛热遗害。若用枣仁、远志、茯神等药，反招集其所遗而为孽，病必复作矣。用栀子豉汤，即愈。

嘉庆己巳季春，曹扶谷明府，患头痛项强、恶寒等证，自差次回垣后，更增出寒热往来，欲呕胸满等证。家严诊其脉数中见小，按之虚不应指。骇谓之曰：阳证见阴脉，法在不治，所幸者大小便如常，神识颇清，正虽虚而尚未溃。察其胸满欲呕、寒热往来之证，俱是病气欲从枢转之象，当乘机而利导之。遂令一日服小柴胡两剂，柴胡每剂八钱。次日再诊，以上诸证虽退，而心胸懊侬不安，语言错乱无次，实觉可忧。又诊其脉略缓，遂为之喜曰：邪从枢转而出，故寒热等证俱平；正为邪热所伤，故烦昏等证并见。此时须当救正，但"救正"二字，不读《伤寒》《金匮》便以人参误事。立主用栀子豉汤，从离坎交媾处拨动神机。服后停药，静候三日。值阳明主气之期，申酉为阳明正旺之时，戊癸相合自愈。果如言应期而效。

真武汤　治太阳病发汗，汗出不解，其人仍发热，心下悸，头眩，身𤸷动，振振欲擗地者，此方主之。又治少阴病三四日不已，至四五日，腹痛，小便不利，四肢疼痛沉重，自下利者，此为有水气，其人或咳，或小便自利，或呕者，此方主之。

茯苓三两　芍药三两　生姜三两　白术二两　附子一枚，炮

上五味，以水八升，煮取三升，去滓。温服七合。日三服。

歌曰　生姜芍茯数皆三，二两白术一附探，便短咳频兼腹痛，驱寒镇水与君谈。

真武汤加减法：

加减歌曰　咳加五味要半升，干姜细辛一两具，一本，去生姜。小便若利恐耗津，须去茯苓肾始固。下利去芍加干姜，二两温中能守住；若呕去附加生姜，足前须到半斤数。

张令韶曰：虚者不可汗，汗后病不解而变证也。真武者，镇水之神也。水性动，今动极不安，故亦以此镇之。茯苓松之余气，潜伏于根，故归伏心神而止悸；附子启下焦之生阳，上循于头而止眩；芍药滋养营血；生姜宣通经脉，而瞤动自止。白术所以资中土而灌溉四旁者也

罗东逸曰：小青龙汤治表不解有水气，中外皆寒实之病也。真武汤治表已解有水气，中外皆虚寒之病也。真武者，北方司水之神也。以之名汤者，藉以镇水之义也。夫人一身制水者脾也。主水者肾也。肾为胃关，聚水而从其类，倘肾中无阳，则脾之枢机虽运，而肾之关门不开，水即欲行，以无主制，故泛溢妄行而有是证也。用附子之辛热，壮肾之元阳，则水有所主矣；白术之温燥，建立中土，则水有所制矣；生姜之辛散，佐附子以补阳，于补水中寓散水之意；茯苓之淡渗，佐白术以健土，于制水中寓利水之道焉；而尤重在芍药之苦降，其旨甚微，盖人身阳根于阴，若徒以辛热补阳，不少佐以苦降之品，恐真阳飞越矣。芍药为春花之殿，交夏而枯，用之以亟收散漫之阳气而归根。下利减芍药者，以其苦降涌泄也；加干姜者，以其温中胜寒也。水寒伤肺则咳，加细辛、干姜者，胜水寒也；加五味子者，收肺气也。小便利者去茯苓，恐其过利伤肾也。呕者去附子倍生姜，以其病非下焦，水停于胃，所以不须温肾以行水，只当温胃以散水，且生姜功能止呕也。

小柴胡汤 治少阳经发热，口苦耳聋，其脉弦者。又治太阳阳明二经发热不退，寒热往来。

柴胡半斤　黄芩三两　人参三两　甘草三两　生姜三两　半夏半升，洗　大枣十二枚，劈

上七味，以水一斗二升，煮取六升，去滓。再煎，取三升。温服一升。日三服。

若胸中烦而不呕，去半夏、人参，加瓜蒌实一枚。若渴者，去半夏，加人参合前成四两半、瓜蒌根四两。若腹中痛者，去黄芩，加芍药三两。若胁下痞硬，去大枣，加牡蛎四两。若心下悸、小便不利者，去黄芩，加茯苓四两。若不渴，外有微热者，去人参，加桂枝三两，温覆，取微汗愈。若咳者，去人参、大枣、生姜，加五味子半升、干姜二两。

歌曰　柴胡八两少阳凭，枣十二枚夏半升，三两姜参芩与草，去滓重煮有奇能。

张令韶曰：太阳之气，不能从胸出入，逆于胸胁之间，内干动于脏气，当识少阳之枢转而外出也。柴胡二月生苗，感一阳初生之气，香气直达云霄，又禀太阳之气，故能从少阳之枢以达太阳之气；半夏生当夏半，感一阴之气而生，启阴气之上升者也；黄芩气味苦寒，外实而内空腐，能解形身之外热；甘草、人参、大枣，助中焦之脾土，由中而达外；生姜所以发散宣通者也。此从内达外之方也。

愚按：原本列于"太阳"，以无论伤寒、中风，至五六日之间，经气一周，又当来复于太阳。往来寒热，为少阳之枢象。此能达太阳之气从枢以外出，非解少阳也。各家俱移入"少阳篇"，到底是后人识见浅处。

小柴胡加减法：

加减歌曰　胸烦不呕除夏参，蒌实一枚应加煮。若渴除夏加人参，合前四两五钱与。蒌根清热且生津，再加四两功更钜。腹中痛者除黄芩，芍加三两对君语。胁下痞硬大枣除，牡蛎四两应生杵。心下若悸尿不长，除芩加茯四两侣。外有微热除人参，加桂三两汗休阻。咳除参枣并生

姜，加入干姜二两许。五味半升法宜加，温肺散寒力莫御。

张令韶曰：太阳之气，不能从胸出入，逆于胸胁之间，虽不干动在内有形之脏真，而亦干动在外无形之脏气。然见一脏之证，不复更及他脏，故有七或证也。胸中烦者，邪气内侵君主，故去半夏之燥；不呕者，中胃和而不虚，故去人参之补，加瓜蒌实之苦寒，导火热以下降也。渴者，阳明燥金气盛，故去半夏之辛，倍人参以生津，加瓜蒌根引阴液以上升也。腹中痛者，邪干中土，故去黄芩之苦寒，加芍药以通脾络也。胁下痞硬者，厥阴肝气不舒，故加牡蛎之纯牡，能破肝之牝脏，其味咸能软坚，兼除胁下之痞；去大枣之甘缓，欲其行之捷也。心下悸、小便不利者，肾气上乘而积水在下，故去黄芩，恐苦寒以伤君火；加茯苓保心气以制水邪也。不渴、外有微热者，其病仍在太阳，故不必生液之人参，宜加解外之桂枝，覆取微汗也。咳者，形寒伤肺，肺气上逆，故加干姜之热以温肺，五味之敛以降逆；凡咳，皆去人参；长沙之秘旨，既有干姜之温，不用生姜之散，既用五味之敛，不用大枣之缓也。

小建中汤　治伤寒阳脉涩，阴脉弦，法当腹中急痛者，以此方主之。又，伤寒二三日，心中悸而烦者，此方主之。

芍药六两　桂枝三两　甘草二两　生姜三两　胶饴一升　大枣十二枚

上六味，以水七升，煮取三升，去滓。纳胶饴，更上微火消解。温服一升。日三服。呕家不可用建中，以甜故也。

歌曰　建中即是桂枝汤，倍芍加饴绝妙方，饴取一升六两芍，悸烦腹痛有奇长。

程扶生曰：伤寒二三日，邪尚在表，未及传里之时。悸则阳虚，烦则阴虚，故

以芍药之苦以益阴，姜桂之辛以扶阳，而复用甘草、大枣之甘温缓其中。中既建，则邪不致入里矣。而姜、桂等，又能托邪外出，此为阴阳两虚之人而立一养正驱邪法也。

张令韶曰：经隧之血脉，流行不息，今寒气入而稽迟之。入阳络则阳脉涩，入阴络则阴脉弦。法当腹中急痛，先与建中汤。以经隧之血脉，皆中胃之所生，更得小柴胡汤以转枢机，枢机利，则经隧之血脉通矣，通则不痛也。

蔚考：《金匮》黄芪建中汤有加减法，小建中汤无加减法，今查《内台方议》，亦有加减。未知为年久脱简，抑或许氏新附与否，姑录之，以备参考。《方议》载：建中汤治虚痛者，加黄芪；治心痛者，加元胡索；治血虚者，加当归、川芎；治盗汗多者，加小麦、茯神；治虚中生热，加柴胡、地骨皮。

大柴胡汤　治太阳病未解便传入阳明，大便不通，热实心烦，或寒热往来，其脉沉实者，以此方下之。

柴胡半斤　半夏半升　芍药三两　黄芩三两　生姜五两　枳实四枚，炙　大枣十二枚

上七味，以水一斗二升，煮取六升，去滓，再煎。温服一升。日三服。一方用大黄二两，若不加大黄，恐不为大柴胡汤也。按：此方原有两法，长沙并存其说而用之。

歌曰　八柴四枳五生姜，芩芍三分二大黄，半夏半升十二枣，少阳实证下之良。

蔚按：凡太阳之气逆而内干，必藉少阳之枢转而外出者，仲景名为柴胡证。但小柴胡证心烦，或胸中烦，或心下悸，重在于胁下苦满；而大柴胡证不在胁下而在心下，曰心下急，郁郁微烦，曰心下痞硬，以此为别。小柴胡证曰喜呕，曰或胸

中烦而不呕；而大柴胡证不独不呕，而且呕吐，不独喜呕，而且呕不止，又以此为别。所以然者，太阳之气不从枢外出，反从枢内入于君主之分，视小柴胡证颇深也。方用芍药、黄芩、枳实、大黄者，以病势内入，必取苦泄之品，以解在内之烦急也；又用柴胡、半夏，以启一阴一阳之气；生姜、大枣，以宣发中焦之气。盖病势虽已内入，而病情仍欲外达，故制此汤，还藉少阳之枢而外出，非若承气之上承热气也。汪切庵谓加减小柴胡、小承气而为一方，未免以庸俗见测之也。

柴胡加芒硝汤　治伤寒十三日不解，胸胁满而呕，日晡所发潮热，已而微利。此本柴胡证，下之而不得利，今反利者，知医以丸药下之，非其治也。潮热者，实也。先宜小柴胡以解外，后以此汤主之。

柴胡二两六铢　半夏二十铢　黄芩一两　甘草一两　生姜一两　人参一两　大枣四枚　芒硝二两

上七味，以水四升，煮取二升，去滓。纳芒硝，更煮微沸。分温再服。此药剂之最轻者。以今秤计之，约二两。分二服，则一服只一两耳。

歌曰　小柴分两照原方，二两芒硝后入良，误下热来日晡所，补兼荡涤有奇长。此歌照《内台》方。宋本《玉函经》。然当照成氏为妥。

蔚按：小柴胡汤使太阳之气从枢外出，解见原方。兹云十三日，经尽一周，既来复于太阳，当解而不能解，又交阳明主气之期，病气亦随经气而涉之。阳明主胸，少阳主胁。胸胁满而呕者，阳明之阖不得少阳之枢以外出也。日晡所者，申酉戌之际也。阳病旺于申酉戌，故应其时而发潮热；热已微利者，阳明之气虽实，其奈为丸药所攻而下陷。陷者举之，用小柴胡汤以解外；解，寓升发之义，即所以举

其陷而止其利也；又加芒硝者，取芒硝之咸寒以直通地道，不用大黄之苦寒以犯中宫。盖阳明之气既伤，不宜再伤。师之不用大柴而用小柴，其义深矣。

桃仁承气汤　治太阳病不解，热结膀胱，其人如狂，血自下者愈。其外不解者，尚未可攻，当先解外。外已解，但小腹急结者，乃可攻之，宜此方主之。

桃仁五十个　大黄四两　甘草二两　桂枝二两　芒硝二两

上五味，以水七升，煮取二升半，去滓。纳芒硝，更上火微沸，下火。先食，温服五合，日三服。当微利。

歌曰　五十桃仁四两黄，桂硝二两草同行，膀胱热结如狂证，外解方攻用此汤。

蔚按：张令韶谓太阳有气有经，其气从胸而出入，其经挟脊入循膂而内络膀胱。如病邪从胸胁而入，涉于阳明、少阳之分，则为小柴胡汤证；循背膂而入，自入于太阳之腑，则为桃仁承气汤证。太阳之腑曰膀胱，在小腹之间，为血海之所。膀胱有津液而无血，而与胞中之血海相连。热干之，阴不胜阳，则动胞中之血而自下，故其人如狂。然病起外邪，当先解外，必审其小腹急结，乃可攻之。急结者，其血有急欲通之象也。桃得阳春之生气，其仁微苦而涌泄，为行血之缓药；得大黄以推陈致新；得芒硝以清热消瘀；得甘草以主持于中，俾诸药遂其左宜右有之势；桂枝用至二两者，注家以为兼解外邪，而不知辛能行气，气行而血乃行也。男蔚按：《内经》曰，血在上喜忘，血在下如狂。

柴胡加龙骨牡蛎汤　治伤寒八九日，下之，胸胁满，烦惊，小便不利，谵语，一身尽重不可转侧者，此方主之。

柴胡一两半　龙骨一两半　黄芩一两半

生姜—两半　人参—两半　茯苓—两半　铅丹—两半　牡蛎—两半　桂枝—两半　大枣六枚　大黄二两　半夏—两半

上十二味，以水八升，煮取四升。纳大黄，更煮一二沸，去滓。温服一升。此分两照宋本《玉函经》及《内台》方。若《伤寒论》，柴胡则用四两，半夏二合。

歌曰　参芩龙牡桂丹铅，芩夏柴黄姜枣全，枣六余皆一两半，大黄二两后同煎。

《内台方议》云：伤寒八九日，邪气错杂，表里未分，而误下之，则虚其里而伤其表。胸满而烦者，邪热客于胸中；惊者，心恶热而神不守也；小便不利者，里虚津液不行也；谵语者，胃热也；一身尽重，不可转侧者，阳气内荣于里不行于表也。故用柴胡为君，以通表里之邪而除胸胁满；以人参、半夏为臣辅之；加生姜、大枣而通其津液，加龙骨、牡蛎、铅丹收敛神气而镇惊，为佐；加茯苓以利小便而行津液，加大黄以逐胃热止谵语，加桂枝以行阳气而解身重错杂之邪，共为使。以此十一味之剂，共救伤寒坏逆之法也。

《伤寒论》共十二味，一本无黄芩，只十一味也。

桂枝去芍药加蜀漆牡蛎龙骨救逆汤
治伤寒脉浮，医以火迫劫之，亡阳，必惊狂，起卧不安者，此方主之。

桂枝三两　甘草二两　大枣十二枚　生姜三两　牡蛎煅，五两　龙骨四两　蜀漆三两，洗去腥

上为末，以水一斗二升，先煮蜀漆减二升，纳诸药，煮取三升，去滓。温服一升。一本，蜀漆四两。

歌曰　桂枝去芍已名汤，蜀漆还加龙牡藏，五牡四龙三两漆，能疗火劫病惊狂。

张令韶曰：伤寒脉浮，病在阳也。太阳与君火相合而主神，心为阳中之太阳，医以火迫劫，亡阳，亡其君主之阳，非下焦生阳之阳。心为火迫，则神气外浮，故为惊狂而不安。桂枝色赤入心，取之以保心气；佐以龙牡者，取水族之物以制火邪，取重镇之品以治浮越也。芍药苦平，非亡阳所宜，故去之。蜀漆取通泄阳热，故先煮之。神气生于中焦水谷之精，故用甘草、大枣、生姜，以资助中焦之气也。病在阳，复以火劫，此为逆也，故曰救逆。

桂枝加桂汤　治烧针令其汗，针处被寒，核起而赤者，必发奔豚，气从小腹上冲心，灸其核上各一壮，与此方主之。

桂枝五两　芍药三两　生姜三两　甘草二两　大枣十二枚

上五味，以水七升，煮取三升，去滓。温服一升。按本论云：与桂枝加桂汤，更加桂二两。而不知原用三两，更加二两，即名此汤。非于五两之外更加也。

歌曰　气从脐逆号奔豚，汗为烧针启病源，只取桂枝汤本味，再加二两桂枝论。

蔚按：少阴上火而下水，太阳病以烧针令其汗，汗多伤心，火衰而水乘之，故发奔豚。用桂枝加桂，使桂枝得尽其量，上能保少阴之火脏，下能温少阴之水脏，一物而两扼其要也。核起而赤者，针处被寒，灸以除其外寒，并以助其心火也。

桂枝甘草龙骨牡蛎汤　治火逆下之，因烧针烦躁者，此汤主之。

桂枝—两　甘草二两　龙骨二两　牡蛎二两

上为末，以水五升，煮取一升半，去滓。温服八合。日三服。

歌曰　二甘一桂不雷同，龙牡均行二两通，火逆下之烦躁起，交通上下取诸中。

蔚按：太阳病因烧针而为火逆者多。今人不用烧针而每有火逆之证者，炮姜、桂、附、荆、防、羌、独之类，逼其逆也。火逆则阳亢于上，若剧下之，则阴陷于下。阳亢于上，不能遇阴而烦；阴陷于下，不得遇阳而躁。故取龙、牡水族之物，抑亢阳以下交于阴；取桂枝辛温之品，启阴气以上交于阳。最妙在甘草之多，资助中焦，使上下阴阳之气交通于中，而烦躁自平也。

抵当汤　治太阳病热在下焦，小腹硬满，下血乃愈。所以然者，以太阳随经，瘀热在里故也。此汤主之。

虻虫三十个，去足翅，熬　水蛭三十个，熬
大黄三两，酒洗　桃仁三十个

上四味，锉如麻豆，以水五升，煮取三升，去滓。温服一升，不下，再服。

歌曰　大黄三两抵当汤，里指任冲不指胱，虻蛭桃仁各三十，攻其血下定其狂。

张令韶曰：太阳有经与气之分，亦有外与表之别。桃仁承气证热结膀胱，乃太阳肌腠之邪从背脊而下结于膀胱，故曰"外不解者，尚不可攻"，肌腠为外也。抵当证瘀热在里，乃太阳肤表之邪，从胸中而下结于小腹，表气通于胸，故曰"表证仍在，反不结胸"，皮毛为表也。盖太阳之气，从胸而出，入太阳之经，循背脊而下络膀胱。经病，外邪从背而入结于膀胱者，详于桃仁承气汤方注；而气病，表邪从胸而入不涉于膀胱，故不曰"热结膀胱"，而曰"反不结胸，热在下焦"。盖下焦即胞中，冲、任二脉之所起也。冲脉起于气冲，任脉起于中极之下，以上毛际，亦居小腹。故前章曰"小腹急结"，此章曰"小腹硬满"。急结者，急欲下通之象，不必攻之，故曰"下者愈"，只用桃仁承气汤足矣；此曰"硬满"，全无下通之势，

故不曰"血自下"，而曰"下血乃愈"，言必攻而始下也，非抵当不可。二证之分别如此。

又曰：太阳病六七日，正当太阳主气之期，表证仍在，脉当浮。今微而沉者，气随经络沉而内薄也。内薄于胸当结胸，今反不结胸者，知表邪从胸而下入于阴分。阴不胜阳，故发狂；热在下焦，故小腹硬满；硬满而小便自利，便知其不在无形之气分，而在有形之血分也。方用虻虫、水蛭，一飞一潜，吮血之物也。在上之热随经而入，飞者抵之；在下之血为热所瘀，潜者当之。配桃核之仁、将军之威，一鼓而下，抵拒大敌。四物当之，故曰抵当。

抵当丸　治伤寒有热，小腹满，应小便不利；今反利者，为有血也。当下之。

虻虫二十个，去翅足，熬　水蛭二十个，熬
桃仁三十五个　大黄三两

上四味，捣，分为四丸。以水一升煮一丸，取七合服，不可余药。晬时当下血。若不下者，更服。

歌曰　卅五桃仁三两黄，虻虫水蛭廿枚详，捣丸四个煎宜一，有热尿长腹满尝。

陈修园曰：抵当之脉，浮取微而沉取结。按曰微而沉，非沉微也，故又以沉结申之。抵当之证，发狂，小腹硬满，小便自利。其中又有发黄病，审其小便不利，为膀胱之气不化；小便自利，非膀胱之气不化，为下焦之瘀不行。以此方之难用，又不可不用，不得不重申其义也。然此为抵当汤、丸二证公共之辨法也。师又立抵当丸方法者着眼在"有热"二字，以热瘀于里而仍蒸于外，小腹又满，小便应不利而反自利，其证较重，而治之不可急剧，故变汤为丸，以和治其气味，令其缓达病所。曰不可余药者，谓连滓服下，不可留

余。庶少许胜多许，俟晬时下血，病去而正亦无伤也。

大陷胸丸　治结胸证，项亦强，如柔痉状，下之则和，此方主之。

大黄半斤　葶苈子半斤，熬　杏仁半升，去皮尖，炒黑　芒硝半升

上四味，捣筛二味，次纳杏仁、芒硝，合研如脂，和散，取如弹丸一枚。别捣甘遂末一钱匕；白蜜二合，水二升，煮取一升。温，顿服之。一宿乃下；如不下，更服，取下为效。禁如药法。

歌曰　大陷胸丸法最超，半升葶苈杏硝调，项强如痉君须记，八两大黄取急消。

蔚按：太阳之脉，上循头项；太阳之气，内出于胸膈，外达于皮毛。其治法宜从汗解，今应汗而反下之，则邪气因误下而结于胸膈之间，其正气亦随邪气而内结。不能外行于经脉，以致经输不利，而头项强急如柔痉反张之状。取大黄、芒硝，苦咸以泄火热，甘遂苦辛以攻水结。其用杏仁、葶苈奈何？以肺主皮毛，太阳亦主皮毛，肺气利而太阳之结气亦解也。其捣丸而又纳蜜奈何？欲峻药不急于下行，亦欲毒药不伤其肠胃也。

大陷胸汤　治大结胸证，脉沉而紧，心下痛，按之石硬者。

大黄六两　芒硝一升　甘遂一钱匕

上三味，以水六升，先煮大黄，取二升，去滓。纳芒硝，煮一两沸，纳甘遂末。温服一升，得快利，止后服。

歌曰　一钱甘遂一升硝，六两大黄力颇饶，日晡潮热腹痛满，胸前结聚此方消。

蔚按：大黄、芒硝苦咸之品，借甘遂之毒，直达胸间之饮邪，不专荡胃中之邪秽也。汤与丸分者，丸恐下之太急，故连滓和蜜服之，使留中之邪从缓而下；汤恐

下之不急，取三味之过而不留者，荡涤必尽也。

陈亮师曰：结胸者，结于胸中而连于心下也。身之有膈，所以遮上下也。膈能拒邪，则邪但留于胸中；膈不能拒邪，则邪留胸而及于胃。胸胃俱病，乃成结胸。如胸有邪而胃未受邪，则为胸胁满之半表半里证；如胃受邪而胸不留，则为胃家实之阳明病。皆非结胸也。故必详辨分明，庶无差误。

小陷胸汤　治小结胸病，正在心下，按之则痛，脉浮滑者，主之。又治心下结痛，气喘闷者。

黄连一两　半夏半升，洗　瓜蒌实大者一枚

上三味，以水六升，先煮瓜蒌，取三升，去滓。纳诸药，煎取二升，去滓。分温三服。

歌曰　按而始痛病犹轻，与手不可近大结胸症迥别脉结凝邪心下成，曰正在心下，上不至心，下不及小腹，与大结胸证又别。夏取半升连一两，瓜蒌整个要先烹。

张令韶曰：气分无形之邪结于胸膈之间，以无形而化有形，故痛不可按而为大结胸证。结于胸中脉络之间，入于有形之经络，而仍归于无形，故正在心下，按之则痛，而为小结胸证。方用黄连以解心下之热，半夏以疏脉络之结，瓜蒌延蔓似络，性寒凉而实下行，所以导心下脉络之结热从下而降也。若大结胸证亦用此汤，药不及病，多死。又曰：气，无形者也；经，有形者也。以无形之邪结于胸膈之内，故用大黄、甘遂辈，从有形之肠胃而解；结于脉络之间，又用黄连、半夏辈，从无形之气分而散。此经、气互相贯通之理。

徐灵胎曰：大承气所下者燥屎，大陷

胸所下者蓄水，此所下者为黄涎。涎者轻于蓄水，而未成水者也。审证之精，用药之切如此。

文蛤散　治病在太阳，应以汗解之，反以冷水噀①之者。若灌之，热被劫不得出，弥更益烦，肉上粟起，意欲饮水反不渴者，服文蛤散。若不瘥者，与五苓散。寒实结胸无热证者，与三物小陷胸汤，白散亦可服。

文蛤五两

上一味，为散，以沸汤和一方寸匕服。汤用五合。

歌曰　水噀原逾汗法门，太阳宜汗，而以水噀之。肉中粟起水在皮肤。更增烦热郁而不得去。意中思水里有热还无渴水寒侵于肺。文蛤磨调药不繁。

男元犀按：太阳病不发汗，而以水噀之，致在表之阳反退却于内而不得去。师取文蛤为散，味咸质燥，以渗散其水气。若不瘥者，用五苓助其脾以转输之，俾仍从皮肤而散也。柯韵伯谓此等轻剂，恐难散湿热之重邪。《金匮要略》云：渴欲饮水不止者，文蛤散主之。又云：吐后，渴欲得水而贪饮者，文蛤汤主之；兼主微风脉紧头痛。审证用方，则彼用散而此则用汤为宜。附文蛤汤：文蛤五两，麻黄、甘草、生姜各三两，石膏五两，杏仁五十枚，大枣十二枚。水六升，煮取二升，温服一升，汗出即愈。

张令韶曰：前论内因之水结于胸胁，而为大陷胸汤证；此论外因之水入于皮肤，而肉中粟起，或为小结胸证。如水寒实于外，阳热却于内，而为虚寒结胸，无肌表之热证者，与小陷胸以解其内之热结，白散辛温，可以散水寒之气。总之，寒实于外，热却于内，或用苦寒以解内热，或用辛热以散外寒。随时制宜，无不可也。

白散

桔梗三分　贝母三分　巴豆一分，去皮心，熬黑，研如脂

上二味，为散。纳巴豆，更于臼中杵之。以白饮和服，强人半钱匕，羸者减之。病在膈上必吐，在膈下必利。不利，进热粥一杯；利不止，进冷粥一杯。原文此下尚有十三句，余于《浅注》全录之。此照《内台方》及张氏本节之。

歌曰　巴豆熬来研似脂，只须一分去声守成规，更加桔贝均三分去声，寒实结胸细辨医。

蔚按：巴豆辛热，能散寒实而破水饮，贝母开胸结，桔梗开肺气；不作汤，而作散，取散以散之之义也。进热粥者，助巴豆之热势以行之也；进冷粥者，制巴豆之热势以止之也；不用水而用粥者，藉谷气以保胃气之无伤也。

---

① 噀（xùn）：嘴里喷水。

卷　四

闽　长乐　陈念祖修园　著

长男　蔚　古愚　拟注
次男元犀　灵石　参订

孙男　　心典　同校字
　　　　心兰

太　阳　方

柴胡桂枝汤　治伤寒六七日，发热微恶寒，肢节烦疼，微呕，心下支结，外证未去者，此汤主之。又，发汗多，亡阳谵语，不可下，与柴胡桂枝汤，和其营卫以通津液，后自愈。

柴胡四两　黄芩一两半　人参一两半半夏二合半　甘草一两　桂枝一两半　芍药一两半　生姜一两半　大枣六枚

上九味，以水七升，煮取三升，去滓。温服。

歌曰　小柴原方取半煎，桂枝汤入复方全。生姜、大枣、甘草，二方俱有。只取桂枝汤之半，须记之。七方：大、小、轻、重、奇、偶、复。阳中太小相因病，偏重柴胡作仔肩[①]。

蔚按：小柴胡汤解见本方。此言伤寒六七日，一经已周，又当太阳主气之期，其气不能从胸而出，入结于经脉以及支络。故取桂枝汤以除发热恶寒，藉小柴胡汤以达太阳之气从枢以转出。

柴胡桂枝干姜汤　治伤寒五六日，已发汗而复下之，胸胁满，微结，小便不利，渴而不呕，但头汗出，往来寒热者。此为未解也，此汤主之。

柴胡半斤　桂枝三两　干姜二两　黄芩三两　牡蛎二两　甘草二两，炙　瓜蒌根四两

上七味，以水一斗二升，煮取六升，去滓再煎，取三升。温服一升。日三服。初服微烦，复服汗出便愈。

歌曰　八柴二草蛎干姜，芩桂宜三瓜四尝，不呕渴烦头汗出，少阳枢病要精详。

张令韶曰：伤寒五六日，厥阴主气之期也。厥阴之上，中见少阳，已发汗而复下之，则逆其少阳之枢。不得外出，故胸胁满微结；不得下行，故小便不利。少阳之上，火气治之，故渴；无枢转外出之机，故不呕。但头汗出者，太阳之津液不能旁达，惟上蒸于头也。少阳欲枢转而不能，故有往来寒热之象也。厥阴内属心包而主脉络，故心烦。此病在太阳而涉厥阴之气，不得少阳之枢以外出，故曰此为未解也。用柴胡、桂枝、黄芩，转少阳之枢而达太阳之气，牡蛎启厥阴之气以解胸胁之结；蒌根引水液以上升而止烦渴；汗下后中气虚矣，故用干姜、甘草以理中。

————————

① 　仔肩：仔细运用。引申为认真品味。

半夏泻心汤　治伤寒五六日，呕而发热者，柴胡证俱在，而以他药下之，柴胡证仍在者，复与柴胡汤。此虽已下之，不为逆，必蒸蒸而振，却发汗热出而解。若心下满而硬痛者，此为结胸也，大陷胸汤主之；但满而不痛者，此为痞，柴胡不中与之，宜此汤。

半夏半升，洗　黄芩三两　干姜三两　甘草三两　人参三两　黄连一两　大枣十二枚。

上七味，以水一斗，煮取六升，去滓。再煎，取三升。温服一升。日三服。

歌曰　三两姜参炙草芩，一连痞证呕多寻，半升半夏枣十二，去滓重煎守古箴。

蔚按：师于此证，开口即云伤寒五六日，呕而发热，柴胡证俱在者，五六日乃厥阴主气之期。厥阴之上，中见少阳。太阳之气欲从少阳之枢以外出，医者以他药下之，心下满而硬痛者，为结胸；但满而不痛者，为痞。痞者，否也，天气不降，地气不升之义也。芩、连大苦，以降天气；姜、枣、人参，辛甘以升地气；所以转否而为泰也。君以半夏者，因此证起于呕，取半夏之降逆止呕如神，亦即小柴胡汤去柴胡加黄连，以生姜易干姜是也。古人治病，不离其宗如此。

附：结胸脏结痞证辨

结胸为阳邪，脏结与痞为阴邪。但脏结结于下，痞结结于上也。结于下者，感下焦阴寒之气化；结于上者，感上焦君火之气化也。

十枣汤　治太阳中风，下利呕逆，表解者乃可攻之。其人漐漐汗出，发作有时，头痛，心下痞硬满，胁下痛，干呕短气，汗出不恶寒者，此表解里未和，此方主之。

芫花熬　甘遂　大戟

上三味，等分，各别捣为散。以水一升半，先煮大枣肥者十枚，取八合，去滓。纳药末。强人服一钱匕，羸者服半钱匕；温服之，平旦服。若下少病不除者，明日更服加半钱匕。得快下利后，糜粥自养。

歌曰　大戟芫花甘遂平，妙将十枣煮汤行。中风表证全除尽，里气未和此法程。

蔚按：太阳为天，天连于水。太阳中风，风动水气，水气淫于上则呕逆，水气淫于下则下利，水气聚于心下则为痞，且硬满引胁而痛也。其人漐漐汗出，头痛，干呕，短气，汗出等证，宜辨。若恶寒为表未解，不可攻之；若不恶寒为表解，而里未和，宜用此汤。第三味皆辛苦寒毒之品，直决水邪，大伤元气。柯韵伯谓：参、术所不能君，甘草又与之相反，故选十枣以君之。一以顾其脾胃，一以缓其峻毒。得快利后糜粥自养，一以使谷气内充，一以使邪不复作。此仲景用毒攻病之法，尽美又尽善也。

大黄黄连泻心汤　治伤寒大下后，复发汗，心不痞，按之濡，其脉关上浮紧者，此方主之；若有恶寒者，表未解也，宜先解表，然后攻痞。

大黄二两　黄连一两

上二味，以麻沸汤二升渍之，须臾，绞去滓，分温再服。

歌曰　痞证分歧辨向趋，关浮心痞按之濡，大黄二两黄连一，麻沸汤调病缓驱。

蔚按：心下痞，按之濡而不硬，是内陷之邪与无形之气搏聚而不散也。脉浮在关以上，其势甚高，是君火亢于上不能下交于阴也。此感上焦君火之化而为热痞也。方用大黄、黄连，大苦大寒以降之，火降而水自升，亦所以转否为泰法也。最妙在不用煮而用渍，仅得其无形之气，不重其有形之味，使气味俱薄，能降即能升，所谓圣而不可知之谓神也。

附子泻心汤 治心下痞，而复恶寒汗出者，此汤主之。

大黄二两　黄芩一两　黄连一两　附子一枚，炮去皮，破，别煮取汁

上四味，切三味，以麻沸汤二升渍之。须臾，绞去滓，纳附子汁，分温再服。愚按：麻沸汤渍者，微取气，不取其味也。

歌曰　一枚附子泻心汤，一两连芩二大黄，汗出恶寒心下痞，专煎轻渍要参详。

蔚按：心下痞，是感少阴君火之本热也；复恶寒者，复呈太阳寒水之本寒也；汗出者，太阳本寒甚而标阳大虚而欲外撒也。治伤寒以阳气为主，此际岂敢轻用苦寒？然其痞不解，不得不取大黄、黄连、黄芩之大苦大寒，以解少阴之本热；又恐亡阳在即，急取附子之大温，以温太阳之标阳。并行不悖，分建奇功如此。最妙在附子专煮扶阳，欲其熟而性重，三黄荡积开痞，欲其生而性轻也。

生姜泻心汤 治伤寒汗出解之后，胃中不和，心下痞硬，干噫食臭，胁下有水气，腹中雷鸣，下利者，此汤主之。

生姜四两　甘草三两　人参三两　干姜一两　黄芩三两　半夏半升　大枣十二枚　黄连一两

上八味，以水一斗，煮取六升。去滓再煎，取三升。温服一升。日三服。

歌曰　汗余痞证四生姜，太阳寒水之邪，伤于肌肤之表者，从汗而解；入于躯壳之里者，不从汗而解。芩草人参三两行，一两干姜枣十二，一连半夏半升量。

次男元犀按：太阳为寒水之经。寒水之气伤于外者，可从汗而解之；寒水之气

入于里者，不能从汗解之。汗出解后，而所现之证俱属水气用事，为本条之的证，惟心下痞硬，为诸泻心法统共之证。陈平伯云：君生姜之辛温善散者，宣泄水气；复以干姜、参、草之甘温守中者，培养中州；然后以芩、连之苦寒者，涤热泄痞。名曰生姜泻心，赖以泻心下之痞，而兼擅补中散水之长也。倘无水气，必不用半夏、生姜之辛散；不涉中虚，亦无取干姜、参、草之补中。要知仲景泻心汤有五，然除大黄黄连泻心汤正治之外，皆随证加减之方也。

甘草泻心汤 治伤寒中风，医反下之，其人下利，日数十行，谷不化，腹中雷鸣，心下痞硬而满，干呕心烦不得安。医见心下痞，谓病不尽，复下之，其痞益甚。此非结热，但以胃中虚，客气上逆，故也。此方主之。

甘草四两　黄芩三两　干姜三两　半夏半升　黄连一两　大枣十二枚

上六味，以水一斗，煮取六升，去滓再煎。取三升。温服一升。日三服。

歌曰　下余痞作腹雷鸣，甘四姜芩三两平，一两黄连半升夏，枣枚十二效同神。

陈平伯曰：心下痞，本非可下之实热，但以妄下胃虚，客热内陷，上逆心下耳，是以胃气愈虚，痞结愈甚。夫虚者宜补，故用甘温以补虚；客者宜除，必藉苦寒以泄热。方中倍用甘草者，下利不止，完谷不化，此非禀九土之精者不能和胃而缓中。方名甘草泻心，见泄热之品得补中之力，而其用始神也。此《伊尹汤液》所制，治狐惑蚀于上部则声嗄者。方中有人参三两。

赤石脂禹余粮汤 治伤寒服汤药，下利不止，心下痞硬。服泻心汤已，复以他药下之，利不止。医以理中与之，利益

甚。理中者，理中焦，此利在下焦，此方主之。复利不止者，当利其小便。

赤石脂一斤　太一禹余粮一斤

以上二味，以水六升，煮取二升，去滓。分三服。

歌曰　赤石余粮各一斤，下焦下利此汤欣，理中不应宜斯法，炉底填来得所闻。

张令韶曰：石性坠下，故以治下焦之利，非仅固涩也。下焦济泌别汁而渗入膀胱，故利不止者，又当利其小便，以分别其水谷焉。夫心下痞，属上、中二焦，此复言不特上中二焦不和而成，即下焦不和，而亦能成痞也。

柯韵伯曰：甘、姜、参、术，可以补中宫元气之虚，而不足以固下焦脂膏之脱。此利在下焦，故不得以理中之剂收功矣。然大肠之不固，仍责在胃；关门之不闭，仍责在脾。二石皆土之精气所结，实胃而涩肠，急以治下焦之标者，实以培中宫之本也。要知此证土虚而火不虚，故不宜于姜、附；若湿甚而虚不甚，复利不止者，故又当利小便也。

又曰：凡草木之药，皆禀甲乙之气，总不若禀戊己之化者，得同气相求之义，又有炉底补塞之功。

旋覆代赭汤　治汗吐下解后，心下痞硬，噫气不除者，此方主之。

旋覆花三两　代赭石一两　人参二两　甘草三两，炙　半夏半升　生姜五两　大枣十二枚

上七味，以水一斗，煮取六升，去滓，再煎取三升，温服一升，日三服。按《内台方》，代赭石五两，半夏只用二两。

歌曰　五两生姜夏半升，草旋三两噫堪凭，人参二两赭石一，枣十二枚力始胜。

俞麟州曰：此即生姜泻心汤之变法

也。夫二条皆有心下痞硬句，而生姜泻心汤重在水气下趋而作利，旋覆代赭汤重在胃虚挟饮水气上逆而作噫。取治水气下趋而利者，必用生姜以散水；胃虚挟饮而噫者，必用赭石以镇逆。二条对勘，益见仲景制方之妙。

罗东逸云：此方治正气虚不归元，而承领上下之圣方也。盖发汗吐下后，邪虽去而胃气之亏损益多，胃气既亏，三焦亦因之而失职，阳无所归而不升，阴无所纳而不降。是以浊邪留滞，伏饮为逆，故心下痞硬，噫气不除。方中以人参、甘草养正补虚，姜、枣和脾养胃，所以定安中州者至矣。更以赭石得土气之甘而沉者，使之敛浮镇逆，领人参以归气于下；旋覆之辛而润者，用之开肺涤饮，佐半夏以蠲痰饮于上。苟非二物承领上下，则何能除噫气而消心下之痞硬乎？观仲景治下焦水气上凌振振欲擗地者，用真武汤镇之，利在下焦大肠滑脱者，用赤石脂禹余粮汤固之。此胃虚于中，气不及下，复用此法领之，而胸中转否为泰，其为归元固下之法，各极其妙如此。

桂枝人参汤　治太阳病外证未除，而数下之，遂协热而利，利下不止，心下痞硬，表里不解者，此方主之。

桂枝四两　人参三两　白术三两　干姜三两　甘草四两

上五味，以水九升，先煮四味，取五升。纳桂枝，更煮取三升，去滓。温服一升，日再，夜一服。

歌曰　人参汤即理中汤，加桂后煎痞利尝，桂草方中皆四两，同行三两术参姜。

蔚按：太阳外证未除而数下之，未有不致虚者，里虚则外热内陷，故为协热利不止。协，合也，同也。言但热不虚，但虚不热，皆不足以致此也。太阳之气出入

于心胸，今太阳主阳之气因误下而陷于下，则寒水之阴气反居于阳位，故为心下痞硬，可与甘草泻心汤条，此非热结，但以胃中虚客气上逆，故使"硬句"互参。方用人参汤以治里虚，桂枝以解表邪，而煮法桂枝后纳者，欲其于治里药中，越出于表，以解邪也。

沈丹彩曰：此与葛根黄连汤同一误下，而利不止之证也。而寒热各别，虚实对待，可于此互参之。彼因实热而用清邪，此因虚邪而从补正；彼得芩、连而喘汗安，此得理中而痞硬解；彼得葛根以升下陷而利止，此藉桂枝以解表邪而利亦止矣。

瓜蒂散　治病如桂枝证，头不痛，项不强，寸脉微浮，胸中痞硬，气上冲咽喉，不得息者。此胸中有寒也，当吐之。

瓜蒂一分，熬黄　赤小豆一分

上二味，各别捣，筛为散，已合治之。取一钱匕，以香豉一合，用热汤七合，煮作稀粥，去滓。取汁和散，温，顿服之。不吐者，少少加，得快吐乃止。诸亡血、虚家，不可用瓜蒂散。按：《内台方》有昏愦者亦不可用句。

歌曰　病在胸中气分乖，咽喉息碍痞难排，平行瓜豆还调豉，寸脉微浮涌吐佳。

蔚按：太阳之脉连风府，上头项。今云不痛不强者，不在经脉也。太阳之气，出入于心胸，今云胸中痞硬，气上冲咽喉不得息者，是邪气欲从太阳之气上越也。寸脉微浮者，气欲上越之象也。然欲越而不能剧越，其寒水之气不在经，亦不在表，而惟在胸中，故曰胸中寒。方取瓜蒂之苦涌，佐以赤小豆之色赤而性降，香豉之黑色而气升，能使心肾相交，即大吐之顷神志不愦，此所以为吐法之神也。又论云，病人手足厥冷，脉乍紧者，邪在胸

中；心下满而烦，饥不能食者，病在胸中。当须吐也，宜瓜蒂散。诸家解互异，惟徐灵胎以邪在胸中阳气不能四达解之，甚为简妙。

黄芩汤　治太阳与少阳合病，自下利者，此方主之。

黄芩三两　甘草二两，炙　芍药二两大枣十二枚

上四味，以水一斗，煮取三升，去滓。温服一升。日再，夜一服。

黄芩加半夏生姜汤　治太阳与少阳合病，不下利而呕。

黄芩三两　甘草二两，炙　芍药二两半夏半升　生姜三两　大枣十二枚

上六味，以水一斗，煮取三升，去滓。温服一升。日再，夜一服。

歌曰　枣枚十二守成箴，二两芍甘三两芩。利用本方呕加味，姜三夏取半升斟。

蔚按：仲景凡下利证，俱不用芍药。惟此方权用之，以泄陷里之热，非定法也。

张令韶曰：此治太阳与少阳合病而下利与呕也。合者，彼此合同，非如并者之归并于此也。太阳主开，少阳主枢；太阳不能从枢以外出，而反从枢以内陷，故下利。与黄芩汤清陷里之热，而达太阳之气于外。若呕者，少阳之枢欲从太阳之开以上达也，故加半夏、生姜，宣达其逆气，以助太阳之开。

黄连汤　治伤寒胸中有热，胃中有邪气，腹中痛，欲呕吐者，此方主之。

黄连三两　甘草二两，炙　干姜三两人参二两　桂枝三两　半夏半升　大枣十二枚

上七味，以水一斗，煮取五升，去滓。温服一升。日三，夜二服。

歌曰　腹疼呕吐藉枢能，少阳为枢。二两参甘夏半升，连桂干姜各三两，枣枚

十二妙层层。一本，甘草三两。

王晋三曰：此即小柴胡汤变法。以桂枝易柴胡，以黄连易黄芩，以干姜易生姜。胸中热，呕吐，腹中痛者，全因胃中有邪气，阻遏阴阳升降之机。故用人参、大枣、干姜、半夏、甘草专和胃气，使入胃之后，听胃气之上下敷布，交通阴阳，再用桂枝宣发太阳之气，载黄连从上焦阳分泻热，不使其深入太阴，有碍虚寒腹痛。

桂枝附子汤　治伤寒八九日，风湿相搏，身体疼痛，不能自转侧，不呕不渴，脉浮虚而涩者，此方主之。若其人大便硬，小便自利者，去桂加白术主之。

桂枝四两　附子三枚，炮　大枣十二枚　生姜三两　甘草二两

上五味，以水六升，煮取二升，去滓。分温三服。

歌曰　三姜二草附枚三，四桂同投是指南，大枣方中十二粒，痛难转侧此方探。此方药品与桂枝去芍药加附子汤同，但分两之轻重不同，其主治亦别。仲景方法之严如此也。

桂枝附子去桂加白术汤　即按上方加减，故论中云一方二法。

白术四两　甘草二两　附子三枚，炮　大枣十二枚　生姜三两

上五味，以水七升，煮取三升，去滓，分温三服。初服，其人身如痹；半日许，复服之；三服尽，其人如冒状。勿怪。此以附子、术并走皮内逐水气，未得除，故使之尔。法当加桂四两。此本一方二法也。

歌曰　大便如硬小便通，脉涩虚浮湿胜风，即用前方须去桂，术加四两有神功。身重痛不能转侧，风湿病也。前方治风胜于湿，此方治湿胜于风也。

蔚按：师云，伤寒八九日，风湿相搏，身体疼烦，不能自转侧者，风湿之邪盛也。湿淫于中，无上达之势，故不呕。湿为阴邪，无阳热之化，故不渴，邪胜则正虚，故脉浮虚而涩。但前方主桂枝，为风胜于湿；风为天之阳邪，主桂枝之辛以化之。后方去桂加术，为湿胜于风；湿为地之阴邪，主白术之苦以燥之。或问，苦燥之品不更令大便硬，小便自利乎？曰：太阴湿土喜燥而恶湿，湿伤脾土，而不能输其津液以入胃，师所以去解表之桂，而加补中之术也，且湿既去，而风亦无所恋而自除。经方无不面面周到也。

甘草附子汤　治风湿相搏，骨节烦疼，掣痛不得屈伸，近之则痛剧；汗出短气，小便不利；恶风不欲去衣，或身微肿者，此方主之。

甘草二两　白术二两　桂枝四两　附子二枚，炮

上四味，以水六升，煮取三升，去滓。温服一升，日三服。初服得微汗则解。能食汗止复烦者，服五合。恐一升多者，宜服六七合为始。言初服始。

歌曰　术附甘分二两平，桂枝四两亦须明，方中主药推甘草，风湿同驱要缓行。宋本《金匮玉函经》：甘草、白术各三两。

王晋三曰：甘草附子汤，两表两里之偶药。风淫于表，湿流关节，治宜两顾。白术、附子，顾里胜湿；桂枝、甘草，顾表胜风。独以甘草冠其名者，病深关节，义在缓而行之，若驱之太急，风去而湿仍留，反遗后患矣。

白虎汤　治发汗后，大热不解，多汗出，不恶寒，大渴能饮水者，此方主之。按：此条从《内台方》原文，与《伤寒论》稍异。

知母六两　石膏一斤，碎，绵裹　甘草二两，炙　粳米六合

上四味，以水一斗，煮米熟汤成，去滓。温服一升。日三服。

歌曰　阳明白虎证辨非难大热，多汗，大渴饮水等为阳明证，易辨。难在阳邪背恶寒，论中"背恶寒"三字两见：一见于少阴证附子汤，一见于此汤。一寒一热，须辨于毫厘之间，为死生大关头。知六膏斤甘二两，米加六合服之安。

蔚按白虎汤，《伤寒论》凡三见：太阳条治脉浮滑；厥阴条治脉滑而厥；又治三阳合病，腹满，身重难以转侧，口不仁而面垢，谵语遗尿等证。而原本此方列于太阳条"甘草附子汤"之下者，言外见风寒湿燥火之气，俱括于太阳之内，且下一条"炙甘草汤"，亦即润燥之剂，可知《伤寒论》非止治风寒二气也。

柯韵伯曰：阳明邪从热化，故不恶寒而恶热；热蒸外越，故热汗自出；热灼胃中，故渴欲饮水；邪盛而实，故脉滑，然犹在经，故兼浮也。盖阳明属胃，外主肌肉，虽有大热而未成实，终非苦寒之味所能治也。石膏辛寒，辛能解肌热，寒能胜胃火，寒性沉降，辛能走外，两擅内外之能，故以为君；知母苦润，苦以泄火，润以滋燥，故以为臣；用甘草、粳米，调和于中宫，且能土中泻火，作甘稼穑，寒剂得之缓其寒，苦药得之化其苦，使沉降之性皆得留连于中也，得二味为佐，庶大寒之品无伤脾胃之虑也。煮汤入胃，输脾归肺，大烦大渴可除矣。白虎为西方金神，所以名汤，秋金得令而炎暑自解矣。

炙甘草汤　治伤寒脉结代，心动悸者，主之。

甘草四两，炙　桂枝三两　生姜三两　人参二两　阿胶二两　大枣三十枚　麻仁半升　麦冬半升　生地一斤

上九味，以清酒七升，水八升，先煮八味，取三升，去滓。纳胶烊消尽。温服一升。日三服。又名复脉汤。

歌曰　结代脉须四两甘，枣枚三十桂姜三，半升麻麦一斤地，二两参胶酒水涵。

蔚按：周禹载云，本条不言外证，寒热已罢可知；不言内证，二便自调可知。第以病人，正气大亏，无阳以宣其气，更无阴以养其心，此脉结代、心动悸听由来也。方中人参、地黄、阿胶、麦冬、大枣、麻仁，皆柔润之品以养阴，必得桂枝、生姜之辛以行阳气，而结代之脉乃复。尤重在炙甘草一味，主持胃气以资脉之本原，佐以清酒使其捷行于脉道也。其煮法用酒七升、水八升，只取三升者，以煎良久，方得炉底变化之功，步步是法。要之，师第言结代者用此方以复之，非谓脉脱者以此方救之也。学者切不可泥其方名，致误危证。推之孙真人制生脉散，亦因其命名太夸，庸医相沿，贻害岂浅鲜哉！

男元犀按：此证必缘发汗过多所致。汗为心液，心液伤则血虚不能养心，故心动悸；心液伤则血不能荣脉，故脉结代。取地黄、阿胶等，为有形之品，补有形之血，另立法门。

卷 五

闽 长乐 陈念祖修园 著
长男 蔚 古愚 拟注
次男元犀 灵石 参订
孙男 心典 同校字
心兰

阳 明 方

大承气汤 治阳明病大实大满，大便不通，腹痛大热，其脉沉实者，此方主之。此《内台方》原文与《伤寒论》大同小异。

芒硝三合，《内台方》三两 大黄四两，酒洗 枳实五枚，炙 厚朴半斤，去皮，炙

上四味，以水一斗，先煮枳、朴，取五升，去滓。纳大黄，煮取二升，去滓。纳芒硝，更上微火一两沸。分温再服。得下，余勿服。

歌曰 大黄四两朴半斤，枳五硝三急下云，朴枳先熬黄后入，去滓硝入火微熏。

蔚按：承气汤有起死回生之功，惟善读仲景书者方知其妙。俗医以滋润之脂麻油、当归、火麻仁、郁李仁、肉苁蓉代之，徒下其粪而不能荡涤其邪，则正气不复；不能大泻其火，则真阴不复，往往死于粪出之后。于是咸相戒曰，润肠之品，且能杀人，而大承气汤，更无论矣。甚矣哉！大承气汤之功用，尽为那庸耳俗目所掩也。

张隐庵曰：伤寒六经，止阳明、少阴有急下证。盖阳明秉悍热之气，少阴为君火之化。在阳明而燥热太甚，缓则阴绝矣；在少阴而火气猛烈，勿戢将自焚矣。非肠胃之实满也。若实在肠胃者，虽十日不更衣，无所苦也。仲师所云急下六证，若究省不到不敢急下，致病此者鲜有能生之。且予尝闻之曰，痞、满、燥、实、坚五证皆备，然后可下。噫，当下者全不在此五证。

小承气汤 治阳明病潮热，大便难，脉沉而滑，及内实腹痛者，此方主之。《内台方》原文。

大黄四两 厚朴二两，炙，去皮 枳实三枚，炙

上三味，以水四升，煮取一升二合，去滓。分温二服。初服汤，当更衣；不尔者，尽饮之；若更衣者，勿服之。

歌曰 朴二枳三四两黄，小承微结好商量，长沙下法分轻重，妙在同煎切勿忘。

男元犀按：三承气俱阳明之正方。调胃承气，其方已载于"太阳篇"，故不复列。《伤寒论》云：阳明病不吐不下心烦者，可与调胃承气汤。言阳明病者，胃不和也；言不吐不下者，胃不虚也。胃络上

通于心，阳明之燥火与少阴之君火相合，故心烦。可与此汤，解见太阳本方下。至于大承气，取急下之义。阳明谵语潮热，胃中有燥屎五六枚；及二阳并病潮热，及阳明下后心中懊恼而烦，胃有燥屎；及大下后六七日不大便，烦不解，腹满痛，本有宿食；及少阴证口燥舌干，或自利清水色纯青等证。俾奏功于顷刻。小承气，取微和胃气，勿令大泄下之义。阳明病热未潮，大便不硬，恐有燥屎，少与此汤，转矢气者，可与大承气攻之，若不转矢气者，不与；及太阳病汗吐下后，微烦，小便数，大便因硬者，令邪去而正不伤。论中逐条具有深义。

张令韶云：胃与大肠、小肠交相贯通者也。胃接小肠，小肠接大肠。胃主消磨水谷，化其精微，内灌溉于脏腑，外充益于皮毛，其糟粕下入于小肠，小肠受其糟粕，复加运化，传入于大肠，大肠方变化传导于直肠而出。故曰：小肠者，受盛之官，化物出焉；大肠者，传道之官，变化出焉。是大承气者，所以通泄大肠，而上承热气者也；故用朴、实以去留滞，大黄以涤腐秽，芒硝上承热气。小承气者，所以通泄小肠，而上承胃气者也；故曰微和胃气，是承制胃腑太过之气者也。不用芒硝而亦名承气者以此。若调胃承气，乃调和胃气而上承君火之热者也，以未成糟粕，故无用枳、朴之消留滞。此三承气之义也。承者，制也，谓制其太过之气也。故曰：亢则害，承乃制。

柯韵伯曰：诸病皆因于气。秽物之不去，由于气之不顺也。故攻积之剂，必用气分之药，因以承气名汤。方分大小，有二义焉：厚朴倍大黄，是气药为君，名大承气；大黄倍厚朴，是气药为臣，名小承气。味多性猛，制大其服，欲令大泄下也；味寡性缓，制小其服，欲微和胃气

也。大小之分以此。且煎法更有妙义：大承气用水一斗煮枳朴，取五升，纳大黄，再煮，取二升，去滓，纳芒硝。何哉？盖生者气锐而先行，熟者气钝而和缓。仲景欲使芒硝先化燥屎，大黄继通地道，而后枳朴除其痞满。若小承气，以三味同煎，不分次第。同一大黄而煎法不同，此可见微和之义也。

按：张宪公云，承者，以卑承尊而无专成之义。天尊地卑，一形气也；形统于气，故地统于天；形以承气，故地以承天。胃，土也，坤之类也；气，阳也，乾之属也。胃为十二经之长，化糟粕，运精微，而成传化之府，岂专以块然之形，亦惟承此乾行不息之气耳。汤名承气，确有取义，非取顺气之义也。宪公此解，超出前人。惜其所著《伤寒类疏》未刊行世。宪公讳孝培，古吴人也。

猪苓汤　治渴欲饮水，小便不利，脉浮；发热者主之。

猪苓—两　茯苓—两　泽泻—两　滑石—两　阿胶—两

上五味，以水四升，先煮四味取二升，去滓。纳阿胶，烊消。温服七合。日三服。

歌曰　泽胶猪茯滑相连，咳呕心烦渴不眠，煮好去滓胶后入，育阴利水法兼全。

述　此汤与五苓之用，有天渊之别。五苓散治太阳之本，太阳司寒水，故加桂以温之，是暖肾以行水也。此汤治阳明、少阴结热，二经两关津液，惟取滋阴以行水。盖伤寒表证最忌亡阳，而里热又患亡阴。亡阴者，亡肾中之阴与胃之津液也。若过于渗利，则津液反致耗竭。方中阿胶，即从利水中育阴，是滋养无形以行有形也。故仲景云，汗多胃燥，虽渴而里无热者，不可与也。

蜜煎导方 治阳明病自汗出，若发汗，小便自利者，此为津液内竭，而大便虽硬，不可攻之，当须自欲大便，宜蜜煎导而通之。若土瓜根及与大猪胆汁；皆可为导也。《内台方》原文。

蜜七合

一味，于铜器内微火煎之。稍凝如饴状，搅之，勿令焦著，欲可丸。并手捻作挺，令头锐大如指，长二寸许。当热时急作，冷则硬。以纳谷道中，以手急抱。欲大便时乃去之。"著"字，《正韵》直略切。粘也。

猪胆汁方

大猪胆一枚，泻汁，和醋少许，以灌谷道中。如一食顷，当大便。出宿食恶物，甚效。原本无宿食一句。近本增之，必有所据。

歌曰 蜜煎熟后样如饴，温纳肛门法本奇，更有醋调胆汁灌，外通二法审谁宜。

蔚按；津液内竭，便虽硬而不宜攻。取蜜之甘润，导大肠之气下行。若热结于下，取猪为水畜以制火，胆为甲木以制土，引以苦酒之酸收，先收而后放，其力始大。其宿食等有形之物一下，而无形之热亦荡涤无余矣。

按：《内台方》云，将蜜于铜器内微火煎之，稍凝似饴状，搅之勿令焦，滴水中坚凝，可用。蘸皂角末捻作挺，以猪胆汁或油润谷道，纳之，少顷欲大便，乃去之。又猪胆汁方：以猪胆汁二枚，以小竹管插入胆口，留一截用油润，纳入谷道中，以手将胆捻之，其汁自内出。一食顷，当大便下。又用土瓜根，削如指状，蘸猪胆汁，纳入谷道中，亦可用。

茵陈蒿汤 治阳明病发热汗出，此为热越，不能发黄也。但头汗出，身无汗，剂颈而还，小便不利，渴欲引水浆者，此为瘀热在里，身必发黄，此方主之。又，伤寒七八日，身黄如橘子色，小便不利，腹微满者，此方主之。

茵陈蒿六两　栀子十四枚　大黄二两，去皮

上三味，以水一斗，先煮茵陈，减六升。纳二味，煎取三升，去滓。分温三服。小便当利，尿如皂角汁状，色正赤。一宿腹减，黄从小便去也。

歌曰 二两大黄十四栀，茵陈六两早煎宜，身黄尿短腹微满，解自前阴法最奇。

柯韵伯曰：太阳阳明俱有发黄证。但头汗出而身无汗，则热不得外越；小便不利，则热不得下利，故瘀热在里而发黄。按：太阳之发黄，乃太阳之标阳下合太阴之湿气；阳明之发黄。亦阳明之燥热内合太阴之湿化。若止病本气，不合太阴，则不发黄。故曰：太阴者身当发黄，若小便自利者，则不能发黄也。张令韶之说最妙。然里有不同，肌肉是太阳之里，当汗而发之，故用麻黄连翘赤小豆汤。按：柯韵伯移此方于"太阳篇"，亦有见解。然原本系是阳明，圣经必不可擅改。心胸是太阳之里、阳明之表，当寒以胜之，故用栀子柏皮汤，乃清火法。肠胃是阳明之里，当泻之于内，故立本方，是逐秽法。茵陈禀北方之色，经冬不凋，傲霜凌雪，偏受大寒之气，故能除热邪留结。率栀子以通水源，大黄以调胃实，令一身内外瘀热，悉从小便而出。腹满自减，肠胃无伤，乃合引而竭之之法。此阳明利水之圣剂也。又按，仲景治阳明渴饮有三法："太阳篇"之五苓散，微发汗以散水气者，不与焉。若大渴烦躁，小便自利者，白虎汤加参，清火而生津；脉浮发热，小便不利者，猪苓汤滋阴以利水。若小便不利而发黄、腹满者，茵陈汤以泄热，令黄从小便出。病情治法，胸有成竹矣。窃思仲景利小便必用气化之品，通大便必用承气之品，以小便由于气化也。兹小便不利，不用二苓者何？本论云，阳明病汗出多而渴者，不可与猪苓汤，以汗多胃中燥，猪苓汤复利小便故也。须知阳明汗出多而渴者，不可用；则汗不出而渴者，津液先虚，更不可用明矣。此主以推陈致新之茵陈，佐以屈曲下行之栀子，不用枳朴以承气与芒硝之峻利，则大黄但能润汤泄热，缓缓而行，故必一宿而腹始减，黄从小便去而不由大肠去。仲景立法之奇，匪夷所思耳！

吴茱萸汤 见下少阴方

麻仁丸 治跌阳脉浮而涩，浮则胃气强，涩则小便数，浮涩相搏，大便则难，其脾为约。此方主之。

麻仁二升　芍药半斤　枳实半斤，炙　大黄一斤，去皮　厚朴一尺，去皮，炙　杏仁一升，去皮尖，熬，研作脂

上六味，为末，炼蜜为丸，如梧桐子大。每服十丸，渐加，以知为度。

歌曰　一升杏子二升麻，枳芍半斤效可夸，黄朴一斤丸饮下，缓通脾约是专家。一本，厚朴亦是一斤。

男元犀按：脾为胃行其津液也。今胃热而津液枯，脾无所行而为穷约，故取麻仁、杏仁多脂之物以润燥，大黄、芍药苦泄之药以破结，枳实、厚朴顺气之药以行滞。以蜜为丸者，治在脾而取缓，欲脾不下泄其津液，而小便数已还津液于胃中，而大便难已也。

蔚按：古今权量尺寸不同。考之《内台方》，麻仁四两，杏仁六两，芍药、枳实各三两，厚朴三两，大黄八两，炼蜜丸如梧桐子大，熟水下五十丸。

栀子柏皮汤 治伤寒身发黄发热。

栀子十五枚　甘草一两　黄柏二两

上三味，以水四升，煮取一升半，去滓，分温再服。

歌曰　里郁业经向外驱，身黄发热四言规，身黄发热之外无他证。草须一两二黄柏，十五枚栀不去皮。

麻黄连翘赤小豆汤 治伤寒瘀热在里，身必发黄，此汤主之。

麻黄二两，去节　连翘二两　赤小豆一升　甘草二两　生梓白皮一升。一本一斤，《内台》三两　杏仁四十枚，去皮尖　大枣十二枚　生姜二两

上八味，以潦水一斗，先煎麻黄数沸，去上沫。纳诸药，煮取三升，去滓。分温三服，半日服尽。

歌曰　黄病姜翘二两麻，一升赤豆梓皮夸，枣须十二能通窍，四十杏仁二草嘉。

蔚按：栀子柏皮汤，治湿热已发于外，只有身黄发热，而无内瘀之证。此治瘀热在里，迫其湿气外蒸而为黄也。麻黄能通泄阳气于至阴之下以发之；加连翘、梓皮之苦寒以清火；赤小豆利水以导湿；杏仁利肺气而达诸药之气于皮毛；姜、枣调营卫以行诸药之气于肌腠；甘草奠安太阴，俾病气合于太阴而为黄者，仍助太阴之气，使其外出，下出而悉出也。潦水者，雨后水行洿地，取其同气相求，地气升而为雨，亦取其从下而上之义也。

少　阳　方

小柴胡汤 本论无方。此方列于《太阳篇》中，今补其方名。

论以口苦，咽干，目眩为提纲。言少阳之上，相火主之。少阳为甲木，诸风掉眩，皆属于木。主风主火，言少阳之气化也。

论云：少阳中风，两耳无所闻，目赤，胸中满而烦。不可吐下，吐下则悸而恐。此言少阳自受之风邪也。

论云：脉弦细，头痛发热者，属少阳。少阳不可发汗，发汗则谵语。此属胃，胃和则愈，胃不和则烦而悸。此言少阳自受之寒邪也。

论云：本太阳病不解，转属少阳，胁下硬满，干呕不能食，寒热往来，尚未吐下，脉沉紧者，与小柴胡汤。此邪从太阳转属，仍达太阳之气从枢以外出也。

论云：若已吐下发汗，温针谵语，柴胡证罢，此为坏病。知犯何逆，以法治之。此言当审汗、吐、下、温针四者之逆而救之也。

少阳未列专方，当于"太阳"、"阳明"篇求之。

太 阴 方

论云：太阴之为病，腹满而吐，食不下，自利益甚，时腹自痛。若下之，必心下结硬。此总论太阴气之为病也。

论又云：太阴病，脉浮，可发汗，宜桂枝汤。

论云：自利不渴者，属太阴也。其脏有寒故也。当温之，宜四逆辈。此二节，言太阴病在外者宜桂枝以解肌；在内者不渴，无中见之燥化，属本脏有寒，宜四逆辈。曰"辈"者，理中汤、丸等温剂俱在其中也。

论云：伤寒脉浮而缓，手足自温者，系在太阴。太阴当发身黄，若小便自利者不能发黄。至七八日，虽暴烦下利，日十余行，必自止，以脾家实腐秽当去故也。此言太阴寒证外亦有热证也。经云：太阴之上，湿气主之，中见阳明。若不得中见之化，则为脏寒之病；若中见太过，湿热相并，又为发黄之证。小便自利者不发黄。至七八日，骤得阳热之化故暴烦，阴湿在内故下利，然下利虽甚亦当自止。所以然者，以太阴中见热化，脾家实，仓廪之腐秽，当自去也。

论云：本太阳病，医反下之，因以腹满时痛者，属太阴也，桂枝加芍药汤主之；大实痛，桂枝加大黄主之。此言误下转属之证也。又云，太阴为病，脉弱，其人续自便利，设当行大黄、芍药者，宜减之，以其人胃弱易动故也。此承上节脾家实宜芍药、大黄以行腐秽，而脉弱者，大便陆续而利出，宜减芍药、大黄以存胃气。甚矣！伤寒之治，首重在胃气也。

桂枝加芍药汤 治太阳病反下之，因而腹满时痛者。

桂枝三两　芍药六两　甘草二两　生姜三两　大枣十二枚

上五味，以水七升，煮取三升，去滓。分温三服。

桂枝加大黄汤 治太阳病反下之，因而大实痛者。

即前方加大黄二两

歌曰　桂枝倍芍转输脾，泄满升邪止痛宜，大实痛因反下误，黄加二两下无疑。

述　桂枝加芍药汤，倍用芍药之苦降，能令桂枝深入于至阴之分，举误陷之邪，而腹痛自止。桂枝加大黄者，以桂、姜升邪，倍芍药引入太阴，鼓其陷邪，加大黄运其中枢，通地道，去实满，枣、草助转输，使其邪悉从外解下行，各不相背。

少 阴 方

论云：少阴之为病，脉微细，但欲寐也。此以少阴标本水火阴阳之气，见于脉证者为提纲也。《内经》云：少阴之上，君火主之。又云：阴中之阴肾也。少阴本热而标寒，上火而下水，神之变，精之处也。论中言少阴自得之病，或得太阳之标，或得君火之化，或得水阴之气；或在于表，或在于里；或在于经，或归于中土。俱明神机枢转，上下出入之至理。故其方，亦寒热攻补表里之不同。

大承气汤 见阳明篇

麻黄附子细辛汤 治少阴病始得之，反发热，脉沉者，此方主之。

麻黄二两　细辛二两　附子一枚，炮

上三味，以水一斗，先煮麻黄减二升，去上沫。纳诸药，煮取三升，去滓。温服一升。日三服。

歌曰 麻黄二两细辛同，附子一枚力最雄，始得少阴反发热，脉沉的证奏奇功。

蔚按：少阴病始得之，是当无热，而反发热，为太阳标阳外呈，脉沉为少阴之生气不升。恐阴阳内外不相接，故以熟附子助太阳之表阳而内合于少阴，麻黄、细辛启少阴之水阴而外合于太阳。须知此汤非发汗法，乃交阴阳法。

麻黄附子甘草汤 治少阴病得之二三日，微发汗，以二三日无里证，故微发汗也。此方主之。

麻黄二两　附子一枚，炮　甘草二两，炙

上三味，以水七升，先煮麻黄一两沸，去上沫。纳诸药，煮取三升，去滓。温服一升。日三服。

歌曰 甘草麻黄二两佳，一枚附子固根荄，少阴得病二三日，里证全无汗岂

乖。

蔚按：少阴病自始得以至二三日，无下利厥逆大寒之里证，又无心中烦、不得卧热化之里证，又无口燥咽干，自利清水，腹胀、不大便、当急下之里证，可知病少阴而得太阳之表热。非汗不解，而又恐过汗以伤心肾之真液，故于前方去细辛，加甘草之补中，取中焦水谷之津而为汗，则内不伤阴，邪从汗解矣。须知此汤变交阴阳法为微发汗法。

黄连阿胶汤 治少阴病得之二三日以上，心中烦，不得卧者，主之。

黄连四两　黄芩一两　芍药二两　阿胶三两　鸡子黄二枚

上五味，以水六升，先煮三物，取二升，去滓。纳胶烊尽，小冷。纳鸡子黄，搅令相得。温服七合。日三服。

歌曰 四两黄连三两胶，二枚鸡子取黄敲，一芩二芍心烦治，更治难眠睫不交。

男元犀按：少阴病但欲寐为提纲。此节云心中烦不得卧，是但欲寐之病情而变为心中烦，可知水阴之气不能上交于君火也。心烦之极而为不得卧，可知君火之气不能下入于水阴也。此为少阴热化之证。方中用黄连、黄芩之苦寒以折之，芍药之苦平以降之，又以鸡子黄补离中之气，阿胶补坎中之精，俾气血有情之物，交媾其水火，斯心烦止而得卧矣。此回天手段。

附子汤 治少阴病一二日，口中和，其背恶寒者，当灸之，宜此方主之。又少阴病身体疼，手足寒，骨节痛，脉沉者，此方主之。

附子二枚，生用　茯苓三两　人参二两　白术四两　芍药三两

上五味，以水八升，煮取三升，去滓。温服一升，日三服。

歌曰 生附二枚附子汤，术宜四两主

斯方，芍苓三两人参二，背冷脉沉身痛详。

蔚按：论云：少阴病得之一二日，口中和，其背恶寒者，当灸之，宜此汤。此治太阳之阳虚，不能与少阴之君火相合也。又云，少阴病身体痛，手足寒，骨节疼，脉沉者，宜此汤。此治少阴君火内虚，神机不转也。方中君以生附子二枚，益下焦水中之生阳，以达于上焦之君火也；臣以白术者，以心肾藉中土之气而交合也；佐以人参者，取其甘润以济生附之大辛；又佐以芍药者，取其苦降以泄生附之大毒也。然参、芍皆阴分之药，虽能化生附之暴，又恐其掣生附之肘，当此阳气欲脱之顷，杂一点阴柔之品便足害事，故又使以茯苓之淡渗，使参、芍成功之后，从小便而退于无用之地，不遗余阴之气以妨阳药也。师用此方，一以治阳虚，一以治阴虚。时医开口辄言此四字，其亦知阳指太阳，阴指少阴，一方统治之理乎？

桃花汤　治少阴病下利便脓血者，此方主之。又，少阴病二三日，腹痛，小便不利，下利不止，便脓血者，主之。

赤石脂一斤，一半全用，一半筛末　干姜一两　粳米一升

上三味，以水七升，煮米令熟，去滓。纳石脂末方寸匕。日三服。若一服愈，余勿服。

歌曰　一升粳米一斤脂，脂半磨研法亦奇，一两干姜同煮服，少阴脓血是良规。

张令韶曰：少阴病下利脓血，桃花汤主之。此感少阴君火之热，不病无形之气化，而病有形之经脉也。经谓心之合脉也；又谓阴络伤则便血。赤石脂色赤而性涩，故能止下利脓血；干姜、粳米温补中焦，以资养血脉之源，所以治之。论又云，少阴二三日到四五日，腹痛，小便不利，下利不止，便脓血者，桃花汤主之。此言二三日至四五日，值太阴主气之期，而脾络不通则为腹痛；脾络不通不能转输，则为小便不利；小便不利则水谷不分，则为利不止；阴络伤则为脓血。石脂为山之血脉凝结而成，故治经脉之病。下节言便脓血可刺者，所以申明病在经脉之义也。

吴茱萸汤　治厥阴病，干呕吐涎沫，头痛者主之。又，少阴病吐利，手足厥冷，烦躁欲死者主之。又，食谷欲呕者，属阳明也，吴茱萸汤主之。得汤反剧者，属上焦也。

吴茱萸一升，洗　人参三两　生姜六两　大枣十二枚

上四味，以水七升，煮取二升，去滓。温服七合。日三服。

歌曰　升许吴萸三两参，生姜六两救寒侵，枣投十二中宫主，吐利头疼烦躁寻。

蔚按：少阴之脏，皆本阳明之水谷以资生，而复交会于中土。若上吐下利，则中土大虚，中土虚则气不行于四末，故手足逆冷；中土虚，不能导手少阴之气而下交，则为烦；不能引足少阴之气而上交，则为躁，甚则烦躁欲死。方用吴茱萸之大辛大温，以救欲绝之阳。佐人参之冲和以安中气，姜、枣和胃以行四末。师于不治之证不忍坐视，专求阳明，是得绝处逢生之妙。所以与通脉四逆汤、白通加猪胆汁汤三方鼎峙也。论云：食谷欲呕者，属阳明也，吴茱萸汤主之。又云，干呕吐涎沫，头痛者，吴茱萸汤主之。此阳明之正方也。或谓吴茱萸降浊阴之气，为厥阴专药，然温中散寒，又为三阴并用之药。而佐以人参、姜、枣，又为胃阳衰败之神方。昔贤所以有"论方不论药"之训也。

猪肤汤　治少阴病下利，咽痛，胸满

心烦者主之。

猪肤一斤

上一味，以水一斗，煮取五升，去滓；加白蜜一升、白粉①五合，熬香，和令相得。温分六服。

歌曰　斤许猪肤斗水煎，水煎减半滓须捐，再投粉白粉五合蜜白蜜一升熬香服，烦利咽痛胸满痊。

张令韶曰：此方合下四方，皆以少阴主枢，旋转内外，无有止息，逆则病也。夫少阴上火下水而主枢机，下利者，水在下而火不得下济也；咽痛者，火在上而水不得上交也；上下水火不交，则神机枢转不出，故胸满；神机内郁，故心烦。猪为水畜，肤取其遍达周身，从内而外，亦从外而内之义也。蜜乃稼穑之味，粉为五谷之精。熬香者，取香气助中土以交合水火，转运枢机者也。

甘草汤　治少阴咽痛者。

甘草二两，生用

上一味，以水一升，煮取升半，去滓。分温再服。

歌曰　甘草名汤咽痛求，方教二两不多收，后人只认中焦药，谁识少阴主治优。后贤童便隔汤炖服，甚见超妙。

桔梗汤　治少阴咽痛，与甘草不差者，与桔梗汤。

桔梗一两　甘草二两

上二味，以水三升，煮取一升，去滓。分温再服。

歌曰　甘草汤投痛未瘥，桔加一两莫轻过，奇而不效须知偶，好把经文仔细哦。

述　少阴之脉，从心系上挟咽。二三日，乃三阳主气之期，少阴君火外合三阳上循经脉，故咽痛。甘草生用，能清上焦之火而调经脉者。不差，与桔梗汤以开提肺气，不使火气壅遏于会厌狭隘之地也。

苦酒汤　治少阴咽中伤，生疮，不能言语，声不出者主之。

半夏洗、破，十四枚　鸡子一枚，去黄

上二味，纳半夏著苦酒中。以鸡子壳置刀环中，安火上，令三沸，去滓。少少含咽之。不差，更作三剂。

歌曰　生夏一枚十四开，洗、破，十四枚鸡清苦酒搅几回，刀环捧壳煎三沸，咽痛频吞绝妙哉。

蔚按：一鸡子壳之小，安能纳半夏十四枚之多？近刻以讹传讹，即张令韶、张隐庵、柯韵伯之明，亦仍之。甚矣！耳食之为害也。余考原本，半夏洗、破十四枚，谓取半夏一枚，洗去其涎，而破为十四枚也。原本"破"字模糊，翻刻落此一字，以致贻误至今，特正之。

张令韶曰：此治少阴水阴之气，不能上济君火也。君火在上，热伤经络，故咽中伤、生疮。经曰：诸痛疮痒，皆属心火是也。在心主言，在肺主声，皆由肾间之生气所出。少阴枢机不能环转而上达，故不能语言声不出也。张隐庵有云，人之声音，藉阴中之生气而出。半夏生于夏半，感一阴之气而生，故能开发声音；破十四枚者，七为奇数，偶七而成十四，是偶中之奇，取阴中之生阳也。鸡卵属金而白象天，肺主金主天，助肺以滋水之上源也。刀为金器，环声还也，取金声环转之义也。苦酒醋也，书曰："曲直作酸"。经曰：少阳属肾。一以达少阳初生之气，一以金遇木击而鸣矣。火上三沸者，金遇火而三伏，三伏已过，金气复矣。枢转利，水气升，金气清，则咽痛愈而声音出矣。

半夏散及汤　治少阴咽中痛者主之。

半夏洗　桂枝　甘草

————————

① 白粉：即米粉。

上三味，等分，各别捣，筛已，合治之。白饮和服方寸匕。日三服。不能散服者，以水一升，煎七沸。纳散两方寸匕，更煎三沸。下火，令少冷，少少咽之。

歌曰　半夏桂甘等分施，散须寸匕饮调宜，若煎少与当微冷，咽痛求枢少阴主枢，其气逆于经脉，不能环转四散，故痛咽。法亦奇。

蔚按：少阴主枢，热气不能从枢而出，逆于经脉而咽痛，为甘草汤证。寒气不能从枢而出，逆于经脉而咽中痛，为半夏散及汤证。半夏运枢，桂枝解肌，甘草缓痛，和以白饮者，即桂枝汤啜粥之义。从中以达外，俾内外之经脉通，而少阴之枢机出入矣。如咽痛不能服散，以汤少少咽之，取其轻捷，即汤亦同于散也。

白通汤　治少阴病下利者，此方主之。

葱白四茎　干姜一两　附子一枚，生用

上三味，以水三升，煮取一升，去滓。分温再服。

白通加猪胆汁汤　治少阴病下利，脉微者，与白通汤；利不止，厥逆无脉，干呕而烦者，此方主之。服汤已，脉暴出者，死；脉微续者，生。

白通汤中，加猪胆汁一合　人尿五合无胆汁亦可。

上，如法汤成。纳猪胆汁、人尿，和令相得，温服。

歌曰　葱白四茎一两姜，全枚生附白通汤，脉微下利肢兼厥，干呕心烦尿胆襄。人尿五合，猪胆汁一合。

男元犀按：白通汤主少阴水火不交，中虚不运者也。用生附启水脏之阳，以上承于心；葱白引君主之火，以下交于肾；干姜温中焦之土，以通上下。上下交，水火济，中土和，利自止矣。

蔚按：白通加猪胆汁汤，张令韶之注甚妙。令韶谓，脉始于足少阴肾，主于手少阴心，生于足阳明胃。诚见道之言。少阴下利脉微者，肾脏之生阳不升也。与白通汤以启下陷之阳。若利不止，厥逆无脉，干呕烦者，心无所主，胃无所生，肾无所始也。白通汤三面俱到，加胆汁、人尿调和后入，生气俱在，为效倍速，苦咸合为一家。入咽之顷，苦先入心，即随咸味而直交于肾，肾得心君之助，则生阳之气升，又有附子在下以启之，干姜从中而接之，葱白自上以通之，利止厥回，不烦不呕，脉可微续，危证必仗此大方也。若服此汤后，脉不微续而暴出，灯光之回焰，吾亦无如之何矣！

真武汤　见上第三卷太阳方

通脉四逆汤　治少阴病下利清谷，里寒外热，手足厥冷，脉微欲绝，身反不恶寒，其人面色赤，或腹痛，或干呕，或咽痛，或利止脉不出者，此方主之。

甘草三两　干姜三两，强人四两　附子一枚，生用

上三味，以水三升，煮取一升二合，去滓，分温再服。其脉即出者愈。面色赤者，加葱九茎；腹中痛者，去葱，加芍药二两；呕者，加生姜二两；咽疼者，去芍，加桔梗一两；利止脉不出者，去桔梗，加人参二两。

歌曰　一枚生附草姜三，招纳亡阳此指南，外热里寒面赤厥，脉微通脉法中探。一本，甘草止用二两。

通脉四逆汤加减法：

加减歌曰　面赤加葱茎用九，腹痛去葱真好手；葱去换芍二两加，呕者生姜二两偶；咽痛去芍桔须加，桔梗一两循经走；脉若不出二两参，桔梗丢开莫掣肘。

参各家说：阳气不能运行，宜四逆汤；元阳虚甚，宜附子汤；阴盛于下，格阳于上，宜白通汤；阴盛于内，格阳于

外，宜通脉四逆汤。盖以生气既离，亡在顷刻，若以柔缓之甘草为君，岂能疾呼散阳而使返耶？故倍用干姜，而仍不减甘草者，恐散涣之余，不能当姜、附之猛，还藉甘草以收全功也。若面赤者，虚阳上泛也，加葱白引阳气以下行；腹中痛者，脾络不和也，去葱加芍药以通脾络；呕者，胃气逆也，加生姜以宣逆气；咽痛者，少阴循经上逆也，去芍药之苦泄，加桔梗之开提；利止脉不出者，谷气内虚，脉无所禀而生，去桔梗加人参以生脉。

四逆散　治少阴四逆，其人或咳，或悸，或小便不利，或腹中痛，或泄利下重者主之。

　　甘草　枳实　柴胡　芍药

上四味，各十分，捣筛。白饮和服方寸匕，日三服。咳者，加五味子、干姜各五分，并主下利；悸者，加桂枝五分；小便不利者，加茯苓五分；腹中痛者，加附子一枚，炮令坼；泄利下重者，先以水五升，（煮）薤白三升，煮取三升，去滓，以散二方寸匕纳汤中，煮取一升半，分温再服。上一"煮"字，衍文。

歌曰　枳甘柴芍数相均，热厥能回察

所因，白饮和匀方寸匕，阴阳顺接用斯神。

四逆散加减法：

加减歌曰　咳加五味与干姜，五分去声平行为正路，下利之病照此加，辛温酸收两相顾。悸者桂枝五分去声加，补养心虚为独步；小便不利加茯苓，五分去声此方为法度；腹中痛者里气寒，炮附一枚加勿误；泄利下重阳郁求，薤白三升水煮具，水用五升取三升，去薤纳散寸匕数，再煮一升有半成，分温两服法可悟。

张令韶曰：凡少阴病四逆，俱为阳气虚寒，然亦有阳气内郁，不得外达而四逆者，又宜四逆散主之。枳实形圆臭香，胃家之宣品也，所以宣通胃络。芍药疏泄经络之血脉，甘草调中，柴胡启达阳气而外行，阳气通而四肢温矣。若咳者，肺寒气逆也，用五味、干姜温敛肺气；并主下利者，温以散之，酸以收之也。悸者，心气虚也，加桂枝以保心气。小便不利者，水道不行也，加茯苓以行水。腹中痛者，里寒也，加附子以温寒。泄利下重者，阳气郁于下也，用薤白以通阳气也。

卷　六

闽　长乐　陈念祖修园　著

长男　蔚　古愚　拟注
次男元犀　灵石　参订

孙男　心典　同校字
　　　心兰

厥　阴　方

乌梅丸　治伤寒脉微而厥，至七八日肤冷，其人躁无暂安时者，此为脏厥，非蛔厥也。蛔厥者，其人当吐蛔。今病者静，而复时烦，此为脏寒。蛔上入膈故烦，须臾复止，得食而呕又烦者，蛔闻食臭出，其人当吐蛔。蛔厥者，乌梅丸主之。又主久利方。

乌梅三百枚　细辛六两　干姜十两　黄连一斤　蜀椒四两，去汗　当归四两　桂枝六两　附子六两，炮　人参六两　黄柏六两

上十味，异捣筛，合治之。以苦酒浸乌梅一宿，去核，蒸之五升米下，饭熟捣成泥，和药令相得。纳臼中，与蜜，杵二千下，丸如梧桐子大。先食服十丸，日三服。稍加至二十丸。禁生冷、滑物、臭食等。

歌曰　六两柏参桂附辛，黄连十六厥阴遵，归椒四两梅三百，十两干姜记要真。

论云：厥阴之为病，消渴，气上撞心，心中疼热，饥而不饮食，食则吐蛔，下之利不止。此厥阴病之提纲也。经云：

厥阴之上，风气主之，中见少阳。是厥阴以风为本，以阴寒为标，而火热在中也。至厥阴而阴已极，故不从标本而从于中治。

沈尧封云：此厥阴证之提纲也。消渴等证外，更有厥热往来，或呕或利等证，犹之阳明病胃家实之外，更有身热汗出，不恶寒反恶热等证。故阳明病必须内外证合见，乃是真阳明；厥阴病亦必内外证合见，乃是真厥阴。其余或厥、或利、或呕，而内无气上撞心、心中疼热等证，皆似厥阴而非厥阴也。

男元犀按：论云：伤寒脉微而厥，至七八日肤冷，其人躁无暂安时者，是以少阴证之脏厥，唤起厥阴之蛔厥也。然少阴证水火不交，则为烦躁，若真阳欲脱危证，则但躁不烦，与厥阴之但烦不躁者不同。故曰肤冷而躁，名曰脏厥，非蛔厥也。蛔厥为厥阴病的证。厥阴，阴极阳生，中为少阴相火，名曰蛔厥，此"蛔"字所包者广。厥阴主见风木，若名为风厥，则遗去"木"字；若名为木厥，又遗去"风"字，且用字亦不雅训；若名为风木厥，更见执著，第以"蛔厥"二字该之，盖以蛔者风木之虫也，而吐蛔为厥阴之真面目。拈此二字，而病源、病证具在

其中。其人当吐蛔者，以风木之病当有是证，亦必不泥于蛔之有无，如本节"静而复烦"，与上节"气上冲心、心中疼热"皆是也。曰蛔闻食臭出，其人当自吐蛔，又用一"当"字者，言吐蛔者其常，即不吐蛔而呕而又烦，风木之动亦可以吐蛔例之也。曰静而复烦，曰须臾复止，曰又烦者，风有作、止也。然通篇之眼目，在"此为脏寒"四字。言见证虽曰风木为病，相火上攻，而其脏则为寒。何也？厥阴为三阴之尽也。《周易·震卦》一阳居二阴之下，为厥阴本象，病则阳逆于上，阴陷于下。饥不欲食，下之利不止，是下寒之确证也；消渴，气上撞心，心中疼热，吐蛔，是上热之确证也。方用乌梅渍以苦酒，顺曲直作酸之本性，逆者顺之，还其所固有，去其所本无，治之所以臻于上理也。桂、椒、辛、附，辛温之品，导逆上之火，以还震卦下一划之奇；黄连、黄柏，苦寒之品，泻心胸之热，以还震卦上四划之偶。又佐以人参之甘寒，当归之苦温，干姜之辛温，三物合用，能令中焦受气而取汁；而乌梅蒸于米下，服丸送以米饮，无非补养中焦之法，所谓厥阴不治取之阳明者此也。此为厥阴证之总方。注家第谓蛔得酸则静，得辛则伏，得苦则下，犹浅之乎测乌梅丸也。

当归四逆汤　治手足厥寒，脉细欲绝者，此方主之。

当归三两　桂枝三两　芍药三两　细辛三两　大枣二十五枚　甘草二两　通草二两。按：即今之木通，非肆中白松之通草。

上七味，以水八升，煮取三升，去滓。温服一升。日三服。

当归四逆加吴茱萸生姜汤　治手足厥寒，脉细欲绝，其人内有久寒者。

即前方加生姜半斤　吴茱萸二升

上，以水六升，清酒六升，煮取五升，温分五服。

歌曰　三两辛归桂芍行，枣须廿五脉重生，甘通二两能回厥，寒入吴萸二升姜半斤酒六升烹。

罗东逸曰：厥阴为三阴之尽，阴尽阳生。若受寒邪，则阴阳之气不相顺接，故脉微而厥。然厥阴之脏，相火游行其间，经虽受寒，而脏不即寒，故先厥者后必发热。所以伤寒初起，见其手足厥冷、脉细欲绝者，不得遽认为寒而用姜、附也。此方用桂枝汤君以当归者，厥阴主肝，肝为血室也。佐细辛，其味极辛，能达三阴，外温经而内温脏。通草其性极通，善开关节，内通窍而外通荣。去生姜者，恐其过表也。倍大枣者，即建中加饴之义；用二十枚者，取五五之数也。肝之志苦急，肝之神欲散，辛甘并举，则志遂而神悦；未有厥阴神志遂悦，而脉微不出、手足不温者也。不须参、苓之补，不用姜、附之峻，此厥阴厥逆与太少不同治也。若其人内有久寒，非辛温之品不能兼治，则加吴萸、生姜之辛热，更用酒煎，佐细辛，直通厥阴之脏，迅散内外之寒，是又救厥阴内外两伤于寒之法也。

麻黄升麻汤　治伤寒六七日，大下后，寸脉沉而迟，手足厥逆，下部脉不至，咽喉不利，吐脓血，泄利不止者，为难治，此方主之。

麻黄一两半　升麻一两半　当归一两知母十八铢　黄芩十八铢　萎蕤十八铢　石膏六铢　白术六铢　干姜六铢　芍药六铢　桂枝六铢　茯苓六铢　甘草六铢　天冬六铢

上十四味，以水一斗，先煮麻黄一两沸，去上沫。纳诸药，煮取三升，去滓。分温三服。相去如炊三斗米顷，令尽。汗出愈。

歌曰　两半麻升一两归，六铢苓术芍冬依，膏姜桂草同分两，十八铢兮芩母蒌。一本：麻黄二两半，升麻、当归各一两一分。宋本：麻黄二两半，升麻、当归各二两六铢，有麦门冬，无天门冬，余俱同。

张令韶曰：伤寒六七日，乃由阴出阳之期也。粗工以为大热不解而大下之，虚其阳气，故寸脉沉迟，手足厥逆也。下为阴，下部脉不至，阴虚不能上通于阳也。咽喉不利，吐脓血，阳热在上也。泄利不止，阴寒在下也。阴阳两不相接，故为难治。与升麻、麻黄、桂枝以升阳，而复以茯苓、白术、干姜调其下利，与当归、白芍、天冬、萎蕤以止脓血，与知母、黄芩、甘草以利咽喉。石膏性重，引麻黄、升麻、桂枝直从里阴而透达于肌表，则阳气下行，阴气上升，阴阳和而汗出矣。

此方药虽驳杂，意义深长，学者宜潜心细玩可也。

干姜黄芩黄连人参汤　治伤寒本自寒下，医复吐下之，寒格，更逆吐下，若食入口即吐者主之。

干姜三两　黄连三两　黄芩三两　人参三两

上四味，以水六升，煮取二升，去滓。分温再服。

歌曰　芩连苦降藉姜开，济以人参绝妙哉，四物平行各三两，诸凡拒格此方该。

蔚按：伤寒本自寒下者，以厥阴之标阴在下也。医复吐下之，在下益寒而反格热于上，以致食入即吐。方用干姜，辛温以救其寒；芩、连苦寒，降之且以坚之。然吐下之后，阴阳两伤，胃家索然，必藉人参以主之，俾胃气如分金之炉，寒热各不相碍也。方名以干姜冠首者，取干姜之温能除寒下，而辛烈之气又能开格而纳食也。家君每与及门论此方及甘草附子汤，谓古人不独审病有法，用方有法，即方名

中药品之前后亦寓以法。善读书者，当读于无字处也。

白头翁汤　治热利下重，及下利欲饮水者主之。

白头翁二两　黄连三两　黄柏三两　秦皮三两

上四味，以水七升，煮取二升，去滓。温服一升。不愈，更服一升。

歌曰　三两黄连柏与秦，白头二两妙通神，病缘热利时思水，下重难通此药真。

蔚按：厥阴标阴病，则为寒下；厥阴中见病则为热利下重者，即经所谓暴注是也。白头翁临风偏静，特立不挠，用以为君者，欲平走窍之火，必先定摇动之风也。秦皮浸水青蓝色，得厥阴风木之化，故用以为臣。以黄连、黄柏为佐使者，其性寒，能除热，其味苦，苦又能坚也。总使风木遂其上行之性，则热利下重自除；风火不相煽而燎原，则热渴饮水自止。

霍乱方

四逆加人参汤　治霍乱恶寒，脉微而复利，利止亡血也，此方主之。

四逆汤原方，加人参一两

歌曰　四逆原方主救阳，加参一两救阴方，利虽已止知亡血，须取中焦变化乡。《内经》谓：中焦取汁变化而赤是谓血。方用人参滋中焦之汁，非取其回阳也。

蔚按：论云：恶寒脉微而复利，利止无血也。言霍乱既利而复利，其证恶寒，其脉又微，可知阳气之虚也。然脉证如是，利虽止而非真止，知其血已亡，此亡血非脱血之谓，即下则亡阴之义也。《金匮》曰：水竭则无血，即为津液内竭。故以四逆汤救其阳气，又加人参生其津液。

柯韵伯疑四逆汤原有人参，不知仲景于回阳方中迸绝此味，即偶用之，亦是制热药之太过，惟救阴方中乃加之。韵伯此言，可知未尝梦见《本草经》也。

理中丸 治霍乱病呕吐泄利，寒多，不饮水者。

人参三两 甘草三两 白术三两 干姜三两

上四味，捣筛为末。蜜和为丸，如鸡子黄大。以白汤①数合和一丸，研碎，温服之。日三四，夜一服。腹中未热，益至三四丸，然不及汤。汤法以四物依两数切，用水八升，煮取三升，去滓，温服一升，日三服。若脐上筑者，肾气动也，去术加桂四两；吐多者，去术加生姜二两；下多者，还用术；悸者，加茯苓二两；渴欲得水者，加术足前成四两半；腹中痛者，加人参足前成四两半；寒者，加干姜足前成四两半；腹满者，去术加附子一枚。服汤后如食顷，饮热粥一升许。微自温，勿揭衣被。按：与服桂枝汤同法。可知伤寒不忌食也。

歌曰 吐利腹疼用理中，丸汤分两各三同，术姜参草刚柔济，服后还余啜粥功。

理中汤、丸加减法：

加减歌曰 脐上筑者白术忌，去术加桂四两治；吐多白术亦须除，再加生姜二两试；若还下多术仍留，转输之功君须记；悸者心下水气凌，茯苓二两堪为使；渴欲饮水术多加，共投四两五钱饵；腹中痛者加人参，四两半兮足前备；寒者方内加干姜，其数亦与加参类；足前成四两半，腹满应将白芍删，加附一枚无剩义，服如食顷热粥尝，戒勿贪凉衣被置。徐灵胎云：桂枝汤之饮热粥，欲其助药力外散。此饮热粥，欲其助药力以内温。

蔚按：论云：霍乱头痛，发热，身疼痛，热多饮水者，五苓散主之；寒多不用饮水者，理中丸主之。曰霍乱者，呕吐而利也。头痛发热，身疼痛者，内霍乱而外伤寒也。热渴者，以五苓散助脾土，以滋水津之四布；寒而不渴者，用理中丸理中焦，而交上下之阴阳。盖以上吐下利，不论寒热，治以专顾其中也。王晋三云：人参、甘草，甘以和阴，白术、干姜，辛以和阳。辛甘相辅以处中，则阴阳自然和顺矣。此为温补第一方。论中言四逆辈，则此汤俱在其中。又治大病瘥后喜唾，善读书者，于"喜唾"二字推广之，凡脾虚胃虚皆是，便可悟调理之善方矣。

程郊倩曰：参、术、炙草，所以固中州，干姜守中，必假之焰釜薪而腾阳气，是以谷入于阴，长气于阳，上输华盖，下摄州都，五脏六腑皆以受气矣。此理中之旨也。

通脉四逆加猪胆汁汤 治吐已下断，汗出而厥，四肢拘急，脉微欲绝者。

通脉四逆原方，加猪胆汁四合

煎如前法。煎成，纳猪胆汁，分温再服。其脉即出。

歌曰 生附一枚三两姜，炙甘二两《玉函》方，此遵宋本《金匮玉函经》坊刻《伤寒论》：甘草三两，炙。脉微内竭吐已下断，津液竭于内也；四肢拘急，津液竭于内而不荣于外也。资真汁，经云：中焦受气取汁。又，胆为真汁。猪胆还加四合襄。亦遵《玉函经》法，《伤寒论》猪胆汁止半合。

蔚按：论云：吐已下断者，言阴阳气血俱虚，水谷俱竭，无有可吐而自已，无有可下而自断也。曰汗出而厥，脉微欲绝者，无阳气以主之也。曰四肢拘急者，无津液以养之也。此际，若用四逆汤，姜、

---

① 白汤：即开水也。

附之温，未尝不可以回阳，倍用甘草之甘，未尝不可以滋阴，然犹恐其缓而无济也。若用通脉四逆汤，倍干姜之勇，似可追返元阳，然犹恐大吐大利之余，骤投大辛之味，内而津液愈涸，外而筋脉愈挛，顷刻死矣。师于万死中觅一生路，取通脉四逆汤以回其厥，以止其汗，更佐以猪胆生调，取生气俱在，苦先入心而脉复，以汁补中焦之汁，灌溉于筋则拘挛解。辛甘与苦甘相济，斯阴阳二气顷刻调和，即四逆加人参汤之意。但人参亦无情之草根，不如猪胆汁之异类有情，生调得其生气，为效倍神也。诸家囿于白通加法，谓格阳不入，借苦寒以从治之，堪发一笑。

　　按：古本只加胆汁，无人尿，张隐庵注有人尿，必有所本。读其注文，极有见解。张隐庵云：此节重言，以结上文两节之意。上两节皆主四逆汤，此言气血皆虚，更宜通脉四逆加猪胆、人尿以治之。不曰吐利止，而曰吐已下断者，谓津液内竭，吐无所吐，下无所下也。若吐已下断，如所谓汗出而厥四肢拘急之证，仍然不解；所谓脉微欲绝之脉，依然如故；此谓阴阳血气俱虚，更宜通脉四逆加猪胆汁汤主之。通脉四逆汤解见"少阴篇"。加水畜之甲胆，乃起肾脏之精汁，上资心主之血，更加人尿，乃引膀胱之津液，还入胃中，取精汁内滋而血气调和之意，盖风雨寒暑之邪，直入中焦，皆为霍乱。若吐利太过而生气内伤，手足厥冷脉微欲绝者，宜四逆汤主之，无分寒与暑也。何也？正气受伤，止救正而不论邪。后人补立藿香正气散以治吐利，此治微邪在胃，正气不伤，如此之证，弗药亦愈，即阴阳汤、黄土汤，皆能疗之。若霍乱里虚，古圣止立四逆、理中二方，为急救正气之法。有谓藿香正气散治暑霍乱者，亦非也。愚每见暑月病霍乱，四肢逆冷无脉而

死，藿香正气，不过宽胸解表之剂，焉能治之？况夏月元气发泄在外，中气大虚，外邪卒至，救正犹迟，况疏散之剂乎！夫邪正相搏，有风雨寒暑之分。正受邪伤，止论正气之虚实，入脏即为不治之死证，非风暑为阳而寒雨为阴也。此为霍乱之大纲，学者宜服膺而弗失。高子曰：霍乱之证，至汗出而厥，四肢拘急，脉微欲绝，乃纯阴无阳，用四逆汤不必言矣，又加猪胆汁、人尿者，津液竭而阴血并虚，不当但助其阳，更当滋益其阴之意。每见夏月霍乱之证，四肢厥逆，脉微欲绝，投以理中、四逆不能取效，反以明矾少许和凉水服之而即愈，亦即胆汁、人尿之意。先贤立法，可谓周遍详明矣。

阴阳易差后劳复方

烧裈散　治阴阳易。

上，取妇人中裈近隐处，剪烧灰，以水和服方寸匕，日三服，小便即利，阴头微肿，则愈。妇人病，取男子中裈烧服。

歌曰　近阴裆裤剪来烧，研末还须用水调。同气相求疗二易，长沙无法不翘翘。

张隐庵曰：裈裆，乃阴吹注精之的。盖取彼之余气，劫彼之余邪。邪毒原从阴入，复使之从阴出。故曰：小便利，阴头微肿即愈。

枳实栀子豉汤　治大病瘥后，劳复者主之。若有宿食，加大黄。

枳实三枚，炙　栀子十四枚　香豉一升

上三味，以清浆水①七升空煮，取四升，纳栀子、枳实，煮取二升。下豉，更煮五六沸。去滓，温分再服。覆令微似汗。

① 清浆水：即米泔水。

歌曰　一升香豉枳三枚，十四山栀复病该，《伤寒论》只以"大病后劳复者"六字该之，不著其病形。浆水法煎微取汗，食停还藉大黄开。若有宿食，加大黄，如博棋子大五六枚。

张隐庵曰：大病瘥后，则阴阳水火始相交会。劳其形体，则气血内虚，其病复作，其证不一，故不著其病形，只以此方统治之。方中栀子清上焦之烦热，香豉散下焦之水津，枳实炙香宣中焦之土气。三焦和而津液生，津液生而气血复矣。若有宿食，则三焦未和，加大黄以行之，令燥屎行而三焦气血自相和矣。今之医辈，凡遇此证，无不以补中益气汤，误也！

牡蛎泽泻散　治大病瘥后，腰以下有水气者主之。

牡蛎　泽泻　蜀漆_{洗去腥}　海藻_{洗去盐}　瓜蒌根　商陆根_熬　葶苈子_{以上各等分}

上七味，异捣，筛下为散，更入臼中治之。白饮和，服方寸匕，小便利，止后服，日三。

歌曰　病瘥腰下水偏停，泽泻蒌根蜀漆葶，牡蛎商陆同海藻，捣称等分去声饮调灵。

蔚按：太阳之气，因大病不能周行于一身，气不行而水聚之。今在腰以下，宜从小便利之。牡蛎、海藻生于水，故能行水，亦咸以软坚之义也。葶苈利肺气而导水之源，商陆攻水积而疏水之流。泽泻一茎直上，瓜蒌生而蔓延，二物皆引水液而上升，可升而后可降也。蜀漆乃常山之苗，自内而出外，自阴而出阳，所以引诸药而达于病所。又，散以散之，欲其散布而行速也。但其性甚烈，不可多服，故曰小便利止后服。此方用散，不可作汤，以商陆水煮服，杀人。

竹叶石膏汤　治伤寒解后，虚羸少气，气逆欲呕，及虚烦客热不退者，主之。

竹叶_{二把}　石膏_{一斤}　半夏_{半升}　人参_{三两}　甘草_{二两}　粳米_{半升}　麦门冬_{一升}

上七味，以水一斗，煮取六升，去滓。纳粳米，煮米熟，汤成，去米。温服一升，日三服。

歌曰　三参二草一斤膏，病后虚羸呕逆叨，粳夏半升叶二把，麦冬还配一升熬。

张隐庵曰：竹叶凌冬青翠，得冬令寒水之气，半夏生当夏半，得一阴之气；参、草、粳米，资养胃气以生津液；麦冬通胃气之络；石膏纹肌色白，能通胃中之逆气达于肌腠。总令津液生而中气足，虚热解而吐自平矣。

男元犀按：徐灵胎云，此仲景先生治伤寒愈后调养之方也。其法专于滋养肺胃之阴气以复津液。盖伤寒虽六经传遍，而汗吐下三者，皆肺胃当之。又《内经》云，人之伤于寒也，则为病热。故滋养肺胃，岐黄以至仲景之不易之法也。后之庸医，则用温热之药峻补脾肾，而千圣相传之精义，消亡尽矣。

附 识 一 道

蔚按：医道之不明也，皆由于讲方而不穷经之故。《神农本草经》，明药性也，未尝有配合之方。《灵枢》《素问》，穷造化阴阳之理，原其得病之由，除鸡矢醴、半夏秫米汤等节外，无方。《难经》八十一章，阐明《内经》之旨，以补《内经》所未言，亦无方。至汉张仲景，得商伊圣《汤液经》，著《伤寒论》《金匮要略》二书，专取伊圣之方，而立三百九十七法，法以方而行，方以法而定，开千百年之法眼，不可专谓为方。仲景后，此道渐晦。至唐，赖有孙思邈起而明之，著《千金方》，其方俱从《伤寒论》套出，又将

《伤寒论》一一备载不遗。惜其字句不无增减，章节不无移易，又不能阐发其奥蕴，徒汲汲于论中各方，临摹脱换，以求新异，且续刻《千金翼》，以"养性"、"补益"各立一门，遂致后医以补脾、补肾、脾肾双补、补气、补血、气血两补、温补、凉补、不温不凉之平补等方，迎合于富贵之门，鄙陋之习，由此渐开。究非《千金方》之过，不善读《千金方》之过也。后学若取其所长，弃其所短，则《千金》书何尝非仲景书之翼也？即《千金》私淑仲景，时有羹墙之见。其方托言龙宫秘方，盖以仲景居卧龙冈，其《伤寒》《金匮》方即为龙宫方。老生恒谈，神明瘁鬼神来告，岂其真为神授哉！家严少孤，家徒四壁，半治举子业，半事刀圭家，日见各医竞尚唐宋各方，金元刘张朱李四大家，以及王宇泰、薛立斋、张景岳、李士材辈，滥取各方而为书，是有方之书行，而无方之书遂废。心其悯之。每欲以家藏各方书付之祖龙，而于无方之《本经》《内经》《难经》，及祖述伊圣经方之仲景书，寝食数十年弗倦，自《千金》及下无讥焉。壬子登贤书后，寓都门，适伊云林先生患中风证，不省人事，手足偏废，汤米不入者十余日。都门名医咸云不治。家严以二剂起之，名噪一时，就诊者门外无虚辙。后因某当事强令馆于其家，辞弗就，拂其意，癸丑秋托病而归。后出宰畿辅，恐以医名蹈癸丑岁之前辙，遂绝口不谈，而犹私自著书。尝语蔚曰，三不朽事，立言居其一，诗文词赋不与焉。有人于此，若能明仲景之道，不为异端末学所乱，民不夭札，其功德且及于天下后世也。前刻公余医录等书，皆在保阳官舍而成。而《伤寒论》《金匮要略》浅注二书，稿凡三易，自喜其深入显出，自王叔和编次、成无己注释后，若存若没，千有余

年，至今日方得其真谛，与时俗流传之医书，大有分别。所苦者，方中分两轻重，煮渍先后，分服、顿服、温服、少冷服等法，毫厘间大有千里之判，不得不从俗本，编为歌括，以便记诵。命蔚于歌括后，各首拟注，亲笔改易，其于蔚之千虑一得处，则圈之又圈，点之又点，意欲大声疾呼，唤醒千百医于靡靡欲痼中，忽然惊觉而后快。至于《金匮》方，又命弟元犀韵之，蔚则仿建安许氏《内台方议》体，为之逐条立议焉。盖以高年之心，不堪多用，蔚与弟元犀不过效有事服劳之道，非敢轻动笔墨也云尔。时嘉庆二十四年岁次己卯冬至后五日也。男蔚谨识。

蔚再按：以上拟注及附识一条，皆家严亲笔圈点。蔚谨遵而不敢违。付刻后，每欲于注中说未了者，续出数条，庶无剩义。因阅时医贤徐灵胎医书六种，其首卷有论六条，颇见晓畅，蔚可以不必再续也。今附录于后，以公同好。

附 录 六 首

方药离合论 论共六首，俱徐灵胎著。灵胎，名大椿。江苏吴江人也。

方之与药，似合而实离也。得天地之气，成一物之性，各有功能。可以变易血气，以除疾病，此药之力也。然草木之性，与人殊体，入人肠胃，何以能如人之所欲以致其效，圣人为之制方以调剂之。或用以专攻，或用以兼治，或相辅者，或相反者，或相制者，故方之既成，能使药全其性，亦能使药各失其性，操纵之法，大有权焉。此方之妙也。若夫按病用药，药虽切中，而立方无法，谓之有药无方；或守一方以治病，方虽良善，而其药有一二味与病不相关者，谓之有方无药。比之作书之法，用笔已工而配合颠倒，与

夫字形具备点划不成者，皆不得谓之能书。故善医者，分观之而无药弗切于病情，合观之而无方不本于古法，然后用而弗效，则病之故也，非医之罪也。而不然者，即偶或取效，隐害必多，则亦同于杀人而已矣。至于方之大小奇偶之法，则《内经》详言之，兹不复赘云。

古方加减论

古人制方之义，微妙精详，不可思议。盖其审察病情，辨别经络，参考药性，斟酌轻重，其于所治之病不爽毫发，故不必有奇品异术，而沉痼艰险之疾，投之辄有神效，此汉以前之方也。但生民之疾病不可胜穷，若必每病制一方，是曷有尽期乎？故古人即有加减之法。其病大端相同，而所现之症或不同，则不必更立一方，即于是方之内，因其现证之异，而为之加减。如《伤寒论》中，治太阳病用桂枝汤。若见项背强者，则用桂枝加葛根汤；喘者，则用桂枝加厚朴杏子汤；下后脉促胸满者，桂枝去白芍汤；更恶寒者，去白芍加附子汤；此犹以药为加减者也。若桂枝麻黄各半汤，则以两方为加减矣。若发奔豚者，用桂枝为加桂枝汤，则又以药之轻重为加减之矣，然一二味加减，虽不易本方之名，而必明著其加减之药。若桂枝汤倍用芍药而加饴糖，则又不名桂枝加饴糖汤，而为建中汤，其药虽同而义已别，则立名亦异，古法之严如此。后之医者不识此义，而又欲托名用古，取古方中一二味，则即以某方目之。如用柴胡，则即曰小柴胡汤，不知小柴胡之力全在人参也。用猪苓、泽泻，即曰五苓散，不知五苓之妙专在桂枝也。去要药杂以他药，而仍以某方目之，用而不效，不知自咎，或则归咎于病，或则归咎于药，以为古方不可治今病。嗟乎！即使果识其病，而用古

方支离零乱，岂有效乎？遂相戒以古方为难用，不知全失古方之精义，故与病毫无益而反有害也。然则当何如？曰：能识病情与古方合者，则全用之。有别症，则据古法加减之。如不尽合，则依古方之法，将古方所用之药而去取损益之。必使无一药不对症，自然不背于古人之法，而所投必有神效矣。

方剂古今论

后世之方，已不知几亿万矣，此皆不足以名方者也。昔者圣人之制方也，推药理之本原，识药性之专能，察气味之从逆，审脏腑之好恶，合君臣之配偶，而又探索病情，推求经络，其思远，其义精，味不过三四，而其用变化不穷。圣人之智，真与天地一体，非人之心思所能及也。上古至今，千圣相传，无敢失坠。至张仲景先生，复申明用法，设为问难，注明主治之症，其《伤寒论》《金匮要略》，集千圣之大成，以承先而启后，万世不能出其范围，此之谓古方，与《内经》并垂不朽者。其前后名家，如仓公、扁鹊、华佗、孙思邈诸人，各有师承，而渊源又与仲景微别，然犹自成一家，但不能与《灵》《素》《本草》一线相传，为宗支正脉耳。既而积习相仍，每著一书，必自撰方千百。唐时诸公，用药虽博，已乏化机；至于宋人，并不知药，其方亦板实肤浅；元时号称极盛，各立门庭，徒骋私见；迨乎前明，蹈袭元人绪余而已。今之医者，动云古方，不知古方之称，其指不一。若谓上古之方，则自仲景先生流传以外，无几也。如谓宋元所制之方，则其可法可传者绝少，不合法而荒谬者甚多，岂可奉为典章？若谓自明人以前皆称古方，则其方不下数百万！夫常用之药不过数百品，而为方数百万，随拈几味，皆已成

方，何必定云某方也？嗟嗟！古之方何其严，今之方何其易。其间亦有奇巧之法，用药之妙，未必不能补古今之所未及，可备参考者，然其大经大法，则万不能及。其中更有违经背法之方，反足贻害，安得有学之士为之择而存之，集其大成，删其无当，实千古之盛举，余盖有志而未逮！

古今方剂大小论

今之论古方者，皆以古方分两太重为疑，以为古人气体厚，故用药宜重，不知此乃不考古而为此无稽之谈也。古时升斗权衡，历代各有异同。而三代至汉，较之今日，仅十之二。余亲见汉时有六升铜量，容今之一升二合。如桂枝汤乃伤寒大剂也。桂枝三两，芍药三两，甘草二两，共八两，二八不过一两六钱为一剂，分作三服，则一服药不过今之五钱三分零。他方间有药品多而加重者，亦不过倍之而已。今人用药，必数品各一二钱，或三四钱，则反用三两外矣。更有无知妄人，用四五两作一剂，近人更有用熟地八两为一剂者，尤属不伦。用丸、散亦然。如古方乌梅丸，每服如梧子大二十丸，今不过四五分，若今人之服丸药，则用三四钱至七八钱不等矣。末药只用方寸匕，不过今之六七分，今亦服三四钱矣。古人之用药分两，未尝重于今日，《周礼》遗人，凡万民之食食者，人四鬴。注：六斗四升曰鬴，四鬴共二石五斗六升。为人一月之食，则每日食八升有余矣。而谬说相传，方剂日重。即此一端，而荒唐若此，况其深微者乎！盖既不能深思考古，又无名师传授，无怪乎每举必成笑谈也。

煎 药 法 论

煎药之法，最宜深讲，药之效不效，全在乎此。夫烹饪禽鱼羊豕，失其调度，尚能损人，况药专以之治病，而可不讲乎？其法载于古方之末者，种种各殊。如麻黄汤先煮麻黄，去沫，然后加余药同煎，此主药当先煎之法也。而桂枝汤，又不必先煎桂枝，服药后，须啜热粥以助药力，又一法也。如茯苓桂枝甘草大枣汤，则以甘澜水先煮茯苓；如五苓散，则以白饮和服，服后又当多饮暖水；小建中汤，则先煎五味，去滓，而后纳饴糖；大柴胡汤，则煎减半，去滓再煎；柴胡加龙骨牡蛎汤，则煎药成而后纳大黄；其煎之多寡，或煎水减半，或十分煎去二三分，或止煎一二十沸，煎药之法，不可胜数，皆各有意义。大都发散之药及芳香之药，不宜多煎，取其生而疏荡；补益滋腻之药，宜多煎，取其熟而停蓄；此其总诀也。故方药虽中病，而煎法失度，其药必无效。盖病家之常服药者，或尚能依法为之。其粗鲁贫苦之家，安能如法制度，所以病难愈也。若今之医者，亦不能知之矣，况病家乎？

服 药 法 论

病之愈不愈，不但方必中病，方虽中病，而服之不得其法，则非特无功，而反有害，此不可不知也。如发散之剂，欲驱风寒出之于外，必热服而暖覆其体，令药气行于营卫，热气周遍，挟风寒而从汗解；若半温而饮之，仍当风坐立，或仅寂然安卧，则药留肠胃，不能得汗，风寒无暗消之理，而营卫反为风药所伤矣。通利之药，欲其化积滞而达之于下也，必空腹顿服，使药性鼓动，推其垢浊从大便解；若与饮食杂投，则新旧混杂，而药气与食物相乱，则气性不专而食积愈顽矣。故《伤寒论》等书，服药之法宜热、宜温、宜凉、宜缓、宜急、宜多、宜少、宜早、宜晚、宜饱、宜饥，更有宜汤不宜散，宜散不宜丸，宜膏不宜丸，其轻重大小，上下表里，治法各有所当。此皆一定之至理，深思其义，必有得于心也。

医学实在易

清·陈修园　撰

林乾树　校注

廖　序

　　医之为道，不可谓不难也。人身脏腑经络，隐而不可见，病有内因外因、经气形质之深浅，学之良非易易，必精究岐黄仲景之遗书，探其源而通其变，则难者不难。无如业斯道者，每因古书之深奥，畏其难而不欲前，徒涉猎宋、元以后诸杂家捕风捉影之谈，欲趋易路，而不知入道之愈难也。吾乡陈修园大令[1]，以医名于代，所著《伤寒》《金匮》浅注不胫而走，几于家有其书，又虑读其书者泥于成法，弗究其理，以济乎法之穷。于是特纂一书，专破学者畏难之见，名之曰《实在易》。首详脏腑经络，集四诊之遗规，附运气之图说，悉本《内经》。编中论证定方，了如指掌。复汇集《灵》《素》原文，系各条下，俾览者因辨证而多涉古书，可以少助其识解，不至临证之际，茫乎而不知其源。高明之士，得此书为先路之导，因以溯委穷源，必有以见其学之易，而忘其所以为难焉，此《实在易》之名之所以著也乎！稿甫脱，其门弟子莫不传为秘本。文孙[2] 心典能承家学，续刻诸遗稿，并缮此书付梓，以广其传。吾愿读此书者，既不惮斯道之难[3]，而知其易，尤当因其易而进究其难，以无负著书之深意，则精于斯道者，当必大有其人也。是为序。

　　　　　　　　　　　　道光二十四年岁次甲辰孟夏月望日仪卿廖鸿藻拜撰

---

① 大令：俗称县令。

② 文孙：语出《书经》，后世俗称人之孙为文孙。

③ 不惮（dàn旦）斯道之难：不畏医道的艰难。惮，怕。

徐　序

　　医道难言也，而于错杂疑似之中，以一字括之，何其"易"甚？修园亦不欲示人以"易"。然临证立方之时，不曰《内经》，即曰仲景，闻者不解其何谓。一遇夫见痰治痰、见血治血辈，遂心喜而来从之。修园用是忧，忧其道之弗明，而因陋就简，以徇时好，是之谓害道；忧其道之弗明，而切指其"实在"之处为下手工夫。举八脉之显证可见者为诸脉据，举一证之确然不移者为诸证据，线索在手，操纵自如，"易"之至也。示以"易"，欲人喜其"易"而读之，读之久，始知病有定名、方有定法、药有专能，一一皆归于"实在"。一遇夫见痰治痰、见血治血辈，非若前此之心喜而乐从也，道于以明。修园著作甚富，任畿辅时，恒山[①]大水，后民患寒疫，施方全活者不少。道过江苏中丞汪稼门，先生阅而许可，出是书而传于海内。今修园再到畿辅，两旬而成此书，与前著迥殊。吾知修园意唤醒刀圭家[②]外，欲养生之君子，按八脉以定八证，如执罗经以定子午[③]，目可睹，手可指，口可言，以为"易"则"易"矣。

浅识道人徐又庶拜题

---

　① 恒山：清直隶曲阳县西北，为保定府曲阳县属境。
　② 刀圭家：古代对医者的一种别称。刀圭，古代一种量药末的器具。一刀圭为十分之一方寸匕。
　③ 罗经：又称罗盘，即指南针，引申本书具有指导临证作用。定子午：按罗经定向，子是指北方，午是指南方。

凡　　例

一、是书举浮、沉、迟、数、细、大、短、长为脉之提纲，而以同类诸脉附之。举表、里、寒、热、虚、实、衰、盛为证之提纲，而以所属诸 证附之。一线到底，为向来第一明晰之书。

一、是书论证后加诗一首，所以便于记诵，间有诗与论少异者，当研究其殊途同归之妙。

一、每诗止取明白不晦，包括不遗，不以工雅取胜。其中有限于证方而不能合法者，不得不略变其体。

一、仲景《伤寒论》以六经提纲，而《金匮》为治杂病之书，则以病证之同类者合汇之。其病、证、方、治可以互参，如百合、狐惑、阴阳毒合为一篇；中风、历节合为一篇；血痹、虚劳合为一篇之类是也。此书以表、里、寒、热、虚、实、盛、衰八字为主，先列《伤寒》之表证，即以各病之属表者合之，余皆准此。其体例从《金匮要略》仿来。盖以六经钤①百病为不易之定法，以此病例彼病为启悟之捷法也。

一、此书采集《神农本经》、《内经》、《难经》、仲景、《千金》、《外台》、《圣济》、《活人》各书之精华，及元明诸家时贤著作，择其纯粹者约千百言于尺幅之中②，而又以时俗浅近之语出之。人人可以共晓，即素未习医，偶然得病，尽可按证用药，丝毫不错，妙在浅而易知也。若平时精究此道，一得此书，可以执此书而括各书，且于无书处而悟有书，妙在从难而得其所以易也。仁者见仁，智者见智，此中味，惟此中人领之。

一、昔贤为秀才时，即以天下苍生为己任。余于辛酉孟夏试令畿辅，次年秋杪③回籍读《礼》，戊辰春仲又到，除奉委办公外，止是静坐读书。因思补阙尚无定期，三十余年从事于医，若能以此道公之于人，亦可起夭札而福苍生，盖以有待不若无待也。

一、是书成于保阳官舍，非以"易"示时医。盖甚悯有病之家，不知择医，任医所措，以致轻者变重，重者立死。不得不举其大纲而示之以"易"，俾开卷了然，胸有成竹，然后与医者周旋，一问答间，便知其贤否，而去取不误耳。己卯归田后，从游诸子④屡请付梓，余又恐此书过于平易，转开简便之门，遂于每证后节录《内经》原文，以示穷流必溯其源，为中人以上说法。余老矣，学问与年俱进，以为难则非难，以为易则非易也。

---

①　钤（qián 钱）：原指车辖。这里作动词用，即统辖的意思。
②　尺幅之中：古指图书，这里喻《医学实在易》。
③　秋杪（miǎo 秒）：指秋天之末。
④　从游诸子：随从学习的学生。

　　先大父所著医书十余种，惟《公余四种》①《伤寒论浅注》经手定刊行，其未刻诸书，莫不争先睹为快。

　　先严在日检《金匮浅注》稿本，费数年精力，重加编纂，续付手民②。尝命典曰：尔其勉承先志，尽刻遗书公于也，不宜私自秘也。典敬识之，不敢忘。岁辛丑，先刊《女科要旨》四卷，续检诸遗稿。有曾承先严命校对无讹者曰：《医学实在易》凡八卷，谨缮本开雕，余编嗣出。

长孙男心典谨识

---

① 《公余四种》：即陈修园在直隶磁、威、枣强等知县任中公余所著的《医学三字经》《时方歌括》《时方妙用》《神农本草经读》四本书。
② 续付手民：陆续交付雕刻排字之人排印出版。

目　录

补遗并外备诸方

医学实在易卷一

闽长乐陈念祖修园著

男　元犀灵石　参订

孙男 心典徽庵／心兰芝亭 同校字

脏　腑　易　知

十　二　官

《素问·灵兰秘典论》云：心者，君主之官也，神明出焉；肺者，相傅之官，治节出焉；肝者，将军之官，谋虑出焉；胆者，中正之官，决断出焉；膻中者，臣使之官，喜乐出焉；脾胃者，仓廪之官，五味出焉；大肠者，传道之官，变化出焉；小肠者，受盛之官，化物出焉；肾者，作强之官，伎巧出焉；三焦者，决渎之官，水道出焉；膀胱者，州都之官，津液藏焉，气化则能出矣。按：此以脾胃合为一官，恐错简耳。《灵枢·刺法补遗篇》[1]云：脾者，谏议之官，知周出焉；胃者，仓廪之官，五味出焉。补此方足十二官之数也。

六脏六腑纳甲诗[2]

甲胆乙肝丙小肠，丁心戊胃己脾乡，大肠庚位原相属，牡肺《内经》云：肺为牡脏。辛方更可详，壬水为膀胱肾癸合，三焦附丙膻膻中即心包络丁藏，旧诀云：三焦亦向壬中寄，胞络同归入癸方，今从

张氏改正。阳干宜纳阳之腑，阴脏配阴干理自彰。

内　景　说

脏腑内景[3]，各有区处。咽喉二窍，同出一脘，异途施化。喉窍俗名气管，咽窍俗名食管。喉系坚空，连接肺本，为气息之路，呼吸出入，下通心肝之窍，以激诸脉之行，气之要道，以行肌表脏腑者也。咽系柔空，下接胃本，为饮食之路，水谷同下，并归胃中，乃粮运之关津，以司六腑之出纳者也。喉下为肺，谓之华盖，以覆诸脏，主呼吸出入，为人身之管籥。肺之下为心，为五脏六腑之君主。心有系络，上系于肺。肺受清气，下乃灌注。心之下，有心包络，即膻中也，象为仰盂，为心之外卫。凡脾胃肝胆、两肾膀胱，各有一系，系于包络之旁，以通于心。此下有膈膜，遮蔽浊气，使不得上薰

---

① 《灵枢·刺法补遗篇》：应为《素问遗篇·刺法论》。

② 纳甲：纳，处；入，归。甲，十天干之首，这里代表天干。《梦溪笔谈》："《易》有纳甲之法，可以推见天地胎育之理。"原指十天干与八卦相合，这里列出脏腑与天干相配。

③ 内景：语出《大戴礼》。内景者，阴道含藏也。《黄庭内景经注释》："景者神也。"这里泛指人体脏腑结构及生理功能。

心肺。膈膜之下有肝，肝之短叶中，有胆附焉，此喉之一窍也。施气运化，熏蒸流行，以成脉络者如此。咽至胃，长一尺六寸，通谓之咽门。咽下是膈膜，膈膜之下为胃，主纳受饮食。胃之旁有脾，脾动则磨胃，食乃消化。胃之左有小肠，小肠上口，即胃下口，左回叠积十六曲。右有大肠，大肠上口，即小肠下口，亦盘十六曲，后趋肛门，以出滓秽。膀胱当小肠下口，受小肠泌别其汁，清者渗入于此，粗者转入大肠；脐下一寸，名水分穴，即指此而言也。膀胱上面，无所入之窍，止有下口，其出其入，全假三焦之气化施行，此咽之一窍也。资生气血，转化糟粕之出入者如此。三焦之说，古今议论不一，但以字义求之则得矣。夫所谓"三"者，取象三才①，其腔腹周围上下，全体包罗不遗也。所谓"焦"者，火之象也，色赤属阳之谓也。其与心包络相表里者，以三焦为脏腑之外卫，心包络为君主之外卫，犹乎帝阙之重城，故皆属阳，均称相火；而其脉络，原自相通，故为表里也。肾有二，先天之本也，居于脊膂十四椎下，两旁相去各一寸五分，形如豇豆相并；左肾为天一之水，右肾为地二之火。诸家各立议论，前后迥不相同，然群言淆乱衷于圣，余惟以《内经》为主。张隐庵与其徒朱济公问答，于《内经》之旨，甚为晓畅，今全录于后。

朱济公问曰：有云两肾皆属水，命门居两肾之中，在脊之十四椎内，为三焦生气之原，有如坎中之满②，此说甚为有理。

曰：此不经之语耳③。夫医道始于岐黄，脏腑血气之生始出入，非生知之圣，孰能究其精微？奈何后学不体认圣经，反好为异说！夫人之始结胚胎，犹太极耳。三月而成形，先生两肾，犹太极而生两

仪。天一之水生木。木生火；地二之火生土，土生金；是先天止有水火，后天始备五行。五行之中有二火，合而为三阴三阳，以配六脏六腑④。故《灵枢·本输篇》曰：少阳属肾，此"肾"字指右肾。肾上连肺，此"肾"字指左肾。故将两脏。盖少阳乃三焦之生气，发于右肾，上合包络，为相火之原；左肾属水，上连于肺，故为两脏也。右肾而上合左膻，左肾而上连右肺。是阴阳水火互换互根之道。又《本脏篇》曰：肾合于三焦膀胱。《素问·咳论》曰：肾咳不已，则膀胱受之，久咳不已，则三焦受之。是《内经》止曰肾，而原无命门之名。盖以一肾合三焦，一肾合膀胱，是为两脏而配合两腑者也。夫人秉阴阳水火而生，若以两肾象坎，取其中满，而名命门，将何脏以象离？取其中虚，而又名何物乎？学者不可为前人所惑。

济公复问曰：《难经》谓右肾主男子藏精、女子系胞。师言为相火生气之原，是左肾主水，右肾主火，精水止生于左，而胞当偏于右矣。曰：非此之谓也。夫天地阴阳之道，在无形之气，曰阴曰阳；有形之征，曰水曰火；在人之元神，曰气曰精。天一生水，地二生火，阴中有阳，阳中有阴，两肾之气，交相贯通，左右皆有精有气。水即是精，火即是气，阴阳水火，互相资生，否则孤阳不生，独阴不长矣。夫藏精系胞之说，亦不过分别男女而言。然五脏主藏精，在女子未尝无精。胞

① 三才：原指天、地、人，这里指上、中、下三焦。
② 坎中之满：坎卦符号是☵，上下为阴爻，中间为阳爻。坎中之满，意为水中之火。
③ 不经之语：没有依据的论断。
④ 六脏六腑：原称五脏六腑。《难经·三十九难》说："五脏亦有六脏者，谓肾有两脏也，其左为肾，右为命门……故言脏有六耳。"

为血海，膀胱为胞之室，在男子亦未尝无胞者也。胞之所系，盖言天主生物，地主成物，故系于右，乃气之所感，非胞之连络于右肾也。如云：日月星辰系焉，亦大气之所载，日月运行，星移斗转，又何尝有所系带乎！

心　说

心，火脏，身之主，神明之舍也。《小篆》尝言心字篆文只是一倒火字耳。盖心，火也，不欲炎上，故颠倒之，以见调燮之妙也。祝无功曰：庖氏一画，直竖之则为丨，左右倚之则为丿为乀，缩之则为丶，曲之则为乙。乙圆而神，一丨丿乀方以直。世间字变化浩繁，未有能外一丨丿乀结构之者，独心字欲动欲流，圆妙不居，出之乎一丨丿乀之外，更索一字与作对不得。正以"心"者"新"也，神明之官，变化而日新也。心主血脉，血脉日新，新新不停，则为平人，否则病矣。其合脉也，其荣色也，开窍于舌。

肝　说

肝木脏，魂所藏也。肝者干也，以其体状有枝干也。又位于东方，而主生气。时医昧其理，反云肝无补法，宜凉伐。只泥木克土之一说，而不知后天八卦配《河图》之象，三八为木居东①，即后天震巽之位，巽上坤下则为观。《易》曰：观天之神道，而四时不忒，上坤下震则为复。《易》曰：复其见天地之心乎，为义大矣哉。其合筋也，其荣爪也，开窍于目。

脾　说

脾为土脏，藏意与智，居心肺之下，故从卑。又脾者裨也，裨助胃气，以化谷也。经云：纳谷者昌，其在此乎。其合肉也，其荣唇也，开窍于口。

肺　说

肺，金脏，魄所藏也。肺者，沛也，②中有二十四孔，分布清浊之气，以行于诸脏，使沛然莫御也。《内经》曰：肺恶寒。又曰：形寒饮冷则伤肺。勿只守火克金之一说也。其合皮也，其荣毛也，开窍于鼻。

肾　说

肾，水脏，藏精与志。华元化谓：为性命之根也。又：肾者，任也，主骨而任周身之事，故强弱系之。《甲乙经》曰：肾者，引也，能引气通于骨髓。《卮言》曰：肾者，神也，妙万物而言也。其合骨也，其荣发也，开窍于二阴。

胃　说

胃属土，脾之腑也，为仓廪之官，五谷之府，故从田，田乃五谷所出，以为五谷之市也。又胃者卫也，水谷入胃，游溢精气，上出于肺，畅达四肢，布护周身，足以卫外而为固也。

胆　说

胆字从詹，不从旦。胆音檀，乃口脂泽也③，与膽不同。今从胆者，乃传袭之讹也。

胆属木，肝之腑也，为中正之官，中精之府，十一经皆取决于胆。人之勇、怯、邪、正，于此詹之，故字从詹。又胆者担也，有胆量方足以担天下之事。肝主仁，仁者不忍，故以胆断，附于肝之短叶

---

① 三八木居东：三八，《河图洛书》数理。
② 肺者沛也：沛，高大。《左思赋》："直冲涛而上濑，常沛沛以悠悠。"
③ 乃口脂泽也：古"胆"字解释为口脂之润泽，并非脏腑之名。

间，仁者必有勇也。

大肠小肠说

大肠，传道之官，变化出焉，属金，为肺之腑。小肠，受盛之官，化物出焉，属火，为心之腑。人纳水谷，脾化气而上升，肠则化而下降。盖以肠者畅也，所以畅达胃中之气也。肠通畅则为平人，否则病矣。

三 焦 说

三焦者，上、中、下三焦之气也。焦者，热也，满腔中热气布护，能通调水道也，为心包络之腑，属火。上焦不治，则水泛高源；中焦不治，则水留中脘；下焦不治，则水乱二便。三焦气治，则脉络通而水道利，故曰"决渎之官"。

手心主说
即心包络

心乃五脏六腑之大主，其包络为君主之外卫，相火代君主而行事也，所以亦有"主"名。何以系之以手？盖以手厥阴之脉，出属心包，手三阳之脉，散络心包，是手与心主合，故心包络称"手心主"，五脏加此一脏实六脏也。

膀 胱 说

膀胱属水，为肾之腑。《内经》云：膀胱者，州都之官，津液藏焉，气化则能出矣。言其能得气化而津液外出，滋润于皮毛也。若水道之专司，则在三焦之腑。故《内经》云：三焦者，决渎之官，水道出焉。言其热气布护，使水道下出而为溺也。《内经》两"出"字，一为外出，一为下出，千古罕明其旨，兹特辨之。又膀者旁也，胱者光也，言气血之元气足，则津液旁达不穷，而肌腠皮毛，皆因以光泽

也。

命 门 说

人之强弱寿夭，全系命门。命门不是右肾，亦非两肾中间，更非督脉十四椎下命门之俞穴。考之《内经》，太阳根于至阴，结于命门，命门者，目也。《灵枢·根结篇》、《卫气篇》、《素问·阴阳离合论》三说俱同。后读《黄庭经》云：上有黄庭下关元，后有幽门前命门，方悟其处。凡人受生之初，先天精气，聚于脐下，当关元、气海之间。其在女者，可以手扪而得，俗名产门；其在男者，于泄精之时，自有关阑知觉；此北门锁钥之司，人之生命处也。又考越人七冲门之说，谓飞门，唇也；户门，齿也；吸门，会厌也；贲门，胃之上口也；幽门，大仓下口也；阑门，小肠下口也；魄门，肛门也。便溺由气化而出，又增溺窍为气门。凡称之曰门，皆指出入之处而言也。况身形未生之初，父母交会之际，男之施由此门而出，女之受由此门而入，及胎元既足，复由此门而生，故于八门之外，重之曰命门也。古人标此名目，欲养生家知所专重，医者若遇元气虚脱之证，或速灸关元、气海，或速投肉桂、附子，以为起死回生之计，非以命门平列脏腑之中也。

附录　高士宗部位说

先生讳世栻，注《灵枢》《素问》二种行世。

部位者，头、面、胸、背、胁、腹、手、足，各有所属之部，所主之位也。头为三阳之首，三阳者，太阳也。自印堂至额颅，上颠顶，从脑下项，皆足太阳经脉之部，故曰头为三阳之首也。两颧属肾，《刺热论》云：色荣颧骨，其热内连肾也。两目为肝之窍，而五脏精华皆注于目，故

瞳神属肾，黑眼属肝，白眼属肺，内外眦肉属心，眼包属脾。两鼻为肺窍，而位居中央，又属乎脾，鼻内口鼻交通之处，则为颃颡，又为畜门，乃肝肺相交之部也。口为脾窍，内外唇肉，脾所主也。舌为心苗，齿为骨余，而齿龈则为牙床，又属乎胃。舌之下腮之内，为廉泉、玉英，乃水液之上源也。耳为肾窍，又心亦开窍于耳。胃足阳明之脉，起于鼻，交颏中，循鼻外，入齿中，挟口环唇。胆足少阳之脉，起于目锐眦，上抵头角，循耳后，入耳中，出走耳前，此头面之部位，各有所属也。头面以下，前有咽喉，后有颈项；喉居右，咽居左；喉为气管而硬，咽为食管而软。咽喉之中，则为吭嗓；吭嗓之上，则为舌本，舌本居下腭之尽；而上腭之尽，则为小舌，所谓会厌也。太阴脾脉络舌本，少阴肾脉络舌本，阳明胃脉络舌本。咽喉之外，则有动脉，居乎两旁，所谓人迎之脉，乃胃足阳明之脉也。人迎之下，锁骨空处，则为缺盆，肺所主也。又阳明经脉行身之前，自面部而至胸膈，皆阳明经脉所主也。缺盆之下，两乳之上，谓之膺中；膺中之中，谓之上膈，即上焦也。《内经》云：上焦开发，宣五谷味，熏肤，充身，泽毛，若雾露之溉也。上膈而下，谓之膈中，即胸膈也。胸膈之间，谓之膻中，膻中即心包络也。心包主血、主脉，横通四布；包络之下，即有胃络；两络相通，而横布于经脉之间。胸乃心主之宫城，而包络包乎心之外。肺为五脏之长，而盖乎心之上。心窝之下，谓之中焦，胃有三脘，上焦之旁，即上脘也；中焦之旁，即中脘也；下焦之旁，即下脘也。头面之下，后有颈项，项之中央，名为风府；项之两旁，名为风池；项下高耸大椎，乃脊骨之第一椎；自脊骨而下，至七节之两旁，名为膈俞。经云：七节之

旁，中有小心。以明膈俞之穴，乃心气之游行出入，而太阳经脉行身之背，此胸背之部位，各有所属也。胸膈之下，腹也；胸膈下侧，胁也。前胸后背，而胁则居胸背之间，行身之侧，胁之上为腋，胁之下为季胁。太阳行身之背而主开，阳明行身之前而主阖，少阳行身之侧而主枢。舍开则不能阖，舍阖则不能开，舍枢则不能为开阖，是枢者，乃开阖之关键也。大腹名为坤土。坤土，太阴之脾土也。大腹之上，下脘之间，名为中土；中土，阳明之胃土也。大肠名回肠，盘旋于腹之左右，小肠居大肠之前，脐乃小肠之总结，而贴脐左右，乃冲脉所出。经云：冲脉于脐左右之动脉者是也。脐之下则为小腹，小腹两旁，名为少腹。小腹者，少阴水脏、膀胱水府之所属也。少腹者，厥阴肝脏、胞中血海之所居也。血海居膀胱之外，名曰胞中，膀胱居血海之内，故曰膀胱者，胞之室也。从小腹而入前阴，乃少阴、太阴、阳明三经之属。经云：肾开窍于前后二阴。是前阴者，属少阴也。经云：前阴者、宗筋之所聚，太阴、阳明之所合也。又：阳明主润宗筋。是前阴又属太阴、阳明也。阴囊卵核，乃厥阴肝经之所属，故经云：厥阴病则舌卷囊缩。舌卷，手厥阴；囊缩，足厥阴也。又云：厥阴气绝，则卵上缩而终。此胁腹之部位，各有所属也。两手两足曰四肢，两手之上，则有肘腋；两足之上，则有腘髀；两肘两腋，两腘两髀名曰八溪。从臂至手，乃手太阴肺金所出，而兼手少阴厥阴，此手之三阴，从胸走手也。从足至股，乃足太阴脾经所出，而兼足少阴厥阴，此足之三阴，从足走腹也。夫手足三阴三阳，十二经脉，交相通贯，行于周身。手之三阴，从胸走手；手之三阳，从手走头；是手三阴三阳而循行于手臂矣。足之三阳，从头走足；足

之三阴，从足走腹；是足三阴三阳而循行于
足股矣。此手足之部位，各有所属也。

经络易知

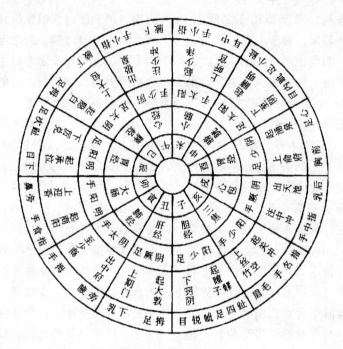

图6-1　十二经脉起止图

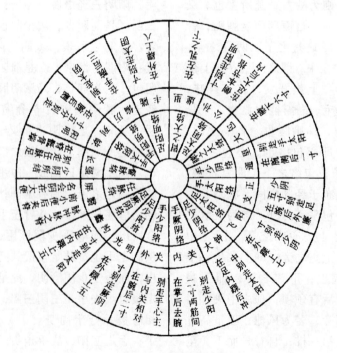

图6-2　十六络穴图

经络说

医辈于经络之起止、出入部穴等，每苦其难，今约言其概，再按《铜人图》经穴，合上二图则得矣。

手太阴肺脉，起于中焦，腋旁中府穴。横出腋下，循臂内，出手大指少商穴，历次指而交于手阳明之大肠。大肠之脉，起于手大指之次指商阳穴，循臂外，入缺盆，上面，挟鼻孔鼻旁迎香穴，而交于足阳明胃脉。胃脉起于鼻颏中目下承泣穴，至额颅，循喉咙，下膈，挟脐入膝膑，下足跗，出足大趾次指厉兑穴，而交于足太阴脾脉。脾脉起于足大趾隐白穴，上膝股之前，入腹，上膈，连舌本，注心中，循腋下，大包穴，而交于手少阴之心脉。心脉起于心中，出腋下极泉穴，上肺，挟咽，出腋下，循臑内，抵掌骨，注手小指之内，少商穴，而交于手太阳之小肠。小肠之脉，起于手小指，少泽穴，出手踝，循臑外，交肩上，入耳中听官穴，至目内眦，而交于足太阳之膀胱。膀胱之脉，起于目内眦睛明穴，从头下项脊，循背脊，下腿后，至足小指外侧，至阴穴，而交于足少阴之肾脉。肾脉起于足小指，循足心，涌泉穴，上腘股，贯脊，上贯肝膈，入肺，挟舌本，注胸中，胸前俞府穴，而交于手厥阴之心包。心包之脉，起于胸中，出乳后天池穴，循胸，出胁，入肘，循臂，过掌中，注手中指中冲穴，循小指之次指，而交于手少阳之三焦。三焦起于手小指之次指，即名指也，关冲穴，循手臂，出臂外，贯肘，上肩，入耳中，出耳前后，上眉毛丝竹空穴，至目锐眦，而交于手少阳之胆脉。胆脉起于目锐眦，瞳子髎穴，循耳后至肩，合缺盆，下胸中，过季胁，出膝，循足跗，下足四指窍阴穴，出足大指，而交于足厥阴之肝脉。

肝脉起于足大指丛毛之际，大敦穴，从腘股而上，过阴器，抵小腹，上入乳下期门穴，而交于手太阴之肺脉。是为十二经脉之一周，乃头面、胸背、手足各有所属，而为周身之部位。

十二经诗

手三阴从脏行于手，从手行头是手三阳。足之三阳从头走足，足三阴从足上腹要参详。手太阴肺经、手少阴心经、手厥阴心包经皆从脏走至手。手阳明大肠经、手太阳小肠经、手少阳三焦经皆从手走至头。足太阳膀胱经、足少阳胆经、足阳明胃经皆从头下走至足。足太阴脾经、足少阴肾经、足厥阴肝经皆从足上走入腹。十二经外又有督脉起自尾[①]骶穴，至唇内上龈交穴止。任脉起自会阴穴，至下龈交穴止。合上十二经，共十四经。

十六络诗

肺经列缺络，偏历属大肠。胃有丰隆络，脾则公孙详。心经络通里，支正属小肠。飞阳膀胱络，肾络大钟彰。内关手心主，外关三焦藏。胆络光明穴，蠡沟肝莫忘。任脉尾翳会，督脉络长强。更有大包脾大络，胃之大络虚里在左旁。诸经之络唯一，而脾胃之络各二，何也？盖以脾胃为脏腑之本，十二经皆以受气也。

十二经气血流注诗《旧本》

肺寅大卯胃辰宫，脾巳心午小未中，膀申肾酉心包戌，亥三子胆丑肝通。

十二经气血多少诗《旧本》

多血多气君须记，手经大肠足经胃；少血多气有六经，三焦胆肾心脾肺；多血

---

① 尾：原作"屏"，据上海图书集成本改。

少气分四经，膀胱小肠肝包系。

四诊易知

望、闻、问、切，谓之四诊，兹采各书之要言不烦者，而列于下。

望 色 说

额心，鼻脾，左颊肝，右颊肺，颧肾，面上之部位可察也。肝青，肺白，心赤，脾黄，肾黑，面上之五色可察也。部位察其相生相克，五色察其有神无神。大抵外感不妨滞浊，久病忌呈鲜妍，惟黄色见于面目，既不枯槁，又不浮泽，为欲愈之候。

望 色 诗

春夏秋冬长夏时，青黄赤白黑随宜，左肝右肺形呈颊，心额肾颧鼻主脾。察位须知生者吉，审时若遇克堪悲，更于黯泽分新旧，隐隐微黄是愈期。按：《内经》以颧骨属肾等句，与此互异。此从幼科面上图说录出，虽云简便，须当以《内经》为主，高士宗部位说宜熟读之。

辨 舌 说

望色外又有辨舌之法：舌上无苔为在表，鲜红为火，淡白为寒。指无苔言。若有白苔为半表半里，黄苔为在里，黑苔病入少阴多死。苔润有液者为寒，苔燥无液者为火。舌上无苔，如去油猪腰子为亡液，名镜面舌，不治。又宜与病证相参，不可执一。

辨 舌 诗

舌上无苔表证轻，白苔半表半里古章程，热证舌色红，寒证舌色淡，参看其枯津枯而红，热证无疑。否则再辨。润，色淡而润，寒证无疑。否则再辨。阴黑少阴热化舌黑，宜黄连鸡子汤、大承气汤；少阴寒化舌黑，宜白通汤、通脉四逆汤。阳黄阳明证舌苔黄，实者可下，虚而不实者不可下。辨死生。全现光莹阴已脱，舌无苔，如去油猪腰，名镜面舌，不治。微笼本色气之平，淡红中微笼些少白苔，为胃气，无病舌也。前人传下三十六，《金镜·三十六舌》。采摘多歧语弗精。

闻 声 说

气衰言微者为虚，气盛言厉者为实。语言首尾不相顾者为神昏，狂言怒骂者为实热，痰声漉漉者死。新病闻呃者为火逆，久病闻呃者为胃绝。大抵语言声音不异于平时为吉，反者为凶。

闻 声 诗

言微言厉盛衰根，谵语实邪胃有燥屎错语首尾不相顾而错乱为神愦，虚呃痰鸣非吉兆，声音变旧恐离魂。

其 二僧自性著

肝怒声呼心喜笑，脾为思念发为歌，肺金忧虑形为哭，肾主呻吟恐亦多。

问 证 说

问证是医家第一要事，李士材三书言之详矣。兹集隘不能多登，止取张景岳"十问"而注之。

问 证 诗

出《景岳全书》，张心在改订

一问寒热二问汗，问其寒热多寡，以审阴阳，细辨真假；问其汗之有无，以辨风寒，以别虚实。三问头身四问便，问其头痛为邪甚，不痛为正虚，暴眩为风火与痰，渐眩为上虚气陷。问其身之部位以审经络，亦以一身重痛为邪甚，软弱为正虚。问其小便红白多少，大便秘溏、清谷、清水，以辨寒热虚实。五问饮食六问胸，问饮食以察其胃气之强弱，问胸者该胃口而言也。浊气上干，则胸满痛为结胸，不痛而胀连心下为痞气。七聋八渴俱当辨，问聋者，伤寒以辨其在少阳与厥阴，杂病以聋为重，不聋为轻也。问渴者，以寒热虚实俱有渴。大抵以口中和、索水不欲饮者为寒；口中热、引饮不休者为热；大渴谵语不大便者为实；时欲饮水，饮亦不多，二便通利者为虚。九问旧病十问因，问旧病以知其有夙疾与否，问其致病之因以为用药之准。再兼服药参机变。表、里、寒、热、补、泻之中自有神机变化之妙。妇人尤必问经期，迟速闭崩皆可见。妇人以经为主，问其有无迟速，以探病情，兼察有孕与否。再添片语告儿科，天花麻疹全占验。小儿欲作痘疹与外感同，宜辨其手中指、足胫、耳后筋色为据。

切脉说

诊脉必以《内经》为主，仲景《伤寒论》、《金匮要略》二书言脉，散见于各章节之中者，字字精切。至于《伤寒论》中平脉、辨脉二篇，则又为叔和所增，亦瑕瑜参半耳。兹先以时行而不悖于古者，举其大要，使人乐从其易。后录《内经·脉要精微论》一节，而详注之，俾学者无忽于所易，无惮于所难。

《内经》分配脏腑

左寸：外以候心，内以候膻中。左关：外以候肝，内以候膈。左尺：外以候肾，内以候腹。右寸：外以候肺，内以候胸中。右关：内以候脾，外以候胃。右尺：外以候肾，内以候腹。

王叔和分配脏腑

左寸：心、小肠。左关：肝、胆。左尺：肾、膀胱。

右寸：肺、大肠。右关：脾、胃。右尺：命门、三焦。

李濒湖分配脏腑

左寸：心、膻中。左关：肝、胆。左尺：肾、膀胱、小肠

右寸：肺、胸中。右关：胃、脾。右尺：肾、大肠。

张景岳分配脏腑

左寸：心、膻中。左关：肝、胆。左尺：肾、膀胱、大肠。

右寸：肺、胸中。右关：脾、胃。右尺：肾、小肠。

寸关尺分诊三焦

寸：宗气出于上焦，寸脉以候之。关：荣气出于中焦，关脉以候之。尺：卫气出于下焦，尺脉以候之。

愚按：大小二肠，经无明训，其实尺里以候腹，腹者大小肠与膀胱俱在其中。王叔和以大小二肠配于两寸，取心肺与二肠相表里之义也。李濒湖以小肠配于左尺，大肠配于右尺，上下分属之义也。张景岳以大肠宜配于左尺，取金水相从之义；小肠宜配于右尺，取火归火位之义也。俱皆近理，当以病证相参。如大肠秘结，右尺宜实，今右尺反虚，左尺反实，便知金水同病也。小便热淋，左尺宜数，今左尺如常，而右尺反数者，便知相火炽盛也。或两尺如常，而脉应两寸者，便知心移热于小肠，肺移热于大肠也。一家之说，俱不可泥如此。况右肾属火，即云命门亦何不可？三焦鼎峙两肾之间，以应地

运之右转，即借诊于右尺，亦何不可乎？

脉法统论

何谓无病之脉？一息四至是也。何谓五脏平脉？心宜洪，肺宜涩，肝宜弦，脾宜缓，肾宜沉，又兼一段冲和之气，为胃气是也。何谓四时平脉？春宜弦，夏宜洪，秋宜涩，又谓之"毛"。冬宜沉，又谓之"石"。四季之末宜和缓是也。何谓男女异脉？男为阳，宜寸大于尺；女为阴，宜尺大于寸是也。何以知妇人有孕之脉？尺大而旺、或心脉大而旺是也。"神门"穴脉动甚为有子，一云：心[①]脉大为男，右尺大为女。何以知妇人血崩？曰：尺内虚、大、弦、数是也。何以知妇人之半产？曰：诊得革脉是也。何以知妇人之产期？曰：脉之离乎经常是也。何以知妇人之无子？曰：尺脉微弱而涩、小腹冷、身恶寒是也。小儿之脉曷别？曰：以七至为准也。

持脉秘旨

脉之为道，最为微渺而难知也。方书论脉愈详，而指下愈乱，何苦张大其言，以人命为戏乎？张心在先生，余未识面，而神交久之。其著持脉大法，取八脉为纲，与旧说八脉稍异，皆以显然可见者为据。非若李濒湖、张石顽等，以二十八字为凭空掠影之谈。一曰浮，浮者轻手着于皮肤之上而即见，为表病也。一曰沉，沉者重手按于肌肉之下而始见，为里病也。浮沉二脉，以手之轻重得之，此其显而易见也。一呼脉来二至，一吸脉来二至，一呼一吸名为一息，一息脉来四至为平人无病之脉，否则病矣，一曰迟，迟者一息脉来二三至，或一息一至，为寒病也。一曰数，数者一息脉来五六至，或一息七八至，为热病也。迟数二脉，以息之至数辨

之，又显而易见也。一曰细，细者脉状细小如线，主诸虚之病也。一曰大，大者脉状粗大如指，主诸实之病也。细大二脉，以形象之阔窄分之，又为显而易见也。一曰短，短者脉来短缩，上不及于寸，下不及于尺，为素禀之衰。一曰长，长者脉来超长，上至鱼际，下至尺泽，为素禀之盛也。长短二脉，以部位之过与不及验之，又为显而易见也。又有互见之辨，浮而数为表热，浮而迟为表寒；沉而数为里热，沉而迟为里寒。又于表、里、寒、热四者之中，审其为细，则属于虚；审其为大，则属于实。又须于表、里、寒、热、虚、实六者之中，审其为短，知为素禀之衰，疗病须兼培其基址；审其为长，知为素禀之盛，攻邪必务绝其根株。此凭脉治病之秘法也。

客曰：信如前法，则古人所传许多脉象，可以尽弃而不言欤？余曰：以此八脉为纲，余脉即于八脉中认其兼见之象，亦易易耳，弃之可也，不弃之亦可也。

新著八脉四言诗

四言脉诀，始于崔紫虚真人，李濒湖改订之，李士材又改订之。近日如《冯氏锦囊》诸本，各有增删，然非繁而无绪，即简而不该，且囿于王叔和、高阳生、滑伯仁旧说，胪列愈多，而指下愈乱，皆非善本。余取显然可见之八脉为纲领，而以兼见之脉为条目，韵以四言，俾读者有得心应手之妙。

浮为主表，属腑属阳，轻手一诊，形象彰彰。浮而有力，洪脉火炀；主火。浮而无力，虚脉气伤；主气虚。浮而虚甚，散脉靡常主气血散。浮如葱管，芤脉血殃；主失血。浮如按鼓，革脉外强；外强

---

① 心字下原脱"脉"，据上海图书集成本补。

中空，较芤更甚，主阴阳不交。浮而柔细，濡脉湿妨，主湿。浮兼六脉，疑似当详。

沉为主里，属脏属阴，重手寻按，始了于心。沉而着骨，伏脉邪深；主闭邪。沉而底硬；与革脉同，但革浮而牢沉。牢脉寒淫；主寒实。沉而细软，弱脉虚寻；主血虚。沉兼三脉，须守规箴。

迟为主寒，脏病亦是。仲景云：迟为在脏。《脉经》云：迟为寒。三至二至，数目可揣。迟而不愆，稍迟而不愆四至之期。缓脉最美无病。迟而不流往来不流利。涩脉血否主血少。迟而偶停，无定数。结脉郁实主气郁痰滞。迟止定期，促者，数中一止也；结者，迟中一止也；皆无定数。若有定数，则为代矣，大抵代脉在三、四至中，其止有定数。代脉多死；主气绝，惟孕妇见之不妨。迟兼四脉，各有条理。

数为主热，腑病亦同，仲景云：数为在腑。《脉经》云：数为热。五至以上，七至八至人终。数而流利，滑脉痰蒙，主痰主食，若指下清，则主气和。数而牵转，紧脉寒攻，主寒主痛。数而有止，促脉热烘，主阳邪内陷。数见于关，关中如豆摇动。动脉崩中；崩中脱血也，主阴阳相搏。数见四脉，休得朦胧。

细主诸虚，蛛丝其象，脉道属阴，病情可想。细不显明，微脉气殃；主阴阳气绝。细而小浮；细者，脉形之细如丝也；小者，脉势之往来不大也；且兼之以浮，即昔人所谓如絮浮水面是也。濡脉湿长；主湿亦主气虚，浮亦兼之。细而小沉，弱脉失养；血虚，沉脉亦兼之。细中三脉，须辨朗朗。

大主诸实，形阔易知，阳脉为病，邪实可思。大而涌沸，洪脉热司，主热盛，亦主内虚，浮脉亦兼之。大而坚硬，实脉邪持，主实邪。大兼二脉，病审相宜。

短主素弱，不由病伤，上下相准，缩而不长。诸脉兼此，宜补阴阳。动脉属短，治法另商。

长主素强，得之最罕，上鱼入尺，上鱼际，下尺泽。迢迢不短。正气之治，长中带缓。若是阳邪，指下涌沸。中见实脉，另有条款。

以上八脉，显然可见。取其可见者为提纲，以推其所不易见，则不显者皆显矣。八脉相兼，亦非条目之所能尽，皆可以此法推之。

七怪脉四言诗

雀啄连连，止而又作，肝绝。屋漏水流，半时一落。胃绝，弹石沉弦，按之指搏，肾绝。乍密乍疏，乱如解索，脾绝。本息息，不动也，未摇，鱼翔相若，心绝。虾游冉冉，忽然一跃，大肠绝。釜沸空浮，绝无根脚，肺绝。七怪一形，医休下药。此言五脏绝脉也。六腑中独言大肠与胃者，以其属于阳明，为一身之最重者也。

妇人科诊脉四言诗

妇人之脉，尺大于寸。尺脉涩微，经愆定论。三部如常，经停莫恨。尺或有神，得胎如愿。左尺大为男，右尺大为女。妇人有胎，亦取左寸，手少阴盛为有子。不如神门，神门穴为心脉所过，左大为男，右大为女。占之不遁。

月断病多，六脉不病，体弱未形，有胎可庆。妇人经停，脉来滑疾，按有散形，三月可必；按之不散，五月是实；和滑而代，二月为率。

妇人有孕，尺内数弦。内崩血下，革脉亦然。将产之脉，名曰离经，离时常脉。内动胎气，外变脉形。新产伤阴，出血不止，尺不上关，十有九死。尺弱而涩，肠小肠也。冷恶寒，年少得之，受孕良难，年大得之，绝产血干。

小儿验纹按额诊脉四言诗

五岁以下，脉无由验。食指三关，第一节寅位为风关，第二节卯位为气关，第三节辰位为命关，以男左女右为则。脉络可占：热见紫纹，伤寒红象，青惊白疳，直同影响，隐隐淡黄，无病可想；黑色曰危，心为怏怏。若在风关，病轻弗忌；若在气关，病重留意；若在命关，危急须记。脉纹入掌，内钩之始，弯里风寒，弯外积致。食积致病。五岁以上，可诊脉位，以一指按其寸、关、尺。指下推求，大率七至，加则火门，减则寒类，余照《脉经》，求之意。更有变蒸，脉乱身热，不食汗多，或吐或渴，原有定期，与病分别。疹痘之初，四末寒彻，面赤气粗，涕泪弗缀。半岁小儿，外候最切，按其额中，以名、中、食三指候于额前、眉端、发际之间，食指近发为上，名指近眉为下，中指为中。病情可晰。外感于风，三指俱热；内外俱寒，三指冷冽；上热下寒，食中二指热。设若夹惊，名中二指热；设若食停，食指独热。

诊脉别解一

轻下手于皮肤之上曰"举"，以诊心肺之气也。心肺为阳，浮而在上。略重按于肌肉之间曰"按"，以诊脾胃之气也。脾胃居中，故其气应乎中。重手推于筋骨之下曰"寻"，以诊肝肾之气也。肝肾为阴，沉而在下。

诊脉别解二

两手六部皆为肺脉。肺为脏腑之华盖，凡一切脏腑病，其气必上熏于肺，而应之于脉。如心病六脉必洪，肝病六脉必弦，肾病六脉必沉，肺病六脉必涩，脾病六脉必缓，是怠缓，不是和缓。按之指下浊者为邪甚，清者为正复。有神者吉，无神者凶；有力者为热为实，无力者为寒为虚；此为最验。李濒湖云：脉者脏腑之气，非脏腑所居之地。余每见时医于两手六部中，按之又按，曰：某脏腑如此，某脏腑如此又如彼。俨若脏腑居于两手之间，可扪而得，种种欺人之丑态，实则自欺之甚也。

《内经》诊法

《素问·脉要精微论》曰：尺内两旁，则季胁也。尺内，尺中也；两旁，两尺部之外旁也；季胁，两胁之下秒也。何以谓之季？言胁之尽处也。尺外以候肾，尺里以候腹。两肾附于季胁，是季胁之内乃是两肾，两肾之内乃是腹中，故以尺内候腹中，尺外以候肾，尺之四旁以候季胁，是两旁更出于外也。杨元如曰：所谓外者，乃六脉之本位。脉居歧骨之外，故以本位为外、而偏于里者为内也。高士宗云：脉气自下而上，故先论尺部之左右外内也。中附上左，外以候肝，内以候膈；中附上者，附左尺而上左手之关脉也。肝居胁内，故以关候肝；膈气在中，故以内候膈。膈谓膈肉之下，肝脾所居之郭廓[①]也。右外以候胃，内以候脾。右者，附右尺而上右手之关脉也。脾主中土，故以关内候脾；阴内而阳外，故以关外候胃。问曰：六腑独言候胃何义？曰：五脏之气血皆胃腑之所生，故脏气不能自至于手太阴，必因胃气乃至。是以《本经》凡论五脏必及于胃，而余腑不与焉。然而脏腑雌雄各有并合，言心而小肠在其中矣，言肺

---

① 郭（fú 伏）廓：城之外围，这里比喻保障。

而大肠在其中矣，余脏准此。高士宗云：脉气自下而中，故次论关部之左右外内也。上附上，右外以候肺，内以候胸中；上附上者，从右关而上右寸口也。胸中者，宗气之所居也。经云：宗气积于胸中，命曰气海，上出于肺，循喉咙而行呼吸。左外以候心，内以候膻中。左者，左寸口也，心者，君主之官也。膻中者，臣使之官，君主之相位也。高士宗云：脉气自中而上，故终论寸部之左右外内也。前以候前，后以候后。脉有外内，复有前后，前以候前，尺前、关前、寸前，以候形身之前也。后以候后，寸后、关后、尺后，以候形身之后也。上竟上者，胸喉中事也。下竟下者，少腹、腰股、膝、胫、足中事也。脉有内外前后，复有上下，是脉体之六合也。上竟上者，自寸上而竟上于鱼际也。喉主天气，位居胸上，故为胸喉中事，乃上以候上也。下竟下者，自尺下而竟下于肘中也。足履平地，股、膝、胫、足居腰与少腹之下，故为少腹、腰、股、膝、胫、足中事，乃下以候下也。

参各家注，此审别形身、脏腑外内之法也。首言两旁，次言前后，次言上下。盖以左右三部之脉，正候之外，推而及于三部之两旁，三部之前后，且上而极于鱼际之上，下而极于尺泽之下，无所不到，可谓候法无余蕴矣。今即以尺内两旁则季胁也，之一语而比例之。既以尺部之两旁候形身之季胁，便知关部之两旁可以候形身之两胁，寸部之两旁可以候形身之两腋。书不尽言，学者当得其意而引伸也。其曰前后者，以寸、关、尺各部，前一分为前，后一分为后，乃各部之交界处也。其曰上下者，言上而更上于寸，下而更下于尺也。总而言之，首言外内，次言前后，盖以两手之脉，平以分之，有如文王之卦，离南坎北，震东兑西，以候形身之四旁。上竟上者，下竟下者，有如伏羲之卦，竖以观之，而天地定位也。此章以人身配六合，三部九候法以人身配三才，所谓人身小天地者此也。

问曰：经言心肝居左，脾肺居右，是脏气之出于左右，抑脏体之偏与？曰：天为阳，地为阴；东南为阳，西北为阴。圣人南面而立，左为阳，右为阴。天一生水，水生木，木生火，是以心肝居左也。地二生火，火生土，土生金，是以脾肺居右也。此先天之五行，本于阴阳水火，分而上生，非脏体之谓也。又心主脉，肝主血，血脉生于水精，是以左手三部俱主血；肺主周身之气，脾主元真之气，气生于火，是以右手三部皆主气；此皆阴阳互换之妙，善诊者不可不知。愚按：诊候之法，各家不同，善诊者俱宜熟记于心，随机应变，则指下了然矣。余此著视时行诸书，虽高一格，而究竟为唐宋后各家之小技也。今欲为初学启蒙，遽以《灵》《素》授之，恐学者畏其难而中阻，然又恐示之以"易"则争趋于"易"，终无以造乎精微之域，反为斯道害。惟《内经·脉要精微论》一章，各家脉书，不过绘其部位，而所言诊法，大不相符，相沿已久，必不能一时变更其说。但圣经炳如日星，录此一节，以俟后之学者，起而明之。

附录　徐灵胎诊脉决死生论

时医开口辄云脉象，便知其惯习欺人小技，而学术必陋。凡医书论脉愈详，读者愈难体会，大抵不肯说实话耳。今读此论，句句是实话，喜而录之，并拟韵以便记诵。

生死于人大矣，而能于两手方寸之地，微末之动，即能决其生死，何其近于诬也！然古人往往百不失一者何哉？其大要则以胃气为本。盖人之所以生，本乎饮食。《灵枢》云：谷入于胃，乃传之肺，五脏六腑，皆以受气。寸口属肺经，为百脉之所会，故其来也，有生气以行乎其间，融和调畅，得中土之精英，此为有胃气，得者生，失者死，其大较也。其次则推天运之顺逆。人气与天气相应，如春气属木脉宜弦、夏气属火脉宜洪之类，反是则与天气不应。又其次则审脏气之生克，如脾病畏弦，木克土也；肺病畏洪，火克金也；反是则与脏气无害。又其次则辨病脉之从违。病之与脉，各有宜与不宜，如脱血之后，脉宜静细，而反洪大，则气亦外脱矣；寒热之症，脉宜洪数，而反细弱，则真元将陷矣。至于真脏之脉，乃因胃气已绝，不营五脏。所以何脏有病，则何脏之脉独现。凡此皆《内经》、《难经》等书，言之明白详尽；学者苟潜心观玩，洞然易晓，此其可决者也。至云诊脉即可以知何病，又云人之死生，无不能先知，则又非也。盖脉之变迁无定，或又卒中之邪，未即通于经络，而脉一时未变者；或病轻而不能现于脉者；或有沉痼之疾，久而与气血相并，一时难辨其轻重者；或有依经传变，流动无常，不可执一时之脉，而定其是非者。况病之名有万，而脉之象不过数十种，且一病而数十种之脉无不可见，何能诊脉而即知其何病？此皆推测偶中，以此欺人也。若夫真脏之脉，临死而终不现者，则何以决之？是必以望、闻、问三者，合而参观之，亦百不失一矣。故以脉为可凭，而脉亦有时不足凭；以脉为不可凭，而又凿凿乎其可凭；总在医者熟通经学，更深思自得，则无所不验矣。若世俗无稽之说，皆不足听。

拟补　徐灵胎诊脉论诗

微茫指下最难知，条绪寻来悟治丝。

旧诀七表、八里、九道其二十四字，李士材新增共二十七字，愈多则愈乱也。试观治丝者必得其头绪，而始有条不紊。三部分持成定法，谓寸、关、尺三部。八纲易见是良规。浮、沉、迟、数、大、细、长、短八字，显而易见。起四句总提切脉之大纲。胃资水谷人根本，三部俱属于肺，而肺受气于胃。土具冲和脉委蛇。不坚直而和缓也。脉得中和之生气如此，此以察胃气为第一要。脏气全凭生克验，审脏气之生克为第二要。如脾病畏弦，木克土也；肺病畏洪，火克金也；反是则与脏气无害。天时且向逆从窥。推天运之顺逆，为第三要。如春气属木脉宜弦，夏气属火脉宜洪之类，反是则与天气不应。阳浮动滑大兼数，仲景以浮、大、动、滑、数为阳，凡脉之有力者俱是。阴涩沉弦弱且迟。仲景以沉、涩、弱、弦、迟为阴，凡脉之无力者皆是。此又提出阴阳二字，以起下四句。辨脉病之宜忌，为第四要。外感阴来非吉兆，外感之证，脉宜浮洪，而反细弱则正不胜邪矣。内虚阳现实堪悲。脱血之后，脉宜静细，而反洪大，则气亦外脱矣，则气亦外脱矣。须知偏胜皆成病。偏阳而洪大，偏阴而细弱，皆病脉也。忽变非常即弗医。旧诀有雀啄、屋漏、鱼翔、虾游、弹石、解索、釜沸七怪之说，总因阴阳离决，忽现出反常之象。要语不烦君须记，脉书铺叙总支离。病之名有万，而脉象不过数十种，且一病而数十种之脉无不可见，何能诊脉而即知为何病耶？脉书欺人之语，最不可听。

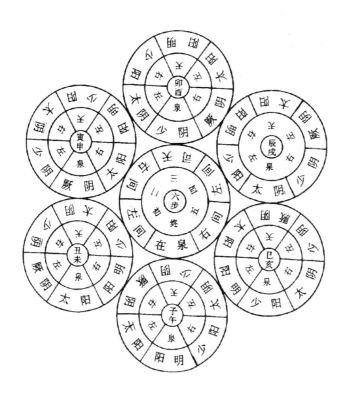

图 6-3 司天在泉图

运气易知

司天在泉图说

司天在泉、四间气者，客气之六步也。凡主岁者为司天，位当三之气。司天之下，相对者为在泉，位当终之气。司天之左，为天之左间，右为天之右间。每岁客气，始于司天前二位，乃地之左间，是为初气，以至二气三气，而终于在泉之六气。每气各主一步。然司天通主上半年，在泉通主下半年，故又曰岁半巳前，天气主之，岁半巳后，地气主之也。

司天在泉诗

子午少阴为君火，丑未太阴临湿土，寅申少阳相火王，卯酉阳明燥金所，辰戌太阳寒水边，巳亥厥阴风木主。初气起地之左间，司天在泉对面数。

张飞畴运气不足凭说①

谚云：不读五运六气，检遍方书何济。所以稍涉医理者，动以司运为务。曷知《天元纪》等篇，本非《素问》原文，王氏取阴阳大论补入经中，后世以为古圣格言，孰敢非之？其实无关于医道也。况论中明言，时有常位，而气无必然，犹谆

① 张飞畴运气不足凭说在本书出现二次，第二次见《医学三字经·卷四》。

谆详论者，不过穷究其理而已。纵使胜复有常，而政分南北，四方有高下之殊，四序有非时之化，百步之内，晴雨不同；千里之外，寒暄各异。岂可以一定之法，而测非常之变耶！若熟之以资顾问则可，苟奉为治病之法，则执一不通矣。

医学实在易卷二

闽长乐陈念祖修园著
男　元犀灵石　参订
孙男　心典徽庵
　　　心兰芝亭　同校字

表　证

伤寒病不全表证。然太阳为寒水之经，主一身之表，凡病从太阳始者，皆名伤寒。其病头痛、项强、发热、恶寒，若初起有汗，用桂枝汤，无汗用麻黄汤，治之得法，一解表则无余事矣。然太阳主表中之表，而阳明主肌亦表也，其证身热、目痛而鼻干、不得卧，时法用升麻葛根汤。少阳主胸胁，亦表也，其证胸胁痛、目眩、口苦而耳聋，《伤寒论》用小柴胡汤加减。是三阳皆属于表，故列于表证。

经义《素问·热病论》曰：人之伤于寒也，则为病热。此主六气之相传而言也，始终皆为热病。仲景宗六气之说，从对面、旁面参出大旨，取三阳三阴无形之气，验于有形之皮肤、肌络、形层，以及五脏六腑之虚实寒热，合经权常变而立言，集隘不能登之。余著有《伤寒论浅注》，最宜熟玩。

太阳表证诗

脉浮头痛项兼强，发热憎寒病太阳，自汗桂枝汤对证，喘身疼无汗主麻黄汤。

阳明表证诗

二阳燥气属阳明，经腑热在经，白虎汤；在腑，承气汤。分歧另细评，不在表证之内。即此鼻干不得卧，目疼身热葛根清。

少阳表证诗

少阳相火主柴胡，口苦耳聋胁痛俱，人说能和半表里，谁知功在转其枢。《内经》云：少阳为枢。

感　冒　诗

四时感冒客邪侵，寒热头疼嗽不禁，解散香苏饮微取汗，须知病浅勿求深。

疟疾证寒热往来有定候，其邪主于少阳之经。少阳居阴阳之界，属半表半里。阴胜于阳则发寒，阳胜于阴则发热。即寒多热少为寒疟，单寒无热为牝疟，热多寒少为热疟，先热后寒、单热无寒为瘅疟，无非阴阳之造其偏也。日发者轻，间日者重，三、四、五日为尤重，以邪之渐深，而舍渐远也。治法初宜二陈汤、平胃散，倍加柴胡、生姜以散之；中用小柴胡汤去人参加青皮以和之，若欲急于取效，加生常山三钱以猛驱之；末用六君子汤、补中益气汤加半夏倍柴胡以补之。凡病穷必及肾，必须间服桂附八味丸以补其肾，是为王道治法。或用冬白术一两，生姜五钱，水煎服，六日服六剂，必愈。虚甚者再加附子二三钱，热多者加当归四五钱。以其邪自外来，用上诸法，正气一复，邪气亦从汗解，故列于表证。

经义：《素问·疟论》曰：夫痎疟皆生于风，其蓄作有时者何也？按：黄帝此问，岐伯所答，凡二千余言，不能逐一解释，且难与中人以下告语。余即于此一问，得其大纲，所谓一言尽盖其义也。盖痎者皆也，疟者，残疟也，疟症种种不一，皆谓之疟。读"痎疟皆生于风"一句，味一"皆"字，便知此句为诸疟之总纲矣。夫六淫之邪，皆能成疟，而风为百病之长，言风可以概其余也。蓄者，邪蓄于经，有时而伏也，作者病见于外，不期而发也。又曰：夏伤于暑，秋必病疟。《生气通天论》曰：夏伤于暑，秋为痎疟。《阴阳应象大论》曰：夏伤于暑，秋必痎疟。《灵枢·论疾诊尺》曰：夏伤于暑，秋必痎疟。《金匮真言论》曰：夏暑汗不出者，秋成风疟。合此数论，是疟为暑邪无疑矣。但"暑"字不可认为阳暑，阳暑伤气而多汗，感而即发，邪不能留。其伏留而不去者，惟阴暑之无汗也。故凡患疟者，必因于盛暑之时，贪凉取快，不避风寒，或浴以凉水，或澡于河流，或过食生冷。壮者邪不能居，未能致病；怯者伏于营卫之舍，新邪触之，则疟病发矣。何以谓之"舍"？即经隧所历之界分，如行人之有传舍也。本论谓：此营气之所舍是也。大旨曰风、曰暑者，以疟皆从外邪而起也。曰"舍"者，以邪有浅有深，舍有远有近，故或有一二日作及四五日作之异也，仲景以此旨奥妙难言，故以"疟脉自

弦"一句，取少阳为捷法，余宗其说，又为天分之高者引其端，欲其熟读《内经》而有得也。

疟疾诗

寒热循环有定时，疟成权在少阳司，热多阳亢邪归胃，少阳兼阳明热多寒少或但热不寒。寒盛阴生病属脾。少阴兼太阴寒多热少，或但寒不热。开手二陈平胃属，收功六君子补中益气汤规。更闻肾气丸多效，三阴疟三日一发，五更时以姜汤送下肾气丸三钱，一月可效。姜术同煎效更奇。

瘟疫症来路两条：一条自经络而入，辨症治法，与感冒无异，宜服人参败毒散，温覆以取微汗，俾其从经络入者，仍从经络出也。一条从口鼻而入，一人之病，传染一家以及一乡一邑。其症发热头痛、口渴胸满、时吐黄涎，宜藿香正气散，大旨在辛香解秽四字，俾其从口鼻入者，仍从口鼻出也。过此不愈，则传入于里。大热、大渴、自汗者，宜白虎汤以清之；谵语、大便闭者，宜三一承气汤以下之。若表里之邪俱实，不汗不便者，宜用防风通圣散，汗下之法，一剂并行而不悖。若过七日，为一经已尽，病仍不愈，及病人素禀不足者，宜间用六味地黄汤、四物加人参、元参之类以补之，与伤寒治法略同，但此症七日，得大汗战汗则生，无汗则死。如汗出不至足，俟七日再汗之，生死以汗为主，故列于表症。

经义《生气通天论》曰：冬伤于寒，春必病温。《灵枢·论疾诊尺》曰：冬伤于寒，春生瘅热。《热病论》：先夏至日为温。此皆言伤寒之发为病，非瘟病之感异气而病也。《金匮真言》曰：夫精者，身之本也。故藏于精者，春不病温。《素问·

补遗刺法论》曰：五疫之至，皆伤染易，无问大小，病状相同。此言金木水火土五行之疫，俗亦谓为五瘟。大抵互相传染，医者宜用雄黄研末，涂鼻孔内，行从客位边入。又男子病，秽气出于口；女子病，秽气出于阴。坐立对语之间，自宜识得向背。

瘟疫诗

瘟疫于今重达原，槟榔二钱，草果、甘草各五分，厚朴、芍药、黄芩、知母各一钱，名达原饮。休徇吴氏吴又可达原饮苦燥烁阴，服之先涸汗源，不能作汗而解。一偏言。鼻传秽气黄涎吐，经受时邪壮热烦。谓但热而烦也。败毒散藿香正气散分两道，散邪人参败毒散，散邪方也，令邪从经络解。解秽藿香正气散，解秽方也，令邪从口鼻解。各专门。防风通圣散神方外，表症未解，里证又急，必用此散以两解之。白虎三承虚实论。热渴自汗、表里不实者白虎汤，大便不通者三承气汤。

阴虚盗汗为素禀不足。夜间发热，睡时汗出，醒即渐收，故曰盗汗，宜当归六黄汤。常畏。若时常畏寒，一动则汗出，或不动而汗亦自出，名曰阳虚自汗，宜芪附汤、参附汤、术附汤。然阴阳互根，又有不可泥者，熟读《内经》，自得其治。景岳谓不治有六：一、汗出而喘甚；二、汗出而脉脱；三、汗出而身痛甚；四、汗出发润至巅；五、汗出如油；六、汗出如珠。医者不得妄为用药。此症因汗从皮毛而出，故列于表症。

经义《阴阳应象大论》曰：阳之汗以天地之雨名之。《宣明五气篇》曰：心为汗。《评热病论》曰：阴虚者，阳必凑之，故少气时热而汗出也。《决气篇》曰：津

脱者腠理开，汗大泄。《藏气法时论》曰：肺病者，肩背痛汗出；肾病者，寝汗出憎风。《脉要精微论》曰：阳气有余为身热无汗；阴气有余为多汗身寒；阴阳有余，则无汗而寒。

盗汗自汗诗

古云盗汗属阴虚，自汗阳羸卫外疏，阳气卫外而为固。阴虚，则六黄汤阳虚术附等汤，互根阴阳互根，其旨甚妙。当究五车书。

中风证，余于《金匮浅注》论之甚详，然难为初学道也。尤在泾著有《金匮心典》，卓然大家；续出《金匮翼》，全失本来面目。但中风总论虽于《金匮》有出入处，而采集时说，堪为行道者开一觅食之路。今就原论而韵之，以便初学之记诵。

《金匮真言论》曰：天有八风，东西南北，东南、西南、东北、西北八方之风也。经有五风，经，经脉也；五风，五脏之风也。八风发邪以为经风，触五脏邪气发病。仲景《金匮》专宗此说，皆指外邪而言。尤氏《金匮翼》则合内外虚实以统论之，恐《金匮翼》为后人之托名而刻者。

中风证歌

中风各论杂而繁，大要惟分真与类，贼风邪气中为真，痰火食气类中隧。其人先此有肝风，《内经》云：风气通于肝。又云：诸风掉眩，皆属于肝。真类二端由此致。设无肝风，亦只为他病，安有卒倒、偏枯、歪僻、牵引等症哉！脏腑经络各不同，病浅病深分难易。络病口眼俱喎斜，在络病轻尚易治。手足不遂病在经，语言错乱从腑议。经腑皆有倒仆形，倒仆

之后明所自。在经神清尚识人，在腑神昏如失智。脏病最重中最深，唇缓失音耳聋备，目瞪遗尿鼻声鼾，六证见半死期至。经腑脏病或兼连，临证细认惟会意。更察虚实得大纲，闭证脱证因之异，二证详于八法歌。脱应固兮闭应开，吉凶关头非姑试。八法之说本在泾，平易近人休弃置。

治中风八法歌

口噤目张痰涎着，气塞手握难下药，闭证宜开主白矾散，稀涎散亦得要略。一曰开关。若见目合口又闭，遗尿自汗脱证作，无论有邪与无邪，脱则宜固参附汤嚼。二曰固脱。六经形证应汗条，加减续命汤法亦约。内有便溺阻隔之，三化汤攻下非克削；此旨专重泄大邪，内外峻攻两不错。三曰泄大邪。若还大气不转旋，顺气匀气二散托。四曰转大气。中风必见痰阵阵，清心散涤痰汤可进。五曰涤痰涎。且风多从热化生，风火相煽无余烬，惟有前人竹沥汤，熄风妙在柔而润。六曰除风热。风与痰气互相搏，神昏脉绝一转瞬，通其窍隧苏合香丸，至宝丹之功亦奋迅。七曰通经隧。又恐汤丸效太迟，急灸俞穴倍雄峻。阴阳二气不相维，此引阴阳顷刻顺。八曰灸俞穴。

按：尤在泾自定八法，余既存其说，而又不能尽徇其意者，谅在泾有知，当亦许余为直友也。一曰开关，尤氏以搐鼻探吐为开，而余则以华佗愈风散追以驷马而为开，祛风至宝丹彻其上下表里而为开也。二曰固脱，尤氏以参附汤加竹沥而为固，而余则以侯氏黑散遵《内经》填窍息风而为固也。三曰泄大邪，尤氏遵刘河间法以续命汤泄其外邪、以三化汤泄其内邪而为泄，而余则用防风通圣散一方，并力以两泄之也。四曰转大气，尤氏以八味顺气汤、匀气散以调之，调之未必能转，而

余则用生芪一二两，陈皮、人参、防风各三钱，助其大气，再加天门冬五钱，附子三钱，俾水天之气循环不息以为转也。五曰逐痰涎，尤氏以涤痰汤开壅塞而平水饮之逆行，余则以三因白散治横流，而为北门之坐镇也。六曰除风热，尤氏以竹沥汤滋液以除热，而余则以白虎汤、竹叶石膏汤、黄连阿胶汤直探阳明少阴之本源以除大热也。七曰通经隧，尤氏以苏合香丸、至宝丹集诸香之气以通神，而余则用风引汤炼五色之石以补天也。八曰灸俞穴，以中风卒倒、邪风暴加、真气反陷、表里之气不相通，则阴阳之气不相系，艾灸速于汤药，但尤氏之取穴太多，而余则取穴较少耳。

附 中风应灸俞穴

灸风中腑手足不遂等证：

百会一穴在项中央，旋毛中陷，可容豆许。

曲池一穴在肘外辅屈曲骨中，以手拱胸取之，横纹头陷中是。

肩髃二穴在肩端两骨间，陷者宛宛中，举臂取之。

风市二穴在膝外两筋间，平立舒下手着腿当中，指头尽处，陷者宛宛中。

足三里二穴有膝眼下三寸，胻外廉两筋间。

绝骨二穴在足外踝上三寸动脉中。灸风中脏，气塞涎潮，不语，昏危者，下火立效。

百会一穴

大椎一穴一名百劳，在项后第一椎上陷中。

风池二穴在颞颥后，发际陷中。

曲池二穴。

间使二穴在掌后二寸两筋间陷中。

足三里二穴。

灸风中脉，口眼㖞斜：

听会二穴在耳后陷中，张口得之，动脉应手。

颊车二穴在耳下八分。

地仓二穴在侠口吻旁四分近下，有脉微动者是。

凡㖞向右者，为左边脉中风而缓也，宜灸左㖞陷中二七壮；㖞向左者，为右边脉中风而缓也，宜灸右㖞陷中二七壮；艾炷大如麦粒，频频灸之，以取尽风气口眼正为度。

灸中风卒厥、危急等证：

神阙　用净盐炒干，纳脐中令满，上加厚姜一片盖之，灸一百壮至五百壮，愈多愈妙。姜焦则易之。

丹田脐下三寸。气海脐下一寸五分。二穴俱连命门，为生气之海，经脉之本，灸之皆有大效。

凡灸法，炷如苍耳大，必须大实，其艾又须大热，初得风之时，当依此次第灸之，火下即定。《千金翼》云：愈风之法，火灸特有奇妙，针石汤药皆所不及也。

灸法，头面上炷艾宜小不宜大，手足上乃可粗也。又须自上而下，不可先灸下、后灸上。若失音者，语言如故，而声音不出，为脏气虚也，虚在脾，用资寿解语汤，以脾之脉，挟喉连舌本也。虚在心，用黄连阿胶汤，以心之别脉，系舌本也。六君子汤倍加麦门冬，入竹沥，再加丹参、远志、石菖蒲之类，兼补诸脏。

舌强不能语，虽语而謇涩不清，风痰之闭塞也。不语者，绝无言语，有神昏而致者，有肾虚气厥不至舌下者，虚热用接命丹，虚寒用地黄饮子。

口眼㖞斜，为足阳明之脉循颊车，手太阳之脉循颈上颊，二经受风，牵引不正，以《外台》独活、竹沥、地黄汁饮之。

偏风，半身不遂是也。和利阴阳，疏瀹经络，治内伤之道也。大药攻邪，针熨取汗，治外感之道也。熨法用天麻、半夏、细辛各二两，绢袋二个，盛药蒸热，互熨患处，汗出则愈。

历节痛风，下有专条，用黑豆炒半升，威灵仙二两，桑白皮一两，用醇酒一升半，煎八合顿服之。又用白头翁草一握，捣，以醇酒投之顿服。

风缓即瘫痪，近日以左瘫右痪分之，非是。盖脾主肌肉四肢，胃为水谷之海，所以流布水谷之气，周养一身。今风邪袭脾胃之虚，而四肢安得不为之缓废乎？又肝主筋，肾主骨，肝肾伤，而手足亦为缓弱。

风瘙痒者，表虚卫弱，风邪乘之而变热，热即瘙痒，搔之则成疮也。宜用洗方，紫背浮萍半碗，豨莶草一握，蛇床子、防风各五钱，苍耳子一两，煎汤洗数次即愈。

历　节　风

历节风，一身之关节疼痛也。新病宜五积散以散邪，久痛宜补养气血以胜邪，与中血脉之治同。

《内经》无此病名，仲景《金匮》有之，其桂枝芍药知母生姜汤尤效。闽医名"燎火风"，用犀角、羚羊角、独活、牛蒡根、元参、栀子、大黄、升麻之类。

历节风诗

关节剧疼历节风，方书五积散神功，若投温燥还增病，干葛冬藤金银花，一名忍冬藤。羊藿淫羊藿充。叶天士《本草经解》注云：淫羊藿浸酒治偏枯。

痹者，风、寒、湿三气合成为病，痛

中带麻也。然三气之中，以湿为主，宜二陈汤加苍术、白术、防风治之，又可借用历节风治法。《金匮》黄芪五物汤治血痹，然亦痹症属虚者之通剂，服二十余剂必效。

经义《素问·痹论》曰：风、寒、湿三气合而为痹也。其风气胜者为行痹，寒气胜者为痛痹，湿气胜者为着痹。《灵枢·周痹篇》曰：周痹者，在于血脉之中，随脉以上，随脉以下，不能左右，各当其所。后贤用黑大豆水浸罨出芽一斤，晒干炒香熟为末，酒调一钱，日三服。又《痹论》曰：胞痹者，少腹膀胱按之内痛，若沃以汤，涩于小便，上为清涕。肠痹者，数饮而出不得，中气喘争，时发飧泄。又曰：阳气多，阴气少，病气胜，阳遭阴，故为热痹。

痹　诗

闭痹者，闭也。而为痛痹斯名，五积散温通通则不痛。古法程，二术二陈祛湿外，黄芪五物汤妙而精。

鹤膝风者，胫细而膝肿是也。为风、寒、湿三气合痹于膝而成。宜借用痹症、历节风方法。如初起用白芥子研末，以姜、葱汁调涂，一伏时患处起泡，泡干脱皮自愈。虚弱者，宜十全大补汤，加防风、附子、牛膝、杜仲、独活主之。此症属于三阴，三阴虽曰主内，而风、寒、湿皆自外来，故列为表证。

鹤膝风诗

膝头独大鹤同形，三气风、寒、湿相因脚部停，五积服完白芥傅，十全大补汤加味妙温经。

脚气之源，考之经曰：暑胜则地热，风胜则地动，湿胜则地泥，寒胜则地裂，寒暑风湿之气虽本乎天，而皆入乎地，而人之足履之所以往往受其毒也。始从足起，渐入小腹，甚乃上攻心胸，若不急治，遂至杀人，盖以五脏经络，脾与肝肾，皆从足指上走腹中故也。然其证则有干、湿之不同。湿脚气者，两脚肿大，或下注生疮，浸淫滋水，宜鸡鸣散；干脚气者，两胫不肿，或顽麻，或挛急，或纵缓为血虚，而兼湿热，宜四物汤加牛膝、独活、苍术、泽泻，热者加黄柏、知母、茵陈，寒者加干姜、附子、吴茱萸、肉桂之类。二症俱名壅疾，不可骤补。若上气喘急，及上小腹不仁，恐攻心不救，《金匮》用肾气丸。此症因形肿在外，故列于表症。

脚　气　诗

脚气原因湿气来，鸡鸣散剂勿徘徊，干干脚气症，不肿而顽麻拘急。宜四物加苍泽，肾气丸平逆上灾。

暑症口渴、心烦、溺赤、身热、脉洪而虚，轻者为伤暑，以六一散荡涤热气，从小便而泄。若暑热闭郁而无汗，必用香薷饮，发越阳气，彻上彻下，解表兼利小便则愈。重者名为中暑，大渴大汗，宜白虎汤加人参汤主之。或汗出身热，而两足冷者，是暑而挟湿，宜白虎加苍术汤主之。若中暑昏闷不醒，并伏暑停食吐泻，宜半夏四钱，茯苓、甘草各二钱，研末，入生姜汁少许，开水调灌之。然夏月贪凉，多伤寒之病，宜用伤寒法治之，且暑月伏阴在内，吐泻证可用理中汤者，十之六七，甚者必用通脉四逆汤；若吐泻而渴，宜五苓散。

经义《刺志论》曰：气虚身热，得之伤暑。《生气通天论》曰：因于暑、汗，烦则喘满，静则多言，体若燔炭，汗出而散。仲景云：脉虚身热，得之伤暑。

暑 症 诗

暑症心烦脉已虚，溺红热渴自歔歔，轻宜天水散，又名六一散。从便去，重则香薷饮取汗除，白虎沃焚微钜效，大汗、大渴不止者，白虎加人参汤。理中救逆鉴前车，夏中伏阴在内，多霍乱吐泻证，渴者五苓散，不渴理中汤，圣法也。余目击时医郑培斋自患吐泻症，上午服藿香正气散，傍晚大汗淋漓而毙，可谓前车之鉴。若急用理中汤，尚可救之。有云膝冷为挟湿，方见东垣李氏书。《东垣十书》有苍术白虎汤。

附录　高士宗中暑论

暑者，四时之一气也。暑何害于人哉？如暑必伤人也，则长夏之时，尽人当病，何以烈日中奔走劳形不病，而避暑于高堂大厦者反病耶？须知人病皆自取。吾身五运安和，六气均平，虽日在暑中而不病。吾身五运有亏，六气不振，阴虚则阳盛而热症生，阳虚则阴盛而寒症起。寒病暑病，随人身阴阳之气而化生者也。如寒邪伤阳而化病，寒亦为热；暑邪伤阴而化病，暑亦为寒。苟不以人身气化之寒暑为凭，而以天气之寒暑为定，真杀人不用刃矣！且夏月之时，人身上热下寒，一如天气虽暑，地下则寒。不观井中水冷之极乎？人身丹田之气、地下之水亦若是也。凡治病者，必顾其本，唯夏月之病，当温补者十之七八，宜凉泻者十之二三。凡人肾气有余，形体不劳，但感风暑，化为热病，则藿香白虎，一剂而痊；西瓜凉水，服之而愈。医见其痊愈也，遇暑邪入脏之证，亦以此药治之，则一剂而殂者比比矣。酷暑炎炎，朝病夕死，人谓疫气流行

而死者，皆以暑邪入脏病也。其病五六日而死，亦因阳气尽泄于外，谷气不入，肾气有亏，真气内脱而死也。如是之病，惟参芪桂附可以疗之，疗之而尽人皆愈也。人或信之，疗之而间有一二，不及疗者，人必疑之而非之矣。余尝思子产论政云：夫火烈，民望而畏之，故鲜死焉；水弱，民狎而玩之，故多死焉。今人恶热药而喜寒凉，又何怪乎其多死哉！戒人当于暑热之中，须知兼杂虚寒之证，不可恣意凉散。然言之未免太过，读者当识其大旨，勿以辞害意可耳！

湿证脉缓、头重、四肢重痛、大便溏，宜二陈汤加苍术、白术，再随症加减。

经义《太阴阳明论》曰：伤于湿者，下先受之。《拾遗》注之云：湿，阴邪也；人身之下，阴分也。以阴从阴，故下体先受之。以次而及于上矣；一身尽痛，是其候也。《金匮》用麻黄加白术汤，其论最详，宜熟读之。

湿 症 诗

四肢重痛大便溏，头亦重兮湿气伤，药用二陈汤加入苍白术，须求《金匮》再参详。

肿症者，一身肿大，重者按之窅而不起，轻者即起。水与气同源，不必分之，以五皮饮为主。上半身肿者，宜发汗，加防风、紫苏、杏仁各二钱；下半身肿者，宜利小便，加防己、白术、地肤子各二钱；虚者合四君子汤，兼服济生肾气丸；实者加葶苈子一钱，莱菔子炒研三钱。如若不效，以小青龙汤行太阳之水，真武汤安少阴之水，麻黄、甘草二味发皮肤之水，麻黄附子甘草汤导小腹之水。又以东

引桑枝炒紫黑，汤淋取汁，入小黑豆，煮汤服之，数日甚效。又有似肿非肿，而皮肤胀大，名曰气胀，骆氏用神仙九气汤治之。此症不全属于表，然肿症现于皮肤，故列于表证。

经义《平人气象论》曰：面肿曰风，足胫肿曰水。《阴阳别论》曰：阴阳结邪，多阴少阳曰石水，少腹满。《大奇论》曰：肾肝并沉为石水。《灵枢·邪气病形篇》曰：肾脉微大为石水，起脐下至少腹，睡睡然上至胃脘，死不治。《大奇论》曰：肝肾并浮为风水。《水热穴论》曰：肾者，胃之关也，关门不利，故聚水而从其类也。上下溢于皮肤，故为胕肿，胕肿者，聚水而生病也。诸水皆生于肾乎。肾者，牝脏也，地气上者，属于肾而生水液也。故曰至阴涌而劳甚，则肾汗出；肾汗出，逢于风，内不得入于脏腑，外不得越于皮肤，客于元府，行于皮里，传为胕肿，本之于肾，名曰风水。《灵枢·水胀》曰：水始起也，目窠上微肿，如新卧起之形，其颈脉动，时咳，阴股间寒，足胫肿，腹乃大，其水已成矣。以手按其腹，随手而起，如裹水之状，此其候也。又曰：肤胀者，寒气客于皮肤之间，鼜鼜然不坚，腹大，身尽肿，皮厚，按其腹，窅而不起腹色不变，此其候也。《灵枢·五癃津液别论》曰：水溢则为水胀。《灵枢·九针论》曰：下焦溢为水。《灵枢·胀论》曰：夫气之令人胀也，在于血脉之中耶，脏腑之内乎。夫胀者，皆在于脏腑之外，排脏腑而廓胸胁，胀皮肤，故名曰胀。夫肤胀与鼓胀，何以别之？然肤胀是皮肤胀也，鼓胀则腹中胀耳，且色苍黄，腹筋起，肤胀无之，是以异也。

肿 症 诗

肿成手按论纷纷，按之窅而不起为气

肿，即起为水肿。张景岳又反其说。水气同源不必分。气滞水亦滞，气行水亦行。六部浮沉占表里，五皮饮授受语殷勤。出华元化《中藏经》。小青龙汤真武汤功崇本，附子麻黄附子甘草汤。麻甘麻黄甘草汤。勇冠军。肤肿另从九气治，茯苓导水汤得传闻。茯苓导水汤诸家极赞其妙，余熟闻而未试。

头痛详于《伤寒》。太阳痛在后，阳明痛在前，少阳痛在侧。其余头痛，逍遥散加防风、半夏、玉竹、白芷、川芎，可以统治之。此方多用风药，以巅顶之上，惟风药可到也。若血虚头痛，诸药不效者，宜当归补血汤，加鹿茸一两。肾虚头痛者，宜左归饮加肉苁蓉三四钱，川芎二钱，细辛一钱五分主之。惟真头痛，痛甚，脑尽痛，手足寒至节不治。骆龙吉用三五七散救之，其方附子三两，山茱萸五两，干山药七两，为末，食后姜枣汤调下三钱是也。或以吴茱萸大剂，镇厥阴之逆，以厥阴之脉会于巅故也，可救十中之一。

经义《平人气象论》曰：寸口之脉，中手短者，曰头痛著。《至教论》曰：三阳独至者，是三阳并至。并至如风雨，上为巅疾，下为漏病。《经脉篇》曰：膀胱，足太阳也，是动则病冲，头痛目似脱，项如拔。《脉要精微论》曰：来疾去徐，上实下虚，为厥巅疾。《风论》曰：风气循风府而上，则为脑风。又曰：新沐中风，则为首风。又曰：风入系头，则为目风，眼寒。《奇病论》曰：人有病头痛，以数步不已，当有所犯，内至脑髓，髓者，以脑为主，脑逆故令头痛，齿亦痛，病名曰厥逆。《厥病论》曰：真头痛，头痛甚，脑尽痛，手足寒至节，不治。

头 痛 诗

头痛逍遥散加芎芷良，血虚当归补血汤入茸尝，血虚头痛，诸药不效者，用当归补血汤加鹿茸治之，以鹿茸生于头为同气也。肾经亏损左归饮，真痛吴萸汤挽绝阳。可救十中一二。

续 论

此证百药不效者，时医只守方书相沿之说，及时下常用之方，必不能救此大病。今录高士宗石破天惊之论，壮同志之胆，而为破釜沉舟之计。

头痛之证有三：一、太阳头痛；一、少阳头痛；一、厥阴头痛。太阳之脉，上额交巅络脑；而太阳之上，寒气主之；太阳头痛，寒痛也。少阳之脉，上抵头角；而少阳之上，相火主之；少阳头痛，火痛也。厥阴之脉，上出额与督脉会于巅；而厥阴之上，风气主之；厥阴头痛，风痛也。头痛虽有寒、火、风三者之异，尤当观其微剧，察其阴阳。身有他病而兼头痛，痛之微者也；独患头痛，其痛欲死，痛之剧者也。凡阴血虚而阳热盛，则痛微；若阳气虚而阴寒盛，则痛剧。风火头痛，有余则清散之，不足则滋补之。阴寒头痛乃阴盛阳虚，所谓阳虚头痛者是也，非桂附参芪不能治之。世遇头痛之证，便谓外受风寒，即与发散；发散不愈，渐加寒凉；非芎、防、荆、羌，即芩、连、栀、膏，风火头痛而遇此不致丧身，若阳虚头痛而遇此，必致殒命矣。可不慎哉?!

世有三阴无头痛之说，岂知阳虚头痛，纯属阴寒，阳几绝灭，病此者十无一生。所以然者，一如日不丽天下沉于海，万方崩陷也。盖人与天地相合，天有日，人亦有日，君火之阳日也；地有四海，人亦有四海，头为髓海，胸为气海，胃为谷海，胞中为血海。在天之日，昼行于天，夜行于海；在人之日，既行于天，亦行于海。自头项至尾闾，如日之行于天也；自血海至髓海，如日之行于海也。今阳虚头痛，乃阴寒蔽日，逆于髓海，不能上巅至项，以行于背，反从阳入阴，以行于腹，是以头痛不已则心烦，心烦者，阳光逆于气海也。心烦不已则呕吐，呕吐者，阳光逆于谷海也。呕吐不已则神昏，神昏者，阳光逆于血海也。头痛至神昏，则入阴之尽，如日沉海底矣。此证治之得法，百中仅能救其二三，而浅学之医，妄投汤药，至治之不效。有云肝风入脑者，有云客气犯脑者，有云真头痛者，其言如是，而散风散寒之药，终以不免。岂知散之之法，非所以治之，适所以害之之旨哉!《灵枢·四海论》云：得顺者生，得逆者败，知调者利，不知调者害。其即日逆于海之头痛，而医者倒行逆施，不善治而致死之谓欤!

愚按：高士宗此论，发前人所未发，但恨有论无方，所云：非桂附参芪不能治之，肤浅之语，不足尚也。余拟白通汤，倍加附子为的剂。盖阳气起于下焦，妙在重用附子之辛热，在下以启之；干姜从中以接之；葱白自上以通之；可以救十中之一。

眩晕者，眩冒而旋转不定也。《至真要大论》曰：诸风掉眩，皆属于肝。此言实症也，宜以二陈汤加防风、玉竹、川芎、天麻、白术、钩藤主之。属痰饮者，倍半夏，再倍加泽泻。火盛者加黄芩、元参。《卫气篇》曰：上虚则眩。此言虚症也，宜加参、芪，虚甚者加附子。《海论》曰：髓海不足，则脑转耳鸣，胫酸眩冒，目无所见，懈怠安卧。此言病在上，而根起于下，宜加肉苁蓉、附子、巴戟天。如大虚，诸药不效者，宜鹿茸一两，酒煎，入麝香一厘服之，此即《经脉篇》所谓：督脉实则脊强，虚则头重高摇之义也。此外，又有火亢眩晕不可当者，大黄酒炒三遍，研末，茶清调下。此症与头痛，不专为表病，以头为诸阳之会，阳主外，故列为表证。

经解《脉要精微论》曰：浮而散者为眴仆。盖眴与瞬同。《项籍传》云：眴目视之。谓目动使之也。仰面曰僵，覆面曰仆，即风虚眩晕卒倒是也。《口问篇》曰：上气不足，脑为之不满，耳为之苦鸣，头为之苦倾，目为之眩。《经脉篇》曰：五阴气俱绝，则目系转，转则目运，目运者，为志先死，志先死，则远一日半死矣。

眩 晕 诗

诸风眩掉属于肝，麻术加入二陈汤治不难，一味鹿茸虚必仗，大黄泻火却相安。

咳嗽病，五脏六腑皆有之，然必传于肺而始作。《内经》云：皮毛者，肺之合也。经云：形寒饮冷则伤肺。凡内外合邪之咳嗽，不外小青龙汤加减。然"合"之一字，喻嘉言推开立论，最有意义：肺如钟焉，外受六淫之邪气，自外叩之则鸣；内伤七情色欲积损之病气，自内叩之亦鸣；鸣即咳嗽之确象也。故凡诸病之气，合于肺则为咳嗽，不合则不咳嗽。本症无一定之方，然水饮二字，为咳嗽之根。《伤寒论》云：咳嗽者，去人参。以人参多液，助水饮也。故《金匮》以小青龙一方加减为五方，皆以行水为主也。麻黄桂芍可以去取，干姜、细辛、五味子三味必不可离，寒者可加附子，热者可加石膏、大黄，湿者可加白术、茯苓，燥者可加天门冬、麦门冬、阿胶、玉竹、枇杷

叶，下虚者可加巴戟天、鹿角胶，上虚者可加黄芪、白术，痰多者可加桑白皮、茯苓。孙真人颇得其秘。此症不专在表，而肺主皮毛，故亦列于表证。

经解《素问咳论》：岐伯曰：五脏六腑皆令咳，不独肺也。又曰：皮毛者，肺之合也，皮毛先受邪气，邪气以从其合也。《示从容论》曰：咳嗽烦冤者，是肾气之逆也。喘嗽者，是水气并阳明也。《阴阳应象大论》曰：秋伤于湿，冬生咳嗽。《灵枢·论疾诊尺》亦云。《生气通天论》曰：秋伤于湿，上逆而咳。骆龙吉注云：湿本长夏之令，侵过于秋，肺受湿伤，至冬坎水用事，而咳嗽生焉。何柏斋曰：《病机机要》谓咳无痰而有声，肺气伤而不清；嗽无声而有痰，脾动湿而生痰；咳嗽有声有痰，因肺气动于脾湿，咳而又嗽也。窃谓此论咳嗽二证，盖倒说也。肺为气主，而声出焉；肺伤寒饮，郁而为痰，声欲上出，为痰所郁，故相攻而作声，痰出，声乃通利，斯谓之咳。外感风寒，肺管为寒气所束，声出不利，故亦相攻作声，然无物也，斯谓之嗽。咳字从亥，亥者有形之物也，故果核草荄，皆从亥，复有隔阂之义。嗽字从束从吹，此古人制字之妙，乃二证之所以分也。

咳 嗽 诗

叩鸣如咳肺如钟，喻氏合邪得正宗，表里热寒皆窃附，盛衰久暂隐相从。六经生克崇中土，虚劳诸咳嗽，必以脾胃药收功。五法神明主小青龙汤，《金匮》变五方。更有不传言外旨，胸中支饮勿姑容。此句从《医门法律》得其秘。

咳嗽续论

咳嗽初由风寒，久久不愈，则声哑羸瘦，痰中带血，气喘偏睡，变成虚痨。时

医或谓外邪失表所致，或谓内伤及酒色过度所致。既已成痨，即戒用辛热之品，取甘润之剂，静以养阴，令真阴复而阳不亢，金水相滋，则咳嗽诸病除矣。然此说一行，误人无算，南医六味地黄丸、黑归脾汤等料，加麦门冬、五味子、淡菜胶、海参胶、阿胶、人乳粉、秋石霜、紫河车、叭杏仁、川贝母、猪脊髓之类，百服百死，诚可痛恨！余读《金匮》书中，隐寓有大手眼。喻嘉言亦悟其妙，俱引而不发者，难与俗人言也。余临症以来，每见咳嗽百药不效者，迸去杂书之条绪纷繁，而觅出一条生路，止于《伤寒论》得之治法。《伤寒论》云：上焦得通，津液得下，胃气因和三句，是金针之度。盖风寒之邪，挟津液而上聚于膈中，以致咳嗽不愈。若风寒不解，其津液何以得下耶？若误行发散，不惟津液不下，而且转增其上逆之势矣。此所以通其上，即和其中，和其中，愈通其上也。至于风寒缠绵不已，积而成痨，及一切痰火、哮喘、咳嗽、瘰疬等症，皆缘火势熏蒸日久，顽痰胶结经隧，所以火不内息，则津液不能下灌灵根，而菁华尽化为败浊耳。且人全赖水谷之气生此津液，津液结则病，津液枯则死矣。《伤寒论》小柴胡汤谓：咳者去人参、生姜，加干姜、五味子。此为伤寒言，而不尽为伤寒言也。余取"上焦得通"三句，借治劳伤咳嗽，往往获效。

又诗一首

胸中支饮咳源头，方外奇方勿漫求，熟读《金匮》者自得之。又有小柴加减法，通调津液治优优。

医学实在易卷三

闽长乐陈念祖修园著
男　元犀灵石　参订
孙男　心典徽庵　同校字
　　心兰芝亭

里　　证

伤寒病，阳明经大渴、大热，法用白虎汤，为表中之里症。及其传里，谵语、胸腹满、不大便，为里中之里症，宜三承气汤择用。详于《伤寒》门，不赘。刘河间先生用三一承气汤代上三方。

伤寒里证诗

表中之里是阳明，热渴汗多白虎汤行，胃实哺潮膨谵语，里中之里枳实、大黄平。三二承气汤随其见症而用之。

心痛，心为君主之官，受邪而痛，手足寒至节，名真心痛，不治。此云心痛，乃心包络痛也。胸膺痛，肺气不调。胃脘痛，胃气不和。两胁痛，肝胆之病。大腹痛，属脾。小腹痛，肝肾之病。昔人每症皆分别九种：曰饮，曰食，曰风，曰冷，曰热，曰虫，曰悸，曰注，曰去来。悸者，心虚而动痛也。注者，邪气着而痛也。去来者，作止不常，亦邪气也。但注阴而去来为阳耳，其实是小家伎俩，不必泥也。宜以上中下两旁部位分之，自心胸至胃脘为上部，宜宣其阳气。阳气虚宜黄

芪，气实宜枳实，气结宜贝母、瓜蒌皮，气逆宜半夏、薤白，气滞宜檀香、砂仁之类。自胃脘至脐为中部，宜调其阴阳。仲景理中丸，以人参、甘寒多液为阴分药。甘草味胜于气，亦阴分药。补阴，以白术、干姜补阳，为万古准绳。即如通脉四逆汤，急于回阳，若有腹痛，必加苦寒之芍药以养阴。黄连汤重于清火，因有腹痛，不离辛热之姜桂以开阳。此理甚微，非熟于《内经》者，不可与语也。自脐下至阴器为下部，宜破其阴气，《金匮》名为寒疝。今人以睾丸肿大为疝，《金匮》则以腹中痛剧为寒疝。所主皆附子、乌头、蜀椒大热之性，扶阳以破阴。若前痛彻后，后痛彻前，阴阳无分界限，宜加赤石脂一二两以堵截之，而生姜当归羊肉汤，藉羊肉之浊气引入阴分以破阴，尤其神妙也。胁肋一带为侧部，宜利其枢转；肝胆之气，其行在侧，小柴胡汤为少阳之正药，当归四逆汤为厥阴之正药，或再加鲜橘叶四十九片则得矣。以上诸症，脉细而迟，寒也，以姜桂附子吴茱萸之类为主。脉大而数，热也，以金铃子、黄连、沙参、芍药之类为主。痛而利者，虚也，以附子理中汤之类为主。痛而闭者，实也，以小承气汤之类为主。亦有寒实而痛

者，宜大黄附子汤以温通之。若吐虫，则用附子理中汤，去甘草，加当归、川椒、黄连、乌梅。若食积，则先以平胃散加麦芽、山楂以消导之，否则以承气汤下之。若因怒气而痛，则以七气汤加贝母、抚芎、香附以解之，人人共知，不必赘也。又《仁斋直指》治脾痛攻刺，百药罔效，用和剂抽刀散如神。此方医家秘不经传，嘉庆十八年，长州徐炳南，梓尤氏《金匮翼》载之。心腹为阴，故列为里症。

经义《举痛论》曰：经脉流行不止，环周不休，寒气入经而稽迟，泣而不行，客于脉外则血少，客于脉中则气不通，故卒然而痛。《厥病篇》曰：真心痛，手足青至节，心痛甚，且发夕死，夕发旦死。按：经文极繁，此不过摘其要语。

心腹诸痛诗

痛分四面定医方，下主于阴上属阳，介在阴阳中部位，枢行在侧转斯康。

痰饮症乃水气上泛，得阳煎熬，则稠而为痰；得阴凝聚，则稀而为饮。此症以脾肾为主，以水归于肾而受制于脾也。痰宜二陈汤，随寒热虚实加减；怪痰老痰，宜滚痰丸。饮宜桂苓甘术汤、真武汤；二症愈后，以桂附八味丸收功。

经义《六元正纪大论》曰：少阴司天，四之气，民病饮发。又曰：太阴所至，为积饮，痞隔。又曰：土郁之发为饮，发注下。《至真要大论》曰：诸病水液，澄彻清冷，皆属于寒。按：《内经》言饮而不言痰，有之自仲景始。

痰 饮 诗

痰病却缘水泛成，滚痰丸峻烈二陈汤和平，桂苓甘术汤同真武，一化太阳水府之气；一镇少阴水脏之气。五饮源流一派清。

附　　录

痰饮之病源，皆水也。经云：三焦者，决渎之官，水道出焉。设三焦失职，因之聚成痰饮，变证多端。古人论痰有四：痰饮、悬饮、溢饮、支饮，详于《金匮要略》。余著有《浅注》，宜细辨之。然又有聚而不散者，名留饮；僻处胁下者，名癖饮；流移不定者，名流饮；沉伏于内者，名伏饮；又因酒而成癖者，名酒癖；因寒所伤者，名冷痰；因热所伤者，名热痰；总由于三焦失职，气道否涩所致。是以气行即水行，气滞即水滞，惟能宣通三焦之气，则为治其本而清其源矣。《金匮》曰：当以温药和之。此六字为金针之度也。所以然者，人之气血得温则宣流。及结而成病。尤在泾新立七法，授时医之捷径，余阅江苏顾西畴、徐炳南之治案多本于此，今姑录之，以见奇相赏疑与析，神交在三千里外云。

一曰攻逐

古云治痰先补脾，脾复健之常，而痰自化。然停积既甚，譬如沟渠壅滞，久则倒流逆上，污浊臭秽，无所不有。若不决而去之，而欲澄治已壅之水，而使之清，无是理也，故须攻逐之剂。

神仙坠痰丸　控涎丹　礞石滚痰丸　十枣汤

二曰消导

凡病痰饮未盛，或虽盛而未至坚顽者，不可攻之，但宜消导而已。消者损而尽之，导者引而去之也。

青礞石丸　竹沥丸　半夏丸

三曰和

始因虚而生痰，继因痰而成实，补之则痰益固，攻之则正不支，惟寓攻于补，庶正复而痰不滋；或寓补于攻，斯痰去而正无损；是在辨其虚实多寡而施之。

六君子汤按：此汤宜入补方，此条宜香砂六君子汤。

四曰补

夫痰即水也，其本在肾；痰即液也，其本在脾。在肾者，气虚水泛；在脾者，土虚不化。攻之则弥盛，补之则潜消，非明者不能知也。

济生肾气丸　桂苓甘术汤　六君子汤余新增

五曰温

凡痰饮停凝心膈上下，或痞、或呕、或利，久而不去，或虽去而复生者，法当温之。盖痰本于脾，温则能健之；痰生于湿，温则能行之。

沉香茯苓丸　本事神术丸

六曰清

或因热而生痰，或因痰而生热，交结不解，相助为虐，昔人故言痰因火而逆上者，治火为先也。其证咽喉干燥，或塞或壅，头目昏重，或咳吐稠粘，面目赤热。

二陈汤加黄芩、连翘、山栀、桔梗、薄荷

七曰润

肺虚阴涸，枯燥日至，气不化而成火，津以结而成痰，是不可以辛散，不可以燥夺。清之则气自化，润之则痰自消。

王节斋化痰丸

痢疾，伏邪之为病也。夏月受非时之小寒，或贪凉而多食瓜果，胃性喜寒，初不觉其病，久则郁而为热，从小肠以传大肠。大肠喜热，又不觉其病。至于秋后，或因燥气，或感凉气，或因饮食失节，引动伏邪，以致暴泻。旋而里急后重，脓血亦白，小腹疼痛，甚则为噤口不食之危症。当知寒气在胃，热气在肠，寒热久伏。而忽发之病，用芍药汤荡涤大肠之伏热令邪气一行，正气自能上顾脾胃。如若未效，即用理中汤以温胃中之伏寒，加大黄以泄大肠之伏热。一方而两扼其要，红者可加地榆，白者可加木香，红白兼见者并加之。倘久而不瘥，可用理中汤原方以补之，或用真人养脏汤以涩之，或间用香连丸以坚之。此定法亦活法也。如初起而发热不休，方书皆云死症，其实非经络不和，即外感风寒所致。惟审其发热，而仍恶寒者，用当归四逆汤。发热胸胁满而呕者，用小柴胡汤和其经络，而下利自松。仓廪汤更面面周到，足补古人所未及。痢为肠胃之病，故列于里症。

经义《太阴阳明论》曰：饮食不节起居不时者，阴受之。阴受之则入五脏，入五脏则填满闭塞，下为飧泄，久为肠澼。《论疾诊尺篇》曰：春伤于风，夏生飧泄肠澼。《阴阳别论》曰：阴阳虚、肠澼死。《气厥论》曰：肾移热于脾，传为虚，肠澼死。按：《内经》所谓肠澼，即今之下痢，方书又名滞下是也。本经《通评虚实论》谓：肠澼便血，身热则死，寒则生。《大奇论》谓：肾脉小搏，沉为肠澼下血，血温身热者死。又曰：心肝澼，其脉小沉涩，为肠澼，其身热者死，热见七日者死。《论疾诊尺篇》又谓：飧泄脉小，手足寒者难已；脉小，手足温者易已。数句互异，而不知热与温有别，热者壮热，温者温和也。且痢与泻二证同而不同。

痢疾诗

痢分寒热各相争，张氏号心在，近时人著《张氏医参》伏邪论最精，肠热肠喜热，日受热而伏为病根。胃寒胃喜寒，日受寒而伏为病根。标标热本本寒异，暑过炎暑已退，寒气欲动。秋至新秋初至，余热犹燃。序时更。理中汤姜克贪凉病，加味前汤加大黄令郁火清，初患尚轻休语此，止从芍药汤定权衡。

痢疾救逆诗三首

发热如焚痢可愁，当归四逆汤探源流，小柴胡汤治呕兼寒热，仓廪汤中再讲求。

噤口垂危亦可医，大承气汤神妙少人知，芩连葛草葛根黄连黄芩甘草汤相需用，夺出生关在片时。

真人养脏汤直肠需，水谷直下不停。间用香连丸止下趋，仲景桃花汤春有脚，个中谁识反三隅。

阴虚下痢，发热脓血稠粘及休息痢，用驻车丸。

阴虚下痢诗

《千金》传下驻车丸，两半归连重一般，三两阿胶姜一两，阴虚久痢得灵丹。

阿胶三两，黄连当归各一两半，干姜（炒）一两，醋煮阿胶为丸，每服四五十丸，昼夜三服，米饮下。"三车"运精、气、神，分治二焦，以调适阴阳，此因阳热过旺，阴精受伤，故用黄连以驻鹿车之骤，干姜以策牛车之疲，阿胶以挽羊车之陷，当归以和精气神之散乱也。张石顽此注甚超，全录之。

奇恒痢。张隐庵曰：病生于外感、内伤，人所共知，而奇恒之病，知之者鲜矣。奇恒者，异于恒常也。即以奇恒之下利而言，乃三阳并至，三阴莫当，积并则为惊，病起疾风，至如礔砺，九窍皆塞，阳气旁溢，嗌干喉塞。痛并于阴，则上下无常，薄为肠澼。其脉缓小迟涩，血温身热死，热见七日死。盖因阳气偏剧，阴气受伤，是以脉小沉涩。此症急宜大承气汤泻阳养阴，缓则不救。医者不知奇恒之

因，见脉气和缓，而用平易之剂，此又何异于毒药乎？予故曰：服平和之药而愈者，原不死之病，勿药亦可；服和平汤而后成不救者，医之罪也。

奇恒痢疾诗

奇恒痢疾最堪惊，阳并于阴势莫京，喉塞嗌干君切记，嘉庆戊午夏，泉郡王孝廉患痢七日，忽于寅午之交，声微哑，谵语半刻即止，酉刻死。七月，榕城叶广文观凤之弟，患同前症，来延，自言伊弟痢亦不重，饮食如常，唯早晨咽干微痛，如见鬼状，半刻即止，时届酉刻，余告以不必往诊，令其速回看著，果于酉戌之交死。大承急下可回生。

泄泻之症，《内经》所谓：湿胜则濡泄是也。宜以胃苓汤为主。如寒甚则下利清谷，加干姜、附子、吴茱萸；如热甚则下利肠垢，去桂枝，加黄连、黄芩、干葛；如食积，加麦芽、山楂炒黑；如虚甚加人参。若五更后依时作泻，名脾肾泻，宜四神丸去肉豆蔻，加人参、白术、罂粟壳、干姜、茯苓，以枣汤叠丸，临卧以姜汤送下四五钱。久泻宜圣济附子丸。又《金匮翼》乳豆丸，治滑泄不止，诸药罔效。方用肉豆蔻（生为末），通明乳香（以酒浸过），研成膏，丸如梧桐子大，每服五十丸，空心米饮送下。

经义《金匮真言》曰：长夏善病，洞泄寒中。《阴阳应象大论》曰：清气在下，则生飧泄。又曰：湿胜则濡泄。又曰：春伤于风，夏生飧泄。又曰：水谷之寒湿，感则害人六腑。《脏气发时论》曰：脾病者，虚则腹满，肠鸣，飧泄，食不化。《经脉篇》曰：脾所生病，心下急痛，溏瘕泄，肝所生病，胸满呕逆，飧泄，狐疝。《厥论》曰：少阴厥逆，虚满呕，变

下泄清。《阴阳别论》曰：一阳发病，少气善咳，善泄邪气。《脏腑病形篇》曰：肺脉小甚为泄，肾脉小甚为洞泄。《脉要精微论》曰：胃脉实则胀，虚则泄。又曰：脉动一代者，病在阳之脉也，泄及便脓血。《玉机真脏论》曰：泄而脉大，脱血而脉实，皆难治。《师传篇》曰：脐以上皮热，肠中热，则出黄如糜。脐以下皮寒，胃中寒，则腹胀肠中寒，则肠鸣飧泄。胃中寒，肠中热，则胀而且泄。

泄 泻 诗

泄泻病因湿胜来，胃苓汤旧法出新裁；四神丸固肾时传外，苦领酸甘效首推。此一句，非读十年书、治千百症者，不解其妙。

秘结症。《金匮真言》曰：北方黑色，入通于肾，开窍二阴。《气厥论》曰：膀胱移热于小肠，隔肠不便。《脏气法时论》曰：肾苦燥，急食辛以润之，开腠理，致津液通气也。《杂病篇》曰：厥气走喉而不能言，手足清，大便不利，取足少阴。读此则知秘结之症，除阳明结热，轻者用脾约丸，重者择用三承气汤外，无不由之肾。盖肾主二阴，而司开阖，彼大小便不禁者，责其开而不阖，而大小便不通者，又当责其阖而不开。故肾热者，凉而滋之；肾寒者，温而滋之；肾虚者，补而滋之；肾干燥者，润而滋之；且滋肾而膀胱亦治，移热隔肠之病自已矣。秘结多由于肾，故列于里症。

秘 结 诗

秘结三承气汤慎用之，麻仁丸，又名脾约丸。润泽不支离，须知肾脏为阴主，补泻寒温总是滋。

膈食症，水饮可下，食物难入。高鼓峰专主阳明，用左归饮去茯苓，加生地、当归以养胃阴。此法从《薛氏医案》胸满不食以六味汤加此二味得来也。去茯苓者，恐其旁流入坎，不如专顾阳明之速效也。用此方俾胃阴上济，则贲门宽展而饮食进；胃阴下达，则幽门阑门滋润而二便通；十余剂可效。如若不愈，《人镜经》专主《内经》三阳结谓之膈一语，以三一承气汤节次下之，令陈莝去，则新物纳，此峻剂也。然此症多死，即勉治之，亦不过尽人事而已。又有朝食暮吐，名反胃，为中焦虚寒，下焦无火宜吴茱萸汤、附子理中汤，加茯苓、半夏、川椒之类；或以真武汤、八味丸间服。然《金匮》有大半夏汤，主降冲脉之逆，为膈症反胃初起之神方。

经义《阴阳别论》曰：一阳发病，其传为膈。按：一阳，少阳也。手少阳三焦、足少阳胆，为初气从中见之相火治之，大小柴胡汤、诸泻心汤，按症用之如神。又曰：三阳结，谓之膈。按：三阳，太阳也，手太阳小肠、足太阳膀胱，从本为寒，从标为热。结者，寒热之气，皆能为结，此深一层论也。张景岳谓：小肠属火，膀胱属水，火不化则阳气不行而传导失职；水不化则阴气不行而清浊不分，皆致结之由。此浅一层论也。《伤寒论》中尽有神妙之方。《邪气脏腑病形篇》曰：脾脉微急为膈中，食饮入而还出，后沃沫。按：脉微为脾虚而中气欲馁，沃沫为脾虚而涎液不摄，理中丸为上策；如若未效，宜于脉之急处，寻出所以急之源头而治之。《大奇论》曰：胃脉沉鼓涩，胃外鼓大，心脉小坚急，皆膈偏枯。按：此即前论高鼓峰之意也。《通评虚实论》曰：膈塞闭绝，上下不通，则暴忧之病也。《本神篇》曰：忧愁者，气闭塞而不行。

按：此二节，即张鸡峰所谓：噎膈是神思间病之意。《金匮》茯苓厚朴汤、丹溪越鞠丸可治，但当更求其本则得矣。《血气形志篇》曰：形苦志苦，病生于咽嗌，治以苦药。愚谓亦不外泻心汤之类。反胃症《内经》无专论，当以《金匮》为主。

膈症诗

左归饮去茯古传心，加入生地当归养胃阴，病重必须求峻剂，三一承气汤通结得良箴。

反胃诗

食入反出胃家寒，信服吴茱萸汤治不难，更有下焦之火化，理中汤加入椒附令加餐。

膈症反胃总治诗

胃反《金匮》以吐逆名"胃反。"首推半夏汤，厥名曰大迈寻常，阳明能纳冲能降，不在寒温论短长。

膈症余论

膈症，余宗经文"三阳结"一句为主，以大便如羊矢为死症。今考《灵枢·邪气脏腑病形篇》曰：肾脉微缓为洞，洞者食不化，下嗌还出。此三句，勘为膈症对面诊法。骆龙吉遵《内经》专立病名曰"洞"。注云：肾主二便。今肾脉少缓，则肾气虚矣。肾气既虚，则大便不能禁固，所以食饮不化，一下咽嗌，旋即而出。"旋"与"还"同，名为洞，风是也。洞当作"迵"，风气迵彻五脏也。《史记·太仓公》曰：迵风者，食饮下嗌而辄出不留迵，病得之酒。又曰：迵风之状，饮食下嗌辄后之，病得之饱食而疾走。注谓：后，如厕也。马元台注为洞泄，少误，况下文又有小甚焉。《仁斋直指》以不换金

正气散送下安肾丸，又用二神丸收功。

腰痛证，《内经·刺腰痛篇》曰：足太阳脉浮，令人腰痛。言外感也，以五积散主之。《脉要精微论》曰：腰者，肾之府，转摇不动，肾将惫矣。言内虚也，以六味地黄丸、桂附八味丸加牛膝、杜仲、淫羊藿、鹿茸、补骨脂主之。痛如刺者为死血，以鹿角为末，又以肉桂、牛膝、乳香、没药、元胡、桃仁、红花酒煎送下四钱。痛而重着、如带五千钱者为湿气，宜肾着汤。痛而游走，或作止不定者为痰积，宜二陈汤加南星及快气之品，使痰随气运。又白术能利腰脐之死血，凡腰痛诸药罔效者，用白术两许，少佐他药，一服如神。《太平圣惠方》治风冷、寒痹、腰痛，用川草乌三个，生捣为末，少加盐水，摊于纸上，贴痛处即愈。以腰为肾府，故列于里症。

腰痛诗

腰痛外邪五积宜，内虚六味汤、八味汤化裁之；若还瘀血寻鹿角，肾着病，即用肾着汤。沉沉不转移。

不寐证。经文外，《金匮》主肝魂不守宅，用酸枣仁汤。余以阳不归阴，用干百合一两半，紫苏叶三钱，龙骨、牡蛎、茯神、枣仁之类，随宜加入。

经义《邪客篇》伯高曰：厥气客于五脏六腑，则卫气独行其外，行于阳而不得入于阴，行于阳则阳气盛，阳气盛则阴跷陷；按：此"陷"字即阱之陷，阳气阻而不行也。不得入于阴，阴虚故不目瞑。帝曰：善，治之奈何？伯高曰：补其不足，泻其有余，调其虚实，以通其道，而去其邪，饮以半夏汤一剂，阴阳已调，其卧立至。《大惑论》：帝曰：病不得卧者，何其

使然？岐伯曰：卫气不得入于阴，常留于阳；留于阳则阳气满，阳气满则阳盛，不得入于阴，则阴气虚，故目不眠矣。

不 寐 诗

不寐《内经》论最详，肝魂招纳酸枣仁汤，紫苏百合归阴分，《侣山堂类辩》云：余植百合，其花朝开暮阖；紫苏之叶，朝挺暮垂；俱能引阳气而归阴分。龙牡茯神佐使良。

不能食者，胃中元气虚也。然有虚冷虚热之异。虚冷者，面黄白，身常怕寒，所食不能克化，懒不欲食，大便溏秘无常，病在上、中二焦，宜用消食丸。若病在下焦，命门之火化之职，宜用本事二神丸。虚热者，面黄中带赤，身常恶热，胸膈饱闷，不欲食，间或吐酸，小便短，大便不通，病在上、下二焦，轻者用资生丸，重者用凝神散。若病在下焦，高鼓峰谓：肾乃胃之关，关门不利，升降息矣。关门，即气交之中，天之枢也。故肾旺则胃阴足，胃阴足则思食，当急以六味加归芍养之。若血燥大肠干枯，有黑粪叠积胃底，则当以熟地五钱，当归、麻仁各三钱，白芍、桃仁各二钱，微微润之。视其形体如常，气血尚足，可加大黄二钱助血药，大肠一顺利，胃自开矣。江苏顾西畴最得意之秘法，其徒徐炳南刻《金匮翼》，谓为尤在泾所著，余未敢信。然此法余少年亦用之多效，似不必爱古而薄今也。又此症有谷劳一症，其人怠惰嗜卧，肢体烦重，腹满善饥而不能食，食已则发，谷气不行使然也。《金匮翼》用沉香汤。《肘后》云：饥食便卧得"谷劳"病，令人四肢烦重，默默欲卧，食毕辄甚，用大麦芽一升，川椒一两，并炒干姜三两，捣末，每服方寸匕，日三服。

不能食诗

不食胃虚冷热分，二神思食效超群，二方治寒冷。凝神散并资生丸妙，二方治虚热。以上皆病在上、中二焦之方也。议到下焦勇冠军。二神丸治肾中之火虚，六味汤治肾中之水虚。

谷 劳 诗

谷劳食已即贪眠，责在胃虚气不前，《肘后》椒姜大麦研，沉香汤取善盘旋。

食㑊者，饮食不为肌肤，言虽食㑊若饥也。《内经》云：大肠移热于胃，善食而瘦，谓之食㑊。夫胃为水谷之海，所以化气味而为营卫者也。若乃胃受热邪，消烁谷气，不能变化精血，故善食而瘦也。又胃移热于胆，亦名食亦，以胆为阳木，热气乘之，则烁土而消谷，宜甘露饮主之。

食 㑊 诗

食㑊皆因胃热乘，虽能纳谷瘦难胜，慈云若肯垂甘露饮，营卫绷缊气上腾。

黄疸证，已食如饥，但欲安卧，一身面目及小便俱黄是也。此为胃热脾寒，寒则生湿；或胃得风而热，脾得寒而湿。湿热内郁，则膀胱之气不化，膀胱主一身之肌表，不化气则湿热无去路而成疸矣，《金匮浅注》言之最详，今惟以阴阳提其大纲。凡阴黄疸，色暗如熏黄、短气、小便自利，证多虚，宜理中汤、建中汤之类主之。阳黄疸，色明如橘子、气逆、小便不利，证多实，宜茵陈蒿汤、栀子柏皮汤之类主之。又有从房事而得者，身黄而额上黑、微汗出、手足心热，名女劳疸。取妇人月经布和血烧灰，空腹酒服方寸匕，日再，不过三日必愈。然《金匮浅注》不可不读。此黄色虽现于表，而郁热则盛于里，故列于里证。

黄疸诗

黄疸皆由湿热成，色分暗滞与鲜明，*阴黄色暗滞，阳黄色鲜明。*理中汤小建中汤阴黄主，阳证茵陈蒿汤栀子柏皮甘草汤行。

寒　证

伤寒寒症

伤寒麻黄汤症、桂枝汤症，表寒也。三阴寒化症用理中、四逆、真武、吴茱萸等汤，里寒也。头痛、项强、恶寒，又兼呕逆、腰腹痛，表里俱寒也，时法用五积散。

伤寒证诗

麻麻黄汤。桂桂枝汤。二汤去表寒，理中汤四逆里寒看，若还表里皆寒证，五积散方中叩两端。

霍乱吐泻，乃中气虚寒，阴阳离错，寒多不欲饮水者，理中汤主之。夏月伏阴在内，最多此症。若霍乱头痛、发热身疼痛、热多欲饮水者，以五苓散主之；藿香正气散、香薷饮不可轻用。若大汗出、内寒外热、四肢厥冷、脉微欲绝者，宜通脉四逆汤。若大吐大下、厥逆烦躁、手足拘挛者，通脉四逆汤加猪胆汁、人尿以急救之。

经义《经脉篇》曰：足太阴厥气上逆，则霍乱。《气交变大论》曰：岁土不及，民病飧泄、霍乱。《六元正纪大论》曰：不远热，则热至，热至则身热，吐下霍乱。太阴所至为中满、霍乱吐下，土郁之发为呕吐霍乱。

霍乱诗

吐泻交来霍乱名，阴阳离错理中汤平，渴而思水五苓散，脉脱筋挛四逆汤程。*通脉四逆加猪胆汁汤，或可以急救之。*

续　论

凡大吐大泻，一阵紧一阵者，其人必汗出如雨，身冷如冰，目眶塌陷，声音低小，鼻唇指甲青黑，手足挛急，甚至一身肌肉为大汗大下消脱不留；或但吐而不泻。或但泻而不吐，六脉沉伏，或六脉全无者，救之之法，生死缓急，止争顷刻。若遇时辈，谓症名霍乱，寒热尚未分清，先以阴阳汤探之，或以霍乱门之套方，如藿香正气散、六和汤、不换金正气散及吴茱萸、木瓜炒盐为末之类和之，而不知元阳暴脱，回与不回，止在呼吸之间，若用前方，稽延半刻，则追之无及矣。更有冒昧之徒，凡遇此症，必令先吞塘西痧药。不知痧是伏暑之症，欲吐不吐，欲泻不泻，心腹绞痛，窍道闭而不开，如以绳勒喉而死。故塘西痧药，皆用辛香走窜之品，而佐以龙脑麝香，为实证大开大泄之峻剂。若上吐下泻，守中之枢纽将断，反以此药投之，则立断矣。余尝语同道曰：天灾流行，若辈奉天之令而行罚，故每言而病家必信，不然，此证而用痧药，其与砒鸩亦奚异哉！且误食砒鸩，以黄土水、绿豆浆、西瓜汁之类，尚可解救，若服塘西痧药，则无可解救矣。仲景《伤寒论》主以理中汤，其四逆汤、通脉四逆汤、通脉四逆加猪胆汁汤，以补理中之未逮。如吐泻初起，惟用理中，若吐泻甚而烦躁，则用吴茱萸汤，《伤寒论·太阴篇》云：宜服四逆辈。盖云"辈"者，而此汤在内矣。若吐泻汗出、发热恶寒、四肢厥冷而拘急者，宜四逆汤以救阴。若吐泻而小便复利、内寒外热、脉微欲绝者，宜四逆汤以救阳。然又恐力量不用，必以通脉四逆汤为主，而多服之。然余更有一言以告明医曰，凡亡阳证，宜以生附、干姜直追使还，不可加入人参之微苦多液，反缓姜附之力，如浪子轻去其家，未追其回于馆舍中，授以家室，则其归不果矣。必俟阳归其宅，而后为之谋及室家，补阴以维阳，则阳不复脱矣。且通脉四逆加猪胆汁汤，起手必不可骤加胆汁，半日间接连服至四五剂，厥冷稍瘥，惟手足之挛急已甚，始加胆汁以救其津液，又加人尿以助之，堪云神剂。否则人参胆尿加之太早，而阳反不能回，学者不可不知也。

又有服理中、白通、四逆辈，干姜加至一两，附子加至二两，厥回、利止，惟微汗续续未止者，是阳已回，而无阴以维之，恐阳不久而复脱。盖阳以阴为家，如浪子初回，无家可归，随复逃脱。景岳"真阴论"所谓："无妻夫必荡。"斯言却粗中有细也。宜于前方倍加人参、甘草，或人尿、猪胆汁之类，救阴以固其阳。或下利既止，其气反逆于上，呕哕复作，呃逆不止，宜橘皮竹茹汤加麦门冬、代赭、旋覆花汤之类，高者抑之。或火格于上，汤水入口即吐，宜干姜黄连黄芩人参汤，大辛大苦，以开之降之。若身热口渴思水，宜竹叶石膏汤以滋补之，且此方能治虚羸少气、多呕，为大病后清补第一方。此皆病势向愈，末后收功之法。时辈袭余历验之方，误认为开手治法，又以私臆推广，令其间服凉水、生梅水、西瓜汁、甘蔗汁、竹沥、阴阳汤之类，杀人无算。且此症初患时，势缓者，尚轻而易治，若一阵紧一阵，则肉削唇青、指甲青黑、自汗不止、身冷如冰、目上视而不能转睛之危证立见，再加痰声漉漉、气喘摇肩，不半

刻死矣。若利止而手足渐温，人渐安静，不药可愈。若利止而大烦大渴、欲引冷水者，是从太阴而出于阳明。经云：阳明之上，燥气主之，宜白虎汤、竹叶石膏汤之类以滋其燥。或初由太阳头项强痛证，未用桂枝汤解肌，医者卤莽而反下之，间有未经服药，而遽然下利不止者，系邪不外出而内攻则为喘，喘则皮毛开，发而为汗。诊其脉，急数之中，时见一止，名之曰"促"。因此而知邪虽内陷，其气仍欲外出。自当以葛根黄连黄芩汤，乘机而施升发，使内者外之，陷者举之，此为太阳协热下利凉解之一法也。又或太阳头项强痛病，未用桂枝汤以解肌，医者卤莽而数下之，间或未经服药而自利，利甚，则胃虚而生寒，中气无权，既不能推托邪热以解肌，遂协同邪热而下利，下利不止，则胃愈虚，而阴气愈逆于上，而为心下痞硬，宜桂枝人参汤解其表里，此为太阳协热下利温托之一法也。又或利止而忽然寒热往来，口苦胁痛多呕，此邪气欲从少阳而外出，宜小柴胡汤乘机以利导，或四逆散以顺接阴阳，一服而手足即温，此为少阳枢转之一法也。先圣所谓：从阴出阳者生，阳指三阳而言也。若夫吐利不止、四肢冰冷不回，理中、四逆、吴茱萸之类随服随即泄去，俗名直肠洞泄，此胃脾俱败，两土同崩，卦取诸剥，此太阴内陷之死证也。若吐止利烛，而咽痛声哑，两足挛急，是邪从太阴而转于少阴。经云：少阴之脉循喉咙，紊舌本。又云：少阴之脉，循足阴股是也。《伤寒论》云：少阴之为病，脉微细，但欲寐。凡此为少阴寒化热化俱有之证，宜细辨而用大剂，可救十中之一二。或面赤如朱，下寒而真阳上脱，名为戴阳。或身冷自汗，但躁不烦，欲卧于泥水之中，内寒而热散于外，名为格阳。二证为阴盛阳亡，真寒假热之证，

非白通汤、通脉四逆汤，姜附用至一二两，水浸冷饮，或间加人尿、猪胆汁，日夜服五六剂，不能救之。或吐利后，虚烦不得眠、反复颠倒、心中懊恼者，为少阴之水火不交，宜栀子豉汤。此烦躁兼见之中，而烦重于躁，为少阴热化之稍轻者。若心烦而至于不得卧、手足躁动不安，宜黄连阿胶汤。此烦躁兼见之中，而躁重于烦者，为少阴热化最重之证。至于热一阵则利止，厥一阵则又利，即厥阴之厥热相间证，不以日计，而以时计，得其意而变通可也。大抵热多厥少为顺，厥多热少为逆，若但厥无热，不可为矣。又须参《伤寒论》：消渴，气上撞心、心中疼热、饥而不欲食、食则吐蛔等证，以定为真厥阴证。盖此证以风木为本，以阴寒为际，以少阳之火热为中见，所以然者，三阴至厥阴为阴之已极，故不从标本、而从中见也。寒热二证，最宜细辨，如不得中见之化，则为寒证。《伤寒论》谓：脉微手足厥冷、烦躁，灸厥阴，厥不还者死。若欲于死证求生，舍通脉四逆汤兼以灸法，万无生理。如中见之化太过，则为热证。《伤寒论》谓：渴欲饮水者，少少与之愈。又谓：脉滑而厥者，里有热也，白虎汤主之。又谓：下利脉沉弦者，下重也。喻嘉言借用小柴胡汤。又谓：热利下重者，白头翁汤主之。又谓：下利欲饮水者，以有热故也，白头翁汤主之。又谓：下利谵语者，有燥屎也，宜以小承气汤。又谓：下利后更烦，按之心下濡者，虚烦也，宜栀子豉汤。余合前后各条，而细绎论中之旨，厥阴为阴之极，若不得中见之化，其死倍速于他经。故吴茱萸汤《伤寒论》本篇只治干呕吐涎沫、头痛之病。而余则以大吐、大利不止，若见吐蛔而厥者，恐乌梅丸力量有限，用此方加乌梅九枚，往往获效。此又仲景法外之法、方外之方也。

先圣谓从阳入阴者死，阴指三阴而言也。此旨甚微，非熟于阴阳大论及《伤寒论》者，不足以语此。

门人问曰：庚辰、辛巳岁，吾闽患此而死者不少，然皆起于五月，盛于六七月，至白露后渐轻而易愈。且庚辰入夏大旱而热甚，人谓病由热逼；辛巳入夏大涝而寒甚，人谓病由寒浸。而两岁病形如一，其故何也？

余曰：此问正不可少。经云：春伤于风，夏生飧泄。又曰：久风生飧泄，此为伏气乘时而发之病。盖五月建午，阴生于午也；六月建未，阴至未而盛也。长夏之时，脾土当旺，脾为阴中之至阴，阴盛生内寒，兼以受侮日久，中见无权，纯是阴寒用事，故吐泻多起此两月。亦有发于前后者，气之来去迟速主之也。至白露后，则为大瘕泄，又当别论。其不以旱涝寒热分者，以病自内出，在无形之气化，不在有形寒热之类也。病形略同，应时而作，所以谓之时疫。

门人等退而喜曰：小子等承诲，而知此证之所以然，又于夫子引"春伤于风"等句，而知吴茱萸汤一方，不止为厥阴证言也。盖脾坤土也，胃艮土也，吐泻无度，四肢逆冷，是脾败而胃亦败，两土同崩，其为《周易》"山地剥"之象乎？今得吴茱萸汤，温养东方之生气，而与足太阴脾土、足阳明胃土合德，土木无忤，其为《周易》"地雷复"之象乎？此汤能转剥为复，所以为此证之神剂。

录《千金》孙真人治霍乱吐下治中汤

道光三年，家君年七十一岁。于三月初旬，右胁之旁生一疮疖，大约有二指长，不及一寸，其痛时竟如刀刺。城中诸外科无不延而诊之，每敷药而痛更甚。端午后肌肉渐消、饮食亦渐减，再后一月，日间只饮稀粥，多不过一二茶钟。新秋以后病转剧，烦躁不宁、日夜不得安枕、水米不能沾牙者十余日。犀不得已急备后事。忽于中秋夜半略醒，犀以米汤半杯饮之，更见饱胀。犀思天下岂有半月绝谷之人尚能生存之理，婉劝家君，每日强饮稀粥数匙。三日后，每早晚可进一茶杯，精神甫定，即命犀曰，我数年所著之书尚未完备，即霍乱吐泻二条，亦须重补。前三年患此病而死者十有八九，其实皆死于药。霍乱一症，今有无知辈以"绞肠痧"疾食谷则死之实症，妄名为"干霍乱"，以伤寒霍乱症名为"湿霍乱"，两峰相峙，其药互相通用，贻害岂止一、二人乎！命录仲景理中汤、孙真人治中汤，一以正群言之失，亦以见古人立法之纯也。

治 中 汤

人参 干姜 白术 甘草各三两

上四味，㕮咀，以水八升，煮取三升，分三服，不瘥，频服三剂。远行防霍乱，依前作丸，如梧子大，服三十丸。如作散，服方寸匕，酒服亦得。若转筋者，加石膏三两，予恐石膏味薄，再加三两，合前成六两。仲景云：若脐上筑者，肾气动也，去术加桂心四两；吐多者，去术加生姜三两；下多者复用术；悸者加茯苓三两；渴欲饮水者，加术合前成四两半；腹中痛者加人参，合前共四两半；若寒者，加干姜，合前共四两半；腹满者，去术加附子七枚。服汤后一食顷，服热粥一升，微自温，勿发揭衣被。圣训煌煌不忌粥也。

张路玉曰：经云：清气在阴，浊气在阳，营气顺行，卫气逆行，清浊相干，乱于肠胃，则为霍乱。多由寒邪传入下焦，中焦饮食因之不知，是即形寒饮冷者，三焦伤也。然质有阴阳偏胜，病有寒热乖揆，所以《伤寒论》首言热多欲饮水者五苓散；寒多不欲饮水者理中丸。《千金》更名"治中"，列之三焦。理是理寒热不和，治是治挥霍撩乱。总取干姜之辛温，以鼓舞参术之健运，行甘草之纾缓，与五苓散中用桂之意不殊，虽寒热多少不同，而温散之理则一。朱奉议加青橘二皮，以治饮食所伤，《千金》又增转筋一则，补《伤寒论》之未备。举世知转筋用木瓜，专取酸收夏秋之湿热伤脾。此因清气在阴，而走肠胃，故用干姜；浊气在阳，而扰筋脉，故用石膏。至于理中丸加减诸法，并宜确遵。观吐利止，而身痛不休者，宜桂枝汤小和之，及四逆汤、通脉四逆汤、甘草泻心汤、附子粳米汤等方，端不出《伤寒》、《金匮》厥气上逆诸治也。

臌胀症因食积而起者，宜胃苓汤加半夏、干姜、五谷虫、木瓜，以麦芽打糊为丸，陈米汤送下三钱。因热而起者，亦用前丸加黄连为佐，此皆实症易治也。惟有虚证，必用圣术煎加附子，守服四五十剂方效，即单腹胀亦不外此法。更有因于吐酸而起者，宜理中加黄连，名连理丸，以刚药变胃，不受胃变，此喻嘉言秘法也。心下结聚如盘者，宜桂枝汤去芍药，加麻黄、附子、细辛，日服二剂，夜服一剂，取微汗，令大气一转，其结乃散，即以枳术汤，苦以泄其满，此仲景圣法也。此病属寒者多，故列于寒证。

经义《腹中论》曰：有病心腹满，且食则不能暮食，名为鼓胀，治之以鸡矢醴，一剂知，二剂已。《水胀篇》：帝曰：鼓胀何如？岐伯曰：腹胀身皆大，大与肤胀等也，色苍黄，腹筋起，此其候也。《阴阳应象大论》曰：浊气在上，则生䐜胀。《经脉篇》曰：足太阴虚则鼓胀，胃中寒则胀满。《本神篇》曰：脾气实则腹胀，肾气实则胀。《至真要大论》曰：诸湿肿满，皆属于脾；诸腹胀大，皆属于热。《太阴阳明论》曰：饮食不节，起居不时，阴受之。阴受之则入五脏，入五脏则胀满闭塞。《异法方宜论》曰：北方者，其民乐野处而乳食，脏寒生满病。按：治此病，必以经旨为主，取用仲景之方，方可全愈。唐以后各书，皆臆断驳杂，不可姑试。方书谓单腹胀为鼓胀，以外坚中空，其象如鼓也。又名蛊胀，以血气结聚，不可解散，其毒如蛊也。

朕胀诗

骤然朕胀胃苓汤，虚证当知圣术前方，病起吐酸连理丸妙，桂甘麻附细辛汤良。

蛊胀诗又名单腹胀

蛊胀由来少的方，山风卦内得津梁。艮安止息能胃能二字，出《医贯》。均废，胃其有能，一于止，则其能废臜矣。巽则顺从气弗扬。此症须振肝木之气，以冲开胃土，方得治法。庸医尚云：法取平肝。可发一叹！参透生机原主动，其止也，当矫之以奋发。须知大气本乎刚。其巽也，当矫之以刚果，先甲三日在辛，谓自新也；后四甲三日在丁，谓叮咛也；此《周易》治蛊之道也。今医用肾气丸，一派静柔之品，杂以些少之桂附，不死何待？仲师心下如盘训，宜苦宜辛二法详。气无形也，宜散之以辛；水有形也，宜泄之以苦。此证不出方，恐泄天地之秘，亦恐人轻其道。

疝气者，睾丸肿大而痛也。大抵属于任脉与肝经之病，而他经亦有之。七疝之名，亦不必拘。后贤于此症加一"气"字，可知治此症以调气为主，统以五苓散作汤，加小茴、木香、木通、金铃子主之。如痛甚者，须防其溃烂，加金银花为君，再加乳香、没药为佐。如麻木不痛者，恐其为癫疝，难治。数年后如升如斗，宜加桃仁、附子、荜茇、沙参、蒺藜，蜜丸，盐汤送下。此证多属寒气凝滞，故列于寒症。

经义《骨空论》曰：任脉为病，男子内结七疝，女子带下瘕聚。督脉生病，从少腹上冲心而痛，不得前后为冲疝。《长刺节论》曰：病在少腹，腹痛不得大小便，病名曰疝，得之寒。《经脉篇》曰：足厥阴肝病，丈夫㿉疝，妇人少腹肿。肝所生病，为飧泄狐疝。《阴阳别论》曰：三阳为病发寒热，其传为癫疝。《邪气脏腑病形篇》曰：小肠病者，小腹痛，腰脊控睾而痛，时窘之后。《大奇论》曰：肾脉大急沉，肝脉大急沉，皆为疝。

疝气诗

疝为任病与肝经，茴小茴香木木通、木香金铃是典型，合入五苓汤散妙，石灰捣如米大，入棉布中，以线缝好，包肾囊，隔夜再易之。外法亦神灵。素臬台云：此法屡试屡验。

厥症者，四肢逆冷是也。伤寒寒厥，初病即厥，表宜当归四逆汤，里宜通脉四逆汤。伤寒热厥，多见于传经之后，轻者宜四逆散，脉长者宜白虎汤，脉沉实大便闭者宜承气汤，详于伤寒门不赘。若《内经》之论厥多端，阳气衰于下，则手足寒，亦名寒厥，宜桂附八味丸；阴气衰于下，则手足热，亦名热厥，宜六味地黄丸。血之与气并走于上，则为大厥，厥则暴死，气复还则生，不还则死。此不能以药治，当徐俟之，或半夏末搐鼻取嚏，厥回后议药。尸厥身脉皆动而形无知，宜还魂汤，方用麻黄三钱，杏仁（去皮尖）二十五粒，炙草一钱，水煎服。如药灌不入，分病人发，左右捉搦，按肩引之令服，取效。煎厥者，阴亏阳扰，心如火燎，不必手足逆冷，病在于中，宜白虎加人参汤。薄厥者，气血俱乱，相薄成厥，似大厥而稍轻，病在气血，宜生蒲黄一两，黑豆二两（炒），以清酒淋下取饮。血厥者，似大厥而亦稍轻，妇人多有之，宜白薇汤，方用白薇、人参、当归各二钱，炙草一钱，水煎服。气厥者，因怒气而得，宜七气汤。痰厥者，痰涎如涌，宜二陈汤加苍术、白术、制南星、竹沥、姜汁。食厥者，因过饱而得，宜平胃散加莱菔子三钱，煎服探吐。酒厥者，醉后发厥，宜五苓散去桂加黄连、黄芩、干葛，此皆昏不知人而名之，其实为风癔之类。近医于猝倒之厥，多混认为伤寒热厥，误人不少。《内经》寒热二厥，虽手足合言，究竟寒热先从足起，知其阴阳先衰于下，不待手寒手热，皆当以厥论也，说本张心在《附经》。此证虽寒热俱有，而仲景每指肢冷而言，近时称名，从仲景而不照《内经》，故列于寒证。

经义《脉解篇》曰：内夺而厥，则为瘖痱，此肾虚也，少阴不至者厥也。《调经论》：岐伯曰：气之所并为血虚，血之所并为气虚。帝曰：人之所有者，血与气耳，今夫子乃言血并为虚，气并为虚，是无实乎？岐伯曰：有者为实，无者为虚，今血与气相失，故为虚焉。血与气并，则为实焉。血之与气，并走于上，则为大厥，厥则暴死，气复反则生，不反则死。《阳明脉解篇》曰：厥逆连脏则死，连经则生。按：《内经》论厥，不能尽述，而此数节，可以挈其大纲。盖内者，肾也；夺者，精夺也；厥者，气逆也；瘖者，口哑也；痱者，足废也。今肾虚而厥，口不能言，以肾脉挟舌本也；足不能行，以肾

脉循阴股也。次章谓：血气并走于上，则下之空虚，可知神气俱失其根，所以暴脱欲死。三章言连经者，病在肌表，故轻而生；连脏者，病在根本，故重而死。人之根本维何？肾中之水火也。三章互相发明。火虚者用刘河间地黄饮子，水虚者用骆龙吉接命丹。附录接命丹方，用人乳二酒盏，好梨捣汁一酒盏，倾银镟内，重汤炖滚，黄沫起，开青路为度，每日空心一服，盖取以人补人之义也。

厥 证 诗

医书论厥互相讥，寒热攸分辨细微。里热三承气汤表四逆散，内寒通脉四逆汤外当归。当归四逆汤。同中互异明标本，症上筹方别范围。最是追魂汤先圣法，白薇汤又重闺闱。治妇人血厥如死人。

附 寒症统论

寒症有分经治者，有不必分经治者。桂枝、麻黄驱表寒，干姜、附子温里寒，羌活、独活祛表之风寒，吴茱萸、川乌温里之风寒；肉桂去血分之寒，香附佐姜附除气分之寒，一隅三反可也。理中汤补中土以统治诸脏，中和之剂也。吴茱萸汤、大建中汤宣上焦之阳也。真武汤扶下焦之阳，以行水也。附子汤回坎中之阳，以驱寒也。四逆汤救四肢之厥冷。白通①汤、通脉四逆汤更有斩关夺命之奇能。寒甚脉绝、热药拒格不纳者，必用白通汤加人尿、胆汁，寒甚格阳亦用之。痨伤下寒上热者，宜二加龙骨汤。若不宜刚燥之剂，小便不利者，可用桂附八味丸。若巴戟天、肉苁蓉、小茴香、沉香、补骨脂，皆温补命门之善药，与痨伤症相宜。

———————

① 通：原作"虎"，据下文"必用白通汤加人尿、胆汁"改。

医学实在易卷四

闽长乐陈念祖修园著

男　元犀灵石　参订

孙男　心典徽庵　心兰芝亭　同校字

热　证

热症十条

伤寒头痛项强、发热恶寒、身疼痛而喘、无汗而烦躁，用大青龙汤。温病发热不恶寒而口渴，用麻杏甘石汤。四时感冒，时法用九味羌活汤，表热也。阳明经身热自汗而渴，或服桂枝汤后，大渴饮水，用白虎人参汤，中热也。不恶寒但恶热、潮热、谵语、便闭，用三承气汤，里实而热也。发斑谵语，时法用三黄解毒汤、犀角地黄汤，里热也。头痛、恶寒、发热而谵语、小便短赤、大便闭者，用防风通圣散，表里俱实俱热也。法详伤寒门不赘。

伤寒表热诗

太阳烦躁无汗者用大青龙，麻杏石甘汤温病宗，九味羌活汤冲和又名冲和汤易老制，能令表热自肌松。

伤寒中热里热诗

汗渴心烦白虎汤，阳明经热救中方，三黄解毒散犀角地黄汤热归里，结实未成

此法良。

伤寒热入于里而实及表里热实诗

晡潮便结语言狂，热结阳明承气汤，无汗不便表里实，防风通圣有兼长。

口糜龈烂出血，心、肺、胃之火盛也，宜甘露饮主之。俗名双、单蛾，即方书所谓喉痹也。双蛾易治，单蛾难治，由心肾之火乘肺也，宜刺手大拇指出血。又以导赤散加桔梗、贝母、射干治之，是为反治法。二证若服凉药不愈，宜用附子片以白蜜蒸熟，含咽其汁；又以通脉四逆汤加猪胆汁、人尿与服；又以桂附八味汤，加黄连少许，水浸冷服，是为从治法。此症不可纯用凉药，恐上热未除，中寒复起，毒气乘虚入腹，上喘下泄，手足厥冷，爪甲青，口如鱼口者死。

经义《内经》云：一阴一阳结，谓之喉痹。一阴谓心主，一阳谓三焦，二脉并结于喉，气热内结，故为喉痹。

附引三条

咽者、嚊也，喉者、候也。咽接三脘以通胃，故以之嚊物；喉通五脏以系肺，故以之候气。气喉、谷咽，皎然明白。

《千金》谓：喉咙主通利水谷之道，咽门主通脏腑津液神气，误也。

喉以纳气，故曰喉主天气；咽以纳食，故曰咽主地气。

喉风喉痹，皆由膈间素有痰涎，或因七情不节而作，火动痰上，壅塞咽喉，所以内外肿痛，水浆不入，言语不出，可谓危且急矣！

口糜龈烂诗

口糜龈烂火之炎，只盼慈云甘露饮沾，喉痹生蛾导赤散，四逆通脉四逆汤加桔梗，或桂附八味汤冷服。从治以热攻热，谓之从治。继针砭。

吐血、咯血、咳血、鼻衄、舌衄、大便血、血淋、血崩等症，皆为血不循经之病。经者，常也，血所常行之路也。血生于中焦，半随冲任而行于经络，半散于脉中，而充肌腠皮毛。若外有所感，内有所伤，则血不循经道而行，从上而溢，则为吐血、咳血、咯血、鼻衄、齿衄、舌衄等症；从下而泄，则为大便血、溺血、血淋、妇人血崩等证；不必有五脏六腑之分也。且五脏有血，六腑无血，观剖诸兽腹，心下夹脊包络中多血，肝内多血，心、脾、肺、肾中各有血，六腑无血。近时以吐血多者，谓吐胃血，妄甚。凡吐五脏血即死，若吐衄崩下诸证，皆是经络散行之血也。谓因五脏六腑之病而致血则可，谓血从五脏六腑之中而出则不可。余读《本草经》《内经》《金匮》及《千金》等书，别有所悟。新刮青竹茹一捻，随宜佐以寒热补泻之品，一服即效。所以然者，人身之脉络不和，则充肤热肉，淡渗皮毛之血，不循行其常道，则上吐衄而下崩中。今得竹茹以和之，是以竹之脉络，通人之脉络而为治也。若从风寒得者，麻

黄汤加味可用。若从酷暑得者，竹叶石膏汤、白虎汤、六一散可用。若从秋燥得者，泻白散可用。诸经之火炽盛者，四生丸可用，六味地黄汤亦可偶服，皆治标之剂也。若固元汤之平补，理中汤之温补，甘草干姜汤之补其上，黄土汤之益其中、下，与《褚氏遗书》所言血虽阴类，运之者其阳和二句，均得各大家不言之秘。余于此证各方，俱加鲜竹茹三四钱，为效甚速；或另以大黄桃仁行血破滞之剂，折其锐气。滑伯仁云：血既妄行，遗失故道，不去血行瘀，则以妄为常，曷以御之？且去者自去，生者自生，何虚之有？尤在泾曰：去者自去，生者自生，人易知也。瘀者未去，则新者不守，人未易知也。细心体验，自见此证不专属于热。因《内经》有不远热则热至，血淫、血泄之病生句，故列于热证。

血 证 诗

血随气布四字精细要循经，失其常度奔腾若迅霆，寒冬寒则麻黄汤加减，盖以麻黄能散血，行于经络、肌腠、皮毛，环转流行不息，斯不致上溢、下溢之患矣。李东垣麻黄人参芍药汤暗合此意，张隐庵用紫苏梗，时贤用荆芥亦同。温春温桂去，秋宜泻白散夏膏灵，竹叶石膏汤或白虎汤皆以石膏为主。四生丸妙在鲜荷艾，六味汤功归泽泻苓，解到理中汤黄土汤外，道行脉络竹皮青。

下血久不止用断红丸诗

任脉冲脉血海督脉司权，专取奇经得秘传，续断三钱同侧柏，鹿茸一具断红丸。侧柏叶炒香、续断酒炒各三钱，鹿茸一具酥炙，醋煮阿胶为丸，每服四五十丸，乌梅汤、人参汤任下。鹿茸有血，冲任之血最盛，从督而布护也。此为下血久

不止证，深一层以用药。

血证穷极用当归补血汤诗

血虽阴类运阳和，《内经》及汉唐诸家秘旨。运藉黄芪黄芪质轻而行速，取其善运用倍多，少佐当归阴得主，阴以阳为主，得主有常，则所行不妄，笑他门外怪云何？甲子岁，余治某下血症，议用此方，门外汉以黄芪作胀阻之，另服止血套药，愈后变症百出。

喘促者，气上冲而不得倚息也。与痰饮、咳嗽、哮证参看。有内外虚实四症：外症为风寒，以小青龙汤加杏仁主之。内证为水饮，以小半夏汤加茯苓八钱主之。实证非气闭不开即肺胀不约，气闭因支饮壅满，呼吸不能自如，以葶苈大枣泻肺汤主之；肺胀其人喘、目如脱状、脉浮大者，以越婢加半夏汤主之。虚证非脾虚不能转运即肾虚不能吸纳，脾虚以六君子汤加干姜、细辛五味子主之；肾虚宜真武汤、黑锡丹主之；亦有气短为微饮，宜从小便去之。出气短者，宜苓桂甘术汤；入气短者，宜肾气丸。此症不尽属于热，缘《内经》有诸逆上冲，皆属于火句，故属于热证。

喘　促　诗

喘分内外实虚医，内饮小半夏汤外感小青龙两路驰；气阻实痰葶苈下，大枣泻肺汤。肺为实胀越婢施；虚而不运脾虚不运六君子汤助，虚若离根肾气上奔真武汤追；导引利便小便呼吸辨，呼气短，宜从太阳以化气；吸气短，宜从少阴以纳气。桂甘苓桂甘术汤肾气丸古遗规。此首限于字母，四字化为六字，俱要平提明提出，故不能合法。

哮证　寒邪伏于肺腧，痰窠结于肺膜，内外相应，一遇风、寒、暑、湿、燥、火六气之伤即发，伤酒伤食亦发，动怒动气亦发，役劳房劳亦发。一发，则肺腧之寒气与肺膜之浊痰狼狈相依，窒塞关隘，不容呼吸。而呼吸正气，转触其痰，鼾齁有声，非泛常之药所能治，宜圣济射干丸主之。然涤痰虽为得法，又必于潜伏为援之处，断其根株，须灸肺腧、膏肓、天突诸穴。此症原非因热所致，缘《内经》有诸逆上冲皆属于火之句，故与喘促均列于热证。

哮　症　诗

寒伏腧中哮证根，射干丸料是专门，再将天突膏肓灸，陈饮新邪绝党援。

五淋者　小便短数，淋沥不断，茎中痛是也。癃闭者，小便点滴不通，胀闷欲死是也。二证皆膀胱之气不化，三焦之决渎不行所致，宜五淋汤主之。尿出如膏为膏淋，加萆薢；溺血茎中割痛为血淋，加桃仁、郁金、牛膝，调麝香一二厘；因劳而得为劳淋，加人参、黄芪；因动气而得脐下胀痛为气淋，加紫苏、生麦芽、沉香；下如沙石为沙淋，调下黄瓜鱼脑中之石、发灰、滑石各等分为末三四钱。癃闭服利水药不效者，即用补中益气汤，服二时许，二煎再服，即以手探吐，此开上窍以通下窍法也。或用麻黄三四钱，杏仁十四粒，加于五淋汤中，此通阳气以达阴气法也。或用天门冬、麦门冬、桑白皮各五钱，人参、杏仁、紫菀各三钱，水煎服，此从高原以导水法也。或以白菊花根捣汁调白酒服。或以海蜇皮四两，浸去矾味，加荸荠去皮十四粒水煎服。或阴虚不能配阳以化水者，宜滋肾丸。或元气自虚不能化水者，宜桂附八味丸。尤氏谓：重阴洉寒，地道闭塞，惟与白通汤多加葱白，阳气一至，二便立通矣，再加人尿一盏尤效。又：有色欲过度，似淋非淋，溺短而数，茎中痛甚，宜肉苁蓉、淫羊藿、生杜仲为主，佐以白蜜、羊脂之类方效，与淋闭之治不同。此证多系热结膀胱，故列于热证。

经义《灵兰秘典论》曰：小肠者，受盛之官，化物出焉。三焦者，决渎之官，水道出焉。膀胱者，州都之官，津液藏焉，气化则能出矣。《宣明五气篇》曰：膀胱不利为癃，不约为遗溺。《生气通天论》曰：阳不胜其阴，则五脏气净，九窍不利。《口问篇》曰：中气不足，溲便为之变。《玉机真脏论》：帝曰：夫子言脾为孤脏，中央土以灌四旁，其太过与不及，其病皆何如？岐伯曰：太过则令人四肢不举，不及则令人九窍不通，名曰重强。《气厥论》曰：胞络移热于膀胱，则癃溺血。膀胱移热于小肠，膈肠不便，上为口糜。《经脉篇》曰：肝所生病者遗溺、闭癃，足少阴实，则闭癃。《痹论》：肠痹者，数饮而出，不得中气，喘争，时发飧泄。胞痹者，小腹膀胱按之内痛，若沃以汤，涩于小便，上为清涕。《六元正纪大论》曰：阳明司天之政，民病癃闭。

五 淋 诗

五淋证用五淋汤，随证增加记要详，欲病似淋茎割痛，苁蓉羊藿蜜脂量。

癃 闭 诗

癃闭似淋点滴无，只求利水法全迂，柴升补中益气汤服后，以手探吐。探吐针机转，麻黄杏仁加入五淋汤。行阳阴气濡，肾气丸龙腾泽自沛，通关丸，又名滋肾丸。云合雨时敷，二冬杏菀参桑白，此李士材医案，从高源以导之法。海蜇一

名水母。荸荠亦可需。

浊病皆湿热之病。湿胜热则为白，热胜湿则为赤。初起宜二陈汤加苍术、白术、黄柏、萆薢主之，赤浊再加丹参。如若未效，宜固其精道，利其水道，用萆薢分清饮。或久而不愈，宜补其心气，用四君子汤加远志二钱。或水虚火旺而为浊，宜六味丸加黄柏、苍术、益智仁之类。或火衰气不摄精，宜桂附八味丸加菟丝、车前之类。浊出精窍，与淋出溺窍不同，总以治肾为主。然初起多由于湿热，故列于热症。

经义《至真要大论》曰：诸转反戾，水液浑浊，皆属于热。太阳之胜，阴中乃疡，隐曲不利，互引阴股。《痿论》曰：思想无穷，所愿不得，意淫于外，入房太甚，宗筋弛纵，发为筋痿，及为白淫。《口问篇》曰：中气不足，溲便为之变。《玉机真脏论》曰：冬脉不及，则令人小腹满，小便变。按：宜参癃闭、遗溺各章文。

浊 证 诗

浊由湿热二陈汤加味，苍白丹参柏薢夸；坊本萆薢分清饮通水道，全书景岳远志四君子汤加此入心家；火衰肾气丸为主，水阙六味地黄汤可嘉；借用遗精封髓丹法，时方却不悖长沙。

呕者，呕字从沤，沤者水也，口中出水而无食也。吐者，吐字从土，土者食也，口中吐食而无水也。呕吐者，水与食并出也，哕者，口中有秽味也，又谓之干呕者，口中有秽味，未有不干呕也。呃逆者，气冲有声，声短而频也，昔人亦谓之哕，时书分别多误，今特正之。统用二陈汤倍半夏加生姜为主，以统治之。热加黄

连、鲜竹茹、鲜芦根；寒加吴茱萸、人参、大枣；食积加六神曲、炒山楂、麦芽、干姜；哕加旋覆花、人参、代赭石；呃逆加竹茹四钱，倍用橘皮；如久病发呃，为脾肾之气将绝，用人参一两，干姜、附子各三钱，丁香、沉香、柿蒂各一钱；可救十中之一。以上诸症，皆阳明气逆之病，故一方可以统治。惟吐虫宜去甘草，加川椒、人参、吴茱萸、黄连、黄柏、干姜、乌梅肉各一钱治之。此证不尽属热，缘《内经》有：诸逆上冲，皆属于火之训，故列于热证。

呕吐哕呃逆诗

四证丹溪主二陈汤，寒温虚实审其因，若由虚呃人参附，蛔证黄连梅椒柏遵。

吞酸病多属于肝，宜以左金丸、连理汤加陈半为主方，小柴胡汤、平胃散佐之。

经义《至真要大论》曰：诸呕吐酸，暴注下迫，皆属于热。又曰：少阳之胜，呕酸善饥。

吞　酸　诗

吞酸连理汤左金丸，平胃散小柴胡汤亦可安，寒热补消灵变用，病机指示属于肝。

三消证：上消者口渴不止也，治以人参白虎汤；中消者，食入即饥也，治以调胃承气汤；下消者，饮一溲二也，治以肾气丸。赵养葵云：无分上、中、下，先以治肾为急。以六味丸料一斤，入肉桂、五味子各一两，水煎六七碗，恣意冷饮，熟睡而病如失。此以温药引其真水，以滋上、中、下之燥也。此为火病，故列于热症。

三　消　诗

上消人参白虎汤中消调胃承气汤，下消肾气丸可贵；赵氏治肾统三消，地黄丸料一斤加桂心五味子各一两，水煎冷服。

附录　张隐庵消渴论

病阳明之燥热而消渴者，白虎汤主之，此外因之渴也。胃气弱而津液不生者，人参汤主之，此内因之渴也。有脾不能为胃行其津液，肺不能通调水道，而为消渴者，人但知以凉润之药治渴，不知脾喜燥而肺恶寒。试观泄泻者必渴，此因水津不能上输，而惟下泄故尔。以燥脾之药治之，水液上升即不渴矣。故以凉润治渴，人皆知之，以燥热治渴，人所不知也。

人参汤方解按：理中汤原方参、术、姜、草各三两，人参汤甘草则用四两，以此分别。

程郊倩云：参、术、炙草，所以固中州，干姜守中，必假之焰釜薪而腾阳气。是以谷入于阴，长气于阳，上输华盖，下摄州都，五脏六腑，皆以受气矣，此理中之旨也。

续　　论

消渴证，医者喜用龟板、鳖甲、元参、枸杞子、天门冬、麦门冬、天花粉、五味子、生地黄、熟地黄、玉竹、女贞子、石斛、蛤蜊、牡蛎之类。开口便云戒用苦寒，急生津液，药品惟取中和，求效勿期旦夕。斯语也，近情近理，谁敢道其非者。而不知似是之言，最为误事。治病如治国，国中不患有真小人，惟患有伪君子也。盖彼既以津液为重，亦知津液本吾身之真水乎！水不自生，一由气化，一由火致。黄芪六一汤取气化为水之义也，崔氏肾气丸取火能致水之义也。七味白术散，方中有藿木之香燥，而《金匮翼》谓其大能生津。理中汤方中有干姜之辛热，而"侣山堂"谓其上升水液，此理甚微，非浅学者所能解。若以滋润甘寒为生津养液，实所以涸精液之源，而速其死也。

实　　证

邪气盛则实。所谓五实者，实于心则脉盛，实于肺则皮热，实于脾则腹胀，实于肾则前后不通，实于肝则瞀闷。伤寒汗、吐、下诸法，皆所以攻其实也。若防风通圣散，两解表里之实，方法颇纯，可与仲景法互用。

内外俱实病诗

防风通圣力回天，谁道河间立法偏？表里实邪能两解，细参五实得真铨。

实病失治而死者多由阻塞，有清道浊道之分：阻塞清道者，法当救肺，吴人马元仪以瓜蒌、紫菀、半夏、贝母、桔梗、枳壳、苏子、杏仁、橘红、甘草之属以开之；因循不治，则天气不入，谷气不出，清道不通而终矣。阻塞浊道者，法当救胃，歙人张心在以三承气汤、四顺清凉饮、大柴胡之属以下之；因循不治，则腹满实坚，二便不出，浊道不通而终矣。

阻塞清道诗

元仪救肺论超超，贝菀夏蒌力不饶，吴医以轻微渣滓之品，文其短拙，不特马元仪一人，借用还魂汤通气道，立看死证起崇朝。

阻塞浊道诗

救胃传来理本幽，三承气汤四顺清凉

饮大柴胡汤求，阳明气顺针机转，有脚阳春自我留。

积者，五脏所生，推之不移，属阴；聚者，六腑所成，推之则移，属阳；统以平胃散加萹蓄、大麦芽、川芎各等分，木香、沉香各三分之一，大黄酒浸倍用，为末，每服三钱，姜汤送下，忌油腻动气之物及房事一月。服药须黄昏，勿食晚饭，大小便见恶物为度。肝积在左胁下，名"肥气"，去苍术，加柴胡、鳖甲、青皮、莪术。肺积在右胁下，名"息贲"，加白豆蔻、桑白皮、贝母。心积起脐上至心下，大如臂，名"伏梁"，去苍术，加肉桂、黄连、石菖蒲、莪术。脾积在胃脘，腹大如盘、坚如石，名"痞气"，照原方不加减。惟肾积发于小腹，上奔冲心而痛，名"奔豚"，去苍术、大黄、陈皮、麦芽、萹蓄，加茯苓为君，肉桂、当归、吴茱萸、附子，川楝子、李根白皮为佐，研末，炼蜜为丸，淡盐汤送下。若虚弱之人，衰其半而止，或以补药佐之。其余热积加芩、连，寒积加姜、桂、附子，酒积加葛根，痰积加南星、半夏，水积加海藻、猪苓、泽泻，血积加桃仁、红花，肉积加阿魏、山楂，果积加麝香、草果。

积聚诗

积聚病形各不同，黄大黄加平胃散按经五脏为积，六腑为聚，按各经加药攻，理中汤妙得中央运，执中央以运四旁。桂附麻辛大气充。理中汤加桂枝、附子、麻黄、细辛等药，令大气流行充满，则积聚不攻而自去。

癫者，痴呆之状，其人常静；狂者，躁妄不堪，其人常动。痫者，忽倒无知，口角流涎，或作五畜声，少顷即愈，作止有间断也。皆痰火为病。而痫证多由于胎中受惊，久伏而发。三症虚者宜磁朱丸，实者宜滚痰丸，而风引汤加黄丹亦效。此症主痰火，故列于实症。

癫狂痫诗

癫狂与痫本难医，痰火迷其神明四字规，风引汤为《金匮》法，磁朱丸缓步滚痰丸为急追法。

伤食证必有胸闷、嗳腐、腹胀等症，宜以平胃散加麦芽、山楂、神曲、莱菔子，炒紫研末消之。《千金》取其余类，烧作末，酒服方寸匕，便吐其宿食，即瘥。若初伤，食尚在膈，服此汤后，即以手探吐，或以瓜蒂散吐之。若伤之已久，肿满拒按，宜以三一承气汤下之。若无胸闷、嗳腐等症，但见头痛、恶寒、发热，是外感之证，切不可用消导之品，致外邪陷入，变证百出。伤寒不禁食，故用桂枝汤啜粥，是开章第一义，读仲景书自明。余见西北之人，多有非食而疑食者，曰某日曾食某物，或某肉，或某面，某日即病，医者因其所言，又见其胃口不开，必先治食。景岳云：无病之人，谁有不食？岂必预为停食以待病至者，斯可信其无食乎？凡一味胡猜，妄行剥削者，闻斯言而当知所返也。此证属内积，故列于实证。

经义经云：上部有脉，下部无脉，其人当吐，不吐者死，谓食塞于上，而脉绝于下也。何者？阳火之根，本于地下，阴水之源，出于天上。食塞于上，是绝五脏之源，源绝则水不下流。两尺脉绝，吐去上焦之物，而脉自通。如不能吐，则非食病，乃是根蒂之先拔，故死。

伤　食　诗

嗳腐吞酸腹不舒，食伤平胃散可消除，若还拒按宜大承气汤，慎勿因循只用神曲反致虚。徒用山楂、麦芽之类，则所伤之物，未能自下，聚于胃中，如酿酒一般，则胃气日见败伤。

伤酒病，呕逆心烦，胸满不食，小便不利，方书用葛花解酲汤取微汗而愈。《千金》云：大醉恐致烂肠，作汤着大器中渍之，冷复易之，酒自消，夏月亦佳。或绞茅根汁饮之，或捣生葛汁饮之，或粳米一升，水五升，煮烂，漉去滓饮之。《张氏医通》用五苓散去桂加黄柏、黄连、葛根，从膀胱以化之，法颇超。

伤　酒　诗

解酲汤治酒本从时，须识《千金》渍法奇，葛汁茅根粳米汁，五苓去桂各相宜。

久服地黄暴脱症，当未脱时，其人起居如故，惟精神不旺，或微有咳嗽，或腰膝无力；或偶然咳血，旋即自愈；或偶患肠红；或痔疮射出血线；或小便偶然变色，大便溏秘无常。此证尽可以弗药。而过于保养者，每日延医满座。间有逢迎之辈，自言有不寒不热，王道平补之法，遂与投机。以六味地黄丸、八仙长寿丸、七味地黄丸、大补元煎、人参养荣汤诸方为主，加入鹿角胶、阿胶、鹿茸、海参胶、淡菜胶、紫河车之类，兼服归脾汤、逍遥散，亦加地黄，服之良久，不见其益，亦不见其害。然满腔中俱是浊阴弥沦，大犯《周易》"履霜坚冰至"之戒。或偶因嗔怒，或偶近房室，或偶然宴饮，偶然劳动，未避风日，遂猝然无知，痰涎壅盛，吐、泻、大喘、大汗等症，与中风无异医者归咎于前数端之自取，而不知前数端为生人不免之事，岂一疾遂若此之危！惟平日补水滋水，以致水邪滔天，一作不可救止。治之之法有三：一曰拨云见日，以大剂通脉四逆汤为加减；一曰急筑堤防，以大剂术附汤加姜汁半盏；一曰导流归海，即前二方重加茯苓；信服不疑，可救十中之二三。苏后再加人参，若即时用参，反不能回阳，识此勿误。此症因误补所致，故列于实症。

久服地黄暴脱诗

补水熟地、阿胶、淡菜肉、海参胶、龟板胶、女贞子、枸杞之类。酿成水巨灾，阴气弥布，不见天日。命痰水泛于上，漉漉有声为命痰。命汗水越于外，大汗不止为命汗。势难回，阳主生而阴主死，人当将死之顷，全是阴气用事，故现上二证。茯苓泄去群阴气，泄水抑阴，即是扶阳。姜附迎阳春又来。

室女经闭，发热食少，肌削多汗，用归脾汤加生鹿茸治之。治之不效，或反剧，宜从多汗一症而审其病源。盖经血内闭，止从皮毛间透出一路，以汗亦血也。宜用极苦之药，敛血内入，而下通于冲脉，先令汗止，自然热退经行。芦荟丸日进三服，一月后日进一服，甚效。此症因服补剂反剧，故列于实证。节录《寓意草》。

室女经闭诗

经闭热羸食少时。须从多汗破其疑，血由汗泄冲源血海涸，苦敛方推芦荟奇。

男女祟病，食减肌削，精神恍惚，睡时口流白沫，或战栗，绝而复苏。喻嘉言却邪汤，用犀角、羚羊角、龙齿、虎威骨、牡蛎、鹿角霜、人参、黄芪等药合末，另以羊肉半斤，煎取浓汁三盏，尽调其末，一次服立愈。盖以祟附于身，与人身之神气交持，亦逼处不安无隙可出。故用诸多灵物之遗形，引以羊肉之膻，俾邪气转附骨肉，移从大便而出。仿上古移精变气，“祝由”遗事，而充其义耳。此症主邪而言，故列于实症。节录《寓意草》。

祟病诗

脉无定准两手如出两人。面无常，面色忽赤忽黄。夜睡流涎鬼祟伤，喻氏却邪汤入妙，凿开荒径指津梁。

砂症者，病起于骤然，或气逆面青、肢冷、目暗，俗称迷砂是也。或腹中绞痛，俗称绞肠砂是也。张隐庵曰：身上有斑点如砂，或用麻刮之，则累累如朱砂，故名曰砂。此乃风寒湿邪或山岚瘴气，袭于肌表之间。皮者，肺之合；肌者，脾之合；肺主气而脾主腹。邪内干于肺，则气逆而面青肢冷；干于脾，则腹中绞痛。故浅者刮之，深者刺之，使邪气外泄，而痛可止。若甚而失于救刺，则邪干脏而气机不转，即不能救矣。近时名曰斑砂，宜刺百会出血，名为开瘴门。瘴门即斑疹，故以治瘴之法治之。若非热甚发斑，又不必刺百会也。

孙男心典按：刺法以针刺手腕中、足委中及十指出血。刮法用手掌着热汤，重打手腕、足委中，至红紫，有大斑如痘大。俗本“砂”作“痧”。

痧证诗

风寒湿与瘴邪干，斑点如砂仔细看，浅则刮摩深刺血，救危慎勿等旁观。

虚　　证

正气夺则虚。所谓五虚者，虚在心则

脉细，虚在肺则皮寒，虚在肝则气少，虚在肾则泄利前后，虚在脾则饮食不入。

皮聚毛落则肺亏损，肉脱则脾亏损，脉萎则心亏损，筋骨惫则肝肾亏损，治之奈何？损其肝者，缓其中；损其心者，和其营卫；损其脾者，调其饮食，适其寒温；损其肺者，益其气；损其肾者，益其精；防其邪念，节其嗜欲，温之以气，养之以味，皆所以救亏损也。以《难经》为主，而参以各家格言，"温之以气"二句是总结上文之义，治虚劳证当以此为主。

伤寒用理中丸，所以补脾，调和阴阳之方也；附子汤所以补肾，扶坎中之阳也；炙甘草汤所以补经中之阴也。详"伤寒门"不赘。

理中丸汤诗

阴阳平补理中汤，参柔润多液、味苦甘。草味胜乎气。滋阴姜术阳，统主五虚五脏之虚。中中，脾胃也。布达，循环受气效难量。五脏六腑循环以受中气之益。

附子汤诗

坎卦先天始一阳，阳虚一昼之阳虚。渐致五虚殃，长沙附子汤须记，造化生机贮锦囊。

炙甘草汤诗

东方之气在于肝，肝木敷荣五气安，仲景遗来炙甘草汤，滋阴真谛已开端。

虚痨症，痨字从火，未有劳症而不发热者也。医以苦寒为戒，谓滋阴一法，最为妥当，而不知此症多是阴盛为病，滋阴是增其病也。人皆曰阴虚则火动，吾则曰阴盛则火动。何以言之？心肺在上，阳之位也；胸中之阳宣布，如日月一出，爝火无光，何有发热之病？惟下焦阴盛，无不

上干阳位。足太阴脾之湿气，动而为水饮，即上干于手太阴肺，而为咳嗽不已。足少阴肾之寒气，动而为阴血，即上干手少阴心，而为吐血不休。虚痨以咳嗽、吐血二症为提纲，非阴盛所致而何？且心肺之位，如太空也，下焦之阴气上冲，阴霾散布，白昼亦如长夜，不独灯烛之火有光，即腐草萤虫俱能生光，岂非阴盛火动之一证乎？况人身中有龙雷之火，非诸经之火所可比。然必阴云四合，而龙雷方得遂其升腾之势，而烈日当空，龙雷潜伏矣。大法以小建中汤加黄芪为主，热甚汗多、心悸者，二加龙骨汤；吐血不已者，理中汤、甘草干姜汤；气短小水少者，桂附八味丸、桂苓甘术汤；发热咳嗽者，小柴胡汤去人参、姜枣，加干姜、五味；咳嗽恶寒者，小青龙汤加紫菀、茯苓、阿胶。宜溯其源而治之，总以温脾为上乘之法，非笔楮所可尽也。

虚劳以小建中汤为第一方，时医未解，而多诋之。兹得张心在论甚妙。心在云：肺损之病，多由五志生火，销烁金脏，咳嗽发热，渐至气喘侧眠，消瘦羸瘠，虚症交集，咽痛失音而不起矣。壮水之主，以制阳光，王冰成法，于理则通，而多不效，其故何哉？窃尝观于炉中之火而得之。炊饭者，始用武火，将熟则掩之以灰，饭徐透而不焦黑。则知以灰养火，得火之用，而无火之害，断断如也。五志之火内燃，温脾之土以养之，而焰自息，方用小建中汤，虚甚加黄芪，火得所养而不燃，金自清肃，又况饴糖为君，治嗽妙品，且能补土以生金。肺损虽难着手，不患其不可治也。然不独治肺，五痨、七伤皆可以通治。

经义《上古天真论》曰：今时之人，以酒为浆，以妄为常，醉以入房，以欲竭其精，以耗散其真，不知持满，不知御

神，务快其心，逆于生乐，起居无节，故半百而衰也。《阴阳应象大论》曰：年四十而阴气自半也，起居衰矣。《宣明五气篇曰》：久视伤血，久卧伤气，久坐伤肉，久立伤骨，久行伤筋。《评热病论》曰：邪之所凑，其气必虚，阴虚者，阳必凑之。《本神篇》曰：五脏主藏精者也，不可伤，伤则失守而阴虚，阴虚则无气，无气则死矣。《经脉别论》曰：勇者气行则已，怯者则著而为病。《口问篇》曰：邪之所在，皆为不足。故上气不足，脑为之不满，耳为之苦鸣，头为之苦倾，目为之眩。中气不足，溲便为之变，肠为之苦鸣。下气不足，则乃为痿厥心悗。《逆调论》曰：营气虚则不仁，卫气虚则不用，营卫俱虚则不仁且不用，肉如故也，人身与志不相有曰死。《海论》曰：气海有余者，气满胸中，悗息面赤；气海不足，则气少不足以言。血海有余，则常想其身大，怫然不知其所病；血海不足，亦常想其身小，狭然不知其所病。水谷之海有余，则腹满；水谷之海不足，则饥不受谷食。髓海有余，则轻劲多力，自过其度；髓海不足则脑转耳鸣，胫酸眩冒，目无所见，懈怠安卧。《卫气篇》曰：下虚则厥，上虚则眩。《脉解篇》曰：内夺而厥，则为瘖痱，此肾虚也。《决气篇》曰：精脱者耳聋，气脱者目不明。津脱者腠理开，汗大泄。液脱者，骨属屈伸不利，色夭、脑少、髓消、胫酸、耳数鸣。血脱者，色白夭然不泽，其脉空虚，此其候也。

虚 痨 诗

虚痨统治小建中汤加黄芪，火炽二加龙骨汤医；吐血理中汤姜草甘草干姜汤妙，喘生肾气丸桂甘苓桂术甘汤奇；小青龙能导水寒痰治，小柴胡汤最疏肝热嗽施；千古滋阴都误解，金元诸医，以血为阴；立斋、景岳以肾为阴；所用如地黄、当归、白芍、黄柏、枸杞、龟板之类毕其能事。时医叶天士增入海参胶、淡菜、燕窝胶，更为离经。如此滋阴，久服无不归阴。太阴脾土要扶持。血虽为阴，取汁必在中焦；肾虽为阴，而精生于谷；故圣人为太阴为诸阴之母。

怔忡者，心下跳动不安，即惊有触而动曰惊。悸不触而动曰悸。之类也。健忘之治法亦同。皆肾水虚而不能上升，以致心火不能下降之病。宜大剂归脾汤去木香，加麦冬、五味子、枸杞，吞都气丸。如挟心包一种有余之火兼痰者，加贝母、黄连、生地以清之。又有水气凌心，轻则用小半夏汤，倍加茯苓以泄之；重则用桂枝茯苓大枣甘草汤以安之；再重则用真武汤以镇之。若奔豚以桂枝汤加桂主之。《金匮》有奔豚汤甚妙，若小麦、生龙骨、生牡蛎，皆可加入。此条多引高鼓峰。

怔 忡 诗

心肾不交病怔忡，归脾汤都气丸两方通，有余痰火加连贝，水气奔豚另法攻。

痿者，两足痿弱不能行也，痿而不痛。宜独取阳明。阳明为五脏六腑之海，主润宗筋。宗筋主束骨而利机关。若阳明虚，不能受水谷之气而布化，则五脏无所禀，宗筋无所养，而痿躄作矣。宜虎潜丸主之，或以淫羊藿剪去刺一两，天门冬五钱，紫菀三钱，苍术二钱，黄柏一钱，水煎服。本方意义非熟于《神农本草经》者，不可与语也。此症为胃虚不足，故列于虚证。

痿 证 诗

《内经》治痿取阳明，专主宗筋关节

行，古有虎潜丸守服，淫羊术柏佐功成。

遗精宜分有梦无梦。有梦而遗为相火之炽，宜封髓丹；无梦而遗为心肾之虚，宜白术八两，莲须、菟丝子、五味子各四两，蜜丸；间服二加龙骨汤。然肝主疏泄，宜兼治肝，用温胆汤加人参、茯神、枣仁、莲须主之。精之蓄泄，皆听命于心，宜兼治心，用四君子汤加远志、龙骨、生牡蛎、莲须主之。如久泄不愈，必用附子以司北门之锁钥，时医未之知也。此证为肾脏之病，故列于虚证。

经解《上古天真论》曰：肾者主水，受五脏六腑之精藏之，故五脏盛乃能泻。《经脉篇》曰：人始生，先成精，精成而脑髓生。《六节气象论》曰：心者生之本，神之变也。肾者主蛰封藏之本，精之处也。

长孙男心典按：此言五脏和而精足，自无梦遗、自遗之患。及夫妇交媾而泻之，则有子，故称之曰"能"。盖精虽藏之于肾，而阳之动与不动，精之泄与不泄，无非听命于心，推之"恐伤肾"而亦通于心。凡阳事不壮之人，临事时若存一"恐"不能举之心，即偶动而随痿矣。

遗 精 诗

有梦而遗封髓丹，若还无梦术莲餐。肝司疏泄邪休扰，心主纲维令必端。温阳汤加茯神清得法，四君子汤加远志补斯安。病如日久须加附子，锁钥权归于肾岂是以热去寒？

遗溺者，小便不禁是也，主肾虚。余每用附子、人参各三钱，山萸肉一两，或加益智仁二钱，水煮，入盐少许服，多效。亦有脾肺气虚，不能约束水道，《金匮》所谓：上虚不能制下者也，宜补中益气汤之类加减治之。巢氏谓：人睡中尿出

者，是其素禀阴气偏盛，阳气偏虚，膀胱与肾气俱冷。而夜卧阳虚衰伏，不能制阴，阴气独盛，则小便多，而或不禁遗尿。治宜雄鸡肝、桂心二味等分，捣为丸，如小豆大，日三服。

经义《宣明五气篇》曰：膀胱不利为癃，不约为遗溺。《骨空论》曰：督脉为病，癃痔遗溺。《痹论》曰：淫气遗溺，痹聚在肾。《气厥论》曰：心移热于肺，肺消。肺消者，饮一溲二，死不治。《脉要精微论》曰：仓廪不藏者，是门户不要也。水泉不止者，是膀胱不藏也。得守者生，失守者死。《本输篇》曰：三焦者，是足少阴太阳之所将，实则闭癃，虚则遗溺。

遗 溺 诗

遗溺肾元虚且寒，好将肉桂配鸡肝，补中益气汤上焦治，参附山萸自下安。

房痨伤寒，惟脉细欲绝、四肢厥冷、腹痛吐泻者为阴症，以通脉四逆汤治之。若非阴寒症，误用立死。大抵此症属热者十有八九，孙真人用青竹皮一升，煮汤治之。若烦不得卧，宜黄连鸡子黄汤救之。汪苓友云：肾主藏精，凡人入房过度，则精多所遗。所遗之精，皆为水而属阴，况其作强之时，心火先炽，火炽则水流，水愈流则火愈炽。五内焦热，外复感冒而病邪热，两热相夹，肾水必枯。其人发烦躁而黑生芒，则就死矣。喻嘉言《寓意草》，徐灵胎《医论》俱同。此症因肾虚而得，故列虚证。

房痨伤寒诗

房痨鼓荡泄阴精，精泄阴虚火症生，四逆汤症辛温当慎用，竹皮汤鸡子黄连鸡子黄汤古前盟。《内经》云：此先师歃血

而盟之者，言禁方不传，一恐泄造化之机，一恐人轻其道。

素盛一条

素禀之感，由于先天。其脉必长，其人喜劳而恶逸，喜凉而恶热。伤寒及一切杂病，汗、吐、下可以尽量而施，所谓去疾莫如尽是也。间或补温，不过偶用而已。然素盛之人，外邪难入，而亦难出，不可不知。防风通圣散表里俱病者宜之，即邪气初伤，未入于里，亦以此方通其里，而表自解，绝无禁忌。可知素禀有余者别有治法也。大抵素禀之盛，从无所苦，惟是湿痰颇多，以一味九制苍术常服，即是却病延年之剂。又二陈汤加减最宜，火盛者，吞乾坤得一丸。

素盛服药诗

素盛人丰有湿痰，九蒸苍术向君谈，防风通圣散疗诸病，更奉二陈汤作指南。

素衰一条

素禀之衰，亦由于先天。其脉多短，其人贪逸而恶劳，喜暖而恶凉。伤寒及一切杂病，汗、吐、下斟酌用之，即解肌、消导、寒润等剂，亦须照顾元气，病势一退，即宜温补。然素衰之人，外邪易入而亦易出，得轻宣则解，或啜热粥亦解。若常服补养之品，以人参养荣汤、归脾汤、还少丹为良法。若小便微短者，可审其寒温，而用六、八味丸。又富贵之家，无病时亦喜服丸药，其实非法也，然亦不可无以应之。兹得张心在十味补心汤、散、丸、饮、膏，随人所欲，亦为切用之剂。

素衰服药诗

素禀衰兮补养先，归脾汤还少丹养荣汤煎，补心汤散丸膏妙，肾气六味丸地黄丸效补天。寻常服食，余极夸其效，若大病时用之则误矣。

医学实在易卷五

闽长乐陈念祖修园著

男　元犀灵石　参订

孙男 心典徽庵
心兰芝亭 同校字

表证诸方

伤　寒

桂枝汤　治伤风自汗、头痛项强、发热恶寒等症。凡《伤寒论》《金匮》《千金》《外台》《圣济方》俱改为小剂，以便时用，下仿此。

桂枝　白芍　生姜各三钱　炙甘草二钱　大枣四枚

水煎服，啜热粥，覆取微汗，未汗再服，一日夜可三服。此方姜、桂、甘草、大枣之辛甘以补阳，芍药、大枣、甘草之苦甘以补阴，是补剂非汗剂也。妙在服后，温覆啜粥，取谷气胜邪以为汗，则汗不受伤，绝无变症之患。无论四时、南北、老幼、强弱，皆可服之。

麻黄汤　治伤寒中风发热、恶寒、头痛、身疼痛、项强、无汗而喘等证。

麻黄去根节，三钱　桂枝二钱　炙草一钱　杏仁二十四粒

水三杯，先煮麻黄至二杯，去沫，入诸药同煮至八分，温服，覆取微汗，不啜粥，未汗再服，一日夜可三服。此方麻杏从表以发表；桂甘从肌以达表；不啜粥者，恐其逗留麻黄之性，发汗太过也。

升麻葛根汤钱仲阳　治阳明伤寒中风，头疼、身痛、发热、恶寒、无汗、口渴、目痛、鼻干、不得卧，及阳明发斑，欲出不出，寒暄不时，人多疫疾。

升麻三钱　葛根　白芍各二钱　炙草一钱　加姜煎。

愚以此方葛根可用三四钱，升麻止用一钱许，如川芎、白芷、紫苏、黄芩、石膏之类俱可加入。

此方非《伤寒论》阳明证之正方也。但就表证而论，阳明以肌肉为表，与太阳不同，故取葛根以清肌肉之热为君，亦不啜粥者，恐胃得补而增热也。

按：阳明证，《内经》以身热、目疼、鼻干、不得卧为提纲，仲景以胃家实为提纲。前圣后圣，立说不同，或从宋人用升麻葛根汤，是宗《内经》经气之传以为治也。但葛根非阳明正药，以其宣肌络、除大热，取阳明主肌肉而蒸蒸发热之义也。《伤寒论》入手，有用桂枝汤、麻黄汤法，却无用葛根法，而传为白虎证，以及承气证，古今之治法一辙也。

小柴胡汤方见下　治少阳病胁痛、目眩、耳聋、口苦、寒热往来、呕吐等症。此方《伤寒论》以太阳病邪气欲从少阳而

出，取之以助枢转也。然正少阳证，亦不外此方，盖以少阳主枢，柴胡为转枢之神品，切勿以发汗诬之。

按：头为诸阳之会，伤寒中风阳证，必有头痛。经云：太阳之脉，其直者从巅入络脑，还出别下项，循肩髆由夹脊，抵腰中，故太阳头痛，脑痛而连项脊也。阳明之脉，起于鼻，络于目，交额中；故阳明头痛，额痛而连面目也。少阳之脉，起于目锐眦，上抵头角，下耳后；其支者，从耳后，入耳中，出走耳前；故少阳头痛，耳前后痛，上连头角也。

感冒

加味香苏饮　治四时感冒风寒。

紫苏叶三钱　香附二钱,研　陈皮　川芎　蔓荆子　防风　秦艽　荆芥各一钱五分　甘草一钱

加生姜五片，葱白二根，水二杯半，煎八分温服，覆取微汗。如伤风自汗，去葱白、荆芥，加大枣二枚，一日夜作两服。此方代桂枝汤、麻黄汤，时人喜其平稳。

疟疾

二陈汤见下痰饮　**平胃散**见伤食

小柴胡汤　治胁痛、口苦、耳聋、咽干、头痛在侧、呕逆、寒热往来等症。

柴胡四钱　人参　黄芩　生姜　炙草各一钱五分　大枣二枚　半夏洗,二钱五分

水四杯，煎一杯半，去滓，再煎至八分，温服，日夜作三服。

六君子汤　治脾虚痰盛，为温补之良药。

人参　白术　茯苓　半夏各二钱　陈皮　炙草各一钱　生姜三片　枣二枚　水煎温服。

补中益气汤

黄芪二钱,蜜炙　人参　白术　当归陈皮　甘草各一钱　川升麻　柴胡各三分

加姜三片，枣二枚水煎。

肾气丸见下痰饮

瘟疫

加味香苏饮见上感冒

人参败毒散　治温疫及四时感冒，并治噤口恶痢。

人参　柴胡　前胡　羌活　独活　川芎　茯苓　桔梗　枳壳各一钱五分　甘草八分

加生姜三片，水煎服。若体壮者，止用加味香苏饮，去蔓荆子，加玉竹三五钱。

藿香正气散　治外受邪气，内停饮食，头痛发热，或霍乱吐泻，或时行疟疾。

藿香　白芷　大腹皮　紫苏　茯苓各一钱五分　陈皮　半夏　厚朴　桔梗　甘草各一钱

加姜枣，水煎服。

白虎汤　治大热大渴，自汗之症。

石膏生研,八钱　知母三钱　甘草一钱粳米四钱

水煎服。加人参一钱五分，名人参白虎汤，日夜作三服。

三一承气汤　治一切里实之症。

大黄　芒硝　厚朴　枳实各二钱　甘草三钱

水煎后，入芒硝，不如三承气择用为当。

防风通圣散见中风

六味汤见厥症

四物汤见妇人

阴虚盗汗症

当归六黄汤　治阴虚发热盗汗。

当归　生地　熟地　黄芩　黄连　黄

柏　甘草各一钱五分　炙黄芪三钱　水煎服。

参附汤　治肾虚不足、自汗等症。

人参一两　附子五钱，制　水煎服。

芪附汤　治卫阳虚而自汗，即前方以炙黄芪一两易人参。

术附汤　治脾阳虚而挟湿自汗，即前方以白术一两易人参。

盗汗、自汗

自汗者，汗自出，属阳虚，宜玉屏风散加牡蛎、浮小麦之类以实表补阳；盗汗者，身睡而汗出，醒而汗收，属阴虚，宜当归六黄汤以补阴清火。然阴阳有互根之理，有阳虚而治其阴者，阴虚而治其阳者，不可不知。又汗为心液，宜补其心，以人参养荣汤主之。液主于肾，宜补其肾，以左、右归饮，六、八味丸主之。总之，汗以元气为枢机，苟大汗身冷，必以六味回阳饮，人参加至两许，方可挽回。伤寒误发其汗，上焦津液干枯，必引肾水上泛外溢，如水涌出，名曰亡阳，必以真武汤救之，盖以此汤茯苓为镇水，佐附子以回阳也。

汗出不治症

汗出而喘，汗出而脉脱，汗出而身痛，汗出发润至巅，汗出如油，汗出如珠，凡见此类，皆不得妄药。

脉息：宜阴脉，若渐缓者吉；忌阳脉，兼短、涩、促、结、代、散、革者难治。

玉屏风散

白术炒，二钱　黄芪炙，二钱　防风五分水煎服。

愚按：宜以黄芪为君，可加至五七钱。

莲枣麦豆汤《种福堂》　治盗汗方。

莲子　黑枣各七个　浮麦　马料豆各一合

用水一大碗，煎八分，服三剂。

黄芪豆汤

黄芪　马料豆各等分　二味同煎，服半月愈。

六味回阳饮　治阴阳俱脱，汗出不止。

熟地四五钱或一两　当归二三钱　干姜炮，一二钱　附子二三四五钱　人参二三钱至一两　炙草一二三钱　水煎服。

按：汗出亡阳者，以茯苓换当归，再加乌梅二枚。

外治法　用五倍子研末，口水为丸，贴脐中。男用女津，女用男津。外以膏药封之，不走气，隔宿即止。又以龙骨牡蛎煅研为末，包稀布内，擦汗，粉自出，以实毛窍。

黄汗备方

仲景《伤寒论》：师曰：黄汗为病，身体肿发热，汗出而渴，状如风水，汗沾衣，色正黄，如柏汁，脉自沉也。问曰：从何得之？师曰：以汗出，水入汗孔，水从外入而得之，宜黄芪芍药桂心酒汤主之。

黄芪五两　芍药三两　桂心三两

上三味切，以苦酒一升，水七升和煮，取三升，去渣温服一升，正当心烦也。至六七日，稍稍自除，其心烦不止者，以苦酒阻故也。一方用美清醯代酒，忌生葱。

又凡黄汗之病，两胫自冷，假令发热，此属历节，食已则汗出。又身常夜卧盗汗出者，此劳气也。若汗出即发热者，久久身必甲错也；发热不止者，必生恶疮也。若身重汗出已辄轻者，久久必身瞤，瞤则胸中痛。又从腰以上必汗出，下无汗，腰髋弛痛，如虫在皮中，状剧者，不能食；身疼重，烦躁，小便不利者，名曰黄汗，桂枝汤加芪主之。

桂枝　芍药　炙草　生姜各三两　黄芪五两　大枣十二枚　水煎。

疗黄疸身肿、发热、汗出而渴，状如风水，汗出着衣皆黄，黄汗吴蓝汤方。

吴蓝　白芍　麦冬　桑白　防己　鲜皮　栀子各六分　水煎。

中 风 症

小续命汤　通治六经中风，喎邪不遂，语言蹇涩，及刚柔二痉。

防风一钱二分　桂枝　麻黄　人参白芍　川芎　黄芩　防己　杏仁　炙草各八分　附子四分,炮

加姜三片，枣二枚，水煎服。

防风通圣散　治中风、伤寒、疮疡，及一切表里俱实之症。

酒大黄　芒硝　防风　荆芥　麻黄栀子　白芍　连翘　川芎　当归　薄荷白术各五分　桔梗　石膏　黄芩各一钱　甘草二钱　滑石三钱

加葱姜煎，日可两服，夜可一服。

吴鹤皋曰：防风、麻黄，解表药也，风热之在皮肤者，得之由汗而泄。荆芥、薄荷，清上药也，风热之在巅顶者，得之由鼻而泄。大黄、芒硝，通利药也，风热之在肠胃者，得之由后而泄。滑石、栀子，水道药也，风热之在决渎者，得之由溺而泄。风淫于膈，肺胃受邪，石膏、桔梗，清肺胃也。而连翘、黄芩，又所以祛诸经之游火。风之为患，肝木主之，川芎、归、芍，和肝血也。而甘草、白术，所以和胃气而健脾。刘守真氏长于治火，此方之旨，详且悉哉。

歌曰：防风通圣大黄硝，荆芥麻黄栀芍翘，甘桔芎归膏滑石，薄荷芩术力偏饶。

驱风至宝丹　治风中经络脏腑，及一切危症。

天麻　人参　熟地　羌活　桔梗　石膏　独活　黄芩各一两　薄荷　大黄酒浸芒硝　黄柏　荆芥　麻黄　栀子　细辛连翘　黄连　全蝎各五钱　川芎三两半　白术一两半　白芍　当归　防风各二两半　甘草二两　滑石三两

上二十六味，共为末，炼蜜丸，弹子大，每服一丸或二丸，细嚼，茶酒任下，临卧服。

侯氏黑散　治大风四肢烦重，心中恶寒不足者。《外台》用治风颠。

菊花四十分　白术　防风各十分　桔梗八分　黄芩五分　细辛　干姜　人参　茯苓　当归　川芎　牡蛎　矾石　桂枝各三分

上十四味，杵为散，酒服方寸匕，日一服。初服二十日，温酒调服，禁一切鱼、肉、大蒜，常宜冷食，六十日止，即药积腹中不下也，热食即下矣，冷食自能助药力。方用参、苓、归、芎，补其气血为君；菊花、白术、牡蛎，养其肝、脾、肾为臣；而加防风、桂枝，以行痹着之气；然风以寒为帅，先以细辛、干姜驱其助虐之寒；火乘风而发，又以黄芩、桔梗，疏其怫郁之热；矾石所至，除湿解毒，收涩心气；酒力运行周身为使，庶旧风尽出，新风不受，且必为散。酒服至六十日止，又常冷食，使药积腹中不下，盖邪渐侵心，不恶热而恶寒，其由阴寒可知。若胸中之阳不治，风必不出，故先以药填塞胸中之空窍，壮其中气，而邪不内入，势必外消，此即《内经》所谓：塞其空窍，是为良工之理。若专治其表里，风邪非不外出，而重门洞开，出而复入，势将莫御耳！

地黄饮子　治足痱不能行，舌瘖不能

言，此少阴气厥不至，名瘖痱。

肉桂　附子　肉苁蓉　茯苓　熟地
麦冬　五味子　远志　菖蒲　石斛　山茱
肉　巴戟肉各五分　薄荷叶二分

水二杯，煎八分服。

诸药皆质重性沉，以镇逆上之火，然
火由风发，则无形而行速，故用轻清之薄
荷为引导；又微煎数沸，不令诸药尽出重
浊之味，俾轻清走于阳分以散风，重浊走
于阴分以镇逆，制方煮法之妙如此。

参附汤 见盗汗

三因白散 治中风不省人事，痰涎如
涌，真起死回生之神方也，气喘痰多用之
甚效。

滑石四钱，研　半夏三钱　生附子二钱

共研末，生姜四片，白蜜五钱，水一
杯半，煎八分，温服。寒化证，脉微或脉
脱，四肢逆冷，痰盛者用此方。或脉数、
手足温，为热化症，宜风引汤、竹叶石膏
汤之类。

白虎汤 见伤寒　**竹叶石膏汤** 见火症

黄连阿胶汤 治少阴病得之二三日以
上，心中烦，不得卧者主之。少阴中风，
借用此方。

黄连四钱　黄芩一钱　芍药二钱　阿胶
三钱　鸡子黄二只，打匀，取三分之一。

上五味，以水二杯，先煮三物取一
杯，去滓，纳胶烊尽，小冷，纳鸡子黄，
搅令相得，温服，日三服。此为少阴热化
之证，方中用黄连、黄芩之苦寒以折之，
芍药之苦平以降之，又以鸡子黄补离中之
气，阿胶补坎中之精，俾气血有情之物，
交媾其水火，斯心烦止而得卧矣，此回天
手段。

苏合香丸　至宝丹 驰名药，肆中发
兑，方不必载。

顺气散

人参　白术　茯苓　陈皮　青皮　乌

药　白芷各一两　甘草五钱

上咬咀，每服三钱，水一杯，煎七分
温服。

匀气散

白术　乌药　人参　天麻各一钱　沉
香　青皮　白芷　木瓜　紫苏　甘草各五
分

上锉，作一帖，姜三片，水煎服。

涤痰汤

南星制　半夏泡七次　枳实麸炒　茯苓
各二钱　橘络一钱五分　石菖蒲　人参各一钱
竹茹七分

加生姜五片，水一杯半，煎八分，食
后服。

竹沥汤 治热风心中烦闷，言语蹇
涩。

竹沥　荆沥各五分　生姜汁三合

上三味相和，温服三合，以酒调服
良。一方竹沥、荆沥、梨汁各二合，陈酱
汁半合，相合，微煎一二沸，滤清，细细
灌入口中，治中风不语、昏沉不识人。一
方竹沥五合，人乳汁三合，三年陈酱汁半
合，三味相和，分三服治热风、舌强不得
语、心神烦闷。一方竹沥二升，生葛汁一
升，生姜汁三合，三味相和，温分三服，
日夜各一服。刘、朱、李三子发挥之外，
后人又增恶中、食中、寒中、暑中四症。
孙男心典按：食中者，过饱食填太阴，上
下之气不通而厥，以平胃散加减煎服，或
探吐之，或以备急丸灌之。

风引汤 治大人中风牵引，小儿惊风
瘈疭，并治癫、狂、痫。

大黄四两　干姜一两　龙骨四两　桂枝
三两　甘草二两　牡蛎四两　寒水石　赤石
脂　白石脂　滑石　紫石英　石膏各六两

上十二味，杵籭筛，以苇囊盛之，取
三指撮井花水三升，煮三沸，温服一升。
约每服一两半。

风邪内并，则火热内生，五脏亢甚，逆归入心，故以桂、甘、龙、牡，通阳气、安心肾为君。然厥阴风木，与少阳相火同居，火发必风生，风生必挟木势侮其脾土，故脾气不行，聚液成痰，流注四末，因成瘫痪，故用大黄以荡涤风火湿热之邪为臣、随用干姜之止而不行者以补之，为反佐。又取滑石、石膏清金以伐其木，赤白石脂厚土以除其湿，寒水石以助肾水之阴，紫石英以补心神之虚为使。故大人小儿风引惊痫皆主之。何后世以为石药过多而不用，反用脑、麝以散真气，花蛇以增恶毒耶？

白矾散　治急中风，口闭涎上，欲垂死者。

白矾二两，生　生姜一两，连皮捣，水二升，煎取一升二合

上二味，合研，滤分三服，旋旋灌之，须臾吐出痰毒，眼开风退，方可服诸汤散救治。若气衰力弱，不宜吐之。

急救稀涎散　治中风涎潮、口噤、气闭不通。

猪牙皂角四挺，肥实不蛀者，去黑皮　晋矾一两，光明

上为细末和匀，轻者半钱，重者一钱匕，温水调灌下，不大呕吐，但微微冷涎出一二升，便得醒，次缓缓调治，大服亦恐过伤人。孙兆方。

三化汤　河间云：中风外有六经之形证，先以加减续命汤，随证汗之；内有便溺之阻隔，复以三化汤下之。

厚朴　枳实　大黄　羌活各等分

上锉如麻豆大，每服三两，水三升，煎至一升半，终日服之，以微利为度。

经云：脾胃太过，则令人四肢不举。又曰：土太过则敦阜。阜，高也；敦，厚也；既厚而又高，则令除去。此真高粱之疾，非肝肾经虚之候也。何以明之？经

云：三阴三阳，发病为偏枯痿易。王注云：三阴不足，则发偏枯；三阳有余，则为痿易；易为变易常用，而痿弱无力也。其治宜三化汤，泻令气弱，阳衰土平而愈，若脾虚则四肢亦不用也。经云：土不及则卑监。卑者，下也；监者，陷也，坑也。四肢皆禀气于胃，而不得至经，必因于脾，乃得禀也，今脾不能为胃行其津液，四肢不得禀水谷气，日以益衰，脉道不利，筋骨肌肉，皆无气以生，故不用焉。其治则宜十全散、加减四物，去邪留正也。

肘后紫方《外备》　疗中风脊强，身痉如弓。

鸡屎二升　大豆一升　防风三两

水二升，先煮防风，取三合汁；豆、鸡矢二味，熬令黄赤色，用酒二升淋之，去滓；然后入防风汁和，分再服，相去人行六七里，覆取微汗，避风。

华佗愈风散　治妇人产后中风、口噤、手足瘈疭、角弓反张，或产后血晕、不省人事、四肢强直等症。

荆芥微炒为末　每服三钱，豆淋酒调服，或童子小便服之。口噤则抉齿灌下，药下如神。王贶《指迷方》，加当归等分，水煎服。按：男子中风亦用之。

豆淋酒法　黑豆二升，熬令声绝，酒二升，纳铛中急搅，以绢滤取清汁送药，或专用此汁顿服取汗。

续命煮散《外备》　复营卫，却风邪。

桂枝七分　白芍　甘草　防风　独活　人参　生地　当归　川芎　荆芥穗　细辛　远志　干葛　半夏各五分

上锉，作一贴，入姜三片，水煎服。

历 节 风

五积散　治感冒寒邪，外而皮毛经

络，内而脏腑，上而头项，下而腰脚，无有不治，及痢后鹤膝风。

当归　麻黄　苍术　陈皮各一钱　干姜　白芍　枳壳各八分　半夏　白芷各七分　桔梗　炙草　茯苓　人参—本无此味　肉桂各五分　川芎四分

加生姜三片，葱白二根。

歌曰：局方五积散神奇，归芍参芎用更奇，桔芷夏苓姜桂草，麻苍枳壳与陈皮。

痹　症

二陈汤见下痰饮

黄芪五物汤　治血痹，并治一切痹症之属虚者。

黄芪　桂枝　白芍各三钱　大枣四枚　生姜四两　水煎服。

外治法　筋骨之痛，总在躯壳，古人多用外治。

《灵枢》治之以马矢膏，其急者，以白酒和桂涂；其缓者，以桑钩钩之即以生桑炭置之坎中，高下以坐等。以膏熨急颊，且饮美酒，啖美炙肉，不饮酒者，自强也，为之三拊[①]而已。

《灵枢》用醇酒二十升，蜀椒一升，干姜一斤，桂心一斤，凡四种，皆㕮咀，渍酒中，用绵絮一斤、细白布四丈，并纳酒中，置酒马矢煴中，盖封涂，勿使泄，五日五夜，出布绵絮曝干之，干后复渍，以尽其汁，每渍必晬其日乃出，干并用滓，以绵絮复布为复巾，长六七尺，为六、七巾，则用生桑炭炙巾，以熨寒湿所刺之处，令热入至于病所，寒复炙巾以熨之，三十遍而止。汗出，以巾拭身，亦三十遍而止。

羌活桂归酒《种福堂》　治风寒湿痹。

羌活　桂枝　秦艽　防风　续断

附子各一钱　归身　金毛狗脊　虎骨各一钱五分　杜仲　晚蚕砂各二钱　川芎八分　桑枝三钱　生姜切片，一钱　大枣二枚

陈酒二斤，浸一日夜煎服。

集宝疗痹膏《种福堂》

川乌　草乌　南星　半夏　当归　红花　独活　羌活　大黄　桃仁各四钱　山甲　肉桂各一两　白芷五钱　陀僧二两　硫黄半斤　松香一斤　生姜汁一碗　麻油一斤

上收煎好，加乳香、没药、血竭、胡椒、樟冰、细辛、牙皂末各二钱。若加商陆根、凤仙、闹杨花、鲜烟叶、鲜蒜、鲜豨莶等汁，更妙。

苍术黑豆饮《种福堂》　治痹方。

茅山苍术五斤

洗净泥垢，先以米泔水浸三宿，后用蜜酒浸一宿，去皮，用黑豆一层，伴苍术一层，蒸二次，再用蜜酒蒸一次，用河水在砂锅内熬浓汁，去渣隔汤炖，滴水成珠为度，每膏一斤和炼蜜一斤，白汤调服。

一老人专用此方，寿至八十余，身轻体健，甚于少年。

七制松香膏《种福堂》　治湿气第一神方。

松香三斤

第一次姜汁煮，第二次葱汁煮，第三次白凤仙汁煮，第四次烧酒煮，第五次闹杨花汁煮，第六次商陆根汁煮，第七次红醋煮。

桐油三斤　川乌　草乌　苍术　官桂　干姜　白芥子　蓖麻以上各四两　血余八两

上八味，共入桐油，熬至药枯发消，滴水成珠，滤去渣，入牛皮膏四两烊化，用前制过松香渐渐收之，离火加樟脑一两，好麝香三钱，厚纸摊之，贴患处，神

---

① 三拊：三抚局部痛处。

效。

虎骨木通汤《种福堂》 治一切麻木痹证，痛风历节。

虎骨 木通

各等分

煎汤，频频多吃，即愈。

红花白芷防风饮《种福堂》 治历节四肢疼痛。

红花 白芷 防风各五钱 威灵仙三钱

酒煎服，取汗，三服痊愈。

山甲白薇泽兰饮《种福堂》 治箭风（俗名鬼箭打），或头项、手足、筋骨疼痛，半身不遂等疾，照方一服即愈。

山甲一钱，炒研 白薇二钱 泽兰三钱

照分量，好酒煎服。

硫黄敷痛膏《种福堂》 治痛风历节，四肢疼痛。用醋磨硫黄敷之，或用葱白杵烂，炒热熨之。

鹤膝风

五积散见上

十全大补汤 治血气两虚之症。

人参 白术 茯苓 炙草 熟地 当归 白芍 炙黄芪 肉桂各一钱 川芎五分

加姜枣服。

孙男心典按：鹤膝风者，胫细而膝肿是也。初起发热头痛等症，宜五积散加松节，或大防风汤、三气饮之类，或间送活络丹一钱，或用八味丸、六味丸加鹿茸、牛膝之类调补之。经云：膝者，筋之府，屈伸不能，筋将惫矣。薛氏云：多是风邪乘虚入于三阴之经，治法以温补肝肾为主，未效，即须暖脾。又外治二法，不可不知。一用芥菜子敷法，治初起漫肿不红、屈伸不便者，乘未溃时，用陈年芥菜子研细，以姜汁、葱涕调涂，一伏时，患处起泡，泡干脱皮自愈。一用雷火针法，治风、寒、湿留滞筋脉，剧痛不休，用蕲

艾五钱，丁香五分，麝香三分，合研匀入纸筒中，痛处衬布四五层，照火焠数十遍，以筋脉活动为度。但此二法，脓成即不可用。

喻嘉言曰：鹤膝风者，即风、寒、湿之痹于膝也，如膝骨日大，上下肌肉日枯，且未可治其膝，先养其气血，使肌肉滋荣，后治其膝可也。此与治偏枯之症，大同小异，急溉其未枯者，使气血流行而复荣。倘不知此，但麻黄、防风等散风之药，鲜不全枯者。故治鹤膝风者而急攻其痹，必并其足痿而不用矣！

脚 气

鸡鸣散 治脚气第一方，不问男女皆可服。

槟榔七粒 吴茱萸泡 紫苏叶各三钱 桔梗五钱 橘红 木瓜各一两 生姜五钱

水三大碗，煎至一小碗，取汁；再入水二碗，煎取一小碗，两汁相和；次日五更，分三五次冷服之，冬月略温亦可，天明当下黑粪。

寒湿之气，着于下焦而不去，故用生姜、吴茱萸以驱寒，橘红、槟榔以除湿；然驱寒除湿之药颇多，而数品皆以气胜，加以紫苏为血中之气药，辛香扑鼻，更助其气，气盛则行，速取"着者行之"之义也。又佐以木瓜之酸，桔梗之苦，经云：酸苦涌泄为阴，俾寒湿之气，得大气之药，从微汗而解之，解之而不能尽者，更从大便以泄之，战则必胜之意也。其服于鸡鸣时奈何？一取其腹空，则药力专行；一取其阳盛，则阳药得气也。其必冷服奈何？以湿为阴邪，冷汁亦为阴属，以阴从阴，混为一家，先诱之而后攻之也。

肾气丸见下痰饮 **四物汤**见妇人症

暑　症

天水散又名六一散。加朱砂一钱，名益元散。

滑石六两　甘草一两

共研末，以灯心汤下三钱。

白虎汤见上温疫

香薷饮

香薷三钱　厚朴三钱　扁豆三钱　水煎服。

前方加黄连，名黄连香薷饮，治中暑热盛，口渴心烦。前方加茯苓、甘草，名五物香薷饮；再加木瓜、橘皮、人参、黄芪、白术，名十味香薷饮。

大蒜新汲水方《种福堂》　治中暑法。

用大蒜一把同新黄土研烂，以新汲水和之，滤去渣，灌入即活。凡中暑伤暑，不可便与冷物，俟稍苏，方可投冷物，则中气运动无患也。

田中干泥圈脐方《种福堂》　治中暑昏眩、烦闷欲绝，急救法。

取田中干泥做一圈，堆在病人肚上，使少壮人撒尿于泥圈肚脐中，片时即得生苏矣。后不可饮冷汤，须进温米汤。

理中汤　通脉四逆汤　五苓散俱见《伤寒论》

湿　症

二术二陈汤　治诸湿及痰饮。

白术三钱　苍术二钱　茯苓　半夏各二钱　陈皮　炙草各一钱

加生姜三片，大枣二枚煎。

肿　症

五皮饮　治一切气肿水肿。

茯苓皮　大腹皮　桑白皮　陈皮各一钱半　生姜皮七分　水煎服。

此药以皮治皮，不动脏腑，勿以平易而忽之。

四君子汤

人参　白术　茯苓各二钱　炙甘草一钱

加生姜、大枣煎服。

小青龙汤　真武汤俱见《伤寒论》

导水茯苓汤　治水肿，头面、手足、遍身肿如烂瓜之状，按而塌陷，胸腹喘满，不能转侧安睡，饮食不下，小便秘涩，溺出如割，或如豆汁而绝少，服喘嗽气逆诸药不效者，用此即渐利而愈。

泽泻　赤茯苓　麦冬　白术各三两　桑白皮　紫苏　槟榔　木瓜各一两　大腹皮　陈皮　砂仁　木香各七钱五分

每服一二两，水二杯，灯草三十根，煎八分，食远服，病重者可用五两浓煎，五更服。

麻黄甘草汤《金匮》

麻黄三钱　甘草一钱

水二杯，先煮麻黄至一杯半，去滓，入甘草，煎八分服。

此方上宣肺气，中助土气，外行水气，其功居于济生肾气丸之上。且肿症与伤寒症不同，伤寒症恐过汗亡阳，肿症以汗愈多而愈妙。水从汗泄，时医谓须"开鬼门"，并无亡阳之说。

麻黄附子甘草汤　即前方加附子一钱五分。

此与《伤寒论》之分数略异，即以温经散寒之法，变为温经利水之妙。

济生肾气丸　治水肿、小便短少、气喘者。

熟地四两　茯苓三两　山萸肉　怀山药　丹皮　泽泻　牛膝　车前子　肉桂各一两　附子五钱，泡

炼蜜丸如梧桐子大，灯草汤送下三钱，一日两服。

神仙九气汤　神仙，言药之灵验也。

九气，怒、喜、悲、恐、寒、炅、惊、劳、思是也。经曰：怒则气[1]上，喜则气缓，悲则气消，恐则气下，寒则气收，炅则气泄，劳则气耗，思则气结，惊则气乱。故云然。

姜黄　香附炒

上各为细末，每服五六钱，空心淡盐汤调服。愚治肤胀，用温酒下。

壶隐子曰：不妄用之以治肤胀，其效如神。

头　痛

逍遥散　治一切郁病，寒热往来，及头痛，妇人经水不调。

柴胡　当归　芍药　白术　茯苓各一钱半　甘草八分　薄荷五分　水煎服。

当归补血汤　治血虚发热如神。经云：脉虚则血虚，血虚则发热，证象白虎，惟脉不长实。

炙芪一两　当归三钱　水煎服。

尤氏《金匮翼》有生地黄五钱，甘草一钱　按：尤氏《金匮翼》此方，各书未载，徐炳南此时声名藉藉，其订刻此书，谅亦不肯阿好。

左归饮　治肾水大虚，能治六味丸所不能治之症，妙在甘草大甘，从脾以输精于肾也。

熟地四五钱或一两　山药　山茱肉各二钱或三钱　茯苓二钱　枸杞二三钱　炙草一钱或二钱　水煎服。

去茯苓、炙草，加菟丝子、龟胶、鹿胶、牛膝，蜜丸，名左归丸。

吴茱萸汤　治阳明食谷欲呕、干呕、吐涎沫，少阴吐利、烦躁欲死者，头痛如破者。

吴茱萸泡，二钱半　人参一钱半　生姜五钱　加大枣五枚，水煎服

清震汤《保命》　治雷头风、头面疙瘩、憎寒拘急、发热、状如伤寒。疙瘩宜刺出血。

升麻二钱　苍术四钱　荷叶全者一个　水煎，食后服。

透顶散《本事》　治偏正头风，远年近日皆效，并治鼻塞不闻香臭。

细辛三茎　瓜蒂　丁香　糯米各七粒，一作赤小豆　龙脑半分　麝香一分

研末，置小口罐中，紧塞罐口，令患人口含清水，随左右搐一豆大于鼻中，良久，涎出即安。不愈，三日后再搐。孙男心典按：此本《金匮》纳药鼻中取黄涎之法，酒客多湿、头重者宜之。

又法，治偏正头风，以生莱菔捣汁，令患者仰卧，以汁灌鼻中，左痛灌右，右痛灌左，左右俱痛俱灌之。

又头风有偏正之殊，其病皆在少阳、阳明之络，以毫针刺痛处数穴，立效。

张石顽云：外用法不若蒸法最效。方用川芎半两，晚蚕砂二两，僵蚕如患年岁之数，以水五碗，煎至三碗，就砂锅中以厚纸糊满，中开钱大一孔，取药气熏蒸痛处，每日一次，虽年久者，三五次，永不再发。平时置新鲜木瓜于枕边，取香气透达，引散肝风，亦良法也。

眩　晕

二陈汤见痰饮

一味鹿茸酒　注云：缘鹿茸生于头，头晕而主鹿茸，盖以类相从也。鹿茸半两酒煎去滓，入麝香少许服。

一味大黄散　丹溪云：眩晕不可当者，此方主之。大黄酒制三次，为末，茶调下，每服一钱至二三钱。

玉液汤《济生》　治眉棱骨痛。

半夏六钱，汤泡七次，切片作一服，加生姜十

————————

① 气：原本作"风"，据文义改。

片

水煎去渣，纳沉香末少许服。

咳　嗽

小青龙汤　治寒饮咳嗽。

麻黄　桂枝　白芍各一钱半　细辛一钱
干姜一钱半　五味子一钱　半夏三钱　炙
草一钱

水三杯，先煮麻黄至二杯，去沫，入诸药，煎八分服。

木乳散《圣济》　治肝咳嗽，两胁下满。

木乳即皂荚树根皮，酥炙，三两　杏仁去皮尖，炒　贝母去心，各二两　炙甘草一两

共为细末，姜橘汤送下二钱。

医学实在易卷六

闽长乐陈念祖修园著
男　元犀灵石　参订
孙男 心典徽庵
　　 心兰芝亭 同校字

里证诸方

伤　寒

白虎汤　调胃承气汤　大、小承气汤
俱见《伤寒论》

心腹诸痛

黄芪汤　治心痛、胃脘痛、腹痛喜按者。此治虚症。

黄芪一两　当归三钱　肉桂一钱五分
水煎服。

枳实汤　治心痛、胃脘及胁肋、大小腹诸痛拒按者。此治实症。

枳实三钱　半夏四钱　生姜八钱　水煎服。

丹参饮　治心腹诸痛，诸药不效者如神，妇人尤宜。此治半虚半实者。

丹参一两　白檀香　砂仁各一钱五分
水煎服。

瓜蒌半夏白酒汤《金匮》　治胸痹不卧，背痛彻心，喘咳气短等症。实症。

薤白五钱　瓜蒌四钱，捣碎　半夏三钱
白酒二杯，煎至八分，温服。

理中汤　治心腹诸痛及吐泻等症。虚寒症。

人参　白术　干姜　炙草各三钱　水煎服。

通脉四逆汤　治四肢厥冷，脉绝诸危症。寒痛证。

干姜四钱　附子　炙草各三钱　水煎服。腹痛，加芍药三钱。

黄连汤　治胸中有热而呕，胃有邪气而腹痛。热痛症。

黄连　炙草　干姜　桂枝各一钱半
人参一钱　半夏二钱　大枣二枚　水煎服。

当归生姜羊肉汤　治腹胁诸痛里急者，并治寒疝，腹中疠痛，及产后腹痛不止。

羊肉五两一钱　生姜一两四钱五分　当归
九钱九分

水八茶杯，煎至三杯，每服一杯，一日三服。

若寒多者，加生姜；痛多而呕者，加陈皮六钱六分，白术三钱三分；若加生姜，再加水三杯。

小柴胡汤方见疟症　治胁痛多呕，寒热往来。若腹中急痛，先服小建中汤，二时许再服此汤。

当归四逆汤　治厥阴伤寒，手足厥冷，脉细欲绝者。

当归　白芍　桂枝各二钱　炙草　细辛　木通各一钱　大枣四枚　水煎服。

寒者，加生姜、吴茱萸各二钱，酒水各半煎。

金铃子散　治心腹诸痛，服热药而更甚者。

金铃子去核　元胡索各等分

研末，以清酒送下二三钱。

七气汤　治七情气逆诸痛。

茯苓三钱　半夏　厚朴各二钱　紫苏叶一钱

加生姜三片，水煎服。

和剂抽刀散

川白姜五个，铧入巴豆肉一钱，一同炒至豆黑，去豆。糯米六两一钱，炒黄　良姜五两，入斑蝥二十五个，同炒至蝥黑，去蝥。石菖蒲五两半，不炒。

上为末，每服二钱，空心温酒调下。

《仁斋直指》云：有一田夫，醉饱之余，露星取快，一枕天明，自此腹疼攻刺，百药罔效，淹淹数载，后遇至人，授以抽刀散，数服顿愈。则知风露之根，入在脾胃，良姜、菖蒲，为能散其邪；斑蝥借气 为能伐其根；观此可以通一毕万矣。然而痛不复作，养脾之剂，独不可继是而调理之乎？疗病如濯衣，必去其垢污，而后可以加浆饰。"医者，意也"，请借是以为喻。

胁痛，已于心腹诸症门载其方治矣，然此症时下最多，今又补录于后，言之不厌于复也。

肝虚胁痛

肝贯膈布胁肋。阴虚血燥，则肝脉失养而痛。其症胁下筋急，不得太息，目昏不明，爪甲枯青，遇劳即甚，或忍饥即发是也。

滑氏补肝散

酸枣仁四钱，炒　熟地　白术各一钱　当归　山萸肉　山药　川芎　木瓜各一钱半　独活　五味子各三分

为末，每服五钱，水煎服。"肝体阴而用阳"，此以甘酸补肝体，以辛味补肝用。加独活者，假风药以张其气也。一方有人参、黄芪、石斛、柏子仁、桃仁，无山药、独活、五味。一方阿胶为丸梧子大，每服二钱，空心白汤下。一方鸡子黄一枚调吞，日二服。

肝火胁痛

经云：肝病者，两胁下痛，引少腹，善怒。又云：肝气实则怒，其脉当弦急数实，其口当酸，其痛必甚，或烦渴，二便不通。

龙荟丸方

龙胆草　当归并酒洗　栀子　黄连　黄柏　黄芩各一两　大黄酒洗，八钱　青黛　芦荟各五钱　木香二钱半　麝香五分

蜜丸小豆大，姜汤下二三十丸。

瓜蒌汤　治左胁痛。

大瓜蒌一只，重一二两者，连皮捣烂，粉甘草二钱，红花五分，水煎服。

盖柴胡、芦荟、青黛、龙胆之类，苦寒益资其燥，而瓜蒌柔而滑润，于郁不逆，甘缓润下，故奏效捷也。

息　积

《内经》云：病胁下满气息，二三岁不已，病名曰息积。夫消息者，阴阳之更事也。今气聚于胁下，息而不消，则积而不散，故满逆而为病。然气不在胃，故不妨于食，特害于气而已，治宜导引服药，药不可独治，盖导引能行积气，药力亦借导引而行故也。

推气散　治右胁痛，胀满不食。

片姜黄　枳壳　桂心各三钱　炙草三钱

为末，每服二钱，姜枣汤调下，食远服。

赤茯苓汤 治息积胁下，气逆满闷。

赤茯苓 桂心 陈皮半两，炒 高良姜一两 大腹皮五钱 甘草一分 吴茱萸三分

每服三钱，水煎，日二服。

白术丸

白术陈土炒 枳实麸炒 桂心各一两半 人参 陈皮 炙草 桔梗各一两，炒。

上为末，蜜丸梧子大，空心酒下三十丸，日二。胁痛，左属肝主血，右属肺主气，多痰积，然悲哀恼怒，郁伤肝气，两胁骨疼痛，筋脉拘急，腰脚重滞是也。

枳壳煮散

枳壳四两，先煮 细辛 桔梗 防风 川芎各二两 葛根一两半 甘草一两 为粗末，每服四钱，水一盏半，姜枣同煎至七分，空心食前服。

尤在泾云：悲哀烦恼，肝气致郁，枳壳能通三焦之气，故以为君。肝欲散，故用细辛、川芎、桔梗之辛以散之。肝苦急，故用甘草之甘以缓之。其用防葛者悲则气敛，借风药以张之也。

痰 饮

二陈汤 治痰饮及诸般咳嗽之通剂。

茯苓四钱 半夏二钱五分 陈皮一钱五分 炙草一钱

加生姜四片，枣三枚，水煎服。钱数新定。

滚痰丸 治老痰顽痰变生诸种怪病。

青礞石研略碎，入磁瓶，加焰硝一两，以盐泥封固煅红，取出研飞净三两 大黄酒蒸，八两 黄芩酒洗，各八两 沉香一两

水泛为丸，每服一钱五分，仰卧而勿行动，二时许方行动饮食，服后喉间稠粘塞，乃药与病相拒，少顷自愈。

桂苓甘术汤 治痰饮头晕、欲呕、心下悸、小便不利等症。

茯苓四钱 白术 桂枝各三钱 炙草一钱五分 水煎服。钱数新定。

桂附八味丸 即肾气丸 治肾虚诸病，但小便不利者宜之。

熟地黄四两 山茱肉 怀山药各二两 茯苓 丹皮 泽泻各一两半 附子炮 肉桂各五钱

蜜丸如梧子大，每服五十丸，米汤下，以美膳压之。

王肯堂云：相火寄于命门，命门者，男子以藏精，女子以系胞，因嗜欲竭乏，火无所附，故厥而上行。桂附与火同气，而其味辛，能开腠理，致津液，通气道，据其窟宅而招之，同气相求，火必降下矣。且火从肾出者，是水中之火也，火可以水折，而水中之火不可以水折。故巴蜀有火井焉，得水则炽，得火则熄，则桂附者，固治浮游相火之正剂欤。

神仙坠痰丸

黑牵牛取头末，三两 皂角酥炙 白矾生，各一两

为末，水丸梧子大，酒下三五十丸。

控涎丹

甘遂 大戟 白芥子各等分

糊丸，临卧姜汤服五七丸至十丸。痰猛加数丸。

十枣汤《伤寒论》 **礞石滚痰丸**见上

青礞石丸攻 治食积成痰。

青礞石敲碎，如枣子大，以焰硝二两，同入瓦罐，煅黄色 茯苓 半夏 天南星慢火煨制 黄芩各五钱 风化硝三钱，盆洗者，冬月以绢袋盛，悬风前化之。

上为细末，神曲糊入姜汁为丸，如梧子大，每服三十五丸，姜汤下。一方有枳实，倍礞石。

竹沥丸

半夏　陈皮　白术　茯苓　大黄　黄芩　人参　炙甘草　青礞石制法同前方，各一两　沉香五钱

末之，以竹沥一大碗半，姜汁三匙，拌匀晒干，如此五六度，仍以竹沥、姜汁糊丸小豆大，每百丸，临卧姜汤下。

按：沉香似宜于临制时人之，久晒恐泄香味。

半夏丸消　治膈痰结实，满闷喘逆。

半夏姜汁制，五两　　皂荚五挺，去皮揉水煮半夏　生姜五两，同半夏捣作饼，炙干

为末，蜜丸如梧子大，姜汤下二十丸。

导痰汤消　**二陈汤**　**六君子汤**和　此条宜香砂六君子汤　**济生肾气丸**补　**桂苓甘术汤**　**六君子汤**

沉香茯苓丸温　温脾胃，利胸膈，和气血。

沉香一两　茯苓　半夏　人参　丁香各二两　甘草　陈皮　槟榔　肉豆蔻煨，各五钱

蜜丸，姜汤下二十丸。

本事神仙丸温

茅山苍术一斤，去皮为末　生芝麻半两，水二盏，研滤取汁　大枣十五枚，煮烂，去皮核，研

三味拌和，乘热入白杵，丸如梧子大，干之，每日空腹温汤吞下五十丸，加至一百丸、二百丸，忌桃、李、雀、蛤。初服心膈微燥，进山栀散一服不燥矣山栀干为末，沸汤点服。

许叔微云：予平生有二疾：一则脏腑下血，二则膈中停饮。血有时而止，停饮则无时而愈。始因年少时夜坐为文，左向伏几案，是以饮食多坠向左边。中夜以后，稍困乏，则饮酒两三杯，既卧就枕，又向左边侧睡。气壮盛时殊不觉，三五年后，觉酒止从左边下，漉漉有声，胁痛，

饮食殊减，十数日必呕吐数升酸水，暑月止是右边身有汗，漐漐常润，左边痛处绝燥。遍访名医及海上方，服之少有验，间或中病，止得月余复作，其补则如天雄、附子、矾石，其利则如牵牛、大戟、甘遂，备尝之矣。予后揣度之，已成癖囊，如潦水之有科臼，不盈科不行，水盈科而后行者也。清者可行，浊者依然停蓄，盖下无路以决之也，是以积之五七日，必稍吐去而稍宽，数日复作。夫脾土恶湿，而水则流湿，莫若燥脾以胜湿，崇土以填科臼，则疾当去矣。于是悉屏诸药，一味服苍术，三月而疾愈。自此一向服数年，不呕不吐，胸膈宽，饮啖如故，暑月汗周体而身凉，饮亦当中下。前此饮渍于肝，目亦多昏眩，其后灯下能书细字，皆苍术之力也。予初用茅术，半年后止用燥烈味极辛者，削去皮不浸，极有力而亦自然不燥也。山栀散用山栀一味，干为之末，沸汤点服。故知久坐不可伏向一边，时或运转，亦消息之法。

二陈加黄芩、连翘、山栀、桔梗、薄荷汤清

王节斋化痰丸润　治郁痰老痰稠粘，难于咯唾。

天门冬　黄芩酒炒　瓜蒌仁　橘红海石粉各一两半　香附盐水炒　芒硝　桔梗连翘各五钱　青黛二钱

炼蜜入生姜汁少许和丸，细嚼一丸，清汤下。

痢　疾

芍药汤　治赤白痢，里急后重。初起三日内用之。

芍药三钱　当归　黄芩　黄连　枳壳槟榔　甘草各一钱　木香　肉桂各五分

水煎服，或以肉桂换干姜。

此时医通用之方，大意以行血则便脓

自愈，调气则后重自除，颇为合法。然肉桂宜换干姜，痢初起宜大黄。

真人养脏汤　治泻痢久病，脱肛，完谷不化等症。

诃子煨，一钱五分　罂粟壳蜜炙，三钱　肉豆蔻煨，五分　当归　白术炒　酒白芍各六分　木香二钱四分　肉桂八分，去皮　生甘草一钱八分　水煎服。

脏寒甚，加附子一钱五分。此方妙在木香之多，则涩而不郁。

葛根黄连黄芩甘草汤

葛根四钱　黄芩　黄连各一钱五分　甘草一钱

水三杯，先煮葛根至一杯半，吹去沫，入诸药煎七分服，日二服，夜一服。此方治伤寒协热下利而喘者，借用治下痢及热泻如神。

理中汤见心腹痛

香连丸

黄连六两　木香一两

上二味共为末，水泛为丸，梧子大，每服二三钱，米汤送下。

桃花汤　治少阴下利。

赤石脂一两六钱，留六钱研末　干姜一钱　粳米五钱

作一服，水煎，调入石脂末服，日夜作三服。病在肾，肾为先天之本，天惟石可以补之，仲景此方独具女娲手段。

当归四逆汤见腹痛　**仓廪汤**即人参败毒散加陈米三钱。见瘟疫　**小柴胡汤**见疟疾　**大承气汤**奇恒并用

羊脂煎《千金》　治久痢不瘥。

羊脂一棋子大　白蜡二棋子大　黄连末，一升酢取稠　蜜炙，七合煎取五合　乌梅肉二两　乱发炭洗去垢腻，烧末一升

上七味，合内沙锅中，汤上煎之，搅可丸饮用，如桐子大，三十丸，日三，棋子大小如方寸匕。张石顽曰：羊脂性滑利

人，《千金》用治久痢不瘥，专取滑利以通虚中留滞也。其后且有羊脂阿胶蜜蜡黍米作粥方，深得炎帝《本经》补中寓泻之意。

泄　泻

胃苓汤　治诸泻及肿胀腹痛等症。

茯苓　猪苓　泽泻　白术　桂枝　苍术　厚朴　陈皮各一钱五分　炙草八分

加生姜三片，水煎服。

四神丸　治五更至天明腹痛而泻，有定候，名脾肾泻。又通治久泻。

补骨脂四两，酒炒　肉豆蔻面煨，去油　五味子各二两　吴茱萸汤泡，一两

以大枣八十一粒，生姜四两，同煮烂，去皮核，和为丸，如梧子大，临睡以米汤送下四钱。去肉豆蔻加人参、茯苓、干姜、附子、罂粟壳，以米汤泛丸更妙。

圣济附子丸　治洞泄寒中，注下水谷，或痢赤白，食已即出，食物不消。

黄连　乌梅肉各三两　干姜　附子炮，各一两五钱

炼蜜丸，每服三钱，米汤下，日二服。

按：原注云：春伤于风，邪气流连，至夏发为飧泄，至长夏发为洞泄。阴生于午，至未为甚。长夏之时，脾土当旺，脾为阴中之至阴，故阴气盛；阴气既盛，则生内寒而洞泄矣。

千金温脾汤　治积久热痢赤白。

大黄四钱　人参　甘草各二钱　熟附子一钱　炮干姜二钱　水煎温服。

冷痢去甘草，加桂心三钱，倍人参、姜、附，减大黄一钱。

《灵枢》云：中热消脾，则便寒，寒中之属，则便热，胃中热则消谷，令人悬心善饥。脐以上皮热，肠中热，则出黄如糜；脐以下皮寒，胃中热，则腹胀。肠中

寒，则肠鸣飧泄；胃中寒，肠中热，则胀而且泄；且胃中热胀，肠中寒，则疾饥、小腹痛胀。

张石顽注云：世医治病，但知热以寒治，寒以热治，外此总不讲也。设病中热消脾，而见悬心善饥，洵为热症无疑，然必审其脐以上皮热，方是胃中热气蕴隆。若出黄如糜，不但胃中有热，而肠中亦为热邪奔迫可知。倘脐以下皮寒，而见腹胀，有似乎实热固结，实为胃中虚寒之候，或见肠鸣飧泄，非特胃有寒，且移寒于二肠矣。盖热泄则肠垢黄赤，寒泄则鹜溏清冷，此病机之最显著者，可以明辨。况有胀而泄利，此胀为胃寒阳气不布之胀，泄为肠热便垢之泄，复有消谷易饥，小腹胀痛之病，岂非胃中有热、肠中有寒之一验乎？若此种种，苟未明仲景三泻心汤、黄连汤、干姜黄芩黄连人参汤、厚朴生姜半夏甘草人参汤、干姜人参半夏丸等法，必不可以语至治也。

乳豆丸　方详本论。

秘　结　症

脾约丸一名麻仁丸

厚朴姜制　枳实面炒　芍药各八两　大黄蒸焙，一斤　麻仁别研，八两　杏仁去皮尖，炒，五两半

上为末，炼蜜和丸，梧子大，每服二十丸，临卧温水下，大便通利则止。

按：权量尺寸，古今不同，此方各家折料，不能合一。

三承气汤见《伤寒论》

膈症反胃方

左归饮方见头痛　此方加生地、当归，能滋阳明之阴，以去胃口伏邪之燥火；去茯苓者，恐其旁流入坎，不如专顾阳明之速效也。

三一承气汤见瘟疫　**附子理中汤**即理中加附子

真武汤　治少阴呕逆，腹痛溺短，及治一切水症。

云茯苓　白芍　生姜各三钱　白术　附子各二钱　水煎服。

此方妙在生姜之辛温以利气，气化则水行矣。时医疑生姜发汗，而以干姜代之；岂知干姜守而不走，大失此方之本旨。若再炮黑，或加肉桂，更为无知妄作矣。

吴茱萸汤见上头痛　**大小柴胡汤**　**五泻心汤**俱见《伤寒论》

越鞠丸丹溪　治一切郁病。

香附　苍术　抚芎　栀子　六神曲各等分　或丸或煎随宜。

大半夏汤

半夏洗去涎，六钱　人参二钱　白蜜八钱　水三杯半，和蜜扬二百四十遍，煎八分服。

此方用水之多，取其多煮白蜜，去其寒而用其润，俾粘腻之性，流连于胃，不速下行，而半夏人参之力，可以徐徐斡旋于中，非参透造化之理者，不能悟及。膈咽之间，交通之气不得降者，皆冲脉上行，逆气所作也。冲脉不治，取之阳阴，仲景以半夏降冲脉之逆，即以白蜜润阳明之燥，加人参以生既亡之津液，用甘澜水以降逆上之水饮，古圣之经方，惟仲景能用之。

不换金正气散　杨仁斋曰：脾气虽强，肾气不足，故饮食下咽，大肠为之飧泄也，煎不换金正气散，吞下安肾丸。

苍术泔浸　陈皮各二钱半　厚朴姜制，二钱　甘草蜜炙　藿香各一钱　半夏汤泡七次，钱半

上用水二钟，姜三片，枣二枚，煎八分，吞下安肾丸。

安肾丸　治肾气不足，饭后即泄。又《金匮翼》云：喘因肾虚，气吸不下者，或因气自小腹下起而上逆者，但经微劳，或饥时即发，宜以六味补阴之属，壮水配火。若足冷面热者，须以安肾之属，导火归元。

川乌炮去皮脐　辣桂各四两　白茯苓去皮　白术土炒　石斛酒炒　白蒺藜炒　桃仁去皮尖，炒　萆薢　干山药　巴戟天　破故纸　肉苁蓉酒浸，各十二两

上各为细末，炼蜜丸梧子大，每服五十丸，淡盐汤送下。

肾气不足，故用温补诸药以安之。方中桃仁、萆薢、蒺藜三味，非思议可及，方意与八味地黄丸同。但八味地黄丸长于利水，未免减其温补之力，而此则用专而力更大也。

二神丸　方用肉豆蔻以补脾，破故纸以安肾，故称二神。治饭后随即大便。

肉豆蔻四两，生　破故纸半斤，炒

上各为细末，用肥大红枣取肉研膏，和药杵为丸，如桐子大，每服五七十丸，空心米饮入盐送下。加木香二两，名三神丸；加茴香一两，名四神丸。

腰　痛

肾着汤　治腰痛而重，如带五千钱。

茯苓　白术生用，各三钱　干姜二钱炙草一钱　水煎服。

《金匮》名甘草干姜茯苓白术汤，甘、术各二两，姜、苓各四两，药品与此方同，而轻重不同耳。盖以腰者，肾之府也，腰痛自当补肾。腰痛而重，是寒湿之邪，不在肾之中间，而在肾之外府，故其治不在温肾以散寒；而在燠土以胜湿，若用桂附则反伤肾阴矣！

五积散见历节　**桂附八味丸**见痰饮
六味丸见厥症　**二陈汤**见痰饮

不　寐　症

酸枣仁汤

酸枣仁八钱，生用不研　甘草一钱五分　知母　茯苓各三钱　川芎一钱五分

水三杯三分，先煮酸枣仁至二杯，入诸药再煎八分服。

尤在泾云：人寤则魂寓于目，寐则魂藏于肝。虚痨之人，肝气不荣，故以枣仁补敛之。然不眠由于虚烦，必有燥火痰气之扰，故以知母、甘草清热滋燥，茯苓、川芎行气除痰，皆所以求肝之治，而宅其魂。

小半夏汤

半夏五钱　生姜八钱　水煎服。

不　能　食

消食丸　治数年不能食。

麦蘗　曲各一升　干姜炮　乌梅焙，各四两

蜜丸，服十五丸，日再加至四十丸，亦治反胃。

又方神曲炒黄　麦蘗炒黄，各二两　乌梅四两　干木瓜五钱　茯苓　甘草炙，各二钱五分

蜜丸樱桃大，每服一丸，不拘时细嚼，白汤下。一方无木瓜，有人参、干姜。

徐灵胎谓：方中在木瓜、乌梅之巧。

又方　豉心一升，熬水　麦芽　神曲各一两，熬　川椒一升，炒出汗　干姜一升末

共五味筛，以蜜拌，食后酒服方寸匕。

以上三方，并治胃虚冷不能食之剂。

资生丸　健脾开胃，消食止泻，调和脏腑，滋养营卫。

白术米泔水浸，用黄土拌，九蒸，晒去土，切片焙干，三两　橘皮　山楂蒸　神曲炒，各二

两　白茯苓人乳拌，饭上蒸晒干，一两五钱　人参人乳浸透，饭锅上蒸透，三两　白豆蔻微炒桔梗炒，五钱　扁豆炒　莲肉去心，炒，各一两　麦芽曲炒　山药炒　芡实炒，各一两五钱　薏米仁三两，炒

上为末，炼蜜丸，每服二钱，细嚼，淡盐汤下。

凝神散　收敛胃气，清凉肌表。

人参　白术　茯苓　山药各一钱五分　扁豆　知母　生地黄　粳米　甘草各一钱　淡竹叶　地骨皮　麦冬各五钱

上作一服，水二钟，姜三片，红枣一枚，煎一钟，食远服。

二神丸见上反胃

沉香汤

沉香　白术土炒　紫厚朴姜汁炒，各一两　人参　白茯苓　半夏姜制　木香　草豆蔻　甘草　陈皮　黑干姜

生姜、大枣水煎三钱，温服，日二服。

食㑊症

甘露饮　治胃热善食，不生肌肉。

生地　熟地　天冬　片芩　石斛　甘草　枇杷叶　枳壳　茵陈各等分　水煎三钱服。

黄疸症

理中汤见心腹痛

建中汤

芍药六钱　桂枝三钱　甘草二钱　生姜三钱　饴糖一合　大枣四枚

上六味，以水三杯，煮取一杯，去滓，内饴糖，更上微火消解，温服，日三服。

茵陈蒿汤　治阳明病，发热汗出，此为热越不能发黄也；但头汗出，身无汗，剂颈而还，小便不利，渴欲饮水浆者，此为瘀热在里，身必发黄，此方主之。

茵陈蒿六钱　栀子三钱　大黄二钱，去皮

上三味，以水三杯，先煮茵陈，减一杯半，内二味，煎八分，去滓，温服，日三服。小便当利，尿如皂汁状，色正赤，一宿腹减，黄从小便去也。

栀子柏皮汤　治伤寒，身发黄发热。

栀子三钱　甘草一钱　黄柏二钱

上三味，以水二杯半，煎八分服，日再。

寒　　证

伤寒寒证

麻黄汤　桂枝汤　理中汤　四逆汤　真武汤　吴茱萸汤　五积散

霍乱吐泻

理中汤　通脉四逆汤加猪胆汁见《伤寒论》

五苓散　治霍乱吐泻而渴者，太阳症悉具，口渴呕逆，小便不通等症。水肿症借用颇验。

泽泻二两　白术　茯苓　猪苓各一两　桂枝七钱　共为末，以米饮调下三钱，多饮暖水以出汗。今人作小剂，水煎服。

臌胀单腹胀方

胃苓汤见泄泻

圣术煎　治脾虚作胀，及久患吐泻等症。

白术泔炒，一两　陈皮二钱　干姜三钱　肉桂二钱　水煎服。虚甚，加附子。

白术补脾，脾得补则善运，善运则食消而胀去。欲其运多于补，则生用；欲其补多于运，则熟用。凡药生则行速，熟则行缓，自然之理也。若炒焦，则全失其本

性，反令损脾增胀。陈皮达结气于外，干姜祛寒于中，肉桂化太阳之气于下。下焦气化，而上下二焦之气亦治，此景岳新方中之第一方也。

连理汤　治腹胀如箕，时吐酸水者；又治久泻如神。

人参　白术　干姜　川连各二两　炙草一两

蜜丸，每服三钱，米汤送下，日两服。

喻嘉言云：酸水时吐时生，为单腹臌胀，及心、胸、腹、胁俱痛，不用八味地黄丸，为柔中之刚，而用此丸为刚中之柔，取其大苦大辛，能变胃而不为胃变也。愚按：以白术易苍术，其力更大。

桂甘姜枣麻辛附子汤　治气分，心下坚大如盘，边如旋杯。

桂枝　生姜各三钱　炙草　麻黄　细辛各二钱　附子一钱　大枣四枚

水三杯二分，先煎麻黄至二杯二分，去沫，入诸药，煎八分温服，日夜三服，汗出如虫行皮中即愈。

此症是心肾不交病，上不能降，下不能升，日积月累，如铁石难破。方中桂枝、甘草、生姜、大枣以和其上，而复用麻黄、附子、细辛少阴的剂，以治其下；庶上下交通而病愈，所谓大气一转，其结乃散也。

枳术汤　治心下坚大如盘，边如旋盘，而不如旋杯，邪尚散漫未结，虽坚大而不满痛也。水饮所作。《金匮》特提水饮，所以别于气分也。

枳实二钱　白术四钱　水煎服，日三服，腹中软即当散也。言水饮所以别于气分也，气无形以辛甘散之，水有形以苦泄之，方中取白术之温以健运，枳实之寒以消导，意深哉！胃为阳，阳常有余；脾为阴，阴常不足，胃强脾弱，则阳与阴绝

矣！脾不能为胃行其津液，则水饮矣。方中用术以补脾，用枳以抑胃，脏腑分理，所以治水饮之源易，老逞其庸浅之见，变汤为丸，只认为一补一消之法，学者切勿述此陋语，为有识者笑。

四七汤　胀而属七情所致者，宜此汤主之。

半夏　茯苓各三钱　厚朴二钱　苏叶一钱　生姜三片　水煎服。

此方妙在紫苏叶一味以散结，香以醒脾，而顺气消胀行水乃其余事。

疝　气

五苓散方见吐泻　此方治疝气以白术为君，以桂枝换肉桂，再加小茴香、木香、木通、川楝子、附子方效。

厥　症

当归四逆汤　通脉四逆汤　七气汤俱见心腹痛

四逆散　治阴阳不相顺接，四逆厥冷，并治痢症后重。按：痢症后重，宜照法重加薤白。

柴胡　白芍　枳实　甘草各等分

共为末，每服三钱，米汤调下，日三服。

白虎汤　承气汤俱见伤寒　**桂附八味丸**见痰饮

六味地黄丸　治肾水不足，虚火上炎，痰嗽发热，口疮吐血，淋浊遗精，腰痛等症。

熟地黄四钱　山茱肉　怀山药各二钱　茯苓　丹皮　泽泻各一钱五分

水煎服。钱作两，炼蜜丸如梧子大，名六味丸，治同。

还魂汤　救卒死，救忤死。

麻黄三两，去节　杏仁七十个，去皮尖　甘草一两，炙

上三味，以水八升，煮取三升，去滓，分令咽之，通治诸感忤。

按：今法马，每两折三钱零，每升折一白盏，一剂分三服。《御纂医宗金鉴》云：中风客忤，便闭里实者，仲景用备急丸。可知无汗表实者，不当用备急丸通里，当用还魂汤以通表也。通里者抑诸阴气也，通表者，扶诸阳气也。昧者不知，以麻黄为入太阳发汗之药，抑知不温覆取汗，则为入太阴通阳之药也，阳气通则魂可归矣。

白薇汤　治妇人气厥、血厥如死人者。

白薇　人参　当归各二钱　炙草一钱

水煎服。

蒲黄酒方

蒲黄一两　黑豆三两

先将黑豆炒香，以温酒淋下，取酒饮一杯。

二术二陈汤见湿症　治湿盛生痰。

平胃散加减详本论　**五苓散**见吐泻

防风通圣散见中风

医学实在易卷七

闽长乐陈念祖修园著

男　元犀灵石　参订

孙男　心典徽庵　同校字
　　　心兰芝亭

伤　寒

大青龙汤　麻杏甘石汤　白虎汤　承气汤 俱见伤寒

九味羌活汤　治四时感冒，头痛、发热、项强、恶寒、恶风、身痛。代麻黄桂枝青龙各半等汤。

羌活 入太阳　苍术 入太阴　防风 各一钱半，周行通身　白芷 入阳明　川芎 入厥阴　黄芩 入少阳　生地黄 养液以作汗　细辛 入少阳　甘草 各一钱，和诸药

加生姜五片，葱头二根。如伤风自汗，去葱头加白术、倍防风；胸满，去地黄，加枳壳、桔梗；喘加杏仁，夏加石膏、知母；汗下兼行加大黄。

按：生地黄、黄芩虽能退热，然初起不可遽用苦寒，不如用葳蕤柔润，以养汗源，且能助正气而驱风邪。

三黄解毒汤　治大热、谵语、发斑、发黄、吐衄、下血等症。

黄柏　黄芩　黄连　栀子 各二钱　甘草 一钱　水煎服。

犀角地黄汤　治火邪吐血、衄血、尿血、谵语、斑黄、赤淋、妇人血崩等症。

生地 三钱　犀角尖　丹皮　芍药 各二钱　水煎服。

柯韵伯曰：气为阳，血为阴，阳密乃固，阳盛则伤阴矣。阴平阳秘，阴虚者阳必凑之矣。故气有余即是火，火入血室，血不营经，即随逆气而妄行，上升者出于口鼻，下陷者出于二便，虽有在经在腑之分，要皆心肝受热所致也。心为营血之主，心火旺则血不安，故用生犀、生地酸咸甘寒之味，以清君火。肝为藏血之室，肝火旺则血不守，故用丹皮、芍药辛苦微寒之品，以平相火。此方曰清火而实滋阴之剂。盖失血则阴虚，阴虚则无气，故阴不足者，当补之以味，勿得反伤其气也。若用芩、连、胆草、栀、柏以泻其气，则阳之剧者，苦从火化，阳已衰者，气从苦发，燎原而飞越矣。

防风通圣散 见中风

口糜、鼻衄、齿衄

甘露饮 方见食饬　治胃火炽盛等症。

喉痹双蛾单蛾

导赤散　治火盛口疮，喉痹、双单蛾及赤淋，茎中痛如刀割等症。

生地 三钱　木通　甘草 各二钱　加竹叶二十四片，水煎服。

季楚重曰：泻心汤用黄连，所以治实邪，实邪责木之有余，泻子以清母也。导

赤散用地黄，所以治虚邪，虚邪责水之不足，壮水以制火也。

血证方

泻白散　治肺受燥气咳嗽不已，火移大肠作泻等症。

桑白皮三钱，生　地骨皮二钱　黄芩　甘草各一钱

加粳米二钱，水煎服。

李时珍云：此泻肺诸方之准绳也。

竹叶石膏汤

石膏八钱，生研　麦冬四钱　半夏三钱　人参二钱　炙草一钱　鲜竹叶八十一片　粳米三钱

水三杯半，煎二杯，入粳米，煎至米熟，量八分服。

固元汤

人参　炙草　当归各二钱　大枣二枚　炙芪四钱　煨姜一钱　水煎服。

六味地黄丸　白虎汤　麻黄汤加减详见本论。

四生丸　治热甚逼血妄行，此方止血兼能行瘀，所以为妙。

生地黄　生艾叶　生侧柏　生荷叶各等分

捣为丸，如鸡子大，每服一丸，以沸汤冲服。

理中汤方见吐泻　上、中、下之血不止，得此便能归经，真神剂也。

黄土汤　治吐血、衄血、下血，妇人血崩之神剂。

灶心黄土八钱，原方四钱　生地　黄芩　白术　阿胶　炙草　附子炮，各一钱五分　水煎服。

余每用去附子，加炮姜八分。

甘草干姜汤　血症服凉药不止者，得此如神。

干姜二钱，炮制　生甘草四钱　水煎服。

断红丸　治下血久不止。

侧柏叶炒香　续断酒炒，各三钱　鹿茸一具，酥炙

醋煮阿胶为丸，每服四五十丸，乌梅汤、米汤随意下。

当归补血汤见头痛

旱莲丸《种福堂》　治大便下血虚弱者。

旱莲草阴干为末，以槐花煎汤，调炒米粉糊丸，如梧桐子大，每日服五钱，以人参五分煎汤下，二服即愈。

牛膝酒煎《种福堂》　治男子茎中痛及妇人血结少腹痛。

牛膝一大握，酒煮饮之。

旱莲车前汁《种福堂》　治小便下血。

旱莲草　车前草各等分

将二味捣自然汁，每日空心服一杯茶。

桂扁猪脏饮《种福堂》　治大便下脓血，即日夜数次，数年久病，服之立愈。

雄猪脏一条，洗净　桂圆肉二两　扁豆花鲜、白，四两

将二味捣烂，用白糯米拌和，装人猪脏内，两头扎住，砂锅内烧烂，忌见铁器。然后将人中白炙脆，研末蘸吃，或酱油蘸吃亦可。不论吃粥吃饭，空口皆可吃，吃四五条即愈。

喘　促

小青龙汤见咳嗽

小半夏加茯苓汤　治水饮，咳逆欲呕，眩晕等症。

半夏四钱　生姜五钱　茯苓八钱　水煎服。

葶苈大枣泻肺汤　治支饮阻隔气道，呼吸不利。

大枣十二枚　葶苈子二钱，炒研

水二杯，先煎大枣至一杯，分入葶苈子煎八分服。

越婢加半夏汤　治气盛痰壅，肺胀上气，目如脱，脉浮大者。

麻黄三钱　半夏二钱　生石膏四钱，研　甘草一钱　大枣二枚半　生姜钱半

水二杯半，先煮麻黄，吹去沫，入诸药，煎八分服，日再。

黑锡丹　治脾肾虚冷，上实下虚，胸中痰饮，或上攻头目，及奔豚上气，两胁膨胀，并阴阳气不升降，五种脚气，水气上攻，或卒暴中风，痰潮上膈等症。

黑铅　硫黄各三两，同炒结炒，研至无声为度　沉香　胡芦巴　熟附子　肉桂各五钱　茴香　破故纸　肉豆蔻　木香　金铃子去核，各一两

共为末，酒煮，面糊丸，梧子大，阴干以布袋擦令光莹，每服四十丸，姜汤下。

真武汤　见上噎嗝

桂苓甘术汤

肾气丸　即桂附八味丸。俱见上痰饮

四磨饮　治诸喘。

人参　沉香　乌药　槟榔各等分

四味磨浓汁，煎沸服。

方用人参泻壮火以扶正气，沉香纳之于肾，而后以槟榔、乌药从而导之，所谓：实必顾虚，泻必先补也。四品气味俱厚，磨则取其味之全，煎则取其气之达，气味齐到，效如桴鼓矣。原注云：送下养正丹甚妙者，以养正丹能缓肾也。安肾丸、八味地黄丸，可代此丹，镇摄归根，喘急遄已矣。

苏子降气汤　治上盛下虚，痰喘及吐泻等症。

紫苏子二钱，研　前胡　半夏　茯苓　当归　炙草各一钱　沉香　厚朴各五分　加生姜三片，水煎服。

全真一气汤《冯氏锦囊》　治上焦虚热，下焦虚冷，此方清肃在上，填实在下之法。

熟地一两　人参一二三钱或一两，另炖调服　麦冬　牛膝各二钱　冬白术炒，三钱　五味七分　附子一钱，须重用　水煎服。

哮　症

圣济射干丸　治呷嗽咳而胸中多痰，结于喉间，呀呷有声。

射干　半夏各一两　陈皮　百部　款冬花　贝母　细辛　干姜　茯苓　五味子　郁李仁　皂荚去皮子，炙，各①五钱

共为末，蜜丸梧子大，空心米饮下三四十丸，一日两服。

五淋癃闭

五淋汤　治小便淋涩不出，或尿如豆汁，或成砂石，或为膏汁，或热沸便血。

赤茯苓三钱　白芍　生山栀各二钱　当归　细甘草各一钱四分　水煎服。

此方用栀、苓治心肺，以通上焦之气，而五志火清；归、芍滋肝肾，以安下焦之气，而五脏阴复；甘草调中焦之气，而阴阳分清，则太阳之气自化，而膀胱之水府洁矣。

补中益气汤见疟疾　**桂附八味丸**见痰饮　白通汤方见伤寒　治少阴病下痢者此方主之。

尤氏治小便不利

滋肾丸一名通关丸　治小便不通、口不渴者。并治肺痿声嘶，喉痹咳血，烦躁等症。

黄柏　知母各一两　肉桂一钱

研末，蜜丸，每服三钱，开水送下。

———————

① 各：原脱，据文义补。

此方一治小便不通，盖以小便由气化而出，气者，阳也，阳得阴则化，故用知柏以补阴，少佐肉桂以化气。一治肺痿声嘶喉痹等症，盖以前症皆由水衰于下、火炎于上而克金，此时以六味丸补水，水不能遽生也；以生脉散保金，金不免犹燥也；惟急用黄柏之苦以坚肾，则能伏龙雷之沸火，是谓浚其源而安其流。继用知母之清以凉肺，是谓沛之雨而腾之露。然恐水火不相入而相射也，故益肉桂为反佐，兼以导龙归海，此制方之妙也。

赤　白　浊

二陈汤 见痰饮

萆薢分清饮　治下元不固，遗精，赤白浊。

川萆薢三钱　石菖蒲　乌药　益智甘草梢各一钱

水煎，入盐三分，空心服，日二服。

将军蛋方《种福堂》治赤白浊，兼治梦遗。

生大黄三分，研末　生鸡子一个　将鸡子顶尖上敲破一孔，入大黄末在内，纸糊炊熟，空心吃之，四五朝即愈。

龙牡菟韭丸《种福堂》　治色欲过度，精浊、白浊，小水长而不痛，并治妇人虚寒，淋带崩漏等症。

生龙骨水飞　牡蛎水飞　生菟丝粉生韭子粉

上四味各等分，不见火，研细末，干面冷水调浆为丸，每服一钱，或至三钱，晚上陈酒送下，清晨服亦可。

蚕砂黄柏汤《种福堂》　治遗精白浊有湿热者。

生蚕砂一两　生黄柏一钱

二味共研末，空心开水下三钱，六七服即愈。

白果蛋方《种福堂》　治白浊。

用头生鸡子一个，开一小孔，入生白果肉二枚，放饭上蒸熟，每日吃一个，连吃四五次即愈。

龙骨韭子汤《种福堂》　治遗精滑泄。

白龙骨一两，研末　韭子炒，一合

共为末，空心陈酒调服三钱。

小菟丝石莲丸《种福堂》　治女痨，夜梦遗精，白浊，崩中带下诸症。

菟丝子五两，酒浸研　石莲肉二两　白茯苓一两，蒸

共为细末，山药糊为丸，桐子大，每服五十丸，加至一百丸，或酒或盐汤空心送下。如脚无力，木瓜汤晚食前再服。

龙莲芡实丸《种福堂》　治精气虚，滑遗不禁。

龙骨　莲须　芡实　乌梅肉

各等分为末，用山药丸如小豆大，每服三十丸，空心米饮下。

芦根白酒汤　治白浊。

新鲜芦柴根一把，白酒浆煎服。

胞转方《千金翼》　治丈夫、女子胞转不得小便八九日者。

滑石一斤　寒水石一两，研　葵子一升

以水一斗，煮五升，服尽即利。

牛膝膏　治死血作淋。

桃仁去皮尖　归尾各一钱　牛膝四两，酒浸一宿　白芍　生地各一两五钱

水十钟，微火煎至二碗，入麝香少许，四次空心服。如夏月，用凉水浸换此膏不坏。

四君子汤　六味丸　封髓丹　桂附八味丸

呕　吐　哕　呃

二陈汤方见痰饮　加生姜四钱为主，变时法为神奇，其效无比。

通草橘皮汤《千金》　治伤寒胃热呕

逆。

通草二钱 橘皮一钱五分 粳米一撮 生芦根汁一杯 水煎热服。

去通草、橘皮、加竹茹、生姜汁，《千金》名芦根饮，治伤寒后呕哕、反胃、干呕。

丹溪云：凡呕家禁服瓜蒌实、桃仁、莱菔子、山栀，一切有油之物，皆犯胃作呕。景岳云：呕家亦忌苍术，以其味不纯而动呕也。

吞 酸

左金丸 怒动肝火，逆于中焦，其症口苦脉弦，胁及小腹胀满，或痛发则身热气逆是也。

黄连六两 吴茱萸一两

粥为丸，椒目大，每服三十丸，白汤下。

连理汤 即理中加黄连 **小柴胡汤** 见疟疾 **平胃散** 见伤寒 **人参白虎汤** 即白虎加人参 **调胃承气汤** **肾气丸** 即桂附八味丸

三 消

六味地黄汤 见厥证 用一斤，加五味子、肉桂各一两，水煎冷服。

实证诸方

承气汤 **大柴胡汤** 俱见伤寒 **防风通圣散** 见中风 **还魂汤** 见厥证

四顺清凉饮 通大便而不伤元气。

当归 大黄 黄芩 甘草各等分 水煎服。

积聚、痞气、奔豚方

加味平胃散 治积气痞块、癥瘕等症。

苍术 陈皮 厚朴 甘草 瞿麦 麦

芽 川芎各五钱 沉香 木香各一钱五分 大黄酒浸三两

共为末，每服三钱，姜汤下，忌油腻动风之物及房事一月。药须黄昏服，勿食晚饭，大小便见恶物为度。加减详本论。

金匮奔豚汤 治奔豚往来寒热，气上冲胸腹痛。

炙草 川芎 当归 黄芩 白芍各二钱 半夏 生姜各四钱 生葛根五钱 李根白皮三钱 水三杯，煎八分服。

上升下降，无论邪正之气，未有不由少阳，以少阳为阴阳之道路也，阴阳相搏，则腹痛。方中有芎、归、芍药以和阴，生姜以通阳，又有半夏安胃，甘草益脾，分理阴阳之交争，而腹痛可愈矣。气升则热，方中有李根白皮以降之；气降则寒，方中有生葛根以升之；升降得宜，而寒热可愈矣。且黄芩一味，为少阳专药，观《伤寒论》大、小柴胡等汤，皆用此味，可知千变万化中，按定六经之法，不逾一黍也。

理中汤

癫、狂、痫

磁朱丸 治癫、狂、痫及耳鸣、耳聋如神。又治目内障及"神水"散大等症，为开瞽第一品方。

磁石二两 朱砂一两 神曲三两，半生半炒

蜜炼丸，每服三钱，以开水送下。

按：磁石宜生用，朱砂若煅炒则杀人。磁石黑色入肾，朱砂色赤入心，水能鉴，火能烛，水火相济，则光华四射矣。然目受五脏之精，精神于谷，神曲能消五谷，则精易成矣，故为明目之神方。其治耳鸣耳聋者，亦以镇坠之功能制虚阳之上奔耳。柯韵伯谓：治癫痫之圣剂，盖取二石交媾水火，神曲推陈致新，从中焦以转运其气上下也。

滚痰丸见痰饮　**金匮风引汤**见中风

舒筋保肝散　治左瘫右痪，筋脉拘挛，身体不遂，脚腿少力，干湿脚气，及湿滞经络，久不能去宣导诸气。

木瓜五两　草薢　五灵脂　牛膝酒浸　续断　白僵蚕炒　松节　芍药　乌药　天麻　威灵仙　黄芪　当归　防风　虎骨酒炒，各三两

上用无灰酒一斗，浸上药二七日，紧封扎。日足取药，焙干，捣为细末，每服二钱，用浸药酒调下，酒尽用米汤调下。

喻嘉言曰：此治风湿搏结于筋脉之间，凝滞不散，阻遏正气，不得通行之方。

伤　食

平胃散　治脾胃不调，心腹痞满，吞酸嗳腐，泻痢，瘴疟，不服水土等症。

苍术三钱，炒　陈皮　厚朴各二钱，炒　炙草一钱　加生姜五片，水煎服。

瓜蒂散　宿食在上脘，用此吐之，所谓在上者，因以越之也。

瓜蒂炒　赤豆煮，等分

上为细末，以豉七合，煮汁和散一匕服。一法温浆水调服一钱匕，取吐为度。

三一承气汤见上瘟疫

伤　酒

葛花解酲汤　治酒病呕逆，心烦，胸满不食，小便不利。

青皮三分　木香五分　橘红　人参　猪苓　茯苓各一钱半　神曲　泽泻　干姜　白术各二钱　白蔻仁　砂仁　葛花各五钱

上为极细末，每服三钱，白汤调服，但得微汗，则酒病去矣。

罗谦甫云：夫酒者，大热有毒，气味俱阳，乃无形之物也。若伤之，止当发散，使汗出则愈，最妙法也。其次莫如利小便，二者乃上下分消其湿，何酒病之有？今之治此者，乃用酒癥丸大热之剂下之，又用牵牛、大黄下之，是无形元气病，反伤有形阴血，乖误甚矣！

五苓散方见吐泻加减，详本论

久服地黄暴脱

通脉四逆汤见伤寒论　**术附汤**见自汗

室女闭经

归脾汤见怔忡加减，详本论　**当归龙荟汤**见胁痛

祟　病

却邪汤方见本论

痧症治法详本论

虚症诸方

伤　寒

理中汤　附子汤　炙甘草汤俱见伤寒

虚　痨

理中汤　甘草干姜汤　小青龙汤加减详本论　**小柴胡汤**加减详本论　**桂附八味丸**见痰饮　**小建中汤**即桂枝汤倍芍药加饴糖　**桂苓甘术汤**见痰饮

黄芪建中汤　治诸虚里急。

生白芍四钱　大枣三枚　炙甘草一钱五分　生姜　小桂枝　炙芪各二钱

水煎去滓，入饴糖四钱，烊服。气短胸满，加生姜；腹满，去枣加茯苓，及疗肺气虚诸不足；补气加半夏。

二加龙骨汤　治虚劳诸不足，男人失精，女人梦交及浮热汗出。

生白芍　生姜　生龙骨各三钱　生牡蛎四钱,研　炙草　白薇各二钱　炮附子一钱　大枣四枚　水煎服。

复脉汤一名炙甘草汤，见伤寒。

治诸虚不足，汗出而闷，脉结悸，行动如常，不出百日，危急者十一日死。此治血脉空竭力乏。用之所以和血，凡脉见结悸者，虽行动如常，不出百日必死，若复危急，不能行动，则过十日必死。语极明白，以前解者多误。

喻嘉言曰：此仲景治伤寒脉结代、心动悸、邪少虚多之圣方也。《金匮》不载，以《千金翼》常用此方治虚劳，则实可征信，是以得名为《千金方》也。虚劳之体，多有表热夹其阴虚，所以本论汗出而闷，表之固非，即治其阴虚亦非，惟用此方，得汗而脉出热解，俾其人快然，真圣法也。但虚劳之人，胃中津液素虚，匪伤寒暴病，邪少虚多之比。桂枝、生姜分两之多，服之津液每随热势外越，津既外越，难以复收，多有淋漓沾濡一昼夜者，透此一关，亟以本方去桂枝、生姜二味，三倍加入人参，随继其后，庶几津液复生，乃致营卫盛而诸虚复，岂小补哉！

孙男心典按：虚痨治法，舍建中别无生路。又有一种脾阳不亏，胃有燥火，当从时贤养胃阴诸法。叶天士云：太阴湿土得阳始运，阳明阳土得阴自安，以脾喜刚燥，胃喜柔润也。愚于此法，又悟出无数法门，此下所列之方，俱宜深考。

叶氏养胃方　治胃虚少纳谷，土不生金，音低气馁。

麦冬　生扁豆　玉竹　甘草　桑叶　沙参　此方生谷芽、广陈皮、白大麦仁、石斛、乌梅俱可加入。燥极加甘蔗汁。

叶氏方　治阴虚盗汗，不用当归六黄汤，以其味苦，不宜于胃也。此方用酸甘化阴法。合前加减大建中汤辛甘化阳法，可悟用药之妙。

人参　熟地　五味　炙草　湖莲　茯神　水煎服。

又方　经云：形不足者，温之以气；精不足者，补之以味。纳谷如常，而肌肉日削，当以血肉充养。

牛骨髓　羊骨髓　猪脊髓　湖莲　茯神　枸杞　当归　芡实　水煎服。

又方　治肉消脂涸，吸气喘促，欲咳不能出，声必踞，按季胁方稍有力，寐醒喉中干涸，直至胸脘，此五液俱竭，法在不治，援引人身膏脂，为继续之计。

鲜河车按：此味不可用　人乳汁　真秋石　血余灰

阴虚阳浮，宜用介以潜阳之法，六味丸减丹、泽加秋石、龟胶、牡蛎、湖莲之属，如有用海参胶，淡菜胶及燕窝之类，皆是此意。

孙男心典按：虚极之候，非无情草木所能补。如肉削之极，必须诸髓及羊肉胶之类；阴中之阴虚极，必须龟胶、人乳粉、牡蛎、秋石、麋茸之类；阴中之阳虚极，必须鹿角胶、鹿茸、黄犬外肾之类。一隅三反。

黑地黄丸　治阳盛阴衰，脾胃不足，房室虚损形瘦无力，面多青黄而无常色，此补肾益胃之剂也。

苍术一斤,酒浸　熟地一斤　五味子半斤　干姜秋冬一两，夏五钱，春七钱

上为末，枣肉炼丸，梧子大，用米汤送下百丸，治血虚久痔甚妙，此治脱血、脾寒之圣药。

怔忡惊悸、健忘同治

都气丸六味丸加五味子一两，方见上厥证

归脾汤　治心脾血虚，怔忡健忘，汗

多食少，大便或溏或秘，不寐，吐血、下血，妇人经水不调等症。

人参　白术　炙黄芪　茯神　酸枣仁炒黑，研　当归　龙眼肉各二钱　炙草　木香　远志各五分，去骨　水煎服。

小半夏加茯苓汤　茯苓桂枝甘草大枣汤　桂枝加桂汤俱见伤寒　**真武汤　奔豚汤**

痿　证

虎潜丸　治痿神方，及诸虚不足，腰腿疼痛，行步无力等症。

黄柏　知母　熟地各三两　龟板四两，炙　白芍　当归　牛膝各一两　虎胫骨酥炙　锁阳　陈皮各一两半　干姜五钱

研末，酒煮羯羊肉一斤，切片微火焙，研末和上诸药，炼蜜为丸，桐子大，每服五十丸，姜汤、盐汤、酒，随意送下。

遗　精

封髓丹

黄柏盐水炒，三两　炙甘草七钱　砂仁一两

研末，炼蜜丸，如梧桐子大，每服三钱，淡盐汤送下。一本肉苁蓉五钱去甲，酒浸一宿，次日以水煎三四沸送下。

此方用黄柏为君，以其味性苦寒，苦能坚肾，肾职得坚，则阴水不虞其泛溢；寒能清肃，秋令一至，则龙火不至于奋扬；水火交媾，精有不安其位者乎？佐以甘草，以甘能缓急，泻诸火与肝火之内烦，且能使水土合为一家，以妙封藏之固。尤妙以砂仁为引导，《内经》云：肾苦燥，急食辛以润之。今用砂仁之辛，通三焦，达津液，能纳五脏六腑之精而归于肾，肾家之气纳，肾中之髓自藏矣。

温胆汤骆氏《内经拾遗》云：癫狂之由，皆是胆涎沃心，故神不守舍，理宜温胆，亦治痫病。

半夏　茯苓　陈皮　炙草各一钱　竹茹三钱　枳实八分　加姜枣水煎。

沈芊绿云：心藏神，肝藏魂，肾藏精。梦中所主之心，即心之神也；梦中所见之形，即肝之魂也，梦中所泄之精，即肾之精也。要之，心为君，肝肾为相，未有君火动而相火不随之者。当先治其心火而后及其余，宜黄连清心饮、茯神汤加减。

黄连清心饮

黄连　生地　甘草　当归　人参　茯神　枣仁　远志　莲子　水煎服。

茯神汤

茯神　远志　菖蒲　茯苓　黄连　生地　当归　甘草　莲子　枣仁　人参　水煎服。

文蛤津脐膏《种福堂》　治遗精。

文蛤研细末　用以女儿津调贴脐上，立止。

思仙丹《种福堂》　治阴虚火动、夜梦遗精神方。

莲须十两　石莲肉十两，去内青并外皮　芡实十两，去壳

上为末，再以金樱子三斤，去毛子。水淘净，入大锅内水煎，滤过再煎，加饴糖，和匀前药，丸如桐子大，每服七八十丸。

桂枝龙骨牡蛎汤方见《金匮》　治男子失精，女人梦交。

孙男心典按：多梦者，神气外浮，龙为天地之神，故龙骨最能补神而治妄梦，合之牡蛎之咸寒，必能引火归原，以此汤主之。如阳遗而泄者，加莲子心一钱，生枣仁二钱，能补肾摄精，最为神妙。

温胆汤　即二陈汤加竹茹三钱，枳实八分。

二加龙骨汤见虚痨　**四君子汤**加减详本论

遗　溺

补中益气汤　见疟疾。

房劳伤寒

通脉四逆汤见心腹痛　**黄连阿胶鸡子黄汤**见中风

竹皮汤

鲜刮竹皮一两六钱　上一味，以水二杯，煎一杯服。

素盛诸方

九制苍术散　治肥人多湿痰盛，久服成地仙。喻嘉言《寓意草》有论。

茅山苍术十斤，米泔水浸一宿，去皮切片，以黑芝麻拌，九蒸九晒。

上为末，每服二三钱枣汤下，一日两服。

防风通圣散见中风　**二陈汤**见痰饮
乾坤得一丸即药肆所卖，末制大黄为丸。今新易此名。

素衰诸方

人参养荣汤　治气血两虚，生出诸病，不可名状，不论其症，不论其脉，但服此汤，诸症俱愈。

生白芍一钱五分　当归　人参　白术
炙黄芪　茯苓　炙草　肉桂　陈皮各一钱　远志去骨　五味子各五分　熟地七分五厘

加生姜三片，枣三枚，水煎服。

归脾汤见怔忡

还少丹脾肾双补之方　治虚弱百病，为时常调养之良剂也。

熟地　山茱肉　山药　茯苓　枸杞
肉苁蓉　杜仲　远志去骨　牛膝　巴戟天去骨　枳实　小茴香　五味子各二两　石菖蒲一两　大枣二十枚

先以姜煮大枣，去皮核捣膏，炼蜜丸梧桐子大，每服三钱，淡盐汤送下，日二服。

六味丸　八味丸

十味补心汤张心在新定丸散饮膏，随人所入。

茯神八两，专补心　枣仁炒黑　当归二味自肝补心　龙眼肉捣膏　茯苓二味自脾补心
人参　麦冬二味自肺补心　熟地虑其滞者以巴戟天代之　远志去骨，二味自肾补心，以上各四两
香附四制，三两，通行经络，以达五脏之气

炼蜜丸如桐子大，每服三钱，米汤下，日二服。

经曰：主明则下安，以此养心则寿。所谓主者心也，主为一身之主，耳、目、口、鼻、四肢通体，无一不待其使令。心如海内之大君，四脏如四方之侯伯，乾纲克振，而天下皆安，其大彰明较著者也。诸家亦讲补法，或偏救四脏之一，不专补心，久服增气而成病，若能一于补心，则有利而无弊。遍阅方书，惟天王补心丹，以补心名，而用药驳杂，不如此方补一脏而五脏交补。方中专补心者，茯神一味，余药则因四脏以补，如四方诸侯，皆出所有以贡天子。以补心为补药之主，果病在他脏，则他脏之补药，已具方中，便可借心脏之精气相助，不患其偏，总使心君操纵有权，四方上下安和，太平之象，可坐致也。尤妙在香附，通行十二经八脉，气分为之转输，不使滞于一处而偏胜，且能兼益六腑也。

医学实在易卷八

闽长乐陈念祖修园著

男　元犀灵石　参订

孙男　心典徽庵　心兰芝亭　同校字

补遗并外备诸方

桂枝芍药知母汤　治诸肢节疼痛，身体尪羸，脚肿如脱，头眩气短，嗢嗢欲吐。

附子　芍药　甘草　麻黄各三钱　桂枝　白术　知母　防风各四钱　生姜五钱

上九味，以水二杯半，煎八分服，日夜三服。

用桂枝汤去枣加麻黄，以助其通阳；加白术、防风，以伸其脾气；加附子、知母，以调其阴阳；多用生姜以平其呕逆。

资寿解语汤　治中风脾缓，舌强、不语、半身不遂，与地黄饮子同意，但彼重在肾，此重在脾。

羌活五分　防风　附子　羚羊角　天麻　酸枣仁各一钱　肉桂八分　炙甘草五分

水二杯，煎八分，入竹沥五钱，生姜汁二钱调服。

喻嘉言治肾气不萦于舌本，加枸杞、首乌、天冬、菊花、石菖蒲、元参。

清暑益气汤　暑热也。肺主气，热甚则气泄；如暑盛，则金藏也。故清暑必益气，内伤劳倦夏秋当伏。

黄芪汗少减半　苍术泔浸　升麻各一钱　人参去芦　泽泻　橘皮　神曲炒　白术土炒，各五分　麦冬去心　当归身　甘草炙，各三分　葛根　黄柏酒浸去皮，各二分　五味子九粒　青皮去瓤，一分半

水二杯，煎八分，食远服。

近效白术汤　治风虚，头重，眩苦，及不知食味，暖肌，补中益精气。

白术四钱　附子一钱五分　甘草一钱

加生姜二片，红枣二枚，水煎。

喻嘉言曰：此方治肾气空虚之人，外风入肾，恰似乌洞之中，阴风惨惨，昼夜不息。风挟肾中浊阴之气，厥逆上攻，其头间重眩之苦，至极难耐，兼以胃气亦虚，不知食味，故方中全不用风门药，但用附子暖其水脏，白术、甘草暖其土脏，水土一暖，则浊阴之气尽趋于下，而头苦重眩及不知食味之症除矣。其云益精气者，以既知食味，自能多食，精生于谷也。

温脾汤　治痼冷在肠胃间，泄泻腹痛，宜先取去，然后调治，不可畏虚以养病也。

附子　干姜　甘草　桂心　厚朴各二钱　大黄四分

水二杯，煎六分服。

喻嘉言曰：许叔微制此方，深合仲景以温药下之之法。方中大黄一味，不用则温药必不能下，而久留之邪，非攻不去。

多用恐温药不能制，而洞泄或至转剧，裁酌用之，真足法矣。

鸡矢醴 治臌胀。

鸡矢干者五合，山间者良

上为细末，每服五钱，食后酒调下。

百合汤 治解㑊之神剂也。

百合 用水二杯，煎八分，不拘时服。

保生无忧散 妇人临产，先服一二剂，自然易生，或遇横生倒产，连日不生，服二三剂神效。

菟丝子二钱五分 当归酒洗，一钱五分 川芎一钱三分 白芍药一钱二分，冬月只用一钱 甘草五分 荆芥穗八分 生黄芪八分 厚朴姜汁浸，七分 枳壳六分 艾叶五分 真贝母一钱五分，去心 羌活五分

上十二味依方修合，另将川贝研细末，候药煎好，冲入同服，引用生姜三片，空心服。

此方全用撑法，当归、川芎、白芍养血活血者也，厚朴去瘀血者也，用之撑开血脉，俾恶露不致填塞；羌活、荆芥疏通太阳，将背后一撑，太阳经脉最长，太阳治，则诸经皆治；枳壳疏理结气，将面前一撑，俾胎气敛抑，而无阻滞之虞；艾叶温暖子宫，撑动子宫，则胞胎灵动；贝母、菟丝最能滑胎顺气，将胎气全体一撑，大具天然活泼之趣矣；加黄芪者，所以撑扶元气，元气旺，则转动有力矣；生姜通神明，去秽恶，散寒止呕，所以撑扶正气，而安胃气；甘草协和诸药，俾其左宜右有，而全其撑法之神也。此方人多不得其解，程山龄注独超，故全录之。

失笑散 治产后心腹绞痛欲死；或血迷心窍，不省人事；或胞衣不下。并治心痛，血滞作痛。

蒲黄 五灵脂各等分

生研，每服三钱，酒煎服。

黄芪六一汤 治气虚，口渴不止。

黄芪炙，六钱 炙草一钱 水煎服。

生化汤 治产后瘀血不行，腹痛等症。

当归三钱 川芎二钱 炮姜八分 桃仁二十四粒 炙草一钱

水煎服。瘀血不行，加红花一钱；伤风口疢，加荆芥穗三四钱，益母草三钱。

七味白术散 治小儿吐泻及一切口渴不止。

人参 白术 茯苓 炙草 藿香 木香各一钱半 干葛三钱

共为末，每服三五钱，白汤调下，或水煎服。

加味芎归汤 治妇人难产，交骨不开。

川芎三钱 当归身五钱 龟板三钱，生研 妇人生过男女顶门发烧如鸡子大

水三杯，煎八分服，如人行五里路即生。

此方去龟板、头发，名佛手散，能安生胎，去死胎。

香薷丸 治水肿。

干香薷一斤 白术七两

先将白术为末，后浓煎香薷汁为膏，和丸，如梧子大，饮服十丸，日夜四五服，利小便良。

又外台香薷丸 以香薷五十斤，水熬膏，令可丸，如梧子子大，每服五十丸，日三，加之，以利小便为度，无所忌。

金匮防己茯苓汤 治皮水，此症因肺闭则水不下而泛溢皮肤，状与风水相似，但不恶寒为度。

防己 黄芪 桂枝各三两 茯苓六两 甘草二两

水六升，煮取三升，分温服。

崔氏疗大腹水肿上气，小便赤涩，颈脉动，不卧方。

苦葶苈五两，炒　杏仁二两，炒黄　大枣四十枚，饭上蒸，去皮核

分捣合治为丸，如枣核大，空心服八丸，日晚食消，更服五丸，米饮下。三日后，平旦服五丸，晚服三丸。

时法治气喘咳嗽不已，可代十枣汤。

《金匮翼》云：吐血不止，将本人血，磁锅焙干为末，每服一钱二分，以参麦汤调下即止。

《金匮翼》云：凡吐粉红色痰涎，是肺络损伤而血渗也。治以鲜藕、白糯米、红枣三物煎汤，频频服之，久自愈。此方系正白旗迟维新所授，用之最良。

肠痔下血方

木耳五钱，浸一宿，洗净　空心生食，禁茶汤半日，三服必愈，但不能除根耳。

磁石丸　治膏淋，膏淋者小便浊。

磁石　肉苁蓉酒浸，切焙　泽泻　滑石各一两

上为末，蜜丸梧子大，每服三十丸，温酒下，不拘时服。如脐下妨闷，加沉香一钱以行滞气。

鹿茸散　治下元虚惫，小便溺血，日夜不止。

鹿茸酒洗去毛，酥炙令黄　生地黄焙　当归焙，各三两　蒲黄一合　冬葵子炒，四两半

上为极细末，每服三钱匕，空心温酒调服，日二。一方炼蜜为丸如梧子大，每服二十丸，食前炒盐汤下。

柴胡梅连散　治骨蒸劳热，久而不愈，三服除根。

柴胡　人参　黄芩　甘草　黄连　当归　白芍各五钱

上为末，每服三钱，童便一盏，乌梅一个，猪胆五匙，猪脊髓一条，韭根半钱，水一钟，同煎至七分，去滓温服无时。原方有前胡，无人参、黄芩、甘草、当归、芍药，余盖从柴胡饮子增入，以备补虚泻热之用，去前胡者，不欲重散也。

凉膈散　治上焦积热，烦躁、面赤、头昏、咽痛、喉痹、口疮、颊肿、便溺闷赤、谵妄、睡卧不安。一切风壅。

薄荷　连翘　黄芩　栀子　甘草各一两半　大黄　芒硝各半两

上末，每服二三钱，加竹叶七片，蜜三匙煎，食后服。与四物各半服，能益血泄热，名双和散。《本事》加赤芍、干葛，治诸热病，屡效。

《玉机》云：轻者宜桔梗汤，本方去硝、黄加桔梗，舟楫之品，浮而上之，去胸中无形之热，且不犯中、下二焦也。

十枣汤　治水饮作痛，峻剂不可轻用。

大戟　芫花炒　甘遂各等分，研末

用大枣十枚，水二杯，煎七分，去滓，入药方寸匕约有七分服。次早当下，未下，再一服。服后体虚，以稀粥调养。

瓜蒌薤白白酒汤　治胸痹喘息，咳唾胸背痛，寸沉迟、关上小紧。

瓜蒌连皮子捣，五钱　薤白如干者，用三钱，生者，用六钱

白酒三杯，煎八分服。加半夏二钱，名瓜蒌薤白半夏汤，治胸痹不得卧，心痛彻背。

薯蓣丸　治虚劳诸不足，风气百疾。

薯蓣三十分　茯苓　柴胡　桔梗各五分　白术　防风　川芎　麦冬　芍药　杏仁各六分　阿胶　人参各七分　干姜　甘草各二分　白蔹二分　干地黄　当归　桂枝　神曲　豆黄卷各十分　大枣百枚

上二十一味，末之，炼蜜和丸如弹子大，空腹酒服一丸，一百丸为剂。

魏念庭曰：人之元气在肺，人之元阳在肾，既剥削，则难于遽复矣，全赖后天之谷气资益其生。是荣卫非脾胃不能通宣，而气血非饮食无由平复也。仲景故为

虚劳诸不足而兼风气百疾，立此薯蓣丸之方法。方中以薯蓣为主，专理脾胃，上损下损，至此可以撑持；以人参、白术、茯苓、干姜、豆黄卷、大枣、神曲、甘草助之，除湿益气，而中土之令得行矣；以当归、川芎、芍药、地黄、麦冬、阿胶养血滋阴以柴胡、桂枝、防风去邪散热；以杏仁、桔梗、白蔹下气开郁。惟恐虚而有热之人，滋补之药，上拒不受，故为散其邪热，开其逆郁，而气血平顺，补益得纳，为至当不易之道也。

大黄䗪虫丸　治五劳、虚极羸瘦腹满，不能饮食，食伤、忧伤、房室伤、饥伤、劳伤、经络荣卫伤，内有干血，肌肉甲错，目黯黑。缓中补虚。

大黄十分，蒸　黄芩二两　甘草三两
桃仁　杏仁　虻虫各一升　芍药四两　干漆一两　干地黄十两　水蛭　蛴螬各一百枚　
䗪虫半升

上十二味，末之，炼蜜和丸，小豆大，酒服五丸，日三服。

尤氏曰：风气不去，则足以贼正气，而长生不荣，故薯蓣丸为要方；干血不去，则足以留新血，而渗灌不周，此丸为上剂。

愚按：此丸从《内经》四乌鲗一蕙茹丸悟出，但不如四乌鲗一蕙茹丸之平易近人也。

防己黄芪汤　治风水脉浮、身重、汗出、恶风。

防己　黄芪各三钱　炙草三钱五分　白术二钱　生姜四片　大枣一粒

水二杯，煎八分服。服后如虫行皮中，从腰下如冰，后坐被上，又以一被绕腰下，温令微汗瘥。喘者加麻黄，胃中不和者加芍药，气上冲者加桂枝。

附子粳米汤　治腹中寒气，雷鸣切痛，胸胁逆满呕吐。

附子二钱，制　半夏四钱　炙草一钱
粳米五钱，布包　大枣二枚

水三杯，煎八分温服，日夜作三服。

大黄附子汤　胁下偏痛，以热脉紧弦者。

大黄三钱　附子三钱　细辛二钱
水二杯，煎八分服。

桂枝新加汤　治发汗后身疼痛、脉沉迟者。

桂枝　人参各三两　甘草二两，炙　大枣十二枚　生姜　芍药各四两

上六味，以水一斗二升，微火煮取三升，去滓，分温服一升，余如桂枝汤法。

大柴胡汤　治太阳病未解便转入阳明，大便不通，热实心烦，或寒热往来，其脉沉实者，以此方下之。

芍药　黄芩　枳实各三钱　柴胡八钱　半夏　生姜各五钱　大枣四枚

上七味，以水二杯，煮取杯半，去滓，再煎八分，温服，日三服。一方用大黄二钱，若不加大黄恐不为大柴胡汤也。

桃仁承气汤　治太阳病不解，热结膀胱，其人如狂，血自下者愈。其外不解者，尚未可攻，当先解外，外已解，但小腹急结者乃可攻之。

桃仁十七个　大黄四钱　甘草二钱　桂枝二钱　芒硝二钱

上五味，以水二杯半，煮取一杯，去滓纳芒硝，更上微火，至八分温服，日三服，当微利。

小承气汤　治阳明病潮热，大便难，脉沉而滑，乃内实腹痛者。

大黄四钱　厚朴二钱，去皮　枳实三钱，炙

上三味，以水二杯，煎八分，温服，日二服，初服汤当更衣，不尔者，再饮之，若更衣者，勿服之。

大承气汤　治阳明病大实大满，大便

不通，腹痛大热，其脉沉实者，此方主之。

芒硝三合，《内台》方三两　大黄四两，酒洗　枳实五枚，炙　厚朴半斤，去皮，炙

上四味，以水一斗，先煮枳朴，取五升，去滓纳大黄，煮取二升，去滓，纳芒硝，更上微火一两沸，分温再服，得下，余勿服。

调胃承气汤　治汗后，恶热谵语、心烦、中满、脉浮者主之。

大黄四两，去皮酒洗　甘草二两，炙　芒硝半斤

上三味，㕮咀，以水三升，煮取一升，去滓纳芒硝，更上火微煮令沸，少少温服之。

按：张宪公云：承者，以卑承尊，而无专成之义。天尊地卑，一形气也，形统于气，故地统于天，形以承气，故地以承天。胃、土也，坤之类也；气、阳也，乾之属也。胃为十二经之长，化糟粕，运精微，而成传化之府，岂专以块然之形，亦惟承此乾行不息之气耳。汤名承气，确有此义，非取顺气之义也。宪公此解超出前人，惜其所著者《伤寒类疏》未刊行世。宪公讳孝铭，古吴人也。

半夏泻心汤　治伤寒五六日，呕而发热者，柴胡证俱在，而以他药下之，柴胡证仍在者，复与柴胡汤，此虽以下之不为逆，必蒸蒸而振，却发热汗出而解。若心下满而硬痛者，此为痞，柴胡不当与之，宜此方主之。

半夏半升，洗　黄芩　干姜　甘草　人参各三两　黄连一两　大枣十二枚

上七味，以水一斗，煮取六升，去滓再煎，取三升，温服一升，日三服。

大黄黄连泻心汤　治伤寒大下后复发汗，心下痞，按之濡，其脉关上浮紧者，此方主之。若有恶寒者，表未解也。宜先解表，然后攻痞。

大黄二两　黄连一两

以麻沸汤二升渍之，须臾绞去滓，分温再服。

附子泻心汤　治心下痞而复恶寒。

大黄二两　黄芩　黄连各一两　附子一枚，炮去皮，破，别煮取汁

上四味，切三味以麻沸汤二升渍之，须臾绞去滓，纳附子汁，分温再服。

生姜泻心汤　治伤寒解后胃中不和，心下痞硬，干噫食臭，胁下有水气，腹中雷鸣下利者。

生姜四两　半夏半斤　人参三两　干姜一两　黄芩三两　甘草三两　大枣十二枚　黄连一两

上八味，以水一斗，煮取六升，去滓再煎，取三升，温服一升，日三服。

甘草泻心汤　治伤寒中风，医反下之，其人下利，日数十行，谷不化，腹中雷鸣，心下痞硬而满，干噫，心烦不得安，医见其心下痞，谓病不尽，复下之，其痞益甚。此非结热，但胃中虚，客气上逆故也。

甘草四两　黄芩　干姜各三两　半夏半斤　黄连一两　大枣十二枚

上六味，以水一斗，煮取六升，去滓再煎，取三升，温服一升，日三服。

温经汤

吴茱萸三钱　当归　川芎　芍药　人参　桂枝　阿胶　甘草炙　丹皮各二钱　生姜三钱　半夏二钱半　麦冬五钱

上十二味，以水三杯，煎至八分，温服。亦主妇人少腹寒，久不受胎，兼治崩中去血，或月水来过多，及至期不来。方中当归、川芎、芍药、阿胶，肝药也；丹皮、桂枝，心药也；吴茱萸，肝药亦胃药也；半夏，胃药亦冲药也；麦门冬、甘草，胃药也；人参补五脏，生姜利诸气

也；病在经血以血生于心、藏于肝也；冲为血海也，胃属阳明，厥阴冲脉丽之也。然细绎方意，以阳明为主，吴茱萸用至三钱，驱阳明中土之寒；即以麦门冬用至五钱，滋阳明中土之燥；一寒一热，不使隅偏，所以谓之温也。半夏用至二钱半，生姜用至三钱者，以姜能去秽，而胃气安，夏能降逆，而胃气顺也。其余皆相辅而成，其温之之用，绝无逐瘀之品，故过期不来者能通之，月来过多者能止之，少腹寒而不受胎者，并能治之，神妙不可言矣。

阴挺方 秘授此方，治妇人蚂蚁疮，又名鸡冠疮，俗名下瘤，古名阴挺，今人呼为吃血痨是也。

飞矾六两 铜绿四两 五味 雄黄各五钱 桃仁一两

共研末，炼蜜丸，每丸重四钱，此方内雄黄为衣。

按：妇人有得此症者，不肯声张，以致毒攻脏腑，经脉不调，经闭，永不生育，面黄肌瘦，四肢无力，腰腹疼痛，不思茶饭，咳嗽痰喘，乍寒乍热，自汗盗汗。如有一月至一年之症，不知道者，或用刀割患处，命在旦夕。如遇此症，只用此丹一丸，重者二丸，坐入下部即愈。

驻车丸 治大冷洞痢，肠滑，下赤白如鱼脑，日夜无度，腹痛不可忍者方。

黄连六两 干姜二两 当归 阿胶各三两

上四味为末，以大醋八合烊胶和之，并手丸如大豆，候干，大人饮服三十丸，小儿以意量减，日三。

按：张路玉云：人身有车，皆附脊而行，以司精气神之运度。羊车属肺分，当在上，以职司化气生精，故位反在上；鹿车属肾分，当在下，以职司化火益气，故位反在中；牛车属脾分，当属中，以职司化味归神，故位反在下；此皆平人之常度也。修真家恶其顺行之性，起灭无常，乃修逆行之道，以为内丹之基。《千金》又以平人失其常度，而患下痢崩脱，良由鹿车过驶，趯动羊车过动，以致精血不藏，牛车过疲，不能随鹿车之驰骤，以致水谷不克。故用干姜以助牛车之健运，黄连以挽鹿车之倾危，阿胶以救羊车之奔迫，当归以理血气之散乱，庶精、气、神各归其统，而无崩脱之虞，且冷痢得干姜可瘳，热痢得黄连可瘥，冷热交错，得姜连可解，阿胶可滋干姜之燥，当归可和黄连之寒，不特为久痢神丹，尤为休息之专药。

附录 刀枪跌打神方

白附子面粉裹为衣，置火上煨熟 天麻酒炒 南星酒炒 防风 白芷 羌活各等分

上六味，各等分，研细末，敷伤处。伤重者，用童便并老酒服四五钱；伤轻者，用酒服二三钱可也。

妇 人 科

妇人之病与男子俱同，惟经之前后，与胎产前后，当另立治法。室女闭经，久必成痨，以天癸正旺，不应愆期也。其症发热咳嗽，及寒热往来，恶疮渐盛。如脉洪、口渴、便秘者，为实热，宜以四物汤加红花、桃仁、大黄醋炒、乌药、茜草主之；脉虚、口淡、多寒、腰腹痛、大便滑者为虚寒，宜以四物汤加肉桂、人参、大黄、桃仁、干姜主之；二症脉涩，肌肉甲错，将成干血痨者加虻虫、水蛭攻之，但经闭即为血崩之兆，切不可任意攻击，此症类多忧郁思虑、七情过用所致，属虚者十之六七。《内经》云：二阳之病发心脾，有不得隐曲，为女子不月。宜以逍遥散解肝经之郁，而诸郁俱解；以归脾汤补心脾之血，以治经血之源。景岳逍遥饮心、肝、脾同治，为标本两全之道，服之良

久，然后通之。

妇人经闭，照前法。师尼寡妇，寒热往来，脉上鱼际，将成痨瘵，以小柴胡汤加生地主之，或八味逍遥散主之。

妇人经渐迟，是血海虚寒，宜以四物汤加桂、附、吴萸、人参、白术、炙草主之。经渐早，是血海挟热，宜四物汤加黄连、黄芩、阿胶、地榆、甘草主之。

愚按二症，经迟者，用归脾汤加附子、干姜，经早者加丹皮、栀子是也。

薛立斋之捷径

妇人赤白带下，与男子赤白浊同，俱主湿热，宜二陈汤加苍术、白术各二钱，黄柏一钱，牡蛎粉三钱，椿根皮醋炒二钱，乌梅二枚去核主之。亦有用补中益气汤及六、八味丸而愈者，宜察其脉症而消息之。

赤属血，宜加当归醋炒二钱。白属气，宜加黄芪盐水炒，三钱。

妇人经水不调，多不能成孕，宜先审其寒热虚实，及有无忧郁，以调其经，即是种子法。又肥人恐子宫脂满，不能受胎，宜以四物汤去熟地，加半夏、贝母、香附各二钱，阿胶三钱，天麻一钱主之。瘦人恐子宫干燥，不能受胎，宜四物汤加人参、麦冬、半夏、桂枝、阿胶各一钱五分，艾叶、吴萸各五分主之。景岳毓麟珠为种子良方，不可不知。

堕胎症，丹溪主于脾虚挟火，以胎系于脾，犹钟悬于梁也，故以白术补脾为主；火盛则动其胎气，故黄芩泻火为辅。于是垂其训曰：黄芩、白术为安胎之圣药。《达生篇》遵其法，而立安胎方，服多效。然物虽系于梁，而力则藉于栋，巨栋屹然不动，而梁方安，故人之两肾，犹两栋也。如左尺弱，必以六味丸为主；右尺弱，必以八味丸为主；而阿胶、艾叶、

续断、五味子之类，于二方随宜加减，应手取效，此赵养葵先生之心法也。大抵三月、五月，胎必应期而堕者，皆是肾虚，必以此法为上。若近时医，必谓丹皮动血、桂枝堕胎，戒而不用。不知庸劣误人，即此等不读书、假小心之辈也。

张石顽曰：举世皆以黄芩、白术为安胎圣药，半夏、桂附为损胎峻剂，孰知反有安胎妙用哉！盖子气之安危，系乎母气之有偏胜与否。若母气多火，得芩连则安，得桂附则危；母气得痰，得芩半则安，得归地则危；母气多寒，得桂附则安，得芩连则危；务在调其偏胜，适其寒温。世未有母气逆而胎得安者，亦未有母气安而胎反堕者。所以《金匮》有怀孕六、七月，胎胀、腹痛、恶寒、少腹如扇，用附子汤温其脏者，不可不知。

产前嗽喘肿胀及一切杂症，俱以杂症正法医之，不必谓某药动胎，某药堕胎，疑而不用也。《内经》云：有故无陨，即此谓也。或以四物汤为主，以护其胎，则所用之药，直入于病，绝无妨碍。观洁古六合、四物汤，凡硝黄之类无所不用，可以观古人之有识有胆也。其方备于《医方集解》末卷，宜熟读之。

产妇临盆，以忍痛熟睡为主，分娩自定时，不妨缓缓以待，切勿听稳婆惊悚之言，如交骨不开，是阴气大虚，宜加味归芎汤主之。见《女科要旨》。

又方以桃仁一个，劈作两片，一片写"可"字，一片写"出"字，仍合，以糊粘之，吞下多效。

又：胎，犹舟也；血，犹水也；水满则舟行，如血行太早，则胎干涩而难出，必以十全大补剂服之；如血未行，以保生无忧散主之。

又：产后腹中疼痛，诸药不效，以手重按稍止者，虚之候，必用峻补法，羊肉

汤主之。

催 生 歌

一乌_{乌梅}三巴_{巴豆}七胡椒，研_细末捣烂取成膏，酒醋调和脐下贴，便令母子见分胞。

一产难，密以净纸书本州太守姓名，灯上烧灰，汤调服即产。出《百一选方》

一小儿逆生，用乌蛇蜕一条，蝉蜕二七个，胎发一团，三味烧为灰，分为二服，温酒调下，并进二服，仰卧霎时，其儿即顺生。或用小针于儿脚心刺三七刺，急用盐少许涂刺处，即时顺生，子母俱活也。出刘敬叔《异苑》。

一灸难产法，张文仲灸妇人横生，先手出，诸般符药不便，灸妇人右脚小趾头尖三壮如小麦大，下火立产。

产后一切杂症，先以生化汤去瘀生新，嗣以八珍汤大补气血，即有杂症，亦姑置弗论。盖产后挟虚，惟补养气血，气血一复，有邪自然涣解，无邪即见平康。此高鼓峰之说，本于朱丹溪先生，时医多宗此说，姑存之。

生化汤

当归_{五钱}　川芎_{二钱}　炮姜_{五分}　桃仁

一钱五分　炙草_{一钱}　水煎服。

又产后中风，牙关紧闭，角弓反张，宜以华佗愈风散治之。

荆芥穗_{二三两，焙干为末}　每用三钱或五钱，酒和童便各半送下。若口噤用一两，以童便煎好从鼻孔灌之。

产妇乳少，是气血不足，宜猪蹄汤主之。

生黄芪_{一两}　当归_{五钱}　白芷_{三钱}　木通_{一钱}　以猪前蹄二只，煮汁五碗，以二碗半煎药，至八分碗服后偃面卧一时，其乳擦一响，令人吮之，去滓，再同猪蹄汁煎服。

毓麟珠《景岳》　治妇人气血俱虚，瘦弱不孕。

人参　白术_炒　茯苓　芍药_{酒炒，各二两}　川芎　炙草_{各三两}　当归　熟地　菟丝子_{各四两}　杜仲_{酒炒}　鹿角霜　川椒_{炒出汁，各二两}

炼蜜丸，如弹子大，每空心嚼服一二丸，用酒或白汤送下，或为小丸吞服亦可。

如经迟腹痛，桂、附、吴萸之类可加；如血热经早，地骨皮、续断之类可加。

医学从众录

清·陈修园　撰

刘德荣　校注

医学从众录魏序

余素不解医，读刀圭书辄不能终卷，非忽之也，以其为道精深密微，非浅人所可意窥，非躁心所可尝试。又自度聪明才力皆有所不暇给，计惟节之于起居食饮之常，谨之于四时六气之辨，于以闲嗜欲，颐情志，顺性命，以托赋于天，至谈医则不敢知，诚重之也，诚难之也。忆曩在都中，吴航陈修园先生以名孝廉宰畿辅，医名震日下①。尝奉檄勘灾恒山，时水沴之后，疾疫大作，先生采时方百余首，刊示医者，如法诊治，全活无数，仁心仁术，其施溥矣。后三十余载，余返自都门，与修《全闽通志》，广搜著述家言。时先生已捐馆②数载，得所撰方书已刊行者十余种，条其目著于编，其遗书存于家者，哲嗣灵石先后梓而传之。令孙徽庵世其学，精其业，复取所遗《医学从众录》八卷雠③校付剞劂④，重以林戟门先生属序于余。余既叹知医之难，而何敢言医之易乎！虽然先生自序言之矣，先为医士治膏肓之疾，又云此录简便易知，颇切时用，所谓医医者，正治不若从治之为得也。盖必治医者不谬其方，而后受治者不戕其性，此即先生作宰时刊方示医之仁术也。虽其言之峻而其心良苦矣。录以《从众》名，非徇众也，导以可从，乃所以防其不可从者也。得此说而通之，庶易言医者，或深悟其难，而得所从者，转因难而见易乎。愿受是书而竟读之。

　　　　　　　　道光二十有五年岁在乙巳秋九月东洋和斋魏敬中序

---

① 日下：指京都。《晋书·陆云传》："云间陆士龙，日下荀鸣鹤"。
② 捐馆：旧时为死亡的讳辞。
③ 雠（chóu）：校对也。《新唐书·王珪传》："雠定群书"。
④ 剞劂（jījué）：雕刻用的刀和凿子。亦指刻板刊行。

医学从众录林序

　　陈君徽庵以医世其家。今岁夏间，予患沉疴，徽庵以数剂立起之，益信其学之有渊源也。一日出其令祖修园先生所著《医学从众录》一书，示予曰：此先大父晚年采撷各家之精华，折衷而归于至当，堪为初学指南，将付刊以公于世，请题数语，可乎？予受而读之，其论症则穷究根源，其诊脉则剖分宜忌，其下药则酌量加减，取古人之成法，以己意运之，矫枉者不得出其范围，拘墟者有以开其神智，名曰从众，实大众之津梁也。先生本吾郡通儒，为孝廉时以制艺名，为吏时以循良名，而卒以医名。生前活人无算，身后济世有书。徽庵承祖砚之传，不私为枕中秘，均足令人钦佩也，因谨序之如此。

道光乙巳重阳日戟门林振棨拜撰

医学从众录自序

　　不为宰相便为医，贵之之说也。秀士学医如菜作齑①，贱之之说也。医者学本《灵》、《素》，通天地人之理，而以保身，而以保人，本非可贱之术，缘近今专业者类非通儒，不过记问套方，希图幸中，揣合人情，以为糊口之计，是自贱也。余向有《金匮》、《伤寒》各种医书，累累数十万言。先为医士治膏肓之疾，不曰《灵》、《素》，则曰南阳，虽有遵经之志，却非语下之方，畏其难者中阻，而工于欺人之术者，别户分门，遂多簧鼓。而余之汲汲苦心，终为未逮也。余观近今医士，不学者无论，有能读薛立斋、王金坛、赵养葵、张景岳、张石顽、李时珍、李士材、喻嘉言八家之书，即为不凡之士，尚可与言。盖此八家虽未能合《内经》之旨、仲师之法，而书中独得之妙，亦复不少。兹且就世俗所共奉者，采其名言，录其方治，约数十方而取其一二方，约数百言而括以一二言，即间有以误传与主张太过之处，复参他氏，斟酌归于至当。颜曰《从众录》，简便易知，颇切时用，是即向之所谓医医者，知其受病已深，正治则拒格不入，不若从治之为得也。

　　　　　　　　　　　　　　　　　　　　闽吴航修园陈念祖题于嵩山精舍

---

① 齑（jī）：齑，腌菜也。"

先大父医学宗长沙，一生精力在《伤寒论浅注》、《金匮要略浅注》等书，复以余力，集长沙辨证之法，纂取《千金方》、《外台秘要》以下诸方书，为《医学从众录》八卷。盖恐专用经方之骇众，特降而从众也。学者既精《伤寒》、《金匮》之法，进而参究乎斯编，则宜古者亦复宜今，此书正不无小补也，谨付梓以广其传。

长孙男心典谨识

医学从众录凡例

一、是书前曾托名叶天士，今特收回。

一、是书论证治法悉遵古训，绝无臆说浮谈。以时法列于前，仲师法列于后，由浅入深之意也。

一、坊刻《万病回春》《嵩崖尊生》《古今医统》《东医宝鉴》等书，所列病证不可谓不详，而临时查对，绝少符合，即有合处，亦不应验，盖以逐末而忘其本也。试观《内经》、《难经》、《伤寒论》、《金匮要略》，每证只寥寥数语，何所不包，可知立言贵得其要也。此书如怔忡、头痛、历节诸证，非遗之也。怔忡求之虚痨；头痛有邪求之伤寒，无邪求之眩晕、虚痨；历节寻其属风、属湿、属虚而治之，所以寓活法也。

一、学医始基在于入门，入门正则始终皆正，入门错则始终皆错。此书阐明圣法，为入门之准，不在详备，若得其秘诀，未尝不详备也。有证见于此而治详于彼者，有论此证而彼证合而并论者，有论彼证绝未明言此证，而即为此证之金针者，实无他诀，惟其熟而已。熟则生巧，自有左右逢源之妙。

一、论中所列诸方，第三卷、第四卷俱载弗遗，惟《伤寒论》、《金匮要略》方非熟读原文，不能领会，此书偶有阙而未载者，欲人于原文中寻其妙义，阙之所以引之也。阅者鉴予之苦心焉。

一、方后附论，或采前言，或录一得，视诸书较见简括，阅者自知。

目 录

医学从众录卷一

闽吴航　陈念祖修园甫著

次男　元犀　灵石　参订

孙男　心典徽庵　心兰芝亭　同校字

真中风症

曰真者，所以别乎类也。风者，八方之风邪也。中者，邪之自外入内也。有中经、中腑、中脏、中血脉之分。此数句与病机要发明，大同小异，各有语病。余从发明而订正之。中经，外有六经之形症；中腑，内有便溺之阻隔；中脏者，性命危；中血脉者，外无六经之形症，内无便溺之阻隔。先以中经言之：中经者，现出六经形症，太阳头痛，脊强；阳明目痛，鼻干，身热，不得卧；少阳胸满，口苦，胁痛，耳聋，寒热；太阴自利，腹痛或便难；少阴口渴，时厥；厥阴囊缩，遗溺，手足厥逆，而面色亦现出五色可诊。此中风之浅也，宜小续命汤加减主之。

小续命汤方见《时方》。

如中风无汗恶寒，依本方麻黄、杏仁、防风各加一倍。宜针至阴出血。穴在足小趾外侧爪甲角，针二分。昆仑。穴在足外踝后跟骨，针透太溪。

如中风有汗恶风，依本方桂枝、芍药、杏仁各加一倍。宜针风府。穴在项后入发际一寸。针入三分，禁灸。

以上二症，皆太阳经中风也。

如中风有汗，身热不恶寒，依本方加石膏、知母各二钱，甘草再加一倍，去附子。

如中风有汗，身热不恶风，依本方加葛根、桂枝，黄芩再加一倍。宜针陷谷，穴在足大趾、次指外间，本节后陷中，针入五分。去阳明之贼。兼刺厉兑，穴在足大趾、次指端，去爪甲如韭叶。泻阳明之实。

已上二症，皆阳明经中风也。

如中风无汗身凉，依本方附子加一倍，干姜加二倍，甘草加二倍。宜刺隐白，穴在足大趾内侧，去爪甲角如韭叶。去太阴之贼。

此太阴经中风也。

如中风有汗无热，依本方桂枝、附子、甘草各加一倍。宜针太溪。穴在足内踝后跟骨上陷中，针透昆仑。

此少阴经中风也。

如中风六经混淆，系之于少阳、厥阴，或肢节挛痛，或麻木不仁，依本方加羌活、连翘。灸少阳之经绝骨穴，即悬钟，在足外踝上三寸，灸五壮。以引其热。刺厥阴之井大敦穴，在足大趾甲聚毛间。以通其经。

此少阳厥阴经中风也。

又以中腑言之，与伤寒腑症略同，内有便溺之阻隔，宜三化汤通之，夹有经症，宜防风通圣散两解之。

又以中脏言之，中脏多滞九窍，有唇缓、失音、耳聋、目瞀、鼻塞、大小便难之症，或卒倒不省人事，有闭脱之别。

若口开，为心绝；眼合，或上视，为肝绝；手撒，为脾绝；遗尿，为肾绝；汗出如油，声如鼾睡，为肺绝。及面赤如妆，脉急大，皆虚极阳脱不治之症，唯以三生饮一两，加人参一两（另煎浓汁），调入灌之，或可救十中之一。如牙关紧闭，以乌梅浸醋擦其牙。痰塞咽喉，以稀涎散吐之。不省人事，以半夏末吹入鼻中，盖此法为通关所设，而药汁方可灌入，非藉此法吐痰以愈病也。

男元犀按：不省人事，有闭证、脱证之辨，二证误认用药，则死生立决。

《内经》云：风为百病之长也，善行而数变。或为寒中，或为热中。如阳脏之人，素有内火，而风邪中之，则风乘火势，火借风威，遂卒倒不省人事，牙关紧闭，两手握固，虽有痰声，非漉漉之声，亦无涌起之势，可用橘皮一两，半夏一两，入生姜汁少许，煎服，或服后探吐之，随以涤痰汤加天麻、丹参、石菖蒲，入竹沥、姜汁以开之。如外热甚，二便闭，可用防风通圣散，及凉膈散加石菖蒲、远志、丹参及三化汤之类，表里两解之。如阴脏之人，素多内寒，而风邪中之，则风水相遭，寒冰彻骨，亦卒倒不省人事，口开手撒，尿出，脐下冰冷，痰声漉漉，如水沸之势，急用三生饮加人参，或用人参二两，附子一两，生半夏三钱，煎一钟，入生姜汁半匙，蜂蜜一蛤蜊壳灌之，亦有得生者。若以胆南星，及涤痰驱风等药投之，如入井而下以石也。

二证愈后，语言行动，定不能如常，

察其水衰火衰，以六味丸、八味丸清早服三四钱，下午服六君子汤加麦冬三钱，干桑叶一钱，竹沥二蛤蜊壳，最妙。盖柔润熄风，为治风之秘法也。

又以中血脉言之。中血脉者，外无六经之形症，内无便溺之阻隔，非表非里，邪无定居，或偏于左，或偏于右，口眼㖞斜，半身不遂，治之之法，汗下俱戒，惟润药滋其燥，静药以养其血，则风自除，宜大秦艽汤主之。或偏于右者，以六君子汤，加竹沥、姜汁以补气行痰祛风；偏于左者，以四物汤加桃仁、红花、竹沥、姜汁、天麻、羚羊角补血行血，化痰祛风。气血两虚者，以八珍汤，或十全大补汤，加钩藤、竹沥、姜汁以峻补之。

大秦艽汤

秦艽　石膏生用，各一钱半　甘草　川芎　当归　羌活　独活　防风　黄芩　白芍酒炒　白芷　白术炒　生地　熟地　茯苓各一钱　北细辛三分

水煎服。

涤痰汤

即六君子汤去白术加南星、枳实、石菖蒲、竹茹，治中风痰迷心窍，舌强不能言。

口眼㖞斜，以牵正散主之，又以鳝鱼血涂歪处，牵之便正。

又偏枯症，如树木枯去一枝，而津液不能周行灌溉，宜六君子汤加竹沥等法治之，久可望愈，或以六味丸、八味丸，入桑寄生、五加皮、牛膝、杜仲，以自制虎骨胶为丸，朝吞五钱，黄酒送下，暮服前汤，可愈十中一二。

中风四言脉诀

中风浮吉，滑兼痰气。其或沉滑，勿以风治。或浮或沉，而微而虚。扶元治痰，风本可疏。浮迟者吉，急疾者殂。

各症方药

三化汤　治中风，内有便溺之阻隔。

厚朴　大黄　枳实　羌活各二钱五分

水煎服。

喻嘉言曰：仲景云，药积腹中不下，填窍以熄风。后人不知此义，每欲开窍以出其风，究竟窍空而风愈炽，长此安穷哉？此方与愈风汤、大秦艽汤，皆出《机要》方中，云是通真子所撰，不知其姓名，然则无名下士，煽乱后人见闻，非所谓一盲引众盲耶？

防风通圣散方见《时方》　治诸风抽搐，手足瘈疭，小儿惊风，大便结，邪热暴甚，肌肉蠕动，一切风症。按：此表里通治之轻剂。

喻嘉言曰：汗不伤表，下不伤里，可多服也。

祛风至宝膏

即前方再加人参补气，熟地益血，黄柏、黄连除热，羌活、独活、天麻、细辛、全蝎、防风祛风，蜜丸弹子大，每服一丸，茶酒任下，此中风门不易之专方也。

三生饮方见《时方》

薛氏云：加人参一两许，驾驭而行，庶可驱外邪而补真气，否则不惟无益，适以取败。

稀涎散　治中风口噤，单蛾双蛾。

巴豆仁六粒，每粒分作两片　牙皂三钱，切片　明矾一两

先将明矾化开，却入二味搅匀，待矾枯为末，每用三分吹喉中，痰涎壅盛者，灯草汤下五分。在喉即吐，在膈即下。

一方：半夏十四粒，牙皂一个（炙），水煎，入姜汁服。

凉膈散方见《时方》。

加味转舌膏

即前方加远志、菖蒲、防风、桔梗、犀角、川芎、柿霜，炼蜜丸弹子大，朱砂为衣。

中 风 续 论

古人定病之名，必指其实。后人既曰中风，如何舍风而别治？观仲师侯氏黑散、风引汤数方自见。余此书原为中人以下立法，只取唐人续命汤一方为主，盖以各家所列风症，头绪纷繁，议论愈深则愈晦，方法愈多则愈乱，不如只取一方，以驱邪为本，庶法一心纯，不至多歧反惑。要知此汤长于治外，非风则不可用，是风则无不可用也。至云风为虚邪，治风必先实窍，此旨甚微，能于侯氏黑散、风引汤二方研究十年，而知其妙处，则可与共学适道矣。

侯氏黑散　治大风四肢烦重，心中恶寒不足者。《外台》治风癫。《内经》云：邪害空窍。此则驱风之中，兼填空窍，空窍满，则内而旧邪不能容，外而新风不复入。

风引汤俱见《金匮》　除热癫痫。巢氏治脚气。

大人中风牵引，小儿惊痫瘈疭，皆火热生风，五脏亢甚，归迸入心之候，夫厥阴风木，与少阳相火同居，火发必风生，风生必挟木势而害土，土病则聚液成痰，流注四肢而瘫痪。此方用大黄为君，以荡涤风火热湿之邪，随用干姜之止而不行者以补之，用桂枝、甘草以缓其势，又取石药之涩以堵其路，而石药之中，又取滑石、石膏清金以伐其木，赤白石脂厚土以除其湿，龙骨、牡蛎以敛其精神魂魄之纷驰，用寒水石以助肾之真阴，不为阳亢所劫，更用紫石英以补心神之虚，恐心不明而十二官危也。明此以治入脏之风，游刃

有余矣。喻嘉言此解最妙。

类中风症

一、火中之说，本于河间，河间举五志过极，动火而卒中。大法以白虎汤、三黄汤沃之，所以治实火也；以逍遥散疏之，所以治郁火也；以通圣散、凉膈散双解之，所以治表里之邪火也；以六味汤滋之，所以壮水之主，以制阳光也；以八味丸引之，所谓从治之法，引火归原也。又地黄饮子，治舌喑不能言，足废不能行，神妙无比。

地黄饮子

时贤徐灵胎云：此治少阴气厥之方，庸医不察，竟以之治一切中风之症，轻则永无愈期，重则益其病而致死，医者病家，终身不悟也。

孙心典按：舌喑不能言，有上焦为痰火阻塞者，宜转舌膏；有中风脾缓舌强不语者，宜资寿解语汤。惟有少阴脉萦舌本，气厥不至，名曰风痱，宜用地黄饮子温之。喻氏用资寿解语汤去羌、防，加熟地、何首乌、枸杞子、甘菊花、黑芝麻、天门冬治之。

资寿解语汤俱见《时方》　治中风脾缓，舌强不语，半身不遂。

一、气虚类中说，本李东垣。东垣以元气不足则邪凑之，令人卒倒僵仆如风状，大法以六君子汤加黄芪、竹沥、姜汁治之，补中益气汤亦治之。卒倒遗尿，元气大虚，必重用白术、人参、黄芪，加益智仁主之。又有恼怒气逆而厥，面青脉大，如中风象，宜景岳解肝煎主之。虚者六君子汤加乌药、青皮、白芷主之。

一、湿中之说，本于朱丹溪。丹溪以东南气温多湿，有病风者，非风也，由湿生痰，痰生热，热生风，二陈汤加沙参、

苍术、白术、竹沥、姜汁主之，或单用半夏六钱，煎半盅入生姜汁二滴，风化硝二钱，先治其标，或间服滚痰丸。

亦谓之痰中，可用吐法，后理脾胃，先调经络，以竹沥汤主之。

竹沥汤

竹沥二酒盏　生葛汁一酒盏　生姜汁一汤匙

相合，作两服。

刘、朱、李三子发挥之外，后人又增恶中、食中、寒中、暑中四症。

一、食中者，过饱食填太阴，上下之气不通而厥，以平胃散加减煎服，或探吐之，或以备急丸灌之。

一、恶中者，入古庙山林古墓，及见非常怪物，感其异气，遂昏倒不知人事，其脉两手若出两人，乍大乍小，以苏合香丸灌之，或以平胃散加雷丸二钱，雄黄精五分，藿香一二钱，以解秽，或焚降真香、藿香、生芪、川芎、苍术、皂角、红枣，使正气自口鼻入。

一、寒中者，或暴寒之气直入于内，手足厥冷，腹痛吐泻不止，遂昏倒不知人事，六脉细小，或沉伏，四肢唇口青黯，宜以生葱白一束，安脐中，以火斗熨之，或灸关元三十壮，以四逆汤灌之。

一、暑中者，夏月感暑气，昏倒不省人事，自汗面垢，吐泻脉虚，以《千金》消暑丸灌之，立苏。又有长途赤日，卒倒不省人事，以热土取来围脐上，以热尿注之，即苏，或以生蒜捣水灌之。

备急丸　消暑丸俱见《时方》。

续论真中风类中风攻痰之误

凡人将死之顷，阳气欲脱，必有痰声漉漉，是一身之津血，将渐化为痰而死也。时医于此症，开手即以胆南星、石菖

蒲直攻其痰，是直攻其津血而速之死也。

《医学真传》曰：《本经》只有南星，并无胆星，南星色白味辛，禀金气而驱风豁痰，功同半夏。今人以牛胆制为胆星，味苦性冷。庸医皆曰：丸制者佳，不知愈制愈失其性，为祸更烈。中风痰涎上涌，多属三焦火衰，土崩水泛，斯时助正散邪，壮火驱寒，尤恐不济，服之以苦冷之胆星，加之以清凉之竹沥，必至生阳灭绝而死。

孙心典按：竹沥为中风必用之药，取其柔润以熄风，轻清以活络。而驱行经络之痰，在所后也。荆沥、生葛汁，亦是此义。

虚　痨

《圣济总录》曰：虚痨之病，因五脏则为五痨，因七情则为七伤，痨伤之甚，身体瘦极。所谓七伤者，一曰：太饱伤脾，脾伤则善噫，欲卧，面黄；土色黄，脾伤则其本色自见，故面黄。神者，中气之所生，脾伤则神亦倦，故善卧。二曰：大怒气逆伤肝，肝伤则少血目暗；肝者，将军之官，故主怒，又曰：目得血而能视，今肝伤少血，故令目暗；三曰：强力入房，久坐湿地伤肾，肾伤则短气，腰脚痛，厥逆下冷；脚痛下冷者，坎中之阳虚也，轻则八味丸，重则附子汤治之。四曰：形寒饮冷伤肺，肺伤则气少，咳嗽，鼻鸣；形寒者，形气虚寒也，饮冷者，复饮冷物也。故《金匮》治咳嗽五方皆以小青龙加减。五曰：忧愁思虑伤心，心伤则若惊，喜忘，善怒；心藏神，心伤则神不安，故若惊，心主血，心伤则血不足，故喜忘。心愈伤则忧愁思虑愈不能去，故因而生怒。一本无"善怒"二字，有"夜不能寐"四字。六曰：风雨寒暑伤形，形伤则发落，肌肤枯槁。外冒风雨则寒湿不免矣，以外得之，故令伤形而皮肤枯槁，然皮肤之间，卫气之所居也。《灵枢经》曰：卫气者，所以温分肉、充皮肤、肥腠理而司开合者也，故峻补其卫气而形斯复矣，宜桂枝汤加黄芪之类也。七曰：恐惧不节伤志，志伤则恍惚不乐。怒则气上，恐则气下，则膻中大失其权，怫然不得舒畅，故曰伤志。志者，肾之所主而畅于膻中，膻中在两乳之间，心君之分也。心者，神明之所出，故令恍惚。膻中者，喜乐之所出，故令不乐。伤之因也，故为七伤。所谓五痨者，一曰肺痨，令人短气，面肿，不闻香臭。二曰肝痨，令人面目干黑，口苦，精神不守，恐惧，不能独卧，目视不明。三曰心痨，令人忽忽喜忘，不便苦难。心主血，血濡则大便润，血燥则大便难。时或溏泻，心火不足以生脾土也。口中生疮。四曰脾痨，令人舌本苦直，不能咽唾。五曰肾痨，令人背难以俯仰，小便黄赤，时有余沥，茎内痛，阴湿囊生疮，小腹满急。此五者，痨气在五脏也，故名五痨。所谓六极者，一曰气极，气极主肺。令人内虚，五脏不足，邪气多，正气少，不欲言。二曰血极，血极即脉极主心。令人无颜色，眉发堕落，忽忽喜忘。三曰筋极，筋极主肝。令人数转筋，十指甲皆痛，苦倦不能久立。四曰骨极，骨极主肾。令人痠削，齿苦痛，手足烦疼，不可以立，不欲行动。五曰肌极，肌极即肉极，主脾。令人羸瘦无润泽，食饮不生肌肤。六曰精极，精极主五脏，盖以五脏主藏精也。道家以精、气、神为三宝。经曰：精生气，气生神。精无以生气，故有少气内虚等候也。令人少气，吸吸然内虚，五脏气不足，毛发落，悲伤喜忘。此六者，痨之甚，身体瘦极也，故名六极。又五痨、七伤、六极之外，变证不一，治法皆以补养为宜。形不足者，温之以气，精不足者，补之以味，相得合而服之，以补精益气，此其要也。

按：方书论虚痨之证最繁，余取《圣济》书，以五痨、七伤、六极立论，为握要之法，以下分采各方，听人择用，然有不得不分者，亦有不必分者。神而明之，存乎其人，不可以口授也。《圣济》于总结处，提出"气味"二字，示人当从阴阳根本之地而药之，所谓吾道一以贯之也。

按：阳虚阴虚，是医家门面话，然亦不可不姑存其说，以资顾问。吴门马元仪分阳虚有二，阴虚有三，较时说颇深一层。所谓阳虚有二者，有胃中之阳，后天所生者也，有肾中之阳，先天所基者也。胃中之阳喜升浮，虚则反陷于下，再行敛降，则生气遏抑不伸。肾中之阳贵凝降，痨则浮于上，若行升发，则真气消亡立至。此阳虚之治有不同也。所谓阴虚有三者，如肺胃之阴，则津液也；心脾之阴，则血脉也；肾肝之阴，则真精也。液生于气，惟清润之品可以生之；精生于味，非粘腻之物不能填之；血生于水谷，非调补中州不能化之。此阴虚之治有不同也。

按：此症又多蒸热咳嗽，故医者以二皮清心，二冬保肺，而不知土旺则金生，无区区于保肺，水升则火降，勿汲汲于清心。李士材此四语，深得治虚痨之法。

脾肾虽有一方合治之说，其实驳杂不能奏效，当审其所急而图之。如食少怠倦，大便或溏或秘，肌肉消瘦等症，治脾为急，以六君子汤、四君子汤、归脾汤之类，补养脾胃，调其饮食，即所以输精及肾也。如形伤骨痿，面色黧黑，骨蒸炊热，腰痛气喘，或畏寒多梦，腹痛遗精等症，治肾为急。肾阴虚者，以六味丸补坎中真水；肾阳虚者，以八味丸补坎中真火，以通离火。稽之《周易》卦象，坤土是离火所生，艮土是坎水所生。赵养葵谓补水以生土，语虽离奇，却为妙旨也。

大黄䗪虫丸方见《金匮》　治五痨虚极，羸瘦腹满，不能饮食，食伤、忧伤、房室伤、肌伤、痨伤、经络荣卫伤，内有干血，肌肉甲错，目黯黑，缓中补虚。

四乌鲗骨一藘茹丸方见《女科要旨》　治虚痨气竭，肝伤血枯精伤。

按：搜血之品，为补血之用，仿张路玉以此丸药料，加鲍鱼、绒鸡之类。

虚痨续论

前论俯首从时不过于时，法中录其可以姑从其者，为浅病立法。余复续此论，从《内经》"劳者温之，损者温之"两言悟入，左右逢源，取效捷如影响。至于痰饮、咳嗽、怔忡、不寐及妇人经水不调等病，皆虚痨中必有之症，已详各门，毋庸再赘，宜参考之。

虚痨症，宋元诸家，分类别名，繁而无绪，如治丝而棼[①]也。丹溪颇有把柄，专主补阴，用四物汤加黄柏、知母之类，后世非之。明·薛立斋出，以六君子、四君子、归脾汤、补中益气汤、加味消遥散之类，与六味丸、八味丸、养荣汤之类间服，开口便以先后天立论，虽视诸家颇高一格，其实开后人便易之门。到张景岳出，专宗薛氏先天之旨，而先天中分出元阴元阳，立左、右归饮丸及大补元煎之类，有补无泻，自诩专家。虽论中有气虚精虚之辨，而大旨以气化为水，水化为气，阴阳互根。用方不甚分别，惟以熟地一味，无方不有，无病不用，是于简便之中，又开一简便之门。且又著《药性》

————————
① 治丝而棼（fén）：纷乱也。《左传·隐公四年》："以乱，犹治丝而棼之也"。

云：地黄生于中州沃土，色黄味甘，谓非脾胃正药，吾不信也。此论一出，而《本经》、《金匮》诸圣训，扫地尽矣。夫薛氏书通共二十四种，吾不能一一摘其弊，而观其案中所陈病源，俱系臆说，罕能阐《灵》、《素》不言之秘，所用方法，不出二十余方，加减杂沓，未能会《本经》性味之微。时贤徐灵胎目为庸医之首，实不得已而为此愤激之言也。即景岳以阴虚阳虚，铺张满纸，亦属浮泛套谈，能读《金匮》者，便知余言不谬也。详考虚痨治法，自《内经》而外，扁鹊最精。上损从阳，下损从阴，其于针砭所莫治者，调以甘药，《金匮》因之，而立建中诸方，意以营卫之道，纳谷为宝，居常调营卫以安其谷。寿命之本，积精自刚，居常节欲以生其精。及病之甫成，脉才见端，惟恃建中、复脉为主治，皆稼穑作甘之善药，一遵"精不足者，补之以味"之义也。景岳亦会得甘温之理，或变而为甘寒至静之用，视惯用苦寒戕伐中土者颇别，然方方重用熟地，自数钱以及数两，古法荡然矣。且熟地之用滞，非胃所宜。经云：六府者，传化物而不藏，以通为用。其性湿，非脾所喜，彼盖取滋润以填补其精，而不知精生于谷，脾胃伤则谷少入而不生其血，血少自不能化精，而虚劳日甚。况虚劳之人，必有痰嗽，亦最易感冒。若重用频用熟地，又佐之以参、术，则风寒闭于皮毛而不出，痰火壅滞于胸膈而不清，药入病增，谓非人人之共见乎？予于此症，每力争治法，无如医友及病家，心服薛氏、景岳诸法，以六味、八味、左归、右归、补中、逍遥、六君、四君、大补元煎之类。谓不寒不燥之品，先入为主，至死不悔，亦斯民之厄也。戊申秋闱后，抑郁无聊，取《内经》、《金匮》等书，重加研究，参之平时所目击之症，如何而愈，如何而剧而死，大有所悟，知虚痨之病，死于病者少，死于药者多。侃侃不阿，起立斋、景岳于今日，当亦许为直友也。请略陈方治于下，以为耳食治虚痨者，脑后下一针。

脉　　法

《要略》曰：脉芤者为血虚，沉迟而小者为脱气，脉大而无力为阳虚，数而无力为阴虚，脉大而芤为脱血。平人脉大为劳，虚极亦劳。脉微细者盗汗。寸弱而软为上虚，尺软涩为下虚，尺软滑疾为血虚。两关沉细为胃虚。

《脉经》曰：脉来软者为虚，缓者为虚，微弱者为虚，弦者为中虚，细而微小者，气血俱虚。

景岳脉法可取之句，无论浮沉大小，但渐缓则渐有生意。若弦甚者，病必甚，数甚者，病必危。若以弦细而再加紧数，则百无一生矣。

方　　治

六味地黄丸　此方大旨，补水以制相火。

先祖选严公曰：补水以制相火，为相火有余而言也。若命门真火不足，不能蒸化脾胃，若服六味丸，则湿痰愈多，宜八味丸常服。

虚痨之由，多由于吐血与咳嗽。夫吐血咳嗽岂尽致劳，治之不得法，斯劳根于此。锄之不能去矣。吐血起于骤然，是多风寒失汗，逼而上越为大吐，一吐即止者，不必治之。汗即血，血即汗，失汗而见血，风寒从血而解也，宜静养勿药可愈。不止者，用麻黄人参芍药汤治之。若脉细而沉迟，按之无力，乃直中寒症。败其元阳，阳虚阴必走，故为大吐，或大衄。四肢微厥，宜理中汤加当归、木香治之；或镇阴煎降之。此一定之法也。又有素性偏阳，外受酷暑，内伤椒姜煿炙而致血者，宜白虎汤、三黄解毒汤之类。鼎下抽薪，而水无沸腾之患。又法以地黄汁半升煎三沸，入生大黄末一寸匕，调和，空腹服之，日三服，即瘥，此秘法也。今人一见吐血症，即用六味加黑栀、藕节、白茅根、血余炭、阿胶之类，姑息养奸，必变咳嗽而成痨。

凡咳嗽初起，多因风寒。经云：皮毛者，肺之合也。予每见今人患此症，不知解肌，遽投六味。若加麦冬、五味之类为祸更烈。是闭门逐寇也，必变成痨。

崔氏八味丸　此方在仲景之前，仲景收入《金匮要略》中，故名金匮肾气丸。大旨温肾脏，逐水邪。

此方《金匮要略》凡五见，一见于第五篇，云：治脚气上入，小腹不仁。再见于第六篇，云：治虚劳腰痛，小便不利。三见于第十二篇，云：夫短气有微饮，当从小便去之，肾气丸主之。四见于第十三篇，云：治男子消渴，小便反多，饮一斗，小便亦一斗。五见于第二十二篇，云：治妇人转胞不得溺，但利小便则愈。观此五条，皆泻少腹膀胱之疾为多。盖肾者，水脏也，凡水病皆归之，故用茯苓、泽泻、山药利水之药，水过利而肾虚恶燥，故又用熟地、萸肉、丹皮等滋敛之药。又水为寒邪，故用附子、肉桂等助阳通痹之药，相济而相成。总以通肾利小便为主，此八味丸之正义也。薛氏、赵氏借用之，以为补火，亦不甚切当。若小便多者大忌之。

小建中汤　本文云：虚痨里急，悸衄，腹中痛，梦失精，四肢酸痛，手足烦热，咽干口燥。

喻嘉言曰：急建其中气，俾饮食增而津液旺，以至充血生精，而复其阴之不

足，但用稼穑作甘之本味，而酸辛咸苦，在所不用，舍此别无良法也。

黄芪建中汤　即前方加黄芪一两半。气短胸满者，加生姜，腹满者，去枣加茯苓一两半，及疗肺虚损不足，补气加半夏三两。

《千金》疗男女因积冷气滞，或大病后不复常。若四肢沉重，骨肉痠疼，吸吸少气，行动喘乏，胸气满急，腰背强痛，心中虚悸，咽干唇燥，面体少色，或饮食无味，胁满腹胀，头重不举，多卧少起，甚者积年，轻者百日，渐致瘦弱，五脏气竭，则难复常，六脉俱不足，虚寒之气，小腹拘急，羸瘠百病，名曰黄芪建中汤。

人参建中汤　即前方加人参二两，治虚劳自汗。

当归建中汤　即前汤加当归二两，治妇人血虚自汗。

八味大建中汤　治中气不足，手足厥冷，小腹挛急，或腹满不食，阴缩多汗，腹中寒痛，唇干精出，寒热烦冤，四肢痠痛，及无根失守之火，出于肌表，而为疹为斑，厥逆呕吐等症。

黄芪　当归　桂心桂枝去皮即桂心，非近时所用之肉桂心也　酒白芍　人参　甘草炙，各一钱　半夏制　附子炮各二钱半

每服五钱，加姜三片，枣二枚，煎服。

桂枝龙骨牡蛎汤　治失精家，小腹强急，阴头寒，目眩发落，脉极虚、芤、迟，为清谷，失精，亡血；脉得诸芤、动、微紧。男子失精，女子梦交。

喻氏曰：用桂枝汤，调其营卫羁迟，脉道虚衰，加龙骨、牡蛎，涩止其清谷，亡血失精。一方而两扼其要，诚足贵也。

《小品》云：虚羸浮热，汗出者，除桂加白薇、附子各一钱五分，故曰二加龙骨汤。桂枝虽调营卫所首重，倘其人虚阳

浮越于外，即当加附子，白薇以固阳，而助其收涩，桂枝在所不取也。

张石顽曰：亡血失精，举世皆滋补血气之药，而仲景独举桂枝汤者，盖以人身之气血，全赖后天水谷以资生。水谷入于胃，其清者为营，浊者为卫。营气不营，则上热而血溢，卫气不卫，则下寒而精亡，是以调和营卫为主。营卫和则三焦各司其职，而火自归根，热者不热，寒者不寒，水谷之精微输化，而精血之源有赖矣。以其亡脱既大，恐下焦虚滑不禁，乃加龙骨入肝敛魂，牡蛎入肾固精，皆固蛰封藏之本药也。至于小建中汤加减诸方，皆治虚劳之神剂。后人专用滋阴降火，误治遗害，未至于剧者，用此悉能挽回。

大建中汤 俱见《金匮》 心胸大寒，痛呕不能食，腹中寒，上冲皮起，出见有头足，上下痛，不可触近。

叶天士加减大建中汤 辛甘化阳法。

人参 桂心 归身 川椒炒出汗 茯苓 炙草 白芍 饴糖 兰枣 按：原方中干姜定不可少。

叶天士加减小建中汤 脉右虚左小，背微寒，肢微冷，痰多微呕，食减不甘，此胃阳已弱，卫气不得拥护，时作微寒微热之状，小便短赤，大便微溏，非实邪矣，当建中气以维营卫。东垣云：胃为卫之本，营乃脾之源。偏热偏寒，犹非正治。

人参 归身米拌炒 桂枝木 白芍 兰枣 按：此方姜定不可少。

复脉汤 一名炙甘草汤，方见《伤寒》

治诸虚不足，汗出而闷，脉结悸，行动如常，不出百日，危急者十一日死。此治血脉空竭方。

用之所以和血，凡脉见结代者，虽行动如常，不出百日必死，若复危急不能行动，则过十日必死。语极明白，从前解者多误。

喻嘉言曰：此仲景治伤寒脉结代，心动悸，邪少虚多之圣方也。《金匮》不载，以《千金翼》常用此方治虚劳，则实可征信，是以得名为《千金》之方也。虚劳之体，多有表热夹其阴虚，所以本论汗出而闷，表之固非，即治其阴虚亦非，惟用此方得汗，而脉出热解，俾其人快然，真圣法也。但虚劳之人，胃中津液素虚，匪伤寒暴病邪少虚多之比，桂枝、生姜分两之多，服之津液每随热势外越，津既外越，难以复收，多有淋漓沾濡一昼夜者，透此一关，亟以本方去桂枝、生姜二味，三倍加入人参，随继其后，庶几津液复生，乃致营卫盛而诸虚复，岂小补哉。

叶天士加减复脉汤 本案云：其脉虚细，夜热晨寒，烦倦口渴，汗出，脏液已亏，当春风外泄。宗仲师凡元气有伤，当与甘药之例。

孙心典按：虚劳治法，舍建中别无生路。又有一种脾阳不亏，胃有燥火，当从时贤养胃阴诸法。

叶天士云：太阴湿土，得阳始运，阳明阳土，得阴自安。以脾喜刚燥，胃喜柔润也。愚于此法又悟出无数法门，此下所列之方，俱宜深考。

叶氏养胃方 治胃虚少纳谷，土不生金，音低气馁。

麦冬 生扁豆 玉竹 甘草 桑叶 沙参

此方生谷芽、广陈皮、白术、麦仁、石斛、乌梅，俱可加入。燥极加甘蔗汁。

叶氏方 治阴虚盗汗，不用当归六黄汤，以其味苦不宜于胃也。此方用酸甘化阴法。合前加减大建中汤辛甘化阳法，可悟用药之妙。

人参 熟地 五味 炙草 湖莲 茯神

又方　经云：形不足者，温之以气，精不足者，补之以味。纳谷如常，而肌肉日削，当以血肉充养。

牛骨髓　羊骨髓　猪脊髓　茯神　枸杞　当归　湖莲　芡实

又方　治肉消脂涸，吸气喘促，欲咳不能出，声必嘶，按季胁方稍有力，寐醒，喉中干涸，直至胸脘，此五液俱竭，法在不治，援引人身膏脂，为继续之计。

鲜河车按：此味不可用　人乳汁　真秋石　血余灰

阴虚阳浮，宜用介以潜阳之法。六味丸减丹、泽，加秋石、龟胶、牡蛎、湖莲之属，如有用海参胶、淡菜胶及燕窝之类，皆是此意。

长孙心典按：虚极之候，非无情草木所能补，如肉削之极，必须诸髓及羊肉胶之类；阴中之阴虚极，必须龟胶、人乳、粉牡蛎、秋石、麋茸之类；阴中之阳虚极，必须鹿角胶、鹿茸、黄犬外肾之类，一隅三反。

黑地黄丸　治阳盛阴衰，脾胃不足，房劳虚损，形瘦无力，面多青黄而无常色，此补肾益胃之剂也。

苍术一斤，油浸　熟地一斤　五味子半斤　干姜秋冬一两，夏五钱，春七钱

上为末，枣肉炼丸，梧子大，米汤送下百丸，治血虚久痔甚妙。此治脱血脾寒之圣药。

天真丸　治一切亡血过多，形槁肢羸，饮食不进，肠胃滑泄，津液枯竭。久服生血养气，暖胃驻颜。

生羊肉七斤，去筋膜脂皮，批开入下药末
肉苁蓉十两　当归十二两，洗，去皮　山药湿者去皮，十两　天冬去心，焙干，一斤

四味为末，纳羊肉内裹缚，用无灰酒四瓶，煮令酒尽，再入水二升煮，候肉糜烂，再入黄芪末五两，人参末二两，白术

末二两，捣作薄饼，晒干，隔纸悬火上烘干，以炼蜜为丸，梧子大，服一百丸，加至二三百丸，温酒下，一日二次服。

雪梨膏　治咯血吐血，痨嗽久不止。

雪梨六十只，取汁二十杯　生地　茅根　藕各取汁十杯　萝卜　麦冬各取汁五杯

将六味煎，炼入蜂蜜一斤，饴糖八两，姜汁半杯，再熬如稀糊，则成膏矣，每日用一二匙，含咽。

虚痨不治证

形瘦脉大，胸中多气者死。泻而加汗者死。身热不为汗衰、不为泄减者死。嗽而上喘下泄者死。股肉脱甚者死。一边不得眠者多死。五旬以下阳痿者多死。痨疾久而嗽血，咽疼无声，此为自下传上，若不嗽不疼，久而溺浊脱精，此为自上传下，皆死证也。

脉候详下《续论篇》。

地黄蒸丸

生地汁六升　天冬汁三升　生姜汁　白蜜　鹿髓　黄牛酥　红枣肉取膏，各三合　枳壳　川芎各一分　醇酒半斤　茯苓一分半　金钗石斛　炙黄芪　炙甘草各一两

上六味共为末，先将前三汁，与酒并煎减半，入蜜髓酥膏，同熬如稠糖，再下六味末，重汤不住手搅匀，丸梧桐子大，空心酒送三十丸，日三服。

天王补心丹方见《时方》　治心痨，心血不足，神志不宁，健忘怔忡，大便不利，口舌生疮等症。

朱雀汤《圣济》　治心痨脉极。

雄雀十枚，用肉　人参　红枣肉　赤茯苓　紫石英　小麦各三钱　赤小豆三十枚　炙甘草一钱　丹参　远志　紫菀各二钱五分

水煎服。

柏叶沐头丸《圣济》　治脉极虚寒，

鬓发堕落。

　　生柏叶一两　附子　猪骨各五钱

　　上二味共为末，入猪骨为丸，入沐汤洗头，令发不落。

　　伤中汤李士材　主思虑伤脾，腹痛食不化。

　　白术　当归　茯苓　陈皮　甘草　芍药香附　菖蒲　生姜各等分　红枣二枚

　　水煎服。

医学从众录卷二

闽吴航　陈念祖修园甫著

次男　元犀　灵石　参订

孙男　心典徽庵
　　　心兰芝亭　同校字

咳　嗽

肺如华盖，司呼吸以覆脏腑。凡五脏六腑外受之邪气，必上干于肺而为咳嗽，此咳嗽之实证也。凡五脏六腑损伤之病气，亦上熏于肺，而为咳嗽，此咳嗽之虚证也。《病源》、楼氏《纲目》，繁而难从，今照《景岳全书》，只以虚实分之，甚见简括。何谓实证，外受之邪，非寒邪即热邪也。表寒则脉浮，带弦带紧，头痛身痛，或鼻塞时流清涕，轻者六安煎，重者金沸草散，及小青龙汤主之。里寒者脉沉细，真武汤去生姜，加干姜、五味、细辛主之。热则脉洪而长，或浮数而有力，口渴面红，溺赤而短，轻者泻白散加减主之，重者竹叶石膏汤主之。寒热往来而咳者，小柴胡汤去人参、大枣、生姜，加五味、干姜主之。

六安煎 方见《三字经》

金沸草散

旋覆花二钱　荆芥　前胡　麻黄　白芍　半夏各一钱五分　甘草一钱

加生姜五片，水煎服。《活人》方有茯苓、细辛，无麻黄、白芍。

何谓虚证，咳嗽为痨伤之渐，非气虚即精虚也。气虚者，羸瘦怠倦，少食痰多，言微，脉微细，六君子汤、补中益气汤、归脾汤主之，如干姜、五味、细辛、阿胶、半夏、二冬、二母、紫菀之类，随宜加入。精虚者，面色黯，口燥舌干，干咳痰稀气喘，腰膝酸痛，或面色浮红，昼轻夜重，脉浮数而虚，右尺脉弱者，八味丸，左尺脉弱者，六味丸，二方俱宜加入麦冬、五味、阿胶、胡桃之类，为标本同治之法。大抵气虚证是得之劳役饥饱过度，及思虑伤脾所致，气不化精，阳病必及于阴。精虚证是得之色欲过度，或先天不足，少年阳痿之人，精不化气，阴病必及于阳。

感春温之气而咳嗽，宜加玉竹；感夏令暑气而咳嗽，宜加石膏、麦冬、五味之类；感秋令燥金之气而咳嗽，用喻嘉言清燥汤，神效；感冬寒之气而咳嗽，无汗宜金沸草散，有汗宜桂枝汤，加厚朴一钱五分，杏仁二钱，半夏一钱五分。又三焦虚嗽，宜温肺汤；中焦虚嗽，宜六君子汤，加干姜、细辛、五味子；下焦虚嗽，宜七味丸加五味；三焦俱虚，宜三才汤。

喻嘉言清燥救肺汤　治愤郁喘呕，郁痰加川贝母。

三才汤

天冬二钱　熟地三钱　人参一钱

水煎服。

补中益气汤　归脾汤　六君子汤　六味丸　八味丸各见时方

温肺汤

陈皮　半夏　酒芍　干姜　炙草各一钱　杏仁去皮尖　肉桂或用桂枝　五味　细辛各五分

水煎服。《仁斋方》有阿胶，无芍药。

脉　　法

浮紧属寒，浮缓属风，浮数属热，浮细属湿，浮涩属房劳，浮滑属痰。浮大者生，沉小者危。弦疾者胃气败。

采《圣济》五脏诸咳嗽

论云：《内经》谓肺咳之状，咳而喘息有音，甚则吐血。心咳之状，咳而心痛，喉中介介如梗状，甚则咽痛喉痹。肝咳之状，咳而两胁下痛，甚则不可以转，转则两胠下满。脾咳之状，咳而右胁下痛，隐隐引肩背，甚则不可以动，动则咳剧。肾咳之状，咳则腰背相引而痛，甚则咳涎。五脏之咳，久而不已，乃传六腑，六腑之咳，《内经》论之详矣。

杏子汤《圣济》　治咳嗽昼减夜增，不得眠，食即吐逆。

杏仁去皮尖　半夏　桑白皮　白蒺藜　百合　麻黄去根节　柴胡　白石脂　款冬花枳壳　肉桂去粗皮　紫菀　旋覆花川贝母以上各五分　糯米三钱　生姜二片

以水煎服。

蛤蚧丸《圣济》　治久咳嗽喘急。

蛤蚧一对酥炙　半夏　杏仁去皮尖研，各一两　瓜蒌大者二枚，去子取肉蒸饼　阿胶蛤粉炒　人参各五钱　青皮去白，二钱五分　干姜汤泡，二两

上共为细末，炼蜜和丸，如小豆大，

空心米汤送下二十丸。

五灵脂汤《圣济》　治肺咳及诸咳。

五灵脂　马兜铃各二钱　人参　五味　炙甘草　桑白皮　陈皮　杏仁去皮尖，各五钱　生姜二片

水煎空心温服。

人参桔梗散《圣济》　治心咳嗽，咽喉肿痛。

人参五分　桔梗二钱　茯苓　牛蒡子炒，各一钱五分　炙甘草七分

共为末，姜汤空心下二钱，日三。

木乳散《圣济》　治肝咳嗽，两胁下满。

木乳即皂荚树根皮，酥炙，三两　杏仁去皮尖，研　贝母去心，各三两　炙甘草一两

共为细末，姜橘汤送下二钱。

半夏陈皮汤《圣济》　治脾咳嗽。

半夏　陈皮　杏仁去皮尖　赤茯苓柴胡　麻黄去根节，各一钱　甘草五分　生姜一片

水煎，空心温服。

四味散《圣济》　治肾咳嗽。

补骨脂炙　牵牛子半生半炒　杏仁去皮尖，各一两　郁李仁五钱

共研末，茶送下二钱。

黄芪散《圣济》　大肠咳嗽。

黄芪　人参　白茯苓　桑白皮各一钱甘草三钱

上为细末，滚汤下三钱。

鹿角胶汤《圣济》　治大肠咳嗽。

鹿角胶　杏仁去皮尖　甘草　半夏姜汁炒　麻黄去根节，各一钱　生姜三片

水煎，空心温服。

痰　　饮

王节斋曰：痰之本，水也，原于肾。痰之动，湿也，主于脾，余又从而续之

曰：痰之成，气也，贮于肺。俗云：治痰先治气，谓调其肺气，使之清肃下行也。又云：脾为生痰之源，肺为贮痰之器。此六语，堪为痰病之纲领。大抵脾肺分其虚实，肾脏辨其水火。肺实者，肺有邪也。若非寒邪，即火邪。寒邪，六安煎、小青龙汤。火邪，清肺饮、清燥救肺汤治之。肺虚者，本脏自虚，治节不行，而痰聚之。或从脾以治之，为扶土生金之法。或从肾以治之，为补子救母之法。盖肺，天也，脾，地也，地气上升，则天气下降。肺，天也，肾，水也，天体不连地而连水。《内经》云：其本在肾，其末在肺，以明水天一气也。脾土太过，气滞郁热而生痰，宜王节斋化痰丸主之。脾土不及，气虚不运，食少化迟而生痰者，宜六君子汤、理中汤加半夏、茯苓、枳实主之。肾具水火，赵养葵曰：非水泛为痰，则水沸为痰，但当分有火无火之异耳。肾虚不能制水，则水不归源，上泛滥为痰，是无火也，故用八味丸以补肾火。阴虚火动，则水沸腾，动于肾者，犹龙火之出于海，龙兴而水附；动于肝者，犹雷火之出于地，疾风暴雨，水随波涌而为痰，是有火也，故用六味丸补水以配火，此不治痰之标，而治痰之本也。然则有火之痰，与无火之痰，何以辨之，曰：无火者，纯是清水，有火者，中有重浊白沫为别耳。

长孙男心典按：痰起于肾，而动于脾，聚于肺，分之则有上中下之殊，合之则一以贯之也。痰者，水也，治肾是使水归其壑，治脾是筑以防堤，治肺是导水必自高源也。

化痰丸方见《三字经》

王节斋曰：古人用二陈汤为治痰通用，所以实脾燥湿，治其标也，然以之治湿痰、寒痰、痰饮、痰涎，则固是矣。若夫痰因火上，肺气不清，咳嗽时作，及老

痰郁痰，结成粘块，凝滞喉间，吐咯难出。此等之痰，皆因火邪炎上，熏于上焦，肺气被郁，故其津液之随气而升者，为火熏蒸，凝浊郁结而成，岁月积久，根深蒂固，故名老名郁。此方开其郁，降其火，清润肺金，而消凝结之痰，缓以治之。

六味丸　八味丸　六君子汤　补中益气汤各见《时方》　**理中丸**方见《伤寒》

清肺饮

贝母去心　桔梗　橘红　茯苓　甘草
桑白皮　杏仁

水煎服。

仲景云：其人素盛今瘦，水走肠间，沥沥有声，谓之痰饮，饮后水流在胁下，咳唾引痛，谓之悬饮。饮水流行，归于四肢，当汗出而不汗出，身体疼重，谓之溢饮。咳逆倚息，气短不得卧，其形如肿，谓之支饮。后人不明四饮之义，加留饮为五饮，不知留饮即痰饮也。

次男元犀按：仲景《金匮要略》，分辨详尽，方治神奇，学者宜细心体认。今为初学立法，难以语上，不得不俯以从时，而寻其简要，只四字可以蔽其义，曰：微甚虚实。微甚者，以病势而言；虚实者，以病人之身体而言也。饮之微者，小青龙驱之于外，真武汤镇之于内，再以倍术丸以燥之，五苓散以利之，桂苓术甘汤以化之，可以收功矣。饮之甚者，邪伏于背俞高处，内与中气相通，外与表气相接，故邪动即大队俱起，势如伏兵，此当表里并治，宜小青龙汤，又木防己去石膏加芒硝茯苓汤治之。又当上下分治，喘不能息，气闭上也。宜葶苈大枣泻肺汤主之。腹满肠间有水，气闭于下也，宜防己椒目葶苈大黄丸主之。如饮甚内痛，必用十枣汤之峻，方可捣其巢穴，此治饮之大

略也。又当察其人之虚实，以为用药轻重缓急之准。

叶天士曰：饮为阴邪，非离照当空，氛雾焉能退避。若以地黄、五味阴药，附和其阴，则阴霾冲逆肆空，饮邪滔天莫制，宜附子、人参、茯苓、大枣配生姜汁，除阴维阳为妙。

次孙男心兰按：叶天士此论，为饮症之虚者而言。

又仲师云：微饮气短，苓桂术甘汤主之，肾气丸亦主之。此二句可为治虚饮之法。

仲景治痰饮咳嗽诸方，列喘症门，宜细心研究。

倍术丸

白术炒，二两　桂心　干姜炒，各一两

蜜丸桐子大，每服二十丸，米饮下，加至三十五丸，食前服。

小青龙汤　五苓散方各见《伤寒》

木防己汤方见《金匮》　开三焦水结，通上中下之气属虚者。

木防己去石膏加茯苓芒硝汤　水邪实结，愈而复发。

防己椒目葶苈大黄丸　腹满口舌干燥，肠间有水气。

程氏曰：防己、椒目导饮于前，清者从小便而出，大黄、葶苈推饮于后，浊者从大便而下，此前后分消，则腹满减而水饮行，脾气转而津液生矣。

肾气丸

苓桂术甘汤　治胸胁支满目眩，并治饮邪阻滞心肺之阳，令呼气短。

甘遂半夏汤　治饮邪流连不去，心下坚满。

程氏曰：留者行之，用甘遂以决水饮，结者散之，用半夏以散痰饮，甘遂之性直达，恐其过于行水，缓以甘草、白蜜之甘，坚以芍药之苦，虽甘草、甘遂相

反，而实以相使，此苦坚甘缓，约之之法也。《灵枢经》曰：约方犹约囊，其斯之谓欤？

尤氏曰：甘草与甘遂相反，而同用之者，盖欲其一战而留饮尽去，因相激而相成也，白芍、白蜜不特安中，亦缓毒药耳。

十枣汤　治悬饮内痛，亦治支饮。

大青龙汤　治溢饮之病属经，表属热者，宜此凉发之。

泽泻汤　支饮虽不中正，而迫近于心，饮邪上清阳之位，其人苦冒眩。冒者，昏冒而神不清，如有物冒蔽之也，眩者，目旋转而乍见眩黑也，宜此汤主之。

厚朴大黄汤　治支饮胸满。支饮原不中正，饮盛则偏者，不偏故直驱之从大便出。

葶苈大枣泻肺汤　治支饮不得息。

小半夏汤各方见《金匮》　治心下支饮，呕而不渴。

茯苓饮《外台》　治积饮既去，而虚气塞满其中，不能进食，此证最多，此方最妙。

茯苓　人参　白术各一钱五分　枳实一钱　橘皮一钱二分五厘　生姜二钱

水二杯，煎七分服，一日三服。

三因白散方见《三字经》

梨藕汁膏　治痰嗽诸虚，奇验如神。

梨汁　藕粉　萝卜汁　生姜　人乳　白糖　砂糖　童便各四两

将八味放磁瓶内，用炭火熬煎至一斤为止，每日空心百滚汤调下四五钱，服完即愈，能常服则精神强健，永无虚损。

款冬冰糖汤　小儿吼嗽，并大人咳嗽方。

款冬花三钱　晶糖五钱

将二味放茶壶内，泡汤当茶吃，自然渐愈。

海浮石滑石散　治小儿天哮，一切风湿燥热，咳嗽痰喘，并治大人等症。

海浮石　飞滑石　杏仁各四钱　薄荷二钱

上为极细末，每服二钱，用百部煎汤调下。

人参冬梨方　治痰火骨蒸，吐血，不足之证，重十服八服即愈。

人参　天冬　麦冬各一钱五分　茯苓五分　杏仁二枚，去皮尖　红枣二枚，去核　莲子六枚，去皮心　人乳三匙　白蜜三匙　大甜梨一个，铜刀挖去心

将前药制碎，纳梨内，仍以梨盖盖之，用绵纸封固，饭上蒸熟，日间吃其药，临卧吃此梨。

青黛蛤粉丸　治咳嗽吐痰，面鼻发红者，一服即愈，其效如神。

青黛水飞极细，晒干，再研，用三四钱　蛤粉三钱

二味炼蜜为丸，如指头大，临卧口嚼三丸。

枇杷蜜汤　治痰火

用枇杷五十叶，去毛，水五十杯，煎至五六杯，再重汤炖至三四杯；每药三茶匙，冬蜜一茶匙调下。

姜糖汤各方见《种福堂》　治老人上气喘嗽，不得卧。

生姜汁五两　黑砂糖四两

用水煎二十沸，时服半匙，渐渐咽之。

五味子汤　治伤燥，咳唾中有血，牵引胸胁痛，皮肤干枯。

五味子五分，研　桔梗　甘草　紫菀茸　竹茹　桑根皮　续断各一钱　生地二钱　赤小豆一撮

上九味，水煎空心服，《秘旨》加白蜜一匙。

长孙男心典按：赤豆易生扁豆五钱，

囵囵不研，最能退热补肺，但有寒热往来忌之。去续断、赤豆、地黄，加葳蕤、门冬、干姜、细辛，亦妙。

麦门冬汤各见《千金》　治大病后，火热乘肺，咳唾有血，胸膈胀满上气，羸瘦，五心烦热，渴而便秘。

麦冬二钱，去心　桔梗　桑根皮　半夏　生地　紫菀茸　竹茹各一钱　麻黄七分，去根节　甘草五分，炙　五味子十粒，研　生姜一片

上十一味，水煎，空心服。

喘　促

喘症最重而难医，吾观庸医凡遇喘症，必投苏子降气汤一二剂，不愈，即用贞元饮治之，不愈，即加沉香、黑铅、磁石、牛膝之类。曰：吾遵景岳法施治，无如其病深弗效也。斯说也，倡之于某老医，今已传为成矩，诚可痛恨。余即以景岳之说正之。景岳曰：喘有虚实，实者胸胀气粗，声高息涌，膨膨然若不能容，惟呼出为快也。论中未尝不以风寒燥火怒气痰饮分别而治之。又曰：虚喘者，慌张气怯，声低息短，皇皇然若气欲断，提之若不能升，吞之若不能降，劳动则甚，但得引长一息为快也。论中未尝不以老弱久病，脾肺肾脏大虚，及血后汗后，妇人产后等症，胪列而分治之。其中不无语病者。盖未研究《伤寒论》、《金匮》之旨，而徒涉猎医书，无怪其有肤浅处，有似是而非处也。余俯从时好，即景岳虚实两语，而参以古法，罗列经方及妥当时方，以为临症择用。

实　喘　方

越婢加半夏汤　咳而上气，此为肺胀，其人喘，目如脱，脉浮大者。

小青龙汤　肺胀咳而上气，心下有水气，脉浮者。

桂苓五味甘草汤

小青龙汤虽治寒饮咳嗽上气之良方，而下虚之人，不堪发散，动其冲气，急用桂苓伐肾邪，五味敛肺气，以辑①其火，甘草调中气，以制其水。

桂苓五味甘草加姜辛汤方各见《金匮》

既藉桂苓之力，下其冲气，而反更咳胸满者，是寒饮贮胸，虽用桂而邪不服，嫌其偏于走表而去之，加干姜、细辛，取其大辛大热，以驱寒泄满也。

《金匮》法，前症兼冒而呕者，加半夏以驱饮，名桂苓五味甘草去桂加干姜细辛半夏汤；前症兼形肿者，是肺气滞而为肿，加杏仁利之，名苓甘五味加姜辛半夏杏仁汤，前症又兼面热如醉，此为胃热上冲其面，加大黄三钱以利之，脉气不利，滞于外而形肿，滞于内而胃热，既以杏仁利其胸中之气，复以大黄利其胃中之热。名苓甘五味加姜辛半夏大黄汤。

徐忠可曰：仲景数方，俱不去姜、辛，即面热亦不去姜、辛，何也？盖以姜、辛最能泄满止咳，凡饮邪未去，须以此二味刻刻预防也。

桂枝加厚朴杏仁汤方见《伤寒》　喘家主之，太阳病下之，微喘，以此解表。

射干麻黄汤　咳而上气，喉中作水鸡声者。

皂荚丸　咳逆上气，时时唾浊，但坐不得眠。稠痰粘肺，非此方不能清涤稠痰矣。

葶苈大枣泻肺汤　肺因支饮满而气闭，气闭则呼吸不能自如，此方苦降以泄实邪。

十枣汤　支饮家咳烦，胸中痛者。

喻嘉言曰：五饮之中，独膈上支饮，最为咳嗽根底，外邪入而合之固嗽，即无外邪而支饮溃入肺中，自令人咳嗽不已，况支饮久蓄膈上，其下焦之气逆冲而上者，尤易上下合邪也。夫以支饮之故，而令外邪可内，下邪可上，不去支饮，其咳嗽终无宁候矣。

麦冬汤方各见《金匮》　火逆上气，咽喉不利，止逆下气，此方主之。

泻白散　治肺火喘嗽。

四磨饮　治七情气逆而为咳，并治一切实喘。

苏子降气汤方各见《时方》　治痰嗽胀满喘促，上盛下虚。

紫苏汤《圣济》　治卒气短。
紫苏四钱　陈皮一钱　红枣二枚
水酒煎服。

虚　喘　方

加味六君子汤　治肺脾虚寒，痰嗽气喘。

人参　白术炒　茯苓　半夏各二钱
陈皮　甘草炙　干姜各一钱　细辛八分　五味七分
水煎服。

参附汤　治元气虚脱，手足逆冷，汗出不止，气短欲绝。

愚按：此上中下俱脱之症，若中焦脾气脱者，以白术一两代人参，名术附汤。上焦肺气脱者，以炙黄芪一两代人参，名芪附汤。但黄芪轻浮，必加麦冬三钱，五味一钱以纳之。下焦肾气脱者，以熟地黄一两代人参，但熟地性滞，非痰所宜，且功缓，非急症所倚，须加茯苓四钱导之，方为稳当。观仲景茯苓甘草汤、茯苓桂枝白术甘草汤、真武汤三方，皆以茯苓为君，皆治汗出不止。盖以汗之大泄，必引

① 辑："辑"通"戢"。

肾水上泛，非茯苓不能镇之，此以平淡之药，用为救逆之品，仲景之法，所以神妙也。

黑锡丹　治脾胃虚冷，上实下虚，奔豚，五种水气，中风痰潮危症。

喻嘉言曰：凡遇阴火逆冲，真阳暴脱，气喘痰鸣之急证，舍此再无他法之可施。予每用小囊佩带随身，恐遇急症不及取药，且欲吾身元气温养其药，藉手效灵，厥功历历可纪。

徐灵胎曰：镇纳元气，为治喘必备之药，当蓄在平时，非一时所能骤合也。

六味丸方各见《时方》　治肾阴虚不能纳气者，加麦冬五钱，五味一钱。

肾气丸方见《金匮》　治肾阳虚不能纳气。

全真一气汤《冯氏锦囊》　治上焦虚热，下焦虚冷，此方清肃在上，填实在下之法。

熟地一两　人参一二三钱或一两，另炖调复
麦冬　牛膝各二钱　冬白术炒，三钱　五味七分　附子一钱，须重用
水煎服。

枸杞汤方见《时方》　治气短。

贞元饮见《三字经》

余推景岳制方之意，以气为阳，血为阴。大汗、亡血、产后及热病之后，血虚则气无附丽，孤阳无主，时见喘促，故以此饮济之缓之，其要旨在"济之缓之"四字，今人顺口读过，便致许多误事。盖阴血枯竭，最喜熟地之濡润以济之，犹恐济之不及济，中加当归以助其济之之力，呼吸气促，最宜甘草之大甘以缓之，犹恐缓之不能缓，故用至二三钱，以成其缓之之功。

熟地三五钱至一两　当归　炙草各二三钱
水煎服。

长孙男心典按：气为夫，血为妻，无

妻夫必荡，自然之势也。此方补血为主，使气有归附，渐渐而平，缓剂也。今人于真阳暴脱，气喘痰涌危症，不知议用附子汤、真武汤及黑锡丹等药，而以贞元饮投之，则阴霾冲天，痰涎如涌，顷刻死矣。此方入经，不能入肾，不可不知。

真武汤　治水气咳呕，小便不利，四肢肿，腹痛。

次男元犀按：以上治喘等方，多主水饮，因仲景云"短气皆属饮"一语，悟出无数方法，药到病瘳，指不胜屈，方知取法贵上也。

真武为北方水神，以之名汤者，籍以镇水也。附子辛热，壮肾之元阳，则水有所主；白术之温燥建中土，则水有所制；附子得生姜之辛散，于补水中寓散水之意，白术合茯苓之淡渗，于制水中寓利水之道；尤妙在芍药之苦降，以收真阳之上越。盖芍药为春花之殿，交夏而枯，籍其性味，亟令阳气归根于阴也。

附子汤方各见《伤寒》

此方即真武汤去生姜加人参，其补阳镇阴，分歧只一味与分两略殊，学者读古人书，必于此处究心，方能受益。

《金匮》云：气短有微饮，当从小便去之，苓桂甘术汤主之，肾气丸亦主之。

喻嘉言曰：饮邪阻碍呼吸，故气短，但呼吸几微之介，不可辨。若呼之气短，是心肺之阳有碍，宜苓桂术甘汤以通其阳，阳气通，则膀胱之气窍利矣。若吸之气短，是肝肾之阴有碍，宜肾气丸以通其阴，阴通则少阴之关开矣。

按：气短分及呼吸，其旨微矣。

脉　息

宜浮滑，忌短涩。

景岳曰：微弱细涩者，阴中之阳虚也；浮大弦芤，按之全虚者，阳中之阴虚

也。微弱者顺而易医，浮空者险而难治。

哮　症

《圣济总录》曰：呷嗽者，咳而胸中多痰，结于喉间，与气相系，随其呼吸，呀呷有声，故名呷嗽，宜调顺肺经，仍加消痰破饮之剂。

次男元犀按：痰饮咳嗽喘证，俱宜参看。

射干丸　方见前用　治久呷嗽，喉中作声，发即偃卧不得。

杏仁丸《圣济》　治呷嗽有声。

杏仁去皮尖，炒　甘草炙，各一两　大黄蒸　牙硝熬，各五钱。

共为末，炼蜜丸如桐子大，空心姜汤送下二十丸。

紫菀杏仁煎《圣济》　治肺脏气积，呷嗽不止，因肺虚损，致劳疾相侵，或胃冷膈上热者。

紫菀　酥各二两　贝母　姜汁各三两　大枣去皮核，半斤　五味　人参　茯苓　甘草　桔梗　地骨皮洗，各一两　白蜜一斤　生地汁六两

共末，与蜜、生地汁同煎百沸，器盛三五次，成饴煎，仰卧含化一匙，日二服。

惊　悸

有所触而动曰惊，无所触而动曰悸。凡怔忡眴惕，皆其类也。高鼓峰曰：此心血少也，起于肾水不足，不能上升，以致心火不能下降。大剂归脾汤去木香，加麦冬、五味、枸杞，吞都气丸。杨乘六云：治怔忡大法，无逾此旨。如怔忡而实，挟包络一种有余之火，兼痰者，则加生地、川贝母、黄连之类以清之。

胡念斋曰：虽缘心血不足，然亦有胃络不能上通者，有脾脉不能入心者；有宗气虚而虚里穴动者；有水气凌心者；有奔豚上乘者。治法不甚相远，惟水气与奔豚，当另法治之。

孙男心典按：水气凌心，轻则用小半夏加茯苓汤以泄之，重则用茯苓甘草汤安之，再重则用真武汤镇之，奔豚用桂枝汤加桂主之，或以茯苓桂枝甘草大枣汤主之。

脉　息

不论浮沉迟数虚实大小，最忌促结代散。

方　药

桂枝加桂汤　茯苓桂枝甘草大枣汤

王晋三曰：肾气奔豚，治宜泄之制之，茯苓、桂枝通阳渗泄，保心气以御水凌；甘草、大枣补土以制水泛；甘澜水缓中而不留，入肾而不著，不助水邪，则奔豚脐悸之势缓。是汤即茯苓甘草汤，恶生姜性升而去之，其义深切矣。

小半夏加茯苓汤　方见《金匮》

真武汤　方见《伤寒》

都气丸　即六味丸加五味子一两见《实在易》。

归脾加栀子丹皮汤　方见《时方》即归脾汤加山栀、丹皮各一钱。

血　症

朱丹溪云：血随火而升降。凡治血症，以治火为先。然实火、虚火、灯烛之火、龙雷之火，不可不辨。

何谓实火？外受风寒，郁而不解，酝酿成热，以致大吐大衄，脉浮而洪，或带紧，宜用苏子降气汤加荆芥、茜草根、降

真香、玉竹之类以解散之。如风寒郁而不解以成内热，或阳脏之人，素有内火，及酒客蕴热，大吐大衄，脉洪而实，或沉而有力，宜犀角地黄汤、黄连解毒汤以凉泻之。四生丸虽是止血通套药，然止血之中，兼有去瘀生新之妙，所以可用。今人于此症，不敢用大苦大寒之品，而只以止血套药，如黑栀子、白及末、百草霜、三才汤加藕节之类，似若小心，其实姑息容奸，酿成大祸。止血而不去瘀，则瘀血停滞，而为发热咳嗽，皮肉甲错，成干血劳症，仲景所以有䗪虫、水蛭、虻虫、大黄之治法。盖此症火势燎原，车薪之火，非一杯之水所可救，芩、连、栀、柏及大黄之类，补偏救弊，正在此时。俟火势一平，即以平补温补之药维之，所谓有胆由于有识也。凡此之类，俱宜釜下抽薪，而釜中之水，无沸腾之患矣。

四生丸
苏子降气汤

何谓虚火？劳役饥饱过度，东垣谓之内伤，以补中益气汤主之。思虑伤脾，倦怠少食，肌肉瘦削，怔忡不寐，薛立斋以归脾汤主之。东垣云：火与元气不两立，元气进一分，则火退一分，所谓参、芪、甘草为泻火之良药是也。此症吐血咳血，必积渐而来，以至盈盆盈斗，脉必洪大，而重按指下全空，必以前汤及当归补血汤，峻补其虚，虚回而血始止。况血脱益气，古训昭然。脱血盈盆盈斗，若用柔润之药，凝滞经络，鲜克有济，必以气分大补之品，始可引其归经，此余屡试屡验之法也。又有脉细小而手足寒冷，腹痛便滑，以虚寒之症，《仁斋直指》所谓阳虚阴必走是也。以理中汤加木香、当归主之。若泥于诸血属火之说，而用凉血止血套药，止而复来，必致不起，可不慎哉。

补中益气汤

归脾汤

次男元犀按：白芍易木香，是高鼓峰法，以建中汤得来，妙不可言。或加五味五分，麦冬二钱，血不止，加栀子、茜草各一钱。

当归补血汤

已上三方，宜因症加减。如血不止，外以白及三钱，藕节三钱，研末，以药汁送下三钱即止。盖凡药必由胃而传化诸经，而此散能直入肺窍而止血也。或另用童便送下四钱亦妙。

何谓灯烛之火？人身阴阳，曰水曰火，水火之宅，俱在两肾之中。如先天不足，肾水素虚，又兼色欲过度，以竭其精，水衰则火亢，必为咳嗽、吐血、咳血等症。其脉浮虚而数，或涩而芤，外症干咳骨蒸，口舌生疮，小便赤短，如灯烛之火，油尽而自焚。治之之法，忌用辛热，固不待言，即苦寒之品，亦须切戒。盖以肾居至阴之地，若用寒凉，则孤阴不生，而过苦之味，久而化火，俱非阴虚症所宜也。须用甘润至静之品，补阴配阳。赵养葵云：灯烛之火，杂一滴水则灭，指苦寒之物。惟以六味丸养之以膏油。余每于水虚火亢之重症，用大补阴丸，多收奇效。

大补阴丸 方各见《时方》

此方滋阴降火，能治六味丸所不能治之症，勿以知柏之苦寒而疑之也。余向亦不能无疑，后读《名医方论》，极有发挥，遂信用之。

何谓龙雷之火？肾中相火不安其位，以致烦热不宁，舌燥口渴，为吐血、咳血、衄血等症，其脉两寸洪大，过于两关，两关洪大，过于两尺，浮按洪大，重按濡弱如无，宜用景岳镇阴煎、冯氏全真一气汤、七味丸、八味丸主之。盖龙雷之火，得雨而愈炽，惟桂附辛热之药，可以引之归原，所谓同气相求是也。

镇阴煎《景岳》 治阴虚于下，格阳于上，则真阳失守，血随而溢，以致大吐大衄，六脉细脱，手足厥冷，危在顷刻。

熟地一二两 牛膝 泽泻各二钱 附子 肉桂 炙草各一钱

水煎，温服。如热甚喉痹，以水浸冷服。此方使孤阳有归，则血自安。

八味丸方见《时方》 去附子名七味丸

全真一气汤《冯氏》 滋阴降火之神方。

熟地一两 冬白术人乳拌，蒸晒，二三钱 麦冬三钱 附子一钱 牛膝二钱 五味八分 人参二三钱或七八钱，用开水别炖调入

水煎服。

咳血、唾血、吐血，方书分别肺胃等症，何庸陋之甚也。凡吐血、衄血、下血，一切血症，俱不必琐分，惟认其大纲，则操纵自如。

下血之方甚多，火盛者，以苦参子九粒，或十四粒，去壳取仁，勿破，以龙眼肉包好，开水送下甚效。又于血症诸方中，择其应用者，再加槐花、地榆各三钱，黄芩一钱为使。

下血症属火固多，而虚寒亦复不少，宜以景岳寿脾煎，或圣术煎加黑姜服之，又常服黑地黄丸甚妙。

仲景以先便后血为远血，用黄土汤；先血后便为近血，用赤小豆当归散，神验。

黄土汤 治下血，并治吐血衄血如神。

赤小豆散方各见《金匮》 治下血，先血后便为近血。

又妇人血崩方，不外惜红煎加减，如未效，即宜大温大补，黄芪、白术可用二三两，附子可用至三五钱，方效。惜红煎见妇人门。

又男妇尿血，不痛为尿血，痛为血淋。以六味汤加血余灰一两，煎好，入生藕汁服。亦有气虚者，当归补血汤为主，挟热者，加竹叶、栀子主之，挟寒者，加附子主之。

脉　息

失血脉芤，或兼涩象，转紧转危，渐缓渐愈。虚微细小，元气不支。数大浮洪，真阴不足。双弦紧疾，死期可决。

喻嘉言龙雷之火论

龙雷之火，潜伏阴中，方其未动，不知其为火也。及其一发，暴不可御，以故载血而上溢。盖龙雷之性，必阴云四合，然后遂其升腾之势。若天清日朗，则退藏不动矣。故凡凉血清火之药，皆以水制火之常法，施之于阴火，未有不转助其虐者也。吾为大开其扃①，则以健脾中之阳气为一义。健脾之阳，一举有三善也。一者，脾中之阳气旺，如天清日朗，而龙雷潜伏也；一者，脾中之阳气旺，而胸中窒塞之阴气，则如太空不留纤翳也；一者，脾中之阳气旺，而饮食运化精微，复生其已竭之血也。况乎地气必先蒸土为湿，然后上升为云；若土燥而不湿，地气于中隔绝矣，天气不常清乎。古方治龙雷之火，每用桂附引火归元之法，然施之于暴血之症，可暂不可常。盖已亏之血，不能制其悍，而未生之血，恐不可滋之扰耳。究而论之，龙雷之火，全以收藏为主，以秋冬则龙雷潜伏也。用收藏药不效，略用燥烈为响导，以示同气相求之义则可，既已收藏，岂敢漫用燥烈乎？夫大病须用大药，大药者，天地春夏，而吾心寂然秋冬是也。昔人"逃禅"二字甚妙，夫禅而名之

————————
① 扃（jiǒng）：门户也。

曰逃，其心境为何如哉？学者遇此症，必以崇土为先，土厚则浊阴不升，而血患自息，万物以土为根，元气以土为宅，不可不亟讲矣。

荸荠酒饮 治大便下血。

荸荠捣汁半盅，将好酒半盅冲入，空心温服。

旱莲丸 治大便下血虚弱者。

旱莲草阴干为末，以槐花煎汤，调炒米粉糊丸如桐子大，每日服五钱，以人参五分煎汤下，二服即愈。

牛膝酒煎 治男子茎中痛，及妇人血结腹痛。

牛膝一大握，酒煮饮之。

旱莲车前汁 各方见《种福堂》 治小便下血。

旱莲草 车前子各等分

将二味捣自然汁，每日空心服一杯。

桂扁猪脏饮《种福堂》 治大便下血，日夜数次，历年久病，服之立愈。

雄猪脏一条，洗净，桂圆肉二两，鲜白扁豆花四两，将二味捣烂，用白糯米拌和，装入猪脏内，两头扎住，砂锅内炖烂，忌见铁器，然后将人中白炙脆，研末蘸吃，用酱油蘸吃亦可，不论吃粥吃饭，空心皆可吃，吃四五条即愈。

甘草青盐丸 治大便下血。

甘草一斤 青盐四两

将甘草研细末，用滚水冲入青盐，将青盐水炼甘草末为丸，如桐子大，早晚服之，无不见效。

甘草干姜汤

理中汤 方各见《伤寒》 加木香、当归各等分。

泻白散 方见《时方》

医学从众录卷三

闽吴航　陈念祖修园甫著
次男　元犀　灵石　参订
孙男　心典徽庵
　　　心兰芝亭　同校字

遗　精

梦而遗者，相火之强也，宜用龙胆泻肝汤，送下五倍子丸二钱。经云：厥气客于阴器，则梦接内。盖肝主疏泄，相火鼓之，则肾虽有闭藏之权，亦拱手授之矣。不梦而遗者，心肾之虚也，以六味丸为主，煎补中益气汤送下，以升提之。或用心过度，心不能主令，而相火用事者，亦前丸为主，而兼用归脾汤。有命门火衰，元精脱陷，玉关不闭者，急用八味丸以壮阳气，使之涵乎阴精而不泄。此赵氏之法，本其师薛氏，实中庸之道也。至于景岳秘元煎、固阴煎，苓术菟丝煎，皆见症治症之方，闽中多有此陋习。

张景岳云：精之藏制虽在肾，而精之主宰则在心。凡少年多欲之人，或心有妄想，外有妄遇，以致君火摇于上，相火炽于下，则水不藏而精随以泄。

诊　法

《诀》云：遗精白浊，当验之尺，结芤动紧，二症之的。

《正传》云：两尺洪数，必便浊遗精。

龙胆泻肝汤 方见《时方》 治胁痛，口苦耳聋，筋痿阴湿，热痒阴肿，白浊溲血。今借治梦泄，以肝实而火盛也。大苦大寒，不宜常服，加味逍遥散可以代之。

五倍子丸 治遗精甚效。

五倍子青盐，煮，晒，焙 茯苓各二两

蜜丸桐子大，每服二钱，日二服，空心盐汤送下，或以药汁送下。

又按：有梦而泄者，于补肾摄精方加莲子心一钱，酸枣仁二钱，所以治其妄梦也，多效。又多梦者，神之乱也，龙为天地之神，故龙骨最能补神而治妄梦，合之牡蛎之咸寒，便能引火归原，《金匮》桂枝龙骨牡蛎汤最为神妙，莲须为标药中之神品。

桂枝龙骨牡蛎汤 方见《金匮》 治男子失精，女子梦交。梦交，梦与男交合也。

按：虚羸浮热汗出者，除桂加白薇一钱，附子五分，名曰二加龙骨汤。方见《时方》。

秘元煎《景岳》 主治心脾。

远志八分 山药 芡实 枣仁炒，各二钱 白术炒 茯苓各一钱五分 炙草一钱 人参一二钱 五味十四粒 金樱子去核，二钱

水煎服，有火觉热者，加苦参一二钱，气大虚者，加黄芪二三钱。

固阴煎 主治肝肾。

人参随宜 熟地三五钱 山茱萸一钱五分
远志七分 山药炒，一钱 菟丝子炒香，三
钱 五味十四粒 炙草一二钱

水煎服，或加金樱子三钱。

苓术菟丝子煎 主治脾肾。

茯苓 白术米泔洗，炒 莲子肉各四两
五味酒蒸 山药炒另研，各二两 杜仲酒炒，
三两 炙草五钱 菟丝子制，十两

共研细末，用陈酒糊丸，桐子大，空
心汤下百余丸。气虚不摄精，加人参四
两。

张石顽曰：梦遗为肝热胆寒，以肝热
则火淫于外，魂不内守，故多淫梦失精，
或时悸，肥人多此，宜清肝，不必补肾，
温胆汤加入人参、茯苓、枣仁、莲肉。又
曰：梦遗多是阴虚火气用事，苟非确系阳
虚，桂、附、鹿茸等助阳之药，慎勿轻
用；非确系气虚，参、术、远志辈益气之
药，不可漫施。试观梦遗必在黎明阳气发
动之时，其为阴虚阳扰可知矣。

沈芊绿云：心藏神，肝藏魂，肾藏
精，梦中所主之心，即心之神也，梦中所
见之形，即肝之魂也，梦中所泄之精，即
肾之精也。要之心为君，肝肾为相，未有
君火动而相火不随之者。当先治其心火，
而后及其余，宜黄连清心饮、茯苓汤加
减。

黄连清心饮

黄连 生地 甘草 当归 人参 茯
神 枣仁 远志 莲子各等分

水煎服。

茯神汤

茯神 远志 菖蒲 茯苓 黄连 生
地 当归 甘草 莲子 枣仁 人参随时
加减

水煎服。

文蛤津脐膏 治遗精。

文蛤研细末，以小儿津调贴脐内，立
止。

思仙丹各见《种福堂》 治阴虚火动
梦遗神方。

莲须 石莲肉去肉青翳并外皮 芡实各十
两，去壳

上为末，再以金樱子三斤去毛、子，
水淘净，入大锅内水煎，滤过再煎，加饴
糖和匀前药，丸如桐子，每服七八十丸。

封髓丹 治遗精。

砂仁一两 黄柏三两 甘草炙，七钱

上末，炼蜜丸。

四君子汤方见《时方》 原方加龙
骨、牡蛎、莲须。

温胆汤 即二陈汤加竹茹三钱，枳实
八分。

赤 白 浊

浊者，浑浊之谓也。方书多责之肾，
而余独求之脾。盖以脾主土，土病湿热下
注，则为浊病，湿胜于热则为白，热胜于
湿则为赤，治之之法，不外导其湿热，湿
热去而浊自清矣。苍白二陈汤加黄柏、石
菖蒲、萆薢主之。久患不愈，宜求之肾，
以二妙地黄丸，与萆薢分清饮间服。又
《内经》云：中气虚而溺为之变。宜四君
子汤、补中益气汤加减主之。又有命门火
衰，气不摄精，致败精为浊，宜以八味温
其命火，加菟丝子、车前子导其败精。总
之，浊出精窍，与淋出溺窍者不同，病之
稍久，宜固肾不宜利水，此要旨也。茯菟
丸、水陆二仙丹之类皆固肾药。

苍白二陈汤

苍术盐水炒 白术 茯苓 半夏各二钱
陈皮 甘草 黄柏各一钱 萆薢三钱 石
菖蒲八分。

水煎，空心服。如赤浊，加连翘一钱

五分，丹参二钱，莲子心五分。如脉弦胁痛，为肝火，加龙胆草、栀子各一钱。如口渴、气喘、脉涩，是为肺火，加麦冬三钱，桑白皮、紫菀各二钱五分。如咽痛，脉沉，为肾火，加玄参三钱。

次男元犀按：此方妙在半夏，升清降浊，熟读《本草经》者自知。

二妙地黄丸《冯氏锦囊》

熟地四两　山萸　苍术盐水炒　山药各二两　茯苓　丹皮　泽泻　黄柏秋石水浸，炒，各一两五钱

蜜丸桐子大，每服三五钱，日二服，盐汤下。或加牡蛎二两，益智仁一两，菟丝子一两，车前子七钱。

萆薢分清饮方见《时方》　治真元不固，赤白浊。

将军蛋方　治白浊，兼治梦遗。

生大黄三分，研末　生鸡子一个

将鸡子顶尖上敲破一孔，入大黄末在内，纸糊炊熟，空心吃之，四五朝即愈。

龙牡菟韭丸　治色欲过度，赤浊白浊，小水长而不痛，并治妇人虚寒，淋带崩漏等症。

生龙骨水飞　牡蛎水飞　生菟丝粉生韭子粉

上四味，各等分，不见火，研细末，干面冷水调浆为丸，每服一钱，或至三钱，晚上陈酒送下，清晨服亦可。

蚕砂黄柏汤　治遗精、白浊有湿热者。

生蚕砂一两　生黄柏一钱

二味共研末，空心开水下三钱，六七服即愈。

白果蛋方　治白浊。

用头生鸡子一个，开一小孔，入生白果肉二枚，饭上蒸熟，每日吃一个，连吃四五次，即愈。

龙骨韭子汤　治遗精滑失。

白龙骨一两，研末　韭子炒，一合

上为末，空心陈酒调服三钱。

小菟丝石莲丸　治女痨疸及遗精、白浊、崩中、带下诸证。

菟丝子五两，酒浸，研　石莲肉二两　白茯苓一两，蒸

上为细末，山药糊为丸，桐子大，每服五十丸，加至一百丸，或酒或盐汤空心送下，如脚无力，木瓜汤下，晚食前再服。

龙莲芡实丸各见《种福堂》　治精气虚，滑遗不禁。

龙骨　莲须　芡实　乌梅肉

上等分为末，用山药丸如小豆大，每服三十丸，空心米饮下。

癃闭　五淋

癃闭者，小便点滴不通，甚而为胀为肿，喘满欲死。五淋者，小便痛涩淋沥，欲去不去，欲止不止，有砂、膏、气、血、劳五种之分。

癃闭用利水之药，人所知也，若愈利而愈闭，胀闷欲死，宜治其本。经云：膀胱者，州都之官，津液藏焉，气化则能出矣。今小水点滴不能出，病在气化可知。桂性直走太阳而化气，此症实不可缺。阴虚不化，热逼膀胱，小腹胀痛，尺脉旺，宜服滋肾丸主之。阳虚不化，寒结膀胱，小腹不痛，尺脉弱，宜加减肾气丸主之，然犹恐未能即效，又有巧法以施，譬之滴水之器，闭其上而倒悬之，点滴不能下也，去其上之闭，而水自通流，宜以补中益气汤提之，即以此药再煮服尽，以手探吐，顷刻即通，而更有启其外窍，即所以开其内窍之法。麻黄力猛，能通阳气于至阴之下，肺主皮毛，配杏仁以降气，肺气下达州都，导水必自高原之义也，以八正

散加此二味，其应如响，如夏月不敢用麻黄，恐阳脱而汗漏不止，以苏叶、防风、杏仁三味等分，水煎温服，覆取微汗，而水即利矣。此张隐庵治水肿验案。虚者以人参、麻黄各一两煎服，神效。此卢晋公验案。如汗多不任再散者，即以紫菀、桑白皮各三钱，麦冬五钱，加于利水药中，或加于升提药中，亦效。此李士材验案。皆下病上取之法也。治水肿者，可遵此法以治其标，即以六君子汤去甘草加苍术、厚朴、炮姜、附子以扶脾气，以复元气。

淋症有五，方治甚多，而总不外于蕴热，统以景岳大分清饮主之。

五淋，下如砂石，合益元散更加琥珀，或石首鱼头内石子五六个，研末调下。膏淋，下如膏脂，加萆薢、海蛤粉各二钱，石菖蒲八分。气淋，气滞不通，脐下烦闷胀痛，加荆芥二钱，香附、生麦芽各一钱；不愈，再加升麻，或用吐法。血淋，瘀血停蓄茎中，割痛难忍，加牛膝、生地、当归、桃仁各三钱，红花、川芎各一钱；不愈，另用牛膝膏。劳淋，从劳役而得，气化不及州都，本方合补中益气汤同煎服。

以上五淋，俱属蕴热所致，又有一种，名曰冷淋，四肢口鼻冷，喜饮热汤，以加味肾气汤主之。更有过服金石热药，败精为淋，与老人阳已痿，而思色以降其精，则精不出而内败，以致大小便牵痛如淋，愈痛则愈便，愈便则愈痛，宜前饮加萆薢、菟丝子、石菖蒲、远志以导之，后服六味丸。

脉 息 与遗精白浊同

宜浮大，忌沉细。

方 药

滋肾丸 治小便点滴不通，及治冲脉上逆，喘呃等症。

补中益气汤 各见时方 治一切气虚下陷。

加味肾气丸 见水肿

大分清饮《景岳》

茯苓 泽泻 木通各三钱 猪苓 栀子或用 枳壳 车前子各一钱，或加甘草梢一钱

八正散《宝鉴》 治诸淋。

瞿麦 栀子 萹蓄 大黄 滑石 木通 车前子 甘草各一钱

加灯心一钱，水煎服。

牛膝膏 治死血作淋。

桃仁去皮尖 归尾各一钱 牛膝四两，酒浸一宿 白芍 生地各一两五钱

水十盏，微火煎至二碗，入麝香少许，四次空心服，如夏月用凉水浸换，此膏不坏。

附 用 诸 方

瓜蒌瞿麦丸方见《金匮》 小便不利者，有水气，其人若渴，此主之。

胞转方 治丈夫女人胞转，不得小便八九日者。

滑石一斤 寒水石一两，研 葵子二升

以水一斗 煮五升，服尽即利。

治石淋方

车前子一升，绢袋，以水八升，煮取三升，空心顿服之，须臾当下石子，宿勿食，服之良。古之一升今约略小茶盅一盅，古之一两约略三钱。

治热淋方各见《千金翼》

白茅根四斤洗净，水一斗五升，煮取五升，每服一升，日三夜二。

治血淋方

生苎根洗，去皮，五两，水六杯，煎三杯，每服一杯，一日三服。

治血淋方

天青地白草五钱，水二杯，煎八分，

空心服，一日三服。

田螺青盐膏 治中暑，大小便不通。

用田螺三枚捣烂，入青盐三分，摊成膏，贴在脐下一寸，即愈。

独蒜栀子贴脐膏各见《种福堂》 治小便不通。

独囊大蒜一个　栀子二十一个　盐一匙

共捣敷脐中，良久即通，若不通，敷阴囊上，即愈。

五淋汤

龙胆泻肝汤各见《时方》 治胁痛，口苦耳聋，筋痿阴湿，热痒阴肿，白浊溲血。

心　痛

心痛即胃脘痛也。心为君主之官，本不受邪，若受邪而痛，是真心痛，手足青至节，朝作夕死。痛有九种，宜细辨而药之。

气痛，脉沉而涩，诸气郁滞，及七情过用所致，宜二陈汤加沉香、乌药、百合主之。

加味二陈汤

半夏　乌药　茯苓各二钱　炙草七分
陈皮一钱　沉香五分　百合五钱或一两　生姜三片

水煎服。

百合合众瓣而成，有百脉一宗之象，其色白而入肺，肺主气，肺气降则诸气俱调，此医书所不载，余得之海外奇人，屡试屡效。或无沉香，即用紫苏叶一钱代之。

血痛，脉浮沉俱涩，其痛如刺，不可按扪，或寒热往来，大便黑，宜失笑散主之。

失笑散见《时方》

研末醋汤送下，挟热者，加栀子三钱，高良姜一钱，煎汤送下；寒者以肉桂一钱，煎汤送下。

痰痛即饮痛，脉滑，咳嗽，其痛游走无定，宜二陈汤加干薤白五钱，瓜蒌皮二钱主之。

火痛，脉数而实，口渴面赤，身热便秘，其痛或作或止，宜金铃子散主之，如火盛者，用栀子二钱，川楝子去核，黄连、良姜、泽泻、丹参各一钱，香附一钱五分，水煎服。

金铃子散见《时方》

冷痛，脉迟而微细，手足俱冷，其痛绵绵不休，喜用热手按者，宜桂附理中汤加当归二钱，以济其刚，木通一钱，以通其络。痛久则入络也。

虚痛即悸痛，脉浮而小细，或沉而短涩，其痛重轻相间，多日不愈，心悸，最喜摩按，得食小愈，饥则更痛，宜归脾汤加石菖蒲一钱，木香五分主之。

注痛，入山林古庙古墓，及感一切异气则痛，其人语言错乱，其乍大乍小，左右手若出两人，宜平胃散加藿香二钱，入些少麝香服之。

虫痛，脉如平人，其痛忽来忽止，闻肥甘之味更痛。闻食而虫头上昂也。按摩稍止，虫惊而暂伏也。唇红，舌上有白花点，年力壮者，以景岳扫虫煎主之。虚弱者，以理中汤去甘草，加乌梅二枚，川椒一钱五分，吴茱萸、黄连、肉桂各一钱，当归二钱主之。

食痛，食积停滞，嗳腐吞酸，恶食腹满，其痛或有一条扛起者，脉实而滑，右关更实，宜平胃散加山楂、麦芽、半夏各二钱，胀甚者，更加莱菔子（生研）一钱，水煎服，如初病食尚在胃，服此汤，即以手探吐之。

又 简 易 方

荔香散 治心痛甚效，妇人尤效，服数次可以除根。

荔枝核一两二钱。炒 木香七钱，不见火

共研末，米汤或开水，或酒下二钱。

皂角散 治胃脘剧痛，百药不效，服此即止。

牙皂去子弦，炒紫焦，研末

每服一钱，烧酒送下，此可偶服，不可常服。

游山方 治胃脘痛多效。

草果 元胡索 五灵脂醋炒 没药炒，各二钱

共研末，酒调下二三钱。

扫虫煎《景岳》 治虫上攻胸腹作痛。

青皮 吴萸 茴香各一钱 槟榔 乌药各一钱五分 细榧肉三钱 乌梅二枚 甘草八分 朱砂 雄黄各五分

水煎，入雄黄、朱砂末调服。先啖肉脯，少顷服药。

灵脂厚朴散 治心头痛，欲死不可忍者。

灵脂 良姜 厚朴姜汁炒

上各等分，为细末，每服一钱，醋汤下即止。

黑枣胡椒散各见《种福堂》 治心口胃脘痛。

用大黑枣去核，每个中间入胡椒七粒，仍将枣包好，炭火上煅焦黑存性，研末，每服四分，陈酒送下三四服，必愈。加木香、枳壳、红花、当归、五灵脂少许，更妙。

黑枣丁香汤《种福堂》 治胃寒呕吐，并治寒疟。

大黑枣七枚去核，每个内入丁香一粒，煮烂，去丁香，将枣连汤空心服，七

服见效。

腹中上下诸痛

腹中上下诸痛，寒热虚实，皆能致之。温清消补，及发表攻里诸法，皆所以止痛，故止痛无定方也。今因《医学真传》部位分析清楚，亦是认证之捷径，故全录之。噫，《金匮》诸法，何等精详，十载研穷，致讥迂阔，今亦穷而知返也。然古贤章程，终不敢废，编中所录，虽曰从时，亦从纯而不从拜乎上之道也。

心 痛 续 论

心为君主而藏神，不可以痛，今云心痛，乃心包之络，不能旁通于脉故也。心痛有论有方，今因全录高士宗此论，存之以备参考，《种福堂》良方有丹参一两，檀香、砂仁各一钱，煎服。

心脉之上，则为胸膈，胸膈痛乃上焦失职，不能如雾露之溉，则胸痹而痛，薤白、蒌仁、贝母、豆蔻之药，可以开胸痹以止痛。

两乳之间，则为膺胸，膺胸痛者，乃肝血内虚，气不充于期门，致冲任之血，不能从膺胸而散则痛，当归、白芍、红花、银花、续断、木香之药，可和气血而止痛。

有中脘作痛，手不可近者。夫手不可近，乃内外不和，外则寒气凝于皮毛，内则垢浊停于中脘，当审其体之虚实而施治，莫若以灯草当痛处，爆十余点，则寒结去而内外通，便不痛矣。

有中脘之下，当阳明胃土之间，时痛时止者，乃中土虚而胃气不和，若行血消泄之剂服之过多，便宜温补，但以手重按之，则痛稍平，此中土内虚，虚而且寒之

明验也。宜香砂理中汤。

乳下两旁，胸骨尽处痛者，乃上下阴阳不和，少阳枢转不利也，伤寒病中每多此痛，当助其枢转，和其气血，上下通调则愈矣。宜小柴胡汤加味。

大腹痛者，乃太阴脾土之部，痛在内而缓，坤土虚寒也。痛兼内外而急，脾络不通也。盖脾之大络，名曰大包，从经隧而外出于络脉。今脾络滞而不行，则内外皆痛。《太阳篇》云：伤寒阳脉涩，阴脉弦，法当腹中急痛，先与小建中汤，不差者，与小柴胡汤，此先补益于内，而后枢转于外也。

脐旁左右痛者，乃冲脉病。冲脉当脐左右，若寒气所凝，其冲脉之血，不能上行外达，则当脐左右而痛，当用血分之药，使胞中之血通达肌表，若用气药无裨也。当归四逆汤加吴茱萸、生姜。

脐下痛者，乃少阴水脏，太阳水府，不得阳热之气以施化，致阴寒凝结而痛。少阴虚寒，当用附子、肉桂以温之，太阳水府虚寒，亦当用附子、桂枝以温之。盖太阳与少阴，相为表里，互为中见者也。亦有火逼膀胱不通而痛者。

小腹两旁，谓之少腹，少腹痛者，乃厥阴肝脏之部，又为胞中之血海，盖胞中之水，主于少阴，而胞中之血，主于厥阴也。痛者，厥阴肝气，不合胞中之血而上行也。肝脏不虚者，当疏通以使之上，肝脏虚者，当补益以助其下。盖厥阴不从标本，从中见少阳之气，使厥阴上合乎少阳，则不痛矣。

两旁季胁痛者，肝气虚也，宜暖肝煎。两胁之上痛者，少阳之气不和也。宜小柴胡去参、枣加牡蛎、青皮之类。景岳云：肾虚羸弱之人，多胸胁间隐隐作痛，此肝肾精虚不能化气，气虚不能生血而然。凡人之气血，犹源泉也，盛则疏通，

少则壅滞，使不知培补气血，但以行滞通经，则愈行愈虚鲜不殆矣。又高士宗云：所痛之部，有气血阴阳之不同，若概以行气消导为治，漫云通则不痛。夫通则不痛，理也，但通之之法，各有不同。调气以和血，调血以和气，通也；下逆者使之上行，中结者使之旁达，亦通也；虚者助之使通，寒者温之使通，无非通之之法也；若必以下泄为通，则妄矣。

附录备用方

瓜蒌薤白白酒汤方见《金匮》　胸痹喘息咳唾，胸背痛，短气，寸脉沉而迟，关上小紧。

方中加半夏二钱，名瓜蒌薤白半夏汤，治胸痹不得卧，心痛彻背。

小建中汤

大建中汤各见《伤寒》　治心胸大寒痛，呕不能饮食，腹中寒，上冲皮起，出见有头足，上下痛不可触近。

长孙心典按：上中二焦为寒邪所痹，故以参姜启上焦之阳，合饴糖以建立中气，而又以椒性下行，降逆上之气，复下焦之阳，为温补主方。

附子粳米汤　腹中寒气，雷鸣切痛，胸胁逆满，呕吐。

徐忠可曰：此方妙在粳米，鸣而且痛，腹中有寒气也，乃满不在腹而在胸胁，是邪高痛下，寒邪实从下而上，所谓肾虚则寒动于中也，故兼呕逆而不发热，以附子温肾散寒，半夏去呕逆，只用粳米合甘枣调胃，建立中气，不用术，恐壅气也。

大黄附子汤　胁下偏痛，发热。钱院使云：偏当作满。其脉紧弦，此寒也。

按痛而满，满连胁下，而六脉弦紧，非附子不能温其寒，非大黄不能攻其实，非细辛不能散其结聚，三药实并行不悖

也。

厚朴三物汤 痛而闭者，此汤主之。

当归生姜羊肉汤 各见《金匮》 寒疝腹中痛，及胁痛里急者，亦治产后腹中疞痛。

寒多者加生姜二两五钱，痛多而呕者，加陈皮五钱，白术二钱五分。

暖肝煎《景岳》 治肝肾虚寒，小腹疼痛，疝气等症。

当归二三钱 枸杞三钱 茯苓 乌药小茴各二钱 肉桂一二钱 沉香一钱，或木香亦可 生姜三五片

水煎服。

按此方加防风、细辛、桃仁、山萸肉，治肝虚胁痛，有奇效。

枳芎散 治左胁刺痛。

枳实 川芎各五钱 炙甘草三钱

为末，每服三钱，姜汤下。

推气散 治右胁疼痛，胀满不食。

姜黄 枳壳麸炒 桂心各五钱 炙甘草三钱

为末，每服三钱，姜汤下。

呕 吐 哕

吐者，有物无声；哕者，有声无物；呕者，声物俱出，总属于胃。时医以二陈汤加藿香、砂仁统治之，虽是庸浅活套，尚不碍理，余亦从之，但当分别寒热虚实表里而加减耳。寒者，口和身冷，或兼腹痛，脉必迟细，吐出如多有冷气，宜再加吴萸、干姜、丁香之类。热者，或为热渴，或为烦躁，脉必洪数，吐必涌猛，形气声色，必皆壮厉，宜再加黄芩、黄连、麦冬、沙参、竹茹之类。实者，或因食滞，必多胀满，宜再加厚朴、山楂、麦芽、神曲之类；或因气逆，必痛连胁肋，宜再加抚芎、香附、紫苏、连翘之类，或

另用左金丸、逍遥散之类。表者，邪自外至，必头痛发热，宜倍用生姜。里者，邪不在表，兼心下痞者，宜二陈汤加黄芩、黄连、干姜、人参、大枣，仿半夏泻心汤之意；兼见腹满便硬者，二陈汤加厚朴、大黄，仿承气汤之意。若在半表半里，必见口苦，寒热往来，宜另用小柴胡汤治之。虚者，胃气虚也，或命门火气虚也，宜二陈汤加香、砂外，重用人参、白术，以补胃气；不愈，更加干姜、附子、吴萸，以温补命门，或以八味丸汤；直补命门真火，随宜变通。景岳云：无实无火而呕吐者，胃虚也；或误服寒凉而呕吐者，胃虚也；食无所停，闻食则呕者，胃虚也；气无所逆，闻气则呕者，胃虚也；或食入中焦而不化者，胃虚也；食入下焦而不化者，命门虚也。然胃本属土，非火不生，非暖不化，是土寒即土虚也，土虚即火虚也，脾喜暖而恶寒，土喜燥而恶湿，故张石顽治虚寒呕吐，每用伏龙肝两许，煮汤澄清，代水煎药，可谓得治吐之大要矣。治泄泻亦不外此理，而吐呃亦属胃虚，宜于六君子汤去甘草，加黄连、干姜、蜀椒之类。

次男元犀按：仲景旋覆代赭石汤，本以治心下痞，噫气不除，今于呕吐不止之症，借用甚效者，取其重以降逆也。干姜黄连黄芩人参汤，本以治寒邪隔热于上焦，今于食入即吐之症，取用甚效者，以干姜散上焦之寒，芩、连清心下之热，人参通格逆之气，而调其寒热，以至和平。不用生姜、半夏者，胃气虚不堪辛散；不用甘草、大枣者，呕不宜甘也。又吴茱萸汤，治阳明食谷欲呕，又治少阴病吐利手足逆冷，烦躁欲死，又治干呕、吐涎沫、头痛三症如神。盖取吴茱萸大热，直入厥阴，能降气而消阴翳，人参扶其生气，姜枣和其胃气，使震坤合德，土木不害，而

呕吐平矣。

哕者，胃中虚冷，及停饮居多，亦有失于攻下，胃中实热而哕者，证必腹满。仲景云：哕而腹满，视其前后，知何部不利，利之则愈，承气汤、猪苓汤是也。

哕逆有虚热，橘皮竹茹汤。哕属虚寒，橘皮干姜汤。寒甚去通草，加丁香、附子，寒热错杂者去甘草，加丁香、柿蒂。

哕声频密相连为实，攻热为主，若半时哕一声者为虚，温补为主，如腹满、不尿、脉散、头汗、目瞪而哕者，死在旦夕。

诊　　法

上部有脉，下部无脉，其人当吐不吐者死。脉阳紧阴数为吐，阳浮而数亦吐，寸紧尺涩，胸满而吐，寸口脉数者吐，紧而涩者难治，紧而滑者吐逆。脉弱而呕，小便复利，身有微热，见厥者难治，病人欲呕吐者，不可下。呕吐大痛，吐出色如青菜色者危。

旋覆代赭石汤 方见《伤寒》　治胃虚，噫气不除。

进退黄连汤 见《实在易》

黄连姜汁炒　干姜炮　人参人乳拌蒸半夏姜制，各一钱五分　桂枝三钱　大枣二枚

进法，用本方上三味俱不制，水三茶杯，煎一杯，温服。退法，不用桂枝，黄连减半，或加肉桂五分，如上逐味制熟，煎服法同，但空腹服崔氏八味丸三钱，半饥服煎剂耳。

吴茱萸汤 治胃气虚寒，干呕，吐涎沫，头痛。

干姜黄连黄芩人参汤 各见《伤寒》

柯韵伯云：凡呕家夹热，不利于香砂橘半者，服此方而晏如。

长孙男心典按：食入即吐，不使少留，乃火炎之象，故苦寒倍于辛热，不名

泻心者，以泻心汤专为痞硬立法耳。要知寒热相结于心下，而成痞硬，寒热相阻于心下，而成格逆，源同而流异也。

干姜　黄连　黄芩　人参各一钱五分
水煎温服。

橘皮竹茹汤 治胃虚呃逆。

中焦气虚，则厥阴风木得以上乘，谷气因之不宜，变为呃逆，用橘皮升降中气，人参、甘草补益中焦，生姜、大枣宣散逆气，竹茹以降胆木之风热耳。

橘皮干姜汤 治干呕吐逆，吐涎沫而哕。

补　　论

《金匮》云：病人欲吐者，不可下之。

欲吐者，阴邪在上也，若下之，不惟逆其阳气，反伤无故之阴，变害莫测，岂独反胃而已。

食已即吐者，大黄甘草汤主之。

胃素有热，食复入之，两热相冲，不得停留，用大黄下热，甘草和胃。张石顽云：仲景既云：欲吐者不可下，又用大黄甘草汤，治食已即吐，何也？曰：欲吐，病在上，因而越之可也，逆之使下，则必愦乱益甚，既吐矣，吐而不已，有升无降，当逆折之使下，故用大黄。

大黄甘草汤 方见《金匮》　治食已即吐。

通草橘皮汤 《千金》　治伤寒胃热呕吐。

通草二钱　橘皮一钱五分　粳米一合
生芦根汁

水煎热服，去通草、橘皮，加竹茹、生姜汁，《千金》名芦根饮子，治伤寒后呕哕、反胃、干呕。

丹溪云：凡呕家禁用服瓜蒌实、桃仁、莱菔子、山栀，一切有油之物，皆犯胃作吐。景岳云：呕家亦忌苍术，以其味

不醇而动呕也。

茯苓半夏汤　沈芊绿云：食已心下痛，隐隐不可忍，吐出痛方止，证名食痹，吐食，宜此汤主之。

麦芽　茯苓　半夏　白术　神曲　橘皮　天麻　生姜各等分

水煎服。

麦天汤　亦主之。

麦冬　天麻　茯苓　白术　半夏　陈皮　神曲　生姜各等分

水煎服。

呃　逆

景岳曰：呃逆症，谓其呃之连声，无不由于气逆，而呃之大要，亦惟三者而已。一曰寒呃，二曰热呃，三曰虚脱之呃。寒呃者，头痛、恶寒、发热、脉紧，外寒可散，宜二陈汤倍加生姜、陈皮主之；腹痛、口中和、手足冷、脉微，内寒可温，以理中汤、四逆汤加丁香、砂仁主之，去其蔽抑之寒，而呃止矣。火呃者，口渴烦躁，三焦之火可清，以黄芩汤加半夏；竹叶石膏汤加姜汁主之。潮热狂乱，腹满便硬，阳明实火可下，以三承气汤主之，火势未甚者，只以安胃饮主之，去其冲上之火，火静则气自平而呃止矣。惟虚脱之呃，或以大病之后，或以虚羸之极，或以虚损误攻而致呃逆者，当察其中虚，速宜补脾，以六君子汤、理中汤加丁香、柿蒂、白豆蔻主之，察其阴虚，速宜补肾，以六味汤、八味汤加紫石英主之，归气饮最妙。虚甚者，必须大剂补元煎加丁香、白豆蔻主之。然实呃者，不难治，惟元气败竭者，乃最危之候也。更有伤寒之呃者，仍当于伤寒门阅之。张石顽曰：平人饮热汤，及食椒姜即呃者，此胃中有寒痰死血也，死血用韭汁童便下越鞠丸，虚

人用理中汤加蓬术、桃仁，痰加茯苓、半夏。呃逆皆是寒热错乱，二气相搏使然，故治亦多用寒热相兼之剂，观丁香柿蒂散，可以知其义矣。

丁香柿蒂散　治呃逆通剂。

丁香　柿蒂

等分为末，每服二钱，开水送下。

安胃散《景岳》　治胃火上冲，呃逆不止。

陈皮　山楂　麦芽各五分　木通　泽泻　黄芩　石斛各一钱

水煎，食远服，如胃火热甚，加石膏。

归气饮《景岳》　治气不顺，呃逆呕吐，或寒中脾肾等症。

熟地三五钱　茯苓　扁豆各二钱　干姜炮　丁香　陈皮各一钱　藿香一钱五分　炙草八分

水煎服，中气寒甚，加制附子。肝肾寒者，加吴茱萸、肉桂，或加当归。

羌活附子汤　治胃冷呃逆。

附子　羌活　茴香各一钱　干姜四分　木香二分

为末，入盐一撮，水煎，微温服。

丁香煮散与《局方》不同　治胃反呕逆，呃哕泄泻。

丁香三十七粒　建莲肉去心，二十七粒，上二味另煎，去滓　生姜七片　黄秫米半盏

水一碗半，煮熟，去姜药啜粥。

半夏生姜汤方见《金匮》　治呃逆欲死。

刀豆子散　治病后呃逆不止。

刀豆子烧存性，滚水调服二钱，即止。

元红散各见《种福堂》　治呃逆不止。

荔枝七个，连皮烧存性，为末，百滚汤调服，立止。

医学从众录卷四

闽吴航　陈念祖修园甫著

次男　元犀　灵石　参订

孙男　心典徽庵
　　　心兰芝亭　同校字

痉　厥　癫　狂　痫　瘫痪

厥者，从下逆上之病也。《伤寒》论厥，以手足厥冷而言，阳厥用四逆散，阴厥用四逆汤。此主《内经》。暴厥者不知与人言，及血之与气并走于上，则为大厥之旨，与《伤寒》不同。痉者，强直反张之象也。痫者，猝然昏仆，筋脉瘛疭，口角流涎，或作牛马猪羊鸡之声，后人分为五痫是也。病有间断故名为痫。癫者，或歌或哭，如醉如痴，其候多静而常昏。狂者，语言狂妄，少卧不饥，其候多躁而常醒。瘫痪者，病在筋骨，左瘫右痪，将成废人。六症医书分治，其实一厥阴尽之。治得其要，只取数方，捷如影响。盖厥阴属风木，与少阳相火同居，厥阴之气一逆，则诸气皆逆，气逆则火发，火发则风生，风生则必挟木势而害土，土病则聚液而成痰，其归并于心也。心气大虚，而不能御之，或从阳化而为狂，或从阴化而为癫。心气尚未全虚，受其所凌则昏倒，正气一复而遂瘥，其症有作有止，则为痫。其逆行于内也，或乘肾气之虚，则为喑痱而为肾厥；或因烦劳以扰其阳，阳亢阴亏而为煎厥；或怒火载血上行，气血乱于胸中，相薄而厥逆，则为薄厥；或因怫郁不解，阳气不能四达，手足与身俱冷，中风身温，中气身冷，则为气厥；或阳腾络沸，则为血厥；或因秽浊蒙神，乱其阴阳之气，则为尸厥；或于饱食之后，适有感触，胃气不行，阳并于上，则为食厥；时见吐蛔，则为蛔厥；湿痰上逆，则为痰厥；以及阳衰而阴凑之，令人足下热，热甚则循三阴上逆，则为热厥，其发见于外也，风火迅发，病起于骤然，手足抽掣，角弓反张，或从实化，为无汗之刚痉。或从虚化，为有汗之柔痉。《内经》云：诸暴强直，支痛缩戾，里急筋缩，皆属于风。医者可于此而验风邪之体段焉。土为木克，则聚液而成痰，痰挟风而流注，则左瘫而又右痪。《左传》云：风淫末疾。医者可于此而知风邪之流极焉。凡此六者，症各不同，其源则一。余只以乌梅丸益厥阴之体，以宣厥阴之用；又以风引汤治厥阴风火，痰涎幻变错杂之病。举凡治刚痉用葛根汤，柔痉用桂枝加栝蒌根汤。痉之表症急者，用小续命汤以攻表，痉之里症急者，用承气汤以攻里之类而不效；治寒厥用六物附子汤，热厥用六味汤，薄厥用蒲黄汤，煎厥用玉女煎、龙荟丸，气厥用八味顺气汤，血厥用白薇汤，尸厥用苏合香丸，食厥用加味平胃散，蛔厥用扫虫煎，肾厥用地黄饮子，痰厥用瓜蒂散之类而不效；治狂用白虎汤、生铁落饮、凉膈散、滚痰丸，治癫用定志丸、天王补心丹、导痰汤及独参汤加竹沥、姜汁之类而不效；治痫用龙荟丸、丹矾丸、五痫丸及紫河车丸之类而不效；治瘫痪用二妙散及舒筋保肝散之类而不效者，种种方药，无不对症，对症而犹不效，其故何也？盖缘未尝求于厥阴一经，而信服乌梅丸、风引汤二方神妙也。二方本于仲景，而喻嘉言独得其旨，但引而不发，浅学人扪索不来。至叶天士则引伸触类，妙义无穷。若风火犯于上者，此"风火"二字即上厥阴风木与少阳相火之义，勿误解为外来风火。不免凌金烁液，用麦门冬汤及琼玉膏，为补金柔制法；若风火犯于中而为呕为胀者，用六君子汤去术加木瓜、姜、芍之类，及附子粳米汤加人参，为补脾凝肝法；若风火震动心脾，而为悸为消者，用甘麦大枣汤合龙、牡之属，为缓其急、镇其逆法；若少阳相火，挟厥阴风木之威，而乘巅摇络者，用羚羊、钩藤、元参、连翘之剂，为熄风清络法；若肝胆厥阴化风旋逆者，用龙胆、芦荟、木通、青黛之类，为苦降直折法；若本脏自病，而体用失和者，以椒、梅、桂、芍之类，为寒暄各得法；若因母脏之虚，而扰及子脏之位者，用三才配合龟甲、磁朱，及复脉汤去姜、桂，入鸡子黄之属，为安摄其子母法。至于痿厥之治，厥阴病，风旋阳冒神迷则为厥，阳明病，络空四末不用则为痿。尤觉神奇，取血肉介类，改汤为膏，谓其力厚重实，填隙止厥最速。凡此之类，虽不明用乌梅丸、风引汤成方，而细味其旨，无一不从此二方神悟出来。甲寅岁，余在吴航书院掌教，尝与学徒讲论，以"读于无字处，文到有神时"二句，为

举业妙谛，而学医者，亦必到此境地，方许出而论证也。

脉　息

宜实大，忌沉细，渐缓则渐愈，渐数则渐甚，若数而弦紧，及见牢革促代诸脉，难治。

葛根汤 方见《伤寒》

小续命汤 方见《时方》

风引汤 方见《金匮》

桂枝加栝蒌汤 方见《金匮》　原方加栝蒌，分两倍于桂芍。

六物附子汤　治寒厥。

附子　肉桂　防己各二钱　炙草一钱　白术　茯苓各一钱五分

水煎服。

六味汤 方见《时方》

白虎汤 方见《伤寒》

麦门冬汤 方见《金匮》

白薇汤《本事》　人平居无疾苦，忽如死人，气过血还，阴阳复通，移时方寤，名曰血厥，妇人多有之。

白薇　当归各二钱　人参　甘草炙，各五分

水二杯，煎一杯，温服。

蒲黄汤　治薄厥。

蒲黄一两　清酒十六盏，热沃之

温服。

八物顺气汤　治气厥。

白芷　台乌药　青皮　陈皮各一钱　人参七分　茯苓　白术各一钱五分　炙草七分

水煎服。

地黄饮子 方见《时方》

平胃散 方见《时方》

玉女煎 见头痛

瓜蒂散　大小承气汤　调胃承气汤俱见《伤寒》

附子粳米汤 方见《金匮》

三才汤 见咳嗽

凉膈散 方见《时方》　或加胆南星、石菖蒲。见中风。

舒筋保肝散　治左瘫右痪，筋脉拘挛，身体不遂，脚腿少力，干湿脚气，及湿滞经络，久不能去，宜导诸气。

木瓜五两　草薢　五灵脂　牛膝酒浸　续断　白僵蚕炒　松节　芍药　乌药　天麻　威灵仙　黄芪　当归　防风　虎骨酒炒，各一两

上用无灰酒一斗，浸上药二七日，紧封扎，日足，取药焙干，捣为细末，每服二钱，用浸药酒调下，酒尽，用米汤调下。

喻嘉言曰：此治风湿搏结于筋脉之间，凝滞不散，阻遏正气不得通行之方。

滚痰丸 方见《时方》　治一切实痰异症，孕妇忌服。

生铁落饮 方见《三字经》　治狂妄不避亲疏。

定志丸《千金》　治言语失伦，常常喜笑发狂。

人参　茯苓各三两　石菖蒲　远志甘草汤泡，去骨，一两

上四味为末，蜜丸梧子大，饮服七十丸，亦可作汤服。血虚加当归，有痰加半夏、橘皮、甘草、生姜。

五痫丸　治五痫。

朱砂　真珠各二钱　水银　雄黄各五分　黑铅一两五钱，用水银煅，结成砂

研末，蜜炼丸，如麻子大，小儿每服三四丸，大人加倍，煎金银花、薄荷汤送下。

紫河车丸

癫痫多由母腹中受惊，积久失调，一触而发，遂成此症，此先天受病，故用河车丸，以人乳送下，取同气相求之义。时贤加当归、人参各二两，朱砂五钱，此方如龙骨、龟板、石菖蒲，皆可加入。

紫河车一具，用米泔洗去血，生捣

禾米蒸熟，晒干研末，为丸梧子大，空心每服五十丸，人乳送下。

当归龙荟丸 方见《时方》　治肝经实火，大便秘结，小便涩滞，或胸膈疼痛，阴囊肿胀，凡属肝经实火，皆宜用之。叶天土云：动怒惊触，致五志阳越莫制，狂乱不避亲疏，非苦降之药未能清爽其神识也。

丹矾丸 张石顽　治五痫甚效。

黄丹一两　白矾二两

银罐中煅通红，为末，入腊茶一两，不落水猪心血为丸，绿豆大，朱砂为衣，每服三十丸，茶清送下，久服其涎自便出，服一月后，更以安神药调之。

甘草大枣汤 叶天士加减方　治厥发丑寅，阳明少阳之阳震动。

生地　天冬　阿胶　鸡子黄　生龙骨　小麦

水煎服。本方原只小麦、大枣、甘草三味，治妇人脏躁，悲哀欲哭。

叶天士方　治惊恐，阳升风动，宿痫遂发，吐痰呕逆，不言，络脉失利也。

羚羊角　石菖蒲　胆星　远志　连翘　钩藤　天麻　橘红

水煎服。

小半夏汤加白糯米

叶天士云：冲脉乃阳明所属，阳明虚则失阖，厥气上犯莫遏。《内经》治肝不应，当取阳明，制其侮也，暂用通补入府，取乎腑以通为补之义。

叶天士药膏方

案云：尝治顾某阴络空隙，内风掀然鼓动而为厥，余用咸味入阴和阳，介类有情之潜伏，颇见小效。但病根在下深远，汤剂轻浮，焉能填实？改汤为膏，取药力味重以填实之，亦止厥一法。

鲜鳖甲　龟板　猪脊髓　羊骨髓　生地　天冬　阿胶　淡菜　黄柏

熬膏，早服七钱，午服四钱。

乌梅丸 方见《伤寒》　统治厥阴诸症，厥热相间，及蛔厥久利。

柯韵伯曰：六经惟厥阴难治，其本阴而标热，其体风木，其用相火。《内经》云：必伏其所主，而先其所因，或收或散，或逆或从，随所利而行之，调其中气，使之和平，是治厥阴法也。仲景立方，皆以辛甘甘凉为君，不用酸收之品，而此方用之者，以厥阴主肝木耳。《洪范》曰：木曰曲直，曲直作酸。《内经》曰：木主酸，酸入肝。君乌梅之大酸，是伏其所主也。配黄连泻心以除痞，佐黄柏滋肾以除渴，先其所因也。肾者肝之母，用椒、附以温肾，则火有所归，而肝得所养，是固本也。肝欲散，用细辛、干姜之辛散，以逐其所欲也。肝藏血，用桂枝、当归之温润，所以引其归经也。寒热杂用，则气味不和，故佐以人参调其中气，以苦酒浸乌梅，同气相求。蒸之米下，资其谷气，加蜜为和，少与而渐加之，缓以治其本也。仲景此方，本为厥阴诸症之法，叔和编于吐蛔条下，令人不知有厥阴之主方。观其用药，与诸症符合，岂止吐蛔一症耶？

痫症续论

王叔和主阳跷、阳维、阴维、督脉，详载《脉经》及李濒湖《奇经考》，宜参观之。

张石顽云：昼发灸阳跷，宜补中益气汤加益智；夜发灸阴跷，宜六味丸加鹿胶。

薛氏云：凡有此症，欲发未发前二三日，先宜看耳后高骨间，有青筋纹，抓破出血，可免其患。

张石顽曰：痫症之发，由肾中龙火上升，而肝家雷火相从挟助也。惟有肝风，故作搐搦，则通身之脂液逼迫而上，随逆而吐出于口也，阴气虚不能宁谧于内，则附阳而上升，故上热而下寒，阳气虚，不能周卫于身，则随阴而下陷，故下热而上寒。

当归承气汤 秘传方　治男、妇痰迷心窍，逾墙越壁，胡言乱语。

当归尾一两　大黄酒洗　芒硝　枳实　厚朴各五钱　炙甘草三钱

水三杯，煎八分服。

温胆汤

骆氏《内经拾遗》云：癫狂之由，皆是胆涎沃心，故神不守舍，理宜温胆，亦治痫病。

即二陈汤加鲜竹茹、枳实各二钱，或调飞矾分半。

磁朱丸 方见《时方》　治癫、狂、痫如神。

疝　气

疝气，睾丸肿大，牵引用小腹而痛。丹溪云：专属肝经。景岳云：病名疝气，以治疝必先治气也。盖寒有寒气，热有热气，湿有湿气，逆有逆气，俱当兼用气药也。

长孙男心典按：虽有寒、水、筋、气、血、狐、癫七疝之各，其治法不外温经散寒、除湿行气、活血、导火、软坚为主。《别录》云：以五苓散加木通、川楝子、橘核、木香统治之。实为简捷可从，若苦楝子丸，及三层茴香散，为久患不愈者立法，《千金翼》洗方，为暴痛欲死者立法，不可不知，癥瘕，即妇人之疝也。

脉　息

宜沉实，忌虚弱。

加味五苓散

白术炒，三五钱，利腰脐之死血，导湿实脾为君　茯苓二三钱，导心与小腹之气下行，从膀胱而泄　猪苓　泽泻各二钱，利水行湿　木通一钱，入络止痛又引热下行　橘核三钱，行滞气为导引之品　肉桂五分或一钱，温肝肾，血中气药，止痛如神，又入膀胱化气利水　苦楝子去核，一钱五分，苦降以纳诸药到于患所　木香一钱，调气止痛

水三盅，煎八分，空心服，或入食盐一捻。寒甚加附子、干姜一二钱；热甚加黄柏、栀子一二钱；湿胜加防己一钱；坚硬如石加昆布一钱，牡蛎（煅）三钱；痛甚加桃仁二钱，川山甲五片，炒乳香五分。

苦楝子丸　治奔豚、小腹痛、疝气，如神。

川楝子　茴香各二两　附子一两

三味用酒二升同煮，晒干为度，焙干为末，每药末一两，入元胡索三钱，一作五钱，全蝎十八个，炒，丁香十八粒，共为末，酒炼丸如桐子大，温酒下五十丸，空心服。如痛甚，煎当归酒下。

三层茴香丸　治一切疝气如神。

大茴香五钱，同盐五钱炒，和盐秤一两　川楝净肉　沙参　木香各一两

共为末，炼蜜丸桐子大，每服三钱，空心温酒下，或盐汤下，才服尽，接第二料。

照前方加荜拨一两，槟榔五钱，共五两半，依前丸服法，若未愈再服第三料。

照前二方加茯苓四两，附子（炮）一两，共前八味重十两，丸服如前，但每服三钱，虽三十年之久，大如栲栳，皆可消散，神效。

蜘蛛散方见《金匮》　治阴狐疝气，偏有大小，时时上下。

洗阴肿核痛《千金翼》　治丈夫阴肿如斗，核中痛。

雄黄末　矾石研，各一两　甘草一尺

水一斗，煮二升洗之，如神。

淋洗囊肿神效《锦囊秘方》

连须葱白头一十一根，不必洗净去土　川椒　麦冬炒焦　地肤子各一两

四味煎汤，淋洗囊上良久，次日再洗，以消为度。

荔枝散《种福堂》　治阴中肿大不消。

用顶大荔枝核十二三个，煅灰存性，以火酒调和糊，吃下即消，若未消，连吃二三服。

眩　晕

《内经》云：诸风掉眩，皆属于肝。掉，摇也；眩，昏乱旋转也，皆由金衰不能制木，木旺生风，风动火炽，风火皆属阳而主动，相搏则为旋转。《内经》又云：上虚则眩，是正气虚而木邪干之也。又云：肾虚则头重高摇，髓海不足，则脑转耳鸣。皆言不足为病。仲景论眩以痰饮为先。丹溪宗河间之说，亦谓无痰不眩，无火不晕。皆言有余为病。前圣后贤，何其相反如是。余少读景岳之书，专主补虚一说，遵之不效，再搜古训，然后知景岳于虚实二字，认得死煞，即于风火二字，不能洞悉其所以然也。盖风非外来之风，指厥阴风木而言，与少阳相火同居。厥阴气逆，则风生而火发，故河间以风火立论也。风生必挟木势而克土，土病则聚液而成痰，故仲景以痰饮立论，丹溪以痰火立论也。究之肾为肝母，肾主藏精，精虚则脑海空而头重，故《内经》以肾虚及髓海不足立论也。其言虚者，言其病根；其言实者，言其病象，理本一贯。但河间诸

公，一于清火驱风豁痰，犹未知风火痰之所由作也。余惟于寸口脉滑，按之益坚者为上实，遵丹溪以酒大黄治之；如寸口脉大，按之即散者为上虚，以一味鹿茸酒治之；寸口脉微者以补中益气汤，或黄芪白术煎膏入半夏末治之。然欲荣其上，必灌其根，如正元散及六味丸、八味丸，皆峻补肾中水火之妙剂。乙癸同源，治肾即所以治肝，治肝即所以熄风，熄风即所以降火，降火即所以治痰。神而明之，存乎其人，难以笔楮传也。如钩藤、玉竹、菊花、天麻柔润熄风之品，无不可于各方中出入加减，以收捷效也。

诊　法

左手脉数，热多；脉涩，有死血；浮弦为肝风。右手滑实为痰积，脉大是久病，虚大是气虚。

正元丹《秘旨》　治命门火衰，不能生土，吐利厥冷有时，阴火上冲，则头面赤热，眩晕恶心，浊气逆满，则胸胁刺痛，脐腹胀急。

人参三两，用川乌一两煮汁收入，去川乌　白术二两，用陈皮五钱煎汁收入，去陈皮　茯苓二两，用肉桂六钱酒煎汁收入，晒干勿见火，去桂　甘草一两五钱，用乌药一两煎汁收入，去乌药　黄芪一两五钱，用川芎一两酒煎收入，去川芎　薯蓣一两，用干姜三钱煎汁收入，去干姜

上六味，除茯苓，文武火缓缓焙干，勿炒伤药性，杵为散，每服三钱。水一盏，姜三片，红枣一枚，擘，煎数沸，入盐一捻，和渣调服。服后饮热酒一杯，以助药力。此方出自虞天益《制药秘旨》，本《千金方》一十三味，却取乌头、姜、桂等辛燥之性，逐味分制四君、芪、薯之中，较七珍散但少粟米，而多红枣，虽其力稍逊原方一等，然雄烈之味既去，则真滓无形，生化有形，允为温补少火之驯

剂，而无食气之虞，真《千金》之功臣也。

一味鹿茸酒　注云：缘鹿茸生于头，头晕而主鹿茸，盖以类相从也。

鹿茸半两，酒煎去滓，入麝香少许服。

一味大黄散　丹溪云：眩晕不可当者，此方主之。

大黄酒制三次，为末，茶调下，每服一钱至二三钱。

加味左归饮　治肾虚头痛如神，并治眩晕目痛。

熟地七钱　山茱萸　怀山药　茯苓　枸杞各三钱　肉苁蓉酒洗，切片，四钱　细辛　炙草各一钱　川芎二钱

水三杯，煎八分，温服。

头　痛

景岳云：头痛一证，暂痛者必因邪气，久痛者必因元气。但暂痛者，有外感头痛，有火邪头痛；久病者，有阴虚头痛，有阳虚头痛。然亦有暂病而虚者，久病而实者，又当因脉因证而详察之，不可执也。或寒热、脉紧、清涕、咳嗽，脊背疼痛者，此寒邪在表而然，治宜疏散，九味羌活汤及茶调散、清空膏主之。或内热脉洪，头脑振振，痛而兼胀者，此火邪在里而然，治宜清降，玉女煎及一味大黄散主之。或因水亏而火动，蒸热脉弦，痛兼烦躁者，此阴虚血虚而然，治宜补阴，以六味汤、左归饮，加肉苁蓉、细辛、川芎主之。或因遇阴则痛，遇寒亦痛。倦怠脉微者，此阳虚气虚而然，治宜扶阳，以补中益气汤加蔓荆子、川芎，八味汤，右归丸主之。或外感头痛，当察三阳、厥阴。盖三阳之脉俱上头，厥阴之脉亦会巅，太阳在后，阳明在前，少阳在侧，此又当有所主，亦外感所当辨也。但内伤头痛，则

不得以三阳为拘耳。至真头痛者，头痛甚，脑尽痛，手足寒至节，死不治；或灸百壮，吞黑锡丹，可救十中之一。

脉　息

宜浮滑，忌短涩。

九味羌活汤方见《时方》　治太阳轻症。

葛根汤方见《伤寒》　治阳明。

小柴胡汤方见《伤寒》　治少阳。

麻黄附子细辛汤方见《伤寒》　治少阴。

当归四逆汤方见《伤寒》　治厥阴。

川芎茶调散《局方》　治久风化火，头痛及偏正头风。

川芎　白芷　羌活　防风　荆芥　薄荷　甘草炙，各一两　香附童便浸，炒，二两

为末，食后清茶调服二两，日三服，妇人产后，黑豆淋酒服，轻者三服，重者五七服效。一本无香附，有细辛五钱。

清空膏　治头风湿热上盛，遇风即发。

羌活　黄芩各一钱，酒炒　甘草炙，七分　防风一钱　黄连五分，酒炒　柴胡四分　川芎三分

水煎，入清茶一匙服。

玉液汤《济生》　治眉棱骨痛。

半夏六钱，汤泡七次，切片，作一服　生姜十片

水煎，去渣，纳沉香末少许服。

玉女煎《景岳》　治水亏火盛，六脉浮洪大，头痛、牙疼、失血等症。

生石膏三五钱　熟地三五钱或一两　麦冬二钱　知母　牛膝各一钱五分

水煎服。

玉真圆《本事》　治肾气不足，气逆上行，头痛不可忍，谓之肾厥，其脉举之则弦，按之则石坚。

硫黄二两　石膏煅　半夏汤洗　硝石各一钱五分

为末，干姜汁糊丸，如梧子大，阴干，每服二十丸，或姜汤或米饮下，更灸关元穴百壮。

补中益气汤方见《时方》

当归补血汤方见《时方》　治血虚头痛。

按：加鹿茸三钱，沙参五钱，黄酒半杯煎，更效。又方，只用当归二两，黄酒四杯，煎一杯半，分两服效。

加味左归饮方见《时方》　治肾虚头痛如神，此余乡前辈胡先生新定方也。

清震汤《保命》　治雷头风，头面疙瘩，憎寒拘急发热，状如伤寒。疙瘩宜刺出血。

升麻二钱　苍术四钱　荷叶一个

水煎，食后服。

头风摩散方见《金匮》　治大寒犯脑头痛。

止痛太阳丹《奇效》

天南星　川芎等分

为末，同莲须、葱白作饼，贴太阳痛处。

贴头痛风热病秘方

大黄　朴硝等分

为末，用井底泥捏饼，贴两太阳穴。

气攻头痛方《奇效》

蓖麻子、乳香各等分，捣成饼，贴太阳穴，如痛止，急于顶上解开头发出气，即去药。

透顶散《本事》　治偏正头风，远年近日皆效，并治鼻塞，不闻香臭。

细辛三茎　瓜蒂七枚　丁香七粒　粳米七粒，一作赤小豆　龙脑半分　麝香一分

研末，置小口罐中，紧塞罐口。令患人口含清水，随左右，搐一豆大于鼻中，良久涎出，即安。不愈，三日后再搐。

按：此本《金匮》纳药鼻中取黄涎之法，酒客多湿头重者宜之。

又法：治偏正头风，以生莱菔捣汁，令患者仰卧，以汁灌鼻中，左痛灌右，右痛灌左，左右俱痛，俱灌之。

又头风有偏正之殊，其病皆在少阳阳明之络，以毫针刺痛处数穴，立效。

张石顽云：外用法，不若蒸法最效，方用川芎半两，晚蚕沙二两，僵蚕如患年岁之数，以水五碗，煎至三碗，就砂锅中以厚纸糊满，中间开钱大一孔，取药气薰蒸痛处，每日一次，虽年久者，三五次永不再发。平时置新鲜木瓜于枕边，取香气透达，引散肝风，亦良法也。

简 易 方

头风脑中空痛，用川芎、当归各三钱，共研末，黄牛脑一个和匀，分三次，热酒送下，尽醉卧，醒即愈。

头风诸药不效，用大附子一只切片，同绿豆一升，今用二盏，煮熟，去附子，但服绿豆及汁，即愈。

生姜贴法《种福堂》　治太阳风寒头痛，及半边头痛。

生姜三片，将桑皮纸包好，水湿，入灰中煨熟，乘热将印堂、两太阳各贴一片，以带缠之，立愈。

桂麝太阳膏《种福堂》　治风寒半边头痛。

肉桂心一分　麝香二厘　人言①一厘　细辛　辛夷各五厘　胡椒十粒

共为末，用枣肉捣丸，如碗豆大一粒，放膏中心，贴准太阳穴内，一日见效，如壮年火盛者，愈后服黄芩、大黄泻火，则痛自愈。

白芷细辛吹鼻散《种福堂》　治半边头痛。

白芷　细辛　石膏　乳香去油　没药去油

上各味等，为研细末，次入鼻中，左痛吹右，右痛吹左。

---

① 人言：即砒霜，又名信石。

医学从众录卷五

闽吴航　陈念祖修园甫著

次男　元犀　灵石　参订

孙男　心典徽庵
　　　心兰芝亭　同校字

膈症　反胃

膈者，阻隔不通，不能纳谷之谓也，又谓之隔食，病在胸膈之间也。上焦出胃上口，主纳；中焦并胃中，主腐化；下焦别回肠，主济泌。此症三焦失职，百无一生。丹溪指为胃脘干枯，以四物汤入牛羊乳、竹沥、韭之类主之。薛氏指为怫郁伤肝，肝木克土，以左金丸、逍遥散、六君子汤、归脾汤、六味丸之类，随症间服。易思兰本此法以治气膈，晨吞八味丸百粒，暮服畅卫汤，开导其上，滋补其下，多效。赵氏以此病多得之五旬以上，肾水既干，阳火偏盛，煎熬津液，三阳热结，则前后闭涩，下既不通，必反于上，直犯清道，上冲吸门，须以六味丸料大剂煎饮，久服可挽十中之一二。然以余观之，膈症既成，终无治法。

问曰：既无治法，岂真坐视其亡耶？

修园曰：即欲服药，亦不过尽人事而已。吾乡老医某，只守程氏启膈饮一汤，始服颇效，久亦增病。然而痰火郁气阻逆于上者，亦借为引导也。《己任篇》专取阳明，以左归饮加生地、当归，亦所以开贲门、此门开则能纳食。幽门、此门开则

小便利。阑门此门开则大便润。之法也。此数方之意，皆仿于仲景大半夏汤用甘澜蜜水之法，而不知仲景取半夏以升降阴阳，借人参以重生津液，复得蜜之滋润，灌溉流通，而阻隔之患乃免。程氏以半夏耗液为禁，岂知仲景麦门冬汤及此方之微旨哉！

张石顽云：古人指噎膈为津液干枯，故水液可行，干物梗塞，为枯在上焦。余窃疑之。若果津液枯槁，何以食才下咽，涎随上涌乎？故知膈咽之间，交通之气不得降者，皆冲脉上行逆气所作也，惟气逆，故水液不得居润下之常，随气逆涌耳，若以津枯而用润下之剂，岂不反益其邪乎？宜六君子汤加减，挟寒，脉迟细者，加肉桂、附子，挟热脉数滑者，加枳实、黄连。若噎而声不出者，加五味子、竹茹；喉中有一块，食物不下者，痰气也，加海石、诃子；膈间作痛，多是瘀血，加归尾、桃仁、韭汁、童便，甚者加大黄微利之，《千金》五噎丸、五膈丸，亦可择用。

按：张石顽主于冲脉上逆，诚千古灼见，亦从仲景大半夏汤悟出，然必谓润下之剂反益其邪，是因其涎沫之多，而狃于见症之陋习也。冲脉不治，取之阳明，故

仲景以半夏降冲脉之逆，即以白蜜润阳明之燥，加人参以生既亡之津液。石顽此论，得其半而遗其半也。盖人之胃中，叠积如膏脂者，谓之胃阴，今因冲气上逆，口呕出粘涎，即日亡其胃阴，尚得谓滋润之剂宜屏绝乎，余所以不敢阿好也。

《人镜经》曰：《内经》云，三阳结谓之膈。盖足太阳膀胱经水道不行，手太阳小肠经津液枯涸，足阳明胃经燥粪结聚，所以饮食拒而不入，纵入太仓，还出喉咙。人之肠胃一日一便，乃常度也。今膈食之人，五七日不便，陈物不去，新物不纳。俗医强分为五膈十噎，支派既多，并丧其实，标本不明，是以火里煨姜，汤中煮桂，胡椒未已，荜拨继之，丁香未已，豆蔻继之，虽曰和胃，胃本不虚；虽曰温脾，脾本不寒，此病之所以日盛也。法当用三一承气汤节次微下之，后用芝麻饮啜之，陈腐去而肠胃洁，癥瘕尽而荣卫昌，饮食自进矣。

按：此法虽偏，而百无一生之症，急用之尚有余望，否则逡巡观望，何济于事。

反胃症，朝食暮吐，暮食朝吐，初患者尚可治。王太仆云：食不得入，是有火也；食入反出，是无火也。遵赵氏法，以六味丸治膈症，是壮水之主，以制阳光；以八味丸治反胃，是益火之源，以消阴翳。而自愚论之，食入反出，脾失其消谷之能，胃失其容受之能，宜理中汤温脾，加麦芽以畅达一阳之气，与参术消补同行，土木不害，而脾得尽其所能。或吴茱萸汤温胃，借吴萸以镇纳厥阴之逆气，合参枣甘温相济，震坤合德，而胃得尽其所能，而犹恐中土大寒，温补太缓，以干姜、吴萸、附子、荜茇、蜜丸，俾火化之速，复恐燥热上僭，伤上焦絪缊之气，以沙参、白术、茯苓、麦芽、五谷虫、甘草、白蔻仁为末，厚裹于外，又以朱砂六一散为衣，使温和之药，有外先行土，而辛热之药，由中焦以直达命门，熟腐水谷，续以八味丸收其全功。若病势之甚，第以八味丸缓服，未免迂阔矣。张石顽云：有阳虚不能统运，呕逆便秘，用人参大黄附子，攻之即通。瘀血在膈，阻滞气道而成者，用抵当丸作芥子大，吞二钱。但饮热汤及食椒姜辄呃者，有瘀血也。

诊　脉

浮缓而滑，沉缓而长，皆可治，弦涩短小为难治。

大半夏汤方见《金匮》

启膈饮方见《实在易》

三一承气汤方见《时方》

按：久病与羸败之人，前方未免太峻，余用麻仁丸及高鼓峰新方代之。高鼓峰悟王损庵治膈用大黄之妙，融会一方，颇为稳当。方用熟地五钱，当归、白芍、桃仁、麻仁各三钱，微微润之。其形体如常，即以前方内加大黄一二钱，以助血药。

加减左归饮经云：肾乃胃之关，关门不利，升降息矣。关门即气交之中，天之枢也，故肾旺则胃阴充，胃阴充则能食。

《己任篇》曰：膈症一阳明尽之。予治荆溪潘尔修之膈，用左归饮去茯苓，加生地、当归，两大剂而便润食进，又十剂而两便如常，饮食复旧。盖以左归饮中有甘草，则直走阳明，以和其中，且当归、生地合用，则能清胃火以生其阴，胃阴上济则贲门宽展。故饮食能进，胃阴下达则幽门、阑门皆滋润，故二便如常，去茯苓者，恐其分流入坎，不若专顾阳明之效速也。

和中畅卫汤

紫苏梗五分　香附醋炒　神曲炒　沙参各一钱　桔梗　连翘去子尖，各六分　木香四

分　苍术　川芎　贝母各八分　砂仁三分
生姜三片

水煎服。

易思兰自注云：香附、苏梗，开窍行气，苍术健中，贝母开郁痰，连翘散六经之火，抚芎发肝木之困，神曲行脾之郁，木香逐气流行，桔梗升提肺气，沙参助正气而不助火，此方提上焦之火邪，乃"火郁发之"之义也。然徒用此方，而不兼补下之药，虽能解散于一时，其火无水制，必然复生，而痞满噎膈之疾，恐尤甚于前也。

愚按：《内经》云：膈塞闭绝，上下不通，则暴忧之病也，可见此病多起于郁结不舒，胃气不能敷布所致，张鸡峰所谓神思间病是也。方中虽是解郁套药，而分两多寡，气味配合，似有独得之妙。又与八味丸间服，所以多效。喻嘉言资液救焚汤，与八味丸间服，亦是此意，但救焚汤大凉大降，流于奇险，不如此汤之平易近人也。

五噎丸《千金》　治胸中久寒，呕逆妨食，结气不消。

干姜　蜀椒　吴茱萸　桂心　北细辛各一两　人参　白术各二两　橘皮　茯苓各一两五分　附子一枚，炮

上为细末，炼蜜丸桐子大，酒服十五丸，日三服，渐加至三十丸。

五膈丸《千金》　治饮食不得下，手足冷，上气喘息。

麦门冬三两　甘草二两　蜀椒炒，去汗　远志肉　桂心　细辛　干姜炮，各一两　附子一枚，炮　人参二两

上为细末，炼白蜜丸弹子大，先食噙一丸，细细咽之，喉中胸尚热，药丸稍尽，再噙一丸，日三、夜二服，七日愈。

张石顽曰：二丸同用参、附、椒、辛、姜、桂之类，一以肝气上逆，胃气不下而呕噎，故用萸、橘以疏肝降逆，苓、术以健脾通津，一以肾气不蒸，肺胃枯槁而不纳，故用冬草以滋肺和胃，远志以补火生土，又呕噎而药食可进者，频与小丸调之。膈塞而饮食不纳者，时用大丸噙之。其立法之详若此，可不辩而忽诸。

吴茱萸汤方见《伤寒》

理中汤丸方见《伤寒》

连理丸理中丸加黄连

八味丸方见《时方》

又考隔食反胃，及呕吐粒米不入之症，多系七情不遂，激动其气，气乱载血上逆，菀积于中，胃气阻隔，用生鹅血乘热饮之，取其生气未离，以血攻血，直透关钥，引宿积之痰，一涌而出，而胸胁豁然。此法详于《苏东坡琐录》，前辈金淳还公，即韩慕庐东坦，俱已验效，推之生鸭血、生黄牛血，亦可用。

西洋药酒方《锦囊秘授》　治隔食翻胃，一切痢疾水泻等症，立验。

红豆蔻去壳　肉豆蔻面裹煨用，粗纸包压，去油　白豆蔻去壳　高良姜切片，炒　甜肉桂去皮　公丁香各研净细末，戥准五分

先用上白冰糖四两，水一饭碗，入铜锅内煎化，再入鸡子清二个，煎十余沸，入好烧酒一斤，离火置稳便处，将药末入铜锅内打匀，以火点着烧酒片刻，随即盖锅火灭，用纱罗滤去渣，入磁瓶内，有冷水去火气，随量少饮之。

缪仲淳秘传膈噎膏

人参浓汁　人乳　牛乳　梨汁　蔗汁　芦根汁　龙眼浓汁

上七味各等分，加姜汁少许，隔汤熬成膏子，下炼蜜，徐徐频服之，其效如仙丹。

贝母糖酒方

好陈酒一斤　冰糖十两　贝母去心　砂仁　木香　陈皮各二钱

上咀片，入磁瓶内，箬叶扎紧，上放

米一撮，煮以米熟为度，每日清晨服一大杯。

糖姜饼

用糖坊内上好糖糟一斤，生姜四两，先将糖糟打烂，和姜再捣做小饼，晒干，放入瓶内，置灶烟柜上，每日清晨，将饼一枚泡滚水内，少停饮汤。

八汁汤 治噎食。

生藕汁 生姜汁 雪梨汁 萝卜汁 甘蔗汁 白果汁 蜂蜜 竹沥

上各一盏和匀，饭上蒸熟，任意食。

牛羊人乳汁 治翻胃膈气，此证必起于肠枯血燥，大便在三四日一次，粪如马栗，若如羊屎者不治，口常吐白沫者不治。

牛乳、羊乳、人乳，不拘分两，总宜常服，为生血润肠之妙药。

疟 症

疟疾不离少阳，少阳为半表半里，邪居表里之界，入与阴争则寒，出与阳争则热，争则病作，息则病止，止后其邪仍据于少阳之经，浅则一日一作，深则二日一作，更深则三日一作。虽有别经，总以少阳为主，故仲景以"弦"字该本症之脉。盖于治法只一小柴胡汤，热多烦渴，加知母、花粉；寒多身疼，加干姜、桂枝。治之得法，一二服可愈。朱丹溪云：无汗要有汗，散邪为主，带补正；有汗要无汗，补正为主，带散邪。大抵于小柴胡汤中，无汗，麻黄可加二钱，即三解汤意也；有汗，桂枝、酒芍可各加二钱，即柴胡桂枝汤意也。如三五作不休，即于前方加常山三钱，一服即愈。俗谓常山截疟，用之太早，则截住邪气而成他病，不知常山祛痰涌吐，从阴达阳之药，正所以鼓邪气外出，何截之有？余每合川山甲、金银花三味，取其通达经络，又以人参、当归、白

术、何首乌之类，择用一二两为君，于疟未出时，服之多愈，至于方书分定名色，多歧反惑，而所应别者，如单寒无热为牝疟，宜理中汤、理阴煎加柴胡主之；单热无寒为瘅疟，或先热后寒为热疟，宜白虎汤加桂枝主之；劳役饥饱过度为劳疟，宜补中益气汤加柴胡主之；受山岚瘴气为瘴疟，宜藿香正气散、平胃散加柴胡主之；久疟心腹有块者，名疟母，以鳖甲饮主之。只此数症，略宜分别，究亦不离少阳一经也。若疟痢交作，只以小柴胡汤疏少阳之气，则陷者自举；加花粉三钱，滋阳明之液，则滞者自通，或即以此汤送香连丸一钱五分；挟虚者，以补中益气汤倍柴胡煎，送香连丸二钱，此薛立斋先生之心法也。

小柴胡汤 方见《伤寒》

男元犀按：凡服治疟药，宜疟未至前三时服，或煎两服，一服于疟期五鼓时服，留一服于疟未至前二时服，最妙。凡治疟古法必露一宿，以疟为暑邪，暑气得露而消也。又近医以初疟忌用人参、白术、茯苓，此说本之《嵩崖尊生》，余虽不满，亦当从众，今即照《嵩崖》，去人参加青皮一钱五分，寒多加干姜、桂枝各二钱，热多加知母、花粉各二钱，或加黄连、石膏。本方去人参，加常山、草果、知母、槟榔、川贝母各二钱，名清中驱疟饮，大意以无痰不成疟，此方为治疟之总方也，然亦多效。

鳖甲饮

鳖甲三钱，醋炙 白术炒 黄芪 川芎 酒白芍 槟榔 草果煨 厚朴 陈皮 甘草各一钱 生姜三片 枣肉三枚 乌梅一枚

水煎服。

又有久疟流连不愈，及三阴疟三日一作者，当分五脏之虚，而施温补，宜以景岳何人饮、休疟饮常服。疟作之期，或

加少阳药一二味，及常山、川山甲、附子、金银花之类，以通经络，或用人参一两，生姜一两，浓煎服之，此不截之截法也。家贫者，以冬白术一二两代之，血虚者，以当归一两代之。

疟虽有五脏之分，而久疟证治法，只以补脾为主，盖以土为万物之母，五脏六腑皆受荫焉。况疟为少阳之邪，戊己之土久受甲木之克，扶弱抑强之法，权实操于医者。宜于六君子汤、四君子汤、补中益气汤诸方，加之意焉。

何人饮

何首乌一两，不见铁或生用　人参二三钱或一两　陈皮一二钱，虚者不用　煨生姜二三钱

水煎服。

休疟饮

何首乌四钱或一两　人参二三钱　白术三钱炒　当归三钱　炙甘草一钱

阴阳水煎服。

又久疟不愈，必求之肾，如肾火不足，热多者以六味丸加味主之。肾水不足，寒多者以八味丸加味主之。《高鼓峰医案》云：余治一人三阴疟不愈，令吞八味丸，服人参养荣汤，冬至日再加附子一钱，至夜汗出而愈。汗出者阳回之兆，亦邪解之征也，愈于冬至日者，以阳生而阴退也。

疟疾脉象

疟脉自弦，浮弦表邪，沉弦里邪。洪弦属热，迟弦属寒。滑弦食积。久疟之脉，微细虚弱，渐缓则愈。弦紧则殆，土败双弦，代散莫救。

雄黄龟酒方　治三日久疟神妙。

用活大乌龟一个，连壳，左右肩上各攒一孔，以明雄黄九钱，研细末，每孔糁入三钱，外以磁黄泥包固，勿令泄气，炭火上煅存性，研细末，每服一钱，空心陈酒送下二三服，即止。

香橼雄黄散《种福堂》

陈香橼一个去顶皮，大者，每只加透明雄黄三钱，研细末，糁入香橼内，炭火中煅存性，再研极细末。每服七分，用软腐衣作六七包好，咽下，此日不可吃汤水，任其呕去顽痰。

斑蝥截疟丹《种福堂》

斑蝥　巴豆肉　朱砂各一钱　麝香二分　雄黄一钱五分　蟾酥五分

上用黑枣三枚，捣丸如绿豆大，贴眉心一周时，揭下投长流水中。

常山草果散《种福堂》

常山　草果　川乌　草乌　陈皮　甘草各一钱，研末

用绢袋盛贮，闻于鼻间，疟即止，不必煎服。

椒雄贴脐丸《种福堂》

胡椒　雄精

上二味等分研末，将饭研烂为丸，如桐子大，外以朱砂为衣，将一丸放在脐中，外以膏药贴上，疟即止。

术姜乌枣丸《种福堂》

白术一斤　生姜一斤，捣出汁，拌白术渣，晒干

上为细末，将黑枣一斤，煮烂，去皮核为丸。

桂麝椒雄膏《种福堂》　治虚寒疟，孕妇忌贴。

桂心一分　麝香三厘　雄黄七厘　川椒七枚

共研极细末，纳脐中，外以膏药贴之。

荸荠烧酒《种福堂》　治不论双、单疟。

用大荸荠，将好烧酒自春浸至秋间，如疟至不贪饮食，食则胀满不下者，每日服荸荠两个，三日即愈。

痢 症

王损庵云：痢症不外湿热二字，所受不外阳明一经。阳明为多气多血之府。湿，阴邪也，湿胜于热，则伤阳明气分，而为白痢；热，阳邪也，热胜于湿，则伤阳明血分，而为赤痢；湿热俱盛，则为赤白俱见。初病即以芍药汤主之，大意以行血则脓血自愈，调气则后重自除，真百发百中之奇方也。若发热头痛，脉浮而紧，是风寒郁而不解，内陷而为痢，宜以人参败毒散，鼓之外出，苟得微汗，其痢自松。若徒用痢门套药，杀人不少。大抵痢症渐久渐虚，而用药亦宜渐补渐调，四君子汤、六君子汤、四物汤、补中益气汤之类，煎送香连丸，是薛立斋先生治法，余遵用甚效。

芍药汤方见《时方》 治痢初起，腹痛里急后重者。

小便短涩者，加滑石二钱，泽泻钱半；腹痛者，加砂仁一钱；滞涩难出者，加当归、白芍各钱半，甚者，加大黄一钱；若食积者，加山楂三枚；白痢者，加陈皮、砂仁、茯苓各一钱；红痢者，加川芎、桃仁各一钱；红白相杂者，加川芎、桃仁以理血，滑石、陈皮、苍术以理气；如呕吐食不下者，加黑栀、莲子（去壳）三钱，仓米三钱，入生姜汁一滴，缓缓呷之，以泻胃口之热湿。

人参败毒散方见《时方》

加味平胃散

苍术二钱 陈皮 甘草各一钱 厚朴一钱五分 猪苓 黄芩 泽泻各一钱五分 干姜五分 白芍三钱 陈仓米一钱五

水煎服，色红者去干姜，加当归三钱，黄连一钱。

香连丸方见《时方》

张景岳谓痢症是夏月畏热贪凉，过伤生冷，至大火西流，新凉得气，则伏阴内动，应时而为下痢，初起宜抑扶煎、佐关煎温药以调之导之；久痢用胃关煎，温补命门真火，以扶脾土，则痢自止。景岳此说虽偏，不可尽信，而阴脏之人，素多寒病，一有不慎，即患此症，不可不知。余每于此症初起，察其脉迟而细，手足俱冷，腹痛而里急后重者，以干姜二钱，附子一钱，吴萸一钱，当归三钱，炙甘草一钱，大黄、白芍各一钱五分温通之。久痢每以八味丸与补中益气汤间服收功，粟壳、诃子、赤石脂、肉豆蔻兜涩之药，不可早服，久痢亦不可废。

又噤口痢，乃胃中湿热之毒，薰蒸清道而上，以致胃口闭塞，而成噤口之证，亦有误服涩热之药，而邪气停于胃口者，用人参、石莲子等分，煎服强呷，但得一口下咽，虚热即开，更以二味为末，频频服之。《种福堂》用五谷虫三钱，微炒研末，以米汤送下。

又休息痢，流连年余不愈，愈而又作，是兜涩太早，余邪未净，宜巴豆仁一钱，研去油净，当归一两，莱菔子五钱（炒），同研为末，以冬蜜为丸，如桐子大，每空心以开水送下三丸至七丸，以竭其余邪，自愈。

张石顽曰：血色鲜紫浓厚者，属热，若瘀晦稀淡如玛瑙色者，为阳虚不能制阴而下，非温理其气，则血不清，理气如炉冶分金，最为捷法。设不知此，概行疏利之法，使五液尽随寒降而下，安望有宁止之日哉？

以伏龙肝二两，取其温暖土脏，煎汤代水，煮参、术、苓、草、姜、桂等药，多取奇效。

五色痢是精气受伤，五液不守之患，宜益火消阴，实脾堤水，兼分理其精气，即噤口不食者，亦不出此法。又曰：丹溪治噤口痢，多用石莲子，今此物真者绝无，余常用藕汁煮熟，稍加糖霜频服，兼进多年陈米稀糜，调其胃气取效，此即石莲子之意也。

又曰：休息痢，服补中益气数剂不应，反下鲜紫血块者，此久风成飧泄，风气通于肝，肝伤不能藏血也，三奇散倍防风，加羌、葛、升麻，其一切利水破气药，皆为切禁。

三奇散　治痢后下重。

枳壳生　防风各一两　黄芪二两

为散，每服二钱，米饮下。

伏龙肝汤丸　治胎前下痢，产后不止。

炮黑山楂肉一两　熬焦黑糖二两

二味一半为丸，一半为末，用伏龙肝二两，煎汤代水，煎末二钱，送前丸二钱，日三、夜二服，一昼夜令尽。气虚加人参二三钱以驾驭之，虚热加炮姜、肉桂、茯苓、甘草，兼感风寒加白葱、香豉，膈气不舒，磨沉香汁数匙调服。

羊脂煎《千金》　治久痢不瘥。

羊脂一棋子大　白蜡二棋子大　黄连末一升　酢七合，煎，取稠　蜜七合煎取五合　乌梅肉二两　乱发炭，洗去垢腻烧末，一升

上七味，合纳砂锅中汤上煎之，搅可丸，饮服如桐子大三十丸，日三服。

张石顽曰：羊脂性滑利，《千金方》用治久痢不瘥，专取滑利，以通虚中留滞也。其后且有羊脂、阿胶、蜜、蜡、黍米作粥方，深得炎帝本经补中寓泻之意。

生死症及脉法

身不热者轻，身热者重，发热不休者死；能食者轻，不能食者重，绝食者死。发呕者死，直肠自下者死，久痢忽大下结粪者死，小儿出痘后即发痢者死，妇人新产即发痢者死。涩为血少，尺微厥逆，滑大主积，浮弦急死，沉细无害。

痢疾续论

次男元犀按：近传治痢有三禁。一曰发汗，盖以下利一伤其津液，发汗再伤其津液，津液去则胃气空，而下出之浊气，随汗势而上入胃中，遂成胀满难治。二曰利水，盖以痢疾里急后重，滞痛难忍，若前阴过利，而后阴愈涩，而积滞之物欲下甚难。三曰温补，盖以痢为湿热所伤，得温则以火济火，恐致腐肠莫救；得补则截住邪气，多致流连难愈。此三者，时医传授之心法也，然亦有不可泥者，《医学真传》曰：凡痢疾初起，发热不休，非肌有邪，即经络不和。温散而调营卫，外邪一解，其痢自松。若概以为热，开手即用寒凉，多有陷入变剧者不少，故喻嘉言所谓下痢必从汗，先解其外，后调其内，首用辛凉以解其表，次用苦寒以清其里，一二剂愈矣。用治痢之方再加发表之药。失于表者，外邪但从里出，不死不休，故虽百日之远，仍用逆流挽舟之法，引其邪而出之于外，则死症可活，危症可安，人参败毒散主之。服后必有暂时燥热，顷之邪从表出热自解矣。此可见发汗是治痢之要法也。又喻嘉言有急开支河一法，谓热邪之在里者，奔逼于大肠，必郁于膀胱，膀胱结热，则气不化而小便短赤，不可用逆挽，宜从其小便而顺导之，然而水出高源，尤宜用辛凉之药，清肺之化源，《金匮》有下痢肺痛者，紫参汤主之；通因通用。气利，诃黎勒散主之。通以下涎液，消宿食，破结气，涩以固肠脱，通塞互用之意也。亦见利水非古人之所忌也。至于温补法，详于《景岳全书》，如佐关、抑扶二煎，非温剂乎？胃关煎非补剂乎？虽矫枉之说，不能无偏，亦堪为肆用芩连楂

补者之救弊也，谁曰治痢有三禁乎？

喻嘉言曰：又有骤受暑湿之毒，水谷倾囊而出，一昼夜七八十行，大渴引水自救，百杯不止，此则肠胃为热所攻，顷刻腐烂，更用逆挽之法，迂矣，远矣。每从《内经》"通因通用"之法，大黄、黄连、甘草，一昼夜连进三五十杯，俟其利止渴缓，乃始乎调于内，更不必挽之于外，盖邪如决水转石，乘势出尽，勿可挽也。又曰：治疟之法，当从少阳而进退其间，进而从阳，则从少阳为表法固矣。乃痢疾之表亦当从于少阳。盖水谷之气，由胃入肠，疾趋而下，始焉少阳生发之气不伸，继焉少阳生发之气转陷，故泛而求之三阳，不若专而求之少阳。俾苍天清净之气，足以升举水土物产之味，自然变化精微，转输有度，而无下利奔迫之苦矣。况两阳明经所藏之津液，既已下泄，尤不可更发其汗，当从少阳用和法，全非发汗之意。津液未伤者，汗出无妨，津液既伤者，皮间微微得润，其下陷之气已举矣。

小柴胡去半夏加瓜蒌根汤 方见《金匮》

喻嘉言曰：此方乃少阳经半表半里之的剂，原方用半夏之辛温，半兼乎表，今改用瓜蒌之凉苦，半兼乎里，退而从阴，则可进而从阳，不胜其任矣。但不必更求他药，惟于柴胡增一二倍用之，尤为进之之法也。

人参败毒散 方见《时方》

喻嘉言曰：活人此方，全不因病痢而出，但余所为逆挽之法，推重此方，盖借人参之大力，而后能逆挽之耳。

胃关煎 见泄泻

佐关煎《景岳》 治生冷泻伤脾，泻痢未久者，宜此汤，此胃关煎之佐也。

厚朴炒 陈皮各一钱，炒 山药 扁豆 猪苓 泽泻各三钱 干姜二三钱，炒 肉桂一二钱 甘草七分，炙

水煎服。如腹痛者，加木香、吴萸之类；泄甚者，加故纸、肉蔻之类。

抑扶煎《景岳》 治暴伤生冷。致成泻痢，初起血气未衰者，此胃关煎表里药也。

厚朴 陈皮 乌药各一钱五分 猪苓 泽泻 炮干姜各二钱 吴茱萸五七分 甘草一钱，炙

水煎服。

斗门秘传方 方见《时方》 治毒痢，脏腑撮痛，脓血赤白，或下血片，日夜不息，及噤口恶痢他药所不能治者，立见神效。

附子丸《圣济总录》 治洞泄寒中，注下水谷，或痢赤白，食已即出，食物不消。春伤热风，邪气流连，至长夏发为洞泄。阴生于午，至未为甚。长夏之时，脾土当旺，脾为阴中之至阴，故阴气盛，阴气既盛则生内寒而洞泄矣。

附子 乌梅肉各一两，炒 川连二两，炒 干姜一两半，炒

蜜丸桐子大，米饮下二十丸。

通圣散《圣济总录》 治冷热痢，腹痛里急，日夜无度。

大枣 乌梅各三枚 甘草三钱 干姜一钱五分

水煎服。

和中散《圣济总录》 治血痢腹痛，日夜无度。

附子一钱四分，赤痢减半 川连一钱四分，白痢减半 乳香一分五厘

共为末，米饮汤下，未止，用青皮再下二服。

黑豆汤《圣济》 治赤白痢，服药不止。

黑豆炒，去皮，四两 甘草二两

用绵裹，入湖水煎二杯，分二服。

医学从众录卷六

闽吴航　陈念祖修园甫著

次男　元犀　灵石　参订

孙男　心典 徽庵　心兰 芝亭　同校字

伤　暑

夏日炎炎，耗伤元气，故病必体倦脉弱，身热自汗，烦躁，面垢唇青。李东垣以动而得之为中热，静而得之为伤暑，热阳而暑阴也。其实未确，盖以暑字从日，暑即热也，何必分名。但动静二字，是阴阳分别，兹仍分动以得之，静以得之，以为此症提纲。

何谓动以得之？长途赤日，荷重作劳，因而致病，如大热伤暑而发热头痛，与伤寒症同，但伤寒脉浮而紧，伤暑脉洪而虚，以此为辨，香薷是解表却暑之药，夏日之用香薷与冬日用麻黄同义也。大渴，脉浮自汗，以白虎人参汤主之。更加身体重着，是暑而挟湿，宜苍术白虎汤主之，若有吐泻腹痛，此方不可轻用也。若前症发热身疼，口燥咽干，或吐或泻，宜黄连香薷饮主之。又有暑风症，因暑气鼓激痰火，塞碍心窍，以致卒倒不省人事，宜吐之，或以千金消暑丸灌之。

白虎汤 见《伤寒》　一加人参二钱，名白虎人参汤，治汗出恶热，身热大渴等症；一加苍术二钱，名苍术白虎汤，治汗出身热足冷等症。

黄连香薷饮 方见《时方》　去黄连，名香薷饮，治同。

暑风发搐，加羌活、秦艽各一钱；泻利，加白术、茯苓各一钱五分；虚汗不止，加白术一钱五分，炙黄芪三钱；心烦，加栀子、朱砂各一钱；呕吐，加半夏二钱，藿香、陈皮各八分，姜汁少许。

何谓静以得之？避暑于深堂大厦，为阴寒所遏，暑不得越，手足厥逆者，大顺散主之。霍乱吐泻口渴者，五苓散主之；不渴者，理中汤主之。亦有以二汤送下六一散三钱者，巧法不可言传也。

大顺散

干姜一钱，炒　甘草八分，炒　杏仁六分，去皮尖，炒　肉桂六分

共为末，每服五钱，水一钟，煎七分服。如烦躁，井花水调下三四五钱。

又有遇夏即病，秋后即愈，是暑伤元气，如草木遇盛日则痿，得雨露则挺，名曰疰夏症，宜补中益气汤，照《薛氏医案》，去升麻、柴胡，加麦冬一钱五分，五味、黄柏各五分，炮姜三分，服三四剂。

又生脉散、清暑益气汤、六一散，皆却暑之良方，一切暑病，不可须臾离之，学者当于三方求其奥旨，难以缕陈。

脉　法

伤暑，脉洪而虚。

大蒜新汲水方　治中暑法。

大蒜一把，同新黄土研烂，以新汲水和之，滤去渣，灌入即活。凡中暑伤暑，不可便与冷物，俟稍苏，方可投冷物，则中气运动无患也。

田中干泥圈脐方　治中暑昏眩，烦闷欲绝，急救法。

取田中干泥，做一圈，堆在病人肚上，使少壮人撒尿于泥圈肚脐中，片时即得生苏矣，后不可饮次冷汤，须进温米汤。

丝瓜白梅方　治中暑霍乱。

丝瓜叶一片　　白霜梅一枚，并核中仁

上同研极烂，将新汲水调服，入口立瘥，切不可饮热汤.

陈皮藿香汤　治伤暑急暴霍乱吐泻方。

陈皮五钱　　藿香五钱

上用土澄清水二杯，煎一杯，服之立愈。

扁豆饮　治伤暑。

取扁豆叶捣汁一碗，饮之立愈。

盐姜汤　治伤暑霍乱，上不得吐，下不得泻，身出冷汗，危在顷刻者。

食盐一两　　生姜五钱，切片

同炒变色，以水一大碗煎服，吐出自愈。不可热服，好后切不可遽吃饭食，俟饿极后，方可吃稀粥。

取新汲水法俱见《种福堂》　治中暑昏眩，烦闷欲绝，急救，挖地深三尺，取新汲水倾入坑内，搅浊，饮数瓯即愈。

肿　症

肿者，肿于外，胀者，胀于内，二症宜分看，然二症亦宜合看。

肿者，皮肤肿大。古人有气、水之分，其实气滞则水不行，水不行则气愈滞，二者相因为病。《水胀篇》以按其腹窅①而不起者，为气肿，按其腹随手而起，如囊裹水之状者，为水肿。景岳反其说，以水症按之窅而不起，此水在肉中，如糟如泥之象，未必如水囊之比；按之随起，惟虚无之气，其速乃然。余阅历之久，知二说亦不必拘，大抵肿微则按之随起，肿甚则按之不起，两胁及转动之处，按之即起，足面及膝股内侧，按之不起，辨症不必以此为凭，当于小便之利与不利，以分阴阳。身之多热与多寒，脉之洪大与细微，以分寒热。病之起于骤然，与成于积渐，及年高多病，与少壮无病之人，分其虚实，以先腹而后及四肢，或先四肢而后及于腹，分其顺逆。景岳云：水气本为同类，治水者当兼理气，盖气化水自化也；治气者亦当兼行水，以气行而水行也。此症当与癃闭症参看。

初患肿病，气喘不得卧，以五皮饮为第一方。盖此方以皮治皮，不伤中气，所以为妙。

若肿而兼胀，小水不利。宜胃苓汤主之，或以四苓散，以半熟蒜捣丸服，极妙。

五皮散

按：上身肿，宜发汗，加苏叶、荆芥、秦艽各一钱五分。下身肿，宜利水，加赤小豆、木通各一钱五分，防己一钱。

口渴多热，小便不利，为阳水，加滑石、木通、车前子、麦冬各一钱五分，木香五分。不渴，小便自利，多寒，为阴水，加白术、苍术各二钱，附子、干姜、木香各一钱。

---

① 窅（yǎo）：犹深也。

脉滑实，腹胀胁满，加生莱菔子一钱五分，白芥子八分，枳实一钱，半夏二钱。

妇人经水不调而肿，是血化为水，名水分，加红花八分，桃仁、香附各一钱五分，香附一钱五分。妇人经水适断即肿，是水化为血，名气分，加当归三钱，五灵脂（醋炒）一钱五分，香附一钱五分。按：服此方愈后，必以加减肾气丸及六君子汤之类收功。

胃苓散俱见《妙用》

四苓散加味为丸

白术一两，炒　茯苓二两　猪苓一两

泽泻一两

研末，以半熟蒜为丸，如绿豆大，开水送下三五钱。

肿症，积渐而成，及久而不愈，气喘口渴，不卧，腹胀，小便短少，大便微溏。一切危症，不外薛氏加减肾气丸为主。

张景岳曰：《内经》云，肾为胃关，关门不利，故聚水而从其类也，然关门而何以不利也？经曰：膀胱者，州都之官，津液藏焉，气化则能出矣。夫所谓气化者，即肾中之气也，即阴中之火也。阴中无阳，则气不能化，所以水道不通，溢而为肿，故凡治气者，必先治水，治水者，治水者必先治气，若气不能化，则水必不利，惟下焦之真气得行，始能传化，惟下焦之真水得位，始能分清。求之古法，惟薛立斋先生加味肾气丸，诚对症之方也。余屡用之，无不见效。

薛氏加减肾气丸

熟地四两　茯苓三两　山萸肉　山药

丹皮　牛膝　泽泻　车前　肉桂各一两

附子五钱

炼蜜丸如桐子大，每服三钱，开水送下，一日两服。如素禀阳盛，三焦多火，烦渴，面赤，喘嗽，脉滑实，此湿热相因，阴虚之证，去桂、附，加麦冬主之。《医学心语》云：下焦湿热，去桂、附，加黄柏、蛤蜊粉最妙。

麻黄附子汤方见《金匮》

去附子加杏子、石膏，名杏子汤。

又《明医指掌》云：肿势太盛，内而膀胱，外而阴囊，相连紧急，阻塞道路，虽加利水之剂，苦无一线之通，病何由去？必开大便以逐其水，随下而随补，则病已去而脾无恙，渐为调理，庶可得生，慎毋守利水之旧规也。如肿势未盛，还以利水为上策。

按：此法惟少年体壮，可以偶用，否则不可轻试。

脉　色

脉沉迟，大便滑，小便利，口不渴，面青白，为阴；脉沉数，大便燥，小便赤，口渴面赤，为阳。大抵脉喜浮大，忌迟细。

仲景云：水肿脉浮者死，谓肿盛皮肤甚厚，脉浮于皮毛之外，轻扪之如隔一纸，是死脉。

肿胀危候

大凡水肿，先起于腹而后散四肢者，可治；先起于四肢，而后归于腹者，难治；掌肿无纹者死；大便滑泄，水肿不消者死；唇黑、唇肿，齿焦者死；脐肿突出者死；缺盆平者死；阴囊及茎俱肿者死；脉绝、口张、足肿者死；足趺肿，膝如斗者死；肚上青筋见，泻后腹肿者死；男从身下肿上，女从身上肿下，皆难治。

灯草萝卜汤《种福堂》　治肿胀。

灯草一大把，先将水四碗煎至三大碗　萝卜子一两，微炒　砂仁二钱，微炒

将二味研末，倾入灯草汤内，略滚，即盛入壶内，慢慢吃下。吃尽不见效，如

前再煎一服，俟腹响放屁，小便长，而肿即退。

胀　症宜参看肿症

胀者，心腹胀满，实者胀起于骤然，便实，脉滑而实，宜散之，消导之，攻下之；虚者胀成于积渐，小便利，大便滑，脉涩小虚微。病在中焦，以参、术补之；病在下焦，以桂、附、吴萸温之，或兼行滞之品，而标本并治，亦有与肿症相兼者，当参看肿症辨证法。

胀而属热，脉实而滑者，廓清饮主之。

廓清饮

枳壳二钱　姜朴一钱五分　大腹皮一钱　白芥子五七分或一二钱　茯苓二钱　莱菔子生捣一钱，如中不甚胀，能食者，不必用　泽泻一二钱　陈皮一钱

水煎服。

胀而属寒者，胃苓汤主之，兼小便不利者，四苓散以蒜为丸主之。二方见肿症。

胀而属七情所致者，宜四七汤主之，逍遥散亦主之。

四七汤

半夏三钱　茯苓三钱　厚朴二钱　苏叶一钱　生姜三片

水煎服。

此方妙在紫苏叶一味，辛以散结，香以醒脾，而顺气消胀行水，乃其余事。

逍遥散方见《时方》

此症宜加半夏二钱，以降逆气，加生麦芽二钱，以达肝气，盖麦先春萌芽，得春生之气最早也。

胀而属虚者，脉向弱细小，喜摩按，二便利，气衰言微，宜六君子汤、理中汤合八味丸服之。

单腹胀，死症也，或青年壮健，起于骤然，若心下坚大如盘者，以《金匮》桂枝去芍药加麻黄附子细辛汤，直捣其痰水气血之巢穴，嗣以枳术散消补并施，可救十中之一，然此犹实症也。若虚证难治，攻之则速其危，补之愈增其胀。余家传有消鼓丹，加白术一两，试用四五剂，不增胀，方可议治。但消鼓丹方中阳起石无真，硫黄非从倭来，亦不能效，故方亦不列。又名鼓胀，以外实中空，其装如鼓也。又名蛊胀，《易》曰："蛊，坏极而有事也"。人病蛊者，脾土败坏，身不即死，复有事也，事犹病也。

桂枝去芍药加麻黄附子细辛汤方见《金匮》

枳术散方见《金匮》

白术　四两，枳实二两

研末，每服三钱，谷芽汤送下。

脉　象

喜浮大，忌虚小，余参看肿症脉。

萝卜牙皂散　治五脏神方。

莱菔子四两，用巴豆十六粒同炒　牙皂一两五钱，煨，去弦　沉香五钱　枳壳四两，火酒煮，切片，炒　大黄一两，酒，焙　琥珀一两

上共为末，每服一钱，随病轻重加减，鸡鸣时温酒送下，姜汤下亦可，后服金匮肾气丸，调理收功。

蕉扇千金滑石散　治水臌。

陈芭蕉扇去筋，烧灰存性，五分　千金子去油、壳，一分五厘　滑石二分

共为细末，以腐皮包，滚水送下，一服全愈。

黄牛粪散　治臌胀。

用四五月时黄牛粪阴干，微炒黄香，为末，每服一两，煎半时，滤清服之，不过三服即愈。

葫芦糯米酒散　治中满臌胀。

陈葫芦一个，要三四年者佳　糯米一斗

作酒待熟。用葫芦瓢于炭上炙热，入
酒浸之，如此五六次。将瓢烧灰存性，为
细末，每服三钱酒下。

猪肚大蒜汤　治臌胀。

雄猪肚子一个　大蒜四两　槟榔研末
砂仁研末，各三钱　木香二钱

砂锅内用河水煮熟，空心服猪肚，立
效。

橘叶青盐汤　治肝气胀。

乌梅三个　鲜橘叶三钱　青盐三分　川
椒二钱

水煎，空心服。

蛤蟆砂仁散　治气臌。

将大蛤蟆一只破开，用大砂仁填满腹
中，黄泥封固，炭上煅红，冷定泥研末，
陈皮汤调服，放屁即愈。

萝卜砂仁散　治气臌气胀。

莱菔子二两捣研，以水滤汁，用砂仁
一两，浸一夜，炒干，又浸又晒，凡七
次，为末，每米汤送下一钱。

田螺解胀敷脐方俱见《种福堂》　治
一切臌胀，肚饱发虚。

大田螺一个　雄黄一钱　甘遂末一钱
麝香一分

先将药末用田螺捣如泥，以麝置脐，
放药脐上，以物覆之，束好，待小便大
通，去之，重者用此相兼，小便大通，病
即解矣。

消　渴

伤寒太阳证消渴，小便不利，宜五苓
散；厥阴症消渴，宜大承气汤之类，与杂
病之消渴，名同而病异，宜分别之。

经云：心移热于肺，传为鬲消，昔医
名为上消，以白虎汤加人参治之。又云：
大肠移热于胃，善食而瘦，昔医谓为中

消，以调胃承气汤下之。下消者，烦躁引
饮耳轮焦干，小便如膏，或饮一升溺一
升，饮一斗溺一斗，以肾气丸为主。

赵氏曰：治消之法，无分上中下，先
治肾为急。惟六味、八味及加减八味丸随
症而服，降其心火，滋其肾水，则渴自止
矣。白虎、承气，皆非所治也。或曰：人
有服地黄汤而渴仍不止者，何也？曰：此
方士不能废其绳墨，而更其道也。盖心肺
位近，宜制小其服，肝肾位远，宜制大其
服，如上消中消，可以前丸缓而治之，若
下消已极，大渴大燥，须加减大八味丸料
一斤，内肉桂一两，水煎六七碗，恣意冰
冷饮之，睡熟而渴如失矣。处方之制，存
乎人之变通耳。

或问下消无水，用六味丸以滋少阴肾
水矣，又加附子、肉桂者何？盖因命门火
衰，不能蒸腐水谷，水谷之气，不能薰蒸
上润乎肺，如釜底无薪，锅盖干燥，故
渴。至于肺亦无所禀，不能四布水精，并
行五经，其所饮之水，未经火化，直入膀
胱，正谓饮一升溺一升，饮一斗溺一斗。
观其尿味甘而不咸可知矣，故用桂、附之
辛热，壮其少阴之火，灶底加薪，枯笼蒸
溽[1]，槁苗得雨，生意维新，惟明者知
之，昧者鲜不以为迂也。

张隐庵讳志聪，本朝人，著《本草崇
原》并《侣山堂类辨》曰：有脾不能为胃
行其津液，肺不能通调水道，而为消渴
者。人但知以清凉药治消，而不知脾喜燥
而肺恶寒。诚观泄泻者必渴，此因水津不
能上输而惟下泄故尔。以燥脾之药治之，
水液上升，即不渴矣。故以凉润治渴，人
皆知之，以燥热治渴，人所不知也。

---

① 溽（rù）：《广雅释诂》："溽，湿也。"

附　案

辛亥岁到义溪，有一妇人，产后一年，口渴不止，服药不效。予用四君子汤，加麦冬、乌梅、生干姜，蜜丸弹子大，令其噙化，三日知，十日全愈。方中妙在白术之苦燥，干姜之辛热，所以鼓胃气而升其水液也。

玉泉散　治消渴。。

白甘葛　天花粉　麦冬　生地　五味子　甘草各等分，水煎服。

还津丸　止渴生津。

酸梅　乌梅各二十五枚，枚俱去核　薄荷末一两　冰片一分五厘　硼砂一钱五分

共研极细末，为丸，每含一丸。

消渴润燥方

白蜜　人乳酥各一斤

上溶化一处，每日不拘时服。

缫丝汤　治消渴

用缫丝汤饮之。

麻仁丸方见《伤寒》

肾气丸方见《金匮》

六味丸方见《时方》

炙甘草汤方见《伤寒》　三方俱见虚劳。

腰　痛

经曰：太阳所至为腰痛。太阳，膀胱也，主外感而言，如五积散及桂枝汤加白术附子之类，皆可治之。又曰：腰者肾之府，转摇不动，肾将惫矣。主内伤而言，水虚用六味丸，火衰用八味丸，如牛膝、杜仲、鹿茸、羊肾、人参、当归、枸杞之类，无不可以随宜加入，此恒法也。业医者无不共晓，用而不效，则束手无策，而不知肝脾胃及督脉带脉，皆有此病，须当细心分别。经云：肝，足厥阴也，是动则病腰痛，不可以俯仰，宜当归四逆汤治之。方中细辛能遂肝性，木通能通络脉，以久痛必入络。又曰：从腰以下者，足太阴阳明皆主之。病在腰者，取腘中。余遇此症，每以白术为君者，取之太阴，有时用苡仁为君，取之阳明。人第曰二药利湿，湿去而重着遂已。孰知白术运行土气于肌肉，外通皮肤，内通经络，风寒湿三气为痹，一药可以兼治。苡仁为阳明正药，阳明主润宗筋，宗筋主束骨而利机关，故二药分用合用，或加一二味引经，辄收奇效。又有瘀血作痛，以一味鹿角为末，酒调服甚效；或因挫跌，外伤肿痛，或败血凝滞而不去，痛止而又作者，以桃仁承气汤加附子、穿山甲，甚效。至于督脉为病，尺寸中央俱浮三部俱浮，直上直下弦长之象，主腰强痛。带脉为病，关部左右弹，主腰溶溶如坐水中，须用针灸之法，李濒湖《奇经考》极有发明，宜熟读之。

当归四逆汤　**桂枝汤**俱见《伤寒》

六味丸　**八味丸**俱见《时方》

新定白术汤　治腰痛而重，诸药不效者。

白术生用，五钱至一两　杜仲生用，五钱或一两　附子二三钱

水煎，空心服，脉沉而微，口中和，加肉桂一钱。脉沉而数，口中热，去附子，加黄柏一钱。

新定薏仁汤　治腰痛筋挛，难以屈伸者。

薏仁一两　附子一二钱　木瓜一钱五分　牛膝二三钱

水煎，空心服，如脉洪，重按有力，口中热，去附子，加白术五钱。

鹿角散

以鹿角切片，酒拌焙黄勿焦，研末，空心老黄酒送下三四钱，以此药入督脉，

兼能拓散瘀血也。

备　　方

青娥丸　治肾虚感寒湿之气。

胡桃三十个，去壳膜　故纸六两，酒炒

杜仲十六两，姜汁炒　蒜四两，炊为膏

共研末，丸桐子大，酒下三十丸。

奇效方

胡桃肉　补骨脂　杜仲各一钱

水三盅，煎一盅服。按：骨脂宜减半。

甘姜苓术汤《金匮》

按：此汤去茯苓，以四味各等分，名肾着汤，治同。

摩腰膏《种福堂》　治老人虚人腰痛，妇人带下清水不臭者，虚寒者宜之。

附子　川乌　南星各二钱五分　川椒

雄黄　樟脑　丁香各一钱五分　干姜二钱

麝香二分

上为末，炼蜜丸如弹子大，用生姜自然汁化开，如糜，蘸手掌上烘热，摩腰中痛处，即以暖帛扎之，少顷，其热如火，每日饮后用一丸。

自汗　盗汗

自汗者，汗自出，属阳虚，宜玉屏风散加牡蛎、浮小麦之类，以实表补阳；盗汗者，睡而汗出，醒而汗收，属阴虚，宜当归六黄汤，以补阴清火。然阴阳有互根之理，有阳虚而治其阴者，阴虚则治其阳者，不可不知。又汗为心液，宜补其心，以人参养荣汤主之。液主于肾，宜补其肾，以左右归饮、六八味丸主之。总之，汗以元气为枢机，苟大汗身冷，必以六味回阳饮，人参加至两许，方可挽回。伤寒误发其汗，上焦津液干枯，必引肾水上泛外溢，如水涌出，名曰亡阳，必以真武汤救之，盖以此汤君茯苓以镇水，佐附子以

回阳也。

汗出不治症

汗出而喘，汗出而脉绝，汗出而身痛，汗出发润至巅，汗出如油，汗出如珠，凡见此类，皆不得妄药。

脉　　息

宜阴脉，若渐缓者吉。忌阳脉，兼短、涩、促、结、代、散、革者，难治。

方　　药

玉屏风散

白术二钱，炒　黄芪二钱，炙　防风五分

水煎服。

按：宜以黄芪为君，可加至五七钱。

当归六黄汤　治发热盗汗如神。

当归　熟地　生地　黄柏　黄连　黄芩各一钱　黄芪二钱，炙

水一盅半，煎六七分服。加浮小麦、牡蛎各一钱，更效。

六味回阳饮　治阴阳俱脱，汗出不止。

熟地四五钱或一两　当归二三钱　干姜一二钱，炮　附子二三四钱　人参二三钱至一两

炙草一二三钱

水煎服。

按：汗出亡阳者，以茯苓换当归，再加乌梅二枚。

真武汤方见《伤寒》

外治法

用五倍子研末，口水为丸，贴脐中。男用女津，女用男津，外以膏药封之，不走气，隔宿即止。又以龙骨、牡蛎煅研为末，包稀布内擦汗，粉自出，以实毛窍。

备　　方

参附汤　**术附汤**　**芪附汤**俱见《时

方》，俱见气喘。

喻氏曰：卫外之阳不固而自汗，则用芪附汤，脾中之阳遏郁而自汗，则用术附汤；肾中之阳浮游而自汗，则用参附汤。凡属阳虚自汗，不能舍三方为治。又曰：芪、附可以治风虚，术、附可以治寒湿，参、附可以壮元神，三者亦交相为用。

按：用方之妙，得其性味化合，如珠之走盘，不拘成法。

莲枣麦豆汤　治盗汗方。

莲子_{七粒}　黑枣_{七个}　浮麦_{一合}　马料豆_{一合}

用水一大碗，煎八分，服三剂。

黄芪豆汤

黄芪　马料豆

二味同煎服，半月愈。

五倍子膏

用五倍子去蛀末，炙干研末，男用女唾，女用男唾，调厚糊，填脐中，外用旧膏药贴之，勿令泄气，两次愈。

黑豆麦梅汤　俱见《种福堂》　止汗方。

黑豆_{三钱}　浮麦_{一钱}　乌梅_{三个}

水煎服。

医学从众录卷七

闽吴航　陈念祖修园甫著

次男　元犀　灵石　参订

孙男　心典徽庵　心兰芝亭　同校字

泄　泻

泄泻之症有五，而总不离于湿。初起只以平胃散加猪苓、泽泻治之，他方皆不逮也。又有五更天将明时，必洞泻一二次，名曰脾肾泄，难治。盖以肾旺于亥子，今肾大虚，闭藏失职，故五更之时而特甚也，亦谓之脾者，以泄泻之时，一定不移，五行之土，犹五常之信也，四神丸加味主之。大抵初泻与泻之末甚，宜利水，次补脾。久泻大泻，宜补肾，以胃关煎、八味丸之类为主，兼服补中益气汤，以升其下陷之气，盖以肾为胃关，二便开合，皆肾所主也。

脉　息

宜沉细，忌浮大。

加味平胃散

苍术二钱，炒　炙草　陈皮各一钱　猪苓　厚朴姜汁炒　泽泻各一钱五分　生姜三片

水煎服。

如头痛发热恶寒者，外感风寒也，加紫苏二钱，川芎、防风各一钱。如伤食饱闷胀痛等症，加山楂、麦芽之类。大醉之后，更加干葛二钱。如腹痛不休，脉细，

手足冷，中寒也，加干姜二钱，肉桂、吴萸各一钱。如脉洪数有力，口中热，舌红，腹痛时作时止，小便短涩，火泻痛也，加木通一钱，干葛一钱五分，若兼肠垢里急后重，再加黄连一钱，白芍三钱。如暑月水泻口渴，小便不利，加滑石三钱研末。如泻而腹痛不止，为土伤木贼，加酒白芍三钱，防风一钱。如服前药不能效者，是脾肾虚寒，宜加补骨脂、炒扁豆、白术各二钱，吴萸八分，干姜一钱以温之。如滑脱不止，再加诃子、肉豆蔻一钱五分，罂粟壳一钱以涩之。

四神丸方见《时方》

乡前辈林公讳祖成，加白术八两，罂粟壳二两，肉桂一两，醋调炒米粉为丸，名六神丸，治同，再加杜仲四两，茯苓四两，名固肾启脾丸。自注云：久服此丸，俾脾元足而营卫通，斯分消之力旺，肾元足而开阖神，斯固摄之权行。

温补脾肾元气主方《林公传》

杜仲二钱　人参　白术各五分　茯苓　肉豆蔻去油，各一钱　补骨脂　砂仁各五分　五味二分

水煎，空心午前服，小腹隐痛，加肉桂五分，小便不利，加泽泻一钱。

胃关煎　治大泻将脱，久泻不止。

熟地三四五七钱　白术二三钱　干姜一二钱，炒　吴萸五七分　炙草一钱　扁豆炒，研　山药炒，各二钱

水煎服。

按：已上为治泻之恒法，又有变通活法，不可不知。如久泻服温补及固涩之药不止，或愈而复作，或既愈，次年又应期而作，俱是痼积未除，宜通因通用之法，本事温脾汤主之。又有感秋金燥气，始则咳嗽，久则往来寒热，泄泻无度，服温补药更甚，或完谷不化，有似虚寒，而不知肺中之热，无处可宣，急奔大肠，食入则不待传化而直出，食不入则肠中之垢，亦随气奔而出，是以泻利无休也，宜以黄芩、地骨皮、甘草、杏仁、阿胶润肺之药，兼润其肠，则源流俱清，寒热、咳嗽、泄泻，一齐俱止矣。又有泻久亡阴，过服香燥之品，发热口渴，微喘汗出，烦躁，阴气虚尽，阳气不能久留，宜急养其阴，以阿胶、地黄、门冬等类，熬膏三四斤，日服十余次，半月药尽遂效。另制补脾药末善后，全愈，此喻嘉言之验案也。

温脾汤《本事方》，见《时方》　主治痼冷在肠胃间，泄泻腹痛，宜先取去，然后调治，不可畏虚以养病也。

千金温脾汤方见《实在易》　治积久热痢赤白。

生姜泻心汤　治心下痞硬，干噫食臭，胁下有水气，腹中雷鸣下利者。

甘草泻心汤　下后痞益甚，日利数十行，谷不化，此非热结，但以胃中虚，客气上逆，故便硬也。

半夏泻心汤　呕而发热，心下满而不痛。

黄芩汤　太阳少阳合病自利者。

若呕者，加生姜一钱五分，半夏一钱，名黄芩加半夏生姜汤。

黄连汤　胸中热，胃中有邪气，腹中痛欲呕者。

即半夏泻心汤，去黄芩，加桂枝，以和表里。

干姜黄连黄芩人参汤　下利，医复吐下之，食入口即吐。

此方治呕家夹热，不利于香、砂、橘、半者，服此如神，昔张石顽先生借治脾胃虚寒，肠有积热之泄，甚效。

厚朴生姜甘草半夏人参汤

此仲景治汗后腹胀满之方也，张石顽借治泻后腹胀满，甚效。

石顽治总戎陈孟庸，泻利腹胀作痛，服黄芩、白芍之类，胀急愈甚，其脉洪盛而数，按之则濡，此湿热伤脾胃之气也，与厚朴生姜甘草半夏人参汤，二剂痛止，胀减而泄利未已，与干姜黄芩黄连人参汤，二剂泻止，而饮食不思，与半夏泻心汤二剂而安。

葛根黄芩黄连汤各见《伤寒》

此汤仲景治桂枝证医反下之，利遂不止，脉促，喘而汗出之症。今借治表邪未解，肠胃俱热之泻，甚效。

按：君气质轻清之葛根，以解肌而止利，佐苦寒清肃之芩连，以止汗而除喘，又加甘草以和中，先煮葛根，后纳诸药，解肌之力缓，清中之气锐，又与补中逐邪者殊法矣。

锅粑莲肉糖散　治老幼脾泻久不愈神方。

饭锅粑四两，净末　莲肉四两，去心，净末　白糖四两

上共和匀，每服三五匙，一日三次，食远服。

丹矾蜡榴丸　治一切久泻，诸药不效，宜服此丸。

黄丹　枯矾　黄蜡各一两　石榴皮八钱，炒，研

将蜡溶化小铜勺内，再以丹、矾、榴

皮三味细末，乘热为丸，如豆大，空心服五丸，兼治红痢，用清茶下，白痢用姜汤下。

锅粑松花散　治白泻不止神效方。

饭锅粑二两　松花二两，炒　腊肉骨头五钱，烘脆

共为末，砂糖调，不拘时服。

火腿红曲散各见《种福堂》　治脾泄。

陈火腿骨煅存性，研末　红曲

上二味各等分，为细末，砂糖调陈酒送下。

风　痹　痿

风、痹、痿三症不同，近世不能为辨，而混同施治，误人不浅，兹特分别之。

风者，肢节走痛也，《内经》谓之贼风，后人谓之痛风，又谓之白虎历节风，其中表里寒热虚实，宜因脉辨症而药之。至久痛必入络，如木通、刺蒺藜、红花、金银花、钩藤之类，最能通络，可随宜加入。久痛必挟郁，郁金、川贝、竹沥、姜汁之类，俱能解郁清热化痰，可随宜加入。多用桑枝、桑寄生者，盖以桑为箕星之精也，多用虎骨者，以风从虎，亦以骨治骨之义也。用乌、附、辛、桂之药而不效者，宜用葳蕤、麦冬、桑叶、脂麻、生芪、菊花、蒺藜、阿胶、甘草之类为膏。滋养阳明，亦是柔润熄肝风之法。

痹者，闭也。风寒湿杂至，合而为痹，与痛风相似，但风则阳受之，痹则阴受之，虽行痹属风，痛痹属寒，着痹属湿，而三气之合，自当以寒湿之主。盖以风为阳邪，寒湿为阴邪，阴主闭，闭则重着而沉痛。是痹症不外寒湿，而寒湿亦必挟风，寒曰风寒，湿曰风湿，此三气杂合

之说也。《内经》云：在阳命曰风，在阴命曰痹，以此分别，则两症自不混治矣。至于治法，不外三痹汤及景岳三气饮之类为主，如黄芪桂枝五物汤、黄芪防己汤、桂枝芍药知母汤、乌头汤之类，皆古圣经方，当知择用。张景岳云：只宜峻补真阴，宜通脉络，使气血得以流行，不得过用驱风等药，再伤阴气，必反增其病矣。若胸痹、胞痹及脏腑之痹，当另立一门，方能分晓。《医门法律》分别甚详，宜熟玩之。

痿者，两足痿弱而不痛也。《内经》分为五脏：肺痿者，主皮毛痿也；心痿者，脉痿也；肢痿者，筋痿也；脾痿者，肉痿也；肾痿者，骨痿也。而其要旨，在独取阳明。盖阳明为五脏六腑之海，主润宗筋，宗筋主束骨而利机关。若阳明虚，不能藏受水谷之气而布化，则五脏无所禀，宗筋无所养，而痿躄作矣。医者不知，误投姜、独风药，则火得风而益炽；误投乌、附劫药，则阴被劫而速亡。要知此症无寒，当遵张子和为定论，若用痛风三痹蒸汤灸燔等法，立见其危。至于方治，以虎潜丸、加减四勮丸为主。痿久者，间服六君子汤加黄柏、苍术、竹沥、姜汁。黑瘦人血虚多燥，宜间服二妙地黄丸；肥白人气虚多痰，宜间服当归补血汤加竹沥、姜汁，定不可误服辛热之药。或问辛热既不可用，何张石顽云：老人痿厥用虎潜丸而不愈，少加附子而即愈乎？不知此法是借附子辛热之力，以开通经隧，原非为肾脏虚寒而设也。

脉　息

宜浮数，忌虚弱。

四物汤治风先治血　**四君子汤**　**十全大补汤**　**八珍汤**　**六君子汤**　**当归补血汤**血生于气，各见《时方》　**桂枝汤**　**麻黄**

汤各见《伤寒》

防己黄芪汤方见《金匮》

治风湿相搏，客在皮肤，关节疼痛，腰以下疼重，脉浮，自汗恶风等症。服后当如虫行皮中，腰以下如冰，后坐被上，又以被绕腰下，温令微汗差。喘加麻黄，胃气不和加芍药，气上冲心加桂枝，有陈气加细辛。陈气，久积之寒气也。

防己汤《千金》　治历节四肢痛如锥刺。

即前方去黄芪、大枣。本方防己、冬术、生姜各四钱，甘草三钱，加桂心、茯苓各四钱，乌头一枚去皮，熬，人参二钱。以苦酒和水煮，日三、夜一服，当觉焦热，痹忽忽然，慎勿怪也。若不觉，复服，以觉乃止。忌醋物、桃、李、生葱、猪肉、冷水。

黄芪桂枝五物汤　治血痹阴阳俱微，寸口关上微，尺中小紧，外症身体不仁，状如风痹。

桂枝芍药知母汤　治肢节疼痛，身体尪羸，脚肿如脱，头眩气短，温温欲吐。

此方为补药之妙，解见徐忠可《金匮论注》。

乌头汤俱见《金匮》　治历节疼痛，不可屈伸。

独活寄生汤《千金》　治风寒湿痹，偏枯脚气。

独活二钱　桑寄生　秦艽　细辛　归身　生地　芍药　川芎　桂心　茯苓　杜仲　牛膝　人参　甘草各一钱

水煎服。

舒筋保安散见痉症

按：此方治痛行痹极效。

三痹汤　治血气凝滞，手足拘挛，风寒湿三痹。

人参　黄芪　当归　川芎　白芍　生地　杜仲　续断　防风　桂心　细辛　秦艽　白茯苓　牛膝　川独活　甘草各等分　生姜三片　红枣一枚

水三钟，煎五分，不拘时服。

三气饮《景岳》　治气血亏损，风寒湿三气乘虚内侵筋骨，历节痹痛之极，及痢后鹤膝风痛等症。

当归　枸杞　杜仲各二钱　熟地三钱或五钱　牛膝　茯苓　芍药酒炒　肉桂各一钱　细辛或代以独活　白芷　炙草各一钱　附子随宜用一二钱　生姜三片

水二钟，煎服。气虚加参、术。风寒胜加麻黄一二钱，亦可浸酒饮之。

加减四斤丸《三因》　治肝肾虚热淫于内，致筋骨痿弱，足不任地，惊恐战掉，潮热时作，饮食无味，不生气力。

肉苁蓉酒浸淡　牛膝　木瓜俱酒浸　鹿茸酥炙　熟地或用生地　杜仲　菟丝子各等分

共为末，炼蜜丸桐子大，每服五十丸，温酒米饮下。

虎潜丸丹溪方，见《时方》　治肾阴不足，筋骨痿，不能步履。

徐灵胎曰：痿症皆属于热，经有明方，此方最为合度，后人以温补治痿，则相反矣。

痿有属痰湿风寒外邪者，此方又非所宜。

外治法筋骨之病总在躯壳，古人多用外治。

《灵枢》治之以马矢膏。其急者，以白酒和桂涂；其缓者，以桑钩钩之，即以生桑炭置之坎中，高下以坐等，以膏熨急颊，且饮美酒，啖美炙肉，不饮酒者自强也，为之三拊而已。

《灵枢》用醇酒二十升，蜀椒一升，干姜一斤，桂心一斤。凡四种皆㕮咀，渍酒中，用绵絮一斤，细白布四丈，并纳酒中，置酒马矢煴[①]中，盖封涂，勿使泄，五日五夜。出布绵絮曝干之，干后复渍，以尽其汁。每渍必晬其日乃出干，并用渜，以绵絮复布为复巾，长六七尺，为六七巾，则用生桑炭炙巾，以熨寒湿所刺之处，令热入至于病所，寒，复炙巾以熨之，三十遍而止，汗出以巾拭身，亦三十遍而止。

羌活桂归酒　治见寒湿痹。

羌活　桂枝　秦艽　防风　续断　附子各一钱　当归身　金毛狗脊　虎骨各一钱五分　杜仲　晚蚕砂各二钱　川芎八分　桑枝三钱　生姜切片，一钱　大枣二枚

陈酒二斤，浸一日夜，煎服。

集宝疗痹膏

川乌　草乌　南星　半夏　当归　红花　独活　羌活　大黄　桃仁各四钱　山甲　肉桂各一两　白芷五钱　陀僧二两　硫黄半斤　松香一斤　生姜汁一碗　麻油一斤　竹汁一碗

上收煎好，加乳香、没药、血竭、胡椒、樟脑、细辛、牙皂末各二钱。若加商陆根、凤仙、闹羊花、鲜烟叶、鲜蒜、鲜稀莶等汁，更妙。

苍术黑豆饮　治痹方。

茅山苍术五斤，洗净泥垢，先以米泔水浸三宿，用蜜酒浸一宿，去皮，用黑豆一层，拌苍术一层，蒸二次，再用蜜酒蒸一次，用河水在砂锅内熬浓汁，去渣，隔汤炖，滴水成珠为度，每膏一斤，和炼蜜一斤，白汤调服。

一老人专用此方，寿至八十余，身轻体健，甚于少年。

七制松香膏　治湿气第一神方。

松香三斤，第一次姜汁煮，第二次葱汁煮，第三次白凤仙汁煮，第四次烧酒煮，第五次闹羊花汁煮，第六次商陆根汁煮，第七次红醋煮。

桐油三斤　川乌　草乌　苍术　官桂　干姜　白芥子　蓖麻以上各四两　血余八两

上八味，共入桐油，熬至药枯发消，滴水成珠，滤去渣，入牛皮膏四两烊化，用前制过松香，渐渐收之，离火，加樟脑一两，好麝香三钱，厚纸摊之，贴患处，神效。

虎骨木通汤　治一切麻木痹证，痛风历节。

虎骨　木通各等分

煎汤，频频多吃，即愈。

红花白芷防风饮　治历节四肢疼痛。

红花　白芷　防风各五钱　威灵仙三钱

酒煎服，取汗，三服全愈。

山甲白薇泽兰饮　治箭风，俗名鬼箭打，或头项手足筋骨疼痛，半身不遂等疾，照方一服即愈。

山甲一钱，炒，研　白薇二钱　泽兰三钱

照分量，好酒煎服。

硫黄敷痛膏俱见《种福堂》　治痛风历节，四肢疼痛。

用醋磨硫黄敷之，或用葱白杵烂，炒热熨之。

鹤　膝　风

喻嘉言曰：鹤膝风者，即风寒湿之痹于膝也。如膝骨日大，上下肌肉日枯，且未可治其膝，先养其气血，使肌肉滋荣，后治其膝可也。此与治偏枯之症大同小异，急溉其未枯者，使气血流行而复荣，倘不知此，但服麻黄、防风等散风之药，鲜不全枯者。故治鹤膝风，而急攻其痹，必并其足痿而不用矣。

大防风汤　治邪袭足三阴，腿膝疼

---

① 煴（yūn）：《说文解字》："煴，郁烟也。"

痛，及痢后胫膝痛，鹤膝风、附骨疽症，但赤热嫩肿者禁用。

四君子汤去茯苓，加肉桂、附子、黄芪、牛膝、杜仲、熟地、白芍、川芎、羌活、防风。

五积散 方见《附方》　治少阴伤寒，及外感风寒，胸满恶食，呕吐腹痛，寒热往来，脚气冷秘，寒疝寒疟等症。

孙心典按：鹤膝风多是虚寒，脚气多是湿热，一补一攻，治法各判。然脚气有肾气素虚，气喘小腹痹者，肾气丸必不可缓。鹤膝赤热嫩肿者，二妙散、桂枝芍药知母汤亦必所需，此活法也。

二妙散　治湿热痿症。

黄柏　苍术去皮，盐水炒

水煎服。

三气汤　**桂枝芍药知母汤** 俱见《金匮》

见睍膏 《种福堂》　专治风寒湿骨节痛，历节痛风，痿痹麻木不仁，鹤膝风、偏头风、漏肩风等症，并治跌扑闪挫等伤，阴证无名肿毒，已破烂者勿贴，小儿孕妇勿贴。

活短头发晒干，二两，用壮年人剃下者　大黄　灵仙　雄鼠粪各一两　川乌　草乌　刘寄奴各八钱　土鳖大者二十个　羌活　独活　红花　当归　蛇床子　苍术　生南星　生半夏　白芥子　桃仁各一两

上十八味，俱切碎。

樟冰一两　甘松　山奈　花椒　猪牙皂　山甲炙，研　荜茇以上各三钱，不必去油，同乳香炙热，同众药研细　乳香　白芷各五钱

上十味，研极细末。

鲜烟叶汁一斤，松香六两收，晒干　鲜商陆根汁一斤，松香六两收　鲜闹羊花汁半斤，松香三两收　鲜艾叶汁半斤，松香三两收　白凤仙花汁半斤，松香三两收　生姜汁半斤，松香三两收　韭汁半斤、松香三两收　葱汁半斤，松香

三两收　大蒜四两，松香二两收

用足秤，秤麻油三斤四两，先将头发入油，熬至半炷香，再将前药入油，熬至焦黄色，不可太枯，即滤去渣，入前松香熬化，再将丝绵滤渣，再熬至油面起核桃花纹，先加入极细密陀僧四两，再徐徐加入西硫黄末一斤，投此二味时，务须慢慢洒入，不可太多太骤，以滴水成珠，离火待温，然后掺入细药搅匀，磁器收贮，熬时须用桑枝不住手搅，青布摊贴，每张净药重四钱，临时加肉桂末五厘，细辛末二厘。

脚　气

东垣云："脚气实由水湿，然有二焉。南方卑湿，清湿袭虚，则疾起于下，此是外感。北方常食膻乳，又饮酒太过，脾胃有伤，不能运化，水湿下流，此内而至外者也。"

脚气有干湿不同。如两胫肿大，名湿脚气，是为壅疾，不宜骤补，宜鸡鸣散疏通其下，不使其壅。若壅既成者，宜砭去恶血，然后服药，如两胫不肿，或顽痹，或挛急，或缓纵，名干脚气，宜四物汤加牛膝、木瓜、苍术、黄柏、肉桂、泽泻之类主之。二症虽不宜骤补，而三阴受病，上气喘急，及上入少腹不仁，急宜八味丸补火以利水，外以矾石一两，酸浆水一斗五升，煎三五沸浸之。丹溪以白芥子、白芷等为末，姜汁调敷之。

脚气症，小腹顽痹不仁，不过三五日，即令呕吐，名脚气入心，死症。

治脚气入心，仲景用肾气丸通膀胱之气，安其肾水，不使攻心，巢氏用风引汤，取石性易于下达，胜其湿热，不使攻心，二方皆为救危之神剂，一治肾气之虚，一治湿热之盛，宜凭症择用之。

诊 法

脉浮弦起于风，濡弱起于湿，洪数起于热，迟涩起于寒。沉而伏，毒在筋骨也。指下涩涩不调，毒在血分也。夏暑脚膝冷痛，其脉阳濡阴弱，湿温也，脚气多从暑湿得之。

论冷热不同

问曰：何故得者有冷有热？答曰：足有三阴三阳，寒中三阳，所患必冷；暑中三阴，所患必热，故有表里冷热。冷热不同，热者疗以冷药，冷者疗以热药，以意消息之。脾受阳毒即热顽，肾受阴湿即寒痹。

论肿不肿

凡有人久患脚气，不自知别，于后因他病发动，疗之得差，后直患呕吐，而复脚弱，余为诊之，乃告为脚气。病者曰："我平生不患脚肿，何因名为脚气？"不肯服汤。余医以为初发，狐疑之间，不过一旬而死。故脚气不得拘定以肿为候，有肿者，亦有不肿者，其以小腹顽痹不仁者，脚多不肿，小腹顽后不过三五日，即令人呕吐者，名脚气入心，如此者，死在旦夕。凡患脚气到心难治，以其肾水克心火故也。

脚气肿满

病源此繇[①] 风湿毒气搏于肾经。肾主水，今为邪所搏，则肾气不能宣通，水液不传于小肠，致水气拥溢腑脏，浸渍皮肤，故肿满也。

千金翼温肾汤 主腰脊膝脚浮肿不遂方。

茯苓　干姜　泽泻各二两　桂心三两

上四味切，以水六升，煮取二升，分为三服。

又疗脚气初发，从足起至膝，胫肿骨疼者方。

乌牛尿，一服一升，日二服，肿消止，羸瘦者二分尿，一分牛乳，合煮，乳结乃服之。

又方 生猪肝一具细切，以淡蒜齑食之令尽，若不尽者，分再食之。

崔氏疗脚气遍身肿方

大豆二大升　桑白皮一握，切　槟榔十四枚　茯苓二两

上四味，和老酒二升煎服。

疗脚气满小便少者方

槟榔四升　大豆三升　桑白一升

水煎。

徐玉枳实散 宜春秋服，消肿利小便，兼补疗风虚冷胀不能食方。

枳实半斤，炙　桂心一尺　茯苓　白术各五两

上四味为散，酒服方寸匕，日三服。

手脚酸痛兼微肿方

乌麻五升，微熬，研碎

上一味，以酒一升，渍一宿，随多少饮之。

唐侍中疗苦脚气攻心 此方正散肿气极验。

槟榔七枚　生姜二两　橘皮　吴萸　紫苏　木瓜各一两

水三升，煎服。

脚气上气入腹肿方

野椒根一升，酒二升，投安瓶中，泥头塘[②]，火烧得一沸，然后温服。

常山甘草汤方

常山三两　甘草一两

若寒热，日三服。

---

① 繇：通"由"。
② 塘：煨、烘也。

寒甚阴伤者，肾气衰微者，

鹿茸　淮山药　石枣各三两　地黄　黄芪　茯苓　丹皮各二两　川附半斤　泽泻一两

水煎服。

千金风引汤　疗两脚疼痹肿，或不仁拘急，屈不得行，痈肿方。

麻黄二两,去节　吴萸　秦艽　桂心　人参　细辛　干姜　防己　川芎　甘草　附子各一两　石膏二两　杏仁六十枚　白术三两　茯苓二两　生蒜　桑枝各一斤　凤仙二两

上诸味杵末，用麻油五斤，将药浸入油内，春五夏三，秋七冬十，候日数已足，入洁净大锅内，慢火熬至药枯浮起为度，住火片时，用布袋滤去渣，将油称准，每油一斤，对定黄丹六两，用桃柳不时搅之，以黑如漆亮如镜为度，滴入水内成珠，用布摊贴。随时贴此膏应用麝香一分敷在患处。

风引汤方见《金匮》

鸡鸣散方见《时方》

治脚气第一品药，不问男女可服，如感风湿流注，脚痛不可忍，筋脉肿者，并宜服之，加鹿茸者，其效如神。

医学从众录卷八

闽吴航　陈念祖修园甫著

次男　元犀　灵石　参订

孙男　心典徽庵　心兰芝亭　同校字

妇人杂病方

乌骨鸡丸《秘旨》　治妇人郁结不舒，蒸热咳嗽，月事不调，或久闭不行，或倒经血溢于上，或产后褥劳，或崩淋不止，及带下赤白淫诸症，兼疗男子斫丧太早，劳嗽吐红，成虚损者。

乌骨白丝毛鸡一只，男雌女雄，取嫩长者，溺倒泡去毛，竹刀剖胁出肚肝，去秽，留内金，并去肠垢，仍入腹内　五味二两　熟地黄四两，如血热加生地黄二两

上二味入鸡腹内，用陈酒、童便各二碗，水数碗，砂锅中旋煮旋添，至糜烂汁尽，同下五药末，捣烂焙干，骨用酥炙，共为细末。

绵黄芪去皮，蜜酒拌炒　於潜术饭上蒸九次，各三两　白茯苓去皮　当归身酒洗　白芍药酒炒，各二两

五味预为粗末，同鸡肉捣焙，共为细末，入下诸药。

人参三两，虚甚者加至六两　牡丹皮二两，酒润，勿炒　川芎一两，童便浸，切，炒

上三味各为细末，和前药中，另用干山药六两打糊，众手丸成，晒干，勿令馊，磁罐收贮，清晨人参或沸汤送下三钱，卧时再酒服二钱，大便实者，炼蜜为丸亦可。随症加入温凉调气等药。

鸡属巽，补肝，尤妙在乌骨益肾，变巽为坎，乙癸同源，兼滋冲任也。

四乌鲗骨一蔍茹丸方见《女科要旨》

治气竭肝伤血枯，妇人血枯经闭，丈夫阴痿精伤。

按：此方以蒐①血之品为补血之用，干血痨症，以此方为上剂，《金匮》治五痨虚极，肌肉甲错，内有干血，用大黄䗪虫丸，实本于此。

雀卵功专暖胃，如无，雀肉煮捣可代，鸡卵及肝亦可代，鸡属巽而肝主血也。

地黄龙牡榴梅散　治血崩。

大生地一两，炒　龙骨煅，研末　牡蛎煅，各四钱　石榴皮炒　乌梅肉炒　陈棕皮　百草霜各三钱　阿胶六钱，蒲黄拌炒　陈京墨二钱，炒

上为极细末，用淮山药五钱研末，醋水打糊为丸，分作七日服，内加人参三钱，或用人参汤下。

百草血余棕灰散　治血崩

陈棕灰　百草霜　头发灰各一两

共为细末，每服一钱，陈酒下。

---

① 蒐：通"搜"。

棉花子散　治血崩不止。

陈棕　棉花子各等分

上二味烧灰存性，研细末，每服一钱五分，陈酒送下。

韭汁童便汤　治月水逆行，上行口鼻。

捣韭汁以童便冲，温服。

发灰藕汁饮　治血淋痛胀甚者。

发灰二钱，藕汁调服。

麝香琥珀丸　治经闭。

土鳖虫一两，炙存性　血珀末五钱　麝香三钱

酒打和为丸，每服三分。

芡实茯苓牛角散　治女子带下虚脱证，极效。

芡实粉二两　白茯苓二两　赤石脂一两，煅　牡蛎一两，醋煅　禹余粮一两，煅　牛角䚡一两，炙黄

共为末，好米醋一杯拌前药，晒干再研末，打糊为丸，每服三钱。

白鸽血竭饮　治干血痨奇验方，此证过三年者不治。

白鸽子一只，去毛，肝、肠净，入血竭（一年一两，二年二两，三年三两），以针线缝住，用无灰酒煮数沸，令病人吃之，瘀血即行。如心中慌乱者，食白煮肉一块，即止。

鸡子黄丹饮　治孕妇下痢。

鸡蛋一枚，破一孔如指大，以银簪脚搅匀，加入黄丹三钱五分，用纸封口，放在饭锅上蒸熟食之。

安胎方　治胎气不安，或腹痛，或腰痛，或饮食不甘，宜服。或五六个月，常服数贴最妙，足月亦可服。

人参五分，虚者加倍　白术土炒　当归　白芍炒　紫苏　黄芩炒，各一钱　陈皮五分

甘草三分　川芎八分　砂仁七分炒　香附六分，炒

腹痛倍加白芍，腰痛加盐水炒杜仲、续断，内热口渴去砂仁，加麦冬，见红加酒炒地榆、生地，以上各一钱。

熟蚕豆散　治胎漏。

炒熟蚕豆壳磨末，每服三四钱，加砂糖少许调服。

皮硝汤　治死胎不下。

皮硝二钱　北芪三钱　寒月加制附子五分

酒半杯，童便一杯，煎二三沸，温服。

牛膝葵子汤　治胎衣不下。

牛膝三钱　葵子五分

水煎服。

大麦芽散　治产后腹胀闭结，膨闷气结，坐卧不安。

大麦芽炒，一合，为末，每服陈酒调三钱服。

山楂汤　治产后面黑，乃恶血及肺，发喘欲死。

苏木一两，水三杯，煎到一杯，调人参末五钱服。

韭菜闻鼻汤　治产后血晕。

韭菜切，入有嘴瓶内，将醋三碗煎滚，入瓶内，将瓶嘴塞产妇鼻孔，即醒。

泽兰洗方　治产后阴翻。

泽兰叶煎浓汤熏洗，即收。

猪脚汤　治妇人吹乳不通，雄猪脚爪一个，鬼馒头① 一个，并煮食之，一日即通，虽无子女人，食之亦有乳。

丝瓜子散　治乳不通。

丝瓜连子烧存性，烧酒下一二钱，被盖取汗，即通。

蟹壳散　治乳岩。此证先因乳中一粒大如豆，渐渐大如鸡蛋，七八年后方破烂，一破则不可治矣，宜急服此药。

————————

① 鬼馒头：即薜荔。

生蟹壳数十枚，放砂锅内焙焦为末，每服二钱，好酒调下，须日日服，不可间断。

青皮散　治乳痈初起。

青皮去瓤　山甲炒　白芷　甘草　贝母各八钱

共为细末，温酒调服。

鲫鱼敷乳膏　治乳痈乳痛

活卿鱼一个　鲜山药一段如鱼长者

同捣敷上，以纸盖之。

南星半夏散　治吹奶乳痈。

南星　半夏　皂角去皮弦子，炒黄　五倍子去窠虫，炒黄

各等分，研细末，米醋糊敷，一宿立效。

乳没汤　治乳痈。

乳香　防风　知母　陈皮　木通　香附子各一钱　没药　川芎　甘草　当归贝母各五分　苡仁　银花　瓜蒌仁各二钱橘叶二十片，鲜者更妙

水酒各半煎，食后服，四五服必愈。

蛤蟆饼方　治乳癖。

用大蛤蟆一个，去皮令净，入半夏三钱，麝香五厘，共打烂，为一大饼，敷患处，用帛缚之，约三时许解去，其效如神。

贝母白芷内消汤　内消乳痈方。

大贝母、白芷各等分为末，每服二钱，白酒下。有郁加白蒺藜，若有孕之妇，忌用白芷。

鼠粪散　治乳瘰疬，溃烂者方可服，神效。

雄鼠粪三钱，两头尖者便是　土楝树子三钱，经霜者佳，川者不用　露蜂房三钱

俱煅存性，为细末，分作三服，酒下，间两日服一服，痛止脓尽收敛，奇效。

雄黄藜芦散　治妇人阴中突出如蛇，或鸡冠菌样者。

雄黄一钱　冰片二钱　轻粉一钱　鳖头煅黄色一钱　葱管藜芦二钱，研细，如曲样

俱为末，和匀再研，磁罐收贮，先用芎归汤煎洗，随后搽药，早晚两次，其患渐收。

芎归汤

川芎　当归　白芷　甘草　胆草各等分

每用五钱，煎汤洗患处，搽药。

必消散　治妇人乳肿，不论内外。

取五木大杨树上木耳菌，拭净，净瓦上炙焦存性，为细末，每服三钱，砂糖调陈酒送下，即消。

猪肝条方　治妇人阴户内生疮，痒痛难堪。

用猪肝切成条，于香油中微烫过，抹樟脑、川椒末插入户内，引蛆虫，候一时辰取出，再换二三条，即愈。

合蚌散　治妇人阴户内生疮作痒。

活蚌一个，剖开将蚌肉半个，手擎对阴户，一夜，次日又用一个，全安。

蛇床洗方俱见《种福堂》　治女人阴痒。

用蛇床子煎汤洗之，立愈。

当归散　瘦而有火，胎不安，宜此。妊娠常服，即易产，胎中疾苦、产后百病主之。

白术散　肥白有寒，胎不安者，此能养胎。

竹叶汤　治产后中风病痉，发热面正赤，喘而头痛。

甘麦大枣汤俱见《金匮》　妇人脏躁，悲伤欲哭。

四物汤方见《时方》　统治妇人百病。

米鱼胶糯米散　治妇人白带。

米鱼胶一斤，炒酥，研末　糯米二升，炒

熟，研粉　拌好，开水冲服。

猪肚胡椒汤　治妇人经寒，往来时有痛。

猪肚一个，洗净，胡椒八两，装入肚内，炖烂食。

伤寒附法（太医院院使钱编辑）

伤寒传变大法，已详《伤寒论注》及《心法要诀》中矣，然近世治四时伤寒者，咸用河间两解等法，每多神效，诚治斯症之捷法也。今复采双解散、防风通圣散诸经验名方，编为歌诀，俾后之学者知所变通，庶几于伤寒一症，经权常变，有所遵循，而无遗法矣。

双解散完素解和初法

双解通圣合六一，四时温热正伤寒，两许为剂葱姜豉，汗下兼行表里宜，强者加倍弱减半，不解连进自然安，若因汗少麻倍入①，便硬硝黄加倍添。

名曰双解散者，以其能发表攻里，即防风通圣散、六一散二方合剂也。河间制此，解利四时冬温、春温、夏热、秋燥者。正令伤寒，凡邪在三阳表里不解者，以两许为剂，加葱、姜、淡豉煎服之，候汗下兼行，表里即解。形气强者，两半为剂，形气弱者，五钱为剂。若初服，因汗少不解，则为表实，倍加麻黄以汗之，因便硬不解，则为里实，倍加硝、黄以下之，连进二三服，必令汗出下利而解也。今人不知其妙，以河间过寒凉，仲景伤寒初无下法，弃而不用，真可惜也！不知其法神捷，莫不应手取效，从无寒中痞结之变，即有一二不解者，亦未尽法之善，则必已传阳明，故不解也，防风通圣散，详在后。

河间解利后法

汗下已通仍不解，皆因不彻已传经，内热烦渴甘露饮，甚用白虎解毒清，有表热烦柴葛解，表实大热三黄宁，里热尿赤凉天水，胃实不便大柴承。

服双解散，汗下已通，而仍不解者，皆因汗之不彻，或以传经，治之不及也。若表已解，而里有微热烦渴者，有桂苓甘露饮，以和太阳之里。若内热太甚，大热、大烦、大渴者，用白虎汤合黄连解毒汤，以清阳明之里。若表未解，又传阳明，身热而烦，用柴葛解肌汤，以解两阳之邪；若表实无汗，大热而烦，用三黄石膏汤，以清表里之热。若里有热，尿赤而涩者，用凉膈散合天水散以清和之；若胃实潮热，不大便有微表者，用柴胡汤下之，无表者，三承气汤下之。桂苓甘露饮、白虎汤、大柴胡汤、三承气汤，已详《伤寒要诀》。六一散、凉膈散，详在《杂病要诀》。

防风通圣散

防风通圣治风热，郁在三焦表里中，气血不宣经络壅，栀翘芩薄草归芎，硝黄芍术膏滑石，麻黄桔梗与防荆，利减硝黄呕姜半，自汗麻去桂枝增。

此方治一切风火之邪，郁于三焦表里经络，气血不得宣通。初感发热头痛肤疹，传经斑黄，抽搐烦渴不眠，便秘尿涩，皆可服之，功效甚奇，用之自知其妙也。

柴葛解肌汤

四时合病在三阳，柴葛解肌柴葛姜，白芷桔芩膏芍草，利减石膏呕半羌。

此方陶华所制，以代葛根汤。凡四时太阳、阳明、少阳合病轻证，均宜以此汤

---

① 入：原作"大"，据文义改。

增减治之。增减者,谓如无太阳证者减羌活,无少阳症者减柴胡也,即柴胡、葛根、羌活、白芷、桔梗、赤芍、石膏、黄芩、甘草也。

下利减石膏,以避里虚也;呕加半夏、生姜,以降里逆也。

黄连解毒汤　栀子金花汤　三黄石膏汤

阳毒热极疹斑呕,烦渴呻吟谵语狂,下后便软热不已,连芩栀柏解毒汤。里实便硬当攻下,栀子金花加大黄。表实膏麻葱豆豉,下利除膏入葛良。

阳毒热极等证,或下后便软,壮热不已,宜黄连解毒汤,即黄连、黄芩、黄柏、栀子也;若里实当攻下,便硬者宜加大黄,名栀子金花汤;若表实无汗,当发汗者,宜加石膏、麻黄、淡豆豉、葱白,名三黄石膏汤;下利者,减石膏加葛根,避里不实也。

消毒犀角饮

消毒犀角表疹斑,毒壅咽喉肿痛难,犀角牛蒡荆防草,热盛加薄翘芩连。

消毒犀解饮即消毒饮之防风、荆芥、牛蒡子、甘草加犀角也。热盛加连翘、薄荷、黄芩、黄连也。

消斑青黛饮

消斑青黛消斑毒,参虎柴犀栀地元,黄连热实减参去,苦酒加入大黄煎。

消斑青黛饮即青黛,参虎,谓人参白虎汤,即人参、石膏、知母、甘草、柴胡、犀角、山栀、生地、元参、黄连,用苦酒与水煎也。热甚便实者,减去人参,加大黄可也。

普济消毒饮

普济大头天行病,无里邪热客高巅,芩连薄翘柴升桔,蚕草陈勃蒡蓝元。

普济消毒饮治天行传染,大头瘟疫,无里可下者,是其邪热客于高巅,即黄芩、黄连、薄荷、连翘、柴胡、升麻、桔梗、僵蚕、甘草、陈皮、马勃、牛蒡子、板蓝根、元参也。

连翘败毒散

连翘败毒散发颐,高肿焮红痛可除,花粉连翘柴胡蒡,荆防升草桔羌独,红花苏木芎归尾,肿面还加芷漏芦,肿坚皂刺穿山甲,便燥应添大黄疏。

连翘败毒散治时毒发颐,高肿焮红疼痛之阳证也,即连翘、天花粉、柴胡、牛蒡子、荆芥、防风、升麻、甘草、桔梗、羌活、独活、红花、苏木、川芎、归尾。两颐连面皆肿,加白芷、漏芦;肿坚不消,加皂刺、穿山甲;大便燥结,加酒炒大黄。

都气汤　橘皮竹茹汤

呃逆肾虚都气汤,六味肉桂五味方。橘皮竹茹虚热主,橘竹参草枣生姜。

都气汤即六味地黄汤加肉桂、五味子也。橘皮竹茹汤即橘皮、竹茹、人参、甘草、大枣、生姜。

葳蕤汤

风温浮盛葳蕤汤,羌麻葛芷青木香,芎草石膏葳蕤杏,里实热甚入硝黄。

风温初起,六脉浮盛,表实壮热汗少者,宜葳蕤汤以发表风邪也,即羌活、麻黄、葛根、白芷、青木香、川芎、甘草、石膏、葳蕤、杏仁也。里实热甚汗多者,加芒硝、大黄以攻里热也。

桂枝白虎人参汤

风温虚热汗出多,难任葳蕤可奈何,须是鼾睡而燥渴,方宜桂枝虎参合。

风温初起,脉浮有力,汗少壮热,宜于葳蕤汤。若脉虚身热汗多,难用葳蕤汤,合与桂枝白虎人参汤。如不鼾睡,口中和而不燥不渴,身热汗多脉浮盛者,乃亡阳之证,非风温也,即桂枝白虎加人参汤,亦不可用也。

泻心导赤各半汤

越经无证如醉热，脉和导赤各半汤，芩连栀子神参麦，知滑犀草枣灯姜。

越经，病名也。无证，谓无表里证。脉和而身热不解，形如醉人者，是越经证也，宜泻心导赤各半汤治之，即黄连、黄芩、栀子、茯苓、人参、麦冬、知母、滑石、犀角、甘草、灯心、生姜、大枣也。

大羌活汤

两感伤寒病二经，大羌活汤草川芎，二防二术二活细，生地芩连知母同。

两感伤寒，病名也，二经谓一日太阳、少阴，二日阳明、太阴，三日少阳、厥阴，同病也，张洁古制大羌活汤治之，即甘草、川芎、防风、防己、苍术、白术、羌活、独活、细辛、生地、黄芩、黄连、知母也，详在《伤寒要诀》。

还阳散　退阴散　黑奴丸

阴毒还阳硫黄末，退阴炮乌干姜均，阳毒黑奴小麦疸，芩麻硝黄釜灶尘。

还阳散即石硫黄末，每服二钱，新汲水调下，良久寒热不出，再服之，汗出愈。退阴散即炮变色川乌，微炒干姜，等分为末，每服一钱，盐汤滚数沸服。四肢不温，连服三次即温，热服若吐，冷服亦可。黑奴丸即小麦成黑疸者，名曰小麦奴，黄芩、麻黄、芒硝、大黄、釜底煤、灶突烟、梁上尘也，为末，蜜丸重四钱，新汲水下，服后若渴饮冷水者，令恣意饮之，须臾自当寒振汗出，腹响微利而解也。若不渴者，恐是阴极似阳，服之后为害耳。

九味羌活汤

九味羌活即冲和，四时不正气为疴，洁古制此代麻桂，羌活防苍细芷芎，生地草芩喘加杏，无汗加麻有桂多，胸满去地加枳桔，烦渴知膏热自瘥。

此汤即冲和汤，张洁古制此以代麻黄桂枝二汤，即羌活、防风、苍术、细辛、白芷、川芎、生地、甘草、黄芩也。喘加杏仁，无汗加麻黄，有汗加桂枝，胸膈满闷，去生地，加枳壳、桔梗，快膈气也，烦渴引饮，加知母、石膏，热自瘥也。

十神汤

十神外感寒气病，功在温经利气殊，升葛芎麻甘草芍，姜葱香附芷陈苏。

此方即升麻、葛根、川芎、麻黄、甘草、芍药、香附、白芷、陈皮、苏叶、生姜、葱白也，能外发寒邪，内舒郁气，故曰寒气病。较之他剂，有温经利气之功殊也。

人参败毒散　荆防败毒散　仓廪散

人参败毒虚感冒，发散时毒疹痢良，参苓枳桔芎草共，柴前薄荷与独羌，时毒减参加翘蒡，血风时疹入荆防。表热噤痢加仓米，温热芩连实硝黄。

人参败毒散治气虚感冒时气之病，即枳壳、桔梗、川芎、茯苓、人参、甘草、柴胡、薄荷、独活、羌活也。时毒，谓受四时不正之气，或肿两腮两颐，或咽喉肿痛，依本方减人参，加牛蒡、连翘治之。时疹，谓初病即有之疹；血风，谓遍身瘙痒之疹，俱依本方减人参，加荆芥、防风治之，名荆防败毒散。表热无汗，噤口痢疾，依本方加仓米治之，名仓廪散。温病热病热甚，俱加黄连、黄芩。胃实便硬，俱加芒硝、大黄也。

五积散

内伤生冷外感寒，五积平胃半苓攒，麻桂枳桔归芎芍，羌芷加附逐阴寒。腹痛呕逆吴萸入，有汗除麻桂枝添；虚加参术除枳桔。妇人经痛艾醋煎。

五积散即苍术、陈皮、厚朴、甘草、半夏、茯苓、麻黄、官桂、枳壳、桔梗、当归、川芎、白芍、干姜、白芷也。表重用桂，阴寒肢冷加附子，腹痛呕逆加吴黄，有汗除去麻黄加桂枝，气虚加人参、白术，除去枳、桔，妇人经痛加艾叶，醋煎服之。

升麻葛根汤

升葛芍草表阳明，下利斑疹两收功，麻黄太阳无汗入，柴芩同病少阳经。

升麻、葛根、白芍、甘草，即升麻葛根汤也，阳明表邪不解，或数下利及斑疹不透者，均宜主之。若兼太阳无汗之表症，入麻黄；若兼少阳口苦耳聋，寒热往来，半表半里之症，加柴胡、黄芩也。

二圣救苦丹

初起时疫温热病，救苦汗出下俱全，热实百发而百中，大黄皂角水为丸。

此丹即大黄四两，皂角二两，为末，水为丸也，每服三钱，无根水下。弱者、老者、幼者量减服之。此药施治于初起时疫传染，伤寒温病热病，热盛形气俱实者，百发百中。服后或汗、或吐、或下，三法俱全，其病立解。

温胆汤

伤寒病后津液干，虚烦燥渴不成眠，乃是竹叶石膏证，胆经余热此方先，口苦呕涎烦惊悸，半苓橘草枳竹煎，气虚加参渴去半，再加麦粉热芩连。

伤寒病后，燥渴虚烦，乃竹叶石膏汤证，非温胆汤证，详在《伤寒要诀》。若少阳胆经余热，则口苦呕烦惊悸，是温胆证也，即半夏、茯苓、橘皮、甘草、枳实、竹茹也。形气俱虚，或因汗吐下后，及气虚者，均加人参；渴去半夏，加麦冬、花粉以生津也；有热加黄芩、黄连以清热也。

伤寒附法补

钱院使主河间两解之法，利于实热之病。余又续景岳内托之法，利于虚寒之病。正法之外，得此两法，治伤寒无余蕴矣。

发表无汗病为逆，须审阴阳施补益，阳虚再造散如神，小建中汤生津液，东垣变用益气汤，只缘饥饱与劳役，又有无汗属阴虚，理阴归柴二方择。若宜凉解归葛煎，阳明温暑及时疫。阴阳两虚汗最难，大温中饮当考核。仲景驱外是恒经，各家内托亦上策。

李东垣云：伤寒无内伤者，用仲景法。挟内伤者，十居八九劳役饥饱过度谓之内伤。只用补中益气汤加减。又云：尺脉迟者，不可发汗，当与小建中汤和之，和之而邪解。设不解，服至尺脉有力，乃与麻黄汤汗之。喻嘉言云：宜小建中汤生其津液，津液充，便自汗而愈。陶节庵曰：伤寒服发表药而不作汗，名无阳症，宜再造散助阳以作汗。张景岳云：阳根于阴，化于液，从补血而散，此云腾致雨之妙，则犹仲景所未及。观其自制数方，平散如归柴饮，温散如大温中饮及理阴煎，凉散如归葛饮，皆取邪从营解之义也。仲景重在驱邪，此则重在补正，驱邪是逐之于外，补正是托之于内，法虽不同，而散寒之意则一也。

再造散

阳虚再造散称奇，附子辛参草桂芪，羌活芎防姜枣入，或加芍药水煎之。人参一钱，黄芪二钱，桂枝一钱，甘草五分，附子（炮）一钱，细辛七分，羌活八分，防风七分，川芎一钱，煨姜二片，大枣三枚，加芍药一撮，夏加黄芩、石膏用之。

小建中汤

阳气素虚乏津液，伤寒温补必须急，桂枝倍芍加胶饴，小小建中大有益。白芍三钱，桂枝、生姜各一钱五分，炙草一钱，水煎入饴糖三钱拌服。

补中益气汤

补中益气术归芪，炙草人参与橘皮，姜枣柴升煎水服，六经加味始相宜。炙芪二钱，人参、白术、当归、炙草各一钱，陈橘皮五分，柴胡各三分，姜枣水煎服。

太阳加羌活、藁本、桂枝；阳明葛根，倍升麻；少阳加黄芩、半夏、川芎，倍柴胡；太阴加枳实、厚朴；少阴加甘草、橘皮；厥阴加川芎。变症发渴，加干葛、元参，倍升麻。

理阴煎

熟地当归炙草姜，理阴煎剂最为良，方中加减须消息，肉桂加之用亦强。熟地四钱，当归一钱五分，炙草一钱，干姜一钱五分，水二盅，煎八分服。

归柴饮

归柴二味及甘草，伤寒平散用之好，大便多溏归易术，还有加减方中讨。当归一两，柴胡五钱，炙草八分，水煎服。

大温中汤

伤寒温散大温中，参术柴胡肉桂同，草地麻黄姜归用，水煎去沫服为功。熟地五钱，白术三钱，人参一钱，炙草八分，柴胡一钱，麻黄一钱，肉桂一钱，干姜一钱，白术二钱，水二盅，服七分，去浮沫，温服或略盖微汗。

归葛饮

当归干葛两般宜，凉散方中此最奇，煎后好将凉水浸，徐徐服下汗来时。当归五钱，干葛二钱，水二盅，煎一盅以冷水浸凉，徐徐服之。

跋

修园先生陈老太姻翁，吴航名宿也。以名孝廉出宰有政声，归里数十年，所有著作各种医书，灵石太姻翁徽庵姻翁已节次付梓行世。兹又新刊《从众录》共八卷，分门别类，各有条理，其中分症辨脉，摘选诸家精要，附拟各按，俱极精切，足见家学之渊源远矣。读其书者顿开心目，诚为度世之金针，活人之良法也。检忝①附世交，又联姻娅，不愧谫陋，谨跋数语，以志心企云尔。

道光午年七月既望姻世再愚侄郑学检谨跋

---

① 忝（tiǎn）：辱意也。常用作谦词。

女科要旨

清·陈修园　撰

林慧光　校注

女科要旨叙言

医者，意也。《灵》《素》俱在，非神而明之，则拘守成方，将为斯世厉[1]。顾[2] 医难，而医妇人女子尤难。昔人以小儿为哑科，窃意女科亦然。盖小儿不能言，而妇女则言不能尽，惟得之指下，洞见乎脉与证之相符，庶不致于差谬矣。

吴航陈修园先生，儒也。幼读岐黄，语即精其理，一切时医之论，能力穷其非，引而归于至正。旋由科举出为邑宰[3]，以四诊法佐抚字[4]，至今燕南赵北人犹颂之。先生不欲秘活人方，既手刊各种书，又遗属[5] 尽刻所著，令嗣[6] 遵之，次第行于世，为世利赖[7]。今令孙心典一兄，又以医学成先志。检先生所撰《女科要旨》，将付梓人，以年与君家世有往来之谊，命作弁言。余既心好先生书，复嘉其后人之能善承家学，存心济人，功诚伟焉。不揣固陋，因为之序。

候官林鸿年拜手

---

① 厉：干犯，扰乱。《大戴礼记·子张问入宫》："厉者，狱之所由生也"。芦辨注："厉，历乱也"。
② 顾：看，回视。
③ 邑宰：县令。
④ 抚字：对子女的爱护、养育。亦用以称颂官吏治理民政。
⑤ 属：通"嘱"。
⑥ 嗣：子孙。
⑦ 为世利赖：于世人有利。利，好处。赖，依靠。

心典少随任北直①，获睹先大父② 公余之暇，命先伯父拟注《伤寒论浅注》为前集，命先君拟注《金匮要略浅注》为后集，剖晰详明，以示来者。更遗《女科要旨》一书，命先君韵拟之，未及付梓。回忆当年，典与弟心兰伏读之余，不胜霜露之感③，忽忽几数十春秋矣。是书也，吾祖所殚精瘁虑，以期有裨于世者。不能梓而行之，则吾之责也。谨校之以付攻木氏④。

辛丑荔月长孙心典谨识

①　北直：即北直隶，即直隶于北京的地区，相当于今之北京、天津、河北省大部和河南、山东的小部地区。
②　大父：祖父。
③　霜露之感：悲凉之感。
④　攻木氏：刻书的人。

目　录

目 录

女科要旨卷一

闽长乐陈念祖修园著

男　　蔚古愚参订
　　　元犀　灵石韵注

孙男　心典　徽庵
　　　心兰　芝亭　全校字

调　经

门人问曰：妇人以血为主，医者辄云血海，可以实指其所在乎？

陈修园曰：人身之血海，胞也。居膀胱之外，而为膀胱之室。经云：冲脉任脉皆起于胞中，是男女皆有此血海。但男则运而行之，女则停而止之。运行者无积而不满，故阳气应日而一举；停止者有积而始满，故阴血应月而一下；此男女天癸之总根也。而妇人一科，专以月事为主。经云：任脉通，太冲脉盛，月事以时下，故能有子。盖时者，满三旬之期而一下，以象月盈则亏，下之不失其期，故名月信。

门人高子问曰：女科中好手甚少，不可不大为之振作。因执女科书数十种，属余择而授之。余遍阅大有悟曰：古人以月经名为月信，不止命名确切，而月事之有无、多少、迟速，及一切治疗之原委，无不包括于"信"字之中。夫五行之土，犹五常① 之信也。脾为阴土，胃为阳土，而皆属信；信则以时而下，不愆其期。虽曰心生血，肝藏血，冲任督三脉俱为血海，为月信之原，而其统主则惟脾胃，脾胃和则血自生，谓血生于水谷之精气也。

若精血之来，前后、多少、有无不一，谓之不调，不调则为失信矣。经云：土太过则敦阜。阜者，高也；敦者，厚也；既高而又厚，则令除去，宜用平胃散加大黄、白芍药、枳实、桃仁之类。经又云：土不及则卑监。卑者，下也；监者，陷也，坑也。既下而又陷坑，则令培补，宜六君子汤加芎、归、柴、芍及归脾汤之类，此言经水不调以虚实分之也。

又有以阴阳偏胜分之者。许叔微云：妇人病多是月经乍多、乍少，或前、或后，时发疼痛，医者一例呼为经病，不辨阴胜阳，阳胜阴，所以服药少效。盖阴气乘阳气，则胞寒气冷，血不运行，经所谓天寒地冻，水凝成冰，故令乍少，而在月后；或断绝不行。若阳气乘阴，则血气散溢，经所谓天暑地热，经水沸腾，故令乍多，而在月前。或一月数下，或崩漏不止。当别其阴阳，调其气血，使不相乖，以平为期。此叔微统论阴阳之道也。而余则以阴阳二字，专指脾胃而言。盖脾者，太阴之湿土也，不得阳明燥气以调之，则寒湿盛；而阴独胜，阴道常虚，即《内

---

① 五常：指仁、义、礼、智、信。

经》卑监之旨也。胃者，阳明之燥土也，不得太阴之湿气以调之，则燥热盛；而阳独胜，阳道常实，即《内经》敦阜之旨也。至于用方，以四物汤加香附、茯神、炙草为主，阴胜加干姜、桂、附、吴萸及桃仁、红花之类，阳胜加知、柏、芩、连、门冬之类，平平浅浅中，亦不可废。若求其所以然之妙，《金匮》温经汤一方，无论阴阳、虚实、闭塞、崩漏、老少，善用之无不应手取效。此特今之习女科者闻之吐舌，即数百年来注《金匮》之家，或识见不到而不能言，或珍为枕秘而不肯言。今修园老矣！不得不择人而传之，但既传之而又嘱之曰：《灵枢经》载黄帝谓雷公曰：此先师之所禁，割臂歃血之盟①也。凡思议不可及之方，若轻以示人，则气泄而不神，必择大学问之人，知其居心长厚者，而后授之。

门人问曰：女人之经，一月一行，其常也；或先或后，或通或塞，其病也；间或有不关于病者，愿闻其说。

曰：天下事有常而即有变。妇人当月事之期，其血不下，只见吐血、衄血、或眼耳出血者，是谓倒经逆行；有三月一行者，是谓居经；有一年一行者，是谓避年；有一生不行而受胎者，是谓暗经；有受胎之后，月月行经而产子者，是谓胎盛，俗名垢胎；有受胎数月，血忽大下而胎不坠者，是谓漏胎。此虽异常，而数患之竟不至害事也。彼皆以妄为常，而中土失其主信之道，如人无信行，全赖狡诈以成家，君子不为也。大抵妇人患此者，性情亦必乖张。

门人问曰：经候不调既得闻命矣，今愿闻调经之法。

曰：诸家调经之说，是非参半。而萧慎斋以调经莫先于去病，录李氏之论一条，以分因详证治法；录方氏之论一条，

又参以统论二氏之说，深合鄙意，今全录于后。

李氏云：妇人月水循环，纤疴不作而有子。若兼潮热、腹痛，重则咳嗽、汗、呕，或泻，有潮热则血愈消耗，有汗、咳、呕则气往上行，泻则津偏于后，痛则积结于中，是以必先去病，而后可以滋血调经。就中潮热疼痛，尤为妇人常病。盖血滞积人骨髓，便为骨蒸；血滞积瘀，与日生新血相搏，则为疼痛；血枯不能滋养百骸，则蒸热于内；血枯胞络火盛，或挟痰气、食积、寒冷，则为疼痛。凡此诸病，皆阻经候不调，必先去其病，而后可以调经也。

方氏曰：妇人经病，有月候不调者，有月候不通者；然不调不通中，有兼疼痛者，有兼发热者，此分而为四也。细详之，不调中，有趋前者，有退后者；趋前为热，退后为虚。不通，中有血枯者，有血滞者；血滞宜破血，血枯宜补也。疼痛中，有常时作痛者，有经前经后作痛者；常时与经前为血积②，经后为血虚也。发热中，有常时发热者，有经行发热者；常时为血虚有积，经行为血虚而有热也；是四者之中，又分为八矣。人之气血周流，忽有忧思忿怒，则郁结不行；经前产后，忽遇饮冷形寒，则恶露不尽；此经候不调，不通作痛，发热所由作也。大抵气行血行，气止血止；故治血病以行气为先，香附之类是也。热则流通，寒则凝塞；故治血病以热药为佐，肉桂之类是也。

萧慎斋曰：按妇人有先病而后致经不调者，有因经不调而后生诸病者。如先因

---

① 割臂歃血之盟：古人盟会时，微饮牲血，或含于口中，或涂于口旁，以示诚意。
② 血积：病症名。陈修园曰：血不行则为积，积不去则为恶血。

病而后经不调，当先治病，病去经自调；若因经不行而后生病，当先调经，则经调病自除。李氏一论，可谓调经之要，然偏而不全，余故补其未尽之旨。若方氏分因详症，诚得统论调经大法。

门人问曰：夫子以月事为月信专主脾胃，不摭《内经》之字句，而独得其精华，究竟从何节得来乎？

曰：《诗》以"思无邪"蔽之，《礼》以"毋不敬"该① 之，余此论从"二阳之病发心脾"一节领会出来。今录其原文，又采集各家之注，愿学者熟读而有得之。《内经》云：二阳之病发心脾，有不得隐曲，女子不月，其传为风消，其传为息贲者，死不治。马元台注云：二阳，足阳明胃脉也。为仓廪之官，主纳水谷，乃不能纳受者何也？此由心脾所发耳。正以女子有不得隐曲之事，郁之于心，故心不能生血，血不能养脾，始焉胃有所受，脾不能化，而继则渐不能纳受，故胃病发于心脾也，由是水谷衰少，无以化精微之气，而血脉遂枯，月事不能时下矣。余拟用归脾汤，重加鹿茸、麦门冬，服二十余剂可愈。武叔卿注云：此节当从"隐曲"推解。人有隐情曲意，难以舒其衷，则气郁而不畅；不畅则心气不开，脾气不化，水谷日少，不能变化气血，以入二阳之血海；血海无余，所以不月；余拟用归脾汤，加芍药、柴胡。传为风消者，风之名，火之化也。消，消瘦也。发热消瘦，胃主肌肉也；余拟用归脾汤，加丹皮、栀子、地骨皮、芍药。传为息贲② 者，喘息上奔，胃气上逆也；余用金匮麦门冬汤。人无胃气则死，故云"死不治"。此一节为经血本原之论也。

门人问曰：妇人经闭，或因家务烦恼，或因胎产、乳子受伤，其不调也有自室女。何以亦有不调之病乎？

余曰：室女患此，甚于妇人，所以多死。室女乃浑全之人，气血正旺，不应阻塞，竟患经闭不行，若非血海干枯，则为经脉逆转。血海干枯者，宜用当归补血汤加麦冬、白芍各五钱，炙甘草二钱；虚极者加附子一钱以助之。倘或失治，则内热咳嗽、肌肉甲错、毫发焦落，而成怯症矣。经脉逆者，宜用金匮麦门冬汤、芍药甘草汤，加牛膝、茜草之类，兼服四乌鲗骨一藘茹丸以调之。倘或失治，则为吐血、衄血、咳嗽、骨蒸，而成瘵病矣。若肝火炽盛，左胁刺痛，颈生瘰疬，佐以逍遥散。加瓜蒌实、川贝母、生牡蛎、青皮之类。若肝木弦，上寸口鱼际，非药所能治，即与婿配则愈，或与加味逍遥散。若体常怯寒，食少腹胀，佐以六君子汤，加干姜之类；归脾汤、八珍汤可以出入互用。然余又有深一层治法。忆予于乾隆辛丑岁，朱紫坊黄姓之女，年方二十二岁，始因经闭，服行经之药不效，后泄泻不止，食少，骨瘦如柴，服四神、八味之类，泻益甚，而五更至天明数次，便后带血，余主用金匮黄土汤，以赤石脂易黄土，以干姜易附子，每服加生鹿茸五钱，意以先止其泄泻便红，然后再调其经水，连服八剂，泄泻如故，而经水通矣。又服五剂，泻血俱止。后服六君子汤加干姜收功。可知鹿茸入冲任督三脉，大能补血，非无情之草木所可比也。又阅喻嘉言《寓意草》，载杨季登之女，经闭年余，发热食少，肌削多汗，而成劳怯。医见多汗，误谓虚也，投参术，其血愈涸。余诊时，见汗出如蒸笼气水，谓曰：此症可疗处，全在有汗。盖经血内闭止，有从皮毛间透出一路，以汗亦血也，设无汗而血不流，

---

① 该：通"赅"。

② 贲：原作"奔"，据文义改。

则皮毛干槁而死矣。宜用极苦之药以敛其血，入内而下通于冲脉，则热退经行而血自止，非补药所能效也。于是以龙荟丸日进三次。月余，忽觉经血略至，汗热稍轻。姑减前丸，只日进一次。又一月，经血大至，淋漓五日，而诸病全瘳矣。附此二案，为一虚一实之对，学者当一隅而三反之。

门人问曰：女科书一病一方，且一病而有数方，其方倍于男子。此书于调经一书，止取一十九方，毋乃太简乎？

曰：《内经》只有十二方，《伤寒论》止有一百[①]一十三方，《金匮》止有一百四十三方，可以谓之方，唐以后合法者甚少，其余不过汇集药品，不可以名方。而女科所传之方，更为浅陋，大失《神农本经》之旨与伊圣制方之法。浅陋之方，姑任浅陋之医辈用之，浅陋之病家服之，服之不愈亦无怨言，或日久而病气衰亦自愈，余姑置弗论也。今诸同学皆好学深思士也。儒者以济人为心，以我之独知俯视一切，未免惊俗。恐济人不广，礼贵从俗，医道何独不然。今取习用之方而精选之，即如四物汤，本浅近而无深义也，余则加人香附、茯神各二钱为佐，是取铁翁道人之交感丸，参赞其内交感者，以气之化于无形也；又如炙甘草四钱为君，是取仲景先生之复脉汤，主持其际复脉者，以血之运而不息也；变浅近为神奇。惟熟读《内经》《本经》、仲景书者，方信余言之不谬。又有加减套法：经血先期而至，加芩、连、知、柏；后期而至，加姜、桂、艾叶。实者加陈皮、枳实；虚者加人参、白术；大实而闭者，加大黄、枳实、桃仁、牛膝，更佐以抵当汤、桃仁承气汤；大虚而枯者，加参、术、鹿茸、牛膝外，更加以人参养荣汤。经行而腹痛拒按者，加延胡索、木香；经已行而腹痛者，加人

参、白术、干姜。经水不通、逆行而为吐血、衄血者，加牛膝、泽兰、韭汁、童便。若腹中素有痞，饮食满闷者，除地黄加枳实、半夏。色紫者，风也，加荆、防、白芷；黑者，热甚也，加芩、连、丹皮、地骨皮；淡白者，虚也，有挟痰停水以混之，加参、芪、陈、半；色如烟尘、水如屋漏水者，合二陈汤，再加防风、秦艽、苍术；如豆汁者，加芩、连；或带黄浑浊者，湿痰也，或成块作片，血不变者，气滞也，加元胡、枳实、陈皮。色变紫黑者，属热者多，属寒者亦有之，宜察脉审症。此外，若恶寒、发热、头痛，有汗加桂枝、姜、枣，无汗加麻黄、细辛之类，详于海藏六合汤不赘。其余归脾、逍遥各方，虽不可与内经四乌鰂骨一藘茹丸等方并论，而视益母胜金丹、巽顺丸之类，则夐[②]乎远矣！

古今方十九首

平胃散 治土气太过，经血不调。《达生篇》：加芒硝能下死胎。

六君子汤 方中参、术、苓、草，脾药也；陈皮、半夏，胃药也；经血生于脾胃，故加归、芍之类，便是调经之的方。

四物汤 妇科总方，时人习用之，方中妙在川芎一味。

新定加味四物汤 方论见上。

十全大补汤　八珍汤 二方气血双补，其用药品虽云板实，却亦平稳可从。

人参养荣汤 五脏兼补，视八珍、十全更高一格，以药品之轻重得法也。

生白芍一钱五分　人参　当归　陈皮

桂心徐灵胎《兰台轨范》云：是小桂枝去皮，非肉桂心　黄芪　茯苓　白术　炙

---

① 一百：珍艺书局本作"二百"。

② 夐（xiòng 雄去声）：通"迥"。即远；辽阔之意。

草各一钱　远志去骨，五分　五味十四粒　熟地七分半

加生姜三片，红枣二枚，水煎温服。

四乌鲗鱼骨一蕝茹丸《内经》　调经种子，亦治男人阳痿。

乌鲗鱼骨四两，去甲　蕝茹一两

长男蔚按：以雀卵丸，如小豆大，食前以鲍鱼汁送下五丸，今酌增为二钱。后人用白毛黑骨雄鸡一只，去毛肠，不见水擦干，用当归二两，川芎一两，入前药于鸡腹内，加酒二碗，童便一碗，蒸到汁干，将鸡取净肉，和药晒焙为末；或加香附四两，炒紫茯神、人参各一两，为末，炼蜜为丸，如梧桐子大，酒送下，或米汤送下。

抵当汤　通瘀猛剂。见《伤寒论》

桃仁承气汤　通瘀缓剂。见《伤寒论》

蚕砂酒　治月经久闭。按：此方较上二方更为平稳。

蚕砂四两，炒半黄色　无灰酒一壶

上重汤煮熟，去砂，温饮一盏即通。

归脾汤《内经》　二阳之病发心脾一节，此方颇合经旨。

当归　茯神　人参　炙芪　白术　枣仁　龙眼肉各二钱　远志　木香　炙草各一钱　上水煎服。

高鼓峰云：男妇怯弱，不论何症，止以此方去木香，加芍药、麦冬、五味子，服至月余必愈。吾不知也。按方中全赖木香一味，若去之何以成归脾汤乎？若有寒热往来，可加柴胡、芍药；若潮热骨蒸，加丹皮、地骨皮、栀子；若起于怫郁，加贝母、黄连；若腹痛经闭，加桃仁、红花、元胡索之类。

逍遥散　女子善怀，每多忧郁，此方解肝郁也，而诸郁无不兼治。赵养葵谓：五郁皆属于肝也。方从小柴胡汤套出。

越鞠丸《丹溪》　解郁总方。《易思兰医案》治寒热虚实一切杂病，皆从此方变化，屡用屡验。香附童便制　山栀　川芎　苍术　六神曲

以蒸饼为丸，每服三钱，陈米汤送下。

温经汤　治经闭或经行过多，或崩漏不止，或久不受胎，统名带下。

吴萸三两　当归　川芎　芍药　人参　桂枝　阿胶　丹皮　甘草各二两　生姜三两，一本二两　半夏半升，一本一升　麦冬一升

上十二味，以水一斗，煮取三升，分温三服。

亦主妇人少腹寒，久久不受胎，及过期不来。歌曰：口干腹满掌心烧，卅六疴该谓十二痕、九痛、七害、五伤、三痼，共三十六种，详于《金匮浅注》中，不赘。带下条，归芍胶芎权各二，权称钟也。称其数各二两。桂参丹草数相侔，八物同用二两也，整升重用麦门冬胜任，减半一升减其半，止有半升也。相需半夏速求，更佐吴茱萸生姜各三两，闭至期不来。崩来而过多不育少腹寒，久不受胎者。各探幽。

次男元犀按：当归、川芎、芍药、阿胶，肝药也；丹皮、桂枝，即心药也；吴茱萸，肝药、亦胃药也；半夏，胃药亦冲药也；麦门冬、甘草，即胃药也；人参补五脏；生姜利诸气也。病在经血，以血生于心藏于肝也；冲为血海也，胃属阳明，厥阴冲脉丽之也。然细绎方意，以阳阴为主，吴茱萸用至三两，驱阳阴中土之寒；即以麦门冬用至一升，滋阳明中土之燥；一寒一热，不使隅偏，所以谓之温也。半夏用至半升、生姜用至三两者，以姜能去秽而胃气安，夏能降逆而胃气顺也。其余皆相辅而成其温之之用，绝无逐瘀之品，

故过期不来者能通之，月经来过多者能止之，少腹寒不受胎者并能治之，其神妙不可言矣！

六味丸 壮水之主，以制阳光。

桂附八味丸 益火之源，以消阴翳。二方治妇人经病。无子加香附童便浸、川贝母、当归各三两，艾叶醋炒二两，多效。

当归补血汤 治血虚发热，症类白虎，但脉不洪长以别之。

黄芪一两 当归三钱

上水煎服。尤在泾《金匮翼》有生地五钱，甘草二钱，余未知其所本。

麦门冬汤 治火逆上气，咽喉不利，止逆下气。

长孙男心典禀按：可借治妇人返经、上逆、吐衄等症。盖以此方专入阳明。阳明之脉，以下行为顺，上行为逆；冲任之脉，丽于阳明；三经主血，故以此方为正治之法。若去粳米，加蜂蜜八钱，取百花之菁华，以补既亡之胃阴，更为周到。然阳明因虚火而逆者固ست此汤，阳明因虚寒而逆者，舍吴茱萸之温降，将何道以镇纳之乎？噫嘻！吐血、衄血之症，违众说而专主此汤，恐汉、唐以下，至今日而始闻是语也。

麦门冬四钱，不去心 煮半夏二钱 大枣二枚 炙甘草一钱 粳米三钱半 人参一钱

上诸味，清水煎服。

修园与诸生，讲学于嵩山之井上草堂，座中有谓某医，自夸为女科名手，执其常用之方来询，余不觉大发一叹，曰：女科本无纯粹可观之书，而世上医辈更不必深求之也。然而相传习用之药，不自知其为害人之品者，则有四：一曰丹参，谓丹参不寒不燥，不补不攻，一味功兼四物，且能去瘀血生新血。李士材谓其去瘀之功，多于生血，为妇人之要药。岂知

《本草经》云：丹参味苦微寒，主心腹邪气，肠鸣幽幽如走水，寒热积聚，破癥除瘕，止烦满，益气。一名却蝉，生山谷。通共三十八字。其云主心腹邪气，邪气二字，即下文寒热之气也。邪在心则烦，邪在腹则满，肠居腹内，邪气走于肠中，故幽幽鸣如走水。积聚亦病于腹，积而不散、推之不移为癥，癥者征也，以其有形可征也；或聚或散、推之不移为瘕，瘕者假也，言其假借而成也。其云益气者，通章以心腹邪气为提纲，邪气既除，则正气自然受益，非丹参能补益之也。详《经》文之旨，专主驱邪，且驱心腹之里邪，与四物汤之功用，冰炭相反。若以平时调理胎前、产后之常药辄用之，攻伐无过，脏气大伤，即孟夫子所谓安其危而利其灾，乐其所亡是也。此女科习用丹参之害人一也。二曰益母，谓益母能通血脉，调经水，去瘀生新，为妇人之良药。岂知《本草经》云：茺蔚子味辛微温，主明目益精，除水气，久服轻身。茎主瘾疹痒，可作浴汤。一名益母，一名益明，一名大札，生池泽。通共四十一字，无一字言及妇人经产之症。其云"微温"者，得春木之气也；味辛者，得秋金之味也。木有制则其性和，性和则有轻身之效，《经》所谓风能生物是也。其云"明目"者，以肝开窍于目也。其云益精者，以精生于饮食之精华，先散于肝而后藏之于肾也。茎主瘾疹痒者，以洗浴能去肌表之风也。若产后肤表微微发热，是外感微风，与此物甚为对症，若重症则不足恃矣。况症重药轻，则病势日甚一日，终至败坏而莫挽。若辈东请西延，别有杀人不见血之技，修园恶之，此女科习益母草之害人二也。三曰何首乌，时医以熟地黄大补阴血，恐其腻膈减食，竟以何首乌代之。岂知何首乌《本草经》不载，而《开宝》有之，极赞

其功，但为后人新增之品，或逞其臆见，或得之传闻，不足尚也。余惟于久疟偶用之，取其味涩之能截疟也；久痢偶用之，取其味苦之能坚肠也。若谓其能滋阴补肾，如《开宝》所夸之效，吾不信也。盖药之能滋润者，必其脂液之足也；药之能补养者，必其气味之和也。试问滞涩如首乌，何以能滋？苦劣如首乌，何以能补？正与地黄相反，何以谓其功用相同而相代乎？此女科习用何首乌之害人三也。四曰郁金，谓妇人之病，多起于郁，郁金能解诸郁，为妇人之良药。而不知此物，《神农本草经》不载，而《唐本》有之，《唐本》云：郁金味苦寒，主血积，下气生肌，上血破恶血，血淋、尿血、金疮。原文只此二十三字。其云气味苦寒者，谓气寒而善降，味苦而善泄也。其云血积者，血不行则为积，积不去则为恶血。血逆于上，从口鼻而出，则为衄血、吐血；血走于下，从便溺而出，有痛为血淋，无痛为尿血；金疮之瘀血不去，则血水不断，不能生肌。此物所以统主之者，以其病原皆由于积血，特取其大有破恶血之功也。盖血以气为主，又标之曰：下气者以苦寒大泄其气，即所以大破其血，视他药更进一步。"解郁"二字，不见经传，切不可惑此邪说。若经水不调因实而闭者，不妨以此决之。若因虚而闭者，是其寇仇。且病起于郁者，即《内经》所谓二阳之病发心脾，大有深旨。若错认此药为解郁而频用之，十不救一。至于怀孕最忌攻破，此药更不可以沾唇。即在产后，非热结停瘀者，亦不可轻用。若外邪未净者，以此擅攻其内，则邪气乘虚而内陷，若气血两虚者，以此重虚其虚，则气血无根而暴脱。此女科习用郁金之害人四也。圣经灼然可据，杂书杂说居然鱼目混珠，甚为不解。昔人谓不读人间非圣书，吾深有味乎斯言

也！尝考神农作赭鞭钩制①，从六阴阳与太乙②，外五岳四渎，土地所生，草石骨肉心灰毛羽干类，皆鞭问之。得其所能治主，当其五味，一日七十毒，是《神农本草经》为辨药之祖。何以后人食唐、宋以后之唾余，或取杂书附会铺张之说，及各氏臆断邪说，竟与圣经为难？斯人也，侮圣人之言，吾有四字勘语曰："庸恶陋劣"，不可以为医。《人镜经》谓当碎其碑，污其面，正非过激之谈。

种　子

门人问曰：妇人何以无子？

曰：妇人无子，皆由经水不调。经水所以不调者，皆由内有七情之伤、外有六淫之感，或气血偏盛、阴阳相乘所致。种子之法，即在于调经之中，前论已详矣。若经水既调，身无他病，而亦不孕者，一则身体过于肥盛，脂满子宫而不纳精也，前人有启宫丸一方颇超然。修园最厌女科书，排列许多方名，徒乱人意，究竟是二陈汤加苍术、川芎、六神曲、香附之类，不如直说出来更妙。一则身体过于羸瘦，子宫无血而精不聚也，景岳有育麟珠极效，然亦是八珍汤加菟丝子、鹿茸霜、川椒、杜仲四味，似亦不必另立名色也。其有生女不生男者，系以男人督脉不足，阳不胜阴；令其男人以鹿茸四具，人参一斤，远志四两，菟丝子半斤，醇酒为丸服之。所谓得其要者一言而尽，他书皆繁而无当也。

启宫丸　时方。

半夏制　苍术　香附各四两，童便浸，炒

---

① 赭鞭钩制：指铁制的农具。

② 六阴阳与太乙：指手足三阴三阳。太乙：即"太一"。

六神曲炒　茯苓生,研　陈皮各二两,盐水炒　川芎三两　酒炒

蒸饼丸,酒下三钱服。苍术,又一本作白术。

育麟珠　时方。

鹿角霜　川芎　白芍　生白术　茯苓各二两　川椒一两　人参二两　当归四两　杜仲　甘草各一两　菟丝　地黄各四两

上为末,炼蜜为丸,如梧桐子大,米汤无灰酒送下。

门人问曰:妇人不能得孕,或易于得孕,可以诊脉而预知之否乎?

曰:陈楚良云:人身血气,各有虚实寒热之异,惟察脉可以知,舍脉而独言药者,妄也。脉不宜太过而数,数则为热;不宜不及而迟,迟则为寒;不宜太有力而实,实者正气虚,火邪乘之以实也。治法当散郁,以伐其邪,邪去而后正可补。不宜太无力而虚,虚乃血气虚也,治法当补其气血。又有女子气多血少,寒热不调,月水违期,皆当诊脉,而以活法治之。务使夫妇之脉,和平有力,交合有期,不妄用药,乃能生子也。

门人问曰:东垣言:妇人经水甫静,三日前交者成男,以精胜于血也;三日后交者成女,以血胜于精也。七日子宫既闭,虽交而亦不孕。褚氏言:血先至裹精以生男,精先至裹血则生女。《道藏》言:月水净后,一、三、五成男,二、四、六成女。《圣济》言:因气而左动,阳资之则成男;因气而右动,阴资之则成女。程鸣谦言:精之百脉齐到胜乎血则成男;血之百脉齐到胜乎精则成女。此皆一偏之言,不足以语乾坤、阴阳之道也。老子云:"天法道,道法自然,亦惟顺之而已"。然天命虽听其自然,而人事亦不可不尽。敢问求嗣果有其法否乎?曰:袁了凡云:天地生物,必有纲缊①之时;万

物化生,必有乐育之候。猫犬至微,将受娠也,其雌必狂呼而奔跳,以纲缊乐育之气触之不能自止耳,此天然之节候,生化之真机也。凡妇人一月经行一度,必有一日纲缊之候,于一时辰间,气蒸而热,昏而闷,有欲交接不可忍之状,此的候②也。此时逆而取之则成丹,顺而施之则成胎矣。

门人问曰:妇科论种子繁杂无所适从,而至当不易之法,当宗谁氏?

曰:宋·骆龙吉《内经拾遗》一书,明人增补之,内附种子论一首,方三首,卓然不凡。论云:男女媾精,万物化生,则偏阴不生,偏阳不长,理必有然者也。然夫妇交媾而不适其会,亦偏阴偏阳之谓也,则以无子而诿于天命,岂不泥乎!间有资药饵以养精血,候月经以种孕育,多峻补以求诡遇,又求嗣未得,而害已随之,深可痛可惜!兹幸拜名师,于百年中而得有秘授焉:一曰择地,二曰养种,三曰乘时,四曰投虚。地则母之血也,种则父之精也,时则精血交感之会也,虚则去旧生新之初也。余闻之师曰:母不受胎者,气盛血衰故也。衰由伤于寒热,感于七情,气凝血滞,荣卫不和,以致经水前后多少,谓之阴失其道,何以能受?父不种子,气虚精弱故也。弱由过于色欲,伤乎五脏,脏皆有精而藏于肾,肾精既弱,辟之射者力微,矢枉不能中的,谓之阳失其道,何以能种?故腴③地不发瘠种,而大粒亦不长硗④地,调经养精之道所宜讲也,诚精血盛矣,又必待时而动,乘虚而入,如月经一来即记其时,算至三十

————————

① 纲(yīn 因)缊(yūn 运):中国哲学术语。同"氤氲"。万物由互相作用而变化生长之意。
② 的(dì 笛)候:的当;恰当的时候。
③ 腴:肥地。
④ 硗:土地坚硬而瘠薄。

时辰，则秽气涤净，新血初萌，虚之时也，乘而投之。如恐情窦不开，阴阳背驰，则有奇砭，纳之户内，以动其欲。庶子宫开，两情美，真元媾合，如鱼得水，虽素不孕者亦孕矣。此法历试历险，百发百中者也，岂谬言哉！及其既孕，欲审男女，先以父生年一爻在下，母生年一爻在上，后以受胎之月居中。或遇乾、坎、艮、震、阳象也，则生男；或遇巽、离、坤、兑、阴象也，则生女。有可预知者焉。呜呼！始而无子者，非天也，人自戕其天也。已而有子者，亦非天也，人定可以胜天也。

时 方 三 首

广嗣丸 此方乃论中所谓奇砭纳之户内者也。

沉香　丁香　吴萸　官桂　白及各一钱　蛇床子　木鳖子　杏仁　砂仁　细辛各二钱

上十味，炼蜜为丸，如绿豆大。

固精丸 以下二方，乃论中所谓养精调经之平和药也。

附子一枚，重八钱，脐心作窍如皂角子大，入朱砂三钱，湿纸包煨，用一半　牡蛎一枚，漳泉二府所出者，童便涂遍，厚纸裹，米醋浸透，盐泥固济候干，以炭三斤煨之　桂心去皮　龙齿　当归酒焙洗　乌药天台者　益智去枝梗　杜仲酒洗去丝　石菖蒲烧去毛　山茱去枝梗　牛膝酒浸　秦艽　细辛　桔梗　半夏盐汤泡七次　防风　川椒去子并合口者　茯神　白芍各三钱　干姜一两半，炒半生　辽参一两

上二十一味，研，糯米为丸，取附子肉、朱砂为衣，如桐子大，每服三十丸，加至七十丸，空心淡醋汤或盐汤任下。

增损地黄丸 治月经不调，久而无子。

当归二两，全用　熟地黄半斤，怀庆者佳　黄连一两，净

上三味，酒浸一宿，焙干为末，炼蜜为丸，桐子大，每服五十丸至一百丸。如经少，温酒下，经多，米汤下。

外备方三首

五子衍宗丸 治男人精虚无子，阳事不举。

菟丝子八两　枸杞子　覆盆子各四两　五味子　车前子各三两

炼蜜为丸，如梧桐子大，每早米汤送下三钱。时法以左尺虚，为天一之水衰，宜合六味地黄丸；右尺虚，为地二之火衰，宜合桂附地黄丸；两尺俱虚，为水火俱衰，宜合十补丸。余每用加人参、鹿茸、鱼鳔各四两，或以黄芪一斤，熬膏和蜜炼为丸，为效较速。

长孙男心典按：凡物之多子者，久服之亦令人多子。且菟丝子、车前煮汁，胶腻极似人精，故能益精而聚精；况又得枸杞、覆盆，皆滋润之品以助之乎！尤妙在五味子收涩，与车前子之通利并用，大具天然开阖之妙，亦时方之颇有意义者。

修园于女科择用数方之后，必短注数语，诸子读之，咸谓语短味长。起而问曰：脾胃之药以米汤送下，正法也。而治肝之剂亦用之者，取震坤合德之义也。治肺之剂亦用之，取土旺生金之义也。治心之剂亦用之，取火归土旺之义也。惟肾处最下，用药宜速其下行，若杂以脾胃之药，恐逗留其下行之性，濡滞于中而作胀。前者时行之某医，治一老妇，评于方后云：老年阴虚，当以六味地黄丸为主，而脾胃又须兼顾，加入粳米八钱，为脾胃双补立法。夫子闻之而喷饭。兹何以补肾诸丸，而以米汤送下乎？

曰：《内经》云：精不足者补之以味。味者，五谷之正味也。扁鹊云：损其肾者益其精。精者，五谷之精华也。《洪范》

论味，而曰稼穑作甘。甘者，正味也。世间物惟五谷得味之正，但能淡食谷味，最能养精。袁了凡云：煮粥饭中，有厚汁滚作一团者，此米之精液所聚，食之最能补精。余于补肾各丸，必以米汤送下者，此物此志也。若时医以熟地黄与白术、粳米同用者，则有毫厘千里之差耳！

十补丸　治气血两虚，先天之水火俱衰，少年而有老态者。

鹿茸　泽泻　附子　肉桂　山茱　山药　茯神　人参　当归　白术各等分

炼蜜为丸，如梧桐子大，米汤送下三钱。此方与十全大补同意。但十全大补汤从气血之流行处著眼，气血者，后天有形之用也。此方从水火之根本处著眼，水火者，此是先天无形之体也；二方之分别在此。

新定加味交感丸　治妇人不育。

香附去毛，水浸一昼夜，炒老黄色，半斤　菟丝子一斤，制　当归童便浸，晒干　茯神各四两，生研

炼蜜为丸，如梧桐子大，每早晚各服三钱，米汤下。

次孙男心兰禀按：水与土相调，则草木生；脾与肾相和，则胎息成。菟丝子一物而备水土之气，故取之为君；当归能滋子宫之干燥，故取之为使；至于香附、茯神、铁瓮翁名交感丸，其效详载于《内经拾遗》中，不待赘论。

门人问曰：转女为男，果有此法否乎？

曰：于传有之。有令孕妇佩极大之雄黄者；有令著本夫之衣冠，环水井而左旋三周，面觑井中之形，不令人见者；又于床下暗存刀斧，刀背向上，刀口向下者；密存雄鸡毛羽于席下者。吾亦姑藏其说而弗论之。大抵厚积阴功广行善事，而不没人善，更为第一善事，不必持斋祈祷，定叫熊罴[①]之占。

----

① 熊罴（pí 皮）：常以比喻凶猛的势力。《诗·小雅》："吉梦维何？维熊维罴。""维熊维罴，男字之详。"后以"熊梦"或"熊罴入梦"为生子的吉兆。

女科要旨卷二

闽长乐陈念祖修园著
男　　蔚　古愚　参订
　　　元犀　灵石　韵注
孙男　心典　徽庵
　　　心兰　芝亭　全校字

胎　前

门人问曰：《金匮》妊娠一门，夫子之注甚详，恐难为浅学道也。此外，还有简易之法，贤愚可共晓否？

曰：夫道一而已矣，浅者自见其浅，深者自见其深也。《金匮》本于《灵》、《素》，后之高明者，得《金匮》之一知半解，敷衍成篇。如今之举业家，取五经四书题目，作臭腐时文，文无定体，惟不失立言之语气，而合时文之法度，斯得矣！兹且从俗而言时法。王海藏云：胎前气血和平，则百病不生。若气旺而热，热则耗气血而胎不安，当清热养血为主。若起居饮食调摄得宜，绝嗜欲，安养胎气，虽感别症，总以安胎为主。又云：安胎之法有二：如母病以致动胎者，但疗母则胎自安；或胎气不固，或有触动以致母病者，宜安胎则母自愈。汪石山云：凡胎前总以养血健脾、清热疏气为主，吾乡称为女科之最上者，父子相传，不外此说。而更深一步者，赵养葵云：胎茎之系于脾，犹钟之系于梁也。若栋柱不固，栋梁亦挠；必使肾中和暖，然后胎有生气，日长而无陨坠之虞。何必定以黄芩、白术哉！此四

节，平易近人，行道人不可不俯而相就，毋取惊俗为也。

门人问曰：夫子引王海藏云：热则耗气血而胎不安。而朱丹溪谓胎前当清热养血为主，以白术、黄芩为安胎之圣药。立论相同，而《金匮》治妊娠，开章即以桂枝汤为首方，且有大热之附子汤，温补之胶艾汤，不啻南辕北辙之异！究竟从仲景乎？从海藏、丹溪乎？

曰：海藏、丹溪之论，原从《金匮》常服之当归散得来。《金匮》之附子汤、胶艾汤，又与其本篇养胎之白术散同义，须审妇人平日之体气偏阴偏阳，丰厚羸瘦；致病之因寒因热；病形之多寒多热；病情之喜寒喜热；又合之于脉而治之，不可执一也。

门人问曰：《金匮》论妊娠，开章以桂枝汤居其首，其原文云：妇人得平脉，阴脉小弱，其人渴，不能食，无寒热，名妊娠，桂枝汤主之。于法六十日当有此症，设有医治逆者，却一月加吐下者，则绝之。各家所注，非失之浅则失之凿，请一一明之，以为一隅之举。

曰：《金匮》云：妇人得平脉者，言经水不行，不可为无病之人，而平脉乃无病之脉，诊见此脉有喜出望外之意，故曰

得也。其云阴脉小弱者，以阴脉属下焦尺部，视上、中二部之脉，不过小弱，小弱则非等于涩，为血滞之病脉，此即《内经》所谓妇人有孕，身有病而无邪脉之旨也。其云渴，不能食者，以妇人所食谷味，化为血气，下为月水；今月水乍聚而欲成胎，则中焦之气壅实。中焦者胃也，胃病则懒于纳谷，故不能食，胃病则燥气偏胜，故口干而渴也。其云无寒热者，症自内起，不关外邪，安有恶寒发热之象哉。故以渴，不能食，无寒热七字，为妊娠之确切真语也。且云于法六十日当有此症者，特为阴脉小弱一句，自明其师古而不泥古之意。《内经》云：阴搏阳别，谓之有子。言阴尺脉旺与阳寸迥别。《难经》云：按之不绝者，有孕也。亦言按阴尺而不绝也。今云阴脉小弱，何以与前圣后贤相反至此？而不知妊娠之初，月水乍聚，一月为膜①，二月为胚，三月为胎。今在六十日之内，其胎尚在将成未成之间，下焦之血运于中焦，而护膜胚，则下焦转虚，所以见小弱之脉；过此胎成，则渐见阴搏与按之不绝之脉矣。其云医治逆者四句。言妊娠只有六十日，以三月成胎之数计之。却少了一个月，其形不过为一团结聚之血，岂容药之稍误？若误药而加吐下，则祸不旋踵矣！绝之者，明告其故，更以《周易》勿药之说导之也。其用桂枝汤奈何？盖以身有病而脉无故，又非寒热邪气。凡一切温凉补泻之剂，皆未尽善；惟有桂枝汤一方，调和阴阳之为得也。

门人问曰：巢元方谓妊娠一月名始形，足厥阴脉养之。二月名始膏，足少阳脉养之。三月始胎，手心主脉以养之；当此时，血不流行，形象始化。四月始受水精以成血脉，手少阳脉养之。五月始受火精以成气，足太阴脉养之。六月始受金精以成筋，足阳明脉养之。七月始受木精以

成骨，手太阴脉养之。八月始受土精以成肤革，手阳明脉养之。九月始受石精以成毛发，足少阴脉养之。十月五脏六腑，关节人形皆备。陈良甫宗其说，以五行分配四时。徐之才以十月分配某月见某症则用某药。各家之说，当从否乎？

曰：十月分经养胎之说，创自隋之巢氏，张子和既斥其谬矣。须知妇人自受胎以后，十二经气血俱翕聚以养胎元，岂有某经养某月胎之理？又岂有限于某月必见某症，必用某方施治之理？齐东野人之语②，吾辈切勿述之以污口。

门人问曰：时医相传口诀，谓胎前无寒，吾乡女科俱宗此说，然其说与丹溪辈吻合者多，而求之《金匮》则大不然矣。《金匮》云：妇人怀孕六七月，脉弦发热，其胎愈胀，腹痛恶寒者，少腹如扇，所以然者，子脏开故也。当以附子汤温其脏。仲景安胎用附子汤，大有取义。今人置而勿用，岂古法不堪为今用软？

曰：医之所贵者，力学之外，得明师益友。日举其所治之症与圣经之异同，合而讲论，始知其妙。其云妇人怀孕六七月，其六七月之前，身无大病可知也。今诊其脉弦，弦为阴象，其身发热，热为阳浮，其胎愈胀，胀为虚寒。何以谓之曰愈，愈者，更加之意也。吾于此一字，而知此妇人本脏素属虚寒者，常有微胀，今因病而增胀，故曰愈也。且可因此一字而定其脉。弦为阴盛于内，发热为阳格于外也。且人之一身，以背与腹分其阴阳也。

---

① 膜（méi梅）：妇女始怀胎。《广雅·释亲》："膜，胎也。"

② 齐东野人之语：齐东，旧县名。在山东省中部偏北，孟子答弟子咸丘蒙（齐国人）问上古故事时说"此非君子之言，齐东野人之语也"（《孟子·万章上》）。后世因喻道听途说，荒唐无稽之语为"齐东野语"。

背为阳，而头项该括其中。腹为阴，而大小腹该括其中。今痛而恶寒，不在阳部之背与头项，而在阴部之腹大腹，在脐上之中脘、下脘，乃太阴坤土、阳明中土所属也。小腹在于脐下，乃少阴水脏、膀胱水腑之所属也。小腹两旁名为少腹，乃厥阴肝脏、胞中血海之所居也。今云小腹如扇者，实指子脏虚寒，不能司闭藏之令，故阴中寒气，习习如扇也。附子汤方，《金匮》阙之，其为《伤寒论·少阴篇》之附子汤无疑。《张氏医通》云：世人皆以附子为堕胎百药长，仲景独以为安胎之圣药，若非神而明之，莫敢轻试也。

门人问曰：妊娠二三月，心烦、恶食、呕吐等症，医名恶阻；得胎后，腹常痛，医名胞阻。但恶阻症《金匮》无其名，而胞阻则有之。但阻者，阻隔之义，隔者宜通，保胎岂得用通之法乎？不然何以谓之阻乎？

曰：《金匮》虽无恶阻之名，而第一节云其人渴，不能食，无寒热，名妊娠，桂枝汤主之。一本"渴"字作"呕"字，注家谓为恶阻，《产宝》谓为子病是也。呕吐不止者，《金匮》用半夏人参丸，主胃有寒饮。若胃热上行而呕吐，《千金》于此方，以生姜易干姜，加茯苓、麦冬，重加鲜竹茹，作汤甚效。方中取半夏味辛降逆，辛则性烈，以直通其阻隔。楼全善、薛立斋皆谓为治恶阻之良方。高鼓峰谓与参、术同用，不独于胎无碍，而且大有健脾、安胎之功。余每用六君子汤辄效。至于胞阻，《金匮》则与漏下、俗名漱经。半产、四五月堕胎，谓之半产。半产后下血不绝、伤其血海。妊娠因癥而下血《金匮》用桂枝茯苓丸下其癥而安其胎。合而并论。盖以胞阻与各症，皆为冲任二脉之所司，病异而源同也。且夫妊娠之胎气，原由阳精内成与阴血外养之者

也。今阴血之自结，与胎阻隔而不相和，阴结阴位，所以腹中作痛。书云：通则不痛。通之即所以安之，惟胶艾汤丝丝入扣。且胞阻与所云漏下等症，皆阴阳失于抱负、坤土失于隄[1]防所致。《金匮》制此方以统治各病，微乎！微乎！方中芎、归宜通其阳血，芍、地宜通其阴血，又得阿胶血肉之品，同类相从以养之，皆令阴阳之抱负也。甘草缓中解急，又得艾叶温暖子宫，补火而生土者以助之，皆令坤土之隄防也。故为调经、止漏、安胎、养血之良方。

又问：《金匮》云：妇人腹中疞痛，当归芍药散主之，亦是胞阻与否？

曰：疞痛者，微痛而绵绵也。乃脾虚反受水凌，郁欲求伸不得，故绵绵作痛，宜当归芍药散兼渗其湿，与胞阻之治不同。

门人问曰：《金匮》云：妇人妊娠，宜当归散主之，此以凉补为安胎法也。又云：妊娠养胎，白术散主之，此以温补为安胎法也。今皆宗丹溪黄芩、白术为安胎之圣药之说，是白术散用蜀椒之法可以永废矣。夫子以为何如？

曰：二方皆主白术，谓白术为安胎之圣药则可；又合黄芩以并言，则未免为一偏之言耳。凡瘦人多火，火盛则耗血而伤胎，宜用当归散。肥白人外盛内虚，虚则生寒，而胎不长，宜用白术散。余内子每得胎三月必坠，遵丹溪法，用药连坠五次。后余赴省应试，内子胎适三个月，漏红欲坠，先慈延族伯字延义，以四物汤加鹿角胶、补骨脂、杜仲、续断各二钱，一服而安。令每旬一次。余归六个月矣，阅其方大为一骇！叹曰：补骨脂《本草》载其坠胎，又合鹿角胶、杜仲之温，川芎之

---

① 隄：同"堤"。

行以助之，竟能如此之效！设余在家，势必力争，又以黄芩、白术坠之矣！此后凡遇胎欲坠之症，不敢专主凉血；而半产应期而坠者，专主火衰论治。扁鹊谓：命门为男子藏精、女子系胞之所，胎孕系于命门，命门之火，即是元气，以此养胎，故有日长之势。譬如果实，生于春而结于夏；若春夏忽作非时之寒气凉风，则果实亦因之以黄陨矣。惟用大补大温之剂，令子宫常得暖气，则胎自日长而有成。若非惯患半产，不必小题大做。凡得胎后，预服扶胎之药，以防漏坠，只用平补之法，余新定所以载丸，最验。

门人问曰：夫子前刻《三字经》，引徐忠可谓：《金匮》妊娠篇凡十方，而丸散居七，汤居三，盖以汤者荡也，妊娠当以安胎为主，则攻补皆宜缓，不宜峻故也。但十方间有未录者，未知其故？

曰：古人识见百倍于今人，凡未悉其所以然之妙者，恐针锋不能相对，贻误后人，故姑阙之。且当归散、白术散二方，余亦罕用也。

门人问曰：海藏以四物等分，随所患之症，加入二味，名六合汤，驱病而无损于胎，且亦简便可从，夫子何不全录之以为法乎？

曰：四物汤为妇科之总方，海藏取之以护胎，胎得所护，则寒、热、攻、补之峻剂，俱在胎外，以除病而胎元则晏然①，不知此法甚巧而可从。但伤寒宜按六经而加之，杂病宜取按各病之主药而加之，难以预定为何药。且海藏表实方加麻黄、细辛尚无大误；而表虚方加防风、苍术，则失之远矣！何不云一合麻黄汤，一合桂枝汤之为得乎！吾更推其意而论正之：子满者，孕妇忽见通身肿满，是胎中挟水，水与血相搏，前方加白术、陈皮、茯苓、泽泻。子气者，病在气而不在水，

气滞而足面肿、喘闷烦食，甚则脚指②出黄水，前方去地黄，加香附、紫苏、陈皮、天仙藤、炙甘草，金匮葵子茯苓散慎勿轻用。子悬者，何柏斋谓为浊气举胎上凑也；胎热气逆、心胃胀满，前方去地黄，加紫苏、陈皮、大腹皮、人参、甘草、生姜。子烦者，心中懊恼、口燥心烦，前方加麦冬、知母、竹叶、人参、甘草。子淋者，孕妇小便涩少，乃肺燥而天气不降，前方加天门冬以清之；肾燥而地气不升，前方加细辛以润之；佐木通、茯苓以通其便，人参、甘草以补其虚，即本草安荣散之义。而《金匮》云：妊娠，小便难，饮食如故，以当归贝母苦参丸主之。大意以肺之治节，行于膀胱，则热邪之气除，而淋沥自止。而转胞症，又与子淋便难二症分别，或因禀受弱者，或因忧郁伤脾者，或因性急伤肝者，或因忍小便所致者。大抵胎下而压胞③，胞系了戾不通，其状小腹急痛、不得小便、甚至至死，必令胎能举起，悬在中央，胞系得疏，水道自行。前方加参、术、陈、半、升麻、生姜，空心服之，或服药后以手探吐，吐后又服之。又《金匮》云：但利小便则愈，宜肾气丸主之。意者，胞之所以正者，胞之前后左右，皆大气充满，扶之使正，此方大补肾中之气，所以神效。子嗽者，怀孕咳嗽，由于火盛克金，前方加桑白皮、天门冬、紫菀、竹茹、甘草。子痫者，怀孕卒倒无知、目吊口噤、角弓反张，系肝风内动，火势乘风而迅发，前方加羚羊角、钩藤、竹沥、贝母、僵蚕；甚者间服风引汤，继以竹叶石膏汤、鸡子黄

---

① 晏然：《释名·释言语》"安，晏也。"安逸，平静之意。

② 指：通"趾"。

③ 胞：同脬，膀胱。

连汤以急救之。子鸣者，妊娠腹内儿有哭声，乃脐下疙瘩，儿含口中，因孕妇登高举臂，脱出儿口，以作此声，前方加茯苓、白术，仍散钱于地，令其曲腰拾之，一二刻间疙瘩入儿口，其鸣即止。子喑者，妊娠八九月间，忽然不语。盖胎系于肾，肾脉荣舌本，今因胎气壅闭，肾脉阻塞，应静候其分娩后，则自愈；或用前方加茯苓、远志，一二服亦可。凡此之类，言之不尽，学者以意通之可也。

门人问曰：妇人妊娠之脉何如？

曰：《内经》及后贤论脉皆繁而难学，惟普明子简便可从。普明子云：经云：妇人有孕者，身有病而无邪脉也。有病，谓经闭。无邪脉，谓脉息如常，不断绝也。经又云：手少阴脉动甚者，孕子也。少阴心也，心主血脉，心脉旺则血旺，而为孕子之兆。经又云：阴搏阳别，谓之有子。言二尺脉旺，与两寸迥别，亦为有孕。以上三者，但得其一，即为孕脉。分而占之，合而推之，而孕脉无遁情矣。或谓流利雀啄，亦为孕脉，何也？

答曰：流利者，血正旺。雀啄者，经脉闭塞不行。故脉疾而歇，至此数月之胎也。不知者断为病脉，则令人耻笑。

或为孕有男女，何以脉而知之乎？

答曰：左寸为太阳，脉浮大知为男也；右寸为太阴，脉沉实知为女也；若两寸皆浮大，主生二男；两尺皆沉实，主生二女。凡胎孕弦、紧、滑、利为顺，沉、细、微、弱为逆也。

门人问曰：妊娠有食忌、药忌，当以谁氏为主？

曰：此一定之板法。《达生篇》及《妇人良方》《女科大成》《济阴纲目》等书，皆互相沿习，今以普明子所定为主。普明子云：有孕之后，凡忌食之物，切宜戒食。

一食鸡子糯米，令子生寸白虫[①]；一食羊肝，令子多疾；一食鲤鱼，令子成疳；一食犬肉，令子无声；一食兔肉，令子缺唇；一食鳖肉，令子项短；一食鸭子，令子心寒；一食螃蟹，多致横生；一食雀肉，令子多淫；一食豆酱，令子发哮；一食野兽肉，令子多怪疾；一食生姜，令子多指；一食水鸡、鳝鱼，令子生癞；一食骡、马肉，延月难生。如此之类，无不验者，所当深戒。

又云：娠孕药忌歌，凡数十种，推之尚不止此。然药中如斑蝥、水蛭、蛇蜕、蜈蚣、水银、信砒等药，皆非恒用之品，姑置不论。兹特选其易犯者约纂数语，俾医者举笔存神，免致差误。其他怪异、峻险之品，在有孕时，自应避忌，不待言也。

歌曰：乌头附子与天雄，牛黄巴豆并桃仁；芒硝大黄牡丹桂，牛膝藜芦茅茜根；槐角红花与皂角，三棱莪术薏苡仁；干漆茵茹瞿麦穗，半夏南星通草同；干姜大蒜马刀豆，延胡常山麝莫闻。此系妇人胎前忌，常须记念在心胸。

长孙心典按：上药忌犯似矣。然安胎止呕有用半夏者，娠孕热病有用大黄者，娠孕中寒有用干姜、桂、附者，是何说也？昔黄帝问于岐伯曰：妇人重身，毒之何如？岐伯对曰：有故无殒，亦无殒也。大积大聚，其可犯也，衰其大半而止。有故者，谓有病；无殒者，无殒乎胎也；亦无殒者，于产母亦无殒也。盖有病则病当之，故毒药无损乎胎气。然大积大聚，病势坚强，乃可以投之，又须得半而止，不宜过剂，则慎之又慎矣！用药者，可不按岐黄之大法耶？

门人问曰：临产将护及救治之法何

————————

① 寸白虫：即绦虫病。

如？

曰：《达生篇》一书，发挥详尽，一字一珠，不必再赘。凡男人遇本妇[①]怀孕，宜执此书，日与讲论三、四页，不过半月也，可令全书熟记。较日夜与之博弈，或闲谈消遣，孰得孰失？请一再思之。余又于《达生篇》所未及者补之：凡验产法，腰痛腹不痛者未产；腹痛腰不痛未产；必腰腹齐痛甚紧时，此真欲产也。如或迟滞，以药投之则得矣。盖天之生人，原造化自然之妙，不用人力之造作，但顺其性之自然而已。

次男元犀按：凡新产之妇，其脏气坚固，胞胎紧实，产前宜服保生无忧散二三剂，撑开道路，则易生。此方于浆水未行时服之，若浆水既行，迟滞不产，劳倦神疲，宜十全大补汤以助其力。且恐浆水太过，血伤而胎不灵活，急宜当归补血汤，或加肉桂，或加附子随宜。此高鼓峰之心法，余屡用屡效。或交骨不开，或阴门不闭、子宫不收，三者皆元气不足。交骨不开者，前人传有加味归芎汤，张石顽立论诋之。谓每见服此，恶血凝滞，反成不救。惟大剂人参、童便入芎、归剂中，助其气血，立效。阴门不闭者，十全大补汤倍参、桂，补而敛之。子宫不收者，补中益气汤加酒芍一钱、肉桂五分，补而举之。其实张石顽之论，亦未免矫枉过正。即如加味芎归汤，谓为力量不大则可，谓为留血增病则不可。至于前人所传试验之丸，催生有华佗顺生丹、如神散。胞衣不下有失笑散、花蕊石散，业是道者不可不备。又难产，灸产妇右足小趾尖，艾炷如小豆大，三五炷立产，不可不预讲其法。

金匮方八首　时方九首

桂枝汤《金匮》　妊娠胎前第一方。
尤在泾云：脉无故而身有病，而又无寒热

邪气，则无可施治，惟有桂枝汤调和阴阳而已矣。徐忠可云：桂枝汤，外症得之为解肌和荣，内症得之为化气调阴阳也。今妊娠初得，上下本无病，因子宫有凝气溢上下故，但以芍药一味，固其阴气，使不得上溢；以桂甘姜枣，扶上焦之阳，而和其胃气；但令上焦之阳气充，能御相侵之阴气，足矣！未尝治病，正所以治病也。否则，以渴为邪热以解之，以不能食为脾不健而燥之，岂不谬哉！

桂枝茯苓丸　治妇人宿有癥病，成胎后三月而得漏下，又三月应期而下，而无前后参差，且动在脐上，不在脐下，可以定其为胎。有胎而仍漏下者，以旧血未去，则新血不能入胞养胎，而下走不止。此方先下其癥，即是安胎法。

桂枝　茯苓　丹皮　桃仁去皮尖　芍药各等分

上五味研末，炼蜜糊丸，如兔屎大，每日食前服一丸，不差，加至三丸。

歌曰：癥痼未除恐害胎，胎动于脐下，为欲落；动于脐上，是每月凑集之血；癥痼之气妨害之，而下漏也。胎安癥去悟新裁，桂苓丹芍桃同等，气血阴阳本末该。

次孙心兰裹按：桂枝、芍药，一阳一阴；茯苓、丹皮，一气一血；合之桃仁，逐旧而不伤新；为丸缓服，所以为佳。

附子汤　方见《伤寒论》。

胶艾汤　《金匮》云：妇人有漏下者，有半产后因续下血不绝者，有妊娠下血者，假令妊娠腹中痛，为胞阻，胶艾汤主之。

干地黄六两　川芎　阿胶　甘草各二两
艾叶　当归各三两　芍药四两

上七味，以水五升、清酒三升合煮；

---

① 本妇：自己的妻子。

取三升，去滓，内胶令消尽，温服一升，日三服，不差更作。

歌曰：妊娠腹痛阻胎胞，名曰胞阻，以胞中之气血虚寒，而阻其化育也，二两川芎草与胶，归艾各三芍四两，地黄六两去枝梢。

次男元犀按：芎、归、芍、地，补血之药也。然血不自生，生于阳阴之水谷，故以甘草补之；阿胶滋血海，为胎产百病之要药；艾叶暖子宫，为调经安胎之专品；合之为厥阴、少阴、阳明及冲任兼治之神剂也。后人去甘草、阿胶、艾叶，名为四物汤，则板实而不灵矣。此解与本论中所解互异，学者当于所以异处而悟其所以同，则知圣方如神龙变化，不可方物[①]也。

当归芍药散

当归　川芎各三两　芍药一斤　茯苓白术各四两　泽泻半斤

上六味，杵为散，取方寸匕，加酒和，日三服。

歌曰：妊娠疗痛势绵绵，不若寒热之绞痛，血气之刺痛之，三两芎归润且宣，芍药一斤泽减半，术苓四两妙盘施。

次男元犀按：怀妊腹痛，多属血虚，而血生于中气，中者，土也，土燥不生物，故以归、芎、芍滋之；土湿亦不生物，故以苓、术、泽泻渗之；燥湿得宜，则中气治而血自生，其痛自止。

当归贝母苦参丸

当归　贝母　苦参各四两

上三味，末之，炼蜜为丸，如小豆大，饮服三丸，加至十丸。

歌曰：饮食如常小水难，妊娠郁热液因干，苦参四两同归贝，饮服三丸至十丸。男子加滑石五钱。

次男元犀按：苦参、当归，补心血而清心火。贝母开肺郁而泻肺火。然心火不

降，则小便短涩；肺气不行于膀胱，则水道不通；此方为下病上取之法也。况贝母主淋漓邪气，《神农本草》有明文哉！

当归散

当归　黄芩　芍药　川芎各一斤　白术半斤

上五味，杵为散，酒服方寸匕，日再服。妊娠常服即易产，胎无疾苦，产后百病悉主之。

歌曰：万物原来自土生，妊娠常服之剂，当以补脾阴为主，土中涵湿遂生生，不穷，一斤芎芍归滋血，血为湿化，胎尤赖。八两术一斤芩术本脾药，今协血药而入脾土，则土得湿气而生物，又有黄芩之苦寒，清脾以主之，肺气利则血不滞，所以生物不息。大化成。

白术散

白术　川芎　蜀椒三分，去汗　牡蛎

上四味，杵为散，酒服三钱匕，日三服，夜一服。

但苦痛，加芍药。心下毒痛，倍加川芎。心烦、吐、痛、不能饮食，加细辛一两，半夏大者二十枚，服之后，更以醋浆水服之；若呕，以醋浆水服之；复不解者，小麦汁服之已；后渴者。大麦粥服之；病虽愈服之勿置。

歌曰：胎由土载术之功，血养相资妙有芎，土以载之，血以养之，阴气上凌椒摄下，胎忌阴气上逆，蜀椒具纯阳之性，阳以阴为家，故能使上焦之热而下降。蛎潜龙性得真铨。牡蛎水气所结，味咸性寒，寒以制热燎原，咸以导龙入海。此方旧本三物各三分，牡蛎阙之。徐灵胎云：原本无分两。

加减歌曰：苦痛芍药加最美；心下毒

① 方物：辨别。《国语·楚语下》"民神杂糅，不可方物"，韦昭注"方，犹别也"。

痛倚芎是；吐痛不食心又烦，加夏甘枣一细使，醋浆水须服后吞，若还不呕药可止；不解者以小麦煮汁尝，以后渴者大麦粥喜；既愈常服勿轻抛，壶中阴阳大燮理①。

程云来云：以大麦粥能调中补脾，故服之勿置，非指上药可常服也。此解亦超。方义已详歌中，不再释。

新定所以载丸 治胎气不安不长，妇人半产，或三月或五月按期不移者，必终身不能大产②，惟此丸可以治之。

白术一斤，去皮，芦放糯米上蒸半炷香久，勿泄气，晒干研为末　人参八两，焙为末　桑寄生六两，以自收者为真，不见铜铁，为末　云茯苓六两，生研为末　川杜仲八两，炒去丝，为末

以大枣一斤擘开，以长流水熬汁迭丸，如梧桐子大，晒干退火气，密贮勿令泄气。每早晚各三钱，以米汤送下。

按：白术为补土之正药，土为万物之母而载万物，故本方取之为君。茯苓感苍松之气而生，苗不出土，独得土气之全而暗长；桑寄生感桑精之气而生，根不入土，自具土性之足而敷荣。一者伏于土中，俨若子居母腹；一者寄于枝上，居然胎系母胞；二物夺天地造化之神功，故能资养气血于无形之处，而取效倍于他药也。杜仲补先天之水火，而其多丝尤能系维而不坠。人参具三才之位育，而其多液尤能涵养以成功。今年甲子，四百一十四甲子矣。此方从读书颇多、临症颇熟悟出。盖自唐宋以后，著女科书之前辈，不下数百人，未闻有一人道及于此，今特为补论，大为快事。

神验保生无忧散 妇人临产先服一二剂，自然易生。或遇横生倒产，甚至连日不生，速服一二剂，应手取效，可救孕妇产难之灾，常保母子安全之吉。

当归酒洗，一钱五分　川贝母一钱　黄芪

荆芥穗各八分　厚朴姜汁炒　艾叶各七分　菟丝子一钱四分　川芎一钱三分　羌活五分　枳壳麸炒，六分　甘草五分　白芍酒洗，炒，一钱二分，冬月用一钱。

水二钟，姜三片，煎至八分，空腹温服。

普明子曰：此方流传海内，用者无不响应，而制方之妙，人皆不得其解，是故疑信相半。余因解之，新孕妇人，胎气完固，腹皮紧窄，气血裹其胞胎，最难转动。此方用撑法焉。当归、川芎、白芍、养血活血也；厚朴，去瘀血者也，用之撑开血脉，俾恶露不致填塞；羌活、荆芥，疏通太阳，将背后一撑，太阳经脉最长，太阳治而诸经皆治；枳壳疏里结气。将面前一撑，俾胎气血敛抑而无阻滞之虞；艾穗撑动子宫，则胞胎灵动；川贝、菟丝，最能运胎顺产，将胎气全体一撑，大具天然活泼之趣矣！加黄芪者，所以撑扶元气，元气旺则转动有力也；生姜通神明去秽恶，散寒止呕，所以撑扶正气而安胃气；甘草协和诸药，俾其左宜右有，而全其撑法之神者也。此真无上良方，而今人不知所用，即用之而不知制方之妙，则亦惘惘然矣！予故备言之以醒学者。

华佗顺生丹

朱砂五钱，研细，水飞　明乳香一两，箸上炙干

上为末，端午日，猪心血为丸，如芡实大，每服一丸。用当归三钱，川芎二钱，煎汤送下（不经女人手）。

催生如神丹 治逆产横生，其功甚大。

百草霜　白芷不见火，为末，各等分。

上每服三钱，以童便、米醋和如膏，

─────────
① 燮理：同"燮"。调理。
② 大产：即正常分娩。

加沸汤调之；或用酒煎，加入童便少许，热服。书云：血见黑则止。此药不但顺生，大能固血，又免血枯之妙。

加味芎归汤

当归五钱　自败龟板童便炙酥　川芎各三钱　妇人头发一握，烧灰存性

水煎服。约人行五里许即生，设是死胎亦下。灼过龟板亦可用。

次男元犀按：阴虚而交骨不开用此。阳虚而交骨不闭，用当归补血汤加桂、附，又以热童便一半调之，此一阴一阳之对子也。何张石顽过诋之？

当归补血汤

当归二钱　黄芪一两

长孙心典裹按：胎犹舟也，血犹水也；水涨则舟浮，血干则胎滞，其彰明较著也。若浆水既行，行之过多而不产，恐十全、八珍之功缓而不及，惟此汤黄芪五倍于当归，借气药以生其血，气行迅速而血即相随，而胎遂得血而顺下矣。然犹恐素体虚弱，必加附子之走而不守，以助药力，勿疑附子之过于辛热而少用也。高鼓峰谓：一切难产症，于补血大剂之中，再加肉桂二三钱，堪云神验。

失笑散

治瘀血胀胞，并治儿枕痛，神效。

蒲黄炒　五灵脂去土，炒，各等分

共为末，醋糊丸，如桐子大，每服二三钱，淡醋水下。

花蕊石散

治产后败血不尽，血迷血晕，胎衣不下，胀急不省人事，但心头温者。急用一服灌下，瘀血化水而出，其人即苏，效验如神，医家不可缺此。

花蕊石一斤　土色硫黄四两

上为末，和匀，先用纸泥封固瓦罐一个，入二药；仍用纸泥封口，晒干，用炭煅二炷香；次日取出研细，每服一钱，童便和热酒调下，甚者用二三钱。

牛膝散

治胎衣不下，腹中胀急，以此药腐化而下，缓则不救。

牛膝　川芎　蒲黄炒　丹皮各二两桂心四钱　当归一两五钱

共为末，每服五钱，水煎服。

又妇人服药，勿犯三大忌：一曰麦蘖①，一曰牛膝，一曰木耳，又头蚕子亦然。余于胎前谆谆嘱其勿犯，业医者当知所戒矣。

---

① 麦蘖：麦芽。

女科要旨卷三

闽长乐陈念祖修园著
男　　蔚　古愚　参订
　　　元犀　灵石　韵注
孙男　心典　徽庵
　　　心兰　芝亭　全校字

产　后

门人问曰：产后症诸家议论不一，治法互异。而吾闽历久相传，俱宗朱丹溪所云：产后有病，先固气血。故产后以大补气血为主，虽有杂病，以末治之。薛立斋、汪石山极赞其妙，而陈良甫、单养贤诸论皆不出其范围，虞天民、叶以潜又以去瘀血为主，二说互参，可以得攻、补两大法，究竟当从与否？

曰：此皆庸俗之见，亦且一偏之言，不足听也。今节录《内经》二条、《金匮·产后》全册以注之。各家之说一概置之弗言，所谓群言淆乱衷于圣是也。

《内经》云：乳子之时而患伤寒病热，脉止宜悬小，不宜实大，以产后新虚故也。手足温则生，若脉虽悬小，而见手足俱寒是脾气衰绝，阴气暴起则死。

又云：乳子中风，而身为大热、以至喘、鸣息粗者，为风热逆于阳位故也，其脉必不能悬小而实大，但须实大之中，而见往来而和缓是脾胃之气，尚荣于脉则生，设见疾急则脾胃已绝，必死。此二节以脾胃为主。可知《内经》所独重，彼诸家互相辨驳，终不足言也。昔人云："片语会心非是少"，即读书得间之谓也。

门人问曰：《金匮》较《伤寒论》更为难读，夫子于产后独主之，曷故？

曰：医，儒者事也。先其事之所难，东鲁 明训。而因陋就简，直市医耳。且随症条分各目，胪列①方治，不得其头绪，如治丝而棼②之也。今举《金匮》为主，若得其一知半解，便足活人，故全录于下。

尝论历代未立考试医生之制，其失业之辈混充之，以为糊口之术，所以日流日下，而女科其尤甚者。若明理之人，遇医辈先询之曰：岐黄后，若仲景可称上医否？不知者曰：我不知其为何人也。其知者曰：汉代之医圣，相去久远而难从耳。夫时有古今之异，岂天之五运六气、人之五脏六腑亦有颠倒变迁之异乎？知与不知，不过以五十步笑百步耳。设有明理者，楷录此册第一节、第二节原文，今时行之医，每句浅浅讲得下，则是上好名医；即一时讲不下，肯执所录原文，携回查对各本旧注，略能敷衍讲得去，便知渠家亦藏有正书，必不至有大支离处，亦是

---

① 胪（lú 炉）列：排列。
② 棼（fén 焚）：纷乱。

好医；或携其原文，转向心服之医友处，东摸西捉，约略于皮毛上说得来，便知渠门尚有一二读书好友，亦不至有大荒唐处，亦是好医。余欲求其数种人，不能旦暮遇之，实为憾事。且习闻其自文曰：彼是仲景派，我是刘、张、朱、李前四大家派，我是王肯堂、薛立斋、张景岳、喻嘉言后四大家派。且时行《临证指南》，其药惯用生姜滓、泡淡附子、地黄炭、泡淡吴萸、漂淡白术，及一切药炭，海中各种干壳，皆无气无味之类。其治法，开口便云五行三合，双山颠倒，化合之妙，皆渺茫无据之说。虚病则云以人补人，多仗紫河车熬膏此物大秽、大毒、大动火，每见百服百死。病人宜存好心行好事，切勿听此忍心害理之言。久病则云入络，以老丝瓜、鲜竹茹、当归须、忍冬藤、刺蒺藜之类为秘药；又以西瓜翠皮、鲜荷梗、淡菜肉、海参之类为新奇；不能于《指南》中，择其善而从之，而惟集其所短。天士有知，当必斥之、谴之。而竟张大其说曰：我是叶天士一派。斯言也，彼妄言之，我妄听之，其为斯道何哉？所望行道诸君子，速迸去相沿之病，从事于圣经贤训，亦不失为善改过之君子矣！

《金匮》云：问曰：新产妇人有三病，一曰病痉，二曰病郁冒，三曰大便难，何谓也？师曰：新产之妇，畏其无汗。若无汗，则荣卫不相和，而为发热无汗等症，似乎伤寒之表病，但舌头无白苔，及无头痛项强之可辨也。然而虽欲有汗，又恐其血虚，气热，热则腠理开，而多汗出，汗出则腠理愈开，而喜中风，血不养筋，而风又动火，故令病痉。新产之妇，畏血不行，若不行，则血瘀于内，而为发热、腹痛等症，似乎伤寒之里病，但舌无黄苔，及无大烦躁、大狂渴之可辨也。然虽欲血下，又恐过多而亡血，血亡，其气无耦[①]

而外泄，则复汗，血气两耗，则寒自内生而寒多，血为阴，阴亡失守；气为阳，阳虚上厥；故令头眩目瞀，或不省人事而郁冒。新产之妇，虽欲其汗出血行，又恐汗与血过多，以致亡津液，胃干，肠燥，故大便难。三者不同，其为亡血、伤津则一也。此为产后提出三病以为纲，非谓产后止此三病也。

上言新产之病，其提纲有三，然痉病有竹叶汤之治法，另详于后。试先言郁冒与大便难相兼之症。产妇郁冒，与大便难二病，皆因亡血、伤津所致。故其脉俱见微弱，惟呕而不能食，大便反坚，是为大便难纲中之兼症。一身无汗但头上汗出。为郁冒纲中之专症。所以然者，血虚则阴竭于下，而为下厥，下厥则孤阳上越，而必冒。推而言之，凡素患郁冒之人，名曰冒家。吾观冒家欲解，必令大汗出。而始解。以血虚为下厥，下厥则孤阳无依，而上出，故头汗出。此头汗出，为郁冒病纲中之大眼目也。所以产妇头汗既出，又喜其通身汗出者，以亡阴血虚，阳气独盛，故当损阳，令其汗出，损阳就阴，则阴阳乃平而复。盖阴阳之枢，操自少阳，非小柴胡汤不能转其枢而使之平。至于产后大便难之纲中，其症俱便燥而且坚，由于血行过多，则阳明之血海干枯，而血不濡于下；不濡于下，则反逆于上而为呕失和于中，而为不能食，阳明属胃，为血海，血不自生，生于所纳之水谷。人但知消导为平胃转胃，降逆顺气为安胃，甘寒柔润为补胃，而不知小柴胡汤为和胃深一层治法。《伤寒》小柴胡汤方后云：上焦得通、津液得下、胃气因和三句，移来此一节，堪为此症之铁板注脚也。故以上二症，而统以小柴胡汤主之。此为郁冒与大便难之

---

① 耦：配偶，同伴。

相兼者，详其病因而出其方治也。

郁冒之病既解而能食，至七八日更发热者，然发热而不恶寒，便知其不在表而在里矣。因能食而更发热，便知其非虚病而为食复症矣。此为胃实，大承气汤主之。此言大虚之后有实症，即当以实治之也。若畏承气之峻而不敢用，恐因循致虚，病变百出。甚矣哉！庸庸者不足以共事也。若畏承气之峻，而用谷芽、麦芽、山楂、神曲之类，消耗胃气，亦为害事。

产后属虚，客寒阻滞血气，则腹中疗痛，以当归生姜羊肉汤主之；并治腹中寒疝，虚劳不足。

参各家说：疗痛者，缓缓痛也。概属客寒相阻，故以当归通血分之滞，生姜行气分之寒。然胎前责实，故当归白芍散内加茯苓、泽泻，泻其水湿。此属产后，大概责虚，故以当归养血而行血滞；生姜散寒而行气滞；又主以羊肉味厚、气温，补气而生血；俾气血得温，则邪自散而痛止矣。此方攻补兼施，故并治寒疝虚损。或疑羊肉太补，而不知孙真人谓：羊肉止痛，利产妇。古训凿凿可据，又奚疑哉？

然痛亦有不属于虚者，不可不知。产后腹痛，若不烦不满，为中虚而寒动也。今则火上逆而烦气壅滞而满胃不和而不得卧，此热下郁而碍上也。以枳实芍药散主之。此为腹痛而烦满不得卧者，出其方治也。方意是调和气血之滞，所谓通则不痛之轻剂也。下以大麦粥者，并和其肝气，而养其心脾，故痈脓亦主之。

师曰：产妇腹痛，法当以枳实芍药散，假令不愈者，此为热灼血干，腹中有干血，其痛著于脐下，非枳实等药所能治也，宜下瘀血汤主之，亦主经水不利。此为痛著脐下，出其方治也。意者病去则虚自回，不必疑其过峻。

然亦有不可专下其瘀血者，不可不知。产后七八日，无头痛、发热、恶寒之太阳症，少腹坚痛，此恶露不尽；治者不过下其瘀血而已，然其不大便，烦躁发热，切脉微实，是胃家之实也。阳明旺于申酉戌，日晡是阳明向旺之时也。而其再倍发热，至日晡时烦躁者，又胃热之验也。食入于胃，长气于阳，若不食，则已，而食入则助胃之热为谵语，又胃热之验也。然又有最确之辨，昼阳也，夜阴也，若病果在阴，宜昼轻而夜重。今至夜间，应阳明气衰之时，而即稍愈，其为胃家之实热，更无疑也。大承气汤主之。盖此汤热与结兼祛，以阳明之热在里，少腹之结在膀胱也。此言血虽结于少腹，若胃有实热，当以大承气汤主之。若但治其血而遗其胃，则血虽去而热不除，即血亦未必能去也。

此条"至夜则愈"四字，为辨症大眼目。盖昼为阳而主气，暮为阴而主血。观上节"妇人伤寒发热，经水适来，昼日明了，暮则谵语，如见鬼状者，此为热入血室。"以此数语，而对面寻绎① 之便知，至夜则愈，知其病不专在血也。

产后中风，续续数十日不解，似不应在桂枝症之例矣。然头微痛恶寒，时时有热，皆桂枝本症中。惟有心下闷一症，邪入胸膈为太阳之里症。其余干呕汗出，俱为桂枝症例中本有之症，是桂枝症更进一层，即为阳旦症。桂枝汤稍为增加，即为阳旦汤。其病虽久，而阳旦症续在者，可与阳旦汤。

张石顽云：举此与上文承气汤，为一表一里之对子，不以日数之多而疑其表症也。

男元犀按：此言产后阳旦症未罢，病虽久而仍用其方也。《伤寒论·太阳篇》有

———————————
① 寻绎：引出头绪，录求；分析。

因加附子参其间、增桂令汗出之句。言因者，承上文病症象桂枝，因取桂枝之原方也；言增桂者，即于桂枝汤原方外，更增桂枝二两，合共五两是也。言加附子参其间者，即于前方间参以附子一枚也。孙真人于此数句未能体认，反以桂枝汤加黄芩为阳旦汤，后人因之，至今相沿不解甚矣，读书之难也！然此方《伤寒论》特笔用"令汗出"三字，大是眼目，其与桂枝加附子之治遂漏者，为同中之异，而亦异中之同。盖止汗漏者，匡正①之功；令汗出者，驱邪之力；泛应曲当，方之所以入神也。上节里热成实，虽产后七八日，与大承气汤而不伤于峻；此节表邪不解，虽数十日之久，与阳旦汤而不虑其散；此中之奥妙，难与浅人道也。丹溪谓产后惟大补气血为主，其余以末治之。又云：芍药伐生生之气。此授庸医藏拙之术以误人，不得不直斥之。

长孙心典禀按：头疼恶寒，时时有热，自汗干呕，俱是桂枝症。而不用桂枝汤者，以心下闷，当用桂枝去芍药汤之法。今因产后亡血，不可径去芍药，须当增桂以宣其阳，汗出至数十日之久，虽与发汗遂漏者迥别，亦当借桂枝加附子汤之法，固少阴之根以止汗，且止汗即在发汗之中，此所以阳旦汤为丝丝入扣也。

前以痉病为产后三大纲之一。然痉病本起于中风，今以中风将变痉病而言之。产后中风，发热，面正赤，喘而头痛，此病在太阳，连及阳明。而产后正气大虚，又不能以胜邪气，诚恐变为痉症，以竹叶汤主之。此为产后中风，正虚邪盛者，而出其补正散邪之方也。方中以竹叶为君者，以风为阳邪，不解即变为热，热盛则灼筋而成痉，故于温散药中，先君以竹叶而折其势，即杜渐防微之道也。太阳明之脉，上行至头；阳明脉过膈上，循于面；二经合病多加葛根。

妇人乳中虚，烦乱，呕逆，安中益气，竹皮大丸主之。

徐忠可云：乳者，乳子之妇也。言乳汁去多，则阴血不足而胃中亦虚。《内经》云：阴者，中之守也。阴虚不能胜阳，而火上壅则烦，气上越则呕。烦而乱而烦之甚也，呕而逆则呕之甚也。病本全由中虚，然而药止用竹茹、桂、甘、石膏、白薇者，盖中虚而至为呕为烦，则胆腑受邪，烦呕为主病，故以竹茹之除烦止呕者为君；胸中阳气不用，故以桂、甘扶阳而化其逆气者为臣；以石膏凉上焦气分之虚热为佐，以白薇去表间之浮热为使。要知烦乱呕逆而无腹痛下痢等证，虽虚无寒可知也。妙在加桂于凉剂中，尤妙在生甘草独多，意谓散蕴蓄之邪，复清阳之气，中即自安，气即自益，故无一补剂。而又注其立汤之本意，曰安中益气，竹皮大丸神哉！喘加柏实。柏每西向，得西方之气最深，故能益金气、润肝木而养心，则肺不受烁，喘自平也。有热倍白薇，盖白薇能去浮热。故小品桂枝加龙骨牡蛎汤云：汗多热浮者，去桂加白薇、附子各三分，名曰二加龙骨汤，则白薇之能去浮热可知矣。

凡下痢病多由湿热。白头翁之苦以胜湿，寒以除热，固其宜也。而产后下痢虚极，似不可不商及补剂；但参、术则恐其壅滞，苓、泽则恐其伤液，惟以白头翁加甘草阿胶汤主之。诚为对症；方中甘草之甘凉清中，即所以补中；阿胶之滋润去风，即所以和血；以此治利，即以此为大补。彼治利而好用参、术者，当知所返矣。此为产后下痢虚极者，而出其方治也。

————————

① 匡正：扶正；纠正。

《金匮》附方云：千金三物黄芩汤，治妇人未离产所，尚在于草蓐，自发去衣被，露其身体，而得微风，亡血之后，阳邪客入，则四肢苦烦热。然此症，当辨其头痛之与不痛。若头痛者，是风未全变为热，与小柴胡汤以解之。若头不痛但烦者，则已全变为热，热盛则虫生，势所必至，以此汤主之。

长孙心典稟按：附方者，《金匮》本书阙载，而《千金》《外台》等书载之，其云出自《金匮》，后人别之曰附方。

附方：千金内补当归建中汤，治妇人产后虚羸不足，腹中刺痛不止，吸吸少气①；或苦少腹中急，摩痛引腰背，不能食饮。产后一月，日得服四五剂为善，令人强壮宜。

徐忠可云：产后虚羸不足，先因阴虚，后并阳虚。补阴则寒凝，补阳则气壅。后天以中气为主，故治法亦出于建中，但加当归即偏于内，故曰内补当归建中汤。谓腹中刺痛不止，血少也；吸吸少气，阳弱也；故将桂枝、生姜、当归之辛温，以行其荣卫之气；甘草、白芍，以养其脾阴之血；而以饴糖、大枣峻补中气，则元气自复，而羸者丰，痛者止也。然桂枝于阴阳内外，无所不通，犹恃当归入阴分治带下之病，故又主少腹急，摩痛引腰背，不能饮食者。盖带下病去，而中气自强也。曰产后一月，日得服四五剂为善；谓宜急于此调之，庶无后时之叹！然药味和平，可以治疾，可以调补，故又曰：令人强壮宜。其云大虚加饴糖，以虚极无可支撑，惟大甘专于补脾，脾为五脏六腑之母，止此一条，可以得其生路也。其去血过多，崩伤内衄，方加干地黄、阿胶，以其所伤原偏于阴，故特多加阴药，非产后必宜用地黄、阿胶也。

金匮方论一十一首

小柴胡汤　大承气汤俱见《伤寒论》
当归生姜羊肉汤

当归三两　生姜五两　羊肉一斤

上三味，以水八升，煮取三升，温服七合，日三服。

若寒多，加生姜成一斤；痛多而呕者，加橘皮二两，白术一两；加生姜者，亦加水五升，煮取三升二合服之。

歌曰：腹痛胁疼腹胁皆寒气作主，无复界限，里急不堪，是内之荣血不足，致阴气不能相荣而急。羊斤姜五蜀归三，于今豆蔻香砂法，可笑医盲授指南。

次男元犀按：方中当归行血分之滞而定痛，生姜宣气分之滞而定痛，亦人所易晓也。妙在羊肉之多，羊肉为气血有情之物，气味腥膻浓厚，入咽之后，即与浊阴混为一家，旋而得当归之活血，而血中之滞通；生姜之利气，而气中之滞通；通则不痛，而寒气无有潜藏之地，所谓发透之，而后攻之者也。苟病家以羊肉太补而疑之，是为流俗之说所围，其中盖有命焉，知几者即当婉辞而去。

枳实芍药散

枳实炒令黑，勿太过　芍药等分

上二味，杵为散，服方寸匕，日三服。并主痈脓，大麦粥下之。

歌曰：满烦不卧腹疼频，枳实微烧芍等分；羊肉汤方应反看，彼治不烦不满之虚痛，此治烦满之实痛。散调大麦粥稳而新。

长男蔚按：枳实通气滞，芍药通血滞，通则不痛，人所共知也。妙在枳实烧黑，得火化而善攻停积；下以大麦粥，和肝气而兼养心脾；是行滞中而寓补养之

---

① 吸吸少气：呼吸急促微弱。

意，故痈脓亦主之。

下瘀血汤

大黄三两　桃仁二十个　蟅虫二十枚，去足，熬

上三味末之，炼蜜和为四丸，以酒一斤，煮一丸，取八合顿服之，瘀血下如豚肝。各本略异。

歌曰：脐中著痛瘀为殃，廿粒桃仁三两黄，更有蟅虫二十个，酒煎大下亦何伤？

次男元犀按：产妇腹痛，服枳实、芍药而不愈者，为热灼血干，而为停瘀，其痛著于脐下，宜用此汤。方中大黄、桃仁之推陈下瘀，蟅虫之善攻干血，人尽知之。妙在桃仁一味，平平中大有功力。盖血已败而成瘀，非得生气不能流通，桃得三月春和之气，而花最鲜明似血，而其生气皆在于仁，而味苦又能开泄，故直入血中而和之散之，逐其旧而不伤其新也。

阳旦汤　即桂枝汤倍桂增附。坊本谓加黄芩者，未知《伤寒论·太阳篇》中已明其方也。孙真人及各家俱误。桂枝汤见《伤寒论》。

竹叶汤

竹叶一把　葛根三两　防风　桔梗桂枝　人参　甘草各一两　附子一枚，炮生姜五两　大枣十五枚，擘

上十味，以水一斗，煎服二升半，分温三服，温覆取微汗。头项强，用大附子一枚，破之如豆大，煎药，扬去沫；呕者，加半夏半升洗。

歌曰：喘热头疼面正红，势欲成痉。一两防桔桂草人参同；同用一两。葛根三两生姜五两附枚一，枣十五枚竹叶一把充。

加减歌曰：头项强者大附抵，以大易小不同体；若为气逆更议加，半夏半升七次洗。

程云来云：症中未至背反张，而发热、面赤、头痛，亦风痉之渐。故用竹叶主风痉，防风治内痉，葛根疗刚痉，桂枝治柔痉，生姜散风邪，桔梗除风痹，辛以散之之剂也。又佐人参生液以养筋，附子补火以致水，合之甘草以和诸药，大枣以助十二经；同诸风剂，则发中有补，为产后中风之大剂也。

竹皮大丸

生竹茹　石膏各二分　桂枝一分　白薇一分　甘草七分

上五味，末之，枣肉和丸，弹子大，饮服一丸，日三夜二服。有热倍白薇，烦喘者加柏实一分。

歌曰：呕而烦乱乳中虚，谓乳子之时，气虚火胜，内乱而上逆也。二分石膏与竹茹，薇桂一分兮草七，分枣丸饮服效徐徐。

加减歌曰：白薇退热绝神异，有热倍加君须记。柏得金气厚且深，叶叶西向归本位；实中之仁又镇心，烦喘可加一分饵。解见本论

白头翁加甘草阿胶汤歌见《伤寒论》。再加甘草、阿胶各二两是也。师云：产后下利虚极者，此主之。

歌曰：白头翁已见前歌，二两阿胶甘草和；产后利成虚极症，滋阿胶救其阴而且缓甘草缓其急莫轻过。

次男元犀按：凡产后去血过多，又兼下利亡其津液，其为阴虚无疑。兹云虚极，理宜大补，然归、芎、芍、地则益其滑而下脱，参、术、桂、芪则动其阳而上逆，皆为禁剂。须知此虚字，指阴虚而言，与少阴症阴气欲绝同义。少阴症与大承气汤急下以救阴，与此症与白头翁汤大苦以救阴同义。此法非薛立斋、张景岳、李士材辈以甘温为主、苦寒为戒者所可窥测。尤妙在加甘草之甘，合四味之苦，为

苦甘化阴法；且久痢膏脂尽脱，脉络空虚，得阿胶之滋润，合四味之苦以坚之，则源流俱清而痢自止。

千金三黄散

黄芩一两　苦参二两　干地黄四两

上三味，以水六升，煮取二升，温服一升。多吐下虫。

千金内补当归建中汤

当归四两　桂枝　生姜各三两　芍药六两　甘草二两　大枣十二枚

上六味，以水一斗，煮取三升，分温三服，一日令尽。若大虚，加饴糖六两，汤成纳之于火上，暖令饴消；若去血过多，崩伤内衄不止，加地黄六两、阿胶二两，合八味，汤成纳阿胶。若无当归，以川芎代之；若无生姜，以干姜代之。

门人问曰：《金匮》外尚有可行之法否？

曰：若能熟读而得其精微，任产后之病变百出，无难一举而安之。若逐症而分治之，即千百方尚有遗漏，如《嵩崖尊生》《东医宝鉴》，胪列可谓详矣，试问能愈一症否乎？然而锺期老矣，古调独弹奚为乎？不得已而从俗尚，遂于坊刻各种，择出二十三种，虽云浅率，却不离经，亦姑录之于下。

王叔和曰：产后脉，寸口洪疾不调者死，沉微附骨不绝者生。又曰：沉小滑者生，实大坚弦急者死。朱丹溪曰：胎前脉当洪数，既产而脉仍洪数者死。又曰：胎前脉细小，产后脉洪大者多死。《济生产经》曰：胎前之病，其脉贵实；产后之病，其脉贵虚；胎前则顺气安胎，产后则扶虚消瘀，此其要也。《脉要》曰：欲产之脉，必见离经①，或沉细而滑，夜半觉痛，来朝日中②必娩。新产之脉，缓滑为吉；若实大、弦急，近乎无胃凶危之候；或寸口涩疾不调，恶症立见；惟宜沉

细附骨不绝，虽剧无恙。《大全》曰：产毕饮热童便一盏，不得便卧，宜闭目而坐须臾，上床宜仰坐，不宜侧坐，宜竖膝，不宜伸足，高倚床头，厚铺裀褥，遮围四壁，使无孔隙，免致贼风；以醋熏鼻，或用醋炭，更烧漆器，频以手从心擦至脐下，以防血晕、血逆。如此三日，不问腹痛不痛，以童便和酒服五七次。酒虽行血，亦不可多，恐引血入四肢，能令血晕。宜频食白粥，渐食羊肉、猪蹄少许，仍慎言语、七情、寒暑、梳头、洗足，以百日为度。若气血素弱者，不计月日，否则患手、足、腰、腿酸痛等症，名曰褥劳，最难治疗。初产时，不可问是男是女，恐因言语而泄气，或以爱憎而动气，皆能致病。不可独宿，恐致虚惊；不可刮舌，恐伤心气；不可刷齿，恐致血逆；须气血平复，方可治事。犯时微若秋毫，成病重如山岳，可不戒哉！《产宝新书》曰：产后血气暴虚，理当大补，但恶露未尽，用补恐致滞血，惟生化汤行中有补，能生又能化，其方因药性功用而立名也。产后血块当消，而又必随生其新血，若专用消，则新血受削；专用生，则旧血反留。考诸药性，芎、归、桃仁三味，善攻旧血，骤生新血；佐以黑姜、炙草，引三味入于肺肝，生血利气。五味共方，行中有补，实产后圣药也。

长孙男心典稟按：产妇胞衣一破，速煎一帖，候儿头下地即服，不拘半产、正产，虽平安少壮妇无恙者，俱服一二剂，以消血块而生新血，自无血晕之患。若胎前素弱，至产后见危症，不厌频服，病退即止；若照常日服一剂，可扶将绝之气血也。如血块痛，加肉桂三分，红花三分，

―――――――――――
① 离经：指脉搏跳动失常。
② 日中：即午时。

益母草五钱。如产后劳甚血崩，形色虚脱，加人参三四钱。如汗出气促，人参倍加。

《大全》曰：产后血晕者，由败血流入肝经，眼生黑花，头目旋晕，不能起坐，昏闷不省人事，谓之血晕。此血热乘虚，逆上凌心，故昏迷不省，气闭欲绝也，服童便最好。陈良甫曰：产后瘀血崩心，因分娩后不饮童便，以致虚火炎上也。用鹿角烧灰，童便调下即醒，此物行血极效。又用五灵脂半生、半熟，名独行散；又用返魂丹，即益母丸也。崔氏曰：产妇分娩讫，将秤锤或黄石子入炭中，烧令通赤，置器中，于床前以醋沃之，可除血晕，时作为佳。或先取酿醋以涂口鼻，仍置醋于旁，淬火炭使闻其气。又一法，烧干漆，令烟熏产母之面，即醒；如无干漆，旧漆器烧烟亦妙。单养贤曰：产后寒气上攻则心痛，下攻则腹痛。兼血块者，宜服生化汤加桂末，止加吴茱萸、姜三片助血；若独用诸热药攻寒，其痛难止，其血未免来多，以伤产母也。《产宝百问》曰：产后四肢浮肿，由败血乘虚停积，循经流入四肢，留淫日深，腐坏如水，故令面黄，四肢浮肿。医人不识，便作水气治之，凡治水多用导水药，极虚，人产后既虚，又以药虚之，是谓重虚，多致夭枉，服小调经散，血行肿消则愈。朱丹溪曰：产后肿，必用大补气血为主，少佐苍术、茯苓，使水自利。薛立斋曰：前症若寒水侮土，宜养脾肺；若气虚浮肿，宜益脾胃；若水气浮肿，宜补中气。又曰：产后浮肿或兼喘咳，脉沉细无力，此命门火衰，脾土虚寒，八味丸主之。吴蒙斋曰：新产后伤寒，不可轻易发汗。产时有伤力发热；有去血过多发热；有恶露不去发热；有三日蒸乳发热；有因劳动、饮食停滞发热，状类伤食；要在仔细详辨，切不

可发汗。大抵产后大血空虚，汗之则变，筋惕肉眴，或郁冒昏迷，或搐搦，或便秘，其害非轻。凡有发热，宜与四物为君，加柴胡、人参、炮姜最效。盖干姜辛热，能引血药入血分，气药入气分，且能去恶生新，有阳生阴长之道，以热治热，深合《内经》之旨。朱丹溪曰：产后发热，此热非有余之热，乃阴虚生内热耳，以补阴药大剂服之。必用干姜者何也？曰：干姜能入肺利气，入肝经引血药生血；然不可独用，与补阴药同用，此造化自然之妙。王节斋曰：妇人产后阴虚，阳无所依，浮散于外，故发热；以四物汤补血，以炙干姜之苦温从治，收其浮散之阳以归于阴也。赵养葵曰：产后大失血，阴血暴亡，必大发热，名阴虚发热。此阴字正谓气血之阴，若以凉药正治必毙，正所谓症象白虎，误服白虎必死。此时偏不用四物，有形之血不能骤生，几希之气须当急护，宜用独参汤或当归补血汤，使无形生出有形来，阳生阴长之妙，不可不知也。武叔卿曰：产后阴虚、血弱发热，四物加茯苓，热甚加炮姜。此方全不用气药，是血虚气不虚也。加茯苓者，使天气降而阴自生，阴生则热自退。热甚加炒干姜者，取从阳引阴，亦可从阴引阳。微乎！微乎！郭稽中曰：产后乍寒乍热者何？曰：阴阳不和与败血不散，皆令乍寒乍热也。二者何以别之？曰：时有刺痛者，败血也；但寒热无他症者，阴阳不和也。薛立斋曰：人所主者心，心所主者血，心血一虚，神气不守，惊悸所由来也，当补血气为主。《产宝百问》曰：产后虚羸，渐成蓐劳，皆由产下亏损血气所致。须慎起居，节饮食，调养百日，庶保无疾。若中年及难产者，勿论日期，必须调养平复，方可动作；否则，气血复伤，虚羸之症作矣。薛立斋曰：蓐劳，当扶养

正气为主。多因脾胃虚弱，饮食减少，致诸经疲惫，当补脾胃；饮食一进，精气生化，诸脏有所赖，其病自愈。《产乳集》曰：产后小便不通，腹胀如鼓，闷乱不醒，盖缘未产前内积冷气，遂致产后尿胞受病。用盐于脐中填平，用葱白捣一指厚，安盐上，以艾炷葱饼上灸之，觉热气入腹内，即时便通神验。朱丹溪曰：有收生不谨，损破产妇尿脬，致病淋漓，用猪羊胞煎汤入药，参、芪为君，归、地为佐，桃仁、陈皮、茯苓为使，于极饥时饮之；令气血骤长，其胞自完，稍缓亦难成功也。《医暇卮言》曰：女子产育，哺养以乳，乳之体，居经络、气血之间也。盖自寅时始于手太阴肺经，出于云门穴穴在乳上；阴阳继续以行，周十二经，至丑时归于足厥阴肝经，入于期门穴穴在乳下；出于上，入于下，肺领气，肝藏血，乳正居于其间也。萧慎斋曰：妇人以血用事，上为乳汁，下为月水；而血之所化，则本于脾胃，饮食之精微运行，而为乳、为经。产后脾胃之气旺，则血旺而乳多，脾胃之气衰，则血减而乳少，此立斋通乳汁以壮脾胃滋化源为要也。若不顾脾胃以补气血，徒从事于通乳之剂，是犹求千金于乞丐而不可得矣。《达生篇》曰：通乳用黄芪一两，当归五钱，白芷、木通各三钱，以猪蹄汤煎服。薛立斋曰：凡妇人气血方盛，乳房作胀，或无儿饮，痛胀寒热，用麦芽二三两炒熟，水煎服之立消。其耗散血气如此，何脾胃虚弱、饮食不消方中多用之？一云麦芽最消肾。若气血虚而乳汁自出者，宜十全大补汤。

女科要旨卷四

闽长乐陈念祖修园著
男　　　蔚　古愚　参订
　　　　元犀、灵石　韵注
孙男　　心典　徽庵
　　　　心兰　芝亭　全校字

杂　病

门人问曰：此书调经、种子、胎前三篇，引经外又参以时法，或附以新论，可谓宜古宜今，贤愚皆可共晓。而产后一篇，杂病一篇，全录《金匮》原文，衬以小注而串讲之，诸家杂说，姑附于后，不加一字论断。一书体例，如出两手，何欤？

曰：群言淆乱衷于圣。仲景后无书可读，而妇人产后，各家各逞臆说，互相议论。余所以止录《金匮》全文，如日月一出，爝①火无光。至于杂病，原与男子无异，而各家竟与男子各病外，强分出病名，转觉多事。然亦有与男子必须分别者，《金匮》第二十二篇中，已具大要；而第八节更为纲举目张，无复剩义。其文深奥难读，余逐节衬以小注，一目了然，则难读而易读矣。其不以新论新案赘之者，恐添蛇足也。且夫学问之道无止境也，前此不过为语下之计，今既读过三篇，从此日新而月异，可以语上，微夫人吾谁与归？

《金匮》云：妇人中风，七八日业已热退而身凉，而复续来寒热，发作有一定

之时，因其病而问其经水已来而适断者，盖以经水断于内，而寒热发于外，虽与经水适来者不同，而此症亦名为热入血室，其血为邪所阻而必结，结于冲、任、厥阴之经脉，内未入脏，外不在表，而在表里之间，乃属少阳。故使寒热往来如疟状，发作有定时，以小柴胡汤主之。达经脉之结，仍借少阳之枢以转之，俾气行而血亦不结矣。

此为中风热入血室经水适断者，出其方治也。盖以邪既流连于血室，而亦浸淫于经络，若但攻其血，血虽去而邪必不尽，且恐血去而邪反得乘虚而入也。故以小柴胡汤解其热邪，而乍结之血自行矣。

热入血室，不独中风有之，而伤寒亦然。妇人伤寒寒郁而发热，当其时经水适来，过多不止，血室空虚，则热邪遂乘虚而入之也。昼为阳而主气，暮为阴而主血。今主气之阳无病，昼日明了，主血之阴受邪，故暮则谵语，谵语皆非习见之事。如见鬼状者，医者可于其经之适来，而定其症。曰：此为热入血室，非阳明胃实所致也。既非阳明胃实，则治之者无以

---

① 爝：《玉篇·火部》"爝，炬火也"。亦小火也。

下药犯其胃气以及上二焦，一曰胃脘之阳，不可以吐伤之；一曰胃中之汁，不可以汗伤之；惟俟其经水尽，则血室之血，复生于胃腑水谷之精。必自愈。此为伤寒热入血室、经水适来者，详其症治也。师不出方，盖以热虽入而血未结，其邪必将自解，汗之不可，下之不可，无方治之，深于治也。郭白云谓其仍与小柴胡汤，或谓宜刺期门，犹是浅一层议论。

妇人中风，发热恶寒，当表邪方盛之际，经水适来，盖经水乃冲任厥阴之所主，而冲任厥阴之血，又皆取资于阳明，今得病之期过七日，而至八日，正值阳明主气之期，病邪乘隙而入，邪入于里，则外热除，其脉迟，身凉和，已离表症。惟冲任厥阴俱循胸胁之间，故胸胁满，但满不痛，与大结胸之不按自痛，小结胸之按而始痛分别。究其满甚亦如结胸之状，而且热与血搏，神明内乱，而作谵语者，此为热入血室也，治者握要而图，当刺肝募之期门，随其实而取之。何以谓之实邪？盛则实也。此承本篇第一节，而言中风热入血室之症治也。但第一节言寒热已除而续来，此言寒热方盛而并发；前言经水已来而适断，此言病经水之适来；前言血结而如疟，此言胸胁满如结胸；前无谵语，而此有谵语；以此为别。

然亦有不在经水适来与适断，而为热入血室者，不可不知。阳明病下血谵语者，此为热入血室，其症通身无汗。但头上汗出，当刺期门，随其实而泻之，令通身漐然汗出者愈。此言阳明病，亦有热入血室者，不必拘经水之来与断也。但其症下血、头汗出之独异也。盖阳明之热，从气而入血，袭入胞宫，即下血而谵语，不必乘经水之来，而后热邪得以入之。彼为血去，而热乘其虚而后入；此为热入，而血有所迫而自下也。然既入血室，则不以

阳明为主，而以冲任厥阴之血海为主。冲任奇脉也，又以厥阴为主，厥阴之气不通，故一身无汗；郁而求通，遂于其腑之少阳而达之，故头上汗出。治法亦当刺期门，以泻其实，刺已周身漐然汗出，则阴之闭者亦通，故愈。

妇人咽中帖帖然如有炙脔，吐之不出。吞之不下，俗谓之梅核病。多得于七情郁气，痰凝气阻。以半夏厚朴汤主之。此为痰气阻塞咽中者，出其方治也。徐忠可云：余治任小乙，咽中每噎塞，咳嗽不出，余以半夏厚朴汤投之即愈。后每复发。细问之，云：夜中灯下，每见晕如团五色，背脊内间酸。其人又壮盛。知其初因受寒，阴气不足，而肝反郁热，甚则结寒微动，挟肾气上冲，咽喉塞噎也。即于此方加大剂枸杞、菊花、丹皮、肉桂，晕乃渐除，而咽中亦愈。故曰：男子间有之，信不诬也。

妇人脏躁，脏属阴，阴虚而火乘之则为躁。不必拘于何脏，而既已成躁，则病症皆同。但见其悲伤欲哭，象如神灵所作，现出心病。又见其数欠善伸，现出肾病。所以然者，五志生火，动必关心，阴脏既伤，穷必及肾是也。以甘麦大枣汤主之。此为妇人脏躁而出其方治也。麦者，肝之谷也。其色赤，得火色而入心；其气寒，乘水气而入肾；其味甘，具土味而归脾胃；又合之甘草、大枣之甘，妙能联上、下、水、火之气，而交会于中土也。

妇人吐涎沫，上焦有寒饮也。医者不与温散，而反下之，则寒内入，而心下即痞，当先治其吐涎沫，以小青龙汤主之；俾外寒内饮除，而涎沫可止，涎沫止后，乃治其痞，亦如伤寒表解，乃可攻里之例也。泻心汤主之。此为吐涎沫与痞兼见，而出先后之方治也。

妇人之病，所以异于男子者，以其有月经也。其因月经而致病者，则有三大纲：曰因虚，曰积冷，曰结气。三者，或单病，或兼症，或互病，或相因而为病，或偏胜而为病。病则为诸经水断绝，此妇人之病根也。其曰"诸"者奈何？以经水有多少迟速，及逢期则病，与大崩漏难产之后不来等症，皆可以此例之。无论病之初发，以至病有历年，大抵气不足则生寒，气寒则血亦寒由是冷浸不去，而为积气，著而为不行结，胞门为寒所伤，由外而入内，由内而达外。渐至经络凝坚。经水之源头受伤，则病变无穷矣。然又有上中下之分。其病在上肺胃受之。若客寒而伤近于胃口，则为呕吐涎唾，或寒久变热，热盛伤肺，则成肺痈，其形体之受损则一，而为寒为热，俨若两人之分。病若在中肝脾受之，邪气从中盘结，或为绕脐寒疝；或为两胁疼痛，与胞宫之脏相连，此寒之病也。或邪气郁结为热中，热郁与本寒相搏，痛在关元，脉现出数热，而身无溃烂与疼痒等疮，其肌肤干燥，状若鱼鳞，遇逢交合时著男子，非止女身。此热之为病也。所以然者，何义？盖以中者，阴阳之交也。虽胞门为寒伤则一，而中气素寒者，以寒召寒，所谓邪从寒化是也，中气素热者，寒旋变热，所谓邪从热化是也，病若在下肾脏受之也。穷而归肾，症却未多，经候不匀，令阴中掣痛，少腹恶寒；或上引腰脊，下根气街，气冲急痛，膝胫疼烦。盖以肾脉为阴之部，而冲脉与少阴之大络，并起于肾故也。甚则奄忽眩冒，状如厥巅；所谓阴病者，下行极而上也。或有忧惨，悲伤多嗔；所谓病在阴，则多怒及悲愁不乐也。总而言之曰：此皆带下，非有鬼神。言病在带脉之下为阴，非后人以不可见之鬼神为阴也。久则肌肉削而羸瘦，气不足而脉虚多寒统计十二

癥、九痛、七害、五伤、三痼之三十六病，千变万端；审脉阴阳，虚实紧弦；行其针药，治危得安，其虽同病，脉各异源，导其所异之处，即为探源。子当辨记，勿谓不然。

此言妇人诸病，所以异于男子者，全从经起也。病变不一，因人禀有阴阳、体有强弱、时有久暂而分。起处以三大纲总冒；通节中又分出上、中、下，以尽病变；后以此皆带下四字，总结本节之意。至于言脉，百病皆不外阴阳虚实四个字。而又以弦紧为言者，盖经阻之始，大概属寒，即有热症，亦由寒之所变。气结则为弦，寒甚则为紧。示人以二脉为主，而参之兼脉则得耳。

徐灵胎云：古人名妇科谓之带下医，以其病总属于带下也。凡治妇人，必先明冲任之脉。冲脉起于气街，在毛际两旁。并少阴之脉，挟脐上行至胸中而散。任脉起于中极之下，脐下四寸。以上毛际，循腹里，上关元。又云：冲任脉皆起于胞中，上循背里，为经脉之海，此皆血之所从生，而胎之所由系，而带脉为之总束也。学者能明乎带脉之病，则本原洞悉；虽所主之病，千条万绪，可以知其所从起；更合参古人所用之方，而神明变化之，自不至于浮泛不切之弊矣。

问曰：妇人年五十所，七七之期已过，天癸当竭，地道不通。今病前阴血，下利数十日不止，暮即发热，少腹里急，腹满，手掌烦热，唇口干燥，何也？师曰：前言妇人三十六病，皆病在带脉之下。此病属带下。何以故？曾经半产，瘀血在少腹不去。何以知之？盖以瘀血不去，则新血不生，津液不布。其证唇口干燥，故知之。况暮热、掌心热俱属阴。任主胞胎，冲为血海，二脉皆起于胞宫，而出于会阴，正当少腹部分，冲脉挟脐上

行，冲任脉虚，则少腹里急。有干血亦令腹满，其为宿瘀之症无疑。当以温经汤主之。此承上节，言历年血寒积结胞门之重症，而出其方治也。尤在泾曰：妇人年五十所，天癸已断，而病下利，似非因经所致矣。不知少腹旧有积血，欲行而未得遽行，欲止而不能竟止，于是下利窘急，至数十日不止。暮即发热者，血结在阴，阳气至暮不得入于阴，而反浮于外也。少腹里急腹满者，血积不行，亦阴寒在下也。手掌发热，病在阴，掌心亦阴也。唇口干燥，血内瘀者不外荣也。此为瘀血作利，不必治利，但治其瘀而利自止。吴茱萸、桂枝、丹皮，入血散寒而行其瘀；芎、归、芍药、麦冬、阿胶以生新血；人参、甘草、姜、夏以正脾气。盖瘀久者，荣必衰；下多者，脾必伤也。

妇人因经致病，凡三十六种，皆谓之带下，经水因寒而瘀不能如期而利，以致小腹满痛，然既瘀而不行，则前经未畅，所行不及，待后月之正期而先至，故其经一月再见者，以土瓜根散主之。此为带下而经候不匀、一月再见者，出其方治也。按：土瓜即王瓜也，主驱热行瘀，佐以䗪虫蠕动逐血，桂、芍之调和阴阳，为有制之节。

寸口脉轻按弦而重按大，弦则为阳微而递减，大则为外盛而中芤；减则阳不自振，为诸寒，芤则阴不守中，为中虚；寒虚相搏，此名曰革。革脉不易明，以弦减芤虚形容之，则不易明者明矣。凡妇人妊娠及行经，必阴阳相维，而后为无病。今见此脉，则不能安胎而半产不能调经而漏下，以旋覆花汤主之。此为虚寒而半产漏下者，出其方治也。但此方与虚寒之旨不合，或者病源在肝，肝以阴脏，而舍少阳之气，以生化为事，以流行为用；是以虚不可补，解其郁聚即所以补；寒不可温，

行其气血即所以温欤！钱氏谓必是错简，半产、漏下，气已下陷，焉有用旋覆花以下气之理？二说俱存，候商。

妇人陷经，其血漏下不止，其血色黑亦不解，是瘀血不去，新血不生，荣气腐败。然气喜温而恶寒，以胶姜汤主之。此为陷经而色黑者，出其方治也。方未见。林亿云：想是胶艾汤。千金胶艾汤有干姜，似可取用。丹溪谓：经淡为水，紫为热，黑为热极，彼言其变，此言其常也。

妇人少腹满如敦状，盖少腹，胞之室也。胞为血海，有满大之象，是血蓄[1]也。若小便微难而不渴，可知其水亦蓄[2]也。若病作于生产之后者，此为水与血俱结在血室也，宜用水血并攻之法以治，大黄甘遂汤主之。此为水血并结在血室，而为少腹满、大小便难、口不渴者，出其方治也。

妇人经水久闭不至者，有虚实寒热之可辨也。又有行而不畅者，如一月再见之可征也。若少腹结痛，大便黑，小便利，明知血欲行而不肯利下，不得以寻常行血导气、调和营卫、补养冲任之法，迂阔不效，径以抵当汤主之。此为经水不利之属实者，出其方治也。

妇人经水闭而不利，其子脏固有凝滞而成坚癖，又因湿热腐变而为下不止，其凝滞维何？以子脏中有干血，其下不止维何？即湿热腐变。所下之白物，时俗所谓白带是也。宜用外治法，以矾石丸主之。此为经水闭，由于子脏有干血，得湿热而变成白物者，出其方治也。

妇人六十二种风，腹中血气刺痛，红兰花酒主之。此为妇人凡有挟风腹中血气刺痛者，出其方治也。言血气者，所以别

---

[1] 血蓄：蓄血证。
[2] 其水亦蓄：蓄水证。

乎寒疝也。六十二种未详。张隐庵云：红花色赤多汁，生血行血之品也。陶隐居主治胎产血晕，恶血不尽绞痛，胎死腹中。金匮红兰花酒治妇人六十二种风，又能主治疠疬。临川先生曰：治风先治血，血行风自灭。盖风乃阳邪，血为阴液，此对待之治也。红花捒茎叶且多毛刺，具坚金之象，故能制胜风木。夫男女血气相同，仲祖单治妇人六十二种风者，良有以也。盖妇人有余于气，不足于血；所不足者，乃冲任之血，散于皮肤肌腠之间，充肤、热肉、生毫毛；男子上唇口而生髭须，女人月事以时下，故多不足也。花性上行，花开散蔓，主生皮肤间散血，能资妇人之不足，故主治妇人之风。盖血虚则皮毛之腠理不密，而易于生风也。此血主冲任，故专治胎产恶血。《灵枢经》云：饮酒者，卫气先行皮肤，故用酒煎，以助药性；疠邪亦伏于膜原之腠理间，故能引其外出。夫血有行于经络中者，有散于皮肤外者，而所主之药亦各不同，如当归、地黄、茜草之类，主养脉内之血者也；红兰花主生脉外之血者也；川芎、芍药、丹皮、红曲之类，又内外之兼剂也。学者能体认先圣用药之深心，思过半矣。

妇人腹中诸疾痛，当归芍药散主之。此为妇人腹中诸疾痛而出其方治也。寒、热、虚、实、气、食等邪，皆令腹痛，谓可以就此方为加减，非真以此方而统治之也。尤在泾云：妇人以血为主，而血以中气为主。中气者，土气也，土燥不能生物，土湿亦不能生物，川芎、芍药滋其血，苓、术、泽泻治其湿，燥湿得宜，而土能生物，疾痛并蠲矣。

妇人腹中痛，小建中汤主之。此为妇人虚寒里急腹中痛者，出其方治也。

长孙心典按：《伤寒论》云：阳脉涩，阴脉弦，法当腹中急痛，宜小建中汤主

之。不瘥，更与小柴胡汤。

问曰：妇人病，饮食如故，烦热不得卧，而反倚息者，何也？师曰：饮食如故者，病不在胃也；烦热者，阳气不化也；倚息不得卧者，水不下行也。此名转胞，不得溺也，以胞系不顺而了戾，故致此病，但无并症。但当其利小便，则胞中之气，使之下行气道，斯胞系不了戾而愈，以肾气丸主之。此为转胞症胞系了戾而不得溺者，出其方治也。了戾与缭戾同，言胞系缭戾而不顺，而胞为之转，胞转则不得溺也。治以此方，补肾则气化，气化则水行而愈矣。然转胞之病，亦不尽此，或中焦脾虚，不能散精归于胞；及上焦肺虚，不能下输布于胞；或胎重压其胞；或忍溺入房；皆能致此，当求其所因而治之也。

妇人阴中寒，宜温其阴中不用内服，止以药纳入，谓之坐药，蛇床子散主之。此遥承上节令阴掣痛少腹恶寒症，而出其方治也。但寒从阴户所受，不从表出，宜温其受邪之处则愈。蛇床子温以去寒，合白粉燥以除湿，以寒则生湿也。

少阴肾脉滑而数者，滑主湿，数主热，湿热相合，而结于阴分，故令前阴中即生疮，阴中蚀疮烂者，乃经热之盛而生蠹也。以狼牙汤洗之。此为湿热下流于前阴、阴中生疮蚀烂者，出其方治也。狼牙草味酸苦，除邪热气，疗瘑恶疮，去白虫，故取治之。若无狼牙草，以狼毒代之。

胃气下泄，不从大便为失气，而从前阴吹出而正喧，谓其连续不绝，喧然有声。此谷气之实大便不通故也，以猪膏发煎主之。取其滋润以通大便，则气从大便而出，此通而彼塞也。

金匮方一十九首

小柴胡汤方见《伤寒论》

半夏厚朴汤

半夏一斤　厚朴三两　茯苓四两　生姜五两　苏叶二两

上五味，以水一斗，煮取四升，分温四服，日三服，夜一服。

歌曰：状如炙脔帖咽中，却是痰凝气不通，半夏一升苓四两，五两姜三两厚朴二两苏叶攻。

次男元犀按：方中半夏之降逆，厚朴之顺气，茯苓之化气，人所尽知也。妙在重用生姜之辛，以开其结；佐以苏叶之香，以散其郁；故能治咽中如有炙脔之症。后人变其分两，治胸腹满闷呕逆等症，名为七气汤，以治七情之病。

甘麦大枣汤

甘草三两　小麦一升　大枣十枚

上三味，以水六升，煮取三升，分温三服。亦补脾气。

歌曰：妇人脏躁欲悲伤，如有神灵太息长，叹，欠伸。小麦一升三两草，十枚大枣力相当。

魏云：世医竞言滋阴养血，抑知阴盛而津愈枯，阳衰而阴愈躁，此方治躁之大法也。

小青龙汤歌见《伤寒论》

泻心汤歌见《伤寒论》

温经汤

土瓜根散

土瓜根　芍药　桂枝　䗪虫各三分

上四味，杵为散，酒服方寸匕，日三服。

歌曰：带下端由瘀血停，不能如期而至，以致少腹满痛。月间再见既瘀而不行，则前经未畅所行，不及待后月正期而至，故一月再见。不循经，经，常也，言不循常期也。䗪瓜桂芍均相等，调协阴阳守典型。

次男元犀按：方中桂枝通阳，芍药行阴，阴阳和则经之本正矣；土瓜根驱热行瘀，䗪虫蠕动逐血，治其本亦不遗其末；无一而非先圣之典型。

旋覆花汤

旋覆花三两　葱十四茎　新绛少许

上三味，以水三升，煎取二升，顿服。

长孙心典裹按：旋覆花咸温下气，新绛和血，葱叶通阳。此方原治肝气著滞之病，于此症只示其意，不可泥其方，故前贤疑此方之错简。

胶姜汤方未见。或云即是干姜、阿胶二味煎服，千金胶艾汤中有干姜，亦可取用。

大黄甘遂汤

大黄四两　甘遂　阿胶各二两

上三味，以水三升，煎取二升，顿服，其血当下。

歌曰：少腹敦形敦，音对。古器也。《周礼》：磬以乘血，敦以乘食。少腹高起之状相似也。少腹，胞之室也。胞为血海，其满大为蓄血。小水难，小水难而不渴，亦蓄血也。水同瘀血两弥漫，结在血室。大黄四两遂胶二，顿服瘀行病自安。

次男元犀按：方中大黄攻血蓄，甘遂攻水蓄。妙得阿胶，本清济之水，伏行地中，历千里而发于古东阿县之井，此方取其以水行水之义也。《内经》谓：济水内合于心，用黑驴皮煎造成胶，以黑属于肾，水能济火，火熄而血自生。此方取其以补为通之义也，然而甘遂似当减半用之。

抵当汤歌见《伤寒论》　师云：妇人经水不利下，此主脉症并实者；否则，当养其冲任之源，不可攻下。

矾石丸

矾石三分，烧　杏仁一分，去皮尖

上二味，末之，炼蜜为丸，如枣核大，内脏中，剧剧者再内之。

歌曰：经凝成癖闭而坚，白物时流岂偶然？蓄泄不时，胞宫生湿，湿反生热，所积之血，转为湿热所腐，而白物时时自下。矾石用三分杏一分，纳时病去不迁延。

烧矾，驱湿热，且涩能固脱；佐以杏仁之苦润，去其干血；一外纳之方，亦兼顾不遗，可知古法之密。

红兰花酒

红兰花一两

上一味，酒一大升，煮减半，顿服一半，未止再服。

歌曰：六十二风义未详，腹中刺痛势傍徨；治风先要行其血，一两红兰花酒煮尝。

张隐庵注解甚详，不再释。

当归芍药散方见胎前

小建中汤歌见《伤寒论》　方意在扶脾以生血，不全恃四物之类也。

肾气丸

干地黄八两　山药　山茱萸各四两　茯苓　丹皮　泽泻各三两　桂枝　附子泡，各一两

上八味，末之，炼蜜和丸，梧子大，酒下十五丸，加至二十丸，日再服。

歌曰：小水不通病转胞，胞由气主一言包；胞之内外空虚，有气充塞、方不游移，其系自正；气虚则胞无所主，其系或致反戾，其溺必难矣。黄薯四两桂附一两，丹泽苓三地八两教。

此方妙在大补肾气，俾气足则胞正，胞正则系正，系正则小便不利而可利矣。

蛇床子散

蛇床子一味，末之，以白粉少许和合相得，如枣大，绵裹纳之，自然温。

狼牙汤

狼牙三两

以水四升，煮取半升，以绵缠箸如茧，浸汤沥阴中，日四遍。

歌曰：胞寒外候见阴中寒，纳入蛇床佐粉安；此温胞益阳外治之善法，为肾气丸之佐也。更有阴中疮蜃烂者，乃湿热不洁，而生蜃也。狼牙三两洗何难？除湿热，杀虫。如无狼牙草，以狼毒代之。

膏发煎

猪膏半斤　乱发如鸡子大，三枚

上二味，和膏中煎之，发消药成，分再服，病从小便也。《千金》云：太医校尉史脱家婢，黄病服此，胃中燥粪下，便差，神效。

歌曰：阴吹症起大便坚，古有猪膏八两传，乱发三丸鸡子大，发消药熟始停煎。

门人问曰：妇人杂病繁多，非笔楮所能尽，《伤寒论》《金匮要略》二书，何一而非妇科之法治乎？然而业此者绝少，通儒未免以集隘未全为议，请于《金匮》外而续补之，何如？

曰：不能续也，不必续也。尔欲续，吾且狗①尔续之。各家近道之言可录者少，今择数条于下。究竟仁者见之谓之仁，知者见之谓之知，善读书者自知之，而修园不赘也。

陈良甫曰：妇人冲任二脉，为经脉之海，外循经络，内荣脏腑。若阴阳和平，则经下依时；如劳伤不能约制，忽然暴下，甚则昏闷。若寸脉微迟，为寒在上焦，则吐血、衄血；尺脉微迟，为寒在下焦，则崩血、便血，法当调补脾胃为主。

———————

① 狗（xùn训）：通"徇"。

修园按：理中汤为要药。李东垣曰：圣人治病，必本四时升降浮沉之理。经漏不止，是前阴之气血已下脱；水泻不止，是后阴之气血又下陷。后阴者，主有形之物；前阴者，精气之门户；前后二阴俱下，是病人周身之气常行。秋冬之令，主肃杀收藏，人身中阳气上浮，杀气上行，则阳生阴长，春夏是也。既病则周身气血皆不生长，杀气不升，前虽属热，下焦久脱，已化为寒，久沉久降，寒湿大胜，当急救之。泻寒以热，除湿以燥，大升大举，以助生长，补养气血，不致偏枯。圣人立治法云：湿气大胜，以所胜助之，风用木上升是也，经云：风胜湿，是以所胜平之，当调和胃气而滋元气。如不止，用风药以胜湿，此是谓也。陈良甫曰：妇人血崩心痛，名曰杀血心痛，由心脾血虚也。若小产去血过多而心痛者，亦虚也。用乌鲗鱼骨炒末，醋汤调下失笑散。武叔卿曰：鹿茸丸治经候过多，其色瘀黑，甚者崩下，吸吸少气，脐腹冷极，则汗如雨，两尺脉微细，由冲任虚衰，为风冷客胞中，气不能固，可灸关元百壮。夫丹溪以紫黑色为热，此言瘀黑者，乃下焦气寒，血凝而黑，各有治法。然女子气海在上，血海在下，故下焦温而后气升血行。如鹿茸以血成形，由气而长，血随气上而成角，故入血分以生升。又以附子、艾叶佐而温之，以赤石脂、禹余粮镇而固之，柏叶清之，归、地、续断补之，诚下元虚寒之全方也。不加人参岂无意焉？而灸关元之意可想矣。武叔卿曰：血虚须兼补气，譬之血犹水也，气犹堤也；堤坚则水不横决，气固则血不妄行，自然之理也。武叔卿曰：五灵脂散，治血崩不止，不拘多少，炒令烟尽，研末，以当归酒或童便调下三钱。一名抽刀散，治产后恶血，心腹痛不可忍，其效如神，真急救之良方

也。人家不可不备。并治蛇、蝎、蜈蚣咬，涂伤处立愈。张子和曰：妇人带下，《圣惠方》与巢氏二家之说皆非也。夫治病当先识经络，人身大经有十二，奇经有八脉，十二经与八脉，通身往来。经络共二十道，上下流走环周，昼夜不息。然此十二经，上下周流者，止十九道耳。惟带脉起少腹季胁之端，乃章门穴也。环周一身，络腰而过，如束带之于身。《难经》云：带之为病，溶溶如坐井中。冲任者，是经脉之海也，循腹胁，夹脑旁，传流于气冲，属于带脉，络于督脉。督脉者，起于关元穴。任脉者，女子养胎孕之所。督乃是督领妇人经脉之海也。冲、任、督三脉，同起而异行，一源而三岐，皆络于带脉。冲、任、督三脉，皆统于篡户，循阴器，行廷孔，溺孔上端。冲、任、督三脉，以带脉束之，因余经上下往来，遗热于带脉之间，客热抑郁。热者血也，血积多日不流，从金之化而为白，乘少腹冤热，白物满溢，随溲而下，绵绵不绝，是为白带。多不痛，或有痛者，因壅碍而成也。经曰：少腹冤热，溲出白液冤者，屈滞也。病非本经，为他经冤郁而成，此疾皆从湿热治之。遗热于小肠，从金化而为白，与治痢同法。赤白痢乃邪热入于大肠，赤白带是邪热传于小肠，故治二症，不可骤用峻热药燥之。燥之则内水涸，内水涸则必烦渴，烦渴则小便不利，小便不利则足肿面浮，渐至不起。治法先以导水禹功泻之，次以淡剂降心火、益肾水、下小溲、利水道则愈矣。张子和曰：赤白痢者，是邪热传于大肠，下广肠，出赤白也。带下者，传于小肠，入脬经，下赤白也。据此二症，皆可同以治湿之法治之。方约之曰：带脉总束诸脉，使不妄行，如人束带而前垂也。妇人多郁怒伤肝，肝属木，脾属土，肝邪乘脾，则土受伤而有

湿；湿生热，热则流通，故滑浊之物渗入膀胱，从小便而出。古人作湿寒，用辛温药则非矣！丹溪作湿热，用苦温药为是。不知用苦寒正治也，用辛温从治也。如湿热拂郁于内，腹痛带下，非辛温从治，能开散之乎？若少腹不痛，止下赤白带者，虽有湿热，而气不郁结，用苦寒治之为当也。吴梅坡治赤白带下，用自制十六味保元汤，骨碎补、贯众去毛三钱，杜仲、小茴香盐水炒各一钱五分，人参、巴戟各二钱，黄芪、当归、山药、独活、莲蕊须各一钱，石斛、升麻、茯苓各七分；甘草六分，黄柏八分，桂圆肉二枚。又方用六龙固本丸，山药、巴戟肉、山茱肉各四两，川楝子、补骨脂、青盐三钱，汤泡。人参、莲肉、黄芪各二两，小茴香、川芎、木瓜各一两。张路玉曰：冲为血海，即是血室。冲脉得热则迫血下行，男子亦有是症，不独妇人也。《金匮要略·水气篇》云：问病有血分水分，何也？师曰：经水前断，后病水，名曰血分，此病为难治；先病水，后断经水，名曰水分，此病易治。何以故？去水，其经自下也。汪石山曰：凡经先断而后病水，少阴脉沉而滑，沉则在里，滑则为实，沉滑相搏，血结胞门，为血分难治。若先病水，而后病经断，少阳脉牢，少阴脉细，男子小便不利，妇人经水不通；经通则为血，不利则为水，名水分易治。此因脾肺虚冷，不能通调水道，下输膀胱，渗泄之令不行，生化之气不转。东垣云：水饮留积，若土在雨中则为泥，得和气暖日，水湿去而万物自生长；用加减肾气丸，归脾汤，六君子加木香、炮姜、肉桂。

外　科

外科书向无善本，无怪业此者只讲内消、内托、内补、艾灸、神照、针砭、围药、熏洗、开口、收口诸小技，儒者薄之而不言，所以愈趋而愈下也。余少年遇险逆之症，凡外科咸束手而无策者，必寻出一条大生路，为之调理，十中可愈六七。非有他术，盖从《伤寒论》中体认十二经之经气标本，而神明乎三百九十七法，一百一十三方之中也。今于女科杂病后，又附外科四症，以示其概。

眼　目

眼科书分为七十二症类，皆不切之陈言，各家从而敷衍之，陈陈相因，曷其有极乎？所以有目不医不盲之诮也。而妇人眼病，与男子颇殊，当以补养肾水，以济冲、任、胞门、血海之血，以目得血而能视也。又肝开窍于目，女子善怀，每多忧郁；五郁皆属于肝，又当以疏肝解郁之药佐之。余新定二方，面面周到。

新定开瞽[①] **神方**

芫蔚子隔纸烘　玄参酒浸，各八两　香附为末，以人乳拌五次　柴胡酒拌，烘，各四两　泽泻酒拌，烘　防风黄芪汁拌　白菊花各三两

上为末，炼蜜为丸，如梧桐子大，每服三钱，菊汤送下。

又附方：枸杞子一斤，去蒂并干燥者不用。取羊胆十个，泻汁；用冬蜜十两、山泉水一斤搅匀，将枸杞浸一宿，蒸半炷香。晒干，又浸又蒸，以汁干为度。收藏密贮，勿泄气。每早晚各吞三钱，以桑叶汤送下。

瘰　疬

瘰疬者，颈上项侧结聚成核，累累相连。或生于胸胁之间，重者形如马刀，更重者聚成一片，坚硬如铁，俗名铁板病，

---

① 瞽：眼瞎。

必死。凡疬，多起于耳之前后，乃少阴之部位也。女子善怀，每多忧郁，宜逍遥散加贝母、夏枯草、牡蛎、瓜蒌子、青皮之类常服；虚者加味归脾汤最炒。必须灸肩髃二穴、曲池二穴、命门一穴、气海一穴、足三里二穴，方能除根。又取大虾蟆一个，去肠洗净，覆于疬上，以艾如大豆样，灸虾蟆皮上，至热气透疬，再灸别处。如虾蟆皮焦，移易灸之。三五日灸一次，重者三次可愈。随服消疬汤：瓜蒌一个捣，甘草汁三钱，皂角一片去弦子，大黄三钱，五味子一岁一粒，水煎服；下秽物愈，未下再服。常服丸方：玄参蒸、牡蛎醋煮、川贝母各半斤，为末，以夏枯草二斤，长流水熬膏半碗，入熟蜜为丸，如梧子大，每服三钱，一日两服，开水送下。此症忌刀针及敷溃烂之药。有丹方用羚羊角，以磁片刮下为末，可用旧明角琉璃刮下为末，尤良。每斤入贝母四两，全蝎三两，蜜丸，空腹服三钱。外用皂角入鲫鱼腹中，煅炭存性，蜜和醋调涂，无不应效。

乳痈　乳岩　附　乳缩　乳卸

经云：乳头属足厥阴肝经，乳房属足阳明胃经。若乳房忽然肿痛，数日之外，焮肿而溃，稠脓涌出，脓尽而愈，此属肝胃热毒、血气壅滞所致，名曰乳痈，犹为易治。若乳岩者，初起内结小核如棋子，不赤不痛，积久渐大崩溃，形如熟榴，内溃深洞，脓水淋漓，有巉岩之势，故名曰乳岩；此属脾肺郁结，血气亏损，最为难治。乳痈初起，若服人参败毒散，瓜蒌散加忍冬藤、白芷、青橘叶、生芪、当归、红花之类，敷以香附饼，即见消散；如已成脓，则以神仙太乙膏贴之，吸尽脓水自愈矣。乳岩初起，若用加味逍遥散、加味归脾汤二方间服，亦可内消。及其病势已

成，虽有卢扁，亦难为力。但当确服前方，补养气血，纵未脱体，亦可延生。周季芝云：乳痈、乳岩结硬未溃，以活鲫鱼同天生山药捣烂，入麝香少许，涂块上，觉痒勿搔动，隔衣轻轻揉之，七日一涂，旋涂旋消；若用行气破血之剂，是速其危也。更有乳缩症，乳头缩收肉内，此肝经受寒，气敛不舒，宜当归补血汤加干姜、肉桂、白芷、防风、木通之类主之。又有乳卸症，乳头拖下，长一二尺，此肝经风热发泄也，用小柴胡汤加羌活、防风主之；外用羌活、防风、白蔹火烧熏之；仍以蓖麻子四十九粒、麝香一分，研极烂涂顶心，俟至乳收上，急洗去。此系属怪症，妇人盛怒者多得之，不可不识。

瓜蒌散

瓜蒌一个　明乳香二钱　酒煎服。

香附饼

敷乳痈，即时消散；一切痈肿皆可敷。

香附细末，净一两　麝香二分

上二味研，以蒲公英二两，煎酒去滓，以酒调药，炖热敷患处。

神仙太乙膏　治一切痈疽，不问脓之成否，并宜贴之。

玄参　白芷　当归　肉桂　生地　赤芍　大黄各一两　黄丹十二两，炒筛

上药用麻油二斤，内诸药煎黑，滤去滓，复将油入锅，熬至滴水成珠，入黄丹十三两再熬，滴水中，看其硬软得中，即成膏矣。如软，再加黄丹数钱。

加味逍遥散　治肝经郁火，颈生瘰疬，并胸胁胀痛；或作寒热，甚至肝木生风，眩晕振摇；或咬牙发痉诸症。经云：木郁则达之，是也。

北柴胡　茯苓　当归　天生术　甘草　白芍　牡丹皮　山栀炒黑，各一钱　薄荷五分　老生姜一片　清水煎。

附：妇人阴挺论[①]

阴挺证，坊刻《外科》论之颇详，大抵不外湿热下注为病。薛立斋以补中益气汤、加味逍遥散、六味地黄丸、知柏八味丸为主，以当归芦荟丸、龙胆泻肝汤之类为辅，可谓高人一着，而治之无一效，何也？盖为前人湿热二字误之也。余在籍时，医道颇许可于人，治疗三十七载，阅历不为不多，而阴挺症从未一见，意者古人用心周到，不过所闻而备其病名乎？迨至辛酉，以县令发直候补，公余之顷，时亦兼理斯道，方知直隶妇女，十中患此病者约有三四。甚者突出一二寸及三四寸，大如指，或大如拳，其形如蛇、如瓜、如香菌、如虾蟆不一；或出血水不断，或干枯不润，或痛痒，或顽麻者，以致经水渐闭、面黄少食、羸瘦、咳嗽吐血而寒热往来、自汗盗汗，病成劳伤而死。轻者但觉阴中滞碍，而无其形，或有形亦不甚显，无甚痛害。若经水匀适，尚能生育，时医名之曰瘤，又名吃血劳。所用之药，均无一效。或用刀割，一时稍愈，旋且更甚。余亦尝按前人之法而治之，亦未见效。未知何故？余读《内经》《金匮》《千金》等书，及各家秘藏等本，寻其言外之旨，而参以所见所闻，颇有所悟。因知此症，南人不患，即偶有之，治亦易愈；北人亦常患，治皆罔效，自有其故。盖以南人之阴挺，由于病变，书有其方，按法多效；北人之阴挺，由于气习，病象虽同，而病源则异，所以弗效。其云：气习奈何？北俗日坐湿地，夜卧土坑，寒湿渐积，固不待言。男子劳动而散泄，妇人则静而常伏，至春夏以及长夏，湿得暑气之蒸上腾，有如蒸饭，妇人值经水之适来，血海空虚，虚则善受，且终日坐于湿地，而勤女红，土得人气而渐干，湿随人气而内入，即

《金匮》胞门伤寒之义。更有甚者，长夏干土，得雨之后，则土中之虫无不蠕动，一闻血腥之气，虫头上仰，嘘吸其气。虫为阴类，血为阴汁，以阴从阴，毒气并之，即为阴挺之病根。推而言之，即不坐湿地，凡妇人不用便桶，蹲于厕中而便溺，厕中为污秽幽隐之处，更多湿虫之潜伏，其毒气皆能随其血腥之气而上乘之也。余家山中，每见小儿坐于湿地，多患阴茎肿胀，或作痛痒，俗谓蚯蚓吹也。治者揭开鸭嘴含之，以鸭喜食蚓也。或以花椒白矾汤洗之，以椒能胜寒，矾能除湿也。知此而阴挺之病根，更了如指掌矣。医者不察其由，止按成方以施治，无怪病日增剧。更一种渔利之徒，以下水消肿攻毒之峻药，为丸内服；又以蟾酥、硼砂、芒硝、麝香、雄黄、冰片、阿魏、白砒之类外敷，为害更烈，余所以不忍默然而坐视也。余于此治之，初患者以五苓散料，加蜀椒、黄柏、小茴、附子、沙参、川芎、红花之类，蜜丸，每服四钱，一日两服；外以花椒、苦参、苍术、槐花煎汤，入芒硝熏洗；又以飞矾六两，铜绿四钱，五味子、雄黄各五钱，桃仁一两，共为细末，炼蜜为丸，每重四钱，雄黄为衣，纳入阴中，奇效。或久而成劳，经水不利，以温经汤、肾气丸主之。而龟板、鳖甲、蒺藜之类，随症出入加减，亦有愈者，笔楮难尽。惟于《金匮·妇人杂病》，及全部中属词此事，得其一言一字，以启悟机，断无不治之证矣。

_____

① 妇人阴挺论在本书重复，首见《金匮要略浅注·卷九》。

续　　记

　　傅廉访观察清河时，其弟南安，寄来慎修（修园又号慎修）医书两卷、《东皋四书》文八卷，披阅不倦。题句云："东皋制艺慎修医，万项汪洋孰望涯？"辛酉，余到直候补，叨识于牝牡元黄之外，此一时之盛事也，亦彼时之仅事也。日者奉委赴热河，禀辞甫出，又传入署。曰：雅著数种，俱经抄录，详加评点，但集中阙妇人阴挺一症，此症北方最多，亦最险逆而难治，必不可阙。若到热河办公，公余当续补之。余答以近日医过两人获效之故，差次繁冗中，尚恐立论弗详，不如即于寓中，走笔书之。书成呈阅，一阅一击节。又问曰：闻二十年前患此者少，自此地种产甘薯，妇人食之，多生此疮，盖以疮形与甘薯相仿也。余曰：此一想当然语，其实不然。甘薯始自闽省，俗名地瓜，性同山药，而甘味过之。闽自福清以南及漳、泉二府滨海处，以此作饭，终身不生他病。《本草从新》谓其：补脾胃，驱湿热，养气血，长肌肉。海滨人多寿，皆食此物之故。《金薯谱》极赞其功。闽人治下痢，以白蜜同煎，食之甚效。妇人患赤白带，用此法亦效；可知其利湿热之功巨也。味甘属土，土能胜湿，可知其利湿之功尤巨也。鄙意以甘薯堪为阴挺证之专药。盖以阴挺之本，不离于湿，而此为探本之治；阴挺之形突出如瓜，而此为象形之治。患者，令其如法服药敷药之外，又以此物代饭，其效当必更速。观察曰：善！请附于前著之后，以补千古之阙，并折一时之疑，洵大方便之一事。

神农本草经读

清·陈修园　撰

俞宜年　校注

《神农本草经读》序

　　陈修园老友，精于岐黄之术，自负长沙后身，世医环而姗笑之。及遇危症，缰断椴横，万手齐束。修园往，脱冠几上，探手举脉，目霍霍上耸，良久干笑曰：候本不奇，治之者扰之耳。主人曰：某名医。曰：误矣。曰：法本朱、张、王、李。曰：更误矣。天下岂有朱、张、王、李而能愈疾者乎？口吃吃然骂，手仡仡然书，方具，则又自批自赞自解，自起调刀圭火齐①，促服之。服之，如其言。

　　尝以李时珍《纲目》为谫陋，著有《神农本草经注》六卷，其言简，其旨该，其义奇而不觥② 于正。其钩深索隐也，玄之又玄，如李将军之画，不肯使一直笔；其扃辟奥启③ 也，仍复明白坦易，如白香山诗句，虽灶下老妪，亦可与之觿④ 解，不可解而后解，及其解之了，不异人也。可谓金心在中，银手如断矣。

　　出山后，敛抑才华。每诊一病，必半日许，才出一方，有难之者，其言讷讷然如不能出。

　　壬戌冬，回籍读礼，闭门谢客，复取旧著六卷中，遴其切用者一百余种，附以《别录》，分为四卷，俱从所以然处发挥，与旧著颇异，名曰《本草经读》。盖欲读经者，读于无字处也。修园为余言，所著尚有《伤寒论注》四卷，《重订柯注伤寒论》八卷，《重订活人百问》八卷，《金匮浅注》十六卷，《医医偶录》二卷，《医学从众录》八卷，《真方歌括》二卷，《景岳新方砭》四卷，《伤寒论读》四卷，《金匮读》四卷，《医约》二卷，《医诀》三卷。虽依类立言，义各有取，要其阐抉古经之旨，多与此书相发明。暇日余将遍读焉。

嘉庆八年岁次昭阳大渊献皋月既望候官愚弟蒋庆龄小榕氏序

---

①　调刀圭火齐：意谓调配药剂，水煎达到一定火候。刀圭，古时量取药末的用具。火，火候。

②　觥（wěi）：本谓骨弯曲，此引申为枉曲。

③　扃（jiōng）辟奥启：意谓启发入门，加深理解。扃，门；辟，开，打开。

④　觿（xī）：一种骨制的解绳结的用具。

后　叙

上古圣人，仰观天之六气，俯察地之五行，辨草木、金石、禽兽之性，而合于人之五脏、六腑、十二经脉，著为《本草经》，词古义深，难于窥测。汉季张长沙《伤寒论》《金匮要略》多采中古遗方，用药之义悉遵《本经》，应验如响。自李唐而后，《千金》《外台》等书有验有不验者，盖与《本经》之旨有合有不合也。沿及宋、元诸家，师心自用，药品日增，经义日晦，只云某药治某病，某病宜某药，因陋就简，愈趋愈下，而流毒之最甚者，莫如宋之雷敩，窃古圣之名，著为《炮制》，颠倒是非，不知《本经》为何物。洁古、日华、东垣辈因之，而东垣纯盗虚名，无稽臆说流传至今，无有非之者。李濒湖《纲目》卷帙浩繁，徒杂采世俗之说，以多为贵，不无喧宾夺主之嫌。汪讱庵照《纲目》而约为《备要》，逐末忘本，不足道也。余友孝廉陈修园精通医学，起死回生，指不胜屈。前著有《本草经注》六卷，字栉① 句解，不遗剩义，缮本出，纸贵一时。兹复著《本草经读》四卷，视前著又高一格，俱从所以然处发挥，且以《内经》之旨，《金匮》、《伤寒》之法融贯于中，一书堪为医林之全书，洄神农之功臣也！

余自髫年，以慈闱多病，矢志于医。因本草向无善本，集张隐庵、叶天士、陈修园三家之说，而附以管见，名为《本草经三注》，而集中唯修园之说最多。今得修园之《本草经读》，则余《三注》之刻，可以俟之异日矣。喜其书之成而为之序。

---

① 栉（zhì）：原为梳子的通称，引申为梳理、解释。

凡　例

一、明药性者，始自神农，而伊尹配合而为汤液。仲景《伤寒》《金匮》之方，即其遗书也。阐阴阳之秘，泄天地之藏，所以效如桴鼓。今人不敢用者，缘唐、宋以后，诸家之臆说盛行，全违圣训，查对与经方所用之药不合，始疑之，终且毁之也。

二、《神农本草》药止三百六十品，字字精确，遵法用之，其效如神。自陶宏景以后，药味日多，而圣经日晦矣。张洁古、李东垣辈，分经专派；徐之才相须、相使、相恶、相反等法，皆小家伎俩，不足言也。是刻只录一百余种，其余不常用与不可得之品阙之。其注解俱遵原文，逐字疏发，经中不遗一字，经外不溢一辞。

三、是刻只录时用之药，其品弟及字样不尽遵旧本。考陶隐居本草，有朱书、墨书之别：朱书为《神农本经》，墨书为《名医别录》。开宝间重定印本，易朱书为白字，兹因其近古而遵之。是刻遵古分上中下三品，《别录》等本，采附于后。

四、药性始于神农。用药者不读《本草经》，如士子进场作制艺，不知题目出于四子书①也。渠辈亦云药性，大抵系《珍珠囊药性赋》《本草备要》及李时珍《本草纲目》之类，杂收众说，经旨反为其所掩，尚可云本草耶？

五、近传《本草崇原》，越之张隐庵著也；《本草经解》，吴之叶天士著也，二书超出诸群书之上。然隐庵专言运气，其立论多失于蹈虚；天士囿于时好，其立论多失于肤浅，而隐庵间有精实处，天士间有超脱处，则修园谢不敏矣，故兹刻多附二家之注。

六、上古以司岁备物，谓得天地之专精。如君相二火司岁，则收取姜、桂、附子之热类；如太阳寒水司岁，则收取黄芩、大黄之寒类；如太阴土气司岁，则收取芪、术、参、苓、山药、黄精之土类；如厥阴风木司岁，则收取羌活、防风、天麻、钩藤之风类；如阳明燥金司岁，则收取苍术、桑皮、半夏之燥类。盖得主岁之气以助之，则物之功力倍厚。中古之世，不能司岁备物，故用炮制以代天地之气，如制附子曰炮，助其热也；制苍术曰炒，助其燥也；制黄连以水浸，助其寒也。今人识见不及，每用相反之药而反制之，何异束缚手足而使之战斗哉？侣山堂之说最精，故节录之。

按：制药始于雷公，炮制荒谬，难以悉举。要知此人名敩，宋时人，非黄帝时之雷公也。

七、熟地黄、枸杞，取其润也；市医炒松则上浮，烧灰则枯燥矣。附子、干姜，取其烈也，市医泡淡则力薄，炮黑则气浮矣。以及竹沥盐、咸枳实之类，皆庸医两可之见，不足责也。至于枣仁生则令人不眠，熟则令人熟睡；黄芪生用则托里发汗，炒熟则补中止汗；麦门冬不去心，令人烦躁；桑白皮不炒，大泻肺气之类，数百年相沿之陋，

---

① 四子书：即四书，指《大学》《中庸》《论语》《孟子》。

不得不急正之。

八、本经每药主治，不过三四证及六七证而止。古圣人洞悉所以然之妙，而得其专长，非若后世诸书之泛泛也。最陋是李时珍《纲目》，泛引杂说而无当；李士材、汪切庵，每味必摘其所短，俱是臆说，反启时辈聚讼纷纷。修园为活人计，不得不痛斥之。

九、神农尝草而作《本草经》，实无可考，其为开天明道之圣人所传，张仲景、华元化起而述之，陶隐居之说不诬也。汉时去古未远，二公为医中之杰，遵所闻而记之，谓非神农所著可也，谓为神农所著亦可也。

十、每药注解，必透发出所以然之妙，求与《内经》、《难经》、仲圣等书字字吻合而后快。古云：群言淆乱衷于圣。愿同志者取法乎上。

目　录

神农本草经读卷一

闽吴航陈念祖修园甫著

男 元豹道彪古愚
元犀道照灵石 同校字

上　品

人参　气味甘、微寒，无毒。主补五脏，安精神，定魂魄，止惊悸，除邪气，明目开心益智。久服轻身延年。

陈修园曰：本经止此三十七字。其提纲云主补五脏，以五脏属阴也。精神不安，魂魄不定，惊悸不止，目不明，心智不足，皆阴虚为亢阳所扰也。今五脏得甘寒之助，则有安之、定之、止之、明之、开之、益之之效矣。曰邪气者，非指外邪而言，乃阴虚而壮火食气，火即邪气也。今五脏得甘寒之助，则邪气除矣。余细味经文，无一字言及温补回阳。故仲景于汗、吐、下阴伤之症，用之以救津液。而一切回阳方中，绝不加此阴柔之品，反缓姜、附之功。故四逆汤、通脉四逆汤为回阳第一方，皆不用人参。而四逆加人参汤，以其利止亡血而加之也；茯苓四逆汤用之者，以其在汗、下之后也。今人辄云以人参回阳，此说倡自宋、元以后，而大盛于薛立斋、张景岳、李士材辈，而李时珍《本草纲目》尤为杂沓。学者必于此等书焚去，方可与言医道。

仲景一百一十三方中，用人参者只有一十七方：新加汤、小柴胡汤、柴胡桂枝汤、半夏泻心汤、黄连汤、生姜泻心汤、旋覆代赭石汤、干姜黄芩黄连人参汤、厚朴生姜半夏人参汤、桂枝人参汤、四逆加人参汤、茯苓四逆汤、吴茱萸汤、理中汤、白虎加人参汤、竹叶石膏汤、炙甘草汤，皆是因汗、吐、下之后，亡其阴津，取其救阴。如理中、吴茱萸汤，以刚燥剂中阳药太过，取人参甘寒之性，养阴配阳，以臻于中和之妙也。

又曰：自时珍之《纲目》盛行，而神农之《本草经》遂废。即如人参，《本经》明说微寒，时珍说生则寒，熟则温，附会之甚。盖药有一定之性，除是生捣取汁冷服，与蒸晒八九次，色味俱变者，颇有生熟之辨。若入煎剂，则生者亦熟矣。况寒热本属冰炭，岂一物蒸熟不蒸熟间，遂如许分别乎？尝考古圣用参之旨，原为扶生气安五脏起见。而为五脏之长，百脉之宗，司清浊之运化，为一身之橐龠[①]者，肺也。人参惟微寒清肺，肺清则气旺，气旺则阴长而五脏安。古人所谓补阳者，即指其甘寒之用不助壮火以食气而言，非谓其性温补火也。

陶宏景谓功用同甘草，凡一切寒温补

[①] 橐（tuó）龠（yuè）：古代鼓风吹火用的器具，此喻肺主气，司呼吸，调节气机的功能。

泻之剂，皆可共济成功。然甘草功兼阴阳，故《本经》云：主五脏六腑。人参功专补阴，故《本经》云：主五脏。仲景于咳嗽病去之者，亦以形寒饮冷之伤，非此阴寒之品所宜也。

黄芪　气味甘、微温，无毒。主痈疽，久败疮，排脓止痛，大风癞疾，五痔鼠瘘，补虚，小儿百病。生用，盐水炒，酒炒，醋炒，蜜炙，白水炒。

陈修园曰：黄芪气微温，禀少阳之气，入胆与三焦；味甘无毒，禀太阴之味，入肺与脾。其主痈疽者，甘能解毒也。久败之疮，肌肉皮毛溃烂，必脓多而痛甚，黄芪入脾而主肌肉，入肺而主皮毛也。大风者，杀人之邪风也。黄芪入胆而助中正之气，俾神明不为风所乱；入三焦而助决渎之用，俾窍道不为风所壅；入脾而救受克之伤；入肺而制风木之动，所以主之。癞疾，又名大麻风，即风毒之甚也。五痔者，五种之痔疮，乃少阳与太阴之火陷于下，而此能举其陷。鼠瘘者，瘰疬病之别名，乃胆经与三焦之火郁于上，而此能散其郁也。其曰补虚者，是总结上文诸症，久而致虚，此能补之，非泛言补益之品也。叶天士云：小儿稚阳也。稚阳为少阳，少阳生气条达则不病，所以概主小儿百疾也。余细味经文，俱主表症而言，如六黄汤之寒以除热，热除则汗止；芪附汤之温以回阳，阳回则汗止；玉屏风散之散以驱风，风平则汗止。诸方皆借黄芪走表之力，领诸药而速达于表而止汗，非黄芪自能止汗也。诸家固表及生用发汗、炒用止汗等说，贻误千古，兹特正之。

白术　气味甘、温，无毒。主风寒湿痹，死肌，痉，疸，止汗，除热，消食。作煎饵，久服轻身，延年，不饥。仲景有赤术，即苍术也。功用略同，偏长于消导。汗多者大忌之。

陈修园曰：此为脾之正药。其曰风寒湿痹者，以风寒湿三气合而为痹也。三气杂至，以湿为主。死肌者，湿浸肌肉也；痉者，湿流关节也；疸者，湿郁而为热，热则发黄也；湿与热交蒸，则自汗而发热也；脾受湿则失其健运之常，斯食不能消也。白术功在除湿，所以主之。"作煎饵"三字另提，先圣大费苦心，以白术之功用在燥，而所以妙处在于多脂。张隐庵云：土有湿气，始能灌溉四旁，如地得雨露，始能发生万物。

今以生术削去皮，急火炙令熟，则味甘温而质滋润，久服有延年不饥之效。可见今人炒燥、炒黑、土蒸、水漂等制，大失经旨。

甘草　气味甘平，无毒。主五脏六腑寒热邪气，坚筋骨，长肌肉，倍气力，金疮尰[1]，解毒。久服轻身延年。生用清火，炙用补中。

陈修园曰：物之味甘者，至甘草为极。甘主脾，脾为后天之本，五脏六腑皆受气焉。脏腑之本气，则为正气；外来寒热之气，则为邪气，正气旺则邪气自退也。筋者，肝所主也；骨者，肾所主也；肌肉者，脾所主也；气者，肺所主也；力者，心所主也，但使脾气一盛，则五脏皆循环受益，而得其坚之、长之、倍之之效矣。金疮者，为刀斧所伤而成疮，疮甚而尰。脾得补而肉自满也。能解毒者，如毒物入土，则毒化也。土为万物之母，土健则轻身延年也。

薯蓣　气味甘、平，无毒。主伤中，补虚羸，除寒热邪气，补中，益气力，长肌肉，强阴。久服耳目聪明，轻身，不饥，延年。

陈修园曰：此药因唐代宗名预，避讳

---

① 尰（zhǒng）：肿胀。

改为山药。山药气平入肺，味甘无毒入脾。脾为中州而统血，血者阴也，中之守也，唯能益血，故主伤中。伤中愈，则肌肉丰，故补虚赢。肺主气，气虚则寒邪生；脾统血，血虚则热邪生，血气充而寒热邪气除矣。脾主四肢，脾血足则四肢健；肺主气，肺气充则气力倍也。且此物生捣，最多津液而稠粘，又能补肾而填精，精足则阴强。目明，耳聪，不饥，是脾血之旺；轻身，是肺气之充；延年，是夸其补益之效也。

凡上品，俱是寻常服食之物，非治病之药，故神农另提出"久服"二字。可见今人每取上品之药，如此物及人参、熟地、葳蕤、阿胶、菟丝子、沙苑蒺藜之类，合为一方，以治大病，误人无算。盖病不速去，元气日伤，伤极则死。凡上品之药，法宜久服，多则终身，少则数年，与五谷之养人相佐，以臻寿考①。若大病而需用此药，如五谷为养脾第一品。脾虚之人，强令食谷，即可毕补脾之能事，有是理乎？然操此技者，未有不得盛名。薛立斋、张景岳、冯楚瞻辈倡之于前，而近日之东延西请日诊百人者无非是术，诚可慨也！

肉苁蓉　气味甘、微温，无毒。主五劳七伤，补中，除茎中寒热痛，养五脏，强阴，益精气，多子，妇人癥瘕。久服轻身。

陈修园曰：肉苁蓉是马精落地所生，取治精虚者，同气相求之义也。凡五劳七伤，久而不愈，未有不伤其阴者。苁蓉补五脏之精，精足则阴足矣。茎中者，精之道路，精虚则寒热而痛，精足则痛已矣；又滑以去着。精生于五脏，而藏之于肾，精足则阳举，精坚令人多子矣。妇人癥瘕，皆由血瘀。精足则气充，气充则瘀行也。叶天士注：癥瘕之治，谓其咸以软

坚，滑以去着，温以散结，犹浅之乎测苁蓉也。

张隐庵曰：马为火畜，精属水阴。苁蓉感马精而生，其形似肉，气味甘温，盖禀少阴水火之气，而归于太阴坤土之药也。土性柔和，故有"从容"之名。

地黄　气味甘、寒，无毒。主折跌绝筋，伤中，逐血痹，填骨髓，长肌肉。作汤除寒热积聚，除痹。生者尤良。久服轻身不老。

参叶天士：地黄气寒，入足少阴肾经；味甘无毒，入足太阴脾经。气味重浊，阴也，阴者中之守也，伤中者守中真阴伤也。地黄甘寒，补中焦之精汁，所以主之。血痹者，血虚闭而不运也。地黄味甘以滋脾血，气寒以益肾气，气血行而闭者开矣。肾主骨，益肾则水足而骨髓充；脾主肌肉，润脾则土滋而肌肉丰也。作汤除寒热积聚者，汤者荡也，或寒或热之积聚，汤能荡之也。盖味甘可以缓急，性滑可以去着也。又曰除痹者，言不但逐血痹，更除皮肉筋骨之痹也。除皮肉筋骨之痹，则折跌绝筋亦可疗矣。久服轻身不老，以先后二天交接，元气与谷气俱纳也。生者尤良，谓其本性俱在也。

陈修园曰：地黄，《本经》名地髓，《尔雅》名芐，又名芑。唐以后九蒸九晒为熟地黄，苦味尽除，入于温补肾经丸剂颇为相宜，若入汤剂及养血凉血等方甚属不合。盖地黄专取其性凉而滑利流通，熟则腻滞不凉，全失其本性矣。徐灵胎辨之甚详，无何若辈竟执迷不悟也。

又曰：百病之极，穷必及肾。及肾，危症也。有大承气汤之急下法，有桃花汤之温固法，有四逆汤、白通汤之回阳法，有猪苓汤、黄连阿胶汤之救阴法，有真武

---

① 寿考：天年之意。考，老，年纪大。

汤之行水法，有附子汤之温补法，皆所以救其危也。张景岳自创邪说，以百病之生俱从肾治，误以《神农本经》上品服食之地黄，认为治病之药。《内经》云：五谷为养，五果为助，五菜为充，毒药攻邪。神农所列上品多服食之品，即五谷、五果、五菜之类也，玩"久服"二字可见。圣人药到病瘳，何以云"久服"？凡攻邪以去病，多取毒药。滋润胶粘，反引邪气敛藏于少阴而无出路，以后虽服姜、附不热，服芩、连不寒，服参、术不补，服硝、黄不下，其故何哉？盖以熟地黄之胶粘善着。女人有孕，服四物汤为主，随症加入攻破之药而不伤，以四物汤中之熟地黄能护胎也。知其护胎之功，便可悟其护邪之害。胶粘之性最善着物，如油入面，一着遂不能去也。凡遇有邪而误用此药者，百药不效。病家不咎其用熟地黄之害，反以为曾用熟地黄而犹不效者，定为败症，岂非景岳之造其孽哉？

天门冬　气味苦、平，无毒。主诸暴风湿偏痹，强骨髓，杀三虫[1]，去伏尸[2]。久服轻身，益气，延年，不饥。

参：天门冬禀寒水之气，而上通于天，故有天冬之名。主治诸暴风湿偏痹者，言风湿之邪暴中于人身，而成半身不遂之偏痹。天冬禀水天之气，环转运行，故可治也。强骨髓者，得寒水之精也。三虫伏尸皆湿热所化，天冬味苦可以祛湿，气平可以清热，湿热下逐，三尸伏虫[3]皆去也。太阳为诸阳主气，故久服轻身益气；天气通贯于地中，故延年不饥。

张隐庵曰：天、麦门冬，皆禀少阴水精之气。麦门冬，禀水精而上通于阳明；天门冬，禀水精而上通于太阳。夫冬主闭藏，门主开转，咸名门冬者，咸能开转闭藏而上达也。后人有天门冬补中有泻，麦门冬泻中有补之说，不知何处引来，良可叹也！

麦门冬　气味甘、平，无毒。主心腹结气，伤中伤饥，胃脉绝，羸瘦短气。久服轻身，不老，不饥。

张隐庵曰：麦冬一本横生，根颗连络。有十二枚者，有十四枚者，有十五六枚者，盖合于人身之十二络。加任之屏翳、督之长强，为十四络；又加脾之大络名大包，共十五络；又加胃之大络名虚里，共十六络。唯圣人能体察之，用之以通脉络，并无"去心"二字。后人不详经义，不穷物理，相沿"去心"久矣，今特表正之。经云主心腹结气，伤中伤饱，胃络脉绝者，以麦冬根颗连络不断，能通达上下四旁，令结者解，伤者复，绝者续，皆藉中心之贯通也。又主羸瘦短气者，补胃自能生肌，补肾自能纳气也。久服轻身不老不饥者，先天与后天俱足，斯体健而耐饥矣。《崇原》曰：麦冬气味甘平，质性柔润，凌冬青翠，盖禀少阴冬水之精，与阳明胃土相合。

又曰：凡物之凉者，其心必热，热者阴中之阳也。人但知去热，而不知用阳，得其阳而后能通阴中之气。

细辛　气味辛、温，无毒。主咳逆上气，头痛脑动，百节拘挛，风湿痹痛，死肌。久服明目，利九窍，轻身长年。

张隐庵曰：细辛气味辛温，一茎直上，其色赤黑，禀少阴泉下之水阴，而上交于太阳之药也。少阴为水脏，太阳为水府，水气相通行于皮毛，内合于肺，若循行失职，则病咳逆上气，而细辛能治之。太阳之脉，起于目内眦，从巅络脑，若循

---

[1]　三虫：小儿三种常见的肠道寄生虫病，即长虫、赤虫、蛲虫。

[2]　伏尸：古病名。尸病是指触犯尸气所致的疾病，伏尸是其中比较沉痼的一种。

[3]　三尸伏虫：疑为三虫伏尸之误。

行失职，则病头痛脑动，而细辛亦能治之。太阳之气主皮毛，少阴之气主骨髓，少阴之气不合太阳，则风湿相侵：痹于筋骨，则为百节拘挛；痹于腠理，则为死肌，而细辛皆能治之。其所以能治之者，以气胜之也。久服明目利九窍者，水精之气濡于空窍也，九窍利则轻身而延年矣。

又曰：宋元祐·陈承谓细辛单用末不可过一钱，多则气闭不通而死。近医多以此语忌用，而不知辛香之药岂能闭气？上品无毒之药何不可多用？方书之言类此者不少，学者不善详察而遵信之，伊黄之门终身不能入矣。

柴胡　气味苦、平，无毒。主心腹肠胃中结气，饮食积聚，寒热邪气，推陈致新。久服轻身，明目，益精。按：经文不言发汗，仲圣用至八两之多，可知性纯，不妨多服，功缓必须重用也。

叶天士曰：柴胡气平，禀天中正之气；味苦无毒，得地炎上之火味。胆者，中正之官、相火之府，所以独入足少阳胆经。气味轻升，阴中之阳，乃少阳也。其主心腹肠胃中结气者，心腹肠胃，五脏六腑也。脏腑共十二经，凡十一脏，皆取决于胆。柴胡轻清，升达胆气，胆气条达，则十一脏从之宣化，故心腹肠胃中凡有结气皆能散之也。其主饮食积聚者，盖饮食入胃，散精于肝，肝之疏散又借少阳胆为生发之主也。柴胡升达胆气，则肝能散精，而饮食积聚自下矣。少阳经行半表半里，少阳受邪，邪并于阴则寒，邪并于阳则热。柴胡和解少阳，故主寒热之邪气也。春气一至，万物俱新，柴胡得天地春升之性，入少阳以生气血，故主推陈致新也。久服清气上行，则阳气日强，所以身轻。五脏六腑之精华上奉，所以明目。清气上行，则阴气下降，所以益精。精者，阴气之英华也。

黄连　气味苦、寒，无毒。主热气目痛，眦伤泪出，明目，肠澼，腹痛，下痢，妇人阴中肿痛。久服令人不忘。

陈修园曰：黄连气寒，禀天冬寒之水气，入足少阴肾；味苦无毒，得地南方之火味，入手少阴心。气水而味火，一物同具，故能除水火相乱而为湿热之病。其云主热气者，除一切气分之热也。目痛，眦伤，泪出，不明，皆湿热在上之病；肠澼，腹痛，下利，皆湿热在中之病；妇人阴中肿痛，为湿热在下之病，黄连除湿热，所以主之。久服令人不忘者，苦入心即能补心也。然苦为火之本味，以其味之苦而补之；而寒能胜火，即以其气之寒而泻之。千古唯仲景得《本经》之秘。《金匮》治心气不足而吐血者，取之以补心；《伤寒》寒热互结心下而痞满者，取之以泻心。厥阴之热气撞心者，合以乌梅；下利后重者，合以白头翁等法。真信而好古之圣人也。

防风　气味甘、温，无毒。主大风，头眩痛，恶风，风邪目盲无所见，风行周身，骨节疼痛，身重[①]。久服轻身。

陈修园曰：防风气温，禀天春木之气而入肝；味甘无毒，得地中土之味而入脾。"主大风"三字提纲，详于巴戟天注，不赘。风伤阳位，则头痛而眩；风伤皮毛，则为恶风之风；邪风害空窍，则目盲无所见。风行周身者，经络之风也；骨节疼痛者，关节之风也；身重者，病风而不能矫捷也。防风之甘温发散，可以统主之。然温属春和之气，入肝而治风，尤妙在甘以入脾，培土以和木气，其用独神。此理证之易象，于剥复[②]二卦而可悟焉。两土同崩则剥，故大病必顾脾胃；土木无

---

①　身重：原脱，据下文文义补。

②　剥复：《周易》二卦名。

忤则复，故病转必和肝脾。防风驱风之中，大有回生之力，李东垣竟目为卒伍卑贱之品，真门外汉也。

续断　气味苦、微温，无毒。主伤寒，补不足，金疮，痈疡，折跌，续筋骨，妇人乳难。久服益气力。

参：此以形为治。续断有肉有筋，如人筋在肉中之象；而色带紫带黑，为肝肾之象。气味苦温，为少阴、阳明火土之气化。故寒伤于经络而能散之，痈疡结于经络而能疗之；折跌筋骨有伤，而能补不足，续其断绝；以及妇人乳难，而能通其滞而为乳。久服益气力者，亦强筋壮骨之功也。

牛膝　气味苦、酸、平，无毒。主寒湿痿痹，四肢拘挛，膝痛不可屈伸，逐血气，伤热火烂，堕胎。久服轻身耐老。

陈修园曰：牛膝气平，禀金气而入肺；味苦，得火味而入心包；味酸，得木味而入肝。唯其入肺，则能通调水道而寒湿行，胃[1]热清而痿愈矣。唯其入肝，肝藏血而养筋，则拘挛可愈，膝亦不痛而能屈伸矣。唯其入心包，苦能泄实，则血因气凝之病可逐也。苦能泻火，则热汤之伤与火伤之烂可完也。苦味本伐生生之气，而又合以酸味，而遂大申其涌泄之权，则胎无不堕矣。久服轻身耐老者，又统言其流通血脉之功也。

巴戟天　气味甘、微温，无毒。主大风邪气，阴痿不起，强筋骨，安五脏，补中增志益气。酒焙。

陈修园曰：巴戟天气微温，禀天春升之木气而入足厥阴肝；味辛甘无毒，得地金土二味入足阳明燥金胃。虽气味有木土之分，而其用则统归于温肝之内。佛经以风轮主持大地，即是此义。《本经》以"主大风"三字提纲两见：一见于巴戟天，一见于防风。阴阳造化之机，一言逗出。

《金匮》云：风能生万物，亦能害万物。防风主除风之害，巴戟天主得风之益，不得滑口读去。盖人居大块之中，乘气以行，鼻息呼吸，不能顷刻去风。风即是气，风气通于肝，和风生人，疾风杀人。其主大风者，谓其能化疾风为和风也。邪气者，五行正气不得风而失其和。木无风则无以遂其条达之情，火无风则无以遂其炎上之性，金无风则无以成其坚劲之体，水无风则潮不上，土无风则植不蕃。一得巴戟天之用，则到处皆春而邪气去矣。邪气去而五脏安，自不待言也。况肝之为言敢也，肝阳之气，行于宗筋而阴痿起；行于肾脏，肾藏志而志增，肾主骨而骨强；行于脾脏，则震坤合德，土木不害而中可补。"益气"二字，又总结通章之义。气即风也，逐而散之，风散即为气散，生而亦死；益而和之，气和即为风和，死可回生。非明于生杀消长之道者，不可以语此。

叶天士云：淫羊藿治阴虚阴痿，巴戟天治阳虚阴痿。

石斛　气味甘、平，无毒。主伤中，除痹，下气，补五脏虚劳羸瘦，强阴益精。久服厚肠胃。

叶天士曰：石斛气平入肺，味甘无毒入脾。甘平为金土之气味，入足阳明胃、手阳明大肠。阴者中之守也，阴虚则伤中，甘平益阴，故主伤中。痹者，脾病也，风、寒、湿三气而脾先受之，石斛甘能补脾，故能除痹。上气，肺病也，火气上逆则为气喘，石斛平能清肺，故能下气。五脏皆属于阴，而脾名至阴，为五脏之主，石斛补脾而荫及五脏，则五脏之虚劳自复，而肌肉之消瘦自生矣。阴者宗筋也，精足则阴自强。精者阴气之精华也，

---

[1]　胃：疑为"肺"之误。

纳谷多而精自储。肠者，手阳明大肠也；胃者，足阳明胃也。阳明属燥金，久服甘平清润，则阳明不燥而肠胃厚矣。《新订》

张隐庵曰：石斛生于石上，得水长生，是禀水石之专精而补肾。味甘色黄，不假土力，是夺中土之气化而补脾。斛乃量名，主出主入，能运行中土之气而愈诸病也。

泽泻 气味甘、寒，无毒。主风寒湿痹，乳难，养五脏，益气力，肥健，消水。久服耳目聪明，不饥，延年，轻身，面生光，能行水上。

陈修园曰：泽泻气寒，水之气也；味甘无毒，土之味也。生于水而上升，能启水阴之气上滋中土也。其主风、寒、湿痹者，三气以湿为主，此能启水气上行而复下，其痹即从水气而化矣。其主乳难者，能滋水精于中土而为汁也。其主"养五脏，益气力，肥健"等句，以五脏主藏阴，而脾为五脏之原，一得水精之气则能灌溉四旁，俾五脏循环而受益，不特肥健消水不饥，见本脏之功，而肺得水精之气而气益，心得水精之气而力益，肝得水精之气而目明，肾得水精之气而耳聪，且形得水精之气而全体轻，色得水精之气而面生光泽，一生得水精之气而延年，所以然者，久服之功，能行在下之水而使之上也。此物形圆，一茎直上，无下行之性，故其功效如此。今人以盐水拌炒，则反掣其肘矣。

五味子 气味酸、温，无毒。主益气，咳逆上气，劳伤羸瘦，补不足，强阴，益男子精。

陈修园曰：五味子气温味酸，得东方生长之气而主风。人在风中而不见风，犹鱼在水而不见水。人之鼻息出入，顷刻离风则死，可知人之所以生者，风也。风气通于肝，即人身之木气。庄子云：野马也，尘埃也，生物之息以相吹也。"息"字有二义：一曰"生息"，一曰"休息"。五味子温以遂木气之发荣，酸以敛木气之归根。生息、休息，皆所以益其生生不穷之气。倘其气不治，治，安也。咳逆上气者，风木挟火气而乘金也。为劳伤，为羸瘦，为阴痿，为精虚者，则《金匮》所谓虚劳诸不足，风气百疾是也。风气通于肝，先圣提出虚劳大眼目，惜后人不能申明其义。五味子益气中大具开阖升降之妙，所以概主之也。唐、宋以下诸家有谓其具五味而兼治五脏者，有谓其酸以敛肺，色黑入肾，核似肾而补肾者，想当然之说，究非定论也。然肝治五脏，得其生气而安，为《本经》言外之正旨。仲景佐以干姜，助其温气，俾气与味相得而益彰，是补天手段。

薏苡仁 气味甘、微寒，无毒。主筋急拘挛，不可屈伸，久风湿痹，下气。久服轻身益气。

陈修园曰：薏苡仁夏长秋成，味甘色白，禀阳明金土之精。金能制风，土能胜湿，故治以上诸症。久服轻身益气者，以湿行则脾健而身轻，金清则肺治而气益也。

神农本草经读卷二

闽吴航陈念祖修园甫著
男　元豹道彪古愚　同校字
　　元犀道照灵石

上　品

菟丝子　气味辛、平，无毒。主续绝伤，补不足，益气力，肥健人，汁去面䵟①。久服明目，轻身，延年。

陈修园曰：菟丝气平禀金气，味辛得金味，肺药也，然其用在肾而不在肺。子中脂膏最足，绝类人精，金生水也。主续绝伤者，子中脂膏如丝不断，善于补续也。补不足者，取其最足之脂膏，以填补其不足之精血也。精血足，则气力自长，肥健自增矣。汁去面䵟者，言不独内服得其填补之功，即外用亦得其滑泽之效也。久服，肾水足则目明，肾气壮则身轻。华元化云：肾者，性命之根也。肾得补则延年。

葳蕤　气味甘、平，无毒。主中风暴热，不能动摇，跌筋结肉，诸不足。久服去面黑䵟，好颜色，润泽，轻身不老。

张隐庵曰：葳蕤气味甘平，质多津液，禀太阴湿土之精以资中焦之汁。主中风暴热不能摇动者，以津液为邪热所烁也。跌筋者，筋不柔和也。结肉者，肉无膏泽也。诸不足者，申明以上诸症皆属津液不足也。久服则津液充满，故去面上之黑䵟，好颜色而肌肤润泽，且轻身不老也。

又曰：阴柔之药岂堪重用？古人除治风热以外，绝不敢用。自李时珍有不寒不燥用代参芪之说，时医信为补剂，虚症仗此，百无一生，咎其谁职耶？

沙参　气味苦、微寒，无毒。主血结，惊气，除寒热，补中，益肺气。

参叶天士：沙参气微寒，禀水气而入肾；味苦无毒，得火味而入心。谓其得水气，以泻心火之有余也。心火亢，则所主之血不行而为结，而味之苦可以攻之；心火亢，则所藏之神不宁而生惊，而气之寒可以平之。心火禀炎上之性，火郁则寒，火发则热，而苦寒能清心火，故能除寒热也。阴者，所以守中者也，苦寒益阴，所以补中，补中则金得土生，又无火克，所以益肺气也。

远志　气味苦、温，无毒。主咳逆伤中，补不足，除邪气，利九窍，益智慧，耳目聪明，不忘，强志，倍力。久服轻身不老。

按：远志气温，禀厥阴风木之气，入手厥阴心包；味苦，得少阴君火之味，入手少阴心。然心包为相火，而主之者心也。火不刑金，则咳逆之病愈；火归土中，则伤中之病愈。主明则下安，安则不

———————

① 面䵟：又名黧黑斑；类似于黄褐斑。

外兴利除弊两大事，即"补不足，除邪气"之说也。心为一身之主宰，凡九窍耳目之类，无一不待其使令，今得远志以补之，则九窍利，智慧益，耳聪目明，善记不忘，志强力壮，所谓天君[①]泰，百体从令者此也。又云"久服轻身不老"者，即《内经》所谓"主明则下安，以此养生则寿"之说也。夫曰养生，曰久服，言其为服食之品，不可以之治病，故经方中绝无此味。今人喜服药丸为补养，久则增气而成病。唯以补心之药为主，又以四脏之药为佐，如四方诸侯，皆出所有以贡天子，即乾纲克振[②]，天下皆宁之道也。诸药皆偏，唯专于补心则不偏。《抱朴子》谓陵阳子仲服远志二十七年，有子三十七人，开书所视，记而不忘，著其久服之效也。若以之治病，则大失经旨矣。

菖蒲　气味辛、温，无毒。主风寒湿痹，咳逆上气，开心孔，补五脏，通九窍，明耳目，出音声，主耳聋，痈疮，温肠胃，止小便利。久服轻身，不忘，不迷惑，延年，益心智，高志不老。

陈修园曰：菖蒲性用略同远志，但彼苦而此辛，且生于水石之中，得太阳寒水之气。其味辛，合于肺金而主表；其气温，合于心包络之经，通于君火而主神。其主风寒湿痹、咳逆上气者，从肺驱邪以解表也。"开心窍"至末句，皆言补心之效，其功同于远志。声音不出，此能入心而转舌，入肺以开窍也。疮痈为心火，而此能宁之。心火下济而光明，故能温肠胃而止小便利也。但菖蒲禀水精之气，外通九窍，内濡五脏，其性自下以行上，与远志自上以行于下者有别。

赤箭　气味辛、温，无毒。主杀鬼精物，蛊毒恶风。久服益气力，长阴，肥健。

张隐庵曰：赤箭气味辛温，其根名天麻者，气味甘平。盖赤箭辛温属金，金能制风，而有弧矢之威，故主杀鬼精物。天麻甘平属土，土能胜湿，而居五运之中，故能治蛊毒恶风。天麻形如魁芋，有游子十二枚周环之，以仿十二辰。十二子在外，应六气之司天，天麻如皇极之居中，得气运之全，故功同五芝，力倍五参，为仙家服食上品，是以久服益气力，长阴，肥健。

李时珍曰：补益上药，天麻第一，世人止用之治风，良可惜也。

车前子　气味甘、寒，无毒。主气癃，止痛，利水道，通小便，除湿痹。久服轻身耐老。

张隐庵曰：车前草，《本经》名当道，《毛诗》名芣苢。

乾坤有动静，夫坤其静也翕，其动也辟。车前好生道旁，虽牛马践踏不死，盖得土气之用，动而不静者也。气癃，膀胱之气闭也，闭则痛，痛则水道不利。车前得土气之用，土气行则水道亦行而不癃，不癃则不痛，而小便长矣。土气行则湿邪散，湿邪散则湿痹自除矣。久服土气升而水气布，故能轻身耐老。

《神仙服食经》云：车前，雷之精也，震为雷为长男。诗言：采采芣苢。亦欲妊娠而生男也。

羌活　气味苦、甘、辛，无毒。主风寒所击，金疮，止痛，奔豚，痫痉，女子疝瘕。久服轻身耐老。一名独活[③]。

陈修园曰：羌活气平，禀金气而入肺；味苦甘无毒，得火味而入心，得土味而入脾。其主风寒所击者，入肺以御皮毛之风寒，入脾以御肌肉之风寒，入心助太

① 天君：指心脏。
② 乾纲克振：君权能够巩固之意。
③ 独活：羌活、独活为两种药物。

阳之气以御营卫之风寒也。其主金疮止痛者，亦和营卫、长肌肉、完皮毛之功也。奔豚乃水气上凌心火，此能入肺以降其逆，补土以制其水，入心以扶心火之衰，所以主之。痫痓者，木动则生风，风动则挟木势而害土，土病则聚液而成痰，痰迸于心则为痓为痫。此物禀金气以制风，得土味而补脾，得火味以宁心，所以主之。女子疝瘕，多经行后血假风湿而成，此能入肝以平风，入脾以胜湿，入心而主宰血脉之流行，所以主之。久服轻身耐老者，著其扶阳之效也。

张隐庵曰：此物生苗，一茎直上，有风不动，无风自动，故名独活。后人以独活而出于西羌者，名羌活；出于中国，处处有者，名独活。今观肆中所市，竟是二种。有云羌活主上，独活主下，是不可解也。

升麻　气味甘、平、苦、微寒，无毒。主解百毒，杀百精老物殃鬼，辟瘟疫瘴气邪气，蛊毒入口皆吐出，中恶腹痛，时气毒疠，头痛寒热，风肿诸毒，喉痛口疮。久服不夭，轻身延年。

张隐庵曰：升麻气味甘、苦、平，甘者土也，苦者火也，主从中土而达太阳之气，太阳标阳本寒，故微寒。盖太阳禀寒水之气而行于肤表，如天气之下连于水也。太阳在上，则天日当空，光明清湛，清湛故主解百毒；光明故杀百精老物殃鬼。太阳之气行于肤表，故辟瘟疫瘴气邪气。太阳之气行于地中，故蛊毒入口皆吐出；治蛊毒，则中恶腹痛自除；辟瘟疫瘴气邪气，则时气毒疠、头痛寒热自散；寒水之气滋于外而济于上，故治风肿诸毒、喉痛口疮。久服则阴精上滋，故不夭；阳气盛，故轻身；阴阳充足，则长年矣。

尝考凡物纹如车辐者，皆有升转循环之用。防风、秦艽、乌药、防己、木通、升麻，皆纹如车辐，而升麻更觉空通，所以升转甚捷也。

茵陈　气味苦、平、微寒，无毒。主风湿寒热邪气，热结黄疸。久服轻身，益气，耐老，面白悦，长年。白兔食之成仙。

张隐庵曰：经云：春三月，此为发陈[①]。茵陈因旧苗而春生，盖因冬令水寒之气，而具阳春生发之机。主治风湿寒热邪气，得生阳之气，则外邪自散也。结热黄疸，得水寒之气，则内热自除也。久服则生阳上升，故轻身益气耐老。因陈而生新，故面白悦，长年。兔乃纯阴之物，喜食阳春之气，故白兔食之成仙。

菊花　气味苦、平，无毒。主诸风头眩肿痛，目欲脱，泪出，皮肤死肌，恶风，湿痹。久服利血气，轻身耐老延年。

徐灵胎曰：凡芳香之物皆能治头目肌表之疾。但香则无不辛燥者，惟菊得天地秋金清肃之气而不甚燥烈，故于头目风火之疾尤宜焉。

龙胆　气味苦、涩、大寒，无毒。主骨间寒热，惊痫邪气，续绝伤，定五脏，杀蛊[②]毒。

张隐庵曰：龙乃东方之神，胆主少阳甲木，苦走骨，故主骨间寒热；涩类酸，故除惊痫邪气。胆主骨，肝主筋，故续绝伤。五脏六腑皆取决于胆，故定五脏。山下有风曰蛊，风气升而蛊毒自杀矣。

紫苏　气味辛、微温，无毒。主下气，杀谷除饮食，辟口臭，去邪毒，辟恶气。久服通神明，轻身耐老。

述：紫苏气微温，禀天之春气而入肝；味辛，得地之金味而入肺。主下气者，肺行其治节之令也。杀谷除饮食者，

---

① 发陈：生机勃发，推陈出新。

② 蛊：原作"虫"，据下文文义改。

气温达肝，肝疏畅而脾亦健运也。辟口臭，去邪毒，辟恶气者，辛中带香，香为天地之正气，香能胜臭，即能解毒，即能胜邪也。久服则气爽神清，故通神明，轻身耐老。其子下气尤速；其梗下气宽胀，治噎膈、反胃、止心痛；旁小枝通十二经关窍脉络。

藕实、茎 气味甘、平。主补中养神，益气力，除百疾。久服轻身耐老，不饥延年。

鸡头实 气味甘、平。主湿痹，腰脊膝痛，补中，除暴疾，益精气，强志，令耳目聪明。久服轻身不饥，耐老，神仙。

黑芝麻 气味甘、平，无毒。主伤中虚羸，补五内，益气力，生长肌肉，填髓脑。久服轻身不老。色黑者良。

益母草子 气味辛、甘、微温，无毒。主明目益精，除水气。久服轻身。今人奉为女科专药，往往误事，且其独具之长反掩。

茜草 气味苦、寒，无毒。主寒湿风痹，黄疸，补中。

陈修园曰：气味苦寒者，得少阴之气化也。风寒湿三气合而为痹，而此能入手足少阴，俾上下交通而旋转，则痹自愈矣。上下交通则中土自和，斯有补中之效矣。中土和则湿热之气自化，而黄疸愈矣。又《素问》以蒚茹一两、乌鲗鱼骨四两，丸以雀卵，饮以鲍鱼汁，治气竭肝伤，脱血，血枯，妇人血枯经闭，丈夫阴痿精伤，名曰四乌鲗骨一蒚茹丸。蒚茹即茜草也，亦取其入少阴以生血，补中宫以统血。汁可染绛，似血而能行血欤。后人以此三味入乌骨白丝毛鸡腹内，以陈酒、童便煮烂，烘干为丸。以百劳水下五七十丸，治妇人倒经血溢于上，男子咳嗽吐血，左手关脉弦，背上畏寒，有瘀血者。

茯苓 气味甘、平，无毒。主胸胁逆气，忧恚惊邪恐悸，心下结痛，寒热烦满，咳逆，口焦舌干，利小便。久服安魂养神，不饥延年。

陈修园曰：茯苓气平入肺，味甘入脾。肺能通调，脾能转输，其功皆在于"利小便"一语。胸为肺之部位，胁为肝之部位，其气上逆则忧恚惊邪恐悸，七情之用因而弗调。心下为太阳之部位，水邪停留则结痛；水气不化则烦满；凌于太阴则咳逆；客于营卫则发热恶寒；内有宿饮则津液不升，为口焦舌干，唯得小便一利，则水行而气化，诸疾俱愈矣。久服安魂养神、不饥延年者，以肺金为天，脾土为地，位一身之天地，而明其上下交和之效也。

猪苓 气味甘，平，无毒。主痎疟，解毒，蛊疰不祥，利水道。久服轻身耐老。

陈修园曰：猪苓气平，禀金气而入肺；味甘无毒，得土味而入脾。肺主治节，脾主转输，所以能利水道。又考此物，出土时带甘，久则淡然无味，无味则归于膀胱。膀胱为太阳，其说有二：一曰经络之太阳，一曰六气之太阳。何谓经络之太阳？其腑在下而主水，得上焦肺气之化，中焦脾气之运，则下焦愈治。所谓上焦如雾，中焦如沤，下焦如渎，俾决渎之用行于州都，则州都中自有云行雨施之景象，利水如神，有由来也，且不独利水道也。六气之太阳名曰巨阳，应天道居高而卫外，乃心君之藩篱也。凡风寒初感，无非先入太阳之界，治不得法，则留于膜原而为疟，久则为痎。即伤寒杂病似疟非疟者，皆在此例。但得猪苓之通利水道，水行气化，水精四布，溱溱汗出，则营卫和而诸邪俱解。仲景五苓散、桂枝去桂加茯苓白术汤非于此得其悟机乎？若阳明之渴欲饮水，小便不利；少阴之咳呕而渴，心烦不眠，热疟多兼此症。总于利水道中，布达太阳之气，使天水循环，滋其枯燥，即仲景猪苓汤之义也。且太阳为天，光明清湛，清湛则诸毒可解，光明则蛊疰不祥自除。又云"久服轻身耐老"者，溺得阳气之化而始长，溺出不能远射，阳气衰于下也；溺出及溺已时头摇者，头为诸阳之会，从下以验其上之衰也，此皆老态，得猪苓助太阳之气而可耐之。然此特圣人开太阳之治法，非谓猪苓之淡可赖也。

牡桂① 气味辛、温，无毒。主上气咳逆，结气喉痹，吐吸，利关节，补中益气。久服通神，轻身不老。

牡，阳也。牡桂者，即今之桂枝、桂皮也，菌根也。菌桂即今之肉桂、厚桂也。然生发之机在枝干，故仲景方中所用俱是桂枝，即牡桂也。时医以桂枝发表，禁 不敢用，而所用肉桂，又必刻意求备，皆是为施治不愈，卸罪巧法。

张隐庵曰：桂本凌冬不凋，气味辛温，其色紫赤，水中所生之木火也。肺肾不交，则为上气咳逆之证，桂启水中之生阳，上交于肺，则上气平而咳逆除矣。结气喉痹者，三焦之气不行于肌腠，则结气而为喉痹，桂禀少阳之木气，通利三焦，则结气通而喉痹可治矣。吐吸者，吸不归根即吐出也，桂能引下气与上气相接，则吸入之气直至丹田而后出，故治吐吸也。关节者，两肘、两腋、两髀、两腘皆机关之室，周身三百六十五节，皆神气之周行，桂助君火之气，使心主之神而出入于机关，游行于骨节，故利关节也。补中益气者，补中焦而益上下之气也。久服则阳气盛而光明，故通神明。三焦通会元真于肌腠，故轻身不老。

徐忠可曰：近来肾气丸、十全大补汤俱用肉桂，盖杂温暖于滋阴药中，故无碍。至桂枝汤，因作伤寒首方，又因有春夏禁用桂枝之说，后人除有汗发热恶寒一证，他证即不用，甚至春夏则更守禁药不敢用矣。不知古人用桂枝，取其宣通血气，为诸药响导。即肾气丸古亦用桂枝，其意不止于温下也。他如《金匮》论虚损十方，而七方用桂枝。孕妊用桂枝汤安胎；又桂苓丸去癥；产后中风面赤，桂枝、附子、竹叶并用；产后乳子烦乱，呕逆，用竹皮大丸；内加桂枝，治热烦；又附方于建中加当归为内补。然则，桂枝岂非通用之药？若肉桂则性热下达，非下焦虚寒者不可用，而人反以为通用，宜其用之而多误矣。余自究心《金匮》以后，其用桂枝取效，变幻出奇，不可方物，聊一拈出以破时人之惑。

陈修园曰：《金匮》谓：气短有微饮，宜从小便去之，桂苓甘术汤主之，肾气丸亦主之。喻嘉言注：呼气短，宜用桂苓甘术汤以化太阳之气；吸气短，宜用肾气丸以纳少阴之气。二方俱藉桂枝之力，市医不晓也。第桂枝为上品之药，此时却塞于遇，而善用桂枝之人亦与之同病。癸亥岁，司马某公之媳，孀居数载，性好静，长日闭户独坐，得咳嗽病，服生地、麦冬、百合之类，一年余不效。延余诊之，脉细小而弦紧，纯是阴霾四布、水气滔天之象，断为水饮咳嗽，此时若不急治，半月后水肿一作，卢扁莫何！言之未免过激，诊一次后，即不复与商。嗣肿病大作，医者用槟榔、牵牛、葶苈子、厚朴、大腹皮、萝卜子为主，如焦白术、熟地炭、肉桂、附子、茯苓、车前子、牛膝、当归、芍药、海金沙、泽泻、木通、赤小豆、商陆、猪苓、枳壳之类，出入加减。

---

① 牡桂：樟科植物肉桂的嫩枝为桂枝；干皮及枝皮为肉桂，牡桂、肉桂实为同一物。至于所说"菌桂"，当即今之官桂。

计服二个月，其肿全消，人瘦如柴，下午气陷脚肿，次早亦消，见食则呕，冷汗时出，子午二时，烦躁不宁，咳嗽辄晕。医家以肿退为效，而病人时觉气散不能自支。又数日，大汗，呕逆，气喘欲绝，又延余诊之，脉如吹毛，指甲暗，四肢厥冷。余惊问其少君[①]曰：前此直言获咎，以致今日病不可为，余实不能辞其责也。但尊大人于庚申夏间将入都，沾恙一月，余进药三剂全愈，迄今三载，尚守服旧方，精神逾健，岂遂忘耶？兹两次遵命而来，未准一见，此证已束手无策，未知有何面谕？渠少君云：但求气喘略平。所以然者，非人力也。余不得已，以《金匮》苓桂术甘汤小剂应之（茯苓二钱、白术、桂枝、炙甘草各一钱）。次日又延，余知术拙不能为力，固辞之，别延医治。后一日殁。旋闻医辈私议，苓桂术甘汤为发表之剂，于前证不宜。夫苓桂术甘汤岂发表剂哉？只缘汤中之桂枝一味由来被谤，余用桂枝，宜其招谤也。嘻！桂枝之屈于不知己，将何时得以大申其用哉？

桂枝性用，自唐宋以后，罕有明其旨。叔父引张隐庵之注，字字精确；又引徐忠可之论，透发无遗。附录近日治案，几于痛哭垂涕而道之。其活人无己之心，溢于笔墨之外。吾知桂枝之功用，从此大彰矣！又按：仲景书桂枝条下，有"去皮"二字，叶天士《医林指月》[②]方中每用桂末，甚觉可笑。盖仲景所用之桂枝，只取梢尖嫩枝，内外如一，若有皮骨者去之，非去枝上之皮也。诸书多未言及，特补之。受业侄凤腾、鸣岐注。

菌桂 气味辛、温、无毒。主百病，养精神，和颜色，为诸药先聘通使。久服轻身不老，面生光华，媚好常如童子。

陈修园曰：性用同牡桂。养精神者，内能通达脏腑也；和颜色者，外能通利血脉也；为诸药先聘通使者，辛香能分达于经络，故主百病也。与牡桂有轻重之分、上下之别。凡阴邪盛与药相拒者，非此不能入。

橘皮 气味苦辛、温、无毒。主胸中瘕热逆气，利水谷。久服去臭，下气通神。

陈修园曰：橘皮气温，禀春气而入肝；味苦入心，味辛入肺。胸中为肺之部位，唯其入肺，所以主胸中之瘕热逆气；疏泄为肝之专长，唯其入肝，所以能利水谷；心为君主之官，唯其入心，则君火明而浊阴之臭气自去。又推其所以得效之神者，皆其下气之功。总结上三句，古人多误解。

又曰：橘皮筋膜似脉络，皮形似肌肉，宗眼似毛孔。人之伤风咳嗽，不外肺经。肺主皮毛，风之伤人，先于皮毛，次入经络而渐深。治以橘皮之苦以降气，辛以发散，俾从脾胃之大络，而外转于肌肉毛孔之外，微微从汗而解也。若削去筋膜，只留外皮，名曰橘红，意欲解肌止嗽，不知汗本由内而外，岂能离肌肉经络而直走于外？雷敩去白、留白之分，东垣因之，何不通之甚也！至于以橘皮制造为酱，更属无知妄作。查其制法：橘皮用水煮三次极烂，嚼之无辛苦味，晒干，外用甘草、麦冬、青盐、乌梅、元明粉、硼砂，熬浓汁浸晒多次，以汁干为度；又以人参、贝母研末拌匀，收贮数月后用之。据云能化痰疗嗽，顺气止渴生津，而不知全失橘皮之功用。橘皮治嗽，妙在辛以散之，今以乌梅之酸收乱之；橘皮顺气，妙在苦以降之，今以麦冬、人参、甘草之甘壅乱之；橘皮妙在温燥，故能去痰宽胀，

———————

① 少君：儿子。
② 《医林指月》：疑为《临证指南医案》。

今以麦冬、贝母、元明粉、硼砂、青盐之咸寒乱之，试问橘皮之本色何在乎？余尝究俗人喜服之由，总由入口之时得甘酸之味，则满口生津；得咸寒之性，则坚痰暂化，一时有验，彼此相传，而阴被其害者不少也。法制半夏，亦用此药浸造，罨[①]发黄衣收贮，贻害则一。

枸杞　气味苦、寒，无毒。主五内邪气，热中消渴，周痹风湿。久服坚筋骨，轻身不老，耐寒暑。

陈修园曰：枸杞气寒，禀水气而入肾；味苦无毒，得火味而入心。五内，即五脏。五脏为藏阴之地，热气伤阴即为邪气，邪气伏于中则为热中，热中则津液不足，内不能滋润脏腑而为消渴，外不能灌溉经络而为周痹。热甚则生风，热郁则成湿，种种相因，唯枸杞之苦寒清热可以统主之。"久服坚筋骨，轻身不老，耐寒暑"三句，则又申言其心肾交补之功，以肾字从坚，补之即所以坚之也。坚则身健而轻，自忘老态；况肾水足可以耐暑，心火宁可以耐寒，洵为服食之上剂。然"苦寒"二字，《本经》概根、苗、花、子而言。若单论其子，严冬霜雪之中，红润可爱，是禀少阴水精之气兼少阴君火之化，为补养心肾之良药，但性缓不可以治大病、急病耳。

木香　气味辛、温，无毒。主邪气，辟毒疫瘟鬼，强志，主淋露。久服不梦寤魇寐。

张隐庵曰：木香其数五，气味辛温，上彻九天，禀手足太阴天地之气化，主交感天地之气，上下相通。治邪气者，地气四散也。辟毒疫瘟鬼者，天气光明也。强志者，天生水，水生则肾志强。主淋露者，地气上腾，气腾则淋露降。天地交感，则阴阳和，开阖利，故久服不梦寤魇寐。梦寤者，寤中之梦；魇寐者，寐中之魇也。

杜仲　气味辛、平，无毒。主腰膝痛，补中益精气，坚筋骨，强志，除阴下痒湿，小便余沥。久服轻身耐老。

参张隐庵：杜仲气味辛平，得金之气味；而其皮黑色而属水，是禀阳明、少阴金水之精气而为用也。腰为肾府，少阴主之；膝属大筋，阳明主之，杜仲禀少阴、阳明之气，故腰膝之痛可治也。补中者，补阳明之中土也；益精者，益少阴之精气也；坚筋骨者，坚阳明所属之筋，少阴所主之骨也；强志者，肾藏志，肾气得补而壮，气壮而志自强也。阳明燥气下行，故除阴下痒湿，小便余沥也。久服则金水相生，精气充足，故轻身耐老也。

桑根白皮　气味甘、寒，无毒。主伤中，五劳六极，羸瘦，崩中绝脉，补虚益气。旧本列为中品，今从《崇原》。

叶天士曰：桑皮气寒，禀水气而入肾；味甘无毒，得土味而入脾。中者，中州脾也。脾为阴气之原，热则中伤，桑皮甘寒，故主伤中。五劳者，五脏劳伤真气也；六极者，六腑之气虚极也。脏腑俱虚，所以肌肉削则羸瘦也。其主之者，桑皮甘以固脾气而补不足，寒以清内热而退火邪，邪气退而脾阴充，脾主肌肉，自然肌肉丰而劳极愈矣。崩中者，血脱也；脉者，血之府，血脱故脉绝不来也。脾统血而为阴气之原，甘能益脾，所以主崩中绝脉也。火与元气势不两立，气寒清火，味甘益气，气充火退，虚得补而气受益矣。

陈修园曰：今人以补养之药误认为清肺利水之品，故用多不效，且谓生用大泻肺气，宜涂蜜炙之。然此药忌火，不可不知。

张隐庵曰：桑割而复茂，生长之气最

---

① 罨（yǎn）：覆盖，掩盖。

盛，故补续之功如此。

桑上寄生　气味苦、平，无毒。主腰痛，小儿背强，痈肿，充肌肤，坚发齿，长须眉，安胎。

张隐庵曰：寄生感桑气而寄生枝节间，生长无时，不假土力，夺天地造化之神功，故能资养血脉于空虚之地，而取效倍于他药也。主治腰痛者，腰乃肾之外候，男子以藏精，女子以系胞，寄生得桑精之气，虚系而生，故治腰痛。小儿肾形未足，似无腰痛之证，应有背强痈肿之疾，寄生治腰痛，则小儿背强痈肿亦能治之。充肌肤，精气外达也；坚发齿，精气内足也。精气外达而充肌肤，则须眉亦长；精气内足而坚发齿，则胎亦安。盖肌肤者，皮肉之余；齿者，骨之余；发与须眉者，血之余；胎者，身之余，以余气寄生之物，而治余气之病，同类相感如此。

槐实　气味苦、寒。主五内邪气热，止涎唾，补绝伤，五痔，火疮，妇人乳瘕，子脏急痛。

柏实　气味甘、平。主惊悸，清心经之游火。安五脏，滋润之功。益气，壮火食气，火宁则气益也。除风湿痹，得秋金之令，能燥湿平肝也。久服令人润泽美色，耳目聪明，滋润皮肤及诸窍。不饥不老，轻身延年。柏之性不假灌溉而能寿也。

徐灵胎曰：柏得天地坚刚之性以生，不与物变迁，经冬弥翠，故能宁心神，敛心气，而不为邪风游火所侵克也。人之生理谓之仁，仁藏于心；物之生机在于实，故实亦谓之仁。凡草木之仁，皆能养心气，以类相应也。

大枣　气味甘、平，无毒。主心腹邪气，安中，养脾气，平胃气，通九窍，助十二经，补少气少津液，身中不足，大惊，四肢重，和百药。久服轻身延年。

陈修园曰：大枣气平入肺，味甘入脾。肺主一身之气，脾主一身之血，气血调和，故有以上诸效。

朴硝　气味苦、寒，无毒。主治百病，除寒热邪气，逐五脏六腑积聚，固结留瘕，能化七十种石。炼饵服之，轻身神仙。

张隐庵曰：雪花六出，元精石六棱，六数为阴，乃水之成数也。朴硝、硝石，面上生牙，如圭角，作六棱，乃感地水之气结成，而禀寒水之气化，是以形类相同。但硝石遇火能焰，兼得水中之天气；朴硝止禀地水之精，不得天气，故遇火不焰也，所以不同者如此。

朱砂　气味甘、微寒，无毒。主身体五脏百病，养精神，安魂魄，益气明目，杀精魅邪恶鬼。久服通神明不老。

陈修园曰：朱砂气微寒入肾，味甘无毒入脾，色赤入心。主身体五脏百病者，言和平之药，凡身体五脏百病，皆可用而无顾忌也。心者，生之本，神之居也；肾者，气之源，精之处也，心肾交，则精神交养。随神往来者谓之魂，并精出入者谓之魄，精神交养则魂魄自安。气者得之先天，全赖后天之谷气而昌，朱砂味甘补脾所以益气。明目者，以石药凝金之气，金能鉴物；赤色得火之象，火能烛物也。杀精魅邪恶鬼者，具天地纯阳之正色，阳能胜阴，正能胜邪也。久服通神明不老者，明其水升火降之效也。

滑石　气味甘、寒，无毒。主身热泄澼，女子乳难，癃闭，利小便，荡胃中积聚寒热，益精气。久服轻身，耐饥，长年。

按：滑石气寒，得寒水之气，入手足太阳；味甘，入足太阴，且其色白兼入手太阴。所主诸病，皆清热利水之功也。益精延年，言其性之循不比他种石药偏之为害也。读者勿泥。

紫石英 气味甘、温，无毒。主心腹咳逆邪气，补不足，女子风寒在子宫，绝孕十年无子。久服温中，轻身延年。

陈修园曰：紫石英气温，禀木气而入肝；味甘无毒，得土味而入脾。咳逆邪气者，以心腹为脾之部位，人之呼吸出心肺而入肝肾，脾居中而转运，何咳逆之有？惟脾虚受肝邪之侮，不能下转而上冲，故为是病。其主之者，温能散邪，甘能和中，而其质又重而能降也。补不足者，气温味甘，补肝脾之不足也。风寒入于子宫，则肝血不藏，脾血亦不统，往往不能生育，脾土之成数十，所以十年无子也。紫石英气温可以散子宫之风寒，味甘可以益肝脾之血也。久服温中轻身延年者，夸其补血纳气之力也。

按：白石英治略同，但紫色属阴，主治冲脉血海，功多在下；白为金色，主治消渴，兼理上焦之燥。

赤石脂 气味甘、平，无毒。主黄疸，泄痢，肠澼脓血，阴蚀，下血赤白，邪气痈肿，疽痔恶疮，头疡疥瘙。久服补髓益气，肥健不饥，轻身延年。五色石脂，各随五色补五脏。

陈修园曰：赤石脂气平禀金气，味甘得土味，手足太阴药也。太阴湿胜，在皮肤则为黄疸，在肠胃则为泄痢，甚则为肠澼脓血；下注于前阴，则为阴蚀，并见赤白浊、带下；注于后阴，则为下血，皆湿邪之气为害也。石脂具湿土之质，而有燥金之用，所以主之。痈肿、疽痔、恶疮、头疡、疥瘙等症，皆湿气郁而为热，热盛生毒之患，石脂能燥湿化热，所以主之。久服补髓益气、肥健不饥、延年者，湿去则津生，自能补髓益气、补髓助精、益气助神也。精神交会于中土，故有肥健不饥、轻身延年之效也。

禹余粮 气味甘寒，无毒。主咳逆，补中降气，不使上逆。寒热，除脾胃湿滞之寒热，非谓可以通治寒热。烦满，性寒除热，即可以止烦；质重降逆，即可以泄满。下利赤白，除湿热之功。血闭癥瘕，消湿热所滞之瘀积。大热。热在阳明者，热必甚，此能除之。炼饵服之不饥，其质类谷粉而补脾土，所以谓之粮而能充饥也。轻身延年。补养后天之效。

按：李时珍曰：生池泽者，为禹余粮；生山谷者，为太一余粮。《本经》虽分两种，而治体则同。

发髲[①] 气味苦、温，无毒。主五癃，关格不通，利小便水道，疗小儿惊，大人痓，仍自还神化。以皂荚水洗净，复用甘草水洗、盐水洗，晒干，入瓶内，以盐土固济，煅存性，谓之血余灰，研极细用。

陈修园曰：心主血，发者血之余也，属手少阴心。经云：肾之合骨也，其荣发也，属足少阴肾。又云：皮毛者，肺之合也。发亦毛类，属手太阴肺。肺为水源，小肠为心府，故主五癃，关格不通，水道不利等证。调肺气，宁心神，除心肺之痰，故主小儿痫，大人痓等症。其曰"仍自还神化"者，谓发为血余，乃水精奉心化血所生，今取以炼服，仍能入至阴之脏，助水精而上奉心脏之神，以化其血也。后人惑于以人补人之说，每用紫河车增热为害，十服十死，不如用此药之验。

龙骨 气味甘、平，无毒。主心腹鬼疰精物老魅，咳逆，泄痢脓血，女子漏下，癥瘕坚结，小儿热气惊痫。

陈修园曰：龙得天地纯阳之气，凡心腹鬼疰精物，皆属阴气作祟，阳能制阴也。肝属木而得东方之气，肝火乘于上则

---

① 髲（bì）：头发。髲，假发。

为咳逆，奔于下则为泄痢脓血，女子漏下，龙骨能敛戢肝火，故皆治之。且其用变化莫测，虽癥瘕坚结难疗，亦能穿入而攻破之。至于惊痫癫痉，皆肝气上逆挟痰而归迸入心，龙骨能敛火安神、逐痰降逆，故为惊痫癫痉之圣药。仲景风引汤，必是熟读《本经》从此一味悟出全方，而神妙变化，亦如龙之莫测。余今详注此品，复为之点睛欲飞矣。

痰，水也，随火而升。龙属阳而潜于海，能引逆上之火、泛滥之水而归其宅。若与牡蛎同用，为治痰之神品。今人只知其性涩以止脱，何其浅也。

阿胶 气味甘、平，无毒。主心腹内崩，劳极洒洒如疟状，腰腹痛，四肢酸疼，女子下血，安胎。久服轻身益气。

陈修园曰：阿胶以阿井之水，入黑驴皮煎炼成胶也。《内经》云：手少阴外合于济水，内合于心，故能入心。又云：皮毛者，肺之合也，以皮煎胶，故能入肺；味甘无毒，得地中正之土气，故能入脾。凡心包之血不能散行经脉，下入于腹，则为崩堕，阿胶入心补血，故能治之。劳极气虚，皮毛洒洒如疟状之先寒，阿胶入肺补气，故能治之。脾为后天生血之本，脾虚则阴血内枯，腰腹空痛，四肢酸疼，阿胶补养脾阴，故能治之。且血得脾以统，所以有治女子下血之效；胎以血为养，所以有安胎之效。血足气亦充，所以有轻身益气之效也。

东阿井，在山东兖州府阳谷县东北六十里，即古之东阿县也。此清济之水，伏行地中，历千里而发于此井，其水较其旁诸水，重十之一二不等。人之血脉，宜伏而不宜见，宜沉而不宜浮，以之制胶，正与血脉相宜也。必用黑皮者，以济水合于心，黑色属于肾，取水火相济之义也。所以妙者，驴亦马类，属火而动风，肝为风

脏而藏血，今借驴皮动风之药，引入肝经；又取阿水沉静之性，静以制动，俾风火熄而阴血生逆痰降。此《本经》性与天道之言，得闻文章之后，犹难语此，况其下乎？

白胶 气味甘、平，无毒。主伤中劳绝，腰痛羸瘦，补中益气，妇人血闭无子，止痛安胎。久服轻身延年。

陈修园曰：白胶即鹿角煎熬成胶，何以《本经》白胶列为上品，鹿茸列为中品乎？盖鹿茸温补过峻；不如白胶之甘平足贵也。功用略同，不必再释。其主妇人血闭，止痛安胎者，皆补冲脉血海之功也。轻身延年者，精足血满之效也。

牛黄 气味苦、平。主惊痫，寒热，热盛狂痉，除邪逐鬼。

麝香 气味辛、温，无毒。主辟恶气，杀鬼精物，去三虫虫毒，温疟惊痫。久服除邪，不梦寤魇寐。

参：麝食柏叶、香草及蛇虫，其香在脐，为诸香之冠。香者，天地之正气也，故能辟恶而杀毒。香能通达经络，故能逐心窍凝痰，而治惊痫；驱募原邪气，以治温疟。而魇寐之证，当熟寐之顷心气闭塞而成，麝香之香气最盛，令闭者不闭，塞者不塞，则无此患矣。孕妇忌之。

石蜜① 气味甘、平，无毒。主心腹邪气，诸惊痫痉，安五脏诸不足，益气补中，止痛解毒，除众病，和百药。久服强志轻身，不饥不老。

陈修园曰：石蜜气平，禀金气而入肺；味甘无毒，得土味而入脾。心腹者，自心下以及大小腹与胁肋而言也；邪气者，六淫之气自外来，七情之气自内起，非固有之气即为邪气也。其主之者，甘平之用也。诸惊痫痉者，厥阴风木之为病

① 石蜜：蜂蜜之异名。

也。其主之者，养胃和中，所谓厥阴不治取之阳明是也。脾为五脏之本，脾得补而安，则五脏俱安，而无不足之患矣。真气者，得于天而充于谷，甘味益脾，即所以益气而补中也。止痛者，味甘能缓诸急。解毒者，气平能胜诸邪也。诸花之精华，采取不遗，所以能除众病；诸花之气味，酝酿合一，所以能和百药也。久服强志轻身、不饥不老者，皆调和气血、补养精神之验也。

龟板 气味甘、平，无毒。主漏下赤白，破癥瘕痎疟，五痔阴蚀，湿痹，四肢重弱，小儿囟不合。久服轻身不饥。

陈修园曰：龟甲诸家俱说大补真水，为滋阴第一神品，而自余视之，亦不尽然。大抵介虫属阴，皆能除热；生于水中，皆能利湿；其甲属金，皆能攻坚，此外亦无他长。《本经》云主治漏下赤白者，以湿热为病，热胜于湿则漏下赤色，湿胜于热则漏下白色，龟甲专除湿热，故能治之也。破癥瘕者，其甲属金，金能攻坚也。痎疟，老疟也，疟久不愈，湿热之邪痼结阴分，唯龟甲能入阴分而攻之也。火结大肠则生五痔，湿浊下注则患阴蚀，肺合大肠，肾主阴户，龟甲性寒以除其热，气平以消其湿也。脾主四肢，因湿成痹以致重弱，龟居水中，性能胜湿，甲属甲胄，质主坚强，故能健其四肢也。小儿囟骨不合，肾虚之病，龟甲主骨，故能合之也。久服身轻不饥者，言阴精充足之效也。

牡蛎 气味咸、平、微寒，无毒。主伤寒寒热，温疟洒洒，惊恚怒气，除拘缓，鼠瘘，女子带下赤白。久服强骨节，杀邪鬼，延年。按：补阴则生捣用，若煅

过则成灰，不能补阴矣。方书注云：服用者皆取粉，外治之法。荒经者误收，遂相沿不改矣。

陈修园曰：牡蛎气平者，金气也，入手太阴肺经；微寒者，寒水之气也，入膀胱经；味咸者，真水之味也，入足少阴肾经。此物得金水之性。凡病起于太阳，皆名曰伤寒；传入少阳之经，则为寒热往来。其主之者，藉其得秋金之气，以平木火之游行也。温疟者，但热不寒之疟疾，为阳明经之热病；洒洒者，即阳明白虎证中背微寒、恶寒之义，火欲发而不能径达也。主以牡蛎者，取其得金之气，以解炎暑之苛。白虎汤命名，亦同此意也。惊恚怒气，其主在心，其发在肝。牡蛎气平，得金之用以制木；味咸，得水之用以济火也。拘者筋急，缓者筋缓，为肝之病。鼠瘘即瘰疬之别名，为三焦胆经火郁之病，牡蛎之平以制风，寒以胜火，咸以软坚，所以咸主之。止"带下赤白"与"强骨节"二句，其义互见于龟板注中，不赘。杀鬼邪者，补肺而申其清肃之威；能延年者，补肾而得其益精之效也。

桑螵蛸 气味咸、平。主伤中，疝瘕，阴痿，益精生子，女子血闭，腰痛，通五淋，利小便水道。

陈修园曰：螵蛸，螳螂之子也。气平属金，味咸属水。螳螂于诸虫中，其性最刚，以其具金性，能使肺之治节申其权，故主疝瘕、女子血闭，通五淋，利小便水道也。又具水性，能使肾之作强得其用，故主阴痿，益精生子，腰痛也。其主伤中者，以其生于桑上，得桑气而能续伤也。今人专取其缩小便，虽曰能开而亦能阖，然要其本性，在此而不在彼。

神农本草经读卷三

闽吴航陈念祖修园甫著

男 元豹道彪古愚
元犀道照灵石　同校字

中　品

干姜　气味辛、温，无毒。主胸满咳逆上气，温中止血，出汗，逐风湿痹，肠澼下痢。生者尤良。

陈修园曰：干姜气温，禀厥阴风木之气，若温而不烈，则得冲和之气而属土也；味辛，得阳明燥金之味，若辛而不偏，则金能生水而转润矣，故干姜为脏寒之要药也。胸中者，肺之分也，肺寒则金失下降之性，气壅于胸中而满也，满则气上，所以咳逆上气之症生焉。其主之者，辛散温行也。中者，土也，土虚则寒，而此能温之。止血者，以阳虚阴必走，得暖则血自归经也。出汗者，辛温能发散也。逐风湿痹者，治寒邪之留于筋骨也。治肠澼下痢者，除寒邪之陷于肠胃也。以上诸治皆取其雄烈之用，如孟子所谓刚大浩然之气塞乎天地之间也。生则辛味浑全，故又申言曰生者尤良。即《金匮》治肺痿用甘草干姜汤自注炮用，以肺虚不能骤受过辛之味，炮之使辛味稍减，亦一时之权宜，非若后世炮黑、炮灰，全失姜之本性也。叶天士亦谓炮黑入肾，何其陋欤？

生姜　气味辛、微温，无毒。久服去臭气，通神明。

陈修园曰：凡药气温属厥阴风木；大温为热，属少阴君火；微温禀春初之木气，则专入足少阳胆经也。味辛属阳明燥金；大辛属手太阴肺、手阳明大肠；微辛为土中之金，则专入足阳明胃经也。仲景桂枝汤等，生姜与大枣同用者，取其辛以和肺卫，得枣之甘以养心营，合之能兼调营卫也。真武汤、茯苓桂枝汤用之者，以辛能利肺气，气行则水利汗止，肺为水之上源也。大小柴胡汤用之者，以其为少阳本经之药也。吴茱萸汤用之者，以其安阳明之气，阳明之气以下行为顺，而呕自止矣。少阴之气上交于阳明中土，而利亦止矣。凡此之类，《本经》虽未明言，而仲景于气味中独悟其神妙也。久服去臭气通神明者，以臭气为浊阴之气，神明为阳气之灵，言其有扶阳抑阴之效也。今人只知其散邪发汗，而不知其有匡正止汗之功，每于真武汤、近效白术汤，辄疑生姜而妄去之，皆读书死于句下过也。又病家每遇方中有生姜，则曰素有血疾，或曰曾患眼赤及喉痹等症，不敢轻服。是亦自置死地也，又何怨哉？

葱白　气味辛、平，无毒。作汤，治伤寒寒热，中风面目浮肿，能出汗。

陈修园曰：葱白辛平发汗。太阳为寒水之经，寒伤于表则发热恶寒，得葱白之发汗而解矣。风为阳邪，多伤于上，风胜则面目浮肿，得葱白之发汗而消矣。此犹人所易知也，至于仲景通脉四逆汤，面赤者加葱，非取其引阳气以归根乎？白通汤以之命名者，非取其叶下之白，领姜、附以入肾宫，急救自利无脉，命在顷刻乎？二方皆回阳之神剂，回阳先在固脱，仲师岂反用发汗之品？学者不参透此理，总属误人之庸医。

当归　气味苦、温，无毒。主咳逆上气，温疟，寒热洗洗①在皮肤中，妇人漏中绝子，诸恶疮疡，金疮。煮汁饮之。

参各家说：当归气温，禀木气而入肝；味苦无毒，得火味而入心。其主咳逆上气者，心主血，肝藏血，血枯则肝木挟心火而刑金，当归入肝养血，入心清火，所以主之也。肝为风，心为火，风火为阳，阳盛则为但热不寒之温疟，而肺受风火之邪，肺气怯不能为皮毛之主，故寒热洗洗在皮肤中。当归能令肝血足而风定，心血足而火息，则皮肤中之寒热可除也。肝主藏血，补肝即所以止漏。手少阴脉动甚为有子，补心即所以种子也。疮疡皆属心火，血足则心火息矣。金疮无不失血，血长则金疮瘳矣。"煮汁饮之"四字别言，先圣大费苦心，谓：中焦受气，取汁变化而赤是谓血。当归煮汁，滋中焦之汁，与地黄作汤同义。可知时传炒燥、土炒，反涸其自然之汁，大失经旨。

川芎　气味辛、温，无毒。主中风入脑，头痛，寒痹，筋挛缓急，金疮，妇人血闭无子。

陈修园曰：川芎气温，禀春气而入肝；味辛无毒，得金味而入肺。风为阳邪，而伤于上，风气通肝，肝经与督脉会于巅顶而为病，川芎辛温而散邪，所以主之。血少不能热肤，故生寒而为痹；血少不能养筋，故筋结而为挛，筋纵而为缓，

筋缩而为急，川芎辛温而活血，所以主之。治金疮者，以金疮从皮肤以伤肌肉，川芎禀阳明金气，能从肌肉而达皮肤也。妇人以血为主，血闭不通，则不生育，川芎辛温，通经而又能补血，所以治血闭无子也。

淫羊藿　气味辛、寒，无毒。主阴痿绝伤，茎中痛，利小便，益气力，强志。羊脂拌炒。

陈修园曰：淫羊藿气寒，禀天冬水之气而入肾；味辛无毒，得地之金味而入肺，金水二脏之药，细味经文，俱以补水脏为主。阴者，宗筋也，宗筋属于肝木，木遇烈日而痿，一得气寒之羊藿，即如得甘露而挺矣。绝伤者，络脉绝而不续也。《金匮》云：络脉者，阴精阳气所往来也。羊藿气寒味辛，具水天之气环转运行而能续之也。茎，玉茎也，火郁于中则痛，热者清之以寒，郁者散之以辛，所以主茎中痛也。小便主于膀胱，必假三焦之气化而出，三焦之火盛，则孤阳不化而为溺短、溺闭之症，一得羊藿之气寒味辛，金水相涵，阴气濡布，阳得阴而化，则小便利矣。肺主气，肾藏志。孟夫子云：夫志，气之帅也。润肺之功归于补肾，其益气力强志之训，即可于孟夫子善养刚大之训悟之也。第此理难与时医道耳。

叶天士云：淫羊藿浸酒治偏风不遂，水涸腰痛。

荆芥　气味辛、温，无毒。主寒热，鼠瘘，瘰疬，生疮，破结聚气，下瘀血，除湿疸。

参：荆芥气温，禀木气而入肝胆；味辛无毒，得金味而入肺。气胜于味，以气为主，故所主皆少阳相火、厥阴风木之

─────────

① 洗洗：形寒貌。《神农本草经·白薇》："温疟，洗洗发作有时"。

症。寒热往来，鼠瘘，瘰疬，生疮等症，乃少阳之为病也。荆芥辛温以发相火之郁，则病愈矣。饮食入胃，散精于肝，肝不散精，则气滞而为积聚；肝藏主血，血随气而运行；肝气一滞，则血亦滞而为瘀，乃厥阴之为病也。荆芥辛温以达肝木之气，则病愈矣。其除湿疝者，以疝成于湿，荆芥温而兼辛，辛入肺而调水道，水道通则湿疝除矣。今人炒黑，则变为燥气而不能达，失其辛味而不能发，且谓为产后常用之品，昧甚！

麻黄　气味苦、温，无毒。主中风伤寒头痛，温疟，发表出汗，去邪热气，止咳逆上气，除寒热，破癥坚积聚。去节良。

陈修园曰：麻黄气温，禀春气而入肝；味苦无毒，得火味而入心。心主汗，肝主疏泄，故为发汗上药，其所主皆系无汗之症。太阳症中风伤寒头痛，发热恶寒，无汗而喘，宜麻黄以发汗。但热不寒，名曰温疟，热甚无汗，头痛，亦宜麻黄以发汗。咳逆上气，为手太阴之寒症；发热恶寒，为足太阳之表症，亦宜麻黄以发汗。即癥坚积聚为内病，亦系阴寒之气凝聚于阴分之中，日积月累而渐成，得麻黄之发汗，从阴出阳，则癥坚积聚自散。凡此皆发汗之功也。

根节古云止汗，是引止汗之药以达表而速效，非麻黄根节自能止汗，旧解多误。

葛根　气味甘、辛、平，无毒。主消渴，身大热，呕吐，诸痹，起阴气，解诸毒。

葛谷[①]　气味甘、平，无毒。主下痢十岁以上。

叶天士曰：葛根气平，禀天秋平之金气，入手太阴肺经；味甘辛无毒，得地金土之味，入足阳明燥金胃。其主消渴者，

辛甘以升腾胃气，气上则津液生也。其主身大热者，气平为秋气，秋气能解大热也。脾有湿热，则壅而呕吐，葛根味甘，升发胃阳，胃阳鼓动，则湿热下行而呕吐止矣。诸痹皆起于气血不流通，葛根辛甘和散，气血活，诸痹自愈也。阴者从阳者也，人身阴气，脾为之原，脾与胃合，辛甘入胃，鼓动胃阳，阳健则脾阴亦起也。甘者，土之冲味；平者，金之和气，所以解诸毒也。

张隐庵曰：元人张元素谓葛根为阳明仙药，若太阳初病用之，反引邪入阳明等论，皆臆说也。余读仲祖《伤寒论》方，有葛根汤治太阳病项背几几；又治太阳与阳明合病。若阳明本病，只有白虎、承气诸汤，并无葛根汤证，况葛根主宣通经脉之正气以散邪，岂反引邪内入耶？前人学不明经，屡为异说，李时珍一概收录，不加辨正，学者看本草发明，当合经论参究，庶不为前人所误。

黄芩　气味苦、寒，无毒，主诸热，黄疸，肠澼泄痢，逐水，下血闭，恶疮，疽[②]蚀，火疡[③]。

陈修园曰：黄芩与黄连、黄柏皆气寒味苦而色黄，主治大略相似。大抵气寒皆能除热，味苦皆能燥湿，色黄者皆属于土，黄而明亮者则属于金，金借土之色以为色，故五金以黄金为贵也。但黄芩中空似肠胃，肠为手阳明，胃为足阳明，其主诸热者，指肠胃诸热病而言也。黄疸为大肠经中之郁热；肠澼泄痢者，为大肠腑中之郁热。逐水者，逐肠中之水。下血闭者，攻肠中之蓄血。恶疮、疽蚀、火疡

---

① 葛谷：为豆科植物葛的种子。
② 疽：原作"疽"，据下文文义改。
③ 火疡：病名，即火疳。多因火毒之邪侵犯白睛，滞结为疳。

者，为肌肉之热毒，阳明主肌肉，泻阳明之火即所以解毒也。《本经》之言主治如此，仲景于少阳经用之：于心下悸易茯苓，于腹痛易芍药，又于《本经》言外别有会悟也。

玄参 气味苦、微寒，无毒。主腹中寒热积聚，女子产乳余疾，补肾气，令人明目。

陈修园曰：玄参所以治腹中诸疾者，以其启肾气上交于肺，得水天一气，上下环转之妙用也。张隐庵诠解甚妙，详于丹参注中。其云主产乳余疾者，以产后脱血则阴衰，而火无所制，治之以寒凉既恐伤中，加之以峻补又恐拒隔，惟玄参清而带微补，故为产后要药。令人明目者，黑水神光属肾，补肾自能明目也。

丹参 气味苦、微寒，无毒。主心腹邪气，肠鸣幽幽如走水，寒热积聚，破癥除瘕，止烦满，益气。

张隐庵曰：丹参、玄参皆气味苦寒，而得少阴之气化。但玄参色黑，禀少阴寒水之精而上通于天；丹参色赤，禀少阴君火之气而下交于地，上下相交，则中土自和。故玄参下交于上，而治腹中寒热积聚；丹参上交于下，而治心腹寒热积聚。君火之气下交，则土温而水不泛溢，故治肠鸣幽幽如走水。破癥除瘕者，治寒热之积聚也；止烦满益气者，治心腹之邪气也。夫止烦而治心邪，止满而治腹邪，益正气所以治邪气也。

陈修园曰：今人谓一味丹参功兼四物汤，共认为补血行血之品，为女科之专药，而丹参之真功用掩矣。

丹皮 气味辛、寒，无毒。主寒热，中风瘈疭，惊痫邪气，除癥坚瘀血留舍肠胃，安五脏，疗痈疮。

陈修园曰：丹皮气寒，禀水气而入肾；味辛无毒，得金味而入肺。心火具炎上之性，火郁则寒，火发则热，丹皮禀水气而制火，所以主之。肝为风脏，中风而害其筋则为瘈疭，中风而乱其魂则为惊痫，丹皮得金味以平肝，所以主之。邪气者，风火之邪也，邪气动血，留舍肠胃，瘀积瘕坚，丹皮之寒能清热，辛能散结，可以除之。肺为五脏之长，肺安而五脏俱安。痈疮皆属心火，心火降而痈疮可疗。

防己 气味辛、平，无毒。主风寒温疟，热气诸痫，除邪，利大小便。

述：防己气平，禀金之气；味辛无毒，得金之味，入手太阴肺经。风寒温疟者，感风寒而患但热不寒之疟也。热气诸痫者，心有热而患牛、马、猪、羊、鸡诸痫也。温热皆为阳邪，痫疟皆属风木，防己辛平可以统治之。除邪者，又申言可除以上之邪气也。肺为水之上源，又与大肠为表里，防己之辛平调肺气，则二便利矣。

张隐庵曰：经云：水道不行则形消气索。是水有随气而运行于肤表者，有水火上下之相济者，如气滞而水不行则为水病、痰病矣。防己生于汉中者，破之纹如车辐，茎藤空通，主通气行水，以防己土之制，故有防己之名。《金匮》方治水病有防己黄芪汤、防己茯苓汤；治痰病有木防己汤、防己加茯苓芒硝汤；《千金》治遗尿，小便涩，有三物木防己汤。盖气运于上，而水能就下也。而李东垣有云：防己乃下焦血分之药，病在上焦气分者禁用。又云：如险健之人，幸灾乐祸，首为乱阶，若善用之亦可敌凶突险。此瞑眩之药，故圣人存而不废。噫！如此议论，不知从何处参出？夫气化而后水行，防己乃行气利水之品，反云上焦气分不可用，何不通之甚乎？防己能运行去病，是运中有补。《本经》列于中品之前，奚为存而不废？缘其富而贪名，无格物实学，每为臆说，使后人遵之如格言，畏之若毒药，非古人之罪人乎？李时珍乃谓千古而下惟东垣一人，误矣。嗟嗟！安得伊黄人再世，更将经旨复重宣。

狗脊　气味苦、平。主腰背强，关机① 缓急，周痹寒湿膝痛，颇利老人。

秦艽　气味苦、平，无毒。主寒热邪气，寒湿风痹，肢节痛，下水，利小便。

张隐庵曰：秦艽气味苦平，色如黄土，罗纹交纠，左右旋转，禀天地阴阳交感之气。盖天气左旋右转，地气右旋左转，左右者，阴阳之道路。主治寒热邪气者，地气从内以出外，阴气外交于阳，而寒热邪气自散矣。治寒湿风痹，肢节痛者，天气从外以入内，阳气内交于阴，则寒湿风三邪合而成痹以致肢节痛者可愈也。地气运行则水下，天气运行则小便利。

紫菀　气味苦、温，无毒。主咳逆上气，胸中寒热结气，去蛊毒，痿躄，安五脏。

张隐庵曰：紫者，黑赤之间色也；黑赤，水火之色也。紫菀气味苦温，禀火气也；其质阴柔，禀水气也。主治咳逆上气者，启太阳寒水之气从皮毛而合肺也。治胸中寒热结气者，助少阴火热之气，通利三焦而上达也。蛊毒在腹属土，火能生土，故去蛊毒。痿躄在筋属木，水能生木，故去痿躄。水火者，阴阳之征兆也，水火交则阴阳合，故安五脏。

知母　气味苦、寒，无毒。主消渴热中，除邪气，肢体浮肿，下水，补不足，益气。

叶天士曰：知母气寒，禀水气而入肾；味苦无毒，得火味而入心。肾属水，心属火，水不制火，火烁津液，则病消渴；火熏五内，则病热中。其主之者，苦清心火，寒滋肾水也。除邪气者，苦寒之

气味能除燥火之邪气也。热胜则浮，火胜则肿，苦能清火，寒能退热，故主肢体浮肿也。肾者水脏，其性恶燥，燥则开合不利而水反蓄矣。知母寒滑，滑利关门而水自下也。补不足者，苦寒补寒水之不足也。益气者，苦寒益五脏之阴气也。

愚按：《金匮》有桂枝芍药知母汤，治肢节疼痛，身体尪羸，脚肿如脱，可知长沙诸方皆从《本经》来也。

贝母　气味辛、平，无毒。主伤寒烦热，淋沥邪气，疝瘕，喉痹，乳难，金疮，风痉。

陈修园曰：贝母气平味辛，气味俱属于金，为手太阴、手阳明药也。其主伤寒烦热者，取西方之金气以除酷暑。《伤寒论》以白虎汤命名，亦此义也。其主淋沥邪气者，肺之治节行于膀胱，则邪热之气除，而淋沥愈矣。疝瘕为肝木受病，此则金平木也。喉痹为肺窍内闭，此能宣通肺气也。乳少为阳明之汁不通，金疮为阳明之经脉受伤，风痉为阳明之宗筋不利，贝母清润而除热，所以统治之。今人以之治痰嗽，大失经旨。且李士材谓贝母主燥痰，半夏主湿痰，二物如冰炭之反，皆臆说也。

瓜蒌根　气味苦、寒，无毒。主消渴，身热，烦满大热，补虚安中，续绝伤。

陈修园曰：瓜蒌根气寒，禀天冬寒之水气而入肾与膀胱；味苦无毒，得地南方之火味而入心。火盛烁液则消渴，火浮于表则身热，火盛于里则烦满大热，火盛则阴虚，阴虚则中失守而不安，瓜蒌根之苦寒清火，可以统主之。其主续绝伤者，以其蔓延能通阴络而续其绝也。实名瓜蒌，《金匮》取治胸痹，《伤寒论》取治结胸，

---

① 关机：指人体关节。

盖以能开胸前之结也。

张隐庵曰：半夏起阴气于脉外，上与阳明相合而成火土之燥；花粉起阴津于脉中，天癸相合而能滋其燥金。《伤寒》、《金匮》诸方用半夏以助阳明之气，渴者燥热太过，即去半夏易花粉以滋之。圣贤立方加减，必推物理所以然。

芍药　气味苦、平，无毒。主邪气腹痛，除血痹，破坚积，寒热疝瘕，止痛，利小便，益气。

陈修园曰：芍药气平，是夏花而禀燥金之气；味苦，是得少阴君火之味。气平下降，味苦下泄而走血，为攻下之品，非补养之物也。邪气腹痛，小便不利及一切诸痛，皆气滞之病，其主之者，以苦平而泄其气也。血痹者，血闭而不行，甚则为寒热不调。坚积者，积久而坚实，甚则为疝瘕满痛者，皆血滞之病，其主之者，以苦平而行其血也。又云益气者，谓邪气得攻而净，则元气自然受益，非谓芍药能补气也。今人妄改圣经，以酸寒二字易苦平，误认为敛阴之品，杀人无算。试取芍药而嚼之，酸味何在乎？张隐庵云：赤芍、白芍花异而根无异。今肆中一种赤芍药，不知何物之根，为害殊甚。

木通　气味辛、平，无毒。主除脾胃寒热，通利九窍血脉关节，令人不忘，去恶虫。木通，《本经》名通草。陈士良撰《食性本草》改为木通。今复有所谓通草，即古之通脱木也，与此不同。

张隐庵曰：木通藤蔓空通，其色黄白，气味辛平，禀土金相生之气化，而为通关利窍之药也。禀土气，故除脾胃之寒热。藤蔓空通，故通利九窍、血脉、关节。血脉通而关窍利，则令人不忘。禀金气，故去恶虫。

防己、木通，皆属空通蔓草。防己取用在下之根，则其性自下而上，从内而外；木通取用在上之茎，则其性自上而下，自外而内，此根升梢降，一定不易之理。后人用之主利小便，须知小便之利，亦必上而后下，外而后内也。

白芷　气味辛、温。主女人漏下，赤白，血闭，阴肿，寒热，风侵头目[①]泪出，长肌肤，润泽，可作面脂。

苦参　气味苦、寒。主心腹结气，癥瘕积聚，黄疸，溺有余沥，逐水，除痈肿，补中，明目止泪。

徐灵胎曰：此以味为治也。苦入心，寒除火，故苦参专治心经之火，与黄连功用相近，但黄连似去心脏之火为多，苦参似去心腑小肠之火为多，则以黄连之气味清，而苦参之气味浊也。按："补中"二字，亦取其苦以燥脾之义也。

水萍　气味辛、寒。主暴热，得水之气，故能除热。身痒，湿热在皮肤。下水气，萍入水不濡，故能涤水。胜酒，水气胜则酒气散矣。长须发，益皮毛之血气。主消渴。得水气之助。久服轻身。亦如萍之轻也。

徐灵胎曰：水萍生于水中，而能出水上，且其叶入水不濡，是其性能敌水者也。故凡水湿之病皆能治之。其根不著土而上浮水面，故又能主皮毛之疾。

款冬花　气味辛、温，无毒。主咳逆上气善喘，喉痹，诸惊痫，寒热邪气。

张隐庵曰：款冬生于水中，花开红白，气味辛温，从阴出阳，盖禀水中之生阳，而上通肺金之药也。太阳寒水之气，不从皮毛外交于肺，则咳逆上气而善喘，款冬禀水气而通肺，故可治也。厥阴、少阳木火之气结于喉中，则为喉痹，款冬得金水之气，金能平木，水能制火，故可治也。惊痫，寒热邪气为病不止一端，故曰

────────

① 风侵头目：原作"风头侵目"，据文义改。

诸惊痫，寒热邪气，款冬禀太阳寒水之气而上行外达，则阴阳水火之气自相交会，故可治也。

厚朴　气味苦、温，无毒。主中风，伤寒，头痛，寒热，惊悸，气血痹，死肌，去三虫。生用则解肌而达表，炙香则运土而助脾。

陈修园曰：厚朴气温，禀木气而入肝；味苦无毒，得火味而入心。然气味厚而主降，降则温而专于散，苦而专于泄，故所主皆为实症。中风有便溺阻隔症；伤寒有下之微喘症，有发汗后腹胀满症，大便硬症；头痛有浊气上冲症，俱宜主以厚朴也。至于温能散寒，苦能泄热，能散能泄，则可以解气逆之惊悸。能散则气行，能泄则血行，故可以治气血痹及死肌也。三虫本湿气所化，厚朴能散而泄之，则三虫可去也。宽胀下气，经无明文，仲景因其气味苦温而取用之，得《本经》言外之旨也。

栀子　气味苦寒，无毒。主五内邪气，胃中热气，面赤，酒疱齄①鼻，白癞，赤癞，疮疡。

陈修园曰：栀子气寒，禀水气而入肾；味苦，得火味而入心。五内邪气，五脏受热邪之气也。胃中热气，胃经热烦，懊憹不眠也。心之华在面，赤则心火盛也。鼻属肺，酒疱齄鼻，金受火克而色赤也。白癞为湿，赤癞为热，疮疡为心火。栀子下禀寒水之精，上结君火之实，能起水阴之气上滋，复导火热之气下行，故统主之。以上诸症，唯生用之，气性尚存，若炒黑则为死灰，无用之物矣。仲景栀子豉汤用之者，取其交姤水火、调和心肾之功，加香豉以引其吐，非栀子能涌吐也，俗本谓栀子生用则吐，炒黑则不吐，何其陋软？

按：仲景云旧有微溏者勿用。

枳实　气味苦、寒，无毒。主大风在皮肤中如麻豆苦痒，除寒热结，止痢，长肌肉，利五脏，益气。

张隐庵曰：枳实气味苦寒，冬不落叶，禀少阴标本之气化。臭香形圆，花白多刺，瓤肉黄白，又得阳明金土之气化。主治大风在皮肤中如麻豆苦痒者，得阳明金气而制风，禀少阴水气而清热也。除寒热结者，禀少阴本热之气而除寒，标阴之气而除热也。止痢、长肌肉者，得阳明中土之气也。五脏发原于先天之少阴，生长于后天之阳明，故主利五脏。得少阴之阴故益气，得阳明之气故轻身。

仲祖本论，有大承气汤，用炙厚朴、炙枳实；小承气汤，用生厚朴、生枳实，生熟之间，有意存焉，学者不可不参。

按：《本经》有枳实，无枳壳，唐《开宝》始分之。然枳壳即枳实之大者，性宣发而气散，不如枳实之完结，然既是一种，亦不必过分。

黄蘗　音百，俗作黄柏，省笔之讹。气味苦寒，无毒。主五脏肠胃中结热，黄疸，肠痔，止泄利，女子漏下赤白，阴伤蚀疮。

陈修园曰：黄蘗气寒，禀天冬寒之水气；味苦无毒，得地南方之火味；皮厚色黄，得太阴中土之化。五脏为阴，凡经言五脏者，皆主阴之药也。治肠胃中热结者，寒能清热也。治黄疸、肠痔者，苦能胜湿也。止泄利者，湿热泄痢，唯苦寒能除之，而且能坚之也。女子胎漏下血，因血热妄行；赤白带下及阴户伤蚀成疮，皆因湿热下注，黄蘗寒能清热、苦可燥湿，所以主之。然皆正气未伤，热毒内盛，有余之病，可以暂用，否则，不可姑试也。

凡药之燥者未有不热，而寒者未有不

---

① 齄（zhā）：鼻子上的红皰，即酒齄鼻。

湿。黄蘗于清热之中而兼燥湿之效。

山茱萸　气味酸、平，无毒。主心下邪气，寒热，温中，逐寒湿痹，去三虫。久服轻身。去核。

陈修园曰：山萸色紫赤而味酸平，禀厥阴、少阳木火之气化。手厥阴心包、足厥阴肝，皆属于风木也；手少阳三焦、足少阳胆，皆属于相火也。心下巨阙穴，乃手厥阴心包之募，又心下为脾之分。曰邪气者，脾之邪实为肝木之邪也。足厥阴肝木血少气亢则克脾土，并于阳则热，并于阴则寒也。又寒热往来，为少阳之病。山萸禀木火之气化，故咸主之。山萸味酸收敛，敛火归于下焦。火在下谓之少火，少火生气，所以温中。山萸味酸入肝，肝主藏血，血能充肤热肉，所以逐周身寒湿之痹。三虫者，厥阴风木之化也，仲景乌梅丸之酸能治蛔厥，即此物悟出。肝者，敢也，生气生血之脏也。孙真人生脉散中有五味之酸，能治倦怠而轻身，亦从此物悟出。

张隐庵曰：仲祖八味丸用山茱萸，后人去桂、附改为六味丸，以山茱萸为固精补肾之药，此外并无他用，皆因安于苟简，不深讨故也。今详观《本经》，山茱萸之功能殆如此，学者能于《本经》之内会悟而广其用，庶无拘隘之弊。

吴茱萸　气味辛、温，有小毒。主温中，下气，止痛，又除湿，血痹，逐风邪，开腠理，咳逆，寒热。泡用。

陈修园曰：吴萸气温，禀春气而入肝；味辛有小毒，得金味而入肺，气温能驱寒，而大辛之味，又能俾肺令之独行而无所旁掣，故中寒可温，气逆可下，胸腹诸痛可止，皆肺令下行，坐镇而无余事。仲景取治阳明食谷欲呕症，及干呕吐涎沫症，从《本经》而会悟于言外之旨也。肺喜温而恶寒，一得茱萸之大温大辛，则水道通调而湿去。肝藏血，血寒则滞而成痹，一得茱萸之大辛大温，则血活而痹除。风邪伤人，则腠理闭而为寒热、咳逆诸症。茱萸大辛大温，开而逐之，则咳逆、寒热诸症俱平矣。然犹有疑者，仲景用药悉遵《本经》，而"少阴病吐利，手足逆冷，烦躁欲死者，吴茱萸汤主之"二十字，与《本经》不符。而不知少阴之脏皆本阳明水谷以资生，而复交于中土。若阴阳之气不归中土，则上吐而下利；水火之气不归中土，则下躁而上烦；中土之气内绝，则四肢逆冷而过肘膝，法在不治。仲景取吴茱萸大辛大温之威烈，佐人参之冲和，以安中气；姜、枣之和胃，以行四末，专求阳明，是得绝处逢生之妙。张隐庵、叶天士之解俱浅。

杏仁　气味甘、苦、温，冷利，有小毒。主咳逆上气，雷鸣喉痹，下气产乳，金疮，寒心奔豚。汤泡去皮尖。双仁者大毒勿用。

陈修园曰：杏仁气味甘苦，其实苦重于甘，其性带湿，其质冷利。冷利者，滋润之意也。"下气"二字足以尽其功用。肺实而胀，则为咳逆上气。雷鸣喉痹者，火结于喉为痹痛，痰声之响如雷鸣也，杏仁下气，所以主之。气有余便是火，气下即火下，故乳汁可通，疮口可合也。心阳虚，则寒水之邪自下上奔，犯于心位，杏仁有下气之功，伐寒水于下，即所以保心阳于上也。凡此皆治有余之症，若劳伤咳嗽之人服之必死。时医谓产于叭哒者味纯甘可用，而不知纯甘非杏仁之正味。既无苦降之功，徒存其湿以生痰，甘以壅气，阴受其害，至死不悟，惜哉！

乌梅　气味酸、温、平、涩，无毒。主下气，除热，烦满，安心，止肢体痛，偏枯不仁，死肌，去青黑痣，蚀恶肉。

陈修园曰：乌梅气平，禀金气而入

肺；气温，禀木气而入肝；味酸无毒，得木味而入肝，味涩即酸之变味也。味胜于气，以味为主。梅得东方之味，放花于冬，成熟于夏，是禀冬令之水精，而得春生之气而上达也。主下气者，生气上达，则逆气自下矣。热烦躁，心不安，《伤寒论》厥阴症，以"气上撞心，心疼热"等字该之，能下其气，而诸病皆愈矣。脾主四肢，木气克土，则肢体痛；肝主藏血，血不灌溉，则偏枯不仁而为死肌，乌梅能和肝气，养肝血，所以主之。去青黑痣及蚀恶肉者，酸收之味，外治能消痣与肉也。

张隐庵云：后人不体经义，不穷物理，但以乌梅为酸敛收涩之药，而春生上达之性未之讲也。惜哉！

犀角　气味苦、酸、咸、寒，无毒。主百毒蛊疰，邪鬼瘴气，解钩吻、鸩羽、蛇毒，不迷惑魇寐。久服轻身。

陈修园曰：犀角气寒，禀水之气也；味苦酸咸无毒，得木火水之味也。主百毒蛊疰，邪鬼瘴气者，以犀为灵异之兽，借其灵气以辟邪也。解钩吻、鸩羽、蛇毒，除邪者，以牛属土而犀居水，得水土之精，毒物投水土中而俱化也。不迷惑魇寐，轻身者，言水火既济之效也。今人取治血症，与经旨不合。

羚羊角　气味咸，寒，无毒。主明目，益气，起阴，去恶血，注下，辟蛊毒，恶鬼不祥，常不魇寐。俗作羚羊。

参：羚羊角气寒味咸无毒，入肾与膀胱二经。主明目者，咸寒以补水，水足则目明也。益气者，水能化气也。起阴者，阴器为宗筋而属肝，肝为木，木得烈日而萎，得雨露而挺也。味咸则破血，故主去恶血；气寒则清热，故止注下也。蛊毒为湿热之毒也，咸寒可以除之。辟恶鬼不祥，常不梦魇寐者，夸其灵异通神之妙也。

神农本草经读卷四

闽吴航陈念祖修园甫著

男 元豹道彪古愚
元犀道照灵石 同校字

中　品

鹿茸　气味甘、温，无毒。主漏下恶血，寒热，惊痫，益气，强志，生齿，不老。

陈修园曰：鹿为仙兽而多寿，其卧则口鼻对尾闾以通督脉，督脉为通身骨节之主，肾主骨，故又能补肾。肾得其补，则志强而齿固，以志藏于肾，齿为骨余也。督得其补，则大气升举，恶血不漏，以督脉为阳气之总督也。然角中皆血所贯，冲为血海，其大补冲脉可知也。凡惊痫之病，皆挟冲脉而作，阴气虚不能宁谧于内，则附阳而上升，故上热而下寒；阳气虚不能周卫于身，则随阴而下陷，故下热而上寒，鹿茸入冲脉而大补其血，所以能治寒热惊痫也。至于长而为角，《别录》谓其主恶疮，逐恶气。以一点胚血，发泄已尽，只有拓毒消散之功也。

鳖甲　气味酸平，无毒。主心腹癥瘕，坚积寒热，去痞疾，蚀肉，阴蚀，痔核，恶肉。

述：鳖甲气平，禀金气而入肺；味咸无毒，得水味而入肾。心腹者，合心下、大腹、小腹以及胁肋而言也。癥瘕坚硬之积，致发寒热，为厥阴之肝气凝聚，鳖甲

气平可以制肝，味咸可以软坚，所以主之也。痞者，肝气滞也，咸平能制肝而软坚，故亦主之。蚀肉，阴蚀，痔核，恶肉，一生于鼻，鼻者肺之窍也；一生于二便，二便者肾之窍也，入肺肾而软坚，所以消一切恶肉也。

白僵蚕　气味咸、辛、平，无毒。主治小儿惊痫，夜啼，去三虫，灭黑𪓌，令人面色好，男子阴痒病。凡禀金气色白之药，俱不宜炒。

述：僵蚕气平为秋气，味辛为金味，味咸为水味，禀金水之精也。治惊痫者，金能平木也。治夜啼者，金属乾而主天，天运旋转，昼开夜阖也。杀三虫者，虫为风木所化，金主肃杀也。灭黑𪓌令人面色好者，俾水气上滋也。治男子阴痒者，金能制风，咸能除痒也。

徐灵胎曰：僵蚕感风而僵，凡风气之疾皆能治之，盖借其气以相感也。

或问：因风以僵，何以反能治风？曰：邪之中人也，有气而无形，穿经透络，愈久愈深。以气类相反之药投之，则拒而不入；必与之同类者，和入诸药，使为响导，则药力至于病所，而邪与药相从，药性渐发，或从毛孔出，或从二便出，不能复留矣。此即从治之法也。风寒暑湿，莫不皆然。此神而明之之道，不专

恃正治奏功矣。

蚱蝉　古人用蝉，今人用蜕，气性亦相近。气味咸、寒。主小儿惊痫，夜啼，癫病，寒热。

陈修园曰：蚱蝉气寒禀水气，味咸得水味，而要其感凉风清露之气以生，得金气最全。其主小儿惊痫者，金能平木也。蚱蝉日出有声，日入无声，故止夜啼也。癫病，寒热者，肝胆之风火也，蚱蝉具金水之气，金能制风，水能制火，所以主之。

张隐庵曰：蝉蜕、僵蚕，皆禀金水之精，故《本经》主治大体相同。但蝉饮而不食，溺而不粪；蚕食而不饮，粪而不溺，何以相同？经云：饮入于胃，上归于肺，谷入于胃，乃传之肺。是饮食虽殊，皆由肺气之通调，则尿粪虽异，皆禀肺气以传化矣。

石膏　气味辛、微寒，无毒。主中风寒热，心下逆气惊喘，口干舌焦，不能息，腹中坚痛，除邪鬼，产乳，金疮。

陈修园曰：石膏气微寒，禀太阳寒水之气；味辛无毒，得阳明燥金之味。风为阳邪，在太阳则恶寒发热，然必审其无汗烦躁而喘者，可与麻桂并用；在阳明则发热而微恶寒，然必审其口干舌焦大渴而自汗者，可与知母同用。曰心下气逆，即《伤寒论》气逆欲呕之互词；曰不能息，即《伤寒论》虚羸少气之互词。然必审其为解后里气虚而内热者，可与人参、竹叶、半夏、麦冬、甘草、粳米同用。腹中坚痛，阳明燥甚而坚，将至于胃实不大便之症；邪鬼者，阳明邪实，妄言妄见，或无故而生惊，若邪鬼附之。石膏清阳明之热，可以统治之。阳明之脉从缺盆下乳，石膏能润阴阳之燥，故能通乳。阳明主肌肉，石膏外糁[1]，又能愈金疮之溃烂也。但石品见火则成石灰，今人畏其寒而煅

用，则大失其本来之性矣。

下　　品

附子　气味辛、温，有大毒。主风寒咳逆邪气，温中，金疮，破癥坚积聚，血瘕，寒湿痿躄，拘挛，膝痛不能行步。以刀削去皮脐，每个剖作四块，用滚水微温泡三日，一日一换，去盐味，晒半燥，剖十六块，于铜器炒熟用之。近世以便煮之，非法也。

陈修园曰：《素问》谓以毒药攻邪是回生妙手，后人立补养等法是模棱巧术，究竟攻其邪而正气复，是攻之即所以补之也。附子味辛气温，火性迅发，无所不到，故为回阳救逆第一品药。《本经》云：风寒咳逆邪气，是寒邪之逆于上焦也；寒湿痿躄，拘挛，膝痛不能行步，是寒邪著于下焦筋骨也；癥坚积聚，血瘕，是寒气凝结，血滞于中也。考《大观》本"咳逆邪气"句下，有"温中，金疮"四字，以中寒得暖而温，血肉得暖而合也。大意上而心肺，下而肝肾，中而脾胃，以及血肉筋骨营卫，因寒湿而病者，无有不宜。即阳气不足，寒气内生，大汗，大泻，大喘，中风，卒倒等症，亦必仗此大气大力之品，方可挽回。此《本经》言外意也。

又曰：附子主寒湿，诸家俱能解到，而仲景用之，则化而不可知之谓神。且夫人之所以生者，阳也，亡阳则死。亡字分二字，一无方切，音忘，逃也，即《春秋传》出亡之义也；一微夫切，音无，无也，《论语》"亡而为有"，孟子问有余曰"亡矣"之义也。误药大汗不止为亡阳，如唐之幸蜀，仲景用四逆汤、真武汤等法以迎之；吐利厥冷为亡阳，如周之守府，

---

[1]　糁（sàn）：通"撒"。

仲景用通脉四逆汤、姜附汤以救之。且太阳之标阳外呈而发热，附子能使之交于少阴而热已。少阴之神机①病，附子能使自下而上而脉生，周行通达而厥愈。合苦甘之芍、草而补虚，合苦淡之苓、芍而温固，玄妙不能尽述。按其立法与《本经》之说不同，岂仲景之创见欤？然《本经》谓"气味辛温有大毒"七字，仲景即于此悟出附子大功用。温得东方风木之气，而温之至则为热，《内经》所谓少阴之上君火主之是也。辛为西方燥金之味，而辛之至则反润，《内经》所谓辛以润之是也。凡物性之偏处则毒，偏而至于无可加处则大毒。因"大毒"二字，知附子之温为至极，辛为至极也。仲景用附子之温有二法：杂于苓、芍、甘草中，杂于地黄、泽泻中，如冬日可爱，补虚法也；佐以姜、桂之热，佐以麻、辛之雄，如夏日可畏，救阳法也。用附子之辛，亦有三法：桂枝附子汤、桂枝附子去桂加白术汤、甘草附子汤，辛燥以祛除风湿也；附子汤、芍药甘草附子汤，辛润以温补水脏也；若白通汤、通脉四逆汤加人尿猪胆汁，则取西方秋收之气，保复元阳，则有大封大固之妙矣。后世虞天民、张景岳亦极赞其功，然不能从《本经》中绅绎其义，以阐发经方之妙，徒逞臆说以极赞之，反为蛇足矣。

半夏 气味辛、平，有毒。主伤寒寒热，心下坚，胸胀，咳逆，头眩，咽喉肿痛，肠鸣，下气，止汗。

陈修园曰：半夏气平，禀天秋金之燥气，而入手太阴；味辛有毒，得地西方酷烈之味，而入手足阳明。辛则能开诸结，平则能降诸逆也。伤寒寒热、心下坚者，邪积于半表半里之间，其主之者，以其辛而能开也。胸胀、咳逆、咽喉肿痛、头眩上气者，邪逆于巅顶、胸膈之上，其主之者，以其平而能降也。肠鸣者，大肠受

湿，则肠中切痛而鸣濯濯②也，其主之者，以其辛平能燥湿也。又云止汗者，另著其辛中带涩之功也。仲景于小柴胡汤用之以治寒热，泻心汤用之以治胸满肠鸣，少阴咽痛亦用之，《金匮》头眩亦用之，且呕者必加此味，大得其开结降逆之旨。用药悉遵《本经》，所以为医中之圣。

又曰：今人以半夏功专祛痰，概用白矾煮之，服者往往致吐，且致酸心少食，制法相沿之陋也。古人只用汤洗七次，去涎，今人畏其麻口，不敢从之。余每年收干半夏数十斤，洗去粗皮，以生姜汁、甘草水浸一日夜，洗净，又用河水浸三日，一日一换，滤起蒸熟，晒干切片，隔一年用之，甚效。盖此药是太阴、阳明、少阳之大药，祛痰却非专长。故仲景诸方加减，俱云呕者加半夏，痰多者加茯苓，未闻以痰多加半夏也。

大黄 气味苦、寒，无毒。主下瘀血，血闭，寒热，破癥瘕积聚，留饮宿食，荡涤肠胃，推陈致新，通利水谷，调中化食，安和五脏。

陈修园曰：大黄色正黄而臭香，得土之正气正色，故专主脾胃之病。其气味苦寒，故主下泄。凡血瘀而闭，则为寒热；腹中结块，有形可征曰癥，忽聚忽散曰瘕；五脏为积，六腑为聚，以及留饮宿食，得大黄攻下，皆能已之。自"荡涤肠胃"下五句，是申明大黄之效。末一句是总结上四句，又大申大黄之奇效也。意谓人只知大黄荡涤肠胃，功在推陈，抑知推陈即所以致新乎？人知大黄通利水谷，功在化食，抑知化食即所以调中乎？且五脏皆禀气于胃，胃得大黄运化之力而安和，而五脏亦得安和矣，此《本经》所以有黄

---

① 少阴之神机：此指心主神志、主血脉的功能。
② 濯（zhuó）濯：水激荡声。

良之名也。有生用者，有用清酒洗者。

桃仁　气味苦、甘、平，无毒。主瘀血，血闭，癥瘕邪气，杀小虫。双仁者大毒。

陈修园曰：桃仁气平为金气，味苦为火味，味甘为土味。所以泻多而补少者，以气平主降，味苦主泄，甘味之少，不能与之为敌也。

徐灵胎曰：桃得三月春和之气以生，而花色最鲜明似血，故凡血郁血结之疾，不能调和畅达者，此能入于其中而和之散之。然其生血之功少而去瘀之功多者，何也？盖桃核本非血类，故不能有所补益。若瘀瘕皆已败之血，非生气不能流通。桃之生气皆在于仁，而味苦又能开泄，故能逐旧而不伤新也。

旋覆花　气味咸、温，有小毒。主结气，胁下满，惊悸，除水，去五脏间寒热，补中益气。

陈修园曰：旋覆花气温，禀风气而主散；味咸，得水味润下而软坚。味胜于气，故以味为主。唯其软坚，故结气，胁下满等症，皆能已之；唯其润下，故停水，惊悸及五脏郁滞而生寒热等症，皆能已之。藉咸降之力，上者下之，水气行，痰气消，而中气自然受补矣。《本经》名金沸草，《尔雅》名盗庚。七八月开花，如金钱菊。相传叶上露水滴地即生。

桔梗　气味辛、微温，有小毒。主胸胁痛如刀刺，腹满，肠鸣幽幽，惊恐悸气。

张隐庵曰：桔梗治少阳之胁满，上焦之胸痹，中焦之肠鸣，下焦之腹满。又惊则气上，恐则气下，悸则动中，是桔梗为气分之药，上中下皆可治也。张元素不参经义，谓桔梗乃舟楫之药，载诸药而不沉。今人熟念在口，终身不忘，以元素杜撰之言为是，则《本经》几可废矣！医门

豪杰之士能明神农之《本经》，轩岐之《灵》、《素》，仲祖之《论》、《略》，则千百方书皆为糟粕。设未能也，必为方书所囿，而蒙蔽一生矣。可畏哉！

葶苈子　味辛寒。主癥瘕积聚结气，水饮所结之疾。饮食寒热，破坚逐邪，亦皆水气之疾。通利水道。肺气降则水道自通。

徐灵胎曰：葶苈滑润而香，专泻肺气，肺为水源，故能泻肺即能泻水，凡积聚寒热从水气来者，此药主之。

大黄之泻从中焦始，葶苈之泻从上焦始。故《伤寒论》中承气汤用大黄，而陷胸汤用葶苈也。

连翘　气味苦、平。主寒热，鼠瘘，瘰疬，痈肿，恶疮，瘿瘤，结热，蛊毒。

夏枯草　气味苦、辛、寒。主寒热，瘰疬，鼠瘘，头疮，破癥，散瘿，结气，脚肿，湿痹，轻身。

代赭石　气味苦、寒，无毒。主鬼疰，贼风，蛊毒，杀精物恶鬼，腹中毒，邪气，女子赤沃[①]漏下。

述：代赭石气寒入肾，味苦无毒入心。肾为坎水，代赭气寒益肾，则肾水中一阳上升；心为离火，代赭味苦益心，则心火中一阴下降。水升火降，阴阳互藏其宅，而天地位[②]矣。故鬼疰、贼风、精魅恶鬼，以及蛊毒、腹中邪毒，皆可主之。肾主二便，心主血，血热则赤沃漏下。苦寒清心，心肾相交，所以主女子赤沃漏下。仲景旋覆代赭汤用之极少，后人味其理而重用之，且赖之以镇纳诸气，皆荒经之过也。

_____

① 赤沃：古病名，指利下赤色粘沫。
② 位：居，处。

本草附录

附录：《别录》、《唐本草》、《拾遗》、《药性》、海藏、《蜀本》、《开宝》、《图经》、《日华》、《补遗》。

何首乌　气味苦、温，无毒。主瘰疬，消痈肿，疗头面风疮，治五痔，止心痛，益血气，黑髭发，悦颜色。久服长筋骨，益精髓，延年不老。亦治妇人产后及带下诸疾。《开宝》

陈修园曰：后世增入药品，余多置而弗论，唯何首乌于久疟久痢多取用之。盖疟少阳之邪也，久而不愈，少阳之气惯为疟邪所侮，俯首不敢与争，任其出入往来，绝无忌惮，纵旧邪已退，而新邪复乘虚入之，则为疟。纵新邪未入，而营卫不调之气，自袭于少阳之界，亦为疟。首乌妙在直入少阳之经，其气甚雄，雄则足以折疟邪之势；其味甚涩，涩则足以堵疟邪之路。邪若未净者，佐以柴、芩、橘、半；邪若已净者，佐以参、术、芪、归，一二剂效矣。设初疟而即用之，则闭门逐寇，其害有不可胜言者矣。久痢亦用之者，以土气久陷，当于少阳求其生发之气也，亦以首乌之味最苦而涩，苦以坚其肾，涩以固其脱。宜温者，与姜、附同用；宜凉者，与芩、连同用，亦捷法也。此外，如痞疮、五痔之病，则取其蔓延而通经络。瘰疬之病，则取其入少阳之经。精滑、泄泻、崩漏之病，则取其涩以固脱。若谓首乌滋阴补肾，能乌须发，益气血，悦颜色，长筋骨，益精髓，延年，皆耳食之误也。凡物之能滋润者，必其脂液之多也；物之能补养者，必气味之和也。试问：涩滞如首乌，何以能滋？苦劣如首乌，何以能补？今之医辈竟奉为补药上品者，盖惑于李时珍《纲目》"不寒不燥，

功居地黄之上"之说也。余二十年来目击受害者比比。以医为苍生之司命，不敢避好辩之名也。

延胡索　气味辛、温，无毒。主破血，妇人月经不调，腹中结块，崩中淋露，产后诸血症，血晕，暴血冲上，因损下血。煮酒或酒磨服。《开宝》

肉豆蔻　气味辛、温，无毒。主温中，消食，止泄，治精冷，心腹胀痛，霍乱，中恶，鬼气，冷疰，呕沫，冷气，小儿乳霍。《开宝》

补骨脂　气味辛、温，无毒。主五劳七伤，风虚冷，骨髓伤败，肾冷精流，及妇人血气，堕胎。《开宝》

陈修园曰：堕胎者，言其人素有堕胎之病，以此药治之，非谓以此药堕之也。上文主字，直贯至此。盖胎藉脾气以长，藉肾气以举，此药温补脾肾，所以大有固胎之功。数百年来，误以黄芩为安胎之品，遂疑温药碍胎，见《开宝》有"堕胎"二字，遽以"堕"字不作病情解，另作药功解，与上文不相连贯。李濒湖、汪切庵、叶天士辈因之，贻害千古。或问《本经》牛膝本文亦有"堕胎"二字，岂非以"堕"字作药功解乎？曰彼顶"逐血气"句来，唯其善逐，所以善堕。古书错综变化，难与执一不通者道。

白豆蔻　气味辛温，无毒。主积冷气，止吐逆，反胃，消谷下气。《开宝》

缩砂仁　气味辛、温、涩，无毒。主虚劳冷泻，宿食不消，赤白泄痢，腹中虚痛，下气。《开宝》

郁金　气味苦、寒，无毒。主血积，下气，生肌止血，破恶血，血淋，尿血，金疮。《唐本草》

陈修园曰：时医徇名①有二误：一

---

① 徇名：望文生义之意。徇，通"殉"。

曰生脉散，因其有"生脉"二字，每用之以救脉脱，入咽少顷，脉未生而人已死矣；一曰郁金，因其命名为"郁"，往往取治于气郁之症，数服之后，气郁未解，而血脱立至矣。医道不明，到处皆然，而江、浙、闽、粤尤其甚者。

神曲　气味辛、甘、温，无毒。主化水谷宿食，癥结积聚，健脾暖胃。《药性》

陈修园曰：凡曲蘖① 皆主化谷，谷积服此便消。或鼻中如闻酒香，药性所言主治，亦不外此。癥结积聚者，水谷之积久而成也。健脾暖胃者，化水谷之效也。除化水谷之外，并无他长。今人以之常服，且云祛百病，怪甚！考造曲之法：六月六日，是六神聚会之日，用白曲百斤，青蒿、苍耳、野蓼自然汁各三升，杏仁研泥、赤小豆为末各三升，以配青龙、白虎、朱雀、玄武、勾陈、滕蛇六神，通和作饼，麻叶或楮叶包罯②，如造酱黄法，待生黄衣，晒干收之。陈久者良。药有六种，以配六神聚会之日，罯发黄衣作曲，故名六神曲。今人除去"六"字，只名神曲，任意加至数十味，无非克破之药，大伤元气。且有百草神曲，害人更甚！近日通行福建神曲，其方于六神本方中，去赤小豆，恶其易蛀，加五苓散料、平胃散料及麦芽、谷芽、使君子、榧子、大黄、黄芩、大腹皮、砂仁、白蔻、丁香、木香、藿香、香附、良姜、芍药、防风、秦艽、羌活、独活、川芎、苏叶、荆芥、防③、党参、茯苓、莱菔子、苡米、木通、茶叶、干姜、干葛、枳椇、山楂、槟榔、青皮、木瓜、薄荷、蝉蜕、桃仁、红花、三棱、莪术、郁金、菖蒲、柴胡、菊花等为末，制为方块，以草罯发黄衣晒干。此方杂乱无序，误人匪浅。而竟盛行一时者，皆误信招牌上夸张等语。而惯以肥甘自奉之辈，单服此克化之品，未尝不痛快一

时，而损伤元气，人自不觉。若以入方，则古人之方，立法不苟，岂堪此杂乱之药，碍此碍彼乎？且以药末合五谷，罯造发黄而为曲，只取其速于酿化，除消导之外，并无他长，何以统治百病？且表散之品，因罯发而失其辛香之气；攻坚之品，以罯发而失其雄入之权。补养之药，气味中和，以罯发而变为臭腐秽浊之物，伤脾妨胃，更不待言，明者自知。余临症二十年，而泉州一带先救误服神曲之害者，十居其七。如感冒病，宜审经以发散，若服神曲，则里气以攻伐而虚，表邪随虚而入里矣。伤食新病，宜助胃以克化；伤食颇久，宜承气以攻下，若服神曲，则酿成甜酸秽腐之味，滞于中焦，漫无出路，则为恶心胀痛矣。吐泻是阴阳不交，泄泻是水谷不分，赤白痢是湿热下注，噎膈是贲门干槁，翻胃是命门火衰，痰饮是水气泛溢，与神曲更无干涉。若误服之，轻则致重，重则致死，可不慎哉？唯范志字号药品精，制法妙，余与吴先生名条光同年，因知其详。可恨市中多假其字号，宜细辨之。

藿香　气味辛、甘、温，无毒。主风水毒肿，去恶气，止霍乱，心腹痛。《别录》

前胡　气味苦、寒，无毒。主痰满，胸胁中痞，心腹结气，风头痛，去痰，下气，治伤寒寒热，推陈致新，明目益精。《别录》

红花　气味辛、温，无毒。主产后血晕口噤，腹内恶血不尽，绞痛，胎死腹中。并酒煮服。亦主蛊毒。《开宝》

---

①　曲蘖：酒母。《全书·说命下》："若作酒醴，尔惟曲蘖"。

②　罯（àn）：覆；敷。

③　防字下，疑脱"己"字。

香附　气味甘、微寒，无毒。除胸中热，充皮毛。久服令人益气，长须眉。《别录》

金樱子　气味酸、涩，无毒。主脾泄下痢，止小便利，涩精气。久服令人耐寒轻身。

茯神　气味甘、平，无毒。主辟不祥，疗风眩风虚，五劳口干，止惊悸，多恚怒，善忘，开心益智，安魂魄，养精神。《别录》

张隐庵曰：离松根而生者为茯苓，抱松根而生者为茯神，总以茯苓为胜。茯苓皮、茯神木，后人收用，各有主治，然皆糟粕之药，并无精华之气，不足重也。

丁香　气味辛、温，无毒。主温脾胃，止霍乱壅胀，风毒，诸种齿疳䘌①，能发诸香。《开宝》

蜀椒　气味辛、温，有毒。主邪气咳逆，温中，逐骨节皮肤死肌，寒湿痹痛，下气。久服头不白，轻身增年。去闭口去目。椒目同巴豆、菖蒲、松脂、黄蜡为挺，纳耳中，治聋。

沉香　气味辛、微温，无毒。疗风水毒肿，去恶风。《别录》

乌药　气味辛、温，无毒。主中恶，心腹痛，蛊毒，疰忤鬼气，宿食不消，天行疫瘴，膀胱、肾间冷气攻冲背膂，妇人血气，小儿腹中诸虫。《拾遗》

琥珀　气味甘、平，无毒。主安五脏，定魂魄，杀精魅邪气，消瘀血，通五淋。《别录》

竹茹　气味甘、微寒，无毒。主呕哕②，温气，寒热，吐血，崩中。《别录》

张隐庵曰：此以竹之脉络而通人之脉络也。人身脉络不和，则吐逆而为热矣；脉络不和，则或寒或热矣；充肤热肉，淡渗皮毛之血，不循行于脉络，则上吐血而下崩中矣。竹茹通脉络，皆能治之。

竹沥　气味甘、大寒，无毒。疗暴中风，风痹，胸中大热，止烦闷，消渴，劳复。《别录》

青橘皮　气味苦、辛、温，无毒。主气滞，下食，破积结及膈气。《图经》

木瓜　气味酸、温，无毒。主湿痹脚气，霍乱大吐下，转筋不止。《别录》

枇杷叶　气味苦、平，无毒。主卒哕不止，下气。刷去毛。《别录》

龙眼肉　气味甘、平，无毒。主五脏邪气，安志，厌食，除蛊毒，去三虫。久服强魂聪明，轻身不老，通神明。《别录》

山楂子　气味酸、冷，无毒。煮汁服，止水痢；沐头洗身，治疮痒。

小麦　气味甘、寒，无毒。主除客热，止烦渴咽燥，利小便，养肝气，止漏血唾血，令女人易孕。《别录》

马料豆　气味甘、平，无毒。生研涂痈肿，煮汁杀鬼毒，止痛。久服令人身重。

绿豆　气味甘、寒，无毒。主丹毒，烦热，风疹，药石发动热，气奔豚。生研绞汁服，亦煮食，消肿下气，压热。解砒石毒。用去皮，令人小壅。《开宝》

扁豆　气味甘、微温，无毒。主和中下气。《别录》

谷芽　气味苦、温，无毒。主寒中，下气，除热。《别录》

陈修园曰：凡物逢春萌芽而渐生长，今取干谷透发其芽，更能达木气以制化脾土，故能消导米谷积滞。推之麦芽、黍芽、大豆黄卷，性皆相近。而麦春长夏成，尤得木火之气，凡怫郁致成膨膈等症，用之最妙。人但知其消谷，不知其疏肝，是犹称骥以力也。

---

① 䘌（nì）：虫蛀病。
② 哕（yuě）：干呕；呃逆。

豆豉　气味苦、寒，无毒。主伤寒头痛寒热，瘴气恶毒，烦躁满闷，虚劳喘吸，两脚疼冷。《别录》

饴糖　气味甘、大温，无毒。主补虚乏，止渴，去血。《别录》

薄荷　气味辛、温，无毒。主贼风伤寒，发汗，恶气，心腹胀满，霍乱，宿食不消，下气。煮汁服，亦堪生食。《唐本草》

香薷　气味辛、微温，无毒。主霍乱腹痛吐下，散水肿。《别录》

白芥子　气味辛、温，无毒。发汗，主胸膈痰冷，上气，面目黄赤。醋研，敷射工①毒。《别录》

五灵脂　气味甘、温，无毒。主疗心腹冷气，小儿五疳，辟疫，治肠风，通利血脉，女子月闭。酒研。

虎骨　气味辛、微热，无毒。主邪恶，杀鬼疰毒，止惊悸，治恶疮，鼠瘘。头骨尤良。《别录》

小茴香　气味辛、温，无毒。主小儿气胀，霍乱呕逆，腹冷，不下食，两筋②痞满。《拾遗》

土茯苓　气味甘、淡、平，无毒。主治食之当谷不饥，调中止泄，健行不睡。藏器　治拘挛骨痛，恶疮痈肿，解汞、银朱③毒。时珍

萆薢　气味苦、平，无毒。主腰脊痛强，骨节风寒湿周痹，恶疮不瘳，热气。《本经》　伤中，恚怒，阴痿失溺，老人五缓，关节老血。《别录》

槟榔　气味苦、辛、涩、温，无毒。主消谷逐水，除痰癖，杀三虫，伏尸，疗寸白。《别录》

牵牛子　气味苦、寒，有毒。主下气，疗脚满，水胀，除风毒，利小便。《别录》

陈修园曰：大毒大破之药，不堪以疗内病。惟杨梅疮，或毒发周身，或结于一处，甚则阴器剥，鼻柱坏，凶溃不合，其病多从阴器而入，亦必使之从阴器而出也。法用牵牛研取头末，以土茯苓自然汁泛丸，又以烧裩散为衣。每服一钱，生槐蕊四钱，以土茯苓汤送下，一日三服。服半月效。

忍冬　气味甘、温，无毒。主寒热，身肿。久服轻身，长年益寿。《别录》

陈修园曰：气温得春气而入肝，味甘得土味而入胃。何以知入胃不入脾？以此物质轻味薄，偏走阳分，胃为阳土也。其主寒热者，忍冬延蔓善走，花开黄白二色，黄入营分，白入卫分，营卫调而寒热之病愈矣。其主身肿者，以风木之气伤于中土，内则病胀，外则病肿，昔人统名为蛊，取卦象山风之义。忍冬甘入胃，胃为艮土，艮为山；温入肝，肝为风木，巽为风。内能使土木合德，外能使营卫和谐，所以善治之也。久服长年益寿者，夸其安内调外之功也。至于疮毒、肿毒等症，时医重其功，而《别录》反未言及者，以外科诸效，特疏风祛湿、调和营卫之余事耳。

马兜铃　气味苦、寒，无毒。主肺热咳嗽，痰结喘促，血痔瘘疮。《开宝》

陈修园曰：气寒得水气入肾，味苦得火味入心，虽云无毒，而偏寒之性，多服必令吐利不止也。《内经》云：肺喜温而恶寒。若《开宝》所云肺热咳嗽为绝少之症，且所主咳嗽痰结喘促症与血痔瘘疮外症，同一施治，其为凉泻攻坚之性无疑。今人惑于钱乙补肺阿胶散一方，取用以治虚嗽，百服百死。

---

① 射工：传说的毒虫名，此泛指毒虫。

② 筋：疑为"胁"之误。

③ 朱：原作"水"，据《本草纲目》改。

钩藤　气味微寒，无毒。主小儿寒热，十二惊痫。《别录》

人乳　气味甘、咸、平，无毒。主补五脏，令人肥白悦泽。《别录》

小便　气味咸、寒，无毒。疗寒热，头痛，温气。童男者尤良。《别录》

按：虻虫、水蛭及芫花、大戟、甘遂等不常用之药，集隘不能具载。柯韵伯抵当汤、十枣汤方论极妙，宜熟读之。

医学三字经

清·陈修园　撰

林慧光　校注

医学三字经小引

　　童子入学，塾师先授以《三字经》，欲其便诵也，识途也。学医之始，未定先授何书，如大海茫茫，错认半字罗经，便入牛鬼蛇神之域，余所以有三字经之刻也。前曾托名叶天士，取时俗所推崇者以投时好，然书中之奥旨，悉本圣经，经明而专家之伎可废。谢退谷于注韩书室得缮本，惠书千余言，属归本名，幸有同志。今付梓而从其说，而仍名经而不以为僭者，采集经文，还之先圣，海内诸君子，可因此一字而共知所遵，且可因此一字而不病余之作。

嘉庆九年岁次甲子人日陈念祖自题于南雅堂

医学三字经凡例

是书前曾托名叶天士，今特收回。

是书论证治法，悉遵古训，绝无臆说浮谈。以时法列于前，仲师法列于后，由浅入深之意也。

坊刻《万病回春》《嵩厓尊生》《古今医统》《东医宝鉴》等书，所列病证，不可谓不详。而临时查对，绝少符合，即有合处，亦不应验，盖以逐末而忘本也。试观《内经》、《难经》、《伤寒论》、《金匮要略》，每证只寥寥数语，何所不包。可知立言贵得其要也。此书如恇忡头痛历节诸证，非遗之也。恇忡求之虚痨。头痛，有邪求之伤寒，无邪求之眩晕。虚痨历节，寻其属风属湿属虚而治之。所以寓活法也。

学医始，基在于入门。入门正则始终皆正，入门错则始终皆错。是书阐明圣法，为入门之准，不在详备。若得其秘诀，未尝不详备也。有证见于此而治详于彼者，有论此证而彼证合而并论者，有论彼证绝未明言此证而即为此证之金针者。实无他诀，惟其熟而已。熟则生巧，自在左右逢源之妙。

论中所列诸方，第三卷、第四卷俱载弗遗，惟《伤寒论》《金匮要略》方非熟读原文不能领会，此书偶有缺而未载者，欲人于原文中寻其妙义。缺之即所以引之也，阅者鉴予之苦心焉。

方后附论，或采前言，或录一得，视诸书较见简括，阅者自知。

目　　录

医学三字经卷一

闽吴航陈念祖修园著

男　元豹道彪古愚
　　元犀道照灵石　同校

医学源流第一

医之始　本岐黄

黄，黄帝也。岐，岐伯也。君臣问答，以明经络脏腑运气治疗之原，所以为医之祖。虽《神农本经》在黄帝之前，而神明用药之理仍始于《内经》也。

《灵枢》作　《素问》详

《灵枢》九卷，《素问》九卷，通谓之《内经》。《汉书·艺文志》载《黄帝内经》十八篇是也。医门此书即业儒之五经也。

《难经》出　更洋洋

洋洋，盛大也。《难经》八十一章，多阐发《内经》之旨，以补《内经》所未言。即间有与《内经》不合者，其时去古未远，别有考据也。秦越人，号扁鹊，战国人也，著《难经》。

越汉季　有南阳

张机，字仲景，居南阳，官长沙，汉人也。著《伤寒杂病论》《金匮玉函经》。

六经辨　圣道彰

《内经》详于针灸，至伊尹有汤液治病之法，扁鹊、仓公因之。仲师出而杂病伤寒专以方药为治，其方俱原本于神农、黄帝相传之经方而集其大成。

《伤寒》著　《金匮》藏

王肯堂谓《伤寒论》义理如神龙出没，首尾相顾，鳞甲森然；《金匮玉函》示宝贵秘藏之意也。其方非南阳所自造，乃上古圣人相传之方，所谓经方是也。其药悉本于《神农本经》。非此方不能治此病，非此药不能成此方，所投必效，如桴鼓之相应。

垂方法　立津梁

仲师医中之圣人也。儒者不能舍至圣之书而求道，医者岂能外仲师之书以治疗？

李唐后　有《千金》

唐·孙思邈，华原人，隐居太白山，著《千金方》《千金翼方》各三十卷。宋仁宗命高保衡、林亿校正，后列禁经二卷，今本分为九十三卷，较《金匮》虽有浮泛偏杂之处，而用意之奇、用药之巧亦自成一家。

《外台》继　重医林

唐·王焘著《外台秘要》四十卷，分一千一百四门，论宗巢氏，方多秘传，为医门之类书。

后作者　渐浸淫

等而下之，不足观也已。

红紫色　郑卫音

间色乱正，靡音忘倦。

追东垣　重脾胃

金·李杲，字明之，号东垣老人，生于世宗大定二十年，金亡入元，十七年乃终，年七十二，旧本亦题元人，作《脾胃论》《辨惑论》《兰室秘藏》，后人附以诸家合刻，有《东垣十书》传世。

温燥行　升清气

如补中益气及升阳散火之法，如苍术、白术、羌活、独活、木香、陈皮、葛根之类，最喜用之。

虽未醇　亦足贵

人谓东垣用药如韩信将兵，多多益善，然驳杂之外不可不知。惟以脾胃为重，故亦可取。

若河间　专主火

金·刘完素，字守真，河间人，事迹俱详《金史·方技传》。主火之说，始自河间。

遵之经　断自我

《原病式》十九条，俱本《内经·至真要大论》，多以火立论，而不能参透经旨。如火之平气曰升明，火之太过曰赫曦，火之不及曰伏明，其虚实之辨，若冰炭之反也。

一二方　奇而妥

如六一散、防风通圣散之类，皆奇而不离于正也。

丹溪出　罕与俦

元·朱震亨，字彦修，号丹溪，金华人。其立方视诸家颇高一格。

阴宜补　阳勿浮

《丹溪心法》以补阴为主，谓阳常有余，阴常不足。诸家俱辨其非，以人得天地之气以生，有生之气即是阳气，精血皆其化生也。

杂病法　四字求

谓气、血、痰、郁是也，一切杂病只以此四字求之。气用四君子汤，血用四物汤，痰用二陈汤，郁用越鞠丸，参差互用，各尽其妙。

若子和　主攻破

张子和（戴人）书中，所主多大黄、芒硝、牵牛、芫花、大戟、甘遂之类，意在驱邪，邪去而正安，不可畏攻而养病。

中病良　勿太过

子和之法，实证自不可废，然亦宜中病而即止，若太过则元气随邪气而俱散，挽无及矣。

四大家　声名噪

刘河间、张子和、李东垣、朱丹溪为金元四大家，《张氏医通》之考核不误。

必读书　错名号

李士材《医宗必读·四大家论》，以张为张仲景，误也。仲景为医中之圣，三子岂可与之并论。

明以后　须酌量

言医书充栋汗牛，可以博览之，以广见识，非谓诸家所著皆善本也。

详而备　王肯堂

金坛王宇泰，讳肯堂。著《证治准绳》，虽无所采择，亦医林之备考也。

薛氏按　说骑墙

明·薛己，号立斋，吴县人。著《薛氏医按》十六种，大抵以四君子、六君子、逍遥散、归脾汤、六味丸主治，语多骑墙。

士材说　守其常

李中梓，号士材，国朝人也。著《医宗必读》、《士材三书》。虽曰浅率，却是守常，初学者所不废也。

景岳出　著新方

明·张介宾，字会卿，号景岳，山阴人。著《类经》《质疑录》，全书所用之方，不外新方八阵，其实不足以名方。古圣人明造化之机，探阴阳之本，制出一方，非可以思议及者。若仅以熟地补阴、人参补阳、姜附祛寒、芩连除热，随拈几味，皆可名方，何必定为某方乎？

石顽续　温补乡

张璐，字路玉，号石顽，国朝人。著《医通》，立论多本景岳，以温补为主。

献可论　合二张

明·赵献可，号养葵。著《医贯》。大旨重于命门，与张石顽、张景岳之法相同。

诊脉法　濒湖昂

明·李时珍，字东璧，号濒湖。著《本草纲目》五十二卷，杂收诸说，反乱《神农本经》之旨。卷末刻《脉学》颇佳，今医多宗之。

数子者　各一长

知其所长，择而从之。

揆诸古　亦荒唐

理不本于《内经》，法未熟乎仲景，纵有偶中，亦非不易矩矱。

长沙室　尚彷徨

数子虽曰私淑长沙，升堂有人，而入室者少矣！

惟韵伯　能宪章

慈溪柯琴，字韵伯，国朝人。著《伤寒论注》《论翼》，大有功于仲景，而《内经》之旨，赖之以彰。

徐尤著　本喻昌

徐彬，号忠可；尤怡，号在泾。二公《金匮》之注，俱本喻嘉言。考嘉言名昌，江西南昌人。崇祯中以选举入都，卒无所就，遂专务于医，著《尚论篇》，主张太过，而《医门法律》颇能阐发《金匮》之秘旨。

大作者　推钱塘

张志聪，号隐庵；高世栻，号士宗。俱浙江钱塘人也。国朝康熙间，二公同时学医，与时不合，遂闭门著书，以为传道之计。所注《内经》《本草经》《伤寒论》《金匮》等书，各出手眼，以发前人所未发，为汉后第一书。今医畏其难，而不敢谈及。

取法上　得慈航

取法乎上，仅得其中。切不可以《医方集解》《本草备要》《医宗必读》《万病回春》《本草纲目》《东医宝鉴》《冯氏锦囊》《景岳全书》《薛氏医按》等书为捷径也。今之医辈于此书并未寓目，止取数十种庸陋之方，冀图幸中，更不足论也。

中 风 第 二

人百病　首中风

《内经》云：风为百病之长也。昔医云：中脏多滞九窍，有唇缓、失音、耳聋、目瞀、鼻塞、便难之症；中腑多着四肢；中经则口眼㖞斜；中血脉则半身不遂。

骤然得　八方通

中风病骤然昏倒，不省人事，或痰涌、掣搐、偏枯等症。八方者，谓东、西、南、北、东北、西北、东南、西南也。

闭与脱　大不同

风善行而数变，其所以变者，亦因人之脏腑寒热为转移。其人脏腑素有郁热，则风乘火势，火借风威，而风为热风矣；其人脏腑本属虚寒，则风水相遭，寒冰彻骨，而风为寒风矣。热风多见闭症，宜疏通为先；寒风多见脱症，宜温补为急。

开邪闭　续命雄

小续命汤，风症之雄师也，依六经见症加减治之，专主驱邪。闭者宜开，或开其表，如续命汤是也；或开其里，如三化汤是也；或开其壅滞之痰，如稀涎散、涤痰汤是也。

固气脱　参附功

脱者宜固，参附汤固守肾气，术附汤固守脾气，芪附汤固守卫气，归附汤固守营气。先固其气，次治其风。若三生饮一两加人参一两，则为标本并治之法。正虚邪盛，必遵此法。

顾其名　思其义

名之曰风，明言八方之风也。名之曰中，明言风自外入也。后人议论穿凿，俱不可从。

若舍风　非其治

既名中风，则不可舍风而别治也。

火气痰　三子备

刘河间举五志过极，动火而卒中，皆因热甚，故主乎火。大法用防风通圣散之类，亦有引火归源，如地黄饮子之类。李东垣以元气不足而邪凑之，令人卒倒如风状，故主乎气虚。大法补中益气汤加减。朱丹溪以东南气温多湿，有病风者，非风也，由湿生痰，痰生热，热生风，故主乎湿。大法以二陈汤加苍术、白术、竹沥、姜汁之类。

不为中　名为类

中者，自外而入于内也。此三者，既非外来之风，则不可仍名为中，时贤名为类中风。

合而言　小家伎

虞天民云：古人论中风，言其症也；三子论中风，言其因也。盖因气、因湿、因火，挟风而作，何尝有真中、类中之分。

瘖喝斜　昏仆地

瘖者，不能言也；喝斜者，口眼不正也；昏仆地者，不省人事，猝倒于地也。口开、目合，或上视、撒手、遗尿、鼾睡、汗出如油者，不治。

急救先　柔润次

柔润熄风，为治中风之秘法，喻嘉言加味六君子汤，资寿解语汤甚妙。

填窍方　宗《金匮》

《内经》云：邪害空窍。《金匮》中有侯氏黑散、风引汤，驱风之中，兼填空窍。空窍满则内而旧邪不能容，外而新风

不复入矣。喻嘉言曰：仲景取药积腹中不下，填窍以熄风。后人不知此义，每欲开窍以出其风。究竟窍空而风愈炽，长此安穷哉？三化汤、愈风汤、大秦艽汤皆出《机要方》中，云是通真子所撰，不知其姓名。然则无名下士，煽乱后人见闻，非所谓一盲引众盲耶？

虚痨第三

虚痨病　从何起

咳嗽、吐血、五心烦热、目花、耳鸣、口烂、鼻干、气急、食不知味、羸瘦、惊悸、梦遗、往来寒热、怠惰、嗜卧、疲倦、骨蒸、不寐、女子不月等症，皆成痨病。

七情伤　上损是

扁鹊谓损其阳自上而下，一损肺、二损心、三损胃，过于胃则不可治。其说本于《内经》：二阳之病发心脾，有不得隐曲，为女子不月。按：心脾上也，至不得隐曲，女子不月，则上极而下矣。

归脾汤　二阳旨

即《内经》二阳之病发心脾之旨也。此方为养神法，六味丸为补精法，高鼓峰并用之。

下损由　房帏迩

扁鹊谓损其阴自下而上，一损肾、二损肝、三损脾，过于脾则不可治。其说本于《内经》：五脏主藏精也，不可伤，伤则失守而无气，无气则死矣。按：精生于五脏而统司于肾，如色欲过度，则积伤而下损；至于失守无气，则下极而上矣。

伤元阳　亏肾水

肾气，即元阳也。元阳伤，为困倦、食少、便溏、腰痛、阳痿等症。肾水，即元阴也。元阴亏，为蒸热、咳嗽、吐血、便血、遗精、喉痛、口疮、齿牙浮动等

症。

肾水亏　六味拟

六味地黄丸为补肾水之主方，景岳左归饮、左归丸亦妙。推之三才汤、八仙长寿丸、都气丸、天王补心丹，皆可因症互服。

元阳伤　八味使

崔氏肾气丸，后人为八味地黄丸。立方之意，原为暖肾逐水，非补养元阳。明·薛立斋及赵养葵始用以温补命火，时医遂奉为温补肾命之主方。景岳右归饮、右归丸皆本诸此。如火未大衰者，以还少丹代之；阳虚极者宜近效白术汤。

各医书　伎止此

苦寒败胃及辛热耗阴，固无论已。即六味、归脾，何尝非流俗之套法。

甘药调　回生理

扁鹊云：针药莫治者，调以甘药。仲景因之。喻嘉言曰：寿命之本，积精自刚；然精生于谷，谷入少则不能生血，血少则不能化精。《内经》云：精不足者，补之以味。味者，五谷之味也，补以味而节其劳，则积贮渐富，大命不倾也。

建中汤　《金匮》轨

小建中汤及加黄芪、加人参、加当归、加白术等汤，皆急建其中气，俾饮食增而津液旺，以至充血生精，而复其真阴之不足。但用稼穑作甘之本味，而酸辛苦咸在所不用，盖舍此别无良法也。按：炙甘草汤即此汤化为润剂，喻氏清燥汤即此汤化为凉剂。

薯蓣丸　风气弭

《金匮》薯蓣丸。自注云：治虚痨诸不足，风气百疾。

䗪虫丸　干血已

《金匮》大黄䗪虫丸。自注：治五痨诸伤，内有干血，肌肤甲错。

二神方　能起死

尤在泾云：风气不去，则足以贼正气而生长不荣，以薯蓣丸为要方。干血不去，则足以留新血而灌溉不周，以䗪虫丸为上剂。今之医辈，能梦见此二方否？

咳　嗽　第四

气上呛　咳嗽生

《内经》云：五脏六腑皆令人咳，不独肺也。然肺为气之市，诸气上逆于肺，则呛而咳。是咳嗽不止于肺而亦不离于肺也。

肺最重　胃非轻

《内经》虽分五脏诸嗽，而所尤重者，在聚于胃关于肺六字。盖胃中水谷之气，不能如雾上蒸于肺，而转溉诸脏，只是留积于胃中，随热气而化为痰，随寒气而化为饮。胃中既为痰饮所滞，则输肺之气亦必不清，而为诸咳之患矣。

肺如钟　撞则鸣

肺为脏腑之华盖，呼之则虚，吸之则满。只受得本然之正气，受不得外来之客气。客气干之，则呛而咳矣。亦只受得脏腑之清气，受不得脏腑之病气。病气干之，亦呛而咳矣。肺体属金，譬若钟然，一外一内，皆所以撞之使鸣也。

风寒入　外撞鸣

经云：微寒微咳。可见咳嗽多因于风寒也。风从皮毛而入于肺，寒从背俞而入于肺，皆主乎外也。后注虽言热、言湿、言燥，令不自行，亦必假风寒以为之帅也。

痨损积　内撞鸣

痨伤、咳嗽，主乎内也。二者不治，至于咳嗽失音，是金破不鸣矣。

谁治外　六安行

六安煎虽无深义，却亦平稳。然外感诸咳，当辨风热、风燥二症。如冬时先伤非节之暖，复加风寒外遏，以致咳嗽、痰结、咽肿、身重、自汗、脉浮者，风热也，宜葳蕤汤辛润之剂，切勿辛热发散。而风燥一症，辨治尤难。盖燥为秋气，令不独行，必假风寒之威，而令乃振，咳乃发也。《内经》只言秋伤于湿，何也？以长夏受湿土郁蒸之气，随秋令收敛，伏于肺胃之间，直待秋深燥令大行，与湿不能相容，至冬而为咳嗽也。此症有肺燥、胃湿两难分解之势，唯千金麦门冬汤、五味子汤独得其秘，后人以敛散不分，燥润杂出弃之，昧之甚也。

谁治内　虚劳程

宜于"虚劳门"择其对症之方。审是房劳伤精则补精，审是思郁伤脾则养神。

挟水气　小龙平

柯韵伯治咳嗽，不论冬夏，不拘浅深，但是寒嗽，俱用小青龙汤多效。方中驱风散寒，解肌逐水，利肺暖肾，除痰定喘，攘外安内，各尽其妙。盖以肺家沉寒痼冷，非麻黄大将不能捣其巢穴，群药安能奏效哉[1]。

兼郁火　小柴清

寒热往来咳嗽者，宜去人参、大枣、生姜，加干姜、五味治之。

姜细味　一齐烹

《金匮》治痰饮咳嗽，不外小青龙汤加减。方中诸味皆可去取，唯细辛、干姜、五味不肯轻去。即面热如醉，加大黄以清胃热，及加石膏、杏仁之类，总不去此三味，学者不可不深思其故也。徐忠可《金匮辨注》有论。

长沙法　细而精

《金匮》痰饮咳嗽治法，宜熟读之。

疟疾第五

疟为病　属少阳

少阳为半表半里，邪居其界。入与阴争则寒，出与阳争则热。争则病作，息则病止，止后其邪仍据于少阳之经。

寒与热　若回翔

寒热必应期而至。

日一发　亦无伤

邪浅则一日一作，邪深则二日一作。

三日作　势猖狂

疟三日一作，时医名三阴疟，留[2]连难愈。

治之法　小柴方

以小柴胡汤为主。初起，俗忌人参，姑从俗而去之，加青皮一钱。

热偏盛　加清凉

小柴胡汤加知母、花粉、石膏、黄连之类，随宜择用。

寒偏重　加桂姜

加干姜、桂枝，甚者加附子、肉桂。

邪气盛　加参良

身热者，小柴胡汤去人参加桂枝二钱。服后食热粥，温覆取微汗。

常山入　力倍强

小柴胡汤加常山二三钱。俗云邪未净不可用常山以截之，不知常山非截邪之品，乃驱邪外出之品。仲景用其苗，名曰蜀漆。

大虚者　独参汤

虚人久疟不愈，以人参一两、生姜五钱，水煎，五更服极效。贫者以白术一两代之，热多者以当归代之。

单寒牝　理中匡

单寒无热名曰牝疟，宜附子理中汤加柴胡治之。

单热瘅　白虎详

单热无寒名曰瘅疟，或先热后寒名曰

---

[1]　哉：原作"也"，据文义改。
[2]　留：底本作"流"。下同。

热疟，俱宜以白虎汤加桂枝治之。时医以六味汤加柴胡、芍药治之。

法外法　辨微茫

以上皆前医之成法。更法外有法，不可不辨而治之。

消阴翳　制阳光

热之不热，是无火也，益火之源，以消阴翳；寒之不寒，是无水也，壮水之主，以制阳光。

太仆注　慎勿忘

王太仆消阴制阳等注，千古不刊之论。赵养葵遵之，以八味丸益火之源，六味丸壮水之主，久疟多以此法收功。

痢症 第 六

湿热伤　赤白痢

王损庵论痢，专主湿热。其症里急后重，腹痛欲便不便，脓血秽浊，或白或赤，或赤白相半。

热胜湿　赤痢渍

胃为多气多血之海。热，阳邪也，热胜于湿，则伤胃之血分而为赤痢。

湿胜热　白痢坠

湿，阴邪也。湿胜于热，则伤胃之气分而为白痢。赤白相半，则为气血两伤。

调行箴　须切记

行血，则脓血自愈。调气，则后重自除。此四句为治初痢之格言，须切记之。

芍药汤　热盛饵

芍药汤调气行血，虽为初痢之总方，究竟宜于热症。

平胃加　寒湿试

寒湿泻痢初起者，以平胃散加干姜、泽泻、猪苓、木香治之。久而不愈，送下香连丸。

热不休　死不治

方书云：痢症发热不休者，不治。

痢门方　皆所忌

凡痢症初起即发热，非肌表有邪，即经络不和，温散而调营卫，外邪一解，痢亦松去。若概以为热，开手即用痢门套方，多有陷入变剧者。

桂葛投　鼓邪出

时医有发汗之戒，以其无外证而妄汗之也。若头痛、发热、恶寒，有汗宜用桂枝汤法，无汗宜用葛根汤法，鼓邪外出，然后治其痢。

外疏通　内畅遂

此二句是解所以发汗之故也。张飞畴云：当归四逆汤治痢极效。若发热而呕者，小柴胡汤、葛根黄连黄芩甘草汤。口渴下重者，白头翁汤如神。

嘉言书　独得秘

喻嘉言《医门法律》中，议论甚见透彻。

《寓意》存　补《金匮》

喻嘉言《寓意草》中，如麻黄附子细辛汤及人参败毒散等案，却能补《金匮》所未及。

心腹痛胸痹第七

心胃疼　有九种

真心痛不治。今所云心痛者，皆心胞络及胃脘痛也。共有九种，宜细辨之。

辨虚实　明轻重

虚者喜按，得食则止，脉无力；实者拒按，得食愈痛，脉有力。二症各有轻重。

痛不通　气血壅

痛则不通，气血壅滞也。

通不痛　调和奉

通则不痛，气血调和也。高士宗云：通之之法，各有不同。调气以和血，调血以和气，通也。上逆者使之下行，中结者使之旁达，亦通也。虚者助之使通，寒者温之使通，无非通之之法也。若必以下泄为通，则妄矣。

一虫痛　乌梅圆

虫痛，时痛时止，唇舌上有白花点，得食愈痛。虫为厥阴风木之化，宜乌梅丸。

二注痛　苏合研

入山林古庙及见非常之物，脉乍大乍小，两手若出两人，宜苏合丸研而灌之。

三气痛　香苏专

因大怒及七情之气作痛，宜香苏饮加元胡索二钱，七气汤亦妙。又方，用百合一两、乌药三钱，水煎服。

四血痛　失笑先

瘀血作痛，痛如刀割，或有积块，脉涩，大便黑，宜桃仁承气汤、失笑散。

五悸痛　妙香诠

悸痛，即虚痛也。痛有作止，喜按，得食稍止，脉虚弱，宜妙香散或理中汤加肉桂、木香主之。

六食痛　平胃煎

食积而痛，嗳腐吞酸，其痛有一条杠起者，宜平胃散加山楂、谷芽主之。伤酒，再加葛根三钱、砂仁一钱。然新伤吐之、久伤下之为正法。

七饮痛　二陈咽

停饮作痛，时吐清水，或胁下有水声，宜二陈汤加白术、泽泻主之。甚者，十枣汤之类亦可暂服。

八冷痛　理中全

冷痛，身凉、脉细、口中和，宜理中汤加附子、肉桂主之。兼呕者，吴茱萸汤主之。

九热痛　金铃痊

热痛，身热、脉数、口中热，宜金铃子、元胡索各二两，研末，黄酒送下二钱，名金铃子散，甚效。如热甚者，用黄连、栀子之类，入生姜汁治之。

腹中痛　照诸篇

脐上属太阴，中脐属少阴，脐下属厥阴，两胁属少阳、厥阳之交界地面，宜分治之。然其大意与上相同。

《金匮》法　可回天

《金匮要略》中诸议论，皆死症求生之法。

诸方论　要拳拳

《中庸》云：则拳拳服膺，而弗失之矣。腹满痛而下利者，虚也。吐泻而痛，太阴证也，宜理中汤。雷鸣，切痛、呕吐者，寒气也，宜附子粳米汤。此以下利而知其虚也。腹满痛而大便闭者，实也。闭痛而不发热者，宜厚朴三物汤专攻其里；闭痛而兼发热者，宜厚朴七物汤兼通表里；闭痛、发热、痛连胁下、脉紧弦者，宜大黄附子汤温下并行，此以便闭而知其实也。若绕脐疼痛名寒疝，乌头煎之峻，不敢遽用，而当归生姜羊肉汤之妙，更不可不讲也。

又胸痹　非偶然

胸膺之上，人身之太空也。宗气积于此，非偶然也。

薤白酒　妙转旋

瓜蒌薤白白酒汤或加半夏或加枳实、薤白桂枝汤之类，皆转旋妙用。

虚寒者　建中填

心胸大寒，痛呕不能饮食，寒气上冲，有头足，不可触近，宜大建中汤主之。上中二焦，为寒邪所痹，故以参姜启上焦之阳，合饴糖以建立中气，而又加椒性之下行，降逆上之气，复下焦之阳，为补药主方。

隔食反胃第八

隔食病　津液干

方书名膈者，以病在膈上是也。又名隔者，以食物不下而阻隔也。津液干枯为隔食病源。

胃脘闭　谷食难

胃脘干枯闭小，水饮可行，食物难下。

时贤法　左归餐

赵养葵用大剂六味汤主之。高鼓峰仿赵养葵之法以六味加生地、当归主之。杨乘六用左归饮去茯苓加当归、生地。以左归饮中有甘草引入阳明，开展胃阴。去茯苓者，恐其旁流入坎，不如专顾阳明之速效也。

胃阴展　贲门宽

如膏如脂，叠积胃底，即胃阴也。久隔之人，则胃阴亡矣。高鼓峰云：治隔一阳明尽之，阳明者胃也。但使胃阴充拓，在上之贲门宽展，则食物入；在下之幽门、阑门滋润，则二便不闭，而隔症愈矣。

启膈饮　理一般

启膈饮亦是和胃养阴之意。但此方泄肺气之郁，彼方救肾水之枯，一阴一阳，宜择用之。

推至理　冲脉干

张石顽云：膈咽之间，交通之气不得降者，皆冲脉上行，逆气所作也。

大半夏　加蜜安

冲脉不治，取之阳明。仲景以半夏降冲脉之逆，即以白蜜润阳明之燥，加人参以生既亡之津液，用甘澜水以降逆上之水液。古圣之经方，惟仲景知用之。

《金匮》秘　仔细看

《金匮》明明用半夏，后人诸书，皆以半夏为戒。毁圣之说，倡自何人？君子恶之！

若反胃　实可叹

食得入而良入反出，名为反胃。

朝暮吐　分别看

朝食暮吐，暮食朝吐，与隔食症宜分别而药之。

乏火化　属虚寒

王太仆云：食不得入，是有火也。食入反出，是无火也。此症属中焦，下焦火衰无疑。

吴萸饮　独附丸

妙在吴萸镇厥阴逆气，配入甘温，令震坤合德，土木不害。生附子以百沸汤俟温，浸去盐，日换汤三次。三日外去皮，放地上，四面以砖围，外以炭火烧一时，则附子尽裂，乘热投于姜汁，又如法制之，大抵一斤附子配一斤姜汁，以姜汁干为度，研末蜜丸。以粟米稀粥，送下二钱。

六君类　俱神丹

六君子汤加姜附及附子理中汤之类。

气　喘　第　九

喘促症　治分门

气急而上奔，宜分别而治之。

卤莽辈　只贞元

贞元饮是治血虚而气无所附，以此饮济之、缓之。方中熟地、当归之润，所以济之。甘草之甘，所以缓之。常服调养之剂，非急救之剂也。今医遇元气欲脱上奔之症，每用此饮以速其危，良可浩叹！

阴霾盛　龙雷奔

喘症多属饮病。饮为阴邪，非离照当空，群阴焉能退避，若地黄之类，附和其阴，则阴霾冲逆肆空，饮邪滔天莫救，而龙雷之火，愈因以奔腾矣。

实喘者　痰饮援

喘症之实者，风寒不解，有痰饮而为之援，则咳嗽甚而喘症作矣。

葶苈饮　十枣汤

肺气实而气路闭塞为喘者，以葶苈大枣泻肺汤主之。咳嗽气喘，心下停饮，两胁满痛者，以十枣汤主之。

青龙辈　撤其藩

此方解表，兼能利水，治内外合邪以两撤之。

虚喘者　补而温

虚喘气促，不能接续，脉虚细无力，温补二字宜串看。有以温为补者，有以补为温者，切不可走于贞元一路，留滞痰涎也。

桂苓类　肾气论

仲景云：气短有微饮者，宜从小便去之，桂苓术甘汤主之，肾气丸亦主之。

平冲逆　泄奔豚

冲气上逆，宜小半夏加茯苓汤以降之。奔豚症初起，脐下动气，久则上逆冲心，宜茯苓桂枝甘草大枣汤以安之。

真武剂　治其源

经云：其标在肺，其本在肾。真武汤为治喘之源也。

金水母　主诸坤

肺属金而主上，肾属水而主下，虚喘为天水不交之危候，治病当求其本。须知天水一气，而位乎天水之中者，坤土也。况乎土为金母，金为水母，危笃之症，必以脾胃为主。

六君子　妙难言

六君子汤加五味、干姜、北细辛，为治喘神剂。面肿加杏仁，面热如醉加大黄。此法时师闻之，莫不惊骇，能读《金匮》者，始知予言之不谬也。

他标剂　忘本根

唯黑锡丹镇纳元气，为喘症必用之剂。此外如苏子降气汤、定喘汤及沉香黑铅之类，皆是害人之物。

血症第十

血之道　化中焦

经曰：中焦受气取汁，变化而赤是谓血。

本冲任　中溉浇

血之流溢，并随冲任而行于经络。

温肌腠　外逍遥

血之流溢，并散于脉外而充肌腠皮毛。

六淫逼　经道摇

六淫者，风、寒、暑、湿、燥、火也。经，常也。道，路也。言血所常行之路也，外邪伤之则摇动。

宜表散　麻芍条

外伤宜表散。东垣治一人内蕴虚热，外感大寒而吐血。法仲景麻黄汤加补剂，名麻黄人参芍药汤，一服而愈。

七情病　溢如潮

七情者，喜、怒、哀、惧、爱、恶、欲也。七情之动，出于五志。医书恒谓五脏各有火，五志激之则火动，火动则血随火而溢。然五志受伤既久，则火为虚火，宜以甘温之法治之。

引导法　草姜调

甘草干姜汤，如神，或加五味子二钱。火盛者，加干桑皮三钱、小麦一两。时医因归脾汤有引血归脾之说，谓引血归脾即是归经。试问脾有多大，能容离经之血成斗成盆，尽返而归于内而不裂破乎？市医固无论矣，而以名医自负者，亦蹈此弊，实可痛恨。

温摄法　理中超

理中汤加木香、当归煎服。凡吐血服凉药及滋润益甚，外有寒冷之象者，是阳虚阴走也，必用此方。血得暖则循行经络矣。此法出《仁斋直指》。

凉泻法　令瘀消

火势盛，脉洪有力，寒凉之剂原不可废。但今人于血症每用藕节、黑栀、白及、旧墨之类以止涩之，致留瘀不散，以为咳嗽虚痨之基。金匮泻心汤大黄倍于芩连，为寒以行瘀法。柏叶汤治吐不止，为温以行瘀法。二方为一温一寒之对子。

赤豆散　下血标

粪前下血为近血，《金匮》用当归赤小豆散。

若黄土　实翘翘

粪后下血为远血，《金匮》用黄土汤。

一切血　此方饶

黄土汤，不独粪后下血方也。凡吐血、衄血、大便血、小便血、妇人血崩及血痢久不止，可以统治之。以此方暖中宫土脏，又以寒热之品互佐之，步步合法也。五脏有血，六腑无血。观剖诸兽腹心下夹脊，包络中多血，肝内多血，心、脾、肺、肾中各有血，六腑无血。近时以吐血多者谓为吐胃血，皆耳食昔医之误，凡吐五脏血必死。若吐血、衄血、下血，皆是经络散行之血也。

水肿第十一

水肿病　有阴阳

肿，皮肤肿大。初起目下有形如卧蚕，后渐及于一身，按之即起为水肿，按之陷而不起为气肿。景岳以即起为气，不起为水，究之气行水即行，水滞气亦滞，可以分可以不必分也。只以阴水阳水为分别。

便清利　阴水殃

小便自利，口不渴属寒，名为阴水。

便短缩　阳水伤

小便短缩，口渴，属热，为阳水。

五皮饮　元化方

以皮治皮，不伤中气。方出华元化《中藏经》。

阳水盛　加通防

五皮饮加木通、防己、赤小豆之类。

阴水盛　加桂姜

五皮饮加干姜、肉桂、附子之类。

知实肿　萝枳商

知者，真知其病情，而无两可之见。壮年肿病骤起脉实者，加萝卜子、枳实之类。

知虚肿　参术良

老弱病久，肿渐成，脉虚者，加人参、白术之类。

兼喘促　真武汤

肿甚、小便不利、气喘、尺脉虚者，宜真武汤暖土行水。间用桂苓甘术汤化太阳之气，守服十余剂。继用导水茯苓汤二剂愈。今人只重加味肾气丸，而不知其补助阴气，反溢水邪，不可轻服也。

从俗好　别低昂

已上诸法，皆从俗也。然从俗中而不逾先民之矩矱，亦可以救人。

五水辨　《金匮》详

病有从外感而成者名风水。病从外感而成，其邪已渗入于皮，不在表而在里者名皮水。病有不因于风，由三阴结而成水者名正水。病有阴邪多而沉于下者名石水。病有因风因水伤心郁热名黄汗。《金匮》最详，熟读全书，自得其旨，否则卤莽误事耳。药方中精义颇详，宜细玩之。

补天手　十二方

越婢汤、防己茯苓汤、越婢加白术汤、甘草麻黄汤、麻黄附子汤、杏子汤、蒲灰散、芪芍桂酒汤、桂枝加黄芪汤、桂甘姜枣麻辛附子汤、枳术汤、附方外台防己黄芪汤。

肩斯道　勿炎凉

群言淆乱衷于圣，以斯道为己任，勿与世为浮沉，余有厚望焉。

医学三字经卷二

闽吴航陈念祖修园著

男 元豹道彪古愚
元犀道照灵石 同校

胀满蛊胀第十二 水肿参看

胀为病　辨实虚

胀者，胀之于内也。虚胀误攻则坏，实证误补则增。

气骤滞　七气疏

七气汤能疏通滞气。

满拒按　七物祛

腹满拒按，宜金匮厚朴七物汤，即桂枝汤、小承气汤合用，以两解表里之实邪也。

胀闭痛　三物锄

腹满而痛，若大便实者，宜金匮厚朴三物汤，行气中兼荡实法，以锄其病根。以上言实胀之治法。

若虚胀　且踌躇

仔细诊视，勿轻下药。

中央健　四旁如

喻嘉言云：执中央以运四旁，千古格言。

参竺典　大地舆

土木无忤则为复，《佛经》以风轮主持大地。余于此悟到治胀之源头。

单腹胀　实难除

四肢不肿而腹大如鼓。

山风卦　指南车

《周易》卦象，山风蛊。

《易》中旨　费居诸

《易》曰：蛊，刚上而柔下，巽而止蛊。注：卦变、卦体，刚上柔下，上情高亢而不下接，下情退缩而不上交，两情不相通也。卦德，下巽上止，在下逡巡畏缩，而无敢为之心，在上因循止息，而无必为之志，庶事日以隳也。此言致蛊之由，医者参透此理，亦知蛊病之由。《易》又曰：蛊，元亨而天下治也。利涉大川，往有事也。先甲三日，后甲三日，终则有始天行也。注：当蛊坏之日，有人以治之，以至于元亨，而天下之治，实始于此也。曰利涉大川者，言治蛊之人宜涉险阻以济之。其止也，当矫之以奋发，其巽也，当矫之以刚果，是往有事也。治之之道，必先甲三日以更始，后甲三日以图终，则拨乱反治，乱之终即治之始，终则有始。人事之挽回，即天运之循环天行也。此言治蛊之事，医者参透此理，亦可以治蛊病矣。要知人身中胃属艮卦，不欲其一向苟止；肝属巽卦，不欲其一向卑巽，利涉大川，元亨前大有经济自新，丁宁涉川时大费精神，能具此回天手段，而后无愧为上医。

暑症第十三

伤暑病　动静商

夏月伤暑分动静者，说本东垣。

动而得　热为殃

得于长途赤日，身热如焚，面垢体倦，口渴，脉洪而弱。

六一散　白虎汤

六一散治一切暑症。白虎汤加人参者，以大汗不止，暑伤元气也；加苍术者，治身热足冷，以暑必挟湿也。

静而得　起贪凉

外于高厦凉室，畏热贪凉，受阴暑之气。

恶寒象　热逾常

恶寒与伤寒同，而发热较伤寒倍盛。

心烦辨　切莫忘

虽同伤寒，而心烦以别之，且伤寒脉盛，伤暑脉虚。

香薷饮　有专长

香薷发汗利水，为暑症之专药也。有谓夏月不可用香薷，则香薷将用于何时也。

大顺散　从症方

此治暑天畏热贪凉成病，非治暑也。此舍时从症之方。

生脉散　久服康

此夏月常服之剂，非治病方也。

东垣法　防气伤

暑伤元气，药宜从补，东垣清暑益气汤颇超。

杂说起　道弗彰

已上皆诸家之臆说，而先圣之道反为之晦，若行道人，不可不熟记之，以资顾问。

若精蕴　祖仲师

仲景《伤寒论》《金匮要略·痉湿暍篇》，字字皆精义奥蕴。

太阳病　旨在兹

仲师谓太阳中暍，太阳二字，大眼目也，因人俱认为热邪，故提出太阳二字，以暍醒之。寒暑皆为外邪，中于阳而阳气盛，则寒亦为热；中于阳而阳气虚，则暑亦为寒。若中于阴，无分寒暑，皆为阴症。如酷暑炎热，并无寒邪，反多阴症。总之，邪之中人，随人身之六气、阴阳、虚实而旋转变化，非必伤寒为阴，中暑为阳也。

经脉辨　标本歧

师云：太阳中暍发热者，病太阳而得标阳之气也。恶寒者，病太阳而得本寒之气也。身重而疼痛者，病太阳通体之经也。脉弦细芤迟者，病太阳通体之脉也。小便已洒洒然毛耸、手足逆冷者，病太阳本寒之气不得阳热之化也。小有劳身即热，口开、前板齿燥者，病太阳标阳之化不得阴液之滋也。此太阳中暍，标本经脉皆病。治当助其标本，益其经脉，若妄施汗下温针，则误矣。

临证辨　法外思

愚按：借用麻杏石甘汤治中暑头痛汗出气喘口渴之外症，黄连阿胶鸡子黄汤治心烦不得卧之内症，至柴胡、栀子、承气等汤，俱可取用。师云：渴者与猪苓汤。又云：瘀热在里用麻连轺豆汤，育阴利湿，俱从小便而出。此法外之法，神而明之，存乎其人焉。

方两出　大神奇

暑之中人，随人之阴阳、虚实为旋转变化。如阳脏多火，暑即寓于火之中，为汗出而烦渴，师有白虎加人参之法。如阴脏多湿，暑即伏于湿之内，为身热、疼重、脉微弱，师以夏月伤冷水，水行皮肤所致，指暑病以湿为病，治以一物瓜蒂汤，令水去而湿无所依，而亦解也。

泄泻第十四

湿气胜 五泻成

书云：湿成五泻。

胃苓散 厥功宏

胃苓散暖脾、平胃、利水，为泄泻之要方。

湿而热 连芩程

胃苓散加黄芩、黄连，热甚去桂枝加干葛。

湿而冷 萸附行

胃苓散加吴茱萸、附子之类，腹痛加木香。

湿挟积 曲楂迎

食积加山楂、神曲，酒积加葛根。

虚兼湿 参附苓

胃苓散加人参、附子之类。

脾肾泻 近天明

五鼓以后泻者，肾虚也。泻有定时者，土主信，脾虚也。故名脾肾泻，难治。

四神服 勿纷更

四神丸加白术、人参、干姜、附子、茯苓、罂粟壳之类为丸，久服方效。

恒法外 《内经》精

照此法治而不愈者，宜求之《内经》。

肠脏说 得其情

肠热脏寒，肠寒脏热。《内经》精义，张石顽颇得其解。

泻心类 特丁宁

诸泻心汤张石顽俱借来治泻，与《内经》之旨颇合。详载《医学从众录》。

眩晕第十五

眩晕症 皆属肝

《内经》云：诸风掉眩，皆属于肝。

肝风木 相火干

厥阴为风木之脏，厥阴风木为少阳相火所居。

风火动 两动搏

风与火皆属阳而主动，两动相搏，则为旋转。

头旋转 眼纷繁

此二句，写眩晕之象也。

虚痰火 各分观

仲景主痰饮。丹溪宗河间之说，谓无痰不眩，无火不晕。《内经》云：精虚则眩。又云：肾虚则头重高摇，髓海不足则脑转耳鸣。诸说不同如此。

究其旨 总一般

究其殊途同归之旨，木动则生风，风生而火发，故河间以风火立论也。风生必挟木势而克土，土病则聚液而成痰，故仲景以痰饮立论，丹溪以痰火立论也。究之肾为肝母，肾主藏精，精虚则脑空，脑空则旋转而耳鸣。故《内经》以精虚及髓海不足立论也。言虚者言其病根，言实者言其病象，其实一以贯之也。

痰火亢 大黄安

寸脉滑，按之益坚者，为上实。丹溪用大黄一味，酒炒三遍为末，茶调下一二钱。

上虚甚 鹿茸餐

寸脉大，按之即散者，为上虚，宜鹿茸酒。鹿茸生于头，取其以类相从，且入督脉而通于脑。每用半两酒煎去滓，入麝香少许服。或用补中益气汤及芪术膏之类。此症如钩藤、天麻、菊花之类，俱可为使。

欲下取 求其端

端，头也，谓寻到源头也。欲荣其上，必灌其根，古人有上病取下法。

左归饮 正元丹

左归饮加肉苁蓉、川芎、细辛甚效，

正元丹亦妙。

呕哕吐第十六 呃逆附

呕吐哕　皆属胃

呕字从沤，沤者水也，口中出水而无食也。吐字从土，土者食也，口中吐食而无水也。呕吐者，水与食并出也。哕者，口中有秽味也，又谓之干呕，口中有秽味，未有不干呕也。呃逆者，气冲有声，声短而频也。其病皆属于胃。

二陈加　时医贵

二陈汤倍生姜，安胃降逆药也。寒加丁香、砂仁；热加黄连、鲜竹茹、石斛之类。

玉函经　难仿佛

寒热攻补，一定不移。

小柴胡　少阳谓

寒热往来而呕者，属少阳也。

吴茱萸　平酸味

吴茱萸汤治阳明食谷欲呕者，又治少阴症吐利、手足逆冷、烦躁欲死者，又治干呕吐涎沫者。此症呕吐，多有酸味。

食已吐　胃热沸

食已即吐，其人胃素有热，食复入，两热相冲，不得停留。

黄草汤　下其气

大黄甘草汤治食已即吐。《金匮》云：欲吐者不可下之。又云：食已即吐者，大黄甘草汤下之。何也？曰：病在上而欲吐，宜因而越之。若逆之使下，则必愦乱益甚。若即吐矣，吐而不已，是有升无降，当逆折之。

食不入　火堪畏

王太仆云：食不得入，是有火也。

黄连汤　为经纬

喻嘉言用进退黄连汤，柯韵伯用干姜黄连黄芩人参汤，推之泻心汤亦可借用。

以此数汤为经纬。

若呃逆　代赭汇

代赭旋覆汤治噫气，即治呃逆。若久病呃逆，为胃气将绝，用人参一两，干姜、附子各三钱，丁香、柿蒂各一钱，可救十中之一。

癫狂痫第十七

重阳狂　重阴癫

《内经》云：重阳者狂，重阴者癫。

静阴象　动阳宣

癫者笑哭无时，语言无序，其人常静。狂者詈骂不避亲疏，其人常动。

狂多实　痰宜蠲

蠲除顽痰，滚痰丸加乌梅、朱砂治之，生铁落饮、当归承气汤亦妙。

癫虚发　石补天

磁朱丸是炼石补天手法，骆氏《内经拾遗》用温胆汤。

忽搐搦　痫病然

手足抽掣，猝倒无知，忽作忽止，病有间断，故名曰痫。

五畜状　吐痰涎

肺如犬吠，肝如羊嘶，心如马鸣，脾如牛吼，肾如猪叫，每发必口角流涎。

有生病　历岁年

由母腹中受惊，积久失调，一触而发。病起于有生之初，非年来之新病也。《内经拾遗》用温胆汤，柯韵伯用磁朱丸。

火气亢　芦荟平

火气亢，必以大苦大寒之剂以降之，宜当归芦荟丸。

痰积痼　丹矾穿

丹矾丸能穿入心包络，导其痰涎从大便而出，然不如磁朱丸之妥当。

三症本　厥阴愆

已上治法，时医习用而不效者，未知

其本在于厥阴也。厥阴属风木，与少阳相火同居。厥阴之气逆，则诸气皆逆。气逆则火发，火发则风生。风生则挟木势而害土，土病则聚液而成痰。痰成必归迸入心，为已上诸证。

体用变　标本迁

其本阴，其体热。

伏所主　所因先

伏其所主，先其所因。

收散互　逆从连

或收或散，或逆或从，随所利而行之。

和中气　妙转旋

调其中气，使之和平。

自伏所主至此，其小注俱《内经》本文。转旋，言心手灵活也，其要旨在调其中气二句。中气者，土气也。治肝不应，当取阳明，制其侮也。

悟到此　治立诠

症虽可治，而任之不专，亦无如之何已。

五淋癃闭赤白浊遗精第十八

五淋病　皆热结

淋者，小便痛涩淋沥，欲去不去，欲止不止是也，皆热气结于膀胱。

膏石劳　气与血

石淋下如沙石，膏淋下如膏脂，劳淋从劳力而得，气淋气滞不通、脐下闷痛，血淋瘀血停蓄、茎中割痛。

五淋汤　是秘诀

石淋以此汤煎送发灰、滑石、石首鱼头内石研末。膏淋合萆薢分清饮。气淋加荆芥、香附、生麦芽；不愈，再加升麻或用吐法。劳淋合补中益气汤。血淋加牛膝、郁金、桃仁、入麝香少许温服。

败精淋　加味啜

过服金石药，与老人阳已痿，思色以降其精，以致内败而为淋，宜前汤加萆薢、石菖蒲、菟丝子以导之。

外冷淋　肾气咽

五淋之外，又有冷淋。其症外候恶冷，喜饮热汤，宜加味肾气丸以盐汤咽下。

点滴无　名癃闭

小便点滴不通，与五淋之短缩不同。

气道调　江河决

前汤加化气之药，或吞滋肾丸多效。《孟子》云：若决江河，沛然莫之能御也。引来喻小便之多也。

上窍通　下窍泄

如滴水之器，闭其上而倒悬之，点滴不能下也。去其上闭，而水自通。宜服补中益气汤，再服以手探吐。

外窍开　水源凿

又法：启其外窍，即以开其内窍。麻黄力猛，能通阳气于至阴之地下。肺气主皮毛，配杏仁以降气下达州都，导水必自高原之义也。以前饮加此二味甚效。夏月不敢用麻黄，以苏叶、防风、杏仁等分，水煎服，温覆微汗，水即利矣。虚人以人参、麻黄各一两，水煎服，神效。

分利多　医便错

愈利愈闭矣。

浊又殊　窍道别

淋出溺窍，浊出精窍。

前饮投　精愈涸

水愈利而肾愈虚矣。

肾套谈　理脾恪

治浊只用肾家套药，不效。盖以脾主土，土病湿热下注，则小水浑浊。湿胜于热则为白浊，热胜于湿则为赤浊，湿热去则浊者清矣。

分清饮　佐黄柏

萆薢分清饮加苍术、白术，再加黄柏

苦以燥湿，寒以除热。

心肾方 随补缀

六味汤丸加龙、牡，肾药也。四君子汤加远志，心药也。心肾之药与前饮间服。

若遗精 另有说

与浊病又殊。

有梦遗 龙胆折

有梦而遗，相火旺也。余每以龙胆泻肝汤送下五倍子丸二钱，多效。张石顽云：肝热则火淫于内，魂不内守，故多淫梦失精。又云：多是阴虚阳扰，其作必在黎明阳气发动之时，可以悟矣。妙香散甚佳。

无梦遗 十全设

无梦而遗，是气虚不能摄精，宜十全大补汤加龙骨、牡蛎、莲须、五味子、黄柏，为丸常服。

坎离交 亦不切

时医遇此症，便云心肾不交，用茯神、远志、莲子、枣仁之类，未中病情，皆不切之套方也。

疝气第十九

疝任病 归厥阴

经云：任脉为病，外结七疝，女子带下瘕聚。丹溪专治厥阴者，以肝主筋，又主痛也。

寒筋水 气血寻

寒疝、水疝、筋疝、气疝、血疝。

狐出入 癫顽麻

狐疝：卧则入腹，立则出腹。癫疝：大如升斗，顽麻不痛。

专治气 景岳箴

景岳云：疝而曰气者，病在气也。寒有寒气，热有热气，湿有湿气，逆有逆气，俱当兼用气药也。

五苓散 加减斟

《别录》以此方加川楝子、木通、橘核、木香，通治诸疝。

茴香料 著医林

三层茴香丸治久疝，虽三十年之久，大如栲栳，皆可消散。

痛不已 须洗淋

阴肿核中痛，《千金翼》用雄黄一两、矾石二两、甘草一尺、水一斗，煮二升洗之，如神。

痰饮第二十

痰饮源 水气作

水气上逆，得阳煎熬则稠而成痰，得阴凝聚则稀而成饮。然水归于肾，而受制于脾，治者必以脾肾为主。

燥湿分 治痰略

方书支离不可听。只以燥湿为辨，燥痰宜润肺，湿痰宜温脾，握要之法也。宜参之"虚痨"、"咳嗽"等篇。或老痰宜王节斋化痰丸，实痰怪症宜滚痰丸之类。

四饮名 宜斟酌

《金匮》云：其人素盛今瘦，水走肠间，沥沥有声，谓之痰饮。注：即今之久咳痰喘是也。饮后水流在胁下，咳唾引痛，谓之悬饮。注：即今之停饮胁痛症也。饮水流行，归于四肢，当汗出而不汗出，身体疼重，谓之溢饮。注：即今之风水、水肿症也。咳逆倚息，气短不得卧，其形如肿，谓之支饮。注：即今之停饮喘满不得卧症也。又支饮，偏而不中正也。

参五脏 细量度

四饮犹未尽饮邪之为病也。凡五脏有偏虚之处，而饮留之。言脏不及腑者，腑属阳，在腑则行矣。《金匮》曰：水在心，心下坚筑短气，恶水不欲饮。水在肺，吐涎沫，欲饮水。水在脾，少气，身重。水在肝，胁下支满，嚏而痛。水在肾，心下悸。

补和攻　视强弱

宜补，宜攻，宜和，视乎病情，亦视乎人之本体强弱而施治也。

十六方　各凿凿

苓桂术甘汤、肾气丸、甘遂半夏汤、十枣汤、大青龙汤、小青龙汤、木防己汤、木防己加茯苓芒硝汤、泽泻汤、厚朴大黄汤、葶苈大枣泻肺汤、小半夏汤、己椒葶苈丸、小半夏加茯苓汤、五苓散、附外台茯苓饮。

温药和　博返约

《金匮》云：病痰饮者，当以温药和之。忽揭出温药和之四字，即金针之度也。盖痰饮，水病也，水归于肾，而受制于脾；欲水由地中行而归其壑者，非用温药以化气不可也；欲水不泛溢而筑以堤防者，非用温药以补脾不可也。如苓桂术甘汤、肾气丸、小半夏汤、五苓散之类，皆温药也。即如十枣汤之十枚大枣，甘遂半夏汤之半升白蜜，木防己汤之参、桂，葶苈汤之大枣，亦寓温和之意。至于攻下之法，不过一时之权宜，而始终不可离温药之旨也。

阴霾除　阳光灼

饮为阴邪，必使离照当空，而群阴方能退散。余每用参苓术附加生姜汁之类取效。

滋润流　时医错

方中若杂以地黄、麦冬、五味附和其阴，则阴霾冲逆肆空，饮邪滔天莫救矣。即肾气丸亦宜慎用。

真武汤　水归壑

方中以茯苓之淡以导之，白术之燥以制之，生姜之辛以行之，白芍之苦以泄之，得附子本经之药，领之以归其壑。

白散方　窥秘钥

《三因》白散之妙，喻嘉言解之甚详。见于《医门法律·中风门》。

消渴第二十一

消渴症　津液干

口渴不止为上消，治以人参白虎汤。食入即饥为中消，治以调胃承气汤。饮一溲一小便如膏为下消，治以肾气丸。其实皆津液干之病也，赵养葵变其治法。

七味饮　一服安

赵养葵云：消渴症无分上、中、下，但见大渴、大燥，须六味丸料一斤、肉桂一两、五味子一两，水煎六七碗。恣意冷饮之，睡熟而渴如失矣。白虎、承气汤皆非所治也。

《金匮》法　别三般

能食而渴者，重在二阳论治。以手太阳主津液，足太阳主血也。饮一溲一者，重在少阴论治。以肾气虚不能收摄，则水直下趋，肾气虚不能蒸动，则水不能上济也。不能食而气冲者，重在厥阴论治。以一身中唯肝火最横，燔灼无忌，耗伤津液，而为消渴也。《金匮》论消渴，开口即揭此旨，以补《内经》之未及，不必疑其错简也。

二阳病　治多端

劳伤荣卫，渐郁而为热者，炙甘草汤可用，喻嘉言清燥汤即此汤变甘温为甘寒之用也。热气蒸胸者，人参白虎汤可用，金匮麦门冬汤即此汤变甘寒而为甘平之用也。消谷大坚者，麻仁丸加当归、甘草、人参可用，妙在滋液之中攻其坚也。盖坚则不能消水，如以水投石，水去而石自若也。消症属火，内郁之火本足以消水，所饮之水本足以济渴。只缘胃中坚燥，全不受水之浸润，转以火热之势，急走膀胱，故小便愈数而愈坚，愈坚而愈消矣。此论本喻嘉言，最精。

少阴病　肾气寒

饮水多小便少名上消，食谷多而大便坚名食消，亦名中消，上中二消属热。唯下消症饮一溲一，中无火化，可知肾气之寒也，故用肾气丸。

厥阴病　乌梅丸

方中甘、辛、苦、酸并用。甘以缓之，所以遂肝之志也。辛以散之，所以悦肝之神也。苦以降之，则逆上之火顺而下行矣。酸以收之，以还其曲直作酸之本性，则率性而行所无事矣。故此丸为厥阴症之总剂。治此症除此丸外，皆不用苦药，恐苦以火化也。

变通妙　燥热餐

有脾不能为胃行其津液，肺不能通调水道而为消渴者，人但知以清润治之，而不知脾喜燥而肺恶寒。试观泄泻者必渴，此因水津不能上输而惟下泄故尔。以燥脾之药治之，水液上升即不渴矣。余每用理中丸汤倍白术加栝楼根，神效。

伤寒温疫第二十二

伤寒病　极变迁

太阳主一身之表，司寒水之经。凡病自外来者，皆谓伤寒，非寒热之寒也。变迁者，或三阳、或三阴、或寒化、或热化，及转属、合并之异。

六经法　有真传

太阳寒水，其经主表，编中备发汗诸法。阳明燥金，其经主里，编中备攻里诸法。少阳相火，其经居表里之界，所谓阳枢也，编中备和解诸法。太阴湿土，纯阴而主寒，编中备温补诸法。少阴君火，标本寒热不同，所谓阴枢也，编中寒热二法并立。厥阴风木，木中有火而主热，编中备清火诸法。虽太阳亦有里症，阳明亦有表症，太阴亦有热症，厥阴亦有寒症，而提纲却不在此也。

头项病　太阳编

三阳俱主表，而太阳为表中之表也。论以头痛、项强、发热、恶寒为提纲，有汗宜桂枝汤，无汗宜麻黄汤。

胃家实　阳明编

阳明为表中之里，主里实症，宜三承气汤。论以胃家实为提纲。又鼻干、目痛、不眠为经病。若恶寒、头痛，为未离太阳。审其有汗、无汗，用桂枝、麻黄法。无头痛、恶寒，但见壮热、自汗、口渴，为已离太阳，宜白虎汤。仲景提纲不以此者，凡解表诸法求之太阳，攻里诸法求之阳明，立法之严也。

眩苦呕　少阳编

少阳居太阳阳明之界，谓之阳枢，寒热相杂。若寒热往来于外，为胸胁满烦，宜大小柴胡汤。若寒热互搏于中，呕吐腹痛，宜黄连汤。痞满呕逆，宜半夏泻心汤。拒格食不入，宜干姜黄连人参汤。若邪全入于胆腑，下攻于脾为自利，宜黄芩汤。上逆于胃，利又兼呕，宜黄芩加半夏生姜汤。论以口苦、咽干、目眩为提纲。

吐利痛　太阴编

太阴温土，为纯阴之脏，从寒化者多，从热化者少，此经主寒症而言，宜理中汤、四逆汤为主，第原本为王叔和所乱耳。论以腹中满、吐食、自利不渴、手足自温、腹时痛为提纲。

但欲寐　少阴编

少阴居太阴厥阴之界，谓之阴枢，有寒有热。论以脉微细、但欲寐为提纲。寒用麻黄附子细辛汤、麻黄附子甘草汤及白通汤、通脉四逆汤。热用猪苓汤、黄连鸡子黄汤及大承气汤诸法。

吐蛔渴　厥阴编

厥阴，阴之尽也。阴尽阳生，且属风

木，木中有火，主热症而言。论以消渴、气上冲心、心中疼热、饥不欲食、食则吐蛔、下之利不止为提纲，乌梅丸主之。自利下重饮水者，白头翁汤主之。凡一切宜发表法，备之太阳。一切宜攻里法，备之阳明。一切宜和解法，备之少阳。一切宜温补法，备之太阴。一切宜寒凉法，备之厥阴。一切寒热兼用法，备之少阴。此仲景《伤寒论》之六经与《内经·热病论》之六经不同也。

长沙论　叹高坚

仰之弥高，钻之弥坚。

存津液　是真诠

存津液是全书宗旨，善读书者，读于无字处。如桂枝汤甘温以解肌养液也；即麻黄汤直入皮毛，不加姜之辛热，枣之甘壅，以外治外，不伤营气，亦养液也；承气汤急下之，不使邪火灼阴，亦养液也；即麻黄附子细辛汤用附子以固少阴之根，令津液内守，不随汗涣，亦养液也；麻黄附子甘草汤以甘草易细辛，缓麻黄于中焦，取水谷之津而为汗，毫不伤阴，更养液也。推之理中汤、五苓散，必啜粥饮。小柴胡汤、吴茱萸汤皆用人参，何一而非养液之法乎？

汗吐下　温清悬

在表宜汗，在胸膈宜吐，在里宜下。寒者温之，热者清之。

补贵当　方而圆

虚则补之。合上为六法。曰方而圆者，言一部《伤寒论》全是活法。

规矩废　甚于今

自王叔和而后，注家多误。然亦是非参半，今则不知《伤寒论》为何物，规矩尽废矣。

二陈尚　九味寻

人皆曰二陈汤为发汗平稳之剂，而不知茯苓之渗，半夏之涩，皆能留邪生热，

变成谵语、不便等症。人皆曰九味羌活汤视麻桂二汤较妥，而不知太阳病重，须防侵入少阴。此方中有芩、地之苦寒，服之不汗，恐苦寒陷入少阴，变成脉沉细但欲寐之症；服之得汗，恐苦寒戕伐肾阳，阳虚不能内固，变成遂漏不止之症。时医喜用此方，其亦知此方之流弊，害人匪浅也。

香苏外　平胃临

香苏饮力量太薄，不能驱邪尽出，恐余邪之传变多端。平胃散为燥湿消导之剂，仲景从无燥药发汗之法。且外邪未去，更无先攻其内法。

汗源涸　耗真阴

阴者，阳之家也。桂枝汤之芍药及啜粥，俱是滋阴以救汗源。麻黄汤之用甘草与不啜粥，亦是保阴以救汗源。景岳误认其旨，每用归、地，贻害不少。

邪传变　病日深

治之得法，无不即愈。若逆症、坏症、过经不愈之症，皆误治所致也。

目击者　实痛心

人之死于病者少，死于药者多。今行道人先学利口，即以此药杀人，即以此药得名，是可慨也。吾知其殃在子孙。

医医法　脑后针

闻前辈云，医人先当医医。以一医而治千万人，不过千万人计耳。救一医便救千万人，救千万医便救天下后世无量恒河沙数人耳。余所以于医者脑后，痛下一针。

若温疫　治相侔

四时不正之气，及方土异气，病人秽气，感而成病，则为瘟疫。虽有从经络入、从口鼻入之分，而见证亦以六经为据，与伤寒同。

通圣散　两解求

仲师于太阳条，独揭出发热不恶寒而

渴为温病，是遵《内经》人伤于寒，则为
热病；冬伤于寒，春必病温；先夏至日为
病温，后夏至日为病暑之三说也。初时用
麻杏石甘汤，在经用白虎加人参汤，入里
用承气汤及太阴之茵陈蒿汤，少阴之黄连
阿胶汤、猪苓汤，厥阴之白头翁汤等，皆
其要药，究与瘟疫之病不同也。瘟疫之
病，皆新感乖戾之气而发，初起若兼恶寒
者，邪从经络入，用人参败毒散为匡正托
邪法。初起若兼胸满口吐黄涎者，邪从口
鼻入，用藿香正气散为辛香解秽法。唯防
风通圣散面面周到，即初起未必内实，而
方中之硝、黄，别有妙用，从无陷邪之
害。若读仲师书死于句下者，闻之无不咋
舌，而不知其有利无弊也。

六法备　汗为尤

汗、吐、下、温、清、补，为治伤寒
之六法。六法中唯取汗为要，以瘟疫得汗
则生，不得汗则死。汗期以七日为准，如
七日无汗，再俟七日以汗之。又参论中圣
法，以吐之、下之、温之、清之、补之，
皆所以求其汗也。详于《时方妙用》中。

达原饮　昧其由

吴又可谓病在膜原，以达原饮为首
方，创异说以欺人，实昧其病由也。

司命者　勿逐流

医为人之司命，熟读仲圣书而兼临证
之多者，自有定识，切不可随波逐流。

妇人经产杂病第二十三

妇人病　四物良

与男子同，唯经前产后异耳。《济阴
纲目》以四物汤加香附、炙草为主，凡经
前产后，俱以此出入加减。

月信准　体自康

经水一月一至，不愆其期，故名月
信。经调则体自康。

渐早至　药宜凉

血海有热也，宜加味四物汤加续断、
地榆、黄芩、黄连之类。

渐迟至　重桂姜

血海有寒也，宜加味四物汤加干姜、
肉桂之类，甚加附子。

错杂至　气血伤

经来或早或迟不一者，气血虚而经乱
也，宜前汤加人参、白术、黄芪之类。

归脾法　主二阳

《内经》云：二阳之病发心脾，有不
得隐曲，为女子不月，宜归脾汤。

兼郁结　逍遥长

郁气伤肝，思虑伤脾，宜加味逍遥
散。

种子者　即此详

种子必调经，以归脾汤治其源，以逍
遥散治其流，并已上诸法皆妙，不必他
求。唯妇人体肥厚者，恐子宫脂满，另用
二陈汤加川芎、香附为丸。

经闭塞　禁地黄

闭塞脉实，小腹胀痛，与二阳病女子
不月者不同。虽四物汤为妇科所不禁，而
经闭及积瘀实症，宜去地黄之濡滞，恐其
护蓄，血不行也。加醋炒大黄二钱、桂枝
一钱、桃仁二钱，服五六剂。

孕三月　六君尝

得孕三月之内，多有呕吐、不食，名
恶阻，宜六君子汤。俗疑半夏碍胎，而不
知仲师惯用之妙品也。高鼓峰云：半夏合
参术为安胎、止呕、进食之上药。

安胎法　寒热商

四物汤去川芎为主，热加黄芩、白
术、续断，寒加艾叶、阿胶、杜仲、白
术。大抵胎气不安，虚寒者多。庸医以胎
火二字惑人，误人无算。

难产者　保生方

横生倒产、浆水太早、交骨不开等

症，宜保生无忧散。

开交骨　归芎乡

交骨不开，阴虚故也。宜加味芎归汤。

血大下　补血汤

胎，犹舟也。血，犹水也。水满则舟浮。血下太早，则干涸而胎阻矣，宜当归补血汤加附子三钱。欲气旺则血可速生，且欲气旺而推送有力，加附子者取其性急，加酒所以速芪、归之用也。保生无忧散治浆水未行，此方治浆水过多，加味归芎汤治交骨不开。三方鼎峙，不可不知。

脚小指　艾火炀

张文仲治妇人横产手先出，诸般符[①]药不效，以艾火如小麦大，灸产妇右脚小指头尖，下火立产。

胎衣阻　失笑匡

胎衣不下，宜以醋汤送失笑散三钱，即下。

产后病　生化将

时医相传云：生化汤加减，治产后百病。若非由于停瘀而误用之，则外邪反入于血室，中气反因以受伤，危症蜂起矣。慎之，慎之。

合诸说　俱平常

已上相沿之套法，轻病可愈，治重病则不效。

资顾问　亦勿忘

商治时不与众医谈到此法，反为其所笑。

精而密　长沙室

《金匮要略》第二十卷、第二十一卷、第二十二卷，义精而法密。

妊娠篇　丸散七

《妊娠篇》凡十方：丸散居七，汤居三。盖以汤者，荡也。妊娠以安胎为主，攻补俱不宜骤，故缓以图之，即此是法。

桂枝汤　列第一

此汤表症得之为解肌和营卫，内症得之为化气调阴阳，今人只知为伤寒首方。此于"妊娠篇"列为第一方，以喝醒千百庸医之梦，亦即是法。师云：妇人得平脉，阴脉小弱，其人渴不能食，无寒热，名妊娠，桂枝汤主之。注：阴搏阳别为有子，今反云阴脉弱小，是孕只两月，蚀下焦之气，不能作盛势也，过此则不然。妊娠初得，上下本无病，因子室有凝，气溢上下，故但以芍药一味固其阴气，使不得上溢，以桂、姜、甘、枣扶上焦之阳，而和其胃气，但令上焦之阳气充，能御相侵之阴气足矣。未尝治病，正所以治病也。

附半姜　功超轶

时医以半夏、附子坠胎不用。干姜亦疑其热而罕用之，而不知附子补命门之火以保胎，半夏和胃气以安胎，干姜暖土脏使胎易长。俗子不知。

内十方　皆法律

桂枝汤治妊娠，附子汤治腹痛少腹如扇，茯苓桂枝丸治三月余漏下、动在脐上为癥痼，当归芍药散治怀妊腹中疞痛，干姜人参半夏丸治妊娠呕吐不止，当归贝母苦参丸治妊娠小便难，当归散妊娠常服，白术散妊娠养胎，方方超妙，用之如神。惟妊娠有水气、身重、小便不利、恶寒、起即头眩，用葵子茯苓散不能无疑。

产后篇　有神术

共九方。

小柴胡　首特笔

妊娠以桂枝汤为第一方，产后以小柴胡汤为第一方，即此是法。新产妇人有三病：一者病痉，二者病郁冒，三者大便难。产妇郁冒、脉微弱、呕不能食、大便反坚、但头汗出者，以小柴胡汤主之。

竹叶汤　风痉疾

---

① 符：宝庆经元书局本作"服"。

《金匮》云：产后中风、发热、面正赤、喘而头痛，竹叶汤主之。钱院使注云：中风之下，当有病痉者三字。按：庸医于此症，以生化汤加姜、桂、荆芥、益母草之类，杀人无算。

阳旦汤　功与匹

即桂枝汤增桂加附子，《活人》以桂枝汤加黄芩者误也。风乘火势，火借风威，灼筋而成痉，宜竹叶汤。若数日之久，恶寒症尚在，则为寒风，宜此汤。二汤为一热一寒之对子。师云：产后风续续数十日不解，头微痛、恶寒、时时有热、心下闷、干呕，汗出虽久，阳旦证续在者，可与阳旦汤。

腹痛条　须详悉

此下八句，皆言腹痛不同，用方各异。

羊肉汤　疗痛谦

疗痛者，痛之缓也，为虚症。

痛满烦　求枳实

满烦不得卧，里实也，宜枳实芍药散。二味无奇，妙在以麦粥下之。

着脐痛　下瘀吉

腹中有瘀血，著于脐下而痛，宜下瘀血汤。

痛而烦　里热窒

小腹痛虽为停瘀，而不大便，日晡烦躁、谵语，非停瘀专症也。血因热裹而不行，非血自结于下，但攻其瘀而可愈也。《金匮》以大承气汤攻热。

攻凉施　毋固必

攻有大承气汤，凉有竹皮大丸、白头翁加甘草阿胶汤。《金匮》云：病解能食，七八日更发热者，此为胃实，大承气汤主之。又云：妇人乳中虚，烦乱呕逆，安中益气，竹皮大丸主之。又云：产后下利虚极，白头翁加甘草阿胶汤主之。读此，则知丹溪产后以大补气血为主，余以未治之

说，为大谬也。

杂病门　还熟读

《金匮》妇人杂病，以因虚、积冷、结气六气为纲，至末段谓千变万端，总出于阴阳虚实。而独以弦紧为言者，以经阻之始，大概属寒，气结则为弦，寒甚则为紧，以此为主，而参之兼脉可也。

二十方　效俱速
随证详　难悉录
唯温经　带下服

十二癥、九痛、七害、五伤、三痼，共三十六种。因经致病，统名曰带下。言病在带脉，非近时赤白带下之说也。温经汤治妇人年五十，前阴下血、暮发热、手掌烦热，腹痛、口干云云。其功实不止此也。

甘麦汤　脏躁服

《金匮》云：妇人脏躁，悲伤欲哭，象如神灵所作，数欠伸，甘麦大枣汤主之。

药到咽　效可卜

闽中诸医，因余用此数方奇效，每缮录于读本之后，亦医风之将转也。余日望之。

道中人　须造福

小儿第二十四

小儿病　多伤寒

喻嘉言曰：方书谓小儿八岁以前无伤寒，此胡言也。小儿不耐伤寒，初传太阳一经，早已身强、多汗、筋脉牵动、人事昏沉，势已极于本经，误药即死，无由见其传经，所以谓其无伤寒也。俗云惊风皆是。

稚阳体　邪易干

时医以稚阳为纯阳，生死关头，开手便错。

凡发热　太阳视

太阳主身之表，小儿腠理未密，最易受邪。其症头痛、项强、发热、恶寒等，小儿不能自明，唯发热一扪可见。

热未已　变多端

喻嘉言云：以其头摇手动也，而立抽掣之名；以其卒口噤、脚挛急也，而立目斜、心乱、搐搦之名；以其脊强背反也，而立角弓反张之名；造出种种不通名目，谓为惊风。而用攻痰、镇惊、清热之药，投之立死矣。不知太阳之脉起于目内眦，上额交巅入脑，还出别下项，夹脊抵腰中，是以见上诸症。当时若以桂枝汤照法服之，则无余事矣。过此失治，则变为痉症。无汗用桂枝加葛根汤，有汗用桂枝加栝蒌根汤，此太阳而兼阳明之治也。抑或寒热往来，多呕，以桂枝汤合小柴胡汤或单用小柴胡汤，此太阳而兼少阳之治也。

太阳外　仔细看

喻嘉言云：三日即愈为贵，若待经尽方解，必不能耐矣。然亦有耐得去而传他经者，亦有即时见他经之症者，宜细认之。

遵法治　危而安

遵六经提纲之法而求之，详于《伤寒论》。

若吐泻　求太阴

太阴病以吐食、自利、不渴、手足自温、腹时痛为提纲，以理中汤主之。

吐泻甚　变风淫

吐泻不止，则土虚而木邪乘之。《左传》云：风淫末疾。末，四肢之末也。即抽掣挛急之象。

慢脾说　即此寻

世谓慢脾风多死，而不知即太阴伤寒也。有初时即伤于太阴者，有渐次传入太阴者，有误用神曲、麦芽、山楂、莱菔子、枳壳、葶苈、大黄、瓜蒌、胆南星等

药陷入太阴者。即入太阴，其治同也。如吐泻后，冷汗不止，手足厥逆，理中汤加入附子，或通脉四逆汤、白通汤佐之，此太阴而兼少阴之治也。如吐泻手足厥冷，烦躁欲死，不吐食而吐涎沫，服理中汤不应，宜吴茱萸汤佐之，此太阴而兼厥阴之治也。若三阴热化之证，如太阴腹时痛时止，用桂枝加芍药汤。大便实而痛，用桂枝加大黄汤。少阴之咳而呕渴、心烦不得眠，宜猪苓汤。心中烦、不得卧，宜黄连阿胶汤。厥阴之消渴、气冲、吐蛔、下利，宜乌梅丸。下利后重、喜饮水，用白头翁汤等症亦间有之。熟《伤寒论》者自知，而提纲不在此也。

阴阳证　二太擒

三阳独取太阳，三阴独取太阴，擒贼先擒王之手段也。太阳、阳明、少阳为三阳，太阴、少阴、厥阴为三阴。

千古秘　理蕴深

喻嘉言通禅理，后得异人所授，独得千古之秘。胡卣臣曰：习幼科者，能虚心领会，便可免乎殃咎，若骇为异说，则造孽无极矣。

即痘疹　此传心

痘为先天之毒，伏于命门，因感外邪而发。初起时用桂枝汤等，从太阳以化其气，气化则毒不留，自无一切郁热诸症，何用服连翘、紫草、牛蒡、生地、犀角、石膏、芩、连诸药，以致寒中变症乎？及报点已齐后，冀其浆满，易于结痂而愈，当求之太阴，用理中汤等补中宫土气，以为成浆脱痂之本，亦不赖保元汤及鹿茸、人乳、糯米、桂圆之力也。若用毒药取浆，先损中宫土气，浆何由成？误人不少！此古今痘书所未言，唯张隐庵《侣山堂类辩》微露其机于言外，殆重其道而不敢轻泄欤？疹症视痘症稍轻，亦须知此法。高士宗《医学真传》有桂枝汤加金银

花、紫草法。

谁同志　度金针

附敷药拔风害人说

《金匮》云：人得风气以生长。此一语最精，风即气也。人在风中而不见风，犹鱼在水中而不见水，鼻息出入，顷刻离风即死。但风静即为养人之和风，风动即为杀人之邪风。若大人之中风、小儿之惊风、卒倒、抽掣、角弓反张、目上视、口流涎，皆风动之象，即气之乘也。医者宜化邪风为和风，即所以除邪气而匡正气。闽中市医，遇小儿诸病及惊痫危症，以蓖麻子、巴豆、南星、莱菔子、全蝎、大黄、急性子、皂角为末，加樗皮、冰片、麝香，以香油或白蜜，或姜、葱汁调，敷于囟门以及胸中、脐中、足心，为拔风法。秘其方以射利，十敷十死。既死而仍不归怨之者，以为外敷之法，不妨姑试，俟未效而即去之，似不为害。而不知一敷之后，元气为其拔散，即揭去其药，而既散之气，永不能使之复聚矣。况囟门为元阳之会，胸中为宗气之宅，脐中为性命之根，足心为肾脉之本，皆不可轻动。昔人以附子、海狗肾补药敷于脐中而蒸之，名医犹且戒其勿用，况大伤人之物乎？凡以保赤为心者，宜共攻此法。而又惑于急惊、慢惊、食积之说，预用羌活、独活、防风、秦艽、前胡、赤芍、钩藤钩、荆芥、天麻、厚朴、神曲、山楂、苍术、胆星、葶苈子、莱菔子、贝母、牛黄、朱砂、天竺黄、枳壳、杏仁、石菖蒲、甘草，或合为一方，或分为二三方者，亦五十步笑百步耳。

医学三字经卷三

闽吴航陈念祖修园著

男　元豹道彪古愚
　　元犀道照灵石　同校

中风方

小续命汤《千金》　中风总方。

麻黄去节根　人参　黄芩　川芎　白芍　炙草　杏仁　防己　桂枝　防风各一钱　附子五分,炮

加生姜三片,水二杯半,先煎麻黄至二杯,入诸药,煎八分服。

古今录验续命汤　治中风风痱,身体不能自收持,口不言,昏冒不知痛处,或拘急不能转侧。方出《金匮》附方。

麻黄　桂枝　当归　人参　石膏　干姜　甘草各三钱　川芎一钱五分　杏仁十三粒,又一粒取三分之一

水三杯,煎一杯,温服。当小汗,薄覆脊凭几,汗出则愈。不汗更服,无所禁,勿当风。并治但伏不得卧,咳逆上气,面目浮肿。

三化汤　治热风中脏,大便不通。

大黄　羌活　枳壳各三钱

水二杯,煎八分服。

稀涎散　治中风口噤,并治单蛾、双蛾。

巴豆六枚,每枚分作两片　牙皂三钱,切明矾一两

先将矾化开,却入二味搅匀,待矾枯为末,每用三分吹喉中。痰盛者灯心汤下五分,在喉即吐,在膈即下。

参附汤　元气暴脱,以此方急回其阳,可救十中一二。

人参一两　附子五钱

水二杯半,煎八分服。此汤治肾气脱。以人参换白术,名术附汤,治脾气脱。换黄芪名芪附汤,治卫气脱。换当归名归附汤,治营气脱。

三生饮　治寒风中脏,四肢厥冷,痰涎上涌。

生乌头二钱　生南星三钱　生附子一钱　木香五分　生姜五片

水二杯,煎七分。薛氏用人参一两,煎汤半杯调服。

防风通圣散　治热风卒中,外而经络手足瘫痪,内而脏腑二便闭塞,用此两解之。较之三化汤较妥,亦为类中风实火治法。所用表药,火郁发之之义也;所用下药,釜下抽薪之义也。

防风　荆芥　连翘　麻黄　薄荷　川芎　当归　白芍　白术　山栀　大黄　芒硝各五分　黄芩　石膏　桔梗各一钱　甘草二钱滑石三钱

水二杯,加生姜三片,煎八分服。自利去硝、黄。自汗去麻黄加桂枝。涎嗽加

半夏、五味。

地黄饮子　治类中风肾虚火不归源，舌强不能言，足废不能行。类中风虚火治法。

熟地　山茱肉　远志　巴戟天　石斛　石菖蒲　五味子　肉苁蓉洗　肉桂　麦冬　附子　茯苓各三钱

加薄荷叶七叶，水二杯，煎八分服。此方法在轻煎，不令诸药之味尽出。其性厚重，以镇诸逆；其气味轻清，速走诸窍也。

补中益气汤　治劳役饥饱过度，致伤元气，气虚而风中之。此类中风气中虚证，更有七气上逆，亦名气中，宜越鞠丸之类。

炙芪二钱　人参　白术炒　当归各一钱　炙草　陈皮各五分　升麻　柴胡各三分

加生姜三片，大枣二枚，水二杯，煎八分服。

二陈汤　痰饮通剂。

陈皮一钱五分　半夏　茯苓各三钱　炙草一钱

加生姜三片，水三杯，煎七分服。加白术一钱，苍术二钱，竹沥四汤匙，生姜汁二汤匙，名加味二陈汤，治类中风痰中证。亦名湿中，以湿生痰也。加枳实、胆南星、竹茹，名涤痰汤。

加味六君子汤　治中风王道之剂。方见"隔食"。

加麦冬三钱为君，附子一钱为使，再调入竹沥五钱，生姜汁二钱，以行经络之痰，久服自愈。

资寿解语汤喻嘉言　治中风脾缓，舌强不语，半身不遂，与地黄饮子同意。但彼重在肾，此重在脾。

防风　附子　天麻　枣仁各二钱　羚角　肉桂各八分　羌活　甘草各五分

水二杯，煎八分，入竹沥五钱，姜汁

二钱五分服。

喻嘉言治肾气不荣于舌本，加枸杞、首乌、生地、菊花、天冬、石菖蒲、元参。

侯氏黑散《金匮》　治大风四肢烦重，心中恶寒不足者。《外台》治风癫。

菊花四两　白术　防风各一两　桔梗八钱　细辛　茯苓　牡蛎　人参　矾石　当归　川芎　干姜　桂枝各三钱　黄芩五钱

上十四味，杵为散，酒服方寸匕约有八分，余每用一钱五分。日二服，温酒调服。忌一切鱼肉、大蒜，宜常冷食，六十日止，热即下矣。

风引汤《金匮》　除热瘫痫。治大人风引，少小惊痫瘛疭，日数十发。

大黄　干姜　龙骨各一两　桂枝一两五钱　甘草　牡蛎各一两　寒水石　赤石脂　滑石　紫石英　白石脂　石膏各三两

上十二味，研末粗筛，用韦布盛之。取三指约六七钱零，井花水一杯，煎七分，温服。按：干姜宜减半。

附录中风俗方杀人以示戒

俗传中风方　风症以攻痰为大戒，凡人将死之顷，皆痰声漉漉，不独中风一症。元阳无主，一身之津血俱化为痰，欲攻尽其痰，是欲攻尽其津血也。故寻此以为戒。

胆南星寒腻大伤胃气，且能痰入于心包、肝、胆以成痼痰。制一二次者力尚轻，若九制则为害愈酷　枳壳耗散元气，痰盛得此。暂开少顷，旋而中气大伤，痰涎如涌　石菖蒲能开心窍，心窍开则痰涎直入其中，永无出路　半夏此药虽能降逆开结，但与胆星同用，未免助纣为虐　秦艽　羌活　钩钩藤　天麻　防风以上六味虽风证所不忌，但无要药以主持之，亦徒成糟粕无用之物　天竺黄真者难得，然亦治火痰之标品　僵蚕虽祛风之正药，但力薄不足恃　牛黄虽为风痰之妙药，然与胆南星、石菖蒲、枳壳同用，则反引痰火于心窍，驱之弗出矣。

竹沥以姜汁和之，虽能驱经络之痰，而与胆星等同用，不得中气之输布，反致寒中败胃之患。甘草虽为元老之才，但与诸药同用，小人道长，君子道消，亦无如之何矣。

以上诸品，或作一方，或分作二三方。患者误服之，轻者致重，重者即死；即幸免于死，亦必变为痴呆及偏枯无用之人矣，戒之！戒之！

虚 痨 方

归脾汤 此方补养后天第一药。治食少、不眠、怔忡，吐血下血，大便或溏或秘，妄梦健忘，七情所伤，遗精带浊，及女子不月等证。

炙芪三钱 人参 白术蒸 枣仁炒黑 当归身 伏神 龙眼肉各二钱 木香五分 炙草一钱 远志五分，去心

水三杯，煎八分，温服。高鼓峰去木香加白芍一钱五分，甚妙。咳嗽加麦冬二钱，五味七分。郁气加贝母二钱。脾虚发热加丹皮、栀子。

六味地黄丸 壮水之主，以制阳光。凡一切吐血、下血、咳嗽、不眠、骨蒸、遗精、淋浊，属于阴虚者，无不统治之。

熟地八两 山茱萸 怀山药各四两 丹皮 茯苓 泽泻各三两

研末，炼蜜为丸，如桐子大，晒干。每服三钱，淡盐汤送下，一日两服。加五味子名都气丸。加麦冬名八仙长寿丸，治咳嗽。本方减两为钱，水煎服，名六味地黄汤。

八味地黄丸 益火之源，以消阴翳。治腰膝无力，饮食不进，肿胀疝瘕，阳痿遗精带浊，属于元阳虚者，无不统治之。即六味丸加附子、肉桂各一两。本方去附子名七味丸，能引火归源。本方去附子加五味子名加减八味丸，治大渴不止。本方加牛膝、车前子，名济生肾气丸，俗名金匮肾气丸，治水肿喘促。本方减两为钱，水煎服，名八味汤。

小建中汤 仲景 此方为治虚痨第一方，今人不讲久矣！凡痨证必有蒸热，此方有姜桂以扶心阳，犹太阳一出，则爝火无光，即退热法也。凡痨证必饮食日少，此方温脾，即进食法也。凡痨证必咳嗽，此方补土以生金，即治嗽法也。凡痨证多属肾虚，此方补脾以输精及肾，所谓精生于谷也。今人不能读仲景书，反敢侮谤圣法，徒知生脉、六味、八味、归脾、补中，及款冬、贝母、玉竹、百合、苏陈酱、地黄炭之类，互服至死，诚可痛恨！

生白芍三钱 桂枝一钱五分 炙草一钱 加生姜一钱五分，大枣二枚，水二杯，煎八分，入饴糖三钱五分烊服。加黄芪二钱名黄芪建中汤，治虚痨诸不足。饱闷者去大枣加茯苓二钱，气逆者加半夏一钱五分。此方人参、当归、白术，俱随宜加之。

金匮炙甘草汤 肺燥、肺痿、咽痛、脉代等症。

生地四钱 桂枝木一钱 阿胶一钱五分 炙草二钱 人参一钱 麦冬二钱五分 枣仁原方火麻仁一钱五分

加生姜一钱，大枣二枚，水一杯，酒半杯，煎八分服。

喻嘉言清燥救肺汤 治燥气郁而成痨。

桑叶经霜者，去蒂，三钱 人参一钱 石膏二钱三分，研 杏仁去皮尖，一钱二分 甘草一钱二分 麦冬一钱 枇杷叶去毛，蜜炙一钱三分 黑芝麻一钱五分，炒研

水二杯半，煎八方，热服。痰多加贝母三钱。或加梨汁半盏。

金匮薯蓣丸 治虚痨诸不足，风气百

疾。

薯蓣三十分　当归　桂枝　神曲　干地黄　豆黄卷各十分　甘草二十八分　人参　阿胶各七分　芎䓖　芍药　白术　麦冬　杏仁　防风各六分　柴胡　桔梗　茯苓各五分　干姜三分　白蔹二分　大枣百枚为膏

上二十一味，末之，炼蜜和丸如弹子大，空腹酒服一丸。一百丸为剂。分，去声。古以二钱半为一分。

金匮大黄䗪虫丸　治五劳虚极羸瘦，腹满不能饮食，食伤、忧伤、房室伤、饥伤、劳伤、经络荣卫伤，内有干血，肌肉甲错，目黯黑，缓中补虚。

大黄十分，蒸　黄芩二两　甘草三两　桃仁一升　杏仁一升　芍药四两　干漆一两　干地黄十两　虻虫一升　水蛭百个　蛴螬一升　䗪虫半升

上十二味，末之，炼蜜丸如小豆大，酒服五丸，日三服。

愚按：以搜血之品，为补血之用，仿于内经四乌鲗骨一藘茹丸。张路玉以此丸药及鲍鱼入绒毛鸡腹内，黄酒童便煮烂，汁干，将鸡去骨取肉，同诸药悬火上烘干为末，加炼蜜为丸。每服二钱，以黄酒送下，日三服。代䗪虫丸甚妥。

咳 嗽 诸 方

六安煎景岳　治外感咳嗽。

半夏二钱　陈皮一钱五分　茯苓二钱　甘草一钱　杏仁二钱，去皮尖　白芥子一钱，炒研

加生姜七片，水煎服。寒甚加细辛七分。愚每用必去白芥子加五味子、干姜、细辛。

小青龙汤　治一切咳嗽。方见《伤寒》。方中随寒热虚实加减。唯细辛、干姜、五味三药不去，读《金匮》者自知。

加减小柴胡汤　治发热咳嗽。

柴胡四钱　半夏二钱　黄芩　炙草各一钱五分　干姜一钱　五味子八分

水二杯半，煎一杯半，去滓，再煎八分，温服，一日二服。

五味子汤《千金》　治伤燥咳唾中有血，牵引胸胁痛，皮肤干枯。

五味子五分，研　桔梗　甘草　紫菀茸　续断　竹茹　桑根皮各一钱　生地黄二钱　赤小豆一撮，即赤豆之细者

上九味，水煎空心服。《秘旨》加白蜜一匙。

愚按：赤豆易生扁豆五钱，囫囵不研，最能退热补肺，但有寒热往来忌之。去续断、赤豆、地黄，加葳蕤、门冬、干姜、细辛亦妙。

麦门冬汤《千金》　治大病后火热乘肺，咳唾有血，胸膈胀满，上气羸瘦，五心烦热，渴而便秘。

麦门冬二钱，去心　桔梗　桑根皮　半夏　生地黄　紫菀茸　竹茹各一钱　麻黄七分　甘草五分，炙　五味子十粒，研　生姜一片

上十一味，水煎，空心服。

疟 疾 方

小柴胡汤方见伤寒　一切疟病俱治。

痢 症 方

芍药汤　行血，则脓血自愈；调气，则后重自除。三日内俱可服。

白芍　当归各一钱半　黄连　黄芩各一钱二分　桂四分　槟榔一钱　木香六分　甘草四分　大黄一钱，虚人不用　厚朴一钱，炙　枳壳一钱　青皮五分

水二杯，煎八分，温服。小便不利加

滑石、泽泻。滞涩难出，虚者倍归、芍，实者倍大黄。红痢加川芎、桃仁。

人参败毒散 喻嘉言最重此方，令微汗则阳气升，而陷者举矣。此法时医不讲，余每用此方加陈仓米四钱，或加黄芩、黄连，屡用屡效。

羌活 独活 前胡 柴胡 川芎 枳壳 茯苓 桔梗 人参已上各一钱 甘草一分

水二杯，加生姜三片，煎七分服。加仓米名仓廪汤，治噤口痢。

心腹痛胸痹方

乌梅丸方见伤寒 治虫痛。

苏合香丸 治注痛。

拙著《从众录》有方论。又鬼注不去，宜虎骨、鹿茸、羚羊角、龙骨各三钱。以羊肉汤煎，入麝香少许服。取腥膻之味，引浊阴之气从阴而泄，此喻嘉言《寓意草》法也。

香苏饮 治气痛。一切感冒俱佳。

香附二钱，制研 紫苏叶三钱 陈皮甘草各一钱

加生姜五片，水二杯，煎八分服。心痛加元胡二钱，酒一盏。

七气汤亦名四七汤 治七情之气郁逆。

半夏 厚朴 茯苓各三钱 紫苏叶一钱

加生姜三片，水二杯，煎八分服。

百合汤 治心口痛诸药不效。亦属气痛。

百合一两 乌药三钱

水三杯，煎八分服。此主余自海坛得来。

失笑散 治一切血滞作痛如神。

五灵脂醋炒 蒲黄各一两

共研末，每服三钱，以醋汤送下，日二服。

桃仁承气汤 治心腹痛，大便不通，其人如狂，属死血。

桂枝二钱 桃仁十七枚，去皮尖 大黄四钱 芒硝七分 甘草七分

水二杯，煎八分，去滓，入硝二沸，温服。

丹参饮 治心胸诸痛神验，妇人更宜。亦属血痛。亦可通治诸痛。

丹参一两 白檀香要真者，极香的切片 砂仁各一钱

水二杯，煎八分服。

妙香散方见遗精

平胃散 治一切饮食停滞。

苍术 厚朴炒 陈皮各二钱 甘草一钱

加生姜五片，水二杯，煎八分服。肉积加山楂。面积加麦芽、莱菔子。谷积加谷芽。酒积加葛根、砂仁。

二陈汤方见中风

十枣汤 治水饮作痛。峻剂，不可轻用。

大戟 芫花炒 甘遂各等分，研末

用大枣十枚，水二杯，煎七分，去滓，入药方寸匕约有七分服，次早当下。未下，再一服。服后体虚，以稀粥调养。

理中汤方见伤寒 治冷痛。

吴茱萸汤仲景 治冷痛。通治食谷欲呕，头痛如破，烦躁欲死者，及大吐不已之症。

吴茱萸汤泡，二钱五分 人参一钱五分 大枣五枚 生姜五钱，切片

水二杯，煎八分，温服。

金铃子散 治心口痛及胁痛、腹痛，如神。属热者。

金铃子去核 元胡索各二两，研末

每服三钱，黄酒送下。

厚朴三物汤《金匮》 治心腹实痛，

大便闭者。

厚朴四钱　大黄二钱　枳实一钱五分

水二杯，煎八分，温服。

厚朴七物汤《金匮》

即前方加桂枝、甘草各一钱五分，生姜二钱五分，大枣五枚。

水二杯，煎八分服。呕者加半夏一钱。寒多者加生姜一钱五分。

附子粳米汤《金匮》　治腹中寒气，雷鸣切痛，胸胁逆满、呕吐。

附子二钱，制　半夏四钱　炙草一钱　粳米五钱，布包　大枣一枚

水三杯，煎八分，温服，日夜作三服。

大黄附子汤《金匮》　胁下偏痛，发热脉紧弦者。

大黄　附子各三钱　细辛二钱

水二杯，煎八分服。

当归生姜羊肉汤《金匮》　治心腹诸痛虚极，诸药不效者，一服如神。及胁痛里急，妇人产后腹中疞痛。

当归七钱五分　生姜一两二钱五分　羊肉四两，去筋膜，用药戥秤方准

水五杯，煎取二杯，温服一杯，一日两服。若寒多者加生姜五钱。痛多而呕者加橘皮五钱、白术二钱五分。

瓜蒌薤白白酒汤《金匮》　治胸痹喘息咳唾，胸背痛，寸沉迟，关上小紧。

瓜蒌连皮子捣，五钱　薤白如干者用三钱，生者用六钱

白酒三杯，煎八分服。加半夏二钱名瓜蒌薤白半夏汤，治胸痹不得卧，心痛彻背。

大建中汤《金匮》　治胸大寒痛，呕不能饮食，腹中寒上冲，皮起出见有头足，上下痛不可触近。

川椒三钱，微炒出汗　干姜四钱　人参三钱

水二钟，煎一钟，去滓，入胶饴四钱，煎取八分，温服。如一炊顷，可食热粥半碗。

隔食反胃方

左归饮景岳　即六味汤去丹皮、泽泻，加枸杞、炙草。

启膈饮《心悟》　治食入即吐。

川贝母一钱五分，切片，不研　沙参三钱　丹参二钱　川郁金五分　干荷蒂三个　砂仁壳四分　杵头糠三钱，布包　茯苓一钱五分　石菖蒲四分

水二杯，煎一杯服。

大半夏汤《金匮》　治反胃。

人参二钱、　半夏俗用明矾制者不可用，只用姜水浸二日，一日一换。清水浸三日，一日一换。掳起蒸熟，切片晒干，四钱。

长流水入蜜扬二百四十遍，取二杯半，煎七分服。

吴茱萸汤方见心腹痛

六君子汤　此方为补脾健胃、祛痰进食之通剂，百病皆以此方收功。

人参　白术炒　茯苓　半夏各二钱　陈皮　炙草各一钱

加生姜五片，大枣二粒。

水二杯，煎八分服。治反胃宜加附子二钱，丁香、藿香、砂仁各一钱。

附子理中汤　治反胃。

即理中汤加附子三钱。治反胃加茯苓四钱，甘草减半。

附隔食方法：

《人镜经》曰：《内经》云三阳结谓之隔。盖足太阳膀胱经水道不行，手太阳小肠经津液枯槁，足阳明胃经燥粪结聚。所以饮食拒而不入，纵入太仓，还出喉咙。夫肠胃一日一便，乃常度也。今五七日不便，陈物不去，新物不纳，宜用三一承气

汤节次下之，后用脂麻饮啜之。陈腐去而肠胃洁，癥瘕尽而营卫昌，饮食自进矣。

三一承气汤

大黄 芒硝 甘草 厚朴 枳实各一钱

水二杯，煎八分服。按：此方太峻，姑存之以备参考。

气 喘 方

苏子降气汤 治上盛下虚，气喘等证。

紫苏子二钱，微炒 前胡 当归 半夏 陈皮 厚朴各一钱 沉香 炙草各五分

加生姜三片，大枣二枚，水二杯，煎八分服。

葶苈大枣泻肺汤《金匮》 治支饮满而肺气闭，气闭则呼吸不能自如，用此苦降，以泄实邪。

葶苈子隔纸炒研如泥，二钱二分

水一杯半，大枣十二枚，煎七分，入葶苈子服之。

十枣汤方见心腹痛

小青龙汤方见伤寒

贞元饮景岳 阴血为阳气之依归，血虚则气无所依，时或微喘，妇人血海常虚，多有此症。景岳方意在"济之缓之"之四字。济之以归、地，缓之以甘草，颇有意义。今人加紫石英、黑铅之重镇，则失缓之之义；加沉香、白芥子之辛香，则失济之之义矣。且此方非为元气奔脱而设，时医每遇大喘之症，必以此方大剂与服。气升则火升，偶得濡润之药，气亦渐平一晌，旋而阴柔之性与饮水混为一家，则胸膈间纯是阴霾之气，其人顷刻归阴矣。吾乡潘市医倡此法以局人神智，无一人悟及，诚可痛恨！

熟地黄五七钱或一二两 当归身三四钱

炙草一二三钱

水三四杯，煎八分服。

苓桂术甘汤《金匮》 治气短。喻嘉言云：此治呼气短。

茯苓四钱 白术 桂枝各二钱 炙草一钱五分

水二杯，煎八分服。

肾气丸《金匮》 治气短。喻嘉言云：此治吸气短，即八味地黄丸，但原方系干生地黄、桂枝。

茯苓甘草大枣汤仲景 治气喘脐下动气，欲作奔豚。

茯苓六钱 桂枝 甘草炙，各二钱 大枣四枚

用甘澜水三杯半，先煎茯苓至二杯，入诸药，煎七分服。作甘澜水法：取长流水扬之数百遍，或千遍愈妙。

真武汤仲景 镇水逆，定痰喘之神剂。方见伤寒

宜倍茯苓。咳嗽甚者去生姜，加干姜一钱五分，五味、细辛各一钱。

黑锡丹 治脾肾虚冷，上实下虚，奔豚，五种水气，中风痰潮危急。

喻嘉言曰：凡遇阴火逆冲，真阳暴脱，气喘痰鸣之急症，舍此方再无他法可施。予每用小囊佩带随身，恐遇急症不及取药，且欲吾身元气温养其药，藉丹效灵，厥功历历可纪。即痘症倒塌逆候，服此亦可回生。

沉香 附子炮 胡芦巴 肉桂各五钱 小茴香 补骨脂 肉豆蔻 木香 金铃子去核，各一两 硫黄 黑铅与硫黄炒成砂子，各三两

上为末，酒煮面糊丸梧子大，阴干，以布袋擦令光莹，每服四五十丸，姜汤送下。

血症方

麻黄人参芍药汤东垣　治吐血外感寒邪，内虚蕴热。

桂枝五分，补表虚　麻黄去外寒　黄芪实表益卫　炙甘草补脾　白芍安太阴　人参益元气而实表　麦冬补肺气，各三分　五味子五粒，安肺气　当归五分，和血养血

水煎，热服。按：此方以解表为止血，是东垣之巧思幸中，非有定识也。观其每味自注药性，俱悖圣经，便知其陋。

甘草干姜汤《金匮》

炙甘草四钱　干姜二钱，炮

水二杯，煎八分服。

柏叶汤《金匮》　治吐血不止。

柏叶生用三钱，无生者用干者二钱　干姜一钱　艾叶生用二钱，如无生者用干一钱

水四杯，取马通二杯，煎一杯服。如无马通，以童便二杯，煎八分服。

黄土汤《金匮》　治先便后血为远血。亦治衄血、吐血不止。

灶心黄土八钱，原方四钱　生地　黄芩　甘草　阿胶　白术　附子炮，各一钱五分

水三杯，煎八分服。

赤小豆散《金匮》　治先血后便为近血。

赤小豆浸令出芽，晒干，一两　当归四钱

共研末，每服三钱，浆水下即洗米水，三日后有酸味是也。按凡止血标药可随宜作引，血余灰可用一二两同煎，诸血皆验。栀子、茜草、干侧柏治上血，槐花、生地黄、乌梅、续断治血崩。凡下血及血痢，口渴、后重、脉洪有力者为火盛。可用苦参子去壳，仁勿破，外以龙眼肉包之，空腹以仓米汤送下九粒，一日二三服，渐至十四粒，二日效。

水肿方

五皮饮　此方出华元化《中藏经》，以皮治皮，不伤中气，所以为治肿通用之剂。

大腹皮酒洗　桑白皮生，各二钱　云苓皮四钱　陈皮二钱　生姜皮一钱

水三杯，煎八分，温服。上肿宜发汗，加紫苏叶、荆芥各二钱，防风一钱，杏仁一钱五分。下肿宜利小便，加防己二钱，木通、赤小豆各一钱五分。喘而腹胀加生莱菔子、杏仁各二钱。小便不利者为阳水，加赤小豆、防己、地肤子。小便自利者为阴水，加白术二钱，苍术、川椒各一钱五分。热加海蛤三钱，知母一钱五分。寒加附子、干姜各二钱，肉桂一钱。呕逆加半夏、生姜各二钱。腹痛加白芍二钱，桂枝一钱，炙甘草一钱。

导水茯苓汤　治水肿，头面、手足、遍身肿如烂瓜之状，按而塌陷；胸腹喘满，不能转侧安睡，饮食不下；小便秘涩，溺出如割，或如黑豆汁而绝少。服喘嗽气逆诸药不效者，用此即渐利而愈。

泽泻　赤茯苓　麦门冬去心　白术各三两　桑白皮　紫苏　槟榔　木瓜各一两　大腹皮　陈皮　砂仁　木香各七钱五分

上㕮咀，每服一二两，水二杯，灯草三十根，煎八分，食远服。如病重者可用药五两，又加麦冬及灯草半两，以水一斗，于砂锅内熬至一大碗。再下小锅内，煎至一钟，五更空心服。

加减金匮肾气丸　治脾肾两虚，肿势渐大，喘促不眠等证。

熟地四两　云茯苓三两　肉桂　牛膝　丹皮　山药　泽泻　车前子　山茱萸各二两　附子五钱

研末，炼蜜丸如桐子大，每服三钱，

灯草汤送下，一日两服。以两为钱，水煎服，名加减金匮肾气汤。但附子必倍用方效。加川椒目一钱五分，巴戟天二钱，治脚面肿。

风　水

因风而病水也。

防己黄芪汤《金匮》　治风水，脉浮身重，汗出恶风。

防己三钱　炙草一钱五分　白术二钱　黄芪三钱　生姜四片　大枣一粒

水二杯，煎八分服。服后如虫行皮中，从腰下如冰，后坐被上，又以一被绕腰下，温令微汗瘥。喘者加麻黄。胃中不和者加芍药。气上冲者加桂枝。

虚汗自出，故不用麻黄以散之，只用防己以驱之。服后身如虫行及腰下如冰云云，皆湿下行之征也。然非芪、术、甘草，焉能使卫气复振，而驱湿下行哉！

越婢汤《金匮》　治恶风一身悉肿，脉浮不渴，续自汗出，无大热者。

麻黄六钱　石膏八钱　甘草二钱　生姜三钱　大枣五枚

水四杯，先煮麻黄至三杯，去沫，入诸药煎八分服，日夜作三服。恶风者加附子一钱。风水加白术四钱。

前云身重为湿多，此云一身悉肿为风多。风多气多热亦多，且属急风，故用此猛剂。

杏子汤　脉浮者为风水，发其汗即已。方阙，或云即甘草麻黄汤加杏仁。

皮　水

水行于皮中也。其脉浮，外证胕肿，按之没指。曰不恶风者，不兼风也。曰其腹如鼓者，外有胀形内不坚满也。曰不渴

者，病不在内也。曰当发其汗者，以水在皮宜汗也。

防己茯苓汤《金匮》　治四肢肿，水在皮中聂聂动者。

防己　桂枝　黄芪各三钱　茯苓六钱　炙草一钱

水三杯，煎八分服，日夜作三服。

药亦同防己黄芪汤，但去术加桂、苓者，风水之湿在经络，近内；皮水之湿在皮肤，近外。故但以苓协桂，渗周身之湿，而不以术燥其中气也。不用姜、枣者，湿不在上焦之营卫，无取乎宣之也。

蒲灰散《金匮》　厥而为皮水者，此主之。肿甚而溃之逆证，厥之为言逆也。

蒲灰半斤　滑石一斤

为末。饮服方寸匕，日三服。

愚按：当是外敷法，然利湿热之剂，亦可内服外掺也。

越婢加术汤《金匮》　里水此主之，甘草麻黄汤亦主之。按里水当是皮水笔误也。或水在皮里，即皮水之重者，亦未可知。

方见风水

甘草麻黄汤

麻黄四钱　甘草二钱

水二杯，先煮麻黄至一杯半，去沫，入甘草煮七分服。重覆汗出，不汗再服，慎风寒。

二药上宣肺气，中助土气，外行水气。

正　水

水之正伏也。其脉迟者，水属阴也。外证自喘者，阴甚于下，不复与胸中之阳气相调，水气格阳而喘也。其目窠如蚕，两胫肿大诸证，《金匮》未言，无不俱见。

愚按：正水《金匮》未出方。然提纲

云：脉沉迟外证自喘，则真武汤、小青龙汤皆正治之的方，越婢加附子汤、麻黄附子汤亦变证之备方，桂甘麻辛附子汤加生桑皮五钱，黑豆一两，为穷极之巧方，此正水之拟治法也。

石　水

谓下焦水坚如石也。其脉自沉，外证少腹满，不喘。

麻黄附子汤

麻黄三钱　炙草二钱　附子一钱

水二杯，先煮麻黄至一杯半，去沫，入诸药煎七分温服，日作三服。此即麻黄附子甘草汤，分两略异。即以温经散寒之法，变为温经利水之妙。

黄　汗

汗出沾衣而色黄也。汗出入水，水邪伤心；或汗出当风所致。汗与水皆属水气，因其入而内结，则郁热而黄，其脉沉而迟。外证身发热，四肢头面肿，久不愈必致痈脓。

黄芪桂枝芍药苦酒汤《金匮》　治身体肿，发热汗出而渴，状如风水，汗出沾衣色正黄如檗汁，脉自沉风水脉浮，黄汗脉沉。以汗出入水中浴，水从毛孔得入水气从毛孔入而伤其心，故水火相侵而色黄，水气搏结，而脉沉也。凡看书宜活看，此证亦有从酒后汗出当风所致者，虽无外水，而所出之汗，因风内返亦是水。凡脾胃受湿，湿久生热，湿热交蒸而成黄，皆可以汗出入水之意悟之。

黄芪五钱　芍药　桂枝各三钱

苦酒一杯半，水一杯，煎八分，温服。当心烦，至六七日乃解。汗出于心，苦酒止之太急，故心烦。至六七日，正复而邪自退也。

桂枝加黄芪汤《金匮》　黄汗之病，两胫自冷，盗汗出。汗已反发热，久久身必甲错，发热不止者，必生恶疮。若身重汗出已辄轻者，久久必身瞤，瞤即胸中痛。又从腰已上汗出，下无汗，腰髋驰痛，如有物在皮中状。剧者不能食，身疼重，烦躁小便不利。以上皆黄汗之变证，师备拟之，以立治法。兹因集隘，不能全录，只辑其要。此为黄汗。言变证虽多，而其源总由水气伤心所致。结此一句，见治法不离其宗。

桂枝　芍药　生姜各三钱　甘草炙　黄芪各二钱　大枣四枚

水三杯，煮八分，温服。须臾啜热粥一杯余，以助药力。温覆取微汗，若不汗，更服。前方止汗，是治黄汗之正病法。此方令微汗，是治黄汗之变症法。

胀满蛊胀方

七气汤方见心腹痛　治实胀属七情之气者。

胃苓散　消胀行水。

苍术一钱五分，炒　白术　厚朴各一钱五分　桂枝一钱　陈皮　泽泻　猪苓各一钱五分　炙草七分　茯苓四钱

加生姜五片，水三杯，煎八分服。去桂、草，以煨半熟，蒜头捣为丸，陈米汤下三四钱，一日两服更妙。

三物厚朴汤
七物厚朴汤

二方俱见腹痛。

桂甘姜枣麻辛附子汤《金匮》　治气分，心下坚大如盘，边如旋杯。

桂枝　生姜各三钱　甘草　麻黄　细辛各二钱　附子一钱　大枣三枚

水三杯，先煮麻黄至二杯，去沫，入

诸药，煎八分，温服，日夜作三服。当汗出如虫行皮上即愈。

此症是心肾不[①]交病。上不能降，下不能升，日积月累，如铁石难破。方中桂、甘、姜、枣以和其上，而复用麻黄、细辛、附子少阴的剂以治其下，庶上下交通而病愈。所谓大气一转，其气乃散也。

枳术汤《金匮》　治心下坚大如盘，如盘而不如杯，邪尚散漫未结，虽坚大而不满痛也。水饮所作与气分有别也，气无形以辛甘散之，水有形以苦泄之。

枳实二钱　白术四钱

水二杯，煎八分服，日夜作三服，腹中软即止。

禹余粮丸《三因》　治十肿水气，脚膝肿，上气喘急，小便不利，但是水气，悉皆主之。许学士及丹溪皆云此方治臌胀之要药。

蛇含石大者三两，以新铁铫盛，入炭火中烧蛇黄与铫子一般红，用钳取蛇黄，倾入醋中，候冷取出，研极细　禹余粮石三两　真针砂五两，先以水淘净炒干，入余粮一处，用米醋二升，就铫内煮醋干为度，后用铫，并药入炭中，烧红钳出，倾药净砖地上，候冷研细

以三物为主，其次量人虚实，入下项。治水妙在转输，此方三物，既非大戟、甘遂、芫花之比，又有下项药扶持，故虚人老人亦可服。

羌活　木香　茯苓　川芎　牛膝酒浸桂心　蓬术　青皮　附子炮　干姜炮　白豆蔻炮　大茴香炒　京三棱炮　白蒺藜当归酒浸一宿，各半两

上为末，入前药拌匀，以汤浸蒸饼，掞去水，和药再杵极匀，丸如桐子大。食前温酒白汤送下三十丸至五十丸。最忌盐，一毫不可入口，否则发疾愈甚。但试服药，即于小便内旋去，不动脏腑，病去日，日三服，兼以温和调补气血药助之，真神方也。

此方昔人用之屡效，以其大能暖水脏也，服此丸更以调补气血药助之，不为峻也。

暑　症　方

六一散河间　治一切暑病。

滑石六两　甘草一两

研末，每服三钱，井花水下，或灯草汤下。

白虎汤仲景　治伤暑大渴、大汗之证。

方见伤寒。加人参者，以暑伤元气也。加苍术者，治身热足冷，以暑必挟湿也。

香薷饮　治伤暑，发热、身痛、口燥、舌干、吐泻。

甘草一钱　厚朴一钱五分　扁豆二钱香薷四钱

水二杯，煎八分，冷服或温服。泻利加茯苓、白术。呕吐加半夏，暑气发搐加羌活、秦艽。

大顺散　治阴暑，即畏热贪凉之病。

干姜一钱，炒　甘草八分，炒　杏仁去皮尖，六分，炒　肉桂六分

共为细末，每服三钱，水一杯，煎七分服。如烦躁，井花水调下一钱半。

生脉散　却暑良方。

人参一钱　麦冬三钱　五味一钱

水一杯，煎七分服。

清暑益气汤东垣

炙芪一钱五分　人参　白术　苍术青皮　陈皮　麦冬　猪苓　黄柏各五分干葛　泽泻各二钱　神曲八分　五味　炙草各三分　升麻三分

加生姜三片，大枣二枚，水二杯，煎

---

① 不：底本及宝庆经元书局本均无此字，据文义加。

七分服。

一物瓜蒂汤《金匮》

瓜蒂二十个

水二杯，煎八分服。

泄　泻　方

胃苓散

方见胀满。加减详《三字经》小注。

四神丸　治脾肾虚寒，五更泄泻。

补骨脂四两，酒炒　肉豆蔻面煨去油　吴茱萸泡　五味炒，各二两

用红枣五两，生姜五两，同煮。去姜，将枣去皮核捣烂为丸，如桐子大。每日五更服三钱，临卧服三钱，米汤下。加白术、附子、罂粟、人参更效。

生姜泻心汤

黄连汤

甘草泻心汤

半夏泻心汤

干姜黄芩黄连人参汤

厚朴生姜半夏甘草人参汤

以上六方，俱见伤寒论读。

按：已上诸法，与《内经》中热消瘅则便寒，寒中之属则便热一节，揆脉证而择用，甚验。张石顽《医通》载之甚详，但古调不弹久矣。

余新悟出一方，有泻心之意。上可消瘅，下可止泻。肠热胃寒，能分走而各尽其长。非有他方，即伤寒厥阴条之乌梅丸也。屡用屡验。

医学三字经卷四

闽吴航陈念祖修园著

男 元豹道彪古愚
  元犀道照灵石 同校

眩 晕 方

一味大黄散

鹿茸酒

二方见上《三字经》小注。

加味左归饮 治肾虚头痛如神，并治眩晕目痛。

熟地七八钱　山茱萸　怀山药　茯苓　枸杞各三钱　肉苁蓉酒洗切片，三四钱　细辛　炙草各一钱　川芎二钱

水三杯，煎八分，温服。

正元丹《秘旨》　治命门火衰，不能生土，吐利厥冷。有时阴火上冲，则头面赤热，眩晕恶心。浊气逆满，则胸胁刺痛，脐肚胀急。

人参三两，用附子一两煮汁收入，去附子　黄芪一两五钱，用川芎一两酒煮汁收入，去川芎　山药一两，用干姜三钱煎汁收入，去干姜　白术二两，用陈皮五钱煮汁收入，去陈皮　茯苓二两，用肉桂六钱酒煎汁收入，晒干勿见火，去桂　甘草一两五钱，用乌药二两煮汁收入，去乌药

上六味，除茯苓，文武火缓缓焙干，勿炒伤药性，杵为散。

每服三钱，水一盏，姜三片，红枣一枚，擘，煎数沸，入盐一捻，和滓调服。服后，饮热酒一杯，以助药力。

呕哕吐方

二陈汤

半夏二钱　陈皮一钱　茯苓三钱　炙草八分

加生姜三片，水二杯，煎八分服。加减法详《三字经》小注。

小柴胡汤方见伤寒

吴茱萸汤方见隔食反胃

大黄甘草汤《金匮》　治食已即吐。

大黄五钱　甘草一钱五分

水二杯，煎八分服。

干姜黄连黄芩人参汤仲景　凡呕家夹热，不利于香砂橘半者，服此如神。

干姜不炒　黄芩　黄连　人参各一钱五分

水一杯半，煎七分服。

进退黄连汤

黄连姜汁炒　干姜炮　人参人乳拌蒸，一钱五分　桂枝一钱　半夏姜制，一钱五分　大枣二枚

进法：用本方七味俱不制，水三茶杯，煎一杯温服。退法：不用桂枝，黄连减半，或加肉桂五分。如上逐味制熟，煎服法同。但空腹服崔氏八味丸三钱，半饥服煎剂耳。

癫 狂 痫 方

滚痰丸王隐君　治一切实痰异症。孕妇忌服。

青礞石三两，研如米大，同焰硝三两，入新磁罐内封固，以铁线扎之，外以盐泥封固，煅过研末，水飞，二两实　沉香一两，另研　川大黄酒蒸　黄芩炒，各八两

共为末，水泛为丸，绿豆大，每服一钱至二钱，食远沸汤下。

生铁落饮　治狂妄不避亲疏。

铁落一盏。用水六杯，煮取三杯，入下项药

石膏一两　龙齿　茯苓　防风各七分　黑参　秦艽各五钱

铁落水三杯，煎一杯服，一日两服。

当归承气汤秘传方　治男妇痰迷心窍，逾墙越壁，胡言乱走。

归尾一两　大黄酒洗　芒硝　枳实　厚朴各五钱　炙草三钱

水二杯，煎八分服。

温胆汤　骆氏《内经拾遗》云：癫狂之由，皆是胆涎沃心，故神不守舍，理宜温胆。亦治痫病。

即二陈汤加枳实、鲜竹茹各二钱，或调下飞矾分半。

当归龙荟丸　治肝经实火，大便秘结，小便涩滞，或胸膈疼痛，阴囊肿胀。凡属肝经实火，皆宜用之。

叶天士云：动怒惊触，致五志阳越莫制，狂乱不避亲疏，非苦降之药，未能清爽其神识也。

当归　龙胆草　栀子仁　黄柏　黄连　黄芩各一两　大黄　芦荟　青黛各五钱　木香二钱五分　麝香五分，另研

共为末，神曲糊丸，每服二十丸，姜汤下。

丹矾丸《医通》　治五痫。

黄丹一两　白矾二两

二味入银罐煅通红，为末，入腊茶一两，不落水猪心血为丸，朱砂为衣。每服三十丸，茶清下。久服其涎自便出，半月后更以安神药调之。按、猪心血不粘，宜加炼蜜少许合捣。

磁朱丸　治癫狂痫如神。

磁石一两　朱砂一两　六神曲三两，生研

共研末。另以神曲一两，水和作饼，煮浮。入前药加炼蜜为丸，如麻子大。沸汤下二钱。解见《时方歌括》。

五淋癃闭赤白浊遗精方

五淋汤

赤茯苓三钱　白芍　山栀子各二钱　当归　细甘草各一钱四分

加灯芯十四寸，水煎服。解见《时方歌括》。

滋肾丸　又名通关丸。治小便点滴不通，及治冲脉上逆、喘呃等证。

黄柏　知母各一两　肉桂一钱

共研末，水泛为丸，桐子大，阴干。每服三钱，淡盐汤下。

补中益气汤方见中风　治一切气虚下陷。

萆薢分清饮　治白浊。

川萆薢四钱　益智仁　乌药各一钱五分　石菖蒲一钱

一本加甘草梢一钱五分，茯苓二钱，水二杯，煎八分，入盐一捻服，一日两服。

四君子汤方见《时方歌括》

歌曰：白浊多因心气虚，不应只作肾虚医。四君子汤加远志，一服之间见效奇。

龙胆泻肝汤　治胁痛、口苦、耳聋、筋痿、阴湿热痒、阴肿、白浊、溲血。

龙胆草三分　黄芩　栀子　泽泻各一钱
木通　车前子各五分　当归　甘草　生地
各三分　柴胡一钱

水一杯半，煎八分服。

五倍子丸　治遗精固脱之方。

五倍子青盐煮干，焙　茯苓各二两

为末，炼蜜丸桐子大，每服二钱，盐
汤下，日两服。

妙香散

怀山药二两　茯苓　茯神　龙骨　人
参各一两　桔梗五钱　木香三钱　甘草一两
麝香一钱　朱砂二钱

共为末，每服三钱，莲子汤调下。

疝　气　方

五苓散仲景　本方治太阳证身热、口
渴、小便少。今变其分两，借用治疝。

猪苓　泽泻　茯苓各二钱　肉桂一钱
白术四钱

水三杯，煮八分服，加木通、川楝子
各一钱五分，橘核三钱，木香一钱。

三层茴香丸　治一切疝气如神。

大茴香五钱，同盐五钱炒，和盐称一两　川
楝子一两　沙参　木香各一两

为末，米糊丸如桐子大，每服三钱，
空心温酒下，或盐汤下，才服尽，接第二
料。

又照前方加荜茇一两，槟榔五钱，共
五两半。依前丸服法。若未愈，再服第三
料。

又照前第二方加茯苓四两，附子炮一
两，共前八味，重十两。丸服如前，虽三
十年之久，大如栲栳，皆可消散，神效。

千金翼洗方　治丈夫阴肿如斗，核中
痛。

雄黄末一两　矾石二两　甘草七钱

水五杯，煎二杯洗。

消　渴　方

白虎汤

调胃承气汤

理中丸

乌梅丸

四方俱见伤寒。

肾气丸

六味汤

炙甘草汤

三方俱见虚痨。

麦门冬汤

麦门冬四钱　半夏一钱五分　人参二钱
粳米四钱　炙甘草一钱　大枣二枚

水二杯，煎八分，温服。

麻仁丸

火麻仁二两　芍药　枳实各五钱　大黄
厚朴各一两

研末，炼蜜丸加如桐子大，每服十
丸，米饮下，以知为度。

痰　饮　方

王节斋化痰丸　治津液为火熏蒸，凝
浊郁结成痰，根深蒂固，以此缓治之。

香附童便浸炒，五钱　橘红一两　瓜蒌仁
一两　黄芩酒炒　天门冬　海蛤粉各一两
青黛三钱　芒硝三钱，另研　桔梗五钱　连翘
五钱

共研为末，炼蜜入生姜汁少许，为丸
如弹子大，每用一丸，嚼化。或为小丸，
姜汤送下二钱。

苓桂术甘汤《金匮》　治胸胁支满目
眩。并治饮邪阻滞心肺之阳，令呼气短。

肾气丸　治饮邪阻滞肝肾之阴，令吸
气短。

二方俱见喘症方。

甘遂半夏汤《金匮》　治饮邪留连不去，心下坚满。

甘遂大者三枚　半夏汤洗七次，十三枚，以水一中杯，煮取半杯，去滓　芍药五枚，约之三钱　甘草如指一枚，炙，约今一钱三分

水二杯，煎六分，去滓，入蜜半盏，再煎至八分服。

程氏曰：留者行之，用甘遂以决水饮；结者散之，用半夏以散痰饮。甘遂之性直达，恐其过于行水，缓以甘草、白蜜之甘，坚以芍药之苦，虽甘草、甘遂相反，而实以相使，此苦坚甘缓约之之法也。《灵枢经》曰：约方犹约囊。其斯之谓与？尤氏曰：甘草与甘遂相反，而同用之者，盖欲其一战而留饮尽去，因相激而相成也。芍药、白蜜，不特安中，亦缓毒药耳。

十枣汤《金匮》　治悬饮内痛。亦治支饮。

方见腹痛。

大青龙汤《金匮》　治溢饮之病属经表属热者，宜此凉发之。

小青龙汤《金匮》　治溢饮之病属经表属寒者，宜此温发之。

以上二方，俱见伤寒。

木防己汤《金匮》　人膈中清虚如太空，然支饮之气乘之，则满喘而痞坚，面色黧黑，脉亦沉紧，得之数十日，医者吐之下之俱不愈，宜以此汤开三焦之结，通上下之气。

木防己三钱　石膏六钱　桂枝二钱　人参四钱

水二杯，煎八分，温服。

木防己汤去石膏加茯苓芒硝汤《金匮》　前方有人参，吐下后水邪因虚而结者，服之即愈，若水邪实结者，虽愈而三日复发，又与前方不应者。故用此汤去石膏之寒，加茯苓直输水道，芒硝峻开坚结

也。又此方与小青龙汤，治吼喘病甚效。

木防己二钱　桂枝二钱　茯苓四钱　人参四钱　芒硝二钱五分

水二杯半，煎七分，去滓，入芒硝微煎，温服，微利自愈。

泽泻汤《金匮》　支饮虽不中正，而迫近于心，饮邪上乘清阳之位。其人苦冒眩，冒者，昏冒而神不清，如有物冒蔽之也；眩者，目旋转而乍见眩黑者。宜此汤。

泽泻五钱　白术二钱

水二杯，煎七分，温服。

厚朴大黄汤《金匮》　治支饮胸满。支饮原不中正，饮盛则偏者不偏，故直驱之从大便出。

厚朴二钱　大黄二钱　枳实一钱五分

水二杯，煎七分，温服。

葶苈大枣泻肺汤《金匮》　治支饮不得息。

方见气喘。

小半夏汤《金匮》　治心下支饮，呕而不渴。

半夏四钱　生姜八钱

水二杯，煎八分，温服。

己椒苈黄丸《金匮》　治腹满口舌干燥，肠间有水气。

防己　椒目　葶苈熬　大黄各一两

共为细末，炼蜜丸如梧子大，先饮食服一丸，日三服，稍增之，口中有津液。渴者加芒硝半两。

程氏曰：防己、椒目导饮于前，清者从小便而出；大黄、葶苈推饮于后，浊者从大便而下。此前后分消，则腹满减而水饮行，脾气转输而津液生矣。

小半夏加茯苓汤《金匮》　治卒然呕吐，心下痞，膈间有水气，眩悸者。

即小半夏汤加茯苓四钱。

五苓散《金匮》　治脐下悸，吐涎沫

而颠眩，此水也。

泽泻—两六株　猪苓　茯苓　白术各十八株，按：十黍为一株，约今四分一厘七毫　桂枝半两

为末，白饮和服方寸匕，日三服。多暖水，汗出愈。六株为一分，即今之二钱半也。泽泻应一两二钱五分。猪苓、白术、茯苓各应七钱五分也。方寸匕者，匕即匙，也作匙。正方一寸大，约八九分也。余用二钱。愚按：脐下动气去术加桂，理中丸法也。今因吐涎沫是水气盛，必得苦燥之白术，方能制水。颠眩是土中湿气化为阴霾，上弥清窍，必得温燥之白术，方能胜温。证有兼见，法须变通。

附方外台茯苓饮　治积饮既去，而虚气塞满其中，不能进食。此证最多，此方最妙。

茯苓　人参　白术各—钱五分　枳实—钱　橘皮—钱二分五厘　生姜二钱

水二杯，煮七分服，一日三服。

徐忠可曰：俗谓陈皮能减参力，此不唯陈皮，且加枳实之多，补泻并行，何其妙也。

三因白散
滑石五钱　半夏三钱　附子二钱，炮

共研末，每服五钱，加生姜三片，蜜三钱，水一杯半，煎七分服。

伤　寒　方

太　阳

桂枝汤
桂枝　白芍各三钱　甘草二钱，炙　生姜三钱，切片　大枣四枚

水二杯，煎八分，温服。服后少顷，啜粥一杯，以助药力，温覆微似汗。若一服病止，不必再服；若病重者，一日夜作三服。

麻黄汤
麻黄三钱，去根节　桂枝二钱　杏仁去皮尖，二十三枚　甘草—钱

水三杯，先煮麻黄至二杯，吹去上沫，纳诸药，煎八分，温服。不须啜粥，余将息如前法。

大青龙汤
麻黄六钱，去根节　桂枝二钱　甘草二钱，炙　杏仁去皮尖，十二枚　生姜三钱，切片　大枣四枚　石膏碎，以绵裹，四钱五分

水四杯，先煮麻黄至二杯半，去上沫，纳诸药，再煮八分，温服，温覆取微似汗，汗出多者，以温粉扑之。白术、煅牡蛎、龙骨研末。若汗多亡阳者，以真武汤救之。

小青龙汤
麻黄去根节　白芍　干姜不炒　甘草　桂枝各二钱　半夏三钱　五味子—钱　细辛八分。

水三杯半，先煮麻黄至二杯半，去沫，纳诸药，煎八分，温服。若渴者，去半夏加瓜蒌根二钱。若噎者，去麻黄加附子一钱五分。小便不利，小腹痛满，去麻黄加茯苓四钱。若喘者，去麻黄加杏仁二十一枚，按：论云：若微利者，去麻黄加芫花。今芫花不常用，时法用茯苓四钱代之，即猪苓、泽泻亦可代也，但行道人当于方后注明。

桂枝加葛根汤
即桂枝汤加葛根四钱

水三杯半，先煮葛根至二杯半，吹去沫，入诸药，煎至八分，温服，不须啜粥。

葛根汤
葛根四钱　麻黄三钱　生姜三钱　甘草二钱　桂枝二钱　大枣四枚　白芍二钱

水三钟半，先煎麻黄、葛根至二杯，

去沫，入诸药，至八分，温服。微似汗，不须啜粥。

阳　明

白虎汤

石膏八钱，碎，绵裹　知母三钱　炙草一钱　粳米四钱

水三杯，煎一杯[1]，温服。

调胃承气汤

大黄四钱，清酒润　炙草二钱　芒硝三钱

水二杯半，先煮大黄、甘草，取一杯，去滓，入芒硝微煮令沸，少少温服之。

小承气汤

大黄四钱　厚朴　枳实各二钱

水二杯，煎八分，温服。初服当更衣，不尔者再煮服，若更衣勿服。

大承气汤

大黄二钱，酒润　厚朴四钱　枳实　芒硝各二钱

水三杯，先煮枳实、厚朴至一杯半，去滓，纳大黄；煮一杯，去滓，纳芒硝，微火煮一二沸服。得下，勿再服。

少　阳

小柴胡汤

柴胡四钱　人参　黄芩　炙草　生姜各一钱　半夏二钱　大枣二枚

水二钟，煎一钟，去滓，再煎八分，温服，一日夜作三服。胸中烦而不呕者，去半夏、人参加瓜蒌二钱。渴者，去半夏，加人参七分、瓜蒌根二钱。腹中痛者，去黄芩，加芍药一钱半。胁下痞硬，去大枣，加牡蛎二钱。心下悸、小便不利者，去黄芩加茯苓一钱。不渴，外有微热者，去人参，加桂枝一钱五分。温覆取微似汗愈。咳者，去人参、大枣、生姜，加五味子一钱、干姜一钱五分。

大柴胡汤

柴胡四钱　半夏二钱　黄芩　芍药　枳实各钱半　生姜二钱五分　大枣二枚

一本有大黄五分。水三钟，煎八分，温服一[2]钟，一日夜作三服。

太　阴

理中丸汤

人参　白术　干姜　甘草各三两

共研末，蜜丸如鸡子黄大，研碎以沸汤服一丸，日三四服。服后啜热粥，以腹热为度。或用各三钱，水三钟，煎八分，温服。服后啜热粥。若脐上筑者，去术加桂。吐多者，去术加生姜二钱；下多者还用术。悸者，加茯苓。渴欲饮水者，加术。腹痛者，加人参。寒者，加干姜。腹满者，去术加附子。服汤后如食顷，啜热粥，微自温，勿揭衣被。

四逆汤

甘草四钱，炙　干姜二钱　附子生用，二钱

水三钟，煎八分，温服。

通脉四逆加人尿猪胆汤

干姜六钱　甘草四钱　附子二钱，生用

水三钟，煎八分，加猪胆汁一汤匙，人尿半汤匙，温服。

桂枝加芍药汤

桂枝　生姜各三钱　大枣四枚　芍药六钱　炙草二钱

水三杯，煎一杯服。

桂枝加大黄汤

桂枝　生姜各三钱　芍药六钱　炙草二钱　大黄七分　大枣四枚

水三杯，煎八分，温服。

---

① 杯字下原脱"温"，据宝庆经元书局本补。

② 一字下原脱"钟"，据宝庆经元书局本补。

少 阴

麻黄附子细辛汤

麻黄去根节 细辛各三钱 附子一钱五分

水三钟，先煮麻黄至二钟，去沫，入诸药煎七分，温服。

麻黄附子甘草汤

麻黄去根 甘草各三钱 附子一钱五分

煎法同上。

通脉四逆汤

干姜六钱 炙草四钱 附子二钱，生用

水三杯，煎八分，温服。

白通汤

干姜三钱 附子三钱，生用 葱白二根

水三杯，煎八分，温服。

吴茱萸汤

吴茱萸三钱，汤泡 人参一钱五分 大枣四枚 生姜六钱

水煎服。

猪苓汤

猪苓 茯苓 泽泻 滑石 阿胶各三钱

水一杯，先煮四味至一杯，去滓，入胶煎化服。

黄连阿胶鸡子黄汤

黄连四钱 黄芩一钱 芍药二钱 阿胶三钱 鸡子黄一枚

水二杯半，煎一杯半，去滓，入胶烊尽，小冷，入鸡子黄搅令相得。温服，一日三服。

大承气汤 方见阳明

厥 阴

乌梅丸

乌梅九十三枚 细辛六钱 干姜一两 当归四钱 黄连一两六钱 附子六钱，炮 蜀椒四钱，炒 桂枝 人参 黄柏各六钱

各另研末，合筛之，以苦酒浸乌梅一宿，去核，饭上蒸之，捣成泥，入炼蜜共捣千下，丸如梧子大，先饮食白饮服十丸，日三服，渐加至二十丸。

当归四逆汤

当归 桂枝 白芍各三钱 甘草炙 木通 细辛各二钱 大枣八粒，又一粒取三分之一，擘

水三杯，煎八分，温服。寒气盛者。加吴茱萸二钱半，生姜八钱，以水二杯，清酒二杯，煮取一杯半，温分二服。

白头翁汤

白头翁一钱 黄连 黄柏 秦皮各一钱五分

水二杯，煎八分，温服。余详于《时方妙用·附录伤寒门》

瘟 疫 方

人参败毒散方见痢疾

防风通圣散方见中风

藿香正气散 治外受四时不正之气，内停饮食，头痛寒热。或霍乱吐泻，或作疟疾。

藿香 白芷 大腹皮 紫苏 茯苓各三两 陈皮 白术 厚朴 半夏曲 桔梗各二两 甘草一两

每服五钱。加姜、枣煎。

神圣辟瘟丹 神圣辟瘟丹①，留传在世间，正元焚一炷，四季保平安。此歌出聂久吾《汇函》。

羌活 独活 白芷 香附 大黄 甘松 山柰 赤箭 雄黄各等分 苍术倍用

上为末，面糊为丸弹子大，黄丹为衣，晒干，正月初一清②晨，焚一炷辟瘟。

---

① 神圣辟瘟丹：原无，据文义加。

② 清：原作"侵"，据文义改。

妇人科方

四物汤 统治妇人百病。

当归身 熟地 白芍酒炒，各三钱 川芎一钱五分

水三杯，煎八分服。加制香附二钱，研碎，炙草一钱。加减详《三字经》。

归脾汤方见虚痨

逍遥散景岳 治妇人思郁过度。致伤心脾冲任之源，血气日枯，渐至经脉不调者。

当归三钱 芍药一钱五分 熟地五钱 枣仁二钱，炒 茯神一钱五分 远志五分 陈皮八分 炙草一钱

水三杯，煎八分服。气虚加人参。经滞痛加香附。按方虽庸陋，能滋阳明之燥，故从俗附录之。地黄生用佳。

当归散《金匮》 瘦而有火，胎不安者，宜此。

当归 黄芩 芍药 芎䓖各一斤 白术半斤

共研末，酒服方寸匕。今用一钱，日再服。妊娠常服即易产，胎无疾若。产后百病悉主之。

白术散《金匮》 肥白有寒，胎不安者，此能养胎。

白术 川芎 川椒 牡蛎

为末，酒服一钱匕，今用一钱，日三服，夜一服。但苦痛加芍药，心下毒痛加川芎，心烦吐痛不食加细辛、半夏服之，后更以醋浆服之。复不解者，小麦汁服之。已后渴者，大麦汁服之。病虽愈。服勿置。

保生无忧散 妇人临产，先服一二剂，自然易生。或遇横生倒产，连日不生，服二三剂，神效。

当归一钱五分，酒洗 川贝母一钱 黄芪八分，生用 艾叶七分 酒芍一钱二分，冬日一钱 菟丝子一钱四分 厚朴姜汁炒，七分 荆芥穗八分 枳壳麸炒，六分 川芎二钱二分 羌活 甘草各五分

加生姜三片，水二杯，煎八分，空心服。

此方全用撑法。当归、川芎、白芍养血活血者也。厚朴去瘀血者也，用之撑开血脉，俾恶寒露不致填塞。羌活、荆芥疏通太阳。将背后一撑，太阳经脉最长，太阳治则诸经皆治。枳壳疏理结气，将面前一撑，俾胎气敛抑而无阻滞之虞。艾叶温暖子宫，撑动子宫则胞胎灵动。贝母、菟丝最能滑胎顺气，将胎气全体一撑，大具天然活泼之趣矣。加黄芪者，所以撑扶元气，元气旺，则转动有力也。生姜通神明，去秽恶，散寒止呕，所以撑扶正气而安胃气。甘草协和诸药，俾其左宜右有，而全其撑法之神也。此方人多不得其解，程钟龄注独超。故全录之。

加味归芎汤

川芎三钱 当归身五钱 龟板三钱，生研 妇人生过男女顶门发。烧如鸡子大。

水三杯，煎八分服。如人行五里即生，

当归补血汤

当归三钱 炙芪一两

水煎服。加附子三钱，神效。或加桂一钱。

失笑散方见心腹痛

生化汤

当归五钱 川芎二钱 干姜五分，炮 桃仁一钱五分，去皮尖 甘草一钱，炙

水二杯，煎八分服。产后风，口噤、角弓反张者，宜加荆芥穗三钱。又方，中风口噤，用华佗愈风散，即荆芥穗一味焙为末，勿焦黑，以童便和酒送下，口噤药不下者，用一两零，再以童便煎好，从鼻

孔灌下。

当归生姜羊肉汤 方见心腹痛

竹叶汤 金匮　治产后中风，病痉发热，面正赤，喘而头痛。

鲜竹叶四十九片　葛根三钱　防风一钱　桔梗　桂枝　人参　附子炮　甘草各一钱　大枣五枚　生姜五钱

水三杯，煎八分，温服，温覆使汗出，日夜作三服。头项强加附子五分，煎药扬去沫，呕者加半夏二钱。

愚按：自汗者，去葛根加瓜蒌根三钱，附子五分，产后痉症，十中只可救一，除此方外，无一善方。

甘麦大枣汤

甘草三钱　小麦一两六钱　大枣十枚

水三杯，煎一杯服，日作三服

《金匮》方只录五首。余见拙著《金匮浅说》《金匮读》内，二书即欲梓行，集隘不能尽登。

小儿科方

小儿无专方，已上诸方，折为小剂用

之，今儿科开口即曰食、曰惊、曰风、曰疳，所用之药，大抵以钩藤、秦艽、防风、羌活、独活、天麻、前胡、全蝎、僵蚕为祛风之品，朱砂、牛黄、胆星、石菖蒲、天竺黄、代赭石、青黛、赤芍，金银煎汤，为定惊之品。以山楂、神曲、麦芽、谷芽、莱菔子、枳壳、厚朴、槟榔、草果为消食之品；以芜荑、榧子、使君子、蛞蝓土、五谷虫为治疳之品。如杏仁、葶苈、酒芩、桑白皮、半夏曲、苏陈皮、贝母、天花粉之类，谓为通用调气化痰之善药。父传子，师传徒，其方皆杀人之具也。钱仲阳以金石之药为倡，犹有一二方近道处，至《铁镜》采薇汤则乱道甚矣。近日儿科，只用已上所列诸药，任意写来，造孽无已，实堪痛恨。

医学三字经附录

阴　阳

识一字便可为医说

客有问于余曰：医之为道，乃古圣人泄天地之秘，夺造化之权，起死回生，非读破万卷书，参透事事物物之理者不能。今非通儒而业此，亦能疗人病获盛名，何也？余曰：天地间有理有数，理可胜数，则有学问之医，远近崇之，遂得以尽其活人之道。然仲景为医中之圣，尚未见许于当时，观《伤寒论》之序文可见，犹宣圣以素王老其身，天之意在万世，不在一时也。仲景之后，名贤辈出，类皆不得志于时，闭门著书，以为传道之计：而喻嘉言、柯韵伯二先生书，尤感愤而为不平之鸣，此理数之可言而不可言者矣。今之业医者，无论不足为通儒，而求其识一字者，亦可以为良医矣。无论其识多字也，只求其识一字者，则可以为良医矣。客曰：此何字也，得毋所谓丁字乎？余曰：亦其类耳，不必他求，即"人"字是也。人乃阴精阳气合而成之者也，左为阳，左边一"丿"，阳之位也；右为阴，右边一"乀"，阴之位也。作书者，遇"丿"处自然轻手挥之，阳主乎气，轻清之象也；遇"乀"处自然重手顿之，阴主乎精，重浊之象也。两画不相离，阴阳互根之道也。两画各自位置，阴阳对待之道也。"丿"在左者不可使之右，"乀"在右者不可使

之左，阴阳不离之道也。在"丿"由重而轻，万物生于水，即男女媾精，万物化生之义，由阴而阳也。右"乀"由轻而重，形生于气，即大哉乾元，乃通统天，至哉坤元，乃顺承天之义，阳统乎阴也。二者合之则成人，合之之义，医书谓之曰抱，《周易》名之曰交，交则为泰矣。试以形景浅言之，人之鼻下口上水沟穴，一名人中，取人身居乎天地中之义也。天气通于鼻，地气通于口。天食人以五气，鼻受之；地食人以五味，口受之。穴居其中，故曰人中。自人中而上，目、鼻、耳皆两窍，偶画。自人中而下，口与二便皆单窍。奇画。上三画偶而为阴，下三画奇而为阳，取天地之义，合成泰卦也。形景主外，犹必合阴阳之象而成人，况人之所以生之理乎，人之为义大矣哉！子若遇医者，问此一字，恐高车驷马，诩诩以名医自负者，亦一字不识也。客闻予言，亦大笑而去。

脏　腑

十　二　官

《灵兰秘典论》云：心者，君主之官也，神明出焉。肺者，相傅之官，治节出焉。肝者，将军之官，谋虑出焉。胆者，中正之官，决断出焉。膻中者，臣使之官，喜乐出焉。脾胃者，仓廪之官，五味出焉。大肠者，传道之官，变化出焉。小

肠者，受盛之官，化物出焉。肾者，作强之官，伎巧出焉。三焦者，决渎之官，水道出焉。膀胱者，州都之官，津液藏焉，气化则能出矣。按此以脾胃合为一官，恐错简耳。《刺法补遗篇》云：脾者，谏议之官，知周出焉；胃者，仓廪之官，五味出焉。采此补入，方足十二官之数。

心　说

心，火脏，身之主，神明之舍也。《小篆》尝言，"心"字篆文只是一倒"火"字耳。盖心，火也，不欲炎上，故颠倒之，以见调燮之妙也。祝无功曰：庖氏一画，直竖之则为"丨"、左右倚之则为"丿"为"乀"，缩之则为"丶"，曲之则为"乚"，"乚"、"丶"圆而神，"一"、"丨"、"丿"、"乀"方以直，世间字变化浩繁，未有能外"一"、"丨"、"丿"、"乀"结构之者。独"心"字欲动欲流，圆妙不居，出之乎"一"、"丨"、"丿"、"乀"之外，更索一字与作对不得。正以"心"者，"新"也。神明之官，变化而日新也。心主血脉，血脉日新，新新不停，则为平人，否则疾矣。其合脉也，其荣色也，开窍于舌。

肝　说

肝，木脏，魂所藏也。肝者，干也，以其体状有枝干也。又位于东方，而主生气。时医昧其理，反云肝无补法，宜凉、宜伐，只泥木克土之一说，而不知后天八卦配河图之象。三八为木，居东，即后天震巽之位，巽上坤下则为观，《易》曰：观，天之神道，而四时不忒。上坤下震则为复，《易》曰：复，其见天地之心乎，为义大矣哉。其合筋也，其荣爪也，开窍于目。

脾　说

脾为土脏，藏意与智，居心肺之下，故从卑。又脾者，裨也，裨助胃气以化谷也。经云"纳谷者昌"，其在此乎。其合肉也，其荣唇也，开窍于口。

肺　说

肺，金脏，魄所藏也。肺者，沛也，中有二十四孔，分布清浊之气，以行于诸脏，使沛然莫御也。《内经》曰，肺恶寒。又曰：形寒饮冷则伤肺，勿只守火克金之一说也。其合皮也，其荣毛也，开窍于鼻。

肾　说

肾，水脏，藏精与志，华元化谓为性命之根也。又肾者，任也，主骨，而任周身之事，故强弱系之。《甲乙经》曰：肾者，引也，能引气通于骨髓。《卮言》曰，肾者，神也，妙万物而言也。其合骨也，其荣发也，开窍于二阴。

胃　说

胃，属土，脾之腑也，为仓廪之官，五谷之府，故从田。田乃五谷所出，以为五谷之市也。又胃者，卫也，水谷入胃，游溢精气，上出于肺，畅达四肢，布护周身，足以卫外而为固也。

胆　说

字从詹，不从旦。胆音檀，乃口脂泽也。与膽不同。今从胆者，乃传袭之讹也。

胆，属木，肝之腑也。为中正之官，中清之府，十一经皆取决于胆。人之勇怯邪正，于此詹之，故字从詹。又，胆者，擔也，有胆量方足以擔天下之事。肝主仁，仁者不忍，故从胆断；胆附于肝之短叶间，仁者必有勇也。

大肠、小肠说

大肠，传道之官，变化出焉，属金，为肺之腑。小肠，受盛之官，化物出焉，属火，为心之腑。人纳水谷，脾气化而上升，肠则化而下降。盖以肠者，畅也，所以畅达胃中之气也。肠通畅则为平人，否则病矣。

三 焦 说

三焦者，上、中、下三焦之气也。焦者，热也，满腔中热气布护，能通调水道也。为心包络之腑，属火。上焦不治，则水泛高源；中焦不治，则水留中脘；下焦不治，则水乱二便。三焦气治，则脉络通而水道利，故曰决渎之官。

手 心 主 说

即心包络

心乃五脏六腑之大主，其包络为君主之外卫，相火代君主而行事也，所以亦有主名。何以系之以手？盖以手厥阴之脉，出属心包；手三阳之脉，散络心包；是手与心主合，故心包络称手心主。五脏加此一脏，实六脏也。

膀 胱 说

膀胱，属水，为肾之腑。经曰：膀胱者，州都之官，津液藏焉，气化则能出矣。言其能得气化，而津液外出，滋润于皮毛也。若水道之专司，则在三焦之腑。故经云：三焦决渎之官，水道出焉。言其热气布护，使水道下出而为溺也。《内经》两出字：一为外出，一为下出，千古罕明其旨，兹特辨之。又膀者，旁也，胱者，光也。言气海之元气足，则津液旁达不

穷，而肌腠皮毛皆因以光滑也。

命 门 说

越人指右肾为命门，诸家非之。余考《内经》太阳根于至阴，结于命门。命门者，目也。《灵枢·结根篇》，"卫气篇"、《素问·阴阳离合论》，三说俱同。后读《黄庭经》云：上有黄庭，下有关元。后有幽门，前有命门。方悟其处。凡人受生之初，先天精气聚于脐下，当关元、气海之间，其在女者，可以手扪而得，俗名产门。其在男者，于泄精之时，自有关阑知觉，此北门锁钥之司，人之至命处也。又考越人七冲门之说谓：飞门，唇也；户门，齿也；吸门，会厌也；贲门，胃之上口也；幽门，大肠下口也；阑门，小肠下口也；魄门，肛门也，便溺由气化而出。又增溺窍为气门。凡称之曰门，皆指出入之处而言也。况身形未生之初，父母交会之际，男之施由此门而出，女之受由此门而入。及胎元既足，复由此门而生。故于八门之外，重之曰命门也。若夫督脉十四椎中，有命门之穴，是指外腧而言，如五脏六腑腧一理。非谓命门即在此也。

经 络

经 络 歌 诀

汪讱庵《本草备要》后附此，宜熟读之，无庸再著。

四 诊

望 色

春夏秋冬长夏时，青黄赤白黑随宜。
左肝右肺形呈颊，心额肾颐鼻主脾。

察位须知生者吉，审时若遇克堪悲。
更于黯泽分新旧，隐隐微黄是愈期。
又有辨舌之法。舌上无胎[1] 为在表，
鲜红为火，淡白为寒。主无胎言，非谓胎
之淡白也。若有白胎为半表半里，黄胎为
在里，黑胎病入少阴，多死。胎润有液为
寒，胎燥无液为火，舌上无胎如去油腰子
为亡液，不治。

闻　声

肝怒声呼心喜笑，脾为思念发为歌，
肺金忧虑形为哭，肾主呻吟恐亦多。
又法，气衰言微者为虚，气盛言厉者
为实，语言首尾不相顾者神昏，狂言怒骂
者实热，痰声漉漉者死，久病闻呃为胃
绝。大抵语言声音以不异于平时者吉，反
者为凶。

问　症

出《景岳全书》。张心在增润之。
一问寒热二问汗，三问头身四问便，
五问饮食六问胸，七聋八渴俱当辨，
九问旧病十问因，再兼服药参机变，
妇人尤必问经期，迟速闭崩皆可见，
再添片语告儿科，天花麻疹虔占验。

切　脉

微茫指下最难知，条绪寻来悟治丝。
旧诀以浮、芤、滑、实、弦、紧、洪为
七表，以沉、微、迟、缓、濡、伏、弱、
涩为八里，以长、短、虚、促、结、代、
牢、动、细为九道，李濒湖、李士材加入
数、革、散三脉，共二十七字，实难摸
索。必得其头绪如治丝者，始有条不紊。
三部分持成定法，左寸外以候心，内以候
膻中。右寸外以候肺，内以候胸中。左关
外以候肝，内以候鬲。右关外以候胃，内

以候脾。两尺外以候肾，内以候腹。腹
者，大小二肠、膀胱俱在其中。前以候
前，后以候后。上竟上者，胸喉中事也。
下竟下者，小腹、腰股、膝胫中事也。此
照《内经》分配之法。八纲易见是良规。
浮主表，沉主里，二脉于指下轻重辨之，
易见也。迟主寒，数主热，二脉以息之至
数分之，易见也。大主邪实，细主正虚，
二脉以形之阔窄分之，易见也。长主素
盛，短主素弱，二脉以部之长短分之，易
见也。以此八脉为纲。其余诸脉，辨其兼
见可也，置而弗辨亦可也。起四句，总提
切脉之大法也 。胃资水谷人根本，脉属
肺而肺受气于胃。土具冲和脉委蛇。不坚
直而和缓也，脉得中土之生气如此，此以
察胃气为第一要。脏气全凭生克验，审脏
气之生克为第二要。如脾病畏弦，木克土
也。肺病畏洪，火克金也。反是，则与脏
气无害。天时且向逆从窥。推天运之顺逆
为第三要。如春气属木脉宜弦，夏气属火
脉宜洪之类。反是，则与天气不应。阳为
浮数形偏亢，仲景以浮、大、动、滑、数
为阳，凡脉之有力者俱是，阴则沉迟势更
卑。仲景以沉、涩、弱、弦、迟为阴，凡
脉之无力者皆是。此又提出阴阳二字，以
起下四句辨脉病之宜忌，为第四要。外感
阴来非吉兆外感之证，脉宜浮洪，而反细
弱，则正不胜邪矣，内虚阳现实堪悲。脱
血之后，脉宜静细，而反洪大，则气亦外
脱矣。诸凡偏胜皆成病，偏阳而洪大，偏
阴而细弱，皆病脉也，忽变非常即弗医。
旧诀有雀啄、屋漏、鱼翔、虾游、弹石、
解索、釜沸七怪之说，总因阴阳离决，忽
现出反常之象。只此数言占必应，《脉经》
铺叙总支离。病之名有万，而脉象不过
十，且一病而数十种之脉无不可见，何

---

[1] 胎：通苔。

能诊脉而即知为何病耶？脉书欺人之语，最不可听。

运　气

张飞畴运气不足凭说①

谚云：不读五运六气，检遍方书何济。所以稍涉医理者，动以司运为务。曷知"天元纪"等篇，本非《素问》原文，王氏取"阴阳大论"补入经中，后世以为古圣格言，孰敢非之，其实无关于医道也。况论中明言，时有常位，而气无必然，犹谆谆详论者，不过穷究其理而已。纵使胜复有常，而政分南北。四方有高下之殊，四序有非时之化；百步之内，晴雨不同；千里之外，寒暄各异。岂可以一定之法，而测非常之变耶？若熟之以资顾问则可，苟奉为治病之法，则执一不通矣。

---

① 张飞畴运气不足凭说：在本书出现 2 次，首见《医学实在易·卷一》。

时 方 妙 用

清·陈修园　撰

俞宜年　校注

时方妙用序

　　古之长吏与民相亲，饥为之食，寒为之衣，水旱疾疫为之医药而调剂之，用能循绩丕懋①，仁闻远覃②。长乐陈修园孝廉，精轩岐术，作令三辅，适大水，奉檄勘灾恒山，出其方，试而辄效。嗣丁内艰旋里，读礼之暇，因刊《时方歌括》、《时方妙用》二书。夫上医医国，前人如狄怀英、陆敬舆诸贤，家居时率骈集验方以自娱，亦以救世。《物理论》曰：医者非仁爱不可托也，非聪明理达不可任也，非廉洁淳良不可信也。修园行将广其道，以究心民瘼，希踪古循吏者，岂直以术炫售哉！

嘉庆癸亥至日赵在田序

---

① 丕懋（mào）：盛大之意。
② 覃（tán）：长，深。

时方妙用小引

辛酉岁，余罢南宫试，蒙恩试令三辅。适夏间大水，奉檄勘灾恒山，以劳遘疾，得寒厥证几死，病间自定汤液，二服愈。

时恒山东北，大为温疟患，误于药者比比。余悯之，遂于公余采时方一百八首，韵为歌括。出缮本，付刀圭家，按法疗治，多所全活。

越明年，制府熊谦山先生见而许可，曰：子之意善矣！然有方而不审其用，则不足以活人，且以杀人，子盍明方意而广之？适余丁内艰，弗果。

今岁读礼在籍，谨体先生寿世寿民意，续成四卷，详病源于一百八首中。且余读《灵》《素》，宗仲景，向有经方之注，和者寥寥，偶以时方出，纸贵一时，投时好也。好在此，曷弗导之以此？时方固不逮于经方，而以古法行之，即与经方相表里，亦在乎用之之妙而已，因颜曰《时方妙用》。

时嘉庆癸亥立春后一日修园陈念祖题

目　录

时方妙用卷一

闽吴航陈念祖修园甫著

男　元豹道彪古愚
　　元犀道照灵石　同校字

望　色　一

明堂图内部十四，外部十一，恐仓卒间不能辨也。惟相传额心、鼻脾、左颊肝、右颊肺、颐肾之法，简捷可从。又须审其五色，以定五脏之病。肝青，肺白，心赤，脾黄，肾黑。色周于面者，辨其有神无神；色分于部者，审其相生相克。暗淡者病从内生，紫浊者邪自外受。郁多憔悴，病久瘦黄。山根明亮，须知欲愈之疴；环口黑黧，休医已绝之肾。言难尽意，医要会心。

经云：赤欲如帛裹朱，不欲如赭；白欲如鹅羽，不欲如盐；青欲如苍璧之泽，不欲如蓝；黄欲如罗裹雄黄，不欲如黄土；黑欲如重漆色，不欲如地苍。青如翠羽者生，赤如鸡冠者生，黄如蟹腹者生，白如豕膏者生，黑如乌羽者生。《灵枢》曰：五色各见其部，察其浮沉，以知浅深；察其泽夭，以观成败；察其散抟，音团。以知远近；视色上下，以知病处；积神于心，以知往今。

望　色　二　危候

尸臭，肉绝。舌卷及囊缩，肝绝。口不合，脾绝。肌肿唇反，胃绝。发直齿枯，骨绝。遗尿，肾绝。毛焦，肺绝。面黑直视，目瞑不见，阴绝。目眶陷，目系倾，汗出如珠，阳绝。手撒戴眼，太阳绝。病后喘泻，脾肺将绝。目正圆，痓，不治。吐沫面赤，面青黑，唇青，人中满，发与眉冲起，爪甲下肉黑，手掌无纹，脐突，足趺肿，声如鼾睡，脉沉无根，面青伏眼，目盲，汗出如油，以上肝绝，八日死。眉倾，胆绝。手足爪甲青，或脱落，呼骂不休，筋绝，八日死。眉息回视，心绝，立死。发直如麻，不得屈伸，自汗不止，小肠绝，六日死。口冷，足肿，腹热，胕胀①，泄利无时，脾绝，五日死。脊骨疼肿，身重不可转侧，胃绝，五日死。耳干，舌肿，溺血，大便赤泄，肉绝，九日死。口张，气出不反，肺绝，三日死。泄利无度，大肠绝。齿干枯，面黑，目黄，腰欲折，自汗。肾绝。

望　色　三

舌上津津如常，邪尚在表；见白苔而

---

① 胕胀：腹部肌肉或腹皮胀急。胕，腹前壁的肌肉和筋膜。

滑，邪在半表半里；见黄苔而干燥，热已入于里。见黑苔有二：如黑而焦裂硬刺者，为火极似炭之热苔；如黑而有水软润而滑者，为水来克火之寒苔。又蓝色为白色之变，为寒；紫色为红色之变，为热。此伤寒症辨法也。

凡舌肿胀，重舌，木舌，舌生芒刺，舌苔黄燥，皆热甚也。凡舌硬，舌强，舌短缩，舌卷，皆危症。又阴阳易出舌数寸者死。若沿边缺陷如锯齿者不治。

杜青碧三十六舌繁而无当，不可为其所惑。

闻　声

《难经》曰：闻其五音，以知其病。以五脏有五声，以合于五音，谓肝呼应角，心笑[1] 应徵，脾歌应宫，肺哭应商，肾呻[2] 应羽是也。然此义深奥，非寻常所能揣测者。今以古人经验简易之法，列为声诊。

脉之呻者，痛也，言诊时之呻吟。言迟者，风也，迟则蹇涩，风痰之症。声从室中言，此中气有湿也。言将终乃复言者，此夺气也。谓气不续，言未终止而又言之状也。衣被不敛，言语骂詈，不避亲疏者，神明之乱也。狂。出言懒怯，先轻后重，此内伤中气也。出言壮厉，先重后轻，是外感邪盛也。

攒眉呻吟，苦头痛也。呻吟不能行起，腰、足痛也。叫喊以手按心，中脘痛也。呻吟不能转身，腰痛也。摇头而呻，以手扪腮，唇、齿痛也。行迟而呻者，腰、脚痛也。

诊时吁气者，郁结也。扭而呻者，腹痛也。形羸声哑，痨瘵之不治者，咽中有肺花疮[3] 也。暴哑者，风痰伏火，或暴怒叫喊所致也。声嘶，血败，久病不治

也。坐而气促，痰火为哮也。久病气促，危也。中年人声浊者，痰火也。

诊时独言独语，首尾不应，思虑伤神也。伤寒坏病，声哑为狐惑，上唇有疮，虫食其脏；下唇有疮，虫食其肛也。气促喘息不足以息者，虚甚也。平人无寒热，短气不足以息者，实也。实者，是痰与火也。新病闻呃，非火逆即寒逆；久病闻呃，胃气欲绝也。大抵声音清亮，不异于平时为吉。

问　症

凡诊病，必先问是何人，或男或女，或老或幼，或妾婢、童仆。问而不答必耳聋，须询其左右，平素何如？否则，病久或汗下致聋。问而懒答，或点头，皆中虚。昏愦不知人，非暴厥即久病也，如妇女多中气[4]。

诊妇人，必当问月信如何。寡妇血气凝滞，两尺多滑，不可误断为胎；室女亦有之。

又问其病于何日？日少为新病，实症居多；日多为久病，虚症居多。曾食何物？食冰而病，药用冰煎；若伤肉食，用草果、山楂之类，详伤食本条。曾有怒、劳、房欲等事？怒则伤肝，劳则内伤元气，房劳则伤肾。及问初起何症？如初起头疼、发热、恶寒，属外感；如初起心腹疼痛及泻痢等症，属内伤。后变何病？如痢变泻、变疟为轻，疟、泻变痢为重。先喘后胀病在肺，先胀后喘病在脾，先渴后呕为停水之类。今口渴思饮否？口不渴，

---

① 笑：原作"言"。
② 呻：原作"声"。
③ 肺花疮：病名。即喉癣。
④ 中气：病名。即气中。为类中风类型之一。

内无热也。口渴欲饮为热，老人口干不须饮，主津液少；若漱水不欲咽，主蓄血，主阴极发躁。喜热喜冷否？喜热内寒，喜冷内热。口中何味？苦，热；咸，寒；虚，淡；甘，脾热成疳；伤食，口酸。思食否？伤食，不思食。杂症思食，为有胃气则生；若绝食，为无胃气，则死。五味中喜食何味？喜甘，脾弱；喜酸，肝虚之类。胸中宽否？不宽，伤食、痰积、气滞之症。及腹中有无痛处否？无痛，病不在内，主虚；有痛处，主食积、痰血之类；有痛处，手按则减者为虚。大小便如常否？小便秘、黄赤为热，清白为寒，浊如米泔为湿热下陷。大便秘为实，久泻久痢为虚，下黄赤为热，下清白为寒。足冷暖否？足暖阳症，足冷阴症。乍冷乍温，便结属阳，大便如常属虚。及平日劳逸、喜怒忧思，及素食何物？劳则气散，逸则气滞。喜伤心，怒伤肝，忧伤肺，思虑伤脾，恐伤肾。素食厚味则生痰，醇酒则发热。

种种问法，实为活人之捷径。

切　脉

《内经》分配脏腑：左寸心、膻中；左关肝、膈；左尺肾、腹中；右寸肺、胸中；右关脾、胃；右尺肾、腹中。

王叔和分配脏腑：左寸心、小肠；左关肝、胆；左尺肾、膀胱；右寸肺、大肠；右关脾、胃；右尺命门、三焦。

李濒湖分配脏腑：左寸心、膻中；左关肝、胆；左尺肾、膀胱、小肠；右寸肺、胸中；右关脾、胃；右尺肾、大肠。

张景岳分配脏腑：左寸心、膻中；左关肝、胆；左尺肾、膀胱、大肠；右寸肺、胸中；右关脾、胃；右尺肾、小肠。

愚按：大小二肠，经无明训，其实"尺里以候腹"，腹者，大小肠与膀胱俱在其中。王叔和以大小二肠配于两寸，取心肺与二肠相表里之义也。李濒湖以小肠配于左尺，大肠配于右尺，取上下分属之义也。张景岳以大肠宜配于左尺，取金水相从之义；小肠宜配于右尺，取火归火位之义也。俱皆有至理。当以病症相参，如大便秘结，右尺宜实，今右尺反虚，左尺反实，便知金水同病也。小便热淋，左尺宜数，今左尺如常，而右尺反数者，便知相火炽盛也；或两尺如常，而脉应两寸者，便知心移热于小肠，肺移热于大肠也。一家之说，俱不可泥如此。况右肾属火，即云命门，亦何不可？三焦鼎峙两肾之间，以应地运之右转，即借诊于右尺，亦何不可乎？

五脏平脉

心脉浮大而散，肺脉浮涩而短，肝脉弦长而和，脾脉缓大而敦，肾脉沉软而滑。

又有反关脉，在关后，必反其手诊之，当询其平日何如脉象。

男女异脉

男子阳为主，两寸常旺于尺；女子阴为主，两尺常旺于寸，乃其常也，反之者病。

无病经脉

经者，常也。医者一呼一吸，病者脉来四至，为和平之象。或间以五至为闰息，如岁运三年一闰，是我之息长，非彼之脉数也。

脉分四时六气

十二月大寒至春分，为初之气，厥阴风木主令。经曰：厥阴之至，其脉弦。

春分至小满，为二之气，少阴君火主令。经曰：少阴之至，其脉钩。

小满至六月大暑，为三之气，少阳相火主令。经曰：少阳之至，大而浮。

大暑至八月秋分，为四之气，太阴湿土主令。经曰：太阴之至，其脉沉。

秋分至十月小雪，为五之气。阳明燥金主令。经曰：阳明之至，短而涩。

小雪至十二月大寒，为六之气，太阳寒水主令。经曰：太阳之至，大而长。

按：近时只遵春弦，夏洪，秋毛，冬石，四季之末和缓不忒[1]之诀，然气之至有迟速，不必趋于捷径。

七怪脉歌 旧诀

雀啄连来三五啄。连连搏指，忽然止绝，少顷复来，如雀啄食，肝绝也。

屋漏半日一点落。如屋残漏下，半时一滴，胃绝也。

弹石硬来寻即散。沉于筋间，劈劈急硬，如指弹石，肾绝也。

搭指散乱如解索。指下散乱，乍数乍疏，如索之解，脾绝也。

鱼翔似有亦似无。本不动而末强摇，似有似无，如鱼之翔，心绝也。

虾游静中跳一跃。浮于指下，始则冉冉不动，少焉而去，久之忽然一跃，进退难寻，如虾之游，大肠绝也。

更有釜沸涌如羹。浮于指下，有出无入，无复止数，如釜汤沸，肺绝也。

且占夕死不须药。

八脉该二十八字脉象

旧诀以浮、芤、滑、实、弦、紧、洪为七表，以沉、微、迟、缓、濡、伏、弱、涩为八里，以长、短、虚、促、结、代、牢、动、细为九道，不无可议处。浮、沉、迟、数为诊脉四大纲，旧诀竟脱

去"数"字，谬甚！当就李濒湖、李士材二十七字外，更增入大脉方足。然病无定情，脉不单见，学无头绪，指下茫然。兹以浮、沉、迟、数、虚、实、大、缓八脉为主，而以兼见之脉附之，总括以诗，为切脉之捷法。

浮 轻手乃得，重手不见。为阳，为表。除沉、伏、牢三脉之外，皆可互见。

浮而中空为芤，有边无中，如以指着葱之象。主失血。

浮而搏指为革，中空外坚，似以指按鼓皮之状，浮见也。视芤脉，中更空而外更坚。主阴阳不交。

浮而不聚为散，按之散而不聚，来去不明。主气散。

诗曰：

浮为表脉病为阳，轻手扪来指下彰。

芤似着葱知血脱，革如按鼓识阴亡。

孤阳越于上，便知真阴竭于下矣。

从浮辨散形缭乱，定散非浮气败伤。

除却沉中牢伏象，请君象[2]外更参详。浮，不沉也，沉中诸脉，俱不能兼。

沉 轻手不得，重手乃得，按至肌肉以下。为阴，为里。除浮、革、芤、散四脉之外，皆可互见。

沉而几无为伏，着骨始得，较沉更甚。主邪闭。

沉而有力为牢，沉而强直搏指，主寒[3]实。

诗曰：

沉为里脉病为阴，浅按如无按要深。

伏则幽潜推骨认，牢为劲直着筋寻。

须知诸伏新邪闭，可悟诸牢冷痛[4]

---

① 不忒（tè）：犹言有序。
② 象：现象，表现。
③ 寒：上海图书集成本作"内"。
④ 冷痛：上海图书集成本作"内实"。

侵。

除却浮中芤革散，许多活法巧从心。沉，不浮也，浮中诸脉，不能兼见。

迟　一息三至或二至。为在脏，为寒。除数、紧、促、动四脉之外，皆可互见。

迟而时止为结，迟中而时有一止也，但无定数。主气郁，血壅，痰滞。亦主气血渐衰。

迟而更代为代，缓中一止，不能自还而更代也，止有定数。主气绝。亦主经隧有阻，妊妇见之不妨。

诗曰：

迟为在脏亦为寒，《脉经》云：迟为寒。仲景云：迟为在脏。

辨至须从三两看，一呼一吸，合为一息。一呼脉来二至，一吸脉来二至，合为一息，四至为平人之脉。迟则一息三至，或一息二至，至于一息一至，必死。

结以偶停无定数，迟中一止也。

代因不返即更端。一脏气绝，其脉往而不能自还，他脏因而更代之。须知此脉止有定数。

共传代主元阳绝，还识结成郁气干。

除却数中促紧动，相兼种种要和盘。迟，不数也，数中诸脉不能兼见。

数　一息五六至。为在腑，为热。除迟、结、代三脉之外，俱可互见。

数而牵转为紧，如牵绳转索。主寒邪而痛。亦主表邪。

数而时止为促，数中时有一止，亦无定数。主邪气内陷。

数见关中为动，形圆如豆，厥厥摇动，见于关部。主阴阳相搏。主气与惊，男亡阳，女血崩。

诗曰：

数为腑脉热居多，仲景云：数为在腑。《脉经》云：数为热。

一息脉来五六科。谓一息五六至也。至七八至者危。

紧似转绳寒甫闭，动如摇豆气违和。

数中时止名为促，促里阳偏即是魔。阳盛为促。

除却迟中兼结代，旁形侧出细婆娑。数，不迟也，迟中诸脉不能兼见。

虚　不实也，应指无力，浮、中、沉三候俱有之，前人谓豁然空大，见于浮脉者非。主虚。有素禀不足，因虚而生病者；有邪气不解，因病而致虚者。

虚而沉小为弱，沉细而软，按之乃得。沉见。主血虚。亦分阴阳胃气。

虚而浮小为濡，如絮浮水面。浮见。主气虚。亦主外湿。

虚而模糊为微，不显也。指下不分明，若无若有，浮、中、沉皆是。主阴阳气绝。

虚而势滞为涩，往来干涩，如轻刀刮竹之象。主血虚，亦主死血。

虚而形小为细，形如蜘蛛丝之细，指下分明。主气冷。

虚而形缩为短，寸不通鱼际，尺不通尺泽。主气损。亦主气郁。

诗曰：

虚来三候按如绵，元气难支岂偶然。

弱在沉中阴已竭，濡居浮分气之愆。

痨成脉隐微难见，指下不分明。病剧精干涩遂传。

冷气蜘丝成细象，以上皆言脉势，惟细、大、长、短，皆指脉形而言。细者，形如蛛丝也；微与细相类，但微对显而言，细对大而言，分别在此。

短为形缩郁堪怜。

实　不虚也。应指有力，浮、中、沉俱有之。《四言脉诀》云：牢甚则实，独附于沉脉者非。大抵指下清楚而和缓，为元气之实；指下逼逼而不清，为邪实之实。主实。

实而流利为滑，往来流利。主血治。亦主痰饮。

实而迢长为长，上至鱼际，下至尺泽。主气治。亦主阳盛阴虚。

实而涌沸为洪，应指满溢，如群波涌起之象。主热极，亦主内虚。

实而端直为弦，状如弓弦，按之不移。主肝邪。亦主寒、主痛。

诗曰：

实来有力象悠悠，邪正全凭指下求。脉来有力，指下清而不浊，滑长不兼洪弦之象，正气实也；如指下浊而不清，但见洪紧，不见滑长，是邪气实也。

流利滑呈阴素足，迢遥长见病当瘳。

洪如涌浪邪传热，弦似张弓木作仇。

毫发分途须默领，非人浑不说缘由。

大　即洪脉而兼脉形之阔大也。旧本统于洪脉，今分别之。

诗曰：

大脉如洪不是洪，洪兼形阔不雷同。

绝无舞柳随风态，却似移兵赴敌雄。

新病邪强知正怯，风痫外实必中空。

《内经》病进真堪佩，总为阳明气不充。邪气盛则胃气衰，故脉大而不缓。

缓　脉来四至，从容不迫。主正复。和缓之缓，主正复；急缓之缓，主中湿。

诗曰：

缓脉从容不迫时，诊来四至却非迟。

胃阳恰似祥光布，谷气原如甘露滋。

不问阴阳欣得此，任他久暂总相宜。

若还急缓须当辨，湿中脾经步履疲。

胃气复则邪气退，故脉缓而不大。缓者，主脉之气象从容不迫而言，非指往来之迟缓也。"迟"字对"数"字言，迟则不数，数则不迟也。"缓"字所包者广，迟中有缓，数中亦有缓，非浅人所可领会。故《内经》与"大"字对言，不与

"数"字对言，其旨深哉！

节录病机赋修园重订

赋曰：能穷浮、沉、迟、数、虚、实、大、缓八脉之奥，八者，脉之奥也。便知表、里、寒、热、盛、衰、邪、正八要之名。

表者，病不在内也；里者，病不在外也。盛者，本来气血不衰也；衰者，本来气血不盛也。寒者，脏腑积冷也；热者，脏腑积热也；邪者，非脏腑正病也；正者，非外邪所中也。

八脉为诸脉纲领，八要是众病权衡。量度诸病，由此八要也。

虚为气血不实，举按无力，若兼弱涩之象。

举者，轻手取之于皮肤之上；按者，重手按之于肌肉之内也。无力者，言指下举按应指无力也。弱者，痿而不起也，主气虚。涩者，往来干涩也，主血少。虚脉兼此二象。

实为气血不虚，举按有力，且该长滑之形。

长者，过于本位也，主气有余。滑者，流而不滞也，主血有余。实脉兼此二象。此以虚实二脉探气血盛衰之情也。

迟寒，数热，纪至数多少。

平人脉以四至为准，不及曰迟，一息三至也；太过曰数，一息六至也。经云：数则为热，迟则为寒。此以迟数二脉别其寒热也。

浮表，沉里，在指下重轻。

轻手举之于皮肤上即得，重按乃无，如水浮泛者，曰浮。重手按至筋骨而得者，曰沉。经云：浮为在表，沉为在里。此以浮沉二脉别其表里也。

缓则正复，和若春风柳舞；大则病进，势若秋水潮生。

缓则胃气复，如春柳之和，故邪退而正复也。病进而危，故脉洪大，如秋涛之汹涌。此以缓大二脉验其邪正也。

六脉同等者，喜其勿药。

六脉者，两手六部之脉也。同等者，脉息调匀，不治自愈。王肯堂误解为大小、浮沉、迟数同等，不可从也。

六脉偏盛者，忧其采薪①。

偏盛者，六部中那一部独异也；又于那一部之中，推其于八脉中，见出那一象也。王肯堂旧解亦误。

脉有宜忌

凡病内虚者，脉弱为宜，洪大则忌。病外感者，阳脉为宜，阴脉则忌。

有神者吉，和缓者吉，合于时令者吉，与面上五色中见那一色相生者吉，反是者凶。只此数语可遵，其余皆不经之言，不可信也。

妇人脉法

妇人两尺盛于两寸，常也。若肾脉微涩与浮，或肝脉沉急，或尺脉断绝不匀，皆经闭不调之候。

妇人尺脉微迟为居经，月事三月一下，血气不足故也。

妇人三部浮沉正等，无他病而经停者，孕也，尺大而旺亦然。左尺洪大实为男，右尺洪大实为女。旧说以左右尺为断，然经云：妇人手少阴脉动甚者，妊子也。今以寸脉动滑为断，左叶熊罴，右应鸾凤之兆。

体弱之妇，尺内按之不绝，便是有子；月断病多，六脉不病，亦为有子。所以然者，体弱而脉难显也。《脉经》曰：三部浮沉正等，按之无绝者，孕娠也。何尝拘于洪滑耶？阴搏阳别，谓之有子，言尺内阴脉搏指，与寸口阳脉迥别，其中有阳象也。

妇人不月，脉来滑疾，重手按之散者，胎已三月也。和滑而代者，二月余之胎息也。重手按之，滑疾不散者，五月也。

妇人经断有呕，其脉弦者，后必大下，不成胎也。然有因病脉弦，又当保胎为务，气旺则弦自退矣。

阴虚阳搏谓之崩，言尺内虚大弦数，皆内崩而血下。

妊娠七八月，脉实牢强大者吉，沉细者难产而死。

女人得革脉，曰半产漏下。得离经之脉，曰产期。离经者，离乎经常之脉也。盖胎动于中，脉乱于外，势之必至也。

新产伤阴，出血不止，尺脉不能上关者死。

妇人脉平而虚者，乳子也。

妇人尺脉弱而涩，小腹冷，恶寒，年少得之为无子，年大得之为绝产。

小儿脉法

小儿五岁以下，气血未盛，经脉未充，无以别其脉象，故以食指络脉之象彰于外者察之。食指第一节寅位，为风关；第二节卯位，为气关；第三节辰位，为命关。以男左女右为则。纹色紫曰热，红曰伤寒，青曰惊风，白曰疳疾，淡黄隐隐为无病，黑色曰危。在风关为轻，气关为重，命关为危。脉纹入掌为内钓②，纹弯里为风寒，纹弯外为食积。

及五岁以上，乃以一指取寸关尺之处，常以六至为率，加则为热，减则为寒，皆如诊大人法。

---

① 采薪：患病之意。
② 内钓：病症名。惊风的一种证型。临床以内脏抽掣，腹痛多啼为特征。

小儿脉乱，身热，汗出，不食，食即吐，多为变蒸。

小儿四末独冷，鼓栗恶寒，面赤，气粗，涕泪交至，必为痘疹。

半岁以下，于额前眉端发际之间，以名、中、食三指候之。食指近发为上，名指近眉为下，中指为中。三指俱热，外感于风，鼻塞咳嗽；三指俱冷，外感于寒，内伤饮食，发热吐泻；食、中二指热，主上热下冷；名、中二指热，主夹惊；食指热，主食滞。

中　风

猝倒无知，牙关紧闭，痰涎上壅，危在顷刻是也。李东垣主气虚，刘河间主火盛，朱丹溪主湿盛生痰，三子皆言中风之因，如作文之推原法。薛立斋、赵养葵言真水竭，真火虚，肝郁脾伤及诸虚所致，更推广言之，总非正面文字。其曰风者，主外来之邪风而言也；其曰中者，如矢石之中于人也。此时因风治风，尚恐不及，其他奚论焉？小续命汤为第一，诸说不足凭也。若谓是气虚，火盛，痰多，水竭，火虚，肝郁，脾伤及诸虚所致，为病日久，即未中风之前，以大剂调养，非一两月不效。岂于既中风之际，死生只在顷刻，尚可以一剂回其气虚，平其火势，清其痰源，滋其肾水，温其命火，及疏肝健脾，补养诸虚乎？必无是理也。如牛黄、脑麝及市上驰名丸药，人尚知其劫伤元气，不敢轻投，而数家之书，言似近理，其实伪君子之为害更甚于真小人。念祖为活人计，不敢不得罪前人而直辨其非。

脉喜浮大，浮者，邪尚在腑也；大者，风为阳邪，阳症见阳脉也。若浮大鼓指，恐邪盛正衰，元气欲脱。忌沉小。沉者，邪入脏也；小者，正气衰也。若沉小

而气度和缓，来去分明，乃是吉兆。

中经有六经之形证，宜小续命汤。

中脏多滞九窍，故有唇缓，失音，鼻塞，耳聋，目瞀，便秘之症。风自外来，故不外麻、桂；手足抽掣，故兼用归、芍；二便阻隔，故用滑石、硝、黄，宜防风通圣散。

中腑多著四肢，故有半身不遂，手足不随，左瘫右痪之形。

中血脉，外无六经之形症，内无便溺[①]之阻隔，惟口眼㖞斜，或左或右。偏左宜六君子汤，盖左半虽血为主，非气以统之则不流也；偏右宜四物汤，盖右半虽气为主，非血以丽[②]之则易散也。二汤俱加竹沥、姜汁以行经络之痰，再加僵蚕、钩藤、天麻、羚羊角以熄风活络；或加附子以固阳，肉桂以通阳，黄芪以胜风。

中风不语，宜资寿解语汤。

舌强不能言，足废不能行，宜地黄饮子。

中风死症，多是风中带寒，其症口开为心绝，手撒为脾绝，眼合为肝绝，遗尿为肾绝，声如鼾睡为肺绝，汗出如油为元气内绝。发直，目上视，面赤如妆，汗缀如珠，法在不治。用药若迟，数刻即死矣，急用三生饮一两，加人参一两。按：三生饮中，近时附子俱以盐腌过，乌头非四川产者无力。愚用熟附子一两，干姜五钱，炙甘草四钱，一服汗略止，再服眼睛略动，三服加人参三钱，渐有生意，必须半日服三剂。

中风愈后，照刘、朱、李、薛诸法，缓缓调治之。

愚按：开窍以驱风，非是正法。《内

———————
① 溺：原作"弱"，据商务印书馆本改。
② 丽：附着，依附。

经》重在填窍，《金匮》有侯氏黑散、风引汤二方，是补天手段。或猝倒时痰涎如壅，危在顷刻者，三因白散极验。详《三字经》方。

附：小续命汤六经加减并针灸法

如中风无汗恶寒，依本方，麻黄、杏仁、防风各加一倍，又宜针至阴、穴在足小趾外侧甲角，针二分出血。昆仑。穴在足外踝后踝骨，针透太溪。

如中风有汗恶风，依本方，桂枝、芍药、杏仁各加一倍，又宜针风府。穴在项后入发一寸，针入三分，禁灸。

以上二症，皆太阳经中风也。

如中风有汗身热，不恶寒，依本方加石膏、知母各二钱，甘草再加一倍，去附子。

如中风有汗，身热，不恶风，依本方加葛根，桂枝、黄芩再加一倍。宜针陷谷，穴在足大趾、次趾外间骨节后陷中，针入五分。去阳明之贼，兼刺厉兑，穴在足大趾、次趾端，去爪甲如韭叶许。以泻阳明之实。

以上二症，皆阳明经中风也。

如中风无汗身凉，依本方，附子加一倍，干姜加二倍，甘草加二倍。又宜刺隐白，穴在足大趾内侧，去爪甲角如韭叶。去太阴之贼。此太阴经中风也。

如中风有汗无热，依本方，桂枝、附子、甘草各加一倍，又宜针太溪。穴在足内踝后跟骨上陷中，针透昆仑。此少阴经中风也。

如中风六经混淆，系之于少阳，或肢节挛痛，或麻木不仁，依本方，加羌活、连翘，又于少阳之经绝骨穴，在足外踝上三寸，灸五壮。灸以引其热，取厥阴之井大敦穴，在足大趾甲聚毛间。刺以通其经。此少阳、厥阴经中风也。

新按：

受业侄凤腾注：诸书逐而散之，风散即为气散，生而亦死。兹法养以和之，气和即为风和，死可回生，为风症补千古所未及。

壬戌岁，念祖在保阳供职，制宪熊大人召诊。诊得两手脉厚而长，惟左手兼些弦象，两寸略紧。念祖谓：脉厚，得土之敦气，以厚道载厚福，脉长寿亦长。非谀语也。但弦为风脉，紧为痛脉，紧在两寸，恐上半身有痹痛等症也。大人云：所言俱对，但臂上及手腕痛，或愈或作，约有五年余；指头麻木，十年前颇甚，今略麻而不木矣。念祖曰：风在骨节而作痛，妙在痛处，痛是气血与风邪相拒，非若偏枯之不痛也。书谓中指麻木，三年内必有中风之患，以中指属手心主之经故也。今拇指、食指为甚，特肺与大肠之气不调，不甚为害，然必须治之于早也。薛氏云：服风药以预防中风，适以招风取中。念祖师其意而不用其方，拟用黄芪桂枝五物汤常服：

黄芪　桂枝尖　生芍药以上各二钱　生姜四钱　大枣二粒，擘，水煎服。

昔人云：人在风中而不见风，犹鱼在水中而不见水。风即气也。人在气交[1]之中，得风以生，即宋儒所谓和风一至万物皆春是也。因风以害，即释氏所谓业风[2]一吹金石乌有是也。人身五脏，而肝为风脏，乃生死之门户。无病则风和，而气息、脉息俱和，不见其为风；有病则风疾，而气息、脉息亦疾，遂露出风象，甚至目直，手足动摇抽掣，汗出如珠，痰涎如涌等症，大显出风象，治之不及矣。惟指头麻木，时或眩晕，时或历节作痛，病未甚而治之于先，则肝得所养，斯不为

————————

① 气交：阴阳二气的交会。

② 业风：佛家语，指不正之风。

风病矣。肝属木而主春，阳春有脚，能去而亦能来，别有所以留之道，吾于邵子之诗悟之。《内经》云：神在天为风。又曰：大气举之。庄子云：万物以息相吹也。孟夫子谓：塞乎天地之间。佛经以风轮主持大地。异同处实有一贯之道焉。兹方也，认定肝为风脏，取桂枝通肝阳，芍药滋肝阴，阴阳不偏，是为和气，亦即和风也。盈天地间皆风而皆气，气贵善养。黄芪之补，是养气章勿忘工夫；大枣之缓，是养气章勿助工夫，且倍以生姜之雄烈，所以还其刚大浩然之体段。圣贤之一言一字，包涵万有，自可以互证而益明。

又拟丸方：时常服食之方与救病之方不同，故取和平之品，与五谷五菜同功。古云：药以治病，食以养人。此方取义等于食物，即勿药意也。

熟地黄六两　**於潜白术**六两，米泔浸一宿，去皮切片，饭上蒸，晒　**怀山药**三两，生姜汁拌炒　**甘枸杞**三两，隔纸烘　**川附子**二两，炒　**上肉桂**一两，去皮，不见火，研　**人参**二两，饭上蒸软，切片，隔纸烘研　**鹿茸**去毛，切片，酥炙，勿伤焦　**麦冬**二两，绍酒润、晒、烘　**五味子**二两，盐水浸，炒珠

依制研末，炼白蜜丸如桐子大，用朱砂五钱研末为衣、晾干。每早以米汤送下三钱。忌食萝卜、芸薹、诸血、生蒜。

此方与黄芪桂枝五物汤相表里。黄芪桂枝五物汤补气以治风，所重在肝。肝为风脏，风者，天地之噫气也。气和即风和，鼓舞动荡，无有不周，即孟子所谓"塞乎天地之间"是也。此方补肾，亦是养肝，肝属木，为东方之生气也。《庄子》云：野马也，尘埃也，生物之息以相吹也。然而木生于水，乙癸同源，所重尤在于肾。《内经》云：肾藏志。又云：肾者，作强之官。夫曰作强，则为刚大浩然之根本，即孟子所谓"夫志，气之帅"是也。圣贤言包万有，虽《养气章》主学问而

言，而尊生之道亦在其中。自汉医后，无一人谈及，鲜不以念祖之论为创，其实有所本而言。方中熟地补先天肾水，白术补后天脾土。然欲补肾，必先聚精，故取枸杞涵精气之完足，以佐熟地所不及；欲补脾，必先厚土，故取山药具土气之冲和，以佐白术所不及。而为脾肾之总根者，则在命门。命门之外为两肾，坎外之偶也。两肾之中为命门，坎中之奇也。方中附子入命门血分，肉桂入命门气分，二药温养水脏，为生生之本，即邵康节先生所谓"地下有雷声，春光弥宇宙"是也。又合生脉散人参、五味子、麦冬之酸甘化阴，俾辛热之阳药不僭，再加鹿茸，为血气所长，较无情之草木倍灵。外以朱砂为衣者，取其色赤入心。《内经》云：心藏神，肾藏志。朱子《论语》注云：心之所之谓之志。是也。各家之说不足凭，而《内经》为《三坟》之一，证之圣经贤训，字字相符，医与儒原非二道也。

痨　症

前人分别名色最多，其实铺张语，临症之际，反启人多歧之惑。大抵外感内伤、七情过用，皆能致之。其症倦怠，少食，或常畏寒，或常发热，或寒热往来，气色日见憔悴，肌肉日见消瘦，即将入痨症之门。若咳嗽不已，吐血时止时来，是既成痨症，法在不治。二症另立一门，宜参看。

凡脉极大，极小，极虚，皆痨也。但渐缓，则渐渐有生意；若渐数，则渐入死门；若数而兼紧弦，十不救一；左右关俱弦，死期不远。

昔人谓此症服寒凉之药必死，愚以为不尽然，火盛抽薪，正不可无权宜之计，火平即舍去，亦何害哉？且寒凉之药不可

久服，人人俱知也。惟滋阴降火及不凉不温之品，最足误人。余每遇痨病之家，未诊时，见其案上有《薛氏医案》《景岳全书》《医方集解》《本草备要》等书，日以麦门冬代茶，则不复与诊，知其中于药魔，定其必死也。余素不喜寒凉，姑以寒凉方之不可弃者首列之。

肺痿声嘶，喉痹，咳血，烦躁，宜滋肾丸；小便癃闭者亦宜之。

血热妄行，脉洪大，身壮热，或吐血，或衄血，宜四生丸。

吐血，便血，妇人血崩，血淋，及伤寒斑黄未已而吐血者，宜犀角地黄汤。

骨蒸发热，日静夜剧，及妇人热入血室，胎前发热者，宜地骨皮散。

午后发热，盗汗不止者，宜当归六黄汤。

吐血、衄血盈盆盈斗者，忌骤用苦寒及辛温之药，急用后方，服后熟睡，勿触其醒，则血可重生，一夜复元，宜独参汤。

胃中湿热，身黄溺赤，口疮，牙床糜烂，吐血，衄血，宜甘露饮。

感秋燥之气，咳嗽不已，宜泻白散。

感秋燥之气，洒淅恶寒，寒已发热，渐至咳嗽，误以参术补之，致肺中之热无处可宣，急奔大肠，食入则不待运化而出，食不入而肠中之垢亦随气奔出，泻痢不休，宜以润肺之药，兼润其肠，则源流俱清，寒热、咳嗽、泄利，一剂俱止。此喻嘉言得意之法也。宜泻白散去粳米，加黄芩、阿胶、杏仁。

梦遗失精，及梦与鬼交，宜封髓丹。

午后发热，腰痛足酸，服六味丸不效者，宜大补阴丸。

痰气上逆，烦热呕吐，若惊悸不眠，宜温胆汤加真阿胶、枣仁。

诸气膹郁之属于肺者，属于肺之燥也；诸痿喘呕之属于上者，亦属于肺之燥也，宜清燥救肺汤。

以上诸方，虽曰寒凉，却能培养生气，为痨门不可少之方；亦是权宜暂用，为痨门不可恃之方。

痨字从火，未有痨症而不发热者。世医以苦寒为戒，谓滋阴一法最为妥当，而不知此症多是阴盛为病，滋阴是益其病也。人皆曰：阴虚则火动。吾独曰：阴盛则火动。何以言之？心肺在上，阳之位也，胸中之阳宣布，如日月一出，爝火无光，何有发热之病？惟下焦之阴气一盛，上干阳位，足太阴脾之湿气动，而为水饮，干于手太阴肺，则咳嗽不已；足少阴肾之寒气动，而为阴血，干于手少阴心，则吐血不休。虚痨以此二症为提纲，非阴盛所致而何？且心肺之位，如太空也，下焦之阴气上冲，阴霾密布，白昼亦如长夜，不独灯烛之火有光，即腐草萤虫俱能生光，岂非阴盛火动之一证乎？况人身中有龙雷之火，非诸经之火可比，然必阴云四合，而龙雷方得遂其奔腾之势，而烈日当空，龙雷潜伏矣。以下诸方，皆退热之良法，学者须当细玩。

一仲景法，以小建中汤为主，方中桂枝、生姜宣胸中之阳，即所以除阴火也。后人识见不及古人，虑姜、桂之热，只用温补之品。东垣云：参、芪、甘草为泻火之良药。又云：甘温除大热。视古方虽低一格，犹有先民之矩矱[①]。

宣肺阳则天气清明，地气不能蒸湿而为云，而龙雷之火不作，为退热一大法。计八方：保元汤、补中益气汤、当归补血汤、四君子汤、六君子汤、五味异功散、香砂六君子汤、归脾汤。以上八方，皆手足太阴之药，补虚退热、进食除痰、止血

---

① 矱（yuē）：犹规矩、法度。

极验。惟咳嗽一症，多由饮邪，方中人参，其味甘苦属阴，其质柔润多液助湿，非饮症所宜，故仲景于咳嗽症去人参，加干姜、五味，或再加细辛，三味为主，寒热燥湿之药随宜加入，其法最妙，不可不知。如肺燥、肺热，人参又为要药。

宣心阳则离光普照，爝火无光，又为退热一大法，计十方：附子理中汤、近效术附汤、人参养荣汤、圣愈汤、正元丹、二加龙骨汤、黑锡丹、术附汤、芪附汤、参附汤。以上十方，皆手足少阴之药，治验同前，更有益精气、扶元气、补火以致水之妙。但吐血症以理中汤照古法等分煎服神妙，或照《仁斋直指》加木香、当归亦妙。所以妙者，血得暖则循行经络，干姜与甘草并用之功也。或用炙草四钱，干姜炮黑二钱，五味子二钱煎服，亦妙。

引火归源用八味丸，自薛立斋、张景岳以后，皆奉为枕中之秘。其实，治标之法不可常服。余每见久服滋阴之剂，发热日甚，后医翻前医之案，谓热药固不可用，而以地黄滋阴之品，倍用以制其毒，则能引火归源，其热自退，投以八味地黄汤等，初服一二剂如神；再服一二剂，不甚见效；再服三四剂，前症大作，其热如焚。病家或疑桂附之误而更医，或信任不疑而归咎于附子之制法不佳，与肉桂之产非道地，视二药如酖，遂以滋阴者枉其归阴。所以然之故，千古无一人悟及，余请一一明之：盖阴气居于阳位，邪火因而窃动，忽得桂附扶胸中之阳，则邪火自然退听而不敢动，故初服而效；至三四服而不效者，习以为常也；至五六服而发热更甚者，桂附阳药之少，不敌地黄一派阴药之多也。或曰：数方中阴药数倍于阳药，阳药固掣肘而不尽其量，宜其不效，何以前效而后不效欤？余曰：此问正不可少，个中机关必须识破，然后可以得病情。凡阴

药性柔而行缓，缓则相续而不绝；阳药性刚而行急，急则迅发而无余也。胃如分金之炉，一柔缓而逡巡不进，一刚急而捷足先登。入咽之后，但见桂附之扶阳，若忘地黄之滋阴，故初服而效；至于再服，桂附虽烈，无如前日之地黄等缓药行未了，又得新入之地黄以助之，势可相敌，故三四服不甚见效；乃服至五六剂而大发者奈何？盖以每日所服之桂附，如火一发而无余，而同剂中之地黄等药，如水之渐注不骤，日积日多，些少之桂附安能与之为敌？宜其服之增热也。天地间两可之见最为误事，不可不知。

痨症愈后，不可无调养之法，丸剂优于汤药，宜六味地黄丸、天王补心丹、龟鹿二仙膏、还少丹、全鹿丸、八味地黄丸、加味虎潜丸。

附录：《慎柔五书》

凡久病服寒凉，克伐过多，以致三阳气衰、痰凝气滞，以调元之剂治之，阳气一动，则少阳先升，少阳欲先出，前有太阳，后有阳明，遏截不能伸。少阳之气至太阳，太阳与之并则寒，与阳明并则热，遂成寒热疟状，非真疟也。其太阳气达，遂有伤风之状，鼻塞，恶风寒之症见矣；阳明气达，则有作泻之症。此时正当调脾补元，分头施治，则旧病尽脱矣。

损病六脉俱数，声哑，口中生疮，昼夜发热无间，经云：数则脾气虚，此真阴虚也。用四君加黄芪、山药、莲肉、白芍、五味子、麦冬，煎去头煎不用，止服第二三煎，此为养脾阴秘法也。服十余日，发热渐退，口疮渐好，方用丸剂，如参苓白术散，亦去头煎，晒干为末，陈米锅焦打糊为丸，如绿豆大，每日服三钱，或上午一钱，百沸汤下。盖煎去头煎则燥气尽，遂成甘淡之味，淡养胃气，微甘养脾阴，师师相授之语，毋轻忽焉。

愚按：煎去头煎不用，黄履素（讳承昊）《折肱漫录》亦云神妙秘法。

又按：以淡补脾之说，余一时亦不能会悟。后得徐灵胎书，谓五味各有所属，味甘属土，然土实无味也。故《洪范》论五行之味：润下作咸，炎上作苦，曲直作酸，从革作辛。皆即其物言之。惟于土则曰：稼穑作甘。不指土而指土之所生者，可知土本无味也。无味即为淡，淡者，五味之所从出，即土之正味也。故味之淡者皆属于土，如茯苓、山药、石斛之类是也。五脏皆受气于脾，故脾为五脏之本；五味皆托始于淡，故淡为五味之本。慎柔、黄履素煎去头煎，取无味之味以补脾，诚秘法也。

时方妙用卷二

闽吴航陈念祖修园甫著

男 元豹道彪古愚
元犀道照灵石 同校字

肿　症

肿者，皮肤肿大也。胀者，心腹胀满也。臌者，心腹痞满，而四肢瘦小，昔人谓之蛊胀；或心腹胀满，外实中空，其象如鼓，昔人谓之臌胀。兹分为三门。

肿症，从来有气肿、水肿之辨。《内经》以按之窅① 而不起者为气，即起者为水，后医多反其说。然气滞水亦滞，水行气亦行，正不必分。总以不起为肿甚，即起为肿轻。肾囊及茎中肿大，多死。

脉本沉，若浮而弦，宜发汗；若浮而鼓指有力，宜越婢汤；若浮在皮外，多死；若沉而紧，宜麻黄、细辛、附子之类；若沉而缓，易愈；若沉而微细，宜温补。

初起面上微肿，两目下如卧蚕，更肿些，一身觉重滞，微喘，小便不利，即肿症之渐，宜香苏饮加杏仁、防风各三钱。

如皮肤肿大，气喘，小便不利，宜五皮饮。上肿宜发汗，加苏叶、防风、杏仁各三钱；下肿宜利水，加猪苓、防己各二钱，木通一钱；小水多，为阴水，加附子、干姜各二钱，白术三钱，川椒、木香各一钱；小便不利，为阳水，加防己、猪苓、知母各二钱。凡脉虚人羸，宜加白术、人参、肉桂、附子；脉实人健，加莱菔子、枳壳各二钱。凡畏风之甚，宜加生黄芪三四钱，或再加附子二钱。

如小便点滴俱无，气喘，口不渴，宜滋肾丸。

如前药不效，宜用济生肾气丸，药料作汤服，或前症愈后，亦以此丸服一月收功。

如服利水之药而小便愈少者，宜补中益气汤，首煎照常服，二煎服后，以手指探吐。

愚按：水肿病浅者，照上法治之愈矣；深者，必遵《金匮》五水而治之。余著有《金匮浅注》，颇有发明。风水由于外邪，法宜发汗。皮水者，外邪已去经而入皮，故不恶风；病在皮间，故内不胀而外如鼓；皮病不涉于内，故口不渴，然水在于皮，亦必从汗以泄之也。石水病在脐下，阴邪多沉于下，法用麻黄附子甘草汤，重在附子以破阴也。黄汗者，外邪伤心，郁热成黄，胸满，四肢、头面俱肿，病在于上，法用桂枝汤加黄芪，啜热粥以取微汗，重在桂枝以化气，尤赖啜粥取汗，以发内外交郁之邪也。唯正水一症，正《内经》所谓三阴结谓之水症。结则脉

————————
① 窅（yǎo）：深陷。

沉，水属阴则脉迟，三阴结则下焦阴气不复与胸中之阳相调，水气格阳则为喘，其目窠如蚕，一身尽肿。可知《金匮》之论甚精，徐忠可之注甚妙，试节录之。《金匮》云：寸口脉浮而迟，浮脉则热，迟脉则潜，热潜相搏，名曰沉。趺阳脉浮而数，浮脉即热，数脉即止，热止相搏，名曰伏。沉伏相搏，名曰水。沉则脉络虚，伏则小便难，虚难相搏，水走皮肤，即为水矣。徐忠可注云：此段论正水之由也。谓人身中健运不息，所以成云行雨施之用，故人之汗，以天地之雨名之；人之气，以天地之疾风名之。寸口脉主上，犹之天道必下济而光明，故曰阴生于阳；趺阳脉主下，犹之地轴必上出而旋运，故曰卫气起于下焦。今寸口脉浮而迟，浮主热，乃又见迟，迟者，元气潜于下也。既见热脉，又见潜脉，是热为虚热，而潜为真潜，故曰热潜相搏名曰沉，言其所下济之元气沉而不复举也。今趺阳脉浮而数，浮主热，乃又见数，数者，卫气止于下也。既见热脉，又见止脉，是于客气为热，而真气为止，故曰热止相搏，名曰伏，言其宜上出之卫气伏而不能升也。从上而下者，不返而终沉；从下而上者，停止而久伏，则旋运之气几乎熄矣。熄则阴水乘之，故曰沉伏相搏名曰水。见非止客水也。又恐人之不明乎沉伏之义，故又曰：络脉者，阴精阳气所往来也，寸口阳气沉而在下，则络脉虚。小便者，水道之所从出也，趺阳真气止而在下，气有余即是火，火热甚则小便难。于是上不能运其水，下不能出其水，又焉能禁水之胡行乱走耶？故曰虚难相搏，水走皮肤，即为水矣。水者，即身中之阴气，合水饮而横溢也。沉伏二义，俱于浮脉见之，非真明天地升降阴阳之道者，其能道只字耶？此仲景所以为万世师也。徐忠可此注，妙不可

言，独惜仲景不立方，忠可又不补出应用何方，致世之患此者，或死于庸医之舟车丸、神佑丸、疏凿饮子等方，或死于明医之实脾饮、济生肾气丸、补中益气汤、导水茯苓汤等方，以挺与刃。余不忍坐视而不救，故拟方于后：

消水圣愈汤　治水第一方。然必两手脉浮而迟，足趺阳脉浮而数，诊法丝毫不错，一服即验，五服全愈，否则，不可轻用。此秘方也，大道无私，方不宜秘，然黄帝有兰台之藏，长桑有无泄之戒者，一恐轻试之误，一恐泄天地之机也。余出此方，以俟一隅之反，非谓一方可以统治斯病也。

天雄一钱，制　牡桂二钱，去皮　细辛一钱　麻黄一钱五分　甘草一钱，炙　生姜二钱　大枣二枚　知母三钱，去皮　水二杯半，先煎麻黄，吹去沫，次入诸药，煮八分服，日夜作三服，当汗出如虫行皮中即愈。水盛者，加防己二钱。

天雄补上焦之阳，而下行入肾，犹天道下济而光明，而又恐下济之气潜而不返，故取细辛之一茎直上者以举之。牡桂暖下焦之水，而上通于心，犹地轴之上出而旋运，而又恐其上出之气止而不上，故取麻黄之走而不守者以鼓之。人身小天地，惟健运不息，所以有云行雨施之用，若潜而不返，则气不外濡而络脉虚，故用姜、枣、甘草化气生液，以补络脉。若止而不上，则气聚为火而小便难，故以知母滋阴化阳，以通小便。且知母治肿，出之《神农本草经》，而《金匮》治历节风脚肿如脱，与麻黄、附子并用，可以比例而明也。此方即仲景桂甘姜枣麻辛附子汤[①]加知母一味，主治迥殊，可知经方之变化

_____

① 桂甘姜枣麻辛附子汤：当为桂枝去芍药加麻黄细辛附子汤。

如龙也。

野老某，年八旬有奇，传予奇方，用生金樱根去粗皮一两半，吴风草三钱，香菌极小团结者七枚，水煎服。一服小便即通而肿愈。余细绎此方极妙：麻黄大发汗，而根又能止汗；橘肉生痰壅气，而皮又能化痰顺气；蚕因风而致僵，反能驱风如神，此大开大合之道。金樱子之大涩小便，即可悟其根之大通小便矣；吴风草原名鹿衔草，能除湿热，故《素问》与泽泻、白术同用，以治酒风。更妙是小香菌一味，此物本湿热所化，用之于除湿祛热队中，同气相感，引药力至于病所，而诸药之性一发，则湿热无余地以自藏，俱从小便而下矣。此必异人所授遗下，所谓礼失而求诸野也。惜余未试。

胀　症

此症与肿症相因者，宜以治肿之法治之。或内胀而外不肿者，治法稍异。

心腹胀满甚者，宜平胃散为主。气郁，加麦芽、香附各二钱；伤食者，加莱菔子、山楂、干姜；伤酒，加干葛三钱，砂仁一钱；痰多，加茯苓三四钱；多呕，加半夏、生姜各三钱；胸上脉不横通而胀，加木通、茜草、麦冬、瓜蒌、贝母；浊气在上，加柴胡、半夏、桔梗；心下痞满，加黄连、黄芩各一钱，干姜八分；腹痛，加生白芍三钱；腹痛因大便不通者，再加大黄二钱；小便不通，合五苓散；若贴脐左右上下胀者，胀必兼痛，为冲脉逆而不舒，去苍术，加红花、归、芍、柴、桂治之；若季胁两旁兼小腹胀痛者，乃厥阴内不交于少阴，外不合于少阳，加柴胡、人参、半夏、桂枝、当归治之。

腹胀喜按者，宜后四方：附子理中汤、虚寒。补中益气汤、脾土失职，地气

不升。六君子汤加干姜、脾虚痰多腹胀。香砂六君子汤。

愚按：以上诸法，治而不应者，必以膀胱为主。喻嘉言云：人身胸中空旷如太虚，地气上而为云，必天气降而为雨，地气始收藏不动。诚会上焦如雾、中焦如沤、下焦如渎之意，则云行雨施，而后沟渎皆盈，水道通决，乾坤有一番新景象。此义首重膀胱一经。经云：膀胱者，州都之官，津液藏焉，气化则能出矣。如人之饮酒无算而不醉者，皆膀胱之气化而出也。膻中位于膈内，膀胱位于腹中，膀胱之气化，则空洞善容，而膻中之气得以下运。若膀胱不化，则腹已先胀，膻中之气安能下达耶？然欲膀胱之气化，其权在于葆肾，肾以膀胱为腑者也。肾气动，必先注于膀胱，屡动不已，膀胱胀满，势必连于胸膈，其窒塞之状，不可名言。肾气不动，则收藏愈固，膀胱得以清净无为，而膻中之气注之不盈矣。膻中之气下走既捷，则不为牵引所乱，而胸中旷若太空矣。此论可为胸腹满及痰饮症之金针。

臌　症

臌症多是气虚中满，误服枳、朴宽胀之药所致，属实者少，属虚者多。

臌症属实者，其来必暴。有气、血、食饮、寒、热、虫之别，辨症详于心腹九种之中。惟饮，气，两胁痛，有水气，或呕清水，宜后三方，酌其虚实，加减用之。备急丸、五积散、平胃散，加减照前。血臌，加川芎、桃仁；虫臌，去甘草，加黄连、榧子、干姜，或另服乌梅丸四十九日。

臌病属虚者，其来必渐。若气喘，水气盛者，宜黑锡丹。若腹大如箕，四肢消瘦，初因吐酸而起，后吞吐皆酸，宜附子

理中丸加黄连。若单腹胀，初服劫夺之药少效，久用增胀，硬如铁石。昧者见之，方谓何物邪气若此之盛。自明者观之，不过为猛药所攻。即以此身之元气转与此身为难者，如驱良民为寇之比。喻嘉言治有三法：一曰培养，宜术附汤加干姜、陈皮；一曰招纳，宜补中益气汤加半夏；一曰攻散，宜桂甘姜枣麻辛附子汤、金匮枳术汤。三法分用互用，可以救十中之三、四。

术附汤[①]、补中益气汤[②]、桂甘姜枣麻辛附子汤、金匮枳术汤。俱出《金匮》，方载《医诀》。

外有血臌症，医书俱云是妇人之病，惟喻嘉言谓男子恒有之。面色萎黄，有蟹爪纹络，脉虽虚极，而步履如故，多怒善忘，口燥便秘，胸紧，胁胀，腹疼，迨胀之既成，腹大如箕，遂不可救。东南最多，所以然者，东海擅鱼盐之饶，鱼者甘美之味，多食令人热中；盐者咸苦之味，其性偏于走血。血为阴象，初与热合，不觉其病，日久月增，中焦冲和之气亦渐为热矣。气热则结，而血不流矣。于是气居血中，血裹气外，一似妇人受孕者然，至弥月时，腹如抱瓮矣。推而言之，凡五方之膏粱厚味、椒姜桂糈[③]，成热中者，皆其类也。治之之法，以六君子汤料加干姜、川芎、防己为末，以陈米、荷叶煎汤泛丸，每服三钱，日两服，夜一服，一月渐愈。此执中央以运四旁法也。

肿胀症以疏凿饮子、舟车丸为禁剂，济生肾气丸胀症亦须慎用。

噎膈　反胃

食不得入，昔医名噎。食虽入咽，即带痰涎吐出为膈。朝食暮吐，暮食朝吐，名翻胃。

丹溪主血液俱耗，噎为上槁，膈为下槁，以四物汤加甘蔗汁、芦根汁、牛乳之类为主。薛立斋谓佛郁伤肝，以逍遥散、左金丸、归脾汤、六君子汤之类，与六、八味丸间服。赵养葵充其说而归于治肾，以《内经》谓肾乃胃之关，关门不利，升降息矣。关即气交之中，天之枢也，故肾旺则胃阴充，胃阴充则能食，以大剂六味汤、八味汤为主。时贤高鼓峰、杨乘六宗其法而变通之，专取阳明，以六味汤去丹、泽、茯苓，加甘草、枸杞、生地、当归，总使一派甘润之药以养胃阴，胃阴上济则贲门宽展而饮食进，胃阴下达则幽门、阑门滋润而二便通，十余剂可愈。《人镜经》主《内经》"三阳结谓之膈"一语，大变其法。以膈食之人，五七日不大便，陈物不去则新物不纳，以三一承气汤节次下之，后用芝麻饮啜之则愈。此数法皆从《金匮》大半夏汤中甘澜蜜水得来，而却遗去仲景以半夏为主而降冲脉之逆，人参为辅而生既亡之液之义。学者必于此而得其悟机，而又审其寒热虚实而施治，则于噎膈之道，思过半矣。

至于食入反出，是中焦土寒，下焦火虚，以附子理中汤、香砂六君子汤加干姜、八味地黄丸间服多效。

若食不得入，必以黄连黄芩人参干姜汤为主，泻心汤亦妙。

瘀血在膈，饮热汤及食椒姜而呃者，宜加桃仁、红花之类。

吴茱萸汤，不论噎膈、反胃皆可用，惟以呕而胸满为的证，干呕，吐涎沫，头痛亦为的证。

脉浮缓而滑、沉缓而长皆可治，弦涩

---

①　术附汤：方出《重订严氏济生方》。
②　补中益气汤：方出《脾胃论》。
③　糈（xǔ）：粮食；古代祭神用的精米。

短小为难医。

治噎膈奇方

牛犬二灰散：不拘黄牛、水牛，但遇有狗放屎于牛屎上，连二屎共取和匀，候干封固。每用煅灰存性三钱，以好苦酒调服，后用真云南棋子一枚，男以白的，女以黑的，捣研极细，仍用苦酒炖浓服之。

甘蔗饮：取甘蔗去皮切钱，磁碗盛白米些少，以水润透米，将蔗钱放米内，仍用磁碗盖定，慢火蒸熟成饭。先取蔗钱与本人，徐徐咀咽蔗汁，漫开喉咙，即食此饭，为开膈之第一方，即审症议药。二灰散不易得，先用此法，即以黑白棋子继之，再审症用药，以收全功。

膈症汤饮不入口，针合谷穴亦可开通。

治翻胃奇方

斗门方用附子一个最大者，按：近日附子宜以开水俟温和，入附子，泡去盐，一日二换汤，泡三日取晒。坐于砖上，四面著火，渐逼碎，入生姜自然汁中；又依前火逼干，复淬之，约生姜汁尽半碗许[1]，捣罗为末，用粟米饮下一钱，不过三服瘥。

续论

噎膈症古今方法最繁，遵之亦不甚验。以上论治，未免太简，恐初学者领悟不来，正欲续论以畅其旨，适友人自安徽来，遗予以张心在《附经》一书，检阅之下，深喜其读书有得，可与共学适道也。虽识荆俟诸异日，而数千里神交，不啻同堂时晤对，请即以《附经》之原文，演为问答，未知心在以为然否？

问曰：噎膈初起，有食入打呛而因不能下咽者，肺气上逆，会厌不及蔽，而气喉为之病，当用何药？余曰：治以枇杷叶、百合、天门冬、半夏、阿胶、甘草，令治节行，则逆者顺矣。然必佐以干姜之

开，五味子之合，细辛之拨动神机，令咽喉二窍得顺其出入之常，遂无呛逆之患，非熟于仲景书者不悟也。

问曰：有食下如刀劙[2]草勒，胸痛畏食者，胃之上口内肿，而食管为之不利，当用何药？余曰：金银花煮膏，以米饮调下常服，或白水牛喉熔干研末佐之。以金银花能止痛消肿，且味甘而质润，可滋胃脘之阴；性寒而气香，又除郁热之闭也。

问曰：每食必以饮送下者，胃中之气不上吸，故食不能自下，若非饮送即见阻滞，应用何药？余曰：胃气不能上吸，非人参之助胃不可；得食阻滞，非甘澜水和白蜜之润下不可。且其阻滞者，冲脉之为病，非半夏不能降冲脉之逆，仲景大半夏汤甚妙。

问曰：有将食时必饮酒而后能食者，胃气郁塞不开，得酒之慓悍而始通，应用何药？余曰：宜平胃散料加香附、麦芽、半夏、干姜、白豆蔻、沙参、川芎，入羊肚内，蒸熟晒干，又易羊肚，如前法三次，去羊肚为末，以陈米汤送下三钱，日二服。以辛药开结，以香药醒脾，而制法之妙，化其霸气，方不伤其阴气。经云：阴者中之守也。此方颇为合度。

问曰：有肝逆胆横，小络相扭，两胁时痛，食入不犯肝胆之络则下；犯其小络，则土受木制，不能纳谷而因吐者，病由木郁，而土因之亦郁，应用何药？余曰：宜用小柴胡汤，遵原定分数，折为小剂。柴胡四钱，半夏（汤洗七次，不可用矾煮）、黄芩、人参、炙甘草、生姜各一钱五分，大枣二个，水煎。加紫苏旁小梗整用、生竹茹各二钱，橘皮内筋膜、当归

---

① 许：原作"计"，据上海图书集成本改。

② 劙（lí）：割，划破。

须各一钱，补虚清火、解郁通络，配合得法，则各药相得而益彰，自不同他方之泛泛也。

问曰：有胃火自盛，食入则吐逆不已者，应用何药？余曰：食物不得入咽，是火阻于上，宜用黄连、黄芩之大寒以泻之，大苦以降之，更用人参以助胃，俾胃喜于纳食，而急迎之入内。然必用干姜大辛大热，冲开其关，方无拒格之患，四味等分煎服，仲景得意之方也。如食既入咽，随即吐出，是胃素有热，一得食物，为两热相冲，不能停留而即出，宜大黄四钱，甘草二钱，为釜下抽薪之法。此与黄连黄芩干姜人参汤均是苦寒之剂，而毫厘有千里之差，况寒热之相反乎？

问曰：有朝食暮吐，完谷不化，必倾囊倒箧①，尽净无存而后快者，则食久反出，无火之谓也，应用何药？余曰：此症用温补法，人人共知，每服之而不效者有故，当辨其为中焦无火与下焦无火。中焦无火有二：在阳明则胸满，宜吴茱萸汤；在太阴则腹满，宜理中丸。又恐此丸之过甘，则甘草不妨减半；恐其功之过缓，不妨加入荜茇、附子、吴茱萸、半夏、茯苓之类，勿泥定成法也。下焦无火亦有二：在厥阴则吐食而兼酸腐，亦宜吴茱萸汤，又以川椒、干姜、肉桂、吴茱萸、附子、当归、川楝子、人参、沙参研末，枣汤泛丸，米饮送下三钱，一日二服；在少阴则吐食而兼水液，宜真武汤倍生姜，或以斗门方峻补之，愈后宜肾气丸倍桂、附以收功。

又问：以上诸症，未至于槁，皆足以至槁，至口吐白沫，便如羊屎，津液枯竭，营卫不行，五脏不通，则食全不入，而病不可为矣。未知先生尚有法可以救之否？余曰：津液即是真水，水由气化，亦由火致。推其所以枯竭之故，非气虚不能化之，即火虚不能致之也。今人不明其理，以滋润甘凉为生津养液，实所以涸津液之源而速其死。仲景云：干呕吐涎沫，吴茱萸汤主之。虽非为噎膈症立论，而圣言无所不包。少阳证火逆于上，其呕有声而不吐谷，名为干呕；若不吐谷而但吐涎沫，名为干呕吐涎沫。此症食全不入，无谷可吐，亦是干呕例。津液生于谷气，绝食则津液已枯，又吐出涎沫，则津液遂竭尽无余，所以不能下滋肠胃，粪如羊屎。惟吴茱萸一汤，大辛以开其格，大苦以镇其逆，大甘以培其中，且辛从甘以化阳，苦从甘以化阴，阴阳和而时雨降，顷刻间有万里沃泽之景象矣。况又佐以人参之大生津液，并以驯诸药之性，宜其为起死之灵丹也。至于停痰、瘀血阻塞胃口，致食入之路滞碍者，为有余之症。诸家之说，不无可采，勿庸修园之再赘也。

经又有上气下虫之症，治以骡马尿而未愈者，似可以乌梅丸继之。言不尽意，亦视乎人之善悟而已。

痰　饮

水气上逆，得阳煎熬，则稠而成痰；得阴凝聚，则稀而为饮。皆以脾肾二经为主，以水归于肾，而受制于脾也。

《金匮》以痰饮、悬饮、溢饮、支饮分四饮，后人加留饮为五饮。不知留饮即痰饮也。唐宋以后，名色愈多，而治法愈乱。兹举数方，为扼要之法。

凡痰脉多应于滑，脉沉而弦者，主悬饮内痛。

痰饮诸方，以二陈汤为通剂，兹加减法仿《金匮》之意，故取效倍于诸家。久嗽气短，加桂枝一钱五分，白术二钱，此

---

① 箧（qiè）：小箱子。

从水道以化气也，或与肾气丸互服；停饮胁痛，加白芥子一钱五分，前胡二钱；四肢肿，身体疼重，加生黄芪三钱，防己二钱；咳逆倚息，气短不得卧，加木防己三钱，桂枝、人参各一钱五分，水煎好，入芒硝八分服；心下有支饮，其人苦眩冒，加泽泻四钱，白术二钱；咳嗽不已，加干姜、细辛、五味子。以上俱仿《金匮》意加减。火痰，加海蛤粉、瓜蒌仁、黄芩、海石；寒痰，加干姜、附子；风痰，加制南星、天麻、竹沥、姜汁；燥痰，加天冬、玉竹、瓜蒌仁；湿痰，加白术、苍术；郁痰，加川芎、贝母、香附、连翘；虚痰，加人参、白术；实痰，加旋覆花、枳实；食痰，加莱菔子。

实热老痰，变出怪症，不可名状，宜礞石滚痰丸。

中脘留伏痰饮，臂痛难举，手足不得转移，宜指迷茯苓丸。

按：痰饮之病最多，胸胁疼，呕逆，神识不清及手足臂痛皆是。大抵痰为阳邪，随气所到，其症变幻无常。凡苦、辛、酸、咸及竹沥、姜汁、童便、皂角、芒硝之类，随症可加入。亦有虚者，宜六君子汤、桂苓甘术汤、肾气丸、真武汤、小半夏倍加茯苓汤等，以扶元气。饮为阴邪，惟停于心下、胁下，为胀，为咳，为悸，为眩冒，及溢于皮肤而为肿，必以桂、苓、术、附加生姜汁之类，使离照当空，而群阴方能退避。若以地黄、麦冬、五味子附和其阴，则阴霾冲逆肆空，饮邪滔天莫救矣。

咳　嗽

咳嗽症，方书最繁，反启人多疑之惑，其实不外虚实二症。实者，外感风寒而发；虚者，内伤精气而生也。总不离乎水饮。《金匮》以小青龙汤加减五方，大有意义。小柴胡汤自注云：咳嗽去人参，加干姜、五味子。人多顺口读过，余于此悟透全书之旨，而得治咳嗽之秘钥，因集隘未详，大为恨事。向著有《金匮浅注》等十种，言之不厌于复，业斯道者，请鉴予之苦心焉。

实症方

外感风寒，内挟水饮，必咳嗽不已，兼见头痛，发热，恶寒等症。若外感重者，宜香苏饮加杏仁、防风各二钱，半夏、干姜各一钱五分，五味子捣扁、细辛各八分，水煎服，温覆取微汗。外感轻者，宜二陈汤加细辛、干姜、五味子、杏仁、前胡。若二症面目浮肿，俱加桑白皮三钱，葶苈子八分微炒，研末，调服。

外感风寒，咳嗽颇久，每呛，两胁牵痛，发热者，或寒热往来者，宜逍遥散倍柴胡，加半夏、干姜各一钱半，五味子一钱。

夏月伤暑咳嗽，自汗，口渴，小便赤短，宜六一散滑石六钱，甘草一钱，加干姜、细辛、五味子各一钱，水煎服。

秋间伤秋金燥气，皮毛洒淅，恶寒已发热，渐生咳嗽，咳嗽不已，渐至泻利，宜泻白散，二剂合为一剂，去粳米，加黄芩、阿胶各一钱五分，干姜一钱，五味子、细辛各五分。水煎服。此方加减，庸医必骇其杂，能读孙真人书者，方知从五味子汤、麦门冬汤二方得来也。

以上咳嗽治之失法，多至吐血痨伤。

虚症方

劳伤之人，土气日虚，不能生金，每至咳嗽，惟补其中土，则百病俱愈，宜六君子汤加干姜一钱五分，五味子、细辛各八分，水煎服。方中虽有人参，久咳肺燥之人不忌也。

久嗽不已，时见喘促者，是肺肾俱

虚，天水不交之症，宜附子理中汤加茯苓四钱，细辛、五味子各八分，阿胶、天门冬各三钱。

咳嗽虽为肺病，其标在肺，其本在肾。肾具水火，水虚者滋之，宜猪苓汤，服四五剂后，即服六味地黄丸加蛤蚧、麦冬、五味子；火虚者温之，宜真武汤，去生姜加干姜、细辛、五味子，四五剂后，即服桂附地黄丸。数方俱以利水为主，若读张景岳书辈，必谓补肾不可利水。《求正录》中有实漏卮之喻，而不知咳嗽必挟饮邪，标在肺而本在肾，天不连地而连水也。今于水道一利，则上干之水饮亦必下行，源流俱清，咳嗽自愈。经云：上焦如雾，中焦如沤，下焦如渎。但得三焦气化，水道通决，则云行雨施，乾坤有一番新景象矣。

经云：肺恶寒。又云：形寒饮冷则伤肺。仲景不用人参，以参之性微寒也。然此为新病而言，若久嗽之人，肺必干燥，且以多咳而牵引诸火而刑金，人参又为要药。如病在金脏者，宜清燥救肺汤；如病在水脏者，宜琼玉膏。

实症不可妄用虚症诸方，恐留邪为患也。而虚症定不可废实症诸方，以咳嗽必有所以致之者，溯其得病之由而治之，即治本之法也。

喘　促

喘者，气上冲而不得倚息也，有内、外、实、虚四症，宜与痰饮、咳嗽参看。外则不离乎风寒，内则不离乎水饮，实则为肺胀，虚则为肾虚，宜分别治之。

脉宜浮滑，忌短涩。

外感风寒及伤暑、伤燥方治，详于咳嗽门，不赘。

水饮之病，小青龙汤为第一方。若支饮内痛，亦可暂用十枣汤。如因支饮满而气闭，气闭则呼吸不能自如，宜用葶苈大枣泻肺汤，今人畏不敢用，多致因循误事。

咳而上气为肺胀，其人喘，目如脱，脉浮大者，用麻黄三钱，生石膏四钱，半夏二钱，甘草一钱，生姜一钱五分，大枣二枚，水二杯半，先煮麻黄去沫，入诸药，煮八分服，日二服，即愈，名越婢加半夏汤。

或咳嗽甚而烦躁者，小青龙加生石膏四钱。

肾虚气喘，方治详于咳嗽门，不赘。

黑锡丹为气喘必用之药，宜预制之以备急。

喘症起于七情气逆者，宜四磨饮；起于痰喘胀满者，宜苏子降气汤。二方为喘症之良方。

《圣济总录》云：枸杞汤治气短，方用枸杞四钱，姜、枣、水煎服。又云：紫苏汤治卒气短，方用紫苏四钱，陈皮一钱，枣二枚，水、酒各半煎服。按：二方同治气短，何以彼此悬殊？而不知一治肺，一治肾也。肺主出气，皮毛为肺之合，风寒客于皮毛则肺之窍道闭，窍道闭则出气不利而短，故用紫苏、陈皮之辛以开之。书中"卒"字一字，大有意义。肾主纳气，肾虚则吸气不能归根而短，故用枸杞之补肾精以填之，与八味地黄丸同意，但任专则效速，所以舍彼而用此也。

过服辛燥等药，喘促愈盛者，可用贞元饮。然为缓剂，若痰多喘甚者大忌之。

喘气，诸家之说最杂，近有张心在之论深合鄙意，余所以数千里而神交之也。心在云：喘气专在口也，鼻息出入，气未始不至于口，而专在口则喘矣。天气通于鼻，一呼一吸，吐故而纳新，果顺其常，则出心肺而入肝肾，脾居中而转运，此句最精，可以悟出绝妙治法。何喘之有？惟鼻失其职，或肺壅窍塞，不能上达，其气复返心脾，而出于口；或肺虚力弱，不能下引其气，止到心脾，而出于口，则喘作焉，皆肺之过也。至若气短症，鼻气有出无入，能呼而不能吸，则责在肝肾之绝，肺不任咎矣。

哮　症

《圣济总录》名呷嗽，咳而胸中多痰，结于喉间，偏与气相击，随其呼吸，呀呷有声，用射干丸。其方用射干、半夏、陈皮、百部、款冬花、细辛、干老姜、五味子、贝母、茯苓、郁李仁各一两，皂荚刮去皮子，炙五钱，共为末，蜜丸桐子大，空心以米饮下三十丸，一日两服。

脉喜浮滑，忌短涩代散。

愚按：哮喘之病，寒邪伏于肺俞，痰窠结于肺膜，内外相应，一遇风、寒、暑、湿、燥、火六气之伤即发，伤酒、伤食亦发，动怒、动气亦发，劳役、房劳亦发。一发则肺俞之寒气与肺膜之浊痰狼狈相依，窒塞关隘，不容呼吸，而呼吸正气转触其痰，齁齁有声，非泛常之药所能治，故《圣济》用前方之峻。然体实者可用，若虚弱之人，宜用六君子汤料十两加贝母二两，共研末，以竹沥四两，生姜汁一两，和匀拌之，又拌又晒，以九次为度。每服三钱，开水送下。以竹沥、姜汁可以透窠囊也。然内之浊痰，荡涤虽为得法，又必于潜伏为援之处断其根株，须用各家秘传诸穴灸法。如畏灸者，宜于夏月三伏中，用张路玉外贴药末，余家传有哮喘断根神验药散其方载于《修园新按》，入麝五分，姜汁调，涂肺俞、膏肓、百劳等穴，涂后麻瞀疼痛，切勿便去，俟三炷香足方去之，十日后涂一次，如此三次，

病根去矣。

哮喘辨症方治俱详痰饮、咳嗽、喘促三门，不赘。

心腹诸痛

心为君主之官，一痛手足青至节，不治。俗谓心痛者，乃心包络痛，或胃脘痛也。昔人分为九种，宜辨而治之。

一曰气痛，脉沉而涩，乃七情之气郁滞所致，宜七气汤微温、百合汤微凉。

一曰血痛，脉浮沉俱涩，其痛如刺，不可按扪，或寒热往来，大便黑，宜失笑散、三一承气汤。此方虽峻，而痛甚便闭拒按者，不得不用之，加桂枝、桃仁各三钱。

一曰痰痛，即饮痛，脉滑，咳嗽，痛连胁下，或游走无定，宜伤寒十枣汤。但此方近医胆识不及，不敢用，宜二陈汤、加白芥子一钱五分，皂角（炒紫）五分，瓜蒌三钱。滚痰丸。诸药不效，大便闭者，可暂用之。

一曰火痛，脉数而实，口渴面赤，身热便秘，其痛或作或止，宜金铃子散、丹参饮、百合汤；或用栀子炒熟四钱，良姜二钱，研末，名越桃散，温酒送下；加味逍遥散送下左金丸二钱。

一曰冷痛，脉迟而微细，手足俱冷，其痛绵绵不休，宜附子理中汤加当归、肉桂、木通、吴茱萸。

一曰虚痛，即悸痛，脉虚细小或短涩，心下悸，喜按，得食少愈，二便消利，宜归脾汤加石菖蒲一钱，当归补血汤加肉桂一钱五分。

一曰注痛，入山林古庙古墓及感一坊异气而痛，语言错乱，其脉乍大乍小，两手若出两人，宜平胃散加藿香一钱，木香一钱，调麝香七厘服。以香者天地之正气

也，正能胜邪。

一曰虫痛，脉如平人，其痛忽来忽止，闻肥甘之味更痛，闻食而虫头上昂，按摩稍止，虫惊而暂伏，唇红，舌上有白花点，宜附子理中汤去甘草，加乌梅三枚，川椒、黄连各一钱五分，黄柏、肉桂、当归各一钱，水煎服。愈后，宜服乌梅丸。

一曰食痛，脉实而滑，嗳腐吞酸，恶食，腹胀，其痛或有一条扛起者，宜平胃散加麦芽、谷芽、山楂、半夏各二钱。胀甚者，再加莱菔子生研三钱，水煎服。如初病，食尚在膈中，服此汤后，即以手探吐之。如腹胀满拒按，大便不通，宜三一承气汤下之。

又按：以上九痛，流传已久，不可不知。而高士宗《医学真传》分各部用药，其法甚捷，今重订而节录于下：

当心之部位而痛，俗云心痛，非也，乃心包之络不能旁达于脉故也，宜香苏饮加当归四钱，玄胡索、木通各一钱，桂枝二钱，酒、水各半煎服。紫苏须用旁小梗，整条不切碎，更能通络。

心脉之上，则为胸膈。胸膈痛乃上焦失职，不能如雾之溉，则胸痹而痛，宜百合汤半剂，加瓜蒌皮、贝母各三钱，薤白八钱，白豆蔻一钱五分，水煎服。

胸膈之下，两乳中间，名曰膺胸。膺胸痛乃肝血内虚，气不充于期门，致冲任之血从膺胸而散则痛，宜丹参饮半剂，加当归五钱，白芍、金银花各三钱，红花、川续断各一钱，酒、水各半煎。

膺胸之下，则为中脘。中脘作痛，手不可近，乃内外不和，外则寒气凝于皮毛，内则垢浊停于中脘，当审其体之虚实而施治。莫若以灯当痛处爆十余点，则寒结去而内外通，便不痛矣。若爆后痛仍不止，实者宜五积散，虚者宜加味香苏饮：

香苏饮加桂枝、芍药、当归各三钱，细辛、木通各一钱五分，吴茱萸二钱，水煎服。方中紫苏、生姜、细辛、桂枝以驱外之凝寒，吴茱萸、陈皮、木通以降内之浊垢，归、芍、香附、甘草和其气血，安其中外，颇合古法。若虚甚者，去紫苏，加黄芪三钱；汗多者，再加熟附子一钱五分。

中脘之下，当阳明胃土之间，《铜人图》：中脘下一寸名建里穴。时痛时止，乃中土虚而胃气不和。若服行血消泄之剂过多，便宜温补。但以手重按之，则痛稍平，此中土内虚，虚而且寒之明验也。宜香砂六君子汤加干姜二三钱；附子理中汤。

乳下两旁，胸骨尽处痛者，乃上下阴阳不和，少阳枢转不利也，伤寒病中多有此症。当助其枢转，和其气血，上下通调则愈矣。宜逍遥散倍柴胡，加生姜一钱五分。

大腹痛者，乃太阴脾土之部，痛在内而缓，中土虚寒也；宜理中汤倍人参。痛兼内外而急，脾络不通也。宜理中汤倍干姜。盖脾之大络，名曰大包，从经隧而外出于络脉，今脾络滞而不行，则内外皆痛。理中汤倍干姜服之不应者，再加肉桂一钱五分，木通一钱。"太阳篇"云：伤寒阳脉涩，阴脉弦，法当腹中急痛，先与小建中汤；不瘥者，与小柴胡汤。此先补益于内，而后枢转于外也。

脐旁左右痛者，乃冲脉病。冲脉当脐左右，若为寒气所凝，其冲脉之血不能上行外达，则当脐左右而痛。当用血分之药，使胞中之血通达肌表，若用气药无裨也。宜当归四逆加生姜、吴茱萸汤，水、酒各半煎服；或用四物汤去地黄加肉桂一钱，生黄芪、生姜各三钱，炙甘草、红花各一钱，水、酒煎服。

脐中痛不可忍，喜按者，肾气虚寒也。宜通脉四逆汤加白芍三钱；若脉沉实，口中热渴，腹满拒按，大便秘，是有燥屎，宜三一承气汤。

脐下痛者，乃少阴水脏、太阳水府不得阳热之气以施行，致阴寒凝结而痛。少阴水脏虚寒，用真武汤温之；太阳水府虚寒，用桂枝汤加熟附子、茯苓温之。按：士材《必读》云：脐上痛属脾，脐下痛属肝，当脐痛属肾。此臆说也，不可从。又脐下痛有火逼膀胱，小便不利而痛者，宜五苓散；亦有阴虚阳气不化，小便点滴俱无，胀痛者，宜通关丸；有燥屎者，辨法方治见上条。

小腹两旁，谓之少腹。少腹痛，乃厥阴肝脏之部，又为胞中之血海。盖胞中之水主于少阴，胞中之血主于厥阴也。痛者，厥阴肝气不合胞中之血而上行也。肝脏不虚者，当疏通以使之上；宜香苏饮加柴胡三钱，当归、白芍各二钱，生橘叶三片。肝脏虚者，当补益以助其下，宜乌梅丸。以米汤送下二钱，一日三服。盖厥阴不从标本，从中见少阳之气，使厥阴上合乎少阳，则不痛矣。

两旁季胁痛者，肝气虚也。当归四逆汤加阿胶，四君子汤去白术加当归、粳米与乌梅丸五服。两胁之上痛者，少阳之气不和也，宜小柴胡汤去枣，加牡蛎、青皮。时法用左金丸。

愚按：凡心腹诸痛，宜辨其内之胀与不胀，便之闭与不闭，脉之有力与无力，口中热，口中和，痛之久暂，以辨寒热、邪正、虚实。如痛而胀且闭者，厚朴三物汤攻里；兼发热者，厚朴七物汤，兼表里治之；腹痛连胁痛，脉弦紧，恶寒甚，大便秘者，大黄附子汤主之；若但胀而便不秘者，是实中之虚，宜厚朴生姜半夏甘草人参汤；腹痛甚而不可触近，呕吐者，大

建中汤主之；雷鸣切痛，呕吐者，附子粳米汤主之；腹痛，下利而厥者，通脉四逆汤主之；腹痛，吐泻者，理中汤主之；若绕脐疼痛，名寒疝，腹中疞痛者，当归生姜羊肉汤主之，皆起死回生之法，时医不讲久矣。予著有《金匮浅注》十六卷，《医诀》三卷，辨之颇详，宜查对勿误。

痛　风

肢节走痛，《内经》谓之贼风，后人谓之痛风，又谓之白虎历节风，宜审其寒热而治之。

脉宜浮数，忌虚弱。

痛风脉浮紧，头痛，恶寒发热，为新受之邪，宜五积散。

治风先治血，血行风自灭。宜四物汤加生黄芪、防风、桂枝、秦艽、桑枝、红花、炙甘草主之。

痛风久不能愈，必大补气血，以为胜邪之本，切不可徒用风药，宜十全大补汤（诸药各一钱），加真桑寄生三钱为君，再加附子、防风、竹沥、生姜汁为佐使。

痛风久不愈，以痛久必入络也，诸方俱宜加入金银花、木通、红花、钩藤、刺蒺藜之类。

又痛久则郁，郁而为热，热则生痰，必加入制南星、半夏、瓜蒌根、黄柏、贝母、竹沥、姜汁之类。

又桑寄生、虎骨俱为要药，以桑为箕星之精，风从虎之义也。

久服辛热之药不效者，宜用玉竹、黑芝麻、直僵蚕、生芪、归须、菊花、蒺藜、阿胶、炙草之类，为柔润熄肝风法也。

痹

痹者闭也。风寒湿杂至，合而为痹，与痛风相似，但风则阳受之，痹则阴受之。虽《内经·痹论》有[①]"风气胜者为行痹，寒气胜者为痛痹，湿气胜者为着痹"之分，而深究其源，自当以寒与湿为主。盖以风为阳邪，寒与湿为阴邪，阴主闭，闭则郁滞而为痛，是痹不外寒与湿，而寒与湿亦必假风以为之帅，寒曰风寒，湿曰风湿，此三气杂合之说也。《内经·寿夭刚柔篇》曰：在阳者命曰风，在阴者命曰痹。以此分别，则两症自不混治矣。若胸痹及脏腑诸痹，又当别论。《医门法律》分别甚详，宜参阅之。

痹症之实者，宜五积散。

《金匮》治血痹，脉阴阳俱微，寸口关上微，尺中小紧，外症身体不仁，如风痹状，用黄芪桂枝五物汤：黄芪、芍药、桂枝各三钱，生姜六钱，大枣四枚，水煎服，一日三服。愚谓为痹症属虚者之总方。

腰痛

《内经》云：太阳所至为腰痛。其痛为外感，宜五积散。

《内经》云：腰者肾之府，转移不能，肾将惫矣。其痛为肾虚，宜六味丸、治水虚，八味丸治火虚。二方俱加杜仲、牛膝、鹿茸、补骨脂之类。

瘀血作痛，其痛如刺，轻者以鹿角炒为末。酒调服三钱重。宜三一承气汤去枳、朴加桂枝、附子、桃仁各二钱。

督脉为病，脉尺寸中央俱浮，三[②]部俱沉。直上直下，宜鹿茸一两，肉桂一钱，水煎服。

带脉为病，关左右弹，主腰溶溶如坐水中，宜肾着汤。

白术一味补脾即所以驱湿，而补脾又所以输精及肾，且能利腰脐之死血。余遇腰痛症服药不愈者，每用一两，佐以牛膝三钱，淫羊藿五钱，以治水虚。《神农本草经》谓淫羊藿性寒，今人不明此理，佐以附子三钱，当归、肉桂各一钱五分，杜仲五钱，以治火虚，佐干姜二钱，以治寒湿；佐苡仁五钱，以治湿热，其效如神。

---

① 有：原缺，据文意补入。
② "三"字原脱，据商务印书馆本补。

时方妙用卷三

闽吴航陈念祖修园甫著

男　元豹道彪古愚　同校字
　　元犀道照灵石

血症（吐血　咳血　咯血　鼻衄　齿衄　舌衄　大便血　小便血　血淋　血崩）

经曰：中焦受气取汁变化而赤，是谓血。血之流溢，半随冲任而行于经络，半散于脉外而充肌腠皮毛。若外有所感，内有所伤，则血不循经，从上而涌则为吐血，咳血，咯血，鼻衄，齿衄，舌衄，从下而走则为大便血，溺血，妇人血崩，其源则一。或问：诸书皆分别五脏六腑之血而施治，兹何以笼统言之？余曰：五脏有血，六腑无血，观剖诸兽腹，心下夹脊包络中多血，肝内多血，心、脾、肺、肾中各有血，六腑无血。近时以吐血多者，谓吐胃血，皆耳食前医之误。凡吐五脏血必死。若吐，衄，崩下，皆是经络散行之血也。或问：既无分别，何《金匮》以泻心汤治心气不足为吐衄乎？曰：百病不离于五脏六腑，脏腑病以致血不循经，而为吐，衄，崩下，非吐，衄，崩下之血从脏腑中脱出也。"循经"之"经"字，作"常"字解，时医误解，谓归脾汤引血归脾，脾能统血，即是归经，害人无算。余再为之喝醒一语，曰：随者，仍其随之常；行者，仍其行之常；散者，仍其散之常；充者，仍其充之常。血循经常之道

路，则无吐，衄，崩下之病矣。千古无一人谈及，余于高士宗引而不发处，细绎斯论，大为快事。

身热脉大者难治；身凉脉静者易治；若喘咳急而上气逆，脉见弦紧细数，有热，不得卧者，死。

外感吐血，先见头痛，恶寒，发热等症，必取微汗则愈，宜香苏饮加荆芥穗一钱、丹皮、白芍各一钱五分。

夏令、秋令感暑气、燥气而吐血，方治见咳嗽门，不赘。

《内经》云：不远热则热至，血溢、血泄之病生矣。凡人不避暑热，及过食煿①炙之物，以致血热妄行，宜四生丸。

瘀血而吐，必先胸痛，血色必紫，或黑而成块，脉必滞涩，宜四物汤加醋炒大黄、桃仁、丹皮、香附各一钱五分。如紫血尽，鲜血见，即用六君子汤加当归调之出高鼓峰《心法》。

伤寒及温病，应发汗而不汗之，内热蓄血，及鼻衄，吐血不尽，内余瘀血，大便黑，面黄，宜犀角地黄汤。

高鼓峰心法于血症独精，其云除瘀血与伤寒外，其余俱属七情、饥饱、劳力等

---

① 煿（bó）：同"爆"。一种烹饪法，指将鱼肉放在油锅里炸。

因，必见恶心，验证分明。一味固元汤主之，方用人参、炙芪、归身、甘草、煨姜、大枣、白芍，水煎服。血症最繁，以一方统治，胡念斋深服之。胡念斋云：补药可用，温药亦须急加，附、桂、炮姜随宜。

《仁斋直指》谓：阳虚阴必走，大吐大衄，外有寒凉之状，可用理中汤加南木香，或甘草干姜汤，其效更著。又有饮食伤胃，胃虚不能传化，其气上逆，亦能吐衄，亦宜上二方。

余用甘草干姜汤，其干姜炮黑，加五味子二钱甚效，从《慎柔五书》得来。

《内经》云：血气者，喜温而恶寒，寒则泣① 而不流，温则消而去之。此数语为治血之要旨。所以，杨仁斋、高鼓峰方法神验。即张景岳用熟地一两，泽泻、附子、牛膝各一钱五分，肉桂一钱，炙甘草二钱，水煎服，名镇阴煎，方虽驳杂，而温药较多，亦能奏效。

《褚氏遗书》云：血虽阴类，运之者其阳和乎。"阳和"二字，指心肺而言也。心肺之阳宣布，如日月一出，爝火无光，凡诸般邪热之气俱除，血无所扰，则循行常道矣，"运之者"三字更妙，血不自运，必藉气以运之，既已运矣，则随冲任而行于经络，散于脉外，充于皮毛，有经常之道可行，何至妄行而为失血之症耶？诸家俱赞此二句之妙绝，未能发明其旨。甚矣，医道之难也！高鼓峰虽未能悟到此旨，而固元汤与之暗合。慎柔和尚以保元阳为主，慎柔方无肉桂，有煨姜三片，黑枣二枚。亦不过取黄芪补气以生血，而亦与此旨暗合。合之则效速，二公所以名噪一时也。余于此千虑一得，不敢自秘。

血症有不宜刚燥之剂者，或血虚烦渴，躁热，睡寤不宁，五心烦热，宜圣愈汤。

舌上出血如孔钻者，煎香薷汁服，外用槐花炒研掺，蒲黄炭亦可掺之。

齿龈血出，用生竹茹四两，醋浸一宿，含之。牙缝出血，以纸纤蘸干蟾酥少许，于出血处按之立止。满口齿血出，枸杞子为末，煎汤漱之，然后吞下，根亦可。

鼻衄，用生茅花或根一两，煎服。

以上症，或统用甘露饮、滋肾丸。

血淋，尿血，用苎麻根十枚，水煎服。又用海螵蛸、干地黄、赤茯苓各等分为末，每服三钱，以柏叶、车前子煎汤下。又用乱发烧灰，入麝香少许，用米醋、温汤调下，如痛不可忍，以藕汁、萝卜汁、白蜜调下。又房劳伤小便尿血，宜鹿角胶半两，没药另研，油头发绳各三钱，为末，茅根汁打面糊丸，桐子大，每服五十丸，盐汤下。

下血，先便后血为远血，用灶中黄土八钱，甘草、生地、白术、熟附子、阿胶、黄芩各一钱五分，水煎服，名黄土汤。下血，先血后便为近血，宜赤小豆三两，浸令出芽，晒。当归一两，共为末，以浆水服一钱五分，日三服，名赤小豆当归散。二方俱出《金匮》。大便下血不止，诸药不效者，宜济生乌梅丸。

皮肤血汗②，宜郁李仁去皮研二钱，以鹅梨汁调下。又用人中白焙干，入麝香少许，温酒调服，立效。又用六味地黄汤加五味子一钱，麦门冬、川续断各二钱。

诸窍出血，宜头发、败棕、陈莲蓬各等分，俱烧灰研，每服三钱，木香汤下。

妇人血崩，审其寒热虚实，照以上诸方择用。若脱血之顷，不省人事，大汗不

---

① 泣（sè）：通"涩"。涩滞。
② 血汗：症名。又名红汗、汗血、肌衄。指汗出色淡红如血。

止者，宜参附汤。贫者以当归补血汤加熟附子二三钱。

大吐，大衄，大崩之顷，血若稍止，急用独参汤服。服后听其熟睡，切勿惊醒，则阴血复生矣。

癫 狂 痫

癫者，痴呆之状，哭笑无时，语言无序，其人常静。狂者，骂詈不避亲疏，其人常动。痫者，忽然猝倒无知，口角流涎，手足抽掣，或作五畜声，数刻即愈，愈后即如平人，作止有间断，所以名痫也。皆痰火为病。而痫病多由胎中受惊，一触而发也。治宜调中，补北泻东南，不必过求奇险。

脉实者吉，沉细者凶。

前症属于实痰、实火者，宜滚痰丸。

肝火之为害，非泛常之药所可疗，时贤叶天士独得其秘，急用当归芦荟丸，每服三十丸，一日两三服，不可迟疑败事。

前症属虚者，宜磁朱丸、二加龙骨汤加铅丹二钱，再加阿胶三钱。此二方神妙，非可以思议及者。

前症既愈，即宜以和平之剂收功，宜朱砂安神丸。

消 渴

口渴不止为上消，治以人参白虎汤；食入即饥为中消，治以调胃承气汤；饮一溲一为下消，治以肾气丸。赵养葵大变其法，谓治消无分上中下，先以治肾为急，以六味丸料一斤，入肉桂一两，五味子一两，水煎六七碗，恣意冷饮之，熟睡而渴如失矣，白虎、承气皆非所宜也。

喻嘉言曰：肾者，胃之关也。关门不开，则水无输泄，而为肿满；关门不闭，则水无底止，而为消渴。金匮肾气丸蒸动精水，上承君火，而止其下入之阳光。彼症取其开，此症取其合。一开一合，具通天手眼。子和诋之，何其陋也！又白茯苓丸治肾消，方用白茯苓、覆盆子、黄连、瓜蒌根、萆薢、人参、熟地黄、玄参各一两，石斛、蛇床子各七钱半，鸡内金三十具微炒，共为细末，炼蜜和捣三五百杵，丸如梧子大，每服三十丸，食前磁石汤送下。喻嘉言治验加犀角一两，又以六味丸加犀角收功。按：此与八味地黄丸，一阴一阳，相为表里，皆为神方。

脉宜数大，忌虚小。

伤 食

伤食病必有胸闷，吞酸，嗳腐，腹胀，腹痛等症，宜以平胃散加麦芽、谷芽、山楂、神曲、莱菔子消之，或以所伤之物烧灰加入为引导。如初伤时，食尚在膈，服此汤以手探吐；如伤之已久，腹满拒按，宜以三一承气汤下之；愈后，服香砂六君子汤加干姜调养。若无吞酸，嗳腐等症，但见头痛，恶寒，发热，是外感症，切不可误用消导之品，致外邪陷入，变症百出。伤寒不禁食，故桂枝汤啜粥，是开章第一义，读仲景书自明。西北之人，一遇头痛、恶寒、发热之症，便云有食，即服神曲、山楂等药，往往误事。余为活人计，不得不大声疾呼也。

脉滑而实。时书以右关之上为气口，谓气口紧盛伤于食者，妄也。

张景岳云：偶病之人，多有非食而疑食者，曰某日曾食某物或某肉某面，其日即病。医者不论虚实，但闻此言，且见胃口不开，必先治食。夫未病之人，谁有不食？岂必预为停食以待病至者，斯可信其无食乎？及其病也，则或因劳倦，或因风寒，或因七情，病发不测，而且无胀无滞，与食何干？药不对病而妄行剥削，必反增病，此斯道之莫须有也。由此推之，则凡无据无证而妄行胡猜者，皆其类也，良可慨矣！

黄履素著《折肱漫录》云：五谷皆养补脾气之物，一煅成炭，反能消食者何？盖火能软坚化物，烬从火化故也。诸炭能消食，亦能伤脾，功用不减于山楂、神曲，不可忽之，以为食物而多服常服也。愚按：今人用白术炒焦，不知其伤脾；地黄烧灰，不知其伤肾，当以先生之言正之。

疟　疾

寒热往来有定候，一日一发者邪浅，二日一发者邪深，三日一发者邪更深。先寒后热者为顺，先热后寒者为逆。自子至午发者为阳，自午至子发者为阴。单寒无热者名牡疟，为纯阴病；单热无寒者为瘅疟，为纯阳病。疟病因劳而发者，名劳疟；因食而发者，名食疟。更有鬼疟，为祟病；瘴疟，是感岚气而成，种种不同，总以少阳一经为主。以少阳居阴阳之界，偏阴则寒多，偏阳则热多，阴阳俱病则寒热等。单寒、单热为阴阳偏造其极。即祟疟、瘴疟，亦阳气之虚，正虚不能胜邪，内虚不能御外，脾胃之阳虚不能腐熟水谷，俱不离少阳一经。

疟脉自弦，浮弦表邪，沉弦里邪，洪弦属热，迟弦属寒，滑弦痰饮，实弦食积。久疟之脉，渐缓则愈，弦紧则殆，土散双弦，代散莫救。

初起俱宜小柴胡汤，一日一服，五日必愈。方中柴胡一味，少则用四钱，多则用八钱，切不可少此一味。神农推为上品，久服延年益寿之药。自李东垣及李时珍之书行，此药之真面目渐掩，张景岳新造五柴胡饮为散剂，更属无知妄作，流毒非轻。

凡初起无汗，去人参，加桂枝三钱。服后食热粥，温覆微似汗则愈。未愈再服之，有利无弊，切勿惑于浅人之说。

若发热甚，汗不出，可加麻黄三钱。如病家惑于邪说，牢不可破，即以杏仁、紫苏、防风各三钱代麻黄，服后温覆微似汗，不用食粥。

上、下午疟，不必过分。惟以寒多者属阴盛，加桂枝三钱，生姜宜倍用之，或再加吴萸三钱；单寒无热者，亦用此法，或去黄芩，再加熟附子三钱。热多者属阳盛，加知母、贝母各三钱；汗多而大渴大热者，加生石膏五钱，麦冬三钱，粳米四钱；单热无寒者，亦用此法，或再加知母三钱；先热后寒者名瘅疟，治同，宜加桂枝二钱，是从《金匮》白虎加桂枝汤中仿出。

鬼疟，脉乍大乍小，加藿香二钱（以香为天地之正气，正能胜邪也），天麻三钱（以天麻之形如魁芋，有二十四子周环于外，其苗名赤箭，取弧矢以示威之义也）。

瘴疟，加苍术、藿香各二钱。

食疟，以平胃散采入柴胡一味为君，融合二方为一方，即前人复方法也。

劳疟，是虚人不能耐劳而病疟，宜小柴胡汤原方去半夏，加瓜蒌根二钱，或佐以补中益气汤。

一切疟疾口渴，俱去半夏，加瓜蒌根以生津液。

凡一切疟疾，欲急于取效，俟三发之后，以小柴胡汤加常山三钱，寅时服，渣再煎，于辰时再服。如吐，任其吐去痰涎自愈。时医惑于俗传本草，谓常山是截疟猛药，邪未尽而强截之，多变他病，此无稽之臆说也。盖常山从阴出阳，为透邪外出之良药，仲景用其苗，名为蜀漆，今人用其根，何尝是强截之药？

久疟不愈及三阴疟，三日一发者，诸药不效，惟以白术一两或二两，加生姜五七钱，水煎一杯，于寅时服之，渣再煎，于上午再服。如热多者，以当归一两余代白术。

如脾肾两虚，诸药不效者，用近效白术汤，一日两服，服到十日必愈。书成，友人自安徽回，赠余医书一帙，乃张心在新著《附经》也，中有"三阳交于胆，三阴交于脾，三阳之疟治胆，三阴之疟治脾"句，真是名言，可佩！此君若得名师益友而讲论之，将来为医中一巨擘[①]，恨未晤其人。

初病疟，世称胎疟，缠绵难愈，与痘疹之症本于胎毒无异，宜六君子汤加草果、乌梅，或合小柴胡汤。

久疟不愈，不必治疟，只以六君子汤、补中益气汤，兼吞桂附八味丸，调理半月，无不痊愈。今医俱遵景岳法，用何人饮、休疟饮，方中以何首乌一两为主，据云中和之道，其实苦涩之品不能养人。余屡见久服此药多变出肿胀等病，学者不可不知。

痢　疾

下痢秽浊胶粘，似脓似血，小腹隐痛，欲便不便，里急后重是也。旧说偏寒偏热，主补主攻，皆不可拘执。惟所列死证数条，缘时医治不得法，流连致死；或过信前医之说，弃而不治，坐视其死。余目击心伤，日夜焦心，从《内经》、仲景言外之旨，及散见于各条之下，一一体认，而参以所治之症，大有所悟，药到病瘳，厥效彰彰可纪。请先言救逆之道，而次及恒法。

医书云：脉沉小者易治，脉浮大者难疗。又云：发热不休者死。此遵《内经》肠澼一论，执一不通之过也。余别有所悟。脉浮为表邪，浮而兼大，是表邪侵于阳明之界而下利，仲景有葛根汤等治法。发热不休，非感冒风寒，即是经络不和，宜用桂枝汤、当归四逆汤，祛风寒以调经络。人参败毒散加老米，名仓廪汤，亦是此意，但药力轻薄，不能速效耳。大抵初病治法，发热恶寒者，香苏饮加防风、川芎以取微汗则愈；重，必用桂枝汤、当归四逆汤之类。若寒热往来，多呕者，必用小柴胡汤。若热多而口渴者，小柴胡汤去半夏加瓜蒌根主之。若发热不恶寒，里急后重者，以葛根黄芩黄连甘草汤（照古法先煎葛根，后煎诸药），日服二三剂，必愈。若用痢门方，如芍药汤之类，其邪无不陷入变危者，余深恨倪氏痢疾三方为杀人之具。

医书云：腹痛不休者死。按其治法，不过用木香、槟榔、砂仁及消食行滞之品，安能以救死症？若果消渴，口中热，胸腹胀满坚实而拒按，为实症，三承气汤可以择用，或以三一承气汤代之；若果不渴，口中和，脉迟小而无力，或手足冷，腹痛而喜按，为虚寒症，非四逆汤不可；若腹痛而下利重滞者，再加生白芍三钱。如腹痛不止，虚烦而喜按，脉弦者，为肝邪克土，宜小建中汤，服二时许，即以小柴胡汤去黄芩加白芍药继之，神效。

医书云：下痢纯血者死，下痢如屋漏水者死。按其治法，不过用阿胶、地榆、槐花、苍术之类，安能以救死症？如果下奔鲜血，口渴，便短，里急后重，脉盛者，为火症，宜白头翁汤，一日二服。虚

---

① 巨擘（bò）：大拇指。比喻杰出的人才。

人及产后加阿胶、甘草。亦有下鲜血而非火症者，若血带暗而成块者，属热者少，属寒者多，俱宜从脉症细辨之。若口中和，脉细，小便长，手足冷者，属虚寒无疑，宜以理中汤加灶心土八钱主之。下血多者，宜间服黄土汤，一日二服，三日渐愈。盖以脾胃如分金之炉，理中汤分其清浊，是治其本源也。屋漏水即血水之黯滞不稠者，为虚寒症误用寒凉攻破所致，若见咽痛，语言无序，半日必死，亦用理中汤救之。

医书云：能食者轻，不能者重，绝食者死，发呕者死。盖不能食，有食滞，即宜以平胃散加消导之药。若脾胃虚弱，即宜用香砂六君子汤及理中汤，健脾以运胃。又有辨于其微者：不饥而不思食者，是脾病，宜以上二方；饥而不能食者，是肝病，宜乌梅丸。至于绝食，频呕，即是噤口痢，丹溪用人参、石莲肉、黄连煎汤，入生姜汁，徐徐呷之，只认作湿热上冲之症，故不效，宜参上诸法治之。若食入即吐，不利于香、砂、橘、半者，宜用干姜黄连黄芩汤，苦辛以开拒格。若胸满而吐，及干呕吐涎沫者，宜吴茱萸汤，温镇以和土木，其效如神。

凡心下痞满，从仲景三泻心汤及厚朴生姜甘草半夏人参汤等，择用如神。

医书云：妇人新产即发痢者死。余考金匮白头翁汤加甘草阿胶之例，可知产后宜照病用药，毫无顾忌。又云：小儿出痘后即发痢者死。余以为不尽然。大抵产后失于过温致死，痘后失于过寒致死，俱因病而药之，不必泥于一说。

恒法

痢疾无外症、恶症，但见里急后重，便脓血者，三日内俱宜芍药汤。

痢疾腹中撮痛，或下血片，及噤口恶痢，诸药不效者，宜斗门秘传方。

痢疾不论新久，以陈米汤送下香连丸二钱，一日三服，极验。至于久痢，以四君子汤、六君子汤、补中益气汤、十全大补汤送下，法本薛氏，多效。

久痢诸药不效，审其为虚脱不禁无余邪者，宜真人养脏汤。

久痢流连不愈，愈而又作，名为休息痢，是兜涩太早，余邪未尽，宜羊脂四钱，白蜡三钱，黄连末三钱，白蜜八钱，乌梅肉炒研末二钱，血余炭三钱，煎搅可丸，丸如桐子大，以米饮送下三十丸，日三服。此孙真人法也。

又有服补中益气汤不应，反下鲜紫血块者，此久风成飧泄，风气通于肝，肝伤不能藏血也，宜玉屏风散去白术，倍防风，加羌活、葛根、升麻主之。

洞泄寒中，注下水谷，赤痢，白痢，食已即出，食物不消者，宜圣济附子丸。

时　疫 修园新订

程山龄云：时疫之症，须知有来路两条，去路五条。

何谓来路两条？疫有在天者，在人者。如春应温而反寒，夏应热而反凉，秋应凉而反热，冬应寒而反温，非其时而有其气。自人受之，皆从经络而入，或为头痛，发热，咳嗽，或颈肿，发颐，大头风之类，斯在天之疫也。若一人之病，染及一室；一室之病，染及一乡以及阖邑，病气、秽气互相传染，其气从口鼻而入，其见症憎寒壮热，胸膈饱闷，口吐黄涎，乃在人之疫。以气相感，与天无涉，所谓来路两条者此也。

夫在天之疫，邪从经络入，寒多者治以辛温，宜五积散；热多者治以辛凉，宜九味羌活汤；审其气虚不能作汗者，宜人参败毒散；热甚格邪不作汗者，宜防风通圣散；若发颐及大头症，是风火相乘而为毒，宜防风通圣散加牛蒡子、金银花、桔梗、贝母、瓜蒌仁之类，俾邪从经络入者仍从经络出。此以发汗为去路也。

在人之疫，邪从口鼻入，或香苏饮加玉竹、川芎、忍冬，或神术散加葛根、葱头，或藿香正气散之类，俾其从口鼻入者仍从口鼻出。此以解秽为去路也。

至于经络、口鼻所受之邪，传于阳明之经，则为自汗，大渴，大热，斑黄等症，宜甘露饮生其津液，以为胜邪回生之本，甚者必用人参白虎汤，以清阳明散漫之热。此以清火为去路也。

如入于胃腑，则为谵语发狂，大便实，小腹拒按等症，宜三一承气汤下之；或内有实热，外有实邪者，宜防风通圣散以两解。此方疫症第一良方，用之得法，不论新久，头头是道。此以攻下为去路也。

复有虚人患疫，同病久变虚，或误治变虚，须用四物汤、四君子汤、补中益气汤等加减。此以补养托邪为去路也。

要之，疫症必从大汗而解。人壮者，不战而汗；人虚者，必战栗而后大汗。汗未彻者，俟七日后而又作汗。以上五法，该于发汗一法之中。散邪是发汗正法。而秽浊之气袭经络，不以辛香解之，则汗不出；火邪内燔，血干津涸，非清火则阴气不滋，而汗不出；胃气壅塞，不攻其实，则浊气不解，而汗不出；汗由液化，其出自阳，其源自阴，非补养阴阳，则气血不充，而汗不出。此发汗一法为治疫大关头：有汗则生，无汗则死。若治之失法，或涸其汗源，或强逼使汗，皆枉其死也，可不慎哉？

未汗宜阳脉，忌阴脉。已汗宜阴脉，忌阳脉。

避疫法

避疫之法，惟在节欲、节劳，仍勿忍饥，以受其气。胆为中正之官，胆气壮，则十一经之气赖以俱壮，邪不能入。《医统》云：男人病，邪气出于口；女人病，邪气出于前阴，其对坐之间，必须识其向背，或以雄黄涂鼻孔中，从容察位而入。

暑　症

洁古谓动而得之为中热，静而得之为中暑，暑阴而热阳，未免称名不正。盖夏日炎炎，人触之则生暑病，即为中热，无非动以得之。他若畏热求凉，凉袭于外，则为发热恶寒，头痛项强等症，宜九味羌活汤以散之；凉中于中，则为吐泻、腹痛，宜理中汤以温之；若兼烦躁，则间用凉水调下大顺散。病虽作于暑月，不得以暑病名之也。

大抵暑症辨法，以口渴，心烦，溺赤，身热，脉洪而虚为的。轻者为伤，以六一散荡涤热气，从小便而泄。若暑热闭郁而无汗，必用香薷饮发越阳气，彻上彻下，解表兼利小便则愈。重者为中，大渴大汗，宜白虎加人参汤主之；或汗出身热而两足冷者，是暑而挟湿，宜白虎加苍术汤主之。若中暑昏闷不醒，并伏暑停食吐泻，用半夏四两醋煮，茯苓、甘草各二两，共为末，以生姜汁为丸如绿豆大，每服五、六十丸，开水送下。若昏愦不醒者，研碎灌之立苏。此孙真人之神方也，名消暑丸，为暑症第一神方。至于生脉散、清暑益气汤，为暑伤元气而立，或预服以却暑，或病愈后以收功，非暑病正方也。

湿病

湿有从外入者，有自内得者。阴雨湿地，皆从外入，其症头重腰冷，一身尽重；冷浆瓜果，皆自内得，其症泄泻腹胀，肠有水气，淋浊痰饮。然外湿亦可渐入于内，内湿亦有浸渍于外。失此不治，则郁而为热，变症多端，不可不察。

湿脉多缓。是急缓，非和缓。浮大者易治，沉细小者难医。

内外湿总方，宜二陈汤加苍术、白术、羌活主之。外湿，加紫苏、防风、猪苓、泽泻、干葛、木瓜主之；内湿，加木通、泽泻、砂仁、木香；食积，加山楂、麦芽、枳实；寒湿，加干姜；湿热，加黄连、黄芩，热轻者只用连翘，槟榔时嚼亦妙。

受湿腰痛，其痛冷重沉着，如带五千钱，宜肾着汤。

白浊不止，为湿热下注，妇人白带亦然，宜萆薢分清饮。如妇人白带，加半夏、芡实、苡仁、黄柏、生白术主之。

伤湿一身尽痛，不可转动，宜一味白术酒。

苍术多脂易霉而治湿，与僵蚕死于风而治风，驴皮动火制成阿胶而降火，俱是造物妙处，即《大易》所谓同气相求，《内经》所谓衰之以其属是也。盖湿邪在人肠胃，原自不安，一得苍术气味，便与之合一，气从汗出，味随水谷下行，先诱之而后攻之也。

头痛

大抵暂痛为邪，久痛为虚。邪则分寒热而除之，虚则审阴阳而补之。然亦有久痛为邪所缠，新痛因虚而发者，当因脉证而辨之。

脉浮滑者生，短涩者死。

伤寒六经俱有头痛：太阳痛在脑后，必连项强，宜九味羌活汤加葱白三根；阳明痛在额前，必连目眶，宜升麻葛根汤；少阳痛在侧，必兼两胁痛，多呕，宜逍遥散去白术，加半夏、黄芩、川芎；太阴无头痛，然湿土动而生痰，亦为头痛，宜二陈汤加制南星、苍术、川芎；少阴头痛，脉细，但欲寐，宜五积散加细辛、附子；厥阴头痛如破，干呕，吐涎沫，宜吴茱萸二钱，人参一钱五分，生姜四钱，大枣四枚，水煎服，名吴茱萸汤。

火邪头痛，火盛者，宜竹叶石膏汤加减，方见《伤寒论》。如火势轻者，只用辛凉之品，火郁发之之义也，宜加味逍遥散加葛根二钱，酒炒黄柏一钱，薄荷五分。

气实有痰，或头重眩晕，用大黄酒炒三遍为末，茶调三钱服。此釜下抽薪之法也。

偏头痛，宜二陈汤，偏在右者，加沙参一两，酒炒黄芩、黄连、川芎、防风、制南星之类；偏在左者，加当归一两，川芎、白芍、白芷、柴胡、防风之类。

气虚头痛，宜补中益气汤，少加川芎、蔓荆子之类。

血虚头痛，宜四物汤倍川芎，加黄柏、知母，少加蔓荆子、细辛之类；当归补血汤加鹿茸五钱，水、酒各半煎。

眉棱角痛，宜半夏六钱，生姜三片，水煎，调沉香末五分服。

真头痛，痛甚，脑尽痛，手足寒至节，不治。然不忍坐视其死，急灸百会，吞黑锡丹。

肾虚头痛，诸药不效，宜六味汤去丹、泽，加枸杞三钱，炙甘草、细辛各一钱，川芎二钱，肉苁蓉三钱五分。如命门火虚者，用八味汤，加减如上法。

蒸法最效，方用川芎半两，晚蚕砂二两，僵蚕如患者年岁之数，以水五碗，煎至三碗，就砂锅中，以厚纸糊满，中间开钱大一孔，取药气薰蒸痛处，每日一次。虽年久者，三五次永不再发。

瘰疬

普明子曰：瘰疬者，肝病也。肝主筋，肝经血燥有火，则筋急而生瘰疬。多生于耳前后者，胆之部位，胆与肝相表里。其初起即宜消瘰丸消散之，不可用刀针及敷溃烂之药。若病久已经溃烂者，外贴普救万全膏，内服消瘰丸并逍遥散，自无不愈。更宜戒恼怒，断煎炒及发气、闭气诸物，免致脓水淋漓，渐成虚损，患此者可毋戒欤？

新采消瘰丸，此方奇效，治愈者不可胜计，予亦刻方普送矣：玄参蒸、牡蛎煅、醋淬、贝母去心，蒸各四两，共为末，炼蜜为丸，每服三钱，开水下，日二服。

愚按：普明子著《医学心悟》一书，逐末亡本，用之鲜效。惟此丸平淡而神奇，当共宝之。但耳前后为少阳部位，渠云肝之部位者，误也，故改正之。

眩　晕

《内经》云：上虚则眩。又云：肾虚则高摇，髓海不足则脑转耳鸣。皆指不足而言。仲景论眩，以痰饮为先。丹溪宗河间之说，亦谓无痰不眩，无火不晕，皆指有余而言。前圣后贤何其相反至此？不知此症不离于肝。经云：诸风掉眩，皆属于肝。此风非外来之风，指厥阴风木而言。厥阴风木与少阳相火同居，厥阴气逆，则

风生而火发，故河间以风火立论也。风生必挟木势而克土，土病则聚液而成痰，故仲景以痰饮立论，丹溪以痰火立论也。然一身聚邪之处，即为偏虚之处。头为诸阳之会，相火得以逆行上僭者，非上焦之虚而何？肾为肝母，肾主藏精，精虚则髓海空而头重，故《内经》以上虚及肾虚、髓海不足立论也。言虚者，言其病根；言实者，言其病象，其实一以贯之也。

脉数热多，脉涩血少，弦为肝风，滑实痰积，虚小气虚，大为病进。

眩晕脉弦，发热或寒热往来，宜逍遥散加半夏、天麻、钩藤主之。

眩晕脉数或滑实，大小便闭，胸胁作痛，耳聋，耳鸣，多怒，凡属肝经实火，宜当归芦荟丸。此法从喻嘉言《寓意草》医吴添官之母一案得来。

眩晕脉涩，乃精气不足。欲荣其上，必灌其根，宜六味地黄汤倍地黄，去丹皮、泽泻，加细辛、炙甘草各一钱，川芎二钱，枸杞子三钱，肉苁蓉三钱半，水煎服。

脉虚细弱小，是气虚，宜补中益气汤加天麻、半夏、钩藤。

脉弦而滑，眩晕而呕逆，为痰饮，宜泽泻四钱，白术二钱，水煎服；或用二陈汤加天麻合此二味。

实火眩晕不可当，宜大黄酒炒三遍，研末，茶调下二三钱。

虚眩诸药不效，宜鹿茸五钱，酒煎去滓，入麝香少许服。缘鹿茸生于头，以类相从也。

眩晕大虚，诸药不效及虚人愈后调理，俱宜正元丹、桂附八味丸。

眼　目

眼目一症，古有五轮八廓及七十二症

之辨，其实不足凭也。业是科者，庸妄固无论已，而高明之士，于实症则曰风曰火，于虚证则曰肝血少曰肾水衰，言之亲切有味，而施治则毫无少效，且以增病。余历数交游，凡目痛者，无不因医而致瞽，即有一、二幸免者，原为轻浅之病，即不服药亦愈，于医固无与也。

盖此症除风火赤肿、外障等症外，而一切目视无光及昏黑倦视等症，皆为阳虚。心肺为上焦之阳，心属火，火能烛物；肺属金，金能鉴物，二脏之阳不宣，则火不能烛，金不能鉴矣。医者不知，以补血之药滋肝，以补水之药滋肾，下焦之阴愈盛，则上焦之阳愈虚。且令下焦阴气上加于天，白昼如夜，爝火有光，阴云四合，龙雷飞腾。原欲滋阴以降火，其实滋阴以助火，火盛则遂增出赤肿、红丝、翳肉、羞明诸火象，渐成废疾矣。予非专业此道，不敢多言，请向瞽者而询其所服何药，所点何药，便得前车之鉴。今于眼科所未载外，搜出数方，以救逐流之弊。

四君子汤加肉苁蓉、川椒、菟丝子为丸，治虚寒症。

豆腐一块，中挖一孔，入朴硝一二钱，仍用豆腐盖上，蒸出水，即以此水洗目，效，治实热证。

桂附地黄丸，当归补血汤加鹿茸三钱，磁朱丸，还少丹，以菊花汤送下。

初起翳障，不可遽用点药及一切洗药。盖目不染尘，药汁入目，亦见羞涩。惟用洁净开水，以洁净茶盏盛之，用洁净本色绢片乘热淋洗，洗后水混浊，换水再洗，洗至水清无垢方止，如此数次即愈。水内并不用药，名天然水，水必煎沸者，以热能散风，水能制火也。

耳　聋

肾开窍于耳，固也。而肾脉却不能上头。肾与心交，假道于心之腑以上。耳中之穴曰听宫，小肠之经脉贯之，为司听之神所居之位，其形如珠，皮膜包裹真水，若真水破而耳立聋。有为大声所振而聋者，皮膜破也。

或聋或不聋者，心肾不交也，宜磁朱丸交媾水火。有先耳鸣而后聋者，肾虚不能闭藏，阴气窒塞于阳窍也，宜六味丸去丹皮，重加磁石，再加五味子、龟板胶为丸，令阴气自盛于本宫，不触于阳窍。

若感冒暴聋，总不外少阳一经。足少阳胆脉绕耳轮，手少阳三焦脉入于耳，邪气壅实，听宫为其所掩，宜逍遥散去白术，加黄芩、半夏、生姜、玉竹、大枣主之；如风火交煽，宜防风通圣散；肝火炽盛，宜当归芦荟丸。

尺脉弱者，宜桂附地黄丸；尺脉数者，宜大补阴丸。二丸俱加磁石、菖蒲、苁蓉之类。神而明之，存乎其人，非可以笔楮传者。

浮大为风，洪数为火，洪大而实为风火，尺数为阴火，迟濡为肾虚。

疝　气

疝者，小腹睾丸为肿为痛是也。其名有七：曰寒疝，囊冷结硬如石，阴茎不举，或控睾丸而痛；曰水疝，肾囊肿痛，阴汗时出，或肿状如水晶，或囊痒而搔出黄水；曰筋疝，阴茎肿胀，或溃或脓，或里急筋缩，或出白物；曰血疝，状如黄瓜，在小腹两旁横骨两端约中，俗云便痈；曰气疝，上连肾区，下及阴囊，或因号哭忿怒则胀，罢则气散；曰狐疝，卧则入小腹，行立则出小腹；曰癞疝，阴囊肿缒，如升如斗，不痒不痛。然亦不必拘者。经云：任脉为病，男子内结七疝，女子带下瘕聚。又曰：足厥阴肝病，丈夫癞疝，妇人少腹肿。大抵任病、肝病居多，小肠病亦多，各经亦间有之。

治之之法，统以二陈汤加泽泻、猪苓、白术、桂枝、小茴香、木通、金铃子主之。余少时初用，疑为偶效，后屡试屡验，方知其调气之功甚巨。张景岳先得我心，景岳云：病名疝气，非无谓也，盖寒有寒气，热有热气，湿有湿气，逆有逆气，陷有陷气，在阳分则有气中之气，在阴分则有血中之气，从寒热虚实施治，俱当兼用气药。余此方化膀胱之气，而诸气俱调。其义详于胀症，宜参究之。

本脉牢急，弱急不宜。

二陈汤加味外，若寒甚者，再加干姜、附子；若热极者，加黄柏、知母；小便如膏者，加石菖蒲、萆薢；气上冲，去白术，加肉桂、吴茱萸、当归；囊肿如水晶者，加苡仁、桑皮；痛不可忍者，恐瘀血为脓致溃，加桃仁、红花、乳香；筋缩者，加苡仁一两，木瓜二钱；顽麻不痛者，加川芎、槟榔；痒者，加刺蒺藜三钱。

《千金翼》洗方：治丈夫阴肿如斗，核中痛。雄黄末一两，矾石二两，甘草七钱，水五碗，煎二碗，洗。又于关元两旁相去各三寸青脉上，灸七壮，即愈，左灸左，右灸右。又灸外陵穴，F在脐左右各开一寸半，灸疝立效，永不再发。

痿　症

痿者，两足痿弱不能行也。痿而不痛。治宜独取阳明。阳明为五脏六腑之海，主润宗筋，宗筋主束骨而利机关。若阳明虚，不能受水谷之气而布化，则五脏无所禀，宗筋无所养，而痿躄作矣。若用辛热风药及蒸、灸等法，立危。

脉洪数可治，虚弱难医。

痿症皆属于热，宜虎潜丸。阳明为诸筋总会，故取虎潜丸为主。而足所以能健步者，则在于骨。《三因方》又取加减四斤丸[①]为主，以肾为筋骨之总司也。方用肉苁蓉、牛膝、木瓜、鹿茸、熟地、五味子、菟丝子各等分为末，炼蜜丸桐子大，每服五十丸，温酒、米饮下。

痿症服前丸。若气虚多痰者，间服六君子汤加黄柏、苍术、紫菀。《神农本草经》云：紫菀主痿躄。今人不读圣经，只知为治咳也。

瘦黑人血虚多火，宜间服六味丸加黄柏、苍术；肥白人痰多气虚，宜间服当归补血汤加竹沥、姜汁。

泄　泻

《难经》有五泄之分，曰胃泄，脾泄，大肠泄，小肠泄，大瘕泄即痢疾，其实不必泥也，总以虚实久暂为辨。

脉小，手足寒，难已；脉小，手足温，易已。泄而脱血，难治；泄而脉大，难治。

《内经》云：湿胜则濡泄，此为泻病之总论。宜平胃散加茯苓、猪苓、泽泻、白术、桂枝，名胃苓汤，统治诸泻如神。口中热，溺赤，下泻肠垢，为湿热，去桂枝，加防风、黄连各一钱；溺清，口中和，下利清谷，为寒湿，加干姜二钱；胸满痞闷，嗳腐吞酸，泻下臭秽，为食积，加山楂、麦芽；食少便频，面色㿠白，为

---

① 加减四斤丸：考《三因方》本方中除下述药物外，尚有天麻一味。

脾虚，去厚朴，加人参、干姜。五更天明，依时作泻，或脐下痛，为肾虚，去陈皮、厚朴，加补骨脂三钱，吴茱萸、五味子、熟附子各一钱。

忽然大泻不止，大汗大喘，手足厥冷，兼吐者，须防脾肾之气暴脱。夏月伏阴在内，最多此症。若服藿香、香薷必死，急用附子理中汤大剂。

《内经》云：诸病暴注，皆属于热。然必有热症、热脉可凭，不可以凉药姑试，宜香连丸、六一散。

《内经》云：清气在下，则生飧泄。须用升清法，宜补中益气汤去当归，加木香、干葛。

《内经》云：春伤于风，夏生飧泄。又云：久风生飧泄。宜神术汤、圣济附子丸。

久泻愈而又作，泻时腹痛，诸药不效，此痼冷在肠间，必先取去，然后调治，宜平胃散去苍术，加干姜、肉桂、附子各一钱半，大黄八分，水煎服。法本《千金》。或用温脾汤。

久泻，诸药不效，有脏热肠寒、脏寒肠热之辨，微乎微乎！余详于《从众录》等书，兹用仲景乌梅丸，每服二钱，米饮下，日三服，半月愈。又久泻有用肉苁蓉、鹿角霜、当归须等法，有用芩、连、甘草、葛根等法，有用阿胶、羊脂、乳酥、黄连末、蜂蜜熬膏等法。此理更微，可以心会，不可以言传。喻嘉言颇得其秘。

五更泄，名脾肾泻，及虚人时常作泻，必以温补肾元为主，宜四神丸加白术、人参、干姜、附子、茯苓、罂粟壳，炼蜜丸。朝服三钱，临睡服五钱，米饮送下。

时方妙用卷四

闽吴航陈念祖修园甫著

男　元豹道彪古愚　同校字
　　元犀道照灵石

鹤膝风

胫细而膝肿是也。为风寒湿三气合痹于膝而成。初起发热头痛，宜五积散，痢后变成者亦宜之。若久病，为足三阴虚，宜十全大补汤加附子、牛膝、杜仲、防风、羌活主之。

又治初起外法：用陈年白芥子研末，以姜汁、葱汁调涂，一伏时，患处起泡，泡干脱皮自愈。

又按：鹤膝风多是虚寒，脚气多是湿热，一攻一补，治法各判。然脚气有肾虚气喘，小腹痹者，肾气丸必不可缓；鹤膝风有赤热焮肿者，二妙散、桂枝芍药知母汤亦所必需，此活法也。

脚　气

脚之肿大是也。东垣云：南方卑湿，其湿从外以袭入；北方常食膻乳，又饮酒太过，脾胃有伤，不能运化，其湿从中以流下。初起发热恶寒，似伤寒症，若上气喘急，及上少腹不仁，恐致攻心不救。若患久不治，即成痼疾。此症名壅疾，不可骤补。

脚气肿痛不可忍，宜鸡鸣散。

脚气气喘，少腹不仁，须防其入心，宜后方用桂附地黄丸；脚气服鸡鸣散愈后亦宜之。

两胫大，为湿脚气；两胫不肿，或顽麻，或挛急，或缓纵，名干脚气，宜四物汤加牛膝、独活、苍术、黄柏、木瓜、泽泻、肉桂之类。

积　聚

积者，五脏所生，推之不移，属阴；聚者，六腑所成，推之则移，属阳，当辨其新久虚实而施治。《内经》云：大积大聚，不可犯也，衰其大半而止，过则死。此治积聚之法也。

脉宜沉实，忌虚弱。

积聚新病，审其可用疏散者，宜用五积散；积聚新病，审其可用消导攻下者，宜用备急丸。

平胃散加入[①]萹蓄、瞿麦穗、大麦芽、川芎，以上八味，各用五钱，沉香、木香各一钱五分，大黄（酒浸）二两，共为细末，每服三钱，姜汤送下，忌油腻动气之物及房事一月。药须黄昏服，勿食晚饭，大小便见恶物为度。肝之积在左胁

————————

① 入：原作"地"，据上海图书集成本改。

下，名曰肥气，去苍术，加柴胡、鳖甲、青皮、莪术；肺之积在右胁下，名曰息贲，加白豆蔻、桑白皮、郁金；心之积起脐上，上至心下，大如臂，名曰伏梁，去苍术，加肉桂、黄连、石菖蒲、莪术；脾之积在胃脘，腹大如盘，名曰痞气，原方不加减；肾之积在脐下，发于小腹，上冲心而痛，名曰奔豚，上方去苍术、大黄、陈皮、麦芽、萹蓄，加茯苓四两，肉桂、附子、当归、吴茱萸各五钱，川楝子、李根白皮各一两，淡盐汤送下，或炼蜜为小丸，吞下四钱更佳。凡热积加黄连、黄芩，寒积加姜、桂、附子，酒积加葛根，痰积加半夏，水积加桑白皮、赤小豆，血积加桃仁、红花，肉积加阿魏、山楂，果积加麝香、草果。

　　久病及虚弱之人不可径用前药，或先服补药，然后攻之；或攻药去病之半而即补之；或服攻药三日，服补药一日。神而明之，存乎其人。若愈后，必以补药收功，宜六君子汤、香砂六君子汤、附子理中汤。以上三方，唯脐下动气去白术，加肉桂一钱五分。

　　服攻药大下积血，自汗不止，气弱不能转动者，宜急进参附汤。若贫者，以当归补血汤加附子三钱代之。

呕　吐　哕　呃

　　声与物俱出为呕；有物无声为吐；有声无物为哕；气自脐下冲逆有声，声短而频，古人名哕，又名咳逆，为呃。方书命名各异，今从俗本分名，使人易晓。

　　脉阳紧阴数为吐，阳浮而数亦吐。寸紧尺涩，胸满而吐。寸口脉数者吐，紧而涩者难治。紧而滑者吐逆。脉弱而呕，小便复利，身有微热，见厥者难治。吐出色如青菜者危。

　　上四症，皆属气逆，有统治之法，宜二陈汤随症加减。如为寒气所客，脉迟畏寒，加砂仁、藿香、干姜；如干呕，吐涎沫，加人参一钱，吴茱萸二钱，大枣三枚，倍生姜；如食不得入，为火阻于上，加黄连、黄芩、人参；如为饮食所伤，吞酸嗳腐，加苍术、藿香、砂仁、麦芽、山楂；如有声无物，加生竹茹二钱，人参一钱，旋覆花三钱，代赭石一钱五分，大枣二粒；如吐酸水，加吴茱萸一钱，黄连五分；如脾胃虚弱，运化迟而呕吐者，加人参、白术、砂仁、木香；如食已即吐，是胃中有热，食入则两热相冲，不得停留而吐，若大便秘结，可加大黄三钱；若寒热往来，胁痛而呕者，为少阳症，加人参、黄芩各一钱，柴胡三钱，大枣二粒；如骤然发呃者，为胃火上冲，加麦芽、石斛、麦冬、枇杷叶、竹茹、扁豆各二钱。久病发呃，有脾虚、肾虚之分，脾虚者，加参、术、丁香、柿蒂；肾虚者，加参、附、干姜、沉香、巴戟天；此症多死。如吐虫者，去甘草，加川椒、人参、吴茱萸、黄连、川楝子，乌梅三粒，粳米一百粒。

五淋　癃闭

　　淋病，小便滴沥涩痛，欲去不去，欲止不止是也。古人分为五种：石淋，下如砂石；膏淋，下如膏脂；劳淋，从劳役而得；气淋，气滞不通，脐下闷通；血淋，瘀血停蓄茎中割痛，皆为热结膀胱所致。而治者却不重在膀胱，而重在三焦。经云：膀胱者，州都之官，津液藏焉，气化则能出矣。又云：三焦者，决渎之官，水道出焉。此数语，数百年来注家俱误。不知津液为汗之源，膀胱气化则能出汗，故仲景发汗法必取之太阳也。水道为行水之道，三焦得职，则小水通调，须知外出为膀胱之津液，下出为三焦之水道也。又有清心之法，以心与小肠相表里也；又有清肝之法，以肝主疏泄也；又有补肾之法，以肾为司水之脏也。治三焦与膀胱之正法，则用五淋散；清心滋肾，则用导赤散；清肝，则用龙胆泻肝汤之类。

至于癃闭症，小便点滴不通，甚则胀闷欲死，其病源亦同前症，而治法更进一步。有用八味丸倍桂附蒸动肾气以开关者；有用滋肾丸滋阴以化阳者；有用补中益气汤，服后以手探吐者；如滴水之器，闭其上窍而倒悬之，点滴不能下也；去其上闭，则下窍通矣。有用五淋散加入麻黄、杏仁以取微汗者，麻黄力猛，能通阳气于至阴之地，下肺气，主皮毛，配杏仁以降气，下达州都，导水必自高原之义也。有用人参、麻黄各一两水煎服者。夏月不敢用麻黄，有用紫苏、防风、杏仁各三钱，水煎服，温覆取微汗者；有用白菊花根捣烂，以生白酒冲和，取汁温饮者；有用水母四两，荸荠十四粒，水煎服者；有用皂角、葱头、王不留行各数两，煎汤一盆，令病者坐浸其中，熏洗小腹下体，久之热气内达，壅滞自开而便通者，务宜审其脉症而施治，不可执一。

脉宜浮大，忌细小。

五淋散通治五淋、癃闭。加减法：气淋，加荆芥、香附、生麦芽；血淋，加牛膝、桃仁、红花、生地，入麝香少许；石淋，送下六一散三钱；膏淋，合萆薢分清饮；劳淋，合补中益气汤。如过服金石药，与老人阳已痿思色以降其精，致精内败而为淋，加萆薢、石菖蒲、菟丝子以导之。

六一散，石淋。萆薢分清饮，膏淋。导赤散，赤淋。龙胆泻肝汤，茎肿，茎中痛甚宜之。补中益气汤，气淋。六味丸，水虚。八味丸，冷淋。济生肾气丸，扶阳以化阴。滋肾丸，滋阴以化阳。四生丸，血淋。百合汤。气淋。

续论：三焦包罗脏腑，主气而即主水，水由气化也。故曰：决渎之官，水道出焉。"上焦如雾"，气中有水也；"下焦如渎"，水中有气也；"中焦如沤"，气水相涵于其中也。凡水道不通，溢于外而为肿，积于中而为胀，凌于肺为咳呕，流于肠为泄泻，宜专责之三焦，与他脏无涉。时医治他脏而幸效，不可援以为例。

遗　精

梦而遗者，相火之炽也，宜封髓丹；无梦而遗者，心肾之虚也，宜金锁固精丸。然肝主疏泄，肝火大盛，宜暂用龙胆泻肝汤；肝魂不守，宜多服二加龙骨汤；肝热胆寒，宜温胆汤加人参、茯神、枣仁、莲肉。精之蓄泄，无非听命于心，威喜丸平淡而神奇；四君子汤加远志肉，亦补养得法，徒用补肾及固涩之药无益也。然此症必须清心寡欲，静养年余方效，药石原不足赖。

时贤沈芊绿[①]云：心藏神，肝藏魂，肾藏精，梦中所主之心，即心之神也；梦中所见之形，即肝之魂也；梦中所泄之精，即肾之精也。要之，心为君，肝肾为相，未有君火动而相火不随之者。当先治其心，而后及其余，宜黄连清心饮，方用黄连、生地、甘草、当归、人参、茯神、枣仁、远志、莲子。按：芊绿著有《沈氏尊生》一书，大抵皆见病治病，不脱江苏气习，此一条用药虽庸，而立论颇超，故节录之。

诀云：遗精白浊，当验于尺，结芤动

_____
① 沈芊绿：即清代医家沈金鳌。

紧，二症之的。《正传》云：两尺洪数，必便浊遗精。

赤白浊

浊者，小水不清也。方书皆责之肾，今则求之于脾，脾土之湿热下注，则为浊病。湿胜于热则白，热胜于湿则赤。治之之法，不外导其湿热，湿热去则浊者清矣。

《医鉴》[①]曰：淋浊之病，细数何妨？少阴微者，气闭膀胱。女人见之，阴中生疮。大实易愈，细涩则亡。

浊病初起，宜导其湿热，宜二陈汤加苍术、白术、黄柏、萆薢主之。如赤浊，加丹参。浊病稍久，当固其精道，利其水道，宜萆薢分清饮。《内经》云：中气虚而溺为之变。与浊症不同，宜四君子汤、补中益气汤。命门火衰，气不摄精，每致败精为浊，宜桂附八味丸加菟丝子、车前子以导败精。

浊出精窍，与淋出溺窍者不同，病之稍久宜固肾，不宜利水，此要旨也。

汗症　自汗　盗汗

伤寒门以自汗为伤风，盗汗为少阳症。其余杂病，自汗为阳虚，盗汗为阴虚。然阴阳互为其根，自汗亦有阴虚者，盗汗亦有阳虚者，宜辨而治之。

阳虚自汗，其人常畏寒，宜参附汤、术附汤、芪附汤。阴虚盗汗，其人常发热，宜当归六黄汤。阴阳两虚，自汗盗汗，怔忡不眠，烦躁等症，宜归脾汤加麦冬、五味子，人参养荣汤。自汗发热，为前此伤风医不得法所致，宜玉屏风散。

怔忡　惊悸、不眠、健忘症治同

高鼓峰曰：怔忡，血少也，其原于肾水不足，不能上升，以致心火不能下降，大剂归脾汤去木香，加麦冬、五味子、枸杞，吞都气丸。如怔忡而实，挟包络一种有余之火，兼痰者则加生地、黄连、川贝之类以清之。

按：一症之治，只此数语，缘读书临症之多，故能片言居要。而胡念斋又补出胃络不能上通症，脾脉不能入心症，宗气虚而虚里穴动症，水气凌心症，奔豚上乘症，治法不甚相远。惟水气与奔豚，当另法治之。愚谓水气凌心，轻则用小半夏汤倍加茯苓以泄之，重则用茯苓桂枝甘草大枣汤以安之，再重则用真武汤以镇之。奔豚，则用桂枝加桂汤以泄之，或黑锡丹以镇之，或用茯苓桂枝甘草大枣汤以缓之。金匮奔豚汤亦有意义，乌梅丸亦可借用。

妇人科

妇人之病，与男子同，惟经、带、胎前、产后，另有方法。

妊妇患伤寒杂病，俱以四物汤为主。无汗，加麻黄、细辛；有汗，加桂枝、甘草；寒热往来，加柴胡、黄芩；鼻干不眠，加升麻、葛根、大黄、芒硝、干姜、附子，俱可随症加入，古人六合四物汤论之详矣。

妇人有胎，恐服药有碍，灶中黄土研末，以水和，涂于心下及脐下，干则易之。

受胎二三月，必呕，恶心，以月水不通，阳明之气壅盛上僭，至四五月自愈。

---

① 《医鉴》：即《医宗金鉴》。

如病甚，用六君子汤加砂仁以和之，方中半夏得参、术，能安胎健胃，不必顾忌。

胎前下血，名曰胎漏，气虚不摄血也，多服补中益气汤。如因恼怒伤肝者，宜加味逍遥散加生地。

胎动不安，血不养胎也，宜四物汤去川芎，加白术、杜仲；若有火者，再加黄芩；如腹时痛，多寒者，加川椒。此一味今人罕用，《金匮》用以养胎。

堕胎症屡患者，必应期而堕，总属气血大虚。余昔惑于丹溪之说，以黄芩、白术为安胎圣药，内子患此，四年中连服五次皆堕，后有老医用四物汤加真鹿胶、补骨脂、菟丝子、杜仲、川续断而安。余始悟命门为人立命之本，女以系胞，必用温药、热药始效。赵氏《医贯》用六味、八味，加艾叶、阿胶，大有灼见。如不受温热峻剂者，以杜仲八两，糯米汤泡，炒勿焦，取粉，真桑上寄生、人参、五味子各四两为末，以黄芪一斤，白术、大枣各六两，煮膏为丸，米汤送下四钱，一日两服，神效。

子肿，宜五皮散加白术。

子嗽，宜二陈汤加阿胶、麦冬、桑白皮、五味子、干姜、细辛。

子悬，宜四物汤去川芎，加黄芩、白术、甘草。

子泻，宜补中益气汤、四君子汤加黄芩、砂仁。

临产交骨不开，宜四物汤去芍、地，加发炭三钱，龟板五钱，水煎服。如血水大下而不产者，是血干而胎滞，气虚推送无力，宜当归补血汤加人参、肉桂各一钱；甚者，去桂加附子三钱。此法时医不讲。

产后血晕，用醋炭熏鼻，老酒和童便饮之，不可放倒。如气血脱而晕者，必唇口、手足厥冷，以当归补血汤加参、附、干姜以回其阳；甚者，必用通脉四逆汤。如认作血晕治之，则死矣。

胎衣不下，用归身五钱，川芎三钱，水煎服；或血入衣中，胀而不下，宜清酒送下失笑散。

产后发热，有外感者，照常法治之。如无外感，用当归补血汤。

血块痛，宜四物汤倍当归，去地黄，加牛膝、桃仁、肉桂、青皮、醋炒大黄下之。

产后泄泻，不可利水，只用补中益气汤加减。

产后大便不通，宜八珍汤加桃仁、杏仁。

子宫下坠，乃劳力所伤也，宜补中益气汤加附子。玉门不闭治同。

产后瘀血不行，腹痛者，宜当归四钱，川芎二钱，炮姜、炙草各一钱，桃仁七枚，酒、水各半煎，名生化汤。

产后感风成痉，口噤，角弓反张，无汗者，名刚痉，宜荆芥穗一两，以童便煎灌之，或桂枝汤加葛根三钱；有汗为柔痉，宜桂枝汤加瓜蒌根三钱。二痉属虚者，以十全大补汤加柴胡、钩藤、瓜蒌、竹沥、姜汁；如汗多，加附子。

产后喘促，口鼻起黑气，为瘀血入肺，不治。或用人参一两，苏木三钱，水煎顿服。若厥冷自汗，必用通脉四逆汤进二三剂，厥回脉复可治。

妇人杂病

经水不调属虚者，乃冲任之血不足，宜服归脾汤二十剂，再以海螵蛸四两，茜草一两，以雀卵为小丸，空心以鲍鱼汁送下一钱五分，或无雀卵，以鸡肝代之，当归汤下亦可。经水不调属实者自有实症、实脉可验，宜四物汤加醋炒大黄、香附、桃仁、丹皮、青皮、红花之类。经水不调因郁而致者，宜加味逍遥散。

妇人肥而不妊，乃子宫脂满，宜四物汤去地黄，加香附、半夏、贝母，以益母膏为丸。如瘦而不妊者，乃气血两虚，宜八珍汤加菟丝子、川椒、鹿茸、杜仲为丸。

妇人带病，皆由中土亏损，带脉不能收引，以致十二经脉因而内陷也，宜六君子汤加炮姜以补脾，甚者以补中益气汤以提之。或以椿根皮、黄柏、牡蛎粉，醋糊为丸，间服以涩之。

伤　　寒

伤寒以六经为主，太阳、阳明、少阳为三阳，太阴、少阴、厥阴为三阴，病症百出无常。总范围于六经之内，仲景所以为万世师也。昔人谓三百九十七法，而不知其字字皆法也；谓一百一十三方，而不知一方可该数方，不必如许之多；方外有方，不仅如是之少也。余治杂病亦随俗，采取时方，唯于伤寒一门，非此方不能以治此病，非此药不可以名此方，不敢少有迁就。兹挈其要领，先为入门之导，再授以仲景书，便知有下手工夫矣。

太阳

为寒水之经，主一身之表。

何谓太阳经症？曰：头痛，项强，发热，恶寒是也。有虚邪、实邪之辨。

脉缓，自汗，恶风为虚邪，宜桂枝汤。

如八九日，过经不解，如疟状，面热，身痒，以其不得小汗故也，宜桂枝麻黄各半汤。因前此未汗，不得不发其汗；因日数颇久，故小发其汗。

如服桂枝汤，大汗后，形如疟，日再发者，以余邪未尽故也，宜桂枝二麻黄一汤。大汗之后，不得再行大汗之法，而余邪未尽，不可不从汗而竭之，但药品宜轻耳。

脉浮紧，无汗，恶寒，为实邪，宜麻黄汤。

如无汗，烦躁者，加石膏、姜、枣，名大青龙汤。

如干呕而咳，去杏仁，加五味子、干姜、半夏、细辛、芍药，名为小青龙汤。此二汤即麻黄汤之加减。昔人以麻黄汤、大青龙汤、桂枝汤分三大纲，何其谬欤！

按：此二法，治表中之表也。时法冬月以加味香苏饮代上二方，三时感冒以九味羌活汤代上二方，与仲景法不甚合，然好尚如斯，亦无可奈何耳。

何谓太阳腑症？曰：表邪不去，必入于里，膀胱为表中之里也。有蓄水、蓄血之辨。

太阳症，其人口渴，烦躁，不得眠，脉浮，小便不利，水入即吐，为膀胱蓄水症，宜五苓散。

太阳症，其人如狂，小腹硬满，小便自利，脉沉，为膀胱蓄血症，古用抵当汤、丸，今畏其峻不敢用。宜桃仁承气汤。

按：此二法，治表中之里也。

何谓太阳变症？曰：汗下失宜，从阴从阳之不一也。

不应下而下之，续得下利清谷，身疼痛，宜四逆汤，以救清谷之里；又以桂枝汤，以救身疼痛之表。

病发热头痛，脉反沉，若不差，身体疼痛，当救其里，宜四逆汤。

大汗，大下利而厥冷者，四逆汤主之。

太阳病，发汗太过，遂漏不止，其人恶风，小便难，四肢微急，难以屈伸，桂枝加附子汤主之。

太阳病，发汗太过，动其营血，而卫邪反内伏，其人仍发热，心下悸，头眩，身瞤动，振振欲擗地者，少阴症误用大青龙汤同例。真武汤主之。

以上言汗下太过，伤正而虚其阳，阳虚则从少阴阴化之症多，以太阳、少阴为表里也。

阳盛于内，误服桂枝汤，大汗出后，大烦大渴不解，脉洪大者，白虎加人参汤主之。

伤寒若吐若下后，七八日不解，热结在里，表里俱热，时时恶风，大渴，舌上干燥而烦，欲饮水数升者，白虎加人参汤主之。

伤寒不大便六七日，为里症；头痛，有热，为表症。外不解，由于内不通也，下之，里和而表自解矣，与承气汤。

病人烦热，汗出则解，又如疟状，日晡所发热，属阳明也，脉实者宜下之，与大承气汤；脉虚者，宜发汗，与桂枝汤。

发汗后，恶寒者，虚故也；不恶寒，但热者，实也，当和胃气，与调胃承气汤。

太阳病未解，脉阴阳俱停。停者，沉滞不起也。阴阳者，尺寸也。先振栗，汗出乃解，但阳脉微者，先汗而解；但阴脉微者，下之而解。若欲下之，宜调胃承气汤。脉微不可汗下，此"微"字即上文"停"字也。

以上言汗下失宜，热炽而伤其阴，阴伤则从阳明阳化之症多，以太阳、阳明递相传也。

何谓发汗、利水为治太阳两大门？曰：邪伤太阳，病在寒水之经也，驱其水气以外出则为汗，逐其水气以下出，后为黄涎蓄水，前为小便长。

太阳为寒水之经，邪之初伤，必须发汗，麻黄汤发皮肤之汗，桂枝汤发经络之汗，葛根汤发肌肉之汗，小青龙汤发心下之汗，大青龙汤发其内扰胸中之阳气而为

汗，此发汗之五法也。

若汗之而不能尽者，则为水。水在心下，干呕而咳，宜小青龙汤；发热而烦，渴欲饮水，水入即吐，名曰水逆，宜五苓散；汗后心下痞硬，干噫食臭，胁下有水气，腹中雷鸣，下利者，病势虽在腹中，而病根犹在心下，宜生姜泻心汤。此水气在上焦，在上者汗而散之也。若妄下之后，自心上至小腹硬满而痛不可近，水与气所结。脉迟，名大结胸，宜大陷胸汤；若项亦强，如柔痓之状，宜大陷胸丸。程郊倩谓病势连甚于下者主以汤，病势连甚于上者主以丸是也。若其结止在心下，按之始痛，脉浮滑，名小结胸，邪气尚在脉络，宜小陷胸汤；若无热症，名寒实结胸，宜三物白散；若心下痞硬满，引胁下痛，干呕，短气，汗出，不恶寒，三焦升降之气阻格难通，宜十枣汤，此水气在中焦，中满泻之于内也。若头痛项强，翕翕发热，无汗，心下满，微痛，小便不利者，因膀胱之水不行，营卫不调，不能作汗，宜以桂枝去桂加茯苓白术汤治之，是水气在下焦，在下者引而竭之是也。

阳明

主里。外候肌肉，内候胃中。

何谓阳明经症？曰：身热，目痛，鼻干，不得眠，反恶热是也。有未罢太阳、已罢太阳之辨。

若兼见头痛恶寒，是太阳症未罢，自汗，脉缓，宜桂枝汤；项背几几者，桂枝加葛根汤主之。无汗，脉浮者，宜麻黄汤；项背几几者，葛根汤主之。

若无头痛恶寒，但见壮热口渴，是已罢太阳，为阳明经之本症，宜白虎汤主之。

何谓阳明腑症？曰：潮热，谵语，手足腋下濈然汗出，腹满，大便硬是也。有太阳阳明、少阳阳明、正阳阳明之辨。

本太阳症，治之失法，亡其津液，致太阳之热乘胃燥而转属阳明，其症小便数，大便硬，《伤寒论》谓之脾约，宜麻仁汤。以上太阳阳明。

本少阳病，治之失法，亡其津液，致少阳之邪乘胃燥而转属阳明，为大便结燥，《伤寒论》谓为大便难，以蜜煎胆汁导之。以上少阳阳明。

病人阳气素盛，或有宿食，外邪传入，遂归于胃腑，《伤寒论》谓为胃家实，宜以三承气汤下之。以上正阳阳明。

愚按：阳明在经，未离太阳，宜汗之；既离太阳，宜清之。在腑，审其轻重下之。若在经、腑之界，汗之不可，清之不可，下之不可，宜用吐法。柯韵伯云：除胃实症，其余如虚热，咽干，口干，口苦，舌苔[①]，腹满，烦躁不得卧，消渴而小便不利，凡在胃之外者，悉是阳明表症。仲景制汗剂，是开太阳表邪之出路；制吐剂，是引阳明表邪之出路，当以栀子豉汤吐之，使心腹之浊邪上出于口，一吐则心腹得舒，表里之烦热悉除矣。烦热既除，则胃外清，自不致胃中之实，所以为阳明解表之圣剂。

少阳

主半表半里。

何谓少阳经证？曰：口苦，咽干，目眩是也。有虚火、实火二症之辨。

寒热往来于外，胸胁苦满，默默不欲食，心烦喜呕，为虚火证，宜小柴胡汤。

寒热往来于外，心中痞硬，郁郁微烦，呕不止，为实火证，宜大柴胡汤。

何谓少阳腑症？曰：少阳主寒热，属于半表则为经，属于半里则为腑，其症虽无寒热往来于外，而有寒热相搏于中，有痞、痛、利、呕四症之辨。

因呕而痞，不痛者，半夏泻心汤。

胸中有热而欲呕，胃中有邪气而腹中痛，宜黄连汤。

邪已入里，则胆火下攻于脾而自利，宜黄芩汤；胆火上逆于胃而为呕，宜黄芩加半夏、生姜汤。

以上四方寒热攻补并用，仍不离少阳和解法。

传经发明

按：宋、元以后，医书皆谓邪从三阳传入俱是热症，惟有下之一法。论中四逆、白通、理中等方，俱为直中立法。何以谓之直中？谓不从三阳传入，径入三阴之脏。惟有温之一法。凡传经俱为热症，寒邪有直中而无传经。数百年来相沿之说也。余向亦深信其然，及临症久之，则以为不然。"直中"二字，《伤寒论》虽无明文，而直中之病则有之。有初病即见三阴寒证者，即宜大温之；有初病即见三阴热证者，即宜大凉之、大下之，是寒热俱有直中，世谓直中皆为寒证者非也。有谓递次传入三阴尽无寒症者，亦非也。盖寒热二气，盛则从化，余揆其故则有二：一从病体而分，一从误药而变。何则？人之形有厚薄，气有盛衰，脏有寒热，所受之邪每从其人之脏气而为热化、寒化。今试譬之于酒，酒取诸水泉，寒物也；酒酿以曲糵，又热物也。阳脏之人过饮之，不觉其寒，第觉其热，热性迅发，则吐血、面疮诸热证作矣；阴脏之人过饮之，不觉其热，但觉其寒，寒性凝滞，则停饮、腹胀、泄泻诸寒证作矣。知此，愈知寒热之化由病人之体而分也。何谓误药而变？凡汗下失宜，过之则伤正而虚其阳，不及则热炽而伤其阴。虚其阳，则从少阴阴化之症多，以太阳、少阴相表里也；伤其阴，则从阳明阳化之证多，以太阳、阳明递相传也。所谓寒化、热化，由误治而变者此

---

① 舌苔：下疑有脱文。

也。至云寒邪不相传，更为不经之说，仲景云：下利，腹胀满，身体疼痛者，先温其里，乃攻其表，温里宜四逆汤，攻表宜桂枝汤。此三阳阳邪传入三阴，邪从阴化之寒症也。如少阴症下利，白通汤主之，此太阴寒邪传入少阴之寒症也；如下利清谷，里寒外热，汗出而厥者，通脉四逆汤主之，此少阴寒邪传入厥阴之寒症也。谁谓阴不相传，无阳从阴化之理乎？

太阴

为湿土，纯阴之脏也。病入太阴，从阴化者多，从阳化者少。

何谓太阴之邪从阴化？《伤寒论》云：腹满，吐食，自利，不渴，手足自温，时腹自痛是也。宜理中汤、丸主之。不愈，宜四逆辈。

何谓太阴之邪从阳化？《伤寒论》云：发汗后不解，腹痛，急下之，宜大承气汤是也。又曰：腹满时痛，属太阴也。时痛者，谓腹时痛时止，桂枝加芍药汤主之。大实痛者，大便坚实而痛，桂枝加大黄汤主之。

少阴

肾中水火同具，邪伤其经，或从水化而为寒，或从火化而为热。二症俱以脉沉细，但欲寐为提纲。

何谓少阴之邪从水化而为寒？曰：脉沉细而微，但欲寐，背恶寒，口中和，腹痛，下利清谷，小便白是也，宜用回阳法。而回阳中首重在温剂，又有交阴阳、微发汗，共成三法。

少阴病，寒邪始伤，是当无热，而反发热，为太阳之标阳外呈；脉沉，为少阴之生气不升。恐阴阳内外不相接，故以熟附助太阳之表阳，而内合于少阴；麻、辛启少阴之水阴，而外合于太阳。仲景麻黄附子细辛汤非发汗法，乃交阴阳法。以上交阴阳法。

少阴病，自始得以至于二三日，俱无里症，可知太阳之表热非汗不解，而又恐过汗以伤肾液，另出加减法，取中焦水谷之津而为汗，则内不伤阴，邪从表解矣。仲景麻黄附子甘草汤，变交阴阳法而为微发汗法。以上微发汗法。

手足厥冷，吐利，小便复利，下利清谷，内寒外热，脉微欲绝者，宜四逆汤。

里寒外热，面赤，或腹痛，或干呕，或咽痛，利止脉不出，汗出而厥，宜通脉四逆汤。

少阴下利，宜白通汤。利不止，厥逆无脉，干呕，烦，白通加猪胆汁汤主之。服药后，脉暴出者死，微续者生。

汗下后不解，烦躁者，茯苓四逆汤主之。

少阴病，二三日不已，至四五日，腹痛，小便不利，四肢沉重疼痛，自下利，此为水气，咳，小便利，下利，呕四症，或有或无，因症下药，宜真武汤。

少阴病，得之二三日，口中和，其背寒者，太阳之阳虚，不与少阴之君火相合。当灸之。

又身体痛，君火之气不能周遍于一身，手足寒，君火之气不能充达于四肢，骨节痛，君火之神机不能游行以出入。脉沉者，君火之神机不能自下而上，一为阳虚，责在太阳之阳气虚，不能内合。一为阴虚，责在少阴之君火内虚，神机不转。千古医家辄云阴虚、阳虚，其亦悟此理否？皆以附子汤主之。

少阴病，吐利，神机不能交会于中土。手足厥冷，中土气虚，不能达于四肢。烦躁欲死者，少阴神机挟寒而逆于经脉，心脉不能下交于肾则烦，肾脉不能上通于心则躁，吴茱萸汤主之。

以上用温剂法。

何谓少阴之邪从火化而为热？曰：脉

沉细而数，但欲寐，而内烦外躁，或不卧，口中热，下利清水，小便赤是也。宜用救阴法。而救阴中又有补正、攻邪之异。

少阴病二三日，咽痛者，可与甘草汤；不差，与桔梗汤。

少阴病，咽中伤，生疮，不能言语，声不出者，苦酒汤主之。

少阴病，咽中痛，半夏散及汤主之。

少阴病，下利，咽痛，胸满，心烦者，猪肤汤主之。

少阴病，得之二三日以上，心中烦，不得卧，黄连阿胶汤主之。

少阴病，下利六七日，咳而呕渴，心烦不得眠者，猪苓汤主之。

少阴病，二三日至四、五日，腹痛，小便不利，下利，便脓血，桃花汤主之。

以上皆以补正为救阴法。

少阴病，得之二三日，口燥舌干者，急下之，宜大承气汤。柯注云：热淫于内，因而转属阳明，胃火上炎，故口燥舌干，急下之，谷气下流，津液得升矣。

少阴病，六七日，腹胀，不大便者，急下之，宜大承气汤。柯注云：得病六七日，当解不解，津液枯涸，因转属阳明，故腹胀不大便，宜于急下者，六七日来阴虚已极，恐土实于中，心肾不交而死也。

少阴病，自利清水，色纯青，心下必痛，口干燥者，急下之，宜大承气汤。柯注云：是土燥火炎，脾气不濡，胃气反厚，水去而谷不去，故宜急下。

以上皆以攻邪为救阴法。

厥阴

为风木之脏，从热化者多，从寒化者少，以木中有火故也。

何谓厥阴症？曰：《伤寒论》云：厥阴之为病，消渴，火盛，气上撞心。气逆即火逆。心中疼热，火邪入心。饥火能消

物。而不欲食，木克土故。食则吐蛔，虫为风化，一闻食臭则上入于膈而吐出，下之，利不止，误下伤胃是也。柯注云：两阴交尽名厥阴，宜无热症。然厥阴主肝，而胆藏于内，则厥阴热症皆少阳之火内发也。要知少阳、厥阴同一相火，相火郁于内，是厥阴病；相火出于表，为少阳病。少阳咽干即厥阴消渴之机，胸胁苦满即气上冲心之兆，心烦即疼痛之初，不欲食是饥不欲食之根，喜呕即吐蛔之渐，故少阳不解转属厥阴为病危，厥阴病衰转属少阳为欲愈。

乌梅丸为厥阴症之总方，吐蛔，久利尤佳。

病初起，手足厥冷，脉微欲绝，宜当归四逆汤。有久寒，加生姜、吴茱萸，酒、水各半煎。以相火寄于肝经，虽寒而脏不寒，故先厥者后必发热，手足愈冷，肝胆愈热，故云厥深热亦深也，姜、附不可妄投。

脉结、脉缓时一止曰结，《活人》云：阴盛则结。代，脏气败，其脉动而中止，不能自还，而他脏代之。心动悸，心气不宁。炙甘草汤主之。愚按：他经亦有此症，是阳气大虚，虚极生寒，非姜、附、肉桂不为功。若用此药，是速其死也。惟厥阴症，肝中之相火本少阳之生气，而少阳实出坎宫之真阴，即经所谓"阳予之正，阴为之主"是也。按：前言表症而手足厥逆，此言里症而脉结代，虽为厥阴寒化，终不用姜、附大热之品，以厥阴之脏相火游行其间故也。

脉微欲绝，不可下。若脉滑而厥，是内热郁闭，所谓厥应下之是也。下之是下其热，非下其实。泄利下重者，四逆散；欲饮水数升者，白虎汤，皆所以下无形之邪也。若以承气下之，利不止矣。

热利下重者，白头翁汤主之。

下利欲饮水者，热也，白头翁汤主之。

以上治热化之法。

厥者必发热，热与厥相应，热深厥亦深，热微厥亦微，此四症是厥阴伤寒之定局。先热后厥，厥热往来，厥多热少，热多厥少，此四症是厥阴伤寒之变局，皆因其人阳气多少而然。

乘脾、乘肺二症宜辨。一曰伤寒腹满，经云：诸腹胀大，皆属于热。此由肝火也。谵语，经云：肝气盛则多言。寸口脉浮而紧，即弦脉，此肝乘脾也，名曰纵，刺期门。一曰伤寒发热，啬啬恶寒，肺主皮毛，此症因无头痛项强，知其非太阳病，为肺虚。渴欲饮水，无白虎症而欲饮，知为肺虚。腹满，无承气症而腹满，知肺虚不能通调水道。此肝乘肺也。肺金虚不能制木，肝[①]寡于畏，侮所不胜也，名曰横，刺期门。肝有亢火，随其实而泻之。

伤寒阳脉涩，阴脉弦，法当腹中急痛，此亦肝乘脾也。先与小建中汤，平肝以补脾。不差者，中气虚而不振，邪尚流连，与小柴胡汤主之。令木邪直走少阳，使有出路，所谓阴出之阳则愈也。

伤寒厥而心下悸者，宜先治水，当服茯苓甘草汤，却治其厥。不尔，水渍入胃，必作利也。柯注云：此亦肝乘肺也，虽不发热恶寒，亦木实金虚，水气不利所致。上节腹满，是水在中焦，故刺期门以泄其实；此水在上焦，故用茯苓甘草汤以发其汗。此方是化水为汗，发散内邪之剂，即厥阴治厥之剂也。

太阳方

桂枝汤

桂枝　白芍各三钱　甘草二钱，炙　生姜三钱，切片　大枣四枚

水二杯，煎八分，温服，服后少顷，啜粥一杯，以助药力，温覆微似汗。若一服病止，不必再服。若病重者，一日夜作三服。

麻黄汤

麻黄三钱，去根节　桂枝二钱　杏仁去皮尖，二十三枚　甘草一钱

水三杯，先煮麻黄至二杯，吹去上沫，纳诸药，煎八分，温服，不须啜粥，余将息如前法。

大青龙汤

麻黄六钱，去根节　桂枝二钱　甘草二钱，炙　杏仁去皮尖，十二枚　生姜三钱，切片　大枣四枚　石膏四钱五分，碎，以绵裹

水四杯，先煮麻黄至二杯半，去上沫，纳诸药，再煮八分，温服，温覆取微似汗。汗出多者，以温粉白术、煅牡蛎、龙骨研末扑之。若汗多亡阳者，以真武汤救之。

小青龙汤

麻黄去根节　白芍　干姜不炒　甘草　桂枝各二钱　半夏三钱　五味子一钱　细辛八分

水三杯半，先煮麻黄至二杯半，去沫，纳诸药，煎八分，温服。若渴者，去半夏，加瓜蒌根二钱。若噎者，去麻黄，加附子一钱五分。小便不利，小腹痛满，去麻黄，加茯苓四钱。若喘者，去麻黄，加杏仁二十一枚。按：论云若微利者，去麻黄，加芫花。今芫花不常用，时法用茯苓四钱代之，即猪苓、泽泻亦可代也。但行道人当于方后注明。

桂枝二麻黄一汤
桂枝麻黄各半汤

按：近传《伤寒论》有分两，理宜两汤各煎听用。如各半汤，则各取其半而合服之；如二一汤，则取桂枝汤二份，麻黄

---

① 肝：原作"肺"，据文义改。

汤一份，合而服之。犹水陆之师，各有节制，两军相为表里，异道夹攻之义。后人等其分两，合为一方，与葛根、青龙辈何异？

五苓散

泽泻一两六铢　猪苓　茯苓　白术各十八铢　桂枝半两

共为末，以米饮和服二钱五分，日三服，多饮暖水以出汗。

抵当汤

水蛭熬　虻虫去翅足，熬，各十二个　大黄三钱　桃仁七个

水一杯半，煎七分服；不下，再服。

桃仁承气汤

桃仁十六粒，去皮尖　大黄四钱　甘草　桂枝各二钱　芒硝二钱

水二杯，煎八分，去滓，入芒硝，煎微沸，温服。

四逆汤、真武汤俱见下少阴

桂枝加附子汤

白虎加人参汤即白虎汤加人参一钱

调胃承气汤　大承气汤俱见下阳明

生姜泻心汤

生姜二钱　炙草　人参　黄芩各一钱五分　半夏一钱　干姜　黄连各五分

水煎服。

大陷胸汤

大黄二钱　芒硝一钱　甘遂末三分

水一杯，先煮大黄至六分，去滓，入芒硝煮二沸，纳甘遂末服，得快，勿再服。

大陷胸丸

大黄四钱　葶苈子熬　芒硝　杏仁各一钱五分

捣为丸，如弹子大，每用一丸，入甘遂末三分，白蜜半匙，水一杯，煎半杯，温服，一宿乃下；如不下，更服，以下为度。

小陷胸汤

黄连一钱　半夏二钱　瓜蒌实三钱

水一杯半，先煮瓜蒌至一杯，入二味，再煎至七分服，微下黄涎。

三物白散

桔梗　贝母各四钱二分　巴豆一钱二分，去心，熬黑

共为末，以白饮和服一钱一分，羸者七分。病在膈上必吐，在膈下必利。不利，进热粥一杯；利不止，进冷粥一杯。

十枣汤

芫花熬　甘遂　大戟各等分　异筛，秤末合和之，水二杯，先煮大枣十枚，至七分，去滓，强人纳药末七八分，羸人五六分，平旦服。若下少，病不除，明日更服，加三分。利后糜粥自养。

桂枝去桂加茯苓白术汤

芍药　生姜　茯苓　白术各三钱　炙草二钱　大枣四枚

水煎温服。·小便利则愈。

阳明方

桂枝加葛根汤

即桂枝汤加葛根四钱

水三杯半，先煮葛根至二杯半，吹去沫，入诸药，煎至八分，温服。不须啜粥。

葛根汤

葛根四钱　麻黄三钱　生姜三钱　甘草二钱　桂枝二钱　大枣四枚　白芍二钱

水三钟半，先煮麻黄、葛根至二钟，去沫，入诸药，至八分，温服，微似汗。不须啜粥。

栀子豉汤

栀子七枚，生用　香豉三钱

水三钟，先煮栀子至一钟半，入香豉，煮七分，温服，一服得吐，不用再服。

葛根加半夏汤

即葛根汤加半夏二钱

白虎汤

石膏八钱，碎，绵裹　知母三钱　炙草一钱　粳米四钱

水三杯，煎一杯服。

麻仁丸

麻仁另研　芍药　枳实炒　厚朴炙，各五两　杏仁五两半，研作脂　大黄一斤，蒸焙

上为末①，炼蜜丸，如梧子大，米饮送十丸，渐加，以知为度。此方分两照脾约丸。

蜜煎导方

蜜一杯，于铜器内煮如饴状，取纸卷作挺子，以线扎之，以蜜厚包之如指许，长二寸，微热纳入谷道，以手急抱，欲大便时乃去之。时法蘸些皂角末。

猪胆汁导方

猪胆一枚，和醋少许，以竹管灌入谷道中，如一食顷，当大便，出宿食恶物，甚效。

调胃承气汤

大黄四钱，清酒润　炙草二钱　芒硝三钱

水二杯半，先煮大黄、甘草，取一杯，去滓，入芒硝，微煮令沸，少少温服之。

小承气汤

大黄四钱　厚朴　枳实各三钱

水二杯，煎八分服。初服当更衣；不尔者，再煮服。若更衣，勿服。

大承气汤

大黄二钱，酒润　厚朴四钱　枳实　芒硝各二钱

水三杯，先煮枳实、厚朴至一杯半，去滓，纳大黄，煮一杯，去滓，纳芒硝，微火煮一二沸服。得下勿再服。

少阳方

小柴胡汤

柴胡四钱　人参　黄芩　炙草　生姜各一钱五分　半夏二钱　大枣二枚

水三钟，煎一钟半，去滓，再煎八分，温服，一日夜作三服。胸中烦而不呕者，去半夏、人参，加瓜蒌二钱；渴者，去半夏，加人参七分，瓜蒌根二钱；腹中痛者，去黄芩，加芍药一钱半；胁下痞硬，去大枣，加牡蛎二钱；心下悸，小便不利者，去黄芩，加茯苓二钱；不渴，外有微热者，去人参，加桂枝一钱五分，温覆取微似汗，愈；咳者，去人参、大枣、生姜，加五味子一钱，干姜一钱半。

大柴胡汤

柴胡四钱　半夏二钱　黄芩　芍药　枳实各钱半　大枣二枚　生姜二钱五分

一本有大黄五分。水三钟，煎八分，温服，一日夜作三服。

半夏泻心汤

半夏三钱　黄芩　干姜　炙草　人参各一钱五分　黄连五分　大枣二枚

水三杯，煎一杯半，去滓，再煎八分，温服。

黄连汤

黄连　炙草　干姜　桂枝各一钱五分　人参一钱　半夏二钱　大枣二粒

水二杯，煎七分，温服。

黄芩汤

黄芩三钱　炙草　芍药各二钱　大枣三粒

水煎服，日二夜一。

黄芩加半夏生姜汤

即前方加半夏二钱，生姜三钱。

太阴方

理中丸方

人参　白术　甘草　干姜各三两

共研末，蜜丸，如鸡子黄大，研碎，以沸汤服一丸，日三四服。服后啜热粥，

---

① 上为末：原缺，据上海图书集成本补入。

以腹热为度。或用各三钱，水三钟煎八分，温服，服后啜热粥。若脐上筑者，去术，加桂；吐多者，去术，加生姜二钱；下多者，还用术；悸者，加茯苓；渴欲饮水者，加术；腹痛，加人参；寒者，加干姜；腹满者，去术，加附子。服汤后如食顷，饮热粥，微自温，勿揭衣被。

桂枝加芍药汤

桂枝　生姜各三钱　大枣四枚　芍药六钱　炙草二钱

水三杯，煎一杯服。

桂枝加大黄汤

桂枝　生姜各三钱　芍药六钱　炙草二钱　大黄七分　大枣四枚

水三杯，煎八分服。

少阴方

麻黄附子细辛汤

麻黄去节　细辛各三钱　附子一钱五分

水三钟，先煮麻黄至二钟，去沫，入诸药，煎七分，温服。按：近医惑于细辛用不过一钱之邪说，余亦难以力挽之，此方只用一钱。

麻黄附子甘草汤

麻黄去节　甘草各三钱　附子一钱五分

煎法同上。

真武汤

茯苓　芍药　生姜各三钱　白术二钱　附子一钱，炮

水三钟煎八分，温服。

四逆汤

甘草四钱，炙　干姜三钱　附子二钱，生用

水三钟，煎八分，温服。干姜再加三钱，名通脉四逆汤；加茯苓六钱，人参一钱，名茯苓四逆汤。

白通汤

干姜三钱　附子三钱，生用　葱白二根

水二钟，煎八分，温服。加猪胆汁一汤匙，人尿半汤匙，名白通加猪胆汁汤。

附子汤

附子二钱　茯苓三钱　人参二钱　白术四钱　芍药二钱

水二钟，煎八分，温服。

吴茱萸汤

吴茱萸三钱，汤泡　人参一钱半　大枣四粒　生姜六钱

水煎服。

甘草汤

甘草二钱

水二钟，煎一钟，分二次服。

甘草桔梗汤

甘草六钱　桔梗三钱

水三钟，煎一钟半，分二服。

苦酒汤

半夏一枚，生的，破十四片　鸡子一枚，去黄

纳半夏着苦酒中，以鸡子壳置刀环中，安火上，令三沸，去滓，少少含咽之。不瘥，再作三服。

猪肤汤

猪肤四两

水六杯，煎三杯，去滓，加白蜜半盏，米粉三钱，熬香，分三服。

半夏散及汤

半夏　桂枝　炙草各等分

为末，白饮和服二钱，日三服。不能服散者，用水一杯，煮七沸，入散三钱，更煮三沸，少冷，少少咽之。

黄连阿胶鸡子黄汤

黄连四钱　黄芩一钱　芍药二钱　阿胶三钱　鸡子黄一枚

水三杯，煎二杯，去滓，入胶烊尽，少冷，入鸡子黄，搅令相得，温服，一日三服。

桃花汤

赤石脂八钱，留一钱研末　干姜五分　粳

米四钱

水三杯，煎八分，入石脂末一钱调服，日作三服。

大承气汤　见阳明篇

猪苓汤

猪苓　茯苓　泽泻　滑石　阿胶各三钱

水二杯，先煮四味至一杯，去滓，入胶煎烊服。

厥阴方

乌梅丸

乌梅九十三枚　细辛六钱　干姜一两　当归四钱　黄连一两六钱　附子六钱,炮　蜀椒四钱,炒　桂枝　人参　黄柏各六钱

各另研末，合筛之；以苦酒浸乌梅一宿，去核，饭上蒸之，捣成泥，入炼蜜，共捣千下，丸如梧子大，先饮食，白饮服十丸，日三服，渐加至二十丸。

当归四逆汤

当归三钱　桂枝　白芍各二钱　甘草炙　木通各一钱五分　细辛一钱　红枣五个,擘

水三杯，煎八分，温服。寒气盛者，加吴茱萸、生姜各二钱，老黄酒半杯，同煎服。

白头翁汤

白头翁一钱　黄连　黄柏　秦皮各一钱五分

水二钟，煎八分，温服。

炙甘草汤

炙草二钱　桂枝　生姜各一钱五分　人参一钱　火麻仁　麦门冬　阿胶各二钱　生地八钱　大枣四枚

水、酒各半煎。

四逆散

炙草　枳实　柴胡　芍药各等分

研末，白饮和服二钱，日三服。咳者，加五味子、干姜各五分，并主下利；悸者，加桂枝五分；小便不利者，加茯苓五分；腹中痛者，加炮附子；泄利下重者，先以水五杯煮薤白，取三杯，去滓，入药末三钱，煮取一杯半，分温再服。

白虎汤　见阳明篇

小建中汤

芍药六钱　桂枝　生姜各三钱　炙草二钱　大枣四枚

水三杯，煎一杯，去滓，入饴糖四钱烊，温服。

茯苓甘草汤 茯苓

桂枝各二钱　炙草一钱　生姜二钱

水二杯，煎一杯服。

时 方 歌 括

清·陈修园　撰

黄大理　校注

时方歌括小引

经方尚矣！唐宋以后始有通行之时方，约其法于十剂，所谓宣、通、补、泄、轻、重、滑、涩、燥、湿是也。昔贤加入寒、热，共成十有二剂。虽曰平浅，而亦本之经方。轻可散实，仿于麻黄、葛根诸汤；宣可决壅，仿于栀豉、瓜蒂二方；通可行滞，仿于五苓、十枣之属；泻可去闭，仿于陷胸、承气、抵当之属；胆导、蜜煎，滑可去着之剂也；赤石脂、桃花汤，涩可固脱之剂也；附子汤、理中丸，补可扶弱之剂也；禹余粮、代赭石，重可镇怯之剂也；黄连阿胶汤，湿可润燥之剂也；麻黄连翘赤小豆汤，燥可去湿之剂也；白虎、黄连、泻心等汤，寒可胜热之剂也；白通、四逆诸汤，热可制寒之剂也。余向者汇集经方而韵注之，名为《真方歌括》，限于赀① 而未梓；缮本虽多，而刀圭家每秘而弗传，大为恨事。辛酉岁，到直供职②，适夏间大雨，捧檄勘灾，以劳构疾，脉脱而厥，诸医无一得病情者，迨夜半，阳气稍回，神识稍清，自定方剂而愈。时温疟流行，因余之病而知误于药者堪悯焉！盖医者，生人之术也；一有所误，即为杀人。余滥竽人后③，诸多有志而未逮，而可以行其不忍人之心④，不必待诸异时者，医之为道也。向著《真方歌括》，非《内经》即仲景，恐人重视而畏远⑤ 之。每值公余，检阅时方，不下三千首。除杂沓肤浅之外，择其切当精纯，人所共知者，不可多得，仅一百八首而韵之，分为十二剂，以便查阅。又采集罗东逸、柯韵伯诸论及余二十年读书、临证独得之妙，一一详于歌后，颜曰《时方歌括》。为中人⑥ 以上立法，徐可引以语上之道也。至于张景岳《新方八阵》汇药治病，不足言方。缘一时盛行，余友林雨苍俯以从时⑦，韵既成帙⑧，共商注解，业经梓行，亦不遽弃，别其名曰《俗方歌括》。此三种者浅深高下，明者自知之。

嘉庆辛酉孟秋修园陈念祖题于保阳⑨ 差次

---

① 赀：财货，此指资金。

② 到直供职：1801 年陈修园任保定县令。保定，清代属直隶管辖，直隶，今河北。

③ 滥竽人后：继承医业于前贤之后。滥竽，成语。滥竽充数的简缩。此处表示自己有志继承医林前辈的一种谦虚说法。

④ 不忍人之心：即恻隐、怜悯之心。

⑤ 畏远：畏惧经文之艰深，而产生远避的心理行为。

⑥ 中人：此处指医术、智能属于中等的医者。

⑦ 从时：服从时尚。

⑧ 韵既成帙（zhi）：歌括已经写成并装订成册。韵，指押韵的歌括；帙，套，此指整部书。

⑨ 保阳：保定的别称。

凡　例

一、是书前曾托名叶天士，今特收回。

二、是书论症治法悉遵古训，绝无臆说浮谈。以时法列于前，仲师法列于后，由浅入深之意也。

三、坊刻《万病回春》《嵩厓尊生》《古今医统》《东医宝鉴》等书，所列病症，不可谓不详；而临证查对，绝少符合；即有合处，亦不应验，盖以逐末而忘其本也。试观《内经》《难经》《伤寒论》《金匮要略》，每症只寥寥数语，何所不包，可知立言贵得其要也。此书如怔忡、头痛、历节诸症，非遗之也；怔忡求之虚痨，头痛有邪求之伤寒，无邪求之眩晕。虚痨、历节，寻其属风、属湿、属虚而治之，所以寓活法也。学医始基，在于入门。入门正则始终皆正，入门错则始终皆错。此书阐明圣法，为入门之准，不在详备，若得其秘诀，未尝不详备也。有症见于此，而治详于彼者；有论此症，而彼症合而并论者；有论彼症，绝未明言此症，而即为此症之金针者。实无他诀，唯其熟而已。熟则生巧，自有左右逢源之妙。

论中所列诸方，第三卷、第四卷俱载弗遗。唯《伤寒论》《金匮要略》方，非熟读原文，不能领会。此书偶有阙而未载者，欲人于原文中寻其妙义，阙之即所以引之也。阅者鉴余之苦心焉！

四、方后附论，或采前言，或录一得，视诸书较见简括，阅者自知。

目　　录

时方歌括卷上

闽吴航陈念祖修园甫著

男 元豹道彪古愚
　　元犀道照灵石 同校字

补 可 扶 弱

一、四君子汤　治面色痿白，言语轻微，四肢无力，脉来虚弱者。若内热或饮食难化酸，乃属虚火，须加干姜。

二、六君子汤　治脾胃虚弱，痞满痰多。

三、香砂六君子汤　治气虚肿满，痰饮结聚，脾胃不和，变生诸症者。

四、五味异功散　健脾进食，为病后调补之良方。

苓术参甘四味同，人参、茯苓、白术各二钱，炙甘草一钱，加姜枣同煎，名四君子汤。方名君子取谦冲①，增来陈夏痰涎涤，前方加陈皮一钱顺气，半夏二钱除痰，名六君子汤。再入香砂痞满通。六君子汤加木香、砂仁各八分，以行气消胀，名为香砂六君子汤。水谷精微阴以化，饮食增则津液旺，充血生津，以复其真阴之不足。阳和布护气斯充。食入于阴，气长于阳，昼夜循环，周于内外。若删半夏六君内，钱氏书中有异功。六君子汤内去半夏，名五味异功散。

陈修园曰：胃气为生人之本，参术苓草从容和缓，补中宫土气，达于上下四旁，而五脏六腑皆以受气，故一切虚证皆以此方为主。若加陈皮，则有行滞进食之效；再加半夏，即有除痰宽胀之功；再加木香、砂仁，则行气之药多于补守，凡肿满痰饮结聚等证无不速除，此犹人所易知也。而为数方之主，则功在人参。人皆曰：人参补气补阳，温药藉之以尽其力量。而余则曰：人参补阴养液，燥药得之，则臻于和平，故理中汤中姜术二味，气胜于味以扶阳，参草二味，味胜于气以和阴。此汤以干姜易茯苓，去其辛而取其淡，亦阴阳兼调之和剂也。凡医家病家俱重人参，全未识人参之性，皆不读《神农本草经》之过也。今录《本草经》原文而释之，或数百年之误，于兹而一正也乎！

按：《神农本草经》云：人参气味甘、微寒、无毒；主补五脏，安魂魄，止惊悸，除邪气；明目，开心，益智，久服轻身延年。原文只此三十七字。其提纲云：主补五脏，以五脏属阴也。精神不安、魂魄不定、惊悸不止，目不明，心智不足，皆阴虚为亢阳所扰也。今五脏得甘寒之助，则有安之、定之、止之、明之、开之、益之之效矣！曰邪气者，非指外邪而言，乃阴虚而壮火食气。火气即邪气也。今五脏得寒甘之助，则邪气除矣。余细按

① 谦冲：指谦和药性。

经文无一字言及温补回阳之性。仲景于汗吐下阴伤之症，用之以救津液；而一切回阳方中绝不加此。阴柔之品反缓姜附之功。故四逆汤、通脉四逆汤为回阳第一方，皆不用人参。而四逆加人参汤，以其利止亡血而加之也。茯苓四逆汤用之者，以其烦躁在汗下之后也。今人辄云：以人参回阳，此说倡自宋元以后，而大盛于薛立斋、张景岳、李士材辈；而李时珍《本草纲目》浮泛杂沓，愈乱经旨，学者必于此等书焚去，方可与言医道。

仲景一百一十三方中，用人参者只有一十八方：新加汤、小柴胡汤、柴胡桂枝汤、桂枝人参汤、半夏泻心汤、四逆加人参汤、茯苓四逆汤、生姜泻心汤、黄连汤、旋覆代赭石汤、干姜黄连黄芩人参汤、厚朴生姜半夏人参汤、白虎加人参汤、竹叶石膏汤、炙甘草汤，皆因汗吐下之后，亡其津液，取其甘寒以救阴也；抑或辛刚剂中，取其养阴以配阳，即理中汤、吴萸汤、附子汤三方之法也。

香砂六君子汤论

柯韵伯曰：经云：壮者气行则愈，怯者著而为病。盖人在气交之中，因气而生，而生气总以胃气为本。食入于阴，长气于阳，昼夜循环，周于内外，一息不运，便有积聚，或胀满不食，或生痰留饮。因而肌肉消瘦，喘咳呕哕，诸症蜂起；而神机化绝矣。四君子，气分之总方也。人参致冲和之气，白术培中宫，茯苓清治节，甘草调五脏，诸气既治，病从何来？然拨乱反正，又不能无为而治[①]，必举夫行气之品以辅之，则补品不至泥而不行。故加陈皮以利肺金之逆气，半夏以疏脾土之湿气，而痰饮可除也；加木香以行三焦之滞气，砂仁以通脾肾之元气，而膹郁可开也。四君得四辅而补力倍宣；四辅有四君而元气大振，相须而益彰者乎！

五、补中益气汤

治阴虚内热，头痛口渴，表热自汗，不任风寒，脉洪大，心烦不安，四肢困倦，懒于言语，无气以动，动则气高而喘。

补中参草术归陈，芪得升柴用更神，黄芪蜜炙钱半，人参、甘草、炙白术各一钱，陈皮、归身各五分，升麻、柴胡各三分，加姜枣煎。劳倦内伤功独擅，阳虚外感亦堪珍。

柯韵伯曰：仲景有建中、理中二法。风木内干于中气，用建中汤；寒水内凌于中气，用理中汤。至若劳倦形气衰少，阴虚而生内热，阴者，太阴也。表症颇同外感，唯东垣知其为劳倦伤脾，谷气不盛，阳气下陷于阴中而发热，故制补中之剂，得发表之品，而中自安，益气之剂赖清气之品而气益倍，此用药相须之妙也。是方也，用以补脾，使地道卑而上行，亦可以补心肺，损其肺者益其气，损其心者调其荣卫也。亦可以补肝，木郁则达之也。唯不宜于肾，阴虚于下者，不宜升；阳虚于下者，更不宜升也。

六、当归补血汤

血虚心热有奇方，古有当归补血汤，五倍黄芪归一分，分去声。黄芪一两，当归二钱五分，水煎服。真阴濡布主之阳。

陈修园曰：凡轻清之药，皆属气分；味甘之药，皆能补中。黄芪质轻而味微甘，故能补益。《神农本草经》以为主治大风，可知其性矣。此方主以当归之益血，倍用黄芪之轻清走表者为导，俾血虚发热郁于皮毛而不解者，仍从微汗泄之。故症象白虎，不再剂而热即如失也。元人未读《本经》，此方因善悟暗合，其效无比。究之天之仁爱斯民，特出此方，而假手于元人，非元人识力所可到也。吴鹤皋

---

① 无为而治：顺从自然规律去做的意思。

以阳生阴长为解，亦是庸见，故特详之。

七、保元汤　治气血虚弱之总方也。小儿惊、痘家虚甚最宜。

补养诸汤首保元，参芪桂草四般存，黄芪三钱，人参二钱，甘草一钱，肉桂春夏三分，秋冬六七分，水煎服。大人虚损儿痘科，二气持纲肾气为先天真元之气，胃气为后天水谷之气。语不烦。

柯韵伯曰：保元者，保守其元气之谓也。气一而已，主肾为先天真元之气，主胃为后天水谷之气者，此指发生而言也。又水谷之精气，行于经隧为营气；水谷之悍气，行于脉外为卫气；大气之积于胸中，而司呼吸者为宗气；是分后天运用之元气而为三也。又外应皮毛，协营卫而主一身之表者，为太阳膀胱之气；内通五脏，司治节而主一身之里者，为太阴肺金之气；通行内外，应腠理而主一身之半表半里者，为少阳三焦之气，是以先天运行之元气而为三也。此方用黄芪和表，人参固里，甘草和中，三气治，而元气足矣。昔李东垣以此三味能泻火、补金、培土，为除烦热之圣药，镇小儿惊，效如桴鼓。魏桂岩得之，以治痘家阳虚，顶陷，血虚浆清，皮薄发痒，难灌难敛者，始终用之，以为血脱须补气，阳生则阴长，有起死回生之功，故名之为保元也。又少佐肉桂，分四时之气而增损之，谓桂能治血以推动其毒，扶阳益气以充达周身。血在内，引之出表，则气从内托；血外散，引之归根，则气从外护。参、芪非桂引导，不能独树其功；桂不得甘草和平血气，亦不能绪其条理，要非浅见寡闻者，能窥其万一也。四君中，不用白术、避其燥，不用茯苓，恐其渗也。用桂而不用四物者，恶芎之辛散，归之湿润，芍之苦寒，地黄之泥滞故耳。如宜燥则加苓术，宜润加归，除烦加芍，散表加芎，斯又当理会矣。

八、独参汤　治元气虚而不支，脉微欲绝及妇人血崩，产后血晕。

功建三才得令名，参者，叁也。其功与天、地、人并立为三，故名参。脉微血脱可回生，人参煎取稠粘汁，专任方知气力宏。柯韵伯云：世之用参者，或以些少姑试之，或加他味以监制之，其权不重、力不专，人何赖以生？

陈修园曰：阴虚不能维阳，致阳气欲脱者，用此方救阴以留其阳。若阳气暴脱，四肢厥冷，宜用四逆汤辈；若用此汤，反速其危。故古人多用于大汗、大下之后，及吐血、血崩、产后血晕诸症。今人以人参大补阳气，皆惑于元人邪说及李时珍《纲目》等书。不知人参生于上党山谷、辽东、幽冀诸州，背阳向阴，其味甘中带苦，其质柔润多液，置于日中，一晒便变色而易蛀，其为阴药无疑，读《神农本草经》者自知。

九、四物汤　治一切血症热，血燥诸症。

十、八珍汤　气血双补。

四物归地芍川芎，血症诸方括此中。当归（酒洗）　熟地各三钱，白芍二钱，川芎一钱半。若与四君诸品合，参术苓草。双疗气血八珍崇。四君补气，四物补血。

陈修园曰：四物汤皆纯滞之品，不能治血之源头[①]；即八珍汤气血双补，亦板实不灵。必善得加减之法者，方效。

十一、十全大补汤　气血双补、十补不一泻法。

十二、人参养荣汤　治脾肺俱虚，发热恶寒，肢体瘦倦，食少作泻等症。若气血两虚，变见诸症，勿论其病，勿论其

————————
① 源头：指气。

脉，但用此汤，诸症悉退。

桂芪加入八珍煎，大补功宏号十全，八珍加黄芪肉桂名十全大补汤。再益志陈五味子，去芎辛窜养荣专。十全大补汤去川芎加陈皮、五味子、远志，名人参养荣汤。方用白芍一钱五分、人参、白术、陈皮、炙芪、茯苓、当归、桂心、炙草各一钱、熟地七分半、远志五分、五味子十四粒、姜、枣水煎。

陈修园曰：十全大补汤为气血双补之剂。柯韵伯病其补气而不用行气之品，则气虚之甚者，无气以受其补；补血而仍用行血之药于其间，则血虚之甚者，更无血以流行，正非过贬语。而人参养荣汤之妙，从仲景小建中汤、黄芪建中汤套出。何以知之？以其用生芍药为君知之也。芍药苦平破滞。本泻药，非补药也。若与甘草同用，则为滋阴之品；若与生姜、大枣、肉桂同用，则为和荣卫之品；若与附子、干姜同用，则能急收阳气，归根于阴，又为补肾之品；虽非补药，昔贤往往取为补药之主，其旨微矣。此方以芍药为君，建中汤诸品俱在，恶饴糖之过甜动呕，故以熟地、当归、白术、人参诸种甘润之品代饴糖，以补至阴。然饴糖制造，主以麦蘖，麦为心谷[1]，心者化血而奉生身也。故又代以远志之入心。麦造为蘖，能疏达而畅气也。故又代以陈皮之行气。建中汤中，原有胸满去枣加茯苓之例，故用茯苓。细思其用意，无非从建中套来，故气血两虚，变见诸症者，皆可服也。其以养荣名汤奈何？心主荣而苦缓，必得五味子之酸以收之，使营行于脉中，而流于四脏，非若十全、八珍之泛泛无归也。按《神农本经》云：芍药气味平、苦、无毒，主治邪气腹痛，除血痹，破坚积、寒热、止痛、利小便，益气。原文只此二十九字，后人妄改圣经，而曰微酸，是没其苦

泄攻坚之性，而加以酸敛和阴之名，而芍药之真面目掩矣！不知古人用法，或取其苦以泄甘、或取其苦以制辛，或取其攻利以行补药之滞，皆善用芍药以为补，非以芍药之补而用之也。但芍药之性，略同大黄，凡泄泻必务去之，此圣法也。《本经》不明，宋元以后，无不误认为酸敛之药，不得不急正之。

十三、天王补心丹　主治心血不足、神志不宁、津液枯竭、健忘怔忡、大便不利、口舌生疮等症。

天王遗下补心丹，为悯山僧讲课难，归地二冬酸柏远，三参苓桔味为丸。《道藏》偈云：昔志公和尚日夜讲经，邓天王悯其劳，赐以此方。酸枣仁、当归各一两，生地黄四两，柏子仁、麦门冬、天门冬各一两，远志五钱，五味子一两，白茯苓、人参、丹参、元参、桔梗各五钱，炼蜜丸。每两分作十丸，金箔为衣。每服一丸，灯心枣汤化下。食远临卧服。或作小丸亦可，各书略异。

陈修园曰：小篆，心字篆文只是一倒火耳。火不欲炎上，故以生地黄补水，使水上交于心；以元参、丹参、二冬泻火，使火下交于肾；又佐参、茯以和心气，当归以生心血，二仁以安心神，远志以宣其滞，五味以收其散，更假桔梗之浮为向导，心得所养，而何有健忘、怔忡、津液干枯、舌疮、秘结之苦哉！

十四、六味地黄丸　主治肾精不足，虚火上炎，腰膝痿软，骨节酸痛，足跟痛，小便淋秘或不禁，遗精梦泄，水泛为痰，自汗盗汗，失血消渴，头目眩运，耳聋齿摇，尺脉虚火者。

十五、桂附地黄丸　治命门火衰，不

---

[1]　心谷：五脏与五谷相配，麦是五谷之一，人心，故叫心谷。

能生土，以致脾胃虚寒，饮食少思，大便不实或下元衰惫，脐腹疼痛，夜多溲尿①等症。

六味滋阴益肾肝，茱薯丹泽地苓丸；山茱肉、薯蓣（又名山药）各四两，丹皮、泽泻、白茯苓各三两，熟地黄八两，炼蜜丸，每服三钱，淡盐汤送下。再加桂附挟真火，前方加肉桂一两，附子一大枚（炮），名八味地黄丸。原名肾气丸。此丸于水中补火八味功同九转丹②。柯韵伯曰：水体本静，而川流不息者，气之动，火之用也。命门有火，则肾有生气，故不名温肾，而名肾气也。

陈修园曰：六味丸补肾水，八味丸补肾气，而其妙则在于利水。凡肾中之真水不足，真火衰微者，其尿必多。二方非补肾正药，不可因薛立斋之臆说而信之。近效白术附子汤，极佳。其汤列于热剂，宜细玩之。肾气丸，《金匮要略》凡五见：一见于第五篇，云：治脚气上入小腹不仁；再见于第六篇，云：治虚劳腰痛，小便不利；三见于第十二篇，云：夫气短有微饮，当从小便去之，肾气丸主之；四见于第十三篇，云：治男子消渴，小便反多，饮一斗，小便亦一斗；五见于第二十二篇，云：治妇人转胞不得尿，但利小便则愈。观此五条，皆泻少腹、膀胱之疾为多，不可以通治火衰之证。且此方《金匮》不入于五水之门。今人谓治水通用之剂，更为奇怪。

十六、还少丹　治脾肾俱虚，饭食无味，面少精采，腰膝无力，梦遗或少年阳痿等症。

杨氏传来还少丹，茱蓣苓地杜牛餐，苁蓉楮实茴巴枸，远志菖蒲味枣丸。山茱肉、山药、茯苓、熟地黄、杜仲、牛膝、肉苁蓉、楮实子、小茴香、巴戟天（去骨）、枸杞、远志（去骨）、石菖蒲、五味

子各二两，红枣一百枚（姜煮，去皮核），炼蜜丸如梧子大，每服三钱，淡盐汤下，一日两服。此丸功同八味丸，火未大虚者，更觉相宜。

陈修园曰：此交通心肾之方也。姜、附、椒、桂，热药也。热药如夏日可畏。此方诸品，固肾补脾，温热也。温药如冬日可爱，故时医每奉为枕秘。然真火大衰者断非此方可以幸效，且柔缓之品反有减食增呕致之泄之虞也。

十七、龟鹿二仙胶　大补精髓，益气养神。

人有三奇，精气神，求之任督守吾真，二仙胶取龟和鹿，枸杞人参共四珍。鹿角（血者）十斤，龟板十斤，枸杞二十两，人参十五两，用铅坛如法熬膏。初服酒化，一钱五分，渐加至三钱，空心服下。

李士材曰：人有三奇精、气、神，生生之本也。精伤无以生气；气伤无以生神。精不足者，补之以味。鹿得天地之阳气最全，善通督脉，足于精者，故能多淫而寿；龟得天地之阴气最厚，善通任脉，足于气者，故能伏息而寿。二物气血之属，又得造化之微，异类有情，竹破竹补之法也。人参清食气之壮火，所以补气中之怯；枸杞滋不足之真阴，所以清神中之火。是方也，一阴一阳，无偏胜之忧；入气入血，有和平之美。由是精生而气旺，气旺而神昌，庶几龟寿之年矣，故曰二仙。

十八、圣愈汤　治一切失血，或血虚烦渴燥热，睡卧不宁，五心烦热作渴等症。即四物汤加人参、黄芪。

---

① 溲尿：指尿频量多。
② 九转丹：道家烧炼金丹，以九转为贵。此处喻桂附地黄丸治效之高。

柯韵伯曰：此方取参芪配四物，以治阴虚血脱等症。盖阴阳互为其根，阴虚则阳无所附，所以烦热燥渴，而阳亦亡；气血相为表里，血脱则气无所归，所以睡卧不宁，而气亦脱。然阴虚无骤补之法，计在存阳；血脱有生血之机，必先补气。此阳生阴长、血随气行之理也。故曰：阴虚则无气，无气则死矣。前辈治阴虚，用八珍、十全，卒不获救者，因甘草之甘，不达下焦；白术之燥，不利肾阴；茯苓渗泄，碍乎生升；肉桂辛热，动其虚火。此六味皆醇厚、和平而滋润，服之则气血疏通，内外调和，合于圣度矣。

陈修园曰：此方为一切失血之良药，及血后烦热，睡卧不宁，五心烦热作渴，可以兼治。其止血，妙在川芎一味；其退热，妙在黄芪一味；其熟睡止渴，妙在人参一味。柯韵伯以参芪为气分阳药，取配四物等语，亦未免为俗说所囿也。经云：中焦受气取汁，变化而赤是谓血。血之流行，半随冲任而行于经络，半散于脉外而充于肌腠皮毛。凡一切失血之症，其血不能中行经络，外散于肌腠皮毛，故从窍道涌出不止。妙得川芎之温行，又有当归以濡之，俾血仍行于经络；得川芎之辛散，又有黄芪以鼓之，俾血仍散于肌腠皮毛；源流俱清，而血焉有不止者乎！至于血后燥热，得黄芪以微汗之，则表气和而热退，即当归补血汤意也。睡卧不宁，血后阴虚所致。五脏属阴，唯人参能兼补之；五脏之阴长，则五心之烦自除；烦热既除，则津液自生，燥渴自已，诸症可以渐退矣。自宋元以后，无一人能读《本草经》，此方疑有神助，非制方人识力所到也。柯韵伯卓卓不凡，但未读《本草经》，未免阙憾。

五脏有血，六腑无血，观剖诸兽腹，心下、夹脊、包络中多血，肝内多血，心脾肺肾中各有血，六腑无血，近时以吐血多者为吐胃血，皆耳食昔医之误。凡五脏血，吐出一丝即死。若吐血、衄血、下血及妇人血崩，皆是行于经络与散于肌腠之血。溢于上为吐衄，渗于下为崩下也。

十九、十味地黄丸　治上热下寒，服凉药更甚等症。

即桂附地黄丸倍用桂附加芍药元参各四两。

陈修园曰：此孙真人《千金翼方》也。芍药能敛木中之大气，以归其根；元参能启水中之精气，以交于上。故加此二味于八味丸中，一以速附子之下行，一以防肉桂之上僭①。凡口舌等疮，面红目赤，齿牙浮动，服凉药而更甚者，此为秘法。

二十、正元丹　治命门火衰不能生土，吐利厥冷，有时阴火上冲则头面赤热，眩晕恶心，浊气逆满则胸胁刺痛，脐肚胀急。

即四君子汤加山药、黄芪。人参三两，用川附子一两五钱，煮汁收入，去附子；黄芪一两五钱，用川药一两，酒煮收入，去川芎；山药一两，用干姜三钱，煎汁收入，去干姜；白术二两，用陈皮五钱，煮汁收入，去陈皮；茯苓二两，用肉桂六钱，酒煮收入，去肉桂；甘草一两五钱，用乌药一两，煮汁收入，去乌药。上六味，除茯苓用文武火缓缓焙干，勿炒伤药性，为末。每服三钱，水一盏、姜三片、红枣一枚、煎数沸，入盐一捻，和滓调服。服后饮酒一杯以助药力。按：炼蜜为丸，每服三钱。更妙。

陈修园曰：此方出虞天益《制药秘旨》，颇有意义。张石顽《医通》之注解亦精。石顽云：方本《千金方》一十三

————
① 僭（jiàn 建）：上越。

味，却取附子等辛燥之性，逐味分制四君、芪、薯之中，其力虽稍逊原方一等，然雄烈之味，既去真滓，无形生化有形，允[①]为温补少火之驯剂，而无食气之虞。真《千金》之功臣也。

二十一、归脾丸　治思虑伤脾，不能摄血，致血妄行；或健忘怔忡，惊悸盗汗，嗜卧少食；或大便不调，心脾疼痛，疟痢郁结；或因病用药失宜，克伐伤脾，以致变症者，最宜之。

归脾汤内术芪神，白术、黄芪、炙茯神各二钱。参志香甘与枣仁，人参、酸枣仁（炒、研）各二钱，远志、木香各五分，甘草（炙）一钱。龙眼当归十味外，龙眼肉五枚，当归二钱。若加熟地失其真。本方只十味，薛氏加山栀、丹皮各一钱，名加味归脾丸，治脾虚发热颇效。近医加熟地黄，则支离甚矣。

陈修园曰：此方汇集补药，虽无深义，然亦纯而不杂。浙江、江苏市医加入熟地黄一味，名为黑归脾汤，则不通极矣。《内经》"阴阳"二字，所包甚广，而第就脏腑而言。言阳盛阳衰者，指阳明而言；言阴盛阴衰者，指太阴而言。太阴者，脾也。《神农本经》补阴与补中二字互用。盖以阴者，中之守也。阴虚即是中虚，中虚即是阴虚。后人错认其旨，谓参、芪、白术为气药，补阳；归、地、芍药为血药，补阴；谓姜、桂、附子为热药，补阳；谓知、柏、生地为寒药，补阴。满腔都是李士材、薛立斋、张景岳之庸论，则终身为误人之庸医矣。今即以此方言之，方中诸品，甘温补脾，即是补阴之剂，而命方不为"补"而为"归"者，归还其固有也。妙在远志入心，以治其源。即《内经·痿论》所谓心主身之血脉，《生成篇》所谓诸血者皆属于心之旨也。木香入脾，以治其流，《本草经》名为五

香。五为土数，香又入脾，藉其盛气以嘘血归脾之义也。方虽平钝，颇得《金匮要略》调以甘药，令饮食增进，渐能充血生精，以复其阴之不足。若加入熟地黄，则甘缓剂中杂以壅滞之品，恐缓者过缓，壅者增壅，脾气日困，不能输精入肾，欲补肾反以戕肾矣。又有逍遥散加入熟地黄，名为黑逍遥散，更为无知妄作。吾知数年后，必将以四君汤、六君子汤、生脉散等方加入此味，名为黑四君子、黑六君子、黑生脉散矣。堪发一叹！

二十二、大补阴丸　降阴火、补肾水。

大补阴丸绝妙方，向盲问道诋他凉，地黄知柏滋兼降，龟板沉潜制亢阳。黄柏、知母各四两（俱用盐酒炒）、熟地黄（酒润）、龟板（酥炙黄）各六两，为末。用猪脊髓蒸熟，和炼蜜为丸，桐子大。每服五六十丸，空心姜汤，盐汤，黄酒随意送下。

陈修园曰：知柏寒能除热，苦能降火。苦者必燥，故用猪脊髓以润之，熟地以滋之。此治阴虚发热之恒法也。然除热只用凉药，犹非探源之治，方中以龟板为主，是介以潜阳法。丹溪此方较六味地黄丸之力更优。李士材、薛立斋、张景岳辈以苦寒而置之，犹未参透造化阴阳之妙也。

二十三、虎潜丸　治痿神方。即前方加味。黄柏、知母、熟地各三两，龟板四两、白芍、当归、牛膝各二两，虎胫骨、锁阳、陈皮各一两五钱，干姜五钱，酒煮羯羊肉为丸，如桐子大。每服五六十丸，姜汤、盐汤或黄酒送下。

二十四、加味虎潜丸　治诸虚不足，腰腿疼痛，行步无力。壮元气，滋肾水。

---

① 允：确实。

即前方再加味。

照虎潜丸方再加人参、黄芪、杜仲、菟丝子、茯苓、破故纸、山药、枸杞，去羊肉、干姜，以猪脊髓蒸熟，同炼蜜为丸，如桐子大，服法照前。

陈修园曰：观此二方，可知苦寒之功用神妙，非薛立斋、张景岳辈所可管窥。喻嘉言《寓意草》谓苦寒培生气，诚见道之言也。

二十五、全鹿丸 能补诸虚百损、五劳七伤，功效不能尽述。人制一料服之，可以延年一纪。其法须四人共制一鹿，分而服之，逾年又共制之，四人共制四年，则每人得一全鹿；若一人独制一料，怨久留变坏，药力不全矣。

法用中鹿一只，宰好，将肚杂洗净，同鹿肉加酒煮熟，将肉横切，焙干为末，取皮同杂仍入原汤煮膏，和药末，肉末，加炼蜜为丸，其骨须酥炙为末，同入之。人参、白术、茯苓、炙草、当归、川芎、生地、熟地、黄芪、天冬、麦冬、枸杞、杜仲、牛膝、山药、芡实、菟丝子、五味子、锁阳、肉苁蓉、破故纸、巴戟肉、胡芦巴、川续断、覆盆子、楮实子、秋石、陈皮各一斤，川椒、小茴香、沉香、青盐各半斤，法须精制诸药为末，候鹿胶成就，和捣为丸，梧桐子大。焙干，用生绢作小袋五十条，每袋约盛一斤，悬直透风处。用尽一袋，又取一袋。阴温天须用火烘一二次为妙。每服八九十丸，空心临卧姜汤、盐汤送下，冬月酒下。

陈修园曰：此方冠冕堂皇，富贵人家无不喜好。修园不韵不注，明者自知。然亦有不得不言者，肥厚痰多之人，内蕴湿热；若服此丸即犯膏粱无厌发痈疽之戒也。唯清瘦过于劳苦及自奉淡薄之人，或高年瘦弱，用此早晚两服，以代点心，不无补益耳。

重可镇怯

二十六、磁砂丸 治神水宽大渐散，昏如雾露中行，渐睹空中有黑花，睹物成二体及内障神水淡绿色、淡白色。又治耳鸣及耳聋。柯韵伯云：治聋、癫、狂、痫如神。

磁砂丸最媾阴阳，神曲能俾谷气昌，磁石二两，朱砂一两，神曲三两（生），更以一两水和作饼，煮浮，入前药，炼蜜为丸。内障黑花聋并治，若医癫痫有奇长。

王又原曰：经曰：五脏六腑之精，皆上注于目。则目之能视者，气也；目之所以能视者，精也。肾唯藏精，故神水发于肾；心为离照，故神光发于心。光发阳而外映。有阴精以为守，则不散而常明；水发阴而凝结，有阳气以为布，则洞悉而不穷。唯心肾有亏，致神水干涸，神光短少，昏眊内障诸症所由作也。《千金》以磁石直入肾经，收散失之神，性能引铁，吸肺金之气归藏肾水。朱砂体阳而性阴，能纳浮游之火而安神明。水能鉴，火能烛，水火相济，而光华不四射欤？然目受脏腑之精，精俾于谷，神曲能消化五谷，则精易成矣。盖神水散火，缓则不收，赖镇坠之品，疾收而吸引之，故为急救之剂也。其治耳鸣耳聋等证，亦以镇坠之功能，制虚阳之上奔耳。

柯韵伯曰：此丸治癫痫之圣剂，盖狂痫是心肾脾三脏之病。心藏神，脾藏意与智，肾藏精与志。心者，神明之主也。经云：主不明则十有二官危，使道闭塞而不通，形乃大伤。即此之谓也。然主何以不明也？心法离而属火，真水藏其中；若天一之真水不足，地二之虚火妄行，所谓天气者蔽塞，地气者冒明，日月不明，邪害空窍，故目多妄见，而作此奇疾也。非金石之重剂以镇之，狂必不止。朱砂禀南方之赤色，入通于心，能降无根之火，而安神明；磁石禀北方之黑色，入通于肾，吸肺金之气以生精，坠炎上之火以定志。二石体重而主降，性寒而滋阴，志同道合，奏功可立俟矣。神曲推陈出新，上交心神，下达肾志，以生意智；且食入于阴，长气于阳，夺其食则已，此《内经》治狂法也。食消则意智明而精神治，是用神曲之旨乎？炼蜜和丸，又甘以缓之矣。

二十七、苏子降气汤　　治痰嗽气喘。

降气汤中苏半归，橘前沉朴草姜依，风寒咳嗽痰涎喘，暴病无妨任指挥。苏子、橘皮、半夏、当归、前胡、厚朴各一钱，沉香、炙甘草各五分，加姜煎。一方无沉香，加肉桂。苏子、前胡、橘皮、半夏降气，气行则痰行也。风寒郁于皮毛，则肺气逆而为喘，数药妙能解表。气以血为家，喘则流荡而忘返，故用当归以补血；喘则气急，故用甘草以缓其急。然出气者肺也，纳气者肾也，故用沉香之纳气入肾或肉桂之引火归元为引导。

陈修园曰：仲景云：喘家作桂枝汤，加厚朴、杏子佳。苏子降气汤即从此汤套出，时医皆谓切于时用，然有若似圣人①，唯曾子以为不可耳。

二十八、朱砂安神丸　　治心神昏乱，惊悸怔忡，寤寐不安。

安神丸剂亦寻常，归草朱连生地黄，朱砂另研，黄连各半两，生地黄三钱，当归、甘草各二钱，为末，酒炮，蒸饼，丸如麻子，朱砂为衣，每服三十丸，临卧时津液下。昏乱怔忡时不寐，操存孟子云：操则存。须令守其乡②。

陈修园曰：东垣之方，多杂乱无纪。唯此方用朱砂之重以镇怯，黄连之苦以清热，当归之辛以嘘血。更取甘草之甘以制黄连之太过，地黄之润以助当归所不及，方意颇纯，亦堪节取。

二十九、四磨汤　　治七情感伤，上气喘急，妨闷不食。

四磨汤治七情侵，参领槟乌及黑沉，人参、天台乌药、槟榔、黑沉香四味等分，各磨浓水，取十分，煎三五沸，空心服。或下养正丹，妙。磨汁微煎调逆气，虚中实症此方寻。

王又原曰：七情所感皆能为病，然愈于壮者之行，而成于弱者之着。愚者不察，一遇上气喘急，满闷不食，谓是实者宜泻，辄投破耗等药，得药非不暂快，初投之而应，投之久而不应矣！夫呼出为阳，吸入为阴，肺阳气旺，则清肃下行，归于肾阴。是气有所收摄，不复散而上逆。若正气既衰，邪气必盛，纵欲削坚破滞，邪气必不伏。方用人参泻壮火以扶正气，沉香纳之于肾，而后以槟榔、乌药从而导之，所谓实必顾虚，泻必先补也。四品气味俱厚，磨则取其味之全，煎则取其气之达，气味齐到，效如桴鼓矣！其下养正丹者，暖肾药也。本方补肺气，养正丹温肾气，镇摄归根，喘急遄已矣。

三十、黑锡丹　　治脾元久冷，上实下虚，胸中痰饮，或上攻头目及奔豚上气，两胁膨胀，并阴阳气不升降，五种水气，脚气上攻；或卒暴中风，痰潮上膈等症。

镇纳浮阳黑锡丹，硫黄入锡结成团；胡芦故纸茴沉木，桂附金铃肉蔻丸。黑锡、硫黄各三两，同炒结砂，研至无声为度，胡芦巴、沉香、熟附子、肉桂各半两，茴香、破故纸、肉豆蔻、金铃子去

---

① 有若似圣人：有若是孔子的学生，外貌像孔子，孔子死后，孔子的学生欲推他为师，遭到曾参反对。陈氏引以说明形式相似，实质不一定相同。

② 操存须令守其乡：强调心是根本，治疗神昏不寐等症须从治心入手，方能奏效。

核、木香各一两研末，酒煮面糊为丸，梧子大，阴干，以布袋擦令光莹，每服四十丸，姜汤下。

陈修园曰：此方一派辛温之中，杂以金铃子之苦寒为导，妙不可言。

喻嘉言曰：凡遇阴火逆冲，真阳暴脱，气喘痰鸣之急证，舍此丹别无方法。即痘疹各种坏症，服之无不回生。予每用小囊佩带随身，恐遇急症不及取药，且欲吾身元气温养其药，借手效灵，厥功历历可纪。

徐灵胎曰：镇纳元气，为治喘必备之药，当蓄在平时，非一时所能骤合也。既备此丹，如灵砂丹、养正丹之类，可不再备。

三十一、全真一气汤　滋阴降火之神方。

即生脉散方见寒剂加熟地五七钱或一两，白术三钱，牛膝、附子各二钱，水煎服。

陈修园曰：此《冯氏锦囊》得意之方，无症不用，俱云神效。其实大言欺人，修园不信也。方以熟地滋肾水之干，麦冬、五味润肺金之燥，人参、白术补中宫土气，俾上能散津于肺，下能输精于肾。附子性温以补火，牛膝引火气下行，不为食气之壮火，而为生气之少火。从桂附地黄丸套来，与景岳镇阴煎同意。然驳杂浅陋，不可以治大病。唯痘科之逆症相宜，以诸药皆多液之品，添浆最速也。

三十二、二加龙骨汤　治虚劳不足，男子失精，女子梦交，吐血，下利清谷，浮热汗出，夜不成寐等症。

即桂枝加龙骨牡蛎汤，方见《真方歌括·虚劳门》。去桂枝，加白薇一钱五分，附子一钱，白芍、生姜各二钱，炙甘草一钱五分，红枣三枚，龙骨三钱，生牡蛎四钱，白薇一钱五分，附子一钱，水煎服。

陈修园曰：此方探造化阴阳之妙，用之得法，效如桴鼓。庸医疑生姜之过散，龙骨、牡蛎之过敛，置而不用，以致归脾汤、人参养荣汤等后来居上，询[①] 可浩叹！宣圣云：民可使由之，不可使知之。此方所以然之妙，修园亦不说也。予友林雨苍有《神农本草经三注》，采集予之注解颇多。逐味查对后，再读此方，便觉有味。

轻可去实即发汗解肌之法也

三十三、九味羌活汤　一名冲和汤，四时感冒发散之通剂。

冲和汤内用防风，羌活辛苍草与芎，汗本于阴芩地妙，三阳解表一方通。羌活、防风、苍术各钱半，白芷、川芎、黄芩、生地、甘草各二钱，细辛五分，加生姜、葱白煎。

陈修园曰：羌活散太阳之寒，为拨乱反正之药，能除头痛项强及一身尽痛无汗者，以此为主，防风驱太阳之风，能除头痛项强、恶风自汗者，以此为主。又恐风寒不解，传入他经，以白芷断阳明之路，黄芩断少阳之路，苍术断太阴之路，多汗者易白术。川芎断厥阴之路，细辛断少阴之路，又以甘草协和诸药，使和衷共济也。佐以生地者，汗化于液，补阴即托邪之法也。

三十四、人参败毒散　治伤寒、瘟疫、风湿、风眩、拘踡、风痰头痛、目眩、四肢痛、憎寒壮热、项强，睛疼。老人小儿皆可服。

人参败毒草苓芎，羌独柴前枳桔同，瘟疫伤寒噤口痢，托邪扶正有奇功。人参、茯苓、枳壳、桔梗、柴胡、前胡、羌

---

① 询：通“洵”，确实。

活、独活、川芎各一钱，甘草五分，加生姜煎。烦热、口干，加黄芩。

汪讱庵曰：羌活理太阳游风，独活理少阴伏风，兼能去湿除痛；川芎、柴胡，和血升清；枳壳、前胡，行痰降气。甘、桔、参、茯，清肺强胃，主之以人参者，扶正气以匡邪也，加陈仓米三钱，名仓廪汤，治噤口痢。

三十五、香苏饮　治四时感冒，发表轻剂。

香苏饮内草陈皮，紫苏叶二钱，香附、炒陈皮各一钱五分，炙草一钱，加姜、葱，水煎服，微覆取汗。汗顾阴阳用颇奇，紫苏，血中气药；香附，气中血药；甘草兼调气血；陈皮宣邪气之郁，从皮毛而散。视时方颇高一格。芎芥芍防蔓子入，再加秦艽、荆芥、川芎、蔓荆子各一钱。《医学心悟》名加味香苏饮。解肌活套亦须知。

陈修园曰：仲景麻、桂诸汤，从无他方可代。后人易以九味羌活汤、人参败毒散及此汤，看似平稳，其实辛烈失法。服之得汗，有二虑：一虑辛散过汗，重为亡阳，轻则为汗漏也；一虑辛散逼汗，动脏气而为鼻衄，伤津液而为热不退、渴不止也。服之不得汗，亦有二虑：一虑辛散煽动内火助邪气入里而为狂热不得寐；一虑辛散拔动肾根，致邪气入阴而为脉细但欲寐也。若用仲景之法，则无是虑。

三十六、升麻葛根汤　治阳明表热下利，兼治痘疹初发。

钱氏升麻葛根汤，芍药甘草合成方。升麻三钱，葛根、芍药各二钱，炙草一钱。阳明发热兼头痛，及目痛、鼻干不得卧等症。下利生斑疹痘良。

新订症同太阳，而目痛、鼻干、不眠，称阳明者，是阳明自病，而非太阳转属也。此方仿仲景葛根汤，恶姜、桂之辛热，大枣之甘壅而去之，以升麻代麻黄，便是阳明表剂，与太阳表剂迥别。葛根甘凉，生津去实，挟升麻可以托散本经自病之肌热，并可以升提与太阳合病之自利也。然阳明下利，即是胃实谵语之兆，故以芍药之苦甘，合用以养津液，津液不干，则胃不实矣。至于疹痘，自里达表，内外皆热之症，初起亦须凉解。

三十七、小续命汤　六经中风之通剂。

小续命汤千金桂附芎，麻黄参芍杏防风，黄芩防己兼甘草，风中诸经以此通。通治六经中风，㖞斜不遂，语言謇涩。及刚柔二痉，亦治厥阴风湿。防风一钱二分，桂枝、麻黄、人参、酒芍、杏仁、川芎、防己、甘草各八分，附子四分，姜、枣煎服。

陈修园曰：天地之噫气为风，和风则生长万物，疾风则摧折成物。风之伤人者，皆带严寒肃杀之气，故此方为桂、芍、姜、草，即《伤寒论》之桂枝汤；麻、杏、甘草即《伤寒论》之麻黄汤；二方合用，立法周到。然风动则火升，故用黄芩以降火；风胜则液伤，故用人参以生液；血行风自灭，故用芎、芍以行血。防风驱周身之风，为拨乱反正之要药；附子补肾命之根，为胜邪固本之灵丹；防己纹如车辐，有升转循环之用，以通大经小络。药品虽多，而丝丝入扣，孙真人询仲景下之一人也。

三十八、地黄饮子　治舌瘖不能言，足废不能行，此谓少阴气厥不至，急当温之，名曰痱症。

地黄饮子少阴方，桂附蓉苓并地黄，麦味远蒲萸戟斛，薄荷加入煮须详。肉桂、附子、肉苁蓉、白茯苓、熟地黄、麦冬、五味子、远志、菖蒲、山茱萸、巴戟天、石斛各五分，薄荷叶七片，水一杯二分煎八分，温服。

陈修园曰：命火为水中之火，昔人名为龙火。其火一升，故舌强不语，以肾脉荣于舌本也；火一升而不返，故猝倒不省人事，以丹田之气欲化作冷风而去也。方用桂、附、苁蓉、巴戟以导之。龙升则水从之，故痰涎如涌，以痰之本则为水也。方用熟地、茯苓、山药、石斛以安之。火逆于心，则神识昏迷，方用远志、菖蒲以开之。风动则火发，方用麦冬、五味子以清敛之。肾主通身之骨，肾病则骨不胜任，故足废不能行。方用十二味以补之。然诸药皆质重性沉，以镇逆上之火，而火由风发，风则无形而行疾，故用轻清之薄荷为引导。又微煎数沸，不令诸药尽出重浊之味，俾轻清走于阳分以散风，重浊走于阴分以镇逆。刘河间制方之妙，汪讱庵辈从未悟及，无怪时医之愦愦也。

三十九、资寿解语汤　治中风脾缓，舌强不语、半身不遂，与地黄饮子同意。但彼重在肾，此重在脾。

资寿特名解语汤，专需竹沥佐些姜。羌防桂附羚羊角，酸枣麻甘十味详。羌活五分，防风、附子、羚羊角、酸枣仁、天麻各一钱，肉桂八分，甘草炙五分，水二杯煎八分，入竹沥五钱、生姜汁二钱，调服。喻嘉言治肾气不荣于舌本，加枸杞、首乌、天冬、菊花、石蒲、元参。

陈修园曰：此与前方相仿，但表药较多，外症重者相宜。方中羚羊角一味甚妙。

四十、藿香正气散　治外受四时不正之气，内停饮食，头痛发热或霍乱吐泻，或作疟疾。

藿香正气芷陈苏，甘桔陈苓术朴俱，夏曲腹皮加姜枣，感伤外感内伤岚障俱能驱。藿香、白芷、大腹皮、紫苏、茯苓各三两，陈皮、白术、厚朴、半夏曲、桔梗各二两，甘草一两。每服五钱，加姜、枣煎。

陈修园曰：四时不正之气，由口鼻而入，与邪伤经络者不同。故不用大汗以解表，只用芳香利气之品，俾其从口鼻入者，仍从口鼻出也。苏、芷、陈、腹、朴、梗皆以气胜。韩昌黎所谓气胜则大小毕浮，作医等于作文也。茯、半、术、草皆甘平之品，培其中气，孟子所谓正己而物正，医道通于治道也。若邪伤经络，宜审六经用方，不可以此混用杀人。

按：夏月吐泻，多是伏阴在内，理中汤为的方。时医因此汤有治霍乱吐泻之例，竟以为夏月吐泻通剂，实可痛恨。嘉庆丁巳岁，医生郑培斋患此症，自服藿香正气散不效，延孝廉陈倬为商之，再进一服，少顷，元气脱散，大喘大汗而死。是向以误人者，今以自误。设使地下有知，当亦悔不读书之过也。

四十一、香薷饮　三物香薷豆朴先，香薷辛温，香散能入脾肺，发越阳气，以散蒸热，厚朴除湿散满，扁豆清暑和脾，名三物香薷饮。若云热盛益黄连，名黄连香薷饮，《活人》治中暑热盛，口渴心烦。草苓五物前方加茯苓、甘草，名香薷五物饮。还十物。瓜橘参芪白术全。前方加木瓜、橘皮、人参、黄芪、白术名十味香薷饮。

叶仲坚曰：饮与汤稍有别：服有定数者名汤，时时不拘者名饮。饮因渴而设，用之于温暑，则最宜者也。然胃恶燥，脾恶湿，多饮伤脾，反致下利。治之之法：心下有水气者，发汗；腹中有水气者，利小便。然与其有水患而治之，曷若先选其能汗能利者用之。香薷芳草辛温，能发越阳气，有彻上彻下之功，故治暑者君之，以解表利小便。佐厚朴以除湿，扁豆以和中，合而用之为饮；饮入于胃，热去而湿不留，内外之暑悉除矣。若心烦口渴者，去扁豆，加黄连，名黄连香薷饮。加茯苓、甘草名五物。加木瓜、参、芪、橘、术名十味。随症加减，尽香薷之用也。然劳倦内伤，必用清暑益气，内热大渴，必用人参、白虎；若用香薷，是重虚其表，而反济其内热矣。香薷乃夏月解表之药，如冬月之麻黄，气虚者尤不可服。今人不知暑伤元气，概用以代茶，是开门揖盗也。

四十二、五积散　治感冒寒邪，头疼身痛，项背拘急，恶寒呕吐，肚腹疼痛及寒湿客于经络，腰脚骨髓酸痛及痘疮寒胜等症。去麻黄酒煮，治痢后鹤膝风甚效。

局方五积散神奇，归芍参芎用更奇，桔芷夏苓姜桂草，麻苍枳朴与陈皮。当归、麻黄、苍术、陈皮各一钱，厚朴、干姜、芍药、枳壳各八分，半夏、白芷各七分，桔梗、炙草、茯苓、肉桂、人参各五分，川芎四分，水二钟，姜三片、葱白三茎，煎八分温服。

陈修园曰：表里俱寒，外而头项强痛，内而肚腹亦痛，较桂枝证更重者，服此汤。

四十三、小柴胡去参加青皮汤　治疟病初起。

即小柴胡汤方见《真方歌括·上卷·少阳编》，去人参，加青皮二钱。

陈修园曰：疟症初起，忌用人参，时医之伎俩也。然相沿既久，亦姑听之。第初起无汗者，宜加麻黄二钱；多汗者，宜加白芍、桂枝各二钱；寒多者；宜加桂枝、干姜各二钱；热多者，宜加贝母、知母各二钱；口渴者，去半夏加栝蒌根二钱五分。

四十四、小柴胡加常山汤　凡疟症三发之后皆可服。天明时一服，疟未发前一时一服，神效。

即柴胡汤加常山三钱，生用不炒。如服后欲吐者，即以手指探吐，痰吐尽则愈。

陈修园曰：常山一味，时医谓为堵截之品，误信李士材、薛立斋之说，不敢用之，而不知是从阴透阳，逐邪外出之妙品，仲景用其苗名蜀漆，后世用其根，实先民之矩矱，即云涌吐，而正取其吐去积痰，则疟止。

宣 可 决 壅

以君召臣曰宣。宣者，涌吐之剂也。又郁而不散为壅，必宣而散之。如生姜、橘皮之属也。又纳药鼻中以取嚏亦是。

四十五、稀涎汤　治风痰不下，喉中如牵锯，或中湿肿满。

四十六、通关散　稀涎皂半草矾班，皂角一个，大半夏十四粒，炙甘草一钱，白矾二钱，为末。每服一钱用生姜少许，冲温水灌之，得吐痰涎即醒。此夺门之兵也。风初中时，宜用之。直中痰潮此斩关，更有通关辛皂末，细辛、皂角为末，吹鼻中，名通关散。吹来得嚏保生还。卒中者用此吹鼻，有嚏者可治，无嚏者为肺气已绝。

陈修园曰：顽痰上塞咽喉，危在顷刻，当以此攻之。然痰为有形也，痰厥宜涌吐以出其痰；气无形也，气厥宜取嚏以宣其气。二者皆所以开其闭也。若脱症，昏倒不省人事，亦用此法以开之，是速其死也。慎之！

四十七、越鞠丸　治脏腑一切痰、食、气、血诸郁为痛，为呕、为胀、为利者。

六郁宜施越鞠丸，芎苍曲附并栀餐，食停气血湿痰火，得此调和顷刻安。吴鹤皋曰：香附开气郁，抚芎调血郁，苍术燥湿郁，栀子清火郁，神曲消食郁，各等分，麦芽煎汤泛丸。又湿郁加茯苓、白芷；火郁加青黛；痰郁加星夏、瓜蒌、海石；血郁加桃仁、红花；气郁加木香、槟榔；食郁加麦芽、山楂，挟寒加吴茱萸。

季楚重曰：经云太阴不收，肺气焦满。又云：诸气膹郁，皆属于肺。然肺气之布，必由胃气之输；胃气之运，必本三焦之化。甚至为痛、为呕、为胀、为利，莫非胃气不宣、三焦失职所致。方中君以香附快气，调肺之怫郁；臣以苍术开发，强胃而资生；神曲佐化水谷；栀子清郁导火，于以达肺腾胃而清三焦；尤妙抚芎之辛，直入肝胆以助妙用，则少阳之生气上朝而营卫和，太阴之收气下肃而精气化。此丹溪因五郁之法而变通者也。然五郁中，金木为尤甚。前人用逍遥散调肝之郁兼清火滋阴；泻白散清肺之郁兼润燥降逆；要以木郁上冲即为火，金郁敛涩即为燥也。如阴虚不知滋水，气虚不知化液，是又不善用越鞠矣。

陈修园曰：诸病起于郁者难医。时医第以郁金统治之，是徇名之误也。此药《本经》不载，《唐本》有之。《唐本》云：气味苦寒无毒，主血积，下气生肌，止血，破恶血，血淋，尿血，金疮。原文只此二十四字，大抵破血下气及外敷之品，无一字言及解郁，录此以为误用者戒。

四十八、逍遥散　治肝家血虚火旺，头痛目眩烦赤，口苦倦怠颊渴，抑郁不乐，两胁作痛，寒热，小腹重坠，妇人经水不调，脉弦大而虚。

逍遥散用芍当归，术草柴苓慎勿违，柴胡、当归、白芍、白术、茯苓各一钱，甘草炙五分，加煨姜、薄荷煎。散郁除蒸功最捷，《医贯》：方中柴胡、薄荷二味最妙。盖木喜风摇，寒即摧萎，温即发生，木郁则火郁，火郁则土郁，土郁则金郁，

金郁则水郁，五行相因，自然之理也。余以一方治木郁而诸郁皆解，逍遥散是也。丹栀加入有元机。加丹皮、栀子，名八味逍遥散，治肝伤血少经枯。

赵羽皇曰：此治肝郁之病。而肝之所以郁者，其说有二：一为土虚，不能升木也；一为血少，不能养肝也。盖肝为木气，全赖土以滋培，水以灌溉。若中土虚，则木不升而郁；阴血少，则肝不滋而枯。方用白术、茯苓者，助土德以升木也；当归、芍药者，益荣血以养肝也。薄荷解热，甘草和平，独柴胡一味，一以为厥阴之报使，一以升发诸阳。经云：木郁则达之。遂其曲直之性，故名之曰逍遥。

通 可 行 滞

火气郁滞，宜从小便利之，通为轻，泄为重也。

四十九、导赤散　治心热口糜舌疮，小便黄赤，茎中痛、热、急不通。

导赤原来地与通，草梢竹叶四般攻，口糜茎痛兼淋沥，泻火功归补水中。等分煎。生地凉心血，竹叶清心气，木通泻心火而入小肠，草梢达肾而止痛。

季楚重曰：泻心汤用黄连，所以治实邪；实邪责木之有余，泻子以清母也。导赤散用地黄，所以治虚邪；虚邪责水之不足，壮水以制火也。

五十、五淋散　治膀胱有热，水道不通，淋涩不出，或尿如豆汁，或成砂石，或为膏汁，或热怫便血。

五淋散用草栀仁，归芍茯苓亦共珍，赤茯苓三钱，芍药、山栀仁各二钱，当归、细甘草各一钱四分，加灯心，水煎服。气化原由阴以育，调行水道妙通神。

柯韵伯曰：经云：膀胱者，州都之官，津液藏焉。又申其旨曰：气化则能

出。何也？盖膀胱有上口而无下口，能纳而不出。唯气为水母，必太阳之气化；而膀胱之尿始出，是水道固借无形之气化，不专责有形之州都矣。夫五脏之水火，皆生于气，气平则为少火，少火生气，而气即为水，水精四布；下输膀胱；源清则洁矣。气有余则为壮火，壮火食气，则化源无借①，为癃闭、淋涩、膏淋、豆汁、砂石、脓血，而水道为之不利矣。总由化源之不清，非决渎之失职，若以八正、河车、禹功、浚川等剂治之，五脏之阴虚，太阳之气化绝矣。故急用栀、苓治心肺，以通上焦之气，而五志火清；归、芍滋肝肾，以安下焦之气，而五脏阴复；甘草调中焦之气，而阴阳分清，则太阳之气自化，而膀胱之水洁矣。此治本之计，法之尽善者也。

五十一、通关丸　又名滋肾丸。治下焦湿热，小便点滴不通，以致胀闷欲死。

尿癃不渴下焦疏，病在下焦故不渴，宜清下焦之热，疏通水道。知柏同行肉桂扶。黄柏知母俱酒炒各二两，肉桂二钱，炼蜜丸如桐子大，每服五十丸，空心白汤下，名通关丸。丸号通关能利水，又名滋肾补阴虚。原方为肺痿声嘶，喉痹咳血、烦躁而设，东垣借用以治癃闭喘胀。

陈修园曰：尿窍一名气门，以尿由气化而出也。气者，阳也；阳得阴则化。若热结下焦，上无口渴之症，以此丸清下焦之热；则小便如涌矣。此症若口渴，宜《济生》肾气丸、《金匮》瞿麦丸主之。然又有巧法焉：譬之滴水之器，闭其上窍，则下窍不通，去其上窍之闭，则水自流矣。用补中益气丸或吐法甚妙。又于利水药中，入麻黄之猛，能通阳气于至阴②之地；配杏仁之降，俾肺气下达州都，此从高原以导之，其应如响。虚人以人参、麻黄各一两，水煎服亦妙。夏月以苏叶、

防风、杏仁各三钱，水煎温服，覆取微汗亦妙。

五十二、六一散　一名天水散。治夏时中暑，热伤元气，内外俱热，无气以动，烦渴欲饮，肠胃枯涸者。又能催生下乳，积聚水蓄，里急后重，暴注下迫者，宜之。加朱砂三钱，名益元散。

六一散中滑石甘，热邪表里可兼探；滑石六两、甘草一两为末，灯心汤下，亦有用新汲水下者。益元散再入朱砂研，加朱砂三钱，名益元散。泻北元机在补南。

柯韵伯曰：元气虚而不支者死；邪气盛而无制者亦死。今热伤元气，无气以动，斯时用参芪以补气，则邪愈甚；用芩连以清热，则气更伤。唯善攻热者不使丧人元气；善补虚者不使助人邪气；必得气味纯粹之品以主之。滑石禀土冲和之气，能上清水源，下通水道，荡涤六腑之邪热，从小便而泄矣。甘草禀草中冲和之性，调和内外，止渴生津用以为佐，保元气而泻虚火，则五脏自和矣。然心为五脏主，暑热扰中，神明不安，必得朱砂以镇之，则神气可以遽复；凉水以滋之，则邪热可以急除；此补心之阳，寒亦通行也。至于热利初起，里急后重者宜之，以滑可去着也。催生下乳③，积聚蓄水等症，同乎此义，故兼治之。是方也益气而不助邪，逐邪而不伤气，不负益元之名矣。宜与白虎、生脉三方鼎足可也。

泄 可 去 闭

邪盛则闭塞不通，必以泄剂，从大便

---

① 化源无借：气化的源头失去凭借。
② 至阴：指肾。
③ 催生下乳：原作"催下生乳"，据章福记石印本改。

逐之。

五十三、备急丸　治寒气冷食稽留胃中，心腹满痛，大便不通者。

姜豆大黄备急丸，干姜、大黄各二两，巴豆一两，去皮研如脂，和蜜丸如豆大，密藏勿泄气，候用。每服三四丸，暖水或酒下。专攻闭痛及停寒，兼疗中恶人昏倒，阴结垂危得此安。

柯韵伯曰：大便不通，当分阳结阴结。阳结有承气、更衣之剂；阴结又制备急、白散之方。《金匮》用此治中恶，当知寒邪卒中者宜之；若用于温暑热邪，速其死矣。是方允为阴结者立，干姜散中焦寒邪，巴豆逐肠胃冷积，大黄通地道，又能解巴豆毒，是有制之师也。然白散治寒结在胸，故用桔梗佐巴豆，用吐下两解法。此则治寒结肠胃，故用大黄佐干姜、巴豆，以直攻其寒。世徒知有温补之法，而不知有温下之法，所以但讲虚寒，而不议及寒实也。

五十四、三一承气汤　即大承气汤，方见《真方歌括·上卷·阳明篇》加甘草二钱。

陈修园曰：仲景三承气汤尽美尽善，无可加减。刘河间于此方加甘草一味，便逾仲景矩矱，然意在调胃，于外科杂症等颇亦相宜，视陶节庵六一顺气汤更高一格。

又按：张宪公云：承者，以卑承尊而无专成之义。天尊地卑，一形气也。形统于气，故地统于天；形以承气，故地以承天。胃，土也，坤之类也；气，阳也，乾之属也。胃为十二经之长，化糟粕，运精微，转味出入，而成传化之府，岂专块然之形，亦唯承此乾行不息之气耳。汤名承气，确有取义，非取顺气之义也。宪公此解，超出前人，故余既录于《真方歌括》后，而又重录之，愈读愈觉其有味也。惜

其所著《伤寒类疏》未刊行世。宪公讳孝培，古吴人也。

五十五、温脾汤　主治痼冷在肠胃间，泄泻腹痛，宜先取去，然后调治，不可畏虚以养病也。

温脾桂附与干姜，朴草同行佐大黄，泄泻流连知痼冷，温通并用效非常。附子、干姜、甘草、桂心、厚朴各二钱，大黄四分，水二杯煎六分服。

喻嘉言曰：许叔微制此方，深合仲景以温药下之之法。方中大黄一味，有用则温药必不能下，而久留之邪非攻不去；多用恐温药不能制，而洞泄或至转剧，裁酌用之，真足法矣。

五十六、防风通圣散　风热壅盛，表里三焦皆实，发表攻里并用法。

防风通圣散，河间大黄硝，荆芥麻黄栀芍翘，甘桔芎归膏滑石，薄荷芩术力偏饶。大黄（酒蒸）、芒硝、防风、荆芥、麻黄、栀子、连翘、川芎、当归、薄荷、白术各五分，桔梗、黄芩、石膏各一钱，甘草二钱，滑石三钱，加姜、葱煎。

吴鹤皋曰：防风、麻黄，解表药也，风热之在皮肤者，得之由汗而泄；荆芥、薄荷，清上药也，风热之在颠顶者，得之由鼻而泄；大黄、芒硝，通利药也，风热之在肠胃者，得之由后而泄；滑石、栀子，水道药也，风热之在决渎者，得之由尿而泄。风淫于膈，肺胃受邪，石膏、桔梗清肺胃也。而连翘、黄芩又所以祛诸经之游火。风之为患，肝木主之，川芎、归、芍和肝血也。而甘草、白术所以和胃气而健脾。刘守真氏长于治火，此方之旨，详且悉哉！亦治失下发斑，三焦火实。全方除硝、黄，名曰双解散。解表有防风、麻黄、薄荷、荆芥、川芎；解里有石膏、滑石、黄芩、栀子、连翘。复有当归、芍药以和血；桔梗、白芷、甘草以调

气，营卫皆和，表里俱畅，故曰双解。本方名曰通圣，极言其用功之妙耳。

河间制此，解利四时冬寒、春温、夏热、秋燥正令伤寒。凡邪在三阳，表里不解者，以两许为剂；加葱、姜、淡豉前服之候汗，下兼行，表里即解。形气强者，两半为剂；形气弱者五钱为剂。若初服因汗少不解，则为表实，倍加麻黄以汗之，因便硬不解，则为里实，倍加硝黄以下之，连进二服，必令汗出，下利而解也。今人不解其妙，以河间过用寒凉，仲景《伤寒》初无下法，弃而不用，真可惜也。不知其法神捷，莫不应手取效，从无寒中痞结之变，即有一，二不解者，非法之未善，则必传阳明故也。

五十七、凉膈散 泻三焦六经诸火。

凉膈硝黄栀子翘，黄芩甘草薄荷饶。再加竹叶调蜂蜜，叶生竹上，故治上焦。膈上如焚一服消。连翘一钱五分，大黄酒浸、芒硝、甘草各一钱、栀子、黄芩、薄荷各五分，水一杯半，加竹味七片，生蜜一匙，煎七分服。

汪讱庵曰：连翘、薄荷、竹叶，以升散于上；栀、芩、黄，以荡涤于下；使上升下行，而膈自清矣。加甘草、生蜜者，病在膈，甘以缓之也。张洁古减硝、黄，加桔梗，使诸药缓缓而下，留连膈上，颇妙。

五十八、失笑散 治产后心腹绞痛欲死，或血迷心窍，不省人事；或胞衣不下，并治心痛，血滞作痛。

五十九、独圣散

失笑散蒲黄及五灵，蒲黄、五灵脂等分，生研，每服三钱，酒煎服，名失笑散。晕平痛止积无停，山楂二两便糖入，独圣散功同更守经。山楂二两，水煎，用童便，砂糖调服，名独圣散。

吴于宣曰：五灵脂甘温走肝，生用则生血，蒲黄辛平入肝，生用则破血。佐酒煎以行其力，庶可直抉厥阴之滞，而有推陈致新之功，甘不伤脾，辛能散瘀，则瘀痛、恶寒、发热昏晕、胸膈满闷等证悉除。直可一笑置之矣。至于独圣散，独用山楂一味，不唯消食健脾，功能破瘀止儿枕痛，更益以砂糖之甘，温中而兼逐恶，童便之咸，入胞而不凉下，相得而相须，功力甚伟。

时方歌括卷下

闽吴航陈念祖修园甫著
元豹道彪古愚
男元犀道照灵石　同校字

滑可去着

滑者，润泽之谓也。从大便降之，视泄剂较轻些。

六十、芍药汤　治带下赤白，便脓血，后重。

初痢多宗芍药汤，芩连槟草桂归香，芍药三钱，黄芩、黄连、当归各八分，肉桂三分，甘草、槟榔、木香各五分，水煎服。痢不减，加大黄。须知调气兼行血，后重便脓得此良。

陈修园曰：此方原无深义，不过以行血则便脓自愈；调气则后重自除。方中当归、白芍以行血，木香、槟榔以调气，芩连燥湿而清热，甘草调中而和药；又用肉桂之温是反佐法，芩连必有所制之而不偏也。或加大黄之勇是通滞法，实痛必大下之而后已也。余又有加减之法：肉桂色赤入血分，赤痢取之为反佐，而地榆、川芎、槐花之类，亦可加入也。干姜辛热入血分，白痢取之为反佐；而苍术、砂仁、茯苓之类，亦可加入也。方无深义，罗东逸方论，求深而反浅。

六十一、脾约丸　治脏腑不和，津液偏渗于膀胱，以致小便多，大便秘结者。

燥热便难脾约丸，芍麻枳朴杏黄餐，白芍、火麻仁、杏仁（去皮尖）、枳实、厚朴（姜炒），各五两五钱，蒸大黄十两，炼蜜丸如桐子大，白汤送下二十丸，大便利即止。润而甘缓存津液，尿数肠干得此安。

陈修园曰：物之多脂者可以润燥，故以麻仁为君，杏仁为臣。破结者必以苦，故以大黄之苦寒、芍药之苦平为佐。行滞者必顺气，故以枳实顺气而除痞，厚朴顺气以泄满为佐。以蜜为丸者，取其缓行而不骤也。

六十二、更衣丸

更衣丸用荟砂研，滴酒为丸服二钱。朱砂五钱，研如飞面，芦荟七钱研细，滴酒和丸，每服二钱，好酒送下。阴病津枯肠秘结，交通水火效如神。

柯韵伯曰：胃为后天之本，不及固病，太过亦病；然太过复有阳盛阴虚之别焉。两阳合明而胃家实，仲景制三承气下之，水火不交而津液亡，前贤又制更衣丸以润之。古人入厕必更衣，故为此丸立名。用药之义，以重坠下达而奏功。朱砂色赤为火，体重象金，味甘归土，性寒类水，为丹祖汞母，能输坎以填离，生水以济火，是胃家之心药也。配以芦荟，黑色通肾，苦味入心，滋润之质可转濡胃燥；大寒之性能下开胃关。此阴中之阴，洵为肾家主剂矣。合以为丸，有水火既济之理，水土合和之义。两者相须，得效甚宏，奏功甚捷，真匪夷所思矣！

六十三、礞石滚痰丸　治实热老痰之峻剂。虚寒者不宜用。

隐公遗下滚痰方，礞石黄芩及大黄，少佐沉香为引导，顽痰怪症力能匡。青礞石三两（用焰硝一两，同入瓦罐、盐泥固济，煅至石色如金为度，水飞过）、大黄（酒蒸）、黄芩（酒洗）各八两，沉香一两，为末，水丸。姜汤下，量虚实服。服过咽即便仰卧，令药徐徐而下，半日不可饮食行动，待药气自胃口渐下二肠，然后动作饮食，服后喉间稠粘壅塞，乃药病相拒故也。少顷，药力到自愈。

柯韵伯曰：脾为生痰之源，肺为贮痰之器，此无稽之谈也。夫脾为胃行其津液，以灌四旁，而水津又上输于肺焉，能凝结而为痰？唯肾为胃关，关门不利，故水聚而泛为痰也。则当曰：肾为生痰之源。经云：受谷者浊，受气者清，清阳走五脏，浊阴归六腑。肺为手太阴，独受诸气之清，而不受有形之浊，则何可贮痰？唯胃为水谷之海，万物所归，稍失转味之职，则湿热凝结为痰。依附胃中而不降。当曰：胃为贮痰之器。斯义也，唯王隐公知之，故制老痰之方，不涉脾肺而责之胃肾。二黄、礞石禀中央之黄色，入通中宫者也。黄芩能清理胃中无形之气，大黄能荡涤胃中有形之质。然痰之为质，虽滑而粘，善泊于肠胃曲折之处而为巢穴，不肯顺流而下，仍得缘涯而升，故称老痰。二黄以滋润之品，只能直行而泄，欲使委曲而导之，非其所长也，故选金石以佐之，礞石之燥，可以除其湿之本，而其性之悍，可以迅扫其曲折依伏之处，使浊秽不得腻滞而少留。此滚痰之所由名乎！又虑夫关门不开，仍得为老痰之巢臼，沉香

为北方之色，能纳气归肾，又能疏通肠胃之滞；肾气流通，则水垢不留，而痰不再作；且使礞石不粘着于肠，二黄不伤及于胃，一举而三善备，所以功效若神也。

六十四、指迷茯苓丸　治中脘留伏痰饮，臂痛难举，手足不得转移。

指迷最切茯苓丸，风化芒硝分外看，枳半合成四味药，停痰伏饮胜灵丹。半夏（制）二两，茯苓二两，风化硝二钱半，枳壳五钱，四味研末，姜汁糊丸，桐子大，每服三十丸，姜汤下。

柯韵伯曰：痰饮之本皆水也。饮入于胃，游溢精气，上输于脾，此自阳入阴也。脾气散精，上归于肺，此地气上升也。通调水道，下输膀胱，是天气下降也。水精四布，五经并行，是水入于经而血乃成也。若阴阳不和，清浊相干，胃气乱于中，脾气难于升，肺气滞于降，而痰饮随作矣。痰与饮同源，而有阴阳之别。阳盛阴虚，则水气凝而为痰；阴盛阳虚，则水气溢而为饮。除痰者，降气清火是治其标；补阴利水是治其本也。涤饮者，降气燥湿是治其标；温肾利水是治其本也。此方欲兼两者而合治之。半夏燥湿，茯苓渗湿，风硝软坚，枳壳利气，别于二陈之甘缓，远于礞石之峻悍，殆攻坚之平剂欤！

涩 可 固 脱

六十五、当归六黄汤

火炎汗出六黄汤，醒而汗出曰自汗，寐而汗出曰盗汗。二地芩连柏与当，生地黄、熟地黄、黄柏、黄连、黄芩、当归各等分，黄芪加倍。倍用黄芪偏走表，苦坚妙用敛浮阳。

陈修园曰：阴虚火扰之汗，得当归、生地、熟地之滋阴，又得黄芩、黄连之泻

火，治汗之本也。然此方之妙，则在于苦寒，寒则胜热，而苦复能坚之，又恐过于苦寒，伤其中气，中者阴之守也；阴愈虚则火愈动，火愈动则汗愈出，尤妙在大苦大寒队中倍加黄芪，俾黄芪领苦寒之性，尽达于表，以坚汗孔，不使留中而为害，此旨甚微，注家向多误解，特表而出之。

六十六、芪附汤

卫阳不固汗洋洋，须用黄芪附子汤。黄芪一两，熟附子五钱，水煎服。附暖丹田元气生，得芪固脱守其乡。行于皮毛者，卫外之气也。卫气根于元气，黄芪虽专走卫，有附子挟之同行，则能回大汗欲脱之气，守于其乡，而汗自止矣。

陈修园曰：《神农本草经》云：黄芪气味甘、微温无毒，主痈疽久败疮，排脓止痛，大风癞疾，五痔鼠瘘，补虚，小儿百病。《本经》只此三十三字，皆取其质轻，味淡，偏走皮毛，故治大风，痈疽及一切外症脓血过多，用之补养皮肉之虚而已。又云主小儿百疾者，以轻薄之品，大人不足依赖，唯小儿经脉未盛，气血皆微，不宜峻补，得此微补之品，百病可以概治也。细味经旨，安能大补元气以止汗？如六黄汤之大寒以除热，热除则汗止；玉屏风之解肌以驱风，风除则汗止。三方不重在黄芪，却得黄芪之轻快，径走皮肤，奏效更速，数百年来无一人谈及。甚矣，医道之难也。

六十七、玉屏风散

玉屏风散主诸风，止汗先求黍黍通，风伤卫则汗自出，黄芪得防风，其功愈大，以二药同行走表，令黍黍微似汗，其风邪从微汗而解，则卫无邪扰，汗不再出矣！发在芪防黄芪、防风，时医误认为止汗之品，害人无算。收在术，表风得黄芪、防风而解，则外无所扰；脏器得白术而安，则内有所据矣。热除风属阳邪，阳

则为热。湿去太阴为湿土，湿热交蒸，则为自汗发热之症。主中宫。白术补中宫土气，故能止汗除热。防风、黄芪、白术各等分为末，酒调服。

陈修园曰：以黄芪为固表药，千古贻误。前贤用之不应，所以有"有汗能止，无汗能发"骑墙之说；及庸辈有"炙用能止，生用能发"之分也。《神农本经》俱在，奈何舍而不读也。余于本条小注甚详，细心体认，如拨云见日，明者自知。

六十八、威喜丸　治元阳虚惫，精滑、白浊、遗尿及妇人血海久冷，淫带梦泄等症。

和剂传来威喜丸，梦遗带浊服之安。茯苓煮晒和黄蜡，专治阳虚血海寒。白茯苓去皮四两切块，用猪苓二钱五分同于瓷器内煮二十余沸，去猪苓，取出晒干为末，黄蜡四两熔化，搜和茯苓末为丸，如弹子大。每空心细嚼，满口生津，徐徐咽服。以小便清利为效。忌米醋，尤忌气怒动情。

王晋三曰：《抱朴子》云：茯苓千万岁，其上生小木，状似莲花，名威喜芝。今以名方者，须择茯苓之年深质结者，制以猪苓，导之下出前阴，蜡淡归阳，不能入阴。须用黄蜡，性味缓涩，有续绝补髓之功，专调研衰[①]之阳，分理溃乱之精，故治元阳虚惫，而为遗浊带下者，若治肺虚痰火久嗽，茯苓不必结，而猪苓亦可不用矣。

六十九、济生乌梅丸　治大便下血如神。

下血淋漓治颇难，《济生》遗下乌梅丸。僵蚕炒研乌梅捣，醋下几回病即安。僵蚕一两（炒），乌梅肉一两半，共为末，醋糊丸，桐子大。每服四五十丸，空心醋

---

① 研衰：摧残。

汤下。

陈修园曰：简。

七十、斗门秘传方 治毒痢，脏腑撮痛，脓血赤白，或下血片日夜无度及噤口恶痢，他药不能治者，立见神效。

斗门原有秘传方，黑豆干姜芍药良。甘草地榆罂粟壳，痢门逆症俱堪尝。干姜四钱，黑豆一两五钱（炒去皮），罂粟壳八钱（蜜炙），地榆、甘草各六钱，白芍三钱，分三四帖，水一钟半，煎八分服。

陈修园曰：甘草、黑豆能解诸毒，毒解则撮痛除，赤白已。毒气不冲于胃口，而噤口之病亦宁。又用地榆以燥在下之湿，芍药以泄在下之热，是正佐法；干姜之大辛大温以开在上之拒格，是反佐法；又用罂粟壳以止剧痛，制以白蜜之滑，以变其涩，是巧佐法。鸦片是罂粟之膏入土者制造而成，名阿芙蓉。今人吃其烟，多受其害；若以一二厘入药，止心腹之痛如神，所以取效倍于他药也。

七十一、圣济附子丸 治洞泄寒中、注下水谷，或痢赤白，食已即出，食物不消。

附子丸中连与姜，乌梅炒研佐之良。寒中泻痢皆神验，互用温凉请细详。附子（炮）、乌梅肉（炒）各一两，黄连（炒）二两，干姜（炒）一两，为末，炼蜜丸，桐子大，米饮下三十丸。

按原注云：春伤于风，邪气留连，至夏发为飧泄，至长夏发为洞泄。阴生于午，至未为甚，长夏之时，脾土当旺，脾为阴中之至阴，故阴气盛。阴气既盛，则生内寒而洞泄矣。

七十二、四神丸 治脾肾双虚，子后[①]作泻痢，不思食，不化食。肾水受时于子，弱土不能禁制，故子后每泻。

四神故纸与吴萸，肉蔻除油五味须，大枣须同姜煮烂，破故纸四两（酒浸炒），

吴萸一两（盐水炒），肉豆蔻二两（面裹煨），五味子三两（炒），大枣四十九枚，生姜四两同煎，枣烂去姜，捣枣肉为丸。临睡盐汤下。若早服，不能敌一夜之阴寒也。五更肾泻火衰扶。

柯韵伯曰：泻痢为腹疾，而腹为三阴之都会，一脏不调，便能泻利，故三阴下痢，仲景各为立方以主之。太阴有理中、四逆；厥阴有乌梅丸、白头翁汤；少阴有桃花、真武、猪苓、猪肤、四逆汤散、白通、通脉等剂；可谓曲尽病情，诸法备美。然只为一脏立法，若三脏相关，久留不痊，如子后作泻一症，犹未之及也。夫鸡鸣至平旦，天之阴，阴中之阳也；因阳气当至而不至，虚邪得以留而不去，故作泻于黎明。其由有四：一为脾虚不能制水，一为肾虚不能行水；故二神丸君补骨脂之辛燥者，入肾以制水，佐肉豆蔻之辛温者，入脾以暖土，丸以枣肉，又辛甘发散为阳也。一为命门火衰不能生土，一为少阳气虚无以发陈；故五味子散君五味子之酸温，以收坎宫耗散之火，少火生气以培土也；佐吴茱萸之辛温，以顺肝木欲散之势，为水气开滋生之路，以奉春生也。此四者，病因虽异，而见症则同，皆水亢为害。二神丸是承制之剂，五味散是化生之剂也。二方理不同而用则同，故可互用以助效，亦可合用以建功。合为四神丸是制生之剂也，制生则化，久泄自瘥矣。称曰四神，比理中、八味二丸较速欤！

七十三、金锁固精丸 金锁固精芡实研，莲须龙牡蒺藜连，又将莲粉为糊合，梦泄多遗久服蠲。芡实（蒸）、莲蕊须、沙苑蒺藜（炒）各二两，龙骨（酥炙）、牡蛎（盐水煮一日夜，煅粉）各三两，莲子粉为糊丸，盐汤或酒下。

————————

① 子后：子时之后。

陈修园曰：此方汇集药品，毫无意义。即市中摇铃辈、店上卖药辈亦能制造。张景岳《新方》亦多类此，若辈喜为平稳而说[1]之，修园不阿好也。

七十四、封髓丹　治梦遗失精及与鬼交。

妄梦遗精封髓丹，砂仁黄柏草和丸，砂仁一两，黄柏三两，炙甘草七钱，蜜丸。每服三钱，淡盐汤送下。一本用肉苁蓉五钱，切片洗淡，酒浸一宿，次日煎三四沸，食前送下。大封大固春长在，巧夺天工造化玄。

陈修园曰：此方，庸医每疑其偏寒少补而不敢用，而不知大封大固之妙，实夺造化之权，视金锁固精，奚啻天渊之隔？《宝鉴》合三才汤料，名为三才封髓丸，则板实不灵矣！赵羽皇方论最妙，宜熟读之。赵羽皇曰：经云：肾者主水，受五脏六腑之精而藏之。又曰：肾者主蛰，封藏之本，精之处也。盖肾为牝脏，多虚少实。因肝木为子，偏喜疏泄母气，厥阴之火一动，精即随之外溢。况肝又藏魂，神魂不摄，宜其夜卧思交，精泄之症出矣。封髓丹为固精之要药，方用黄柏为君，以其味性苦寒，苦能坚肾，肾职得坚，则阴水不虞其泛溢；寒能清肃，秋令一至，则龙火不至于奋扬；水火交摄，精有不安于其位者乎？佐以甘草，以甘能缓急，泻诸火与肝火之内烦，且能使水土合为一家，以妙封藏之固。若缩砂者，以其味辛性温，善能入肾。肾之所恶在燥，而润之者唯辛，缩砂通三焦、达精液，能纳五脏六腑之精而归于肾，肾家之气纳，肾中之髓自藏矣。

七十五、真人养脏汤　真人养脏汤罗谦甫木香诃，粟壳当归肉蔻科，术芍桂参甘草共，脱肛久痢即安和。诃子（面裹煨）一两二钱，罂粟壳（去蒂、蜜炙）三两六钱，肉豆蔻（面裹煨）五钱，当归、白术（炒）、白芍（酒炒）、人参各六钱，木香二两四钱，桂八钱，生甘草一两八钱。每服四钱，脏寒甚，加附子。一方无当归，一方有干姜。

肛脱由于虚寒，参、术、甘草以补其虚、官桂、豆蔻以温其寒；木香调气，当归和血，芍药以止痛，诃子、粟壳以止脱。

陈修园曰：此汇药治病，市医得意之方，修园独以为否，然用木香之多，则涩而不郁，亦是见解超处。

湿 可 润 燥

七十六、清燥救肺汤　主治诸气膹郁、诸痿喘呕。

救肺汤中参草麻，石膏胶杏麦枇杷，经霜收下干桑叶，解郁滋干效可夸。经霜桑叶三钱，石膏（煅）二钱五分，甘草、黑芝麻各一钱，人参、杏仁（去皮尖）各七分，真阿胶八分，枇杷叶（去毛、蜜炙）一片，麦冬一钱二分，水煎热服。痰多加贝母，血枯加生地，热甚加犀角、羚羊角。

陈修园曰：喻嘉言制此方，自注云：诸气膹郁之属于肺者，属于肺之燥也；诸痿喘呕之属于上者，亦属于肺之燥也。古人以辛香之品解郁，固非燥症所宜；即用芩连泻火之品，而苦先入心，反从火化，又非所宜也。喻氏宗缪仲淳甘凉滋润之法制出此方，名曰清燥，实以滋水，即《易》所谓"润万物者，莫润乎水"是也；名曰救肺，实以补胃，以胃土为肺金之母也。最妙是人参一味，仲景于咳嗽症去之者，以其不宜于风寒水饮之咳嗽也。昔医

---

[1] 说：通悦。

不读《本草经》，疑仲景之法而试用之，用之增剧，遂有肺热还伤肺之说，以人参为肺热禁药。不知人参为肺寒之禁药，为肺热、肺燥之良药也。扁鹊云：损其肺者益其气。舍人参之甘寒，何以泻壮火而益元气哉！

七十七、琼玉膏　琼玉膏中生地黄，参苓白蜜炼膏尝，肺枯干咳虚劳症，金水相滋效倍彰。鲜生地四斤，取汁一斤，同白蜜二斤熬沸，用绢滤过，将茯苓十二两，人参六两，各研末，入前汁和匀，以瓷瓶用纸十数层加箬叶封瓶口，入砂锅内，以长流水淹瓶颈，桑柴火煮三昼夜，取出，换纸扎口，以蜡封固，悬井中一日，取起仍煮半日，汤调服。

陈修园曰：人参甘寒柔润，补助肺气。然肺本恶寒，凡咳嗽多属形寒饮冷，得寒润滋补之药，必增其咳。昔医误认为温补之性。故有肺热还伤肺之说。不知肺合皮毛，凡咳嗽从风寒外伤而起，宜用干姜、五味、细辛之类加减，忌用人参之寒。然肺为脏腑之华盖，脏腑之火不得水制，上刑肺金，致肺燥干咳，有声无痰，与寒饮作嗽者不同，正宜用人参之润以滋燥，人参之寒以制热。琼玉膏所以神妙无比也。昔医凡清燥之方，必用人参，可知其长于养津液也。

七十八、生脉散　治热伤元气，气短倦怠，口干出汗。

生脉冬味与参施，暑热刑金脉不支，若认脉危通共剂，操刀[①]之咎属伊谁？人参五分、麦冬八分、五味子九粒，水煎服。

陈修园曰：脉资始于肾，资生于胃，而会于肺。仲景于手足冷，脉微欲绝症，取通脉四逆汤，以扶少阴之真阳；于心下悸，脉结代，取复脉汤，以滋阳明之津液，皆救危之方也。

孙真人制生脉散，为暑热伤肺，肺伤则脉渐虚散为足虑；宜于未伤之前取人参、麦冬之甘润，五味子之酸敛，无病之时，预服以保之。除暑月之外，不可以此为例。今人惑于生脉之名，凡脉绝之症，每投立死，亦孙真人命名不正之贻祸也。一本作参麦散，较妥。

燥 可 去 湿

七十九、神术汤　主治三时外感寒邪、内伤生冷而发热及脾泄、肠风。

术防甘草湿家尝，苍术三钱，防风二钱。甘草一钱，加葱白、生姜同煎。据云：无汗用苍术，以代麻黄汤，有汗用白术，以代桂枝汤。神术名汤得意方。自说法超麻桂上。可知全未梦南阳。仲景居南阳。王海藏以此方代麻黄汤、桂枝汤，可知南阳之法，未尝梦见也。

陈修园曰：仲景麻、桂及葛根、柴胡等汤，步步是法，而大旨在"养津液"三字。王海藏此方，燥烈伤阴，先涸汗源，多致留邪发热，正与仲景法相反。据云用代麻、桂诸汤，平稳可法，其实贻祸匪轻也。须知此方三阳之症无涉，唯太阴之风湿可用。《内经》谓：春伤于风，邪气流连而洞泄，至夏而飧泄肠澼者，宜此燥剂。否则不可沾唇。

八十、平胃散　治湿淫于内，脾胃不能克制，有积饮痞膈中满者。

平胃散用朴陈皮，苍术合甘四味宜，苍术（泔浸）二钱，厚朴（姜汁炒）、陈皮、甘草（炙）各一钱，姜、枣煎。除湿宽胸驱瘴疬，调和胃气此方施。

柯韵伯曰：《内经》以土运太过曰敦

---

① 操刀：即操刀必割，意为当机立断。此处反用其意。

阜，其病腹满；不及曰卑监，其病留满痞塞。张仲景制三承气汤，调胃土之敦阜；李东垣制平胃散，平胃土之卑监也。培其卑而使之平，非削卑之谓也。苍术苦温运脾，长于发汗，迅于除湿，故以为君；厚朴色赤苦温，能助少火而生气，故以为臣；湿因于气滞，故以行气之陈皮为佐；脾得补而健运，故以补脾之甘草为使。名曰平胃，实所以调脾欤！

八十一、五皮饮　五皮饮用五般皮，陈茯姜桑大腹奇，陈皮、茯苓皮、姜皮、桑白皮、大腹皮。或用五加易桑白，脾虚腹胀此方宜。脾不能为胃行其津液，故水肿。半身以上宜汗，半身以下宜利小便。此方于泻水之中，仍寓调补之意。皆用皮者，水溢皮肤，以皮行皮也。

陈修园曰：此方出华元化《中藏经》，颇有意义。宜审其寒热虚实，而加寒温补泻之品。

八十二、二陈汤　治肥盛之人湿痰为患，痰喘胀满。

二陈汤用夏和陈，益以茯苓甘草臣，半夏二钱，陈皮一钱，茯苓三钱，炙甘草八分，加姜煎。利气调中兼去湿，诸凡痰饮此为珍。

陈修园曰：此方为痰饮之通剂也。痰之本，水也，茯苓制水，以治其本；痰之动，湿也，茯苓渗湿，以镇其功。方中只此一味是治痰正药，其余半夏降逆、陈皮顺气，甘草调中，皆取之以为茯苓之佐使耳。故仲景云凡痰多者俱加茯苓，呕者俱加半夏，古圣不易之法也。今人不穷古训，以半夏为祛痰之专品，仿稀涎散之法，制以明矾，致降逆之品反为涌吐，堪发一叹！以此方为三阳解表之剂，服之留邪生热，至死不悟。余于《真方》桂枝汤下已详言之。兹不复赘。

八十三、萆薢分清饮　萆薢分清主石蒲，草梢乌药智仁俱，乌药、益智仁、石菖蒲、萆薢各等分，甘草梢减半。煎成又入盐些少，加盐少许。淋浊流连数服驱。遗精、白浊。

汪𬴂庵曰：萆薢能泄厥阴、阳明湿热，去浊分清；乌药驱逆气而止便数；益智固脾肾而开郁结；石菖蒲开九窍而通心；甘草梢达肾茎而止痛；使湿热去而心肾通，气化行而淋浊止矣。此以疏泄为禁止者也。

八十四、肾着汤　治寒湿腰痛如带五千钱。此带脉为病，名曰肾着。

腰痛如带五千钱，肾着汤方岂偶然？甘草茯苓姜与术，长沙老法谱新篇。甘草二钱，白术、甘姜、茯苓各四钱，水煎服。即《金匮》甘草、干姜茯苓白术汤，但分两多少不同。

陈修园曰：带脉为病，腰溶溶如坐水中，此寒湿之邪不在肾之中脏，而在肾之外腑。故其治不在温肾而在散寒，而在燠土以胜水。若用桂附，则反伤肾之阴矣。

八十五、一味白术汤　治伤湿，一身尽痛。

即白术一两，酒煎服，不能饮者，以水代之。

按：《神农本草经》云：白术气味甘温、无毒，主风寒湿痹，死肌痉疸，止汗、除热、消食。作煎饵。久服，轻身延年不饥。原文只此三十四字。

陈修园：白术主治风寒湿三者合而成痹，而除湿之功而更大焉。死肌者，温邪侵肌肉而麻木不仁也。痉者，湿流关节而筋劲急也。疸者，温乘脾土，肌肉发黄也。湿久郁而为热，湿热交蒸，故自汗而发热也。脾受湿，则失其健运之常，故食不能消也。白术性能燥湿，所以主之。"作煎饵"三字，先圣另提，大费苦心。以白术之功在燥，而所以妙处在于多脂，多脂则燥中有润。张隐庵解云：土有湿气，始能灌溉四旁，如地得雨露，始能发生万物。今以生术削去皮，急火炙令熟，名为煎铒，遵法修治，则味甘而质润，土气和平，故久服有轻身延年不饥之效。后人用土炒燥，大失经旨。叶天士《临症指南》竟用水漂炒黑，是徒用白术之名也，不得不附辨于此。

寒能胜热

八十六、泻白散　泻白甘桑地骨皮，再加粳米四般宜。桑白皮、地骨皮各一钱，甘草五分，粳米百粒。汪云：桑皮泻肺火，地骨退虚热，甘草补土生金，粳米和中清肺。李时珍曰：此泻肺诸方之准绳也。秋伤燥令成痰嗽，火气乘金此方奇。

季楚重曰：火热伤气，救肺之治有三：伤寒邪热侮肺，用白虎汤除烦，此治其标；内症虚火烁金，用生脉益阴，此治其本；若夫正气不伤，郁火又甚，则泻白散之清肺调中，标本兼治，又补二方之不及也。

八十七、甘露饮　治胃中湿热，色黄，尿赤，口疮，吐血，衄血。

甘露二冬二地均，天冬、麦冬、生地、熟地。枇杷苓枳黄芩斛茵伦，枳壳、枇杷叶、石斛、茵陈。合用甘草平虚热，等分煎温服。口烂龈糜吐衄珍。

陈修园曰：足阳明胃为燥土，喜润而恶燥，喜降而恶升。故以二冬、二地、石斛、甘草之润以补之，枇杷、枳壳之降以顺之。若用连、柏之苦，则增其燥；若用芪、术之补，则虑其升；即有湿热，用一味黄芩以折之，一味茵陈以渗之，足矣。盖以阳明之治，最重在"养津液"三字。此方二地、二冬等药，即猪苓汤用阿胶以育阴意也。茵陈、黄芩之折热而去湿，即

猪苓汤中用滑、泽以除垢意也。

八十八、左金丸　治肝脏实火，左胁下痛或吐酸水。

八十九、香连丸　治赤下痢。

茱连六一左金丸，肝郁胁痛吞吐酸。黄连六两，吴茱萸一两，盐汤泡，名茱连丸。更有痢门通用剂，香连丸子服之安。黄连二十两，以吴茱萸十两，水拌浸一宿同炒。去吴茱萸，木香四两八钱五分，二味共研末，醋糊丸，桐子大。每服二三钱，空心米汤下。薛立斋治虚痢，以四君子汤、四物汤、补中益气汤，随宜送下。

陈修园曰：肝实作痛，唯肺金能平之。故用黄连泻心火，不使克金；且心为肝子，实则泻其子也。吴茱萸入肝，苦辛大热，苦能引热下行，同气相求之义也，辛能开郁散结，通则不痛之义也。何以谓之左金？木从左而制从金也。至于香连丸，取黄连之苦以除湿，寒以除热，且藉其苦以坚大便之滑，况又得木香之行气止痛、温脾和胃以为佐乎！故久痢之偏热者，可以统治也。

九十、温胆汤　治热呕吐、虚烦惊悸不眠，痰气上逆。

温胆汤方本二陈，竹茹枳实合和匀。二陈加竹茹、枳实。不眠惊悸虚烦呕，日暖风和木气伸。

陈修园曰：二陈汤为安胃祛痰之剂，加竹茹以清膈上之虚热，枳实以除三焦之痰壅。热除痰清而胆自宁和，和即温也。温之者，实凉之也。若胆家真寒而怯，宜用龙牡桂枝汤加附子之类。

九十一、金铃子散　治心腹痛及胁痛等症，脉洪数及服热药而增痛者如神。

金铃子散妙如神，须辨诸痛作止频，火痛或作或止，胡索金铃调酒下，元胡索、金铃子各等分，研末，以清酒调服三钱，制方原是远温辛。

陈修园曰：金铃子引心包相火下行，从小肠、膀胱而出；元胡索和一身上下诸痛，配合得法，所以效神。

九十二、丹参饮 治心痛、胃脘诸痛多效，妇人更效。

心腹诸痛有妙方，丹参为主义当详。檀砂佐使皆遵法，入咽咸知效验彰。丹参一两，檀香、砂仁各一钱，水一杯半，煎七分服。

陈修园曰：稳。

九十三、百合汤 治心口痛，服诸热药不效者。亦属气痛。

久痛原来郁气凝，若投辛热痛频增，重需百合轻清品，乌药同煎亦准绳。百合一两，乌药三钱，水二杯煎七分服。

陈修园曰：此方余从海坛得来，用之多验。

以上三方，皆治心胃诸痛，服热药而不效，宜之。古人治痛，俱用通法，然通之之法，各有不同：通气以和血，调血而和气，通也；上逆者使之下行，中结者使之旁达，亦通也；虚者助之使通，寒者温之使通，无非通之之法也。若必以下泄为通，则妄矣！此说本之高士宗《医学正传》。士宗名世栻，浙江人也。著有《灵枢直解》《素问直解》等书行世。

九十四、滋肾丸 治肺痿声嘶，喉痹咳血烦躁。

即通关丸见通剂

罗东逸曰：此丸为肾家水竭火炎而设。夫水竭则肾涸，肾涸则下泉不钟。而阳盛于上，斯喉痹痰结烦躁之症作；火炎则金伤，金伤则上源不泽，无以蒸煦布沤，斯声嘶咳血焦痿之症生。此时以六味补水，水不能遽生也，以生脉保金，金不免犹燥也。唯急用黄柏之苦以坚肾，则能伏龙家之沸火[1]，是谓浚其源而安其流；继用知母之清以凉肺，则能全破伤之燥

金，是谓沛之雨而腾之露[2]。然恐水火之不相入而相射也，故益之以肉桂之反佐为用，兼以导龙归海，于是坎盈窅而流渐长矣[3]，此滋肾之旨也。

柯韵伯曰：水为肾之体，火为肾之用。人知肾中有水始能制火，不知肾中有火始能致水耳。盖天一生水者，阳气也，即火也；气为水母，阳为阴根，必火有所归，斯水有所主。故反佐以桂之甘温，引知柏入肾而奏其效。此相须之殷，亦承制之理也。

九十五、地骨皮散 治阴虚火旺，骨蒸发热，日静夜剧者，妇人热入血室，胎前发热者。

即四物汤加地骨皮、牡丹皮各三钱。四物汤见补剂。

柯韵伯曰：阴虚者，阳必凑之，故热。仲景曰：阴弱则发热。阳气下陷入阴中，必发热。然当分三阴而治之：阳邪陷入太阴脾部，当补中益气以升举之，清阳复位而火自熄也；若陷入少阴肾部，当六味地黄丸以对待之，壮水之主而火自平也；陷入厥阴肝部，当地骨皮饮以凉补之，血有所藏而火自安也。四物汤为肝家滋阴调血之剂，加地骨皮，清志中之火以安肾，补其母也；加牡丹皮，清神中之火以凉心，泻其子也。二皮凉而不润，但清肝火不伤脾胃，与四物加知柏之湿润而苦寒者不同矣。故逍遥散治肝火之郁于本脏者，木郁达之，顺其性也；地骨皮饮治阳邪之陷于肝脏也，客者除之，勿纵寇以遗患也。二者皆肝家得力之剂。

---

① 伏龙家之沸火：降伏肾阳偏亢之火。
② 沛之雨而腾之露：谓久旱之禾苗得到雨露之滋润，得以复苏也。
③ 坎盈窅（dàn）而流渐长矣：肾脏水液充盈，于是尿液多而集中了。坎盈窅即坎窅盈。坎，八卦之一，象水，故借指肾脏；窅，小穴。

九十六、清暑益气汤 长夏湿热蒸炎，四肢困倦，精神减少，身热气高，烦心，便黄，口渴而自汗脉虚者，此方主之。

清暑益气草参芪，麦味青陈曲柏奇。二术葛根升泽泻，暑伤元气法当遵。人参、黄芪、甘草（炙）、当归、麦冬、五味、青皮、陈皮、葛根、苍术、白术、升麻、泽泻，姜、枣煎。

参吴鹤皋《方考》：暑令行于夏，至长夏则兼湿令矣，此方兼而治之。炎暑则表气易泄，兼湿则中气不固，黄芪轻清散表气，又能领人参、五味之苦酸同达于表以实表；神曲消磨伤中气，又能佐白术、甘草之甘温，消补互用以调中；酷暑横流，肺金受病，人参、五味、麦冬所以补肺、敛肺、清肺经，所谓扶其所不胜也；火盛而水衰，故以黄柏、泽泻滋其化源；津液亡则口渴，故以当归、干葛生其胃液，清气不升，升麻可升，浊气不降，二皮可降；苍术之用，为兼长夏湿也。

九十七、龙胆泻肝汤 治胁痛、口苦、耳聋、耳肿、筋痿、阴湿热痒、阴肿、血浊、溲血。

龙胆泻肝通泽柴，车前生地草归偕。栀芩一派清凉品，湿热肝邪力可排。胆草三分，栀子、黄芩，泽泻、柴胡各一钱，车前子、木通各五分，当归、甘草、生地各三分。

龙胆、柴胡泻肝胆之火，佐以黄芩、栀子、木通、车前、泽泻、俾湿火从小便而出也。然泻之过甚，恐伤肝血，故又以生地、当归补之。肝苦急，急食甘以缓之，故以甘草缓其急，且欲以大甘之味济其大苦，不令过于泄下也。

九十八、当归芦荟丸 治肝经实火，头晕目眩，耳聋耳鸣，惊悸搐搦，躁扰狂越，大便秘结，小便涩滞，或胸胁作痛，阴囊肿胀。凡属肝经实火皆宜服之。

当归芦荟黛栀将，木麝二香及四黄，龙胆共成十一味，诸凡肝火尽能攘。当归、胆草（酒洗）、栀子、黄连、黄柏、黄芩各一两，大黄、青黛（水飞）、芦荟各五钱，木香二钱五分、麝香五分（炒），神曲，糊丸，姜汤下，每服二十丸。

陈修园曰：五脏各有火，而肝火最横；肝火一动，每挟诸经之火，相持为害。故以青黛、芦荟、龙胆入本经而直折之；又以黄芩泻肺火，黄连泻心火，黄柏泻肾火，栀子泻三焦火，分诸经而泻之，而最横之肝火，失其党援而乃平。然火旺则血虚，故以当归之补血者为君；火旺则胃实，故以大黄之通滞者为臣；气有余便是火，故以麝香之主持正气、神曲之化导陈气，木香之通行滞气为佐；气降火亦降，自然之势也，况又得芩、连、栀、柏分泻诸经，青黛、芦荟、龙胆直折本经内外应兵，以为之使乎！立法最奇，向来为庸解所掩，兹特阐之。

九十九、犀角地黄汤 主治吐衄、便血，妇人血崩、赤淋。

犀角地黄芍药丹，生地两半，白芍一两，丹皮、犀角各二钱半。每服五钱。血升胃热火邪干，斑黄阳毒皆堪治，或益柴芩总伐肝。

柯韵伯曰：气为阳，血为阴。阳密乃固，阳盛则伤阴矣；阴平阳秘，阴虚者，阳必凑之矣。故气有余即是火，火入血室，血不荣经，即随逆气而妄行。上升者出于口鼻，下陷者出于二便，虽有在经在腑之分，要皆心肝受热所致也。心为荣血之主，心火旺则血不宁，故用犀角、生地酸咸甘寒之味以清君火；肝为藏血之室，肝火旺则血不守，故用丹皮、芍药辛苦微寒之品以平相火。此方虽曰清火，而实滋阴之剂。盖血失则阴虚，阴虚则无气，故阴不足者当补之以味，勿得反伤其气也。若用芩、连、胆草、栀、柏以泻其气，则阳之剧者，苦从火化；阳已衰者，气从苦发，燎原而飞越矣。

一○○、四生丸 治阳盛阴虚，血热妄行或吐或衄者。

四生丸用叶三般，艾柏鲜荷生地班，生侧柏叶、生艾叶、生荷叶、生地黄各等分。共捣成团入水化，血随火降一时还。捣为丸，如鸡子大，每服一丸，滚汤化下。

柯韵伯曰：心肾不交则五脏齐损，阴虚而阳无所附，则火炎上焦，阳盛则阳络伤，故血上溢于口鼻也。凡草木之性，生者凉，而熟之则温；熟者补而生者泻。四味皆清寒之品，尽取其生者而捣烂为丸，所以全其水气；不经火煮，更以远于火令矣。生地多膏，清心肾而通血脉之源；柏叶西指，清肺金而调营卫之气；艾叶芳香，入脾胃而和生血之司；荷叶法震，入肝家而和藏血之室。五脏安堵，则水火不相射，阴平阳秘，而血归经矣。是方也，可暂用以遏妄行之血，如多用则伤营。盖血得寒则瘀血不散，而新血不生也。设但知清火凉血，而不用归脾、养营等剂以善其后，鲜有不绵连岁月而毙者。非立方之不善，妄用者之过耳。

热 可 制 寒

一○一、回阳急救汤 回阳急救节庵用六君，桂附甘姜五味群，附子（炮）、干姜、肉桂、人参各五分，白术、茯苓各一钱，半夏、陈皮各七分，甘草三分，五味九粒，姜水煎。加麝三厘或胆汁，三阴寒厥见奇勋。姜、桂、附子祛其阴寒，六君子汤补助其阳气，五味、人参以生其脉。加麝香者以通其窍，加胆汁者，热因寒用也。

陈修园曰：此市医得意之方也。修园不释。

一○二、益元汤 益元艾附与干姜，麦味知连参草将，附子（炮）、艾叶、干姜、麦冬、五味、知母、黄连、人参、炙甘草。艾叶辛热能回阳。葱白童便为引导，内寒外热是慈航。

此阴盛格阳之症。面赤口渴，欲卧于泥水之中，为外热内寒。此汤姜、附、艾叶加知、连等药，与白通加人尿、猪胆汁同意，乃热因寒药为引用也。内热曰烦，为有根之火；外热不宁曰躁，为无根之火。故但躁不烦及先躁后烦者皆不治。

一○三、济生肾气丸 肾气丸名别济生，车前牛漆合之成。熟地四两，茯苓三两，山药、山萸、丹皮、泽泻、肉桂、车前子、牛膝各一两，附子五钱，蜜丸，空心米汤送下。肤膨腹肿痰如壅，气化缊细水自行。

张景岳曰：地黄、山药、丹皮以养阴中之真水；山萸、桂、附以化阴中之阳气；茯苓、泽泻、车前、牛膝以利阴中之滞。能使气化于精，即所以治肺也；补火生土，即所以治脾也；壮水利窍，即所以治肾也。水肿乃脾肺肾三脏之病，此方所以治其本。

一○四、三生饮 治卒中昏不知人、口眼歪斜、半身不遂，并痰厥、阴厥。

三生饮用附乌星，香入些微是引经。生南星一两，生川乌、生附子各去皮各五钱，木香二钱。参汁对调宗薛氏，每服一两，加参一两。风痰卒倒效神灵。

柯韵伯曰：风为阳邪，风中无寒，不甚伤人，唯风中挟寒，害始剧矣。寒轻而在表者，宜发汗以逐邪；寒重而入里者，非温中补虚，终不可救。此取三物之大辛大热者，且不炮不制，更佐以木香，乘其至刚至锐之气而用之，非以治风，实以治寒也。然邪之所凑，其气必虚，但知勇于攻邪，若正气虚而不支，能无倒戈之患乎？必用人参两许，以驾驭其邪。此立斋先生真知确见，立于不败之地，而收万全之效者也。若在庸手，必谓补住邪气而不敢用。此谨熟阴阳，毋与众论，岐伯所以叮咛致告耳。观其每服五钱，必四服而邪气始出；今之畏事者，用乌、附数分，必制熟而后敢用，更以芩连监制之，焉能挽回如此危症哉？古今人不相及如此。

一〇五、参附汤　术附汤　芪附汤

见涩剂

阴盛阳虚汗自流，肾阳脱汗附参求，人参一两，熟附子五钱。水煎服，名参附汤。脾阳遏郁术和附，白术一两，熟附子五钱，名术附汤。若是卫阳芪附投。黄芪一两，熟附子五钱，名芪附汤。

喻嘉言曰：卫外之阳不固而自汗，则用芪附；脾中之阳遏郁而自汗，则用术附；肾中之阳浮游而自汗，则用参附。凡属阳虚自汗，不能舍三方为治。三方之用大矣。然芪附可以治虚风；术附可以治寒湿；参附可以壮元神。三者亦交相为用。若用所当用，功效若神，诚足贵也。

一〇六、近效白术汤　即术附汤减半，加炙甘草一钱五分，生姜三片，红枣二枚，水煎服。治风虚头重眩，苦极；不知食味，暖肌补中，益精气。

喻嘉言曰：此方治肾气空虚之人。外风入肾，恰似鸟洞之中，阴风惨惨，昼夜不息。风挟肾中浊阴之气，厥逆上攻，其头间重眩之苦至极难耐；兼以胃气亦虚，不知食味。故方中全不用风门药，但用附子暖其水脏，白术、甘草暖其土脏，水土一暖，则浊阴之气尽趋于下，而头苦重眩及不知食味之症除矣。试观冬月井中水暖，土中气暖，其浊阴之气，且不能出于地，岂更能加于天乎？制方之义可谓精

矣！此所以用之而获近效也。

陈修园曰：喻嘉言之解甚超，但于"益精气"三字而略之，犹未识制方之神妙也。盖精者，天一所生之水也。"一"即阳也，即阳气也，气即火也。气为水母，阳为阴根，川流不息，水之行即火之用也。故方中君以附子，俾肾中有火以致水，水自不穷。俗医以熟地、枸杞之类滋润为补，譬之无源之水，久停则污秽不堪矣！况本方中又有白术、甘草暖其土脏，俾纳谷多，则津液旺，充血生精，以复其真阴之不足。《难经》所谓损其肾者，益其精；《内经》所谓精不足者，补之以味。此方深得圣经之旨矣，故分而言之。经云：两神相搏，合而成形，尝先身生是谓精。附子补肾中之神，所以益精。经又云：上焦开发，宣五谷味，熏肤充身泽毛，若雾露之溉，是谓气。白术、甘草入脾而宣布其气，所以益气。合而言之，精由气化，气由精生，非一，亦非两也。悟得此方之妙，便知六味丸退热则有余，补水则不足；八味丸化气行水则有余，补火致水则不足。他若张景岳自制大补元煎等汤，竟云补血补精以熟地黄为主，少则二三钱，多则一二两，无知妄作，误人匪少。何陈远公之《石室秘录》《辨症奇闻》，冯楚瞻之《锦囊》，专宗此说，众盲为一盲所引，是可慨也！

一〇七、附子理中汤　即理中汤见《真方歌括·太阴篇》加附子（炮）二钱。

陈修园曰：理中汤以参、草补阴，姜、术补阳，和平之药，以中焦为主，上交于阳，下交于阴，为吐泻等症之立法。原无加附子之法，若加附子，则偏重下焦，不可名为理中矣。然脾肾俱寒，吐后而大泻不止，须用附子回其真阳，而门户始固，必重加此一味而后效。但既加附子，而仍名理中，命名不切，此所以为时

方也。又有再加肉桂，名桂附理中汤，则立方不能无弊矣！盖以吐泻，阴阳两脱，若用肉桂，宣太阳之腑气，动少阴之脏气，恐致大汗，为亡阳之坏症也。

一〇八、鸡鸣散 治脚气第一品药，不问男女皆可服。如感风湿流注，脚痛不可忍，筋脉浮肿者，并宜服之，其效如神。

鸡鸣散是绝奇方，苏叶茱萸桔梗姜，瓜橘槟榔煎冷服，肿浮脚气效彰彰。槟榔七枚、橘红、木瓜各一两，吴茱萸、苏叶各三钱，桔梗、生姜各半两，水三大碗。慢火煎至一碗半，取渣，再入水两碗，煎取一小碗，两汁相和，安置床头，次日五更分三五次冷服之，冬月略温亦可。服药至天明，当下黑粪水，即是肾家所感寒湿之毒气也。至早饭时，必痛住肿消，只宜迟吃饭，使药力作效。此方并无所忌。

陈修园曰：寒湿之气着于下焦而不去，故用生姜、吴茱萸以驱寒，橘红、槟榔以除湿。然驱寒湿之药颇多，而数品皆以气胜，加以紫苏为血中之气药，辛香扑鼻，更助其气，气盛则行速，取着者行之之义也。又佐以木瓜之酸，桔梗之苦，经云：酸苦涌泄为阴，俾寒湿之气得大气之药，从微汗而解之；解之而不能尽者，更从大便以泄之，战则必胜之意也。其服于鸡鸣时奈何？一取其腹空，则药力专行；一取其阳盛，则阳药得气也。其必冷服奈何？以湿为阴邪，冷汁亦为阴属，以阴从阴，混为一家，先诱之而后攻之也。

景岳新方砭

清·陈修园　撰

郑家铿　校注

景岳新方砭序

以药治病而有方，方既行于世，何以砭之？以其似是而非，害经方也。经方云何？即① 仲景撰用《素问》，按六经而集伊圣汤液之遗方也。医道肇于轩岐而昌明于仲景，犹尧舜之道赖之孔子。后之学者虽天分极高，总不可舍先圣范围而求新厌故也。且人可以胜人，而不可胜天。天欲明至道而垂万世，必生一至人以主之。如《灵枢》《素问》医学之全体也；《伤寒杂病论》医学之大用也。天授之书可述而不可作，作则误为新方矣！

然吾以为医学之误不始新书，而始于叔和，而新方之误尤甚于叔和者。叔和以《伤寒论》中六经括百病者，谓为冬月用，不关三时，致后人相袭相悖。虽六经之法因之而废，至今尚知推崇乎仲景。景岳生于明季，有志著书则当明经卫道，指叔和之误而正之。何其反作新方，欲驾仲景而上之？

余初得景岳《类经》，阅叶敬君序文称：景岳经、史、子、集无不研究，会稽中杰士也。意其人必能真识仲景，可以羽翼圣经，不意其治阳虚者，不知求之太阳；阳盛者，不知责之阳明，而专主人参。欲补阴者，不知求之太阴；欲救阴者，不知取之少阴，而专主地黄。满纸之论阴论阳，依流俗之好尚，不尤甚叔和之认《伤寒论》之专为冬月而设耶？

余为景岳惜，斯不能曲为景岳讳也。尝考轩辕继天立极，与岐伯诸臣互明医道，何重民病也！汉仲景任长沙太守，慨世医之误，为轩岐阐法以开蒙昧。读其自序，又何悲悯也！古圣人推其不忍人之心，而大有造于天下万世，岂浅鲜哉？

余友陈修园治举子业，以文章著，而尤究心于《内经》《伤寒》《金匮》等书，常言医道在兹，著述颇富。仕畿辅大水后，民患温疫，施方药全活者不可胜数。目击一时方士，因陋就简，语以仲景集群圣之方法则茫然，心甚痛之。夫阳托仲景之名，而实与相反者，景岳之邪说也。圣训不明，总由邪说不辟。为邪说之最者，莫如景岳之《新方八阵》。修园取新方而砭之，宁获罪于景岳，而思有补于苍生，斯不得不于宗景岳者脑后痛下一针也。

修园出其书以示余，旋自悔其言之激而焚之。余与修园有同志，私觅其原稿，属坊友付梓而出之。俾紫不夺朱，郑不乱雅，于医道不无少补云。

嘉庆九年桂月愚弟许天霖在田氏拜题

---

① 何？即：原作"耶"，据上海图书集成本改。

景岳新方砭小引

　　景岳《新方八阵》，余友林雨苍徇时好而为歌括，属余注解。余固辞之，又力请，遂不能却。

　　考景岳用功以多为贵，昔著《类经》《质疑录①》，而全书六十四卷，世传出其甥手，要皆拾前人之糟粕而张大其言。斯道为之晦，而通行之套法实为之开也。

　　余即取通行之套法与经旨不戾者，借景岳之方而畅发之。景岳谓熟地补阴，即于"阴"字疏，其不能补阴处自在言外；人参补阳，即于阳字疏，其不能补阳处亦在言外。注之即所以砭之也，然业是道者绝少通儒，保无有读书死于句下者？且师友相传，因陋就简，谓景岳最切时用。每出方论反借余之注解以覆空疏，竟使余寓砭于褒之意，尽为庸耳俗目所掩，可知笔墨之不可浪用也。余过矣！徐灵胎有《医贯砭》一书，谓赵氏之荒唐不足责，吕氏负一时之望而嘉之，则流毒无有已时。犹赏道之罪大于为盗者，则向者之新方注解岂容姑存乎？因效徐灵胎例，著《新方砭》四卷，知者必于矛盾处鉴余之苦心焉。

　　　　　　　　　　　嘉庆七年岁次壬戌端阳陈念祖修园题于保阳差次

---

① 录：原作"集"，据上海章福记本改。

目　录

———————

① 芽：原作"牙"，据光霁堂本改。

---

① 绵：原作"棉"，据光霁堂本改。

② 珠：《景岳全书·新方八阵》作"朱"。

景岳新方砭卷一

闽吴航陈念祖修园甫著
男元豹道彪古愚
　元犀道照灵石同校字

补　阵

大补元煎

治男妇气血大坏，精神失守，危剧等证。此回天赞化，救本培元第一要方。

本方与后右归饮出入互用。

人参补气补阳以此为主，少则用一二钱，多则用一二两　山药炒，二钱　熟地补精补阴以此为主，少则用二三钱，多则用二三两　杜仲二钱　当归二三钱，若泄泻者去之　山茱萸一钱，如畏酸吞酸者去之　枸杞二三钱　炙甘草一二钱　水二钟，煎七分，食远温服。

陈修园曰：景岳开章第一方即杂沓模糊，以启庸医混补之渐。据云气血大坏，精神失守，自非泛泛之药可以模棱幸中。景岳未读《本草经》，竟臆创臆说，曰：补气补阳以人参为主，少则用一二钱，多则用一二两；补精补阴以熟地为主，少则用二三钱，多则用二三两。自此说一开，市医俱得捷径。不知神农明人参之性，通共二十七字，以补五脏为提纲，谓五脏属阴，此物专于补阴也。仲景于汗吐下后用之，以救阴存液。如四逆汤、白通汤、通脉四逆汤等，皆回阳大剂，俱不加此阴柔之品，致阳药反掣肘而不行。自唐、宋以后，少明其理，无怪景岳一人也。

至于地黄，神农有"填骨髓、长肌肉"等说。然为服食之品，非除病之药。《本草经》另特出"久服"二字，多则服至终身，少亦服至数年，与五谷之养人无异。若以景岳之言，肾虚精竭之人，用地黄二三两，煮成稠汁，令其多服，即可毕补肾之能事，岂脾虚食少之人，用白米二三升煮成糜粥，令其强食，即可毕补脾之能事乎？吾知其为害多矣！且一方之中，混拈补药数味，绝无配合意义。归、地、枸、茱、山药、人参皆粘滑之品，又益以甘草之甘，杜仲之钝，绝无灵动之性，入咽之后，无不壅气减食。气壅则神日昏，食减则精不储，精生于谷。神为阳气之主宰，精为阴气之英华，精神因此药而颓败，固不待言。

城西李某，患腹中满闷、倦怠懒言等证，医用逍遥散服三十剂，小便绿色，脚痿弱。延余诊之，六脉数而弦。余曰：病在中土，土气本缓而变数。数者，缓之反也；且兼弦象，弦为土贼，诸药大伤土气。先以石斛、薏苡之类，先取其淡以补脾，嗣以大药救之。李某云：本甘入脾，今谓淡以补脾，何义？余曰：《洪范》有"炎上作苦，润下作咸"等句，皆就本物之味言之。惟于土，则曰"稼穑作甘"，以土本无味可指，故指土之所生而言也。

无味即为淡，五味皆托始于淡，淡为五味之本；五脏皆受气于脾，脾为五脏之本，此理甚妙。李某持方商之前医，谓药方太薄，议进大补元煎，日服一剂。半月后，大喘大汗，四肢逆冷。适余为盐台，坚留署中治病。前医用贞元饮加味，即理阴之类，夜用六味回阳饮三剂。次早余到，肢冷如水，汗出如涌，六脉全无，气喘，痰声漉漉。余曰：此因误服参、地过多，致下焦阴气上凌阳位，痰涎水饮闭塞气道，《内经》名为冒明晦塞①。反以贞元饮、六味回阳饮与前此所服大补元煎，皆重用地黄附和阴气，令阴霾四布，水势滔天，托回阳之名，以促其归阴。余每年目击服此药枉死者数十人。午后阴气用事，必不能少延，果如言而殁。附此以为喜用地黄、当归、枸杞、人参者戒！

左归饮

此壮气之剂也。凡命门之阴衰阳胜者，此方加减主之。

熟地二三钱，或加至二三两　山药二钱　枸杞二钱　甘草炙，一钱　茯苓一钱　山茱萸一二钱，畏酸者少用之　水二钟，煎七分，食远服。

陈修园曰：左右归二饮，余于歌括注②，取其用甘草一味，从阳明以输精及肾，亦不没景岳之善悟偶中处。究竟是无病时服食之方，若真正肾虚必专用健脾法，俾精生于谷；或兼用补火法，俾火能致水。若徒用左右归二饮，逐末而忘其本，不足赖也。二方之加减尤陋。

右归饮

此益火之剂也。凡命门之阳衰阴胜者，宜此方加减主之。

熟地二三钱，或加至一二两　山药炒，二钱　山茱萸二钱　枸杞二钱　甘草二钱　杜仲姜

制，二钱　肉桂一钱　附子一二三钱，制　水二钟，煎七分，食远温服。

左归丸

治真阴肾水不足，不能滋养营卫，渐至衰弱，或虚热往来、自汗盗汗，或神不守舍、血不归原，或虚损伤阴，或遗淋不禁，或气虚昏晕，或眼花耳聋，或口燥舌干，或腰痠腿软。凡精髓内亏，津液枯涸等证，俱速宜壮水之主以培左肾之元阴，而精血充矣，宜此方主之。

大怀地八两　山药炒，四两　枸杞四两　山茱萸肉四两　川牛膝蒸熟，酒洗，三两，精滑者不用　菟丝子制，四两　鹿胶敲碎，炒珠，四两　龟胶切碎，炒珠，四两，无火者不必用　炼蜜丸桐子大，每用滚汤或淡盐汤送下百余丸。

陈修园曰：左、右归二丸，汇集药品颇纯，然亦是寻常服食之剂。若真正肾虚病，服之必增痰多气壅、食少神昏、心下悸、吐血等病。盖方中广集阴柔之品，每令阴气上弥而天日不见。读《内经》者自知之。余尝与及门③谈及二方，谓景岳算得是一个好厨手。左归丸，厨子所造八仙菜，用燕窝、兰腿、猪脊髓、猪悬蹄、鸽子蛋、辽海参、香菌、鸡汁烹煮。右归丸又加椒、姜大辛之味，及火炙一二品在内，不特可口，而且益人。若因其益人而与病人食之，未有不作胀，留热而增病者。余故曰：景岳为厨中一好手，为医中一坏手也。今以此二方媚富贵家者，皆割烹要人之术也。至于自注云"治真阴肾水不足，不能滋养营卫，渐至衰弱"等句，不通之甚！

---

① 冒明晦塞：意谓浊阴上冒，清阳闭塞。
② 余于歌括注：据本书《小引》，当指陈修园为林雨苍《新方八阵歌括》作注。
③ 及门：指登门受业的弟子。

右归丸

治元阳不足，或先天禀衰，或劳伤过度，以致命门火衰不能生土，而为脾胃虚寒，饮食少进，或呕恶膨胀，或翻胃噎膈，或怯寒畏冷，或脐腹多痛，或大便不实，泻痢频作，或溺自遗，虚淋寒疝，或侵溪谷而肢节痹病，或寒在下焦而水邪浮肿。总之，真阳不足者，必神疲气怯，或心跳不宁，或四肢不收，或眼见邪祟，或阳衰无子等证，俱速宜益火之源以培右肾之元阳，而神气自强矣，此方主之。

大怀地八两　山药炒，四两　山茱萸微炒，三两　枸杞微炒，四两　鹿角胶炒珠，四两　菟丝子制，四两　杜仲姜汤炒，四两　当归三两，便溏勿用　肉桂二两，渐可加至四两　制附子自二两渐可加至五六两　上法丸如前，或如弹子，每嚼服二三丸，以滚白汤送下，其效尤速。

五福饮

凡五脏气血亏损者，此能兼治之，足称王道之最。

人参随宜，心　熟地随宜，肾　当归二三钱，肝　白术炒，一钱半，脾　甘草一钱，脾　水二钟，煎七分，食远温服。

陈修园曰：凡药之补气血者，非以药汁入腹即为人血，药气入腹即为人气也，不过视此经之空虚，引他经之气血注之耳。若依景岳五福饮之说，则不论何脏之血虚，归、地可以补之；不论何脏之气虚，参、术可以补之；不论诸药性用何如，甘草可以和之。又自注分五脏补之，试问五脏之气血从何处而来？渠反昧昧。即果如其说，独不犯《内经》久而增气，气增而夭之戒乎？景岳方诚庸陋之甚也！

七福饮

治气血俱虚而心脾为甚者。

即前方加枣仁二钱，远志三五分。

陈修园曰：论见五福饮。又加枣仁、远志名为七福饮。自注云"治气血俱虚而心脾为甚者"。若依景岳之言，凡心脾之虚得此二味无不可补，宜诸方皆可加入，何必于五福饮加二味而特立个方名乎？多事甚矣！

一阴煎

此治水亏火胜之剂，故曰一阴。凡肾水真阴虚损，而脉症多阳，虚火发热及阴虚动血等证；或疟疾伤寒，屡散之后，取汗既多，脉虚气弱，而烦渴不止，潮热不退者，此以汗多伤阴水亏而然也，皆宜用此加减主之。词不条贯。

生地二钱　熟地三五钱　芍药二钱　麦冬二钱　甘草一钱　牛膝一钱半　丹参一钱　水二钟，煎七分，食远温服。

陈修园曰：甘寒之法，原不可废，试问此方有何意义？凡一切市上摇铃辈、贩药辈，谁不能如此配合者？景岳意以之立方垂训，又于方下自注许多症治，试问有一症入扣否？且饰以一、二、三、四、五各色，愈形其陋。

加减一阴煎

治证如前，而火之甚者，宜用此方。

生地　芍药　麦冬各二钱　熟地三五钱　炙甘草五七分　知母二钱　地骨皮一钱　水二钟煎服。

陈修园曰：此方去熟地，尚不甚驳杂。

二阴煎

此治心经有热，水不制火之病，故曰二阴。凡惊狂失志、多言多笑，或疮疹烦热、失血等证，宜此主之。

生地二三钱　麦冬二三钱　枣仁二钱　生甘草一钱　元参一钱半　黄连或一二钱　茯苓一钱半　木通一钱半　水二钟，加灯草二十根，或竹叶亦可，煎七分，食远服。

陈修园曰：心经有热，非此药钝滞所可疗。仲景泻心汤、防己地黄汤、风引汤俱有浴日补天之妙。制此方者全未梦见。

三阴煎

此治肝脾虚损、精血不足及营虚失血等证，故曰三阴。凡中风血不足养筋及疟疾汗出多、邪散而寒热犹不能止，是皆少阳、厥阴阴虚少血之病。微有火者宜一阴煎，无火者宜此主之。

当归三钱　熟地三五钱　甘草一钱　芍药酒炒，二钱　枣仁二钱　人参随宜　水煎温服。

陈修园曰：木为三数[1]，三阴煎者，治木病也。然其自注治"肝脾虚损"三句，绝不联贯。又云治"少阳、厥阴阴虚少血"之病，"阴虚少血"四字不通。谓此方能治少阳之病，试问方中何物是少阳之药？谓肝主血，入血分药俱能治肝，亦是模棱之术。《内经》云：伏其所主，先其所因。或收或散，或逆或从，随所利而行之，调其中气使之和平。厥阴之治法，惟仲景得之。若以此方常服，则气火交郁，百病续生，看似和平，其实伪君子之害，更甚于真小人也。

四阴煎

此保肺清金之剂，故曰四阴。治阴虚劳损、相火炽盛、津枯烦渴、咳嗽、吐衄、多热等证。

生地二三钱　麦冬二钱　白芍药二钱　百合二钱　沙参二钱　茯苓一钱半　生甘草一钱　水二钟，煎七分，食远服。

陈修园曰：金畏火，人之所知也。而《内经》曰：肺恶寒。又云：形寒饮冷则伤肺。"保肺清金"四字，流俗之谈，今人奉为格言，为害非浅。而景岳于此方又注云"相火炽盛，津枯烦渴"等句，亦是一偏之谈。火盛津枯者固有之，而不知津随气行，气之所到，津亦到焉。《金匮》治肺痿症以甘草干姜汤为首方。此旨非景岳所可蠡测。兹方汇平纯微寒之品，咳嗽吐血之人百服百死。吾愿业此道者，历溯乎日用此方之误，发一点天良，而自加惩创焉。

五阴煎

凡真阴亏损、脾虚失血等证，或见溏泄未甚者，所重在脾，故曰五阴。忌润滑，宜此主之。

熟地五七钱或一两　山药炒，三钱　扁豆炒，二三钱　甘草一二钱，炙　茯苓一钱半　芍药炒黄，二钱　五味子二十粒　人参随宜用　白术炒，二钱　水二钟，加莲肉（去心）二十[2]粒煎服。

陈修园曰：景岳自注方治数行，以"真"字换作"至"字，便有意义。凡经中"阴虚"二字，多指脾虚而言，以脾为阴中之至阴也，但补阴有理中汤，尽美尽善。景岳不知"阴阳"二字的解，满腔俱是归、地补阴，参、术补阳之说，遂有此方之庸劣。又加以熟地一味，杂乱无章，以至患此者，百服百死。余为活人计，不得不大声疾呼也。

大营煎

治真阴精血亏损及妇人经迟血少、腰膝筋骨疼痛，或气血虚寒、心腹疼痛等证。

---

[1]　木为三数：《河图》以1至10十个自然数合天地五行，说明五行生成数，1、2、3、4、5分别为水、火、木、金、土之生数。

[2]　十字下原脱"粒"，据上海图书集成本补。

当归二三钱或五钱　熟地三五七钱　枸杞二钱　甘草一二钱　杜仲二钱　牛膝二钱半　肉桂一二钱　水二钟，煎七分，食远服。

陈修园曰：据云真阴精血亏损，必求之太阴阳明，以纳谷为宝，生血化精，以复其真阴之不足，若徒用熟地、当归、牛膝、枸杞等，湿伤脾而滞妨胃，反竭其精血之源也。腰膝筋骨疼痛，非风即湿，术、附是其要药；心腹疼痛与此等方，亦更无涉，惟经迟血少者，颇为近道。

小营煎

治血少阴虚，此性味平和之方也。

当归二钱　熟地二三钱　芍药炒，二钱　山药炒，二钱　枸杞二钱　甘草一钱　水二钟，煎七分，食远服。

陈修园曰：血少阴虚，论是大营煎。此方自注云"性味和平"，究竟无一味是治病之品，学者最不可走此一路，养病以害人也。时医郑培斋专精此法，名噪一时，夏月患霍乱吐泻，自用藿香正气散二服而毙。是以通套药误人而自误也。

补阴益气煎

此补中益气汤之变方也。治劳倦伤阴，精不化气，或阴虚内乏[1]，以致外感不解、寒热疟疟、阴虚便结不通等证。凡属阴气不足，而虚邪外侵者，用此升散，无不神效。乱道。

人参一二三钱　当归一二钱　山药酒炒，二三钱　熟地三、五钱或一二两　陈皮一钱　甘草一钱　升麻二分，火浮于上者，去此不必用　柴胡二三钱，如无外邪者不用　水二钟，加生姜三五七片，煎八分，食远温服。

陈修园曰："劳倦伤阴，精不化气"八字不通。又云"阴虚内乏，致外感不解"，此药更不可沾唇，必从桂枝汤和阴阳而调营卫，又啜粥以助胃气之内乏，取

水谷之津以为汗，则邪从汗解，而阴液不伤矣。又云"寒热疟疟，便结不通"等证，更非此方所可幸效，必用小柴胡汤方效。仲景云"上焦得通，津液得下，胃气因和，身濈然汗出而解"，圣法彰彰。景岳方平庸者居多，久服每因循而误事，此则杂乱无章，入咽之顷，其害立见。

举元煎

治气虚下陷，血崩血脱，亡阳垂危等证。有不利于归、熟等剂，而但宜补气者以此主之。黄芪、升麻非补气之品，亡阳汗多者大忌之。

人参　黄芪各三五钱　甘草一二钱　升麻五七分，炒用　白术炒用，一二钱　水二钟半，煎七、八分，温服。

陈修园曰：此从补中益气汤减去数味即不成方义。

两仪膏

治精气大亏，诸药不应，或以克伐太过，耗损真阴。凡虚在阳分，而气不化精者，宜参术膏[2]。若虚在阴分，精不化气者，莫妙于此。其有未至大病，而素觉阴虚者，用以调元，尤称神妙。

人参半斤或四两　大熟地一斤　以河水熬膏，不拘时服。

陈修园曰：人参生于上党山谷，辽东幽冀诸州，背阳向阴，其味甘中带苦，其质柔润多液，置于日中一晒，便变色而易蛀，其为阴药无疑，读《神农本草经》自知。景岳又倍用熟地合煮成膏，俱是纯阴之气，于阳脏之人，及烦躁多热之病，便闭溺短、易饥者，未始不宜之；若咳嗽、

---

[1] 乏：原作"泛"，据上海章福记本改。
[2] 参术膏：《景岳全书·古方八阵》方，人参、白术等分，水煎熬膏。

食少、便溏等症，当视之如砒。以"两仪"命名不确。

贞元饮

治气短似喘，呼吸促急，提不能升，咽不能降，气道噎塞，势剧垂危者。常人但知为气急其病在上，而不知元海无根，亏损肝肾，此子午不交① 气脱症也。尤为妇人血海常亏者，最多此证，宜急用此饮以济之缓之，敢云神剂。凡诊此证，脉必微细无神；若兼紧，尤为可畏。倘庸众不知，妄云痰逆气滞，用牛黄、苏合及青皮、枳壳破气等剂，则速其危矣。庸医用此方，方后必录此不通语，可笑！

熟地七、八钱，甚者一二两　甘草一二三钱　当归一二钱　水二钟，煎八分，温服。

陈修园曰：此方治烦渴易饥，时或气急，不利于辛散燥热之剂。景岳取熟地、当归以济其枯，取甘草以缓其急，为轻症立法，偶或有效。若咳嗽挟寒水之气上逆，非小青龙佐以真武不可②。若风火而激动水饮，非越婢加半夏汤不可。若支饮内痛，不得畏十枣汤之峻攻。若饮满气闭，不必虑葶苈大枣泻肺汤之苦寒。少阴之气上脱，必用通脉四逆汤加胆汁人尿以导之；太阴之气不输，必用理中汤倍加人参以助之。此皆急救法也。《金匮》云：气短有微饮，当从小便去之，肾气丸主之，苓桂术甘汤亦主之。此缓治法也。若用贞元饮，遏元阳助水邪，而又滞痰壅气，无不下咽立危者。特不解时医以此方日杀数人，而不知变计，吾知其良心丧尽矣！

当归地黄饮

治肾虚腰膝疼痛等证。

当归二三钱　熟地三五钱　山药一钱　杜仲一钱半　牛膝一钱半　山茱萸一钱　甘草八分

水二钟，煎八分，食远服。

陈修园曰：腰膝疼痛，因风寒湿三气者最多，服此方必剧，以助湿留邪也。至云起于肾虚，岂熟地、枸杞等药为肾虚必需之品乎？抑亦顾末忘本矣！

济川煎

凡病涉虚损，而大便闭结不通，则硝、黄攻击等剂必不可用。若势有不得不通者，宜此主之。此用通于补之剂也，最妙。

当归三五钱　牛膝二钱　肉苁蓉酒洗去盐，一二钱　泽泻一钱半　升麻五七分或一钱　枳壳一钱，虚甚者不必用　水一钟，煎七分，食前服。

陈修园曰：大便秘者，除脾约丸、三气汤③ 外，又有大热之备急丸，大寒之更衣丸，通津液之小柴胡汤，下实火之大柴胡汤等法，皆圣法也。而滋润之说，为庸医之逢迎富贵，掩覆空疏之诡术，如此方是也。然视近今五仁丸，又差胜一格。

地黄醴

治男妇精血不足、营卫不充等患，宜制此常用之。

大怀地取味极甘者烘晒干，以去水气，八两　沉香一钱，或白檀二分亦可　枸杞用极肥者，亦烘晒以去润气，四两　上约每药一斤，可用高烧酒十斤浸之，不必煮，但浸十日之外即可用矣。凡服此者，不得过饮，服完又加酒六七斤，再浸半月，仍可用。

陈修园曰：此服食方，却亦妥当。

归肾丸

治肾水真阴不足、精衰血少、腰酸脚

---

① 子午不交：地支属五行应五脏，子午分属水火应肾心。子午不交，即心肾不交。
② 可：原作"乎"，据光霁堂本改。
③ 三气汤：疑三承气汤。

软、形容憔悴、遗泄阳衰等证。

熟地_{八两} 山药_{四两} 山茱萸_{肉,四两} 茯苓_{四两} 归身_{三两} 枸杞_{四两} 杜仲_{四两,盐水炒} 菟丝子_{制,四两} 炼蜜,同熟地膏为丸桐子大。每服百丸,饥时开水送下。

陈修园曰:以丸药为补养,非古法也。始于孙真人,而后世因之。此方为通用之应酬方。亦不必议之。

赞化血余丹

此药大补气血,故能乌须发,壮形体,其于培元赞育之功,有不能尽述者。

血余_{八两} 熟地_{八两,蒸捣} 枸杞 当归 鹿角胶_{炒珠} 菟丝子_制 杜仲_{盐水炒} 巴戟_{肉酒浸,剥,炒干} 小茴香_{略炒} 白茯苓_{乳拌,蒸熟} 肉苁蓉_{酒洗去鳞甲} 胡桃肉_{各四两} 何首乌_{小黑豆汁拌蒸七次,如无黑豆或牛乳,人乳拌蒸俱妙,四两} 人参_{随宜,如无亦可} 上炼蜜丸,每食前用白沸汤送下二三钱。

陈修园曰:血余灰能利小便,如久患淋沥及溺血者最宜,久聋者亦宜之。此方颇有条理,但首乌宜去之。

养元粉

大能实脾养胃气。

糯米_{一斗,水浸一宿,沥干,慢火炒熟} 山药_炒 芡实_炒 莲肉_{各二两} 川椒_{去目及闭口者,炒①出汗,取红末二三钱} 上为末,每日饥时以滚水一碗,入白糖三匙化开,入药末一二两调服之。或加四君子、山楂肉各一二两更妙。

陈修园曰:此方颇佳,但非治病药耳。

玄武豆

羊腰子_{五十个} 枸杞_{二斤} 补骨脂_{一斤} 大茴香_{六两} 小茴香_{六两} 肉苁蓉_{十二两,大}

便滑者去之 青盐_{八两,如无苁蓉,此宜十二两} 大黑豆_{二斗,圆净者,淘洗净} 上用甜水^②二斗,以砂锅煮前药七味至半干,去渣入黑豆,匀火煮干为度。如有余汁俱宜拌渗于内,取出用新布摊匀晒干,磁瓶收贮,日服之,其效无穷。如无砂锅,铁锅亦可。若阳虚者,加制附子二两更妙。

陈修园曰:此豆常服益人,但功缓耳。

蟠桃果

治遗精虚弱,补脾滋肾最佳。

芡实_{一斤,炒} 莲肉_{去心,一斤} 胶枣肉_{一斤} 熟地_{一斤} 胡桃肉_{去皮,二斤}。

陈修园曰:此方去熟地则药纯功大。

王母桃

培补脾胃^③,功力最胜。

白术_{用冬术切片,味甘者佳,苦者勿用。以米泔浸一宿,切片,炒} 大怀熟地_{蒸捣。上二味等分} 何首乌_{人乳蒸} 巴戟_{甘草水浸} 枸杞子_{烘。以上三味减半} 上为末,炼蜜捣丸龙眼大。每用三四丸,饥时嚼服,滚汤送下。

陈修园曰:方虽庸而却不杂。

休疟饮

此止疟最妙之剂也。若汗散既多,元气不复,或以衰老,或以弱质,而疟有不能止也,俱宜用此。化暴善后之第一方。其有他证,加减俱如法。

人参 白术_炒 当归_{各三四钱} 何首乌_{制,五钱} 甘草_{八分} 水二钟半,煎七分,食远服。渣再煎。或用阴阳水^④各一钟,饭后食远再服一钟。

---

① 炒:原作"以",据上海图书集成本改。
② 甜水:清净甘纯的水。
③ 胃:《景岳全书·新方八阵》作"肾",义长。
④ 阴阳水:生熟各半合成的水。一说由井水河水各半合成。

陈修园曰：久疟之治，以理中汤为第一善法。此方不寒不热，又重用首乌之涩，便不成方法。予每见服之减食，久服变成胀满之证。戒之！戒之！

景岳新方砭卷二

闽吴航陈念祖修园甫著

男 元豹道彪古愚
　元犀道照灵石　同校字

和　阵

金水六君煎

治肺肾虚寒，水泛为痰；或年迈阴虚，血气不足，外受风寒，咳嗽、呕恶、多痰、喘气等证神效。

当归二钱　熟地三五钱　陈皮一钱半　半夏一钱　茯苓二钱　甘草一钱　水二钟，生姜三五片，煎七八分，食远服之。

陈修园曰：二陈汤为驱痰之通剂。盖以痰之本水也，茯苓利水以治其本；痰之动湿也，茯苓渗湿以制其动。方中只此一味是治痰正药，其余半夏降逆，陈皮顺气，甘草调中，皆取之以为茯苓之佐使耳。故仲景方，痰多者俱加茯苓，呕者俱加半夏，古圣不易之法也。景岳取熟地寒润，当归辛润，加此二味，自注为肺肾虚寒，水泛为痰之剂。不知肺寒非干姜、细辛、五味子合用不可；肾寒非干姜、附子重用不可。若用当归、熟地之寒湿，助其水饮，则阴霾四布，水势上凌，而气逆咳嗽之病日甚矣。燥湿二气，若冰炭之反。景岳以骑墙之见，杂凑成方，方下张大其说以欺人。庸医喜得骗人糊口之具，其如草菅人命何？

六安煎

治风寒咳嗽及非风初感、痰滞气逆等证。

陈皮一钱半　半夏二三钱　茯苓二钱　甘草一钱　杏仁二钱　白芥子五七分，老年气弱不用　水一钟半，加生姜三五七片，煎七分，食远服。

陈修园曰：此方看似平稳，其实咳嗽气喘者服之效者少，不效者多。且白芥子、杏仁性不驯良，多服每令人吐血，不如《伤寒论》《金匮》诸法之有利无弊也。

和胃二陈煎

治胃寒生痰，恶心呕吐、胸膈满闷、嗳气。

干姜炒，一二钱　砂仁四五分　陈皮　半夏　茯苓各一钱半　炙甘草七分　水一钟半，煎七分，不拘时温服。

陈修园曰：方稳。

苓术二陈煎

治痰饮、水气停蓄心下，呕吐吞酸等证。

猪苓一钱半　白术一二钱　泽泻一钱半　陈皮一钱　半夏一二钱　茯苓一钱半　甘草八分　干姜炒黄，一二钱　水一钟半煎。

陈修园曰：方佳。

和胃饮

治寒湿伤脾，霍乱吐泻及痰饮水气、胃脘不清、呕恶、胀满、腹痛等证。

陈皮　厚朴各一钱半　干姜炮，二钱　甘草一钱　水一钟半，煎七分，温服。

陈修园曰：自和胃二陈煎①至此方俱佳。但干姜不宜炮，恐炮透则气焦味苦，转失其性，且恐减其雄烈辛味，不能变胃而受胃变也。

排气饮

治气逆食滞、胀痛等证。

陈皮二钱五分　木香七分或一钱　藿香一钱五分　香附二钱　枳壳一钱五分　泽泻二钱　乌药二钱　厚朴一钱　水一钟半，煎七分，热服。

陈修园曰：方中香药太多，未免耗气，而枳壳、乌药尤不驯良，不如七气汤之妙也。

大和中饮

治饮食留滞、积聚等证。

陈皮一二钱　枳实二钱　砂仁五分　山楂二钱　麦芽一钱　厚朴一钱半　泽泻一钱半，水一钟半，煎七分，食远温服。

陈修园曰：饮食留滞在膈者，宜瓜蒂吐之；在腹者，宜承气下之。若徒用此药消导，非古人之治法。唐、宋以后以消导法取诸酿酒，鼻中自闻有酒味则效。然肠胃非酒坛，何以当此克破而无腐肠之患乎？不如《金匮》用承气汤之有利无弊也。

小和中饮

治胸膈胀闷，或妇人胎气滞满等证。

陈皮一钱五分　山楂二钱　茯苓一钱半

厚朴一钱半　甘草五分　扁豆炒，二钱　水一钟半，加姜三五片，煎服。

陈修园曰：胸膈胀闷多属浊气在上所致，仲景《伤寒》《金匮》诸方俱神。若此方之庸，不过冀其幸效而已。至妇人胎气滞满，方中山楂更不合宜。

大分清饮

方在寒阵五。

小分清饮

治小水不利、湿滞肿胀，不能受补等证，此方主之。

茯苓二三钱　泽泻二三钱　薏苡仁二钱　猪苓二三钱　枳壳一钱　厚朴一钱　水一钟半，煎七分，食前服。

陈修园曰：小水不利，皆由三焦失其决渎之职，以致膀胱之气不化，自有治本清源之道。大分清、小分清二饮之浅陋，不足以治重症也。

解肝煎

治暴怒伤肝，气逆胀满、阴滞等证。如兼肝火者，宜用化肝煎。

陈皮　半夏　厚朴　茯苓各二钱半　苏叶　芍药各二钱　砂仁七分　水一钟半，加生姜三五片，煎服。

陈修园曰：此方从七气汤套来，加陈皮、芍药、砂仁三味，便成蛇足。且七气汤仿于《金匮》之半夏厚朴汤。原方以生姜为君，茯苓为臣，紫苏、厚朴、半夏为佐使。后人套其方为七气汤已陋，景岳又套其方而混加之，陋而又陋矣。

二术煎

治肝强脾弱，气泄、湿泄等证。

———

① 煎：原作"汤"，据上海图书集成本改。

白术炒，二钱或三钱　苍术米泔浸，炒，二钱　芍药炒黄，二钱　陈皮炒，一钱五分　甘草一钱，炙　茯苓二钱　厚朴姜汤炒，一钱　木香六七分　干姜炒黄，二钱　泽泻炒，一钱半　水一钟半，煎七分，食远服。

陈修园曰：此方芍药二钱宜换作防风一钱半则纯。

廓清饮

治三焦壅滞，胸膈胀满、气道不清、小水不利、年力未衰通身肿胀，或肚腹单胀、气实非水等证。

枳壳二钱　厚朴一钱半　大腹皮一二钱　白芥子五七分或一二钱　莱菔子生捣，一钱　如中不甚能食者，不必用此。　泽泻二三钱　陈皮一钱　水一钟半，煎七分，食远温服。

陈修园曰：实症可以暂①服此方，未效即宜舍去，以此方皆逐末而忘本也。

扫虫煎

治诸虫上攻，胸腹②作痛。

青皮一钱　小茴香炒，一钱　槟榔　乌药各一钱半　细榧肉三钱，敲碎　吴茱萸一钱　乌梅二个　甘草八分　朱砂　雄黄各五分，俱为极细末　上将前八味用水一钟半，煎八分去渣，随入后二味，再煎三四沸搅匀，徐徐服之。

陈修园曰：轻症可偶用，若重症必须乌梅丸。

十香丸

治气滞、寒滞诸痛。

木香　沉香　泽泻　乌药　陈皮　丁香　小茴香　香附酒炒　荔核煨焦，等分　皂角微火烧烟尽　上为末，酒糊丸弹子大者，磨化服丸桐子大，汤下亦可。

陈修园曰：此丸颇纯。

芍药枳术丸

治食积痞满及小儿腹大胀满、时常疼痛、脾胃不和等证。

白术二两，面炒　赤芍药二两，酒炒　枳实一两，面炒　陈皮一两　用荷叶汤煮黄，老米③粥为丸桐子大，米饮或滚白汤送下百余丸。

陈修园曰：《金匮》枳术汤，洁古变汤为丸，已非古法；景岳加陈皮则行气之药太过，又加芍药之苦泄，大为离经叛道也。

苍术丸

治寒湿在脾，泄泻久不能愈者。

云茯苓四两　白芍药炒黄，四两　甘草一两　川椒去闭口者，炒出汗　小茴香炒，各一两　厚朴三两，姜汁炒　真茅山苍术八两，米泔浸一宿，切，炒。如无，即以好白术代之　破故纸酒浸二日，晒干炒香，四两　上为末，糯米糊为丸，桐子大，每食远清汤送下八十丸。

陈修园曰：下利者减芍药、大黄，仲景圣法也。兹方芍药用四两之多，可知景岳之不学古也。宜姜枣汤泛丸，若糯米则太坚不化。

贝母丸

消痰热，润肺止咳，或肺痈、肺痿，乃治标之妙剂。

贝母一两为末，用沙糖或蜜丸龙眼大，或噙化，或嚼服之。

陈修园曰：《神农本草经》云：贝母气味辛平无毒，主伤寒烦热、淋沥、邪气、疝瘕、喉痹、乳痈、金疮、风痉。原文只此二十七字，此方有一症合经旨否？

---

① 暂：原作"渐"，据光霁堂本改。

② 腹：原作"胀"，据上海图书集成本改。

③ 老米：陈仓米。

然倡斯法者，由来有渐，不自景岳始也。

括痰丸

治一切停痰积饮，吞酸呕酸、胸胀闷、疼痛等证。

半夏制，二两　白芥子二两　干姜炒黄，一两　猪苓一两　甘草五钱　陈皮四两，切碎用盐二钱入水中，拌浸一宿，晒干。上为末，汤浸蒸饼为丸，绿豆大，每服一钱许，滚白汤送下。

陈修园曰：方中白芥子用之失法，余亦平平。

神香散

治胸胁胃脘逆气难解、疼痛、呕哕、胀满、痰饮膈噎，诸药不效者，用此最妙。

丁香　白豆蔻或砂仁亦可　上二味，等分为末，清汤调下五七分，甚者一钱，日数服不拘。

陈修园曰：此方可以暂服，若服至数日外，必增燥渴之症。

攻　阵

吐　法

此方可代瓜蒂、三圣散之属。凡邪实上焦，或痰或食、气逆不通等证，皆可以此吐之。用莱菔子捣碎，以温汤和搅，取淡汤徐徐饮之，少顷即当吐出，即有吐不尽亦必从下行矣。

陈修园曰：吐法必遵仲景瓜蒂、栀豉诸方。此法为小家伎俩，不能治大病也。

赤金豆亦名八仙丹

治诸积不行。凡血凝、气滞、疼痛、肿胀、虫积、结聚、癥坚，宜此主之。此丸去病捷速，较之硝、黄、棱、莪之类，过伤脏气者，大为胜之。

巴霜去皮膜，略去油，一钱半　生附子切，略炒燥，二钱　皂角炒微黑，二钱　轻粉一钱　丁香　木香　天竺黄各三钱　朱砂二钱为衣　上为末，醋浸蒸饼为丸莱菔子大，朱砂为衣。欲渐去者，每服五七丸；欲骤行者，每服一二十丸，用滚汤下。或煎药，或姜、醋、茶、蜜；茴香、使君子煎汤为引送下。若利多不止，可饮冷水一二口即止，盖此药得热则行，得冷则止也。

陈修园曰：仲景承气法、抵当法、大小陷胸法、十枣法、葶苈法、白散方及《金匮》三物、五物、七物法，攻邪之中，大寓养正之道。若赤金豆、太平丸、敦阜丸、猎虫丸、百顺丸，并吐法，只知攻邪，不顾元气。下咽之后，恐邪气与元气俱尽而死。慎之！慎之！

太平丸

治胸腹疼痛胀满及食积、血积、气疝、血疝、邪实秘滞、痛剧等证。

陈皮　厚朴　木香　乌药　白芥子　草豆蔻　三棱　莪术煨　干姜　牙皂炒断烟　泽泻　以上十一味，俱为细末。巴豆用滚汤泡，去心、皮膜，称足一钱，用水一碗，微火① 煮至半碗，将巴豆捞起，用乳钵研极细，仍将前汤搀入研匀，然后量药多寡，入蒸饼浸烂，捣丸。前药如绿豆大，每用三分或五分，甚者一钱。

敦阜丸

治坚顽食积停滞肠胃，痛剧不行等证。

木香　山楂　麦芽　皂角　丁香　乌药　青皮　陈皮　泽泻各五钱　巴霜一钱

————

① 火：原作"水"，据光霁堂本改。

上为末，用生蒜头一两研烂，加热水取汁浸，蒸饼捣丸绿豆大。每服二三十丸，随便用汤引送下。如未愈，徐徐渐加用之。

猎虫丸

治诸虫积胀痛、黄瘦等证。

芜荑　雷丸　桃仁　干漆_{炒烟尽}　雄黄　锡灰　皂角_{烧灰尽}　槟榔　使君子_{各等分}　轻粉_{减半}　细榧肉_{加倍}　汤浸，蒸饼为丸绿豆大。每服五七分，滚白汤下，陆续服。

百顺丸

治一切阳邪积滞。凡气积、血积、虫积、食积、伤寒实热秘结等证，但各为汤引，随宜送下，无往不利。

川大黄_{锦纹者一斤}　牙皂角_{炒微黄，一两六钱}　上为末，用汤浸，蒸饼捣丸绿豆大。每用五分或一钱，或二三钱，酌宜用引送下。或蜜为丸亦可。

散　阵

一柴胡饮

一为水数，从寒散也。

柴胡_{二三钱}　黄芩_{一钱半}　芍药_{二钱}　生地_{一钱半}　陈皮_{一钱半}　甘草_{八分}　水一钟半，煎七八分，温服。

二柴胡饮

二为火数，从温散也。

柴胡_{二三钱}①　陈皮_{一钱半}　半夏_{二钱}　细辛_{一二钱}　厚朴_{一钱半}　水一钟半，煎七分，温服。

三柴胡饮

三为木数，从肝经血分也。

柴胡_{二三钱}　芍药_{一钱半}　甘草_{一钱}　陈皮_{一钱}　生姜_{三五片}　当归_{一钱，溏泄者易以熟地}　水一钟半，煎七分，温服。

四柴胡饮

四为金数，从气分也。

柴胡_{二三钱}　甘草_{一钱}　生姜_{三五七片}　当归_{二三钱，泻者少用}　人参_{二、三钱，或五、七钱酌而用之}　水二钟，煎七八分，温服。

五柴胡饮

五为土数，从脾胃也。

柴胡_{一二三钱}　当归_{二、三钱}　熟地_{三五七钱}　白术_{二三钱}　芍药_{一钱半，炒用}　甘草_{一钱}　陈皮_{酌用或不必用}　水一钟半，煎七八分，食远热服。

正柴胡饮

凡外感风寒，发热恶寒、头疼身痛、疟疾初起等证。凡气血和平，宜从平散者此主之。

柴胡_{二三钱}　防风_{一钱}　陈皮_{一钱}　芍药_{一钱}　甘草_{一钱}　生姜_{三五片}　水一钟，煎七八分，热服。

陈修园曰：《神农本草经》云：柴胡气味苦平，无毒，主心腹肠胃中结气，饮食积聚，寒热邪气，推陈致新，久服轻身明目，益精。原文共三十六字，无一字言及发汗。故少阳症有汗、吐、下禁，首禁发汗。仲景小柴胡汤用八两之多，其不发汗可知，并可以悟其性之益人，多服无伤，功效颇缓，重用始效也。景岳未读《本草经》，误认柴胡为散药，故以柴胡为主，合生地、黄芩、白芍等名一柴胡饮，为寒散；合细辛、生姜、厚朴等名二柴胡饮，为温散；合芍药、当归、陈皮、生姜

———————

① 原脱"柴胡二三钱"，据上海商务印书馆本补。

等名三柴胡饮，从血分而散；合人参、生姜、当归等名四柴胡饮，从肺经气分而散；合熟地、白术、归、芍名五柴胡饮，从脾胃而散；合防风、陈皮、甘草、生姜等名正柴胡饮，从平散。无知妄作，莫此为甚！今之医辈喜其简便易从，邪说横行，反令仲景发汗诸神法无一人谈及。凡伤寒病，一年中因此方枉死几千万人，诚可痛恨！

麻桂饮

治伤寒瘟疫，阴暑疟疾。凡阴寒气胜，而邪有不能散者，非此不可。无论诸经、四季，凡有是证即宜是药，勿谓夏月不可用也。不必厚盖，但取津津微汗，透彻为度。此实麻黄、桂枝二汤之变方，而其神效则大有超出二方者，不可不为细察。致疑，大言欺人也。

官桂一二钱　当归三四钱　甘草一钱　陈皮随宜用，或不用亦可　麻黄二三钱　水一钟半，加生姜五七片或十片，煎八分，去浮沫，不拘时服。

陈修园曰：仲景桂枝汤是补正之剂，啜粥取微似汗，兼能散邪；麻黄汤是散邪之剂，方中不杂姜、枣，不啜粥，令麻黄直达于表，不逗留于中，亦隐寓补正之法，二方之神妙，不可方物。景岳掠是方，而妄用当归之动营，陈皮之耗气，服之害人非浅。且云：阴气不足者加熟地，三阳并病者加柴胡，任意乱道，以人命为戏，景岳诚仲景之罪人也。

大温中饮

凡患阳虚伤寒，及一切四时劳倦，寒疫阴暑之气，身虽炽热，时犹畏寒，即在夏月亦欲衣被覆盖，或喜热汤，或兼呕恶泄泻，但六脉无力，肩背怯寒，邪气不能外达等证。此元阳大虚，正不胜邪之候；

若非峻补托散，则寒邪日深，必致不起。温中自可散寒，即此方也。服后畏寒悉除，觉有燥热，乃回阳作汗佳兆，不可疑之畏之。

熟地三五七钱　冬白术三五钱　当归三五钱，如泄泻者不宜用，或以山药代之　人参二三钱，甚者一二两，或不用亦可　甘草一钱　柴胡二三四钱　麻黄一二三钱　肉桂一、二钱　干姜炒熟，一二三钱，或用煨生姜三五七片亦可　水二钟，煎七分，去浮沫，温服或略盖取微汗。

陈修园曰：仲景一百一十三方，只炙甘草汤用地黄，以心下悸、脉结代，为病后津液不足用之，若初病邪盛则不用也。用人参有数方，皆汗、吐、下后取其救液，或温药中加此甘寒之品，以剂和平，若初病邪盛亦不用也。即太阳篇中新加汤有用人参法，特补脉"沉迟"二字，以辨身痛不是余邪，乃营血凝滞作痛，故以人参借姜、桂之力，增芍药领入营分以通之，所谓通则不痛是也。且又别其名曰"新加"，言前此邪盛不可用，今因邪退而新加之也。病不由于水湿及太阴者，不用白术；病不关太阴吐利、少阴厥者，不用干姜；病不关于厥阴者，不用当归；病不涉于阳明中风及太阳转属少阳者，不用柴胡；病非太阳实邪无汗者，不用麻黄。圣法严密，逾之多坏。景岳未读仲景书，混以归、地补血，参、术补气，甘草和中为内托法；混以麻黄大发汗，柴胡轻发汗，姜、桂温经发汗为外攻法，竟以想当然之说，饰出"阳根于阴，汗化于液，云腾致雨"等语，大言欺人，以乱圣法。景岳真医中之利口也。

柴陈煎

治伤风兼寒，咳嗽发热、痞满多痰等证。

柴胡二三钱　陈皮一钱半　半夏二钱　茯

苓二钱 甘草一钱 生姜三五七片 水一钟半，煎七分，食远温服。

陈修园曰：二陈汤加柴胡，时疟初起者可用，不可轻试。

柴芩煎

治伤寒表邪未解，外内俱热、泻痢烦渴，喜冷气壮、脉滑数者，宜此主之；及疟痢并行、内热失血，兼表邪发黄等证。

柴胡二三钱 黄芩 栀子 泽泻 木通 枳壳各一钱五分 水二钟，煎八分，温服。

陈修园曰：仲景云：凡用栀子汤，病人旧微溏者，不可与服之。此圣法也。景岳未读仲景书，故制此方以治疟痢并行，吾知受其害者多矣。

柴苓饮

治风湿发黄，发热身痛、脉紧；表里俱病，小水不利、中寒泄泻等证。

柴胡 猪苓 茯苓 泽泻各一钱 白术二三钱 肉桂一二三钱 水一钟半，煎服。

陈修园曰：仲景五苓散为内烦外热病，行水中寓小汗之法。方中桂之色赤入丙，四苓色白归辛，丙辛合为水运①，用之为散，服后多服暖水，使水精四布，上滋心肺，外达皮毛，溱溱汗出，表里之烦热两除矣。景岳变散为饮已失方义，又君以柴胡，俾诸药互相窒碍，误人滋甚。余二十岁时，诊新美境郑孝锦症，用五苓散二钱，饮热水出汗，即烦退呕止。下午孝节郑某至，谓单行水道不可，遂用此方。余年轻不敢与争，心甚疑之，遂辞去。后一日，寒热②如疟，改用玉女煎一服而亡。附此以为用此方之戒。现今郑某次子仍守家传而不知反③，惜余未能一遇而正告之。

柴胡白虎煎

治阳明温热，表邪不解等证。

柴胡二钱 石膏三钱 黄芩二钱 麦冬二钱 细甘草七分 水一钟半，加竹叶二十片，煎服。

陈修园曰：仲景白虎汤、竹叶石膏汤俱加粳米，以逗留石药于胃中，神妙极矣。景岳竟去粳米，反加黄芩之苦，大失方义，更加柴胡谬甚！

归葛饮

治阳明温暑时证，大渴；津液枯涸，阴虚不能作汗等证。

当归三五钱 葛根二三钱 水二钟，煎一钟，以冷水浸凉，徐徐服之，得汗即解。

柴葛煎

方在因阵十八。治瘟毒表里俱热。

陈修园曰：景岳归葛饮、柴葛煎之误，皆缘未读《本草经》，为李东垣、李时珍诸说所惑故也。

秘传走马通圣散

治伤寒阴邪初感等证。

麻黄 甘草各一两 雄黄二钱 上为细末，每服一钱，热酒下，即汗。

秘传白犀丹

发散外感、瘟疫、痫毒等证。

白犀 麻黄去节 山慈菇 玄明粉 真血竭 甘草各一钱 雄黄八分 上为末，用老姜汁拌，丸如枣核大；外以大枣去

---

① 丙辛合为水运：天干统运，丙和辛均统水运。
② 热：原作"邪"，据上海图书集成本改。
③ 反：通"返"。

核，将药填入枣内，用薄纸裹十五层，入砂锅内炒，令烟尽为度，取出去枣肉。每药一钱，入冰片一分，麝香半分，研极细末，磁罐收贮。用时以角簪蘸麻油粘药点眼大角。轻者只点眼角，重者仍用些须吹鼻，男先左，女先右，吹、点皆同。如病甚者先吹鼻后点眼，点后蹯脚坐起，用被齐项暖盖，半炷香时自当汗出邪解。如汗不得出，或汗不下达至腰者，不治。又一制法，将前药用姜汁拌作二丸，以乌金纸①两层包定；外捣红枣肉如泥包药外，约半指厚，晒干。入砂锅内，再覆以砂盆，用盐泥固缝，但留一小孔以候烟色。乃上下加炭，先文后武，待五色烟尽，取出去枣肉。每煅过药一钱，只加冰片二分，不用麝香。

陈修园曰：景岳秘传走马通圣散、白犀丹，用药颇奇，恐过峻而不轻试。

归柴饮

治营虚不能作汗，及真阴不足，外感寒邪难解者，此神方也。

当归一两　柴胡五钱　甘草八分，水一钟半，煎七分，温服。

陈修园曰：景岳"治真阴不足，外感寒邪难解"等语，惑人滋甚。惟温疟寒邪淅淅②在皮肤中者，其效甚神。又云"大便溏者以白术代当归"，妄甚！读《神农本草经》者，自知予言不谬。

寒　阵

保阴煎

治男妇带浊、遗淋色赤带血、脉滑多热、便血不止，及血崩、血淋，或经期太早；凡一切阴虚内热动血等证。

生地　熟地　芍药各二钱　山药　川

续断　黄芩　黄柏各一钱半　生甘草一钱　水二钟，煎七分，食远温服。

陈修园曰：阴者，中之守也。圣经③中言"阴虚"，多指太阴而言。景岳不知此旨，以熟地、山药、当归等为益阴、理阴、固阴，生地、芍药、麦冬等为保阴、化阴、滋阴、约阴，授庸医以杀人之刀而不见血，诚可痛恨！试以此方之药品与所列之治法，证之经旨，字字支离，不独虚寒人服之立毙，即阳脏多火之人，亦非此方可以幸效，盖以配合之失法也。

加减一阴煎

方见补阵九，治水亏火胜之甚者。

抽薪饮

治诸火炽盛而不宜补者。

黄芩　石斛　木通　栀子炒　黄柏各二钱　枳壳一钱半　泽泻一钱半　甘草三分　水一钟半，煎七分，食远温服，内热甚，冷服更佳。

陈修园曰：抽薪者，取釜下抽薪，从下泄之也。承气汤泄之于后，猪苓汤、茵陈蒿汤泄之于前，何其神妙！此方汇集微苦微利之药，绝无把握，胆不足，由于识不到也。诸火炽盛，此方全不足恃。

徙薪饮

治三焦凡火，一切内热，渐觉而未甚者，先宜清以此剂；其甚者，宜抽薪饮。

陈皮八分　黄芩二钱　麦冬　芍药　黄柏　茯苓　牡丹皮各一钱半　水一钟半，煎七分，食远温服。

陈修园曰：徙者，取转移之义也。仲

---

① 乌金纸：以铜为主，与金熔成的合金涂于纸上制成。用于包装药品。
② 淅淅：寒冷貌。
③ 圣经：古代经典医书。

景云：服小柴已渴者，属阳明也，以法治之。盖以相火寄甲乙①之间，肝胆为发温之原；肠胃为市②，阳明为成温之薮。小柴胡汤、白虎加人参汤，何其神妙！此用陈皮、牡丹之香以动气，又用芩、柏、芍药之苦以守之，与方名"徙薪"之字义不合，且药品亦杂，杂则不效。

大分清饮

治积热闭结，小水不利，或腰腹下部极痛，或湿热下利、黄疸溺血、邪热蓄血、腹痛淋闭等证。

茯苓　泽泻　木通各三钱　猪苓　栀子或倍　枳壳　车前子各一钱　水一钟半，煎八分，食远温服。

陈修园曰：清浊之所以分者，藉三焦之气化也。此方不知于三焦中，责其决渎之失职，徒汇利水之品成何方义？安能取效！

清流饮

治阴虚挟热泻痢，或发热喜冷，或下纯红鲜血，或小水痛赤等证。

生地　赤芍　茯苓　泽泻各二钱　当归一二钱　甘草一钱　黄芩　黄连各一钱半　枳壳一钱　水一钟半，煎服。

陈修园曰：治热痢、血痢及小水痛赤，制方平庸，病浅者亦可取效。其自注治法以"阴虚"二字冠首，则不通之至。试问"阴虚"二字指脾虚而言乎？指血虚而言乎？岂方中生地、白芍为阴虚通共之妙药乎？景岳之模糊在此，学景岳者之误人亦在此。

化阴煎

治水亏阴涸，阳火有余，小便癃闭、淋浊等证。

生地　熟地　牛膝　猪苓　泽泻　生

黄柏　生知母各二钱　绿豆二钱　龙胆草一钱半　车前子一钱　水二钟，加食盐少许，用文、武火煎八分，食前温服。

陈修园曰：此方之庞杂乱道，读《内经》及《本草经》者自知，置之勿论。

茵陈饮

治挟热泄泻、热痢、口渴喜冷、小水不利，黄疸、湿热闭涩等证。

茵陈　焦栀子　泽泻　青皮各三钱甘草一钱　甘菊花二钱　用水三四钟，煎二钟，不时陆续饮之。治热泻一服可愈。

陈修园曰：此方颇见平顺，但栀子炒焦失法。下利者宜易黄连；黄芩亦可。

清膈饮

治痰因火动，气壅喘满、内热烦渴等证。

陈皮一钱半　贝母二三钱，微敲破　胆星一二钱　海石二钱　白芥子五七分　木通二钱　水一钟半，煎七分，温服。

陈修园曰：方中白芥子不合法，宜入鲜竹叶二三十片。

化肝煎

治怒气伤肝，因而气逆动火，致为烦热、胁痛胀满、动血等证。

青皮　陈皮各二钱　芍药二钱　丹皮栀子炒　泽泻各钱半。如血见下部者，以甘草代之　土贝母二、三钱　水一钟半，煎七八分，食远温服。

陈修园曰：庸。

安胃饮

治胃火上冲，呃逆不止。

---

① 甲乙：天干属五行，甲乙皆为木，甲为阳木应胆，乙为阴木应肝。

② 原作"甫"，据上海图书集成本改。

陈皮　山楂　麦芽　木通　泽泻　黄芩　石斛等分　水一钟半　煎七分，食远服。

陈修园曰：方中去黄芩，加鲜竹茹二三钱，生姜为佐，便是良方。

玉女煎

治水亏火盛，六脉浮洪滑大，少阴不足，阳明有余，烦热干渴、头痛牙疼、失血等证如神；若大便溏泄者，乃非所宜。

生石膏三五钱　熟地三五钱或一两　麦冬二钱　知母　牛膝各一钱半　水一钟半，煎七分，温服或冷服。

陈修园曰：仲景用石膏清中，有白虎、竹叶二汤；用石膏祛邪，有大青龙、越婢二汤；用石膏出入加减有小青龙、木防己二汤，俱极神妙。景岳竟与熟地、牛膝同用，圣法荡然。吾闽南风俗：人死，戚友具奠烛者，俱书于烛上曰"金童去引，玉女来迎"。余目击服此煎者，无一不应此兆也。戒之戒之！

大清饮

治胃火烦热、发斑、呕吐等证。可与白虎汤出入酌用。

知母　石斛　木通各一钱半　石膏生用五六钱　水一钟半，煎七分，温服或冷服。

陈修园曰：白虎汤用粳米、甘草欲缓石膏、知母沉降之性，留连于中而不遽下，则入胃之后缓缓令其输脾归肺，水精四布而大烦大渴除矣。景岳去粳米、甘草，加石斛之淡，木通之渗，反以速石膏、知母之下行，正与仲景法相反。故曰：不读仲景书，开口便错。

绿豆饮

凡热毒、劳热诸火，热极不能退者，用此最妙。用绿豆不拘多寡，宽汤煮糜

烂，入盐少许，或蜜亦可。待冰冷，或厚或稀或汤，任意饮食之，日或三四次不拘。此物性非苦寒，不伤脾气，且善于解毒除烦，退热止渴，大利小水，乃浅易中之最佳捷者也。若火盛口干，不宜厚味，但略煮半熟　清汤冷饮之，尤善除烦清火。

陈修园曰：此退热之笼统剂，惟热疟大忌之。

玉泉散

亦名六一甘露散。治阳明内热烦渴、头痛、二便闭结、温疫斑黄及热痰喘嗽等证。

石膏六两，生用　粉甘草二两　上为末，每服一二三钱，新汲水① 或热汤，或人参汤调下。

陈修园曰：此方从《赤水玄珠》套出。

雪梨浆

解烦热，退阴火，此生津止渴之妙剂也。用清香甘美大梨削去皮，别用大碗盛清冷甘泉，将梨薄切浸于水中少顷，水必甘美。但频饮其水，勿食渣，退阴火极速也。

陈修园曰：大便溏者禁用。

滋阴八味丸

滋阴虚火盛，下焦湿热等证。

山药四两　丹皮三两　白茯苓三两　山茱萸肉四两　泽泻三两　黄柏盐水炒，三两　熟地八两，蒸捣　知母盐水炒，三两　上加炼蜜丸桐子大，或空心或午前用滚汤或盐淡汤送下百丸。

陈修园曰：方佳，而以"滋阴"二字命名不切。

———————

① 新汲水：新汲取的井水。

约阴丸

治妇人血海有热，经脉先期或过多者，或兼肾火而带浊不止，及男妇大肠血热便红等证。

当归　白术炒　芍药酒炒　生地　茯苓　地榆　黄芩　白石脂醋煅，淬　北五味　丹参　川续断各等分　上为末，炼蜜丸服。

陈修园曰：方板实，不能以治大病。"约阴"二字不妥。

服蛮煎

此方性味极轻极清，善入心、肝二脏，行滞气，开郁结，通神明，养正除邪，大有奇妙。

生地　麦门冬　芍药　石菖蒲　石斛　川丹皮极香者　茯神各二钱　陈皮一钱　木通　知母各一钱半　水一钟半，煎七分，食远服。

陈修园曰：杂乱无章，恐反激病气，扰动心主。经云：主不明则十二官危。余目击服此方后，神昏不语者甚多。戒之戒之！

约营煎

治血热便血，无论脾胃、小肠、大肠、膀胱等证，皆宜用此。

生地　芍药　甘草　续断　地榆　黄芩　槐花　荆芥穗炒黑　乌梅二个　水一钟半，煎七分，食前服。

陈修园曰：此市上摇铃之伎俩，景岳集之以名方，何大言不惭乃尔！

景岳新方砭卷三

闽吴航陈念祖修园甫著
男元豹道彪古愚
元犀道照灵石　同校字

热　　阵

四味回阳饮

治元阳虚脱，危在顷刻者。

人参一二两　制川附子一二钱　甘草一二钱　干姜二三钱，炮　水二钟半，武火煎七分。温服，徐徐饮之。

陈修园曰：仲景一百一十三方，用人参只有一十八方，皆因汗、吐、下之后亡其津液，取其甘寒以救阴；惟吴茱萸汤、理中汤、附子汤，三方刚燥之中，借其养阴以配阳。盖人参非补阳药也。读《神农本草经》者，自知景岳学浅心粗，惑于李时珍"能回阳气于无何有之乡"之说，遂视为神丹，每于救危之一法必用之，以致新定回阳二饮，用至一、二两之多，误人无算。昔人云：不读人间非圣书。余自三十岁后，所藏杂书俱付之一火，今方自信其颇纯也。景岳四味回阳饮即仲景四逆加人参汤，特别附子只用二三钱，干姜泡透，人参用一二两，则荒唐其矣。且四逆汤以生附配干姜，取其开辟群阴，迎阳归舍，交接十二经，为斩旗夺关之良将；而以甘草为主者，从容筹画所以尽其将将之能，此峻剂中之缓剂也。若倍加干姜则为

通脉四逆汤，以此时生气已离，亡在顷刻，若以柔缓之甘草为君，岂能疾呼散阳而使返耶？故倍用干姜而仍不减甘草者，恐散涣之余，不能当干姜之猛，还藉甘草以收全功也。二方俱不加人参者，虑阴柔之品反减姜、附之力；而论中有四逆加人参汤者，以其利止亡血而加之也。茯苓四逆汤亦少佐以人参者，以其烦躁在汗下之后也。景岳不明此理，妄立四味回阳饮以误人。余姑置弗辩，只明四逆汤为回阳正法，弗辩深于辩也。

六味回阳饮

治阴阳将脱等证。

人参一二两或数钱　制附子一二钱　炮干姜二三钱　甘草一钱，炙　熟地五钱或一两　当归身三钱。如泄泻者或血动者，以冬白术易之，多多益善　水一钟，武火煎七分，温服。

陈修园曰：凡人将死之顷，阳气脱而阴气必盛。其时大汗不止，为水泄于外；痰涎如涌，为水泛于上。水，阴气也。阳主生而阴主死，人将死全是阴气用事，或见冷痰，或见冷汗。故仲景于汗不止症必用茯苓以泄水，泄水即所以抑阴也。真武汤、茯苓桂枝白术甘草汤、茯苓甘草汤，皆因汗出而同用茯苓，当悟其不言之妙。而痰多加茯苓，师有明训，无庸余之再论

也。景岳不知回阳之义法在抑阴，反用胶粘之熟地，甘寒之人参，大助阴气，令一线残阳顷刻为群阴剥灭而死。人与尔何仇？必欲置之死地乎！即云方中亦有姜、附，其实数钱之姜、附，安能敌数两之地黄哉？仲景四逆汤，姜附汤、白通汤等，皆回阳法，人参且不轻加，况地黄乎？

理阴煎

此理中汤之变方也。

熟地三五七钱或一二两　当归二三钱或六七钱　甘草一二钱①　干姜炒黄，一二钱，或肉桂一二钱　水二钟，煎七八分，热服。

陈修园曰：景岳自注治法云：通治真阴虚弱。此方颇有一二味合处。又云"胀满、呕哕、痰饮恶心、吐泻腹痛"等句，与"真阴虚弱"句不相连贯，总是要用熟地、当归，不得不瞑目混说也。且云"为理中汤之变方，宜刚燥者当用理中，宜湿润者当用此方"更谬。夫上焦属阳，下焦属阴，而中焦则为阴阳相偶之处。参、草甘以和阴，姜、术辛以和阳，辛、甘相辅以处中，则阳阳自然和顺。不曰"温中"而曰"理中"，明非刚燥之剂也。景岳以庸耳俗目论药，不识刚柔燥湿之本。素喜柔润，故以归、地易人参、白术而改其名曰理阴煎。服之数剂则阴气内壅而为胀满，阴气上逆而为呕哕，阴水泛溢而为痰饮恶心，阴盛于中则上、下不交而吐泻，阴凝于内则阳不通而腹痛，阴盛于下则关元不暖而血滞经迟。不但不能治病，且以增病。又云"真阴不足，或素多劳倦之辈，因而忽感寒邪不能解散者，用此温补阴分，使阴气渐充则汗从阴达，而寒邪不攻自散"等语，更属无知妄作。夫太阳主表，为心君之藩篱，犹京都之有边关也。寒邪初感先入太阳之界，仲景麻、桂诸方汲汲以扶阳抑阴为事，法在发汗。汗为心

液，发之所以行君主之令也，以君主之阳内发则寒水之邪外散矣。若从景岳之说，以阴药助阴邪，不犹入井而下之石耶？吾不解庸医惯用此方，日误数人而仍不改辙者，岂尽天良之斫丧？抑亦惑于景岳夸大之言、归咎于病之深而莫救？不自知其术之谬而杀人也。

养中煎

治中气虚寒，为呕为泄者。

人参一二三钱　山药炒，二钱　白扁豆炒，二三钱　甘草一钱　茯苓一钱　干姜炒黄，二钱　水二钟，煎七分，食远温服。

陈修园曰：方亦平妥，但云"空虚觉馁者加熟地"，不无可议耳。

温胃饮

治中寒呕吐吞酸、泄泻、不思饮食，及妇人脏寒呕恶、胎气不安等证。

人参二三钱或一两　白术炒，一二钱或二两　当归一二钱，泄泻者不用　扁豆一钱　陈皮一钱半或不用　干姜炒焦，一二三钱　甘草一钱　水二钟，煎七八分，食远温服。

陈修园曰：方佳而加减陋。

五君子煎

治脾胃虚寒，呕吐泄泻而兼湿者。

人参二三钱　白术　茯苓各二钱　炙甘草一钱　干姜炒，一钱　水一钟半，煎服。

陈修园曰：纯粹，亦可作丸。

六味异功煎

治证同前而兼微滞者，即前方加陈皮。

陈修园曰：方亦纯。

---

① 钱字下原脱"干姜炒黄，一二钱，或肉桂一二钱"，据上海图书集成印书局本补。

参姜饮

治脾、肺、胃气虚寒，呕吐、咳嗽气短；小儿吐乳等证。

人参三五钱或倍之　甘草三五分　干姜炮，五分或二三钱，或用煨姜二三片　水一钟半，煎七分。徐徐服之。

陈修园曰：分两不得法。咳嗽者不可用。

胃关煎

治脾肾虚寒作泻，或甚至久泻、腹痛不止、冷痢等证。

熟地三五钱或一两　山药炒，二钱　白扁豆二钱，炒　甘草一二钱　焦干姜一二钱　吴茱萸制，五、七分　白术炒，一二三钱　水二钟，煎七分，食远温服。

陈修园曰：古人制方最难，景岳制方最易，不论何方，加入熟地，即云补肾，治真阴不足；加入人参，即云补气，治元阳衰乏。流俗喜其捷便，其邪说至今不息也。此方于苦燥辛温剂中君以熟地，不顾冰炭之反也，便注云“治脾肾虚寒作泻”，陋甚！

佐关煎

治生冷伤脾，泻痢未久，肾气未损者，宜此汤，以去寒湿安脾胃。此胃关煎之佐者也。

厚朴炒，一钱　陈皮炒，二钱　山药炒，二钱　甘草七分　猪苓二钱　泽泻二钱　干姜炒，一二钱　肉桂一二钱　水一钟半，煎服。

抑扶煎

治气冷阴寒，或暴伤生冷致成泻痢。凡初起血气未衰，脾肾未败，或胀痛，或呕恶者，皆先用此汤。此胃关煎表里药也，宜察虚实用之，其有寒湿伤脏，霍乱邪实者，最宜用此。

厚朴　陈皮　乌药各一钱五分　猪苓二钱　泽泻二钱　甘草一钱　干姜炮，一二钱　吴茱萸一二钱，制　水一钟半，煎七分，食远服。

陈修园曰：佐关煎、抑扶煎二方，虽不甚庞杂，但粗浅甚，不可为法。

四维散

治脾肾虚寒滑脱之甚，或泄痢不能止，或气虚下陷二阴，血脱不能禁者，无出此方之右。

人参二两　制附子二钱　干姜炒黄，二钱　甘草一二钱　乌梅肉五分或一钱。酌其味之微甚，随病人之意而用之，或不用　此即四味回阳饮也。上为末，和匀，用水拌湿，蒸一饭顷，取烘干再为末。每服一二钱，温汤调下。

陈修园曰：四维散即四味回阳饮加乌梅是也。但彼用之以回阳则误，此用之以救阴则得。盖久痢与二便血脱，人参是其要药是也，乌梅亦用得确当。

镇阴煎

治阴盛于下，格阳于上，则真阴失守，血随而溢，以致大吐大衄。六脉细脱，手足厥冷，危在顷刻，而血不能止者，速宜用此，使孤阳有归则血自安也。如治格阳喉痹上热者，当用此汤冷服。

熟地二三两　牛膝二钱　甘草一钱　泽泻一钱半　肉桂一二钱　制附子五七分或一二三钱　水二钟，速煎服。

陈修园曰：此方从八味地黄丸套来，方面却亦不杂。但初服效，二三服不甚效，四、五服反剧，何则？景岳谓阴虚于下，格阳于上，亦古人之相沿之语。其实是阳虚于上，阴气乘之，邪火因而窃动，忽得桂、附扶胸中之阳，如太阳一出，熠火无光。故初服而效，再服不效者，习以为常也；四、五服反剧者，桂、附阳药之少，不敌地黄阴药之多也。或问阴药数倍于阳药，阳药掣肘宜其不效，何以前效而后不效欤？曰：阴药性柔而行缓，缓则相续而不绝；阳药性刚而行急，急则迅发而无余。初服一剂，地黄让桂、附以先行，但见桂、附之扶阳，若忘地黄之滋阴，故骤投见效。至于再服，桂、附虽烈，无如前日之地黄缓行未了，又得新入地黄以助之，势可相敌，故再服不甚见效。服至四、五剂反剧，奈何？盖以每日所服之桂、附如火一发而无余；而同剂中之地黄如水之渐注而不骤，日积日多，些少之桂、附安能与之为敌？宜其服之反剧也。冯氏全真一气汤[①]与此相仿，皆非善方。

归气饮

治气逆不顺，呃逆呕吐或寒中脾肾等证。

熟地三五钱　茯苓二钱　扁豆二钱　干姜炮　丁香　陈皮各一钱　藿香一钱五分　甘草八分　水一钟半，煎七分，食远温服。

陈修园曰：气逆不顺，用熟地之粘腻不更滞其气乎？且与诸药之气味不相投合，不能取效。

暖肝煎

治肝肾阴寒，小腹疼痛、疝气等证。

当归二三钱　枸杞三钱　茯苓二钱　小茴香二钱　肉桂二钱　台乌二钱　沉香一钱，或木香亦可　水一钟半，加生姜三五片，煎七分，食远温服。

陈修园曰：俗医以此方奉为枕中之秘，试问服此方而愈者有几人乎？仲景当归四逆汤、理中去术加附汤，圣法俱在，何因陋就简乃尔也？

寿脾煎

一名摄营煎，治脾虚不能摄血等证。凡忧思郁怒积劳及误用攻伐等药，犯损脾阴，以致中气亏陷，神魂不宁，大便脱血不止，或妇人无火崩淋等证。凡兼呕吐尤为危候，速宜用此单救脾气，则统摄固而血自归源。此归脾汤之变方，其效如神。若患此证而再用寒凉，则胃气必脱，无不即毙者。

白术二三钱　当归二三钱　山药二钱　甘草一钱　枣仁一钱半　远志制，三五分　干姜炮，二三钱　莲肉去心炒，二十粒　人参随宜一二钱，急者用一两　水二钟，煎服。

陈修园曰：方虽庸浅，却亦不杂。

三气饮

治血气亏损，风、寒、湿三气乘虚内侵，筋骨历节痹痛之极，及痢后鹤膝风痛等证。

当归　枸杞　杜仲各二钱　熟地三钱或五钱　牛膝　茯苓　芍药酒炒　肉桂各一钱　细辛或代以独活　白芷　甘草各一钱　附子随宜，二钱　水二钟，加生姜三片煎服。

陈修园曰：风、寒、湿三气杂至为痹，而湿为之主。痹者，脾病也。方中归、地、枸杞、牛膝，非脾病所宜。

五德丸

治脾肾虚寒，飧泄鹜溏等证；或暴伤生冷，或受时气寒湿，或酒湿腹痛作泄，或饮食失宜，呕恶痛泄无火等证。

补骨脂四两，酒炒　吴茱萸制，三两　木香二两　干姜四两，炒　北五味三两，或以肉豆蔻代之，面炒用，或用乌药亦可　汤浸蒸饼，丸桐子大。每服六七十丸，甚者百余丸，白

---

① 冯氏全真一气汤：《冯氏锦囊秘录》方，由熟地、麦冬、白术、牛膝、制附子、五味子、人参组成。

滚汤，或人参汤或米汤俱可下。

陈修园曰：方从四神丸加减，亦简便可从。

七德丸

治生冷伤脾，初患泄泻、肚腹疼痛。凡年壮气血未衰，及寒湿食滞；凡宜和胃者，无不神效。

台乌药 吴茱萸制 干姜炒黄 苍术炒，各二两 木香 茯苓各一两 补骨脂炒，四两 神曲糊丸桐子大。每服七八十丸或百丸，滚汤送下。

陈修园曰：不如前方之纯。

复阳丹

治阴寒呕吐[①]、泄泻、腹痛、寒疝等证。

干姜炮 附子制 胡椒 五味炒 甘草各一两 白曲二两，炒熟 上为末和匀，入温汤捣丸桐子大。每服一钱，随证用药引送下。

陈修园曰：汇集热药而不得法。

黄芽[②]丸

治脾胃虚，或食不化，或时多胀满、泄泻、吞酸、呕吐等证。此随身常用妙药。

人参一两 焦干姜二钱 炼白蜜为丸芡实大，常嚼服之。

陈修园曰：此与一炁丹俱是温补时方，宜姜、附倍于人参则得法。干姜不宜炒焦。

一炁丹

治脾肾虚寒，不时易泻腹痛、阳痿怯寒等证。

人参 制附子各等分 炼白蜜丸如绿豆大，每用白滚汤送下五分或一钱。凡药

饵不便之处，或在途次，随带此丹最妙。

九炁丹

治脾肾虚寒，如五德丸之甚者。

熟地八两 制附子四两 肉豆蔻面炒，三两 焦姜 吴茱萸 补骨脂酒炒 荜茇炒 五味炒，各二两 粉甘草炒，一两 炼白蜜为丸，或山药糊丸如桐子大。每服六七十丸或百丸，滚白汤送下。

陈修园曰：此即五德加熟地、肉豆蔻、荜茇、甘草等，方杂而效不著。

温脏丸

治诸虫积既逐而复生者，多由脏气寒，宜温健脾胃，以杜其源，此方主之。

人参随宜用，无亦可 白术米泔浸，炒 当归各四两 茯苓 川椒去合口者，炒出汗 细榧肉 使君子煨，取肉 槟榔各三两 干姜炒 吴茱萸汤泡一宿，各一两 上为末，神曲糊为丸，桐子大，服五七十丸或百丸，饥时白滚汤送下。

陈修园曰：汇集杀虫之标剂，而加以参、归、姜、茱温补之药为主，是景岳之识见高处，但不如仲景乌梅丸之神也。

圣术煎

治饮食偶伤，或吐或泻、胸膈痞闷，或胁肋疼痛，或过用克伐等药，致以伤脏气，有同前症，而脉息无力，气怯神倦者速宜用此。不得因其虚痞虚胀而畏白术，此中虚实之机，贵乎神悟也。若痛胀觉甚者，即以此煎送神香散最妙。若用治寒湿泻痢、呕吐，尤为圣药。

白术用冬术味甘佳者五钱，炒，或一二两 干姜炒 肉桂各一二钱 陈皮酌用或不用 水一

———————
① 呕字下原脱"吐"，据上海章福记本补。
② 芽：原作"牙"，据光霁堂本改。

钟半，煎七分，温服。

陈修园曰：此方可直追古方，新方而尽类此，吾何间焉！

固　阵

秘元煎

治遗精、带浊等病。此方专主心脾。

远志八分，炒　山药二钱，炒　芡实二钱，炒　枣仁二钱，炒，捣碎　白术炒　茯苓各钱半　甘草一钱　人参二钱　五味十四粒，畏酸者去之　金樱子去核，二钱　水二钟半，煎七分，食远服。

陈修园曰：汇集补药及固涩之品，板实不灵。

固阴煎

治阴虚滑泄、带浊、淋遗及经水因虚不固等证。此方专主肝肾。

人参随宜用　熟地三、五钱　山药炒，二钱　山茱萸二钱半　远志随宜用　甘草一二钱　五味十四粒　菟丝子炒香，二三钱　水二钟，煎七分，食远温服。

陈修园曰：阴虚，古多指太阴而言，亦有指少阴而言。黄连鸡子黄汤、猪苓汤、真武汤、四逆汤等法，皆言治少阴之为病，不专言治伤寒也。景岳方之易易，只一熟地尽之，吾闽相习成风。凡入门看病，病家必告之曰：向系阳虚，向系阴虚。医者体其所言，阳虚用人参、白术、黄芪等药；阴虚而用地黄、当归、山药等药，则以为良医。此医风之大坏也。患梦遗、带浊及经水不固者，照景岳固阴煎写来，人之称善，可以藏短，可以骗人，诚糊口之良法也。更有巧者，谓服熟地犹恐减食，而何首乌不寒不燥功居地黄之上；地黄炒松及炒黑用之，能补肾又不泥膈，

或以砂仁、附子、沉香、木香、芥子拌捣，以此迎合富贵之家。名实两收[①]，巧则巧矣，而医道由若辈而废，实可痛恨！

菟丝煎

治心脾气弱。凡遇思虑劳即苦遗精者，宜此主之。

人参二、三钱　山药炒，二钱　当归一钱半　菟丝子制，炒，四五钱　枣仁炒　茯苓各一钱半　甘草一钱或五分　远志制，四钱　鹿角霜为末，每服加入四、五匙　上用水一钟半，煎成，加鹿角霜末调服，食前服。

陈修园曰：方虽板实，却不支离。

惜红煎

治妇人经血不固、崩漏不止及肠风下血等证。

白术　山药　甘草　地榆　续断　芍药　五味十四粒　荆芥穗炒　乌梅一枚　水一钟半，煎七分，食远服。

陈修园曰：方皆渣滓无用之品，即有术、草同行，其如彼众我寡何哉？

苓术菟丝丸

治脾肾虚损不能收摄，以致梦遗、精滑、困倦等证。

白茯苓　白术米泔洗，炒　莲肉去心，各四两　五味二两，酒浸　山药炒，二两　杜仲酒炒，三两　甘草五钱　菟丝子用好水淘净，入陈酒浸一日，文火煮极烂，捣为饼，焙干为末，十两　上用山药末，以陈酒煮糊丸，桐子大，空心滚白汤或酒下百余丸。

固真丸

治梦遗精滑。

菟丝饼一斤，淘净，用好酒浸三日，煮极熟，捣膏晒干，或用净白布包蒸亦佳。　牡蛎煅，四两

---

① 收：原作"救"，据上海图书集成本改。

金樱子去核，蒸熟，四两　茯苓酒拌蒸，晒，四两　炼蜜丸，空心好酒送下三钱，或淡盐汤亦可。

陈修园曰：苓术菟丝丸、固真丸，景岳所得意者，以菟丝子之补而能固也。余考《神农本草经》，会其言外之旨，知其有润燥之功，无固涩之用。李士材谓"性温，阳事易① 举者勿用"，又谓其"温涩，大便燥干者勿用"，皆臆说也。然余自临症以来，亦见市医用二丸治遗精，久服亦有效者，奈何？盖以菟丝子多脂之物，多脂则能补精。精与神犹鱼水之相得，但使精不枯竭，则神有所依而不妄动；神不妄动则精自安其室而不摇，非谓菟丝子能止涩之也。特其功甚缓，而不足赖耳。金樱子、牡蛎、莲肉、苓、术等药，医者共知，无庸再释。

粘米固肠糕

治脾胃虚寒，或因食滞、气滞、胀痛、泄泻久不止者，多服自安。

用白糯米滚汤淘洗，炒香熟为粉，每粉一两，加干姜末炒熟者二分半，白糖二钱，拌匀，于饥时用滚水调服一二两。如有微滞者，加陈皮炒末二分或砂仁末一分俱妙。

陈修园曰：山谷便方②，自不可废。

玉关丸

治肠风血脱、崩漏、带浊不固，诸药难效者，宜用此丸兼前药治之；及泻痢滑泄不能止者，亦宜用此。

白面炒熟，四两　枯矾二两　文蛤醋炒黑，二两　五味子一两，炒　诃子二两，半生半炒　上为末，用滚汤和丸桐子大。以温补脾肾等药随证加减，煎汤送下，或人参亦可。

陈修园曰：除白面外，皆极酸之品，

恐过涩而增火。古人有大封大固之法，以苦药为主，不可不知。

巩堤丸

治膀胱不藏，水泉不止③；命门火衰，小水不禁等证。

熟地二两　菟丝子酒煮，二两　炒白术二两　五味　益智仁酒炒　故纸酒炒　附子制　茯苓　家韭子炒，各一两　上为末，山药糊丸桐子大。每服百余丸，空心滚汤或温酒下。

陈修园曰：方颇佳，以人参易熟地更妙。

敦阜糕

治久泻久痢、肠滑不固妙方，及妇人带浊最佳。

白面炒黄，二两　冬白术炒黄，二两　破故纸炒，五钱　上共为末，临服时加白糖随宜，用清滚汤，食前调服如糕法。如胃寒者，每一两加干姜炒末五分或一钱；如气有不顺，或痛、或呕，每末一两加丁香一钱；如滑泄不禁者，每两加栗壳末炒黄一钱。若以作丸则宜三味等分，则即名敦阜丸。

陈修园曰：庸庸之见，绝无意义。

---

① 易：原作"勿"，据上海图书集成本改。
② 山谷便方：指民间验方。
③ 水泉不止：犹言小便失禁。

景岳新方砭卷四

闽吴航陈念祖修园甫著
男 元豹道彪古愚
　 元犀道照灵石 同校字

因　阵

逍遥饮

治妇人思郁过度，致伤心脾冲任之源，血气日枯，渐至经脉不调者。

当归二三钱　芍药钱半　熟地六七钱　枣仁二钱，炒　茯神钱半　远志制，三五分　陈皮八分　甘草一钱　水二钟，煎七分，食远温服。

陈修园曰：思则脾结，土郁夺之；郁则伤肝，木郁达之。若思郁过度，病久而虚，则宜调养土木之气，令土木无忤，以成复卦①为妙。兹方地黄之滞非所宜也。经脉不至，责在阳明，而冲任与脾皆于阳明中求其治法，非归、地、芍、草等可毕乃事也。然阳明所流行停聚之处，为坎流之所，而非蒙泉②。惟心孔中有真血数滴，谷气经历其所，即蒸而为血，以灌注诸经，亦非茯神、远志、枣仁之套药可治也。大抵经滞而不行，取之阳明；血枯而经闭，先取少阴，后取阳明。《内经》乌鲗、鲍鱼、茜草，面面周到。丸以雀卵，以朱雀为南方之神，其卵浑然一太极，绝大意义，于数味中指示之。学者得其意则有其方，非以此四味为印板也。余自临症

以来，每见服逍遥饮而致瘵者，指不胜屈，宜迸③绝之。

决津煎

治妇人血虚，经滞不能流畅而痛极者，当以水济水；若江河一决，而积垢皆去，宜用此汤随证加减主之。

当归三五钱或一两　泽泻一钱半　牛膝二钱　肉桂一二三钱　熟地二三钱或五七钱，或不用亦可　乌药一钱，如气虚者不用亦可。　水二钟，煎七八分，食前服。

陈修园曰：天下无两可之理。景岳此方予庸师藏拙之术，而不知实者得此为实实，虚者得此虚虚，误事在此。

五物煎

治妇人血虚凝滞，蓄积不行，小腹痛急、产难经滞及痘疮血虚寒滞等证神效。

当归三五七钱　熟地三四钱　芍药二钱，酒炒　川芎一钱　肉桂一二钱　水一钟半，煎

---

① 复卦：六十四卦之一。象征阳气来复，又其组成外为坤卦，内为震卦，分别应土、木，象征肝脾和调。

② 为坎流之所，而非蒙泉：坎、蒙均为六十四卦之一。坎为水，应肾。蒙之外卦为艮，内卦为坎，象征泉水渐出山下，蒙稚渐启，以此喻心。全句言阳明谷气输肾，当取阳明，而非治心安神等法所能奏效。

③ 迸：通"摒"，除也。

服。

陈修园曰：方纯可用，而分两多寡不得法。

调经饮

治妇人经脉阻滞，气逆不调，多痛而实者。

当归三五钱　牛膝二钱　山楂一二钱　香附二钱　青皮一钱五分　茯苓一钱五分　水二钟，煎七分，食远服。

通瘀煎

治妇人气滞血积，经水不利、痛极拒按，及产后瘀血实痛，并男、妇血逆血厥等证。

归尾五、七钱　山楂　香附　红花新者炒黄，各二钱　乌药一二钱　青皮钱半　木香七分　泽泻钱半

陈修园曰：经脉不行，虚则补而实则攻，热则寒而寒则热。调经、通瘀二煎，畏首畏尾，不足法也。

胎元饮

治妇人冲任失守，胎元不安不固者，随证加减用之，或间日，或二三日常服一二剂。

人参随宜　当归　杜仲　芍药各二钱　熟地二三钱　白术钱半　甘草一钱　陈皮七分，无滞者不必用　水二钟，煎七分，食远服。

固胎煎

治肝脾多火多滞而屡堕胎者。

黄芩二钱　白术一二钱　当归　芍药　阿胶各钱半　陈皮一钱　砂仁五分　水一钟半，煎七分，食远温服。

陈修园曰：胎受气于脾，仲景《金匮》以白术之燥为主，可知熟地之湿非脾所喜也。白术散养胎，佐蜀椒以治寒湿；

当归散常服，佐黄芩以治湿热，皆圣法也。景岳胎元饮亦仿于白术散，但不用辛热之蜀椒，而加湿滞之熟地，则违圣法矣。固胎煎、凉胎饮亦仿于当归散，但一用阿胶而杂以橘、砂；一用生地而杂以枳壳，则又违圣法矣。但《金匮》妊娠共十方，而丸散居七，汤居三，即此是法，景岳未之知也。

凉胎饮[①]

治胎气内热不安等证。

生地二钱　芍药二钱　黄芩一二钱　当归一二钱　生甘草七分　枳壳一钱　石斛一钱　茯苓一钱五分　水一钟半，煎七分，食远温服。如热甚者，加黄柏一二钱。

滑胎煎

治胎气临月，宜常服数剂以便易生。

当归三、五钱　川芎七分　杜仲二钱　熟地三钱　枳壳七分　山药二钱　水二钟，煎八九钱，食前温服。

陈修园曰：此方逊保生无忧散多矣。未解景岳制此方何意！

殿胞煎

治产后儿枕疼痛等证如神。

当归五七钱或一两　川芎　甘草各一钱　茯苓一钱　肉桂一二钱或五七分　水二钟，煎八分，热服。

陈修园曰：方平而功大。

脱花煎

凡临盆将产者，宜先服此药催生最佳。并治产难经日，或死胎不下，俱妙。

当归七八钱或一两　肉桂一二钱或三钱　川

---

① 原脱“凉胎饮”并此下方药共七十字，据上海锦章书局本补。

芎　牛膝各二钱　车前子一钱五分　红花一钱
催生者不用此味亦可　水二钟，煎八分，热
服，或服后饮酒数杯亦妙。

陈修园曰：去牛膝加百草霜更纯。

九蜜煎

治产后阳气虚寒，或阴邪入脏，心腹
疼痛、呕吐不食、四肢厥冷。

当归　熟地各三钱　芍药酒炒，佳　茯苓
各钱半　甘草　干姜炒　肉桂　细辛各一钱
吴茱萸制，五分　水二钟煎服。

陈修园曰：据景岳自注病证，非四逆
汤、通脉四逆汤、白通加人尿猪胆汁汤、
吴茱萸汤择用不可，若此汤庞杂，不能幸
效。

清化饮

治妇人产后因火发热，及血热妄行，
阴亏诸火不清等证。

芍药　麦冬各二钱　丹皮　茯苓　黄
芩　生地各二三钱　石斛一钱　水一钟半，
煎七分，食远温服。

陈修园曰：此方汇寒药毫无意义，不
堪以治大病，惟驳丹溪"芍药酸寒大伐生
气，产后忌用"之说，是聪明善悟处。又
云"芍药之寒，不过于生血药稍觉其清
耳，微酸而收，最宜于阴气散失之症，为
产后之要药"等说，则与经旨不合。《本
草经》谓芍药气味苦平。气平则下降，味
苦则下降而走血，为攻下之品，非补养之
物也。经中所列主治"邪气腹痛，除血
痹、破积"等句，圣训彰彰可考。若产后
瘀血未净，邪气发热腹痛，小便赤短等证
诚为要药；若阴气散失，泄泻无度，小便
清白等证，用之则大误矣。景岳虽聪明过
人，而未读《本草经》，其论药即有偶中
之处，终觉瑕瑜参半。

毓麟珠

治妇人气血俱虚，经脉不调或断绝，
或带浊，或腹痛，或腰痠，或饮食不甘、
瘦弱不孕，服一二斤即可受胎。凡种子诸
方，无以加此。

人参　白术土炒　茯苓　芍药酒炒，各
二两　川芎　甘草各一两　当归　熟地蒸捣
菟丝子制，各四两　杜仲酒炒　鹿角霜　川椒
各二两　上为末，炼蜜丸，如弹子大。每
空心嚼服一二丸，酒汤送下，或为小丸吞
服亦可。

陈修园曰：水与土相聚而生草；脾与
肾相和而生人。菟丝子脾肾兼补，而能使
水土不戾，毓麟珠取之为君，所以奏效如
神也。菟丝子可用八两。

赞育丹

治阳痿精衰、虚寒无子等证妙方。

熟地八两，蒸捣　白术用冬白术，八两　当
归　枸杞各六两　杜仲酒炒　仙茅酒蒸一日
巴戟天甘草汤炒　吴茱萸　淫羊藿羊脂拌炒
肉苁蓉酒洗去甲　韭子炒黄，各四两　蛇床子
微炒　附子制　肉桂各二两　上炼蜜丸服，或
加人参、鹿茸更妙。

陈修园曰：温补之品太多，药板实则
功反缓。

柴归饮

治痘疮初起，发热未退。无论是痘是
邪，疑似之间，均宜用此平和养营之剂以
为先着。有毒者可托，有邪者可散，实者
不致助邪，虚者不致损气。

当归二三钱　芍药或生或炒，一钱半　柴胡
一钱或钱半　荆芥穗一钱　甘草七分或一钱
水一钟半煎服，或加生姜三片。

疏邪饮

治痘疹初发热。凡血气强盛，无藉滋

补者，单宜解邪，用此方为主，以代升麻葛根汤及苏葛汤等方最为妥当。

柴胡倍用　芍药倍用，酒炒　苏叶　荆芥穗　甘草减半　水一钟半煎服。

凉血养营煎

治痘疹血虚血热，地红热渴，或色燥不起及便结溺赤。凡阳盛阴虚等证，悉宜用此。

生地黄　当归　芍药　生甘草　地骨皮　紫草　黄芩　红花　水一钟半煎服。量儿大小加减用之。

柴葛煎

治痘疹表里俱热，散毒养阴，及瘟疫等证。

柴胡　干葛　芍药　黄芩　甘草　连翘　水一钟半，煎温服。

搜毒煎

解痘疹热毒炽盛，紫黑干枯燥，便结纯阳等证。

紫草　地骨皮　牛蒡子杵　黄芩　木通　连翘　蝉退　芍药等分　水一钟半煎服。

六物煎

治痘疹血气不充，随证加减用之，神效不可尽述。并治男、妇气血俱虚等证。

炙甘草　当归　熟地或用生地　川芎三四分，不宜多　芍药俱宜加减　人参或有或无随虚实用之，气不虚者不必用　上咀，用水煎服。

六气煎

治痘疮气虚，痒塌倒陷、寒战咬牙，并治男、妇气虚寒等证。

黄芪炙　肉桂　人参　白术　当归　甘草　上咀，水煎服。

九味异功煎

治痘疮寒战、咬牙、倒陷、呕吐、泄泻、腹痛虚寒等证。

人参二三钱　黄芪炙，一二钱　当归　熟地各二三钱　甘草七分或一钱　丁香三五分或一钱　肉桂一钱　干姜炮，二三钱　附子制，一二钱　上量儿大小加减，用水一钟半，煎七分，徐徐服之。

透邪煎

凡麻疹初热未出之时，惟恐误药，故云未出之先，不宜用药。然解利得宜，则毒必易散，而热自轻减。欲求妥当，当先用此方为主。

当归二三钱　芍药酒炒，一二钱　防风七八分　荆芥一钱　甘草七分　升麻三分　水一钟半煎服。

陈修园曰：熟于仲景《伤寒论》，而痘疹之治自有源头。不然，如《活幼心法》《保赤全书》《种痘新书》视诸书虽高一格，犹未免逐末而忘本也。景岳不熟仲景书，而臆言痘疹，所以治痘有柴归饮、疏邪饮、凉血养营煎、柴葛煎、搜毒煎；治痘① 有透邪煎之妄。即六物煎、六气煎、九味异功煎亦为习俗所囿，非善方也。能治伤寒，即能医痘疮，《侣山堂类辩》亦有是说，非余之创论。

牛膝煎

截疟大效。凡邪散已透而血气微虚者，宜此主之。

牛膝二钱　当归　陈皮各三钱　上用好酒一钟，浸一宿，次早加水一钟，煎八分，温服。

---

① 痘：疑作"疹"。

何人饮

截疟如神。凡气血俱虚，久疟不止，或急欲取效者，宜此方主之。

何首乌自三钱以至一两，随轻重用之　当归二三钱　人参三五钱或一两随用　陈皮二三钱，气虚者不必用　生姜煨，三片，多寒者用三五钱　水二钟，煎八分，于发前二三时温服之。

追疟饮

截疟甚佳。凡气血未衰，屡散之后而疟有不止者，用此截之。已经屡验。

何首乌一两，制　当归　甘草　半夏　青皮　陈皮　柴胡各三两　上用井水河水各一钟，煎一钟，渣亦如之，同露一宿，次早温服一钟，后待食远再服一钟。

木贼煎

凡疟疾形实气强，多湿多痰者，宜此截之，大效。

半夏　青皮各五钱　木贼　厚朴各一钱　白苍术　槟榔各一钱　用陈酒二钟，煎八分，露一宿，于未发之先二时温服。

陈修园曰：牛膝煎、何人饮、追疟饮、木贼煎，皆通套之方，未甚精切。若有病轻未经亲诊，录症以索方者，不妨以此方应之。

牙皂散

治胃脘痛剧，诸药不效者，服此如神。用牙皂烧存性，以烟将尽为度，研末，用烧酒调服一钱许即效[①]。

荔香散

治疝气极痛。凡在气分者，最宜用之。并治肚腹气痛等证如神。

荔枝核炮微焦　大茴香等分，炒　上为末，用好酒调服二三钱。

陈修园曰：牙皂散、荔香散为止痛之标剂，一二服未效者不可再服。

豕　膏

《内经》曰：痈发于嗌中，名曰猛疽，不治化为脓，脓不泻，塞咽半日死。其化为脓者，写则合豕膏冷食，三日已。此必以猪板油炼净服之也。又万氏方[②]治肺热暴喑用猪脂一斤炼过，入白蜜一斤再炼，少顷滤净冷定，不时挑服一匙，即愈。按：此方最能润肺润肠，凡老人痰嗽不利，及大肠秘结者，最宜用之。又《千金方》，治关格闭塞用猪脂、姜汁各二升，微火煎至二升，加酒五合和煎分服。

陈修园曰：方超！

罨伤寒结胸法

凡病伤寒结胸，其有中气虚弱，不堪攻击内消者，须以此法外罨之，则滞行邪散，其效如神。

葱白头　生姜　生莱菔此味加倍，如无，以子代之　上用葱姜各数两，莱菔倍之，共捣一处炒热，用手巾或白布包好，作大饼罨胸前胀痛处。此药须分三[③]包，冷则轮换罨之，无不即时开通，汗出而愈。但不宜太热，恐其难受也。

又法以大蒜一二十头捣烂，摊厚纸或薄绢上，贴于胀处，少顷即散。用治一切胀痛，无不神妙。

陈修园曰：围药之法，虽不足恃，亦不可废。若蒸脐法，则断断不可行也。

连翘金贝煎

治阳分痈毒，或在脏腑、肺膈、胸乳

---

① 效字下原衍"水一钟半煎服"，据上海图书集成本删。

② 万氏方：指明·万表《济世良方·喉痹》方。

③ 三：疑作"二"。

之间者，此方最佳。甚者连用数服，无有不愈。

金银花　贝母土者更佳　蒲公英　夏枯草各二钱　红藤七八钱　连翘一两或五六七钱　用好酒二碗煎一碗服，服后暖卧片时。

连翘归尾煎

治一切无名痈毒、丹毒、流注等毒，有火者最宜用之。

连翘七八钱　归尾三钱　甘草一钱　金银花　红藤各四五钱　用水煎服如前。

桔梗杏仁煎

此桔梗汤之变方也。治咳嗽脓痰中带血，或胸膈隐痛，将成肺痈者，此方为第一。

桔梗　杏仁　甘草各一钱　阿胶　金银花　麦冬　百合　夏枯草　连翘各三钱　土贝母三钱　枳壳钱半　红藤三钱　水二钟，煎八分，食远服。

当归蒺藜煎

治痈疽疮疹，血气不足，邪毒不化，内无实热，而肿痛淋漓者，悉宜用之。此与芍药蒺藜煎相为奇正[1]也，当酌其详。

当归　熟地　芍药酒炒　何首乌各二钱　甘草　防风　川芎　荆芥穗　白芷各一钱　白蒺藜炒，捣碎，三钱或五钱　上或水或酒，用二钟煎服，然水不如酒。或以水煎服后，饮酒数杯，以行药力亦可。

芍药蒺藜煎

治通身湿热疮疹，及下部红肿热痛诸疮，神效。外以螵蛸粉敷之。

龙胆草　栀子　黄芩　木通　泽泻　芍药　生地各二钱　白蒺藜连刺研碎，五钱，甚者一两　水二钟，煎八分，食远服。

降痈散

治痈疽诸毒，消肿止痛散毒，未成者即消，已成者敛毒速溃可愈。若阳毒炽盛而疼痛势凶者，宜先用此方，其解毒散毒之功神效最速。若坚顽深固者宜用后方。

薄荷新采者佳，用叶　野菊花连根叶，各一握　土贝母半之[2]　茅根一握　上干者可为末，鲜者可捣烂同贝母研匀。外将茅根煎浓汤去根用，调前末，乘热敷患外，仍留前剩汤炖暖，不时润于药上。但不可用冷汤，冷则不散不行，反能为痛，约敷半日，即宜换之，真妙方也。后方凡疽毒坚顽深固，及结核痰滞，宜用此方。

薄荷倍用　生南星　土贝母　朴硝各等分　石灰风化者加倍用，或倍用之。上同为末，用盐卤调杵稠粘，敷患处，经宿干则易之，不必留头。若脓成者，留头亦可。或炒热摊绢上，隔绢贴之亦可。或用麻油调，或用热茅根汤调亦可。若欲止痛速效，加麝香或冰片少许更妙。

百草煎

治百般痈毒，诸疮损伤疼痛、腐肉肿胀，或风寒湿气留聚走注疼痛等证，无不奇效。

百草　凡田野山间者，无论诸品皆可取用。然犹以山草为胜，辛香者佳。冬月可用干者，须预为收采之。上不论多寡，取以多煎浓汤，乘热熏洗患处，仍用布帛蘸熨良久，务令药气蒸透，然后敷贴他药。每日二三次不拘，但以频数为善。盖其性为寒者可以除热，热者可以散寒，香者可以行气，毒者可以解毒，无所不用，亦无所不利。汤得药性，则汤气无害；药

---

① 相为奇正：语出《孙子兵法》，原指先兵为正，后兵为奇。此言两方药相互交替使用。

② 之：原作"两"，据上海图书集成本改。

得汤气，则药力愈行。凡用百草以煎膏者，其义亦用此。此诚外科中最要、最佳之法，亦传之方外人[①]者也。

螵蛸散

治湿热破烂、毒水淋漓等疮；或下部肾囊足股肿痛、下疳诸疮，无不神效。

海螵蛸不必浸淡　人中白或人中黄，硇砂亦可，等分　上为细末，先以百草煎多煎浓汤乘热熏洗，后以此药掺之。如干者以麻油或熬熟猪油，或蜜水调敷之。

肠痈秘方

凡肠痈生于小肚角，微肿而小腹隐痛者。若毒气不散渐人，内攻而溃则成大患，急宜以此方治之。

先用红藤一两许，以好酒二碗，煎一碗，午前一服，醉卧之。午后用紫花地丁一两许，亦如前煎服，服后痛必渐止为效。然后服后末药除根，神妙。

当归五钱　蝉衣　僵蚕各二钱　天龙　大黄各二钱　石蟕蚆[②]五钱，此草药也　老蜘蛛二个，捉放新瓦上以酒钟覆盖定，外用火煅干存性　上共为末，每空心用酒调送一钱许，逐日渐服自消。

槐花蕊

治杨梅疮、下疳神方。

绵花疮毒及下疳初感，或毒盛经年难愈者，用槐蕊拣净，不必炒，每食前用清酒吞下三钱许，早晚每日三服。服至二三斤，则热毒尽去，可免终身余毒之患，亦无寒凉败脾之虑。此经验神方也。如不能饮，即用滚水盐汤俱可送下，但不及酒送之效捷也。

飞丹散

治寒湿、风湿脚腿等疮。

飞丹[③]　人中黄　轻粉　水粉[④]各等分　为末，凡湿烂者，可以干掺，外用油纸包盖。若干陷者，以猪骨髓或猪油调贴之。

绵[⑤]花疮点药

杏仁取霜　轻粉真者　二味等分为末，敷于疮上，二三日即痂脱而落。又武定侯方，用雄黄钱半，杏仁三十粒，去皮，轻粉一钱　同为末，用雄猪胆汗调敷，三日即愈，百发百中，天下第一方。

陈修园曰：自连翘金贝煎至此，外科诸方俱佳。

鸡子黄连膏

治火眼暴赤疼痛，热在肤腠浅而易解者用此点之，数次可愈。若热由内发，火在阴分者，不宜外用凉药，非惟不能去内热，而且以闭火邪也。用鸡子一枚，开一小窍，单取其清，盛以磁碗，外用黄连一钱，研为粗末，掺于鸡子清上，用箸彻底速打数百，使成浮沫，约得半碗许，即其度矣。安放少顷，用箸拨开浮沫，倾出清汁，用点眼眦，勿得紧闭眼胞挤出其药。必热泪涌出，数次即愈。内加冰片少许尤妙。若鸡子小而清少者，加水二三匙同打亦可。

陈修园曰：此方于实热症相宜。然目视无光，及昏黑倦视等证，皆为阳虚。盖心、肺上焦之阳也，心属火，火能烛物；肺属金，金能鉴物。二脏之阳不宜，则火不能烛，金不能鉴矣。医者不知以补血之药滋肾，下焦之阴愈盛，则上焦之阳愈

---

① 方外人：超然世俗之外的人。此指僧人或道人。
② 石蟕蚆：即石蛤蟆草，其根皮色红，形如蛤蟆。
③ 飞丹：飞过的黄丹。
④ 水粉：即粉锡。
⑤ 绵：原作“棉”，据光霁堂本改。

虚，且令下焦之阴上加于天，白昼如夜，爝火有光，阴云四合，龙雷飞腾。欲滋阴以降火，其实滋阴以助火，则遂增出赤肿红丝、胬肉、羞明诸火象，渐成废疾矣。方法详于《时方妙用》，不赘。

金露散

治赤目肿疼、翳障诸疾。

天竺黄择辛香者用　海螵蛸不必浸洗　月石各一两　飞朱砂　炉甘石片子者佳，煅，淬童便七次，飞净，各八两　上为极细末，磁瓶收贮，每用时旋取数分，研入冰片少许。诸目疾皆妙。

陈修园曰：此药点目甚疼，疼恐伤目，不可用。

二辛煎

治阳明胃火，牙根、口舌肿疼不可当。先用此汤漱之，漱后敷以三香散，抑或仍服清胃等药以治其本。

细辛三钱　生石膏一两　上二味，用水二碗，煎一碗乘热频漱之。

冰玉散

治牙疳、牙痛、口疮、齿衄、喉痹。

生石膏一两　月石七钱　冰片三分　僵蚕一钱　上为极细末，小磁瓶盛贮，敷之吹之。

冰白散

治口舌糜烂及走马牙疳[①]等证。

人中白倍用之　冰片少许　铜绿用醋制者　杏仁二味等分　上为极细末敷患处。

代匙散

治喉。

月石　石膏各一钱　脑荷[②]五分　胆矾五分　粉草三分　僵蚕炒，五分　冰片一分　皂角炙烟尽，五分　上为细末，用竹管频吹喉中。

三香散

治牙根肿痛。

丁香　川椒取红，等分　冰片少许　上为末，敷痛处。

固齿将军散

治牙痛牙伤，胃火糜肿。久之牢牙固齿。

锦纹大黄炒，微黄　杜仲炒半黑，各十两　青盐四两　上为末，每日清晨擦漱；火盛者咽之亦可。

熏疥方

朱砂　雄黄　银朱各三分，同研　大枫子　木鳖子各三个　上将大枫、木鳖先捣碎，乃入前三味拌匀，外以干艾铺卷成筒，约长二寸许足矣。凡熏时须将遍身疥痂悉行抓破，熏之始效。后五六日，复熏一筒，无不悉愈。

杖丹膏

猪板油半斤　黄占[③]二两　轻粉三钱　水银三钱　冰片三分　先将水银、轻粉同研细，俟猪油熬熟去渣，先下黄占熔化，后入末药搅匀收贮，以水浸二三时，令出火毒，用竹纸摊贴，觉热即换。轻者即愈，重者不过旬日。

银珠[④]烟

治头发生虱及诸疮之有虫者。

---

① 疳：原作“痈”，据上海图书集成本改。
② 脑荷：龙脑和薄荷的简称。
③ 黄占：即黄蜡。
④ 珠：《景岳全书·新方八阵》作“朱”。

用银朱四五分揩擦厚纸上点着，置一干碗中，上用一湿碗露缝覆之，其烟皆着于湿碗之上，乃用指揩擦发中，覆以毡帽，则虮虱皆尽矣。此烟以枣肉和捻作饼或作丸，擦于猪、鸡熟肝之间，用贴诸疮癣之有虫者，及虫蚀肛门者，以绵裹枣肉纳肛门中一宿，无不神效。须留绵在外，以便出之。

雷火针

治风寒湿毒之气留滞经络而为痛为肿不能散者。

五月五日取东引桃枝去皮，两头削如鸡子尖样，长一二寸许。针时以针向灯上点着，随用纸三五层，或布亦可，贴盖患处，将热针按于纸上，随即念咒三遍，病深者再燃再刺之立愈。咒曰：天火地火三昧真火，针天天开，针地地裂，针鬼鬼灭，针人人得长生，百病消除，万物消灭。吾奉太上老君急急如律令。又雷火针新方，乃以药为针者，其法更妙。

白芷　独活　川芎　细辛　牙皂　穿山甲炮，倍用　丁香　枳壳　松香　雄黄　乳香　没药　杜仲　桂枝各一钱　硫黄二钱　麝香不拘　熟艾二三两　上捣为粗末和匀，取艾铺底掺药于上，用上好皮纸卷筒。先须用线绊约两头，防其伸长，然后加纸再捏，务令极实，粗如鸡子尖样，是其度也。乃用鸡子清刷外层卷而裹之，阴干，用法如前。

疥癣光

治疥疮，擦上即愈。癣疮亦妙。

松香一钱　水银　硫黄　枯矾各二钱　樟脑二钱或一钱　麻油　上先将松香、水银加麻油少许，研如糊，后入三味，如膏擦之，神效。

鹅掌疯四方

猪胰一具，去油，勿经水　花椒二钱　上用好酒温热，将二味同浸二三日，取胰不时擦手，微火烘之自愈。又方，用白砒三钱，打如豆粒，以麻油一两熬砒至黑，去砒，用油擦手，微烘之，不过二三次即愈。又方，用葱五六根捶破，再用花椒一把同入磁瓦罐中，入醋一碗，后以滚汤冲入，熏洗数次即愈。又方，用榖树①叶煎汤温洗，以火烘干，随用柏柏油②擦之，再以火烘干。少顷又洗又烘，如此日行三次，不过三五日即愈。

秘传水银膏

擦治杨梅疯毒，烂溃危恶，多年不愈等证神验方。

黄柏　黄连各一钱　川大黄五分，三味研末　雄黄　胆矾　青黛　儿茶　铜青各三分　轻粉　枯矾各四分　大枫子去油，取净霜五分，黑者勿用　珍珠一分半，生用　冰片一分半，二味另研末　人言③人壮者七厘，弱者半分，中者六厘　上十四味，为极细末，分作三分，每分约一钱八分。用番打麻④另为末，若疮重而壮能食者，每分用五分；人弱不起者，每分用三分；中者四分，入前药研匀。水银，人健者，每分用一两，或八九钱；中者或五六钱；卧床不起而极弱者，只可用三钱，决不可再多矣。上先将麻、汞并前药各一分俱入盏内，再入真芝麻油少许，用手指研开，务使汞、药混为一家，渐次增油久研，以不见汞星为度，大约如稀糊可矣。一擦法，用此药擦手足四腕动脉处，每药一分，务分擦三日，每日

----
① 榖树：即楮树。
② 柏柏油：柏树油脂和乌柏子油脂。
③ 人言：砒石之别名。
④ 番打麻：外国船舶用树指制的照明火炬，其树脂有祛毒杀虫作用。

早晚各擦一次，每次以六七百数为度，擦完用布包之。擦药时，凡周身略破伤处，俱用无麝膏药贴之，膏药须厚摊，每二日一换，换时不可经风，常须避帐幔中。冬月须用厚被暖炕，他时亦须常暖。南方则多用被褥盖垫可也。擦至七日，毒必从齿缝中发出，口吐臭涎。若口齿破烂出血，但用甘草、蜂房煎汤，候冷漱解，不可咽下。轻者只以花椒汤漱之亦可。擦处必皮破，不可畏疼痛而少擦也。忌盐十余日，多更好；并鱼腥、生冷、动气、发风等物一个月。尤忌房事。外如牛肉、烧酒、团鱼之类，须忌二三年。惟荞麦面、羊肉，则终身忌之。大麻风亦可用。

二十四味败毒散随前水银膏

当归　川芎　生地　熟地　芍药　牛膝　防风　荆芥　白芷　防己　忍冬　桔梗　羌活　独活　白鲜皮　薏仁　连翘　木通　陈皮　粉草　黄柏　知母　栀子　黄连　上每帖加土茯苓，干者四两，鲜者须半斤。用水六碗，煎二碗，分三次，每日早晚各服一碗。上方后四味，随其人之阴阳寒热酌而用之。

臁疮隔纸膏

黄占五两　飞丹　铅粉各四两　轻粉　乳香　没药各二钱　冰片二分　麻油春夏二两，秋冬三两　上先将占油煎五六沸，下乳、没；再二三沸下轻粉；随下丹粉。槐柳枝搅十余沸，取起冷定后，下冰片搅匀，瓶盛浸一宿出火毒。先以苦茶洗疮净，将膏用薄油纸刺孔厚摊，间日翻背面贴之，三日一换，三贴即可愈。

收疮散

治湿烂诸疮，肉平不敛，及诸疮毒内肉既平而口有不收者，宜用此最妙。

滑石飞，一两　赤石脂飞，五钱　粉草三钱　上为末，干掺，或用麻油调敷。或加枯矾一钱，痒者极宜。若痒甚者必有虫，先用水银三四钱，同松香二钱研匀，后拌前药和匀敷之。

陈修园曰：自二辛煎至此，多俗传之验方，有效有不效者，寒热虚实之不同也。

伤寒真方歌括

清·陈修园　撰

杨家茂　校注

伤寒真方歌括序

　　医至仲景圣矣，六经之理至《伤寒论》尽矣。自宋景濂[1] 学士创为非全书之说，而后之注是书者，任意删移，各抒臆说，刀圭家苦无适从。吾闽陈修园前辈，精于医理，尝取仲景《伤寒论》，揭其旨要，分经辨证，各立方例，间有未尽明者，复详注其所以然之妙，末录魏念庭先生跋语以殿之，颜曰《真方歌括》。读者果得其解，是亦卫生[2] 之一助也。若夫引伸触类，不泥于法，而亦不背于法，神而明之，则存乎其人矣。

　　　　　　　　　　　　　　咸丰己未重阳前二日后学林寿萱谨序

---

① 宋景濂：号潜溪，浦江人，明初文学家。他认为《伤寒论》文字错简，流传后代而非全书。
② 卫生：古人犹言养生。

目　录

伤寒真方歌括卷一

闽长乐陈念祖修园著

冶南　林寿萱　　校

太阳上篇方法

太阳为寒水之经，主一身肤表。邪之初伤，必自太阳经始。论云：太阳为病，脉浮，头项强痛，恶寒。统伤寒、中风而言也。伤寒，详见中篇。

兹请先别中风之病。论云：太阳病，发热，汗出，恶风，脉浮缓，或见鼻鸣干呕者，为中风病，主以桂枝汤。服汤啜粥，得漐漐微似汗则愈；若服桂枝汤，大汗出不解，所以然者，以风邪得微汗则除，得大汗反不除；病不去，则变浮缓之脉而为洪大，仍用桂枝汤取微似汗则愈；倘若不愈，则病如疟状，日再发，邪浅欲散。宜桂枝二麻黄一汤，撤其余邪，则全愈矣。

前症是汗后余邪未尽，以小剂为缓汗法。此症是过经不解，不可不汗，故制此汤以急汗之；不可大汗，故制小剂以小汗之。人知大剂急汗之法，而不知小剂亦有急汗之法也。

若太阳病，得之八九日，头痛、项强，虽日久而未去，热多寒少，往来如疟而频发，本论云：一日二三度发。是邪浅而欲衰；面上反有热色，身痒，必得稍汗而全愈，宜桂枝麻黄各半汤主之。

桂枝症而兼喘者，宜桂枝加厚朴杏仁汤主之。

若烧针针处核起，因惊而发奔豚者，宜灸其核，以桂枝加桂汤主之。

若奔豚症欲作未作，其悸只在脐下者，宜茯苓桂枝甘草大枣汤主之。

若悸在心下，叉手冒心者，因发汗过多所致，宜桂枝甘草汤主之。

若误汗遂漏不止，恶风，小便难，四肢拘急者，宜桂枝加附子汤主之。

若桂枝症，误下之后胸满者，是阴邪盛于阳位，恐芍药附和阴气，宜桂枝去芍药汤急散之；若兼恶寒者，恐姜、桂力微，宜桂枝去芍药加附子汤以温散之。

若汗后阳虚，阴气凝聚身痛者，以桂枝新加汤行其阳气。

又有太阳传入本腑症，发热六七日不解，烦渴饮水，水入即吐，小便不利者，宜五苓散表里两解之。

又有太阳里症，而表邪俱在，下后，心下满，小便不利者，宜桂枝去桂加茯苓白术汤，利水则表邪自化。

此皆太阳症虚邪之方法也。

桂枝汤

发热自汗是伤风，桂草生姜芍枣逢；
头痛项强浮缓脉，必须稀粥合成功。

芍药　桂枝　生姜各三钱　炙草三钱
大枣四枚　水煎温服，须臾啜稀粥，温覆取微似汗。

此方最切于时用，中风汗自出者用之，服麻黄汤复烦者用之，下后脉仍浮者用之，气冲利不止者用之，阴症脉浮为欲愈亦用之。

桂、草辛甘化阳，助太阳融会肌气；芍、草苦甘养阴，启少阴奠安营血；姜佐桂枝行阳，枣佐芍药行阴。此方本不发汗，藉热粥之力，充胃气以达于肺，令风邪从皮毛而解，不伤气血，为诸方之冠。

时医以桂枝汤、麻黄汤，地非北方，时非冬月，戒不敢用；以羌、独、苍、芎、荆、防代之。而不知此等药更燥烈害人也。桂枝汤以桂枝为君，色赤入心生血，得芍药之苦以和之，为阴阳调和之剂。麻黄汤以麻黄为君，此物轻清走表，绝无辛烈之味，悍浊之气；又佐以桂枝入心化液，杏仁入肺降气，甘草安内攘外，不加姜之上行，枣之留中，径走肌表，不伤津液。观苍、芎、羌、独之类，孰和平？孰峻烈耶？

桂枝二麻黄一汤

汗出不彻邪还袭，如疟频来时翕翕；桂枝汤二一麻黄，表后脉洪藉此辑。

桂枝一钱三分　芍药　生姜各一钱　炙草七分　麻黄七分　杏仁十六个　大枣一枚　先煮麻黄去沫，后入诸药，温服。

此是麻黄症，只用桂枝汤，汗不彻之故；故又作此汤再解其肌，微解其表。此又桂枝后，更用麻黄法也。

按：柯韵伯云：麻黄汤、桂枝汤两方，各煎听用。如各半汤，则各取其半而合服之。此汤则桂枝汤二分、麻黄汤一分合而服之。犹水陆之师，各有节制，两军相为表里，异道夹攻之义也。后人等其分两，合为一方，与葛根、青龙辈何异？

桂枝麻黄各半汤

面热身痒感虽轻，小汗轻施顾卫营；麻杏桂姜芍枣草，减之各半定方名。

桂枝一钱二分　芍药　生姜　炙草　麻黄各八分　杏仁七枚　大枣二枚半　先煎麻黄去沫，入诸药煎，温服。

此方原小剂，治欲退之余邪，《活人》①借用之以代解肌诸方。

桂枝加厚朴杏仁汤

桂枝厚朴杏仁汤，诸喘皆须疏利方；误下喘成还用此，去邪下气本相当。

即桂枝汤加厚朴炙一钱五分　杏仁十四枚

论云：喘家作，桂枝汤加厚朴、杏仁主之，言本然之喘也。又云：太阳症下之微喘者，表未解也，此汤主之，言误下之喘也。

桂枝加附子汤　照桂枝汤加附子一钱。

桂枝加桂汤　照桂枝汤加桂三钱。

太阳误下遂拘急，汤本桂枝加附人；更有核②起作奔豚，桂枝加桂汤宜察。名遂漏症，乃汗多脱液，阳虚之候。此方固阳即所以止汗，止汗即所以救液。

此桂枝加附子汤歌也。

又加桂枝者，取味重则能达下，此桂枝加桂汤歌也。

茯苓桂枝甘草大枣汤

欲作奔豚脐下悸，八钱茯苓桂枝四；二甘四枣水甘澜，直伐肾邪安内志。

茯苓八钱　桂枝四钱　甘草二钱　大枣四枚　取水扬三五百遍，名甘澜水。用甘澜水三杯，先煎茯苓至二杯，入诸药煎七分，温服。

此方安肾以镇水，使水不凌心；补脾以制水，使水不泛滥。

桂枝甘草汤

叉手冒心因过汗，心下悸动欲得按；

---

① 《活人》：指《南阳活人书》。
② 核：原作"枝"，据上海图书集成本改。

桂枝炙草合辛甘，敛液安心固汗漫。

桂枝四钱　炙草二钱　水煎服。

辛从甘化，阳中有阴，故能补阳以止汗，生心液而定悸。

桂枝去芍药汤

即桂枝汤去芍药。

误下后胸满，是阴邪盛于阳位，用此汤急散之。不用芍药者，恐其寒性下行，领阴邪入于腹中，而为腹满等症也。

桂枝去芍药加附子汤

即前方加附子一钱。

恶寒为阴气凝聚，恐姜、桂力薄，故加附子。

按：此即下篇桂枝附子汤方也，但分两不同，主治遂别，而方名亦因以异耳。

桂枝去芍因胸满，脉促令平舒上脘；若稍恶寒阳内弱，速加附子不容缓。

按：喻嘉言谓：阳邪盛于阳位，故胸满脉促。不知阳邪胸满，多兼喘、汗等症已有葛根黄芩黄连汤法。今但云胸满，是阴气凝聚，减去芍药，意在急散；若微恶寒者，又加附子，以助姜、桂之力，其汲汲于扶阳可见。若果阳盛，则桂枝不堪人咽，况更加助阳之附子乎？即云脉促为阳，不知阳盛于上则促，阴盛于内逼阳于外亦促也。或问：桂枝人参汤症，与此曷别？曰风为阳邪，邪伤于外，不晓解散而数下之，则病之热邪尽陷于下焦，药之寒性反留于心下。热陷下焦，斯为协热之利不止；寒留心下，期为阴盛之心下痞。故以理中汤理其中气，以升阳降阴。如兵法击其中而首尾应也。若此症中、下二焦无病，只宣上焦之阳，则拨云见日，不必多所审顾也。

桂枝加芍药生姜人参新加汤

汗余身痛脉沉迟，痛本阴凝气不支；姜芍人参三味入，桂枝汤旧化新奇。

桂枝　人参各三钱　芍药　生姜各四钱

炙草二钱　大枣三枚　水二杯半，煎八分，温服。余同桂枝汤法。

沉、迟，阴脉也。阴凝则痛，藉人参以助姜、桂、芍之力，俾通而不痛也，喻嘉言谓为余邪未尽。盖未尝于"脉沉迟"三字谛审耳。

五苓散

不解而烦热且渴，泽苓桂术猪苓末；积水留垢藉此行，方曰五苓表里夺。

泽泻一两六铢　猪苓　茯苓　白术各十八铢　桂枝半两　共为末。

本方重在内烦外热，用桂枝小发汗以解表，不是助四苓以利水；其用四苓，是行其积水留垢，不是疏通水道。以白饮和服方寸匕，今用三钱，日三服，多饮暖水，汗出愈。多饮暖水，使水精四布，上滋心肺，外达皮毛，漦漦汗出，表里之烦热两除矣。白饮和服，即啜粥之微义也。

按：此汤与桂枝去桂加茯苓白术汤及猪苓汤，细细分别，方知仲景用药之妙。桂枝色赤入丙，四苓色白归辛，丙辛合为水运，用之为散，散于胸中，必先上焦如雾，然后下焦如渎，何有烦渴、癃闭之患哉？

桂枝去桂加茯苓白术汤

桂枝服后或又下，心满发热强痛怕；甘苓白术枣芍姜，表里邪除小便化。

茯苓　白芍　生姜　白术各三钱　大枣三枚　炙草二钱　水煎温服，小便利则愈。

此治太阳里症，俾膀胱水利而表里之邪悉除。五苓散末云：多服暖水，出汗愈，意重在发汗，故用桂枝。此方末云：小便利则愈，意重在利水，故去桂枝。但既去桂枝，仍以桂枝名汤者，以头痛、发热，桂枝症仍在。但不在太阳之经，而在太阳之腑。因变其解肌之法而为利水；水利则满减热除，而头项强痛亦愈矣。仲景因心下满加白术，今人谓① 白术壅满，大悖圣训矣。

太阳中篇方法

证同上篇，唯身重② 骨节疼痛，恶寒，无汗而喘，脉阴阳俱紧，名曰伤寒，宜麻黄汤以汗之。

若无汗而烦躁，脉浮紧，宜大青龙汤以凉散之；若有汗，必不可用；若脉沉，是少阴症，更忌此汤。

若烦躁而咳嗽，咳逆而小便不利，是挟水气，宜小青龙汤以发汗利水。

若证同伤寒，初起便不恶寒，但恶热大渴，是温热病，宜麻杏石甘汤以凉散之。

若麻黄汤症悉具，而尺脉弱者，不可遽汗，宜先补而后汗之。

若脉沉弱，不可发汗，热多寒少，宜桂枝二越婢一汤以小汗之。

若无汗而瘀热发黄，宜麻黄连翘赤小豆汤发越以疏利之。

若太阳病不解，热结膀胱，其人如狂，名曰入本腑症。既经外解，而小腹急结者，宜桃仁承气汤攻之。其人发狂，小便自利，小腹便③ 满，大便黑，宜抵当汤或丸峻攻之。

此太阳实邪之方法。

麻 黄 汤

太阳脉紧喘无汗，身痛腰疼必恶寒；麻桂为君甘杏佐，邪从汗散一时安。

麻黄三钱 桂枝二钱 炙草一钱 杏仁二十三枚 水二杯半，先煎麻黄至杯半，去沫，入诸药同煎至八分，温服，覆取微似汗，不须啜粥。

《内经》云：寒淫于内，治以甘热，佐以辛苦。此方得之。

大青龙汤

浮紧恶寒兼发热，身疼烦躁汗难彻；麻黄桂杏甘枣姜，石膏助势青龙飐。

麻黄六钱 桂枝 炙草各二钱 杏仁十三枚 生姜三钱 大枣四枚 石膏四钱 先煎麻黄去沫，后入诸药煎，温服，取微似汗。汗多者，以温粉扑之。

柯韵伯云：治症同麻黄汤，但有喘与烦躁之别。喘是寒郁其气，升降不得自如，故多用杏仁之苦以降气；烦躁是热伤其气，无津不能作汗，故特加石膏之甘以生液；然又恐沉寒太甚，内烦既除，外寒不解，变为寒中，协热下利，故倍麻黄以散表，又倍甘草以和中，更用姜、枣以调和营卫，一汗而表里双解，风热是除。此方不可轻用，误用大汗亡阳，以真武汤救之。温粉即白术、藁本、川芎、白芷为末，米粉和扑之。

小青龙汤

素常有饮外邪凑，麻桂细辛姜夏佑，五味收金甘芍和，青龙小用翻江走。

麻黄 芍药 干姜 炙草 桂枝各二钱半夏一钱五分 五味 细辛各一钱 先煮麻黄去沫，后入诸药煎服。

此方不大汗而长于利水，如山泽小龙，不能奋髯登天，只乘雷雨而直奔沧海也。

加减法：若微利者，去麻黄，加荛花（今以茯苓代之，更稳）；若渴者，去半夏，加瓜蒌根二钱；若噎者，去麻黄，加炮附子一钱（噎，即呃也）；若小便不利，小腹满，加茯苓三钱；喘者，去麻黄，加杏仁十三枚。

麻黄杏仁甘草石膏汤

麻黄杏仁石膏草，外散内凉喘汗好；从来温病有良方，宜向风寒外搜讨。

---

① 谓：原作"以"，据上海图书集成局本改。
② 重：原作"福"，据上海图书集成局本改。
③ 便：疑作"硬"。

麻黄四钱　杏仁十六枚　炙草二钱　石膏八钱　先煮麻黄，去沫，后入诸药煎，温服。

此方治温病。

小建中汤

二三日内烦而悸，尺迟营虚又须记；桂枝倍芍加饴糖，汤名建中温补治。

即桂枝汤倍芍药，入饴糖烊服。呕者不可用，以甜故也。

此阴阳平补之神方。

桂枝二越婢一汤

热多寒少脉微弱，多治热兮寒治略；芍桂麻膏甘枣姜，桂枝越婢善裁度。

桂枝　白芍　麻黄　生姜　炙草各一钱七分　石膏二钱　大枣二枚　水先煮麻黄，去沫，内诸药同煎，温服。

按：既用麻黄，又云不可发汗。示不可大发其汗，比上小发汗之方更轻。

麻黄连翘赤小豆汤

瘀热在里黄遂发，渗泄之中兼疏越；麻翘甘豆杏梓皮，更加姜枣莫恍惚。

麻黄　连翘　生姜　炙草各二钱　赤小豆三钱　大枣三枚　生梓白皮二钱，如无，以茵陈代之　以潦水二杯半，先煮麻黄至二杯，去渣，入诸药，煎八分，温服。潦水，无根水也。

桃仁承气汤

寒本伤营多蓄血，桃仁承气涤邪热；硝黄甘草桂枝宜，谵语如狂斯切切。

桃仁十六粒，去皮尖　大黄四钱　甘草　桂枝各二钱　水煎去渣，入芒硝二钱，煎微沸，温服。

桃仁直达血所，桂枝分解外邪，即抵当症之轻者。

抵当丸

水蛭熬　虻虫去翅足，各七个　大黄三钱，酒洗　桃仁十二枚去皮尖　研末为丸，水一杯煎取七分服。

晬时当下血，不下血再服。《活人》云：水蛭必用石灰炒过再熬，方不害人。

抵当汤

水蛭　虻虫各十二个　大黄三钱　桃仁七个　熬制照上方。水一杯半煮七分，温服，不下再服。

脉见沉微证发狂，热瘀小腹硬而膨；抵当两剂分平峻，虻蛭桃仁共大黄。

抵者，抵其巢穴也；当者，当其重任也。蛭者，水虫之善饮血也；虻者，陆虫之善饮血也。水陆并攻，同气相求，更佐桃仁之推陈致新，大黄之涤荡热邪，故名抵当也。

太阳下篇方法

此篇专论兼证，辨同中之异。

论云：伤寒八九日，风湿相搏，身体痛，不能转侧，宜桂枝附子汤。若其人大便硬，小便自利者，去桂加术主之。

若烦疼深入骨节之间，四肢掣痛，近之则痛剧，汗出气短，小便不利，恶风不欲去衣，身或微肿者，宜甘草附子汤温通散湿。

若桂枝症悉具，惟小便数，脚挛急迥殊，反与桂枝汤攻表，得之便厥，咽中干，烦躁，吐逆，作甘草干姜汤与之，以复其阳。

若厥愈足温者，更作芍药甘草汤主之，其脚即伸。

谵语者，与调胃承气汤，微和其胃气。

若重发汗复加烧针者，四逆汤主之，以四逆中姜、附回阳，重用甘草以生血故也。

桂枝附子汤

此风胜于湿之主方。

桂枝四钱　附子　生姜各三钱　炙草二

钱　大枣三枚　水煎服。虚弱家及产妇，附子只用一钱五分至二钱。

桂枝附子去桂加白术汤

此湿胜风之主方。即前方去桂枝，加白术四钱。初服，其人身如痹，半日许服之三服尽，其人如冒状，勿怪。此以术、附并走皮肉中，逐水气，未得除故使之耳。法当加桂枝四钱。《活人》续云：其大便硬，小便自利，故不加桂也。

桂枝附子姜甘枣，身体疼痛风湿扫；小便自利大便坚，去桂加术润枯槁。

论云：伤寒八九日，风湿相搏，身体疼痛，不能自转侧，不呕不渴，脉浮虚而涩者，与桂枝附子汤主之。

若其人大便硬，小便自利者，去桂加白术汤主之。

风者，天之阳邪也，故以桂枝化风为主；湿者，地之阴邪也，故以白术燥湿为主。

此即桂枝去芍药加附子汤也。但彼方只用桂枝三钱，附子一钱，以治下后脉促胸满之症；此方桂枝又加一钱，附子又加二钱，以治风湿身疼脉浮而涩之症。一方而治病迥殊。方名亦异，只以分两多少为分别，后人何得以古方而轻为加减也。

甘草附子汤

桂枝甘草化表风，附子白术驱里湿；甘草冠此三味前，义取缓行勿迫急。

甘草炙　附子炮　白术各二钱　桂枝四钱　水二杯煎一杯温服，得微汗则解。若大汗出，风去而湿仍在，病反不除，可知病深关节，义在缓行而徐解之。仲景不独审病有法，处方有法，即方名中药品之先后亦寓以法。所以读书，当于无字处着神也。

甘草干姜汤

炙甘草四钱　炮姜二钱　水煎服。

芍药甘草汤

芍药　炙草各四钱　水煎服。

吐逆烦躁又咽干，甘草干姜服即安；厥愈足温挛仍旧，更行芍草一方餐。

上二句甘草干姜汤，辛、甘以复其阳，则厥愈足温；下二句芍药甘草汤，苦、甘以复其阳，则挛急愈而脚伸矣。

调胃承气汤

见阳明

四逆汤

见少阴

太阳救误变症方法

太阳症，脉弱有汗，及少阴症误服大青龙汤，筋惕肉𥆧，汗出亡阳者，用真武汤以救之。

吐、下后，气冲而眩，或大汗后，身振振者，宜茯苓桂枝白术甘草汤。

服发汗药，汗出而渴者，五苓散主之；汗出而不渴者，茯苓甘草汤主之。

发汗后，反恶寒，因汗多而亡阳也，恶寒而厥，宜四逆汤；恶寒而不厥，宜芍药甘草附子汤。

若阳盛于内，误服桂枝汤，汗出而烦甚者，宜白虎加人参汤。

伤寒脉浮，以火迫劫，亡阳惊狂，宜桂枝去芍药加蜀漆龙骨牡蛎汤。

火逆下之，因烧针烦躁，宜桂枝甘草龙骨牡蛎汤。

太阳外证未除而数下之，遂协热而利，利不止，心下痞硬，表里不解，宜桂枝人参汤。

又有阳气太重，虽服表药，不能作汗，宜少与调胃承气下之，则汗出而解矣。本论云：伤寒不大便六七日，头痛有热者，宜调胃承气汤是也。

太阳误下，而伤其上焦之阳。阳气既伤，则风寒之邪乘虚而入，上结于胸而硬痛。不按而自痛者，宜大陷胸汤；按之始痛者，宜小陷胸汤。

有表邪未解而未尽之邪则为水饮，心下痞硬满，引胁下痛，干呕气短，汗出不恶寒者，以十枣汤主之。

又有误用冷水潠灌，以致肉上粟起，意欲饮水，反不渴者，宜文蛤散。

寒实结胸，宜三物白散。

结胸者，结于胸前也。痞者，心下满塞不舒也。阳症心下痞，余处无汗，惟心下有汗，按之沾濡于手，脉关上浮者，以大黄黄连泻心汤主之。

若恶寒已罢，因痞而复恶寒，初无汗出，因痞而反汗出，是寒热相搏而成痞，以附子泻心汤主之。如汗虽出，而水气未散，以致心下痞硬，干噫食臭，胁下有水气，腹中雷鸣下利者，以生姜泻心汤主之。

又有脏结症，本论云：如结胸状，饮食如故，时时下利，寸脉浮，关小细沉紧，名曰"脏结"。舌上白胎滑者，难治。此以小细沉紧，知阴寒之甚也。见之关部者，以关部居上、下二焦之界，下为"脏结"，上似"结胸"，其脉独困于中也。舌上白胎滑者，非丹田有热，是寒水之气浸浸乎透入心阳矣。魏念庭云：人知仲师辨结胸非脏结为论，不知仲师言外之意，正谓脏结与痞相类，而与结胸实不同。盖结胸者，阳邪也；痞与脏结，阴邪也；痞则尚有阳浮于上，脏结则上下俱无阳矣。是皆误吐、误下、误汗之流毒也。仲师无方法，大抵以四逆汤治之。如客邪不散，可用桂枝汤，然客邪岂能自散？则亦内阳生，而逐之使散矣。

又有发汗之后，虚邪入腹作胀者，以厚朴生姜半夏人参汤主之。

又有下利后，心下痞，服泻心汤已，复以他药下之，利不止，医以理中与之，

利益甚，赤石脂禹余粮汤主之。复利不止者，当利小便。

伤寒汗、吐、下后，心下痞硬，噫气不除者，旋覆代赭石汤主之。

此太阳救误及变症方法也。调胃承气汤以前是救误，调胃承气汤以下是变症。

真武汤
见少阴

茯苓桂枝白术甘草汤
吐下气冲眩阵阵，沉紧脉候也发汗身振振摇动也；症类真武更轻些，苓桂术甘汤急进。

茯苓四钱　桂枝　白术　炙草各二钱
水煎服。

术、草和胃脾以运津液，苓、桂利膀胱以布气化。

五苓散
见太阳上篇

茯苓甘草汤
甘草茯苓姜桂枝，悸而汗出两般施；五苓症渴 五苓散症口必渴，兹无渴者 辨症分明用勿疑。

茯苓　桂枝　炙草各二钱　生姜三钱
水煎服。

徐灵胎云：此方治发汗后汗出不止，则亡阳在即，当与真武汤；其稍轻者，当与茯苓桂枝白术甘草汤；更轻者，则与此汤。何以知之？以三方同用茯苓知之。盖汗大泄，必引肾水上泛，非茯苓不能镇之，故真武则佐以回阳附子，此方则佐以桂枝、甘草敛汗，而茯苓皆以为主药，此方之义不了然乎？

四逆汤
见少阴

芍药甘草附子汤
阳气素虚宜建中，遽行发汗恶寒冲；回阳附子补阴芍，甘草和谐营卫通。

芍药　炙草各三钱　附子二钱　水煎

服。

未发汗而发热恶寒，宜汗之。既汗而表症仍在者，宜再汗之。今发汗后反恶寒，此因汗而亡阳恶寒也。然亡气中之阳，用四逆汤；亡血中之阳，用此汤。恶寒而厥，宜四逆汤；恶寒而不厥，宜此汤。

白虎汤

石膏八钱　知母三钱　炙草一钱　粳米四钱　水二杯，煮米熟汤成，大约一杯，温服。

白虎加人参汤

即前方加人参一钱五分。

白虎知甘米石膏，阳明大热汗滔滔；自汗则热甚于经，非石膏不治。加参补气生津液，热逼亡阳此最高。

误服桂枝汤，汗亡不止，大烦渴，脉洪者，以此救之。

徐灵胎云：亡阳之症有二：下焦之阳虚，飞越于外而欲上泄，则用参、附等药以回之；中焦之阳盛，涌奔于外而欲汗泄，则用石膏以降之。同一亡阳，而治法迥殊，宜细审之，否则死生立判。

桂枝去芍药加蜀漆牡蛎龙骨救逆汤

火劫惊狂卧不安，亡阳散乱浮脉看；牡龙蜀漆生姜入，桂草相和救逆丹。

即桂枝汤去芍药，加蜀漆一钱，牡蛎四钱，龙骨三钱。先煮蜀漆，后入诸药，煮，温服。

此与少阴汗出之亡阳迥别。盖少阴之亡阳，亡其肾中之阳，故以真武、四逆辈以回之。今乃以火逼汗，亡其心中之阳，故以安神之品以镇之。又与阳盛误服桂枝汤之亡阳大异。阳明火盛，一乘桂枝之热，迅奔于外，大汗不止，是亡其胃中之阳，故以石膏以滋之。

桂枝甘草龙骨牡蛎汤

桂枝主外龙牡内，桂枝散内入之火，使出于外；龙牡返浮越之神，使其守中。炙草调和内外配；火逆下之本不堪，烧针烦躁更堪耐。

桂枝一钱　炙草二钱　牡蛎　龙骨各三钱　水煎服。

龙、牡重滞之质，得桂枝而始神其用。

桂枝人参汤

外证未除数下之，理中汤内桂枝施；误攻致利兼心痞，补散合用内托奇。

桂枝　炙草各二钱　白术　人参　干姜各一钱五分　水二杯半，先煮四味，取一杯半，去渣，入桂枝，煮八分服。

桂枝独后煮，欲其于治里药中越出于表，以散其邪也。

调胃承气汤

见阳明

大陷胸汤

短气躁烦邪上结，大黄甘遂芒硝泄；阳明下早陷胸中，荡涤苦寒内除热。

大黄二钱　芒硝一钱　甘遂末三分　水一杯，先煮大黄至六分，去渣，入芒硝煮一二沸，内甘遂末，服。得快利，勿再服。

与承气汤有上下之殊。

大陷胸丸

陷邪迫处于心胸，俯则难宽势欲昂；葶苈大黄硝杏合，别寻蜜遂煮丸攻。

大黄四钱　葶苈子熬　芒硝　杏仁各一钱五分　捣为丸，如弹子大，每用一丸。入甘遂末三分，白蜜半匙，水一杯，煮半杯，温服，一宿乃下；如不下，更服，以下为度。

小陷胸汤

不按自痛大结胸，小结脉浮按始痛；黄连半夏瓜蒌仁，痰沸驱除膈内空。

黄连一钱　半夏二钱　瓜蒌实三钱　水二杯，先煮瓜蒌实至一杯余，入二味再煮，至七分服，微下黄涎，止后服。

大承气所下者燥屎，大陷胸所下者蓄水，此方所下者黄涎。涎者，轻于蓄水，而未成水也。审病之精，用药之切如此。

十枣汤

胸胁满痛徒干呕，水饮结搏成巨数；甘遂芫花大戟末，十枣汤调涎痰否。

芫花熬　甘遂　大戟各等分　异筛秤末，合和之。水二杯，先煮大枣十枚，至七分，去渣滓，内药末。强人服八九分，羸人服五六分，平旦温服；若下少，病不除，明日更服，加三分，利后，糜粥自养。峻药不可轻用。

文蛤散

即文蛤一味为散，以沸汤和服二钱。

此方取其生于海中，壳能软坚，利皮肤之水；肉能滋阴，止胸中之烦。不过指示其意，非治病之方也。《金匮》有文蛤汤，方用文蛤、麻黄、石膏、杏仁、甘草、生姜、大枣七味。柯韵伯采补，确有意义。

文蛤散原只一味，变散为汤七物汇；麻杏甘石姜枣加，《金匮》采来诚足贵。

三物白散

方名白散用三奇，桔梗相兼贝母宜；巴豆熬成白饮下，胸前寒实一时离。

桔梗　贝母各四钱二分　巴豆一钱二分，去心，熬黑

余各为末，以白饮和服八分，羸者减之。病在膈上必吐，病在膈下必利。不利，进热粥一杯；利不止，进冷粥一杯。

大黄黄连泻心汤

汗下倒施邪遂痞，黄连加入大黄里；取汁只用麻沸汤，气味轻清存妙理。

大黄二钱　黄连一钱　以麻沸汤渍之，须臾，绞汁去渣，温服。

此方治虚痞，每令人疑。曰：仲景使人疑处，正是妙处。以麻沸汤渍取汁去

滓，仅得其无形之气，不重其有形之味，是取其气味相薄，不大泻下。虽曰攻痞，而攻之之妙义无穷也。

附子泻心汤

气痞恶寒兼汗出，三黄加入附子吉；回阳泻痞不相妨，始识长沙法度密。

大黄二钱，酒浸　黄连　黄芩俱炒各一钱　附子一钱，另煮取汁　以麻沸汤渍三黄，须臾，去滓取汁，内附子汁，合和温服。

此法更精。附子用煎，三味用泡，扶阳欲其熟而性重，开痞欲其生而性轻也。

生姜泻心汤

腹内雷鸣心下痞，生姜芩半干姜美；黄连甘草枣同煎，辅正人参功莫比。

生姜二钱　炙草　人参　黄芩各一钱五分半夏一钱　大枣二枚　干姜　黄连各五分　水煎服。

按：柯韵伯云：治痞不外泻心汤。正气夺则为虚痞，在太阳以生姜为君者，以汗虽出而水气犹未散，故微寓解肌之意也；在阳明以甘草为君者，以妄下胃虚致痞，故倍甘草以建中，而缓客邪之上逆也；在少阳以半夏为君者，以半夏最能升清降浊，变柴胡半表之治，推少阳半里之意。邪气盛则为实痞，阳明心下痞，余处无汗，惟心下有汗，按之沾濡于手，脉关上浮者，以大黄黄连泻心汤主之；若恶寒已罢，因痞而复恶寒，初无汗出，因痞而反汗出，是寒热相搏而成痞，以附子泻心汤主之。

厚朴生姜半夏甘草人参汤

发汗之后实邪戢，腹犹胀满虚邪入；厚朴生姜草夏参，除胀补虚各安辑。

厚朴　生姜各四钱　炙草二钱　半夏一钱五分　人参五分　水煎服。

汗后邪气已去，而犹胀满者，乃虚邪入腹，故以厚朴除满，余药补虚助胃。

赤石脂禹余粮汤

利在下焦防滑脱，余粮石脂两相遏；
理中未效此方奇，未止还从小便达。

赤石脂　禹余粮各二两六钱　水三杯
半，煎一杯服，日二服。

此利在下焦，非理中汤所能治。二石
皆土之精所结，治下焦之标，实以培中宫
之本也。要知此症，土虚而火不虚，故不
宜温补。若温甚而虚不甚者，宜从小便利
之。凡草药皆禀乙木之气，土虚之甚者畏
之。此方以土补土，得同气相求之义，又
有炉底补塞之功。

旋覆代赭石汤

旋覆代赭汤甘草，半夏人参姜与枣；
心胸痞满噫不除，借有膈噎亦能好。

旋覆花一钱五分　人参一钱　生姜二钱五
分　半夏一钱　炙草一钱五分　代赭石五钱
大枣二枚　水煎服，日三服。

此治大邪解后而心下痞硬之方，其不
用泻心者，以心下无寒热之互结，故不用
芩、连、干姜之辛苦，只用咸降之旋覆，
佐诸药以补虚，散痞下逆，期于中病而止
也。

伤寒真方歌括卷二

闽长乐陈念祖修园著
冶南　林寿萱　　校

阳明上篇方法

邪初传阳明，兼见头痛恶寒，是太阳表症未罢，自汗脉缓，宜桂枝汤；项背几几者，几，音殊。几几者，鸟飞羽短伸头之貌。项背与颈几几不舒之甚。以阳明主宗筋，筋强硬短缩之象也。桂枝加葛根汤主之；无汗脉浮，宜麻黄汤；项背几几者，葛根汤主之，或兼见下利；若不下利而呕，宜葛根加半夏汤主之；若误下，脉促，利不止，喘而汗出，宜葛根芩连汤主之。

有阳明中风，兼见寒热往来，脉弦大，胸满，及面目悉黄，小便难，潮热，时哕，与小柴胡汤；如脉双弦，心下硬，与大柴胡汤。

如太阳之邪已罢，悉传阳明，虚烦虚热，咽干口燥，舌上白胎，腹满烦躁，懊侬不得安卧，以栀子豉等汤吐之，急除胃外之热，不使胃家之实，此以吐法为阳明解表之法也。

如邪传阳明如前，而大渴，大热，大汗，脉洪而长，为阳明经之本症，以白虎汤、白虎加人参汤主之。阳明症烦热不卧，小便不利，宜猪苓汤主之。若出汗过多，小便不利者，不可用。此阳明病在经之方法也。

桂枝加葛根汤

太阳合病项几几，汗出伤风桂葛茹；
姜枣芍草不啜粥，阳明才见即攻驱。

葛根四钱　桂枝　芍药　生姜各二钱
炙草一钱五分　大枣三枚　先煎葛根去沫后，入诸药同煎服，覆微似汗，不须啜粥。

按：此即桂枝症渐深，将及阳明，故加葛根以断其前路，仍用桂枝以截其后路。《尚书》云：去疾莫如尽。此方得之。

葛根汤

太阳项背病几几，桂葛麻黄因汗无；
炙草枣姜监制用，阳明合病亦何虞？

葛根四钱　麻黄三钱　芍药二钱　生姜二钱　炙草　桂枝各二钱　大枣四枚　先煮麻黄、葛根，去沫，入诸药煎服，不须啜粥。

此太阳将入阳明，若下利则为太阳与阳明合病。盖以风邪入胃，主下利也。桂枝葛根汤治将入阳明之有汗，此治将入阳明之无汗。

葛根加半夏汤

合病应利不下利，验之于呕还分类；
葛根汤内半夏加，开阖失机升降治。

即前方加半夏二钱。

葛根汤，升剂也。半夏、芍药，降剂也。太阳、阳明两经皆病，开阖失机，故以升降法治之。

葛根黄芩黄连汤

误下脉促利不止，外邪内陷热传里；葛根甘草并芩连，提出太阳喘汗已。

葛根四钱　炙草　黄芩各一钱　黄连一钱五分　先煮葛根去沫，后入诸药同煎服。

小柴胡汤

大柴胡汤

俱见少阳

栀子豉汤

治后汗、吐、下之后。虚烦不得眠，虚为正气虚，烦为邪气扰，异于建中症无热之虚烦。懊忱心不得安。反覆身不得宁。实堪怜；山栀香豉煎温服，胸腹余邪一切蠲。

栀子五七枚　香豉四钱　先煮栀子，后入香豉，煮服，得吐，止后服。

栀子苦能涌泄，寒能胜热。栀象心而入心，豆象肾而入肾。烦躁不宁，是心肾之病，故以苦寒之栀子，得豆豉之腐气作吐。凡一切烦躁懊忱之结于心腹者，一吐而俱解矣。

栀子甘草豉汤

即栀豉汤加炙草二钱。煎服法同上。

栀子生姜豉汤

即栀豉汤加生姜五钱。煎服法同上。

无物为呕，有物为吐。欲止其呕，反令其吐，吐之而呕反止，真匪夷所思也。

外邪内陷热伤风，栀豉汤加甘草二；呕逆去草用生姜，姜能散逆精神粹。

栀子厚朴枳实汤

腹满心烦卧不安，正虚邪炽上中抟；苦寒栀子快胸膈，枳实能消厚朴宽。

厚朴姜汁炙，四钱　枳实二钱　栀子五六枚　水煎服。

栀子干姜汤

误下阴阳两受伤，干姜栀子合成汤；苦能泄热解烦满，辛以驱寒并复阳。

栀子五枚　干姜二钱五分　水煎服。得吐，止后服。

栀子柏皮汤

身黄栀子柏皮汤，苦藉甘和甘草良；热达肤间势外出，散邪渗湿两无妨。

栀子六七枚　柏皮二钱　甘草一钱　水煎服。

附：栀子汤解

按柯韵伯云：阳明表症，不特发热恶寒，目痛鼻干等症，一切虚烦，咽干口燥，舌胎腹满，烦躁懊忱不得卧，凡在胃之外者，悉是阳明表症。仲景制汗剂，是开太阳表症之出路；制栀豉汤吐剂，是引阳明表邪之出路，但使心腹之浊邪上出于口，一吐而心腹得舒，表里之烦热悉除矣。热伤气者，少加甘草以益气；虚热相搏者多呕，加生姜以散邪。若下后而心腹满，起卧不安，是热已入胃，便不当吐，故去香豉，加枳、朴以泄满，合栀子两解心腹之妙，又小承气之轻剂也。若以丸药下之，身热不去，知表未解也；心下结痛，知寒留于中也。故任栀子之苦以除热，倍干姜之辛以逐寒，然非吐不能达表，故用此以探吐之。此又寒热并用，为和中解表之剂矣。内外热炽，肌肉发黄，必须苦甘之剂以调之。柏皮、甘草，色黄而润，助栀子以除内烦外热。形色之病，仍假形色以通之。此皆用栀豉加减以御阳明表症之变幻也。韵伯此论，诚千古之特见，学者宜熟读之。

白虎汤

白虎加人参汤

俱见上太阳救误篇

猪苓汤

少阴不眠烦呕逆，阳明热渴 欲饮水。小便赤；利水药中寓育阴，阿胶猪茯泽滑石。

猪苓去皮　茯苓　泽泻　滑石　阿胶各一钱　水二杯，煎一杯，去滓，入胶烊化，温服。

此与五苓散有天渊之别。彼治太阳入本。太阳同寒水，故以桂温之；此治阳明、少阴结热，二经两关津液，故以甘凉之药滋之。二症若汗多胃燥，即此方亦不可与，恐利水伤其津液也。

阳明中篇方法

有太阳阳明，因汗、吐、下、利小便，亡津液，胃中干燥，太阳之邪，乘胃燥而转属阳明，致小便数，大便硬，论谓为"脾约"，以麻仁丸主之。

有少阳阳明，病已到少阳，法当和解，而反发汗、利小便，亡其津液，胃中燥热，转属阳明，以致大便燥结，论谓"大便难"，以蜜煎、猪胆汁导之。

有太阳阳明，阳气素盛，或有宿食，太阳之邪，一传阳明，遂入胃腑，致大便不通，论谓"实"，以三承气汤随轻、重下之。此阳明病在腑之方法也。

麻仁丸

素常脾约感风寒，须用麻仁润下丸；
杏芍大黄兼枳朴，脾阴得润胃肠宽。

麻仁二两　芍药　枳实各五钱　大黄　厚朴　杏仁各一两　炼蜜丸如梧桐子大，饮服十丸，渐加，以知为度。

脾燥宜用缓法以遂脾欲，非比胃实当急下也。

蜜煎导方

蜜一杯于铜器内，微火煎，凝如饴状，取纸作挺子，以线扎之，外以蜜厚包之，如指许长二寸，微热，内谷道中，以手急抱，欲大便时乃去。时法，蘸些皂角末。

猪胆汁方

猪胆一枚，和醋少许，以竹管灌入谷道中，如一食顷，当大便，出宿食恶物，甚效。

津液内涸不宜攻，须得欲便以法通；
蜜主润肠胆泄热，两方引导有神功。

大承气汤

大黄酒洗，二钱　厚朴四钱　枳实二钱五分　芒硝二钱　水三杯，先煮枳实、厚朴，至一杯半，去滓，内大黄，煮取一杯，去滓，内硝，更上微火一两沸，温服。得下，勿再服。

生者气锐而先行，熟者气钝和缓。仲景欲芒硝先化燥屎，大黄继通地道，而后枳、朴去其痞满。此本方之煎法也。若小承气汤，则三味同煎，即寓微和之意。

小承气汤

大黄四钱　厚朴二钱　枳实二钱　水二杯煎八分，温服。初服当更衣，不尔者，再服；若更衣，勿服。

大承气，厚朴倍大黄，是气药为君；分煎，取其后来居上，欲急下燥屎也。小承气，大黄倍厚朴，是气药为臣；同煎，取其气味浑匀，欲微和胃气也。

燥坚痞满大承气，枳朴硝黄共四味；
未硬去硝先探试，邪轻小实小承气。

调胃承气汤

温温欲吐心下痛，郁郁微烦胃气伤；
甘草硝黄调胃剂，心烦腹胀热蒸良。

大黄四钱，去皮，清酒洗　炙草三钱　芒硝三钱　水二杯，先煮大黄、甘草，取一杯，去滓，内芒硝，更上微火煮令沸，少少温服之。

热淫于内，治以咸寒，芒硝也；火淫于内，治以苦寒，大黄也；更佐以甘草，缓硝、黄留中泄热，非恶硝、黄伤胃而用之。少少服之，不使其速下而利也。芒硝解结热之邪，大承气用之以解已结之热；此用之以解将结之热。

【附解】

按：张宪公云：承者，以卑承尊而无

专成之义。天尊地卑，一形气也，形统于气，故地统于天；形以承气，故地以承天。胃，土也，坤之类也；气，阳也，乾之属也。胃为十二经之长，化糟粕运精微转味出入而成传化之府，岂专以块然之形，亦惟承此乾行不息之气耳。汤名承气，确有取义，非取顺气之义也。宪公此解超出前人。惜其所著《伤寒疏》，未刊行世。宪公讳孝培，古吴人也。

阳明下篇方法

腑症虽有三：而阳明之辨，所尤重在能食为胃强，不能食为胃衰。大都能食者，皆可攻下，但有缓急之殊。惟是不能食者，乃有挟虚寒、挟结热之不同。虚寒则食谷欲呕，及干呕吐涎沫之症，宜吴茱萸汤温之。结热则腹满不大便，谵语而脉涩者，当用蜜煎胆导，不得拘于腑病为阳，概用寒下而禁用温剂也。又有下利后，心下痞，肠鸣干呕者，用甘草泻心汤，以药甘为泄满法。瘀热发黄，用茵陈蒿汤，从小便以逐秽法，不可不知也。

吴茱萸汤

阳明吐谷喜茱萸，姜枣人参却并驱；吐利躁烦手足冷，吐涎头痛立殊功。

吴萸泡　人参各二钱　生姜四钱　大枣三枚　水煎服。

此方降浊阴，扶生气，俾震坤合德，土木不害。

甘草泻心汤

下利腹鸣干呕痞，大枣芩连姜夏使；甘草泻心汤合宜，泄满降浊斯为美。

炙草二钱　黄芩　干姜各一钱五分　半夏一钱　黄连五分　大枣二枚　水煎服。

茵陈蒿汤

黄如橘色腹微满，头汗，剂颈而还。余处无汗小便短；三倍茵陈栀大黄，内外瘀热如洗盥。

茵陈六钱　栀子五枚　大黄二钱　水三杯，先煮茵陈，至杯半，后入诸药，煮至八分，温服，日三服，小便当利。尿如皂荚汁，色正赤，一宿腹减，黄从小便去也。

麻黄连豆汤，散太阳无汗之黄；若在太阳阳明之间，用栀子柏皮汤以清火；若在阳明之里，当用此汤以逐秽。

伤寒真方歌括卷三

闽长乐陈念祖修园著
冶南　林寿萱　　校

少阳上篇方法

提纲有口苦，咽干，目眩之症，三者能开能合，相火为害故病，法当清火。

少阳主半表半里，寒热相杂。若邪在半表，其寒热往来于外，宜以小柴胡汤解半表之虚邪，以大柴胡汤解半表之实热；若邪在半里，其寒热相搏于中，则为呕吐腹痛，以黄连汤主之；其寒热互结于心下，则为痞满呕逆，以半夏泻心汤主之；其寒热相阻于心下，则为拒格，食入即出。以干姜黄芩黄连人参汤主之；若邪全入于里，则为胆腑受病，胆火下攻于脾而为自利，有黄芩汤法；胆火上逆于胃，利又兼呕，有黄芩加半夏生姜汤法。此皆少阳正治方法也。

盖少阳为枢，职司开阖。而转运其枢，全赖胃气充满，则开阖有权，其邪不能内犯；胃气不振，则关钥废弛，邪得出入矣。

小柴胡汤

脉弦胁痛小柴胡，夏草姜芩参枣扶；
和解少阳为正法，阳明兼症岂殊途？

柴胡四钱　人参　黄芩　炙草　生姜各一钱五分　半夏二钱　大枣二枚　水二杯，煎一杯半，去滓，再煎八分，温服。

此方以二剂合作一剂，方称原方三服之一。今易作小剂，徇时好也。深于医者，必照古法，不待余赘。少阳介于两阳之间，须兼顾三经，故药不宜轻。去党滓再煎者，此方乃和解之剂，再煎则药性和合，能使经气相融，不复往来出入。古圣不但用药之妙，其煎法俱有精义。

加减法：若胸中烦而不呕者，去半夏、人参，加瓜蒌二钱；若渴者，去半夏，加人参五分，瓜蒌根二钱；若腹中痛者，去黄芩，加白芍药一钱五分；若胁下痞硬，去大枣，加牡蛎二钱；若心下悸而小便不利者，去黄芩，加茯苓二钱；若不渴，外有微热者，去人参，加桂枝一钱五分，温覆取微似汗；若咳者，去人参、大枣、生姜，加五味子七分，干姜一钱。

大柴胡汤

脉弦而沉沉有力，相为结热下宜亟；
芩芍枣夏枳柴姜，大柴汤是小柴翼。

柴胡四钱　半夏　黄芩　芍药　枳实各一钱五分　生姜二钱五分　煎法同小柴胡汤。

此方本无大黄，所云结热，非实热也；下解其热，非导其便也。小柴胡汤治半表之虚，此治半表之实，即小柴胡汤之翼也。今《活人书》每以此方代承气汤，取大便微利，重在大黄，略变仲景之法，不可不知。

黄连汤

胸中有热胃邪丽，黄连甘草干姜桂；人参夏草① 理阴阳，呕吐腹疼为妙剂。

黄连　炙草　干姜　桂枝各一钱五分　人参五分　半夏一钱　大枣二枚　水煎，分二服，日三夜二。

即柴胡汤以桂枝易柴胡，以黄连易黄芩，以干姜易生姜。此症虽无寒热往来于外，而有寒热相搏于中，所以寒热攻补并用，仍不离少阳和解法也。

半夏泻心汤

满而不痛则为痞，心膈难开何所以；夏草参连芩枣姜，宣通胶滞同欢喜。

半夏三钱　黄芩　干姜　炙草　人参各一钱五分　大枣二枚　黄连五分　水煎温服。

干姜黄芩黄连人参汤

厥阴寒格用干姜，吐下芩连是所长；误治致虚参可补，分途施治不相妨。

人参　黄连　黄芩　干姜各一钱五分　水煎服。

入口即吐，是火炎之象，故苦寒倍于辛热。但吐、下误后，中外之气索然，故以人参补其中气，并以助干姜之辛，冲开格逆，而吐止食入矣。凡呕家夹热不利于橘半者，服此方而晏如。

黄芩汤

黄芩汤用甘芍枣，太阳少阳合病讨；下利只须用本方，兼呕姜夏加之好。

黄芩二钱　炙草　芍药各二钱　大枣三枚　水煎服，日二夜一。

黄芩加半夏生姜汤

即前汤加半夏二钱，生姜三钱，煎服法同二阳合病。

邪入少阳之里，胆火下攻于脾，故自下利；上逆于胃，故兼呕。此汤苦甘相济，调中以存阴也。兼呕者，加半夏以降逆，生姜以散邪也。

少阳中篇方法

少阳虽有汗、吐、下三禁，而法中又有口不渴、身有微热，以微热验其表邪尚在。去人参，加桂枝以取汗。伤寒六七日，发热微恶寒，支节烦疼，微呕，心下支结，支，撑也，若有物支撑在胸胁间。外症未去者，以柴胡桂枝汤汗之。下后胸结胁满微结，小便不利，渴而不呕，头汗出，邪郁于经，不得外越，但升于头而汗出也。往来寒热，用柴胡桂枝干姜汤以汗之。又有柴胡症具而反下之，心下满而硬痛，此为结胸，大陷胸汤主之。本柴胡症，医以丸药下之，微利，胸胁满而呕，日晡热者，小柴胡加芒硝汤下之。是汗、下之法，不可不审用也。

柴胡桂枝干姜汤

寒热往来头汗出，心烦胸胁满而窒；柴芩姜蛎瓜蒌甘，花粉桂枝加减七。

柴胡四钱　桂枝　黄芩各一钱三分　瓜蒌根二钱　干姜　牡蛎　炙草各一钱　水煎服，初服微炊②，再服汗出而愈。

按：本方用干姜，一以散胁之微结，一以济芩、蒌之苦寒，使阴阳和而寒热已也。

大陷胸汤

见太阳救误篇

柴胡加芒硝汤

少阳邪入阳明腑，日晡热潮胁满吐；甘夏参芩柴枣姜，芒硝加上病方愈。

柴胡一钱二分　黄芩　炙草　生姜　人参各一钱　半夏七分　枣一枚　芒硝一钱　水煎，后入芒硝一二沸，服。

按：胸胁满而呕，少阳之邪正盛也。

---

① 草：当为"枣"。
② 炊：上海图书集成本作"灼"。

日晡所发潮热，阳明之热已结也；本宜大柴胡汤两解之，因以丸药误下，强逼溏粪，胃气大伤。大柴胡汤有大黄、枳实之峻，必不堪受，不如小柴胡汤有人参、甘草以扶之也。加芒硝者，胜热攻坚，速下不停，无伤胃气，是以峻攻之药，为补养法也。

柴胡桂枝汤

太阳未罢少阳多，肢节烦疼寒热过；津液一通营卫治，小柴方内桂枝加。

柴胡二钱　黄芩　桂枝　芍药　生姜各八分　人参一钱五分　炙草二分　大枣二枚

煎服。

按：此太阳邪轻、少阳邪甚之方，故汤名以柴胡为冠也。《活人》往往取代桂枝汤，看似变通，实乱仲景之法。余推《活人》所以取代之故，以论中有"和其营卫，以通津液，后自愈"十一字也。

少阳下篇方法

少阳失治，坏症最多，非有补天浴日手段，不足以语此。论云：伤寒八九日，下之，胸满烦惊，小便不利，谵语，一身尽重，不可转侧也，柴胡加龙骨牡蛎汤主之。

柴胡加龙骨牡蛎汤

太阳误下心烦惊，谵语身沉水不行；芩夏参枝柴姜枣，茯丹龙牡定神明。

柴胡　龙骨　牡蛎　生姜　人参　茯苓铅丹　黄芩　桂枝　半夏各一钱五分　大枣二枚　水煎，入大黄二钱，更煮二三沸，温服。

此乃正气虚耗，邪已入里，而复外扰三阳，故现症错杂，药亦随证施治，真神化之方也。今借治癫痫症神效。

传经发明

按：宋、元以后医书，皆谓邪从三阳传入，俱是热症，惟有下之一法。论中四逆、白通、理中等方，俱为直中立法。何以谓之直中？谓不从三阳传入，径入三阴之脏，惟有温之一法。凡传经俱为热症，寒邪有直中而无传经，数百年来相沿之说也。

余向亦深信其然，及临症之久，则以为不然。"直中"二字，《伤寒论》虽无明文，而直中之病则有之。有初病即见三阴寒症者，即宜大温之；有初病即见三阴热症者，即宜大凉之，大下之，是寒热俱有直中也。世谓直中皆为寒症者，非也。有谓递次传入三阴，尽无寒症者，亦非也。

盖寒热二气，盛则从化。余揆其故则有二：一从病体而分，一从误药而变。何则？人之形有厚薄，气有盛衰，脏有寒热。所受之邪，每从其人之脏气而为热化、寒化。今试譬之于酒，酒取诸水泉，寒物也；酒酿以曲药，又热物也。阳脏之人，过饮之不觉其寒，第觉其热，热性迅发，则为吐血、面疮诸热症作矣。阴脏之人，过饮之不觉其热，但觉其寒，寒性凝滞，则停饮、腹胀、泄泻诸寒症作矣。知此愈知寒热之化，由病人之体而分也。

何谓误药而变？凡汗、下失宜，过之则伤正而虚其阳；不及则热炽而伤其阴。虚其阳，则从少阴阴化之症多，以太阳、少阴相表里也；伤其阴，则从阳明阳化之症多，以太阳、阳明递相传也。所谓寒化、热化，由误治而变者此也。

至云寒邪不相传，更为不经之说。仲景云：下利腹胀满，身体疼痛者，先温其里，乃攻其表。温里宜四逆汤，攻表宜桂枝汤主之。此三阳阳邪传入三阴，邪从阴化之寒症也。如少阴症下利，白通汤主之。此太阳寒邪传入少阴之寒症也。如下利清谷，里寒外热，汗出而厥者，通脉四逆汤主之。此少阴寒邪传入厥阴之寒症也。谁谓阴不相传，无阳从阴化之理乎？

伤寒真方歌括卷四

闽长乐陈念祖修园著
冶南　林寿萱　　校

太阴全篇方法

太阴为湿土，纯阴之脏也。故病一入太阴，邪从阴化者多，从阳化者少。从阴化者，如论中腹满吐食，自利不渴，手足自温，时腹自痛，宜四逆汤、理中汤之类主之。从阳化者，如论中发汗不解，腹满痛者，急下之，宜大承气汤。腹时痛者，桂枝加芍药汤。大实痛者，桂枝加大黄汤是也。

理中丸及汤

理中白术草姜参，益气驱寒走太阴；只取中焦交上下，辛甘相辅意殊深。

人参　白术　干姜　炙草各等分为末

蜜丸如鸡子黄大，以沸汤和一丸，碎，温服之，日三四服。腹中未热，益至三四丸。服后如食顷，啜粥。然丸不及汤，又以四味切片，作汤服之。

参、草甘以和阴，姜、术辛以和阳，辛甘相辅以处中，上交于阳，下交于阴，阴阳和顺则百病愈矣。

若脐上筑者，肾气也，去术加官桂；

吐多者，去术加生姜；下多者，还用术；悸者，加茯苓；渴欲饮水者，加术；腹中痛者，加人参；寒者，加干姜；腹满者，加附子。

桂枝加芍药汤

桂枝汤加芍药一倍。倍芍药者，能监桂枝深入阴分，升举误下之邪出于阳分，而腹痛自愈。

桂枝加大黄汤

桂枝汤加芍药一倍，大黄七分。倍芍药者，苦以泄其坚；加大黄者，通以导其滞也。

腹痛桂枝倍芍药，大黄枳实更加酌；病从太阳误下来，仍用太阳方斟酌。

四逆汤
大承气汤

盖脾与胃同处腹中，腹痛、腹满，两皆有之。然腹满为太阴病，心下满为阳明病。其阳明亦有腹满者，但阳明腹满与热同化，兼有潮热、自汗、不大便之症，不似太阳与湿同化，兼有发黄、暴烦、下利秽腐之症也。

伤寒真方歌括卷五

闽长乐陈念祖修园著
冶南　林寿萱　　校

少阴全篇方法

论云：少阴之为病，脉微细，但欲寐也。只此二句为提纲，此篇则分析而言之。

少阴肾经，水火之脏。邪伤其经，随人实虚，或从水化而为寒，或从火化而为热。水化为阴寒之邪，是其本也；火化为阳热之邪，是其标也。阴邪其脉沉细而微，阳邪其脉沉细而数。至其见证，亦各有别：阴邪但欲寐，身无热；阳邪虽欲寐，则多心烦；阴邪背恶寒，口中和；阳邪背恶寒，口中燥；阴邪咽痛不肿，阳邪咽痛则肿；阴邪腹痛，下利清谷；阳邪腹痛，下利清水，或纯青色，或便脓血也；阴邪外热面色赤，里寒大便利，小便白；阳邪外寒手足厥，里热大便秘，小便赤。此少阴标本寒热之脉症也。凡从本之治，切宜温寒回阳；从标之治，切宜攻热救阴。其机甚微，总在临症详究，辨别标本寒热，以急施其治，庶克有济，稍缓则不及矣。

从太医院使编订。①

少阴症有化寒化热两途，施治不外回阳、救阴二法，人固知之矣。而抑知回阳之中，而有兼汗兼温之异乎？论云：少阴病始得之，反发热，麻黄附子细辛汤主之。又云：少阴病，得之二三日，麻黄附子甘草汤微发汗，以二三日无里证，故微发汗也。盖二症俱以少阴而得太阳之热，故用麻黄以发汗。因二症之脉俱沉，用附子以固肾，肾固则津液内守，汗不伤阴。一合细辛，犹麻黄汤急汗峻剂；一合甘草，犹桂枝缓汗之和剂也。至于呕逆腹痛，小便不利，用真武汤；背恶寒，用附子汤；昼日烦躁，夜而安静，用姜附汤；四肢逆冷，用四逆汤；四肢逆冷而脉细欲绝，用通脉四逆汤；吐利虽止，汗出而厥，四肢拘急，脉微欲绝者，用通脉四逆加猪胆汁汤；下利脉微，用白通汤；利不止，厥逆无脉，干呕烦者，用白通加人尿猪胆汁汤；吐利，手足逆冷，烦躁欲死者，用吴茱萸汤；恶寒脉微而利，利止者，亡血也，用四逆加人参汤；汗下之后，病仍不解，烦躁者，用茯苓四逆汤。以上诸方，温而兼补，皆所以回阳也。

抑又知救阴之中，更有补正攻邪之别乎？如咽痛，用甘草汤、桔梗汤、半夏散及汤、苦酒汤、猪肤汤；心烦不卧，用黄连阿胶汤；不眠烦渴，小便短赤，用猪苓汤；阳邪伤阴，阴伤不能接阳，为四肢逆冷，用四逆散；下利脓血，用桃花汤，皆救阴中之补正剂也。如口燥咽干，宜急下

---

① 从太医院使编订：疑为衍文。

之；自利清水，色纯清，心下必痛，口干燥者，可下之；六七日腹胀不大便者，急下之。凡曰急者，不可缓之须臾，致邪火烁干津液而死，以大承气汤主之，此皆救阴中之攻邪剂也。

麻黄附子细辛汤

麻黄　细辛各二钱　附子一钱　水煎麻黄去沫，入诸药同煎，温服。时师细辛只用一钱。

麻黄附子甘草汤

即前方去细辛，加炙草二钱。

发热脉迟属少阴，麻黄附子细辛寻；细辛不用加甘草，温肾驱寒用意深。

二症俱发热，故俱用麻黄以发汗；脉俱沉，故俱用附子以固肾，肾固则津液内守，汗不伤阴。一合细辛，犹麻黄汤急汗之法；一合甘草，犹桂枝汤缓汗之法也。

真武汤

腹痛肢疼咳呕凑，此方真武推神守；茯苓芍术附子姜，燠土镇水各入扣。

茯苓　芍药　生姜各三钱　白术二钱　附子一钱　水煎服。

附子壮元阳，则水有所主；白术建土气，则水有所制；合芍药之苦以降之，茯苓之淡以泄之，生姜之辛以行之，总使水归其壑。今人以行水之剂目为温补之剂，误矣。

若嗽者，加五味子一钱，干姜、细辛各五分，时法去生姜；若小便利者，去茯苓；若下利，去芍药，加干姜二钱；若呕者，去附子，倍加生姜。

附子汤

口和脉细背憎寒，火灸关元即刻安；芍药人参苓术附，身疼肢冷是神仙。

附子　人参各二钱　茯苓　芍药各三钱　白术四钱　水二杯，煎八分，温服。

此汤药品与真武相当。惟生熟、分两各异。其补阳镇阴，只在一味转旋，学者所当深心体会。

干姜附子汤

昼而烦躁属阳虚，阳虚有二：有喜阳者，有畏阳者。大抵阴亦虚者畏阳，阴不虚者喜阳，此因下后阴亦虚，故反畏阳也。脉见沉微误汗余；下后岂容更发汗？干姜附子补偏欤。

干姜　附子各三钱　水煎服。

余于《活人百问·烦躁症》中注此方下。阴盛偏安于阴分，故夜而安静，何相反至是？而不知此言阴虚者，言吾身真阴之虚也；彼言阴盛者，言阴寒之气盛也。阴阳二字，各有所指。

四逆汤

四逆姜附君甘草，除阴回阳为至宝；彻上彻下行诸经，三阴一阳随搜讨。

炙草二钱　干姜一钱五分　附子生用，一钱　水一杯半，煎八分服。

生附子、干姜，彻上彻下，开辟群阴，迎阳归舍，交接十二经，为斩旗夺关之良将；而以甘草主之者，从容筹画，自有将将之能也。

此方少阴用以扶元海之阳，太阴用以温脏中之寒，厥阴薄厥，阴欲立亡，非此不救。至于太阳误汗亡阳，亦用之。

通脉四逆汤

即四逆汤倍用干姜。

通脉四逆加猪胆汁方

即前方煎成，入猪胆汁九茶匙。时法以黄连二分，研末代之。

四逆倍姜名通脉，疾呼外阳归其宅；更加猪胆汁些微，藉其苦寒通拒格。

名通脉者，以此时生气已离，亡在顷刻，若以柔缓甘草为君，岂能疾呼外阳而使返耶？故易以干姜。而仍不减甘草者，恐散涣之余，不能当干姜之猛，还藉甘草以收全功也。后方加猪胆汁者，速阳药下行。

加减法：面赤者，加连须葱三茎；腹痛者，去葱加芍药二钱；呕者，加生姜二钱；咽痛，去芍，加桔梗一钱；利止脉不出者，去桔梗，加人参二钱。

白通汤

干姜 附子各三钱 葱白二茎，每茎约二寸半 水二杯，煎八分，温服。

姜、附燥肾之所苦，须藉葱白之辛以通之。葱白通上焦之阳，下交于肾；附子启下焦之阳，上承于心；干姜温中土之阳，以通上下。上下交，水火济，利自止矣。

白通加猪胆汁汤

即白通汤入人尿十五茶匙，猪胆汁七茶匙，令相得，温服。

寒盛格热，当用监制之法。人尿之咸，胜猪胆汁之苦；猪胆汁之苦，胜姜、附之辛；辛受制于咸苦，则咸苦为之向导，便能下入于少阴，俾冷性消而热性发，其功乃成。又为外护法也。

少阴下利白通汤，无脉呕烦胆汁将；葱白入阴通否隔，回阳附子与干姜。

吴茱萸汤

见阳明

四逆加人参汤

脉微而利更憎寒，利止血亡气亦残；四逆汤中参速配，重生津液渐恬安。

即四逆汤加人参一钱。

茯苓四逆汤

烦躁转增汗下后，真阳扰越势难救；四逆加参重茯苓，症类栀豉须细究。

即四逆汤加人参一钱，茯苓六钱。

此为汗下之后，厥悸不愈，忽增烦躁，为水气凌心之症。然必参以他症，方不误认为栀子豉汤症。

甘草汤

甘草六钱 水三杯，煎一杯，分两次服。

桔梗汤

即前方加桔梗三钱。

缓以甘草开桔梗，少阴客热不须猛；咽痛分合先后宜，淡而不厌须静领。

半夏散及汤

阴火攻咽必挟痰，风邪内薄势相参；桂枝半夏及甘草，经训当遵勿妄谈。

半夏 桂枝 炙草 各等分为末，白饮和服三钱，日三服。不能服散者，水煮七沸，入散三钱，更煎三沸，少冷，少少咽之。

《本经》：半夏治咽喉肿痛，桂枝治喉痹。此乃咽喉之主药，后人以二味为禁药，何也？

苦酒汤

少阴咽痛且生疮，半夏鸡清苦酒汤；涤饮消疮除伏热，发声润燥有专长。

半夏洗七枚，切作十四片，鸡子一只，去黄，纳半夏，著苦酒中，以鸡子壳置刀环中，安火上，令二沸，去滓，少少含咽之。不差，再服。

猪肤汤

利余咽痛用猪肤，蜜粉和中助转输；鼀主肾经肤主肺，谁将妙谛反三隅？

猪肤四两，水七杯，煮三杯，入白蜜七钱，米粉四钱，熬香，分二三服。

少阴之脉，循喉咙，挟舌本，少阴二三日咽痛，是阴火上冲，可与甘草汤，甘凉泻火，以缓其热。不差者，配以桔梗，兼辛以散之之义也。至下利咽痛，是肾液下泄，不能上濡于肺，络燥而为咽痛者，又非甘、桔所能治，当以猪肤润肺肾，白粉、白蜜缓之于中，而上、中、下之燥邪解矣。此三方为正治之轻剂也。若阴症似阳，恶寒而欲吐者，又非甘、桔所能疗，当用半夏之辛温，散其上逆之寒；桂枝之甘温，散其阴寒之气。或散或汤，随病人之意也。如喉痛且伤，生疮不能言语者，不得即认为热症，仍取半夏之辛以豁痰，苦酒之酸以敛疮，鸡子白之清以发声，少少含咽，内外兼治之法也。若夫里寒外热，手足厥逆，咽痛，用四逆汤。详于本方之下，宜合参之。

黄连阿胶汤

心烦不卧主阿胶，鸡子芩连芍药交；邪入少阴从热化，坎离交媾在中爻。

黄连二钱　黄芩五分　芍药一钱　阿胶一钱五分　鸡子黄一枚　水一杯半，煎八分，去滓，入阿胶烊尽，少冷，入鸡子黄搅匀，温服，日三服。

猪苓汤

见阳明

四逆散

阳邪伤阴亦四逆，枳实芍草攻和策；四逆，四肢逆冷也。热邪结阴，以枳实泄之。热邪伤阴，以芍、草和之。阴为阳伤不接阳，和其枢纽柴专责。

枳实　芍药　柴胡　甘草各一两　为末，白饮和服，日二三服。

咳者，加五味、干姜各两半，并主下利；悸者，加桂枝五钱；小便不利者，加茯苓五钱；腹中痛者，加附子炮半枚；泄利下重者，先浓煎薤白汤，内药三钱，再煎一二沸，温服。

桃花汤

少阴下利便脓血，粳米干姜赤脂啜；阳明截住 石脂入手阳明，姜、米入足阳明。肾亦变，腹痛尿短痛如撒。

赤石脂一两六钱，留少许筛末，干姜一钱，粳米四钱。　水四杯，煎二杯，入赤脂末方寸匕，分两服，若一服愈，余勿服。

此是手、足阳明感少阴君火，热化太过，闭藏失职，开合尽撒，缓则亡阴，故只涩阳明之道路，利止而肾亦安。

大承气汤

见阳明

伤寒真方歌括卷六

闽长乐陈念祖修园著

冶南　林寿萱　　校

厥阴全篇方法

厥阴之为病，消渴，气上撞心，心中疼热，饥而不欲食，食则吐蛔，下之利不止。论云总纲。

厥阴，阴尽阳生之脏，与少阳为表里者也。故其为病，阴阳错杂，寒热混淆，邪至其经，从化各异。若其人素偏于热，则邪从阳化，故消渴，气上撞心，心中疼，口烂，咽痛，喉痹，喉痈，便血等阳症见矣。大法用乌梅丸，苦寒之中，杂以温补之品，以治其本。而厥深热亦深，必用大、小承气汤；厥微热亦微，只用四逆散；下利后重者，必白头翁汤，非一于苦寒者，不能胜之也。若其人素偏于寒，是邪从阴化，故手足厥冷，脉微欲绝，肤冷，脏厥，下利，除中等阴症见矣。大法以四逆汤、通脉四逆汤为主，不可杂以苦寒之品，以掣其肘也。如初起手足厥寒，脉细欲绝，以厥阴之脏，相火行其间，不遽用姜、附之热，只用当归四逆汤和之。内有久寒，再加生姜、吴萸以温之。如干呕，吐涎沫，吴茱萸汤主之。若夫乌梅丸，温补之中，加以苦寒，乃治寒以热，凉而行之之意，最得厥阴之和法。盖厥阴所重，在护其生气，不专参、术之补，姜、附之热，与太阴、少阳不同也。

少阳不解，传变厥阴而病危，厥阴病衰，转属少阳为欲愈。阴阳消长，大伏危机。

厥阴为乙木，性宜沉，木中有火，沉则火下守而肾水温，升则火上撞冲而肾水寒。论云：消渴，心中疼热。皆火升之病也。论云：饥不能食，食则吐蛔。皆肾水寒，胃气因而不暖，致木气肆逆于胃口，则不食；木盛生风，则生虫也。论云：下之，利不止，亦肾中寒而不能闭纳也。此经为病，阴阳错杂，惟乌梅丸可以统治之。

合　参

厥阴，木中有火，此火为阴火，故有时而下，有时而上。厥为阴，阴下行极而上，则发热矣。热为阳，阳气上行极而下，则又厥矣。调和于二者之间，功在安胃。故乌梅丸蒸于饭上，佐以人参，下以白饮，皆安胃之意。程云：他症发热时不复厥，发厥时不复热，盖阴阳互为胜复也。惟此症孤阳操其胜势，厥自厥，热自热。厥深则热亦深，厥微则热亦微，而发热中兼夹烦渴下利之里症，总由阳陷于内，菀其阴于外而不相接也。

乌梅丸中，细辛一味最妙。乌梅丸破阴以行阳，于酸辛入肝药中，微加苦寒，纳逆上之阳邪，顺之使下，为厥阴症之总方。

胜复之机，操自胃气。胃气热者，阴当复而不复，则为厥深热深之症；胃气寒者，阳当复而不能复，则为肤冷脏厥之症。

乌梅丸

乌梅丸内柏连姜，参桂椒辛归附当；寒热散收相互用，厥阴得此定安康。

乌梅九十三枚　干姜一两　当归四钱　黄连一两六钱　蜀椒四钱，炒　桂枝　人参　黄柏　附子　细辛各六钱　各研末，以苦酒浸乌梅一宿，去核，饭上蒸之，捣成泥，和药令相得，入炼蜜，共捣千下，丸如桐子大。先饮食，白饮和服十丸，日三服，渐加至二十丸。

《内经》云：伏其所主，先其所因。或收或散，或逆或从，随所利而行之。调其中气，使之和平。此方深得经旨，为厥阴病之总法。

白头翁汤

白头翁主厥阴利，下重喜水津耗类；连柏秦皮四味煎，坚下兼平中热炽。

白头翁一钱　黄柏　黄连　秦皮各一钱五分　水煎服，不愈更作二服。

大寒以清中热，故治欲饮水；大苦以坚下焦，故止下利。

承气汤
见阳明

四逆散

四逆汤

通脉四逆汤
俱见少阴

当归四逆汤

当归　芍药　桂枝　细辛各一钱五分　炙草　木通各一钱　大枣四枚　水煎温服。此方之多用大枣，即建中汤之得胶饴意也。时法用此方，倍加当归，细辛只用一钱。

当归四逆加吴萸生姜汤

即前方加吴萸泡二钱，生姜四钱，酒水各半杯煎，温服。

当归四逆木通草，桂芍细辛并大枣；通脉养血此为神，素寒加入姜萸好。

吴茱萸汤
见太阳

干姜黄芩黄连人参汤
见少阳

白虎汤
见阳明

厥阴续篇

厥阴有用吐法者。论云：手足厥冷，脉乍紧者，邪在胸中；心下满而烦，饥不能食者，病在胸中，须当吐之。宜瓜蒂散。有用利水法者。论云：厥而心下悸者，宜先治水，当服茯苓甘草汤，却治其厥；不尔，水渍其胃，必作利也。有热厥下后之危症者，论云：伤寒六七日，大下后，寸脉沉而迟，脾肺阳气下陷也。手足厥冷，下部脉不至，肝家之阴亦复衰竭，阴阳不相顺接，以故手足为之厥冷也。咽喉不利，唾脓血，厥阴之脉贯膈，上络肺，循喉咙之后，下后亡津液，遂成肺痿。泄利不止者，为难治，阳气下陷于阴分，阴分衰竭，故难治。麻黄升麻汤主之。升阳和阴，润肺补脾调肝，冀成万一之功。

瓜蒂散

胸中痞硬寸微浮，气上冲兮热汗流；小豆匀平瓜蒂散，稀糜承载出咽喉。

瓜蒂、赤小豆各等分为末，取二钱，以香豉一撮，用热汤煮作稀糜，和药散服之。不吐者，少少加，得快吐乃止。诸亡血家，不可与之。

茯苓甘草汤

见太阳篇

麻黄升麻汤

邪深阳陷脉沉迟，姜术麻黄升桂枝；
归芍天冬苓石草，萎蕤润肺佐芩知。

麻黄二钱五分　升麻　当归各一钱　知
母黄芩　萎蕤各五分　白术　石膏　干姜
芍药　天冬　桂枝　茯苓　甘草各三钱
先煮麻黄，去沫，复入诸药煎服。

阴阳易差后劳复病方法

论云：伤寒阴阳易之为病，其人身体
重，少气，少腹里急，或引阴中拘挛，热
上冲胸，头重不欲举，眼中生花，膝胫拘
急者，烧裈散主之。

论云：大病差后劳复者，枳实栀子汤
主之。时医必用补中益气汤，误人矣。若
有宿食者，加大黄如博棋子大五六枚。

论云：伤寒差已后，更发热者，小柴
胡汤主之。不因劳食而更发热者，此半表
半里之间有留邪也，故用小柴胡汤，汤中
有人参以扶正气，去余邪，乃和解法也。
脉浮者，是热发在表。以汗解之；脉沉实
者，是热发在里。以下解之。脉浮是有重
感，脉沉实是饮食失节。

论云：大病差后，从腰以下有水气
者，牡蛎泽泻散主之。后人用五苓去桂，
加牡蛎、海藻，甚稳。

论云：大病差后喜唾，久不了了者，
胃中有寒，当以丸药温之。不可用汤药骤
补。宜理中丸。

论云：伤寒解后，虚羸少气，气逆欲
吐者，竹叶石膏汤主之。

新补论云：伤寒脉结代，心动悸，炙
甘草汤主之。

愚按：人身天真之气，全在胃口，津
液不足即是虚，生津液即是补虚。仲师以
竹叶石膏汤治伤寒解后虚羸少气，以甘寒

为主，以滋津为佐，是善后第一治法。余
以炙甘草汤，与六经症亦不甚合，想亦是
既愈善后之计。论云：伤寒脉结代，气血
两虚，经隧不通，阴阳不交，故缓时一止
为结，止而不能自还为代。心动悸，发汗
过多，血虚气馁，故心动悸。炙甘草汤主
之。

此以滋津为主，甘寒为佐，后人不
知，以参、芪、术、苓、桂、附、归、熟
之类温补之，宁不并余邪余热留之为害
乎？张子和谓大病后，养以五谷五菜，即
是补法，不用参、术、鸡、羊等助其余热
致病，诚见道之言也。

烧裈散

伤寒何谓阴阳易？病瘥交接余热客；
方用阴前裈烧灰，求其所属治其剧。

取妇人裈，近前阴剪烧灰为末，水和
服一二钱；小便利，阴头肿即愈。妇人
病，用男子裈。

牡蛎泽泻散

病后土衰下部肿，瓜蒌蛎泽蜀葶勇；
商根海藻泄虚邪，热撤水消方不恐。

牡蛎、瓜蒌根、蜀漆、葶苈子、商
陆、海藻各等分为末，白汤和一钱五分，
小便利，止后服，日三服。商陆，水煎服
杀人，故用散。

竹叶石膏汤

解后虚羸尚欲吐，人参粳米炙甘护；
麦冬半夏竹叶膏，清热解烦胃气布。

石膏八钱　半夏二钱　人参一钱五分
炙草一钱　麦冬三钱　粳米四钱　竹叶二十一
片　水三杯，煎一杯半，去滓，内米，煮
米熟，汤成，去米温服，日三服。

滋养肺胃之阴气以复津液，此仲景治
伤寒愈后调养方也。后之庸医，温补脾
肾，大违圣训。

枳实栀子汤

劳复劳热多停滞，枳实山栀同豆豉；

水取清浆先后煎，按之若痛大黄煮。

枳实二钱　栀子五枚　豆豉一撮　先以清浆水三杯，空煮至二杯，内枳实、栀子，煎至一杯，内豉煮五六沸，服，覆取微汗。若有宿食，内大黄一钱五分同煎。浆水即淘米之泔水，久贮味酸为佳。

小柴胡汤

见少阳

理中汤

见太阴

炙甘草汤

益虚参麦炙甘草，和调桂枝姜枣好；
生地阿胶麻子仁，结成心悸此方宝。

炙草二钱　桂枝　生姜各一钱五分　人参一钱　麦冬　大麻仁各二钱五分　阿胶二钱　地黄八钱　大枣二枚　水二杯，清酒一杯，煎八分，入胶烊，温服。

此仲景另开一补阴之门，疑为邪尽正虚病后补养之法，与竹叶石膏汤，为一寒一温之对子。

附录：魏念庭先生《伤寒论》跋语

　　六经既叙，仍得而汇言之。先言表里之义。三阳固为表，而太阳非表之表乎[①]？阳明非表之里乎？少阳非表中之半表里乎？三阴固为里，而太阴非里之表乎？少阴非里之半表里乎？厥阴非里中之里乎？再言经与脏腑之表里。太阳经与膀胱也，阳明经与胃腑也，少阳经与胆腑也，非表中之表里乎？太阴经与脾脏也，少阴经与肾脏也，厥阴经与肝脏也，非里中之表里乎？表里之义得，而汗、下之法可明矣。在表俱可汗，是阴经可汗也。在里俱可下，是阳经可下也。

　　请再言其升降之义。人之一身，胸膈居上，心居中之上，腹居中之下，少腹更在下。邪在上，则越之可也；邪在上之中，则泻之可也；邪在中之下，下之可也；邪在下，泄之可也。越者，升而散之也；泻者，徐而涤之也；下者，攻而除之也；泄者，就势而推致之也。故除发汗解肌治表之外，又有泻心诸方以泻中上之邪；有承气诸方以下中下之邪；有抵当等汤以泄少腹在下之邪；外有和解一方，以治半表里之邪，皆审邪之所在，顺邪之性而治之也，俱不外升降之义也。

　　请再言寒热虚实之辨。正实则邪必虚，正虚则邪必实，其常也。正虚而邪亦虚，正实而邪亦实，其变也。治其邪实，而必不妨于正；治其正虚，而必无助乎邪，方为善治也。热则脉证俱热，寒则脉证俱寒，其真也；热而脉证似寒，寒而脉证似热，其假也。治其热必兼顾其阳，治其寒而必兼顾其阴，方为妙法也。其间有寒热错杂之邪为患者，则又有寒热错杂之治，而救阴救阳之理，愈可明矣。阴盛而阳衰，必驯至有阴而无阳，此扶阳抑阴，应图之于早也。阳盛而阴衰，必渐成亢阳而亡阴，此济阴和阳，应识之于预也。阳无而阴不独存，阴亡而阳不孤立，相维则生，相离则死，此又阴阳不可偏胜之大纲也。明乎此，则《伤寒论》六经之理已尽，而凡病俱可引伸触类，其理无尽矣。此余之所以再为伸言也乎。

　　先生著《伤寒》本意，字栉句比，极见苦心。每卷中俱有独得之言，以补前人所未及，余最击赏。惜其刻意求新，不无偏处；远稽博采，不无泛处。守方氏伤寒、伤风、风寒两感之说，不能正其讹；徇时俗传经为热、直中为寒之说，不能辨其非，更为执一不通。至于驳杂处、矛盾处、附会处，不一而足，总属好高之过也。独此篇跋语，寥寥数语，仲师之全论包括无遗。且能于全论中引而不发之意，一一阐出，与柯韵伯先生《论翼》不谋而合，而爽朗过之，真不厌百回读也。余于《伤寒论三注》中，取旧歌若干首，十改其七，分配六经，各立方例，每方详注其所以然之妙。事竣，录先生此跋语以殿之。盖以先生学问素高，此篇更另出手眼，疑有神助，即余自作，亦不是[②]过也。未知海内诸君子，原余之掠美否？修园陈念祖自记于南雅堂。

---

① 乎字下原脱"阳明非表之里乎"，据上海图书集成本补。
② 是：疑为"足"。

伤寒医诀串解

清·陈修园　撰

俞宜年　校注

伤寒医诀串解序

　　《伤寒医诀串解》者，长乐陈修园先生晚年所编集也。惜六篇之中尚缺其一，以其未成书，故不及付梓。其门徒、犹子陈道著有卢扁风，闽之名医也。既能学先生之学，又能承先生之志，日尝手披而秘藏之，复体会其遗意而敬续一篇以补其缺，合成六篇，而篇帙遂成。兹修园古矣，其犹子道著亦古矣。闽中林子寿萱专心卫世，于旧书肆中，检出修园先生《注解葛可久十药神书》一卷，购而珍存之。并恐此二种没而不彰，因细加雠校①，韵而录之，欲与两先生传名，兼以传世。值余奉命巡抚全闽，因旧疾复起，探知林子精于疗治，常劳诊视。论及闽中名医，林子以陈修园、陈道著两先生对，敬以陈修园先生所著《南雅堂十一种医书》见示。且余本善病人也，又耳熟是书久矣，适林子复以《伤寒医诀串解》手录一通，乞序于余。余不敏，每兢兢官守，尚恐才不足以经世，何暇论及卫世？然《串解》实补《伤寒论浅注》所未备，不可以无传，若再附以《十药神书注解》，合而刻之，庶可以作岐黄家秘本矣。今之术岐黄者，果能默会精审，互相参校，其裨益良不浅也。姑就林子所述其缘起，为之弁数语于简端而云尔。

咸丰丙辰秋九月望后三日福建巡抚吕佺孙书

---

① 雠（chóu）校：校对文字。

伤寒医诀串解自序

曩①集《伤寒论浅注》，凡三百九十七法。依法条晰，期于明白易晓，而又虑学者未能融会贯通而得其要旨也。不揣固陋，复为综贯衍释，名曰《伤寒医诀串解》。其于疑心、细微之处，抉剔详辨，颇费苦心。修园老矣，敢谓于此道三折肱？然有志之士诚能即此绅绎其端绪，推寻其纲领，而不眩于似是而非，未必非活国活人之一助也。

闽长乐陈念祖修园识

---

① 曩（nǎng 南）：以往；从前；过去的。

目　　录

伤寒医诀串解卷一

闽长乐陈念祖修园著
受业侄道著纂集
东冶林寿萱校订

太阳篇[①]

太阳为寒水之经，主一身之表。

何谓太阳经证？曰：头痛项强，发热恶寒是也。有虚邪、实邪之辨。

脉缓，自汗，恶风为虚邪，宜桂枝汤。如八九日过经不解，如疟状，面热，身痒，以其不得小汗故也，宜桂枝麻黄各半汤。因前此未汗，不得不发其汗，因日数颇久，故小发其汗。如服桂枝汤，大汗出后，形如疟，日再发者，以余邪未尽故也，宜桂枝二麻黄一汤。大汗之后，不得再行大汗之法，而余邪未尽，不得不从汗而竭之，但药品宜轻耳。

脉浮紧，无汗恶寒，为实邪，宜麻黄汤。如无汗烦躁者，加石膏、姜、枣，名大青龙汤；如干呕而咳，去杏仁，加五味、干姜、半夏、细辛、芍药，名为小青龙汤。此二汤，即麻黄汤之加减，总不出麻黄汤之范围。

此二法，治表中之表也。

何谓太阳腑证？曰：表邪不去，必入于里，膀胱为表中之里也。有蓄水、蓄血之辨。

太阳证，其人口渴，烦躁不得眠，脉浮，小便不利，水入即吐，为膀胱蓄水证，宜五苓散。

太阳证，其人如狂，小腹硬满，小便自利，脉沉，为膀胱蓄血证，宜桃仁承气汤。

此二法，治表中之里也。

何谓太阳变证？曰：汗下失宜，从阴从阳之不一也。

不应下而下之，续得下利清谷，身疼痛，宜四逆汤，以救清谷之里；又以桂枝汤，以救身疼痛之表。

病发热头痛，脉反沉，若不瘥，身体疼痛，当救其里，宜四逆汤。

大汗大下利而厥冷者，四逆汤主之。

太阳病，发汗太过，遂漏不止，其人恶风，小便难，四肢微急难以屈伸，桂枝加附子汤主之。

太阳病，发汗太过，动其荣血，而卫邪反内伏，其人仍发热，心下悸，头眩，身𤂢动，振振欲擗地者，真武汤主之。

以上言汗下太过，伤正而虚其阳，阳虚则从少阴阴化之证多，以太阳、少阴为表里也。

阳盛于内，误服桂枝汤，大汗出后，大烦大渴不解，脉洪大者，白虎加人参汤

主之。

伤寒若吐若下后，七八日不解，热结在里，表里俱热，时时恶风，大渴，舌上干燥而烦，欲饮水数升者，白虎加人参汤主之。

伤寒不大便六七日，为里证；头痛发热，为表证。外不解，由于内不通也。下之，里和而表自解矣，与承气汤。

病人烦热，汗出则解，又如疟状，日晡所发热，属阳明也。脉实者，宜下之，与大承气汤；脉虚者，宜发汗，与桂枝汤。

发汗后恶寒者，虚故也；不恶寒但热者，实也，当和胃气，与调胃承气汤。

太阳病未解，脉阴阳俱停。停者，沉滞不起也；阴阳者，尺、寸也。先振栗，汗出乃解。但阳脉微者，先汗而解；但阴脉微者，下之而解。若欲下之，宜调胃承气汤。按此脉微，即上文脉停也。

以上言汗、下失宜，热炽而伤其阴。阴伤则从阳明阳化之证多，以太阳、阳明递相传也。

何谓发汗、利水为治太阳两大门？曰：邪伤太阳，病在寒水之经。驱其水气以外出，则为汗；逐其水气以下出，后为黄涎蓄水[①]，前为小便长。

太阳为寒水之经，邪之初伤，必须发汗。麻黄汤发皮肤之汗，桂枝汤发经络之汗，葛根汤发肌肉之汗，小青龙汤发心下之汗，大青龙汤发其内扰胸中之阳气而为汗。此发汗之五法也。

若汗之而不能尽者，则为水。水在心下，干呕而咳，宜小青龙汤。发热而烦，渴欲饮水，水入即吐，名曰水逆，宜五苓散。汗后心下痞硬，干噫食臭，胁下有水气，腹中雷鸣下利者，病势虽在腹中，而病根犹在心下，宜生姜泻心汤。此水气在上焦，在上者，汗而散之也。若妄下之

后，自心上至小腹硬满而痛不可近，水与气所结。脉迟，名大结胸，宜大陷胸汤。若项亦强，如柔痓之状，宜大陷胸丸。盖病势连于下者主以汤，病势连于上者主以丸是也。若其结止在心下，按之始痛，脉浮滑，名小结胸，邪气尚在脉络，宜小陷胸汤。若无热证，名寒实结胸，宜三物白散。若心下痞硬满，引胁下痛，干呕，短气，汗出不恶寒，三焦升降之气阻格难通，宜十枣汤。此水气在中焦，中满泻之于内也。若头痛项强，翕翕发热无汗，心下满微痛，小便不利者，因膀胱之水不行，荣卫不调，不能作汗，宜以桂枝去桂加茯苓白术汤治之。是水气在下焦，在下者引而竭之是也。

《内经》云：太阳之上，寒气治之……所谓本也。本之下，中之见也。见之下，气之标也。又曰：太阳从本从标。又曰：太阳为开。又《热病论》曰：伤寒一日，巨阳受之，故头项痛，腰脊强。

《伤寒论》云：太阳之为病，脉浮，头项强痛而恶寒。

又云：太阳病，发热，汗出，恶风，脉缓者，名为中风。

又云：太阳中风，阳浮而阴弱，阳浮者热自发，阴弱者汗出。啬啬恶寒，淅淅恶风，翕翕发热，鼻鸣干呕者，桂枝汤主之。

又云：太阳病，头痛发热，身疼腰痛，骨节疼痛，恶风，无汗而喘者，麻黄汤主之。

太阳主一身之表，六经中最外一层，故表病俱属太阳。但有表中之表。病在肌腠则有汗，宜桂枝汤；病在肤表则无汗，

---

① 黄涎蓄水：黄色粘液状稀便。指服用逐水峻剂后，水由大便而出。这是陈氏通过临床实践观察到的现象。

宜麻黄汤。两法用之得当，一剂可愈。又有脉微，恶寒，面色反有热色而身痒，是邪欲出而未得遽出，必得小汗而解，宜桂枝麻黄各半汤。又有服桂枝汤，大汗出后，形如疟，日再发，是肌病兼见表病，宜桂枝二麻黄一汤。是二方即上两法之佐也。然二方能治肌腠、肤表之病，不能治经输之病。太阳之经输在背。《内经》云：邪入于输，腰背乃强。论中以项背强几几，无汗恶风，用葛根汤；项背强几几，反汗出恶风，用桂枝加葛根汤。二方亦上两法之佐也。但两法俱是太阳本寒之证，故方中取用辛热之品。若太阳标热之证[①]自汗证，不得径用桂枝汤，宜用芍药甘草汤。以各证与桂枝证无异，惟脚挛急独异，是太阳之标热合少阴之本热之病也。无汗证，不得用麻黄汤，宜用麻杏甘膏汤。以各证与麻黄证相似，惟初起口渴发热而无恶寒，或发汗已身灼热不似。论虽另别为温病、风温之证，然节首冠以"太阳病"三字，盖指太阳之标热而言。明明为一隅之举，不读《内经》不能解也。其云桂枝二越婢一汤，为标阳[②]内陷于里阴而化热，故热多寒少而脉微弱。论曰无阳，言无在表之阳也。论曰不可发汗，言不可发太阳之表汗也，故用此汤直从里阴而外越之也。此又可借用为上两法之佐也。

然太阳为表，而亦有里。膀胱即太阳之里也。如太阳证发热无汗，而心下满微痛，小便不利，不宜取汗，宜桂枝去桂加茯苓白术汤，令小便利则愈。又有发汗后，脉浮，小便不利，微热，消渴之证。又有中风发热六七日不解而烦为表证，渴欲饮水为里证，论名曰表里证；水入则吐，论名曰水逆证，两证俱宜五苓散，多饮暖水以出汗。此表中里证之治法也。至若大青龙汤，因脉浮紧，身疼痛，不汗出

而烦躁，为麻黄证之重者而设。小青龙汤，因表不解，水停心下而咳噎。变大青龙汤之大寒大散而为发汗利水之剂，即是麻黄汤之加减，总不出麻黄汤之范围。即若桂枝去芍药汤，因桂枝证误下，脉促胸满而设。桂枝去芍药加附子汤，又因前证脉不见促而见微，身复恶寒而设。桂枝加附子汤，因发汗太过遂漏不止，恶风，小便难，四肢微急难以屈伸而设。此因大汗以亡阳，因亡阳以脱液，取附子以固少阴之阳，固阳即所以止汗救液也。推之汗后病已解复烦，及桂枝证初服桂枝汤，反烦不解，刺风池、风府，却再与桂枝汤则愈。其用甚广，总不出于桂枝证"头痛，发热，汗出，恶风"八个字之外。须知太阳治法，不外桂枝、麻黄二汤。服麻黄汤之后，复有再服桂枝汤之法；服桂枝汤之后，并无再服麻黄汤之法。更须知太阳为寒水之经，病本寒者较多，病标热者较少。若标本兼病，亦以热多寒少为欲愈，治伤寒者当知所重矣。此论太阳病，以桂枝、麻黄二汤为主。一线到底，千古注家，无此明晰。外此亦即二汤之更进一步，非离乎二汤之外而立法也。

太阳主一身最外一层，邪从外来，须要驱之使出。服上二汤，尚不能出，或留本经，或侵他经，必藉少阳之枢转以达太阳之气而外出也。故小柴胡汤为太阳篇之要剂，今人不知，擅改为少阳主方，失之远矣。故无论桂枝证、麻黄证，若值三日、九日、十五日少阳主气之期，必藉其枢转而出。或又见往来寒热，枢不转，现出开阖不利之象：胸胁苦满胸乃太阳出入之部，胁为少阳所主之枢，默默不欲食，心烦默默必神机内郁，而心烦、喜呕、不

---

① 证：疑为衍文。
② 标阳：在表的阳邪。

欲食，必胃气不和而喜呕呕则逆气少疏，故喜也。或涉于心而不涉于胃，则胸中烦而不呕；或涉于阳明之燥气，则渴；或涉于太阴之脾气，则腹中痛；或涉于厥阴之肝气，则胁下痞硬；或涉于少阴之肾气，则心下悸而小便不利；或太阳藉少阳之枢转已有向外之势，则不渴，身有微热；或涉于太阴之肺气，则咳者，皆以小柴胡为主，而随其或然之证，加减而治。若太阳病过经不解，先与小柴胡汤；呕不止，心下急，郁郁微烦，与大柴胡汤下之，以平其胃则愈。凡太阳篇有柴胡之方，或因其病象有从枢欲达之意，而以柴胡达之；抑因其久郁未解之邪，得柴胡可以从枢达之。无非乘机和导之法，亦即麻黄、桂枝二汤进一步之佐也。

推而言之，太阳之气外行于胸膈，不能外而病于内，实则为大、小陷胸汤证，虚则为诸泻心汤证。且太阳之气上行而至于头，下行而归于腹。不能上而病于下，从背而下，结于胞室，则为桃仁承气汤证；从胸而下，瘀于胞室，则为抵当汤证。何莫非桂枝、麻黄二汤应用不用或用之失法所致哉？盖太阳经正治法不过二十余条而已，其他则皆权变法、斡旋法也。假使治伤寒者，审其脉之或缓或紧，辨其证之有汗无汗，则从而汗之解之，如桂枝、麻黄等法，则邪却而病除矣。其或合阳明，或合少阳，或合三阳者，则从而解之清之，如葛根汤治太阳阳明合病下利，葛根加半夏汤治合病不下利而但呕者，黄芩汤治太阳少阳合病而自利，黄芩加半夏生姜汤治合病而呕者。如白虎汤治三阳合病，其云腹满者，为阳明经热合于前也；其云身重者，为太阳经热合于后也；其云难以转侧者，为少阳经热合于侧也；其云口不仁而面垢者，热合少阳之腑也；其云谵语者，热合阳明之腑也；其云遗尿者，

热合太阳之腑也。既审其为三阳之合，又必得自汗出之的症，而后用白虎汤之的方，斯邪分而病解，此为正治之法。

顾人气体有虚实之殊，脏腑有阴阳之异，或素有痰饮、痞气，以及咽燥、淋、疮、汗、衄之疾，或适当房室、金刃、产后、亡血之余，是虽同为伤寒之候，不得竟用麻、桂之法矣。于是有旋覆代赭石汤治伤寒汗、吐、下解后心下痞鞕，噫气不除，是胃气弱而未和，痰气动而上逆之证。有茯苓桂枝白术甘草汤治吐下后邪解而为饮发之证。《金匮》云：膈间支饮，其人喘满，心下痞坚。又云：心下有痰饮，胸胁支满，目眩。又云：其人振振身瞤剧者，必有伏饮。其云发汗则动经者，言无邪可发而反动其经气也。有承气汤治伤寒六七日不大便，头痛有热，必衄，以阳热太重，以此汤承在上之热气而使之下也。有小建中汤以治伤寒二三日，心悸而烦，补中气以生心血。有炙甘草汤治脉结代，心动悸，启肾阴以行于脉道。有四逆汤治发热头痛，脉反沉，身体疼痛，扶肾阳以救其虚陷。是为权变之法。而用桂枝、麻黄等法，又不能必其无过与不及之弊。或汗出不彻而邪不外散，则有传变他经及发黄、蓄血之病。如中风以火劫汗，则两阳熏灼，其身发黄。阳盛则欲衄，阴虚则小便难，甚则见发哕，谵语，捻衣摸床诸危证。服药得小便利者，方可治之。如桂枝证外不解而热结膀胱，其人如狂，血得自下乃愈。若小腹急结，有桃仁承气汤之轻攻法。如麻黄证表不解，脉微而沉，其人狂，其邪反不结于胸，而直下于少腹而硬满，为瘀热在里。又身黄，脉沉结，小便自利，不为水而为血，其血不能自下，必攻而始下，又有抵当汤之峻攻法也。或汗出过多而并伤其阳气，则有振振擗地，肉瞤筋惕，为真武汤之证。有发汗

后血液内亡，身疼痛，脉沉迟者，为桂枝加芍药生姜人参新加汤证。有发汗过多虚其心气，其人叉手冒心喜按者，为桂枝甘草汤证。有发汗后虚其肾气，脐下悸，欲作奔豚，为茯苓桂枝甘草大枣汤证。有发汗后伤其中气，不能运行升降而腹胀满，为厚朴生姜半夏甘草人参汤证。有发汗后反恶寒，阴阳两虚，为芍药甘草附子汤证。且有更发汗、小发汗，论中有论而无方，亦可以意会之。是为斡旋之法，学者宜究心焉。

伤寒医诀串解卷二

闽长乐陈念祖修园著
受业佺道著纂集
东冶林寿萱校订

阳 明 篇

阳明主里。外候肌肉，内候胃中。

何谓阳明经证？曰：身热，目痛，鼻干，不得眠，反恶热是也。有未罢太阳、已罢太阳之辨。

若兼见头痛恶寒，是太阳证未罢。自汗脉缓，宜桂枝汤；项背强几几，桂枝加葛根汤主之。无汗脉浮，宜麻黄汤；项背强几几，葛根汤主之。

若无头痛恶寒，但见壮热口渴，是已罢太阳，为阳明经之本证，宜白虎汤主之。

何谓阳明腑证？曰：潮热，谵语，手足、腋下濈然汗出，腹满，大便硬是也。有太阳阳明、少阳阳明、正阳阳明之辨。

本太阳证，治之失法，亡其津液，致太阳之热乘胃燥而转属阳明。其证小便数，大便硬，《伤寒论》谓之脾约，宜麻仁丸。以上言太阳阳明之证也。

本少阳病，治之失法，亡其津液，致少阳之邪乘胃燥而转属阳明，为大便结燥。《伤寒论》谓为大便难，以蜜煎胆汁导之。以上言少阳阳明之证也。

病人阳气素盛，或有宿食，外邪传入，遂归于胃腑。《伤寒论》谓为胃家实，宜以三承气汤下之。以下言正阳阳明之证也。

阳明在经未离太阳，宜汗之；既离太阳，宜清之；在腑，审其轻重，宜下之。若在经络之界，汗之不可，清之不可，下之不可，宜用吐法。柯韵伯云：除胃实证，其余如虚热咽干，口干口苦，舌苔，腹满，烦躁不得卧，消渴而小便不利，凡在胃之外者，悉是阳明表证。仲景制汗剂，是开太阳表邪之出路；制吐剂，是引阳明表邪之出路，使心腹之浊邪上出于口，一吐则心腹得舒，表里之烦热悉除矣。烦热既除，则胃外清，自不致胃中之实，所以为阳明解表之圣剂。

《内经》云：阳明之上，燥气治之，所谓本也。本之下，中之见也。见之下，气之标也。又曰：阳明不从标本，从乎中见。从中见者，以中气为化也。又曰：阳明为阖。又《热病论》曰：二日阳明受之。阳明主肉，其脉侠鼻络于目，故身热，目痛而鼻干，不得卧也。伤寒多发热，而此独身热者，盖阳明主肌肉，身热尤甚也。邪热在胃则烦，故不得舒卧也。

《伤寒论》云：问曰，病有太阳阳明，有正阳阳明，有少阳阳明，何谓也？答曰：太阳阳明者，脾约是也。本太阳病不解，太阳之标热合阳明之燥热，以致脾之津液为其所灼而穷约①。正阳阳明者，胃家实是也。燥为阳明之本气，燥气太过，无中见湿土之化而实。少阳阳明者，发汗利小便，胃中燥烦而实，大便难是也。少阳之上，相火治之。少阳病误发汗，误利小便，则津液竭而相火炽盛，胃中燥实而大便难矣。

阳明之为病，胃家实也。言阳明病虽有三者之分，而其为胃家实则一也。此节为阳明病之提纲。沈尧封②云：胃家实，言以手按胃中实硬也。柯韵伯云：不大便利，便是胃家实。尤在泾云：伤寒腹满，便闭，潮热，转失气，手足濈濈汗出等证，皆是胃家实。三说不同，均存之以互参。

问曰：阳明外证云何？答曰：身热，肌肉蒸蒸然。热达于外，与太阳表热不同；汗自出，热气内盛，濈濈然汗溢于外，与太阳之自汗不同。不恶寒，外寒已解；反恶热，里热已盛也。沈尧封云：此节合上一节，为阳明证一内一外之提纲，只因有胃家实之病根，即现热盛汗出之病证，不恶寒反恶热之病情，必内外俱备，方是阳明之的证。

阳明本燥而标阳，若不得中见太阴之湿化，其燥气阳热太盛，则为胃家实之病。故仲景以胃家实为此证提纲，虽有太阳阳明、正阳阳明、少阳阳明之分，而其为胃家实则一也。且更合之外证自热，汗自出，不恶寒反恶热，便知胃家实证。有诸中而见诸外，愈可定其为真阳明也。其证虽有在表宜从汗解者，须知汗出多，脉微，宜桂枝汤；无汗而喘，脉浮，宜麻黄汤。二者俱太阳证而属之阳明者，以其不头痛项强故也。若恶寒已罢，二方必不可用。且阳明提纲重在里证，所以论中以此条别作一章也。

至于阳明本证，有自受证，有转属证，有邪盛证，有正虚证，有能食不能食证，有寒冷燥热证，有从枢从开证，有名同而实异、源一而流分证，治之者不得其绪，如治丝而棼之也。

何谓自受？病起于阳明本经自为之病。其外证身热，汗自出，不恶寒反恶热，为阳明病自内达外之表证；其有得之一日不待解散，而二日恶寒自罢，即自汗出而发热，为风寒入于阳明本经之表证。此阳明自受之大略也。

何谓转属？凡太阳病过汗亡其津液，致胃中干燥而转属者固多，亦有本太阳病，初得时发汗不彻，太阳标热之气不能随汗而泄，即与阳明燥气混为一家而转属者；亦有发热无汗，呕不能食，其时即伏胃不和之病机，不因发汗而自濈濈然汗出为转属者，更有误下而转属者。此阳明病转属之大略也。

何以谓正虚？本篇第十六节云：阳明病不能食，胃中虚冷，攻其热必哕，言胃腑之虚也。第十七节云：脉迟，食难用饱，饱则微烦，头眩，必小便难，此欲作谷瘅，虽下之，腹满如故。此言经脉之虚也。第十八节云：无汗，身如虫行皮中状者，虚故也。此言皮腠之虚也。论虽无方，大抵不外温补之法。第二十六节云：伤寒呕多，虽有阳明证不可攻之。以呕则胃气虚，虽有阳明实热之证，不可误攻而致死。此言胃气虚不可下也。第二十七节云：心下硬满者，不可攻之，攻之利遂不止者死。论止言心下而不及腹，止言硬满而不兼痛。且心下为阳明之膈，膈实者腹

① 穷约：亏损、减少的意思。穷，贫乏。约，约束，节省。
② 沈尧封：名文彭，清代医学家，嘉善人。著有《医经读》《伤寒论读》《女科辑要》等书。

必虚。腹中之虚气闭于阳明之部，若误攻之，则谷气尽而下利死矣。此言真虚假实者不可下也。第二十八节云：面合赤色，不可攻之，攻之必发热色黄，小便不利。以阳明之脉上循于面，不知熏解之法而误攻之，则变为发热色黄，小便不利等证。此言外实内虚不可下也。须知阳明证虽以胃家实为提纲，惟不得中见太阴之湿化，阳明愈实而中见愈虚。前此注家不知从此发挥，以致患阳明证者，以白虎、承气枉死几千万人也。

何谓邪实？论中阳明腑证皆热邪为病。然热邪散漫于内外，大渴大汗，宜用白虎逐热而生液；热邪结聚于肠胃，潮热谵语，宜用承气逐热而荡实。二方均为阳明腑病而设，误用之便致杀人。第四十一节三阳合病末一句云：若自汗出者，主用白虎汤，可以得其大要。而三承气汤各有所主：阳明证不吐不下，虽胃气不虚，而胃络上通于心，可因其心烦一证而知其胃气不和，可与调胃承气汤，二十九节已有明文也。至于大承气证，于其脉迟，则知其阳邪尽入于里阴。又于其汗出不恶寒，身重，短气，腹满而喘，五者之中更取出里证最确者曰：不恶寒而潮热。言热邪尽入于胃，必变身热为潮热也。且于里证中而知其大便硬之最确者曰：手足濈然而汗出。言胃主四肢，若大便已硬者，必通身热蒸之汗自敛而变为手足濈然之汗，方为大承气之的证。否则，不过燥屎不行，只为小承气证耳。然而，小承气亦不可以轻用也。不大便六七日，欲知其有燥屎与否，少与小承气汤试之。汤入腹中而转失气者，可再用之。若不转失气者，此为胃气之虚，初硬后溏，必致不能食而胀满，不能饮而作哕矣。论中二十九节、三十节、三十一节当潜心体玩。至于谵语，诸家皆谓邪实，然论中三十二节有实则谵

语、虚则郑声之分。本节直视为精气已夺，喘满为脾肺不交，下利为脾肾不固，此皆谵语、虚脱之死候。其余自三十三节至四十三节，实邪固多，而亦不可概认为实邪之为病也。张隐庵云：凡谵语，乃心主神气内虚。言主于心，非关于胃。胃燥谵语而用承气，乃胃络不能上通于心，胃气清而脉络能通之义。仲景示以法，不可泥于法也。

何谓能食不能食？若中风则能食，以风能鼓动阳明之气也；若中寒则不能食，以寒能拒闭阳明之气也。中寒之旨，详于第十九节；中风之旨，详于第二十节。意以寒为阴邪而下行，故无汗而小便利；风为阳邪而上行，故不恶寒而头眩。寒则呕不能食，风则能食；寒则头痛，风则咽痛。此阳明有风、寒之别也。

何谓寒冷燥热之分？本篇第四十四节云：脉浮而迟，虚寒之脉也。其云表热者，阳明戊土不能下合少阴癸水而独主乎外也；其云里寒者，少阴癸水不能上合阳明戊土而独主乎内也；其云下利清谷者，戊癸不合而下焦生阳不升也，以四逆汤为主治。第四十五节云：胃中虚冷者，言中焦土气虚冷也。其云不能食者，中焦虚冷，失其消谷之用也；其云饮水则哕者，两寒相得而为哕也。论中未出方，而理中汤堪为主治。推之第六十节云：食谷欲呕者属阳明也，吴茱萸汤主之，与此节亦互相发明也。第四十六节云：脉浮发热者，阳明燥热在于经脉也。其云口干鼻燥者，热循经脉而乘于上焦也；其云能食则衄者，热在经脉，不伤中焦之胃气。此证正于能食，而得热在经脉之确证。经脉热甚得衄，则热有出路而解矣。推之第六十节食谷则呕后半节云，得汤反剧者，属上焦也。上焦主火热而言，与此节亦互相发明也。

何谓从枢从开？《内经》云：太阳为开，阳明为阖，少阳为枢。三经者不得相失也，使阳明而终于阖则死矣。然则何法以致其开？一则从少阳之枢以转之。四十七节云：下之后，外热，手足温，不结胸，心中懊憹，饥不能食，但头汗出者，是阳明阖，其气不交于上下也，以栀子豉汤主之。四十八节云：发潮热，大便溏，小便自可，胸胁满不去者，是阳明阖，其气不涉于大小二便，止逆于胸胁之间，以小柴胡汤主之。且小柴胡汤，时医止知为少阳之方，而不知为阳明之要方也。四十九节云：阳明病胁下硬满，言不得少阳之枢，则下焦不通而为不大便；中焦不治，胃气不和而为呕；上焦不和，火郁于上，其舌上现有白苔，可与小柴胡汤。上焦得通，津液得下，胃气因和，身濈然汗出而解，所以从枢以转之者此也。一则从太阳之开以出之。五十节阳明中风，脉弦浮大而短气，共九十三字，解详《浅注》。病过十日，又当三阴受邪，若脉续浮者，知其不涉于阴，仍欲从少阳之枢而出。若脉但浮而别无余证者，是病机欲从太阳之开，可与麻黄汤以助。若不尿，腹满加哕者，是不从少阳之枢、太阳之开，逆于三阴，为不治之证。所谓从开以出者此也。

何谓名同而实异？《内经》云：人之伤于寒也，则为热病。二日阳明受之，其脉侠鼻，络于目。所云身热，目痛，鼻干，不得眠，是止就阳明经病之一端而言。仲景以胃家实提纲，是该内外证治之全法而立论也。后人妄用升麻葛根汤，反发阳明之汗，上而鼻衄，下而便难，是引贼破家矣。此所谓名同而实则异也。

何谓源一而流分？阳明原主气，而蓄血证则主血；阳明原主燥，而发黄证则合湿。五十五节云；阳明证，其人喜忘，必有蓄血。屎虽硬，大便反易，其色必黑，抵当汤主之。七十五节云：病人无表里证，发热七八日，虽脉浮数者，可下之。言病在阳明之络，络则无涉于表里也。发热而不恶寒，下之所以泄其热也。假令已下，脉浮已解而数不解，知其热不在气而在血，不在阳明之经而在阳明之络。论名合热，其合有二：一合于中，则为消谷善饥，至六七日不大便，其血必瘀于中，宜抵当汤以攻之；一合于下，则为下利不止，必协①热而便脓血，虽未出方，大抵温剂不外桃花汤，寒剂不外白头翁汤之类。同一阳明证，而又有发黄者。第二十一节云：阳明病无汗，小便不利，心中懊憹者，身必发黄。二十二节云：阳明病被火，额上微汗出，小便不利者，必发黄。此言湿热郁于中土也。七十六节云：伤寒发汗已，身目为黄，为寒湿在里。意者湿热之黄可下，而寒湿之黄不可下。虽未出方，大抵五苓散加茵陈蒿为近是。七十七节云：伤寒七八日，身黄如橘子色，小便不利，腹微满者，茵陈蒿汤主之。此言湿热郁于里而为黄，以大黄合茵陈蒿导之从小便出也。七十八节云：伤寒身黄发热者，栀子柏皮汤主之。言湿热已发于外，全无里证，取柏皮以走皮，以三味色黄以治黄也。七十九节云：伤寒瘀热在里，身必发黄，麻黄连翘赤小豆汤主之。此言伤寒表证未解，而湿热瘀于里而形于外，藉麻黄以取发汗也。此所谓源一而流则分也。

至于治法，阖者恐其终阖，实者虑其大实，故以三承气汤之重剂为主，麻仁丸为润下之轻剂也，蜜煎导为外取之尤轻者也。其调胃承气汤，方中芒硝上承火气，大黄下通地道，不用枳、朴之破泄，而用

---

① 协：原作"胁"，据文义改。

甘草之和中，所以名为调胃也。其小承气汤，专取通其燥屎，故不用芒硝之上承火气，配不炙之枳、朴而疏达壅滞。多与为攻，少与为和，故名之曰小也。若夫大承气汤，乃大无不该，主承通体之火热而下行。凡血气瘀滞、聚邪宿食，无不一扫而净，为下剂之最重者。用之得法，可以起死回生；倘若一误，则邪去而正亦亡矣。所以三十一节言，欲与大承气汤，先少与小承气汤，若转失气为有燥屎，方以大承气汤攻之。与三十六节言欲与大承气汤，即以小承气汤为试，其义相通。详于《浅注》。若大便硬，忽见小便数少，以津液当还入胃中，不久自下，不必攻。详于二十五节，当细味之。三十九节言：汗出谵语，以燥屎在胃中，此为风也。过经乃可下之，下之若早，语言必乱。无非谆谆然不可轻下、不可早下之意。陶节庵云：痞、满、燥、实、坚五者全具，方可用之。此语虽曰未粹，亦堪为卤莽者脑后下一金针也。然论中急下三条却不在痞、满、燥、实、坚五证。第七十节云：伤寒六七日，目中不了了，睛不和，无表里证，大便难。无里证，故大便不硬，但觉其难；身微热者，无表证，故身无大热而止微热。此为实也，急下之，宜大承气汤。此言悍热之气上走空窍也。七十一节云：阳明病，发热汗多者，急下之。止发热汗出，无燥渴硬实之证，而亦急下之者，病在悍气无疑矣，宜大承气汤。此言悍热之气内出而迫其津液外亡也。七十二节云：发汗不解，腹满痛者，急下之，宜大承气汤。此言悍热不上走于空窍而下循于脐腹也。三者之外，虽无急下之明文，亦有不可姑缓者。七十三节云：腹满不减，减不足言，当下之，宜大承气汤。言在阳明无形之悍气，从肓膜而聚有形之胸腹，又与阳明之本气不同也。盖此证初患

皆为病不甚重，病家、医家往往不甚留意。若过读薛立斋、张景岳，及老村学先生多阅八家书者，为之主方，其死定矣。阳明篇此证最为难治。其余各证皆可于本篇按法而施方治，自无难事。善读者当自领之，不能以笔楮罄也。

门人问曰：时贤柯韵伯谓阳明表证身热自汗，不恶寒反恶热，此因内热外发，以栀子豉汤因势吐之。后人认不出阳明表证，既不敢用麻、桂，又不知用栀、豉，必待热深热极，始以白虎、承气投之，是不知仲景治阳明之初法，遂废仲景之吐法。立说甚超，夫子以为何如？

曰：栀子豉汤治心烦，胸中懊侬，不眠等症，堪为阳明证初患未实者之要药。善用之，自有左宜右有①之妙。但云因势吐之，是因前人之误，反失栀子豉汤立方之本旨。且以瓜蒂散之涌吐，亦移入阳明篇中，更失之远矣。其自撰出上越、中清、下夺为治阳明三大法，试问阳明篇何尝有涌吐之条乎？

门人又问曰：发汗、利小便为阳明之大禁，然乎？否乎？

曰：此为正论，但不可泥矣。五十二节、五十三节麻黄、桂枝二汤已有明文。且五十八节桂枝汤与大承气汤为一表一里之对峙，以脉实宜下，脉浮虚宜汗。六十二节：病人不恶寒而渴者，此转属阳明也。小便数者，大便必硬，不更衣十日无所苦也。渴欲饮水，少少与之，但以法救之。渴者宜五苓散。意者十日无所苦，承气汤既不可用，饮水亦不至数升，白虎加人参汤又非所宜，惟以五苓散助脾气以转输，多饮暖水以出汗，则内外俱松矣。读此可知禁汗为正治之法，而发汗原为除热

---

① 左宜右有：即左右逢源的意思。这里指栀子豉汤用之得当，能应手取效。

以存津液起见，亦为权宜之法也。四十三节云：若脉浮发热，渴欲饮水，小便不利者，猪苓汤主之。意者利水之中寓以育阴，不失阳明之治法。而后半节又云：阳明病，汗出多而渴者，不可与猪苓汤，以汗多胃中燥，猪苓汤复利其小便故也。读此可知利水原为清火以存津液起见，是为权宜之妙用。若汗出不多者可与，汗出多者不可与。以汗之与溺同出而异归，权宜中又以正治之法为重也。

伤寒医诀串解卷三

闽长乐陈念祖修园著

受业侄道著纂集

东冶林寿萱校订

少 阳 篇

少阳主半表半里。

何谓少阳经证？曰：口苦，咽干，目眩是也。有虚火、实火二证之辨。

寒热往来于外，胸胁苦满，默默不欲食，心烦喜呕，为虚火证。宜小柴胡汤。

寒热往来于外，心中痞硬，郁郁微烦，呕不止，为实火证。宜大柴胡汤。

何谓少阳腑证？曰：少阳主寒热。属于半表则为经，属于半里则为腑。其证虽无寒热往来于外，而有寒热相搏于中，有痞、痛、利、呕四证之辨。

因呕而痞不痛者，半夏泻心汤。

胸中有热而欲呕，胃中有邪气而腹中痛，宜黄连汤。

邪已入里，则胆火下攻于脾而自利，宜黄芩汤。

胆火上逆于胃而为呕，宜黄芩加半夏生姜汤。

以上四方，寒热攻补并用，仍不离少阳和解法。

经云：少阳之上，相火治之，所谓本也。本之下，中之见也。见之下，气之标也。又曰：少阳从本。又曰：少阳为枢。

又《热病论》曰：三日少阳受之。少阳主胆，其脉循胁络于耳，故胸胁痛而耳聋。其经脉出耳前后，下循胸胁，故为胁痛、耳聋等证。

《伤寒论》云：少阳之为病，口苦，苦从火化；咽干，火胜则干；目眩，风火相煽则眩也。此节为少阳证之提纲，主少阳之气化而言也。柯韵伯云：口、咽、目三者，不可谓之表，亦不可谓之里，是表之入里、里之出表处，所谓半表半里是也。三者能开能合，恰合枢机之象。苦、干、眩三者，皆相火上走空窍而为病也。此病自内之外，人所不知，惟病人自知。诊家所以不可无问法。三证为少阳病机兼风火杂病而言。

少阳标阳本火。标本不异，故从本。经云：少阳为甲木，主风火之为病。论中止十节。第一节言口苦，咽干，目眩，为少阳之总纲，皆就气化而言也。以下补言经脉。第二节云少阳中风两耳无所闻者，以少阳之脉从耳后入耳中，出走耳前也；目赤者，以少阳之脉起于目锐眦也；胸中满而烦者，以枢不运则满，相火合于君火则烦也；不可吐下者，恐伤上下二焦之气也；吐下则悸而惊者，以手少阳三焦合于手厥阴心包，足少阳胆合于足厥阴肝，吐则伤心包而为悸，下则伤肝而为惊也。此少阳自受之风邪，戒其不可吐下，从总纲中分出一纲也。第三节云；伤寒脉弦细者，以弦为少阳之本脉，而细则为寒邪伤经之脉也。头痛发热属少阳者，以少阳之脉上头角而为痛，少阳之火发于外而为热。此属少阳自受之寒邪也。不可发汗，发汗则谵语者，以少阳主枢而不主表。若发表汗，则耗伤其津液，以致胃不和而谵语，故特申之曰此属胃，言所以运此枢者胃也。胃和则愈，胃不和则烦而悸者，言胃和则能转枢而病愈，胃不和则手少阳三焦之火气上逆而为烦，足少阳胆气失职而为悸也。此少阳自受之寒邪，戒其不可发汗，从总纲中又分出一纲也。但二者为少阳自受之风寒，而更有少阳转属之风寒，又从总纲中续分出一纲。第四节云：本太阳病不解，转入少阳者，转入即转属，言少阳病自受外而又有转属之证也。胁下硬满者，以少阳之脉其直者从缺盆下腋，循胸，过季胁也；干呕不能食者，以木火相通而胆喜犯胃也；往来寒热者，以少阳居表里之间，进而就阴则寒，退而从阳则热也。此三句为少阳病大略。尚未吐下者，以未经吐下，犹幸中气之未伤也。脉沉紧者，以邪气向内则沉；太阳伤寒，其本寒，与少阳火相搏则脉紧。言外可悟太阳中风其标阳，与少阳相合则脉缓。既入少阳，无论伤寒、中风，皆为枢逆于内不得外达，均宜小柴胡汤达之。故曰与小柴胡汤。见汗、吐、下皆非所宜，惟此汤为对证之的剂也。然而，汗、吐、下三禁外，又有温针为尤忌。第五节云：若已吐、下、发汗、温针，谵语，柴胡汤证罢，此为坏病者，承上节尚未吐、下句而言。庸医误行吐、下，且更发汗、温针，大伤中气，竭其胃液而谵语，其胁下鞭满，干呕不能食，往来寒热之柴胡汤证反罢，胃坏全无枢象，正与第三节所言属胃、胃和则

愈之旨相反。故特徽之曰：此为坏病也。知犯何逆，以法治之者，言病无枢象，断不可用小柴胡之枢药，当知所犯何逆而救治之也。且也自受、转属、误治证，各节既详其义，而合病之脉证不可不明，传经之同异不可不讲，欲已、欲解之日时不可不知。曷言合病？第六节云：三阳受病，脉浮大上关上，但欲眠睡者，以太阳之浮，阳明之大，二脉俱上于少阳之关上，则二阳之气不得少阳枢转，而俱行于阴，故但欲眠睡也。目合则汗者，以开目为阳，合目为阴，阳气乘目合之顷内行于阴，则外失所卫而汗出也。曷言传经？第七节云：伤寒六七日，无大热，其人烦躁者，此为阳去入阴故也。盖以七日来复于太阳，太阳与少阴，一腑一脏，雌雄相应之道也。若少阳病当太阳主气之期，枢有权则外转而出，枢失职则内入而深。去太阳则身无大热，入少阴则其人烦躁。此表里相传之义也。第八节云：伤寒三日，三阳为尽，三阴当受邪，其人反能食而不呕者，此为三阴不受邪也。盖以三日为三阳之终，太阴为三阴之首。能食不呕，太阴不受邪，便知三阴俱不受邪。此以次第相传之义也。曷言欲已之日？第九节云：伤寒三日，少阳脉小者，为欲愈也。言少阳本弦之脉转而为小，小则病退，其病欲已，不但三阴不受邪也。曷言欲解之时？第十节云：少阳病欲解时，从寅至辰上。盖以少阳之气旺于寅卯，至辰时则其气已化，阳气大旺，正可胜邪故也。

　　少阳全篇止此十节，而病之源流分合无有弗备，治之经权常变无有弗该，熟读而玩味之，方知其妙。

　　门人问曰：少阳篇止十节，夫子逐节引其原文，析其疑义，与各家之妄逞臆见及画蛇添足者不同。第有论无方，学者无从摸索。本篇中止于第四节云，本太阳病

不解，转入少阳者，与小柴胡汤一方。其实此方详于太阳篇中，与阳明篇及各篇亦有之，未可谓为少阳之专方。然则治少阳病将何从下手乎？曰：太阳篇伤寒五六日中风，往来寒热，胸胁苦满，默默不欲食，心烦喜呕，以此数证为小柴胡之的证。其余兼证尚在或然或不然无定之间，统以小柴胡汤主之。论中谓有柴胡证，但见一证便是，不必悉具，即此意也。以下凡十五节，皆论柴胡汤之证治，不可谓为少阳之正方。然少阳主风火之气，而所重在枢。柴胡为转枢之药，故后人取之以为和解之方，汗下俱在所药[①]也。然和解中亦兼及汗下，时贤谓为权变法。大抵证兼太阳之表，则宜兼汗；证兼阳明之里，则宜兼下。如柴胡加桂枝汤、柴胡加芒硝汤、大柴胡汤、柴胡桂枝汤等方是也。然寒热游行于外，则有柴胡等法；而寒热互搏于中，则为痞、呕，又有诸泻心汤、黄连汤、黄芩汤等法。柯韵伯《论翼》已详言之。至于少阳为枢，而所以运此枢者胃也。小柴胡汤中之参、枣，是补胃中之正气以转枢；柴胡龙骨牡蛎汤，是驱胃中之邪气以转枢。补正即所以驱邪，驱邪即所以补正。一而二之，二而一之，不可姑待其枢折而救治无及也。且也黄芪[②]一味得初阳之气，初阳者，少阳也。手少阳三焦之气上逆，则为烦；足少阳胆气失职，则为悸。凡少阳枢折之坏证，必重用此药以救之也。

少阳寒热往来，病形见于外；苦、喜、不欲，病情得于内。有"苦、喜、欲"三字，非真呕、真满、真不能饮食也。看"往来"二字，即见有不寒热时。往来寒热，胸胁苦满，是无形之表；心烦喜呕，默默不欲食，是无形之里。其或胸中烦而不呕，或渴，或腹中痛，或胁下痞硬，或心下悸，小便不利，或咳者，此七

证皆偏于里。惟微热为在表，皆属于无形；惟胁痛、痞硬为有形，皆风寒通证；惟胁下痞硬属少阳。总是气分为病，非有热实可据，故从半表半里之治法。

少阳为游部。其气游行三焦，循两胁，输腠理，是先天真元之正气。正气虚，不足以固腠理，邪因其开，得入其部。少阳主胆，为中正之官，不容邪气内犯，必与之相搏，搏而不胜，所以邪结胁下也。邪正相争，即往来寒热；更实更虚，所以休作有时；邪实正虚，所以默默不欲饮食。仲景于表证不用人参，此因邪正分争，正不胜邪，故用之扶元气，强主以逐寇也。若外有微热而不往来寒热，是风寒之表未解，不可谓之半表，当小发汗，故去参加桂。心烦与咳，虽逆气有余而正气未虚，故去人参。如太阳汗后身痛而脉沉迟，与下后协热利而心下硬，是太阳之半表里证也。表虽不解，里气已虚，故参、桂并用。是知仲景用参，皆是预保元气。更有脉证不合柴胡者，仍是柴胡证。本论云：伤寒五六日，头汗出，微恶寒，手足冷，心下满，口不欲食，大便硬，脉细者，此为阳微结，半在里半在表也。脉虽沉紧，不得为少阴病者，阴不得有汗。今头汗出，故知非少阴也，可与小柴胡汤。此阳微结之治法也。夫阴不得有汗，亦须活看。然亡阳与阴结，其别在大便：亡阳则咽痛、吐利；阴结则不能食而大便反硬。亡阳与阳结，其别在汗：亡阳者卫气不固，汗出必遍身；阳结者邪热闭结郁，汗止在头也。且阳微结者，谓少阳阳微，故不能食而大便硬为的证，非若纯阳结为阳明阳盛，以能食而大便硬为的

---

① 药：疑为"禁"之误。
② 黄芪：应是柴胡。柴胡入肝、胆、三焦经，是少阳病主药。

证，则阳结、阳微结之辨又在食也。故少阳之阳微结证，欲与小柴胡汤，必究其病在半表。然微恶寒亦可属少阴；但头汗出，始可属少阳，故反复讲明头汗之证，可与小柴胡而无疑也。所以然者，少阳为枢，少阴亦为枢，故见证多相似。必于阴阳、表里辨之真而审之确，始可以一剂而瘳。此少阳、少阴之疑似证，又柴胡证之变局也。

胁居一身之半，故胁为少阳之枢。岐伯曰：中于胁则下少阳，此指少阳自病。然太阳之邪欲转属少阳，少阳之邪欲归并阳明，皆从胁转。如伤寒四五日，身热恶风，头项强，胁下满者，是太阳少阳并病，将转属少阳之机也，以小柴胡汤与之，所以断太阳之来路。如阳明病，发潮热，大便溏，小便自可，胸胁满而不去者，是少阳阳明并病，此转属阳明之始也，以小柴胡汤与之，所以开阳明之出路。若据此次第传经之说，必阳明而始传少阳，则当大便硬而不当大便溏；当曰胸胁始满，不当曰满而不去矣。又阳明病胁下硬满，大便硬而呕，舌上白苔者，此虽已属阳明，而少阳之证未罢也。盖少阳之气游行三焦，因胁下之阻隔，合上节①之治节不行，水精不能四布，故舌上有白苔而呕。与小柴胡汤转少阳之枢，则上焦气化始通，津液得下，胃不实而大便自输矣。身濈然而汗出解者，是上焦津液所化，故能开发腠理，熏肤，充身，泽毛，若雾露之溉，与胃中邪热证不同，故以小柴胡汤主之。所谓枢机之象，宜熟玩者也。

---

① 上节：应是上焦，指肺。

伤寒医诀串解卷四

闽长乐陈念祖修园著
受业侄道著纂集
东冶林寿萱校订

太阴篇

太阴为湿土，纯阴之脏也。病入太阴[1]，从阴化者多，从阳化者少。

何谓太阴之邪从阴化？《伤寒论》云：腹满，吐食，自利，不渴，手足自温，时腹自痛是也。宜理中丸、汤主之。不愈，宜四逆辈。

何谓[2] 太阴之邪从阳化？《伤寒论》云：发汗后不解，腹痛，急下之，宜大承气汤是也。又曰：腹满时痛，属太阴也。时痛者，谓腹时痛时止，桂枝加芍药汤主之。大实痛者，大便坚实而痛，桂枝加大黄汤主之。

《内经》云：太阴之上，湿气治之，所谓本也。本之下，中之见也。见之下，气之标也。又曰：太阴从本。又曰：太阴为开。又《热病论》曰：四日太阴受之。太阴脉布胃中，络于嗌，故腹满而嗌干。

《伤寒论》云：太阴之为病，腹满而吐，食不下，自利益甚，时腹自痛。若下之，必胸下结硬。

按：《伤寒论》太阴病脉证只有八条，后人谓为散失不全及王叔和之变乱，而不知八条中有体、有用、有法、有方。真能

读者则取之无尽、用之不竭矣。所可疑者，自第一节提纲外，其第二节云太阴中风证四肢烦疼等句，言其欲愈之脉，而不言未愈时何如施治。第三节云：太阴病欲解时，从亥至丑止。以太阴主开，地辟于丑，故愈于其时也。第四节云：太阴病脉浮者，可发汗，宜桂枝汤。而不言脉若不浮如何施治。惟于第五节云：自利不渴者，属太阴，以其脏有寒故也，当温之，宜服四逆辈。曰辈者，凡理中汤、通脉四逆汤、吴茱萸汤之类，皆在其中。第六节云：伤寒脉浮而缓，手足自温者，系在太阴。太阴当发黄，若小便自利者，不能发黄。至七八日，虽暴烦，下利日十余行，必自止。以脾家实，腐秽当去故也。第七节云：太阴病，医反下之，因而腹满时痛者，桂枝加芍药汤主之；大实痛者，桂枝加大黄汤主之。第八节云：太阴为病，脉弱，其人续自便利，设当行大黄芍药者宜减之。以其人胃气弱易动故也。此外并无方治。以为少则诚少矣，而不知两节两出其方，大具经权之道，宜分两截看。

仲景所谓太阴证，与《内经》人伤于寒为热病腹满嗌干证不同。提纲皆言寒湿

---

[1]　病入太阴：原在正文之首，据文义改。
[2]　何谓：原作"病人"，据文义改。

为病，以四逆汤为治内正法，桂枝汤为治外正法。自第一节至第五节，一意浅深相承，不离此旨，所谓经也，此为上半截。

第六节言伤寒脉浮而缓，手足自温十二句，意者太阴以中见为主。以上五节，言不得中见之寒证。若中见太过，太阴湿土不与寒合而与热合，若小便利，则不发黄；若暴烦下利，则腐秽当去，是常证之外，略有变局。另作一小段，承上即以起下。第七节言太阳病误下，转属太阴，腹满时痛，大实痛者，以桂枝加芍药加大黄为主治。一以和太阴之经络，变四逆辈之温而为和法，变桂枝汤之解外而为通调内外法，是于有力处通其权也；一以脾胃相连，不为太阴之开，便为阳明之合，既合而为大实痛，不得不借阳明之捷径以去脾家之腐秽，要知提纲戒下原因腹时痛而言。此从正面审到对面以立法。又于暴烦下利十余行自止节，言其愈尚未言方。此从腐秽既下后，而想到不自下时之治法，是于无方处互明方意以通权。此为下半截。

总而言之，四逆辈、桂枝汤及桂枝加芍药、桂枝加大黄汤，皆太阴病之要剂。若不渴，则四逆辈必须；若脉弱，则芍、黄等慎用。脉浮有向外之势，桂枝汤之利导最宜。烦疼当未愈之时，桂枝加芍药汤亦可通用。原文虽止八条，而诸法无有不具。柯韵伯等增入厚朴生姜半夏甘草人参汤、白散、麻仁丸等方，欲广其用，反废其活法。大抵未读圣经之前，先闻砭剥[①]叔和之语，谓非经文，无不可以任意增减移易，致有是举耳。

按：沈尧封云：太阴、阳明俱属土，同主中州，病则先形诸腹。阳明为阳土，阳道实，故病则胃家实而非满也；太阴为阴土，阴道虚，故病则腹满而不能实也。凡风、燥、热三阳邪犯阳明，寒与湿二阴邪犯太阴。阳邪犯阳则能食而不呕，阴邪犯阴则不能食而吐。阳邪犯阳则不大便，阴邪犯阴则自利。证俱相反可认。若误下则胃中空虚，客气动膈，在阳邪则懊憹而烦，在阴邪则胸下结硬。倘再误攻，必致利不止而死。此太阴病之提纲。凡称太阴，俱指腹满言。

按：柯韵伯云：《内经》云太阴脉布胃中络于嗌，故腹满嗌干。此热伤太阴，自阳部注经之证，非论中所云太阴自病也。仲景以太阴自病为提纲，因主阴主内，故提纲中不及中风四肢烦疼之表；又为阴中之至阴，故提纲中不及热病嗌干之证。太阴为开，又阴道虚，太阴主脾所主病。脾主湿，又主输，故提纲中主腹满时痛而吐利，皆是里虚不固，湿胜外溢之证也。脾虚则胃亦虚。食不下者，胃不主纳也。要知胃家不实，便是太阴病。

---

① 砭剥（pū 朴）：指责、攻击的意思。剥，通"扑"，打击。

伤寒医诀串解卷五

闽长乐陈念祖修园著
受业侄道著纂集
东冶林寿萱校订

少阴篇

少阴肾中水火同具，邪伤其经，或从水化而为寒，或从火化而为热。二症俱以脉沉细，但欲寐为提纲。

何谓少阴之邪从水化而为寒？曰：脉沉细而微，但欲寐，背恶寒，口中和，腹痛，下利清谷，小便白是也。宜用回阳法。而回阳中首重在温剂，又有交阴阳、微发汗，共成三法。

少阴病，寒邪始伤，是当无热，而反发热，为太阳之标阳外呈；脉沉，为少阴之生气不升。恐阴阳内外不相接，故以熟附助太阳之表阳而内合于少阴；麻、辛启少阴之水阴而外合于太阳。仲景麻黄附子细辛汤非发汗法，乃交阴阳法。以上言交阴阳法也。

少阴病自始得以至于二三日俱无里症，可知太阳之表热非汗不解，而又恐过汗以伤肾液，另出加减法，取中焦水谷之津而为汗，则内不伤阴，邪从表解矣。仲景麻黄附子甘草汤变交阴阳法而为微发汗法。以上言微发汗法也。

手足厥冷，吐利，小便复利，下利清谷，内寒外热，脉微欲绝者，宜四逆汤。

里寒外热，面赤，或腹痛，或干呕，或咽痛，或利止脉不出，汗出而厥，宜通脉四逆汤。

少阴下利，宜白通汤。利不止，厥逆无脉，干呕，烦，白通加猪胆汁汤主之。服药后，脉暴出者死，微续者生。汗下后不解，烦躁者，茯苓四逆汤主之。

少阴病二三日不已，至四五日，腹痛，小便不利，四肢沉重疼痛，自下利，此为水气，宜真武汤。咳，呕，小便利，下利四症，或有或无，因症下药，当于《浅注》细玩之。

少阴病得之二三日，口中和，其背恶寒者，太阳之阳虚，不与少阴之君火相合，当灸之。又身体痛，君火之气不能周遍于一身；手足寒，君火之气不能充达于四肢；骨节痛，君火之神机不能游行以出入；脉沉者，君火之神机不能自下而上。一为阳虚，责在太阳之阳气虚，不能内合；一为阴虚，责在少阴之君火内虚，神机不转，皆以附子汤主之。

少阴病吐、利，神机不能交会于中土；手足逆冷，中土气虚不能达于四肢；烦躁欲死者，少阴神机挟寒而逆于经脉，心脉不能下交于肾则烦，肾脉不能上通于心则躁，吴茱萸汤主之。以上用温剂法也。

何谓少阴之邪从火化而为热？曰：脉沉细而数，但欲寐而内烦外躁；或不卧，口中热，下利清水，小便赤是也。宜用救阴法，而救阴中又有补正、攻邪之异。

少阴病二三日，咽痛者，可与甘草汤；不差，与桔梗汤。

少阴病，咽中伤，生疮，不能语言，声不出者，苦酒汤主之。

少阴病，咽中痛，半夏散及汤主之。

少阴病，下利，咽痛，胸满，心烦者，猪肤汤主之。

少阴病得之二三日以上，心中烦不得卧，黄连阿胶汤主之。

少阴病，下利六七日，咳而呕渴，心烦不得眠者，猪苓汤主之。

少阴病二三日至四五日，腹痛，小便不利，下利便脓血，桃花汤主之。

以上皆以补正为救阴法也。

少阴病得之二三日，口燥舌干者，急下之，宜大承气汤。热淫于内，因而转属阳明，胃火上炎，故口燥舌干。急下之，谷气下流，津液得升矣。

少阴病六七日，腹胀不大便者，急下之，宜大承气汤。得病六七日，当解不解，津液枯涸，因转属阳明，故腹胀不大便。宜于急下者，六七日来阴虚已极，恐土实于中，心肾不交而死也。

少阴病自利清水，色纯青，心下必痛，口干燥者，急下之，宜大承气汤。是土燥火炎，脾气不濡，胃气反厚①，水去而谷不去，故宜急下。

以上皆以攻邪为救阴法也。

《内经》云：少阴之上，火气治之，所谓本也。本之下，中之见也。见之下，气之标也。又曰：少阴从标从本。又曰：少阴为枢。又《热病论》曰：五日少阴受之。少阴脉贯肾，络于肺，系舌本，故口燥舌干而渴。

《伤寒论》曰：少阴之为病，脉微细，但欲寐也。微者，体薄而不厚也，为手少阴神病；细者，形窄而不宽也，为足少阴精病。病在阴则欲寐，在阳则不得寐，故曰但欲寐。此为枢象，少阴症之总纲也。柯韵伯云：少阳为阳枢，少阴为阴枢。枢机不利，故欲寐，与少阳喜呕。呕者欲出，阳主外也；寐者主入，阴主内也。喜呕是不得呕，欲寐是不得寐，皆在病人意而得枢机之象如此。又云：但欲寐即是不得眠。然但欲寐是病情，乃问而知之；不得眠是病形，可望而知之。欲寐是阴虚，不得眠是烦躁，故治法不同。

按：少阴本热而标寒，其病或从本而为热化，或从标而为寒化，与太阳一例。第一节言微细之病脉，但欲寐之病情，兼水火、阴阳、标本、寒热而提其总纲也。以下共四十四节，皆本此而立论。然他经提纲皆是邪气盛则实，少阴提纲俱指正气夺则虚，以少阴为人身之根本也。所以第二节即言上火下水虚而未济，第三节即言外阳内阴虚而不交，第四节、第五节又言不可发汗，第六节又就脉而言不可下。无非著眼于"虚"之一字，而以根本为重也。

今再详第二节。原文云"少阴病欲吐不吐，心中烦，但欲寐"三句，指初病时水火不济，已具枢病之象。又云"五六日，自利而渴，属少阴也，虚故引水自救"四句，方指出五六日为少阴主气之期。火不下交则自利，水不上交而作渴，属少阴之虚，为寒热俱有之症。又云"若小便色白者，少阴病形悉具。小便白者，以下焦虚有寒，不能制水，故令色白也"六句，分出小便色白，始为少阴阴寒之病形悉具。言外见少阴热化之病，邪热足以

①　胃气反厚：指胃肠实积。厚，壅滞。

消水，其小便必赤。此寒热之几微当辨也。其第三节原文云"病人脉阴阳俱紧，反汗出者，亡阳也，此属少阴"四句，以诸紧为寒，阴不得有汗，今反汗出，此属少阴阴盛于内，阳亡于外，阴阳不交之故也。又云"法当咽痛而复吐利"二句，以阴阳不交，则阳自阳而格绝于外，其咽痛为假热之象；阴自阴而独行于内，其吐利为真寒之症。此寒热之真假当分也。其第四节原文云"少阴病，咳而下利，谵语者，被火气劫故也。小便必难，以强责少阴汗也"六句，言少阴上咳下利之症。被火则精竭神越而谵语，小便必难，戒其勿发少阴汗，虑其虚也。其第五节原文云"少阴病，脉沉细数，病为在里，不可发汗"三句，言少阴自有表里：脉沉而发热，为少阴表，有麻黄附子细辛汤法；脉细而沉数而不发热，为少阴里，不可发汗。其第六节云"少阴病脉微，不可发汗，亡阳故也。阳已虚，尺脉涩弱者，复不可下之"六句，言脉微为亡阳，不可发汗以伤阳。若兼见尺脉弱涩为亡阴，更不可复下以伤阴。自第二节至此，皆著眼于"虚"之一字以立论也。

请再言欲愈之症。第七节大旨以脉紧为寒，至七八日紧去，而发烦，自下利，脉微，手足温，此少阴之寒得阳明之热，为戊癸之合化而愈也。第八节大旨，下利自止，得手中温之吉候，虽恶寒踡卧而可治，以其得中土之气而愈也。第九节提出自烦欲去衣被，虽恶寒而踡可治，以得君火之气而可治也。第十节少阴中风，风为阳邪，阳寸应浮，阴尺应沉。大旨以阳得微而外邪不复入，阴得浮则内邪从外出而欲愈。言外见中风而可推及伤寒矣。第十一节言少阴病欲解时，从子至寅时上二句指出，阳生于半子而病解，并结上数节少阴得阳则解之义也。

虽贵得阳，阳者，太阳之标阳也。既知得标阳之热化则生，亦当知热化太过而亦成病。第十二节云：少阴病吐，利，手足不逆冷反发热者不死。言少阴而得太阳之标阳也。又云：脉不至，灸少阴七壮。言不得太阳标热之化而下陷，灸之以启在下之阳也。第十三节云：少阴病八九日，一身手足尽热者，以热在膀胱，必动便血也。言少阴热化太过，移于膀胱。膀胱主外，为一身发热；膀胱为胞之室，胞为血海，热邪内干而为便血也。第十四节云：少阴病但厥无汗，热化太过而行于里而为厥。若强发之，必动其血，未知从何道来，或从口、鼻，或从目出，是名下厥上竭，为难治。言少阴热化太过而厥，误汗反增其热。盖主《内经·厥论》"起于足下"，以阳气①起于足五趾之里。今误发少阴汗，激动少阴热化之邪自下逆上，名曰厥。少阴原为少血之脏，动其阴血而脱出，名曰上竭，为难治之症。

若夫不得太阳标阳，则为阴寒之症，不止难治，而为不治之死证。自第十五节以及第二十节各有妙义。第十五节云：少阴病，恶寒身踡而利，手足逆冷者不治。盖以少阴之脉起足心，至俞府，行身之前，外呈而为寒，内陷而为利。真阳绝，不行于手足而为逆冷。此言少阴之寒，不得太阳标阳之死症也。第十六节云：少阴病，吐，利，躁烦，四肢逆者死。盖以少阴上下、水火、阴阳之气，全赖中土以交合。今吐利以躁烦，阴阳、水火之气顷刻离决；四肢逆冷，土气已绝，此言少阴不得中土之交之死症也。第十七节云：少阴病，下利止而头眩，时时自冒者死。盖以阴竭于下而利止、阳亡于上而眩冒为死症，利不止而眩冒更为死症。言阴阳不得

———————————
① 阳气：当是"阴气"之误。

倚附也。第十八节云：少阴病，四逆恶寒而身蜷，脉不至，不烦而躁者死。此言少阴有阴无阳之死症也。第十九节云：少阴病六七日，息高者死。此言少阴生气上脱之死症也。第二十节云：少阴病，脉微细沉，但欲卧，汗出不烦，自欲吐。此十七字为一截，言少阴阴寒恒有之脉症也。其云：至五六日自利，复烦躁不得卧寐者死。此十五字又为一截。少阴病以五六日为生死之关，若至五六日云云，是真寒反为假热，阳被阴迫而飞越。此言少阴阳气外脱之死症也。

自章首至此凡二十节，论少阴症之全体已备，但未详其标本、寒热、阴阳、水火、神机枢转、上下出入之理。自二十一节至四十三节，发明其旨而并出其方，读者不可一字放过。此又少阴之大用也。

曷言标本？少阴标寒而本热，与太阳本寒而标热，为雌雄表里之相应。二十一节云：少阴病始得之，反发热脉沉者，麻黄附子细辛汤主之。言少阴脉沉不当发热，今反发热，是太阳标阳陷于少阴而为热，宜以此汤交和其内外也。二十二节云：少阴病得之二三日，麻黄附子甘草汤微发汗。以二三日无里症，故微发汗也。言二三日值少阳主气之期，阴枢藉阳枢之力，可用此汤微发其汗。又申之曰：以二三日无少阴之里症，止见太阳之表症故也。要知太阳阳虚不能主外，内伤少阴之气，便露出少阴底板；少阴阴虚不能主内，外伤太阳之气，便假借太阳之面目。所以太阳病而脉反沉，用四逆以急救其里；少阴病而表反热，用麻、辛以微解其表。此表里轻重两解法也。故始得之不发汗，得之二三日微发汗。用细辛非发汗，用甘草乃发汗。此旨不可与浅人语也。然二十一节、二十二节合脏腑雌雄而浅深言之，二十三节、二十四节、二十五节就少

阴本经分标本而对待言之。其云少阴病得之二三日以上，心中烦不得卧，黄连阿胶汤主之。言少阴本热之病，二三日随三阳主气之期而化热，此少阴本热之症也。其云少阴病得之二三日，口中和，其人背恶寒者，当灸之，附子汤主之。言少阴君火之用弗宣，病在上焦阳中之阳，为阳虚。其云少阴病，身体痛，手足寒，骨节痛，脉沉者，附子汤主之。言少阴生阳之气不用，病在下焦水中之阳，为阴虚[①]，主以附子汤，面面俱到。此少阴标寒之症也，然亦本热之症。不病无形之气化，而病有形之经脉者。二十六节云：少阴下利，便脓血者，桃花汤主之。二十七节云：少阴病二三日至四日者，腹痛，小便不利，便脓血者，桃花汤主之。二十八节云：少阴病，下利便脓血者，可刺。此言本热病在经脉者，宜用石药，而济以期门刺法。便脓血亦热入血室之义也。又有标寒之症，病发于手足之少阴，而实本于阳明之中土者。二十九节云：少阴病，吐利，手足厥冷，烦躁欲死者，吴茱萸汤主之。此从少阴而归重到阳明。以百病皆以胃气为本，伤寒症重之，少阴症尤重之。总结上文数节之义，少阴症虽有标本寒热之不同，而著眼不离乎此。首节至此作一大段读。

然而少阴上火下水而主枢也。主枢则旋转无有止息。第三十节云：少阴病，下利，火不下交而下寒。咽痛，水不上交而上热。胸满，心烦者，上下神机枢转不出，内郁而为烦满。猪肤汤主之。此上下而合言也。第三十一节云：少阴病二三日，咽痛者，少阴之脉从心系而侠咽。可

---

① 阴虚：这里的"阴"是指下焦肾，不是指与"阳"相对的"阴"。联系上文，上焦阳中之阳指少阴（心）君火，这里下焦水中之阳指命门之火。

与甘草汤；不差者，与桔梗汤。此言水不上交而为痛也。第三十二节云：少阴病，咽中伤，生疮，不能语言，声不出者，苦酒汤主之。此言水不上交，甚则兼及于肺而宜敛也。第三十三节云：少阴病，咽中痛，半夏散及汤主之。此言水不上交，正治不愈者，宜用从治之法也。此数节承第三十节咽痛立论，为少阴上火作一槅①也。

下利为少阴症下水之一槅。自三十四节至三十七节，皆言水火不交，则水中无火，火失闭藏之职。至三十八节变回阳之法为和解，三十九节变辛温之法为清利，而推言中焦不输之下利，言其常亦不遗其变，俱补出少阴主枢之义。今试再详之。第三十四节谓：少阴病下利，白通汤主之。示少阴下利以此为专方。第三十五节谓：少阴病下利脉微者，与白通汤；利不止，厥逆无脉，干呕，烦者，白通加猪胆汁汤主之。服汤脉暴出者死，微续者生。此言寒盛骤投热药而拒格，必取热因寒用之法也。第三十六节谓：少阴病二三日不已，至四五日，腹痛，小便不利，四肢沉重疼痛，自下利者，此为有水气，其人或咳，或小便利，或下利，或呕者，真武汤主之。此言水中无火，则土虚不能制水。"此为有水气"五字最重，为少阴之侧面文章，非白通、四逆之为正面文章也。第三十七节谓：少阴病下利清谷，里寒外热，手足厥逆，脉微欲绝，身反不恶寒，其人面赤色，或腹痛，或干呕，或咽痛，或利止脉不出者，通脉四逆汤主之。此言内真寒而外假热，为少阴之正面文章，又为四逆症之进一步文章也。自三十一节至此，承上第三十节下利立论，为少阴症下水作一槅也。

第三十八节谓：少阴四逆，其人或咳，或悸，或小便不利，或腹中痛，或泄利下重者，四逆散主之。此承四逆不专主于虚寒，复设和解一法，以示变动不居之意。所以暗补出主枢之义也。第三十九节谓：少阴下利六七日，咳而呕渴，心烦不得眠者，猪苓汤主之。此承下利虽属于下焦，至六七日寒变为热，而气复上行，病见咳、呕、渴、烦、不眠等症，所谓下行极而上也。复设一清利法，遵经旨邪气自下而上者仍须从下引而出之，亦所以暗补出主枢之义也。跟上第三十节全节大意主枢作一槅也。所以然者，少阴为性命之根，病有水火之分，治若焚溺之救，稍迟则不可挽矣。

第四十节云：少阴病，得之二三日，口燥舌干者，急下之，宜大承气汤。此言少阴君火亢于上，不戢将自焚也。第四十一节云：少阴病，自利清水，色纯青，心下必痛，口干燥者，急下之，宜大承气汤。此言少阴君火亢于上，加以木火煽之，一水不能胜二火而立竭矣。第四十二节云：少阴病六七日，腹胀不大便者，急下之，宜大承气汤。此言少阴君火不能从枢而出，逆于地中而为胀，即《内经》所谓一息不运则针机穷，必急下以运少阴之枢而使转之。少阴三急下症，宜于《浅注》而熟玩之。又有二急温症。第四十三节云：少阴病，脉沉迟者，急温之，宜四逆汤。言少阴为性命之根，起首脉沉，预知已伏四逆、吐利、烦躁之机，即《易》履霜坚冰至之义。盖于人所易忽者，独知所重而急治之也。第四十四节云：少阴病，饮食入口则吐，心中温温欲吐复不能吐。阴寒拒格不纳，露出枢象。始得之，手足寒，脉弦迟者，此胸中实，不可下也，当吐之。借胸中实可吐症，跌出急温

----

① 槅（shàn 扇）：福州方言称门户的一边为一槅，这里可借喻各自的一方。

症。若膈上有寒饮，干呕者，不可吐也，急温之，宜四逆汤。此于少阴阴气上弥寒饮，不同于胸实。盖人所摇移者，得所独断而急治之也。究而言之，少阴重在救阳，而真阴亦不可伤。第四十五节云：少阴病，下利，脉微阳虚。涩，阴虚。呕而汗出，阳虚则阴寒上逆而为呕，阴虚则阴不内守而汗出。必数更衣，反少者，七字是一节之眼目，阳虚则气下坠，阴虚则动努矣。当温其上，灸之。言当灸百会一穴，以温其上，不可偏温其下，以灼真阴。言外见对待之阴阳，分而为两；互根之阴阳，合而为一也。少阴篇文字空灵幻变，不可方物，老子其犹龙矣乎？

伤寒医诀串解卷六

闽长乐陈念祖修园著
受业侄道著纂集
东冶林寿萱校订

厥 阴 篇

厥阴为风木之脏，从热化者多，从寒化者少，以木中有火故也。

何谓厥阴证？《伤寒论》云：厥阴之为病，消渴火盛，气上冲心，气逆即火逆也。心中疼热，火邪入心，饥火能消物也。而不欲食，木克土也。食则吐蛔，虫为风化，一闻食臭，则上入于膈而吐出。下之，利不止，误下伤胃气是也。厥阴为两阴交尽，宜无热证。然厥阴主肝，而胆藏于内，则厥阴热证，皆少阳之火内发也。要知少阳、厥阴同一相火。相火郁于内，是厥阴病；相火出于表，为少阳病。少阳咽干，即厥阴消渴之机；胸胁苦满，即气上冲心之兆；心烦，即疼痛之初；不欲食，是饥不欲食之根；喜呕，即吐蛔之渐。故少阳不解，转属厥阴为病危；厥阴病衰，转属少阳为欲愈。

乌梅丸为厥阴证之总方，吐蛔，久利者尤宜。

病初起手足厥冷，脉微欲绝，宜当归四逆汤；有久寒，加生姜、吴黄、酒、水各半煎。以相火寄于肝，经虽寒而脏不寒，故先厥者后必发热。手足愈冷，肝胆愈热，故云厥深热亦深也。姜、附不可妄投。

脉结者，脉缓时一止曰结。《活人》云：阴盛则结。代者，一脏气败，其脉动而中止，不能自还，而他脏代之。心动悸，心气不宁，炙甘草汤主之。按：他经亦有此证，是阳气大虚，虚极生寒，非姜、附、肉桂不为功。若用此药，是速其死也。惟厥阴证，肝中之相火本少阳之生气，而少阳实出坎中之真阴，即经所谓阳为之正、阴为之主是也。

按：前言表证而手足厥逆，此言里证而脉结代，虽为厥阴寒化，终不用姜、附大热之品，以厥阴之脏相火游行于其间故也。

脉微欲绝不可下。若脉滑而厥，是内热郁闭，所谓厥应下是也。下之是下其热，非下其实。泄利下重者，四逆散；欲饮水数升者，白虎汤，皆所以下无形之邪也。若以承气下之，利不止矣。

热利下重者，白头翁汤主之。下利欲饮水者，热也，白头翁汤主之。

以上治热化之法也。

厥者必发热，热与厥相应，热深厥亦深，热微厥亦微，此四证是厥阴伤寒之定局；先热后厥，厥热往来，厥多热少，热多厥少，此四证是厥阴伤寒之变局，皆因其人阳气多少而然。

乘脾、乘肺二证宜辨。

曰伤寒腹满，经云：诸腹胀大，皆属于热。此由肝火也。谵语，经云：肝气盛则多言。寸口脉浮而紧，紧则弦脉，此肝乘脾也，名曰纵，刺期门。

曰伤寒发热，啬啬恶寒。肺主皮毛，因无头痛项强，非属太阳病，为肺虚。渴欲饮水，无白虎证之欲饮，亦为肺虚。腹满，无承气证，因肺虚不能通调水道，此肝乘肺也。肺金虚不能制木，肝寡于畏，侮所不胜也，名曰横，刺期门。肝有亢火，随其实而泻之。

伤寒阳脉涩，阴脉弦，法当腹中急痛。此亦肝乘脾也，先与小建中汤平肝以补脾；不差者，中气虚而不振，邪尚流连，与小柴胡汤主之。令木邪直走少阳，使有出路，所谓阴出之阳则愈也。

伤寒厥而心下悸者，宜先治水，当服茯苓甘草汤，却治其厥；不尔，水渍入胃，必作利也，此亦肝乘肺也。虽不发热恶寒，亦木实金虚，水气不利所致。上节腹满，是水在中焦，故刺期门以泄其实；此水在上焦，故用茯苓甘草汤以发其汗。此方是化水为汗、发散内邪之剂，即厥阴治厥之剂也。

《内经》云：厥阴之上，风气治之，所谓本也。本之下，中之见也。见之下，气之标也。又曰：厥阴不从标本，而从中见也。又曰：厥阴为阖。又《热病论》曰：伤寒六日，厥阴受之。厥阴脉循阴器而络于肝，故烦满而囊缩。厥阴木气逆，火气盛，故烦满；循阴器，故囊缩。

盖厥阴以风木为本，以阴寒为标，中见少阳。厥阴为阴极，故不从标本，而从中见也。本论以厥阴自得之病为提纲，故先曰消渴，气上冲心，心中疼热，饥而不欲食，食则吐蛔，下之利不止等证。然必合之外证有厥热往来之气化，或呕或利，方为真厥阴。其余或厥，或利，或呕，内无气上冲心、心中疼热等证，皆似厥阴而非厥阴也。其云消渴者，消为风消，渴为木火上熏也。其云气上冲心者，木气上凌心包也。其云心中疼热者，是其气甚即为火，火甚即生热。阴血受灼，不足荣养筋脉，故筋脉不舒而疼；胃液受灼，故饥。其云不欲食者，是木气横逆也。其云食则吐蛔者，蛔感风木之气而生，闻食臭则出。湿热腐成，居于胃底，无食则动，胃寒则出，胃热亦出。下之利不止者，阴寒在下也。

二章一节云：厥阴中风，脉微浮为欲愈，不浮为未愈。阴经受邪，脉当沉细。今反浮者，以风为阳邪，元气复而邪将散，故脉见微浮。不浮则邪深入不外散，故为未愈。二节言欲愈之时。盖少阳旺于寅卯，解于此时者，中见少阳之化。三节厥阴阴之极，渴欲饮水。水为天一所生之水，以水济火，阴阳气和而病自愈。提纲后止此三节提出厥阴病，其余则曰伤寒，曰厥，曰下利，而不明言厥阴病。以厥阴从中见，而不从标本也。

三章一节曰：诸四逆厥者，不可下之，虚家亦然。总起下文诸节厥逆之意，亦以承上文下之利不止。夫四逆厥者，咸藉生阳之来复，故不可下，非特阳气太虚寒邪直入，即热深者亦间有之。热盛于内，内守之真阴被烁几亡，不堪再下以竭之。故申其戒曰，气血两虚之家即不厥逆，亦不可下也。二节言阴阳、寒热互换之理。厥阴伤寒，先厥后发热，而利必自止。厥不再作，利亦不再下。若见厥，则复利。三节言寒热胜复之理，而归重于胃气也。凡厥、利，当不能食，今反能食者，恐中气除去，求救于食，当以索饼试之。若胃气能胜谷气而相安，则不暴然发热，恐暴热来骤而去速也。本发热六日，厥反九日，复发热三日，热与厥无太过不及，故期旦日夜半愈，若再发热三日，兼之脉数，此中见太过，热气有余，必发痈脓也。总之，厥、利转为发热，乃属愈期。仲师不是要其有热，要其发热而厥、利止。厥、利止而热亦随罢，方为顺候。若热气有余，则伤血分，而化为如痈之脓，非发痈也。数脉为热气有余，迟脉为寒气不足。伤寒六七日，阴尽出阳，可望其阳复。与黄芩汤复除其热，热除内外皆寒，腹中应冷，当不能食，今反能食，此中气已除，必死。此节因脉数而推及脉迟，反复以明其义。五节言热化太过，火热下行，则便脓血；火热上升，则咽痛而为喉痹。随其经气之上下而为病也。伤寒先厥后发热，下利必自止，而反汗出，阴液泄于外而火热炎于上，必咽中痛，其喉为痹。发热无汗而利必自止。发热无汗而利不止，则阳热陷下必便脓血。火热下行，故其喉不痹。第六节遥承诸四逆厥者不可下，恐泥其说也。伤寒一二日至四五日而厥者，必发热也，是先厥后发热也。前热者后必厥，是先热后厥。厥之日期深者，则发热亦深；厥之日期微者，则发热亦微。厥应下之，前不可下，指承气等方；此应下，热证轻有四逆散，重有白虎汤，寒证有乌梅丸是也。沈尧封云：厥阴乃正邪分争，一大往来寒热，厥深热深，厥微热微。言寒热轻重，论其常理。其有不然，亦以决病之进退矣。厥阴为三阴之尽，病及此，必阴阳错杂。厥阴肝木，于卦为震，一阳居二阴之下，是其本象。病则阳泛于上，阴伏于下，而下寒上热之证作矣。其病脏寒，蛔上入膈，是下寒之证据也；消渴，心中疼热，是上热之证据也。况厥者逆也，下气逆即是孤阳上泛，其病多升少降，凡吐蛔，气上冲心，皆是

过升之病，治宜下降其逆上之阳，取《内经》"高者抑之"之义。其下之法，非必硝、黄攻克实热方为下剂，即乌梅丸一方已具。方中无论黄连、乌梅、黄柏，苦酸咸为下降药，即附子直达命门，亦莫非下降药也。下之而阳伏于下，则阴阳之气顺而厥可愈。倘误认为外寒所束，而反发其汗，则心中疼热之阳尽升于上，而口伤烂赤矣，以厥阴之脉循颊裹环唇内故也。七节言厥热相应，阴阳平，当自愈。八节云：凡厥者，阴阳气不相顺接，便为厥。厥者，手足逆冷是也。观以"凡"字冠首，不独言三阴之厥，并该寒热二厥在内矣。盖阳受气于四肢，阴受气于五脏，阴阳之气相贯，如环无端。若寒厥，则阳不与阴相顺接；热厥，则阴不与阳相顺接也。或曰，阴不与阳相顺接，当四肢烦热，何反逆冷也？不知阳邪热邪深入，阳气壅遏于里，不能外达于四肢，亦为厥。岂非阴与阳不相顺接之谓乎？九节以惟阴无阳之脏厥，托出阴阳不和之脏寒为蛔厥。伤寒脉微而厥，至七八日，肤冷，其人躁无暂安时者，此为脏厥。夫少阴水火不交，则为烦躁；若真阴欲脱，则但躁不烦，此厥阴之但烦不躁者不同。蛔厥者，其人当吐蛔。今病者静而复时烦，此为脏寒。蛔上入膈故烦，须臾复止。得食而呕又烦者，蛔闻食臭出，其人当自吐蛔。蛔厥者，乌梅丸主之，又主久利方。吐蛔言其常，不吐蛔而呕烦，风木之动，亦可以吐蛔例也。《金匮》云：腹中痛，其脉当沉而弦，今反洪大，故有蛔虫。蛔虫之病，令人吐涎，心痛，发作有时，毒药不止者，甘草粉蜜汤主之。盖腹痛脉多伏，阳气内闭或弦，则邪气入中也。今反洪大，是蛔动而气厥也。吐涎，吐出清水；心痛，痛如咬啮，时时上下也。蛔饱而静，其痛立止；蛔饥求食，其痛复发也。

十节、十一节言厥阴必藉少阳、少阴之枢转。枢转不出，逆于阴络而为便血；枢转不出，逆于膀胱、关元而为冷结。厥阴伤寒，热少厥微，指头寒，默默不欲食，烦躁数日，小便利，下利色白，此热除，欲得食，其病为愈。若少阴枢转不出，故厥而呕。少阳枢转不出，胸胁烦满者，阴阳并逆，不得外出。内伤阴络，其后必便血。热邪内陷为便血，寒邪内陷则手足厥冷。言我不结胸，胸在上而主阳，腹在下而主阴，各从其类。故少腹满，以厥阴之脉过阴器，抵少腹，按之则痛，此冷结在膀胱、关元也。十二、十三节言阴阳胜负，可以日数之多寡验之。厥少热多，阳气太过，阴血受伤，其后必便血，以厥阴主包络而主血。寒多热少，阴气盛而阳气退，其病为进。人之伤于寒，则为热病，热虽甚不死，是伤寒以热为贵。然热不及者病，太过者亦病。故此二节，论寒热之多少，以明不可太过与不及也。仲师以热多为病愈，厥多为病进者，是论病机之进退。以厥为热邪向内，热为热邪向外，非外来客热向外为退向内为进也。故热多为病邪向愈之机，不是病邪便愈之候。所以纵有便脓血之患，而热迫营阴与热深厥逆者，仍有轻重也。

厥阴有不治之死证，不可不知。伤寒六七日，脉微，手足厥冷。虚阳在上，不得下交于阴，故烦；真阴在下，不能上交于阳，故躁。此阴阳水火不交，宜灸厥阴以启阴中之生阳，而交会其水火。若厥不还，则阳气不复，阴气乖离，故死。厥不还者死，则知发热为厥阴之生机。然发热亦有三者为死证：伤寒发热当利止，而反下利；身虽热而手足反见厥逆，孤阳外出，独阴不能为之守，更加躁不得卧，阴盛格阳，主死。伤寒发热下利至甚，厥不止者，即无躁不得卧，亦主死。《金匮》

云：六腑气绝于外者，手足寒；五脏气绝于内者，利下不禁。脏腑气绝者亦死。伤寒六七日不利，若发热而渴，汗濈濈而微利，是阳复之证。倘热、汗、下三者一时并见，乃真阳之气虚脱于内为利，浮散于外为热，发越于上而为汗，主死。亡阳有死证，亡阴亦有死证。伤寒五六日，不伤于气而伤于血，故不结胸，不结胸则腹亦不硬而濡软。伤于血则脉虚，血虚于内，不能与阳相接于外，故手足复厥。厥不为热深，而为亡血。下之愈亡其阴，故死。发热而厥，至七日，六气已周[①]，来复于太阳则应止。今不惟不止，而反下利，阴盛虽未至于死，亦为难治。

五章凡八节，皆论厥证有寒有热，有虚有实也。阳盛则促，虽手足厥逆，亦是热厥，忌用火攻。然有阴盛之极，反假现数中一止之促。但阳盛者，重按之指下有力；阴盛者，重按之指下无力。伤寒脉促，知其阳盛之假；手足厥冷，知其阴盛之真。可于厥阴井、荣、经、俞等穴灸之，以启其陷下之阳。此厥阴证之寒也。伤寒脉滑而厥者，阳气内郁，不能外达，外虽厥而里有热，白虎汤主之。脉微而厥为寒厥，脉滑而厥为热厥。阳极似阴，全凭脉以辨之，然必烦渴引饮，不大便，乃为里有热也。经脉流行，荣周不息，经血虚少，不能流通畅达，手足厥寒，脉细欲绝者，当归四逆汤主之。若其人内有久寒，加吴萸、生姜。厥阴肝脏，藏营血以应肝木，胆腑内寄，风火同原。苟非寒邪内犯，一阳生气欲寂者，不得用大辛大热之品以扰动风火。不比少阴为寒水之脏，其在经之邪，可与麻、辛、附子合用。是以虽有久寒，不现阴寒内犯之候者，加生

---

① 六气已周：六经由太阳至厥阴已行尽，周而复始。六气，这里指六经。

姜以宣泄，不取干姜之温中；加吴萸以苦降，不取附子之助火。分经投治，法律精严，学者所当则效也。经脉内虚而厥，有当归四逆汤之治。而阳虚之厥，反作假热，又当何如？大汗出，谓如水淋漓；热不去，谓热不为汗衰。盖言阳气外泄，寒邪独盛，表虚邪盛，势必失和。有内拘急，四肢疼之证，再见下利，厥逆，阴寒内盛；恶寒，阳气大虚，故用四逆汤温经复阳，以消阴翳。大汗，身热，四肢疼，皆是热邪为患，而仲师便用四逆汤者，以外有厥热、恶寒之证，内有拘急、下利之候。阴寒毕露，则知汗出为阳气外亡，身热由虚阳外泄，肢冷由阳气内脱。其辨证又只在恶寒、下利。总之，仲师辨阳证，以恶热、不便为里实。上节阳虚有假热，此节阳虚无假热。大汗若大下利而厥冷者，四逆汤主之。汗而云大，阳气亡于表；下利云大，阳气亡于里。加以厥冷。何不列于死证？玩本文不言五六日、六七日，可知乃阴寒骤中。邪气虽盛，正气初伤，急温正气犹能自复，故用四逆汤胜寒毒于方危，回阳气于将绝。汗利止，厥回，可望生全。不因汗下而厥冷，用当归四逆汤；因汗下而厥冷，用四逆汤，此缓变之机权也。此证无外热相错，为阴寒之证易明。然大汗、大下，则津液亦亡，此际救阳为急，阳回，亦当徐救其阴也。亦有因痰水而致厥者，病人无他证，手足厥冷。四肢受气于胸中，因痰饮结聚，斯气不能通贯于四肢。脉乍紧者，痰脉怪变无常。不紧而忽紧，忽紧而又不紧，邪结在胸中。胸者，心主之宫城。心为邪碍，心下满而烦，饥不欲食。病在胸中，当须吐之，宜瓜蒂散，即《内经》所谓"高者引而越之"之意。再言水厥。伤寒厥而心下悸，宜先治水，当服茯苓甘草汤，却治其厥；不尔，水渍入胃，必作利也。此厥阴

病预防下利之法。病至厥阴，以阳升为欲愈，邪陷为危机。厥而下利，则中气不守，邪愈内陷。此条厥而心下悸，水邪乘心，心阳失御，见此则治厥为缓，而治水为急。何也？厥犹可从发热之多少以审进退之机，水必趋于下而力能牵阳下坠故也。伤寒六七日，大下后，寸脉沉而迟，手足厥冷，下部脉不至，咽喉不利，唾脓血，泄利不止，为难治，麻黄升麻汤主之。寸脉，气口也，气口独为五脏主，胃阳衰而寸脉沉迟也。四肢为诸阳之本，阳虚故手足厥冷。下后阳虚，故下部脉不至。下寒则热迫于上，故咽喉不利而吐脓血也。即前所谓厥后热不除者，必便脓血。热气有余，必口伤烂赤泄利不止。寒邪在下，正虚邪实，阴盛阳衰，寒多热胜，表里舛错。治寒则遗其热，治热则遗其寒，补虚必助其实，泻实必助其虚，诚为难治。

六章十八节皆统论厥阴下利，有寒热、虚实、阴阳、生死之不同。伤寒四五日，腹中痛，若转气下趋少腹者，厥阴阴寒内合太阴，由太阴而仍归厥阴。下而不上，此欲自利也。伤寒本自寒下，医复吐下，寒格更逆吐下，若食入口即吐，干姜黄连黄芩人参汤主之。其人本从于寒而下利，复吐下之，下因下而愈寒，上因吐而愈热，寒热相阻而成格证，非寒热相结而成痞证。不食则不吐，是心下无水，故不用姜、夏，以干姜辛温除寒下，而辛烈又能开格纳食也。下利有微热而渴，脉弱者，今自愈，此言得中见之化也。下利脉数，有微热汗出，今自愈。设复紧，得厥阴之气矣，故为未解。下利，手足厥冷，无脉者，阳陷下，不得横行于手足，又不能充达于经脉也。灸之不温，若脉不还，反微喘，是根气绝于下，阳气脱于上，故死。少阴负趺阳者为顺也。负，承也。趺

阳乃阳明胃脉。言少阴之气得上承阳明，则阴气生而脉还，阳气复而得温，故为顺也。下利，阳气下陷，其脉当沉；阴气内盛，其脉当迟；今不沉迟，而寸脉反浮数，是热伤心包。尺中自涩者，下利阴血虚也。阳盛血虚，迫血下行，必清①脓血。上节言阴盛伤阳，此节言阳盛伤阴。下利清谷，脏气虚寒，不可攻表。汗出则表阳外虚，里阴内结，故必胀满。经云：脏寒生满病。下利，脉沉弦，则少阳初之气下陷，下重是火邪下逼。若阳热甚而脉大，而非初阳之脉象，为未止。脉微弱为阴，数为阳，乃阴中有阳，为欲自止。《内经》有身热则死之语，而此得少阳中见之化，为阴出阳，虽发热不死。厥阴阴寒下利，脉沉而迟，其人面少赤。三阳之气上循头面，阳格于上，喜得少阳之热化，身有微热，然而下利清谷者，厥阴之标阴全陷于下。阳热在上，阴寒在下，两不相接，惟取少阴篇大方救之，从阴出阳，必郁冒，汗出而解。病人必微厥，所以然者，其面戴阳，下虚故也。下利，脉数而渴者，今自愈；设不差，必清脓血，以有热故也。言当愈不愈，必热伤心包络而便脓血。申明所以便脓血者，以脉数而渴，内有热故也。下利后脉绝，下焦生气不升；手足厥冷，中焦土气不和；晬②时环转一周，脉还手足温者，中土之气将复。复能从中焦而注于手太阴，故生。脉不还者，中土已败，生气已绝，虽手足不逆冷亦主死。此言生死之机，全凭脉息，而脉之根又借于中土也。诸节皆言下利，此节独言下利后，则与少阴下利而头时时自冒者同意。利后似乎邪去，殊不知正气与邪气俱脱之故。晬时脉还，手足温，阳气尚存一线，犹可用四逆、白通等法，以救将绝之阳也。伤寒下利，日十余行，病在厥阴。而三阳、三阴之气皆虚，脉反实

者，无胃气柔和之脉，乃真元下脱，故死。谷入于胃，借中土之气，变糟粕，上奉心化赤。厥阴标阴气盛，入胃不能变化精微，蒸津液而泌糟粕，清浊不分，下利清谷，里寒外热，汗出而厥者，通脉四逆汤主之。此言里不通于外而阴寒内拒，外不通于里而孤阳外越，非急用大温之剂，必不能通阴阳之气于顷刻。厥阴标阴病，则为下利清谷。厥阴中见得病，则为热利下重者，白头翁汤主之。《内经》所谓暴注下迫，皆属于热也。下重者，厥阴经邪热入下于大肠之间。肝性急速，邪热甚则气滞壅塞，其恶浊之物急欲出而不得，故下重也。下利腹满，身体疼痛，先温其里，乃攻其表。温里宜四逆汤，攻表宜桂枝汤。脏寒生满病，水谷之气下行，阴寒之气上逆，故先温其里寒，后去其表寒也。下利欲饮水者，以有热故也，白头翁汤主之。此申明白头翁汤能清火热以下降，而引阴液以上升也。下利谵语者，中见火化，与阳明燥气相合，胃气不和有燥屎也。厥阴忌下，有燥屎不得不下，宜小承气汤微和胃气。下利后更烦，水液下竭，火热上盛，按之心下濡者，非上焦君火充盛之烦，乃下焦水阴不得上济之烦，此为虚烦，宜栀子豉汤。

呕家有痈脓者，热伤包络，血化为脓也。腐秽欲去而呕，不可以辛散之品治呕，反逆其机，热邪内壅，无所泄矣。俟脓尽则热随脓去而自愈。此章四节俱厥阴之呕，有血气、寒热、虚实之不同也。呕而脉弱，里气大虚，小便复利，气机下泄，身有微热，见厥者，阴阳之气不相顺接，上者自上，下者自下，有出无入，故

---

① 清：通"圊"。圊，本义为厕所，此引申为排便。
② 晬（zuì 醉）：本义为小孩一周岁之称。过里借喻气血由中焦至手足运行一周。

为难治，四逆汤主之；干呕吐涎沫，头痛者，吴茱萸汤主之。此言厥阴阴寒极盛，津液为寒气绊迎① 而上。所呕皆涎沫，而无饮食痰饮，而且逆行巅顶而作头痛，非大剂不能治此暴剧之证。方中无治头痛之药，以头因气逆上冲，止呕即所以治头痛也。呕而发热者，小柴胡汤主之。厥阴与少阳为表里，邪在厥阴，惟恐厥逆、下利。若见呕而发热，是脏邪还腑，自阴出阳，无阴邪变逆之患矣，故当从少阳之枢而治之。伤寒以胃气为本，不独厥阴然也。厥阴不治，取之阳明，尤为要法。伤寒大吐大下之，极虚复极汗出，则外亦极虚。虚则气少，不得交通于内，其人外气怫郁，恰似外来之邪怫郁于表。误认为邪热，复与之水以发其汗，因得哕，所以然

者，胃中寒冷故也。伤寒哕而腹满，视其前后，知何部不利，利之则愈。哕既有虚寒之证，亦有实热之证。厥阴之经，抵少腹，侠胃，上入颃颡。凡哕呃之气，必从少腹而起，由胃而上升于咽嗌故也。夫伤寒至哕，非中土败绝即胃中寒冷，然亦有里实不通，气不得下泄反上逆而为哕者。《玉机真藏论》云：脉盛，皮热，腹胀，前后不通，闷瞀，此谓五实。身汗得后利，则实者活。今哕而腹满，前后不利，五实之二实也。实者泻之视其前后二部，利之则气得通，下泄而不上逆，哕即愈矣。夫以至虚至寒之哕证，亦有实者存焉；凡实热之证，亦有虚者在矣。视其寒热、虚实，而施温凉、补泻，则人无夭死之患矣。

---

① 绊迎：受阻而上逆。绊，本义为拘系马脚，引申为牵制或约束。迎，同逆。

十药神书注解

清·陈修园　撰

林慧光　校注

十药神书注解序

　　此叶天士家藏秘书也。前此流传皆为赝本，余归田后，始得原书，重为订注，附于《伤寒论》《金匮要略》之后。盖以《伤寒论》《金匮要略》为万古不易之准绳，而此书则奇以取胜也；然奇而不离于正，故可取焉。

闽长乐陈念祖识

程　序

　　吾吴天士叶先生，凡治吐血症，皆祖[1] 葛可久《十药神书》，更参以人之性情，病之浅深，随宜应变，无过不及，治无不愈。然亦治之于初病之时，与夫病之未经深入者；若至五脏遍传，虽卢、扁亦莫可如何矣！家藏此书有年，几获脉望[2]，故亟付梓。然书中仅列十方，世皆以方少忽之，不知十方中错综变化，有几千百方。故复采周氏[3]之说，使人粗晓业是者，更察"虚损"二字，分自上而下，自下而上，自不致概以六味开手矣。

古吴瘦樵程永培识

---

① 祖：效法。
② 几获脉望：意指这本书几乎被蛀掉。
③ 周氏：周扬俊。清康熙年间（公元 1687 年）为《十药神书》作注，附于其《金匮玉函经二注》之后。

葛氏自叙一

夫人之生，皆禀天地之气而成形，宜乎保养真元，固守根本，则一病不生，四体轻健。若曰不养真元，不守根本，病即生矣。根本者，气血精津也。予得先师之教，万病无如痨症之难。盖因人之壮年，血气充聚、津液完足之际，不能守养，惟务酒色，岂分饥饱？日夜耽欲，无有休息，以致耗散精液，则呕血、吐痰、骨蒸、烦热、肾虚、精竭形羸、颊红面白、口干咽燥、小便白浊、遗精盗汗、饮食难进、气力全无，斯因火乘金位，重则半年而毙，轻则一载而倾。况为医者，不究其源，不通其治，或大寒大热之药，妄投乱进，不能取效。殊不知大寒则愈虚其中，大热则愈竭其内。所以世之医者，无察其情。

予师用药治痨，如羿之射，无不中的。余以用药次第，开列于后。用药之法，逐一条陈。如呕血咳嗽者，先服十灰散揭①住；如不住者，须以花蕊石散止之。大抵血热则行，血冷则凝，见黑则止，此定理也。止血之后，患人必疏解其体，用独参汤补之，令其熟睡一觉，不要惊动，醒则病去六七矣。次服保真汤止嗽宁肺，太平丸润肺扶痨，消化丸下痰疏气，保和汤分治血盛、痰盛、喘盛、热盛、风盛、寒盛六事，加味治之，余无加法。

又服药法曰：三日前服保真汤，三日后服保和汤，二药相间服之为准。每日仍浓煎薄荷汤灌漱喉中，用太平丸徐徐咽下，次噙一丸缓缓化下，至上床时候。如此用之，夜则肺窍开，药必流入肺窍，此诀最为切要。如痰壅，却先用饧糖烊消化丸百丸吞下，又依前嚼太平丸，令其仰卧而睡，嗽必止矣。如有余嗽，可煮润肺膏服之，复其根本，完其真元；全愈之后，方合十珍丸服之，此谓收功起身药也。前药如神之妙，如神之灵，虽岐扁再世，不过于此。

吁！世之方脉用药，不过草木金石、碌碌之常耳，何以得此通神诀要、奇异之灵也？余蒙师授此书，吴中治痨，何止千万人哉！未尝传与一人。今卫世恐此泯失，重次序一新，名曰《十药神书》，留遗子孙，以广其传矣。

时至正乙酉一阳日可久书于姑苏养道丹房

---

① 揭：壅。《集韵·易韵》："揭，壅也"。堵塞之意。

葛氏自叙二

　　余自髫稚，学业医道，考究方脉。三十余年，遍历江湖。多学广博者，不过言语、文字形容之耳；及其用药治病，皆不能捷。是以日夜苦心，用志务在中病。后遇至人①，同处三月，斯人极明医道，精通方术，用药如发矢，无不中的。余曰：必神人也！遂拜为师，得授奇方一册。阅之，或群队②者，或三、四洙者，皆余目观至人用效者也。使予如久旱逢霖，夜行得月，心中豁然。自此回至吴中，一用一捷，无不刻验，信乎奇方，可锓梓③者也。余以三余暇日④，将至人所授奇方，并日用决效之法，类成一帙，名曰《十药神书》，盖用效者，辄记录之。今西浙大痴道人与余通家之好，用礼求授，故录以奉养生济人之功用尔。

　　　　　　　　　　　　　　时至正戊子春正月三阳日可久再书于姑苏春先堂

---

①　至人：最高明的医生。

②　群队：药物众多。

③　锓梓：此解释为印刷。锓，特指雕刻书板。清·叶德辉《书林清话·刊刻之名义》："刻板盛于赵宋，其名甚繁，……曰锓板，曰锓木，曰锓梓。"

④　三余暇日：一切空余时间。冬者岁之余，夜者日之余，阴雨者时之余，谓之三余。

目　　录

十药神书注解全卷

姑苏葛可久编
长乐陈念祖修园注
闽东冶林寿萱润甫韵

甲字十灰散

治呕血、吐血、咯血、嗽血，先用此药止之。

大蓟　小蓟　荷叶　扁柏叶　茅根　茜根　山栀　大黄　牡丹皮　棕榈皮各等分

上各烧灰存性，研极细末，用纸包，碗盖于地上一夕，出火毒。用时先将白藕捣汁，或萝卜汁，磨京墨①半碗，调服五钱，食后服下。如病势轻，用此立止；如血出成升斗者，用后药止之。

方歌

十灰大小蓟大黄，栀子茅根茜草根，
侧柏叶同荷叶等，棕榈皮并牡丹尝。

陈修园按：前散自注云：烧灰存性。今药肆中止知烧灰，则色变为黑，而不知"存性"二字大有深义。盖各药有各药之性，若烧之太过，则成死灰无用之物矣。唯烧之初燃，即速放于地上，以碗覆之，令灭其火，俾各药一经火炼，色虽变易，而本来之真性俱存，所以用之有效。人以为放地出火气，犹其浅焉者也。然余治证四十余年，习见时医喜用此药，效者固多，而未效者亦复不少。推原其故，盖因制不如法，亦因轻药不能当此重任，必须深一步论治。审其脉洪面赤、伤于酩酊恼怒者，为火载血而上行症，余制有惜红丸，日夜三四服，但须以麻沸汤②泡服，不可煮服为嘱。审其素能保养，脉沉而细、面赤淡白、血来时外有寒冷之状者，为阳虚阴必走症，余制有惜红散，加鲜竹茹，日夜服三剂。其药之配合，散见于拙刻各种中，兹因集隘，不能备登。

乙字花蕊石散

五脏崩损，涌、喷血成升斗，用此止之。

花蕊石火煅存性，研为末

上用童便一钟，炖温，调末三钱，甚者五钱，食后服下。男子用酒一半，女人用醋一半。与童便和药服，使瘀血化为黄水，服此，以后药补之。每服只可一钱。潘注③。

方歌

花蕊石须火煅研，炖分酒醋和童便，
功能化瘀为黄水，轻用三钱重五钱。

旧注：程瘦樵云，系周氏所注，然余以未得名号为憾。治吐血者，竞推葛可久，而先生首以二方止血，明明劫剂，毫无顾忌，细玩始知先生意之所到，理之精也。人生于阳，根于阴，阴气亏则阳自

---

① 京墨：京制药用墨锭。
② 麻沸汤：指开水。而不是麻药的"麻沸汤"。
③ 潘注：潘霨所注。见《十药神书》弁言。

胜，上气为之喘促，咳吐痰沫，发热面红，无不相因而致。故留得一分自家之血，即减得一分上升之火，易为收拾。何今日之医，动以引血归经为谈，不可概用止血之味？甚至有吐出亦美，壅反为害，遂令迁延时日，阴虚阳旺，煎熬不止，至于不救，果谁之咎？执引经而缓时日，冀复元神，吾恐有形之血，岂能使之速生？而无偶之阳，何法使之速降？此先生所以急于止血之大旨也。

陈修园按：虚劳症，《金匮》以桂枝加龙骨牡蛎汤从肾虚以立法，建中汤从脾虚以立法，黄芪建中汤从气血两虚以立法，八味地黄丸、天雄散温其下元，从脾、肾、气血之总根处以立法，是以补虚为一大纲也；以薯蓣丸治风气百疾，虚羸诸不足，是以祛风为一大纲也；以大黄䗪虫丸治干血成痨，是以逐瘀为一大纲也。三纲鼎足，为此症不易之准绳。今葛仙翁以花蕊石散继于十灰散之后，虽云止血，实欲使瘀血化为黄水而不见血也。然自余思之，吐血既止，而离经之血蓄而不行，不可不用此散化之。若血来势如涌泉，相续不绝，竟用此散，令其尽化为水，是令一身之血俱归乌有，尚有生理乎？读书不可死于句下，此其一也。且三大纲，因虚而成痨，医书恒有治法；而因风而致者，言之颇罕；而因瘀血而致者，除仲景金匮大黄䗪虫丸、仲景小品百劳丸外，未有发明其旨，且《金匮》以薯蓣丸与大黄䗪虫丸并举，意以风气不去，则足以贼正气而生长不荣；干血不去，则足以留新血而渗灌不周，痨症种种所由来也。余治吐血诸药不止者，用金匮泻心汤，百试百效，其效在生大黄之多，以行瘀也。

附录：仲景百劳丸方

当归炒　乳香　没药各一钱　人参分数阙[①]　虻虫十四个，去翅足　水蛭十四个　炒

桃仁十四粒，去皮尖　大黄四钱　蜜丸如梧桐子大。都作一服可百丸，五更用百劳水下，取恶物为度，服白粥十日。百劳水者，杓扬百遍，即甘澜水也。䗪虫，一名地鳖。

丙字独参汤

止血后，此药补之。

大人参二两，去芦

上每服水二盏，枣五枚，煎一盏，细呷之，服后熟睡一觉，后服诸药除根。

方歌

功建三才得令名，阴阳血脱可回生；
人参二两五枚枣，服后方知气力宏。

旧注：凡失血后，不免精神怯弱，神思散乱。前方虽有止血之功，而无补益之力，故有形之阴不能即复，而几微之气不当急固乎？顿使独参汤，不但脱血益气，亦且阳生阴长。观先生自注云：熟睡一觉，使神安气和，则烦除而自静。盖人之精神由静而生，亦由静而复也。奈何今之医者遇吐血家，乃视参如毒耶？

陈修园按：《神农本草经》云：人参，气味甘、微寒，无毒。主补五脏，安精神，定魂魄，止惊悸，除邪气，明目，开心，益智，久服轻身延年。经文只此三十七字，其提纲云：主补五脏，以五脏属阴也。精神不安、惊悸不止、目不明、心智不足，皆阴虚为亢阳所扰也。今五脏得甘寒之助，则安之定之，止之明之，开之益之之效矣。曰邪气者，非指外邪而言，乃阴虚而壮火食气，火即邪气也。今五脏得甘寒之助，则邪气除矣。细味经文无一字言及温补回阳，何后人信从宋元无稽之说，而反疑开天明道之圣经耶？此症用至二两，以失血之后，脏阴太虚，阴虚则不能维阳，阳亦随脱，故用二两，任专力

---

① 分数阙：原方没有记载分量。

大，可以顷刻奏功，但人参虽有补虚之功，而咳嗽者忌之。乘此大血甫止之际，咳嗽未作，急急饮之。若得熟睡一夜，则血从心脏而生，沛然莫之能御，即所失成升、成斗，周时补之而有余矣；若睡未足而惊醒之，则血亦停而不生矣；若血止一二三日而始服之，不徒无益而有害。周氏旧注亦超，但以人参为补气之品，未免囿于俗见。然人参补阴，与地黄、龟板之一于补阴者不同。按其字义，参者，参也，其功与天、地、人并立为三，且能入肺，肺为一身之橐籥，谓之益气，却亦近道。程山龄谓贫者以归脾汤代之，然不如取当归补血汤二剂，入童便二茶碗，隔汤炖二炷香，取汁顿服之。

丁字保和汤

久嗽肺痿成瘘。

知母　贝母　天门冬　款冬花各三钱　天花粉　薏苡仁　杏仁　五味子各二钱甘草　兜铃　紫菀　百合　桔梗　阿胶　当归　地黄　紫苏　薄荷　百部各一钱五分

上以水二盏，生姜三片，煎一盏，入饴糖一匙调服，日三食后各进一钟，与保真汤相间服。

血盛加炒蒲黄、茜根、藕节、大蓟、小蓟、茅花、当归。

痰盛加南星、半夏、陈皮、茯苓、枳实、枳壳。

喘盛加桑白皮、陈皮、萝卜子、葶苈子、苏子。

热甚加山栀子、黄连、黄芩、黄柏、连翘、大黄、款冬花。

风甚加荆芥、防风、菊花、细辛、香附子、旋覆花。

寒甚加人参、桂枝、蜡片①、芍药。

方歌

知贝款天冬各三，二钱杏薏味天花，钱半二百阿归地，紫菀兜苏薄桔甘。

加减歌

归茅大小蓟蒲黄，藕节茜根血盛当。
痰盛南星陈半入，茯苓枳实壳须将。
喘加桑白陈皮等，萝卜葶苏三子详。
热甚芩连栀柏款，连翘合并大黄吞。
风加香附荆防细，旋覆菊花六件良。
寒甚加参兼牡桂，芍加蜡片不须言。

陈修园按：此方治久嗽，不过类集顺气化痰、清火解郁之品，以多为贵，绝无把柄。抑又思之，先生有道之士也，其方又得之神人，何以庸陋至此？且苏叶、桔梗、薄荷辛散，非久嗽所宜；百部、款冬苦温，非血后所宜；兜铃、花粉、杏仁，亦为中虚所忌；知母、贝母、天门冬、地黄、阿胶、百合性寒而滞，力亦轻微；其去②市肆中之问症立方，摇铃辈之笼统配合以零卖者几希耶③！然此方不见于大家之书，如明季龚太医各刻，及《万病回春》《寿世保元》等本亦载之，但方名间有不同，药品偶有增减，村医用之，往往见效。余向以病人寿算未终，总不归功于此方，亦随见而随忘之耳。今得此书，始知礼失而求诸野④，沾体涂足中大有人焉！转悔从前之肉眼也，究竟于此方未得其旨，大抵奇之弗去而耦之，一方不去而复之⑤，如韩信将兵，多多益善。且其轻重大有法度，加生姜之辛温以润肺，饴糖之甘培土以生金，卓然大家，可知仙方非凡人所能窥测也。但喘盛加萝卜子，与地

---

① 蜡片：鹿茸之顶尖，最首层之白如蜡、油润如脂者。

② 去：距离之意。

③ 摇铃辈之笼统……几希耶：摇铃辈，指走方医。几希：有什么差别。

④ 礼失而求诸野：礼，法则。野，民间。从民间搜集单验方之意。

⑤ 大抵奇而弗去而耦之，一方不去而复之：根据不同的病症，用奇、耦（偶）、复的法则，灵活配方。

黄相反，临时自当去取。

戊字保真汤

治虚弱、骨蒸、体虚。

当归　生地黄　白术　黄芪　人参各三钱　赤茯苓　陈皮　赤芍药　甘草　白茯苓　厚朴各一钱五分　天冬　麦冬　白芍药　知母　黄柏　五味子　柴胡　地骨皮　熟地黄各一钱

每服水二盏，姜三片、枣五枚煎，与保和汤间服，每日一服。

惊悸加茯神、远志、柏子仁、酸枣仁。

淋浊加萆薢、乌药、猪苓、泽泻。

便涩加石韦、萹蓄、木通、赤苓。

遗精加龙骨、牡蛎、莲心、莲须。

燥热加石膏、滑石、鳖甲、青蒿。

盗汗加浮小麦、牡蛎、黄芪、麻黄根。

方歌

参芪归地术三钱，赤白茯苓朴草兼，
赤芍陈皮钱半等，味柴白芍二冬编，
骨皮熟地和知柏，各一钱加姜枣煎。

加减歌

骨蒸又见悸和惊，枣远茯神柏子仁。
淋浊草乌猪泽入，遗精龙牡莲须心。
小便涩要加石韦，萹蓄木通共赤苓。
燥热青蒿石滑鳖，麻根盗汗蛎浮芪。

旧注：一名保和者，因失血之后，气血未调，率难把握。然调血者以气为主，调气者实肺为司，故大旨以泻肺中之伏热，益下焦之化源，此其治也。若和而失其所以为和，若保亦失其所以为保矣。至保真则气血之味俱等，大旨以甘温为主，甘凉佐之，而苦寒又佐之，未常禁用苦寒也，而与今日之用寒凉者异矣。曰"保真"者，大辅其正，兼泻其邪，使生机活泼，油油然而不已也。两方加法大备，然非尽用，亦姑列之，以伺去取耳，学者须

知。

陈修园按：此方即十全大补汤去川芎、肉桂，加赤苓、赤芍、生地、天冬、麦冬、五味子、柴胡、厚朴、陈皮、地骨皮、知母、黄柏是也。气血双补之中，加柴胡、地骨以疏肝邪，肝火即雷火也；知母、黄柏以降肾火，肾火即龙火也；又合麦冬、五味子为生脉散，俾水天一气；又合天门冬为三才汤，以位育一身。最妙是陈皮、厚朴、甘草，入胃，宽中行滞，导诸药各尽其运动之力，而协和共济，且药品轻重得宜，大有法度。但芍药以花之赤、白别之，其根则不可辨也。药肆中另有一草，叶小根大，与芍药无异，余家山中亲见采药人握取盈囊，问之则曰："药铺所备赤芍，皆此种也。"始信《本草崇原》注云：赤芍不知何草之根。今外科、小儿科习用，害人之说，非虚语也，方中当去之。

己字太平丸

治久嗽、肺痿、肺痈。

天门冬　麦门冬　知母　贝母　款冬花各二两　杏仁　当归　熟地　生地　黄连　阿胶珠各一两五钱　蒲黄　京墨　桔梗　薄荷各一两　白蜜四两　麝香少许

上为细末，和匀；用银石器先下白蜜，炼熟，后下诸药末，搅匀再上火；入麝香，略熬三二沸。丸如弹子大，每日三，食后细嚼一丸，薄荷煎汤缓缓化下。临卧时如痰盛，先用饴糖拌消化丸吞下，却噙嚼此丸，仰卧使药流入肺窍，则肺清润，其嗽退除，服七日病痊。凡咳嗽只服此药立愈。

方歌

二两三冬二母如，归连二地杏阿珠，
各需两五余皆两，京墨蒲黄薄桔俱。

旧注：太平丸非正方也。先生意计周密，恐人正气渐复之后，尚留一分未尽，

必有一分未妥，特于宴息① 之时，噙服此丸，使人于静中不知其所以然，而药力无不到，此少许麝香之所以为神妙也。

陈修园按：方中润燥、化痰、养液，少佐薄荷以利气，无甚深义。唯杂以黄连之苦寒，麝香之走窜，不几令人骇而吐舌乎？而不知令人骇处，正是神仙妙用处。《神农本草经》云：黄连气味苦寒。苦为火之本味，以其味之苦而补之；而寒能胜火，即以其气之寒而泻之；一物而兼补心、泻心之妙，故凡久嗽、肺痿、肺痈，得此则火不克金而金自受益矣。《本草经》又云：麝香主辟恶气，去三虫。盖劳嗽不已，则为瘵病而生虫，非泛常之药所可治，唯麝为诸香之冠，香者天地之正气也，正能辟邪而杀虫；瘵病之有虫，如树之有蠹，唯先去其蠹而后培其根，则发荣滋长矣。况咳嗽不离于肺，肺有二窍：一在鼻，一在喉。肺窍宜开不宜闭，喉窍宜闭不宜开；今鼻窍不通，则喉窍将启而为患，必得麝香之香气最盛，直通于鼻窍而开之，则呼吸顺而咳嗽之病根除矣。旧注未阐出所以然之妙，今特补之。

庚字沉香消化丸

治热嗽壅盛。

青礞石　明矾飞，研细　猪牙皂角　生南星　生半夏　白茯苓　陈皮各二两　枳壳　枳实各一两五钱　黄芩　薄荷各一两　沉香五钱

上为细末和匀，姜汁浸神曲为丸，梧桐子大，每服一百丸，每夜临卧前饴糖拌吞，嚼噙太平丸，二药相攻，痰嗽除根。

方歌

南星皂半茯苓陈，礞石明矾二两均，
枳实壳皆需两五，薄芩一两五钱沉。

旧注：人见此数味或畏其很②，即予亦嫌其峻，然先生注云：热痰壅盛乃以此治，其不致壅盛者，稍稍减服四五十丸可

也。况前先服独参，继用保真，则神气亦渐复矣，暂用几服，胡为不可？若情形消瘦者，未可用也，是又在学者临症自明耳。

陈修园按：此方即滚痰丸去大黄，加明矾、皂角、南星、半夏、茯苓、陈皮、枳壳、枳实、薄荷叶是也。方面略同，而功用则有南辕北辙之判。彼以大黄领各种化痰之药，从大肠一滚而下，而不知不得痰之所在，徒下其粪，则反伤胃气也。盖痰者水也，水者气也。水性下行，得火则上沸而为痰，方中所以取用黄芩以清火。水非气不行，气滞则水亦滞，遂停瘀不行而为痰；方中所以取用沉香、陈皮、枳壳、枳实等药，重重迭迭，以顺气、化气、行气。且水泛滥则患大，由于地中行则天下安，方中取半夏、南星之辛温，茯苓之淡渗，以燥治湿，即以土制水之义。语云：见痰休治痰，是也。方中唯礞石化痰为水，质重而力大；薄荷利气化痰，体轻而行速；二味为治标之药，亦轻重各得其宜。最妙是明矾、皂角二味，凡水浑浊，入明矾搅之，则浊者立刻转清矣；衣服污秽，以皂角洗之，则污者随涤而净矣；古人制方之周到如此。所疑者虚劳之症，不能当此峻剂，然病重药轻，多致误人。喻嘉言讥为"养杀"，不如筹一生路，而为破釜沉舟之计，尚有余望。每见痰嗽不绝，肌骨消瘦，声哑骨蒸，五更更热而汗出，早饭后，皮肤虽热而脊背畏寒，手指微冷，此痨损既成，十不救一之症。医者议论互异，而一种迂儒谓肺虚液少，但云保肺，尤其浅也。必以六君子汤、归脾汤、补中益气汤之类常服，土旺自可生

---

① 宴息：宴同"晏"。《小尔雅·广言》："晏，晚也"。即晚间休息。

② 很：通"狠"。

金，毋区区于保肺；因前病金受火克，但知清心，治其末也，必以六味地黄汤、琼玉膏、三才汤、都气丸、八仙长寿丸之类常服，脾①水足自能济火，毋汲汲以清心。此为东垣、立斋之法，人人信服而不疑。且有更进一步，自夸为得张景岳之心法，谓真水为元阴，真火为元阳，皆根于命门，元阴之水，中生艮土而上润肺金。元阳之火，中生坤土而上通心火，阴阳互根而不相离。六味汤、丸，左归饮、丸，八味汤、丸，右归饮、丸皆为极品，自此说一行，而虚劳之症，十患九死；曷不思脾为诸脏之母，当无病时，常服补药，尚难进其饮食，长其肌肉；至虚损病笃之时，将何法补其不足，且能令其有余以生金耶？肾为寿命之根，当无病时，常服补药，尚难充其精气，强其腰膝；至虚损病笃之时，又何法补其不足，且能令其有余以济火耶？乡愿为德之贼，吾谓庸医之阴毒，更甚妄医之阳毒也。近日更有袭取叶天士一派，遇有感冒，即用前胡、干葛、杏仁、桑叶、桔梗、紫苏、防风、茯苓、橘红、苏法夏、神曲、谷芽、麦芽、山楂炭、甘草为主方。头痛加川芎、白芷；身痛加羌活、秦艽；咳嗽加紫菀、百部；口渴加麦冬、花粉；小便短少加滑石、木通、泽泻、猪苓；腹胀加厚朴、枳实、萝卜子、砂仁壳；皮肤作痒加蝉退、白蒺藜、连翘；喉痛加元参、射干、牛蒡子、贝母；寒热往来加柴胡、酒芩；腰膝痛加牛膝、杜仲；脚肿加木瓜、防己；病从怫郁则加黑郁金、香附；发热不退加白薇、地骨、青蒿、白芍；数日未愈，曰当略调其气血，加当归、酒芍、何首乌、干地黄、丹参、沙参等出入互用；至于久病虚人，则以辽东海参、燕窝、鲍鱼、谷芽、首乌、炙草等为主；其参、术、芪、苓、二地、桂、附、吴萸、炮姜等随症加入；

而金银花炭、枸杞炭、菊花炭、白术炭、地黄炭、鲜桑枝、金银花藤、泡淡干姜、生姜渣、泡淡附子、泡淡吴茱萸、秫稻根须、鳖血、柴胡、五色石芸、冬瓜子整个、生扁豆、黑稆豆皮、绿豆皮、西瓜翠皮之类。曰：我是叶天士一派，与恒法不同。而不知叶天士居江苏，该处人腠理较薄，外邪易入而亦易出，不用仲景正法，故于《伤寒论》一部，未得师授，议论其觉隔靴，其于杂症，胸中颇有书卷，加以绝世聪明，临症甚多，所以名噪一时；而虚劳一症，专祖《十药神书》，不必全用其方，神而明之，信手拈来，头头是道，何若辈仅于《临症指南》中食其糟粕，而伪托之也耶？

辛字润肺膏

久嗽，肺燥，肺痿。

羊肺一具　杏仁净研　柿霜　真酥　真粉各一两　白蜜二两

上先将羊肺洗净，次将五味入水搅粘，灌入肺中，白水煮熟，如常服食。前七药相间服之亦佳。

方歌

真粉真酥并柿霜，杏仁净研两平当，
蜜加二两调粘用，灌入肺中水煮尝。

旧注：血去则燥，燥则火旺，肺必枯；欲从肾源滋水而不先滋水之母，有是理乎？然肺为多气少血之脏，故一切血药概不欲用。以羊肺为主，诸味之润者佐之，人所易能也；若以真粉之甘寒，不独凉金，且以培土，人所未知也。

陈修园按：方中真粉，即《伤寒论》猪肤汤之白粉也。本文未明为何粉，一说即天花粉，主滋润肺金，取金水相生之义；一说即粳米粉，以少阴之水火交会于阳明中土，粳米补阳明中土，交水火而止

---

① 脾：疑为"俾"字之误。

烦躁，而且藉土气以生金；二说俱有深义。余每用则从后说，今读先生此方，又阅周氏所注，真白粉即天花粉无疑。

嘉庆丁巳岁，余应兴泉观察阿公、泉州郡伯张公聘，主清源书院讲席。日者用天花粉一味，药铺送白粉一包，其色晶莹洁白，迥出诸药之上。余传问之，答曰：此物最贱，而制造却难。惟冬月叶落，其气尽归于根，掘取，以法取汁，和水淘洗，澄之，晒干收贮，才有如此宝色。若无此色，恐伪物弗效，不如止用天花粉片之较妥也。今先生加一"真"字，何等郑重其辞！推而论之，《金匮》于虫病，制有甘草粉蜜汤以杀虫，若虚劳久嗽，为瘵虫蚀肺；铅粉性毒，能杀三虫，今杂于蜂蜜、柿霜、羊肺之中，诱虫食之，旋而甘味尽、毒性发，而虫患除矣。此非正解，亦可备之，以启悟机。

壬字白凤膏

一切久怯极虚惫，咳嗽吐痰，咯血发热。

黑嘴白鸭一只　大京枣二升　参苓平胃散一升　陈煮酒一瓶

上将鸭缚定脚，量患人饮酒多少，随量以酒烫温，将鸭项割开，滴血入酒，搅匀饮之，直入肺经，润补其肺。却将鸭干持去毛，于胁边开一孔，取去肠杂，拭干；次将枣子去核，每个中实纳参苓平胃散末，填满鸭肚中，用麻扎定；以砂瓶一个，置鸭在内，四围用火慢煨，将陈酒煮作三次，添入煮干为度，然后食。枣子阴干随意用参汤化下，后服补髓丹，则补髓生精，和血顺气。

方歌

参苓平胃散一升，京枣二升酒一瓶，
黑嘴白毛肥鸭一，照方如法制来斟。

陈修园按：怯而日久，虚极而惫，而且咳嗽不已，则肺日因嗽而动扰矣；吐痰不已，则肺因痰而壅滞矣；咯血发热，壮火食气，不特肌肉消瘦，而且气衰言微矣；此为极症，恐非无情之草木所能治，故用黑嘴白鸭一只为君。盖以毛白者，味较清而入肺；嘴黑者，骨亦黑而入肾；取金水相生之义，亦资异类有情之物以补之也。最妙入京枣二升，取其甘温以补胃；平胃散一升，取其消导以转胃；胃为五脏六腑之本，胃安则脏腑俱安，与保真汤佐以厚朴同义。叶天士于此书亦参透其旨，但其方随症加入，以致学徒刊刻汇案，用厚朴者，于虚痨门止收一方。意者，中人以下不可以语上，重其道而不轻传欤！修园则异于是。

癸字补髓丹

久痨虚惫，髓干精竭，血枯气少，服煎药愈后，服此药。

猪脊膂一条　羊脊膂一条　团鱼一枚
乌鸡一只

四味制净，去骨存肉，用酒一大碗于砂瓮内煮熟，擂细再用后药：

大山药五条　莲肉半斤　京枣一百枚
霜柿十个

四味修制净，用井花水一大瓶，于砂瓮内煮熟，擂细，与前熟肉一处，用慢火熬之，却下：

明胶四两　黄蜡三两

上二味逐渐下，与前八味和一处，研成膏子，和平胃散末、四君子汤末，并知母、黄柏末各一两，共一十两，搜和成剂。如十分坚硬，入白蜜同熬，取起放青石上，用水捶打如泥，丸如梧桐子大，每服一百丸，不拘时候，枣汤下。

方歌

猪羊脊膂鸡团鱼，煮擂宜当去骨需。
霜柿十枚京枣百，建莲八两五条薯，
熟和前味熬文火，黄蜡明胶渐入诸，
知柏四君平胃末，各加一两制丸茹。

陈修园按：久瘵虚惫，髓干精竭等症……服煎药愈后服此药，二十字，是为虚瘵既愈症，筹一善后之计，实为虚瘵穷极症，觅一回春之路也。虚瘵至六极之候，凡和解、温凉、补泻之药，无不历试，初服间或少效，久之无不增剧，名医俱束手无策，然药以治病，食以养人二语，参透大有妙义。盖得病日久，日在药中，禾黍之肠，改充杂草，肠胃之所恶者，药也；若更以药投之，是重困之而不能堪矣！

先生用山药、莲肉、京枣、霜柿，取日食之果菜，以悦脾胃之性情；用猪髓、羊髓、团鱼、乌鸡、牛胶，日用之肉食，以充脾胃之虚馁；即扁鹊所谓：损其脾者，调其饮食，《内经》所谓：精不足者，补之以味是也。惟方中黄蜡一味，俗医见之无不惊骇。《本草备要》谓服此物着于肠胃，令人泻利不止，而不知此物性涩，岂能作泻？威喜丸用此熔化为丸，王晋三注云：黄蜡性味缓涩，有续绝补髓之功，专调斫丧之阳，分理溃乱之精，故为元阳虚惫，遗浊带下之神品。俗传《本草》之害人，往往如此。况此丹尽属骨肉有情之品，温养吾身之气血，与无情之草木悬殊。叶天士用人乳粉、秋石霜、血余灰之类，引人身之膏脂，以为继续之计，亦由此方中悟出。若紫河车污秽有毒，服之无不发热减食，岂非惑于以人补人之说，忍心害理，适以自戕也耶？

又按：明胶是取嫩肥黄牛皮，以河水制造为之；或用牛肉煎法，去滓再熬成膏，每斤入姜制半夏末二两，名为霞天膏，治瘵伤久嗽。乾隆丁未，余肄业鳌峰书院，孟瓶庵师言其督学四川时，患嗽数月，同寅制馈，因素不食牛，拜受而不敢尝。署中阅卷张友患痰症二十余载，喜而尝之，胶痰成块，吐出甚多，半月全愈，身体立见壮健。附志之，以广其传。

旧注：人若色欲过度，伤损精血，必生阴虚火动之病。睡中盗汗，午夜发热，哈哈咳嗽，倦怠无力，饮食少进，甚则痰涎泄血，咯吐出血或咳血、吐血、衄血，身热脉沉数，肌肉消瘦，此名痨瘵，最重难治，轻者用药数十服，重者期以岁年。然必须病人惜命、坚心定志、绝房室、息妄想、戒恼怒、节饮食，以自培其根，此谓内外交治，可获全功。

周氏总注：予读此十方，俱出人意表，其间次第缓急，可为千百世法，即不必十方并用，要无能出其范围者矣。一方之中，自得肯綮，即不必全用其药，亦可细推其理矣。乃今日之治血症者，辄用六味地黄增减，冀其收功，皆由《医贯》入手，而未尝从《神书》体会者也。彼之足少阴肾水衰则火炎为患，壮水之主，可镇阳光。孰知人之患此病者，肾阴虚固多，而他因者亦复不少。假如从劳役饥饱而得者，其伤在足太阴脾矣；从忧患而得者，其伤在手少阴心矣；从嗜饮而得者，其伤在手太阴肺矣；从愤怒得者，其伤又在足厥阴肝矣。此足致吐血、咳血、咯血等症，岂一壮水可以胜其任乎？总之，人身之血，附气而行者也。一脏伤，则气必不调，而血遂溢于外；故逆则上出，坠则下行，滞则阻痛，寒则凝，热则散，此自然之势也。后之君子，于诊视之际，闻问之余，斟酌而得其情否乎？果能于此着眼，视其病之所伤在何脏，脉之所伤在何部，时之所值在何季，思过半矣！曾治一咯血之人，平日极劳，每咯紫黑色俱成小块者，然必是饱食则多，少食则少，不食或少或无，余以韭汁、童便制大黄治之，二服而安，后以补中益气汤加血药而愈。知者以为怪妄，予谓极平常，盖实从《神书》究心，而置《医贯》为谈料者也。

附：平胃散方

厚朴_{姜制，炒}　陈皮_{去白，各五两}　苍术_去
皮，米泔浸炒，八两　炙甘草_{三两}

　　本方加人参、茯苓各二两，即名参苓

平胃散。

四君子汤

　　人参　白术　茯苓_{各二两}　炙甘草_{一两}

跋

　　姑苏葛可久先生，精通方术，与丹溪朱彦修齐名。所著《十药神书》，专治虚损，虽编中仅列十方，而用药之次第，逐一条陈。吴航陈修园谓其奇而不离于正，诚哉是言也！顾前此流传皆为赝本，修园解组后，始得原书，重加注解，将刊附于《伤寒论》、《金匮要略》之后而未果。乙卯岁，萱从旧书坊中得一钞本，于今三年矣，遍询方家，俱无是书，萱不敢私自秘藏，因并作汤方俚歌，亟谋付梓，以广其传，庶不负先生寿世寿人之意云尔。

咸丰岁次疆圉大荒落季冬后学林寿萱谨跋

附:《十药神书》弁言①

　　余奉使渡台后,感受海外瘴疠,吐血咳嗽,公余缮阅是编,照方试服,不旬日血止而嗽亦平矣,深服是编十方治法为切中窾要②。盖吐血原于肺胃上逆,十灰散用柏叶以敛肺,大黄以降胃,牡丹皮、山栀等味以泻肝胆之火,然后清金补土,固其营卫,以次奏功,焉得不愈? 经陈修园先生逐方详注,极为精当。余又以己意及名人所论,随笔添注于上。汪子用大令③索阅是编,读而好之,用之有效,因为付梓,剞劂既竣,并乞弁言。

　　　　　　　　　　　　　　　　光绪己卯秋吴潘霨书于鄂署之精白堂

----

　　① 本文引自《抔园医书六种·十药神书》的弁言。
　　② 窾(kuǎn 款):中空;其中。
　　③ 大令:对县官的尊称。

陈修园医学学术思想研究

林慧光　编撰

陈修园是我国清代著名的医学家、教育家。本书收录他现有存世的十六部医学著作。即由他撰写的《灵素节要浅注》十二卷、《金匮要略浅注》十卷、《金匮方歌括》六卷、《伤寒论浅注》六卷、《长沙方歌括》六卷、《医学实在易》八卷、《医学从众录》八卷、《女科要旨》四卷、《神农本草经读》四卷、《医学三字经》四卷、《时方妙用》四卷、《时方歌括》二卷、《景岳新方砭》四卷、《伤寒真方歌括》六卷、《伤寒医诀串解》六卷、《十药神书注解》一卷，共九十一卷，计150万言。这是业经肯定的陈修园医学著作全集，为今人研究陈修园的学术思想，学习其治疗经验，提供了一份较完整的文献资料。

一、生平和著作简介

（一）生平

陈念祖，字修园、良友，号慎修。福建省长乐县江田乡溪眉村人。生于清乾隆十八年（公元1753年），卒于清道光三年（公元1823年），终年71岁。

陈修园早年丧父，家境贫寒。幼时从祖父陈居廊（字天弼）读经史，兼习医学。他天性敏悟，性喜读书，善于对句，童年便崭露头角，二十岁补诸生。为了解决家庭生活困难，深究医学，矢志苦读。二十四岁便行医自给。当时社会上轻视医学，陈修园为了改变自己的处境，决定"半治举子业，半治刀圭家"，走张仲景半官半医的道路。他三十五岁肄业于福州鳌峰书院，随山长孟超然学经史。乾隆五十七年（公元1792年）乡试中举，次年赴京会试，未中进士，遂留寓北京，悬壶应诊。时光禄寺刑部郎中伊云林患中风症，不省人事，手足瘫痪，汤米不入已十余日，都门名医皆云不治，陈修园以三大剂

起之，名震一时，就诊者门庭若市。翌年，文华殿大学士和珅病足痿，不能上朝，请陈氏诊治，陈氏让杀狗取皮和药裹患处，旬日而珅愈。狗皮膏的制造，就是陈修园传授的。和珅恐疾再犯，许以太医院官职，强令修园久住其家，他婉言谢辞，托病南归。由是得罪和珅，两次未敢会试。至嘉庆五年（公元1800年），和珅革职，修园才又赴京应试，竟未得中。嘉庆六年遇大挑（从三种以上会试不中的举人中挑选一等的任知县）做了县令。

陈氏涉足仕途，最初到直隶保阳（今保定市）。次年，华北暴雨成灾，他奉命"勘灾恒山"，当时恒山瘟疫流行，修园一边组织救灾，一边为百姓治病，活人甚众。先后任河北省磁县、枣强县、威县知县，他"究心民瘼"，很有贤声。未满任，就升任同知。嘉庆二十二年（公元1817年）又升任直隶州知州，次年代理正定府知府。陈氏在宦海沉浮中度过了十几载的漫长岁月，但从未忘却研习岐黄之学。他认为："文章报国，尚挟知命而行，而能为良医者，随在可以活人。"（《伤寒论浅注》黄润跋）他的大部分医著是在任职期间撰写的，故其《南雅堂医书全集》又名《公余十六种》。陈念祖潇洒如徐灵胎，超脱如叶天士，豪爽如薛一瓢。他当官，政绩显著，但不是他所好，而行医济人救世是他念念不忘的，亦宦亦医，而终以医名世。

陈念祖少年时，自命不凡，目空一切。及出山以后，却敛抑才华，虚怀若谷，是由于经事多，眼界宽所致。所谓学问深，意气平，他是一个典型。

嘉庆二十四年（公元1819年），修园因年老告归，时年66岁。归闽后，在福州的嵩山井上草堂，一面讲学，一面伏案著书，孜孜不倦。

有来请求学医者，他必先授自著的《伤寒论浅注》和《金匮要略浅注》两书，是要门人取法乎上。

其长子元豹，名尉，字道彪、古愚，次子元犀，字道照、灵石，其孙心典，字徽庵、心兰，字芝亭，均能继承父业，于整理出版陈氏医学著作颇称得力。

（二）著作简介

陈修园的医学著述，其刊刻印行的版本之多，在中国医学史，堪称首屈一指，业经肯定的著作如下：

1.《灵素节要浅注》，约成书于清同治四年乙丑（公元1865年）。12卷，18篇。陈氏采用分类研究的方法，有选择地将《灵枢》《素问》的内容按不同性质分为道生、脏象、经络、运气、望色、闻声、问察、审治、生死、脉诊、病机等十一类。与滑寿、张介宾所辑互有出入，注则约取张志聪之说，间附己意。阐明经旨，言简意赅，沾益后学，畀以津梁，确有独到之处。是学习《内经》的一部良好参考书。

2.《金匮要略浅注》，约成书于清嘉庆二十五年（公元1820年）。全书共10卷，25篇。陈氏博采《内经》《伤寒论》《千金方》《外台秘要》等书以及明清诸家精华，用衬注法对《金匮要略》各篇经文逐段诠释，阐发其精髓，对理解《金匮要略》极有裨益，对后世影响较大。清·唐宗海撰有《金匮要略浅注补正》和《伤寒论浅注补正》，对陈修园学术思想进行阐发。

3.《金匮方歌括》，约成书于道光十年（公元1830年）。全书共分6卷，歌括166首。每方先引《金匮要略》原文，次为歌括，殿之方解。对"前贤名言精论，千古不磨者，本集或于歌中，或于注中，采集不遗。"间附己见或治验。言近意远，

云蒸霞蔚，医文并茂，雅俗共赏。

4.《伤寒论浅注》，约成书于清嘉庆一年丁己（公元1796年）。全书共6卷。从张志聪、张锡驹所分章节，专注六经诸篇，至劳复止；以平脉、辨脉、伤寒例、诸可不可等篇为王叔和所增，皆置之不论，而对仲景原文，陈修园认为，《伤寒论》三百九十七节，每一节自成一法。故别创体例，采择浅显文字，用小字衬注于原文之中，使之一气呵成，明白晓畅。又于每一节之后，扼要标明其法之所在。并根据《伤寒论》精神，合若干节为一段，采用"按"、"述"、"引"等形式进行综合评论，旨在畅达经义，使学者乐于习诵，故特加意于一"浅"字。

5.《长沙方歌括》，约成书于清嘉庆十三年戊辰（公元1808年）。6卷，歌括112首。全书以方名为纲，每首汤方之下，先摘引《伤寒论》原文，揭示该方主治病证，继之为组成药物及其剂量、煮服法。接着用诗歌形式表达这些内容，颇具概括性，简明扼要，便于记诵和应用。最后加以按语（多半是陈蔚所加），主要是对方义的阐析，使读者能加深理解。

6.《医学实在易》，约成书于道光二十四年（公元1844年）。8卷。本书是一本综合性医书，从理论到临床均有论述。卷一以脏腑易知、经络易知、四诊易知、运气易知四节，简述中医基础理论知识。卷二至卷四，以表证、里证、寒证、热证、实证、虚证各类详述疾病的发生与发展，每病之末附以歌诀，提示要领，且易记忆。卷五至卷七，仍以上述各类列载各类方剂，并采各家的本方方义资料，附于方后。卷八补遗并外备诸方。或问，医道甚难为何以《医学实在易》而名书？陈修园在本书的凡例中说："此书采集《神农本经》、《内经》、《难经》、仲景、《千金》、

《外治》、《圣济》、《活人》各书之精华，及元明诸家，时贤著作，择其粹者约千百言于尺幅之中，而又以时俗浅近之语出之。人人可以共晓，即素未习医，偶然得病，尽可按证用药，丝毫不错，妙在浅而易知也。"书中还附以"七言"诗歌，又便于初习医者背诵。本书理法方药均叙出简要概念，引导后学知其易而造诣其难，则易者不易，而难者不难，故名之曰《医学实在易》，可作为中医门径书之用。

7.《医学从众录》，约成书于清嘉庆二十四年（公元1819年）。全书共8卷，40篇，分别论述内科常见病症及妇人杂病的辨治方法。每一病症，先概要叙述病因、病理及治则，次为脉诊，再次为方药。其辨证法悉遵古训，以薛立斋、王金坛、赵养葵、张景岳、张石顽、李时珍、李士材、喻嘉言八家之说列于前，仲师法列于后，由浅入深之意也。何以谓《医学从众录》，长孙心典曰："先大父医学宗长沙，一生精力在《伤寒论浅注》《金匮要略浅注》等书。复以余力，集长沙辨证法，取《千金方》《外台秘要》以下诸方书，为《医学从众录》八卷。盖恐专用经方之骇众，特降而从众也。"本书简便易知，颇切实用。

8.《女科要旨》，约成书于清道光二十一年（公元1841年）。全书共4卷，卷一论调经、种子；卷二论胎前；卷三论产后；卷四论杂病、外科；书中就上述妇产科及常见外科病症作了详细的论述。悉以《金匮》为正法，旁采巢元方、陈自明、朱丹溪诸家之说，至为矜慎。讲解病机简明透彻，所选附方，切合实用，可作为学习中医妇科的参考书。

9.《神农本草经读》，约成书于清嘉庆八年（公元1803年）。全书共4卷，选录《本经》所列上、中、下365品中的常用药物160种。于近人专取张志聪、叶桂两家，间采徐大椿之说，而以己意发明之。全书融贯了《内经》之旨，《伤寒论》之法，堪为研究本草和临证处方必备之书。

10.《医学三字经》，约成书于嘉庆九年（公元1804年）。全书4卷。卷一、二仿效《三字经》的体裁，以三字一句的韵语，概述医学源流，基本理论和临床各科常见病的症状、诊断与治疗等方面的内容。第三、四卷详论该书中所列各种病症的方药，有论有方，有详有略，乃至加减运用，煎服方法均有论述，并在第四卷中简明扼要地论述了阴阳、脏腑、四诊等中医基础理论，语言洗炼，便于诵读记忆，是一部入门的好书。近二百年来，共出版了30余次，几乎是每5年即再版1次，刊行的次数和版本之多，是历代医学著作所不可比拟的。人们之所以喜爱，影响之所以广泛，主要是由于《医学三字经》医文并茂，深入浅出，既是入门之作，又是深入研究的良师益友。

11.《时方妙用》，约成书于嘉庆八年癸亥（公元1803年）。全书共4卷。第一卷首叙望、闻、问、切四诊要点和中风、痨症；第二、三、四卷融历代医家和陈氏个人经验，就42种常见病的病理、证候和治法方药等作进一步的阐发。内容简明通俗，切合临床实用，堪为后学者师法。

12.《时方歌括》，约成书于嘉庆六年辛酉（公元1801年）。全书分上下2卷，共收录唐宋以后常用方剂108首，按性质分为补可扶弱、重可镇怯、轻可去实、宣可决壅、通可行滞、泄可去闭、滑可去着、涩可固脱、湿可润燥、燥可去湿、寒能胜热、热可制寒等十二类。对各方的组成、主治、药理、加减一一解说。全书叙理简明扼要，文字通俗易懂，歌诀朗朗上口，尤适于初学中医者参考。

13.《景岳新方砭》，约成书于嘉庆七年（公元 1802 年）。共 4 卷。陈氏将景岳自创的 186 首新方，仍分为补、和、攻、散、寒、热、固、因八阵。全书以《伤寒论》《神农本草经》等经典医籍为旨，从辨证论治，理法方药及药物加工炮制等方面逐一评说 186 方，立论通融，中肯切实，针砭温补时弊，有一定成效。但对景岳新方，贬多褒少，甚至有措词偏激和欠妥之处。

14.《伤寒真方歌括》，约成书于清道光二十一年辛丑（公元 1841 年）。全书 6 卷，14 篇，歌括 96 首。全书以六经为纲，每篇先精选《伤寒论》主要条文，对六经涵义，辨证和治疗大法作了概括介绍，然后又用按语形式，重申汤方的应用价值。

本书与《长沙方歌括》都是陈氏为普及《伤寒论》汤方知识而作。两书除歌括数目和歌词内容不同外，在编写方式和指导思想方面也各有侧重。《长沙方歌括》基本上是按《伤寒论》原汤方先后序次编写。本书不受条文所拘，而是按类方形式编写。前者侧重于临证应用，后者侧重于理论阐明。两书各有特点，红花绿叶，可以互补。

15.《伤寒医诀串解》，约成书于道光二年辛巳（公元 1821 年）。全书 6 卷。是陈修园晚年之作，是他研究《伤寒论》的精华所在。六卷按六经排列，全书以《内经》理论为依据，以标本中气、经络学说为基础，采用综贯衍绎的方法，把《伤寒论》各篇条文，按不同的内容分成若干段落进行综合分析，既说明了条文之间的相互联系和区别，又指出了辨证要点，使学者能融会贯通而得其要旨。本书集陈氏平生研究《伤寒论》心得之大成，具有一定

的学术价值，可作为学习《伤寒论》的参考。

16.《十药神书注解》约成书于清咸丰六年丙辰（公元 1856 年）。1 卷。是陈氏对元代葛可久所著的《十药神书》的阐发。葛氏原著，仅列治痨处方十条，陈氏结合个人临床体会，于每方及周杨俊旧注之后，重加评注，颇具独特见解，丰富了原书内容，而后学林寿萱又将书中方剂韵为歌括，则使之更臻完善。

从以上 16 部著作，可以大体看出陈氏一生医学研究的脉络。

陈修园医著可能不止十六种，遗憾的是，除了十六种之外，其他的虽见于书目，但都未见刊本，或虽有刊本，然而名实不符，疑点甚多。例如《医医偶录》，此书曾收入《珍本医书集成》，《长乐县志》也提及此书名，但《医医偶录》与《笔花医镜》（道光四年江涵暾著）几乎相同。吴去疾早就指出："及来海上，复取《笔花医镜》与该书相较，见其相同者，十之九九"（吴去疾、陈修园《医医偶录》质疑．神州国医学报 1936；4（10）.）。据笔者进一步考证，《珍本医书集成》所载的《医医偶录》，除了序、凡例、卷一、识一字便为医说、张飞畴运气不足凭说、四卷以及卷末附录平人延年要决六则之外，其正文内容和《笔花医镜》相同（但次序有所不同）。本着"未发现可靠的版本之前，宁缺勿滥"的初衷，故这次不予收录。

（三）学术渊源

1. 尊《内经》，法仲景

《医学三字经》开篇即言："医之始，本岐黄，《灵枢》作，《素问》详；《难经》出，更洋洋。越汉季，有南阳，六经辨，圣道彰；《伤寒》著，《金匮》藏；垂方法，立津梁。"祖国医学理论体系的形成，

以《内经》和《难经》的出现为标志，《神农本草经》和《伤寒论》奠定了临床用药和辨证论治的基础。后世各家学说流派纷呈，均本于经义，又根据各自临床经验，加以发挥而形成。故医经为源，后世各家学说为流，则无疑义。

因此，陈修园十分尊崇《内经》，强调："夫医家之于《内经》，犹儒家之四子书也。日月江河万古不废。"把《内经》奉为圭臬，认为是不易之理。修园看到有的时医远离岐黄本旨，临证只以少量套方笼统治病的弊端，又大声疾呼若"理不本于《内经》，法未熟于仲景，纵有偶中，亦非不易矩矱。"（《医学三字经·医学源流第一》）陈氏对仲景学说极为推崇，认为仲景专以方药为治，而集群圣之大成。医门之仲景，即儒门之孔子也。

2. 近承张志聪，高士宗

陈修园独心折于张志聪，高世栻二氏，在《医学三字经·医学源流第一》曰："大作者，推钱塘。"注曰："张志聪，号隐庵，高世栻，号士宗；俱浙江钱塘人也。国朝康熙间，二公同时学医，与时不合，遂闭门著书，以为传道之计。所注《内经》《本草经》《伤寒论》《金匮》等书，各出手眼，以发前人所未发，为汉后第一书。"

陈修园在学术研究上的许多思路、方法，与张志聪治学有不谋而合处。两人著作格调非常相似。张志聪在侣山堂集同学及门人数十人开堂讲学，共同探讨医理，先后著成《黄帝内经素问集注》、《黄帝内经灵枢集注》《伤寒论集注》《金匮要略集注》《伤寒论宗印》《本草崇原》《侣山堂类辩》等书。对《内经》《伤寒论》的研究，更有突出贡献。陈修园在嵩山井上草堂讲学，集儿孙及门人数十人共同研究整理中医经典著作，经几代人的努力，撰写

一套普及中医教育的丛书。《灵素节要浅注》约取张志聪之说，间附己意。在《伤寒论浅注·凡例》中指出："惟张隐庵、张令韶二家俱从原文注解，虽间有矫枉过正处，而阐发五运六气、阴阳交合之理，恰与仲景自序撰用《素问》、《九卷》、《阴阳大论》之旨吻合，余最佩服。今照二家分其章节，原文衬以小注，俱以二家之说为主。"《伤寒医诀串解》则在张志聪"六经气化说"基础上加以发挥而成。《神农本草经读》专取张志聪，叶桂两家，间采徐大椿之说，而以己意发明之。

综观陈修园治学的历史渊源，有人称他是"儒医"，学本程朱理学。从一定的意义来说，陈修园治学确有尊经崇古的特点，对唐宋后医学，多持慎重分析态度。但陈氏尊经是为了重振医学基业，革除晚明以来所形成的忽视基础理论和治疗滥用温补之弊，在尊经的基础上，渗透着临床实用的新义，推动了清代医学的发展。

二、对《内经》的研究

陈氏诠注古典医籍的主要目的，是为了奠定中医学理法方药的基础。他认为，《内经》一书的作用犹如"日月江河，万古不废，惟奥窔之旨不善解者，遂至贻误后来"。因此，他和子孙致力对《内经》的研究，其特点如下。

（一）分类研究

由于《内经》的内容，既是祖国医学基础理论之所在，又是采取综合叙述的方式来表达的。几乎每一篇中都不是单纯地讨论某一问题，而是牵涉到好几个不同的内容。因此便引起一些医家用分类的方法，按不同性质的内容，加以类分。

正如汪昂所说："《素问》《灵枢》各八十一篇，其中病证脉候、脏腑经络、针

灸方药，错见杂出，读之茫无津涯，难得其窾要。本集除针灸之法不录，余者分为九篇，以类相从，用便观览"。(《素问灵枢类纂约注》) 这种比类分次，进行研究的方法，就从现在看来，也还是比较合乎科学的。不过他们的分类，亦有两种，一种是把《内经》看做是"言言金石，字字玑珠，竟不知孰可摘而孰可遗?"(《类经·自序》) 把所有内容全部保存下来，也就是毫无批判地兼收并蓄，这一派以隋·杨上善、明·张介宾为代表。一种是"删其繁芜，撮其枢要，且所编次，各以类从。"(《续素问钞·自序》) 也就是有选择地进行分类，这一派以元·滑寿，明代李中梓、汪昂为代表。陈修园将《内经》"节要"也就是有选择地吸收经典著作的精华。他将《灵枢》《素问》的内容按不同性质分为道生、脏象、经络、运气、望色、闻声、问察、审治、生死、脉诊、病机等十一类，已足以概括祖医学的基础理论，有执简驭繁的特点，便于列为师授带徒的启蒙读本。

(二) 浅析运气

《内经》运气学说，文字古奥，义理深邃，陈氏删繁就简，对运气学说，以"深入浅出，奇博为约。"摘录"天元纪大论"、"六微旨大论"、"五常政大论"、"至真要大论"、"六元正纪大论"、"宝命全形论"等篇章。这种集注方法，初步讨论了运气学论的梗概，虽未可窥全貌，亦可见其一斑。

陈氏以"天元纪大论"的内容主要是"天之十干运化地之五行，五行上呈三阴三阳之六气，故曰五运阴阳，天地之道也。"从注释中说明岁、时、节气的变化和疾病发生的规律，以运气同化中的"太过"、"不及"、"平气"以及"天符"、"岁会"的概念，加以阐明。

"六微旨大论"，陈氏以本篇乃"六六司天之三阴三阳，上合天之六气也。"说明六气之间，具有标本中气的互相联系，互相承列，上应天气，下应地理，以及六气主岁，主时和客主之气加临，对自然界的升降出入的规律，以通俗语言，予以节注。

"五常政大论"，陈氏以本篇讨论平气乃岁要之纪气之平者，说明五运的平气，太过与不及的变化，以及地势的高下对人体的影响，并提出治疗原则等，用浅明易懂的文字，深入浅出，启发后学。

"至真要大论"，陈氏以本篇六气之司天在泉……风寒暑湿燥火天之六气也，三阴三阳上奉之，故六气为司天之化，临脏位者，天气上临而下人之脏位。陈氏简明注释六气胜复的关系而产生各种病变，文字深入浅出，易于理解。

三、对《伤寒论》的研究

(一) 维护旧论，反对错简

陈修园是继钱塘二张之后，反对错简重订，维护旧论的中坚人物。对于王叔和编次的仲景《伤寒论》，张志聪认为："本经章句，向循条则，自为节目，细玩章法，联贯井然，实有次弟，信非断简残篇，叔和之所编次也。"(《伤寒论宗印·凡例》) 张锡驹亦认为其"章节井井，前后照应，血脉贯通，无有遗漏，是医中诸书之《语》、《孟》也。"(《伤寒论直解·自序》) 陈氏兼采二张之说，并对王叔和作了中肯的评价。他说："叔和编次《伤寒论》，有功千古，增入诸篇，不书其名，王安道惜之。然自'辨太阳病脉证篇'至'劳复'止，皆仲景原文，其章节起止照应，王肯堂谓如神龙出没，首尾相应，鳞甲森然。兹刻不取增减一字，移换一节"

（《伤寒论浅注·凡例》），所谓"增入诸篇"，是指《辨脉》《平脉》《伤寒例》以及"可与不可与"等十一篇。陈氏认为，这些篇虽是王叔和所著，编入《伤寒论》中，其目的不过是"增之欲补其详，非有意变乱"，只可惜未明书其名而已。"增入诸篇"其所以削而不录的理由，用其原话说："仲景即儒门之孔子，为叔和者，亦游夏不能赞一辞耳。"意思是削去"增入诸篇"，只保留"辨太阳脉证篇"至"劳复"十篇，是因为叔和之于仲景，犹如子夏之于孔子，学生不能与先生相提并论。所谓"如神龙出没，首尾相应，鳞甲森然"，是指削去"增入诸篇"后的《伤寒论》，即397条的编次，具有严格的逻辑性和条理性，反映出疾病的传变、转归及其辨证论治规律，所以"不敢增减一字，移换一节。"而其《伤寒论浅注》笃守原文旧编，却也未曾稍懈。

所谓"一节"，陈氏自谓："仲师原论，始于'太阳篇'，至'阴阳易差后劳复'止，共三百九十七节（原注：二张于阳明篇"病人无表里"一节，误分为两节，今改正之），何以不言节而言法，盖节中字字是法，言法即可以该节也"（《伤寒论浅注·目录按》）。认为《伤寒论》每节自成一法，并于每节之后，标示其法之所在。如此，则三百九十七节实为三百九十七法。看来，陈氏对前人如喻嘉言等"三百九十七法"之说，并不反对。

（二）分经辨证

陈修园固为维护旧论的健将，但晚年所著的《伤寒医诀串解》，是具有代表性的伤寒研究性著作，书中提出分经辨证法，是对伤寒学理的一大发挥。

首先将太阳病分成经证，脏证和变证三大纲。经证以头痛项强、发热、恶寒为典型症状。但又有虚证实证之分。脉缓、自汗、恶风为虚证特点，宜桂枝汤一类。脉浮紧，无汗为实证特点，治宜麻黄汤一类。脏证，由表邪不去，循经而入膀胱者，有蓄水和蓄血之不同，蓄水证宜五苓散，蓄血证宜桃仁承气汤。变证多由汗下失宜而来，有从阴从阳之异。凡汗下太过伤正，而虚其阳，阳虚则从少阴阴化，下利厥冷之四逆汤证，汗漏不止之桂枝加附子汤证多属之。如汗下失宜，热盛伤阴，则从阳明阳化，热结在里之白虎加人参汤证，下之里和而表自解之承气汤证多属之。

阳明的经腑二证：经证以身热、目痛、鼻干不得卧、反恶热为典型症状，又有未罢太阳和已罢太阳之分，兼见头痛恶寒，是太阳未罢，宜桂枝加葛根汤、葛根汤之类；无头痛恶寒，而壮热口渴，是太阳已罢，宜白虎汤。腑证以潮热谵语、手足腋下濈然汗出，腹满便硬为典型症状，又有太阳阳明、少阳阳明、正阳阳明之不同。如麻仁丸证，太阳阳明也；蜜煎胆汁导法，少阳阳明也；三承气汤证，正阳阳明也。

少阳经腑二证：经证以口苦、咽干、目眩为典型症状，其中有虚火实火之辨。寒热往来，胸胁苦满，默默不欲食为虚火，宜小柴胡汤；寒热往来，心中痞硬，郁郁微烦，呕不止为实火，宜大柴胡汤。腑证无寒热往来于外，却有寒热相搏于中，分痛、痞、利、呕四证。因呕而痞，不痛者，半夏泻心汤；胸中有热而欲呕，胃中有邪气而腹痛，宜黄连汤；邪已入里，则胆火下攻于脾而自利，宜黄芩汤；胆火上逆于胃而为呕，宜黄芩加半夏生姜汤。

太阴之邪，分从阴化、从阳化两个方面。从阴化以腹满而吐、自汗不渴、手足自温、时腹痛为典型症状，宜理中或四逆辈；从阳化以腹实痛为特征，包括腹痛急下之大承气汤证，大实痛之桂枝加大黄汤证。

少阴之邪，分从水化而为寒，从火化而为热两个方面。寒化证，以脉沉细而微、但欲寐，背恶寒，口和腹痛，下利清谷，小便白为典型症状，治疗原则为回阳，其中四逆汤、真武汤、附子汤为温阳法；麻黄附子细辛汤为交阴阳法；麻黄附子甘草汤，为微发汗法。热化证，以脉沉细而数、但欲寐、内烦外躁、或不卧、口中热、下利清水、小便赤为典型症状，治疗原则为救阴，其中甘草汤、桔梗汤、苦酒汤、半夏散及汤、猪肤汤、黄连阿胶汤、猪苓汤等，为补正以救阴之法。诸承气的急下证，是攻邪以救阴之法。

厥阴为两阴交尽之域，应无热证，但厥阴主肝，而胆藏于内，胆火内发，故从热化者反多，寒化者反少。凡四逆散、白头翁以及"厥应下之"诸证，皆为治热化证之法。

如此分证审证，非深得六经六气之旨，不能道其只字，陈氏说："修园老矣，敢谓于此道三折肱"（《伤寒医诀串解·自序》），的是经验之谈，若非深得堂奥，难有此发挥。

（三）创传经直中，皆有寒热之说

宋元以降，医家大多以为邪从三阳传入，皆是热证，治疗惟有攻下一法，论中四逆、白通、理中等方，皆为直中立法。直中之邪，不从三阳传入，而直入三阴之脏，治疗惟有温之一法。所以数百年来的结论是：凡传经之邪尽皆热证，寒邪只有直中而无传经。陈氏初亦同意此说，随着临证经验的积累，逐渐由疑惑而生异议。他说："直中二字，《伤寒论》虽无明文，而直中病则有之。有初病即见三阴寒证者，宜大温之；有初病即是三阴热证者，

宜大凉之，大下之，是寒热俱有直中，世谓直中皆为寒证者非也；有谓递次传入三阴，尽无寒证者亦非也。盛则从化。余揆其故则有二，一从病体而分，一从误药而变。何则？人之形有厚薄，气有盛衰，脏有寒热，所受之邪，每从其人之脏气而为热化寒化。凡汗下失宜，过之则伤正而虚其阳，不及则热炽而伤其阴。虚其阳则从少阴阴化之证多，以太阳少阴相表里也；伤其阴则从阳明阳化之证多，以太阳阳明递相传也。所谓寒化热化，由误治而变者此也。"（《伤寒论浅注·读法》）其实论中方证已足证明陈氏"寒热俱有直中"之说的正确性。例如，论中得之一二日的附子汤证（《伤寒论·辨少阴病脉证并治》），得之二三日的麻黄附子甘草汤证（《伤寒论·辨少阴病脉证并治》），二三日不已的真武汤证（《伤寒论·辨少阴病脉证并治》），就是初病即见三阴寒证之例。又如，少阴病得之二三日的大承气汤证《伤寒论·辨少阴病脉证并治》），厥阴病得之一二日的热深厥深证（《伤寒论·辨厥阴病脉证并治》），就是初病即见三阳热证之例。陈氏之说，持之有故。至于病情的从化倾向，虽与感受邪气的性质、程度有关，但起决定作用的还是病体阴阳盛衰，如其阳盛阴虚，则易从热化，阴盛阳虚，则易从寒化。故陈氏"寒热二气，盛则从化"的论点，也是正确的。因此，他认为所谓"寒邪不相传"不能成立，并提出论据说："下利腹胀满，身体疼痛，先温其里，乃攻其表，温里宜四逆汤，攻表宜桂枝汤，此三阳阳邪传入三阴，邪从阴化之寒证也。如少阴证下利，白通汤主之，此太阴寒邪传入少阴之寒证也。如下利清谷，里寒外热，汗出而厥者，通脉四逆汤主之，此少阴寒邪传入厥阴之寒证也。谁谓阴不相传，无阳从阴化之理乎？"（《伤寒论浅

注·读法》)有理有据，不为众说所束，发挥仲景之精议，洵为不阿之论。

（四）揭示"存津液，得真诠"

陈氏在《医学三字经》中画龙点睛地指出："长沙论，叹高坚。存津液，是真诠。"接着自注云："存津液是全书宗旨。善读书者，读于无字之处。如桂枝汤，甘温以解肌养液也；即麻黄汤，直入皮毛，不加姜之辛热，枣之甘壅，以外治外，不伤营气，亦养液也；承气急下之，不使邪火灼阴，养液也；即麻黄附子细辛汤，用附子以固少阴之根，令津液内守，不随汗涣，亦养液也；麻黄附子甘草汤，以甘草易细辛，缓麻黄于中焦，取水谷之津而为汗，毫不伤阴，更养液也。推之理中汤、五苓散、必啜粥饮。小柴胡汤、吴茱萸汤皆用人参，何一而非养液之法乎"（《医学三字经·伤寒瘟疫》)。这是陈氏研究伤寒数十年悟出的真谛，即《伤寒论》辨证论治的精神实质就在"存津液"三个字。因为津液的存亡是病证传变，转归的决定因素，换句话说，一经病传变为另一经病，一证候转化为另一证候，是亡津液所致；而病证的好转、痊愈也是由于津液恢复或津液自和的结果。关于这点，论中阐述甚明，例如："太阳病，若发汗，若下，若利小便，此亡津液，胃中干燥，因转属阳明。"（《伤寒论·辨阳明病脉证并治》），是太阳病误治亡津液转属阳明；"少阳不可发汗，发汗则谵语，此属胃……"（《伤寒论·辨少阳病脉证并治》），是少阳病误治亡津液转属阳明。"太阳病，发汗，遂漏不止，其人恶风，小便难，四肢微急，难以屈伸……"（《伤寒论·辨太阳病脉证并治上》），是太阳病误治亡津液出现向少阴转化趋势。

"大下之后，复发汗，小便不利者，亡津液故也，勿治之（按：指勿用利小便的治法，以免重伤津液），得小便利必自愈。"（《伤寒论·辨太阳病脉证并治中》）小便利是津液恢复的征象，所以当愈。陈氏揭示"存津液"为伤寒治法真诠，见解独到。他举例分析发汗、攻下、温阳、益气、利水等法，无不寓"存津液"之义，很有见地。

陈氏举出桂枝汤甘温解肌，麻黄汤以外治外，二方解表发汗以"存津液"，实际是排除病邪于萌芽状态和刚入门户之时，以免入里化热伤津。《伤寒论》云："发其汗，汗先出不彻，因转属阳明。"说明病在表不仅要解表发汗，而且要解得透彻，如解表不透彻也会化热伤津引起传变。由此可见，解表发汗实保津液之先着。陈氏举出承气汤急下之，不使邪火灼阴以"存津液"，包括阳明病三急下证和少阳病三急下证，以及其他里热化燥成实的承气证，由于热邪内结，津液内消，下之以排除耗液之因，实为"存津液"根本。由此义引伸之，则清热诸方如白虎汤、竹叶石膏汤等，目的也在于"存津液"。陈氏举出附子固阳之根，使津液内守，不至涣散，实际是温阳以"存津液"的治法，有"阳生阴长"之义，在三阳病用得最多。陈氏举出小柴胡、吴茱萸、麻附甘草等方中，用人参、甘草即养液之意，实际是益气生津的治法。这在《伤寒论》中用之甚广，无论是亡津液的寒证热证，阳虚阴虚，都用到此法，因"津气同源"故也。例如，论中的白虎加人参汤证、竹叶石膏汤证、桂枝人参汤证、四逆加人参汤证等，都用人参、甘草益气以生津。陈氏举例五苓散等，必啜粥饮，亦养液之意。这里实际包括两层意思，一是用五苓散分利以存津，二是粥饮以补充津液。分利旨在制止津液偏渗大肠、而达到"存津液"的目的；啜粥或饮直接补充津液，在《伤寒论》中用的也很多。如在《辨太阳病脉证并治》中所云："……欲得饮水者，少少与饮之，令胃气和则愈。"《辨厥阴病脉证并治》所云："厥阴病，渴欲饮水者，少少与之愈"等均是。陈氏不过举上述诸法为例而已，推之论中各种治法无不着眼于"存津液"，甚至服药法也不例外。如服桂枝汤、麻黄汤、葛根汤只取微汗，不要大汗，汗出则"停后服"；服承气汤"若一服利，则止后服"，服瓜蒂散不吐，则"少少加"等，都是为防止津液耗损而采取的措施。由此可见，"存津液"是《伤寒论》全书宗旨之说，非已功到火候者，不能道及只字。

（五）对六经的看法

对《伤寒论》六经的看法，诸家众说纷纭，而修园独有见解，归纳如下：

1. 认为《伤寒》六经与《素问·热论》六经不同：很多人误认《伤寒论》的六经就是《内经》中的六经，陈修园在《伤寒论浅注·读法》开篇即言："仲景《伤寒论》六经与《内经·热病论》六经，宜分别读。王叔和引《热病论》文为序例，冠于《伤寒论》之首，而论中之旨反因以晦。"说明二者不同，颇有见识。

2. 认为《伤寒》六经统百病：自唐宋以来，医家多认为《伤寒论》是辨治外感热病的专书，陈氏则以为不然。《伤寒论浅注·凡例》指出："是书虽论伤寒，而百病在其中。内而脏腑，外而形身，以及血气之生始，经俞之会通，神机之出入，阴阳之变易，六气之循环，五运之生制，上下之交合，水火之相济，寒热虚实，温清补消，无不悉备，且疾病千端，治法万变，统于六经之中。"六经为百病立法，绝非仅仅辨治伤寒病或外感热病。这些论点进一步证明柯琴的著名论断："原夫仲景之六经为百病立法，不专为伤

寒一科。伤寒杂病，治无二理，咸归六经节制"是正确的。

3. 认为六经是提纲，须参全论：《伤寒论浅注·读法》说："六经之为病，仲景各有提纲。太阳以脉浮、头痛、项强、恶寒八字提纲；阳明以胃家实三字为纲；少阳以口苦、咽干、目眩六字为提纲；太阳以腹满而吐、食不下、自利益甚、时腹自痛、若下之必胸下结硬二十三字这提纲；少阴以脉微细、但欲寐六字为提纲；厥阴以消渴、气上撞心、心中疼热、饥而不欲食、食则吐蛔、下之利不止二十四字为提纲。"他也认为此提纲不足赅本经之证，所以提出："以提纲为主，参以论中兼见之证，斯无遁情矣。"此说极对。

4. 赞同六经气化说：历代医家有从脏腑、经络、气化、部位、阶段等方面来探讨六经的，较有影响的有朱肱的"六经经络说"、柯琴的"六经地面说"、张志聪、陈修园的"六经气化说。"

"六经气化说"强调三阴三阳病，多为六经气化为病，而并非经络本身之病变。又以为人身六气与天地之气相应，无病则运行如常。人体一旦发病，则气化活动必然有明显变异。张志聪试图从生理方面阐述人身六气的产生及其分布、运行等情况，并对伤寒三阴三阳病的病理机制作了探讨，这对后人研究伤寒不无参考价值。陈修园佩服张志聪之说，在《伤寒论浅注·读法》中指出："六气之本、标、中气不明，不可以读《伤寒论》。《内经》云：少阳之上，火气治之，中见厥阴；阳明之上，燥气治之，中见太阴；太阳之上，寒气治之，中见少阴；厥阴之上，风气治之，中见少阳；少阴之上，热气治之，中见太阳；太阴之上，湿气治之，中见阳明。所谓本也，本之下中之见也，见

之下气之标也。本标不同，气应异象。"以下并附上中下本标中气图，脏腑应天本标中气图。陈修园以经络、脏腑作为六经的物质基础，巧妙地运用气化学说解释六经之功能，所以他揭示六经是较完整、确当的，在继承张志聪六经气化说的基础上有所发展。陈氏将虚无的开阖枢理论印迹于脏腑，充实了内核，使之成为切用的理论；并用间接法注释去掉了更多气化说中的玄奥不实之词。陈氏阐述标本中见凿凿于实，把张氏单纯照搬的气化说变为活活泼泼的理论。六经气化说独树一帜，另辟新径，对六经实质的探讨作出了应有的贡献。

四、对《金匮》的研究

《金匮要略》一书，注释衍义者较少，修园虑其搁置，为之作浅注。

《金匮要略浅注·凡例》指出："《金匮》为仲景治杂病之书，其深文奥义与《伤寒》同。近医崇其名而亡其实，能发明之者绝少"。姜春华教授认为："吾人集各家之注而观之，确实能发明者少，不是众人不能发明，实缘于难于发明也"。陈氏早已看出这个问题，实属难得。他取唐宋以来诸注家之菁华，约为小注，贯串于《金匮》原文之中，"又于各节之虚字，寻绎其微妙之旨而畅达言之，所谓读于无字处也"，力求注解浅显易晓。《金匮要略浅注·读法》强调："学者必先读《伤寒论》，再读此书，方能理会。盖病变无常，不出六经之外，《伤寒论》之六经，乃百病之六经，非伤寒之所独也。《金匮》以《伤寒论》既有明文，不复再赘，读者当随证按定六经为大主脑，而后认证处方，才得其真谛"。

《金匮》所载之证不全，而修园解释：

"人人所共知者，不必言也，……书之所以名为《要略》者，盖以握要之韬略在此也"。

修园对《金匮》研究颇深，将其经验谆谆告诫后人："读《金匮》书，读其正面，必须想到反面，以及对面、旁面。寻其来头为上面，究其归根为底面，一字一句，不使顺口念去。一回读，方得个一番新见解，愈读愈妙"（《金匮要略浅注·读法》）陈氏还认为，这是读书法，不仅《金匮》，一切皆然，读者应举一反三。

修园赞赏《金匮》的分篇法，指出："《金匮》合数证为一篇，当知其妙，如痉湿喝合为一篇者皆为太阳病"。以其皆有太阳症，加以赞赏。又说："百合狐惑阴阳毒合为一篇者，皆为奇恒病；中风与历节合为一篇者，皆言风邪之变病；血痹、虚劳合为一篇者，皆言气血之虚病……"（《金匮要略浅注·读法》）。他在《医学实在易·凡例》中说："《金匮》为治杂病之书，而以病证之同类者合汇之。其病、证、方、治可以互参。"因此，《医学实在易》的体例亦从《金匮要略》仿来。

如上所述，陈氏对《金匮》颇有研究，对《伤寒论浅注》《金匮要略浅注》也较满意，他的儿子陈蔚说："家严此二书，稿凡三易，自喜其深入浅出。"

值得提出的是，陈氏注《伤寒论》独服钱塘二张，注《金匮》则广取徐忠可、程云来、喻嘉言、尤在泾、沈目南、赵以德、胡引年、魏念庭等诸家之优者，可见陈氏择善而从的治学方法。

五、对《神农本草经》的研究

陈修园《神农本草经读》对于《神农本草经》的研究，以浅显的文字来阐明深奥的医理和药理，寓普及于提高，其功力是十分深厚的，择要介绍如下。

（一）以尊经思想疏发义理

陈氏一反宋元以来注家师心自用，摒弃历圣相传的经典著作于不顾的做法，独尊经典著作。他在《神农本草经读·凡例》开篇即言"明药性始自神农，伊尹配合而为汤液，仲景《伤寒》《金匮》之方即其遗书也。阐阴阳之秘，泄天地之藏，所以效如桴鼓。今人不敢用者，缘唐宋以后诸家之说盛行，全违圣训，查对与经方所用之药不合，始疑之，终且毁之也。"这是说《神农本草》是圣训，唐宋以后是臆说，信臆说疑古说，终且毁之。但由于《本经》成书历史久远，其文字古奥，义理难窥，陈氏有鉴于此，潜心研读《本经》，从字（或词）入手，逐一疏发，阐明经旨，为后世学习《本经》启开了方便之门。如：补骨脂、牛膝，《本经》记载皆堕胎。陈氏指出：补骨脂堕胎，"言其人素有堕胎之病、"作病解。"以此药治之，非谓以此药堕之也"，此药温补脾肾，大有固胎之功，所以可用治堕胎之疾。牛膝堕胎，"唯其善逐，所以善堕"作功效解。本品走而不守，性善下行，易于损伤胎元，故孕妇忌之。（《神农本草经读·补骨脂》）二者含义不同，功用有别，不可混淆。

（二）集诸家精华阐明药理

本草主治逐代增加，一因随时间经验的积累，应用必然增广；二因偶然经验与反复经验具载不分，恰逢病之自愈亦以为某药之功；三因耳食疗效，举之于书；四因药物品种混淆，故或效或不效。然《本经》对于药物的论述，每详于用而略其理，"每药主治不过三四证及六七证而止"，往往意存文字之外，初学者难撮其要。陈氏集诸家之精华和个人用药之经验，融贯书中，"俱从所以然处发挥"

（《神农本草经读·凡例》），其论理简明扼要，语言通俗易懂。如：黄连，《本经》云："主热气目痛，眦伤泪出，明目，肠澼腹痛下利，妇人阴中肿痛"。陈氏注曰："目痛、眦伤、泪出、不明，皆湿热在上之病。肠澼腹痛下利，皆湿热在中之病。妇人阴中肿痛，为湿热在下之病。"病状千变万化，不离其宗，皆因湿热酿患。黄连味苦气寒，"除湿热"（《神农本草经读·黄连》），所以统治之。又如：茯苓，《本经》云："主胸胁逆气，忧患恐悸，心下结痛，寒热烦满咳逆，口焦舌干。"陈氏认为茯苓"功在利小便"，"唯得小便一利，则水行而气化诸痰俱愈矣"（《神农本草经读·茯苓》）。可谓言简意赅，义理明晰。

（三）析疑解惑，实事求是

中医药学是一门经验医学，由于历史条件的限制和各医家临床体会的局限性，因此，对一些问题的看法就不尽相同，有些问题尚得进一步商榷和研讨。陈氏本着学术争鸣的精神，对不合理的炮制、剂量、功能等提出自己独特的见解。如：《神农本草经读·凡例》指出："熟地黄、枸杞，取其液也；市医炒松则上浮，烧炭则枯燥矣。附子、干姜取其烈也；市医泡淡则力薄，炮黑则气浮矣，以及竹沥盐咸枳实之类，皆庸医两可之见，不足责也。至于枣仁生则令人不眠，熟则令人熟睡，黄芪生用则托里发汗，炒熟则补中止汗；麦门冬不去心，令人烦躁；桑白皮不炒，大泻肺气之类，数年相沿之陋，不得不急正之。"当代名医姜春华教授赞曰："修园此评极是，世传《得宜本草》《得配本草》，安得修园每味辟之。"

细辛，"不可过一钱，多则气闭不通而死。近医多以此语忌用"，从现行《中药学》看来亦多宗此说，记载细辛的用量一般在 3 克以内。陈氏指出："辛香之药岂能闭气？上品无毒之药何不可多用。"陈氏感概："方书之言，类此者不少。学者不详察而遵信之，伊黄之门，终身不能入矣！"（《神农本草经读·细辛》）。从现在报道来看，细辛有用过 10 克者，未见明显的不良反应。

陈氏不但对所选的药物进行认真的研讨与注解，而且某些药物在注解之后，能针对时弊加以评议，希冀匡正时人对《神农本草经》药性的偏见及错误认识。如：薯蓣，《本经》云：久服耳目聪明，轻身，不饥。延年。陈氏注曰："目明、耳聪、不饥，是脾血之旺；轻身是肺气之充；延年是夸其补益之效，"（《神农本草经读·薯蓣》）。牛膝，《本经》云："久服轻身耐老"。陈氏注曰："统言其流通血脉之功也，"（《神农本草经读·牛膝》）。蜂蜜，《本经》云："久服强志轻身，不饥不老"，陈氏注曰："皆调和气血，补养精神之验也"《神农本草经读·石蜜》）。

从上可见，所谓"轻身，延年，不老"之说，实际上是药物治疗保健作用的概括。通过药物作用于人体后，或扶正，或祛邪，从而纠正阴阳偏胜偏衰的病理现象，使之康复长健，以臻寿考。

总之，《神农本草经读》是陈氏潜心研读《本经》后所写的心得体会，钩玄索隐、深入浅出，义奇而不悖正，旨赅而不繁杂，为本草学的普及作出了重要的贡献，堪为后世研究本草和临证用药必读之书。

然书中有些提法，常失之偏激，如上品"非治病之药"，"虚证服此（葳蕤）百无一生"，"用（马兜铃）以治虚嗽，百服百死"等，只不过是白玉微瑕，无损其重要的参考价值。

六、对脉学的研究

诊脉自《内经》之后，各家均有发挥，但因众说颇多，脉象名目愈为繁杂，给初学者造成"心中了了，指下难明"之叹。陈氏有感于此，在《医学三字经》《医学实在易》《时方妙用》中对脉学作了多方面的研究，分述如下：

（一）八脉为纲，认其兼见

陈修园对脉学的认识，非常推崇《内经》、《伤寒论》和《金匮要略》。他在《医学实在易·切脉说》中指出："诊脉必以《内经》为主，仲景《伤寒论》《金匮要略》二书言脉……字字精切。"在《医学三字经·切脉》注曰："旧诀以浮、芤、滑、实、弦、紧、洪为七表，以沉、微、迟、缓、濡、伏、弱、涩为八里，以长、短、虚、促、结、代、牢、动、细为九道，李濒湖、李士材加入数、革、散三脉，共二十七字，实难摸索。"他认为这样排列，没有规律可寻。在《医学实在易·持脉秘旨》又说："脉之为道，最为微渺而难言也。方书论脉愈详，而指下愈乱。"为了解决这个难题，他在《医学实在易·凡例》中指出："是书举浮、沉、迟、数、细、大、短、长为脉之提纲，而以同类诸脉附之。举表、里、寒、热、虚、实、衰、盛为证之提纲，而以所属诸证附之。"他以八脉为纲，丽之以表里、寒热、虚实、衰盛，"既理解其情象自易别"，此不失为进步之法。

（二）对三部分候的看法

中医诊脉，缘《素问·脉要精微论》："尺内两旁，则季胁也"，此段文字，语意不明。有谓指皮肤诊，有谓指寸口诊。以寸口分寸关尺，首见《难经》，以寸口分部候脏腑，首见于王叔和，自兹而后，医家悉遵叔和，至于分属部位的仍有异义。陈氏除了对《素问·脉要精微论》肯定并详加注解外，再举前代各大家的不同看法，结合临床体会，提出自己的见解。如：《内经》对寸关尺三部分配脏腑的方法是：左寸，外以候心，内以候膻中。右寸，外以候肺，内以候胸中。左关，外以候肝，内以候膈。右关，外以候胃，内以候脾。左尺，外以候肾，内以候腹。右尺，外以候肾，内以候腹。

王叔和分配脏腑的方法是：左寸，心，小肠。右寸，肺，大肠。左关，肝，胆。右关，脾，胃。左尺，肾，膀胱。右尺，命门，三焦。

李濒湖分配脏腑：左寸，心，膻中。右寸，肺，胸中。左关，肝，胆。右关，胃，脾。左尺，肾、膀胱，小肠。右尺，肾，大肠。

张景岳分配脏腑：左寸，心，膻中。右寸，肺，胸中。左关，肝，胆。右关，脾，胃。左尺，肾，膀胱，大肠。右尺，肾，小肠。

对此，陈修园认为："大小二肠，《经》无明训，其实尺里以候腹。腹者，大小肠与膀胱俱在其中。王叔和以大小二肠配于两寸，取心肺与二肠相表里之义也，李濒湖以小肠配于左尺，大肠配于右尺，上下分属之义也；张景岳以大肠宜配于左尺，取金水相从之义，小肠宜配于右尺，取火归火位之义，俱皆近理，当以病症相参。"（《医学实在易·寸关尺分诊三焦》）修园持两可之说，俱皆近理，当何从乎？最后还是病症相参。

他进一步举例证实："如大肠秘结，右尺宜实，今右尺反虚，左尺反实，便知金水同病也。小便热淋，左尺宜数，今左尺如常，而右尺反数者，便知相火炽盛也。或两尺如常，而脉应两寸者，便知心

移热于小肠，肺移热于大肠也。一家之说，俱不可泥如此。况右肾属火，即云命门亦何不可？三焦鼎峙两肾之间，以应地运之右转，即借诊于右尺，亦何不可乎？（《医学实在易·寸关尺分诊三焦》）这个看法是符合临床实际的。

综之，可以看出陈修园对脉学的研究是多方面的，且多有独到之处。如在《医学实在易·诊脉别解》中他大胆地提出："两手六部皆为肺脉"。在《医学实在易》和《时方妙用》中把各种脉象韵成诗，诗中结合自己的观点，作了详细注解，既有继承又有新意，切有言简意赅，提纲挈领之优，又易于初学者牢记和实用。

七、对各家学说的研究

陈修园是一位医药学家，一位教育家，更是一位医学评论家，他纵评历代各家，畅所欲言，撷其精华，有褒有贬，虽有所过激，但亦有特色。

（一）重汉唐，遵古不泥

陈修园尊《内经》，法仲景，对汉唐以前的医学理论特别尊重，其目的是在于强调经典著作的地位，这种治学态度无可非议。然他也非泥古不化，发现古代医家有不足之处，依然直言不讳，例如：《金匮要略·妇人产后病脉证并治》指出："阳旦证续在耳，可与阳旦汤。"阳旦汤即于桂枝汤原方外，更增桂枝二两，合共五两是也。陈元犀在《女科要旨·产后》中指出："孙真人于此数句未能体认，反以桂枝汤加黄芩为阳旦汤，后人因之，至今相沿不解甚矣。"叹曰："读书之难矣！"这才是实事求是的治学态度。

陈氏虽认定《神农本草经》属于"圣经"、"字字精确，遵法用之，其效如神。"（《神农本草经读·凡例》）。但又指出对某

些药物的论述，亦有些言过其实之处。如：滑石，《本经》云："……益精气，久服，轻身，耐饥，长年"。陈氏认为："益精延年，言其性之循（纯）不比他种石药偏之为害也。"本品甘寒无毒，长于利尿通淋，用治小便不利，淋漓涩痛之证，久服并无延年之望，反有利尿伤阴之弊。这说明陈氏遵经不泥的精神。

陈氏对"五运六气学说"虽没有明确表态其可否。但在《医学三字经》《医学实在易》两书俱载张飞畴的"运气不足凭说"，以示默许张说，而且，在《神农本草经读·凡例》中抨击张隐庵"专言运气，其立论多失于蹈虚。"这说明陈修园对经典著作并非"兼收并蓄"，而是有选择地继承。

（二）撷精华，褒贬分明

"医之门户分于金元"，不同医学流派的学术争鸣，一方面促进了医学科学的发展，一方面也产生了众说纷纭的局面，致使初学者莫衷于一是。因此，在陈修园看来，汉唐以后各家之说，多为不经之论。然而，陈氏还是一分为二，褒贬分明，撷其精华，如：对金元四大家的评价：李东垣"重脾胃，……虽未醇，亦足贵。"刘河间"专主火……一二方，奇而妥。"注曰："如六一散、防风通圣散之类，皆奇而不离于正也。"朱丹溪"罕与俦，阴宜补，阳勿浮，杂病法，四字求。"张子和"主攻破，中病良，勿太过。"最后总结："四大家，声名噪"（《医学三字经·医学源流第一》），可见，陈修园对金元四大家的评价，还是褒多于贬，实事求是。

对明清诸医家的评价，"详而备，王肯堂"，对《证治准绳》还是赞许。对《本草纲目》极力贬之，但又说："诊脉法，濒湖昂"，极其赞许《濒湖脉学》。其次，对李士材的"守常"，张景岳"新

方"，张石顽的"温补"等，也予以论述，并总结"数子者，各一长。"告诫后人"知其所长，择而从之。"这也是善继承学术精华的态度。

（三）言偏激，白璧微瑕

值得一提的是，陈氏在书中字里行间对唐宋以后的中医药学发展和各家的议论往往过于偏激。正如当代名医邓铁涛教授所分析的一样："陈修园当过官，自视高人一等，有旧文人的陋习，好骂人，有批评过当，自相矛盾之处，是其所短。"

例如，陈氏以诠释《本经》为荣，同时又以诋毁《纲目》为常。认为"自时珍《纲目》盛行，而神农之《本草》遂废。"竟说："李时珍《本草纲目》尤为杂沓，学者必于此等书焚法，方可与言医道。"（《神农本草经读·人参》）。这种偏激态度是不可取的。

陈修园对张景岳的研究最为深入，他在《景岳新方砭·小引》中说"徐灵胎有《医贯砭》一书，……因效徐灵胎例著《新方砭》四卷，知者必于矛盾处鉴予之苦心焉。"对张景岳的 186 首新方，逐一分析主治、组成，并加以评论，有褒有贬，观点明确，认为"方佳"、"方超"者有 20 多首，认为"庸""全不足持"的有 60 多首，其余不褒也不贬的有 80 余首。正如许天霖所谓"修园取新方而砭之，宁可获罪于景岳，而思有补于苍生，斯不得不于宗景岳者脑后痛下一针也。"其实，在学术领域中，对不同观点的过分抨击，焉知不正是自己的学术偏见？陈氏也意识到这点，所以许氏亦说明"修园出其书以示余，旋自悔其言之激而焚之"（《景岳新方砭·序》），陈氏胸怀成见，持论过偏，诚为缺陷，但他又是一个坦陈己见，观点明确的人，如在《医学三字经·卷三》中却把景岳的"六安煎"列为治外感咳嗽的

第一方。陈氏对批评持"坦荡荡"的态度，毫无诽谤之意，他认为学术商讨不会损伤人际感情，所以他很自信地说："侃侃不阿，起立斋、景岳于今日，当亦许为直友也，"因此说，陈氏有些言调虽然过激，但在重考据之风盛行的清代，活跃了学术争鸣气氛，而且对纠正医界时弊，起了一定的作用。

八、杂病证治经验

陈氏论治杂病的经验，散见于《医学实在易》《医学从众录》《医学三字经》《时方妙用》《十药神书注解》等医著之中，兹择数证，分述如下。

（一）虚劳证治

陈氏对虚劳的证治，上溯长沙之秘，下集葛可久、叶天士诸家菁华，结合自己的临床实践，独具慧眼。

1. 注重脾肾，建中为主：《医学从众录·咳嗽》指出："何谓虚证？咳嗽为劳之渐，非气虚即精虚也。……大抵气虚证是得之劳役，饥饱过度及思虑伤脾所致。气不化精，阳病必及于阴。精虚证是得之色欲过度，或先天不足，少年阳痿之人，精不化气，阴病必及于阳。"辨证、用药都应考虑到这一点。劳役辛勤太过，则耗损脾气，气者，火之属，精之用，所以气虚者，又每兼损火而伤精。色欲过度，是一时精竭。精者，火之源，气之所主，所以精虚者，每兼伤火损气。肾为先天，藏精化气，脾为后天，化生气血，所以虚劳之证，责之脾肾。"形不足者，温之以气，精不足者，补之以味，相得合而服之，以补精益气，此其要也"（《医学从众录·虚劳》）。

虚劳治法，从脾肾入手，这是肯定的，陈氏极力推崇小建中汤。指出："此

方为治虚劳第一方，今人不讲久矣。凡劳证必有蒸热，此方有姜桂以扶心阳，犹太阳一出，则爝火无光，即退热法也。凡劳证必饮食日少，此方温脾，即进食法也。凡劳证必咳嗽，此方补土以生金，即治嗽法也。凡劳证多属肾虚，此方补脾以输精及肾，所谓精生于谷也"。（《医学三字经·虚劳方》）这种治法，当是阳虚虚劳，亦是用甘温以治虚火的方法。但在阴虚阳亢，木火挟心火以燎原时，其治又当别论，徐灵胎云："此方（指小建中汤）治阴寒阳衰之虚劳，正与阴虚火旺之病相反。庸医误用，害人甚多"。陈氏治虚劳主张培补脾肾，固为中肯，善学者应辨证论治。

2. 药以治病，食以养人：《内经》云：形不足者，温之以气，精不足者，补之以味。陈氏谨遵经旨，在《医学从众录》中提出虚劳"纳谷如常，而肌肉日削者，当以血肉充养"。用牛骨髓、羊骨髓、猪骨髓、茯神、枸杞、当归、湖莲、芡实，滋补脾肾。治肉消脂涸，吸气喘促，欲咳不能出声，属五液俱涸者，用人乳汁、真秋石、血余灰服之，陈氏指出，"此症法在不治，援引人身膏脂，为继续之计"。若阴虚阳浮，宜用介类潜阳之法，六味丸减丹皮、泽泻，加秋石、龟胶、牡蛎、湖莲之属，或用海参胶、淡菜胶及燕窝之类，皆是此意。

用血肉有情之品治疗虚劳也应分类有选择地运用。陈心典按："虚极之候，非无情草木所能补，如肉削之极，必须诸髓及羊肉胶之类；阴中之阴虚极，必须龟胶、人乳、粉牡蛎、秋石、麋茸之类；阴中之阳虚极，必须鹿角胶、鹿茸、黄犬外肾之类，一隅三反"，（《医学从众录·虚劳续论》）可谓善学者。如治亡血过多，形槁肢羸，用生羊肉、肉苁蓉、当归、山

药、天冬，炼蜜为丸。治咯血、吐血、劳咳久不止，用雪梨膏。陈氏善于药食配伍，体现了药以治病，食以养人的宗旨。

陈氏常选择食物，配合成适当方剂，应用于临床，可提高疗效。如在《医学三字经》中，推荐用金匮大黄䗪虫丸治五劳虚极羸瘦。陈氏又在方下加按语："以搜血之品，为补血之用，仿于《内经》四乌鲗骨一蒬茹丸。张路玉以此丸药物及鲍鱼入绒毛鸡腹内，黄酒、童便煮烂，汁干，将鸡去骨取肉，同诸药悬火上烘干为末，加炼蜜为丸。每服二钱，以黄酒送下，日三服。代䗪虫丸甚妥。"药食配伍，寓补于攻，邪去而不伤正，让人叹为观止。

《十药神书》的壬字白凤膏治一切久怯极虚惫，咳嗽吐痰，咯血发热。方用：黑嘴白鸭一只，大京枣一升，参苓平胃散一升，陈煮酒一瓶。许多人对黑嘴白鸭不解，以为葛氏故弄玄虚。陈氏注曰："盖以毛白者，味较清而入肺；嘴黑者，骨亦黑而入肾；取金水相生之义。"使人茅塞顿开。陈氏接着又曰："最妙入京枣二升，取其甘温以补胃；平胃散一升，取其消导以转胃。胃为五脏六腑之本，胃安则脏腑俱安。"

综之，陈氏的药食配伍经验，法似新奇，理本至当。同时说明药贵对病，虽饮食平淡之品，用之得当，亦有奇功。

（二）泄泻证治

陈修园论泄泻，虽散见各书，但有其特色，归纳如下。

1. 阐述病因，脾虚湿胜

陈修园在《医学从众录》《时方妙用》《医学实在易》《医学三字经》等书中，多处论述泄泻一证，其阐述病因，多遵《内经》之旨，以湿邪致病立论。他指出："湿胜则濡泻，此为湿病之总论"（《时方妙用·卷三》）；又说："泄泻之症有五，而总不离于湿"（《医学从众录·卷七》）。因脾主运化，喜燥恶湿，湿邪最易困阻脾阳，使脾失健运而发生泄泻。

陈修园不但以湿为纲，突出湿邪致病的普遍特点，同时又引述《内经》《难经》中有关湿邪与他邪互合致泻的多种类型。《难经》说："湿多成五泄"。虽然其他寒邪、暑热除侵袭皮毛肺卫之外，也可直接影响脾胃，使脾胃功能发生障碍，而引起泄泻，但仍多与湿邪有关，所以《杂病源流犀烛》说："湿盛则飧泄，乃独由于湿耳。不知风寒热虚虽皆能为病，苟脾强无湿，四者均不得而干之，何自成泄？是泄虽有风寒热虚之不同，要未有不原于湿者。"可见，陈氏论述泄泻的内因，多究脾胃。正如张景岳所说："泄泻之本，无不由于脾胃"。若脾胃强者，自能胜湿，无湿则不作泄也。

2. 辨证治疗，灵活加减

陈修园认为："《难经》有五泄之分，曰胃泄、脾泄、大肠泄、小肠泄、大瘕泄（即痢疾）。其实不必泥也，总以虚实久暂为辨。脉小，手足寒，难已；脉小，手足温，易已。泄而脱血，难治；泄而脉大，难治"（《时方妙用·泄泻》）。这种以脉证辨疾病，以病程久暂辨虚实，是渊源于仲景《金匮》论泄之旨，陈修园袭而从之，实属可贵。

陈氏以利湿健脾和中的胃苓汤为主方，统治诸泻如神。并根据泄泻的病性不同，进行灵活加减。如中热，溺赤，下泻肠垢为湿热，去桂枝加防风、黄连；溺清，口中和，下利清谷为湿寒，加干姜；嗳腐吞酸，泻下臭秽为食积，加山楂、麦芽；食少便溏，面色苍白为脾虚，去厚朴加人参、干姜；五更泻，或脐下痛为肾虚，去陈皮、厚朴，加补骨脂、吴茱萸、五味子、熟附子。并主张温补肾元为主，宜四神丸加白术、人参、干姜、附子、茯苓、罂粟壳炼蜜丸，早服分服，米饮送下。所述的各型证治中，包括有利湿、消导、泄热、燥湿、健脾、温肾、固涩诸法运用。

综观陈修园治泻，病因主湿邪，病机主脾虚，论理本自《内》《难》，临证加减，因证而施。

（三）消渴证治

消渴之病，首见于《内经》，历代医家对其病因、病机，临床特点、治法、方药均有详细阐发。陈修园集赵献可、张志聪之说，从肺、脾、肾入手，见解独到。

1. 治肾为急，水火并补：陈氏论述三消治法，主要推荐赵献可学说。赵氏认为"治消之法，无分上中下，先治肾为急，惟六味、八味及加减八味丸随证而服，降其心火，滋其肾火，则渴自止矣，白虎、承气皆非所治也。"上消用小剂，中消用中剂，下消用大剂。因下消为上中二消之传变，其证较重。如见烦渴引饮，耳轮焦干，小便如膏，或饮一斗，溺一斗，须用加减八味丸加肉桂水煎六七碗，恣意冷饮。

古今医家论消渴由水亏火旺而起，如用辛热的桂、附，不会水更亏，火更旺而燥渴更甚吗？程林说："今其人也，摄养失宜，肾水衰竭，龙雷之火不安于下，但炎于上而刑肺金，肺热叶焦则消渴引饮，其饮入于胃，下无火化，直入膀胱，则饮一斗，溺亦一斗也"。至于下消须用肾气丸的道理，尤怡说得很清楚，"肾气丸中有桂、附，所以振奋肾中阳气，使之上行心肺之份。不然，则滋阴润燥之品，同于饮水无济，但益下趋之热而已，渐致阳气全消，全降无升，饮一溲二，死不治。"分析上述诸说，可知下消重证，不仅水虚，肾火亦衰。火衰则心肺阳虚，水津不

能散布而致燥渴，所饮之水，随入随出则尿多。故必水火并补，才能上滋肺燥，下治多溺。经文指出饮一溲一，实为用肾气丸的标准。若但见烦渴引饮，耳轮焦干，小便浑浊者，投六味地黄丸即可。因肾水足则火不炎上，可无燥渴恣饮之证。肺气足则水津四布，不致直入膀胱而多溺。

2. 温脾燥脾，另辟蹊径：临床病证错综复杂，陈氏深谙《内经》对脾生理特点的论述，引张志聪消渴论："有脾不能为胃行其津液，肺不能通调水道，而为消渴者。人但知以清凉药治消，而不知脾喜燥而肺恶寒……故以凉润治渴，人皆知之，以燥热治渴，人所不知也"（《医学从众录·消渴》）。陈氏勇于探索，另辟蹊径，在《医学从众录》记载用温脾燥脾法治疗产后消渴一案，"用四君子汤加麦冬、乌梅、生干姜，蜜丸弹子大，令其嚼化，三日至十日全愈。"并分析道："方中之妙在白术之苦燥，干姜之辛热，所以鼓胃气而升其水液也。"还总结经验说："余每用理中丸汤倍白术加瓜蒌根，神效"（《医学三字经·消渴第二十一》）。理中汤为《伤寒论》经方，用以温补脾阳，而陈氏倍白术增其燥脾之功效，复以瓜蒌根之清热止渴，成为燥脾温脾，生津止渴，阴阳并调，标本兼顾之剂。陈氏又说："理中汤方中有干姜之辛热，而侣山堂能解"（《医学实在易·三消证》）。众人论消渴，多以阴虚燥热为患，以清热生津为法，绝无温燥之理。陈氏之论，别具一格，对后世有启发思路之益。

九、妇科证治经验

陈修园论治妇科病证的经验，除了专著《女科要旨》外，还散见于《医学三字经》《金匮要略浅注》《时方妙用》等医著

之中，陈氏善调脾肾，匠心独运，虽未完备，然亦学验俱半，可资借鉴。

（一）调经从脾，调气为先

陈氏论治月经不调多从脾胃，以阴阳为纲，专指脾胃而言。在《女科要旨·调经》中云："当别其阴阳，调其气血，使不相乘，以平为期，此叔微统论阴阳之道也。而余则以阴阳二字，专指脾胃而言。"调经重视脾胃，脾胃和则血自生。临证重视寒热虚实，寒湿困脾，则阴道常虚，即《内经》所谓"卑监"；燥热伤胃，则阳道常实，即所谓"敦阜"。方用四物汤加香附、茯神、炙甘草为主，阴胜加干姜、桂、附、吴萸及桃仁、红花；阳胜加知、柏、芩、连、麦冬。以虚实辨之，痰湿阻滞，胞脉闭经，宜平胃散加大黄、白芍、枳实、桃仁化滞；脾胃气虚，阴血不足，宜六君子汤加芎、归、柴、芍及归脾汤培补。尤对《金匮》温经汤推崇备至，认为无论阴阳、虚实、闭经、崩漏、老少，善用之无不应手取效。

气血关系密切，"大抵气行血行，气止血止，故治血病以行气为先，香附之类是也"（《女科要旨·调经》），这是陈氏辨治月经不调的基本规律，月经病以调气为先。如血寒用温经理气，血热用凉血清气，血虚用补血益气，血瘀用破瘀行气，血脱用补气固脱等，说明了调经养血先调气的重要意义。

（二）种子之法，在于调经

陈氏对不孕症的研究和总结，主要反映在其所著《女科要旨·种子》中，"女人无子，皆由经水不调"。如果经水既调，身无他病，而不孕者，陈氏认为其原因不外有二个方面："一则身体过于肥盛，脂满子宫而不纳精也，前人有启宫丸一方超然"，"一则身体过于羸瘦，子宫无血而精不聚也，景岳有毓麟珠极效"。推究其立

意，解析其处方，不外从脾肾分治，调补气血。如启宫丸一方实际就是二陈汤加苍术、川芎、六神曲、香附之类。景岳毓麟珠也是以八珍汤加菟丝子、鹿茸霜、川椒、杜仲四味而成。并记载了几首治疗女子不孕和男子不育症的常用方剂。如广嗣丸系妇女阴道用药，能温肾兴阳，提高女性雌激素水平，促进排卵，为女性受孕创造条件。调精丸养精调经，药性平和。增损地黄丸治月经不调，久而无子。五子衍宗丸治男子精虚无子，阳事不举。十补九治血气两虚，未老先衰者。新定加味交感丸治女子不孕。诸方化痰、解郁、健脾、补肾，使气血和调，如果"真元媾合，如鱼得水，虽素不孕者亦孕矣。"验之临床，深感陈氏所言真而不爽。

（三）辨证安胎，凉温二法

陈氏诊治妊娠病，法宗仲景，博采众长，总结实践经验，并有所创新。妊娠期治疗，主张以安胎为主，顾护脾胃，兼补肾气。善用桂枝汤、附子汤、胶艾汤三方。

在安胎方面，当时人们多宗丹溪"黄芩、白术为安胎之圣药"之说，开始陈氏也不例外，结果通过临床验证得出"凡瘦人多火，火盛则耗血而伤胎，宜用当归散。肥白人外盛内虚，虚则生寒，而胎不长，宜用白术散"（《女科要旨·胎前》）的结论。他在《女科要旨》中坦率表白一般人不敢自叙的经历："余内子每得胎三月必坠，遵丹溪法，用药连坠五次。后余赴省应试，内子胎适三个月，漏红欲坠，先慈延族伯字延义，以四物汤加鹿角胶、补骨脂、杜仲、续断各二钱，一服而安。令每旬二次。余归已六个月矣，阅其方大为一骇！叹曰：补骨脂《本草》载其坠胎，又合鹿角胶、杜仲之温，川芎之行以助之，竟能如此之效！设余在家，势必力

争，又以黄芩、白术坠之矣！"。这种勇于自我批评的治学精神，同样值吾辈学习。

（四）产后诸症，注重脾胃

对产后诸病的治法，各家议论不一：丹溪以大补气血为先，而陈自明主张补肾，虞天民、叶以潜主张祛瘀。而陈氏认为，此"皆庸俗之见，亦且一偏之言"（《女科要旨·产后》），主张注重脾胃。

产后三大症即产后痉病、郁冒和大便难。皆由亡血伤津，阳明血海干枯使然。陈氏认为产后三病为纲，非谓产后只此三病。强调治疗以调理脾胃为主。痉用竹叶汤，郁冒宜小柴胡汤，大便难投大承气汤。在此，陈氏认为用承气之目的，在于防止消耗胃气。

产后腹中疼痛，责之血虚客寒相侵，用当归生姜羊肉汤养血散寒，温中止痛。产后腹痛，烦满不得卧，乃气血郁滞，冲逆于上使然，治以枳实芍药散行气和血，佐以大麦粥"和肝气而兼养心脾"。产后虚羸不足，腹中刺痛，用千金内补当归建中汤。

当门人问及产后病除"《金匮》外尚有可行之法"时，陈氏择录了23段有关医家的论述，其中有相当一部分就是论述治产后病当注重脾胃的。如朱丹溪之"产后肿，必用大补气血为主"。薛立斋之"前症若寒水侮土，宜养脾肺；若气虚浮肿，宜益脾胃；若水气浮肿，宜补中气"。及"蓐劳，当扶养正气为主，多因脾胃虚弱，……当补脾胃……"。肖慎斋之"妇人以血用事，上为乳汁，下为月水，而血之所化，则本脾胃"（《女科要旨·产后》）。可见陈氏善于吸收诸家从脾胃论治产后病之长，为己所用。

十、对普及中医教育的贡献

陈修园在长期的医疗活动中，深切地认识到祖国医学历史悠久，著作繁多，浩如烟海。尤其是一些经典著作，文字古奥，义理艰深，初涉医学者难以弄通弄懂，以至望洋兴叹。更有不少不求其解者，生搬硬套一二个单方来贻误患者，因此，他认为迫切需要有一套适合初学者的普及医学教材。于是他将自己的全部理论知识与临床经验用于撰写普及医学著作，故有"生前活人无算，身后济世有书"之美誉。

（一）著启蒙之作，引导登堂入室

学习祖国医学怎样初入门径，而至登堂入室，以不致"入门错，而始终皆错"。这是古今初学中医者所刻意追求的。陈氏先从易处入手，结合初学者的特点来撰写启蒙著作。在内容上力求使初学者能易学易懂，将义理深奥的中医理论，简化为通俗易懂的语言，在语句上则注重易讲易诵易记，还配以韵脚。至今流传不衰，仍为广大初学中医者所喜爱的启蒙书《医学三字经》，就是一部读来脍炙人口的医学普及读物。如书中描写具体的病因病机病证时说"气上呛，咳嗽生……肺如钟，撞则鸣。风寒入，外撞鸣，痨积损，内撞鸣"。这样既说明咳嗽病可由风寒痨积等原因形成外，又形象化描述肺象钟一样，有邪犯则鸣（咳嗽），初学者一目了然。初学者修完《医学三字经》后，有了一定的中医基础理论知识，进而则要由浅入深，以至能穷源溯流。故有《时方妙用》《时方歌括》《女科要旨》等作为进一步深化的理论与临床教材。他这种由浅入深的撰著与教学方法至今仍然值得借鉴。

（二）释经典之论，注重搭路铺桥

被称为经典著作的《内经》《伤寒》《金匮》都是学习中医的必读书，目前仍然是高等中医院校的必修教材。但因其文字深奥，初学者裹足不前，甚至还会曲解经义。陈修园为了引导医家学习经典著作，积数十年学习心得体会，融会贯通，著成既不出经典本意，又浅而易懂的普及性注释读本。其特点是在正文之下注以小字，原文与注文协调一致，既可连读，又可分读，文字流畅，语言通俗，确实起到衬托明快的作用。最著名的如《伤寒论浅注》《金匮要略浅注》，这二部"浅注"对于阐发仲景本旨，将理法方药俱全的经典著作由深化浅，起到搭桥铺路的作用。陈氏做到内容上遵从原著，作注时画龙点睛，浅显通俗。如注释《伤寒论》第一条曰"太阳之脉连风府，上头项，挟脊抵腰，至足循身之背，故其为病……"。说明了人体初感风寒后，病头项强痛是由于太阳经脉循头项部位，故病位尚在其经脉所循处。他这种注释读后大有群疑冰释，耳目一新之感。

总之，陈氏一生著作颇多，且以普及医学见长，其文字质朴洗炼，畅达优美，歌诀音韵，脍炙人口，其内容深入浅出，切于实用。由博返约，由浅入深的著书特点，使其普及医学之教育思想具有鲜明的特色。他所倡导的重视启蒙教育，防止入门错，始终皆错的教学观点，至今仍可作为中医院校的入学教育之参考。其所推崇的遵古而不泥于古的辨证方法，其著作撰著体例，描写方式，对门人的教育方法，不仅在祖国医学史上起到了重要作用，而且，至今对我们从事高等教育的同志也有一定的启示和教益。

综上所述，陈修园治学，深入浅出，返博为约。他这种以"浅"、"易"二字见长的工夫，实则是从"精深"中琢磨而来。因为凡做学问，没有全面了解，就难以抓住其要领，若不识之广，无以得其要；若不解其奥，无以出之浅。他的著作，具有深者见深，浅者见浅，雅俗共赏之妙。研究《伤寒论》，可谓融会贯通，得其要旨。

陈修园提出分经审证学说，所揭示的三阴三阳发病与传变规律，独开生面，获得医界的普遍公认，而成为临床辨证的理论指导，大大地提高了伤寒的学术水准。从伤寒传统学理而言，尚未见有超越其说者。所以说，陈氏的成就，绝非泥古不化，拾唾前人，始终循旧者所能及。

陈氏指明一部《伤寒论》治法的精神实质在于"存津液"三字，使人茅塞顿开，从纷繁的治法方药中看出了所以然，对一些条文的意义也有了更深刻地理解。以陈氏"存津液"之说去理解方证的作用机理，显然更符合实际。

陈氏虽然具有创新的思想，由于推崇《内经》，尊从先圣，不敢大胆表述自己的创见，往往通过注释的方式，委婉陈述自己的见解。因而，不能进一步把自己的见解提炼、升华，在医学理论上提出新理论、新观点，这也是陈氏创新思想的局限性。

陈氏临证注重实效，著述讲究实用，崇古而不泥古，敢于批判前人的缺点和错误，又善于吸取各家学说之长。他的著述是广读书，多临证的成果。这种求实精神是医者所必须具备的素质，也是从事科学研究者所必须具备的素质。

陈修园一生孜孜不倦，从事医学知识普及工作。他的著作近二百年来一直对广大读者拥有惊人的吸引力并受到经久不衰的好评。《四库全书总目提要·医家类及续编》评曰："念祖墨守仲景，笃信经方，或谓其变化较少，治效未必尽符。然宗派

纯正，议论明确，实足以阐发先贤，津梁后学，故晚近医者多奉为圭臬"。可见，

陈氏无愧于清代著名的医药学家，中医科普大师之称号。

附：陈修园医学研究论文题录
（1950 年～1997 年）

1．宋大仁．清代名医陈修园传略．中医杂志　1955；（5）：55

2．陈国清．清代名医陈修园．医学史与保健组织　1957：（1）：40

3．宋大仁等．陈修园传．福建中医药　1957；（3）：40

4．陈修园的像．福建中医药　1957；（6）：封二

5．福建省中医药研究所医史研究室．关于陈修园的二三事．福建中医药　1958；（4）：38

6．李伯聪．浅评陈念祖．新中医　1976；（1）：16

7．邓铁涛．浅论陈修园．新中医　1979；（2）：20

8．成奉觞．陈修园先生学术思想初探．湖南医药杂志　1980；（2）：55

9．黄昭明．陈修园"附子如冬日可爱，如夏日可畏"论点的实践．福建中医药　1980；（6）：22

10．王履康．陈修园小传．福建中医药杂志　1980；（6）：25

11．俞慎初．陈修园学术经验简介．福建医药杂志　1980：（6）；26

12．黄永融．杰出的中医学家陈修园．福建医药杂志　1980；（6）：30

13．赵正山．陈修园二事考证．福建医药杂志　1980；（6）：34

14．沈敏南．陈念祖《伤寒医诀串解》之研讨．福建中医药　1982；（2）：50

15．叶锦先．试探陈修园其人其术．江苏中医杂志　1982；（6）：4

16．沈仲圭．陈修园及其《医学从众录》．中医药学报　1983；（1）：27

17．秦月好．谈《女科要旨》重脾胃的学术思想．河南中医　1983；（1）：17

18．王著础．陈修园在儿科方面的成就．福建中医药　1984；（1）：35

19．沈敏南．试评陈念祖的伤寒学术思想．福建中医药　1984；（2）：11

20．陈竹友．林则徐与祖国医药学．福建中医药　1984；（3）：61

21．江淑安，等．陈修园《女科要旨》学术思想初探．贵阳中医学院学报 1984；（2）

22．张承烈．试论《女科要旨》之学术特点．浙江中医学院学报　1984；（5）：21

23．曹　肃．纪念清代名医陈修园诞辰 231 周年会议在福建长乐举行．福建中医药　1984；（6）：60

24．谭日强，等．陈修园学术思想之研讨．福建中医药　1985；（1）：6

25．施仲安．清末杰出的中医教育家——陈修园．福建中医药 1985；（1）：9

26．盛国荣．从《灵素集注节要》看陈修园对运气理论的认识．福建中医药　1985；（1）：11

27．蔡友敬．陈修园对《伤寒论》的研究．福建中医药　1985；（1）：15

28．孙溥泉．中医科普大师陈修园的著作为什么能经久受到欢迎．中医教育　1985；（2）：48

29．陈国权．对陈修园《女科要旨》注重脾胃的探讨．福建中医药 1985；（3）：5

30．王丙生．试评陈修园的虚痨论．福建中医药．1985；（4）：46

31．吴　暨．陈修园学术讨论暨陈修园学说研究会成立．中华医史杂志．1985；（1）

32．赵　棻．谈陈修园普及医学之特色．福建中医药．1985；（2）：39

33．鲁兴勇．陈修园的八脉该二十八字脉象法．中医函授通讯　1985；(1)：307

34．余国俊．《女科要旨》评述．四川中医　1985；(6)：2

35．戴月笙．试谈陈修园在妇科方面的成就．福建中医药．1985；(6)：42

36．田代华，等．陈修园为医重普及．山东中医杂志．1986；(1)：63

37．傅瘦生．谈对陈修园学术的研究与评价．福建中医药．1986；(6)：2

38．刘友梁．陈修园《时方妙用》之特点．河北中医．1986；(6)：5

39．卓家和．陈修园的学术思想刍谈．江苏中医杂志．1987；(1)：32

40．曾绍裘．陈修园医学实践经验撷粹．湖南中医学院学报．1987；(3)：4

41．赵映前．略评陈修园医学教育思想．浙江中医学院学报．1987；(4)：37

42．马剑云．通俗中医学教育家陈修园的学术思想探讨．国医论坛．1987；(3)：44

43．李光春．陈修园治疗吐泻经验初探．福建中医药．1987；(2)：12

44．林功铮．陈修园的创新思想和求实精神．福建中医药．1988；(1)：5

45．戴月笙．陈修园治疗血证的经验．上海中医药杂志．1988；(2)：36

46．若　秋．张志聪、陈修园伤寒气化说之异同论．福建中医药．1988；(6)：8

47．俞昌德．陈修园对针灸理论的贡献．福建中医药．1988；(1)：7

48．邱明义．陈修园医学教育思想和方法初探．福建中医药．1988；(1)：2

49．郑伟达．浅谈陈修园治疗妇科病的特点．福建中医药．1988；(1)：9

50．陈绍宗．对陈修园《伤寒论浅注》详介．福建中医药．1989；(1)：43

51．长　青．陈修园．　山西中医，1990；(6)：35

52．伊达伟，等．陈修园妇科学术观点初探．甘肃中医．1990；(3)

53．黄玉良，等．南宋至清代福建医家对中医儿科学的贡献．福建中医药．1990；(2)：18

54．陈绍宗，等．陈修园《伤寒论浅注》评介．福建中医药　1990；(3)；61

55．方朝义．陈修园话阴阳．中医函授通讯．1990 (12)

56．黄　强．陈修园论治消渴——理脾法初探．福建中医药．1990；(16)：18

57．徐荣庆．浅析陈修园学术思想．黑龙江中医药．1991；(5)：5

58．戴永生，等．中医倒五行探微．辽宁中医杂志．1991；(6)：1

59．俞昌德．陈修园针灸临床特点之一．福建中医药．1992；(2)：29

60．董正华．《伤寒论》三百九十七法探．陕西中医学院学报．1992；(2)

61．戴月笙．浅谈陈修园对脉学的成就．福建中医药．1992；(3)：34

62．卓家和，等．从《十药神书注解》探讨陈修园治痨的见解　福建中医药．1992；(3)：39

63．李光春．陈修园卒年考．福建中医药．1992；(2)：16

64．王自强．陈修园的脾肾观．福建中医药．1992；(3)：31

65．梁茂新．《本草纲目》对清代本草学的影响．时珍国药研究．1992；(1)：1

66．任春荣．学习陈修园治疗不孕症举隅．陕西中医函授．1992；(6)：2

67．周天寒．陈修园治疗痛风浅述．四川中医．1992；(8)：5

68．刘德荣．《医学从众录》论治内科杂病拾萃．福建中医药．1992；(3)：36

69．戴月笙．试论陈修园的血证观．福建中医药．1993；(5)：34

70．刘德荣．俞慎初教授运用陈修园时方的经验．福建中医学院学报．1994；(1)；4

71．李亚军．《医学三字经．医学源流》注译（上）．陕西中医函授．1994；(5)：4

72．李亚军．《医学三字经．医学源流》注译（下）．陕西中医函授．1994；(6)：32

73．吴允耀．陈修园热病五法述微．山东中医学院学报．1994；(3)：179

74．夏均宏，等．《伤寒论》三百九十七法考释．贵阳中医学院学报．1994；(3)：1

75．和中途．晚清四川普及类医著的产生和影响．中华医史杂志．1994；（1）

76．王北疆．陈修园消渴治法临床运用举隅．新疆中医药．1996；（2）：53

77．曲巧敏，等．瘾消舒合剂戒断阿片成瘾的临床观察．河南中医．1996；（2）；103

78．杨玉岫．陈修园妇科学术思想探析．新中医．1996；（12）：5

79．刘德荣．陈修园《医学从众录》的外治法介绍．福建中医学院学报．1996；（4）：11

80．刘德荣．陈修园论治泄泻经验初探．福建中医学院学报．1998；（4）：35

81．林慧光．陈修园和《南雅堂医书全集》．福建中医学院学报．1998；（4）：40